BATES
Propedêutica
Médica

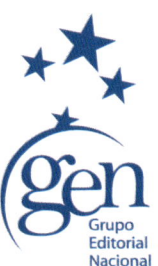

Grupo
Editorial
Nacional

O GEN | Grupo Editorial Nacional – maior plataforma editorial brasileira no segmento científico, técnico e profissional – publica conteúdos nas áreas de ciências da saúde, exatas, humanas, jurídicas e sociais aplicadas, além de prover serviços direcionados à educação continuada e à preparação para concursos.

As editoras que integram o GEN, das mais respeitadas no mercado editorial, construíram catálogos inigualáveis, com obras decisivas para a formação acadêmica e o aperfeiçoamento de várias gerações de profissionais e estudantes, tendo se tornado sinônimo de qualidade e seriedade.

A missão do GEN e dos núcleos de conteúdo que o compõem é prover a melhor informação científica e distribuí-la de maneira flexível e conveniente, a preços justos, gerando benefícios e servindo a autores, docentes, livreiros, funcionários, colaboradores e acionistas.

Nosso comportamento ético incondicional e nossa responsabilidade social e ambiental são reforçados pela natureza educacional de nossa atividade e dão sustentabilidade ao crescimento contínuo e à rentabilidade do grupo.

BATES
Propedêutica
Médica

Lynn S. Bickley, MD, FACP

Clinical Professor of Internal Medicine, School of Medicine, University of New Mexico,
Albuquerque, New Mexico.

Peter G. Szilagyi, MD, MPH

Professor of Pediatrics and Executive Vice-Chair, Department of Pediatrics, University of California at
Los Angeles (UCLA), Los Angeles, California.

Richard M. Hoffman, MD, MPH, FACP

Professor of Internal Medicine and Epidemiology, Director, Division of General Internal Medicine,
University of Iowa Carver College of Medicine, Iowa City, Iowa.

Editor Convidado
Rainier P. Soriano, MD

Associate Professor of Medical Education, Geriatrics and Palliative Medicine, Brookdale Department of Geriatrics and
Palliative Medicine, Associate Dean of Curriculum and Clinical Competence, Icahn School of Medicine at Mount Sinai,
New York, New York.

Revisão Técnica
Maria de Fátima Azevedo

Clínica Geral. Formada pela Faculdade de Ciências Médicas da Universidade do Estado do Rio de Janeiro (UERJ).
Pós-graduada pela Sociedade Brasileira de Medicina Interna (Hospital da Santa Casa da Misericórdia do Rio de Janeiro).
Médica concursada do Ministério da Saúde e do Município do Rio de Janeiro. Médica do Trabalho (FPGMCC-Unirio).
Membro da Comissão de Ética do CMS João Barros Barreto.

Tradução
Camila Meira
Eliseanne Nopper

Décima terceira edição

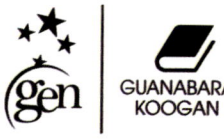

■ **Atendimento ao cliente: (11) 5080-0751 | faleconosco@grupogen.com.br**

■ Traduzido de:
BATES' GUIDE TO PHYSICAL EXAMINATION TO HISTORY-TAKING, THIRTEENTH EDITION
Copyright © 2021 Wolters Kluwer. Copyright © 2017 Wolters Kluwer. Copyright © 2013, 2009 by Wolters Kluwer Health/Lippincott Williams & Wilkins. Copyright © 2007, 2003, 1999 by Lippincott Williams & Wilkins. Copyright © 1995, 1991, 1987, 1983, 1979, 1974 by J. B. Lippincott Company.
All rights reserved.
2001 Market Street
Philadelphia, PA 19103 USA
LWW.com
Published by arrangement with Lippincott Williams & Wilkins, Inc., USA.
Lippincott Williams & Wilkins/Wolters Kluwer Health did not participate in the translation of this title.
ISBN: 9781496398178

■ Direitos exclusivos para a língua portuguesa
Copyright © 2022 by
EDITORA GUANABARA KOOGAN LTDA.
Uma editora integrante do GEN | Grupo Editorial Nacional
Travessa do Ouvidor, 11
Rio de Janeiro – RJ – 20040-040
www.grupogen.com.br

■ Capa: Bruno Sales

■ Imagem da capa: iStock (©LittleBee80; ©filipfoto)

■ Editoração eletrônica: Clic Editoração

■ Ficha catalográfica

CIP-BRASIL. CATALOGAÇÃO NA PUBLICAÇÃO
SINDICATO NACIONAL DOS EDITORES DE LIVROS, RJ

B48b
13. ed.

Bickley, Lynn S.
    Bates propedêutica médica / Lynn S. Bickley, Peter G. Szilagyi, Richard M. Hoffman ; editor convidado Rainier P. Soriano ; revisão técnica Maria de Fátima Azevedo ; tradução Camila Meira, Eliseanne Nopper. - 13. ed. - [Reimpr.] - Rio de Janeiro : Guanabara Koogan, 2024.
    : il. ; 28 cm.

    Tradução de: Bates' guide to physical examination and history taking
    Inclui bibliografia e índice
    ISBN 978-85-277-3846-0

    1. Diagnóstico físico - Manuais, guias, etc. 2. Anamnese - Manuais, guias, etc. I. Szilagyi, Peter G. II. Hoffman, Richard M. III. Soriano, Rainier P. IV. Azevedo, Maria de Fátima. V. Meira, Camila. VI. Nopper, Eliseanne. VII. Título.

21-73740
            CDD: 616.0754
            CDU: 616-071

Meri Gleice Rodrigues de Souza - Bibliotecária - CRB-7/6439

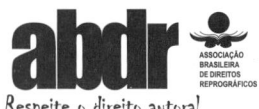

Este livro é dedicado a você,

eterno aluno, professor e profissional desta arte

e ciência em constante evolução que é a medicina.

Revisores do corpo docente e outros colaboradores

GEORGE A. ALBA, MD
Instructor, Pulmonary and Critical Care Medicine
Department of Medicine
Massachusetts General Hospital
Harvard Medical School
Boston, Massachusetts

CATHERINE A. BIGELOW, MD
Maternal-Fetal Medicine Subspecialist
Minnesota Perinatal Physicians
Allina Health
Minneapolis, Minnesota

Y. JULIA CHEN, MD
Clinical Fellow
Department of Pediatric Surgery
Johns Hopkins University School of Medicine
Baltimore, Maryland

SUZANNE B. COOPEY, MD
Assistant Professor, Harvard University Faculty of Medicine
Division of Surgical Oncology
Massachusetts General Hospital
Boston, Massachusetts

CHRISTOPH er T. DOUGH ty, MD
Instructor, Neurology
Department of Neurology, Division of Neuromuscular
    Disorders
Harvard Medical School/Brigham and Women's Hospital
Boston, Massachusetts

RALPH P. FAD er, MD
Child and Adolescent Psychiatry Fellow
Department of Psychiatry
New York-Presbyterian
New York, New York

RAISA GAO, MD, FACOG
Assistant Professor
Department of Obstetrics, Gynecology, and Reproductive
    Science
Icahn School of Medicine at Mount Sinai
New York, New York

SARAH GUSTAFS ON, MD
Assistant Clinical Professor, Pediatrics
Division of Pediatric Hospital Medicine, Harbor-UCLA
David Geffen School of Medicine at UCLA
Los Angeles, California

ALEXANDER R. LLOYD , MD
Resident Physician
Department of Physical Medicine and Rehabilitation
University of Pittsburgh Medical Center
Pittsburgh, Pennsylvania

CHRISTOPH er C. LO, MD
Instructor
Stein and Doheny Eye Institutes, Department of Orbital
    and Oculofacial Plastic Surgery
University of California at Los Angeles
Los Angeles, California

S. ANDREW McCULLOUGH , MD
Assistant Professor, Clinical Medicine
Assistant Director, Graphics Laboratory
Department of Medicine, Division of Cardiology
Weill Cornell Medicine
New York, New York

MATTHEW E. POLLARD, MD
Fellow, Male Reproductive Medicine and Surgery
Scott Department of Urology
Baylor College of Medicine
Houston, Texas

KATELYN O. STEPA n, MD
Fellow, Head and Neck Surgical Oncology and
    Microvascular Reconstruction
Otolaryngology—Head and Neck Surgery
Washington University School of Medicine in
    St. Louis
St. Louis, Missouri

JOSEPH M. TRUGLIO, MD, MPH
Assistant Professor of Internal Medicine, Pediatrics and
    Medical Education
Program Director, Internal Medicine and Pediatrics
    Residency
Departments of Internal Medicine and Pediatrics
Icahn School of Medicine at Mount Sinai
New York, New York

OUTROS COLABORADORES

PAUL J. CUMM INS, PhD
Assistant Professor, Medical Education
Department of Medical Education, The Bioethics Program
Icahn School of Medicine at Mount Sinai
New York, New York

ROCC O M. FERRANDINO, MD, MSCR
Resident Physician
Department of Otolaryngology—Head and Neck Surgery
Icahn School of Medicine at Mount Sinai
New York, New York

DAVID W. FLEENOR, STM
Director of Education, Center for Spirituality and Health
Icahn School of Medicine at Mount Sinai
New York, New York

BEVERLY A. FORSY TH, MD
Associate Professor of Medicine, Infectious Diseases and
    Medical Education
Medical Director of the Morchand Center for Clinical
    Competence
Division of Infectious Diseases and Department of
    Medical Education
Icahn School of Medicine at Mount Sinai
New York, New York

NADA GLIGOROV, PhD
Associate Professor, Medical Education
Department of Medical Education, The Bioethics Program
Icahn School of Medicine at Mount Sinai
New York, New York

JOANNE R. HOJSAK , MD
Professor, Pediatrics and Medical Education
Director, Pediatric LifeLong Care Team
Pediatric Critical Care/Mount Sinai Kravis Children's
    Hospital
Icahn School of Medicine at Mount Sinai
New York, New York

SCOTT JELINEK, MD, MEd, MPH
Resident Physician
Department of Pediatrics
Icahn School of Medicine at Mount Sinai
New York, New York

GISELLE N. LYNCH , MD
Resident Physician
Department of Ophthalmology
New York Eye and Ear Infirmary of Mount Sinai
New York, New York

ANTHONY J. MELL, MD, MBA
Resident Physician
Boston Combined Residency Program
Boston Children's Hospital and Boston Medical Center
Boston, Massachusetts

ANN-GEL S. PALERMO, DrPH, MPH
Associate Professor
Associate Dean for Diversity and Inclusion in Biomedical
    Education
Department of Medical Education
Office for Diversity and Inclusion
Icahn School of Medicine at Mount Sinai
New York, New York

KATHERINE A. ROZA, MD
Staff Physician
Northwell Health House Calls Program
Zucker School of Medicine at Hofstra/Northwell
New Hyde Park, New York

ANNETTY P. SOTO, DMD
Clinical Assistant Professor and Team Leader
Division of General Dentistry
Department of Restorative Dental Sciences
University of Florida College of Dentistry
Gainesville, Florida

MITCH ELL B. WICE, MD
Integrated Geriatric and Palliative Care Fellow
Brookdale Department of Geriatrics and Palliative
    Medicine
Icahn School of Medicine at Mount Sinai
New York, New York

ESTUDANTES COLABORADORES

EMILY N. TIXIER, BA
Medical Student
Icahn School of Medicine at Mount Sinai
New York, New York

ISAAC WASSERMAN, MPH
Medical Student
Icahn School of Medicine at Mount Sinai
New York, New York

Prefácio

Há mais de 40 anos, *Bates | Propedêutica Médica* é uma fonte original reconhecida por alunos de medicina, enfermagem e reabilitação e por todos que estejam aprendendo as habilidades para que a consulta clínica com o paciente seja efetiva, segura e eficiente. Este também é o livro preferido por diretores de programas de habilidades clínicas e educadores nos EUA.[1] Desde sua concepção pela Dra. Barbara Bates e pelo Dr. Robert Hoekelman, em 1974, os tópicos relativos ao exame físico e à anamnese vêm servindo como conteúdo central do livro para o ensino e a aprendizagem de habilidades clínicas. Esta décima terceira edição marca uma importante expansão da abrangência da obra, com a inclusão de outros componentes e aspectos cruciais da consulta clínica, e agora contém 27 capítulos. Como autores, mantemos nosso compromisso de fornecer os conceitos e as estruturas fundamentais necessários para a compreensão e a retenção do conteúdo, pois você encontrará muitas novas evidências que respaldam as técnicas de exame, anamnese, promoção da saúde e prevenção de doenças.

Novos conteúdos e recursos

Esta edição apresenta conteúdo novo e expandido, bem como recursos exclusivos para facilitar a aprendizagem e a educação dos alunos quanto às habilidades clínica, a saber:

- Seis novos capítulos expandem a abrangência do texto para delinear melhor todos os aspectos do treinamento e do ensino de habilidades clínicas

- O capítulo de abertura agora tem como foco a consulta clínica do paciente, incluindo elementos fundamentais, como uso de pronomes de gênero e nomes preferenciais, abordagem a populações especiais, como pessoas com diferentes níveis de capacidade, e discussões sobre ética médica relativa à saúde na comunidade LGBTQ e ao racismo em cuidados de saúde

- As estruturas de comunicação avançada e habilidades interpessoais foram expandidas, incluindo a comunicação de notícias difíceis com o uso dos métodos SPIKES e perguntar-contar-perguntar, as entrevistas motivacionais e os métodos *teach-back* para a comunicação com o paciente e SBAR para a comunicação interprofissional

- Uma abordagem gradual para o processo de raciocínio clínico inclui a ênfase na utilização de roteiros de doença

[1]Uchida T, Achike FI, Blood AD, et al. Resources used to teach the physical exam to preclerkship medical students: results of a national survey. *Acad Med*. 2018;93(5):736-741.

e qualificadores semânticos, bem como o desenvolvimento de declarações resumidas, com exemplos ilustrativos

- O capítulo sobre uma região do corpo essencial, *Cabeça e Pescoço*, foi subdividido em capítulos menores para a compreensão mais focada de seus sistemas de órgãos componentes e sua interconexão fisiopatológica

- Tópicos quanto à triagem e ao aconselhamento para a manutenção da saúde geral foram organizados em um único capítulo, a fim de facilitar a compreensão, incluindo tabelas informativas de recomendações atualizadas

- Todos os capítulos voltados a uma região do corpo seguem um modelo uniforme, o que facilita a localização das informações essenciais

- Os principais termos que costumam ser discutidos em visitas a enfermarias e rodízios pelas áreas clínicas estão destacados *em itálico* ao longo deste livro

- Listas de verificação resumidas das principais etapas do exame físico estão incluídas nos capítulos sobre exames por região do corpo para fins de revisão

- Muitas figuras são novas ou apresentadas com legendas mais descritivas

- Pela primeira vez, todos os boxes de texto são numerados, visando facilitar sua localização e referência.

Organização

O livro inclui três partes: *Fundamentos da Avaliação da Saúde*, *Exames de Regiões do Corpo* e *Populações Especiais*.

A **Parte 1**, *Fundamentos da Avaliação da Saúde*, consiste em capítulos que seguem uma sequência lógica, iniciando com uma visão geral dos componentes da consulta com o paciente, seguida por conceitos importantes para a avaliação das evidências clínicas e a tomada de decisão clínica.

- O **Capítulo 1**, *Abordagem à Consulta Clínica*, apresenta a sequência dos principais elementos da consulta clínica e utiliza uma estrutura com base nos Guias de Calgary-Cambridge. Esse capítulo também inclui os métodos gerais para estabelecer uma boa relação com vários grupos etários e pessoas com diferentes capacidades físicas e sensoriais. Inclui, ainda, conceitos básicos sobre os determinantes sociais de saúde, ética médica e viés em cuidados de saúde

- O **Capítulo 2**, *Entrevista, Comunicação e Habilidades Interpessoais*, apresenta técnicas para uma entrevista habilidosa e avançada. Os tópicos expandidos incluem o consentimento livre e esclarecido, o trabalho com intérpretes médicos, a discussão de diretrizes avançadas e a divulgação de notícias graves. Esse capítulo também apresenta métodos para confrontar comportamentos dos pacientes e situações

- O **Capítulo 3**, *Anamnese*, descreve os componentes do histórico de saúde e as técnicas de entrevista eficientes para pesquisar a história do paciente. As diferenças entre anamnese abrangente e focada também são discutidas. São descritas técnicas para transformar as informações coletadas na entrevista em um formato estruturado da anamnese escrita. O Capítulo 3 também apresenta as diretrizes para a criação de um registro do paciente claro, sucinto e bem-organizado, incluindo modelos úteis para a construção da história da doença atual

- O **Capítulo 4**, *Exame Físico*, fornece um modelo de sequenciamento da arte e da ciência do exame físico, que otimiza o conforto do paciente. Esse novo capítulo inclui uma seção sobre o equipamento necessário e sua descrição, além de orientações para modificar o exame de acordo com diferentes locais e situações

- O **Capítulo 5**, *Raciocínio Clínico, Avaliação e Plano*, foi expandido e reescrito por Dr. Rainier Soriano e Dr. Joseph Truglio para esta nova edição. Apresenta uma discussão das etapas básicas do processo de raciocínio clínico, destacado pelos principais conceitos do uso de roteiros relacionados com a doença, os qualificadores semânticos e a construção de uma apresentação resumida (identificação do problema). Auxílios mnemônicos úteis e exemplos ilustrativos também são fornecidos para ajudar os alunos a dominarem a complexa habilidade de sintetizar as informações reunidas em uma entrevista clínica e no exame físico para desenvolverem uma avaliação e um plano. O capítulo também inclui orientação quanto ao modo de realizar apresentações de caso dos pacientes e dos achados clínicos

- O **Capítulo 6**, *Manutenção da Saúde e Rastreamento*, é um dos novos capítulos escritos para a décima terceira edição por Dr. Richard Hoffman e Dr. Rainier Soriano, que organizaram diversas recomendações sanitárias gerais para rastreamento e aconselhamento da U.S. Preventive Services Task Force (USPSTF) em um único capítulo. Há discussões ampliadas sobre a história de saúde sexual e o programa *Screening, Brief Intervention, and Referral to Treatment (SBIRT)* para a modificação do comportamento, assim como abordagens gerais para a individualização da história em situações específicas dos pacientes.

- O **Capítulo 7**, *Avaliação de Evidências Clínicas*, foi simplificado para esta edição pelo Dr. Richard Hoffman para esclarecer conceitos essenciais, a fim de garantir que

o aluno compreenda: o uso da anamnese e do exame físico como testes diagnósticos; as ferramentas para a avaliação de exames diagnósticos, como sensibilidade, especificidade, valores preditivos positivos e negativos e razões de probabilidades; os tipos de estudos que servem como base para recomendações de promoção da saúde; e uma abordagem para a avaliação crítica da literatura clínica e dos tipos de viés.

A **Parte 2**, *Exames de Regiões do Corpo*, aborda os exames pelas regiões do corpo, da cabeça aos pés. Os 17 capítulos dessa parte foram reorganizados e atualizados por completo. Eles contêm uma revisão da anatomia e da fisiologia, dos sintomas comuns encontrados na anamnese, nas descrições detalhadas e nas imagens de técnicas de exame, um exemplo de registro por escrito e tabelas comparativas de anormalidades, além de contarem com amplas referências da literatura clínica recente. Tópicos importantes para promoção e orientação da saúde foram movidos para o fim dos capítulos, a fim de permitir uma compreensão mais focada desses temas complexos. Os capítulos que tiveram revisões mais significativas são destacados a seguir.

- O **Capítulo 8**, *Avaliação Geral, Sinais Vitais e Dor*, oferece atualizações quanto ao monitoramento residencial e ambulatorial da pressão arterial, além de apresentações para as determinações de altura, peso e temperatura

- O **Capítulo 9**, *Cognição, Comportamento e Estado Mental*, recebeu uma revisão substancial para se concentrar nas preocupações relacionadas com a saúde mental mais comuns nos ambientes de atenção primária. Também são incluídas atualizações dos distúrbios neurocognitivos de acordo com o *Manual Diagnóstico e Estatístico de Transtornos Mentais*, 5ª edição (DSM-5)

- O **Capítulo 10**, *Pele, Cabelo e Unhas*, prossegue com a estrutura das edições anteriores para a avaliação de lesões e anormalidades comuns, porém agora inclui ilustrações de lesões primárias

- O **Capítulo 11**, *Cabeça e Pescoço*; o **Capítulo 12**, *Olhos*; o **Capítulo 13**, *Orelhas e Nariz*; e o **Capítulo 14**, *Orofaringe e Cavidade Oral*, são novos, subdivididos a partir de um único capítulo das edições anteriores. Esses capítulos individuais permitem uma compreensão mais focada de seus sistemas de órgãos constituintes e sua interconexão fisiopatológica

- O **Capítulo 23**, *Sistema Musculoesquelético*, apresenta uma abordagem mais metódica para o exame musculoesquelético, e cada discussão sobre uma articulação de cada região do corpo segue a técnica olhar-sentir-mover.

Outros aspectos dignos de nota incluem a discussão sobre as diretrizes de rastreamento atualizadas para os cânceres de mama, próstata e cólon, bem como informações atualizadas sobre doenças sexualmente transmissíveis e sua prevenção.

A **Parte 3**, *Populações Especiais*, inclui capítulos que abordam diferentes estágios do ciclo de vida – do nascimento à adolescência, gravidez e envelhecimento.

- O **Capítulo 25**, *Crianças: do Nascimento à Adolescência*, foi reorganizado com o objetivo de destacar os diferentes estágios do desenvolvimento pediátrico. O conteúdo adicional incluiu a avaliação e a discussão sobre a população LGBTQ jovem, assim como muitas tabelas e figuras que destacam os conceitos centrais

- O **Capítulo 26**, *Gestantes*, expande as principais informações relativas aos tópicos de promoção e orientação da saúde do American College of Obstetricians and Gynecologists (ACOG) e da USPSTF, como nutrição, abuso de substâncias, violência doméstica e depressão pós-parto

- O **Capítulo 27**, *Adultos mais Velhos*, apresenta informações atualizadas quanto a fragilidade, quando pesquisar, imunizações e pesquisas de câncer, o espectro de declínio cognitivo e sua triagem, a diferenciação dos três "D" (demência, *delirium* e depressão) e a inclusão da versão atualizada dos critérios de Beers® para uso de medicação potencialmente inapropriada em idosos, da American Geriatrics Society (AGS).

Agradecimentos

Bates | Propedêutica Médica, agora em sua décima terceira edição, representa uma evolução de cinco décadas. A Dra. Barbara Bates e o Dr. Robert Hoekelman lançaram a primeira edição, em 1974, como um manual prático para alunos de medicina e enfermagem prática avançada que estivessem aprendendo as técnicas de exames de regiões do corpo em adultos e crianças. Eles idealizaram o formato clássico presente ainda hoje nesta obra – texto explicativo em preto na coluna maior, exemplos de anormalidades em vermelho na coluna menor e tabelas comparativas de anormalidades no fim de cada capítulo. A Dra. Lynn S. Bickley é a editora-chefe e autora desde a sétima edição, junto ao Dr. Peter L. Szilagyi, na oitava edição. Dr. Bickley e Dr. Szilagyi vêm fazendo inovações contínuas para garantir que cada edição ofereça um texto claro e atual para alunos e professores de propedêutica, incluindo seções sobre promoção e orientação da saúde, fotografias e ilustrações coloridas, capítulos sobre raciocínio clínico, sinais vitais, comportamento, estado mental e idosos, além de amplas referências e evidências clínicas da literatura médica. Na décima segunda edição, o Dr. Richard M. Hoffman uniu-se à equipe de autores, contribuindo com a sua experiência em conceitos complexos que regem a avaliação das evidências clínicas e das diretrizes clínicas em promoção e orientação da saúde.

Nesta décima terceira edição, temos a honra e o prazer de apresentar nosso editor convidado, Dr. Rainier Soriano, Associate Professor e Associate Dean of Curriculum and Clinical Competence na Icahn School of Medicine, na Mount Sinai. Mantendo nossa tradição de tornar *Bates | Propedêutica Médica* cada vez mais útil para nossos alunos e professores, Dr. Soriano revigorou esta edição com uma reorganização bem elaborada e uma notável expansão do conteúdo, que abrange todas as habilidades clínicas essenciais para dominar a avaliação do paciente. Agora, os leitores encontrarão capítulos separados na *Parte 1, Fundamentos da Avaliação da Saúde*, que são *Abordagem à Consulta Clínica*; *Entrevista, Comunicação e Habilidades Interpessoais*; *Anamnese*; *Exame Físico*; *Raciocínio Clínico, Avaliação e Plano*; *Manutenção da Saúde e Rastreamento*; e *Avaliação de Evidências Clínicas*. Os destaques desses capítulos incluem novos conteúdos sobre a abordagem ao paciente, como o uso de pronomes de gênero, habilidades de comunicação avançadas e entrevista motivacional, roteiros de doença úteis para esclarecer as etapas do raciocínio clínico e documentação relacionada e diretrizes para a manutenção da saúde e da triagem, agora reunidas em um único capítulo.

As ferramentas para a avaliação das evidências clínicas e a utilização da anamnese e do exame físico como testes diagnósticos foram atualizadas e simplificadas. Na *Parte 2, Exames de Regiões do Corpo*, Dr. Soriano aplicou a cada capítulo um formato coerente e de fácil acesso, bem como atualizou o conteúdo, as tabelas e as referências. É interessante observar que, para facilitar o aprendizado do aluno, agora existem nove capítulos individuais para exame de cabeça e pescoço, olhos, orelhas e nariz, garganta e cavidade oral, além de capítulos com revisão das abordagens para a avaliação do estado mental e do sistema musculoesquelético.

Confira o novo conteúdo da *Parte 3, Populações Especiais*, que apresenta os diferentes estágios do desenvolvimento pediátrico, as recomendações para gestações saudáveis do American College of Obstetricians and Gynecologists (ACOG) e da U.S. Preventive Services Task Force (USPSTF) e informações abrangentes para a avaliação de adultos mais velhos. Na condição de líder em educação médica, Dr. Soriano traz outros talentos para a décima terceira edição desta obra como editor associado do *Journal of Teaching and Learning Resources*, da MedEdPORTAL; autor do livro *Fundamentals of Geriatric Medicine*, com base em casos para alunos de medicina; e preceptor em cursos de habilidades clínicas, estágios clínicos e cursos preparatórios de habilidades para licenciamento.

Cada edição de *Bates | Propedêutica Médica* é amparada por um amplo processo de revisão, e, por isso, precisamos expressar nossa gratidão a muitas pessoas. Os autores solicitam críticas e atualizações intensivas dos capítulos pelo corpo docente de faculdades de ciências de saúde e centros médicos acadêmicos em todo o país. Esses indivíduos são escolhidos não apenas devido à sua competência no campo, mas também devido à sua posição crítica na linha de frente do cuidado direto aos pacientes e à sua familiaridade com a educação atual dos estudantes sobre habilidades clínicas. Devemos muito a nossos colegas: George A. Alba, MD (Capítulo 1); Catherine Bigelow, MD (Capítulo 26); Julia Chen, MD (Capítulo 19); Suzanne Brooks Coopey, MD (Capítulo 16); Christopher T. Doughty, MD (Capítulo 24); Ralph Parker Fader, MD (Capítulo 10); Raisa Gao, MD (Capítulo 21). Sarah Gustafson, MD (Capítulo 25); Alexander Lloyd, MD (Capítulo 23); Christopher Lo, MD (Capítulo 12); S. Andrew McCullough, MD (Capítulos 17 e 18); Matthew Pollard, MD (Capítulo 22); Katelyn Ostendorf Stepan, MD (Capítulos 13 e 14); e Joseph Truglio, MD (Capítulo 5).

A composição e a produção desta obra requer um toque de mestre. Os capítulos alterados recentemente precisam ser revisados; os questionamentos do autor são levantados e respondidos; as fotos e ilustrações são verificadas mais de uma vez, para garantir estilo didático e exatidão. Texto, boxes, exemplos de anormalidades e imagens precisam estar cuidadosamente alinhados. Cada página é projetada para manter o interesse do leitor, destacar os principais pontos e facilitar o aprendizado dos alunos. Em virtude de seu incansável ofício e dedicação, devemos um agradecimento especial à nossa editora de desenvolvimento, Kelly Horvath, que transformou todos esses elementos em um texto coerente e exemplar, bem como preparou o livro para composição pela Aptara, que transformou documentos de texto complexos em provas de impressão corrigidas e prontas para publicação. Também gostaríamos de agradecer às seguintes pessoas: Andrea Vosburgh, editora de desenvolvimento, e Emily Buccieri, coordenadora editorial na Wolters Kluwer, por seu incrível apoio ao longo de toda esta edição; Jennifer Clements, diretora de arte na Wolters Kluwer, que criou e forneceu ilustrações atualizadas e meticulosas; e Crystal Taylor, que é uma perspicaz editora de aquisições sênior para o conjunto de materiais didáticos, contrato e *marketing* da série *Bates*. A equipe editorial contribuiu com seu talento inestimável para a tradição de excelência que tornou *Bates | Propedêutica Médica* um texto primordial para que os alunos possam aprender as habilidades clássicas de avaliação e cuidado dos pacientes.

Como usar este livro

A décima terceira edição de *Bates | Propedêutica Médica* é um guia abrangente de como conduzir de modo efetivo a anamnese e o exame físico. Esta seção apresenta os recursos e as ferramentas para aprendizagem que o levarão ao sucesso nas avaliações de saúde, nos exames de regiões do corpo e no trabalho com populações especiais.

Termos principais – NOVIDADE!

Esses termos, destacados *em itálico*, são questionados com frequência durante as visitas em enfermaria e rodízios pelas áreas clínicas e devem ser lembrados. Essas definições "imprescindíveis" também estão compiladas em um glossário disponível no material suplementar *online* deste livro.

O *ventrículo esquerdo* (VE), atrás do VD e à esquerda, forma a margem lateral esquerda do coração (ver Figura 16.1). Sua extremidade inferior afunilada costuma ser chamada de *ápice cardíaco*. Ela é clinicamente importante porque produz o impulso apical, identificado durante a palpação do precórdio como o **ponto de impulso máximo (PIM)** ou *ictus cordis*. Esse impulso marca o local da borda esquerda do coração e, em condições normais, é encontrado no quinto EIC na linha medioclavicular esquerda ou em um ponto imediatamente medial a ela (7 a 9 cm lateralmente à linha medioesternal). Em pacientes em decúbito dorsal, o diâmetro do PIM é de cerca de 1 a 2,5 cm. O PIM nem sempre é palpável, mesmo em um paciente saudável com um coração normal. A detecção é afetada tanto pelo biotipo do paciente quanto pela posição durante o exame.

Raramente, na **dextrocardia**, o PIM está localizado no lado direito do tórax.

Um PIM > 2,5 cm é uma evidência de hipertrofia do ventrículo esquerdo (HVE), muitas vezes observada na hipertensão arterial sistêmica ou na miocardiopatia dilatada.

Dicas clínicas

Preste bastante atenção às dicas clínicas, impressas em azul. Esses comentários clínicos oferecem dicas práticas, contribuindo para a compreensão das técnicas de avaliação.

História obstétrica pregressa. Quantas gestações a paciente já teve? Em quantas houve partos a termo, partos pré-termo, abortos espontâneos e provocados e quantas produziram nativivos? Os partos pré-termo foram espontâneos ou iatrogênicos? Houve complicações de diabetes melito, hipertensão arterial, pré-eclâmpsia, restrição do crescimento intrauterino (RCIU) ou trabalho de parto pré-termo em alguma das gestações anteriores? Os partos ocorreram por via vaginal, parto assistido (por vácuo-extrator ou fórceps) ou cesariana? Houve complicações durante o trabalho de parto e o parto propriamente dito, como macrossomia fetal, sofrimento fetal ou intervenções de emergência? Algum parto prévio foi complicado por distocia de ombro ou hemorragia pós-parto?

A nomenclatura para os desfechos de uma gravidez foi elaborada e aprimorada ao longo do tempo. Geralmente faz parte de qualquer comunicação oral ou escrita relacionada à história reprodutiva de uma mulher. O *número de gestações* ("*gesta*") refere-se ao número de vezes que uma mulher engravidou e *paridade* é o número de vezes que ela deu à luz um feto de idade viável (≥ 24 semanas de gestação), independentemente de ser um nativivo ou natimorto. Por exemplo, uma mulher descrita como "gesta 2, para 2" (G2 P2) teve duas gestações e dois partos após 24 semanas, e uma mulher descrita como "gesta 2, para 0" (G2 P0) teve duas gestações, das quais nenhuma sobreviveu até a idade gestacional de 24 semanas.[10]

A paridade é adicionalmente dividida em *partos a termo, partos pré-termo, abortos* (abortos espontâneos e provocados) e *nativivos*. Uma mulher com dois abortos espontâneos antes de 20 semanas de gestação, três nativivos nascidos no termo e uma gravidez atual seria referida como "G6 P3023". Um erro comum consiste em designar uma gestação múltipla, por exemplo, gemelar, com uma contagem de dois no número de gestações ou paridade. Na prática, cada gravidez recebe apenas uma contagem em qualquer categoria, independentemente do número de fetos, exceto para *nativivos*, quando todos são contados. Portanto, para uma primeira gravidez com gêmeos nascidos no termo, a designação correta seria G1 P1002.

Exemplos de anormalidades

Assim como nas edições anteriores, *Bates | Propedêutica Médica* oferece um formato em duas colunas, fácil de acompanhar, com técnicas de exame passo a passo, à esquerda, e anormalidades com diagnóstico diferencial, à direita. Conforme suas habilidades progredirem, estude as variantes anormais de achados físicos comuns na coluna *Exemplos de anormalidades*, em vermelho, para aprofundar seus conhecimentos acerca de condições clínicas importantes.

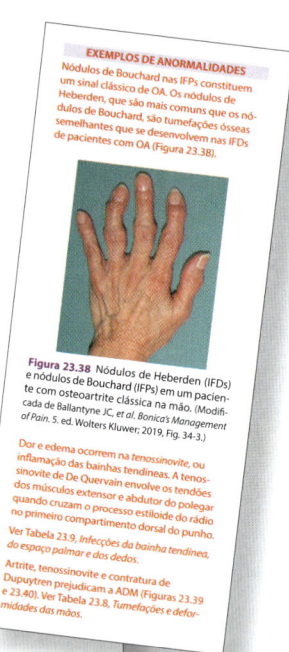

EXEMPLOS DE ANORMALIDADES

Nódulos de Bouchard nas IFPs constituem um sinal clássico de OA. Os nódulos de Heberden, que são mais comuns que os nódulos de Bouchard, são tumefações ósseas semelhantes que se desenvolvem nas IFDs de pacientes com OA (Figura 23.38).

Figura 23.38 Nódulos de Heberden (IFDs) e nódulos de Bouchard (IFPs) em um paciente com osteoartrite clássica na mão. (Modificada de Ballantyne JC, et al. Bonica's Management of Pain. 5. ed. Wolters Kluwer; 2019, Fig. 34-3.)

Dor e edema ocorrem na *tenossinovite*, ou inflamação das bainhas tendíneas. A tenossinovite de De Quervain envolve os tendões dos músculos extensor e abdutor do polegar quando cruzam o processo estiloide do rádio no primeiro compartimento dorsal do punho. Ver Tabela 23.9, *Infecções da bainha tendínea, do espaço palmar e dos dedos.*

Artrite, tenossinovite e contratura de Dupuytren prejudicam a ADM (Figuras 23.39 e 23.40). Ver Tabela 23.8, *Tumefações e deformidades das mãos.*

TABELA 13.4 Padrões de perda auditiva

	Perda condutiva	Perda sensorineural
	Membrana timpânica / Orelha média / Nervo vestibulococlear	Membrana timpânica / Orelha média / Nervo vestibulococlear
Fisiopatologia	Distúrbios da orelha externa ou média comprometem a condução sonora para a orelha interna. As causas incluem corpo estranho, otite média, perfuração da membrana timpânica e otosclerose dos ossículos da audição.	Um distúrbio da orelha interna envolve o nervo vestibulococlear e a transmissão do impulso neuronal para o encéfalo. As causas incluem exposição a ruídos altos, infecções da orelha interna, traumatismo, neuroma do acústico, distúrbios familiares e congênitos e envelhecimento.
Idade de início usual	Infância e adultos jovens, até 40 anos de idade.	Meia-idade ou mais tarde.
Meato acústico e membrana timpânica	A anormalidade geralmente é visível, exceto na otosclerose.	Problema não visível.
Efeitos	Pouco efeito no som. A audição parece melhorar em ambientes ruidosos. A voz continua suave porque a orelha interna e o nervo vestibulococlear estão intactos.	Ocorre perda dos registros mais altos, por isso os sons são distorcidos. A audição piora em ambientes ruidosos. A voz pode ser alta porque a audição está comprometida.
Teste de Weber (na perda auditiva unilateral)	Base do diapasão no vértice do crânio. Ocorre lateralização do som para a orelha comprometida – o ruído ambiente não é escutado com clareza, por isso a detecção das vibrações melhora.	Base do diapasão no vértice do crânio. Ocorre lateralização do som para a orelha saudável – uma lesão da orelha interna ou do nervo vestibulococlear compromete a transmissão para a orelha afetada.
Teste de Rinne	Base do diapasão no processo mastoide do osso temporal; então, hastes no meato acústico externo. Condução óssea mais longa ou igual à condução aérea (CO ≥ CA). Embora a condução aérea pela orelha externa ou média esteja comprometida, as vibrações ósseas contornam o problema para atingir a cóclea.	Base do diapasão no processo mastoide do osso temporal; então, hastes no meato acústico externo. Condução aérea mais longa que a condução óssea (CA > CO). A orelha interna ou o nervo vestibulococlear tem menor capacidade de transmissão dos impulsos, independentemente de como as vibrações chegam à cóclea. O padrão normal prevalece.

Para aprimorar ainda mais a sua perspicácia clínica, passe para as *Tabelas de anormalidades* no fim de cada capítulo, que permitem a comparação e a diferenciação de condições clínicas, com fotografias e ilustrações associadas.

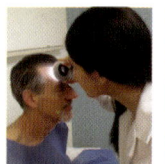
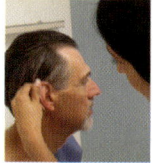
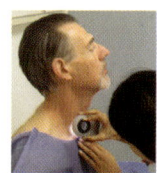

Figura 10.17 Inspeção de uma lesão na testa com um dermoscópio.

Figura 10.18 Inspeção do rosto e das orelhas.

Figura 10.19 Inspeção de uma lesão na região anterior do pescoço com um dermoscópio.

A seguir, inspecione a *cabeça* e o *pescoço*, incluindo testa, olhos (pálpebras, conjuntiva e esclera), nariz, orelhas, bochechas, lábios, cavidade oral e queixo (Figuras 10.17 a 10.19). O exame também deve incluir a inspeção dos pelos terminais de sobrancelhas, cílios e barba.

Peça ao paciente que se incline para a frente. Peça permissão antes de abrir o avental e inspecionar a *parte superior das costas* (Figura 10.20).

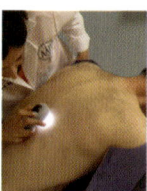

Figura 10.20 Inspeção de uma lesão nas costas com o paciente inclinado para a frente.

Técnicas de exame

Nessa seção, você aprenderá os exames cruciais e relevantes que conduzirá todos os dias. As *Técnicas especiais* adicionais mostram métodos de exame para condições mais raras e circunstâncias especiais.

Lista de verificação dos principais componentes do exame – NOVIDADE!

Agora, as seções de *Técnicas de exame* são precedidas por uma relação dos *Principais componentes do exame*, que servirá como lista de verificação e guia.

TÉCNICAS DE EXAME

Principais componentes do exame cardiovascular

- Observar o aspecto geral e medir a pressão arterial e a frequência cardíaca
- Estimar o nível da pressão venosa jugular
- Auscultar as carótidas (sopro), uma de cada vez
- Palpar o pulso carotídeo, incluindo o impulso ascendente carotídeo (amplitude, contorno, momento) e a presença de um frêmito
- Inspecionar a parede torácica anterior (impulso apical, movimentos precordiais)
- Palpar o precórdio para verificar se há esforço, frêmitos ou ruídos cardíacos palpáveis
- Palpar e localizar o PIM ou impulso apical
- Palpar um impulso sistólico do ventrículo direito, artéria pulmonar e áreas de fluxo aórtico na parede torácica
- Auscultar B_1 e B_2 em seis posições da base até o ápice
- Identificar um desdobramento fisiológico e paradoxal de B_2
- Auscultar e reconhecer sons anormais no início da diástole, incluindo B_3 e EA da estenose mitral e B_4 mais tarde na diástole
- Distinguir os sopros sistólicos e diastólicos, usando manobras, quando necessárias. Se presentes, identificar o momento de ocorrência, a forma, o grau, a localização, irradiação, tom e característica

PROMOÇÃO E ORIENTAÇÃO DA SAÚDE: EVIDÊNCIAS E RECOMENDAÇÕES

Tópicos importantes para promoção e orientação da saúde

- Saúde oral
- Cânceres oral e faríngeo

Saúde oral

Os médicos devem ter um papel ativo na promoção da saúde oral porque ela é uma parte integral da saúde geral e bem-estar das pessoas. Até 19% das crianças de 5 a 19 anos de idade apresentam cáries não tratadas, assim como aproximadamente 91% dos adultos de 20 a 64 anos. As cáries dentárias em adultos de 35 a 64 anos de idade foram mais frequentes (94 a 97%) em comparação com adultos de 20 a 34 anos (82%). Quase 19% dos indivíduos acima de 60 não têm dentes (*edêntulos*).[19,20]

Seções de promoção e orientação da saúde: evidências e recomendações

Tópicos sobre triagem para manutenção da saúde geral, orientação e imunização foram disponibilizados como as últimas seções de cada capítulo para facilitar o acesso. As recomendações atualizadas são apresentadas em boxes úteis.

Fotografias e ilustrações

O projeto gráfico inclui fotografias, desenhos e diagramas coloridos e detalhados, alguns novos ou revisados, para ilustrar melhor os principais pontos do texto. Eles ampliarão o seu potencial de aprendizagem, fornecendo representações corretas e realistas.

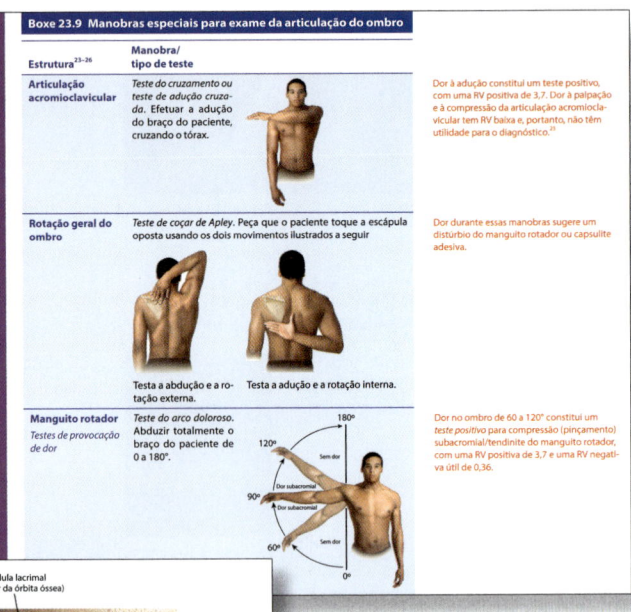

Cada figura apresenta número e legenda, para facilitar sua localização e compreensão.

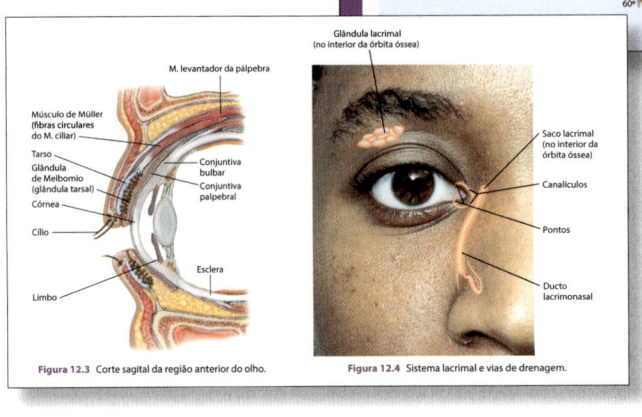

Figura 12.3 Corte sagital da região anterior do olho.

Figura 12.4 Sistema lacrimal e vias de drenagem.

Boxe 17.1 Formação da placa aterosclerótica

- Nas placas ateroscleróticas, ocorre proliferação de células musculares lisas e matriz extracelular que rompe o revestimento endotelial
- As placas ateroscleróticas contêm uma capa fibrosa de células musculares lisas sobrejacentes a um cerne necrótico e rico em lipídios, células vasculares e uma grande variedade de células imunes e moléculas pró-trombóticas
- Mediadores inflamatórios que alteram o reparo do colágeno e fibrose sobrejacente são cada vez mais implicados na ruptura e na erosão da placa, que expõem os fatores trombogênicos existentes no cerne da placa aos fatores de coagulação no sangue, produzindo a formação de trombo sobrejacente
- Nas artérias coronárias, esses trombos podem provocar um infarto agudo do miocárdio (IAM). Nas artérias carótidas, os trombos podem se deslocar e chegar até o encéfalo, causando um AVC

Boxes numerados – NOVIDADE!

As informações suplementares úteis dos boxes agora contam com numeração, para facilitar a localização e a referência.

Registro dos achados no exame físico de gestantes

"32 anos de idade, G3 P1102, com 18 semanas de gestação por DUM, comparece para estabelecer os cuidados pré-natais. Gravidez complicada por intervalo curto entre gestações, parto pré-termo iatrogênico prévio por pré-eclâmpsia e cesariana anterior. A paciente ainda não percebe movimentos fetais; nega contrações, sangramento vaginal e extravasamento de líquido. Ao exame externo, uma cicatriz transversal baixa de cesariana é evidente; o fundo do útero é palpável logo acima do umbigo. Ao exame interno, o colo do útero está aberto a ponta de um dedo no óstio externo, mas fechado no óstio interno; o colo do útero mede 3 cm de comprimento; o útero está aumentado até um tamanho compatível com uma gestação de 18 semanas. O exame especular revela leucorreia com sinal de Chadwick positivo. A FCF por Doppler está entre 140 e 145 bpm."

Esses achados descrevem o exame de uma gestante saudável com 18 semanas de gestação.

OU

"21 anos de idade, G1 P0, com 33 semanas de gestação por ultrassonografia realizada 19ª semana de idade gestacional, comparece com uma queixa principal de diminuição dos movimentos fetais. Gravidez complicada por raras consultas pré-natais e situação de rua. A paciente relata movimento fetal mínimo nas últimas 24 horas; nega contrações, sangramento vaginal ou extravasamento de líquido. Ao exame externo, é observado um abdome gravídico não doloroso, sem cicatrizes; o fundo do útero mede 32 cm; o feto está em apresentação cefálica, mas não está encaixado na pelve de acordo com as manobras de Leopold. Ao exame interno, o colo do útero está fechado, longo e alto; o exame especular revela um corrimento fino e cinzento com células indicadoras na preparação a fresco. FCF por Doppler entre 155 e 160 bpm."

Esses achados descrevem o exame de uma apresentação mais complexa, de uma gestante com 33 semanas de gestação.

Registro dos achados

A construção de um registro clínico bem-organizado deve apresentar com clareza as informações clínicas importantes, assim como o raciocínio e o plano clínico. Você adquirirá essa habilidade e aprenderá o vocabulário descritivo dos achados físicos na seção *Registro dos achados* em cada capítulo das partes sobre exames das regiões do corpo e populações especiais.

Referências bibliográficas

Consulte as referências bibliográficas no fim dos capítulos para aprofundar seus conhecimentos sobre as condições clínicas importantes. O hábito de pesquisar a literatura clínica será muito útil para você e seus pacientes ao longo de sua carreira.

REFERÊNCIAS BIBLIOGRÁFICAS

1. Minami Y, Kajimoto K, Sato N, et al. Third heart sound in hospitalised patients with acute heart failure: insights from the ATTEND study. *Int J Clin Pract*. 2015;69(8):820–828.
2. Shah SJ, Nakamura K, Marcus GM, et al. Association of the fourth heart sound with increased left ventricular end-diastolic stiffness. *J Card Fail*. 2008;14(5):431–436.
3. O'Gara P, Loscalzo J. Chapter 267: Physical examination of the cardiovascular system. In: Kasper DL, Fauci AS, Hauser SL, et al. *Harrison's Principles of Internal Medicine*. 19th ed. New York: McGraw-Hill; 2015.
4. Yancy CW, Jessup M, Bozkurt B, et al. 2013 AACF/AHA Guideline for the Management of Heart Failure. *J Am College Cardiol*. 2013;62:e148.
5. Vinayak AG, Levitt J, Gehlbach B, et al. Usefulness of the external jugular vein examination in detecting abnormal central venous pressure in critically ill patients. *Arch Int Med*. 2006;166(19):2132–2137.
6. Schorr R, Johnson K, Wan J, et al. The prognostic significance of asymptomatic carotid bruits in the elderly. *J Gen Intern Med*. 1998;13(2):86–90.
7. McConaghy JR, Oza RS. Outpatient diagnosis of acute chest pain in adults. *Am Fam Physician*. 2013;87(3):177–182.
8. Mozaffarian D, Benjamin EJ, Go AS, et al. Heart disease and stroke statistics—2016 update: a report from the American Heart Association. *Circulation*. 2016;133(4):e38–e360.
9. O'Gara P, Kushner FG, Ascheim DD, et al. 2013 ACCF/AHA Guideline for the management of ST-elevation myocardial infarction: a report of the American College of Cardiology Foundation/American Heart Association Task Force on Practice Guidelines. *J Am College Cardiol*. 2013;61(4):e78–e140.
10. Abrams J. Chronic stable angina. *N Engl J Med*. 2005; 352(24):2524–2533.
20. Shah MG, Cho S, Atwood JE, et al. Peripheral edema due to heart disease: diagnosis and outcome. *Clin Cardiol*. 2006;29(1):31–35.
21. Clark D 3rd, Ahmed MI, Dell'italia LJ, et al. An argument for reviving the disappearing skill of cardiac auscultation. *Cleve Clin J Med*. 2012;79(8):536–537, 544.
22. Markel H. The stethoscope and the art of listening. *N Engl J Med*. 2006;354(6):551–553.
23. Vukanovic-Criley JM, Hovanesyan A, Criley SR, et al. Confidential testing of cardiac examination competency in cardiology and noncardiology faculty and trainees: a multicenter study. *Clin Cardiol*. 2010;33(12):738–745.
24. Wayne DB, Butter J, Cohen ER, et al. Setting defensible standards for cardiac auscultation skills in medical students. *Acad Med*. 2009;84(10 Suppl):S94–S96.
25. Marcus G, Vessey J, Jordan MV, et al. Relationship between accurate auscultation of a clinically useful third heart sound and level of experience. *Arch Intern Med*. 2006;166(6):617–622.
26. Johri AM, Durbin J, Newbigging J, et al. Canadian Society of Echocardiography Cardiac Point of Care Ultrasound Committee. Cardiac Point-of-Care Ultrasound: State of the Art in Medical School Education. *J Am Soc Echocardiogr*. 2018;31(7):749–760.
27. McGee S. *Evidence-based Physical Diagnosis*. 4th ed. Philadelphia, PA: Saunders; 2018.
28. The Rational Clinical Examination Series. *JAMA*. Available at http://jamaevidence.mhmedical.com/book.aspx?bookID=8845. Accessed July 5, 2018.
29. Pickering TG, Hall JE, Appel LJ, et al. Recommendations for blood pressure measurement in humans and experimental animals: part 1: blood pressure measurement in humans: a statement for professionals from the Subcom-

Material suplementar

Este livro conta com o seguinte material suplementar:

- *Checklists* e diretrizes para exames clínicos
- Glossário
- Questões de múltipla escolha
- Sons cardíacos e da respiração.

O acesso ao material suplementar é gratuito. Basta que o leitor se cadastre e faça seu *login* em nosso *site* (www.grupogen.com.br), clique no menu superior do lado direito e, após, em Ambiente de Aprendizagem. Em seguida, clique no menu retrátil (▤) e insira o código (PIN) de acesso localizado na primeira capa interna deste livro.

O acesso ao material suplementar online fica disponível até 6 meses após a edição do livro ser retirada do mercado.

Caso haja alguma mudança no sistema ou dificuldade de acesso, entre em contato conosco (gendigital@grupogen.com.br).

Sumário

PARTE 1

Fundamentos da Avaliação da Saúde, 1

CAPÍTULO 1

Abordagem à Consulta Clínica, 1

HABILIDADES FUNDAMENTAIS E ESSENCIAIS PARA A CONSULTA CLÍNICA, 1

ABORDAGEM À CONSULTA CLÍNICA, 2

ESTRUTURA E SEQUÊNCIA DA CONSULTA CLÍNICA, 3

DISPARIDADES NO CUIDADO DA SAÚDE, 15

OUTRAS CONSIDERAÇÕES IMPORTANTES, 20

REFERÊNCIAS BIBLIOGRÁFICAS, 34

CAPÍTULO 2

Entrevista, Comunicação e Habilidades Interpessoais, 37

FUNDAMENTOS DA ENTREVISTA HABILITADA, 38

COMUNICAÇÃO VERBAL APROPRIADA, 42

COMUNICAÇÃO NÃO VERBAL APROPRIADA, 44

OUTRAS CONSIDERAÇÕES EM COMUNICAÇÃO E HABILIDADES INTERPESSOAIS, 45

SITUAÇÕES E COMPORTAMENTOS DESAFIADORES DOS PACIENTES, 51

FOCO NO PACIENTE EM AMBIENTES CLÍNICOS COMPUTADORIZADOS, 58

APRENDIZAGEM DAS HABILIDADES DE COMUNICAÇÃO NO PROGRAMA DE PACIENTES SIMULADOS, 59

REFERÊNCIAS BIBLIOGRÁFICAS, 64

CAPÍTULO 3

Anamnese, 67

ANAMNESE, 67

ANAMNESE ABRANGENTE DE ADULTOS, 69

REGISTRO DOS ACHADOS, 88

MODIFICAÇÃO DA ENTREVISTA CLÍNICA EM VÁRIOS AMBIENTES CLÍNICOS, 90

REFERÊNCIAS BIBLIOGRÁFICAS, 95

CAPÍTULO 4

Exame Físico, 97

PAPEL DO EXAME FÍSICO NA ERA DA TECNOLOGIA, 97

DETERMINAÇÃO DO ESCOPO DO EXAME FÍSICO: ABRANGENTE OU FOCADO?, 98

EXAME FÍSICO, 106

ADAPTAÇÃO DO EXAME FÍSICO: CONDIÇÕES ESPECÍFICAS DO PACIENTE, 110

REGISTRO DOS ACHADOS, 112

REFERÊNCIAS BIBLIOGRÁFICAS, 114

CAPÍTULO 5

Raciocínio Clínico, Avaliação e Plano, 115

RACIOCÍNIO CLÍNICO: PROCESSO, 115

RACIOCÍNIO CLÍNICO: DOCUMENTAÇÃO, 124

REGISTRO DOS ACHADOS, 129

NOTA DE PROGRESSO E LISTA DE PROBLEMAS DO PACIENTE NO PRONTUÁRIO ELETRÔNICO, 129

APRESENTAÇÃO ORAL, 131

REFERÊNCIAS BIBLIOGRÁFICAS, 134

CAPÍTULO 6

Manutenção da Saúde e Rastreamento, 135

CONCEITO DE CUIDADOS PREVENTIVOS, 135

RECOMENDAÇÕES DE DIRETRIZES, 136

RASTREAMENTO, 138

ORIENTAÇÃO COMPORTAMENTAL, 140

IMUNIZAÇÕES, 141

DIRETRIZES DE RASTREAMENTO PARA ADULTOS, 141

DIRETRIZES DE ORIENTAÇÃO PARA ADULTOS, 145

DIRETRIZES DE RASTREAMENTO E ORIENTAÇÃO PARA ADULTOS, 148

DIRETRIZES DE IMUNIZAÇÃO PARA ADULTOS, 154

CUIDADOS PREVENTIVOS EM POPULAÇÕES ESPECIAIS, 159

RECOMENDAÇÕES PARA DOENÇAS ESPECÍFICAS, 159

REFERÊNCIAS BIBLIOGRÁFICAS, 160

CAPÍTULO 7

Avaliação de Evidências Clínicas, 163

USANDO ELEMENTOS DA ANAMNESE E DO EXAME FÍSICO COMO EXAMES COMPLEMENTARES, 164

AVALIAÇÃO DOS EXAMES COMPLEMENTARES, 164

APLICAÇÃO DOS CONCEITOS AOS EXAMES DE RASTREAMENTO, 169

AVALIAÇÃO CRÍTICA DAS EVIDÊNCIAS CLÍNICAS, 172

COMUNICAÇÃO DAS EVIDÊNCIAS CLÍNICAS AOS PACIENTES, 175

REFERÊNCIAS BIBLIOGRÁFICAS, 177

PARTE 2

Exame de Regiões do Corpo, 179

CAPÍTULO 8

Pesquisa Geral, Sinais Vitais e Dor, 179

ANAMNESE: ABORDAGEM GERAL, 179

EXAME FÍSICO: ABORDAGEM GERAL, 181

TÉCNICAS DE EXAME, 181

REGISTRO DOS ACHADOS, 198

PROMOÇÃO E ORIENTAÇÃO DA SAÚDE: EVIDÊNCIAS E RECOMENDAÇÕES, 199

REFERÊNCIAS BIBLIOGRÁFICAS, 202

CAPÍTULO 9

Cognição, Comportamento e Estado Mental, 204

ANATOMIA E FISIOLOGIA, 204

ANAMNESE: ABORDAGEM GERAL, 207

EXAME FÍSICO: ABORDAGEM GERAL, 212

TÉCNICAS DE EXAME, 213

REGISTRO DOS ACHADOS, 221

PROMOÇÃO E ORIENTAÇÃO DA SAÚDE: EVIDÊNCIAS E RECOMENDAÇÕES, 221

REFERÊNCIAS BIBLIOGRÁFICAS, 236

CAPÍTULO 10

Pele, Cabelo e Unhas, 240

ANATOMIA E FISIOLOGIA, 240

ANAMNESE: ABORDAGEM GERAL, 242

DESCRIÇÃO DAS LESÕES DA PELE, 243

EXAME FÍSICO: ABORDAGEM GERAL, 248

TÉCNICAS DE EXAME, 249

TÉCNICAS ESPECIAIS, 253

REGISTRO DOS ACHADOS, 256

PROMOÇÃO DA SAÚDE E ORIENTAÇÃO: EVIDÊNCIAS E RECOMENDAÇÕES, 256

REFERÊNCIAS BIBLIOGRÁFICAS, 288

CAPÍTULO 11

Cabeça e Pescoço, 289

ANATOMIA E FISIOLOGIA, 289

ANAMNESE: ABORDAGEM GERAL, 294

EXAME FÍSICO: ABORDAGEM GERAL, 295

TÉCNICAS DE EXAME, 295

REGISTROS DOS ACHADOS, 300

PROMOÇÃO DA SAÚDE E ORIENTAÇÃO: EVIDÊNCIAS E RECOMENDAÇÕES, 300

REFERÊNCIAS BIBLIOGRÁFICAS, 305

CAPÍTULO 12

Olhos, 306

ANATOMIA E FISIOLOGIA, 306

ANAMNESE: ABORDAGEM GERAL, 312

EXAME FÍSICO: ABORDAGEM GERAL, 314

TÉCNICAS DE EXAME, 315

TÉCNICAS ESPECIAIS, 326

REGISTRO DOS ACHADOS, 327

PROMOÇÃO E ORIENTAÇÃO DA SAÚDE: EVIDÊNCIAS E RECOMENDAÇÕES, 328

REFERÊNCIAS BIBLIOGRÁFICAS, 343

CAPÍTULO 13

Orelhas e Nariz, 344

ANATOMIA E FISIOLOGIA, 344

ANAMNESE: ABORDAGEM GERAL, 348

EXAME FÍSICO: ABORDAGEM GERAL, 350

TÉCNICAS DE EXAME, 351

REGISTRO DOS ACHADOS, 357

PROMOÇÃO E ORIENTAÇÃO DA SAÚDE: EVIDÊNCIAS E RECOMENDAÇÕES, 358

RASTREAMENTO DE PERDA AUDITIVA, 358

REFERÊNCIAS BIBLIOGRÁFICAS, 364

CAPÍTULO 14

Orofaringe e Cavidade Oral, 365

ANATOMIA E FISIOLOGIA, 365

ANAMNESE: ABORDAGEM GERAL, 367

EXAME FÍSICO: ABORDAGEM GERAL, 369

TÉCNICAS DE EXAME, 369

REGISTRO DOS ACHADOS, 372

PROMOÇÃO E ORIENTAÇÃO DA SAÚDE: EVIDÊNCIAS E RECOMENDAÇÕES, 372

REFERÊNCIAS BIBLIOGRÁFICAS, 383

CAPÍTULO 15

Tórax e Pulmões, 384

ANATOMIA E FISIOLOGIA, 384

ANAMNESE: ABORDAGEM GERAL, 390

EXAME FÍSICO: ABORDAGEM GERAL, 393

TÉCNICAS DE EXAME, 394

TÉCNICAS ESPECIAIS, 404

REGISTRO DOS ACHADOS, 404

PROMOÇÃO E ORIENTAÇÃO DA SAÚDE: EVIDÊNCIAS E RECOMENDAÇÕES, 405

REFERÊNCIAS BIBLIOGRÁFICAS, 423

CAPÍTULO 16

Sistema Cardiovascular, 425

ANATOMIA E FISIOLOGIA, 425

ANAMNESE: ABORDAGEM GERAL, 436

EXAME FÍSICO: ABORDAGEM GERAL, 439

TÉCNICAS DE EXAME, 440

TÉCNICAS ESPECIAIS: MANOBRAS PARA IDENTIFICAÇÃO DE SOPROS E INSUFICIÊNCIA CARDÍACA AO LADO DO LEITO, 458

REGISTRO DOS ACHADOS, 459

PROMOÇÃO E ORIENTAÇÃO DA SAÚDE: EVIDÊNCIAS E RECOMENDAÇÕES, 460

REFERÊNCIAS BIBLIOGRÁFICAS, 485

CAPÍTULO 17

Sistema Vascular Periférico, 489

ANATOMIA E FISIOLOGIA, 489

ANAMNESE: ABORDAGEM GERAL, 494

EXAME FÍSICO: ABORDAGEM GERAL, 497

TÉCNICAS DE EXAME, 497

TÉCNICAS ESPECIAIS, 503

REGISTRO DOS ACHADOS, 505

PROMOÇÃO E ORIENTAÇÃO DA SAÚDE: EVIDÊNCIAS E RECOMENDAÇÕES, 505

REFERÊNCIAS BIBLIOGRÁFICAS, 514

CAPÍTULO 18

Mamas e Axilas, 515

ANATOMIA E FISIOLOGIA, 515

ANAMNESE: ABORDAGEM GERAL, 518

EXAME FÍSICO: ABORDAGEM GERAL, 519

TÉCNICAS DE EXAME, 520

TÉCNICAS ESPECIAIS, 526

REGISTRO DOS ACHADOS, 526

PROMOÇÃO DA SAÚDE E ORIENTAÇÃO: EVIDÊNCIAS E RECOMENDAÇÕES, 528

CÂNCER DE MAMA MASCULINO, 530

REFERÊNCIAS BIBLIOGRÁFICAS, 533

CAPÍTULO 19

Abdome, 534

ANATOMIA E FISIOLOGIA, 534

ANAMNESE: ABORDAGEM GERAL, 537

EXAME FÍSICO: ABORDAGEM GERAL, 549

TÉCNICAS DE EXAME, 550

TÉCNICAS ESPECIAIS, 561

REGISTRO DOS ACHADOS, 563

PROMOÇÃO DA SAÚDE E ORIENTAÇÃO: EVIDÊNCIAS E RECOMENDAÇÕES, 564

REFERÊNCIAS BIBLIOGRÁFICAS, 589

CAPÍTULO 20

Genitália Masculina, 591

ANATOMIA E FISIOLOGIA, 591

ANAMNESE: ABORDAGEM GERAL, 593

EXAME FÍSICO: ABORDAGEM GERAL, 595

TÉCNICAS DE EXAME, 595

TÉCNICAS ESPECIAIS, 598

REGISTRO DOS ACHADOS, 600

PROMOÇÃO DA SAÚDE E ORIENTAÇÃO:
    EVIDÊNCIAS E RECOMENDAÇÕES, 601

REFERÊNCIAS BIBLIOGRÁFICAS, 607

CAPÍTULO 21

Genitália Feminina, 608

ANATOMIA E FISIOLOGIA, 608

ANAMNESE: ABORDAGEM GERAL, 612

EXAME FÍSICO: ABORDAGEM GERAL, 615

TÉCNICAS DE EXAME, 617

TÉCNICAS ESPECIAIS, 624

REGISTRO DOS ACHADOS, 624

PROMOÇÃO DA SAÚDE E ORIENTAÇÃO:
    EVIDÊNCIAS E RECOMENDAÇÕES, 624

REFERÊNCIAS BIBLIOGRÁFICAS, 636

CAPÍTULO 22

Ânus, Reto e Próstata, 637

ANATOMIA E FISIOLOGIA, 637

ANAMNESE: ABORDAGEM GERAL, 638

EXAME FÍSICO: ABORDAGEM GERAL, 640

TÉCNICAS DE EXAME, 640

REGISTRO DOS ACHADOS, 643

PROMOÇÃO DA SAÚDE E ORIENTAÇÃO:
    EVIDÊNCIAS E RECOMENDAÇÕES, 644

REFERÊNCIAS BIBLIOGRÁFICAS, 650

CAPÍTULO 23

Sistema Musculoesquelético, 651

ANATOMIA E FISIOLOGIA, 651

ANAMNESE: ABORDAGEM GERAL, 653

EXAME FÍSICO: ABORDAGEM GERAL, 657

EXAME DAS ARTICULAÇÕES REGIONAIS, 659

TÉCNICAS ESPECIAIS, 708

REGISTRO DOS ACHADOS, 709

PROMOÇÃO DA SAÚDE E ORIENTAÇÃO:
    EVIDÊNCIAS E RECOMENDAÇÕES, 709

REFERÊNCIAS BIBLIOGRÁFICAS, 729

CAPÍTULO 24

Sistema Nervoso, 732

ANATOMIA E FISIOLOGIA, 732

ANAMNESE: ABORDAGEM GERAL, 741

EXAME FÍSICO: ABORDAGEM GERAL, 747

TÉCNICAS DE EXAME, 748

TÉCNICAS ESPECIAIS, 773

REGISTRO DOS ACHADOS, 782

PROMOÇÃO DA SAÚDE E ORIENTAÇÃO:
    EVIDÊNCIAS E RECOMENDAÇÕES, 783

REFERÊNCIAS BIBLIOGRÁFICAS, 811

PARTE 3

Populações Especiais, 815

CAPÍTULO 25

Crianças: do Nascimento à Adolescência, 815

PRINCÍPIOS GERAIS DO DESENVOLVIMENTO INFANTIL, 816

MONITORAMENTO DO DESENVOLVIMENTO, 816

PRINCIPAIS COMPONENTES DA PROMOÇÃO DA SAÚDE, 819

RECÉM-NASCIDOS E LACTENTES, 821

ANAMNESE: ABORDAGEM GERAL, 821

MONITORAMENTO DO DESENVOLVIMENTO, 822

EXAME FÍSICO: ABORDAGEM GERAL, 824

TÉCNICAS DE EXAME: RECÉM-NASCIDOS/LACTENTES, 827

REGISTRO DOS ACHADOS, 863

PROMOÇÃO E ORIENTAÇÃO DA SAÚDE:
    EVIDÊNCIAS E RECOMENDAÇÕES, 864

PRÉ-ESCOLARES E CRIANÇAS EM IDADE ESCOLAR – ANAMNESE:
    ABORDAGEM GERAL, 864

MONITORAMENTO DO DESENVOLVIMENTO:
    PRIMEIRA INFÂNCIA – 1 A 4 ANOS, 867

MONITORAMENTO DO DESENVOLVIMENTO:
    SEGUNDA INFÂNCIA – 5 A 10 ANOS, 868

EXAME FÍSICO: ABORDAGEM GERAL, 870

TÉCNICAS DE EXAME, 871

REGISTRO DOS ACHADOS, 896

PROMOÇÃO E ORIENTAÇÃO DA SAÚDE:
EVIDÊNCIAS E RECOMENDAÇÕES, 900

ADOLESCENTES: ANAMNESE, 902

MONITORAMENTO DO DESENVOLVIMENTO: 11 A 20 ANOS, 904

EXAME FÍSICO: ABORDAGEM GERAL, 906

TÉCNICAS DE EXAME, 907

REGISTRO DOS ACHADOS, 918

PROMOÇÃO E ORIENTAÇÃO DA SAÚDE:
EVIDÊNCIAS E RECOMENDAÇÕES, 918

REFERÊNCIAS BIBLIOGRÁFICAS, 938

CAPÍTULO 26

Gestantes, 940

ANATOMIA E FISIOLOGIA, 940

ANAMNESE: ABORDAGEM GERAL, 944

EXAME FÍSICO: ABORDAGEM GERAL, 948

TÉCNICAS DE EXAME, 949

TÉCNICAS ESPECIAIS, 956

REGISTRO DOS ACHADOS, 958

PROMOÇÃO E ORIENTAÇÃO DA SAÚDE:
EVIDÊNCIAS E RECOMENDAÇÕES, 959

REFERÊNCIAS BIBLIOGRÁFICAS, 972

CAPÍTULO 27

Adultos mais Velhos, 975

ANATOMIA E FISIOLOGIA, 975

ANAMNESE: ABORDAGEM GERAL, 983

TÓPICOS ESPECIAIS EM CUIDADOS DE ADULTOS
MAIS VELHOS, 989

EXAME FÍSICO: ABORDAGEM GERAL, 991

TÉCNICAS DE EXAME, 991

REGISTRO DOS ACHADOS, 999

PROMOÇÃO E ORIENTAÇÃO DA SAÚDE:
EVIDÊNCIAS E RECOMENDAÇÕES, 1001

REFERÊNCIAS BIBLIOGRÁFICAS, 1014

Índice Alfabético, 1019

BATES

Propedêutica Médica

Fundamentos da Avaliação da Saúde

Abordagem à Consulta Clínica

> *"O ritual de um indivíduo procurar uma pessoa e dizer-lhe coisas que ele não contaria ao seu pastor, padre ou rabino, e então, incrivelmente, além disso, tirar a roupa e permitir o toque (…) Acho que nossas habilidades de exame de um paciente devem ser dignas desse tipo de confiança."*
>
> Abraham Verghese, MD, A Doctor's Touch, TEDGlobal, 2011.

HABILIDADES FUNDAMENTAIS E ESSENCIAIS PARA A CONSULTA CLÍNICA

Durante o treinamento clínico, você adquire uma gama crescente de habilidades consagradas pelo tempo, que aprofundam seus relacionamentos com o paciente e sua perspicácia no atendimento. Uma *habilidade clínica* é qualquer ato bem definido do processo geral de atendimento ao paciente.[1] As habilidades clínicas são os elementos singulares que constituem a competência clínica. A seleção e a integração intencionais desse conjunto de atos individuais habilidosos durante a interação profissional com o paciente estabelecem a base para o atendimento clínico. Essas habilidades evoluem com cada paciente à medida que você desenvolve seu relacionamento profissional, faz a anamnese, realiza um exame físico e mental, solicita exames complementares ou procedimentos clínicos e realiza intervenções diagnósticas e terapêuticas.

A aquisição e a implementação efetiva de habilidades clínicas são fundamentalmente de desenvolvimento na natureza, evoluindo com o tempo.[2] Para se tornar um médico ou profissional de saúde qualificado, você precisa integrar a biomedicina contemporânea de maneira profissional ao cuidado de seus pacientes em seus contextos de vida pessoal, cultural e social.

Como estudante, você adquire essas habilidades clínicas à medida que passa para a avaliação ativa do paciente, gradualmente no início, mas depois com confiança e especialização crescentes e, por fim, competência clínica. Ao fazer isso, você deve se comprometer com a prática contínua e a honestidade na autoavaliação.[2]

Os capítulos iniciais desta unidade apresentarão a você os fundamentos da consulta clínica, especialmente a criação de um vínculo de confiança – a base da aliança terapêutica com os pacientes (Figura 1.1). No início, você se concentrará na coleta de informações, mas com experiência e empatia em escutar, a realização da anamnese se tornará mais autêntica e detalhada. A partir do domínio dessas habilidades e da confiança e do respeito mútuos nas relações afetuosas com o paciente, surgem as recompensas atemporais das profissões da área da saúde. Essas são as características fundamentais de todos os cuidados clínicos.[2]

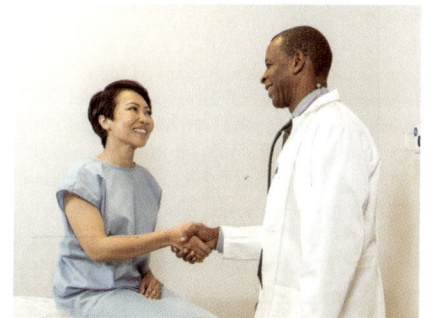

Figura 1.1 Valorize a aliança terapêutica entre o profissional de saúde e o paciente.

Conteúdo do capítulo

- Abordagem à interação clínica
- Abordagens para populações específicas de pacientes, incluindo pessoas com deficiências físicas e sensoriais e a população de lésbicas, gays, bissexuais, transgênero e *queer*/pessoas fluidas (LGBTQ)[a]
- Disparidades nos cuidados de saúde
- Outras considerações principais
- Documentação clínica, incluindo o prontuário eletrônico

ABORDAGEM À CONSULTA CLÍNICA

A interação clínica é centrada no profissional de saúde e no paciente. Na abordagem *centrada no médico/profissional de saúde* e mais focada nos sintomas, o médico "assume o controle da interação para atender à sua própria necessidade de conhecer os sintomas, seus detalhes e outros dados que o ajudarão a identificar uma doença. Se apenas essa abordagem for usada, muitas vezes não leva em conta as dimensões pessoais da doença.[3,4] Essa estrutura enfatiza as características da doença, correndo-se o risco de não compreender as perspectivas de cada paciente. Assim, as informações necessárias para se compreender e gerenciar os problemas de um paciente nunca devem ser deduzidas.

Por outro lado, a abordagem *centrada no paciente* "reconhece a importância das expressões, de preocupações, sentimentos e emoções pessoais dos pacientes" e chama a atenção "para o contexto pessoal dos sintomas e da doença do paciente".[3] Especialistas definem a entrevista centrada no paciente como "seguir a orientação do paciente para compreender seus pensamentos, ideias, preocupações e solicitações, sem adicionar informações da perspectiva do médico".[3]

O *modelo de distinção entre doença (*disease) e enfermidade (construto illness*)* ajuda a elucidar essas perspectivas diferentes, porém complementares, do médico ou profissional de saúde e do paciente.[5] *Doença* é a explicação que o *médico* usa para organizar os sintomas que levam a um diagnóstico clínico. *Enfermidade* é um construto[b] que explica como o *paciente* vivencia a doença, incluindo seus efeitos nos relacionamentos, função e sensação de bem-estar. Muitos fatores podem moldar essa experiência, incluindo saúde pessoal ou familiar anterior, seu impacto na vida cotidiana, a perspectiva do paciente, estilo de enfrentamento e expectativas sobre o cuidado. A entrevista clínica deve incorporar as visões de mundo tanto do clínico quanto do paciente sobre a realidade, a doença e o construto enfermidade.[c]

Por exemplo, se você está atendendo um paciente com dor de garganta, pode se concentrar em pontos específicos da anamnese que diferenciam a faringite estreptocócica de outras etiologias, ou no relato questionável de alergia à penicilina do

---

[a]N.R.T.: *Queer* é um termo mais recente e ainda em discussão, mas de acordo com a Teoria Queer da pesquisadora Judith Butler, são pessoas fluidas, ou seja, que não se identificam com o feminino ou masculino e transitam entre os "gêneros". Elas também podem não concordar com os rótulos socialmente impostos. O termo pode englobar minorias sexuais e de gênero que não são heterossexuais (pessoa que se relaciona com outra do gênero oposto) ou cisgênero (pessoa que se identifica com o gênero biológico). Para mais informações, acessar https://cidadaniaejustica.to.gov.br/noticia/2020/6/18/orgulho-lgbtqi-conheca-o-significado-de-cada-letra-e-a-luta-por-respeito-a-diversidade/.

[b]N.R.T.: Construto é um modelo criado mentalmente que estabelece um paralelo entre uma observação idealizada e uma teoria ou uma ideia ou teoria construída a partir de elementos conceituais ou subjetivos, não baseados em evidências empíricas.

[c]N.R.T.: Eric J. Cassell, Emeritus Professor da Public Health Weill Medical College da Cornell University, usa "enfermidade (construto *illness*)" como "o que o paciente sente quando ele vai ao médico" e "doença (*disease*)" como "o que o paciente tem ao voltar para casa do consultório médico". Doença, então, é algo que um órgão tem; enfermidade é algo que um ser humano tem.

seu paciente. No entanto, seu paciente pode, na realidade, estar preocupado com a dor e a dificuldade em engolir e faltar ao trabalho, ou por ter um primo que teve dor de garganta e mais tarde foi diagnosticado com câncer na garganta. Como você pode ver, até mesmo um sintoma simples como dor de garganta pode ilustrar essas preocupações divergentes.[3,6] Portanto, a interação médico-paciente efetiva e habilidosa mescla as abordagens centrada no paciente e centrada no médico.

As evidências sugerem que a integração dessas abordagens leva a um quadro mais completo da enfermidade do paciente e permite que os médicos transmitam de maneira mais completa os atributos de cuidado de "respeito, empatia, humildade e sensibilidade".[3,7] As evidências também mostram que essa abordagem combinada não é apenas mais satisfatória para o paciente e o médico, mas também mais efetiva para alcançar os resultados de saúde desejados.[8,9] O uso de ambas as abordagens em suas consultas clínicas resulta em olhar para os problemas dos pacientes de duas perspectivas: a sua e a deles. O equilíbrio entre esses dois componentes essenciais resulta em uma entrevista clínica efetiva de uma consulta com o paciente.

Um exemplo dessa estrutura são os *Guias Calgary-Cambridge* aprimorados (Figura 1.2), que descrevem a estrutura e o cronograma da consulta clínica e destacam a necessidade de obter informações sobre o processo biomédico da doença e a perspectiva do paciente. Eles também incluem um local para o exame físico. A estrutura apresenta cinco etapas principais: *início da sessão*, *coleta de informações*, *exame físico*, *explicação e planejamento* e *encerramento da sessão*.[10-12]

ESTRUTURA E SEQUÊNCIA DA CONSULTA CLÍNICA

Em geral, uma consulta clínica efetiva segue uma sequência lógica (Boxe 1.1).[13] Neste capítulo, concentramo-nos em comportamentos relacionados ao início e ao encerramento da consulta clínica, bem como na investigação das perspectivas do paciente sobre sua enfermidade. Os capítulos seguintes enfocarão os comportamentos que exploram a perspectiva que o clínico tem da doença, incluindo antecedentes e contexto relevantes do paciente (Capítulo 3, *Anamnese*), exame físico (Capítulo 4, *Exame Físico* e os capítulos relacionados) e explicação do diagnóstico diferencial e plano (Capítulo 5, *Raciocínio Clínico, Avaliação e Plano*). A grande variedade de habilidades de comunicação verbal e não verbal e estratégias gerais que contribuem para melhorar suas consultas clínicas é detalhada no Capítulo 2, *Entrevista, Comunicação e Habilidades Interpessoais*.

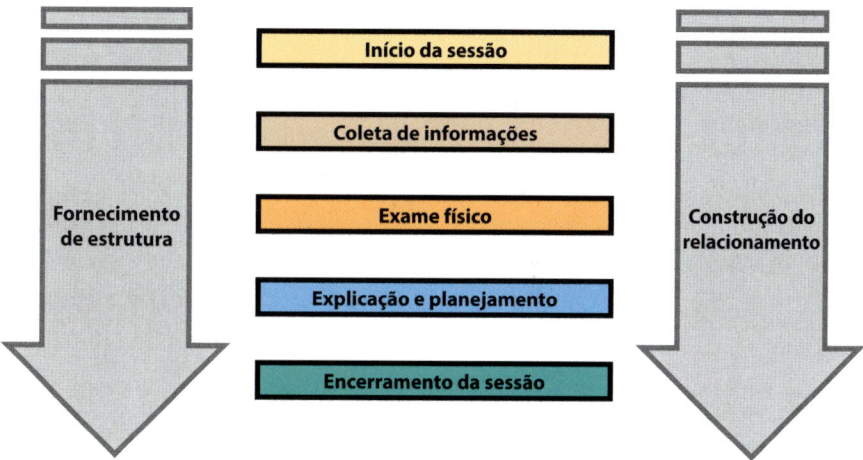

Figura 1.2 Guias de Calgary-Cambridge aprimorados: estrutura e cronograma da consulta clínica. (Reproduzida de Kurtz S *et al. Acad Med.* 2003;78(8):802-809.)

Boxe 1.1 Estrutura geral e sequência da consulta clínica

1. Iniciar a consulta
   - Definir o cenário/preparação
   - Cumprimentar o paciente e estabelecer um relacionamento inicial
2. Coletar informações
   - Iniciar a coleta de informações
   - Explorar a perspectiva da enfermidade do paciente
   - Explorar a perspectiva biomédica da doença, incluindo antecedentes e contexto relevantes
3. Realizar o exame físico
4. Explicar e planejar
   - Fornecer a quantidade correta e o tipo de informação
   - Negociar o plano de ação
   - Tomar uma decisão compartilhada
5. Encerrar a consulta

Nota: duas estruturas adicionais ocorrem como fios contínuos ao longo da sequência, ou seja, construir o relacionamento e estruturar a entrevista (Figura 1.2).

Fonte: Adaptado de Kurtz S *et al. Acad Med*. 2003;78(8):802-809; van de Poel K *et al. Communication Skills for Foreign and Mobile Medical Professionals. Springer*; 2013:xvii, 145; de Haes *et al. Patient Educ Couns*. 2009;74:287-294.

Etapa 1: Iniciar a consulta

Esta é a fase de construção do relacionamento com seu paciente. Promover o relacionamento médico-paciente é fundamental porque, sem um bom relacionamento, nenhum dos outros objetivos da consulta clínica pode ser atingido de maneira ideal.[14] Respeito, confiança e empatia são componentes necessários em uma relação terapêutica que está começando.

Defina o cenário. Prepare-se para a entrevista. Verifique sua aparência. Certifique-se de que o paciente esteja confortável e que o ambiente seja propício para as informações pessoais que logo serão compartilhadas. Você descobrirá que cada entrevista tem seu próprio ritmo e sequência. Domine as etapas descritas. Finalmente, a entrevista tem importantes dimensões sociais. Reflita sobre quaisquer vieses que influenciam suas reações com o paciente e a aliança terapêutica que você precisa criar.

Ver discussão sobre vieses nos cuidados da saúde em *Disparidades no cuidado da saúde*.

Prepare o ambiente. Torne o local da entrevista o mais privado e confortável possível. Você pode ter que falar com o paciente em um ambiente como um quarto de hospital com duas camas ou no corredor de um departamento de emergência movimentado. Tornar o ambiente o mais confidencial possível melhora a comunicação. Se houver cortinas de privacidade, tente fechá-las. Sugira mudar para uma sala vazia em vez de falar em uma sala de espera. Se possível, ajuste a temperatura do ambiente para garantir o conforto do paciente. *Como clínico, é parte de sua função deixar o paciente confortável.* Esses esforços sempre valem a pena.

Considere a melhor maneira de *organizar a sala* e o quão perto você deve estar do paciente. Lembre-se de que muitos fatores podem influenciar as preferências sobre espaço interpessoal, como histórico cultural e gosto individual. Escolha uma distância que facilite a conversa e permita um bom contato visual. Você possivelmente deve estar a poucos metros, perto o suficiente para ouvir e ser ouvido com clareza. Puxe uma cadeira e, se possível, sente-se ao nível dos olhos do paciente. Retire barreiras físicas, como grades ou mesas de cabeceira, do caminho (Figura 1.3). Em um ambiente ambulatorial, sentar-se em um banco com rodinhas, por exemplo, permite que você altere as distâncias em resposta às dicas do paciente. Evite posicionamentos que transmitam desrespeito, como entrevistar uma mulher já posicionada para um exame pélvico ou falar através da

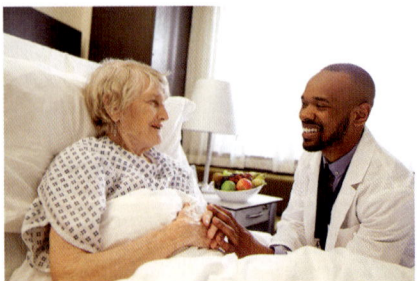

Figura 1.3 Remova as barreiras físicas do caminho e sente-se ao nível dos olhos do paciente. (Usada com permissão da Shutterstock. By Monkey Business Images.)

porta de um banheiro ou com as costas voltadas para o paciente enquanto lava as mãos. Posicione o monitor do computador de modo a não obstruir sua visão do paciente ou ocultar seu rosto do paciente. Posicione também o monitor de modo que possa girar facilmente sua base, se necessário, para mostrar informações na tela, como uma imagem radiográfica ou valor de resultado de laboratório. A iluminação também faz diferença. Se você se sentar entre um paciente e uma luz forte ou janela, o paciente pode ter que apertar os olhos para vê-lo, dando à interação um ar de interrogatório.

Revise o prontuário. Antes de ver o paciente, *reveja o prontuário dele* (Figura 1.4). Isso fornece informações básicas importantes e sugere áreas que você precisa explorar. Revise os dados de identificação, como idade, gênero, endereço e seguro-saúde. Veja a *Lista de Problemas do Paciente* e analise os medicamentos e as alergias do paciente. Mesmo que o prontuário geralmente contenha diagnósticos e tratamentos anteriores, você precisa fazer sua própria avaliação com base no que aprender com a visita seguinte. O prontuário é compilado a partir de muitos observadores. Os dados podem estar incompletos ou até mesmo discordar do que o paciente lhe diz. Reconciliar essas discrepâncias no prontuário é importante para o cuidado do paciente. Esteja preparado para problemas que possam surgir em razão de incompatibilidades de documentação, especialmente porque os prontuários eletrônicos estão em processo de serem capazes de documentar e exibir nomes preferenciais e pronomes de gênero.

Ver Capítulo 5, *Raciocínio Clínico, Avaliação e Plano*, para uma discussão da lista de problemas do paciente.

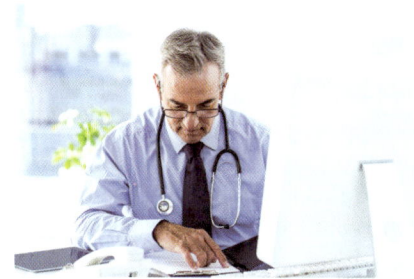

Figura 1.4 Revise o prontuário antes da consulta clínica. (Usada com permissão do Shutterstock. By wavebreakmedia.)

Defina sua agenda. Antes de falar com o paciente, esclareça seus objetivos para a entrevista. Como estudante, seu objetivo principal pode ser completar um histórico abrangente necessário para sua aprovação. Como um residente ou clínico no exercício de sua profissão, seus objetivos podem variar desde avaliar uma nova queixa até o acompanhamento do tratamento e o preenchimento de formulários. O clínico deve equilibrar esses objetivos centrados no provedor de saúde com os objetivos centrados no paciente. Pondere várias agendas decorrentes das necessidades do paciente, da família do paciente e de agências e instalações de saúde. Dedicar alguns minutos para pensar sobre seus objetivos torna mais fácil alinhar suas prioridades com a agenda do paciente.[15]

Ver Capítulo 2, *Entrevista, Comunicação e Habilidades Interpessoais*, para discussão sobre a integração do prontuário eletrônico na entrevista centrada no paciente.

Cumprimente o paciente e estabelecer o relacionamento inicial. Os momentos iniciais da sua consulta estabelecem a base para seu relacionamento contínuo. Como você cumprimenta o paciente e outros visitantes na sala, fornece conforto ao paciente e organiza o ambiente físico formam as primeiras impressões do paciente (Figura 1.5). Relacionar-se efetivamente com os pacientes está entre as habilidades mais valorizadas de atendimento clínico. Para o paciente, "uma sensação de conexão (…) de ser profundamente ouvido e compreendido (…) é o cerne da cura."[16] Para o clínico, esse relacionamento mais profundo enriquece o atendimento ao paciente.[17–19]

Ao começar, dê as *boas-vindas ao paciente, apresentando-se*, fornecendo seu nome e sobrenome. Se possível, aperte a mão do paciente. Se esta é a primeira vez que você está atendendo o paciente, explique sua função, sua condição de estudante ou residente e como você se envolverá no tratamento dele.

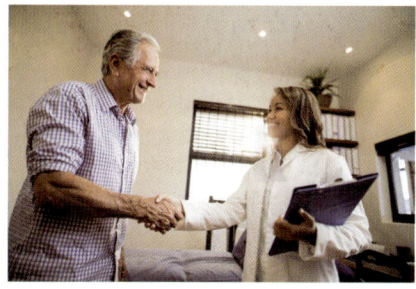

Figura 1.5 Cumprimente o paciente e estabeleça relacionamento. (Usada com permissão do Shutterstock. By wavebreakmedia.)

Identifique o título do paciente, o nome e o pronome de gênero preferencial. Tanto quanto possível, deixe o paciente ditar como gostaria de ser tratado (Boxe 1.2). Os médicos devem perguntar a todos os pacientes seus nomes preferenciais e pronomes de gênero, de preferência no início da visita e/ou em um questionário de admissão. Isso inclui títulos formais como senhor(a), senhorita ou títulos de honra, como professor ou doutor. Isso não só fornece informações valiosas sobre a identidade do paciente, mas também é importante para estabelecer um relacionamento e demonstrar respeito, especialmente se você estiver vendo o paciente pela primeira vez. Isso promove um ambiente acolhedor, especialmente para aqueles indivíduos cujos títulos ou nomes preferenciais não estão em conformidade com as normas sociais.

Boxe 1.2 Obtenção do método preferido de tratamento dos pacientes

Exemplo:

Aluno: *"Bom dia. Sou Susannah Velasquez, estudante do terceiro ano. Faço parte da equipe clínica que cuida de você. Estou aqui para auxiliá-lo a descobrir como podemos ajudá-lo da melhor forma. Você é Richard Clarkson?"*

Paciente: *"Sim."*

Aluno: *"Como você gostaria que eu me dirigisse a você?"*

Paciente: *"Você pode me chamar de sr. Clarkson."* Ou *"Richard está bem".*

O *nome preferido* pode ser um apelido (p. ex., "Bill" para "William ou "Beto" para "Roberto"), uso de um nome do meio ou algum outro nome. Depois de dizer seu nome, pergunte ao paciente como ele gostaria de ser chamado. Se você não tiver certeza de como pronunciar o nome do paciente, não tenha medo de perguntar. Você pode dizer: "Tenho medo de pronunciar errado o seu nome. Você poderia repetir para mim?" Em seguida, repita para se certificar de que ouviu corretamente. Para pacientes transgêneros e não binários, o nome preferido pode corresponder ao gênero afirmado e também ser reconhecível como um gênero diferente do nome atribuído no nascimento.[20]

Exceto com crianças ou adolescentes, evite nomes próprios até que você tenha permissão específica. Usar termos como "querido(a)" ou moça, rapaz pode despersonalizar e causar embaraço.[21]

O conceito de gênero está evoluindo e, portanto, as identidades de gênero também. Todos os pacientes, independentemente da identidade de gênero, possuem *pronomes*. Ao perguntar aos pacientes sobre seus pronomes, pode ser útil compartilhar seus próprios pronomes com os pacientes, perguntando: "Quais pronomes de gênero você usa?" (Boxe 1.3). Por exemplo, "Eu uso ele e dele/ela e dela". Alguns de seus pacientes podem usar pronomes não tradicionais.

É importante usar o título, o nome e o pronome que o paciente forneceu, tanto com o paciente quanto ao falar sobre o paciente com outros médicos e equipe. Referir-se a um paciente com o nome ou pronome errado pode fazer com que ele se sinta desrespeitado, invalidado, rejeitado, alienado ou disfórico.

Nem sempre é possível evitar erros, e pedir desculpas, de modo simples e objetivo, pode ajudar muito. Se você errar, pode dizer algo como: "Peço desculpas por usar o pronome ou nome preferencial errado. Eu não tive a intenção de desrespeitar você." Pode ser tentador exagerar o quanto você se sente mal por cometer um erro, mas isso só faria o paciente cujo gênero foi equivocadamente trocado se sentir mais estranho e inclinado a confortá-lo, o que não é apropriado.

Boxe 1.3 Determinação de gênero dos pacientes

Exemplo:

Estudante: *"Bom dia. Sou Susannah Velasquez, médica estudante do terceiro ano. Faço parte da equipe clínica que cuida de você e irei auxiliar você a descobrir como podemos ajudar da melhor forma. Você é Richard Clarkson?"*

Paciente: *"Sim."*

Estudante: *"Como gostaria que eu me dirigisse a você?"*

Paciente: *"Você pode me chamar de sr. Clarkson."* ou *"Richard está bem".*

Estudante: *"É um prazer conhecer você, sr. Clarkson/Richard. Por favor, me chame de Susie. Posso fazer mais algumas perguntas básicas antes de começarmos?"*

Paciente: *"Claro."*

Estudante: *"Em nosso esforço para promover um ambiente inclusivo e respeitoso, usamos os pronomes que são certos para nós. Os pronomes que prefiro quando os outros falam sobre mim são 'ela' e 'dela'. E quanto a você? Que pronomes você prefere?"*

Paciente: *"Eu uso 'ele' e 'dele', eu acho."*

Proceda à abordagem para estabelecer relacionamento com populações específicas

Recém-nascidos e lactantes. É evidente que recém-nascidos (nascimento até 30 dias) e lactantes (1 mês a 1 ano) não serão capazes de se comunicar como crianças mais velhas, mas isso não significa que construir um relacionamento com eles seja menos importante. Nunca se esqueça de que ter um recém-nascido é um marco importante na vida de muitas pessoas; parabenize a família pelo recém-nascido, se apropriado para as circunstâncias. Incentive os cuidadores a alimentarem o recém-nascido enquanto você está falando ou antes do início da consulta, para ajudar a mantê-lo calmo e relaxado. Isso também levará naturalmente a um bom histórico de alimentação. Embora os recém-nascidos não sejam capazes de falar com você, eles reagirão às pistas emocionais e físicas que você transmitir, então mantenha sua voz calma. Incentive os cuidadores a segurar o recém-nascido do modo mais confortável durante a consulta, tanto quanto possível. Muitas vezes, é útil começar uma consulta com o recém-nascido ou o lactante focando nos cuidadores e perguntando sobre seu bem-estar. Isso torna óbvio que você está cuidando deles tanto quanto de seus filhos, e normalmente os ajuda a se sentirem à vontade, ao mesmo tempo que permite que você introduza perguntas de rastreamento rápidas sobre tópicos de saúde familiar.

Ver Capítulo 25, *Crianças: do Nascimento à Adolescência*, para mais discussão sobre recém-nascidos e lactantes.

Crianças pequenas e em idade escolar. Crianças pequenas (1 a 4 anos) e em idade escolar (5 a 10 anos) podem estar entre os pacientes mais desafiadores. Os anos de escolaridade são caracterizados por sentimentos crescentes de autonomia, socialização e curiosidade, todas as coisas às quais você, como clínico, precisará ser sensível (Figura 1.6). Para uma criança pequena, você pode adentrar a sala e encontrar seu paciente em um ataque de raiva antes mesmo de começar. Distração e controle do humor são essenciais; várias instituições chegam ao ponto de empregar palhaços médicos.[22,23] Começar a consulta em um lugar de jogo é uma ótima maneira de construir um relacionamento com a criança e os pais. Felizmente, muitos dos marcos importantes a serem avaliados nessa faixa etária são formas típicas de jogar, ou seja, pular, desenhar, imitar e lançar uma bola. Comece a consulta primeiramente apresentando-se ao paciente e depois à família. Enquanto a criança está rabiscando, brincando com um bicho de pelúcia ou desenhando, aproveite para obter o histórico médico do cuidador. Quando possível, leve a criança em idade escolar para a entrevista fazendo perguntas adequadas à idade.[24,25] Você deve pedir aos cuidadores que confirmem ou elaborem conforme necessário. Uma dica final para essa faixa etária e para crianças em idade escolar é atualizar sua "cultura infantil". Identificar corretamente um personagem em uma peça de roupa ou mochila pode fazer maravilhas pelo seu relacionamento com uma criança.

Ver Capítulo 25, *Crianças: do Nascimento à Adolescência*, para mais discussão sobre crianças em idade escolar.

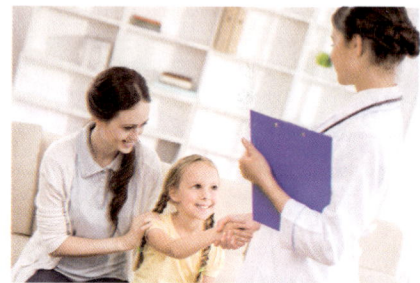

Figura 1.6 Estabeleça relacionamento com a criança e os pais. (Usada com permissão da Shutterstock. By VGstockstudio.)

Adolescentes. Os adolescentes geralmente querem ser tratados como adultos e ter respeito e opções. Normalmente, a parte mais desafiadora da consulta para os médicos é equilibrar as necessidades da família e a autonomia do adolescente. É importante que você direcione perguntas e obtenha respostas de seu paciente adolescente e, ao mesmo tempo, garanta que os familiares e cuidadores se sintam confortáveis e que suas preocupações sejam ouvidas. Às vezes, é útil delinear essas expectativas no início da consulta. Deixe a família saber que eles terão a oportunidade de falar com você; entretanto, que você gostaria de ouvir primeiro o que seu paciente adolescente tem a dizer. Ofereça ampla oportunidade para o adolescente compartilhar suas dúvidas ou preocupações por meio do uso de perguntas abertas.[26-28] Além disso, uma parte significativa dessas consultas clínicas é a crescente quantidade de tempo que você passará sozinho com seu paciente adolescente sem nenhum membro da família presente. Durante esse tempo, é fundamental que você reconheça a confidencialidade e a confiança inerentes a esse espaço.

Ver Capítulo 25, *Crianças: do Nascimento à Adolescência*, para mais discussão sobre adolescentes.

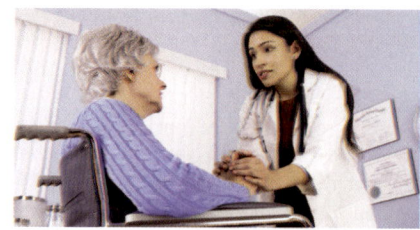

Figura 1.7 Dê tempo para relembrar histórias em consultas com pacientes adultos mais velhos. (Usada com permissão de Shutterstock. By Rocketclips, Inc.)

Adultos mais velhos. Como estudante, é provável que você seja muito mais jovem que os pacientes nessa faixa etária (Figura 1.7). Certifique-se em descobrir como os pacientes mais velhos preferem ser abordados. Como mencionado

Ver Capítulo 27, *Adultos mais Velhos*, para uma discussão mais aprofundada deste tópico.

anteriormente, chamar um paciente idoso por apelidos genéricos pode ser visto como uma forma de despersonalização e de embaraço.[21] Reserve um tempo para ajustar o ambiente do escritório, hospital ou casa de repouso para deixar o paciente idoso à vontade. Lembre-se das mudanças fisiológicas no envelhecimento. Forneça um ambiente bem iluminado e moderadamente quente, com o mínimo de ruído de fundo, cadeiras com braços e acesso à mesa de exame. Forneça espaço suficiente na sala de exame para os adultos mais velhos andarem com segurança, especialmente se estiverem andando com um dispositivo auxiliar, como uma bengala ou um andador. Reserve tempo para perguntas abertas e lembranças; inclua família e cuidadores quando indicado, especialmente se o paciente apresentar algum comprometimento cognitivo.

Pacientes com deficiência física e sensorial. Use a linguagem "pessoas em primeiro lugar", especialmente quando se referir a pacientes com deficiência (p. ex., pessoa cega, pessoa que usa uma cadeira de rodas, pessoa com perda auditiva), a menos que o paciente peça para ser tratado de outra maneira. Sempre presuma que os pacientes com deficiências físicas e/ou sensoriais são competentes para lidar com seus próprios cuidados médicos. É importante evitar fazer suposições sobre qual tipo de assistência o paciente precisa. Pergunte como você pode ajudar e respeite suas respostas. Você deve sempre falar diretamente com o paciente e não para um companheiro auxiliar. Se um paciente entrou na sala sozinho, não pergunte se ele está acompanhado. O Boxe 1.4 fornece diretrizes sobre como estabelecer um relacionamento com pacientes com deficiência.

Ver Capítulo 2, *Entrevista, Comunicação e Habilidades Interpessoais,* para discussão adicional e exemplos de linguagem que prioriza as pessoas.

Boxe 1.4 Estabelecimento da harmonia com o paciente com deficiências física e/ou sensoriais

- Com base nas estimativas da população global de 2010, estima-se que mais de 1 bilhão de pessoas (15% da população mundial) vivam com alguma forma de deficiência[29]
- Nos EUA, estima-se que a taxa geral de pessoas com deficiência em 2016 foi de 12,8% da população[30]

Pacientes cegos ou com baixa acuidade visual

- Sempre se identifique verbalmente ao abordar e apresentar outras pessoas na sala
- Não saia sem avisar o paciente
- Pergunte antes de ajudar. Sempre pergunte como o paciente gostaria de ser atendido
- Esteja preparado para fornecer materiais escritos de forma auditiva, tátil ou em formato eletrônico de preferência do paciente (arquivo de áudio, Braille, letras grandes). Explique o que está para acontecer antes de iniciar a consulta e pergunte se o paciente tem alguma dúvida
- Diga ao paciente onde estão os pertences pessoais (roupas e outros pertences) no quarto e não os mova sem avisar o paciente
- A equipe deve ser acolhedora e descrever o ambiente físico (portas, degraus, rampas, localização do banheiro etc.)
- Nunca distraia ou toque em um animal de serviço sem perguntar ao proprietário

Pacientes com deficiência auditiva

- Pergunte a melhor forma de se comunicar
- Esteja preparado para fornecer materiais escritos, desde que eles não sejam a principal forma de comunicação
- Informar aos pacientes que serviços de interpretação de linguagem de sinais e legenda em tempo real estão disponíveis
- Se solicitado, forneça prontamente interpretação em linguagem de sinais ou serviço de legenda em tempo real para uma comunicação efetiva
- Não fale à distância do paciente ou de outra sala
- Olhe diretamente para o paciente ao falar, de forma que sua boca fique visível
- Fale normal e claramente. Não grite, não exagere nos movimentos da boca nem fale rapidamente
- Minimize o brilho e o ruído de fundo

Boxe 1.4 Estabelecimento da harmonia com o paciente com deficiências físicas e/ou sensoriais (*continuação*)

Pacientes surdos

- Pergunte a melhor forma de se comunicar
- Informar aos pacientes que serviços de interpretação de linguagem de sinais e legenda em tempo real estão disponíveis
- Se solicitado, forneça prontamente interpretação em linguagem de sinais ou serviço de legenda em tempo real para uma comunicação efetiva
- Os membros da família não devem ser usados para interpretar
- Dirija-se ao paciente, não ao intérprete
- Esteja preparado para fornecer materiais escritos, desde que eles não sejam a principal forma de comunicação

Pacientes que usam cadeiras de rodas

- Certifique-se de que haja um caminho de acesso à sala
- Respeite o espaço pessoal, incluindo cadeira de rodas e dispositivos auxiliares
- Não impulsione a cadeira de rodas, a menos que seja solicitado a fazê-lo
- Forneça equipamentos acessíveis conforme necessário
- Forneça assistência se necessário, como desobstruir obstáculos no caminho ou ajudar os pacientes a se transferirem para o equipamento se este não estiver disponível
- Não separe os pacientes de suas cadeiras de rodas

Fonte: Reimpresso com permissão de *Access to Medical Care*: Adults with Physical Disabilities. Berkeley: World Institute on Disability; 2016. Disponível em: https://worldinstituteondisabilityblog.files.wordpress.com/2016/01/access-to-medical-care-curriculum-pdf-format.pdf. Acesso em: 30 abr. 2019.

Adultos lésbicas, gays, bissexuais e transgêneros. Durante consultas clínicas, pacientes LGBT e de minorias sexuais frequentemente experimentam ansiedade significativa relacionada ao medo de serem aceitos; eles podem se sentir desconfortáveis em revelar seus comportamentos sexuais e, ainda, podem estar oscilando em sua identidade sexual (Figura 1.8). Quando sofrem preconceito ou discriminação, é improvável que revelem sua identidade sexual ou problemas de saúde.[31-33] Além disso, os relatórios indicam que os médicos muitas vezes não estão preparados para responder a perguntas sobre fertilidade e questões trans, como terapia hormonal e procedimentos de afirmação de gênero. Expanda seus conhecimentos e sus habilidades clínicas sobre a saúde de gays, lésbicas e transgêneros ao conversar com seus pacientes e busque os muitos recursos disponíveis (Boxe 1.5).[34]

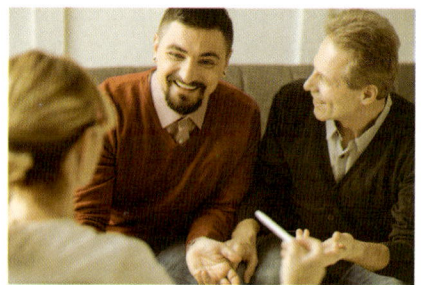

Figura 1.8 Crie um ambiente acolhedor para pacientes LGBTQ. (Usada com permissão de istockphoto. By yacobchuk.)

Boxe 1.5 Saúde de lésbicas, gays, bissexuais e transgêneros

Diversas pesquisas recentes fornecem alguns dos primeiros conjuntos de dados nacionais sobre a população lésbica, gay, bissexual e transgênero (LGBT).

- Pela primeira vez nos EUA, em 2013, a National Health Interview Survey incluiu uma medida de orientação sexual: em uma amostra de mais de 34 mil adultos, 1,6% identificou-se como gay ou lésbica, 0,7% identificou-se como bissexual e 1,1% respondeu qualquer outro ou não sabia. A maioria dos entrevistados gays e lésbicas tinha idades entre 18 e 64 anos, com uma porcentagem maior de entrevistados bissexuais entre 18 e 44 anos[35]
- Em 2012, a Gallup Daily Tracking Survey deu início ao maior estudo da distribuição da população LGBT nos EUA.[36,37] A pesquisa adicionou uma questão de identidade LGBT, que gerou 120 mil respostas: 3,4% responderam "sim" quando questionados se eles se identificam como LGBT. Destes, 53% eram mulheres e 6,4% tinham idades entre 18 e 29 anos. Quase 13% tinham união estável ou viviam com companheiro. Os não brancos foram mais propensos a se identificar como LGBT: afro-americanos, 4,6%; asiáticos, 4,3%; hispânicos, 4,9%; e brancos não hispânicos, 3,2%

(continua)

Boxe 1.5 Saúde de lésbicas, gays, bissexuais e transgêneros (*continuação*)

■ Uma pesquisa da American Community Survey de 2013, do U.S. Census Bureau, reportou mais de 726 mil domicílios com casais do mesmo sexo; 34% tinham cônjuges do mesmo sexo.[38] Em seu relatório de 2011 sobre disparidades de saúde LGBT, o Institute of Medicine dos EUA pediu melhores medidas de disparidades de saúde entre as diversas subpopulações LGBT para elucidar seus diferentes comportamentos e suas necessidades de saúde[39]

■ Pacientes LGBT apresentam maiores taxas de depressão, suicídio, ansiedade, uso de drogas, vitimização sexual e risco de infecção pelo HIV e infecções sexualmente transmissíveis (IST)[40,41]

■ Um terço (33%) das pessoas trans que consultou um profissional de saúde no ano passado relatou ter passado por pelo menos uma experiência negativa relacionada a ser transgênero, como "ter tratamento recusado, ser verbalmente assediado, ser física ou sexualmente agredido, ou ter que ensinar o provedor sobre pessoas trans para receber cuidados adequados, com taxas mais altas para pessoas de cor e pessoas com deficiência"[42]

■ O Institute of Medicine dos EUA afirmou que as barreiras para se ter acesso a cuidados de saúde de qualidade para adultos LGBT são "a falta de provedores com conhecimento sobre as necessidades de saúde LGBT, bem como o medo da discriminação em ambientes de cuidados de saúde"[39]

Etapa 2: Coletar informações

Essa etapa tem duas funções: *coletar* e *fornecer informações*.[14] Os médicos coletam informações de seus pacientes sobre sintomas, experiências e expectativas para estabelecer um diagnóstico e um plano de tratamento. Os pacientes, em contrapartida, precisam de informações que esclareçam seus problemas de saúde, reduzam possíveis incertezas e apoiem seus esforços de enfrentamento. Esse estágio também é a base para a tomada de decisão compartilhada posteriormente na consulta clínica.

Inicie a coleta de informações. Depois de estabelecer o relacionamento, você está pronto para buscar o motivo de o paciente ter procurado atendimento, tradicionalmente chamado de *queixa principal (QP)*. Esse também pode ser o momento de controlar as respostas do seu paciente às suas perguntas. A princípio, os estudantes fazem muitas anotações durante a entrevista (Figura 1.9). Os clínicos experientes geralmente se lembram de grande parte da entrevista sem quaisquer notas, mas poucos se lembram de todos os detalhes de uma anamnese abrangente (Boxe 1.6).

Ver Capítulo 3, *Anamnese*, para a perspectiva biomédica de coleta de informações sobre a queixa principal.

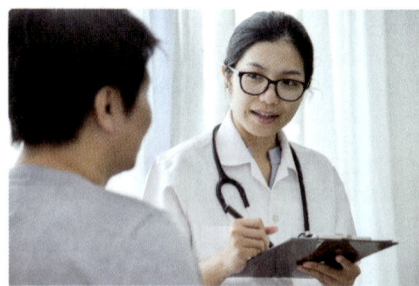

Figura 1.9 Mantenha um bom contato visual. (Usada com permissão de Shutterstock. By eggeegg.)

Boxe 1.6 Adendos sobre como fazer anotações

■ Anotar ou digitar frases curtas, datas específicas ou palavras, mas não deixar que as anotações, o teclado e/ou a tela do computador o distraiam do paciente

■ Manter um bom contato visual. Se o paciente estiver falando sobre um assunto delicado ou perturbador, pousar a caneta na mesa ou afastar-se do teclado

■ Para pacientes que acham desconfortável fazer anotações, explorar as preocupações deles e explicar a necessidade de fazer um registro acurado

■ Ao usar um prontuário eletrônico, olhar diretamente para o paciente enquanto a anamnese é coletada, mantendo um bom contato visual e observando comportamentos não verbais. Olhar de novo para a tela somente após engajar o paciente nas metas da visita

■ Olhar para o paciente sempre que possível, reajustando a tela e a posição, se necessário[43]

Estabeleça a pauta da consulta clínica. Começar com perguntas abertas que permitam total liberdade de resposta: "Quais são suas preocupações especiais hoje?", "Como posso ajudá-lo?" ou "Há preocupações específicas que motivaram sua consulta hoje?" Essas perguntas incentivam o paciente a falar sobre *quaisquer tipos* de preocupações, não apenas clínicas. Observe que o primeiro problema que o paciente menciona pode não ser o mais importante.[44] Frequentemente, os pacientes dão um motivo para a visita a um membro da equipe de atendimento clínico e outro a você. Para algumas visitas, os pacientes não têm uma preocupação específica e querem apenas um *check-up*.

Identificar todas as preocupações no início permite que você e o paciente decidam quais são as mais urgentes e quais podem ser adiadas para uma consulta posterior. Perguntas como "Há mais alguma coisa?", "Já discutimos tudo?" ou "Há algo que esquecemos?" podem ajudá-lo a descobrir a agenda completa do paciente e "o verdadeiro motivo" da visita. Você pode querer abordar objetivos diferentes, como discutir uma pressão arterial elevada ou um resultado de teste anormal. Identificar a demanda completa otimiza o tempo para as questões mais importantes. Contudo, mesmo organizando a agenda no início, não evita "Ah, por falar nisso…" e outras preocupações que surgem repentinamente no final da visita.

Solicite a história do paciente. Depois de priorizar a agenda, fale sobre a história do paciente, perguntando sobre a preocupação principal: *"Conte-me mais sobre…"*. Incentive o paciente a contar suas histórias em suas próprias palavras, usando uma abordagem aberta. Evite influenciar a história do paciente – não injete novas informações ou interrompa. Em vez disso, use habilidades de escuta ativa: incline-se para frente enquanto ouve; adicione continuadores, como acenar com a cabeça e frases como "uh huh", "continue" ou "entendo". Treine-se para seguir as orientações do paciente. Se você fizer perguntas específicas prematuramente, corre o risco de suprimir detalhes nas próprias palavras do paciente. Estudos mostram que os médicos esperam apenas 18 segundos antes de interromper.[44] Uma vez interrompidos, os pacientes geralmente não retomam suas histórias. Após a descrição inicial do paciente, explore a história com mais profundidade. Pergunte: "Como você descreveria a dor?", "O que aconteceu a seguir?" ou "O que mais você notou?" para que o paciente enriqueça detalhes importantes.

Reúna informações sobre a perspectiva da enfermidade do paciente. Os pacientes não procuram um médico apenas com um sintoma. Em vez disso, eles vêm com ideias sobre seus sintomas moldadas por seus próprios conceitos de saúde e quadros de referência. Você, como médico, também tem seu próprio quadro de referência. Assim como o de seus pacientes, ele é moldado por seus valores familiares, culturais e experiências pessoais. Como nossos quadros de referência diferem dos de nossos pacientes, explorar as perspectivas de sua enfermidade evita interpretações errôneas ou comunicação incorreta. Pistas durante a consulta clínica são muito úteis (Boxe 1.7).

Ver Capítulo 2, *Entrevista, Comunicação e Habilidades Interpessoais*, para uma discussão sobre continuadores.

Boxe 1.7 Indícios da perspectiva do paciente sobre a enfermidade

- Declaração(ões) direta(s) feitas pelo paciente sobre explicações, emoções, expectativas e efeitos da enfermidade
- Expressão de sentimentos sobre a enfermidade sem nomeá-la
- Tentativas de explicar ou compreender os sintomas
- Indícios verbalizados (p. ex., repetição, pausas reflexivas prolongadas)
- Compartilhar uma história pessoal
- Indícios comportamentais indicativos de preocupações não identificadas, insatisfação ou necessidades não atendidas, como relutância em aceitar recomendações, buscar uma segunda opinião ou consulta de retorno antecipado

Fonte: Lang F *et al. Arch Fam Med.* 2000;9:222.

Boxe 1.8 Exploração da perspectiva do paciente (F-I-F-E)[3,6]

- Os **sentimentos** do paciente, incluindo medos ou preocupações, sobre o problema
- As **ideias** do paciente sobre a natureza e a causa do problema
- O **efeito** do problema na vida e **função** do paciente
- As **expectativas** do paciente em relação à doença, ao clínico ou aos cuidados de saúde, muitas vezes com base em experiências pessoais ou familiares anteriores

---

Para explorar a perspectiva do paciente, use diferentes tipos de perguntas. Um mnemônico para a perspectiva do paciente sobre a enfermidade é **FIFE** – *Fellings* (sentimentos), *Ideas* (ideias), *effect of Function* (efeito na função) e *Expectations* (expectativas) (Boxe 1.8). A combinação de preocupações e expectativas demonstrou ter grande influência na decisão do paciente para buscar ajuda de um médico.

Para descobrir os sentimentos do paciente, pergunte: "O que mais o preocupa sobre a dor?" ou "Como tem sido isso para você?"

Para obter opiniões sobre a causa do problema, pergunte: "Por que você acha que está com [dor de estômago]?" Você pode perguntar: "O que você tentou fazer para ajudar?", uma vez que essas escolhas sugerem como o paciente percebe a causa. Alguns pacientes temem que sua dor seja sintoma de uma doença grave, outros querem apenas alívio.

Para determinar como a enfermidade afeta o estilo de vida do paciente, especialmente se crônico, pergunte: "O que você fazia antes que não pode fazer agora? Como esse problema [dor nas costas, falta de ar etc.] afetou você? Sua vida em casa? Suas atividades sociais? Seu papel como pai/mãe? Sua função em relacionamentos íntimos? A maneira como você se sente como pessoa?"

Para descobrir o que o paciente espera de você ou da consulta em geral, considere perguntar: "Estou feliz que a dor esteja quase passando. Como posso ajudá-lo especificamente agora?" Mesmo que a dor tenha passado, o paciente ainda pode precisar de uma declaração ou um atestado médico para entregar ao empregador.

Identifique e responda às pistas emocionais do paciente. A enfermidade costuma ser acompanhada por sofrimento emocional – 30 a 40% dos pacientes apresentam ansiedade e depressão nas práticas de atenção primária.[45] As visitas tendem a ser mais longas quando os médicos perdem as pistas emocionais. Os pacientes podem reter suas verdadeiras preocupações em até 75% das consultas e/ou visitas, embora deem pistas para essas preocupações de formas diretas, indiretas, verbais, não verbais ou disfarçadas como ideias ou emoções relacionadas.[46] Verifique essas pistas e os sentimentos perguntando: "Como você se sentiu em relação a isso?" ou "Muitas pessoas ficariam frustradas com algo assim." (Ver Boxe 1.9 para as técnicas sugeridas.)

Ver Capítulo 2, *Entrevista, Comunicação e Habilidades Interpessoais*, para estratégias específicas para responder a pistas emocionais.

Boxe 1.9 Resposta a sinais emocionais usando o mnemônico NURSE[47,48]

Aprenda a responder atentamente às pistas emocionais usando técnicas como reflexão, *feedback* e "continuadores" que transmitem apoio. Um mnemônico para responder a pistas emocionais é **NURSE**:

*N*ame (nome): *"Parece uma experiência assustadora."*
*U*nderstand (compreensão): *"É compreensível que você se sinta assim."*
*R*espect (respeito): *"Você se saiu melhor do que a maioria das pessoas nessa situação."*
*S*upport (suporte): *"Vou continuar a trabalhar isso com você."*
*E*xplore (investigação): *"De que outra forma você estava se sentindo?"*

Reúna informações que explorem a perspectiva biomédica. A anamnese é um quadro estruturado para organizar as informações do paciente na forma escrita ou verbal. Esse formato concentra sua atenção nos tipos específicos de informações que você precisa obter, facilita o raciocínio clínico e padroniza a comunicação para outros profissionais de saúde envolvidos no cuidado do paciente.

Ver formato da anamnese no Capítulo 3, *Anamnese.*

Reúna importantes informações básicas e contexto. O histórico médico, o histórico familiar, o histórico pessoal e social e a revisão dos sistemas dão forma e profundidade à história do paciente. A história pessoal e social representa uma oportunidade de o clínico enxergar o paciente como uma pessoa e obter uma compreensão mais profunda sobre sua perspectiva e seu histórico. Aprender sobre as circunstâncias da vida do paciente, saúde emocional, percepção de cuidados de saúde, comportamentos de saúde e acesso e utilização de cuidados de saúde fortalece a aliança terapêutica e melhora os resultados da saúde.[49]

Ver discussão sobre informações relevantes do histórico do paciente e do contexto no Capítulo 3, *Anamnese.*

Etapa 3: Realizar o exame físico

O exame físico também melhora seu relacionamento com o paciente (Figura 1.10). Os achados físicos denotam a presença ou ausência da doença e constituem uma oportunidade para você aprender mais sobre a perspectiva e a condição do seu paciente. Como o exame físico quase sempre acompanha a história, forneça um meio para o paciente falar sobre medos mais profundos ou questões mais sérias. Mantenha o conforto do paciente durante todo o tempo, evite constrangimento e demonstre facilidade com as habilidades do exame físico para aumentar a satisfação com a consulta clínica.[50]

Ver Capítulo 4, *Exame Físico*, e os capítulos de *Exames Regionais Individuais.*

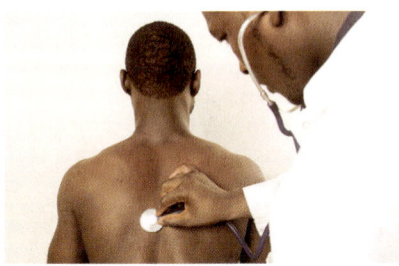

Figura 1.10 Realização do exame físico. (Usada com permissão de Shutterstock. By jeannelight01.)

Etapa 4: Explicar e planejar

Essa fase inclui a elaboração das principais preocupações do paciente a partir da doença e das perspectivas da enfermidade. Seu objetivo é avaliar e responder às necessidades de informações do paciente. Para alcançar um entendimento compartilhado, é importante que o paciente compreenda e lembre de suas explicações e se sinta encorajado a manter um diálogo mútuo em vez da comunicação unilateral. Isso permitirá que seus pacientes entendam a tomada de decisão clínica compartilhada, determinem o quanto desejam se envolver e, com sorte, aumentem seu compromisso com os planos feitos.

Ver Capítulo 5, *Raciocínio Clínico, Avaliação e Plano*, para uma discussão sobre as etapas do raciocínio clínico e sobre avaliação e plano.

Forneça informações úteis e verifique a compreensão do paciente. Estudos demonstraram que 40 a 80% das informações clínicas que os pacientes recebem durante as visitas ao consultório são esquecidas imediatamente e quase metade das informações retidas são incorretas.[51] Uma técnica útil para avaliar a compreensão do paciente é *"ensinar de volta"* (ou reensino), por meio do qual você convida o paciente a lhe contar, em suas próprias palavras, o plano de cuidados (Boxe 1.10).[52,53] Lembre-se de que "ensinar de volta" não é um teste de conhecimento do paciente. É um teste de quão bem você explicou as informações, de maneira que seu paciente o compreenda. O método *"mostre-me"* está relacionado a um método que permite que a equipe confirme que os pacientes são capazes de seguir instruções específicas (p. ex., como usar um inalador).

Ver discussão sobre paciente com baixo letramento em saúde no Capítulo 2, *Entrevista, Comunicação e Habilidades Interpessoais.*

Boxe 1.10 Método de reensino

■ **Planeje sua abordagem.** Pense em como você pedirá a seu paciente que ensine de volta as informações. Um exemplo seria: "Já fizemos muito por hoje e quero ter certeza de que expliquei as coisas claramente. Então, vamos revisar o que discutimos. Você pode descrever as três coisas que você concordou em fazer para ajudar a controlar seu diabetes?"

■ **Divida em tópicos e verifique.** Não espere até o fim da visita para iniciar o reensino. Divida as informações em pequenos segmentos e peça ao seu paciente para ensiná--las de volta. Repita várias vezes durante uma visita

■ **Esclareça e verifique novamente.** Se o reensino revelar um mal-entendido, explique as informações novamente, porém usando uma abordagem diferente. Peça aos pacientes que ensinem novamente até que eles sejam capazes de descrever corretamente as informações com suas próprias palavras. Se repetirem suas palavras para você, podem não ter entendido

■ **Comece devagar e use de forma consistente.** A princípio, você pode tentar o reensino com o último paciente do dia. Quando estiver confortável com a técnica, use o reensino com todos, sempre

■ **Pratique.** Vai demorar um pouco, mas uma vez que faz parte da sua rotina, o reensino pode ser feito sem constrangimento e não prolonga a visita

■ **Use o método "mostre-me".** Ao prescrever novos medicamentos ou alterar uma dose, a pesquisa mostra que, mesmo quando os pacientes dizem corretamente quando e quanto vão tomar, muitos cometerão erros ao serem solicitados a demonstrar a dose

■ **Use folhetos junto com o reensino.** Anote as informações importantes para ajudar os pacientes a lembrar as instruções em casa. Aponte informações importantes revisando materiais escritos para reforçar a compreensão de seus pacientes. Você pode permitir que os pacientes consultem folhetos ao usar o reensino, mas se certifique de que eles usem suas próprias palavras e não estejam lendo o material literalmente

Fonte: *Use the Teach-Back Method*: Tool #5. Conteúdo revisado em fev. 2015. Agency for Healthcare Research and Quality, Rockville, MD. Disponível em: http://www.ahrq.gov/professionals/quality-patient-safety/quality-resources/tools/literacy-toolkit/healthlittoolkit2-tool5.html. Acesso em: 30 mar. 2019.

Negocie o plano de ação por meio da tomada de decisão compartilhada. A obtenção interativa do histórico permite que você e o paciente criem uma visão compartilhada acerca dos problemas do paciente. Essa visão multifacetada forma a base para o planejamento de avaliações adicionais e negociação de um plano de tratamento.

A tomada de decisão compartilhada é considerada o auge do cuidado centrado no paciente.[54] Especialistas recomendam um processo de três etapas: introduzir escolhas e descrever as opções usando ferramentas de apoio à decisão do paciente, quando disponíveis; explorar as preferências do paciente; e tomar uma decisão, verificando se o paciente está pronto para isso e oferecendo mais tempo, se necessário.[55] A tomada de decisão compartilhada promove a terapia ideal, a adesão ao tratamento e a satisfação do paciente, especialmente porque muitas vezes não existe um plano "certo", mas uma gama de variações e opções. Você pode precisar explicar suas recomendações várias vezes para ter certeza de que o paciente concorda e compreende o que está por vir.

Etapa 5: Encerrar a consulta

Você pode achar que terminar a entrevista e, mais tarde, concluir a consulta, é difícil. Os pacientes costumam ter muitas perguntas, e se você fez seu trabalho bem, eles se sentem envolvidos e reconfortados enquanto falam com você. Informe o paciente de que o fim da entrevista ou da consulta está se aproximando para dar tempo para as perguntas finais.

Embora o paciente deva ter a chance de fazer as perguntas finais, os últimos minutos não são adequados para se trazer novos tópicos. Se isso acontecer e a preocupação não for urgente, demonstre ao paciente seu interesse e faça planos para resolver o problema no futuro. "Essa dor no joelho parece preocupante. Por que você não marca uma consulta na próxima semana para que possamos discutir isso?" Reafirmar seu compromisso contínuo com a saúde do paciente mostra seu envolvimento e sua preocupação com ele.

Certifique-se de que o paciente esteja ciente dos planos que você elaborou para ele. Por exemplo, antes de reunir seus papéis ou levantar-se para sair da sala, você pode dizer: "Precisamos encerrar agora. Você tem alguma dúvida sobre o que conversamos?" Ao encerrar, é importante resumir os planos para futuras avaliações, tratamentos e acompanhamento.

Reserve um tempo para autorreflexão. O papel da autorreflexão, ou atenção plena, no desenvolvimento da empatia clínica não pode ser superestimado. *Atenção plena* se refere ao estado de ser "intencionalmente atento e livre de julgamentos às nossas próprias experiências, pensamentos e sentimentos."[56] Ao encontrar pessoas de diversas idades, identidades de gênero, classe social, raça e etnia, ser consistentemente respeitoso e aberto às diferenças individuais é um desafio contínuo do atendimento clínico. Ao trazermos nossos valores, suposições e preconceitos para cada consulta, devemos olhar para dentro de nós para vermos como nossas expectativas e reações afetam o que ouvimos e como nos comportamos. A autorreflexão é uma atividade contínua do desenvolvimento profissional no trabalho clínico. Traz um aprofundamento da consciência pessoal ao nosso trabalho com os pacientes. Essa consciência pessoal é um dos aspectos mais gratificantes do atendimento ao paciente.[57]

DISPARIDADES NO CUIDADO DA SAÚDE

As disparidades nos riscos de doença, morbidade e mortalidade são marcadas e amplamente documentadas em diferentes grupos populacionais, refletindo as desigualdades no acesso à saúde, nível de renda, tipo de seguro-saúde, nível educacional, proficiência no idioma e tomada de decisão do provedor.[58,59] Esta seção trata de fatores importantes que potencializam o tratamento desigual na consulta clínica e abordagens para ajudar a mitigá-los.

Disparidades nos cuidados de saúde

- Determinantes sociais da saúde
- Racismo e preconceito
- Humildade cultural

Determinantes sociais da saúde

Há uma crescente compreensão acerca da notável sensibilidade da saúde ao ambiente social e ao que se tornou conhecido como *determinantes sociais da saúde* (DSS). A Organização Mundial da Saúde (OMS) define os determinantes sociais da saúde (Figura 1.11) como "as condições em que as pessoas nascem, crescem, trabalham, vivem e envelhecem, e o conjunto mais amplo de forças e sistemas que moldam as condições de vida cotidiana. Essas forças e sistemas incluem políticas e sistemas econômicos, agendas de desenvolvimento, normas sociais, políticas sociais e sistemas políticos." De maneira resumida, essas são as condições sociais, econômicas e políticas que influenciam a saúde de indivíduos e populações (Boxe 1.11).[60] Você aprenderá que, muito mais comum do que as suscetibilidades genéticas individuais, a saúde do seu paciente é fortemente influenciada pelos determinantes sociais da saúde, como estresse, início da vida, exclusão social, condições de trabalho, desemprego, suporte social, vício, alimentação saudável e política de transporte.

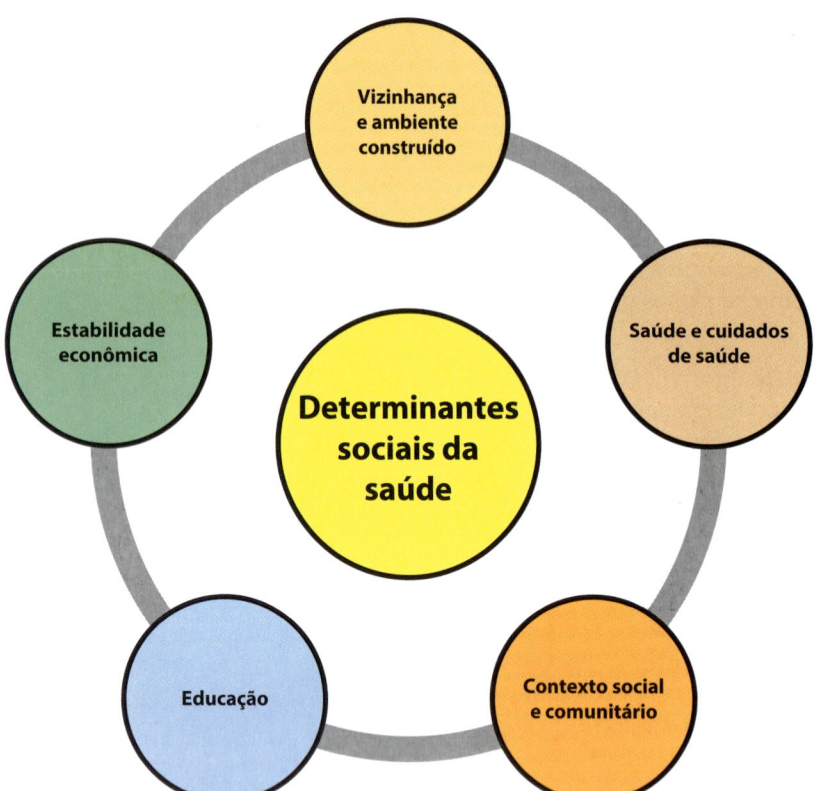

Figura 1.11 Determinantes sociais da saúde. (Adaptada de HealthyPeople2020. Disponível em: https://www.healthypeople.gov.)

Embora seja um desafio para os tomadores de decisão e defensores da saúde pública, o "desenvolvimento de políticas e ações para a saúde precisa abordar os determinantes sociais da saúde, atacando as causas dos problemas de saúde antes que eles possam causar problemas".[61] Um crescente corpo de evidências orienta os médicos e outros profissionais de saúde para melhorar a saúde do paciente e reduzir as injustiças nos níveis do paciente, da prática e da comunidade. No *nível do paciente*, os médicos devem estar atentos aos sinalizadores clínicos, perguntar aos pacientes sobre os desafios sociais, de uma forma sensível e cuidadosa, e ajudá-los a acessar benefícios e serviços de apoio. No *nível da prática*, os médicos podem oferecer serviços culturalmente seguros, usar navegadores de pacientes e garantir que os cuidados sejam acessíveis aos mais necessitados.

Boxe 1.11 Principais determinantes sociais da saúde

■ Estabilidade econômica (emprego, insegurança alimentar, instabilidade habitacional, pobreza)

■ Educação (educação e desenvolvimento da primeira infância, matrícula no Ensino Superior, conclusão do Ensino Médio, linguagem e alfabetização)

■ Contexto social e comunitário (participação civil, discriminação, encarceramento, coesão social)

■ Saúde e cuidados de saúde (acesso a cuidados de saúde, acesso a cuidados primários, educação em saúde)

■ Vizinhança e ambiente construído (acesso a alimentos que apoiam alimentação saudável, padrões, crime e violência, condições ambientais, qualidade da habitação)

Fonte: Secretary's Advisory Committee on Health Promotion and Disease Prevention Objectives for 2020. *Healthy people 2020*: an opportunity to address the societal determinants of health in the United States. 26 jul. 2010. Disponível em: http://www.healthypeople.gov/2010/hp2020/advisory/SocietalDeterminantsHealth.htm. Acesso em: 30 mar. 2019.

No *nível da comunidade*, é possível estabelecer parcerias com organizações locais e agências de saúde pública, envolver-se no planejamento da saúde e melhorar os ambientes de saúde.[62]

Racismo e preconceito

O *preconceito implícito* é um conjunto de crenças ou associações inconscientes que levam a uma avaliação negativa de uma pessoa com base na percepção de sua identidade de grupo.[63] Uma pesquisa mostrou que os preconceitos clínicos implícitos podem ter efeito negativo no contato com o paciente e, de forma mais ampla, contribuir para as disparidades de saúde entre vários grupos demográficos.[64] Um paciente presumindo que uma médica é enfermeira em um atendimento ou um médico suspirando audivelmente de frustração por conta de um transtorno por uso de substâncias de um paciente são exemplos de preconceitos implícitos. Esses exemplos revelam estereótipos inconscientes gerados por conhecimento, crenças e expectativas de um indivíduo.[65] Esses preconceitos inconscientes podem permear a consulta do paciente por meio de comportamentos não verbais, como contato visual inadequado, erros de fala e outros comportamentos sutis de evitação, que transmitem desconfiança ou aversão.[66]

Embora possam parecer mínimos em escala, a agregação desses preconceitos implícitos, e outros semelhantes, pode levar a um sistema estrutural de privilégio (*preconceitos institucionais*) que leva a uma má distribuição de cuidados, especialmente para os grupos demográficos mais marginalizados.[67] Portanto, a fim de abordar essas disparidades, devemos investigar o papel que o preconceito implícito desempenha em nosso atendimento ao paciente.[68,69]

Um dos desafios para lidar com o preconceito implícito nos cuidados de saúde é sua relação com o *preconceito explícito*. O preconceito explícito são as decisões ou preferências conscientes ou deliberadas provocadas por crenças, estereótipos ou associações, com base em uma identidade de grupo percebida. Um paciente que se recusa a ver um médico negro porque eles "querem um médico qualificado" ou um clínico que acredita que todos os homens gays estão sob risco de HIV são exemplos de preconceito explícito. Embora o preconceito implícito esteja dentro do subconsciente do indivíduo, o preconceito explícito pode ser acionado conscientemente.

Um crescente material literário ilustra como as características do paciente (raça, gênero, orientação sexual, idade etc.) influenciam vários aspectos da consulta com o paciente, como: perguntas na entrevista clínica, tomada de decisão diagnóstica, gerenciamento de sintomas, recomendações de tratamento, encaminhamento para cuidados especializados e comportamentos não verbais (contato visual ruim, erros de fala etc.).[66] Em particular, isso se torna problemático quando os médicos usam diferentes estilos de comunicação e fornecem diferentes informações que refletem seus preconceitos sobre variados grupos de pacientes.

Para abordar o preconceito implícito em consultas clínicas, primeiramente devemos entender como esse tipo de preconceito surge. À medida que processamos inúmeras informações, os processos mentais inconscientes ajudam a classificar e organizar padrões para melhorar a eficiência cognitiva. Esses processos nos ajudam a prever e nos preparar para quaisquer consultas que possam surgir a partir da informação que é processada. Assim, o preconceito implícito é um subproduto de tal sistema cognitivo. Como sociedade, estamos constantemente expostos a imagens, valores, mídia e emoções que retratam estereótipos associados a diferentes grupos demográficos. Em um ambiente em que isso é comum, não é difícil ver como esses preconceitos implícitos são formados.

Existem várias habilidades que os médicos podem usar para mitigar o impacto do preconceito em suas consultas clínicas (Boxe 1.12).

Boxe 1.12 Habilidades e práticas para mitigar preconceitos em suas consultas clínicas[68-70]

Reflita sobre os padrões de emoção e comportamento	Preste atenção em como você se sente e como se comporta diante de pacientes com diferentes identidades. Os padrões que você reconhece podem refletir preconceitos que afetam suas interações com os pacientes, bem como seu raciocínio clínico. Estar ciente desses preconceitos é a primeira etapa para reduzir seu impacto no atendimento ao paciente.
Faça uma pausa antes de iniciar uma consulta e prepare-se para potenciais gatilhos de preconceito	Uma vez que você esteja ciente de seus potenciais preconceitos, preste atenção às situações que podem acioná-los. O simples fato de estar ciente de preconceito pode ajudar a minimizar seu efeito. Você pode tomar medidas deliberadas para reduzir o impacto deles.
Gerar hipóteses alternativas para preconceitos baseados no comportamento	Muitos preconceitos são baseados em suposições clínicas sobre o comportamento observado do paciente (não adesão, uso de substâncias etc.). Crie o hábito de considerar quais forças estruturais (*status* socioeconômico, raça/racismo, homofobia etc.) afetam os comportamentos dos pacientes e como eles podem desafiar as suposições que você faz sobre os pacientes.
Pratique a comunicação universal e habilidades interpessoais	Muitas vezes, os médicos não reconhecem quando um preconceito está em jogo em uma consulta clínica. A comunicação básica e as habilidades interpessoais descritas neste livro (ver Capítulo 2, *Entrevista, Comunicação e Habilidades Interpessoais*) podem reduzir o impacto dessas tendências verdadeiramente inconscientes na maneira como você interage com os pacientes.
Explore as identidades de seus pacientes	Muitos preconceitos estão ancorados em suposições clínicas sobre as identidades dos pacientes. Ao pedir aos pacientes que esclareçam o que suas identidades significam para eles, os médicos podem desmontar suas suposições e compreender melhor seus pacientes. Muitas abordagens para explorar as identidades dos pacientes são apresentadas neste livro.
Explore as experiências de preconceito de seus pacientes	As consultas clínicas são influenciadas pelas experiências anteriores dos pacientes com preconceitos implícito e explícito em seus cuidados de saúde. Explorar e compreender essas experiências pode ajudá-lo a ser um parceiro melhor para seus pacientes. "Infelizmente, muitos dos meus pacientes tiveram experiências negativas com os cuidados de saúde. Quais têm sido suas experiências com cuidados de saúde?"

Humildade cultural

A prática da *humildade cultural* auxilia a mitigar o preconceito implícito, promove empatia e ajuda os médicos a reconhecer e respeitar a individualidade dos pacientes.[71] Essa prática é definida como um "processo que requer humildade à medida que os indivíduos continuamente se envolvem em autorreflexão e autocrítica como aprendizes ao longo da vida e praticantes reflexivos" em um esforço para abordar desequilíbrios de poder e defender os outros.[71] É um processo que inclui "o difícil trabalho de examinar crenças culturais e sistemas culturais de pacientes e provedores para localizar os pontos de dissonância cultural ou sinergia que contribuem para os resultados da saúde dos pacientes."[72] Foi proposto que, para moderar as disparidades nos cuidados de saúde, os clínicos devem se engajar na autorreflexão, no pensamento crítico e na humildade cultural à medida que experimentam a diversidade em suas práticas clínicas.[73-75] Esse processo exige que os médicos "verifiquem os desequilíbrios de poder que existem na dinâmica da comunicação com o paciente" e mantenham parcerias respeitosas e dinâmicas com os pacientes e as comunidades (Boxe 1.13).[76-80]

Boxe 1.13 Três dimensões de humildade cultural

1. **Autoconsciência.** Aprenda sobre seus próprios preconceitos; todos nós os temos.
2. **Comunicação respeitosa.** Trabalhe para eliminar suposições sobre o que é "normal". Aprenda diretamente com seus pacientes; eles são os especialistas em sua cultura e enfermidade.
3. **Parcerias colaborativas.** Construa seus relacionamentos com os pacientes com base em respeito e planos mutuamente aceitáveis.

Autoconsciência. A humildade cultural começa explorando sua própria identidade cultural. Como você se descreve em termos de etnia, classe, região ou país de origem, religião e afiliação política? Não se esqueça das características que muitas vezes consideramos certas – identidade de gênero, papéis na vida, orientação sexual, capacidade física e identidade racial –, especialmente se pertencemos a grupos majoritários. Com quais aspectos de sua família de origem você se identifica e em que você difere? Como essas identidades influenciam suas crenças e seus comportamentos?

Uma tarefa mais desafiadora é trazer nossos próprios valores e preconceitos a um nível consciente. *Valores* são os padrões que usamos para medir nossas crenças e comportamentos e os de outros. *Preconceitos* são atitudes ou sentimentos que atribuímos às diferenças percebidas. Estar em sintonia com a diferença é normal; de fato, no passado distante, reagir às diferenças pode ter garantido a sobrevivência. Conhecer instintivamente os membros do próprio grupo é uma habilidade de sobrevivência que podemos ter superado como sociedade, mas que ainda está em vigência.

Comunicação respeitosa. Dadas as complexidades da sociedade global, ninguém pode conhecer as crenças e práticas de saúde de todas as culturas e subculturas. Deixe seus pacientes serem os especialistas em suas próprias perspectivas culturais únicas. Mesmo que os pacientes tenham problemas para descrever seus valores ou suas crenças, eles geralmente podem responder a perguntas específicas. Descubra mais sobre a cultura do paciente. Mantenha uma atitude aberta, respeitosa e questionadora. "O que você esperava resolver/conseguir nesta visita?" Se você estabeleceu empatia e confiança, os pacientes estarão dispostos a explicar. Esteja ciente das perguntas que contêm suposições, assim como também sempre esteja pronto a reconhecer suas áreas de ignorância ou preconceito.

Aprender sobre a cultura específica do paciente amplia as áreas que você, como clínico, precisa explorar. Faça algumas leituras sobre as experiências de vida de indivíduos em grupos étnicos ou raciais que vivem em sua área. Podem existir razões históricas para a perda de confiança nos médicos ou na área da saúde.[80] Aprenda sobre as agendas de saúde explícitas de diferentes grupos de clientes. Converse com diferentes tipos de curadores e aprenda a respeito de suas práticas. Mais importante ainda, esteja aberto a aprender com cada paciente. Não presuma que suas impressões sobre determinado grupo cultural se apliquem ao indivíduo antes de serem aplicáveis a você.

Parcerias colaborativas. Por meio do trabalho contínuo de autoconsciência e de se ver através das "lentes" dos outros, o clínico estabelece a base para o relacionamento colaborativo que oferece o melhor suporte à saúde do paciente. A comunicação ancorada na confiança, no respeito e na sua própria vontade de reexaminar as suposições permite que os pacientes estejam mais dispostos a expressar pontos de vista que divirjam da cultura dominante. Eles podem ter sentimentos fortes, como raiva ou vergonha. Você, como clínico, deve estar aberto a ouvir e validar essas emoções e não permitir que seus próprios sentimentos de desconforto ou pressão em relação ao tempo de consulta o impeçam de explorar áreas dolorosas. Esteja disposto a reexaminar suas crenças sobre a "abordagem certa" para o atendimento clínico em determinada situação. Faça todos os esforços possíveis para ser flexível ao desenvolver planos compartilhados que reflitam o conhecimento dos pacientes sobre seus interesses e que sejam congruentes com suas crenças e os cuidados clínicos efetivos. Lembre-se de que se o paciente parar de ouvi-lo, não seguir seus conselhos ou não retornar, seu atendimento não foi bem-sucedido.

Reflexão, respeito, consideração, relevância e resiliência são aspectos fundamentais que compõem uma ferramenta de *coaching* conhecida como "os 5R da humildade cultural" (Boxe 1.14) – representada pelos termos em inglês *Reflection*, *Respect*, *Regard*, *Relevance* e *Resiliency* –, que fornecem aos médicos uma estrutura concisa, com objetivos específicos, e incorpora habilidades identificadas na redução dos preconceitos implícitos nos cuidados de saúde.[81]

Boxe 1.14 Os aspectos da humildade cultural

	Metas	Pergunta
Reflexão	Os médicos abordarão cada consulta com humildade, compreendendo que sempre há algo a aprender com todos.	O que aprendi com cada pessoa nessa consulta?
Respeito	Os médicos tratarão todas as pessoas com o máximo respeito e se esforçarão para preservar a dignidade em todos os momentos.	Tratei todos os envolvidos naquela consulta com respeito?
Consideração	Os médicos tratarão cada pessoa com a maior consideração, ficarão atentos e não permitirão que preconceitos inconscientes interfiram nas interações.	Preconceitos inconscientes impulsionaram essa interação?
Relevância	Os médicos esperam que a humildade cultural seja relevante e aplicam essa prática a todas as consultas.	Como a humildade cultural foi relevante nessa consulta?
Resiliência	Os médicos incorporarão a prática da humildade cultural para aumentar a resiliência pessoal e a compaixão global.	Como minha resiliência pessoal foi afetada por essa interação?

Fonte: *The 5Rs of Cultural Humility*. Reproduzido, com autorização, de Society of Hospital Medicine. Disponível em: https://www.hospitalmedicine.org/practicemanagement/the-5-rs-of-cultural-humility/. Acesso em: 10 maio 2019.

OUTRAS CONSIDERAÇÕES IMPORTANTES

Outras considerações importantes

- Espiritualidade
- Ética médica
  - Capacidade de decisão
  - Abordagem de dilema ético clínico
- Documentação clínica incluindo o prontuário eletrônico

Espiritualidade

Os termos espiritualidade e religião são, às vezes, usados como sinônimos. É útil, entretanto, distingui-los. *Espiritualidade* abrange a religião, porém é mais ampla, focando em temas universais mais abrangentes, como significado, propósito, transcendência (transpessoal e intrapessoal) e conexão com os outros. É o aspecto da humanidade que se refere à maneira como os indivíduos buscam e expressam significado e propósito e como experimentam sua conexão com o momento, consigo mesmo, com os outros, com a natureza e com o que é significativo e sagrado.[82] *Religião*, por sua vez, engloba crenças, práticas, textos e rituais específicos, comuns a uma comunidade e em relação a algo maior do que eles (Deus, o sagrado, o transcendente, um poder superior etc.).

Prestar atenção à religião e à espiritualidade de seus pacientes são aspectos da competência cultural na área da saúde (Boxe 1.15).[83] É fundamental que não se faça suposições sobre os pacientes.

- *Não se deve presumir que os pacientes são religiosos.* Nos EUA, o número de indivíduos que se identificam como " espiritualizados, mas não religiosos" estão em alta; 27% dos adultos norte-americanos se identificam dessa maneira, representando um aumento de 8% entre 2012 e 2017.[84] Muitos pacientes podem encontrar significado, propósito e/ou conexão por meio de crenças, práticas e comunidades não religiosas. Por exemplo, um paciente pode encontrar seu propósito de vida cuidando dos netos ou por meio da conexão e do compromisso com um programa de condicionamento físico como o CrossFit.[85]

- *Não se deve presumir que os pacientes não são religiosos.* Quase 75% dos adultos nos EUA se identificam como religiosos, com a maioria se identificando como cristã.[86]

> ## Boxe 1.15 Perguntas orientadoras na avaliação do papel da espiritualidade do seu paciente
>
> ■ Quais valores orientam as decisões de cuidados de saúde do seu paciente?
> - ■ Seu paciente consulta um líder religioso/espiritual antes de tomar decisões importantes sobre cuidados de saúde?
> - ■ Seu paciente tem preocupações religiosas/espirituais específicas sobre produtos sanguíneos ou implantes suínos?
> ■ Como as crenças e práticas espirituais dos pacientes influenciam a forma como eles lidam com a enfermidade e cuidam de si mesmos?[90]
> - ■ Existe uma comunidade significativa envolvida que pode ajudá-los enquanto estão doentes?
> - ■ Existe uma prática espiritual, como ioga ou meditação, que pode ajudá-los em sua cura?
> ■ Seu paciente tem dificuldade espiritual ou angústia e precisa de encaminhamento para um líder religioso?
> - ■ A luta espiritual é definida como "tensões, conflitos e questões sobre assuntos sagrados dentro de si mesmo, com outros e com Deus."[91] Exemplos incluem: sentir-se abandonado por Deus ou pela comunidade religiosa, crença de que o universo está te perseguindo ou dúvidas sobre crenças e valores fundamentais de alguém.
> - ■ A luta espiritual demonstrou aumentar os sintomas depressivos, o sofrimento emocional e o risco de mortalidade enquanto diminui a saúde física, a qualidade de vida e a recuperação da independência nas atividades diárias.[92]

■ *Não se deve presumir que, se um paciente se identifica como religioso ou espiritualizado, você sabe exatamente o que isso significa para aquele paciente em particular.* Apesar do modo como os pacientes se identificam, os indivíduos tendem a personalizar suas práticas e crenças religiosas ou espirituais, o que é uma das razões pelas quais é importante fazer uma história espiritual.

■ *Não se deve presumir que a religião ou espiritualidade tem efeito neutro ou nulo sobre a saúde.* Religião e espiritualidade são consideradas *determinantes sociais da saúde*, que podem contribuir para desfechos de saúde negativos ou positivos.[87] Por exemplo, os adventistas do sétimo dia, que tipicamente adotam uma dieta vegetariana por motivos religiosos, vivem em média 10 anos a mais do que a maioria dos norte-americanos.[88] Por outro lado, pacientes idosos com doenças clínicas que acreditam que Deus os abandonou correm risco maior de morte.[89]

Ética médica

Embora os médicos saibam, com frequência, como agir com ética, a complexidade e a incerteza de muitas situações clínicas demonstram que eles não podem confiar na moralidade do senso comum para direcionar suas ações (Boxe 1.16).[d]

> ## Boxe 1.16 Valores fundamentais da ética médica
>
> ■ Diretiva de **não maleficência** (*"primeiro, não faça mal"*) – os profissionais de saúde devem evitar causar danos aos pacientes e minimizar os efeitos negativos dos tratamentos
> ■ Critério de **benefício** – os médicos devem agir para o bem dos pacientes, prevenindo ou tratando doenças
> ■ **Respeito pelo compromisso com autonomia** – aceitar as escolhas que os pacientes com capacidade de decisão fazem sobre os tratamentos a que podem ser submetidos, incluindo a sua rejeição. A adição desse valor à ética médica mudou a relação médico-paciente de paternalista para mais colaborativa
> ■ **Capacidade de decisão** – aptidão de o paciente fazer uma escolha autônoma, que deve ser respeitada pelos médicos[93]
> ■ Dever de **confidencialidade** – evitar a divulgação de informações pessoais dos pacientes a partes que não estejam autorizadas a tomar conhecimento desses dados
> ■ Princípio do **consentimento informado** – os médicos devem obter autorização voluntária e informada dos pacientes antes de testá-los ou tratá-los em relação a enfermidades ou lesões. Como os pacientes não podem consentir o tratamento sem saber para que estão sendo tratados, esse princípio também abrange a responsabilidade de informar os pacientes sobre diagnósticos, prognósticos e alternativas de tratamento
> ■ **Dizer a verdade** – valor que orienta os médicos a divulgarem informações além do exigido pelo consentimento livre e esclarecido e que podem ser relevantes para os pacientes (p. ex., o número de procedimentos semelhantes que um médico realizou)
> ■ O valor da **justiça** – orienta que todos os pacientes com necessidades médicas semelhantes devem receber tratamento médico semelhante e devem ser tratados de forma justa pelos médicos

[d]N.R.T.: O Código de Ética Médica e o Código de Ética do Estudante de Medicina (https://portal.cfm.org.br/images/stories/biblioteca/codigo%20de%20etica%20medica.pdf e http://www.flip3d.com.br/web/pub/cfm/index9/?numero=23&edicao=4442) devem ser consultados com frequência para orientar a conduta do médico desde os primeiros anos da faculdade.

A *ética médica*, um subcampo da ética aplicada, que, em si, é um subcampo da filosofia, é o sistema de normas que orienta a prática e apoia a tomada de decisão clínica. Possui uma herança tipicamente datada de Hipócrates – a saber, beneficência, confidencialidade e não maleficência –, que pode ser encontrada no Juramento de Hipócrates.[94] A medicina hipocrática era paternalista e essa orientação ética permaneceu dominante com a profissionalização da medicina no século XVIII, quando os médicos formados pela University of Edinburgh, John Gregory e Thomas Percival, contribuíram para o desenvolvimento de uma ética profissional dedicada a priorizar o bem-estar dos pacientes e o bem público.[95]

No século XX, a ética paternalista que dominava a medicina foi desafiada. Decisões judiciais como Schloendorff *vs.* Society of New York Hospital estabeleceram que os médicos precisam obter consentimento livre e esclarecido para o tratamento dos pacientes.[96] Em meados do século XX, revelações de má conduta médica, como a dos médicos nazistas e o estudo da sífilis Tuskegee,[c] nos EUA, e o desenvolvimento de tecnologia como a ventilação mecânica, que poderia apoiar as pessoas com coma irreversível indefinidamente, gerou a necessidade de reavaliação da ética médica.[97,98] A resposta limitada da American Medical Association e a ausência de ética nos currículos escolares levaram a uma "revolução bioética" por filósofos e teólogos, que mantiveram os valores hipocráticos e profissionais enquanto se estabelecia o respeito pela autonomia entre os valores centrais da medicina.[99,100] O efeito foi capacitar os pacientes a fazerem escolhas de saúde que refletissem sua própria visão do que é bom para eles. O respeito pela autonomia, os princípios mais antigos de beneficência, a não maleficência e a justiça foram estabelecidos como o núcleo comum da ética da assistência à saúde, sendo incorporados à maioria dos códigos profissionais para prestadores de cuidados de saúde.

Capacidade decisória. *Capacidade* é uma designação clínica e pode ser avaliada por médicos, enquanto *competência* é uma determinação judicial e só pode ser decidida por um tribunal. Alguns pacientes conseguem fazer um relato de suas condições, mas não têm capacidade de fazer decisões informadas sobre cuidados de saúde. É preciso, então, determinar se um paciente tem *capacidade decisória*. Os elementos que constituem a capacidade decisória são a capacidade de comunicar uma escolha; compreender as informações relevantes; apreciar a situação e suas consequências; e justificar as opções de tratamento (Boxe 1.17).[93]

Se um paciente não tiver capacidade para tomar uma decisão sobre cuidados de saúde, deve-se identificar um responsável legal. Se o paciente não identificou um responsável legal, o cônjuge ou um familiar deve assumir essa responsabilidade. É fundamental lembrar que a capacidade decisória é "temporal e situacional",[101] podendo oscilar a depender da condição do paciente e da complexidade da decisão envolvida. Um paciente em estado grave pode não ser capaz de tomar decisões sobre o tratamento, mas pode recuperar a capacidade com a melhora clínica. Um paciente pode ser incapaz de tomar uma decisão complexa, mas ainda assim capaz de tomar decisões simples.

Boxe 1.17 Elementos de capacidade decisória

Os pacientes precisam ter a capacidade de:

- Compreender as informações relevantes sobre os exames complementares ou tratamento propostos
- Apreciar sua situação (incluindo seus valores subjacentes e situação clínica atual)
- Usar a razão para tomar uma decisão
- Comunicar sua escolha

Fonte: Sessums LL *et al. JAMA.* 2011;306:420.

---

[c]N.R.T.: É muito importante ler a respeito desse marco histórico da bioética. Para mais informações, acessar https://educacaomedica.com.br/?p=2161.

O Aid to Capacity Evaluation (ACE)[102] é um instrumento que foi validado em relação a um padrão-ouro, é gratuito e está disponível *on-line*. Pode ser realizado em menos de 30 minutos e utiliza o quadro clínico real do paciente na avaliação.

Abordagem de um dilema ético clínico. A ética médica é indispensável em todas as interações clínicas com os pacientes, mesmo que não seja considerada explicitamente em cada situação clínica. Como estudante, você está exposto a desafios éticos que encontrará mais tarde como profissional. Por meio do treinamento, agir de acordo com esses valores se torna uma parte natural de ser um clínico, mas o cuidado de alguns pacientes é tão complexo que determinar a questão ética requer reflexão crítica explícita. Em situações em que você precisa considerar explicitamente os aspectos éticos da situação clínica, existem métodos heurísticos que fornecem orientação sobre como raciocinar em um dilema ético (Boxe 1.18).[103,104] Esse método prático não é garantido como ideal ou perfeito, mas é suficiente para alcançar um objetivo imediato. Os métodos heurísticos podem ser usados para acelerar o processo de encontrar uma solução satisfatória quando encontrar uma solução ótima é impossível ou impraticável.[105]

Etapa 1 – Esclarecer a questão ética. Essa etapa exige que os médicos formulem uma questão ética que resuma o desafio que enfrentam em uma situação clínica eticamente complexa. Tendo em vista que a ética se preocupa principalmente com o que constitui uma conduta certa ou errada, a questão deve ser formulada como uma questão sobre o que uma pessoa deve fazer em determinada situação. Por exemplo: uma enfermeira deve aceitar a solicitação de um paciente para adiar a troca de curativo para um momento que seja menos conveniente para ela?

Etapa 2 – Coletar informações relevantes. Não é possível para os médicos determinar como resolver uma situação complexa com informações insuficientes. Essa etapa demanda que os médicos coletem todas as informações relevantes para o caso. Isso inclui informações clínicas importantes ao paciente – diagnóstico, prognóstico, benefícios e riscos de alternativas de tratamento, incluindo não tratamento. Também são pertinentes fatos sobre o paciente, bem como suas preferências e interesses. Você gostaria de saber quais são os objetivos do paciente para o tratamento – por exemplo, um paciente com uma enfermidade de caráter

---

Boxe 1.18 Como solucionar um dilema ético clínico

1. Estabelecer claramente a questão ética
2. Coletar informações relevantes
   - Fatos clínicos
   - Preferências e interesses do paciente (p. ex., cultura, religião, suporte social, preocupações financeiras, qualidade de vida)
     - O paciente tem capacidade?
     - O paciente tem diretivas antecipadas de vontade ou um representante legal?
   - Preferências de outras partes
3. Identificar princípios e diretrizes éticas
   - Existem diretrizes legais que se aplicam ao caso?
   - Existem diretrizes institucionais que se aplicam ao caso?
   - Quais valores éticos são relevantes para o caso?
4. Delinear e relacionar opções a valores e princípios
   - Identifique o curso de ação priorizando cada um dos valores éticos
   - Se o princípio X for primário, o curso de ação Y é justificado etc.
5. Avaliar as diferentes opções
   - Formule uma justificativa para o melhor curso de ação, identificando o princípio dominante com base em diretrizes legais, institucionais e éticas
6. Fazer um plano de ação

terminal pode preferir um tratamento que preserve um estilo de vida ativo a um tratamento que prolongue a vida com efeitos colaterais. Além disso, os pacientes podem ter compromissos culturais ou religiosos que influenciem suas escolhas. Testemunhas de Jeová são conhecidos por recusarem até mesmo transfusões de sangue, que salvam vidas, por conta de convicções religiosas. Os pacientes também podem ou não ter recursos financeiros para apoiar uma opção de tratamento de sua preferência. Os interesses e as preocupações de outras partes interessadas, como familiares e cuidadores, também podem ser importantes. Por exemplo, um paciente que precisa de cuidados de reabilitação pode desejar ter alta para casa com reabilitação ambulatorial, mas esse plano de tratamento não é viável se o cônjuge ou filho não quiser ou não puder ajudar o paciente em casa. Identificar todas as informações relevantes pode demandar criatividade.

Etapa 3 – Identificar princípios e diretrizes éticos. A sociedade concede às profissões ampla liberdade para regular sua prática e seus membros, mas elas ainda estão sujeitas à lei, que geralmente estabelece um piso para uma conduta aceitável. As instituições também têm políticas e diretrizes que estabelecem expectativas para seus membros, que prescrevem ou proscrevem a conduta. Os profissionais de saúde devem obedecer à lei e às políticas de suas instituições e, portanto, devem levá-las em consideração ao refletir sobre uma situação eticamente complexa. Embora a lei e as políticas institucionais normalmente estabeleçam o que os profissionais de saúde *não podem* escolher fazer, a ética visa orientá-los para fazer a melhor escolha entre suas opções. Para determinar isso, deve-se fazer um debate sobre quais podem ser os conceitos éticos relevantes.

Etapa 4 – Definir e relacionar opções para valores e princípios. Nessa etapa, os médicos devem refletir sobre como os princípios relevantes identificados na etapa anterior orientariam sua conduta no caso. Essa etapa ajuda a esclarecer por que a situação é eticamente complexa. Frequentemente, a fonte dessa complexidade são os conceitos éticos relevantes, que fornecem ao clínico orientações conflitantes. A confidencialidade pode orientar um médico a não revelar a atividade sexual de um paciente menor aos pais, mas minimizar os danos pode ser interpretado como apoiar a divulgação se o médico suspeitar que o paciente está sendo explorado sexualmente por causa de dificuldades pessoais. Às vezes, essa etapa pode revelar que não há dilema ético porque, uma vez que a orientação dos conceitos éticos é estabelecida, fica claro que há apenas um curso de ação potencial.

Etapa 5 – Avaliar as diferentes opções. Em última análise, os médicos precisam agir e a resolução de uma situação clínica que representa um dilema ético significa que eles precisam decidir qual conceito ético é o mais importante no caso e seguir suas orientações. Os médicos precisam levar em conta os fatos sobre o caso e refletir sobre a importância relativa dos conceitos éticos em conflito e explicar como eles apoiam a priorização de um valor ético em detrimento de outro.

Etapa 6 – Estabelecer um plano de ação. Após os médicos decidirem qual é o curso ético de ação, eles devem decidir como agir – precisam fazer a coisa certa, da maneira certa. Isso envolverá o planejamento de como comunicar uma decisão sobre o que fazer, que pode não ser bem recebida pelos pacientes, familiares ou colegas. Se for antecipado que a decisão não será aceita, é aconselhável que o médico assistente obtenha o apoio institucional de um consultor ou da comissão de ética. Se o paciente precisar de serviços de suporte extensivos, pode ser necessário acionar o serviço social.

Reveja um exemplo de um dilema ético que você pode encontrar em seu treinamento clínico (Boxe 1.19). Reflita sobre como você abordaria esse dilema. Uma forma de solucionar esse problema usando as heurísticas descritas anteriormente também é fornecida.

Boxe 1.19 Análise de caso de ética

Descrição do caso clínico

Você está em seu rodízio clínico e o médico supervisor solicitou que você atenda o paciente RG. Ele é um homem de 30 anos, que veio à clínica para acompanhamento após receber alta do hospital há 2 meses para correção cirúrgica de lesão do manguito rotador. RG relata que se sente bem, parou de tomar analgésicos e está indo tudo bem na fisioterapia. Enquanto estava em casa, RG reclamou de sintomas visuais ocasionais que o lembram das alucinações que teve quando experimentou drogas no Ensino Médio. Durante a anamnese, RG descreve com entusiasmo seus sintomas e contou abertamente seu histórico de uso de substâncias psicoativas, que incluiu múltiplas experiências com LSD, psilocibina, *ayahuasca*, cetamina e fenciclidina. O exame físico não detectou anormalidades neurológicas e você duvida que o uso anterior de drogas por RG seja a causa dos sintomas visuais, mas também não pode descartá-lo. Ao final do seu exame, RG informa que não deseja que seu histórico de uso de drogas seja documentado no prontuário eletrônico. Ele diz que não experimenta drogas desde o Ensino Médio, há mais de uma década, e está planejando se candidatar a um cargo no Departamento de Polícia local. RG tem medo de que seu uso de drogas o desqualifique e está paranoico com a possibilidade de o Departamento de Polícia local acessar seu prontuário eletrônico, o que seria ilegal. Qual é o seu curso de ação?

Análise ética do caso clínico

Etapa 1 – Esclarecer a questão ética. O relato de RG sobre uso de substâncias psicoativas deve ser incluído no prontuário, apesar da solicitação do paciente para que isso não seja feito?

Etapa 2 – Coletar informações relevantes. A descrição do caso resume os fatos clínicos relevantes. A preferência do paciente é excluir seu histórico de uso de drogas do prontuário e o motivo para isso parece ser o medo de perda financeira por não conseguir sua forma desejada de emprego. O paciente pode superestimar o risco de que pessoas não autorizadas tenham acesso ao prontuário, mas isso não deve prejudicar a presunção de que ele tem capacidade de decisão. Os médicos que tratarão RG no futuro têm interesse em uma anamnese completa e acurada para a elaboração de diagnósticos diferenciais para RG, especialmente se ele não conseguir descrever sua história patológica pregressa.

Etapa 3 – Identificar princípios e diretrizes éticos. Nos EUA, a Health Insurance Portability and Accountability Act (LRPSS) estabeleceu que os pacientes têm direito a uma cópia de seus prontuários e podem solicitar correções de informações imprecisas. No entanto, não estabelece que os pacientes tenham o direito de controlar o conteúdo de seus prontuários.[f] Os prontuários podem ser requisitados em determinadas circunstâncias e podem servir como documentos legais em procedimentos judiciais. Uma regra geral é que, se algo não está documentado, não aconteceu. Além disso, os analistas do seguros de saúde dependem da integridade e da acurácia dos prontuários para determinar se os serviços cobrados são consistentes com a cobertura do seguro de saúde do paciente. Alguns dos princípios de ética médica que se aplicam a esse caso incluem *beneficência, confidencialidade e respeito pela autonomia*.

Etapa 4 – Definir e relacionar opções para valores e princípios. Documentar o histórico de uso de drogas de RG no prontuário é apoiado pelo conceito ético de beneficência. Os pacientes se beneficiam quando seus profissionais de saúde têm um registro completo e acurado da anamnese para embasar uma tomada de decisão clínica. Os pacientes nem sempre se lembram de detalhes de sua história patológica pregressa ou sabem quais detalhes são relevantes para o tratamento. Além disso, a enfermidade pode comprometer a capacidade de colaborar com a anamnese, e o prontuário fornecerá dados importantes. A *confidencialidade* poderia exigir que não fosse registrado o histórico de uso de drogas de RG para garantir que essas informações sejam conhecidas apenas por ele e pelo médico assistente. O respeito pela autonomia possibilitaria que RG tomasse decisões sobre quais informações ele deseja incluir no prontuário. Se a confidencialidade ou o respeito pela autonomia forem determinados como os valores primários nesse caso, então o histórico de uso de drogas de RG não deve ser incluído no prontuário, mas se a beneficência for primordial, então você deve documentá-lo.

Etapa 5 – Avaliar as diferentes opções. A resolução desse dilema depende principalmente da compreensão acurada do âmbito da confidencialidade e do respeito pela autonomia; a interpretação de como a confidencialidade na Etapa 4 a tornaria incompatível com a colaboração, base da prática clínica contemporânea apoiada em equipe. As equipes interdisciplinares dependem da precisão das anotações dos outros profissionais de saúde no prontuário de saúde para elaborar um plano de tratamento apropriado. Todos os profissionais de saúde que atendem um paciente operam dentro de um círculo de sigilo, que os autoriza a acessar essas informações. Eles e suas instituições são responsáveis por garantir que o prontuário dos pacientes esteja protegido contra acesso não autorizado, e aqueles médicos que não cuidam do paciente têm o dever de não acessar o prontuário. O respeito pela autonomia não é um conceito que autoriza os pacientes a fazer julgamentos clínicos sobre seus cuidados. Em vez disso, ele empodera um paciente informado a decidir qual das recomendações de tratamento do médico atende mais adequadamente aos seus objetivos. Os profissionais de saúde ainda são obrigados a consultar cuidados de saúde baseados em evidências e padrões de atendimento ao fazer recomendações para tratamento aos pacientes, de modo que os pacientes não possam solicitar intervenções fora desses parâmetros.

Essas considerações indicam que a confidencialidade e o respeito à autonomia não são valores que desempenham um papel operativo nesse caso. O valor ético da beneficência é o pertinente nesse caso, e o aluno deve documentar o histórico de uso de drogas de RG no prontuário. Além disso, o potencial de o prontuário servir como um documento legal e política institucional também são expectativas convincentes para o cumprimento de uma documentação completa.

(continua)

---

[f] N.R.T.: No Brasil, consultar o Código de Ética Médica (Resolução CFM nº2.217. de 27/09/2019).

Boxe 1.19 Análise de caso de ética (*continuação*)

Etapa 6 – Estabelecer um plano de ação. Você deve, então, documentar o histórico de uso de drogas de RG no prontuário e também deve informá-lo sobre isso. Você deve reconhecer a preocupação de RG sobre o acesso não autorizado ao seu prontuário eletrônico, mas também explicar os protocolos de segurança que a clínica possui para evitar que isso ocorra. Além disso, você deve lembrar RG que seria ilegal para um Departamento de Polícia local hackear qualquer prontuário eletrônico. Finalmente, você deve chamar o seu médico supervisor nessa conversa para obter apoio, uma vez que seu supervisor tem a responsabilidade final de garantir a acurácia do prontuário de RG.

Documentação do atendimento clínico

Um prontuário claro e bem-organizado é um dos complementos mais importantes para o atendimento ao paciente. A meta é um relatório objetivo, conciso, mas abrangente, que documenta as principais descobertas e comunica sua avaliação em um formato sucinto aos médicos, consultores e outros membros da equipe de saúde. Ele serve a um propósito duplo – refletir sua análise sobre o estado de saúde do paciente, rastreando seu progresso, e documentar formalmente as peculiaridades da anamnese, do exame físico, dos resultados dos exames laboratoriais e da avaliação do paciente, além do plano de conduta. O prontuário do paciente facilita o raciocínio clínico, promove comunicação e coordenação entre os profissionais que cuidam de seu paciente, e documenta os distúrbios e o manejo do paciente para fins médico-legais.

Independentemente de sua experiência, a adoção de alguns princípios ajuda a organizar um bom registro. Atenção especial deve ser dada à *ordem* e à *clareza* do registro, bem como aos *detalhes* necessários. Os detalhes a serem incluídos variam, com frequência, em diferentes pontos do treinamento. Como estudante, você pode querer ser (ou ser obrigado a ser) bastante detalhista. Isso aumenta suas habilidades descritivas, seu vocabulário e sua velocidade. Mais tarde, as pressões da carga de trabalho e do gerenciamento do tempo levarão a menos detalhes, porém mais focados. Um bom prontuário sempre fornece evidências suficientes da anamnese, do exame físico e dos achados laboratoriais para apoiar todos os distúrbios ou diagnósticos identificados.

As anotações no prontuário devem ser escritas o mais rápido possível após o exame do paciente, para evitar a perda de dados. No início, é aceitável fazer anotações por escrito, contudo, é preciso adquirir o hábito de lembrar cada segmento da anamnese durante a entrevista, deixando espaços para preencher os detalhes posteriormente. Anotar ou digitar no prontuário eletrônico a pressão arterial, a frequência cardíaca e as principais descobertas anormais para auxiliar sua lembrança quando você completar o registro posteriormente.

Quase todas as informações clínicas estão sujeitas a erros. Os pacientes se esquecem de mencionar os sintomas, confundem os acontecimentos de sua enfermidade, evitam contar fatos embaraçosos e podem ajustar seus relatos para o que acreditam que o médico deseja ouvir. Os médicos interpretam erroneamente as declarações dos pacientes, ignoram as informações, deixam de fazer "a única pergunta-chave", precipitam-se nas conclusões e nos diagnósticos ou esquecem uma parte importante do exame, como a fundoscopia em uma mulher com cefaleia, levando a erros de diagnóstico.[106-114] Alguns desses erros podem ser evitados pelas orientações arroladas no Boxe 1.20.

Ver Tabela 1.1 para obter um exemplo de documentação clínica. As discussões de seus componentes estão no Capítulo 3, *Anamnese*; Capítulo 4, *Exame Físico*; e Capítulo 5, *Raciocínio Clínico, Avaliação e Plano*. Outros exemplos estão nas seções "Registro dos achados clínicos" em todos os capítulos de exames regionais.

Ver erros de diagnóstico em cuidados clínicos no Capítulo 5, *Raciocínio Clínico, Avaliação e Plano*.

Boxe 1.20 Lista de verificação para garantir um registro clínico de qualidade

A organização está clara?

Organização é crucial. Os leitores do relato devem encontrar facilmente informações específicas. Os itens *subjetivos* devem ser mantidos na anamnese e não devem ser incluídos na descrição do exame físico. Sempre lembrar:

■ Os itens estão bem-definidos?
■ As informações estão apresentadas com clareza?
■ A história da doença atual deve ser escrita em ordem cronológica e depois é descrita a história patológica pregressa?

Ver história da doença atual no Capítulo 3, *Anamnese*.

As informações inseridas contribuem diretamente para a avaliação?

Soletre as evidências de apoio, positivas e negativas, para cada problema ou diagnóstico. Certifique-se de que haja detalhes suficientes para apoiar seu plano e o diagnóstico diferencial.

Os negativos pertinentes são descritos de forma específica?

Frequentemente, partes da anamnese ou do exame físico sugerem que uma anormalidade poderia existir ou se desenvolver nessa área. Por exemplo, para o paciente com equimoses dignas de nota, registre os *"achados negativos pertinentes"*, como ausência de ferimento ou violência, distúrbios hemorrágicos familiares ou medicamentos ou déficits nutricionais que podem causar hematomas. Para o paciente deprimido, mas não suicida, é importante registrar os dois fatos. No paciente com mudança transitória de humor, um comentário sobre suicídio é desnecessário.

Ver discussão sobre dados negativos e positivos pertinentes no Capítulo 5, *Raciocínio Clínico, Avaliação e Plano*.

Existem generalizações excessivas ou omissões de dados importantes?

É preciso lembrar que qualquer informação não registrada é uma informação perdida. Não importa o quão ativamente você possa se lembrar de detalhes clínicos hoje, provavelmente não se lembrará deles em alguns meses. O termo "exame neurológico negativo", mesmo quando registrado com sua própria caligrafia, pode, em alguns meses, deixá-lo pensando: *"Eu realmente verifiquei os reflexos?"*

Há detalhes demais?

Existe excesso de informação ou redundância? As informações importantes estão "enterradas" em uma massa de detalhes para serem descobertas apenas pelo leitor mais persistente? Fazer descrições concisas. *" Colo do útero róseo e liso"* indica que o examinador não observou vermelhidão, úlceras, nódulos, massas, cistos ou outras lesões suspeitas, mas essa descrição é mais curta e mais fácil de ler. A descrição de estruturas sem importância pode ser omitida, mesmo depois de serem examinadas, como sobrancelhas e cílios normais. Enfatizar os achados negativos importantes, como "ausência de sopros cardíacos", em vez de achados negativos não relacionados às queixas do paciente ou exclusões específicas em seu diagnóstico diferencial.

O relato é sucinto? Frases, palavras curtas e abreviações são usadas adequadamente? Os dados são repetidos desnecessariamente?

Usar palavras ou frases curtas em vez de frases inteiras é comum, mas abreviações e símbolos devem ser usados apenas se forem facilmente compreendidos. Omitir palavras desnecessárias, como aquelas entre parênteses nos exemplos a seguir. Isso economiza tempo e espaço valiosos. Por exemplo, " Colo do útero róseo (na cor)." ou "Os pulmões são ressonantes (à percussão)." ou "O fígado é doloroso (à palpação)." ou "Ambas as orelhas (direita e esquerda) com cerume." ou "Sopro de ejeção sistólico II/IV (audível)." ou "Tórax simétrico (bilateralmente)." Os achados devem ser descritos e não as ações do examinador. "Discos ópticos vistos" é menos informativo do que "margens bem-definidas dos discos ópticos".

Sempre que possível, são incluídas descrições ou imagens claras?

Para garantir avaliações acuradas e comparações futuras, descreva os resultados com detalhes. Usar medidas em centímetros; não fazer comparações com frutas, nozes ou vegetais, por exemplo.

■ "Linfonodo de 1 × 1 cm" em vez de "linfonodo do tamanho de uma ervilha"
■ "Massa de 2 × 2 cm no lobo esquerdo da próstata" em vez de "massa na próstata do tamanho de uma noz".

As imagens aumentam muito a clareza do prontuário. Se possível, tirar uma foto ou digitalizar uma imagem do achado e, em seguida, fazer *upload* para o prontuário eletrônico do paciente.

(continua)

Boxe 1.20 Lista de verificação para garantir um registro clínico de qualidade (*continuação*)

O tom da redação é neutro e profissional?
É importante ser objetivo. Comentários hostis ou de desaprovação não devem ser feitos no prontuário do paciente. Nunca use palavras agressivas ou depreciativas.

Comentários como *"Paciente BÊBADO e ATRASADO PARA A CONSULTA DE NOVO!!"* não são profissionais e dão um mau exemplo para outros médicos que leem o prontuário. Eles também podem ser difíceis de defender em um Tribunal de Justiça.

Documentação dos dados clínicos no prontuário eletrônico. Os médicos de hoje percorreram um longo caminho desde a época em que os atendimentos clínicos eram registrados em papel. Já se foram os dias em que os médicos procuravam de maneira frustrante por gráficos e arquivos de papel, prescrições de pacientes deixadas em prontuários por longos períodos de tempo esperando para serem lidos e tratados, escrita ilegível e prescrições da equipe de saúde, que resultavam em erros de comunicação e aumento de erros médicos, bem como atrasos no fluxo de trabalho, que levaram ao uso ineficiente de tempo e recursos, prejudicando o atendimento ao paciente.[115,116] O uso onipresente do prontuário eletrônico nas instituições de saúde atualmente levou a inúmeras oportunidades para melhorar o atendimento ao paciente e aumentar a acurácia de comunicação. Seu uso viabilizou o aprimoramento da qualidade, da segurança e da eficiência do atendimento.[115,116] Também melhorou a privacidade das informações de saúde e possibilitou maior acesso do paciente aos seus prontuários (Figura 1.12).

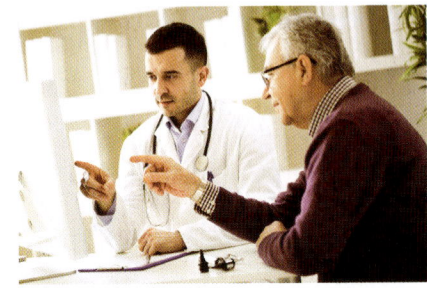

Figura 1.12 Mantenha o foco no paciente ao usar o prontuário eletrônico. (Usada com permissão de Shutterstock. By didesign021.)

O prontuário eletrônico incluiu várias funções projetadas para ajudar os médicos a alcançar a eficiência do atendimento ao paciente (p. ex., caixas de seleção, funções automatizadas de anamnese/exame físico, frases pré-formuladas, modelos, cópia e colagem e "encaminhamento de notas"). Essas funções também podem ser usadas de modo incorreto.[117] Como estudante novato, você deve ter cuidado ao utilizar essas funções, não apenas devido aos riscos potenciais de responder a processos legais, mas também porque essas funções podem, em última instância, impactar o cuidado que você e sua equipe fornecem ao paciente e podem causar danos. Por exemplo, usar modelos que preenchem automaticamente campos que você não usou durante a consulta resulta em incorreção; copiar e colar informações de um atendimento anterior pode não refletir com acurácia o estado atual do paciente. Tente trabalhar em um conjunto de habilidades identificadas em relação ao prontuário eletrônico que poderiam melhorar efetivamente seu uso durante o atendimento clínico.[118]

Ver Capítulo 2, *Entrevista, Comunicação e Habilidades Interpessoais* para manter o foco no paciente durante a consulta usando prontuário eletrônico.

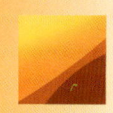
25/08/2020 11:00 h

MN, 54 anos, balconista

Fonte e confiabilidade.

Autorreferida; confiável.

Queixa principal

"Minha cabeça está doendo há 3 meses."

História da doença atual

MN é uma vendedora de 54 anos, com história pregressa de episódios intermitentes de cefaleia. Afirma que sua "cabeça está doendo há 3 meses". Ela estava com boa saúde até 3 meses antes da consulta, quando começou a apresentar episódios de cefaleia. Esses episódios ocorrem em ambos os lados da parte da frente da cabeça, sem irradiação para outros pontos. Eles são descritos como latejantes e de intensidade leve a moderada (classificados como 3 a 6 em 10 na escala de dor de 10 pontos). De modo geral, a cefaleia dura 4 a 6 horas. A princípio ocorriam um a dois episódios por mês, mas agora, em média, uma vez/semana. Os episódios geralmente estão relacionados ao estresse. A cefaleia é aliviada pelo sono e a colocação de uma toalha úmida e fria sobre a testa. Há pouco alívio com o paracetamol.

MN faltou ao trabalho em várias ocasiões por causa de náuseas e vômitos ocasionais durante os episódios. Nega alterações visuais, déficits sensorimotores, parestesias ou perda da consciência associadas. Ela refere cefaleia associada a náuseas e vômitos desde os 15 anos de idade. Estes voltaram ao longo de seus 20 e poucos anos, depois diminuíram para um a cada 2 ou 3 meses e quase desapareceram. Ela acha que os episódios de cefaleia são semelhantes aos do passado, mas quer ter certeza, porque sua mãe teve uma cefaleia pouco antes de morrer de acidente vascular cerebral. Ela está preocupada, porque os episódios de cefaleia interferem em seu trabalho e a deixam irritada com a família. Ela relata aumento da pressão no trabalho por conta de um supervisor exigente, além de estar preocupada com sua filha. Ela faz três refeições por dia e bebe três xícaras de café por dia e chá à noite. Devido ao aumento da frequência da cefaleia, ela procurou o ambulatório hoje.

Alergias: ampicilina causa erupção cutânea. Sem alergias ambientais ou alimentares.

Medicamentos: paracetamol, 1 a 2 comprimidos a cada 4 a 6 horas, se necessário.

História patológica pregressa

Doenças da infância: sarampo, varicela. Nega escarlatina ou febre reumática.

Doenças de adultos: *Clínicas:* pielonefrite, 2016, com febre e dor no flanco direito; tratada com ampicilina; desenvolveu erupção cutânea generalizada com prurido vários dias depois; sem recorrência da infecção. Última consulta dentária há 2 anos. *Cirúrgica:* amigdalectomia, 6 anos; apendicectomia, 13 anos. Suturas para laceração, 2012, após pisar em um pedaço de vidro. Ob/Gin: Gesta3Para3 (3–0–0–3), com partos vaginais normais. Três filhos vivos. Menarca aos 12 anos. Última menstruação há 6 meses. Psiquiátrica: nenhuma.

Manutenção da saúde: *imunizações:* imunizações adequadas à idade, atualizadas de acordo com a caderneta de vacinação. Testes de rastreamento: último exame de Papanicolaou, 2018, normal. Mamografia, 2019, normal.

História familiar

Pai falecido aos 43 anos em um acidente de trem. Mãe falecida aos 67 anos de acidente vascular cerebral; tinha varizes, cefaleia.
Um irmão, de 61 anos, com hipertensão arterial sistêmica, sem outras comorbidades; um irmão, de 58 anos, que está bem, exceto por artrite leve; uma irmã falecida no primeiro ano de vida por causa desconhecida.

O marido faleceu aos 54 anos, de infarto agudo do miocárdio.

Filha, de 33 anos, com enxaqueca, sem outras queixas; filho, 31 anos, com cefaleia; filho, 27 anos, também.

Sem história familiar de diabetes melito, cardiopatia ou nefropatia, câncer, epilepsia ou transtorno mental.

Histórias pessoal e social

Nasceu e foi criada em Las Cruces (Novo México, EUA), foi designada como sexo feminino ao nascer e atualmente se identifica como mulher. Concluiu o Ensino Médio, casou-se aos 19 anos. Trabalhou como vendedora durante 2 anos, depois mudou-se com o marido para a cidade de Española (Novo México), onde teve três filhos. Voltou a trabalhar como balconista há 15 anos para ajudar nas finanças familiares. Todos os filhos se casaram. Há 4 anos, seu marido morreu repentinamente de infarto agudo do miocárdio, deixando poucas economias. MN se mudou para um pequeno apartamento para ficar perto de sua filha, Isabel.

(continua)

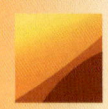

O marido de Isabel, John, é alcoólatra. O apartamento de MN é agora um paraíso para Isabel e seus dois filhos, Kevin, de 6 anos, e Lúcia, de 3 anos. MN se sente responsável por ajudá-los; ela se sente tensa e nervosa, mas nega se sentir deprimida. Ela tem amigos, mas raramente discute problemas familiares: "Eu prefiro mantê-los para mim. Eu não gosto de fofoca." Durante a avaliação FICA (Fé, Importância da espiritualidade, Comunidade espiritual e Intervenções direcionadas para as demandas espirituais), ela relatou ter sido criada como católica, mas que parou de frequentar a igreja após a morte de seu marido. Embora ela afirme que sua fé ainda é importante para ela, agora descreve não ter comunidade de fé ou sistema de apoio espiritual. Ela sente que isso contribuiu para sua ansiedade e concorda em se encontrar com um capelão. Ela acorda tipicamente às 7 h, trabalha das 9 h às 17 h30 e janta sozinha.

Exercício e dieta alimentar. Faz pouco exercício físico. Dieta rica em carboidratos.

Medidas de segurança. Usa cinto de segurança regularmente. Usa protetor solar. Remédios mantidos em um armário de remédios destrancado. Soluções de limpeza em gabinete destravado sob a pia. Revólver armazenado na cômoda destrancada no quarto.

Tabaco. Cerca de 1 maço de cigarros por dia desde os 18 anos (36 anos-maço).

Álcool/drogas. Vinho em raras ocasiões. Nega uso de drogas ilícitas.

História sexual. Pouco interesse por sexo e não é sexualmente ativa. Seu falecido marido foi seu único parceiro sexual. Nunca teve DST. Não consegue se lembrar se já fez testes para DST Sem preocupações sobre a infecção pelo HIV.

Revisão de sistemas

Geral: ganhou 4,5 kg nos últimos 4 anos.

Pele: sem erupções ou outras alterações.

Cabeça, olhos, orelhas, nariz, garganta: ver ***Doença atual. Cabeça:*** nega traumatismo craniano. ***Olhos:*** óculos de leitura há 5 anos, verificados pela última vez há 1 ano. Sem sintomas. ***Orelhas:*** boa audição. Nega tinido, vertigem, infecções. ***Nariz, seios da face:*** nega rinite alérgica e/ou sinusite. ***Garganta (ou boca e faringe):*** nega dor de dente ou sangramento gengival.

Pescoço: sem nodulações, bócio, dor. Sem glândulas edemaciadas.

Mamas: sem nodulações, dor, secreção.

Respiratório: sem tosse, sibilos, dispneia.

Cardiovascular: sem dispneia, ortopneia, dor torácica, palpitações.

Digestório: bom apetite; sem náuseas, vômitos, indigestão. Defeca cerca de 1 vez/dia, no entanto, às vezes elimina fezes duras por 2 a 3 dias quando especialmente tensa; sem diarreia ou sangramento. Sem dor, icterícia, distúrbios da vesícula biliar ou do fígado.

Urinário: sem polaciúria, disúria, hematúria ou dor recente no flanco; extravasamento de urina ocasional ao tossir.

Genital: sem infecções vaginais ou pélvicas. Sem dispareunia.

Vascular periférico: nega flebite ou dor nas pernas.

Musculoesquelético: lombalgia leve, geralmente no final do dia de trabalho; sem irradiação para os membros inferiores; costumava fazer exercícios para as costas, mas não agora; nega dor nas articulações.

Psiquiátrico: sem história pregressa de depressão ou tratamento para transtornos psiquiátricos.

Neurológico: nega desmaios, convulsões, perda motora ou sensorial. Nega problemas de memória.

Hematológico: nega sangramento ou equimoses com microtraumatismo.

Endócrino: sem intolerância conhecida ao calor ou ao frio. Sem poliúria, polidipsia.

Exame físico

Inspeção geral: MN é uma mulher de baixa estatura, com sobrepeso e de meia-idade, que é animada e responde rapidamente às perguntas. O cabelo está bem penteado. Sua cor é boa e ela fica deitada sem desconforto.

Sinais vitais: Altura (sem sapatos) = 1,57 m. Peso (com roupa) = 65 kg. IMC = 26 kg/m². PA (mmHg) = 164/98 mmHg braço direito, em decúbito dorsal; 160/96 braço esquerdo, em decúbito dorsal; 152/88 braço direito, em decúbito dorsal supino com braçadeira grande. Frequência cardíaca (FC) = 88 bpm e regular. Frequência respiratória (FR) = 18 irpm. Temperatura (oral) = 37ºC.

Pele: palmas das mãos frias e úmidas, mas com boa cor. Angiomas rubi espalhados na parte superior do tronco. Não há baqueteamento digital nem cianose.

Cabeça, olhos, orelhas, nariz, garganta: cabelo de textura média. Couro cabeludo sem lesões, normocefálica/atraumática (NC/AT). ***Olhos:*** visão 20/30 em cada olho. Campos visuais cheios de confronto. Conjuntiva rosa; esclera branca. Pupilas de 4 mm que se contraem a 2 mm, redondas, regulares, igualmente reativas à luz. Movimentos extraoculares intactos. Margens de disco bem-definidas, sem hemorragias, exsudatos. Sem estreitamento arteriolar ou compressão A-V. **Orelhas:** o cerume obscurece parcialmente a membrana timpânica (MT) direita; meato acústico esquerdo limpo, MT com bom cone de luz. Acuidade auditiva boa para voz sussurrada. Teste de Weber na linha mediana. Condução aérea > condução óssea. **Nariz:** mucosa rosada, septo centrado. Seios da face indolores à percussão. **Boca:** mucosa oral rosada. Dentição boa. Língua centrada. Amígdalas ausentes. Faringe sem exsudatos.

Pescoço: pescoço flexível. Traqueia centrada. Istmo da tireoide quase impalpável, lobos impalpáveis.

Linfonodos: sem linfonodos cervicais, axilares ou epitrocleares.

Tórax e pulmões: tórax simétrico com boa excursão. Pulmões ressonantes à percussão. A respiração soa vesicular bilateral sem ruídos adventícios. Os diafragmas descem 4 cm bilateralmente.

Cardiovascular: pressão venosa jugular 1 cm acima do ângulo esternal, com a cabeceira da mesa de exame elevada a 30°. Ascensão carotídea vigorosa, sem sopros. *ictus cordis* bem definido e pulsátil, quase palpável no 5º interespaço esquerdo, 8 cm lateral à linha esternal média. B1, B2 audíveis; sem B3 ou B4. Sopro mesossistólico II/VI de tom médio no 2º espaço intercostal direito; não irradia para o pescoço. Sem sopros diastólicos.

Mamas: pendentes, simétricas. Sem massas; mamilos sem secreção.

Abdome: protuberante. Cicatriz bem cicatrizada, quadrante inferior direito. Peristalse intestinal ativa. Sem dor à palpação ou massas. O fígado mede 7 cm na linha hemiclavicular direita; borda lisa, palpável 1 cm abaixo da reborda costal direita (RCD). Baço não é palpado. Não há dor à percussão do ângulo costovertebral (ACV).

Genitália: genitália externa sem lesões. Cistocele leve no introito em esforço.

Mucosa vaginal rósea. Colo do útero róseo, refletindo partos por via vaginal e sem corrimento. Útero anterior, na linha mediana, liso, não aumentado. *Adnexa* impalpáveis devido à obesidade e relaxamento insuficiente. Não sente dor à palpação do colo do útero ou dos *adnexa*. Coletado material para esfregaço de Papanicolaou. Parede retovaginal intacta.

Retal: sem hemorroidas externas, tom esfincteriano tenso, ampola retal sem massas. Fezes de cor marrom, negativas para sangue oculto.

Membros: quentes e sem edema. Panturrilhas livres, indolores á palpação.

Vascular periférico: edema maleolar bilateral (+/4+). Não há varizes nos membros inferiores. Sem pigmentação de estase ou úlceras. Pulsos (2+ = vigoroso ou normal):

	Radial	Femoral	Poplíteo	Artéria pediosa	Tibial posterior
Direita	2+	2+	2+	2+	2+
Esquerda	2+	2+	2+	2+	2+

Musculoesquelético: sem deformidades articulares ou edema na inspeção e na palpação. Boa amplitude de movimento nas mãos, nos punhos, nos cotovelos, nos ombros, na coluna, nos quadris, nos joelhos e nos tornozelos.

Neurológico: Estado mental: alerta e cooperativa. Os processos de pensamento são coerentes e a compreensão é boa. Orientada em relação a pessoa, lugar e tempo. *Nervos cranianos:* II a XII intactos. *Motor:* volume e tônus musculares bons. *Força:* 5/5 bilateralmente nos músculos deltoides, bíceps braquiais, tríceps braquiais, iliopsoas, isquiotibiais, quadríceps femorais, tibiais anteriores e gastrocnêmios. Teste de força da preensão manual 5/5 bilateralmente. *Cerebelar:* movimentos alternados rápidos (MAR) e movimentos ponto a ponto intactos. Marcha estável, fluida. *Sensorial:* picada, toque leve, propriocepção, percepção vibratória e estereognosia intactos. Romberg negativo. *Reflexos:*

(continua)

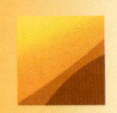

Avaliação e plano

MN é uma vendedora de 54 anos com enxaqueca desde a infância, que se apresenta com cefaleias pulsáteis progressivas e intermitentes crônicas, que são de natureza semelhante a episódios anteriores e provocadas por estressores da vida atual. Os episódios de cefaleia são acompanhados por náuseas e vômitos. No exame físico, a pressão arterial estava elevada, mas o exame cardiovascular era normal e não havia sinais focais no exame neurológico.

1. **Cefaleia:**
   O diagnóstico diferencial inclui o seguinte.
   a. Enxaqueca é mais provável, porque a paciente tem história pregressa de enxaqueca e descreve os episódios atuais de cefaleia como de caráter semelhante. O caráter pulsátil, a duração entre 4 e 72 horas, a ocorrência de náuseas e vômitos associados e a intensidade (incapacitante) apoiam esse diagnóstico, assim como o exame neurológico normal.
   b. A cefaleia tensional também é uma possibilidade, uma vez que as cefaleias são bilaterais, o que é menos comum na enxaqueca. Mulher de 54 anos com enxaqueca desde a infância, com padrão vascular latejante e náuseas e vômitos frequentes. Os episódios de cefaleia estão associadas ao estresse e são aliviados por sono e compressas frias. Não há papiledema nem déficits motores ou sensoriais no exame neurológico.
   c. Outras condições perigosas são menos prováveis. Não há febre, rigidez de nuca nem achados focais sugestivos de meningite, e o padrão recorrente ao longo da vida torna improvável a hemorragia subaracnóidea (geralmente descrita como "a pior dor de cabeça da minha vida"). Exames neurológico e fundoscópico normais também tornam menos provável uma lesão expansiva, como um tumor.

   Plano:
   - Discutir as características da enxaqueca *versus* cefaleia tensional com a paciente. Discutir também os sinais de alerta que levariam a uma reavaliação urgente
   - Discutir o *biofeedback* e o manejo do estresse
   - Aconselhar a paciente a evitar cafeína, incluindo café, refrigerantes e outras bebidas gaseificadas
   - Iniciar anti-inflamatórios não esteroides (AINE) para cefaleia, caso necessário
   - Se necessária próxima consulta, iniciar medicação profilática se os episódios de cefaleia ocorrerem mais de 2 dias por semana ou 8 dias por mês

2. **Pressão arterial elevada:** foram aferidos níveis elevados de pressão arterial, tanto sistólica quanto diastólica. A paciente nega dor torácica e dispneia e não está sintomática no momento da entrevista, tornando improvável uma urgência hipertensiva.
   Plano:
   - Discutir os padrões de avaliação da pressão arterial
   - Verificar a hemoglobina glicada (HbA1C) para avaliar se há diabetes melito, o que modificaria a pressão arterial-alvo
   - Verificar novamente a pressão arterial em 2 semanas
   - Discutir a redução de peso e os programas de exercícios (consulte o item 4)
   - Reduzir a ingestão de sal

3. **Cistocele com incontinência de esforço ocasional:** cistocele no exame pélvico, provavelmente relacionada ao relaxamento da bexiga. A paciente está na perimenopausa (climatério). Incontinência relatada com tosse, sugerindo alteração na anatomia do colo da bexiga. Sem disúria, febre, dor no flanco. Não faz uso de medicamento que contribua para a incontinência urinária. Geralmente há extravasamento de pequenos volumes de urina, sem gotejamento, portanto, é improvável incontinência de urgência ou transbordamento.
   Plano:
   - Explicar a causa da incontinência de esforço
   - Revisar o exame de urina
   - Recomendar exercícios de Kegel
   - Considerar prescrição de creme vaginal de estrogênio na próxima consulta, se não houver melhora

4. **Sobrepeso:** paciente tem 1,57 m, pesa 65 kg. O IMC é ~26
   Plano:
   - Explorar história nutricional, pedindo à paciente para manter um diário de ingestão de alimentos
   - Explorar a motivação para perder peso, estabelecendo uma meta para perda ponderal na próxima visita
   - Agendar uma consulta com nutricionista
   - Discutir o programa de exercícios, especificamente caminhar 30 minutos na maioria dos dias da semana

5. **Estresse e insegurança habitacional:** genro alcoólatra; filha e netos buscando refúgio no apartamento da paciente, levando a tensões nesses relacionamentos. A paciente também tem restrições financeiras e descreve constrangimento espiritual com falta de apoio social e espiritual. Estresse atualmente situacional. Nenhuma evidência atual de depressão (PHQ2 = 0).

Plano:
- Explorar as opiniões da paciente sobre estratégias para lidar com o estresse
- Explorar fontes de apoio, incluindo Alcoólicos Anônimos (AA) para a filha e aconselhamento financeiro para a paciente. Encaminhar para o serviço social e discutir em reunião de equipe interdisciplinar
- Consultar um líder religioso para discutir os sistemas de apoio espiritual
- Continuar monitorando possíveis sinais de depressão

6. **Ocasionalmente, dor lombar de origem musculoesquelética:** geralmente ocorre após ficar em posição ortostática por período prolongado. Sem história pregressa de traumatismo ou acidente com veículo motorizado. A dor não irradia; a paciente não apresenta dor à palpação nem déficits sensorimotores no exame. Improvável compressão de disco intervertebral ou de raiz nervosa, bursite trocantérica, sacroiliíte.
   Plano:
   - Rever os benefícios da perda ponderal e exercícios para fortalecer os músculos da região lombar.

7. **Tabagismo:** 1 maço por dia durante 36 anos. Nenhum sinal de câncer bucal no exame de hoje. Fase pré-contemplativa para abandono do tabagismo em um cenário de múltiplos estressores e agravamento progressivo de cefaleia.
   Plano:
   - Verificar o pico de fluxo ou VEF_1/CVF na espirometria do consultório à procura de doença pulmonar obstrutiva
   - Discutir TC de baixa dosagem para rastreamento de câncer de pulmão
   - Fase pré-contemplativa nesse ponto, mas oferecer apoio contínuo no futuro caso ela mude de ideia, e fornecer informações sobre terapia de reposição de nicotina e medicamentos orais para revisão. Esse tópico pode ser revisto após melhora dos estressores da vida e alívio da cefaleia

8. **Sopro:** um sopro mesossistólico II/IV foi auscultado no exame físico. Dada a sua localização na posição aórtica e a idade da paciente, mais provavelmente representa esclerose ou estenose aórtica. A paciente não apresenta dispneia, dor torácica nem síncope sugestivas de estenose aórtica grave. Monitorar os sinais/sintomas e aventar a solicitação de ecocardiograma transtorácico se o sopro mudar de intensidade ou se a paciente desenvolver algum sinal/sintoma.

9. **Manutenção da saúde:** último exame de Papanicolaou ouem 2018; mamografia, 2019; nunca fez colonoscopia.
   Plano:
   - Encaminhar para colonoscopia, prescrever medicamentos de preparação e explicar o uso. Fornecer instruções usando a técnica de *teach-back*
   - Encaminhar ao dentista para rastreamento do câncer oral devido ao tabagismo
   - Aconselhar a paciente a realocar medicamentos e agentes de limpeza cáusticos para o gabinete trancado acima da altura dos ombros. Incentivar a paciente a armazenar a arma em local seguro e trancado, descarregada, com a trava do gatilho, e a armazenar a munição em um local trancado separado

REFERÊNCIAS BIBLIOGRÁFICAS

1. Athreya BH. *Handbook of Clinical Skills: A Practical Manual.* New Jersey: World Scientific; 2010.

2. Students TFotCSEoM. Recommendations for Clinical Skills Curricula for Undergraduate Medical Education. Association of American Medical Colleges. Available at https://members.aamc.org/eweb/upload/Recommendations%20for%20Clinical%20Skills%20Curricula%202005.pdf. Published 2005. Updated November 2005. Accessed March 29, 2019.

3. Fortin AV, Dwamena FC, Frankel RM, Smith RC. *Smith's Patient-Centered Interviewing: An Evidence-Based Method*; 2012.

4. Smith RC. An evidence-based infrastructure for patient-centered interviewing. In: Frankel RM, Quill TE, McDaniel SH, eds. The Biopsychosocial Approach: Past, Present, and Future. Rochester, NY: University of Rochester Press; 2003:148.

5. Kleinman A, Eisenberg L, Good B. Culture, illness, and care: clinical lessons from anthropologic and cross-cultural research. *Ann Intern Med.* 1978;88:251–258.

6. Mauksch L, Farber S, Greer HT. Design, dissemination, and evaluation of an advanced communication elective at seven U.S. medical schools. *Acad Med.* 2013;88:843–851.

7. Haidet P, Paterniti DA. "Building" a history rather than "taking" one: a perspective on information sharing during the medical interview. *Arch Intern Med.* 2003;163:1134–1140.

8. Stewart M. Patient-Centered Medicine: Transforming the Clinical Method. Abingdon, U.K.: Radcliffe Medical Press; 2003. Print.

9. Atlas SJ, Grant RW, Ferris TG, et al. Patient-physician connectedness and quality of primary care. *Ann Intern Med.* 2009;150:325–335.

10. Kurtz S, Silverman J, Benson J, et al. Marrying content and process in clinical method teaching: enhancing the Calgary-Cambridge guides. *Acad Med.* 2003;78(8):802–809.

11. Kurtz SM, Silverman J, Draper J, et al. *Teaching and Learning Communication Skills in Medicine*. Abingdon, Oxon, UK: Radcliffe Medical Press; 1998.

12. Kurtz SM, Silverman JD. The Calgary-Cambridge Referenced Observation Guides: an aid to defining the curriculum and organizing the teaching in communication training programmes. *Med Educ.* 1996;30(2):83–89.

13. Poel Kvd, Vanagt E, Schrimpf U, et al. *Communication Skills for Foreign and Mobile Medical Professionals*. Heidelberg; New York: Springer; 2013.

14. de Haes H, Bensing J. Endpoints in medical communication research, proposing a framework of functions and outcomes. *Patient Educ Couns.* 2009;74(3):287–294.

15. Tomsik PE, Witt AM, Raddock ML, et al. How well do physician and patient visit priorities align? *J Fam Pract.* 2014;63:E8–E13.

16. Suchman AL, Matthews DA. What makes the patient-doctor relationship therapeutic? Exploring the connexional dimension of medical care. *Ann Intern Med.* 1988;108:125–130.

17. Matthews DA, Suchman AL, Branch WT. Making "connexions": enhancing the therapeutic potential of patient-clinician relationships. *Ann Intern Med.* 1993;118:973–977.

18. Larson EB, Yao X. Clinical empathy as emotional labor in the patient-physician relationship. *JAMA.* 2005;293:1100–1106.

19. Krasner MS, Epstein RM, Beckman H, et al. Association of an educational program in mindful communication with burnout, empathy, and attitudes among primary care physicians. *JAMA.* 2009;302:1284–1293.

20. Deutsch MB, Buchholz D. Electronic health records and transgender patients—practical recommendations for the collection of gender identity data. *J Gen Intern Med.* 2015; 30(6):843–847.

21. Makoul G, Zick A, Green M. An evidence-based perspective on greetings in medical encounters. *Arch Intern Med.* 2007;167:1172–1176.

22. Meiri N, Ankri A, Hamad-Saied M, et al. The effect of medical clowning on reducing pain, crying, and anxiety in children aged 2–10 years old undergoing venous blood drawing—a randomized controlled study. *Eur J Pediatr.* 2016;175(3):373–379.

23. Meiri N, Ankri A, Ziadan F, et al. Assistance of medical clowns improves the physical examinations of children aged 2–6 years. *Isr Med Assoc J.* 2017;19(12):786–791.

24. Damm L, Leiss U, Habeler U, et al. Improving care through better communication: understanding the benefits. *J Pediatr.* 2015;166(5):1327–1328.

25. Drutz JE. The Pediatric Physical Examination: General Principles and Standard Measurements. UpToDate. Available at www.uptodate.com/contents/the-pediatric-physical-examination-general-principles-and-standard-measurements?search=pediatric%2Bphysical%2Bexam&source=search_result&selectedTitle=1~150&usage_type=default&display_rank=1. Published 2019.

26. Berlan ED, Bravender T. Confidentiality, consent, and caring for the adolescent patient. *Curr Opin Pediatr.* 2009;21(4):450–456.

27. Gilbert AL, Rickert VI, Aalsma MC. Clinical conversations about health: the impact of confidentiality in preventive adolescent care. *J Adolesc Health.* 2014;55(5):672–677.

28. Lewis Gilbert A, McCord AL, Ouyang F, et al. Characteristics associated with confidential consultation for adolescents in primary care. *J Pediatr.* 2018;199:79–84.e1.

29. World Health Organization. World Bank. *World Report on Disability*. Geneva, Switzerland: World Health Organization; 2011.

30. Kraus L, Lauer E, Coleman R, et al. *2017 Disability Statistics Annual Report*. Durham, NH: University of New Hampshire; 2018.

31. Friedman MR, Dodge B, Schick V, et al. From bias to bisexual health disparities: attitudes toward bisexual men and women in the United States. *LGBT Health.* 2014;1(4):309–318.

32. Polek CA, Hardie TL, Crowley EM. Lesbians' disclosure of sexual orientation and satisfaction with care. *J Transcult Nurs.* 2008;19(3):243–249.

33. Durso LE, Meyer IH. Patterns and predictors of disclosure of sexual orientation to healthcare providers among lesbians, gay men, and bisexuals. *Sex Res Social Policy.* 2013;10(1):35–42.

34. Strutz KL, Herring AH, Halpern CT. Health disparities among young adult sexual minorities in the U.S. *Am J Prev Med.* 2015;48(1):76–88.

35. Ward BW, Dahlhamer JM, Galinsky AM, et al. Sexual orientation and health among U.S. adults: national health interview survey, 2013. *Natl Health Stat Reports.* 2014;(77):1–10.

36. Gates GJ. Demographics and LGBT health. *J Health Soc Behav.* 2013;54(1):72–74.

37. Ahmad F, Hogg-Johnson S, Stewart DE, et al. Computer-assisted screening for intimate partner violence and control: a randomized trial. *Ann Intern Med*. 2009;151:93–102.
38. Bureau USC. Same sex couples. 2013. U.S. Census Bureau. Available at https://www.census.gov/topics/families/same-sex-couples.html. Published 2013. Accessed March 29, 2019.
39. Institute of Medicine (U.S.). Committee on Lesbian Gay Bisexual and Transgender Health Issues and Research Gaps and Opportunities. *The Health of Lesbian, Gay, Bisexual, and Transgender People: Building a Foundation for Better Understanding*. Washington, DC: National Academies Press; 2011.
40. Tomczyk S, Bennett NM, Stoecker C, et al. Use of 13-valent pneumococcal conjugate vaccine and 23-valent pneumococcal polysaccharide vaccine among adults aged >/ = 65 years: recommendations of the Advisory Committee on Immunization Practices (ACIP). *MMWR Morb Mortal Wkly Rep*. 2014;63(37):822–825.
41. Prevention CfDCa. Lesbian and bisexual women. Centers for Disease Control and Prevention. Available at http://www.cdc.gov/lgbthealth/women.htm. Published 2014. Updated March 25, 2014. Accessed March 29, 2019.
42. James SE, Herman JL, Rankin S, et al. *The Report of the 2015 U.S. Transgender Survey*. Washington, DC: National Center for Transgender Equality; 2016.
43. Ventres W, Kooienga S, Vuckovic N, et al. Physicians, patients, and the electronic health record: an ethnographic analysis. *Ann Fam Med*. 2006;4:124–131.
44. Beckman HB, Frankel RM. The effect of physician behavior on the collection of data. *Ann Intern Med*. 1984;101: 692–696.
45. Jackson JL, Passamonti M, Kroenke K. Outcome and impact of mental disorders in primary care at 5 years. *Psychosom Med*. 2007;69:270–276.
46. Lang F, Floyd MR, Beine KL. Clues to patients' explanations and concerns about their illnesses. A call for active listening. *Arch Fam Med*. 2000;9:222–227.
47. Communication: what do patients want and need? *J Oncol Pract*. 2008;4:249–253.
48. Pollak KI, Arnold RM, Jeffreys AS, et al. Oncologist communication about emotion during visits with patients with advanced cancer. *J Clin Oncol*. 2007;25:5748–5752.
49. Behforouz HL, Drain PK, Rhatigan JJ. Rethinking the social history. *N Engl J Med*. 2014;371:1277–1279.
50. Robbins JA, Bertakis KD, Helms LJ, et al. The influence of physician practice behaviors on patient satisfaction. *Fam Med*. 1993;25(1):17–20.
51. Quality AfHRa. Use the teach-back method: Tool #5. Available at https://www-ahrq-gov.eresources.mssm.edu/professionals/quality-patient-safety/quality-resources/tools/literacy-toolkit/healthlittoolkit2-tool5.html. Published 2015. Updated February 2015. Accessed March 30, 2019.
52. Kripalani S, Jackson AT, Schnipper JL, et al. Promoting effective transitions of care at hospital discharge: a review of key issues for hospitalists. *J Hosp Med*. 2007;2:314–323.
53. Kemp EC, Floyd MR, McCord-Duncan E, et al. Patients prefer the method of "tell back-collaborative inquiry" to assess understanding of medical information. *J Am Board Fam Med*. 2008;21:24–30.
54. Barry MJ, Edgman-Levitan S. Shared decision making—pinnacle of patient-centered care. *N Engl J Med*. 2012;366: 780–781.
55. Elwyn G, Frosch D, Thomson R, et al. Shared decision making: a model for clinical practice. *J Gen Intern Med*. 2012;27:1361–1367.
56. Epstein RM. Mindful practice. *JAMA*. 1999;282:833–839.
57. Beach MC, Roter D, Korthuis PT, et al. A multicenter study of physician mindfulness and health care quality. *Ann Fam Med*. 2013;11:421–428.
58. Care CoUaERaEDiH. *Unequal Treatment: Confronting Racial and Ethnic Disparities in Health Care*; 2003.
59. Quality AfHRa. *2013 National Healthcare Disparities Report*. U.S. Department of Health and Human Services.
60. Lucyk K, McLaren L. Taking stock of the social determinants of health: A scoping review. *PLoS One*. 2017;12(5): e0177306.
61. Wilkinson RaM, Michael M. *The Solid Facts: Social Determinants of Health*. Copenhagen: Centre for Urban Health, World Health Organization; 2003.
62. Andermann A; CLEAR Collaboration. Taking action on the social determinants of health in clinical practice: a framework for health professionals. *CMAJ*. 2016;188(17–18):E474–E483.
63. FitzGerald C, Hurst S. Implicit bias in healthcare professionals: a systematic review. *BMC Med Ethics*. 2017;18(1):19.
64. United States. Congress. House, Committee on Government Reform. Subcommittee on Criminal Justice Drug Policy and Human Resources. *Racial disparities in health care: confronting unequal treatment: hearing before the Subcommittee on Criminal Justice, Drug Policy, and Human Resources of the Committee on Government Reform, House of Representatives, One Hundred Seventh Congress, second session, May 21, 2002*. Washington: U.S. G.P.O.: For sale by the Supt. of Docs., U.S. G.P.O. Congressional Sales Office; 2003.
65. Chapman EN, Kaatz A, Carnes M. Physicians and implicit bias: how doctors may unwittingly perpetuate health care disparities. *J Gen Intern Med*. 2013;28(11):1504–1510.
66. Gordon HS, Street RL Jr., Sharf BF, et al. Racial differences in doctors' information-giving and patients' participation. *Cancer*. 2006;107(6):1313–1320.
67. Penner LA, Blair IV, Albrecht TL, et al. Reducing racial health care disparities: a social psychological analysis. *Policy Insights Behav Brain Sci*. 2014;1(1):204–212.
68. Burgess DJ, Fu SS, van Ryn M. Why do providers contribute to disparities and what can be done about it? *J Gen Intern Med*. 2004;19(11):1154–1159.
69. Stone J, Moskowitz GB. Non-conscious bias in medical decision making: what can be done to reduce it? *Med Educ*. 2011;45(8):768–776.
70. van Ryn M, Burgess DJ, Dovidio JF, et al. The impact of racism on clinician cognition, behavior, and clinical decision making. *Du Bois Rev*. 2011;8(1):199–218.
71. Tervalon M, Murray-Garcia J. Cultural humility versus cultural competence: a critical distinction in defining physician training outcomes in multicultural education. *J Health Care Poor Underserved*. 1998;9(2):117–125.
72. Tervalon M. Components of culture in health for medical students' education. *Acad Med*. 2003;78:570–576.
73. Like RC. Educating clinicians about cultural competence and disparities in health and health care. *J Contin Educ Health Prof*. 2011;31:196–206.
74. Boutin-Foster C, Foster JC, Konopasek L. Viewpoint: physician, know thyself: the professional culture of medicine as a framework for teaching cultural competence. *Acad Med*. 2008;83:106–111.
75. Teal CR, Street RL. Critical elements of culturally competent communication in the medical encounter: a review and model. *Soc Sci Med*. 2009;68:533–543.
76. Smith WR, Betancourt JR, Wynia MK, et al. Recommendations for teaching about racial and ethnic disparities in health and health care. *Ann Intern Med*. 2007;147:654–665.

77. National Center for Cultural Competence (NCCC), Georgetown University Center for Child and Human Development (GUCCHD). Embedding Cultural Diversity and Cultural and Linguistic Competence: A Guide for UCEDD Curricula and Training Activities. Available at: http://uceddclctraining.org/. Accessed March 1, 2020.

78. Juarez JA, Marvel K, Brezinski KL, et al. Bridging the gap: a curriculum to teach residents cultural humility. *Fam Med*. 2006;38:97–102.

79. Labib MA, Abou-Al-Shaar H, Cavallo C. Minimally invasive cranial neurosurgery in the 21st century. *J Neurosurg Sci*. 2018;62(6):615–616.

80. Jacobs EA, Rolle I, Ferrans CE, et al. Understanding African Americans' views of the trustworthiness of physicians. *J Gen Intern Med*. 2006;21:642–647.

81. Masters C, Robinson D, Faulkner S, et al. Addressing biases in patient care with the 5rs of cultural humility, a clinician coaching tool. *J Gen Intern Med*. 2019;34(4):627–630.

82. Puchalski C, Ferrell B, Virani R, et al. Improving the quality of spiritual care as a dimension of palliative care: the report of the Consensus Conference. *J Palliat Med*. 2009;12(10):885–904.

83. Whitley R. Religious competence as cultural competence. *Transcult Psychiatry*. 2012;49(2):245–260.

84. Pew Research Center. More Americans now say they're spiritual but not religious. Available at https://www.pewresearch.org/fact-tank/2017/09/06/more-americans-now-say-theyre-spiritual-but-not-religious/. Published 2017, September 06. Accessed.

85. Oppenheimer M. When Some Turn to Church, Others Go to CrossFit. *The New York Times*. 2015, November 27.

86. Pew Research Center. Religious landscape study. Available at https://www.pewforum.org/religious-landscape-study/. Published 2019.

87. Idler EL. *Religion as a Social Determinant of Public Health*. Oxford University Press; 2014.

88. Fraser GE, Shavlik DJ. Ten years of life: is it a matter of choice? *Arch Intern Med*. 2001;161(13):1645–1652.

89. Pargament KI, Koenig HG, Tarakeshwar N, et al. Religious struggle as a predictor of mortality among medically ill elderly patients: A 2-year longitudinal study. *Arch Intern Med*. 2001;161(15):1881–1885.

90. Puchalski C, Romer AL. Taking a spiritual history allows clinicians to understand patients more fully. *J Palliat Med*. 2000;3(1):129–137.

91. Exline JJ, Rose E. Religious and spiritual struggles. *Handbook of the Psychology of Religion and Spirituality*. 2005;2: 380–398.

92. Fitchett G, Risk JL. Screening for spiritual struggle. *J Pastoral Care Counsel*. 2009;63(1–2):4–1–12.

93. Appelbaum PS. Clinical practice. Assessment of patients' competence to consent to treatment. *N Engl J Med*. 2007;357(18):1834–1840.

94. Baker R, McCullough LB. What is the history of medical ethics? In: Baker R, McCullough LB, eds. *The Cambridge World History of Medical Ethics*. New York: Cambridge University Press; 2009:3–15.

95. McCullough LB. Contributions of ethical theory to pediatric ethics: pediatricians and parents as co-fiduciaries of pediatric patients. In: Miller G, ed. *Pediatric Bioethics*. New York: Cambridge University Press; 2010: 11–21.

96. Mary E. Schloendorff v. The Society of the New York Hospital. In: Appeals NYCO, ed. 105 N.E. 92, 211 N.Y. 1251914.

97. White BD, Shelton WN, Rivais CJ. Were the "pioneer" clinical ethics consultants "outsiders"? For them, was "critical distance" that critical? *Am J Bioeth*. 2018;18(6):34–44.

98. Fox RC, Swazey JP. *Observing Bioethics*. New York: Oxford University Press; 2008.

99. Baker R. *Before Bioethics: A History of American Medical Ethics from the Colonial Period to the Bioethics Revolution*. New York: Oxford University Press; 2013.

100. Jonsen AR. *The Birth of Bioethics*. New York: Oxford University Press; 1998.

101. Sessums LL, Zembrzuska H, Jackson JL. Does this patient have medical decision-making capacity? *JAMA*. 2011;306: 420–427.

102. Joint Centre for Bioethics—Aid To Capacity Evaluation (ACE). Available at http://www.utoronto.ca/jcb/disclaimers/ace.htm. Accessed March 1, 2020.

103. Force ACCUT. Core competencies for healthcare ethics consultation. *American Society for Bioethics and Humanities Glenview, IL*; 2011.

104. Shamoo AE, Resnik DB. *Responsible Conduct of Research*. 2nd ed. New York: Oxford University Press; 2009.

105. DeLamater JD, Myers DJ. *Social Psychology*. 7th ed. Belmont, CA: Wadsworth Cengage Learning; 2010.

106. Monteiro SM, Norman G. Diagnostic reasoning: where we've been, where we're going. *Teach Learn Med*. 2013;25 Suppl 1:S26–S32.

107. Ely JW, Graber ML, Croskerry P. Checklists to reduce diagnostic errors. *Acad Med*. 2011;86(3):307–313.

108. Reilly JB, Ogdie AR, Von Feldt JM, et al. Teaching about how doctors think: a longitudinal curriculum in cognitive bias and diagnostic error for residents. *BMJ Qual Saf*. 2013;22(12):1044–1050.

109. Dubeau CE, Voytovich AE, Rippey RM. Premature conclusions in the diagnosis of iron-deficiency anemia: cause and effect. *Med Decis Making*. 1986;6(3):169–173.

110. Kuhn GJ. Diagnostic errors. *Acad Emerg Med*. 2002; 9(7):740–750.

111. Graber ML, Franklin N, Gordon R. Diagnostic error in internal medicine. *Arch Intern Med*. 2005;165(13):1493–1499.

112. Redelmeier DA. Improving patient care. The cognitive psychology of missed diagnoses. *Ann Intern Med*. 2005;142(2):115–120.

113. Berner ES, Graber ML. Overconfidence as a cause of diagnostic error in medicine. *Am J Med*. 2008;121(5 Suppl): S2–S23.

114. Newman-Toker DE, Pronovost PJ. Diagnostic errors—the next frontier for patient safety. *JAMA*. 2009;301(10):1060–1062.

115. Nurses NAoS. Electronic health records: An essential tool in keeping students healthy (Position Statement). Available at https://www.nasn.org/advocacy/professional- practice-documents/position-statements/ps-electronic- health-records. Published 2019. Accessed April 3, 2019.

116. Shachak A, Reis S. The impact of electronic medical records on patient-doctor communication during consultation: a narrative literature review. *J Eval Clin Pract*. 2009;15(4):641–649.

117. Heiman HL, Rasminsky S, Bierman JA, et al. Medical students' observations, practices, and attitudes regarding electronic health record documentation. *Teach Learn Med*. 2014; 26(1):49–55.

118. Hammoud MM, Dalymple JL, Christner JG, et al. Medical student documentation in electronic health records: a collaborative statement from the Alliance for Clinical Education. *Teach Learn Med*. 2012;24(3):257–266.

Entrevista, Comunicação e Habilidades Interpessoais

Você pode ter muitos motivos para escolher entrar nas profissões da saúde, mas construir relacionamentos efetivos e curativos é, sem dúvida, primordial.[1] Este capítulo descreve as técnicas fundamentais da entrevista terapêutica, habilidades atemporais que você deve aperfeiçoar continuamente ao cuidar dos pacientes. Essas habilidades demandam prática e *feedback* de seus professores para que você possa monitorar seu progresso. Com o tempo, você aprenderá a selecionar as técnicas mais adequadas às dinâmicas em constante mudança do comportamento humano nos relacionamentos com os pacientes.

Conforme discutido no Capítulo 1, o *processo da entrevista* durante uma consulta clínica é mais do que uma série de perguntas – requer sensibilidade bastante refinada aos sentimentos e às pistas comportamentais do paciente (Figura 2.1). Esse processo aborda e aprofunda a história de um paciente, que é fluida, e baseia-se em várias habilidades relacionais para responder efetivamente aos indícios, aos sentimentos e às preocupações do paciente.[2]

O capítulo anterior também enfatizou que as habilidades exigidas durante esse processo são bastante diferentes do *formato da anamnese*. O formato da anamnese fornece uma estrutura essencial para organizar o relato do paciente em diversas categorias como história da doença atual (HDA), história patológica pregressa (HPP) e história familiar. O processo da entrevista e o formato da anamnese têm finalidades distintas, mas complementares. Lembre-se dessas diferenças ao aprender as técnicas de entrevista qualificada neste capítulo.

Ver o formato da anamnese no Capítulo 3, *Anamnese*.

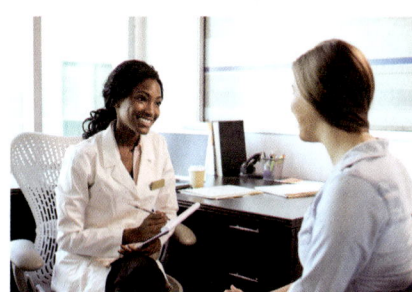

Figura 2.1 O processo de entrevista emprega habilidades de comunicação efetivas. (Usada com permissão de Shutterstock. By Monkey Business Images.)

Conteúdo do capítulo

- Técnicas de entrevista qualificadas
- Comunicação verbal apropriada
  - Uso de linguagem não estigmatizante
- Comunicação não verbal apropriada
- Outras considerações importantes
  - Abordagem de tópicos sensíveis
  - Termo de consentimento livre e esclarecido
  - Trabalho com intérpretes médicos
  - Diretivas antecipadas de vontade[a]
  - Divulgação de notícias sérias
  - Entrevista motivacional
  - Comunicação interprofissional
- Situações e comportamentos desafiadores dos pacientes
- Foco no paciente em ambientes clínicos computadorizados
- Aprendizagem das habilidades de comunicação com pacientes padronizados

[a]N.R.T.: No Brasil ver a Resolução nº 2.232, de 17 de julho de 2019, que estabelece normas éticas para a recusa terapêutica por pacientes e objeção de consciência na relação médico-paciente (ver https://www.in.gov.br/en/web/dou/-/resolucao-n-2.232-de-17-de-julho-de-2019-216318370).

FUNDAMENTOS DA ENTREVISTA HABILITADA

Você deve se lembrar que a consulta clínica tem uma estrutura e uma sequência a serem seguidas: *início da sessão*, *coleta de informações*, *exame físico*, *explicação e planejamento* e *encerramento da sessão*.[3-5] Nesta seção, destacaremos a comunicação global e as técnicas interpessoais que podem ser utilizadas em todos os estágios da consulta clínica (Boxe 2.1).

Ver Capítulo 1, *Abordagem à Consulta Clínica*, para a discussão da estrutura da consulta clínica.

Escuta ativa ou atenta

A *escuta ativa* ou *escuta atenta* está no cerne da entrevista do paciente. Ela envolve uma série de habilidades diferentes e específicas, que ajudam a facilitar, direcionar e estruturar sua interação com o paciente. Significa atender cuidadosamente ao que o paciente está comunicando, conectando-se ao estado emocional do paciente e usando habilidades verbais e não verbais para encorajar o paciente a expandir seus sentimentos e suas preocupações.

A escuta ativa permite que você se relacione com essas preocupações em vários níveis da experiência do paciente.[6] Mas isso requer prática. É fácil cair no pensamento sobre sua próxima pergunta ou sobre possíveis diagnósticos e perder a concentração na história do paciente. Concentre-se no que ele está lhe dizendo, verbal e não verbalmente. Às vezes, a linguagem corporal de uma pessoa conta uma história diferente de suas palavras.

Questionamento orientado

Existem várias maneiras de se obter mais informações sem alterar o fluxo da história do paciente. Seu objetivo é facilitar a comunicação completa, nas palavras do próprio paciente, sem interrupção. Perguntas direcionadas mostram seu constante interesse nos sentimentos e nas revelações mais profundas do paciente (Boxe 2.2),[7] e o ajuda a evitar perguntas pré-estruturadas ou que bloqueiam as respostas do paciente. Uma série de perguntas "sim-não" faz com que o paciente se sinta mais limitado e passivo, levando a uma perda significativa de detalhes. Em vez disso, use questionamentos orientados para assimilar a história completa do paciente.

Mude de perguntas abertas para perguntas objetivas. Suas perguntas devem fluir do geral para o específico. Pense em um cone – abra na parte superior e, em seguida, vá afunilando até um ponto focal (Figura 2.2). Comece com as perguntas mais gerais, como "O que o traz aqui hoje?" ou "Como posso ajudá-lo?" Em seguida, siga para perguntas ainda abertas, porém mais objetivas, como "Você

Boxe 2.1 Técnicas de entrevista qualificadas

- Escuta ativa ou atenta
- Questionamento orientado
- Respostas empáticas
- Resumo
- Transições
- Parceria
- Validação
- Capacitação do paciente
- Tranquilidade
- Comunicação verbal apropriada
- Comunicação não verbal apropriada

Boxe 2.2 Técnicas de questionamento orientado

- Mude de perguntas abertas para perguntas objetivas
- Use questionamentos que geram uma resposta gradativa
- Faça uma série de perguntas, uma de cada vez
- Ofereça várias opções de respostas
- Esclareça o que o paciente quer dizer
- Encoraje-o com continuadores
- Use eco/repetição

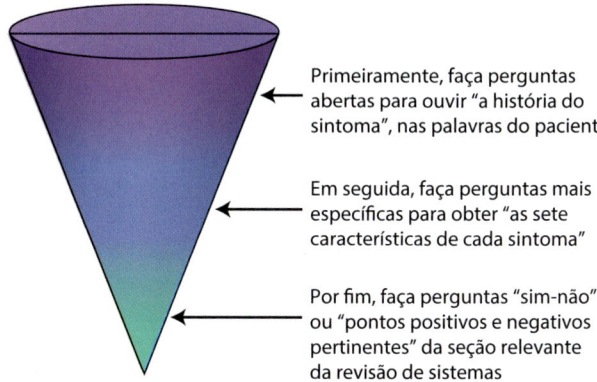

Primeiramente, faça perguntas abertas para ouvir "a história do sintoma", nas palavras do paciente

Em seguida, faça perguntas mais específicas para obter "as sete características de cada sintoma"

Por fim, faça perguntas "sim-não" ou "pontos positivos e negativos pertinentes" da seção relevante da revisão de sistemas

Figura 2.2 Questionamento orientado de perguntas abertas a perguntas mais objetivas.

pode me contar mais sobre o que aconteceu quando você tomou o remédio?" Em seguida, faça perguntas fechadas, como "O novo medicamento lhe causou algum problema?"

Comece com uma pergunta verdadeiramente aberta, que não pressuponha uma resposta. Uma possível sequência pode ser:

– "Conte-me sobre o seu desconforto no peito." (Pausa)
– "O que mais?" (Pausa)
– "Onde você sentiu isso?" (Pausa) "Mostre-me."
– "Em algum outro lugar?" (Pausa) "Ele irradiou para algum lugar?" (Pausa) "Para qual braço?"

Evite *perguntas dirigidas* que já contenham uma resposta ou sugestão de resposta, como: "Sua dor está melhorando?" ou "Você não tem sangue nas fezes, tem?" Se você perguntar "A sua dor é como uma pressão?" e o paciente responder sim, a resposta do paciente é truncada/limitada em vez de incluir detalhes sobre o que ele experimentou. Adote questionamentos mais neutros, como: "Por favor, descreva sua dor".

Questione de modo a obter uma resposta gradativa. Faça perguntas que exijam uma resposta mais completa em vez de apenas sim ou não. "Quantos degraus você consegue subir antes de ficar sem fôlego?" é melhor do que "Você fica com falta de ar ao subir escadas?"

Faça uma série de perguntas, uma de cada vez. Certifique-se de fazer uma pergunta de cada vez. "Há caso de tuberculose, diabetes, asma, doença cardíaca ou hipertensão na família?" pode induzir a um "não" por confundir o paciente. Experimente, por exemplo, "Você tem algum dos seguintes problemas?" Certifique-se de fazer uma pausa e estabelecer contato visual ao listar cada problema.

Ofereça várias opções de respostas. Às vezes, os pacientes precisam de ajuda para descrever seus sintomas. Para minimizar o preconceito, ofereça respostas de múltipla escolha: "Qual das palavras a seguir descreve melhor sua dor: dolorida, aguda, pressionando, queimando, intensa ou outra coisa?" Quase qualquer pergunta específica pode contrastar duas respostas possíveis. "Sua tosse tem catarro ou está seca?"

Esclareça o que o paciente quer dizer. Às vezes, a história do paciente é difícil de entender. É melhor reconhecer a confusão do que agir como se a história fizesse sentido. Para entender o que o paciente está dizendo, solicite esclarecimentos como: "Diga-me exatamente o que você quer dizer com gripe." ou "Você disse que estava se comportando exatamente como sua mãe. O que você quis dizer?" Reserve um tempo para esclarecimentos, reafirme ao paciente que você deseja entender a sua história e construa seu relacionamento terapêutico.

Encoraje-o com continuadores. Mesmo sem falar, você pode usar a postura e os gestos (incentivos não verbais) ou palavras (declarações neutras) para encorajar o paciente a dizer mais. Pausar e balançar a cabeça ou permanecer em silêncio, mas atento e relaxado, é uma dica para o paciente continuar. Inclinar-se para frente, fazer contato visual e usar frases como "Vá em frente" ou "Estou ouvindo" aumentam o fluxo da história do paciente.

Ver mais adiante a seção *Comunicação não verbal apropriada*.

Repita o que o paciente diz (eco). O simples fato de repetir as últimas palavras do paciente, produzindo eco, o incentiva a elaborar detalhes e sentimentos. Repetir também demonstra que você está ouvindo atentamente o que ele diz; é uma conexão sutil com o paciente usando as mesmas palavras. Por exemplo:

> Paciente: "A dor piorou e começou a se espalhar". (Pausa)
> Resposta: "Espalhar?" (Pausa)
> Paciente: "Sim, foi para o meu ombro e desceu pelo meu braço esquerdo até os dedos. Foi tão ruim que pensei que fosse morrer." (Pausa)
> Resposta: "Morrer?"
> Paciente: "Sim, foi exatamente como a dor que meu pai sentiu quando teve um ataque cardíaco, e eu estava com medo de que a mesma coisa estivesse acontecendo comigo".

Como pode observar, essa técnica reflexiva ajudou a revelar não apenas a localização e a intensidade da dor, mas também seu significado para o paciente. Não enviesou a história ou interrompeu a linha de pensamento do paciente.

Respostas empáticas

Respostas empáticas são vitais para o relacionamento e a cura do paciente.[8,9] *Empatia* foi descrita como "a capacidade de se identificar com o paciente e sentir a dor do paciente como se fosse sua e, em seguida, responder de maneira solidária".[10] Empatia "requer a disposição de sofrer parte da dor do paciente ao compartilhar o sofrimento que é vital para a cura."[11] Conforme os pacientes conversam com você, eles podem transmitir, em suas palavras ou expressões faciais, sentimentos que não reconheceram conscientemente. Esses sentimentos são fundamentais para a compreensão de suas enfermidades.

Para expressar empatia, você deve primeiramente reconhecer os sentimentos do paciente. Em seguida, mova-se ativamente para obter o conteúdo emocional.[12,13] No início, explorar esses sentimentos pode deixá-lo desconfortável, mas suas respostas empáticas aprofundarão a confiança mútua. Quando você perceber sentimentos não expressos no rosto, na voz, no comportamento ou nas palavras do paciente, pergunte gentilmente: "Como você se sente sobre isso?" ou "Isso parece incomodá-lo. Você pode dizer mais?"

Às vezes, a resposta de um paciente pode não corresponder às suas suposições iniciais. Responder a um paciente que a morte de um dos pais deve ser perturbadora, quando, na verdade, a morte aliviou o paciente de uma pesada carga emocional, reflete sua interpretação, não o que o paciente sente. Em vez disso, você pode perguntar: "Você perdeu seu pai. Como tem sido para você?" É melhor pedir ao paciente para esclarecer um ponto do que presumir o que você entendeu.

A empatia também pode ser não verbal – colocar sua mão no braço do paciente ou oferecer lenços quando o paciente está chorando. A menos que você reforce sua preocupação, as dimensões importantes da experiência do paciente podem permanecer inexploradas. Uma vez que o paciente tenha compartilhado esses sentimentos, responda com compreensão e aceitação. Suas respostas podem ser simples como: "Não consigo imaginar o quão difícil isso deve ser para você." ou "Isso parece perturbador." ou, ainda, "Você deve estar se sentindo triste". Para uma resposta ser empática, ela precisa transmitir que você sente o que o paciente está sentindo.

Resumo

Resumir a história do paciente durante o curso da entrevista serve a vários propósitos. Comunica que você está ouvindo atentamente. Identifica o que você sabe e o que não sabe. "Agora, deixe-me ter certeza de que compreendi a história completa. Você disse que está com tosse há 3 dias, que é especialmente ruim à noite e que você começou a apresentar catarro amarelo. Você não teve febre ou sentiu falta de ar, mas se sente congestionado, com dificuldade para respirar pelo nariz." Seguir com uma pausa atenta ou perguntar "Algo mais?" permite que o paciente acrescente outras informações e corrija quaisquer mal-entendidos.

Você pode usar o resumo em diferentes pontos da entrevista para estruturar a consulta, especialmente nos momentos de transição. Essa técnica também permite que você organize seu raciocínio clínico e transmita seu pensamento ao paciente, tornando a relação mais colaborativa. Além disso, também ajuda os alunos quando "dá um branco" sobre o que perguntar em seguida.

Transições

Os pacientes podem ficar apreensivos durante uma consulta de saúde. Para os deixar mais à vontade, diga-lhes quando estiver mudando de direção durante a entrevista. Assim como os sinais ao longo da rodovia, as "sinalizações" de mudança de foco ajudam a preparar os pacientes para o que virá na sequência. Conforme você avança pela história e segue para o exame físico, oriente o paciente com breves frases de transição, como "Agora, gostaria de fazer algumas perguntas sobre sua saúde anterior." Deixe claro o que o paciente deve esperar ou fazer a seguir. "Antes de passarmos para a revisão de todos os seus medicamentos, havia algo mais sobre problemas anteriores de saúde?", "Agora eu gostaria de examinar você. Vou sair por alguns minutos. Por favor, tire sua roupa e coloque este avental."

Parceria

Ao construir um relacionamento com os pacientes, expresse seu compromisso com um relacionamento contínuo. Faça os pacientes sentirem que não importa o que aconteça, você continuará a cuidar deles. Mesmo como estudante, especialmente em um ambiente hospitalar, esse suporte pode fazer muita diferença.

Validação

Outra forma de confortar o paciente é dar legitimidade à sua experiência emocional. Um paciente que sofreu um acidente de carro, mesmo que não tenha se ferido, pode se sentir muito angustiado. Dizer algo como "Seu acidente deve ter sido terrível. Os acidentes de carro são sempre perturbadores porque nos lembram quão vulneráveis somos. Talvez isso explique por que você ainda se sente chateado." reforça a resposta do paciente como legítima e compreensível.

Capacitação do paciente

A relação médico-paciente é inerentemente desigual. Seus sentimentos de inexperiência como estudante mudam previsivelmente com o tempo, conforme você adquire experiência clínica. Os pacientes, entretanto, têm muitos motivos para se sentirem vulneráveis. Eles podem estar com dor ou preocupados com um sintoma; eles podem se sentir sobrecarregados até mesmo pelo agendamento de uma consulta, uma tarefa que você pode considerar certa. As diferenças de gênero, etnia, raça ou *status* socioeconômico contribuem para a assimetria do poder do relacionamento. Em última análise, no entanto, os pacientes são responsáveis por seus cuidados.[14] Quando você capacita os pacientes a fazerem perguntas, expressarem suas preocupações e sondarem suas recomendações, é mais provável que eles sigam seus conselhos, façam mudanças em seus estilos de vida ou tomem os medicamentos prescritos.[12]

No Boxe 2.3, são apresentadas técnicas para compartilhar o poder com seus pacientes. Embora muitos já tenham sido discutidos, é fundamental reforçar a responsabilidade dos pacientes por sua saúde.

Tranquilidade

Quando os pacientes estão ansiosos ou chateados, é tentador fornecer garantias como "Não se preocupe. Tudo vai ficar bem." Embora isso seja comum nas interações sociais, para os médicos, esses comentários podem ser prematuros e contraproducentes. Dependendo da situação real, eles podem até ser enganosos e bloquear a divulgação futura. O paciente pode perceber que você não se sente à vontade para lidar com a ansiedade ou não consegue avaliar a profundidade da angústia.

O primeiro passo para uma garantia efetiva é simplesmente identificar e reconhecer os sentimentos do paciente. Por exemplo, você pode dizer: "Você parece chateado hoje." Isso gera sensação de conexão. Uma garantia significativa vem depois de você ter concluído a entrevista, o exame físico e talvez alguns testes de laboratório. Nesse ponto, você pode explicar o que acha que está acontecendo e lidar abertamente com quaisquer preocupações. A tranquilidade é mais apropriada quando o paciente sente que os problemas foram totalmente compreendidos e estão sendo tratados.

COMUNICAÇÃO VERBAL APROPRIADA

Como clínico, é importante ser cuidadoso com o que se diz, mas é igualmente importante ser cauteloso em como se dizem as coisas. A efetividade da consulta clínica depende do uso de linguagem apropriada. Isso também pode melhorar o relacionamento com o paciente e levar a uma relação médico-paciente satisfatória.

Boxe 2.3 Capacitação do paciente: técnicas para compartilhar o poder

- Evoque a perspectiva do paciente
- Transmita interesse pela pessoa, não apenas pelo problema
- Siga as orientações do paciente
- Obtenha e valide o conteúdo emocional
- Compartilhe informações com o paciente, especialmente em pontos de transição durante a consulta
- Torne seu raciocínio clínico transparente para o paciente
- Revele os limites do seu conhecimento

Uso de linguagem compreensível

A linguagem compreensível usa palavras simples, reconhecíveis e claras. É uma técnica de comunicação essencial para falar com os pacientes, independentemente de seu nível de conhecimento em saúde. É fundamental usar frases e palavras curtas e comunicar apenas informações essenciais. Palavras simples evitam o uso de jargões médicos, abreviações ou quaisquer palavras ou frases complexas. Evite dizer "A dor irradia?"; apenas diga "A dor se move para algum lugar?" Se você se perceber usando jargão médico ou palavras complexas, peça desculpas e explique imediatamente ao seu paciente, usando palavras ou frases mais simples e menos complexas, que ele conheça. Use também palavras ou frases claras e concretas, em vez de vagas, como "um pouco", "comum", "possível", "raro". É crucial praticar a comunicação com todos os pacientes com linguagem simples, independentemente da educação, *status* socioeconômico ou cultura da pessoa.

Ver discussão em *Paciente com baixo letramento em saúde*.

Mesmo ao usar uma linguagem simples, seus pacientes, às vezes, ainda podem ficar confusos quando recebem muitas informações de uma só vez. O ideal é que as consultas com os pacientes se concentrem em um a três pontos-chave e você, como médico, deve repetir os pontos com frequência. Um meio de estreitar a mensagem principal é com a abordagem "Pergunte-me três".[15] Essa abordagem tem como objetivo ajudar os pacientes a tornarem-se membros mais ativos de sua equipe de saúde, uma vez que incentiva os pacientes a perguntarem – e os médicos a responderem – três perguntas principais durante cada consulta clínica.

1. Qual é o meu problema principal?

2. O que eu preciso fazer?

3. Por que é importante para mim fazer isso?

Modificar essa abordagem para "Diga-lhe três" também pode ajudar os médicos a manterem sua mensagem objetiva e simples. Outra abordagem para garantir que seu paciente o compreenda é o método de reensino.[16,17] Mais uma vez, tenha em mente que "ensinar de volta" não é um teste de conhecimento do paciente, mas um teste para verificar o quão bem você explicou as informações, de maneira que seu paciente seja capaz de compreender.

Ver Capítulo 1, *Abordagem à Consulta Clínica*, para uma discussão mais aprofundada sobre o método de reensino.

Uso de linguagem não estigmatizante

Ocasionalmente, durante a entrevista clínica pode-se usar inadvertidamente palavras ou frases que correm o risco de serem percebidas pelo paciente como desumanizantes, que perpetuam estigmas e tendem a marginalizá-lo em vez de apoiá-lo.[18] A linguagem que usamos para fazer referência às pessoas deve refletir suas identidades completas e reconhecer sua capacidade de mudar e crescer. A linguagem involuntariamente estigmatizante pode distanciar e traumatizar os pacientes, criar barreiras para os pacientes que procuram ajuda ou acesso ao tratamento e perpetuar estereótipos negativos.[19] Por exemplo, evite dizer: "Você ainda se considera um viciado em drogas?" ou "Você está preso a uma cadeira de rodas?". Em vez disso, diga "Você ainda se considera uma pessoa viciada em drogas?" ou "Você é uma pessoa que usa cadeira de rodas diariamente?"

Uma etapa para evitar a linguagem estigmatizante inclui o uso da linguagem *"pessoas primeiro"*. Por exemplo, dizer *"abusador de drogas"* pode implicar que a pessoa é o problema. Em vez disso, diga *"pessoa que usa drogas"* ou *"pessoa com transtorno por uso de substâncias"*, o que sugere que a pessoa pode ter uma condição específica ou enfermidade crônico, mas que isso não os define completamente.[20] (Ver Boxe 2.4.)

Boxe 2.4 Exemplos de estigmatização e linguagem não estigmatizante correspondente

O que você deve evitar dizer…	O que você deve dizer…
Ex-infrator, bandido, criminoso, ex-criminoso, ex-condenado, condenado, preso, infrator, criminoso, prisioneiro	Pessoa que foi/está encarcerada, pessoa anteriormente encarcerada
Liberdade condicional	Pessoa em liberdade condicional, uma pessoa em liberdade condicional
Abusador de drogas, viciado, drogado	Pessoa que usa/injeta drogas, uma pessoa viciada
Esquizofrênico, depressivo	Pessoa que foi diagnosticada com esquizofrenia ou depressão
Paciente com AIDS ou HIV, sofrendo de HIV, vítima de AIDS	Pessoa que vive com HIV, uma pessoa que vive com AIDS
Prostituta, caminhante de rua	Trabalhadora do sexo, uma pessoa que está envolvida em sexo transacional ou de sobrevivência
Vítima de estupro	Sobrevivente de agressão sexual, uma sobrevivente de estupro
Os deficientes, deficientes	Pessoas com deficiência
Pessoas normais, saudáveis, inteiras ou típicas	Pessoas sem deficiência
Anão, baixinho	Pessoa de baixa estatura, pessoa com nanismo
Confinado a uma cadeira de rodas, paralítico	Pessoa que usa cadeira de rodas ou cadeira de mobilidade

Fonte: *People First Language*. Texas Council for Developmental Disabilities. Disponível em: http://www.tcdd.texas.gov/resources/people-first-language/. Acesso em: 30 mar. 2019.

COMUNICAÇÃO NÃO VERBAL APROPRIADA

Assim como você observa cuidadosamente o paciente, o paciente observará você. Conscientemente ou não, você envia mensagens por meio de suas palavras e de seu comportamento. Postura, gestos, contato visual e tom de voz transmitem a extensão de seu interesse, atenção, aceitação e compreensão (Figura 2.3). O entrevistador habilidoso parece calmo e sem pressa, mesmo quando o tempo é limitado. Os pacientes percebem quando você está preocupado. É essencial aprender a concentrar-se e dar ao paciente sua total atenção. Os pacientes também são sensíveis a qualquer desaprovação implícita, constrangimento, impaciência ou tédio, além de comportamentos que condescendem, estereotipam, criticam ou menosprezam. O profissionalismo requer equanimidade e "consideração positiva incondicional" para nutrir relacionamentos de cura.[21]

Tanto os médicos quanto os pacientes exibem continuamente comunicação não verbal, que fornece pistas vitais para nossos sentimentos subjacentes. Ser sensível a pistas não verbais permite que você "leia o paciente" de maneira mais efetiva e envie suas próprias mensagens. Preste muita atenção a aspectos como contato visual, expressão facial, postura, posição e movimentos da cabeça, como sacudir ou balançar a cabeça, distância interpessoal e posicionamento dos braços ou pernas – cruzados, neutros ou abertos. Esteja ciente de que algumas formas de comunicação não verbal são universais, mas muitas são culturalmente limitadas.

Assim como espelhar sua postura mostra o senso de conexão do paciente, combinar sua posição com a do paciente pode transmitir mais harmonia. Aproximar-se

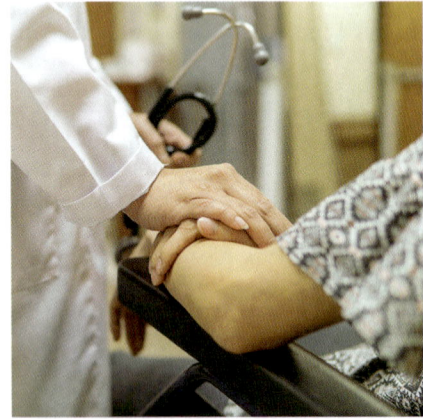

Figura 2.3 Comportamentos não verbais podem demonstrar empatia. (Usada com permissão de Shutterstock. By nuiza11.)

ou fazer contato físico, como colocar a mão no ombro do paciente, pode transmitir empatia e ajudar o paciente a ganhar controle de sentimentos perturbadores. Na verdade, o comportamento não verbal pode ser mais importante do que as mensagens verbais na comunicação de empatia[22] e serve como o principal veículo para expressar emoções.[23] O primeiro passo para usar essa valiosa técnica é perceber os comportamentos não verbais e trazê-los em um nível consciente. (Ver Boxe 2.5.)

OUTRAS CONSIDERAÇÕES EM COMUNICAÇÃO E HABILIDADES INTERPESSOAIS

Abordagem de tópicos sensíveis

Nos capítulos seguintes, você aprenderá que os médicos falam com os pacientes sobre muitos tópicos delicados. Essas discussões podem ser estranhas quando você é inexperiente ou está avaliando pacientes que não conhece bem. Mesmo os clínicos experientes são inibidos por restrições sociais ao discutir certos assuntos: abuso de álcool ou substâncias psicoativas, práticas sexuais, morte e o processo de final da vida, preocupações financeiras, preconceito racial e étnico, violência doméstica, doença psiquiátrica, deformidade física, função intestinal e outros. Muitos desses tópicos desencadeiam fortes respostas pessoais relacionadas aos valores familiares, culturais e sociais. Vários princípios básicos ajudam a orientar a resposta a assuntos difíceis.

Procure estratégias que o ajudem a se sentir mais confortável ao discutir assuntos difíceis (Boxe 2.6). Isso inclui a leitura sobre esses tópicos na literatura clínica e secular; conversar com colegas e professores sobre suas preocupações; fazer cursos que o ajudam a explorar seus sentimentos e reações; e, por fim, refletir sobre sua própria experiência de vida. Aproveite todos esses recursos. Se possível, ouça médicos experientes enquanto eles abordam essas questões com os pacientes e, em seguida, pratique técnicas semelhantes em suas discussões. Com o tempo, seu nível de conforto aumentará.

Termo de consentimento livre e esclarecido (TCLE)[b]

O consentimento de um paciente para um procedimento ou tratamento é mais do que a mera assinatura de um formulário. O *termo de consentimento livre e esclarecido*

Boxe 2.5 Formas de comunicação não verbal

- Orientação corporal e proximidade física com o paciente*[24]
- Olhar direcionado (contato visual) para os pacientes*[25,26]
- Aceno de cabeça com movimento dos músculos faciais*[27]
- Movimentos de cabeça combinados com a linguagem gestual*[28]
- Postura
- Tom e uso da voz
- Uso do silêncio
- Uso de toque (comunicação háptica)

*Encontrado em estudos por estar correlacionado com o aumento do relacionamento do paciente com o médico.

---

[b]N.R.T.: Ver Resolução do CFM nº 1/2016, que dispõe sobre o processo de obtenção de consentimento livre e esclarecido na assistência médica.

Boxe 2.6 Diretrizes^c para abordar tópicos difíceis[29]

- **A regra mais importante é a neutralidade.** Seu papel é aprender com o paciente e ajudá-lo a ter uma saúde melhor. Aceitação é a melhor forma de atingir essa meta
- Explique por que você precisa saber certas informações. Isso torna os pacientes menos apreensivos. Por exemplo, diga aos pacientes: *"Para me ajudar a cuidar melhor de você, preciso fazer algumas perguntas sobre sua saúde e práticas sexuais"*
- Encontre perguntas iniciais para tópicos delicados e aprenda os tipos específicos de informações necessárias para sua avaliação e plano compartilhados
- Reconheça conscientemente qualquer desconforto que esteja sentindo. Negar seu desconforto pode levá-lo a evitar o assunto por completo

---

^cN.R.T.: O Capítulo V do Código de Ética Médica versa sobre a relação com pacientes e familiares e no artigo 34 é dito que é vedado ao médico deixar de informar ao paciente o diagnóstico, o prognóstico, os riscos e os objetivos do tratamento, salvo quando a comunicação direta possa lhe provocar dano, devendo, nesse caso, fazer a comunicação a seu representante legal (ver https://portal.cfm.org.br/images/PDF/cem2019.pdf).

(TCLE) é um processo de comunicação no qual um médico explica para o paciente os riscos, os benefícios e as alternativas de um procedimento ou intervenção.[30]

A seguir estão os elementos necessários para a documentação da discussão sobre o termo de consentimento livre e esclarecido (TCLE):

- Natureza do procedimento ou tratamento
- Riscos e benefícios do procedimento ou tratamento
- Alternativas razoáveis
- Alternativas de riscos e benefícios
- Avaliação da compreensão do paciente sobre os primeiros quatro elementos.

Os médicos têm o dever legal e ético de seguir o processo de obtenção do termo de consentimento livre e esclarecido (TCLE), sem deixar de fora nenhum dos elementos essenciais.

A obtenção do TCLE varia de paciente para paciente. Será óbvio para você que cada paciente terá seu próprio conjunto de circunstâncias, que afetarão sua capacidade de tomar decisões com lucidez. Certifique-se de que seu paciente tenha *capacidade de decisão*. Caso contrário, converse com a pessoa que o paciente designou como *procurador de saúde*. Você deve levar em consideração todos os aspectos da vida de seu paciente e a melhor maneira de se comunicar com ele. Use uma linguagem compreensível, que não seja condescendente e evite o jargão médico. Você pode usar o método de reensino para avaliar o quão bem você explicou as informações ao paciente. Se possível, forneça outras fontes de informação para seu paciente pesquisar por conta própria, como um folheto, *site* ou vídeo. Pergunte "Quais perguntas você tem para mim?" e permaneça à disposição para esclarecer quaisquer dúvidas após a conversa inicial. Todo paciente com capacidade de decisão tem o direito de consentir ou recusar procedimentos ou tratamentos após ter sido devidamente informado.

Ver a determinação da capacidade de decisão no Capítulo 1, *Abordagem à Consulta Clínica.*

Como trabalhar com um intérprete médico

Adotar algumas palavras na linguagem mais confortável para seu paciente pode melhorar o relacionamento, mas não substitui a história completa. Mesmo se for fluente no idioma do paciente, você pode perder nuances importantes no significado de certas palavras.[31] Recrutar membros da família como tradutores é igualmente perigoso – além de correr o risco de violar a confidencialidade, as informações podem ser incompletas, enganosas ou prejudiciais. Longas explicações do paciente podem ser resumidas em poucas palavras, com a omissão de detalhes significativos. O intérprete ideal é um "navegador cultural" neutro e treinado tanto em línguas quanto em culturas.[32,33] No entanto, mesmo intérpretes treinados podem não estar familiarizados com as várias subculturas em muitas sociedades.

Ao trabalhar com um intérprete, comece estabelecendo um relacionamento e revisando as informações que serão mais úteis (Boxe 2.7). Peça ao intérprete para traduzir tudo, e nunca condensar ou resumir as informações. Faça perguntas claras, curtas e diretas. Ajude o intérprete estabelecendo seus objetivos para cada segmento da história. Depois de revisar seus planos, organize os assentos de modo que você faça contato visual fácil com o paciente. Em seguida, fale diretamente com o paciente "Há quanto tempo você esteve doente?" em vez de "Há quanto tempo o paciente esteve doente?" Ter o intérprete sentado perto do paciente, ou mesmo atrás de você, impede que você vire a cabeça para a frente e para trás.

Quando disponíveis, questionários bilíngues por escrito são muito importantes, especialmente para a revisão do método. Antes, porém, certifique-se de que os pacientes possam ler em sua língua; caso contrário, peça ajuda ao intérprete. Em alguns ambientes clínicos, use tradutores de viva-voz, se disponíveis.

Interpretação por telefone. Os intérpretes telefônicos são úteis para serviços básicos, especialmente para idiomas raramente encontrados e questões envolvendo anonimato. A interpretação por telefone é fornecida quando um intérprete, que geralmente está hospedado em um local remoto, fornece interpretação via telefone para duas ou mais pessoas que não falam a mesma língua. Tanto a interpretação por telefone quanto a presencial têm papéis importantes nos ambientes de saúde, mas os dois tipos de interpretação não se substituem, e os intérpretes telefônicos não substituem a necessidade de interpretação médica no local. Uma grande quantidade de informações não verbais pode ser percebida por meio do tom de voz, inflexão, padrões de respiração, hesitações e outras entradas auditivas. Os intérpretes que trabalham pelo telefone não conseguem perceber as informações transmitidas visualmente, como gestos e expressões faciais.[34]

Boxe 2.7 Diretrizes para trabalhar com um intérprete nos EUA

I	**Apresentação:** certifique-se de apresentar todas as pessoas na sala. Durante a apresentação, inclua informações sobre os papéis que os indivíduos desempenharão.	
N	**Metas de entrevista:** descreva as metas da entrevista. Qual é o diagnóstico? O que o tratamento implicará? Será necessário acompanhamento?	
T	**Transparência:** deixe o paciente saber que tudo o que for dito será traduzido ao longo da sessão.	
E	**Ética:** use intérpretes qualificados (não membros da família) ao conduzir uma entrevista. Intérpretes qualificados permitem que o paciente mantenha sua autonomia e tome decisões informadas sobre o seu tratamento.	
R	**Respeite as crenças:** pacientes com proficiência limitada em inglês (PLI) podem ter crenças culturais que também precisam ser levadas em consideração. O intérprete pode servir como intermediário cultural e ajudar a explicar quaisquer crenças culturais que possam existir.	
P	**Foco no paciente:** o paciente deve ser o foco da consulta. Os médicos/profissionais de saúde devem interagir com o paciente e não com o intérprete. Certifique-se de perguntar e responder a quaisquer perguntas que o paciente possa ter antes de encerrar a consulta. Se não houver intérpretes treinados na equipe de saúde, o paciente pode não compreender as perguntas.	
R	**Manter o controle:** é vital que você, como médico/profissional de saúde, permaneça no controle da interação e não deixe que o paciente ou o intérprete assumam a conversa.	
E	**Explicar:** use linguagem simples e frases curtas ao trabalhar com um intérprete. Isso garantirá que palavras comparáveis possam ser encontradas no segundo idioma e que todas as informações sejam transmitidas com clareza.	
T	**Agradecimento:** agradeça ao intérprete e ao paciente por seu tempo. No prontuário, anote que o paciente precisou de um intérprete e quem serviu como intérprete naquele momento.	

Fonte: Administration for Children and Families. U.S. Department of Health and Human Services. *INTERPRET tool*: working with interpreters in cultural settings. Disponível em: https://www.acf.hhs.gov/sites/default/files/otip/hhs_clas_interpret_tool.pdf. Acesso em: 30 mar 2019.

Situações mais adequadas para um intérprete face a face – em detrimento do uso de serviços de intérprete telefônico – incluem:

■ Diagnósticos graves ou outras más notícias

■ Quando o paciente tem problemas de audição

■ Reuniões familiares ou discussões em grupo

■ Quando a interação requer elementos visuais

■ Procedimentos médicos complicados ou pessoais ou notícias.

Diretivas antecipadas de vontade

Em geral, é importante encorajar todos os adultos, especialmente os mais velhos ou com doenças crônicas, a ter uma *diretiva antecipada de vontade* e estabelecer um *representante legal* que possa atuar como tomador de decisões de saúde do paciente. Essa parte da entrevista pode ser uma "história de valores", que identifica o que é importante para o paciente e faz a vida valer a pena, e quando viver não valeria mais a pena. Pergunte como os pacientes gastam seu tempo todos os dias, o que gostam e o que esperam ansiosamente. Certifique-se de esclarecer o significado de afirmações como "Você disse que não quer ser um fardo para sua família. O que exatamente você quer dizer com isso?" Pergunte: "Será que você está preocupado com sua enfermidade? Sua dor? Suas preferências de tratamento?" Forneça as informações solicitadas e demonstre seu compromisso em apoiar e coordenar o atendimento ao paciente durante todo a enfermidade. Explore as crenças religiosas ou espirituais do paciente para que você e o paciente possam tomar as decisões mais adequadas sobre os cuidados de saúde.

Pacientes terminais raramente querem falar sobre suas enfermidades em cada consulta, nem desejam confiar em todos que encontram. Se eles desejam permanecer no nível social, respeite suas preferências. Um sorriso, um toque, uma pergunta sobre um membro da família, um comentário sobre os acontecimentos do dia ou mesmo o humor gentil transmite sua preocupação e capacidade de resposta.

Esclarecer os desejos do paciente sobre o tratamento no final da vida é uma responsabilidade importante. Não facilitar a tomada de decisões sobre o fim da vida é amplamente visto como uma falha no atendimento clínico. O estado de saúde do paciente e o ambiente de saúde geralmente determinam o que precisa ser discutido. Para pacientes com doenças terminais ou frágeis e próximos ao fim da vida (com prognóstico dentro de 1 ano), é recomendado o preenchimento de um formulário de *Physician Orders for Life Sustaining Treatment (POLST)* (também chamado de *Medical Orders for Life-Sustaining Treatment [MOLST]*).[35,36] O formulário POLST/MOLST, que existe em vários níveis de implementação nos EUA, é um formulário de pedido médico acionável, que informa aos outros as ordens médicas do paciente para tratamento de suporte de vida.[37] O preenchimento do formulário começa com conversas em que o paciente "discute seus valores, crenças e objetivos de atendimento, e o médico apresenta diagnóstico, prognóstico e alternativas de tratamento do paciente, incluindo as vantagens e as desvantagens do tratamento de suporte de vida. Juntos, eles perfazem um processo de tomada de decisão compartilhada e informada sobre o tratamento desejado, com base nos valores do paciente, crenças e objetivos de cuidado."[35]

No caso se pacientes com doenças agudas e internados, as discussões sobre como responder a uma parada cardíaca ou respiratória são geralmente obrigatórias. *Perguntar sobre Não Ressuscitar (NR) ou permitir o estado de morte natural* é, muitas vezes, difícil se você não teve um relacionamento anterior com o paciente ou não tem certeza da compreensão dele sobre a enfermidade. A mídia dá a muitos pacientes uma visão irreal da efetividade da reanimação. Questione: "Que experiências você teve com a morte de um amigo próximo ou parente?", "O que você sabe sobre reanimação cardiopulmonar (RCP)?" Eduque os pacientes sobre o provável sucesso da RCP, especialmente se eles estiverem com doença crônica ou idade avançada. Assegure-os de que aliviar a dor e cuidar de suas necessidades espirituais e físicas será uma prioridade.

Divulgação de notícias graves

A complexa tarefa de divulgar notícias graves aos pacientes, como enfermidades com resultados insatisfatórios de sobrevivência, recorrência da doença ou falha de tratamentos, requer habilidades de comunicação avançadas. Além do componente verbal de efetivamente se dar uma notícia grave,essa situação envolve uma resposta às reações emocionais dos pacientes, a tomada de decisão compartilhada, o estresse criado pelas expectativas dos pacientes, o envolvimento de vários membros da família e a perspectiva de esperança apesar de uma situação desoladora.[38] O protocolo SPIKES para divulgação de notícias graves tem sido recomendado para orientar os médicos devido à complexidade dessas interações que, muitas vezes, podem criar sérios problemas de comunicação. O protocolo tem seis etapas: 1) preparação da entrevista; 2) avaliação da percepção do paciente; 3) compreensão da demanda do paciente; 4) oferta de conhecimento e informações ao paciente; 5) abordagem das emoções do paciente com respostas empáticas; e 6) estratégia e resumo (Boxe 2.8).[38,39]

Boxe 2.8 SPIKES: o protocolo de seis etapas para transmitir más notícias

Etapas	Informação
1: Prepare a entrevista	Providencie alguma privacidade
	Envolva outras pessoas importantes
	Sente-se
	Faça conexão com o paciente
	Gerencie restrições de tempo e interrupções
	"Deixe-me tirar um minuto para ter certeza de que tenho o que preciso"
2: Avalie a percepção do paciente	O clínico usa perguntas abertas para criar uma imagem razoavelmente precisa de como o paciente percebe a situação médica
	Exemplos: *"Que pensamentos você teve desde a biopsia?"*, *"Qual é a sua compreensão das razões pelas quais fizemos a ressonância magnética?"*
3: Compreenda a demanda do paciente	Descubra o quanto o paciente deseja saber. Em qualquer conversa sobre más notícias, o verdadeiro problema não é "Você quer saber?", mas "Em que nível você quer saber?"
	"Se isso for algo sério, você é o tipo de pessoa que gosta de saber exatamente o que está acontecendo?"
4: Dê conhecimento e informações ao paciente	Apresente informações com base no nível avaliado de compreensão, conformidade e desejo de divulgação do paciente
	Comece com uma mensagem de aviso (*"Infelizmente, tenho más notícias para lhe contar"* ou *"Lamento informar que…"*)
	Faça uma pausa após compartilhar as informações primárias antes de prosseguir
	Evite o uso de jargões
5: Lide com as emoções do paciente com respostas empáticas	Espere que a primeira resposta do paciente seja uma emoção
	Esteja preparado para reconhecer a emoção explicitamente
	Exemplos: *"Posso ver como isso é perturbador para você."*, *"Posso dizer que você não esperava ouvir isso."*, *"Lamento ter que te dizer isso."*, *"Também esperava um resultado melhor."*
6: Estratégia e resumo	Certifique-se de que o paciente entendeu as informações que foram fornecidas antes de discutir as próximas etapas
	Note se ele está preparado para tal discussão
	"Há algo que eu possa fazer para tornar isso um pouco mais fácil?"
	"Eu quero que você esteja preparado para o próximo passo. Posso explicar…"

Fonte: Baile WF *et al. Oncologist.* 2000;5(4):302–311. VitalTalk. Serious News. Disponível em: https://www.vitaltalk.org/guides/serious-news/. Acesso em: 3 abr. 2019.

Entrevista motivacional

Muitas das consultas de seus pacientes terminarão com uma discussão sobre as mudanças de comportamento necessárias para otimizar a saúde ou tratar enfermidades. Isso pode incluir uma mudança na dieta, nos hábitos de exercício, parar de fumar ou beber, adesão a regimes de medicação ou estratégias de autocuidado, entre outros.[40] Entrevista motivacional é um conjunto de técnicas bem documentadas que melhoram os resultados de saúde, especialmente para pacientes com abuso de substâncias.[41] Essas técnicas são um incentivo para ajudar seus pacientes a descobrirem seu interesse em considerar e fazer uma mudança em seus comportamentos. Lembretes úteis para os médicos com relação à autoconsciência de suas atitudes, pensamentos e estilos de comunicação interpessoal são sugeridos no Boxe 2.9.

Comunicação interprofissional

Como um estagiário no ambiente clínico, você frequentemente se verá cuidando de pacientes com outros estagiários e clínicos de várias áreas, como medicina, enfermagem, odontologia, prática avançada de enfermagem, serviço social, podologia e terapeutas de reabilitação (Figura 2.4). Sem dúvida, trabalhar em equipe usando uma comunicação efetiva é fundamental para fornecer atendimento eficiente e de qualidade, o que leva à excelência nos resultados do paciente.[42] A colaboração entre as áreas de atuação também é essencial para minimizar o risco de erros no atendimento ao paciente.[43] No entanto, muitas barreiras podem obstruir essa abordagem baseada em equipe, como diferentes conjuntos de habilidades, conhecimento e identidades profissionais, falta de competência cultural interprofissional, diferenciais de poder percebidos e modelos de papel centrados na profissão.[44-46] O respeito mútuo é essencial para a comunicação interprofissional,

Ver Tabela 2.1, *Entrevista motivacional: um exemplo clínico*. Para uma discussão mais aprofundada da entrevista motivacional, ver o Capítulo 6, *Manutenção e Rastreamento da Saúde*.

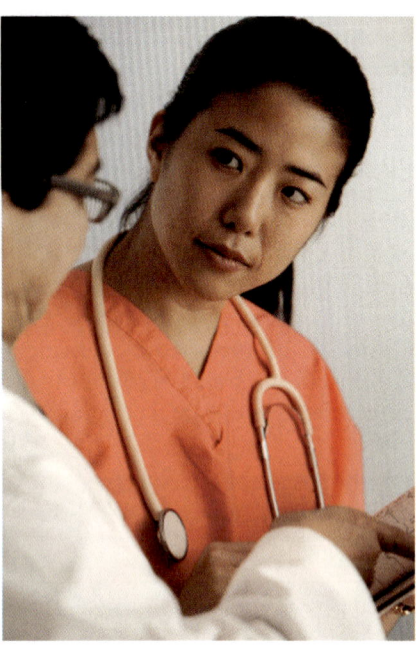

Figura 2.4 A comunicação efetiva entre as disciplinas é fundamental para a segurança do paciente. (Usada com permissão de Comstock/Faces of Healthcare.)

Boxe 2.9 Entrevista motivacional: "Estou fazendo isso direito?"

- Ouço mais do que falo?
  Ou estou falando mais do que ouço?
- Eu me mantenho sensível e aberto aos problemas desse paciente, quaisquer que sejam?
  Ou estou falando sobre o que acho que é o problema?
- Incentivo o paciente a falar e explorar suas próprias ideias para mudança?
  Ou estou tirando conclusões precipitadas e possíveis soluções?
- Eu encorajo o paciente a falar sobre seus motivos para não mudar?
  Ou estou forçando-o a falar apenas sobre mudança?
- Peço permissão para dar meu *feedback*?
  Ou estou presumindo que minhas ideias são o que ele realmente precisa ouvir?
- Devo assegurar ao paciente que a ambivalência à mudança é normal?
  Ou estou dizendo a ele para agir e buscar uma solução?
- Devo ajudar o paciente a identificar sucessos e desafios de seu passado e relacioná-los aos esforços de mudança atuais?
  Ou estou encorajando-o a ignorar ou ficar preso a velhas histórias?
- Procuro compreender o paciente?
  Ou estou gastando muito tempo tentando convencê-lo a compreender a mim e as minhas ideias?
- Resumo para o paciente o que estou ouvindo?
  Ou estou apenas resumindo o que penso?
- Valorizo a opinião do paciente mais do que a minha?
  Ou estou dando mais valor ao meu ponto de vista?
- Devo me lembrar de que o paciente é capaz de fazer suas próprias escolhas?
  Ou estou presumindo que ele não é capaz de fazer boas escolhas?

Fonte: The Institute for Research, Education and Training in Addictions (IRETA). *MI Reminder Card (Am I Doing This Right?)* Disponível em: https://www.centerforebp.case.edu/client-files/pdf/mire-mindercard.pdf. Acesso em: 7 maio 2019.

porque ajuda a facilitar um ambiente positivo para definir metas compartilhadas, criar planos colaborativos, tomar decisões e dividir responsabilidades.[47]

Uma das estruturas para melhorar a comunicação interprofissional e o trabalho em equipe é o SBAR (**S**ituação-*Background*-**A**valiação-**R**ecomendação), um modelo mental compartilhado que fornece uma estrutura clara, concisa e organizada para a comunicação entre médicos. Essa estrutura facilita a escuta ativa (Boxe 2.10) e fornece a todos os membros da equipe interprofissional uma abordagem construtiva e padronizada para discutir abertamente eventuais questões relacionadas ao paciente, especialmente no que se refere à sua segurança.[48]

Ver Tabela 2.2, *SBAR: ferramenta para comunicação interprofissional.*

SITUAÇÕES E COMPORTAMENTOS DESAFIADORES DOS PACIENTES

- Silencioso
- Falador
- Com narrativa confusa
- Com estado ou cognição alterados
- Com instabilidade emocional
- Irritado ou agressivo
- Conquistador
- Discriminatório
- Com perda auditiva
- Com baixa acuidade visual ou visão prejudicada
- Com inteligência limitada
- Sobrecarregado por problemas pessoais
- Não aderente
- Com baixo nível de alfabetização
- Com baixo nível de alfabetização em saúde
- Com proficiência limitada no idioma
- Com enfermidade terminal ou morrendo

Ao passar o tempo escutando as histórias dos pacientes, você descobrirá que alguns pacientes são mais difíceis de entrevistar do que outros. Para alguns médicos, um paciente que fica em silêncio pode parecer complicado; para outros, um paciente mais confiante. Estar ciente de suas reações ajuda a desenvolver suas habilidades clínicas. Seu sucesso em obter a história de diferentes tipos de pacientes cresce com a experiência, mas leva em consideração seus próprios fatores de estresse, como fadiga, humor e excesso de trabalho. O autocuidado também é vital para cuidar dos outros. Mesmo que o paciente seja desafiador, *lembre-se sempre da importância de ouvir o paciente e esclarecer suas preocupações.*

Boxe 2.10 SBAR: ferramenta para facilitar a comunicação interprofissional

SBAR	Exemplos
Situação	"Estou… Estou ligando porque…", "Eu tenho um paciente que é…"
Background	"O paciente foi internado em… por causa de…"
Avaliação	"Eu acho que esse paciente provavelmente está tendo um…"
Recomendação	"Vamos transferir…", "Vamos monitorar e então…"

Fonte: Agency for Health Research and Quality (AHRQ). *TeamSTEPPS*. Disponível em: http://teamstepps. ahrq.gov/. Acesso em: 8 maio 2019.

Paciente silencioso

Entrevistadores novatos geralmente se sentem incomodados com períodos de silêncio e tentam manter a conversa. O silêncio tem muitos significados. Os pacientes ficam em silêncio para organizar seus pensamentos, lembrar detalhes ou decidir se podem confiar a você certas informações.

Os períodos de silêncio geralmente parecem mais longos para o clínico do que para o paciente. Esteja atento, seja respeitoso e incentive o paciente a continuar quando estiver pronto, com frases como "Você está quieto… No que você está pensando?" Observe o paciente atentamente em busca de pistas não verbais, como dificuldade de controlar as emoções. Sentir-se confortável com períodos de silêncio pode ser terapêutico, levando o paciente a revelar sentimentos mais profundos.

Às vezes, o silêncio pode ser a resposta do paciente sobre como você está fazendo perguntas. Você está fazendo muitas perguntas de respostas curtas em rápida sucessão? Ofendeu o paciente mostrando desaprovação ou crítica? Deixou de reconhecer um sintoma importante, como dor, náuseas ou falta de ar? Em caso afirmativo, pode ser necessário perguntar ao paciente diretamente: "Você parece muito quieto. Eu disse algo que te aborreceu?"

Paciente falador

Um paciente que pode ser tagarela e falador também é desafiador. Diante do tempo limitado para "entender a história toda", você pode ficar impaciente e até mesmo exaltado. Embora esse problema não tenha uma solução perfeita, várias técnicas são úteis. Dê liberdade ao paciente pelos primeiros 5 ou 10 minutos, enquanto o ouve cuidadosamente. Talvez o paciente simplesmente precise de um bom ouvinte e esteja expressando preocupações reprimidas ou gosta de contar histórias. O paciente parece obsessivamente detalhado? O paciente está excessivamente ansioso ou apreensivo? Existe uma fuga de ideais ou um processo de pensamento desorganizado que sugere um distúrbio de pensamento?

Ver a seção *Resumo* mais anteriormente.

Concentre-se no que parece mais importante para o paciente. Mostre seu interesse fazendo perguntas nessas áreas. Interrompa apenas se necessário, mas de modo cortês. Aprenda a definir limites quando necessário, já que parte de sua tarefa é estruturar a entrevista para obter informações valiosas sobre a saúde do paciente. Um breve resumo pode ajudá-lo a mudar de assunto, mas validar quaisquer preocupações. "Deixe-me ter certeza de que entendi. Você descreveu muitas preocupações. Em particular, ouvi falar de dois tipos diferentes de dor, uma no lado esquerdo, que vai para a virilha e é relativamente nova, e outra na parte superior do abdome, depois de comer, que você tem há meses. Vamos nos concentrar apenas na dor lateral primeiro. Você pode me dizer como é?". Alternativamente, você pode perguntar ao paciente: "Qual é a sua principal preocupação hoje?"

Por fim, evite mostrar impaciência. Se o tempo acabar, explique a necessidade de uma segunda consulta e prepare o paciente estabelecendo um limite de tempo. "Eu sei que temos muito mais sobre o que conversar. Você pode voltar na próxima semana? Teremos uma consulta de 30 minutos então."

Paciente com narrativa confusa

Algumas histórias dos pacientes são confusas e não parecem fazer sentido. Assim como você desenvolve um diagnóstico diferencial a partir dos sintomas da enfermidade atual, mantenha várias possibilidades em mente ao avaliar por que a história é confusa. Pode ser o estilo do paciente e, com suas habilidades de direcionar perguntas, esclarecer e resumir, você pode montar uma história coerente. Preste atenção a problemas subjacentes e veja se isso está interferindo na comunicação.

Alguns pacientes apresentam uma variedade confusa de *sintomas múltiplos*. Eles parecem ter todos os sintomas que você pergunta ou "uma revisão positiva dos sistemas". Com esses pacientes, concentre-se no contexto do sintoma, enfatizando a perspectiva do paciente e conduza a entrevista para uma avaliação psicossocial.

Em outras situações, você pode se sentir perplexo e frustrado porque a história é vaga e as ideias estão mal conectadas e difíceis de seguir. Mesmo com uma formulação cuidadosa, você não pode solicitar respostas claras às suas perguntas. O paciente pode parecer peculiar, distante, indiferente ou inapropriado. Os sintomas podem parecer bizarros: "Minhas unhas estão pesadas demais" ou "Meu estômago dá um nó como uma cobra". Talvez haja uma mudança no estado mental, como psicose ou *delirium*, uma enfermidade mental como esquizofrenia ou um distúrbio neurológico. Considere um estado confusional agudo ou *delirium* em pacientes gravemente enfermos ou intoxicados e demência em pacientes idosos. Suas histórias são inconsistentes e as datas são difíceis de seguir. Alguns podem até mesmo confabular para preencher as lacunas em suas memórias.

Se você suspeita de um distúrbio psiquiátrico ou neurológico, reunir uma história detalhada pode cansar e frustrar você e o paciente. Mude para o exame do estado mental, focando no nível de consciência, orientação, memória e capacidade de compreensão. Você pode facilitar essa transição fazendo perguntas como "Quando foi sua última consulta na clínica? Vamos ver... Isso foi há quanto tempo?", "Seu endereço agora é...? E seu número de telefone?" Você pode confirmar essas respostas no gráfico ou pedir permissão para falar com familiares ou amigos para obter suas perspectivas.

Paciente com estado alterado ou cognição

Alguns pacientes não podem fornecer suas próprias histórias por causa de *delirium*, demência ou problemas de saúde mental. Outros são incapazes de lembrar certas partes da história, como eventos relacionados a uma enfermidade febril ou uma convulsão. Nessas circunstâncias, você precisará obter informações históricas de outras fontes, como familiares ou cuidadores. Sempre procure a fonte mais bem informada. Aplique os princípios básicos da entrevista às suas conversas com parentes ou amigos. Encontre um lugar privado para conversar. Apresente-se, declare seu propósito, pergunte como eles estão se sentindo naquelas circunstâncias, e reconheça e confirme suas preocupações. Ao ouvir seus relatos, avalie sua credibilidade à luz da qualidade de seu relacionamento com o paciente. Estabeleça como eles conhecem o paciente. Por exemplo, quando uma criança é trazida para receber cuidados de saúde, o adulto acompanhante pode não ser o pai, mas apenas a pessoa mais disponível para acompanhar a criança à consulta. Lembre-se de que, enquanto estiver coletando informações sobre o histórico, você não deve divulgar informações sobre o paciente, a menos que o informante seja o procurador de saúde ou tenha uma procuração que se estenda aos cuidados de saúde, ou que você tenha a permissão do paciente. Alguns pacientes podem fornecer um histórico, mas não podem tomar decisões informadas sobre cuidados de saúde. Em seguida, você precisa determinar se um paciente tem "capacidade de tomada de decisão", que é a capacidade de entender informações relacionadas à saúde, pesar as escolhas e suas consequências, raciocinar entre as opções e comunicar uma escolha.

Ver discussão sobre capacidade no Capítulo 1, *Abordagem à Consulta Clínica.*

Paciente com instabilidade emocional

O choro sinaliza emoções fortes, que vão da tristeza à raiva ou frustração. Pausar, sondar gentilmente ou responder com empatia dá ao paciente permissão para chorar. Normalmente, chorar é terapêutico, assim como sua aceitação silenciosa da angústia do paciente. Ofereça um lenço de papel e espere o paciente se recuperar. Faça um comentário de apoio como "Estou feliz que você conseguiu expressar seus sentimentos." A maioria dos pacientes logo se recompõe e retoma sua história. O choro deixa muitos médicos desconfortáveis. Se esse é seu caso aprenda a aceitar demonstrações de emoção para que possa apoiar os pacientes nesses momentos emocionantes e significativos.

Paciente irritado ou agressivo

Muitos pacientes têm motivos para estar com raiva: eles estão doentes, sofreram uma perda, perderam o controle de sua saúde ou se sentem sobrecarregados pelo sistema de saúde. Eles podem direcionar essa raiva para você. É possível que a raiva que eles sentem de você seja justificada... Você se atrasou para o compromisso, foi imprudente, insensível ou também ficou irritado? Nesse caso, reconheça a situação e tente fazer as pazes. No entanto, mais frequentemente, os pacientes deslocam sua raiva para o médico como um reflexo de sua frustração ou dor.

Aprenda a aceitar os sentimentos de raiva dos pacientes sem ficar com raiva em troca ou se afastar do afeto do paciente.[49] Evite reforçar as críticas a outros médicos, ao ambiente clínico ou ao hospital, mesmo se você se sentir encorajado. Você pode validar os sentimentos dos pacientes sem concordar com seus motivos (Figura 2.5). "Eu entendo que você se sentiu frustrado por responder às mesmas perguntas repetidamente. Repetir as mesmas informações para todos da equipe pode parecer desnecessário quando você está doente." Depois que o paciente se acalmar, ajude-o a superar seus sentimentos de raiva e seguir adiante para outras questões.

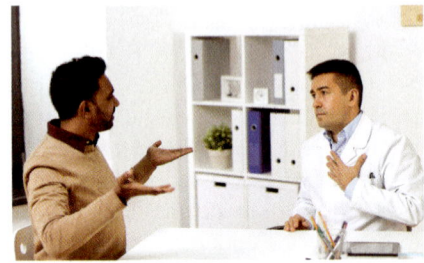

Figura 2.5 Valide os sentimentos do paciente. (Usada com permissão de Shutterstock. By Syda Productions.)

Alguns pacientes irados tornam-se abertamente perturbadores, agressivos ou descontrolados. Antes de abordar tais pacientes, alerte a equipe de segurança; garantir um ambiente seguro é uma de suas responsabilidades. Mantenha a calma e evite o confronto. Mantenha sua postura relaxada e não ameaçadora. No início, não tente fazer os pacientes perturbadores abaixarem a voz ou pararem de ameaçar você ou a equipe. Ouça com atenção. Tente entender o que eles estão dizendo. Depois de estabelecer o relacionamento, sugira gentilmente ir para um local mais privado.

Paciente conquistador

Os médicos às vezes se sentem fisicamente atraídos por seus pacientes. Da mesma forma, os pacientes podem fazer propostas sexuais ou exibir comportamento de flerte. A intimidade emocional e física do relacionamento médico-paciente pode levar a esses sentimentos sexuais. Se você perceber esses sentimentos, leve-os a um nível consciente para evitar que afetem seu comportamento profissional. A negação pode aumentar o risco de uma resposta inadequada. Qualquer contato sexual ou relacionamento romântico com pacientes é antiético. Mantenha seu relacionamento com o paciente dentro dos limites profissionais e busque ajuda se precisar.[50-53]

Quando os pacientes são conquistadores, você pode ficar tentado a ignorar o comportamento deles porque não tem certeza se isso aconteceu ou só espera que vá embora. Calmamente, mas com firmeza, estabeleça limites claros de que seu relacionamento é profissional, não pessoal. Se necessário, saia da sala e traga um acompanhante antes de continuar a consulta. Pense cuidadosamente sobre seu próprio comportamento. Suas roupas ou seu comportamento foram inadequados? Você foi excessivamente afetuoso com o paciente? É sua responsabilidade avaliar e evitar o envio de quaisquer sinais enganosos ao paciente.

Paciente discriminatório

Ao se deparar com maus-tratos racistas ou discriminatórios por parte de um paciente, você pode entrar em conflito quanto ao seu curso de ação devido ao seu dever de cuidar dos pacientes, sua obrigação como médico do hospital ou clínica e seu dever de cuidar de si mesmo. O comportamento discriminatório do paciente deve ser identificado e processado de forma adequada, uma vez que tais interações com os pacientes podem prejudicar a resiliência. No entanto, os médicos, e especialmente os estagiários, podem ser relutantes em discutir preocupações sobre maus-tratos e discriminação devido ao medo de serem rotulados como "excessivamente sensíveis" e não empáticos. Além disso, relatar uma situação discriminatória a um supervisor pode ser estressante e desencorajar o próprio relato. O efeito acumulativo de comportamentos discriminatórios não reconhecidos em relação a estagiários e médicos pode levar ao aumento da ansiedade, esquivamento de certos pacientes e mudança de interesses profissionais.[54] O desenvolvimento de um plano de ação pessoal, quando confrontado com esse comportamento do paciente, requer apoio institucional e a disponibilidade de supervisores identificados como mentores, com os quais você pode conversar. Familiarize-se com a educação e os programas do corpo docente em sua instituição para identificar, antecipar e esclarecer situações discriminatórias de pacientes com médicos estagiários.

Estratégias para abordar comportamento racista e discriminatório do paciente contra estudantes e médicos foram identificados.[55]

- Em primeiro lugar, você deve *avaliar a acuidade da enfermidade* do paciente. A consulta é uma das "apostas altas" (p. ex., o paciente precisa de sua ajuda, você precisa adquirir certas informações para tratar o paciente ou a consulta está sendo avaliada)? As opções incluem cuidados continuados para seu paciente, a solicitação a outro membro da equipe para obter assistência ou retirar-se inteiramente da situação. Você deve ter autoridade para declarar ao seu supervisor seu desconforto em continuar uma consulta com um paciente discriminatório.

- Em seguida, você pode procurar *cultivar uma aliança terapêutica* com seu paciente. Se o seu objetivo é continuar cuidando do paciente, você deve envolvê-lo perguntando sobre suas preocupações. A melhor maneira de fazer isso é com a ajuda de um médico supervisor. Como estagiário, na presença de um supervisor, você tem autoridade para declarar "Eu trabalho como parte da sua equipe médica" no engajamento do paciente. O comportamento discriminatório do paciente pode ser devido da enfermidade do paciente, *delirium* subjacente ou falta de controle. Reconhecer esses fatores não torna o comportamento aceitável ou mais fácil de gerenciar. Um médico supervisor deve *identificar o comportamento* com o paciente: "Você está discriminando este estagiário por causa de sua cor de pele/sexo/religião/outro motivo?"

- Por fim, é função do seu médico supervisor *estabelecer um ambiente de aprendizagem* que o apoie na equipe clínica. Após a consulta, você deve receber treinamento adicional sobre como e a quem relatar outros incidentes e apresentar os próximos passos ou respostas ideais, caso encontre mais casos de discriminação ao cuidar de seus pacientes.

Paciente com perda auditiva

De acordo com a Organização Mundial da Saúde (OMS), > 5% da população mundial (466 milhões) tem perda auditiva incapacitante definida como perda auditiva > 40 dB na orelha que ouve melhor em adultos.[56] Nos EUA, aproximadamente 10% da população é surda ou tem deficiência auditiva. Essa população "é um grupo heterogêneo, que inclui pessoas que têm vários graus de perda auditiva, falam vários idiomas e pertencem a diferentes culturas. Soluções para fornecer cuidados de saúde a um grupo de uma população não se aplicam necessariamente a outros grupos. Fatores que devem ser considerados com essa população incluem o grau de perda auditiva, idade de início da perda, idioma preferido e problemas psicológicos."[57] Comunicação e confiança são desafios particulares, e o risco de falha de comunicação é alto.[58] Mesmo pacientes com deficiência auditiva que usam um idioma X podem não seguir o uso padrão desse idioma.

Descubra o método de comunicação preferido do paciente. Saiba se o paciente pertencia à cultura surda ou à cultura auditiva quando a perda auditiva ocorreu em relação ao desenvolvimento da fala e da linguagem, bem como os tipos de escolas que o paciente frequentou. Reveja as respostas aos questionários escritos. Os pacientes podem usar a linguagem de sinais, uma linguagem única com sintaxe própria. Esses pacientes normalmente têm um baixo nível de leitura e preferem ter intérpretes certificados presentes durante suas consultas.[57] Outros pacientes podem usar combinações variadas de sinais e fala. Se estiver trabalhando com um intérprete, adote os princípios identificados anteriormente. Como alternativa, perguntas e respostas escritas à mão podem ser a única solução.

Os déficits auditivos parciais variam. Se o paciente tem aparelho auditivo, descubra se ele o está usando. Verifique se está funcionando. Para pacientes com perda auditiva unilateral, sente-se do lado em que há audição. Uma pessoa com *deficiência auditiva* pode não estar ciente do problema, uma situação que você terá que lidar com muita atenção. Elimine o ruído de fundo da televisão ou do corredor. Atenda os pacientes que possam ler os lábios diretamente, com boa luz. Os pacientes devem colocar os óculos para ver dicas que os ajudem a entender você. Fale em um volume e ritmo normais. Evite deixar que sua voz falhe no final das frases, cobrindo a boca ou olhando para papéis enquanto fala. Enfatize primeiramente os pontos-chave. Mesmo os melhores leitores labiais compreendem apenas uma parte do que você diz, então, pedir a eles que "ensinem de volta" é essencial. Ao encerrar, escreva suas instruções para que eles as levem para casa.

Paciente com comprometimento da acuidade visual[d]

No caso de pacientes com comprometimento da acuidade visual, aperte as mãos para estabelecer contato e explicar quem você é e por que está ali. Se a sala não for familiar, oriente o paciente para o ambiente e informe se mais alguém estiver presente. Se ajudar, ajuste a luz. Incentive os pacientes com deficiência visual a usarem óculos sempre que possível. Gaste mais tempo com explicações verbais, uma vez que posturas e gestos não são vistos.

Paciente com inteligência limitada

Pacientes com inteligência moderadamente limitada em geral conseguem fornecer relatos adequados. Se você suspeitar de déficit intelectual, preste atenção especial ao histórico escolar do paciente e à capacidade de agir de forma independente. Qual é o nível de escolaridade do paciente? Se não o ensino fundamental ou médio, por que não o fizeram? Que tipo de cursos eles fizeram? Como eles fizeram? Algum teste foi feito? Eles moram sozinhos? Eles precisam de ajuda com atividades como transporte ou compras? A história sexual é igualmente importante e frequentemente esquecida. Descubra se o paciente é sexualmente ativo e forneça informações sobre gravidez ou doenças/infecções sexualmente transmissíveis (DST/IST), se necessário.

---

[d]N.R.T.: No Brasil ver Portaria nº 3.128, de 24 de dezembro de 2008, artigo 1º, § 1º: Considera-se pessoa com deficiência visual aquela que apresenta baixa visão ou cegueira.

§ 2ºConsidera-se baixa visão ou visão subnormal, quando o valor da acuidade visual corrigida no melhor olho é menor do que 0,3 e maior ou igual a 0,05 ou seu campo visual é menor do que 20º no melhor olho com a melhor correção óptica (categorias 1 e 2 de graus de comprometimento visual do CID 10) e considera-se cegueira quando esses valores são inferiores a 0,05 ou o campo visual é menor do que 10º (categorias 3, 4 e 5 do CID 10).

Se você não tem certeza sobre o nível de inteligência do paciente, faça a transição para o exame do estado mental e avalie cálculos simples, vocabulário, memória e pensamento abstrato. Para pacientes com retardo mental grave, consulte a família ou os cuidadores para obter a história, mas sempre mostre interesse primeiramente pelo paciente. Estabeleça relacionamento, faça contato visual e participe de uma conversa simples. Tal como acontece com as crianças, evite "falar baixo" ou qualquer comportamento que possa parecer arrogante. O paciente, os familiares, os cuidadores e/ou os amigos exigem seu respeito.

Paciente sobrecarregado por problemas pessoais

Os pacientes podem pedir conselhos sobre problemas pessoais que estão fora do alcance de sua experiência clínica. O paciente deve abandonar um trabalho estressante, por exemplo, ou mudar de cidade? Em vez de responder, pergunte sobre quais alternativas o paciente considerou, os prós e contras relacionados e outras pessoas que forneceram conselhos. Deixar o paciente falar sobre o problema com você é mais terapêutico do que dar suas próprias opiniões.

Paciente que não é cooperativo

O termo *adesão* é mais *aceitável* porque, quando um paciente não coopera com a terapia sugerida, não é justo presumir que o paciente sempre tenha culpa. Estudos mostram que vários fatores levam à não adesão do paciente, incluindo habilidades cognitivas, estado emocional, condições socioeconômicas, atitudes e crenças culturais, bem como sua condição da doença, terapia e sistemas de prestação de cuidados médicos.[59,60] As estratégias para promover melhor adesão incluem o uso de apostilas informativas; dicas e lembretes, usando e-mails ou cartas-padrão; *feedback* positivo para o paciente; passos para minimizar o desconforto e inconvenientes, como simplificação do esquema de dosagem; monitoramento de doenças para alterar o manejo; e obtenção de aconselhamento, se apropriado.[61]

Paciente com baixa escolaridade

Antes de dar instruções por escrito, avalie a *capacidade de leitura* do paciente. Mais de 14% dos americanos, ou 30 milhões de pessoas, não conseguem ler documentos básicos.[62] Baixo nível de alfabetização pode explicar por que o paciente não tomou medicamentos nem seguiu suas recomendações.

Para detectar baixo nível de alfabetização, você pode perguntar sobre os anos concluídos na escola ou "Como está sua leitura?". Você pode perguntar "Você se sente à vontade para preencher formulários de saúde?" ou verificar se o paciente lê bem as instruções escritas. Um teste rápido é entregar ao paciente um texto escrito de cabeça para baixo – a maioria dos pacientes vira a página imediatamente. Muitos pacientes têm vergonha de ler mal. Seja sensível ao dilema deles e não confunda seu grau de alfabetização com o nível de inteligência. Explore as razões para a dificuldade de alfabetização – barreiras linguísticas, distúrbios de aprendizagem, deficiência visual ou nível de educação.

Paciente com baixo letramento em saúde

Uma pesquisa mostrou que o *baixo letramento em saúde*, que afeta 80 milhões de americanos, leva a desfechos ruins de saúde e uso insatisfatório dos serviços de saúde.[63] A alfabetização em saúde vai além da simples leitura. Inclui as habilidades práticas de que o paciente precisa para se nortear no ambiente de saúde: literatura impressa ou capacidade de interpretar informações em documentos;

noções de matemática, ou a capacidade de usar informações quantitativas para tarefas como entender rótulos de alimentos ou aderir ao uso regular de medicamentos; e alfabetização oral, ou a capacidade de falar e ouvir com efetividade.

Paciente com proficiência limitada no idioma[e]

Nada torna mais evidente a importância da história do que a impossibilidade de se comunicar com o paciente, experiência cada vez mais comum. Em 2011, o Census Bureau informou que mais de 60 milhões de americanos falavam um idioma diferente do inglês em casa. Desses, mais de 20% têm proficiência limitada em inglês. O espanhol é falado por 37 milhões de americanos.[64] Esses indivíduos são menos propensos a receber cuidados primários ou preventivos regulares e mais propensos a sentir insatisfação e desfechos adversos de erros clínicos. Aprender a trabalhar com intérpretes qualificados é essencial para obter os melhores resultados e um atendimento econômico.[65-69] Os especialistas vão além: "Se não for cultural e linguisticamente apropriado, não é o serviço de saúde".[70]

Ver Como trabalhar com um intérprete médico.

Paciente com enfermidade em estágio terminal ou no final da vida

Há uma ênfase crescente e importante na educação em saúde na melhoria do atendimento aos pacientes no final da vida e suas famílias (Figura 2.6). Muitos estudos aumentaram nossa compreensão sobre os cuidados paliativos e estabeleceram padrões para cuidados de qualidade.[71,72] Mesmo estudantes precisam trabalhar seus sentimentos sobre a morte e o final da vida e adquirir as habilidades necessárias para garantir uma comunicação excelente porque entrarão em contato com pacientes de todas as idades próximo ao final de suas vidas.

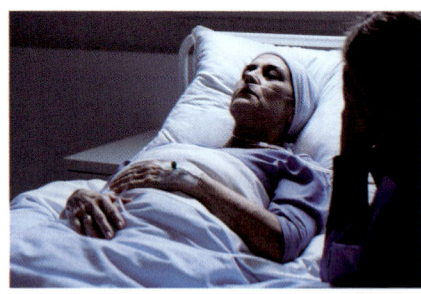

Figura 2.6 Aprenda como melhorar o cuidado de pacientes terminais. (Usada com permissão de Shutterstock. By Photographee.eu.)

Ver discussão em as Diretivas antecipadas de vontade. Para uma discussão sobre a tomada de decisão do fim da vida, luto e perda, consultar o Capítulo 27, *Adultos Mais Velhos.*

Estudos mostram que os médicos ainda não se comunicam de forma efetiva com pacientes e familiares sobre o manejo dos sintomas e suas preferências de tratamento. As intervenções clínicas que melhoram os sintomas e evitam a hospitalização reduzem a tristeza e o luto, melhoram os desfechos e a qualidade do atendimento, reduzem os custos e, às vezes, até prolongam a sobrevida.[72-74] Para aqueles que enfrentam a morte e seus sobreviventes, há fases sobrepostas e, às vezes, prolongadas de luto e luto antecipado.[75] Kübler-Ross forneceu a descrição clássica dos estágios em nossa resposta à perda ou à dor antecipada da morte iminente: *negação e isolamento, raiva, barganha, depressão ou tristeza e aceitação.*[76] Essas fases ocorrem sequencialmente ou em qualquer ordem ou combinação. Ofereça oportunidades para que os pacientes e familiares conversem sobre seus sentimentos e façam perguntas. Conforme definido pela OMS, sua meta é "a prevenção e o alívio do sofrimento por meio da identificação precoce e avaliação e tratamento impecáveis da dor e outras questões, físicas, psicossociais e espirituais".[77]

FOCO NO PACIENTE EM AMBIENTES CLÍNICOS COMPUTADORIZADOS

Uma das mudanças mais onipresentes na prática clínica geral é o prontuário eletrônico.[78] Argumentou-se anteriormente que a presença de um computador durante uma entrevista clínica muda a interação diádica paciente-médico em uma interação triádica (Figura 2.7).[79]

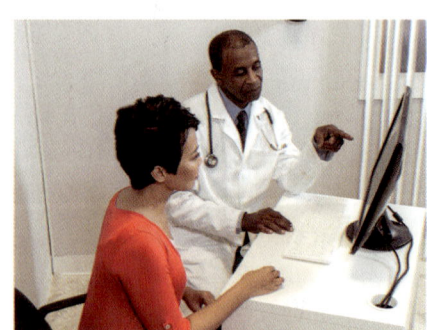

Figura 2.7 Promova o compartilhamento visual das informações do prontuário eletrônico com o paciente.

---

[e]N.R.T.: No Brasil existe um projeto de lei em tramitação no Senado federal (PL 5.182/2020) para que todas as instituições públicas (p. ex., serviços sanitários e médicos, jurídicos, penitenciários, educacionais, de assistência social e de fronteira) tenham um tradutor e intérprete para auxiliar pessoas que não dominam a língua portuguesa.

O estudante acha muito desafiador interagir com os pacientes ao mesmo tempo em que tenta tornar o prontuário acurado e compatível com a segurança da informação.[80] Comportamentos de comunicação potencialmente negativos com o uso de prontuário eletrônico incluem padrões de fala do paciente e do médico interrompidos, aumento do deslocamento do olhar e episódios multitarefa e baixas taxas de compartilhamento da tela do computador com os pacientes. No entanto, o uso efetivo do prontuário eletrônico também facilita o processo de comunicação, esclarecimento e discussão, bem como alguns comportamentos de comunicação potencialmente centrados no paciente (p. ex., compartilhamento de tela, sinalização, interrupção da digitação durante discussões sensíveis).[81] Muitos estudos descrevem estratégias e técnicas para ajudá-lo a manter seu relacionamento com seus pacientes e minimizar o impacto negativo do prontuário eletrônico na comunicação em ambientes informatizados (Boxe 2.11).[82,83]

APRENDIZAGEM DAS HABILIDADES DE COMUNICAÇÃO NO PROGRAMA DE PACIENTES SIMULADOS

Sir William Osler disse, em 1905, que *"é uma regra segura não ter ensino sem um paciente como texto, e o melhor aprendizado é com o próprio paciente"*.[85] Embora o treinamento clínico tradicionalmente se baseie no contato com o paciente, muitas vezes abordagens alternativas ao contato com pacientes "reais" aumentam o aprendizado clínico por diversas razões, como pacientes com condições necessárias para a aprendizagem que não estão disponíveis, pacientes com comportamento imprevisível ou pacientes em situações que podem ser inadequadas. O conceito de pacientes simulados para ensino, aprendizagem e avaliação baseia-se em suas representações confiáveis e repetíveis de uma ampla gama de casos

Boxe 2.11 Estratégias para manter o foco no paciente em ambientes clínicos computadorizados

■ Revisar o prontuário eletrônico do paciente antes de chamá-lo
■ Iniciar a consulta perguntando sobre as preocupações do paciente e criar uma afinidade (*rapport*) com ele antes de voltar a atenção para o computador
■ Mover o computador ou mudar a localização do paciente para facilitar a comunicação ao usar o prontuário eletrônico (ou seja, criar um triângulo médico/paciente/computador) (Figura 2.7)[84]
■ Manter a orientação do corpo voltada para o paciente; manter contato visual consistente com o paciente, apesar de usar o prontuário eletrônico
■ Falar enquanto trabalha no computador para permanecer envolvido com o paciente e quebrar longos silêncios
■ Explicar o uso do computador (p. ex., a finalidade de usá-lo) e descrever suas ações no computador (p. ex., descrever o que você está procurando); ler em voz alta enquanto digita
■ Compartilhar visual ou verbalmente a tela e as informações do prontuário eletrônico com o paciente (Figura 2.7); envolver o paciente no preenchimento do prontuário eletrônico
■ Separar a comunicação com o paciente do uso da tela, especialmente ao construir relacionamento ou discutir opções de tratamento; verbalizar ou usar gestos para indicar mudanças de atenção entre o paciente e o computador
■ Usar intervalos na interação com o paciente para o trabalho no computador (p. ex., quando o paciente está se vestindo após um exame físico)
■ Documentar a interação com o paciente no prontuário eletrônico após a consulta

Fonte: Crampton NH *et al. J Am Med Inform Assoc.* 2016;23(3):654–665; Biagioli FE *et al. Acad Med.* 2017;92(1):87–91.

clínicos com comportamentos previsíveis, em que os alunos podem praticar as habilidades em um ambiente de aprendizagem seguro.[86] Além de fornecer exemplos de ensino e avaliação, os pacientes simulados também podem ser treinados para avaliar o desempenho dos estudantes e fornecer *feedback*.[87] Eles são de grande valia no treinamento de alunos em habilidades de comunicação simples e complexas (Boxe 2.12).[88-90]

Boxe 2.12 Dicas para tirar o máximo proveito do programa de pacientes simulados	
Levar a sério a interação com o paciente simulado	Embora o paciente simulado seja um ator interpretando um cenário inventado, deve ser tratado como um paciente real. A meta dessas interações é ajudar o estudante a prestar o melhor atendimento ao paciente no mundo real. Quanto mais você conseguir ver o ator como um paciente e uma pessoa, mais você ganhará com a experiência. Os pacientes simulados se dedicam a ajudá-lo a se tornar o melhor clínico possível, portanto, respeite os esforços deles.
Confie em seu "paciente"	Os pacientes simulados costumam trabalhar em cenários de caso por horas ou até dias seguidos. Eles são responsáveis por criar dados de uma história patológica pregressa e praticar como responderão às perguntas de maneira padronizada. Os pacientes simulados não estão tentando atrapalhar seu raciocínio com suas respostas, na verdade, estão orientando e ajudando os estudantes a estruturarem melhor as perguntas e reforçar as habilidades de pensamento crítico.
Fazer perguntas específicas	O corpo docente de seu programa de treinamento deseja que você faça perguntas de maneira específica. Como resultado, os pacientes simulados frequentemente fornecem respostas vagas quando são feitas perguntas gerais. É importante praticar a formulação de perguntas mais específicas antes e durante as entrevistas. Isso ajudará você a passar pelas avaliações com mais rapidez e eficiência.
Deixar o "paciente" confortável	Pratique colocar os pacientes simulados à vontade como faria com pacientes reais. Isso será útil quando você encontrar pacientes reais que podem ficar constrangidos ou desconfortáveis com a entrevista ou o exame físico. Peça permissão aos pacientes simulados se for necessário mover ou abaixar as roupas deles, seja gentil ao realizar os exames e demonstre gentileza durante todo o processo.
Criar uma conexão	Paciência, empatia e capacidade de se conectar com as pessoas são cruciais para o sucesso das interações com os pacientes. Para interagir com os pacientes simulados de maneira mais efetiva, tente relaxar e ser você mesmo. Isso incentiva os pacientes simulados a se abrirem e se envolverem com você em um nível pessoal durante as entrevistas, o que leva a uma experiência mais gratificante.
Manter-se calmo	De vez em quando, os pacientes simulados testarão sua capacidade de lidar com situações desafiadoras. Por exemplo, eles podem agir confusos, suspeitos ou até antagônicos. Esse comportamento pode fazer você se sentir estressado, ansioso ou confuso. Aprender a manter a calma e suas emoções sob controle, e ser mais assertivo do que agressivo muitas vezes neutralizará a situação.
Fazer um resumo da interação clínica	Em geral, tente encerrar a entrevista com um rápido resumo dos pontos-chave que você discutiu. Mostre que você ouviu atentamente durante a entrevista. Isso também possibilita que os pacientes simulados preencham lacunas ou corrijam erros durante o seu questionamento.
Aproveitar a experiência	É importante aproveitar essas interações com os pacientes simulados. Esses exercícios lhe dão a chance de experimentar coisas novas em um ambiente seguro e controlado. Eles oferecem uma oportunidade única de aprender com os erros antes de trabalhar com pacientes reais.

Fonte: Modificado de Brown E. *Eight Tips for Standardized Patient Encounters*. Disponível em: https://www.codeblueessays.com/standardized-patient/. Acesso em: 19 abr. 2019.

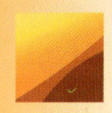

TABELA 2.1 Entrevista motivacional: um exemplo clínico

A abordagem psiquiátrica típica para esse problema seria uma combinação de orientação e confronto. O psiquiatra explicaria os perigos do alcoolismo à paciente e a incentivaria a procurar tratamento, entregando-lhe uma lista de centros de tratamento de alcoolismo.

A conversa real da entrevista motivacional (EM) procedeu assim:

A polícia levou uma mulher de 40 anos ao pronto-socorro psiquiátrico porque, embriagada, ela ameaçou matar seu companheiro e a si mesma. Ela não tinha história pregressa de violência ou de problemas legais ou psiquiátricos. Quando ela ficou sóbria no dia seguinte, ela relatou calmamente que era uma "alcoólatra" e não era violenta e não tinha intenção de se machucar. Ela queria ter alta.

Paciente: "Eu sou uma alcoólatra e não quero mudar. Eu não sou perigosa. Apenas me deixe ir para casa agora."

Psiquiatra: "Ok, isso é o que faremos. Não podemos forçá-la a mudar. Posso apenas fazer algumas perguntas e depois deixaremos você sair daqui?"

EM: respeito pela autonomia – o psiquiatra respeita o direito do indivíduo de mudar ou não; colaboração – o psiquiatra é igual ao paciente no poder e pede permissão para novas investigações.

Paciente: "Ok."

Psiquiatra: "Estou interessado em saber um pouco sobre como você bebe. Eu entendo que você não quer mudar. Portanto, presumo que o álcool é principalmente uma coisa boa em sua vida. Estou me perguntando se há algo que não seja tão bom em relação ao álcool em sua vida."

EM: Gerar dúvida.

Paciente: "Bem, eles disseram que meu fígado não está mais tão bom. Vai pifar se eu não parar de beber."

Psiquiatra: "Ok, então isso soa como uma parte da bebida que não é tão boa."

EM: Explorar a dúvida.

Paciente: "Certo."

Psiquiatra: "Mas não parece importante o suficiente para fazer você querer mudar. Eu estou supondo que você não se importa muito se seu fígado falhar ou não."

EM: sem ser sarcástico; realmente respeita a autonomia da paciente.

Paciente: "Bem, eu não posso viver sem um fígado."

Psiquiatra: "Ok. Então parece que você não se importa muito se vai viver ou morrer."

EM: novamente, sem ser sarcástico; apenas refletindo o conteúdo e respeitando a autonomia da paciente.

Paciente: "De jeito nenhum! Eu amo a vida!"

Psiquiatra: "Bem, não tenho certeza se entendi então. Por um lado, você tem certeza de que não vai parar de beber, mas também diz que ama a vida e não quer problemas no fígado."

EM: Desenvolver discrepância. Provocar conversa sobre mudança.

Paciente: "Bem, eu sei que terei que reduzir ou parar algum dia. Este não é o momento."

Psiquiatra: "Ok. Eu entendo o que você está falando. Você quer parar de beber em algum momento, para salvar seu fígado e salvar sua vida. Simplesmente não é o momento certo agora."

EM: Escutar, compreender, expressar empatia e refletir sentimentos; respeitar a autonomia da paciente.

Paciente: "Certo."

Psiquiatra: "Ok. Posso fazer mais uma ou duas perguntas? Se você acha que vai parar em algum momento, eu me pergunto que pensamentos você teve sobre quando e como você gostaria de parar de beber? Você gostaria ou precisaria de ajuda quando decidisse reduzir ou parar de beber?"

EM: Fazer perguntas abertas para compreensão; encorajar conversas sobre mudança.

Fonte: Cole S *et al. Focus IX*. 2011:42–52.

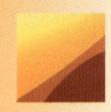

TABELA 2.2 SBAR: ferramenta para comunicação interprofissional

SBAR: *Situation-Background-Assessment-Recommendation*

A técnica SBAR (*Situation-Background-Assessment- Recommendation*) fornece uma estrutura para a comunicação entre os membros da equipe de saúde sobre a condição de um paciente. SBAR é um mecanismo concreto, fácil de lembrar, útil para enquadrar qualquer conversa, especialmente as críticas, que exigem atenção e ação imediatas do médico. Essa técnica é uma maneira fácil e objetiva de definir expectativas sobre o que será comunicado e como será comunicado entre os membros da equipe, o que é essencial para desenvolver o trabalho em equipe e fomentar uma cultura de segurança do paciente.

Essa ferramenta inclui:

- Diretrizes SBAR ("Diretrizes para comunicação com médicos usando o processo SBAR"): explica em detalhes como implementar a técnica SBAR
- Planilha SBAR: uma planilha/*script* que um profissional de saúde pode usar para organizar antecipadamente as informações para a comunicação com um médico sobre um paciente em estado crítico

Tanto a planilha quanto as diretrizes usam o médico como exemplo. No entanto, eles podem ser adaptados para uso com todos os outros profissionais de saúde.

Diretrizes para comunicação com médicos usando o processo SBAR

1) Use as seguintes modalidades de acordo com a preferência do médico, se conhecido. Não espere mais de 5 minutos entre as tentativas.
   - WhatsApp (se conhecido)
   - Serviço de chamada médica
   - Durante a semana, o consultório médico diretamente
   - Nos finais de semana e após o expediente durante a semana, telefone residencial do médico
   - Telefone celular

   Antes de presumir que o médico que você está tentando contatar não está respondendo, utilize todas as modalidades. Para situações de emergência, chamar o residente de plantão para garantir o atendimento seguro ao paciente. Comece definindo a primeira e a última etapa do processo – para que todos tenham compreensão compartilhada de onde começa e termina o processo em que você está trabalhando.

2) Antes de ligar para o médico, siga estas etapas:
   - Eu mesmo vi e avaliei o paciente antes de ligar?
   - A situação foi discutida com a enfermeira ou com o preceptor?
   - Verifique no prontuário qual médico deve ser chamado
   - Verifique o diagnóstico de admissão e a data de admissão
   - Leia a última evolução do médico assistente e as notas do enfermeiro que trabalhava no turno anterior
   - Tenha os seguintes dados ao falar com o médico:
     - Prontuário do paciente
     - Lista de medicamentos, alergias, soluções IV e exames laboratoriais atuais
     - Sinais vitais mais recentes
     - Resultados dos exames laboratoriais: relatar a data e a hora em que o teste foi realizado e os resultados dos testes anteriores para comparação
     - *Code status*[f]

3) Ao ligar para o médico, siga o processo SBAR:
   (S) Situação: qual é a situação sobre a qual você está ligando?
   - Identifique-se, unidade, paciente, número do quarto
   - Descreva resumidamente o motivo da chamada, sua natureza, quando aconteceu ou começou e sua gravidade

   (B) Dados relevantes (*background*):
   - O diagnóstico de admissão e a data de admissão
   - Lista de medicamentos, alergias, soluções IV e exames laboratoriais atuais
   - Sinais vitais mais recentes
   - Resultados do laboratório: fornecem a data e a hora em que o teste foi realizado e os resultados dos exames anteriores para fins de comparação
   - Outras informações clínicas
   - *Code status*

---

[f]N.R.T.: Nos EUA, todos os indivíduos internados em um hospital recebem um *code status*, que essencialmente significa o tipo de tratamento de emergência a ser instituído em caso de parada cardiorrespiratória.

(A) Avaliação: qual é a avaliação do enfermeiro sobre a situação?

(R) Recomendação: qual é a recomendação do enfermeiro ou o que ele deseja?

Exemplos:
- Notificação de que o paciente foi admitido
- O paciente precisa ser visto agora
- Alteração de prescrição

4) Documentar a mudança na condição do paciente e notificação do médico.

	Exemplo 1: Relatório SBAR ao médico sobre uma situação crítica
S	**Situação** Dr. Jones, aqui é Sharon Smith ligando da unidade coronariana. O sr. Holloway do quarto 217, um homem de 55 anos, está pálido e sudoreico, sente-se confuso e fraco e está reclamando de sensação de pressão torácica.
B	**Dados relevantes** - Ele tem história pregressa de hipertensão arterial sistêmica - Ele foi internado por causa de sangramento gastrintestinal e recebeu 2 unidades de sangue - Seu último hematócrito, há 2 horas, foi 31 - Seus sinais vitais são PA = 90/50 mmHg, frequência de pulso = 120
A	**Avaliação** Acho que ele apresenta sangramento ativo, mas não podemos descartar um infarto agudo do miocárdio e não temos troponina nem hemoglobina e hematócrito recentes.
R	**Recomendação** Eu gostaria de fazer um ECG e exames laboratoriais, e preciso que você o avalie imediatamente.

Fonte: Institute for Healthcare Improvement. *SBAR tool*: Situation-Background-Assessment-Recommendation. Reimpresso de www.ihi.org com permissão do Institute for Healthcare Improvement, ©2019.

REFERÊNCIAS BIBLIOGRÁFICAS

1. Matthews DA, Suchman AL, Branch WT Jr. Making "connexions": enhancing the therapeutic potential of patient-clinician relationships. *Ann Intern Med*. 1993;118(12):973–977.

2. Haidet P. Jazz and the 'art' of medicine: improvisation in the medical encounter. *Ann Fam Med*. 2007;5:164–169.

3. Kurtz S, Silverman J, Benson J, et al. Marrying content and process in clinical method teaching: enhancing the Calgary-Cambridge guides. *Acad Med*. 2003;78(8):802–809.

4. Kurtz SM, Silverman J, Draper J, et al. *Teaching and Learning Communication Skills in Medicine*. Abingdon, Oxon, UK: Radcliffe Medical Press; 1998.

5. Kurtz SM, Silverman JD. The Calgary-Cambridge Referenced Observation Guides: an aid to defining the curriculum and organizing the teaching in communication training programmes. *Med Educ*. 1996;30(2):83–89.

6. Coulehan JL, Block ML. *The Medical Interview: Mastering Skills for Clinical Practice*. 5th ed. Philadelphia, PA: FA Davis; 2005.

7. Fortin AV, Dwamena F, Frankel R, et al. *Smith's Patient-Centered Interviewing: An Evidence-Based Method*. 3rd ed. McGraw-Hill Education; 2012.

8. Halpern J. Empathy and patient-physician conflicts. *J Gen Intern Med*. 2007;22:696–700.

9. Halpern J. What is clinical empathy? *J Gen Intern Med*. 2003;18:670–674.

10. Buckman R, Tulsky JA, Rodin G. Empathic responses in clinical practice: intuition or tuition? *CMAJ*. 2011;183:569–571.

11. Egnew TR. Suffering, meaning, and healing: challenges of contemporary medicine. *Ann Fam Med*. 2009;7:170–175.

12. Batt-Rawden SA, Chisolm MS, Anton B, et al. Teaching empathy to medical students: an updated, systematic review. *Acad Med*. 2013;88:1171–1177.

13. Epner DE, Baile WF. Difficult conversations: teaching medical oncology trainees communication skills one hour at a time. *Acad Med*. 2014;89:578–584.

14. Lipkin MJ, Putnam SM, Lazare A, et al. *The Medical Interview: Clinical Care, Education, and Research*. Springer-Verlag; 1995.

15. Tervalon M, Murray-García J. Cultural humility versus cultural competence: a critical distinction in defining physician training outcomes in multicultural education. *J Health Care Poor Underserved*. 1998;9:117–125.

16. Kripalani S, Jackson AT, Schnipper JL, et al. Promoting effective transitions of care at hospital discharge: a review of key issues for hospitalists. *J Hosp Med*. 2007;2:314–323.

17. Kemp EC, Floyd MR, McCord-Duncan E, et al. Patients prefer the method of "tell back-collaborative inquiry" to assess understanding of medical information. *J Am Board Fam Med*. 2008;21:24–30.

18. Ashford RD, Brown AM, Curtis B. Substance use, recovery, and linguistics: the impact of word choice on explicit and implicit bias. *Drug Alcohol Depend*. 2018;189:131–138.

19. Kelly JF, Wakeman SE, Saitz R. Stop talking 'dirty': clinicians, language, and quality of care for the leading cause of preventable death in the United States. *Am J Med*. 2015;128(1):8–9.

20. Ashford RD, Brown AM, McDaniel J, et al. Biased labels: an experimental study of language and stigma among individuals in recovery and health professionals. *Subst Use Misuse*. 2019;54(8):1376–1384.

21. Makoul G, Zick A, Green M. An evidence-based perspective on greetings in medical encounters. *Arch Intern Med*. 2007;167:1172–1176.

22. Brugel S, Postma-Nilsenova M, Tates K. The link between perception of clinical empathy and nonverbal behavior: the effect of a doctor's gaze and body orientation. *Patient Educ Couns*. 2015;98(10):1260–1265.

23. Graves JR, Robinson JD. Proxemic behavior as a function of inconsistent verbal and nonverbal messages. *J Couns Psychol*. 1976;23(4):333–338.

24. Buller DB, Street RL Jr. Physician-patient relationships. In: Feldman R, ed. *Applications of Nonverbal Behavior Theories and Research*. Hillsdale, NJ: Erlbaum; 1992:119–141.

25. van Dulmen AM, Verhaak PF, Bilo HJ. Shifts in doctor-patient communication during a series of outpatient consultations in non-insulin-dependent diabetes mellitus. *Patient Educ Couns*. 1997;30(3):227–237.

26. Verhaak PF. Detection of psychologic complaints by general practitioners. *Med Care*. 1988;26(10):1009–1020.

27. Duggan AP, Bradshaw YS, Swergold N, et al. When rapport building extends beyond affiliation: communication overaccommodation toward patients with disabilities. *Perm J*. 2011;15(2):23–30.

28. Weinberger M, Greene JY, Mamlin JJ. The impact of clinical encounter events on patient and physician satisfaction. *Soc Sci Med E*. 1981;15(3):239–244.

29. Van de Poel K, Vanagt E, Schrimpf U, et al. *Communication Skills for Foreign and Mobile Medical Professionals*. Heidelberg; New York: Springer; 2013.

30. Gossman W, Thornton I, Hipskind JE. *Informed Consent*. Treasure Island, FL: StatPearls Publishing, 2019. Available at https://www.ncbi.nlm.nih.gov/books/NBK430827/. Published 2019. Updated January 19, 2019. Accessed April 30, 2019.

31. Brady AK. Medical Spanish. *Ann Intern Med*. 2010;152:127–128.

32. Gregg J, Saha S. Communicative competence: a framework for understanding language barriers in health care. *J Gen Intern Med*. 2007;22 Suppl 2:368–370.

33. Saha S, Fernandez A. Language barriers in health care. *J Gen Intern Med*. 2007;22:281–282.

34. Eissa M, Patel AA, Farag S, et al. Awareness and attitude of university students about screening and testing for hemoglobinopathies: case study of the Aseer Region, Saudi Arabia. *Hemoglobin*. 2018;42(4):264–268.

35. Program NP. National POLST Paradigm Overview. Available from https://polst.org/wp-content/uploads/2020/03/2020.02.28-POLST-Handout.pdf. Accessed April 30, 2019.

36. Moss AH, Ganjoo J, Sharma S, et al. Utility of the "surprise" question to identify dialysis patients with high mortality. *Clin J Am Soc Nephrol*. 2008;3(5):1379–1384.

37. MOLST. General instructions for the legal requirements checklists for adult patients and glossary. Available from https://www.health.ny.gov/professionals/patients/patient_rights/molst/docs/general_instructions_and_glossary.pdf. Published 2018. Updated December 2018. Accessed April 30, 2019.

38. Baile WF, Buckman R, Lenzi R, et al. SPIKES—A six-step protocol for delivering bad news: application to the patient with cancer. *Oncologist*. 2000;5(4):302–311.

39. Rosenzweig MQ. Breaking bad news: a guide for effective and empathetic communication. *Nurse Pract*. 2012;37(2): 1–4.

40. Rollnick S, Butler CC, Kinnersley P, et al. Motivational interviewing. *BMJ*. 2010;340:c1900.

41. Cole S, Bogenschutz M, Hungerford D. Motivational Interviewing and psychiatry: use in addiction treatment, risky drinking and routine practice. *FOCUS*. 2011;9:42–54.

42. Scotten M, Manos EL, Malicoat A, et al. Minding the gap: interprofessional communication during inpatient and post discharge chasm care. *Patient Educ Couns*. 2015;98(7): 895–900.

43. Edwards S, Siassakos D. Training teams and leaders to reduce resuscitation errors and improve patient outcome. *Resuscitation*. 2012;83(1):13–15.

44. Pecukonis E, Doyle O, Bliss DL. Reducing barriers to interprofessional training: promoting interprofessional cultural competence. *J Interprof Care*. 2008;22(4):417–428.

45. Whitehead C. The doctor dilemma in interprofessional education and care: how and why will physicians collaborate? *Med Educ*. 2007;41(10):1010–1016.

46. Gilbert JH. Interprofessional learning and higher education structural barriers. *J Interprof Care*. 2005;19 Suppl 1:87–106.

47. Authority WRH. Competency 5: Interprofessional communication. Available from http://www.wrha.mb.ca/professionals/collaborativecare/files/Competencies-5.pdf. Updated August 16, 2018. Accessed May 7, 2019.

48. (AHRQ) AfHRaQ. TeamSTEPPS. Available from http://teamstepps.ahrq.gov/. Accessed May 8, 2019.

49. Markowitz JC, Milrod BL. The importance of responding to negative affect in psychotherapies. *Am J Psychiatry*. 2011;168:124–128.

50. Committee on Ethics, American College of Obstetricians and Gynecologists. ACOG Committee Opinion No. 373: Sexual misconduct. *Obstet Gynecol*. 2007;110:441–444.

51. Nadelson C, Notman MT. Boundaries in the doctor-patient relationship. *Theor Med Bioeth*. 2002;23:191–201.

52. Gabbard GO, Nadelson C. Professional boundaries in the physician-patient relationship. *JAMA*. 1995;273:1445–1449.

53. Sexual misconduct in the practice of medicine. Council on Ethical and Judicial Affairs, American Medical Association. *JAMA*. 1991;266:2741–2745.

54. Dvir Y, Moniwa E, Crisp-Han H, et al. Survey of threats and assaults by patients on psychiatry residents. *Acad Psychiatry*. 2012;36(1):39–42.

55. Whitgob EE, Blankenburg RL, Bogetz AL. The discriminatory patient and family: strategies to address discrimination towards trainees. *Acad Med*. 2016;91(11 Association of American Medical Colleges Learn Serve Lead: Proceedings of the 55th Annual Research in Medical Education Sessions):S64–S69.

56. Organization WH. Deafness and hearing loss. Available from https://www.who.int/news-room/fact-sheets/detail/deafness-and-hearing-loss. Published 2019. Updated March 20, 2019. Accessed April 30, 2019.

57. Meador HE, Zazove P. Health care interactions with deaf culture. *J Am Board Fam Pract*. 2005;18:218–222.

58. Barnett S, Klein JD, Pollard RQ, et al. Community participatory research with deaf sign language users to identify health inequities. *Am J Public Health*. 2011;101:2235–2238.

59. Jin J, Sklar GE, Min Sen Oh V, et al. Factors affecting therapeutic compliance: a review from the patient's perspective. *Ther Clin Risk Manag*. 2008;4(1):269–286.

60. Vermeire E, Hearnshaw H, Van Royen P, et al. Patient adherence to treatment: three decades of research. A comprehensive review. *J Clin Pharm Ther*. 2001;26(5):331–342.

61. Athreya BH. *Handbook of Clinical Skills: A Practical Manual*. New Jersey: World Scientific; 2010.

62. National Center for Education Statistics (NCES). *Health Literacy of America's Adults: Results of the National Assessment of Adult Literacy (NAAL)*. 2003. Available at https://nces.ed.gov/naal/multimedia.asp. Accessed March 1, 2020.

63. Berkman ND, Sheridan SL, Donahue KE, et al. Low health literacy and health outcomes: an updated systematic review. *Ann Intern Med*. 2011;155:97–107.

64. Ryan C. *Language Use in the United States: 2011. American Community Survey Reports*. United States Census Bureau; 2013.

65. Karliner LS, Jacobs EA, Chen AH, et al. Do professional interpreters improve clinical care for patients with limited English proficiency? A systematic review of the literature. *Health Serv Res*. 2007;42:727–754.

66. Thompson DA, Hernandez RG, Cowden JD, et al. Caring for patients with limited English proficiency. *Acad Med*. 2013;88:1485–1492.

67. Schyve PM. Language differences as a barrier to quality and safety in health care: The Joint Commission perspective. *J Gen Intern Med*. 2007;22 Suppl 2:360–361.

68. Jacobs EA, Sadowski LS, Rathouz PJ. The impact of an enhanced interpreter service intervention on hospital costs and patient satisfaction. *J Gen Intern Med*. 2007;22 Suppl 2:306–311.

69. Hardt E, Jacobs EA, Chen A. Insights into the problems that language barriers may pose for the medical interview. *J Gen Intern Med*. 2006;21:1357–1358.

70. Office of Minority Health DoHaHS. Think Cultural Health. *CLAS Standards, Communication Tools*.

71. Care NCPfQP. Clinical practice guidelines for quality palliative care, 4th edition. 2013.

72. Dy SM, Aslakson R, Wilson RF, et al. Closing the quality gap: revisiting the state of the science (vol. 8: improving health care and palliative care for advanced and serious illness). *Evid Rep Technol Assess (Full Rep)*. 2012;(208.8): 1–249.

73. Bakitas M, Lyons KD, Hegel MT, et al. Effects of a palliative care intervention on clinical outcomes in patients with advanced cancer: the Project ENABLE II randomized controlled trial. *JAMA*. 2009;302:741–749.

74. Casarett D, Pickard A, Bailey FA, et al. Do palliative consultations improve patient outcomes? *J Am Geriatr Soc*. 2008;56:593–599.

75. Maciejewski PK, Zhang B, Block SD, et al. An empirical examination of the stage theory of grief. *JAMA*. 2007;297:716–723.

76. Kübler-Ross E. *On Death and Dying*. New York: Scribner Classics; 1997.

77. WHO. *WHO Definition of Palliative Care*. Available at https://www.who.int/cancer/palliative/definition/en/. Accessed March 1, 2020.

78. Swinglehurst D, Roberts C, Greenhalgh T. Opening up the 'black box' of the electronic patient record: a linguistic ethnographic study in general practice. *Commun Med*. 2011;8(1):3–15.

79. Margalit RS, Roter D, Dunevant MA, et al. Electronic medical record use and physician-patient communication: an observational study of Israeli primary care encounters. *Patient Educ Couns*. 2006;61(1):134–141.

80. Biagioli FE, Elliot DL, Palmer RT, et al. The electronic health record objective structured clinical examination: assessing student competency in patient interactions while using the electronic health record. *Acad Med*. 2017;92(1):87–91.

81. Alkureishi MA, Lee WW, Lyons M, et al. Impact of electronic medical record use on the patient-doctor relationship and communication: a systematic review. *J Gen Intern Med*. 2016;31(5):548–560.

82. Crampton NH, Reis S, Shachak A. Computers in the clinical encounter: a scoping review and thematic analysis. *J Am Med Inform Assoc*. 2016;23(3):654–665.

83. LoSasso AA, Lamberton CE, Sammon M, et al. Enhancing student empathetic engagement, history-taking, and communication skills during electronic medical record use in patient care. *Acad Med*. 2017;92(7):1022–1027.

84. Morrow JB, Dobbie AE, Jenkins C, et al. First-year medical students can demonstrate EHR-specific communication skills: a control-group study. *Fam Med*. 2009;41(1):28–33.

85. Berlan ED, Bravender T. Confidentiality, consent, and caring for the adolescent patient. *Curr Opin Pediatr*. 2009;21(4):450–456.

86. Ker JS, Dowie A, Dowell J, et al. Twelve tips for developing and maintaining a simulated patient bank. *Med Teach*. 2005;27(1):4–9.

87. Cleland JA, Abe K, Rethans JJ. The use of simulated patients in medical education: AMEE Guide No 42. *Med Teach*. 2009; 31(6):477–486.

88. Haist SA, Wilson JF, Pursley HG, et al. Domestic violence: increasing knowledge and improving skills with a four-hour workshop using standardized patients. *Acad Med*. 2003;78(10 Suppl):S24–S26.

89. Haist SA, Griffith IC, Hoellein AR, et al. Improving students' sexual history inquiry and HIV counseling with an interactive workshop using standardized patients. *J Gen Intern Med*. 2004;19(5 Pt 2):549–553.

90. Halbach JL, Sullivan L. To err is human 5 years later. *JAMA*. 2005;294(14):1758–1759; author reply 1759.

Anamnese

ANAMNESE

A entrevista clínica em um encontro com o paciente é uma conversa com um propósito, realizada com base em um conjunto de metas e prioridades (Figura 3.1).[1] No Capítulo 1, *Abordagem à consulta clínica*, discutimos como cada estágio da consulta clínica tem um propósito correspondente e se desdobra em uma sequência lógica.[2-4] Em seguida, no Capítulo 2, *Entrevista, Comunicação e Habilidades Interpessoais*, descrevemos a comunicação fundamental e as técnicas interpessoais que você pode usar ao longo da entrevista para formar uma aliança terapêutica com seu paciente (o *processo* ou fluxo do relato do paciente). Neste capítulo, vamos nos concentrar em como estruturar o *conteúdo*, começando pelo *formato da anamnese*. Esta é uma estrutura importante para organizar o relato do paciente em várias categorias pertinentes ao presente, ao passado e à saúde familiar. Ao conhecer o conteúdo e a relevância dos diferentes componentes da anamnese, é possível selecionar os elementos mais pertinentes à consulta e as metas compartilhadas para a saúde do paciente.

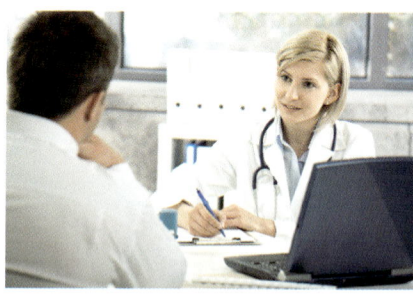

Figura 3.1 A entrevista clínica é uma conversa com um propósito. (Usada com permissão de Shutterstock. By StockLite.)

É intencional que o processo de obtenção de informações seja descrito antes de focar nas informações específicas a serem coletadas na consulta clínica. Muitas vezes, especialmente para um estudante, buscar informações específicas sobre os sintomas do paciente, desde a queixa principal até o círculo mais amplo de sua história social e ocupacional, pode sacrificar as habilidades relacionais que respondem de forma efetiva às sugestões, aos sentimentos e às preocupações dos pacientes.[5] Portanto, é preciso manter a entrevista centrada no paciente enquanto aprende e pratica a obtenção de informações relacionadas ao formato da anamnese.

Ver no Capítulo 4, *Exame Físico*, o formato do exame físico. Ver também os capítulos da Parte 2, *Exame de Regiões do Corpo*.

Conteúdo do capítulo

- Escopo da avaliação do paciente
- Componentes da anamnese do adulto
- Estruturação da história da doença atual (HDA)
- Estruturação da história social, incluindo:
  - Orientação sexual e identidade de gênero
  - Etilismo
  - Tabagismo
  - Consumo de substâncias psicoativas (lícitas e/ou ilícitas)
  - Práticas sexuais
  - Espiritualidade
- Registro dos achados
- Modificação da entrevista para várias situações clínicas

Diferentes tipos de anamnese

O escopo e os detalhes da anamnese dependem das necessidades e preocupações do paciente, suas metas para a consulta e o ambiente clínico (hospital ou ambulatório/consultório, tempo disponível, atendimento primário ou especialidade).

■ Para novos pacientes, na maioria dos ambientes, é necessário fazer uma *anamnese abrangente*.

■ Para pacientes que procuram atendimento com queixas específicas, como tosse ou disuria, pode ser indicada uma entrevista mais limitada focada nessa queixa específica. Às vezes, isso é conhecido como *anamnese focada* ou *orientada por problemas*.

■ Para pacientes que procuram atendimento por causa de distúrbios contínuos ou crônicos, o foco no autocuidado do paciente, na resposta ao tratamento, na capacidade funcional e na qualidade de vida é o mais apropriado.[6]

■ Os pacientes frequentemente agendam consultas de manutenção da saúde com as metas mais focadas de fazer exames de rastreamento ou discutir preocupações sobre tabagismo, perda ponderal ou comportamento sexual.

■ Um especialista pode precisar de uma anamnese mais abrangente para avaliar um problema com várias causas possíveis.

Determinação do escopo da avaliação do seu paciente: abrangente ou focada?

No início de cada consulta, você enfrentará dúvidas comuns: "Quanto devo fazer?" e "Minha avaliação deve ser abrangente ou focada?" Para os pacientes que você está vendo pela primeira vez no consultório ou hospital, você geralmente escolhe realizar uma *avaliação abrangente*, que inclui todos os elementos da anamnese e o exame físico completo. Em muitas situações, uma avaliação flexível *focada ou orientada para o problema* é mais apropriada, especialmente para pacientes que você conhece bem, retornando para cuidados de rotina, ou aqueles com preocupações específicas de "cuidados urgentes", como dor de garganta ou dor no joelho. Você ajustará o escopo de sua anamnese e exame físico à situação em questão, mantendo vários fatores em mente: a magnitude e a gravidade dos problemas do paciente; a necessidade de meticulosidade; o ambiente clínico – paciente interno ou externo, atenção primária ou subespecializada; e o tempo disponível. A habilidade em todos os componentes de uma avaliação abrangente permite que você selecione os elementos que são mais pertinentes às preocupações do paciente, mas atendem aos padrões clínicos de melhores práticas e precisão do diagnóstico.

Conforme descrito no Boxe 3.1, a *avaliação abrangente do paciente* faz mais do que avaliar os sistemas do corpo; é uma fonte de conhecimento fundamental e personalizado sobre o paciente, que fortalece a relação médico-paciente. A maioria das pessoas que procura atendimento tem preocupações ou sintomas específicos. O exame abrangente fornece uma base mais completa para avaliar essas preocupações e responder às perguntas do paciente. Para a *avaliação focada do paciente*, você selecionará os métodos relevantes para uma avaliação completa do problema a ser analisado. Os sintomas, a idade e a anamnese do paciente ajudam a determinar o escopo do exame focado, assim como seu conhecimento sobre os padrões da doença.

Ver Capítulo 5, *Raciocínio Clínico, Avaliação e Plano*, para uma discussão sobre processo que fundamenta e orienta as decisões clínicas.

Dados subjetivos *versus* dados objetivos

À medida que você aprende as técnicas de obtenção da anamnese e exame físico, lembre-se das diferenças importantes entre as informações subjetivas e objetivas. As informações subjetivas englobam os problemas de saúde relatados pelo

Ver o formato da anamnese na seção a seguir.

Boxe 3.1 Avaliação do paciente: abrangente ou focada?

Avaliação abrangente do paciente	Avaliação focada do paciente
■ É apropriada para novos pacientes no consultório ou hospital	■ É apropriada para pacientes estabelecidos, especialmente durante consultas de rotina ou de atendimento urgente
■ Fornece conhecimento fundamental e personalizado sobre o paciente	■ Aborda preocupações ou sintomas específicos
■ Fortalece a relação médico-paciente	■ Avalia sintomas restritos a um sistema corporal específico
■ Ajuda a identificar ou descartar causas físicas relacionadas às preocupações do paciente	■ Aplicar métodos de exame relevantes para avaliar a preocupação ou problema da forma mais completa e cuidadosa possível
■ Fornece uma linha de base para avaliações futuras	
■ Cria uma plataforma para a promoção da saúde por meio de educação e aconselhamento	
■ Desenvolve proficiência nas habilidades essenciais do exame físico	

---

paciente. Algumas causas comuns incluem dores de garganta, dor de cabeça ou dor. Também incluem sentimentos, percepções e preocupações obtidas na entrevista clínica. Um tipo de informação objetiva são os achados ou sinais do exame físico que você detecta durante o exame. Todos os resultados de testes laboratoriais e diagnósticos também são considerados informação objetiva. Por exemplo, "dor no peito" é uma informação subjetiva, enquanto " dor à palpação da parte anterior do tórax" é objetiva. Conhecer essas diferenças ajuda a agrupar os diferentes tipos de informações do paciente. Essas distinções são igualmente importantes para organizar apresentações orais e escritas sobre os pacientes em um formato lógico e compreensível. O registro clínico da queixa principal (QP) por meio da revisão de sistemas é considerado informação subjetiva, enquanto o exame físico, as informações laboratoriais e os resultados de exames complementares são informações objetivas.

ANAMNESE ABRANGENTE DE ADULTOS

Esta seção destacará os principais componentes relacionados à anamnese do seu paciente (Boxe 3.2). Para alguns componentes, como história da doença atual (HDA) e história patológica pregressa (HPP), fornecemos exemplos esclarecedores de como você sintetizaria e documentaria adequadamente essas informações no prontuário.

Como você aprendeu no Capítulo 1, *Abordagem à Consulta Clínica*, quando você fala com os pacientes, a anamnese raramente surge nesta ordem. A entrevista é mais fluida; você seguirá de perto as pistas do paciente para obter a narrativa de enfermidade do paciente, fornecer empatia e fortalecer o relacionamento. Você aprenderá rapidamente como e onde encaixar diferentes aspectos do relato do paciente no formato mais formal da apresentação oral e registro escrito. Você transformará a linguagem e a história do paciente em componentes da anamnese familiares a todos os membros da equipe de saúde. Essa reestruturação organiza seu raciocínio clínico e fornece uma base para sua experiência clínica em expansão.

Ver no Capítulo 25, *Crianças: do Nascimento à Adolescência*, anamnese abrangente e exame de recém-nascidos/lactentes, crianças e adolescentes.

Boxe 3.2 Componentes da anamnese abrangente do adulto

- Identificação
- Queixa principal (QP)
- História de doença atual (HDA)
- História patológica pregressa (HPP)
- História familiar
- Histórias pessoal e social
- Revisão de sistemas

Ao começar sua jornada clínica, analise os componentes da anamnese do adulto (ver Boxe 3.2) e, a seguir, estude as explicações mais detalhadas que se seguem (Boxe 3.3).

Identificação

Data e hora da história. A data é sempre importante. Certifique-se de anotar o momento em que avalia o paciente, especialmente em ambientes de urgência, emergência ou hospital.

Identificação de dados. Isso inclui idade e sexo. O nome do paciente é frequentemente abreviado com as iniciais.

Ver *discussão sobre identidade de gênero no tópico* "Orientação sexual e identidade de gênero" mais adiante.

Fonte de informação e confiabilidade. A *fonte de informação* pode ser o paciente, um familiar ou amigo, um consultor ou o registro clínico. Documente a confiabilidade do paciente, caso seja relevante. Esse julgamento reflete a qualidade das informações fornecidas pela fonte e geralmente é feito ao final da entrevista. Por exemplo, *"O paciente é vago ao descrever os sintomas e os detalhes são confusos."* ou *"O cônjuge do paciente é um historiador confiável."*

Queixa principal

Coleta de informações. QP ou queixa inicial é o termo usado para descrever o problema ou a condição primária do paciente que modificou a busca por assistência médica (motivo da consulta). Alguns preferem o termo mais neutro *"preocupação principal"*.

Boxe 3.3 Detalhes dos componentes da anamnese do adulto	
Identificação das informações do paciente	■ *Dados de identificação* – como as iniciais do paciente, a idade e o sexo
Fonte/confiabilidade	■ *Fonte da história* – geralmente o paciente, mas pode ser um membro da família, cuidador ou amigo, ou o registro clínico ■ A *confiabilidade* varia de acordo com a memória, a confiança e o humor do paciente
Queixa principal (QP)	■ É o principal sintoma ou preocupação que leva o paciente a procurar atendimento. Pode ser uma ou duas preocupações, raramente mais do que isso
História da doença atual (HDA)	■ São obtidos detalhes da *queixa principal*; descreve a cronologia dos eventos de como cada sintoma se desenvolveu ■ Inclui os pensamentos e sentimentos do paciente sobre a doença ■ Inclui partes relevantes da *revisão de sistemas*, chamadas de "aspectos positivos e negativos pertinentes"
História patológica pregressa (HPP)	■ Listas de *doenças de adultos* com datas de eventos em pelo menos quatro categorias: clínicas, cirúrgicas, obstétricas/ginecológicas e psiquiátricas ■ Pode listar *doenças infantis* ■ Inclui *práticas de manutenção da saúde*, como imunizações, exames de rastreamento, questões de estilo de vida e segurança doméstica ■ Pode incluir medicamentos e *alergias*
História familiar	■ Esboços ou diagramas de idade e saúde, ou idade e causa da morte, de irmãos, pais e avós ■ Documenta a existência ou não de doenças específicas na família, como hipertensão arterial, diabetes melito ou tipo de câncer
Histórias pessoal e social	■ Inclui relato de tabagismo, etilismo e/ou uso de substâncias psicoativas ■ Descreve a *história sexual* ■ Descreve a *escolaridade*, a *família de origem*, a *residência atual*, os *interesses pessoais* e o *estilo de vida*
Revisão de sistemas	■ Documenta a existência ou não de sintomas comuns relacionados a cada um dos principais sistemas do corpo

A QP é o ponto de partida que desencadeia o início da coleta de informações pelo médico. Com sorte, a essa altura, você já terá estabelecido um relacionamento inicial que ajude o paciente a elaborar a QP. Pergunte "Que problema o traz hoje?" Geralmente, há uma queixa primária com outros sintomas menores que o acompanham. Por exemplo, um paciente pode se queixar de dor torácica acompanhada de palpitações e dispneia.

Documentação. A QP deve ser descrita com as palavras do paciente, especialmente se forem descritivas, incomuns ou únicas. Por exemplo, você pode documentar: "Meu estômago dói e me sinto péssimo." ou "Minha urina está escura e tem um cheiro estranho." ou "Sinto como se um elefante estivesse sentado em meu peito." Para aqueles pacientes com queixas múltiplas, uma delas pode predominar. No exemplo anterior, a "dor no peito" pode ser documentada como QP e será totalmente elaborada na seção *História da doença atual (HDA)*. As "palpitações" e a "falta de ar" podem estar incluídas no HDA, mas como sintomas associados. Se houver vários problemas de igual importância, então a documentação da QP listará esses vários problemas e, em seguida, cada um será totalmente descrito e elaborado na HDA. Se os pacientes não tiverem queixas específicas, relate o motivo da consulta como "Eu vim para o meu *check-up* regular."

História da doença atual

Coleta de informações. A HDA é uma descrição concisa, clara e cronológica do motivo da consulta, incluindo o início do problema, o cenário em que se desenvolveu, suas manifestações e quaisquer tratamentos até o momento. A HDA em sua forma mais básica é o relato do que trouxe o paciente a procurar assistência médica. Deve incluir as respostas do paciente aos seus sintomas e qual efeito a doença teve na vida do paciente. Lembre-se sempre de que a informação flui espontaneamente do paciente, mas a tarefa de organização oral e escrita é sua.

A HDA é a caracterização meticulosa da QP, com descrição de seus atributos (Boxe 3.4). Esse conjunto de atributos funciona particularmente bem para sintomas com base em dor, mas também pode ser usado, com algumas modificações, para descrever as QP, como dispneia, tosse ou diarreia.

Boxe 3.4 Atributos de um sintoma		
Atributo	**Descrição**	**Exemplos**
Localização	Onde (no corpo) o problema, o sintoma, ou a dor ocorre ou se move para outras áreas.	■ "Onde começou a dor?" ■ "Sua dor se move para algum lugar?"
Características	Um adjetivo que descreve o tipo de problema, sintoma ou dor.	■ "Você pode descrever a dor para mim?" ■ "Diga-me como você se sente quando você…" (use as palavras do paciente sobre a qualidade da dor)
Intensidade	Ações não verbais do paciente ou descrição verbal quanto ao grau ou extensão do problema, sintoma ou dor: escala de dor de 0 a 10, comparação do problema, sintoma ou dor atual com experiências anteriores.	■ "Em uma escala de 0 a 10, sendo 10 a pior dor possível, como você classificaria sua dor? No seu pior? No seu melhor?" ■ "Como você classifica a intensidade da sua falta de ar – leve, moderada ou grave?" ■ "No geral, a dor está melhorando, piorando ou permanecendo a mesma?"
Cronologia incluindo:	Descreve quando o sintoma ou dor começou.	
■ **Início**	Definição em que ocorre, quais ações ou circunstâncias causam o problema, sintoma ou dor ocorre, piora ou melhora.	■ "Quando isso começou?", "Diga-me o que você estava fazendo quando isso começou?", "Havia algo incomum acontecendo em sua vida quando isso começou?"

(continua)

Boxe 3.4 Atributos de um sintoma (*continuação*)

Atributo	Descrição	Exemplos
■ Duração	Há quanto tempo o problema, sintoma ou dor existe ou quanto tempo o problema, sintoma ou dor duram.	■ "Quanto tempo dura a dor de cabeça?"
■ Frequência	Com que frequência o problema, sintoma ou dor ocorre.	■ "Com que frequência você vomitou ontem?" ■ "A tontura é mais frequente hoje?"
Fatores modificadores	Ações ou atividades realizadas para melhorar o problema, o sintoma ou a dor e seu resultado.	■ "Alguma coisa piora?" ■ "Alguma coisa torna isso melhor?"
Manifestações associadas	Outros sinais ou sintomas que ocorrem quando o problema, sintoma ou dor ocorre.	■ "Você fica com náuseas quando está tonto?" ■ "Você sente mais alguma coisa quando você está enfrentando este problema?"

Também é importante perguntar sobre a presença ou ausência de sintomas adicionais ou outras informações relevantes – como fatores de risco para doença arterial coronariana em pacientes com dor torácica ou medicamentos atuais em pacientes com síncope –, que podem ajudá-lo a gerar uma lista de possíveis causas (*diagnóstico diferencial*) para explicar o problema ou a condição do paciente. Essa lista incluirá as causas *mais prováveis* e, às vezes, as *mais graves*, mesmo que estas sejam menos prováveis. Quando os médicos fazem uma anamnese, eles estão continuamente gerando possíveis explicações em suas mentes, permitindo que as respostas do paciente direcionem o uso lógico de perguntas adicionais de sondagem. Esse processo de questionamento é semelhante a testar uma hipótese. Com cada pergunta, a lista de prováveis diagnósticos (hipóteses) é reduzida até que algumas escolhas prováveis sejam deixadas de uma lista anteriormente mais longa de possibilidades de diagnóstico.

Você pode achar que o estágio de coleta de informações do "clínico" é desafiador, pois requer experiência e exposição, bem como conhecimento clínico. No devido tempo, você aprenderá as linhas de questionamento apropriadas pertinentes a uma queixa principal específica e suas causas mais comuns.

Ver Capítulo 5, *Raciocínio Clínico, Avaliação e Plano*, para o processo de raciocínio clínico.

Documentação. Estruturar como documentar a HDA no prontuário do paciente é uma das tarefas mais difíceis para um aluno iniciante. Você deve aprender como documentar a anamnese do paciente a partir das informações que coletou e organizar cronologicamente os eventos que levaram à sua entrevista clínica, de maneira concisa e clara. O Boxe 3.5 sugere uma estrutura que pode orientá-lo na estruturação desta seção da documentação.

Declaração de abertura. As declarações de abertura para a documentação da anamnese fornecem uma base para o leitor começar a pensar nas possíveis causas para a condição do paciente (Boxe 3.6). Essa primeira declaração deve ser a QP do paciente (p. ex., elementos críticos da anamnese mais relacionados à QP, que sugere as possíveis causas da condição do paciente).

Por exemplo: "JM é um homem de 48 anos, com diabetes melito mal controlado, apresentando febre há 3 dias". Este exemplo alerta o médico que a febre

Boxe 3.5 Etapas sugeridas na documentação da HDA

- ■ Comece com uma declaração de abertura
- ■ Caracterize ainda mais a queixa principal com atenção à cronologia dos eventos
- ■ Em seguida, descreva os sintomas que os acompanham e sua pertinência, chamados de positivos pertinentes
- ■ Inclua sintomas ausentes e sua pertinência, chamados de positivos pertinentes
- ■ Adicione informações de outras partes da anamnese que sejam relevantes

> **Boxe 3.6 Exemplo de documentação HDA – parte 1: declaração de abertura**
>
> MN é uma mulher de 54 anos com uma história remota de dores de cabeça intermitentes, que afirma que sua "cabeça doeu nos últimos 3 meses".

pode ter alguma conexão com o diabetes melito do paciente. Ele lembra o médico de pensar nas possíveis causas comuns da febre, provavelmente devido a uma infecção, que frequentemente ocorre em diabéticos.

Outro exemplo: "RP é um homem de 23 anos, que viajou recentemente para o México, apresentando 1 mês de febre baixa e sudorese noturna." Esta declaração novamente sugere possíveis causas de febre e sudorese noturna em um paciente que viajou recentemente para o México. O leitor desta documentação pode começar a pensar nas etiologias infecciosas endêmicas daquela região.

Elaboração da queixa principal com atenção à cronologia. Na HDA, a QP deve ser documentada e bem caracterizada por seus atributos de atendimento conforme descrito anteriormente. Com base nas respostas do paciente às suas perguntas, documente as informações, prestando especial atenção à clareza da história. Esta seção também deve ser um relato cronológico dos eventos, portanto, preste atenção ao momento dos sintomas (Boxe 3.7).

1. **Localização**. Exemplos: área do corpo, bilateral/unilateral, esquerda/direita, anterior/posterior, superior/inferior, difusa/localizada, fixa/migratória, irradiando para outras áreas.

2. **Características.** Exemplos: maçante, agudo, latejante, constante, intermitente, prurido, pontada, agudo, crônico, melhorando/piorando, vermelho ou edemaciado, cólicas, pontadas, áspero.

3. **Intensidade/quantificação.** Exemplos: 8/10 na escala de dor, moderadamente tonto, aproximadamente meio copo de urina com sangue.

4. **Cronologia incluindo:**
   a. Início. Exemplos: esta manhã, ontem à noite, 6 dias atrás.
   b. Duração. Exemplos: desde a noite passada, na semana passada, até hoje, durou 2 horas.
   c. Frequência. Exemplos: a cada 6 horas, diariamente, intermitente.

5. **Ambiente em que ocorre**. Exemplos: piorou ao ficar em pé, melhorou ao sentar-se, piorou ao comer, caiu ao descer escadas, durante um jogo de futebol.

6. **Fatores modificadores.** Exemplos: aliviado com paracetamol, nenhum alívio com ibuprofeno, eu me senti melhor/pior quando...

> **Boxe 3.7 Exemplo de documentação da HDA – parte 2: elaboração da queixa principal**
>
> MN é uma mulher de 54 anos com uma história remota de dores de cabeça intermitentes, que afirma que sua "cabeça doeu nos últimos 3 meses".
>
> *Ela estava com sua saúde normal até 3 meses antes da consulta, quando ela começou a ter episódios de dor de cabeça. Esses episódios ocorrem em ambos os lados da frente de sua cabeça, sem qualquer radiação. Eles são latejantes e de intensidade leve a moderada (classificada como 3 a 6 de 10 na escala de dor de 10 pontos). As dores de cabeça geralmente duram de 4 a 6 horas. Começou com um a dois episódios por mês, mas agora, em média, uma vez/semana. Os episódios geralmente estão relacionados ao estresse. As dores de cabeça são aliviadas pelo sono e pela colocação de uma toalha úmida e fria sobre a testa. Há pouco alívio com o paracetamol.*

7. **Manifestações associadas**. Exemplos: sintomas sistêmicos (constitucionais), frequência e urgência ao urinar, cefaleia associada a borramento visual, a dorsalgia causa dormência e formigamento no membro inferior.

Um método para manter a clareza do relato do paciente é ancorar cada evento em uma linha do tempo ou sua cronologia. Por exemplo: "Dois dias antes da hospitalização, o paciente desenvolveu vários episódios de diarreia aquosa sem sangue; 1 dia depois, seguiram-se dois episódios de vômito não sanguíneo. Seis horas antes da hospitalização, o paciente desenvolveu forte dor epigástrica…". Tente evitar erros comuns, como âncoras de tempo inconsistentes: "Em 12 de junho, o paciente começou a desenvolver… Então, 3 dias antes da admissão… Então na segunda-feira…". Tente manter os marcos temporais consistentes para facilitar o acompanhamento da linha do tempo de cada evento.

Sintomas de acompanhamento pertinentes e sintomas ausentes. Nesta seção, você deve descrever quaisquer sintomas levantados durante o encontro que você acredita estarem relacionados a RP, denominados positivos pertinentes (Boxe 3.8). Positivos pertinentes são "sintomas ou sinais que você esperaria encontrar se uma possível causa para o problema de um paciente fosse verdadeira, o que, então, apoia esse diagnóstico".[7] Por exemplo, em um paciente com falta de ar: "A paciente também teve um episódio de palpitações descrito como 'coração disparado muito rápido' por aproximadamente menos de 1 minuto, seguido por intenso rubor facial."

Você também nota a ausência de quaisquer sintomas relacionados ao seu diagnóstico diferencial, denominados *negativos pertinentes*. Negativos pertinentes são "sintomas ou sinais esperados que não estão presentes, fatos que você esperaria encontrar se uma possível causa para o problema de um paciente fosse verdadeira, o que enfraquece esse diagnóstico por sua ausência."[7] Nesse mesmo exemplo a respeito de um paciente com falta de ar: "Não tinha febre, tosse com produção de escarro, dor no peito, náuseas ou vômito. Ele não tem história anterior de doença arterial coronariana ou ansiedade." As informações históricas que podem ser as possíveis causas da falta de ar a serem consideradas neste exemplo são infecções pulmonares (febre, tosse com produção de expectoração), infarto agudo do miocárdio (história de doença arterial coronariana, dor no peito) e ansiedade. Os aspectos positivos pertinentes e especialmente os negativos esclarecem as possíveis causas da condição do paciente, bem como eliminam outras possibilidades menos prováveis com base na história do paciente.

Informações adicionais pertinentes. Você deve anotar quaisquer fatos adicionais pertinentes a RP, independentemente de onde elas são normalmente documentadas (Boxe 3.9). Por exemplo, se o seu paciente tiver febre e tosse e você acredita

---

Boxe 3.8 Exemplo de documentação da HDA – parte 3: sintomas pertinentes positivos e negativos

MN é uma mulher de 54 anos com uma história remota de dores de cabeça intermitentes, que afirma que sua "cabeça doeu nos últimos 3 meses". Ela estava com sua saúde normal até 3 meses antes da consulta, quando ela começou a ter episódios de dor de cabeça. Esses episódios ocorrem em ambos os lados da frente de sua cabeça, sem qualquer radiação. Eles são descritos como latejantes e de intensidade leve a moderadamente grave (classificada como 3 a 6 em 10 na escala de dor de 10 pontos). As dores de cabeça geralmente duram de 4 a 6 horas. Começou como um a dois episódios por mês, mas agora, em média, uma vez/semana. Os episódios geralmente estão relacionados ao estresse. As dores de cabeça são aliviadas pelo sono e pela colocação de uma toalha úmida e fria sobre a testa. Há pouco alívio com o paracetamol.

MN faltou ao trabalho em várias ocasiões por causa de náuseas associadas e vômitos ocasionais durante os episódios. Não há alterações visuais associadas, déficits sensoriais motores, perda de consciência ou parestesia.

> **Boxe 3.9 Exemplo de documentação da HDA – parte 4: informações pertinentes adicionais**
>
> MN é uma mulher de 54 anos com uma história remota de dores de cabeça intermitentes, que afirma que sua "cabeça doeu nos últimos 3 meses". Ela estava com sua saúde normal até 3 meses antes da consulta, quando ela começou a ter episódios de dor de cabeça. Esses episódios ocorrem em ambos os lados da frente de sua cabeça, sem qualquer radiação. Eles são descritos como latejantes e de intensidade leve a moderadamente grave (classificada como 3 a 6 em 10 na escala de dor de 10 pontos). As dores de cabeça geralmente duram de 4 a 6 horas. Começou como um a dois episódios por mês, mas agora, em média, uma vez/semana. Os episódios geralmente estão relacionados ao estresse. As dores de cabeça são aliviadas pelo sono e pela colocação de uma toalha úmida e fria sobre a testa. Há pouco alívio com o paracetamol. MN faltou ao trabalho em várias ocasiões por causa de náuseas associadas e vômitos ocasionais durante os episódios. Não há alterações visuais associadas, déficits sensoriais motores, perda de consciência ou parestesia.
>
> *Ela tem cefaleia associada a náuseas e vômitos desde os 15 anos. Os episódios de cefaleia voltaram ao longo de seus 20 e poucos anos, depois diminuíram para um a cada 2 ou 3 meses e quase desapareceram. Ela acha que suas dores de cabeça podem ser como as do passado, mas quer ter certeza porque sua mãe teve cefaleia pouco antes de morrer de acidente vascular cerebral. Ela está preocupada porque os episódios de cefaleia interferem em seu trabalho e a deixam irritada com a família. Ela relata aumento da pressão no trabalho de um supervisor exigente, além de estar preocupada com sua filha. Ela faz três refeições por dia e bebe três xícaras de café por dia e chá à noite. Devido à frequência crescente dos episódios de cefaleia, ela procurou o ambulatório hoje.*

ter pneumonia, você pode incluir o histórico de tabagismo do paciente na HDA. Para um paciente com febre e perda ponderal que você acha que pode ter tuberculose, você pode incluir uma história de vida em um abrigo para sem-teto e possível contato próximo com pessoas com TB pulmonar. Esses dois fatos normalmente seriam documentados na história social, mas, para esses exemplos, eles estão incluídos na HDA porque podem ter um impacto na lista em evolução de possíveis causas da RP. Não documente esses itens duas vezes. Por exemplo, para o paciente que fuma no exemplo mencionado, quando começou a fumar na história social, você pode simplesmente escrever "conforme a HDA", a menos que forneça informações adicionais.

Frequentemente, é útil encerrar sua HDA documentando como e por que o paciente procurou atendimento médico. Essa declaração final na HDA dá uma visão sobre a gravidade da condição, bem como as motivações do paciente para procurar atendimento. Por exemplo: "Ele foi ao médico quando as febres não desapareceram com o paracetamol." ou "Ele foi levado ao pronto-socorro de ambulância quando quase desmaiou no metrô."

Ver Tabela 3.1 para outros modelos de HDA sugeridos, bem como exemplos representativos.

História patológica pregressa

Coleta de informações. A HPP inclui todos os distúrbios clínicos/cirúrgicos do paciente, estejam esses ativos ou remotos. Deve incluir *doenças da infância, doenças de adultos* e suas quatro áreas: *informações clínicas, cirúrgicas, psiquiátricas, obstétricas/ginecológicas.* Peça também informações sobre as imunizações do paciente; medidas preventivas adequadas à idade, como colonoscopia e mamografia, também estão incluídas nesta seção. Uma declaração do estado geral de saúde do paciente também pode ser incluída. Você pode perguntar: "Ao longo da sua vida, como você descreveria o seu estado de saúde?"

Doenças da infância: pergunte aos pacientes sobre doenças como sarampo, rubéola, caxumba, coqueluche, varicela, febre reumática, escarlatina e poliomielite. Também estão incluídas quaisquer doenças crônicas da infância, como asma ou diabetes melito.

Doenças da vida adulta: peça ao paciente para fornecer informações em cada uma das quatro áreas:

■ *Clínico:* pergunte sobre doenças como diabetes melito, hipertensão arterial sistêmica, infarto agudo do miocárdio, hepatite, asma e infecção pelo vírus da imunodeficiência humana (HIV), convulsões, artrite, tuberculose e câncer, bem como período e hospitalizações.

■ *Cirúrgico:* pergunte datas e tipos de operações ou procedimentos. Se não conseguir lembrar o nome da operação ou procedimento, pergunte o motivo pelo qual foi realizado (indicação).

■ *Obstétrica/ginecológica:* pergunte sobre história obstétrica, história menstrual, métodos de contracepção e função sexual.

■ *Psiquiátrico:* pergunte ao paciente sobre qualquer doença, como depressão, ansiedade, ideações/tentativas suicidas, incluindo cronograma, diagnósticos, hospitalizações e tratamentos (Boxe 3.10).

■ *Manutenção da saúde:* pergunte sobre imunizações e exames de rastreamento. Para imunizações, descobrir se o paciente recebeu vacinas para tétano, coqueluche, difteria, poliomielite, sarampo, rubéola, caxumba, influenza, varicela, vírus da hepatite B (HBV), papilomavírus humano (HPV), doença meningocócica, *Haemophilus influenzae* tipo B, pneumococos e herpes-zóster. Para *exames de rastreamento*, analise PPD, esfregaço de Papanicolaou, mamografias, pesquisa de sangue oculto nas fezes, colonoscopia e lipidograma, juntamente com os resultados e quando foram realizados pela última vez.

Documentação. As informações coletadas da HPP incluem tipicamente doenças *clínicas* (que incluem doenças da infância e da vida adulto), cirurgias, *história obstétrica* e *ginecológica* e *transtornos psiquiátricos*.

Por exemplo:

Doenças comuns da infância: sarampo, varicela. Nega escarlatina ou febre reumática.

Ver Capítulo 26, *Gestantes*, para uma discussão sobre os métodos de contracepção.

Ver Capítulo 9, *Cognição, Comportamento e Estado Mental*, para discussões sobre depressão, suicídio e transtornos psicóticos.

Boxe 3.10 Saúde mental

Os construtos culturais da doença mental e física variam amplamente, levando a diferenças na aceitação social e nas atitudes. Pense em como é fácil para os pacientes falarem sobre diabetes melito e tomarem insulina em comparação com discutir esquizofrenia e o uso de medicamentos psicotrópicos. Faça perguntas abertas inicialmente. *"Você já teve alguma doença mental?"*

Em seguida, passe para questões mais específicas, como *"Você já foi atendido por um psicólogo/psiquiatra ou psicoterapeuta?"*, *"Você já tomou remédio para um problema de saúde mental?"*, *"Você já foi hospitalizado por causa de um problema de saúde mental ou emocional?"*, *"E os membros da sua família?"*

Para pacientes com depressão ou transtornos do pensamento, como esquizofrenia, é preciso investigar cuidadosamente os sintomas e a evolução da doença. Fique atento a alterações de humor ou sintomas como fadiga, choro incomum, alterações de apetite ou peso, insônia, e queixas somáticas vagas.

Duas perguntas de rastreamento validadas para depressão são: "Nas últimas 2 semanas, você se sentiu mal, deprimido ou sem esperança?" e "Nas últimas 2 semanas, você sentiu pouco interesse ou prazer em fazer as coisas?"[8]

Se o paciente parece deprimido, sempre pergunte sobre suicídio: "Você já pensou em se machucar ou acabar com sua vida?" Assim como acontece com a dor no peito, você deve avaliar a gravidade – tanto a depressão quanto a angina são potencialmente letais.

Muitos pacientes com transtornos psicóticos, como esquizofrenia, vivem em comunidade e podem contar a você sobre diagnósticos, sintomas, hospitalizações e medicamentos atuais. Investigue se seus sintomas e o nível de função estão estáveis e revise seus sistemas de apoio e plano de cuidados.

Doenças clínicas da vida adulta: pielonefrite, 2016, com febre e dor no flanco direito; tratado com ampicilina; desenvolveu erupção cutânea generalizada com prurido vários dias depois; sem recorrência da infecção. Última consulta dentária há 2 anos. *Cirurgias:* amigdalectomia aos 6 anos; apendicectomia, 13 anos. Suturas para laceração, 2012, após pisar em cacos de vidro. *Ob/Gin:* G3P3 (3-0-0-3), com partos vaginais normais. Três filhos vivos. Menarca aos 12 anos. DUM: 6 meses atrás. *Transtornos psiquiátricos:* nenhum.

Manutenção da saúde: Imunizações: vacina oral contra a poliomielite, ano incerto; toxoide tetânico (2 doses), 1982, dose de reforço 1 ano depois; vacina antigripal 2000, sem reação. *Exames de rastreamento:* último esfregaço de Papanicolaou, 2018, normal. Mamografias, 2019, normal.

Alergias. Perguntar sobre *reações específicas* a cada medicamento. Perguntar também sobre alergias a alimentos, insetos ou fatores ambientais. Tentar diferenciar os termos reação medicamentosa adversa, reação alérgica e efeito colateral de um medicamento. Uma *reação medicamentosa adversa* é qualquer "resposta nociva e não intencional a um medicamento, que ocorre em doses normalmente usadas em humanos para profilaxia, diagnóstico ou terapia de doenças ou para a modificação de função fisiológica".[9] *Alergia* é uma reação medicamentosa adversa mediada por uma resposta imune (p. ex., erupção cutânea generalizada, sibilos ou urticária). Um *efeito colateral* é um efeito esperado e conhecido de um medicamento que não é o desfecho terapêutico pretendido (p. ex., náuseas, constipação intestinal). Frequentemente, um paciente relata "alergia" a um medicamento quando, na realidade, tratava-se de um efeito colateral. Por exemplo, um paciente pode relatar alergia à penicilina que, na verdade, foram náuseas após ingerir um antibiótico à base de penicilina no passado. Isso pode ter consequências indesejáveis em decisões futuras sobre a administração de antibióticos, limitando as alternativas possíveis.

Medicamentos. Os medicamentos devem ser cuidadosamente documentados, incluindo o nome, a dose, a via de administração e a frequência de uso. Também devem ser arrolados os medicamentos de venda livre, vitaminas, suplementos minerais, fitoterápicos, colírios, pomadas, anticoncepcionais orais, remédios caseiros e medicamentos emprestados de familiares ou amigos. Peça aos pacientes para trazerem todos os medicamentos, para que você possa ver exatamente o que eles tomam (Figura 3.2).

História familiar

A *história familiar* é um registro de informações de saúde do paciente e de seus parentes diretos. São registradas a idade e as condições de saúde, ou a idade e a causa da morte, de cada parente direto, incluindo pais, avós, irmãos, filhos e netos. Revise cada uma das seguintes condições e registre se os familiares apresentam: hipertensão arterial sistêmica, doença da artéria coronária (DAC), hipercolesterolemia, acidente vascular cerebral, diabetes melito, doença da tireoide ou doença renal, artrite, tuberculose, asma ou doença pulmonar, cefaleia, convulsão, doença mental, suicídio, abuso de substâncias psicoativas e alergias, bem como sintomas relatados pelo paciente. Perguntar sobre história pregressa de câncer de mama, ovário, cólon ou próstata. Embora a representação diagramática ou uma árvore genealógica ilustrem claramente as condições herdadas geneticamente, isso pode não ser possível com o advento do uso do prontuário eletrônico para documentação clínica.

Histórias pessoal e social

A *história social* inclui a *história pessoal* do paciente, que aborda sua personalidade e seus interesses, seu estilo de enfrentamento, seus pontos fortes e suas preocupações. Ela tenta personalizar o relacionamento com o paciente e entrar em

Grávida (Gesta) – número de gestações. Paridade (Para) – número de partos (a termo, prematuro, abortos [abortos espontâneos e gestações interrompidas] e filhos vivos). Ver o Capítulo 26, *Gestantes.*

Informações sobre as imunizações do paciente e medidas preventivas adequadas à idade, como exames de rastreamento, estão incluídas nesta seção sob o título *Manutenção da saúde.*

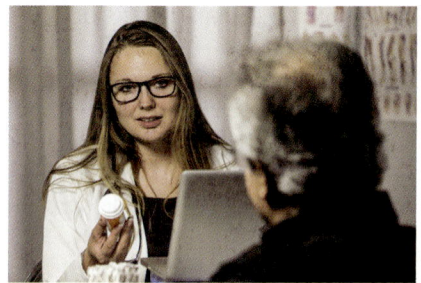

Figura 3.2 Rever e conciliar os medicamentos do paciente. (Usado com permissão de Shutterstock. By Burlingham.)

sintonia com ele. Essa história pessoal inclui a *orientação sexual* e a *identidade de gênero* (OSIG), o local de nascimento e o mapa ambiental pessoal; a *ocupação* e *a escolaridade*; *relacionamentos significativos*, incluindo *segurança* nesses relacionamentos; *ambiente doméstico*, incluindo família e composição familiar; *experiências de vida* importantes, como serviço militar, histórico de trabalho, situação financeira e aposentadoria; *atividades de lazer*; *sexualidade, espiritualidade*; e *sistemas de apoio social*. O *nível basal de função*, ou seja, as atividades da vida diária (AVD), é particularmente importante para os adultos mais velhos ou pacientes com deficiência (Boxe 3.11).

Ver Capítulo 27, *Adultos mais Velhos,* para uma discussão sobre AVD em adultos mais velhos.

Outras partes da *História Social* incluem *tabagismo, uso de substâncias psicoativas (lícitas/ilícitas)* e etilismo. Também inclui *hábitos de vida que promovem a saúde ou criam riscos*: exercícios e nutrição, incluindo frequência de exercícios, ingestão diária usual de alimentos, suplementos ou restrições dietéticas e uso de café, chá e outras bebidas com cafeína; medidas de segurança, incluindo o uso de cintos de segurança, uso de capacetes de bicicleta, uso de protetor solar, detectores de fumaça, arma de fogo e outros dispositivos relacionados a perigos específicos.

Orientação sexual e identidade de gênero.[a] Discutir orientação sexual e identidade de gênero (OSIG) atinge um núcleo vital e multifacetado da vida dos pacientes (Boxe 3.12). Reflita sobre quaisquer preconceitos que você possa ter para que eles não interfiram com respostas profissionais às divulgações e às preocupações de seus pacientes. Uma abordagem imparcial é essencial para explorar a saúde e o bem-estar de seus pacientes.[10] Perguntar aos pacientes sua OSIG possibilitará a prestação de cuidados relevantes, específicos e compassivos que sejam centrados no paciente e fundamentados em linguagem apropriada.

Talvez seja necessário fazer algumas perguntas a cada consulta, já que a OSIG pode ser fluida, especialmente em adolescentes, e os médicos devem se lembrar de que muitos pacientes podem ter encontros sexuais que podem não ser previstos por sua orientação declarada.[11] Os médicos não devem presumir que a orientação sexual ou identidade de gênero dos pacientes é a mesma das consultas anteriores ou presumir com base no comportamento, na aparência ou no gênero dos parceiros. Por exemplo, muitos homens não se identificam como *gays*, mas têm parceiros do mesmo sexo, e um estudo descobriu que 81% das mulheres com atração pelo mesmo sexo também relatam ter experiências sexuais com homens.[12] Em vez disso, você deve fazer perguntas abertas e usar linguagem inclusiva, permitindo que seu paciente decida quando e o que divulgar.

Exemplos de perguntas:

■ "Como você descreveria sua orientação sexual?" A gama de respostas pode incluir heterossexuais, lésbicas, *gays*, bissexuais, pansexuais, *queer*/pessoas fluidas,[b] entre outros

■ Continue com "Como você descreveria sua identidade de gênero?" Respostas incluem homem, mulher, transgênero, homem trans, mulher trans, *queer*, não binário, fluido, assexual ou mesmo "prefiro não responder"

■ "Qual é o sexo na sua certidão de nascimento original?" Essa pergunta ajuda a obter mais informações sobre a identidade de gênero e dará ao médico uma noção de quais órgãos o paciente pode ter para ajudar a orientar as recomendações de rastreamento de IST e câncer

---

[a]N.R.T.: No Brasil, ver Glossário da Diversidade da Universidade Federal de Santa Catarina, 2017 em https://noticias.paginas.ufsc.br/files/2017/10/Gloss%C3%A1rio_vers%C3%A3ointerativa.pdf.

[b]N.R.T.: *Queer* é um termo mais recente e ainda em discussão, mas de acordo com a Teoria Queer da pesquisadora Judith Butler, são pessoas fluidas, ou seja, que não se identificam com o feminino ou masculino e transitam entre os "gêneros". Elas também podem não concordar com os rótulos socialmente impostos. O termo pode englobar minorias sexuais e de gênero que não são heterossexuais (pessoa que se relaciona com outra do gênero oposto) ou cisgênero (pessoa que se identifica com o gênero biológico). Ver https://cidadaniaejustica.to.gov.br/noticia/2020/6/18/orgulho-lgbtqi-conheca-o-significado-de-cada-letra-e-a-luta-por-respeito-a-diversidade/.

Boxe 3.11 Atividades básicas e instrumentais da vida diária

AVD básicas	AVD instrumentais
■ Deambulação	■ Uso de telefone
■ Alimentação	■ Compras
■ Vestuário	■ Preparo de comida
■ Toalete	■ Limpeza
■ Banho	■ Lavagem de roupa
■ Transferência	■ Uso de transporte
	■ Tomar remédio
	■ Gerenciamento de dinheiro

Relações familiares e sociais. As relações sociais têm efeitos de curto e longo prazo na saúde mental, no comportamento da saúde e na saúde física.[13] Muitos estudos fornecem evidências de que os laços sociais influenciam comportamentos que promovem a saúde e previnem doenças (p. ex., exercícios, consumo de dietas nutricionalmente balanceadas, adesão a regimes médicos) e aqueles que prejudicam a saúde (p. ex., tabagismo, ganho ponderal excessivo, abuso de drogas ilícitas, consumo excessivo de álcool).[13,14] Pergunte sobre pais, filhos, parceiros, amigos, conhecidos e parentes distantes. Procure aqueles que seu paciente identifica como pessoas que fornecem *apoio social*, que se refere às qualidades emocionalmente sustentadoras dos relacionamentos ou que fornecem a sensação de que o paciente é amado, cuidado e ouvido.[15,16]

Detecção de relacionamentos abusivos. Embora as relações sociais sejam a fonte central de apoio emocional para a maioria dos pacientes, elas também podem ser estressantes, sobrecarregadas, tensas, conflituosas ou abusivas, o que então prejudica

Boxe 3.12 Terminologia e definições

Sexo designado	Sexo biológico designado no nascimento, geralmente com base apenas na aparência da genitália.
Orientação sexual	Atração física, romântica e/ou emocional de uma pessoa por outra pessoa.
Identidade de gênero	Sentido interno do indivíduo de ser homem, mulher ou outra coisa; isso não é necessariamente visível para os outros.
Expressão de gênero	Manifestações externas de gênero, expressas por meio do nome, pronomes, roupas, corte de cabelo, comportamento, voz e/ou características corporais de uma pessoa.
Transgênero (trans)	Pessoa cuja identidade de gênero, expressão ou comportamento é diferente daqueles normalmente associados ao sexo atribuído no nascimento.
Homem transgênero (homem trans)	Indivíduo que atualmente se identifica como homem, mas foi designado mulher ao nascer.
Mulher transgênero (mulher trans)	Indivíduo que atualmente se identifica como mulher, mas foi designado homem ao nascer.
Cisgênero	Pessoa cuja identidade, expressão ou comportamento de gênero é igual àqueles tipicamente associados ao sexo atribuído no nascimento.
Gênero não binário/ *queer*	Termo utilizado por algumas pessoas, em especial mais jovens, cuja orientação sexual não é exclusivamente heterossexual. Segundo elas, os termos lésbica, gay e bissexual são percebidos como rótulos que restringem a amplitude e a vivência da sexualidade. Quando a letra Q aparece ao final da sigla LGBTI+, geralmente significa *queer* e, às vezes, *questioning*.
Transição	Período em que uma pessoa começa a viver com o gênero com o qual se identifica, e não com o gênero que lhe foi atribuído ao nascer, que geralmente inclui a mudança de nome e a maneira de se vestir e se arrumar de maneira diferente; a transição pode ou não incluir aspectos médicos e legais, incluindo a ingestão de hormônios, a realização de cirurgias ou a alteração de documentos de identidade.

Adaptado com permissão do National Center for Transgender Equality. Disponível em: https://transequality.org/issues/resources/tips-journalists. Acesso em: 23 abr. 2019.

a saúde do paciente (Boxe 3.13).[13] Especialistas recomendam começar com declarações de normalização, como "Como o abuso é comum na vida de muitos dos meus pacientes, comecei a perguntar sobre isso rotineiramente". A revelação é mais provável quando conduzida pelas perguntas de sondagem. Em seguida, continue com perguntas diretas profundas: "Você está em um relacionamento em que foi agredido ou ameaçado?". Dê uma pausa para encorajar o paciente a responder. Se o paciente disser não, continue com: "Alguém já lhe tratou mal ou lhe obrigou a fazer coisas que você não queria?" ou "Tem alguém de quem você tem medo?" ou "Você já apanhou, levou chutes, socos ou foi ferido por alguém que você conhece?" Após a divulgação, as respostas empáticas de validação e imparciais são críticas, mas atualmente ocorrem menos da metade das vezes.

Quando existe a suspeita de um caso de abuso/maus-tratos, é importante passar parte da consulta a sós com o paciente. Você pode usar a transição para o exame físico como justificativa para pedir a outras pessoas que saiam da sala. Se o paciente também for resistente, não force a situação, colocando potencialmente o paciente, que pode ser um sobrevivente, em perigo.

Etilismo. É importante conhecer os *padrões* de consumo de bebidas alcoólicas do paciente, não apenas seus níveis médios de consumo. "Conte-me sobre seu consumo de álcool" é uma pergunta inicial que evita a resposta fácil de sim ou não. Respostas positivas a duas perguntas adicionais são extremamente sugestivas de consumo abusivo: "Você já teve algum problema com bebida?" e "Quando ingeriu bebida alcoólica pela última vez?", especialmente se foi na noite anterior.[19]

As perguntas de rastreamento mais utilizadas são as do questionário CAGE (*Cutting down*, *Annoyance when criticized*, *Guilty feelings, and Eye openers* [necessidade de reduzir o consumo, aborrecimento quando criticado, sentimento de culpa e necessidade de beber pela manhã]).[20] Duas ou mais respostas afirmativas ao Questionário CAGE sugerem abuso e dependência de álcool ao longo da vida, transtornos mentais e de comportamento decorrentes do uso de álcool (F10 da

Ver Capítulo 6, *Manutenção e Rastreamento da Saúde*, para discussão sobre violência e maus-tratos domésticos; Capítulo 25, *Crianças: do Nascimento à Adolescência*, Tabela 25.12, *Sinais físicos de abuso sexual*; Capítulo 26, *Gestantes*, violência por parceiro íntimo durante a gravidez.

Boxe 3.13 Indícios de abuso físico e sexual

Esteja alerta para indícios não verbais de maus-tratos/abuso, frequentemente encontrados no número crescente de vítimas de tráfico sexual humano nos EUA e internacionalmente,[c] estimado em 50 mil mulheres e crianças anualmente somente nos EUA.[17,18]

■ Lesões inexplicáveis, inconsistentes com o relato do paciente, ocultadas pelo paciente ou que causam constrangimento
■ Atraso na obtenção de tratamento para traumatismo
■ História de lesões repetidas ou "acidentes"
■ Abuso de álcool ou substâncias psicoativas do paciente ou do parceiro
■ O parceiro tenta dominar a consulta, não sai da sala ou parece excepcionalmente ansioso ou solícito
■ Gravidez em uma idade jovem; múltiplos parceiros
■ Infecções vaginais repetidas e infecções sexualmente transmissíveis (ISTs)
■ Dificuldade para andar ou sentar-se devido à dor genital/anal
■ Lacerações ou hematomas vaginais
■ Medo do exame pélvico ou do contato físico
■ Medo de sair da sala de exames

---

[c]N.R.T.: Dados do Ministério da Mulher, da Família e dos Direitos Humanos mostram que, entre janeiro de 2011 e junho de 2019, o Disque 100 recebeu 683 denúncias de tráfico humano em que as vítimas eram crianças e adolescentes. No período, os anos com mais casos de tráfico de crianças e adolescentes foram 2013, com 186 casos, e 2014, com 112. Em 2018, foram 42. De acordo com o relatório *Global Report on Trafficking in Persons*, as crianças são quase um terço das vítimas traficadas (30%), e as meninas são as mais afetadas. Em 2018, foram registradas 159 denúncias de tráfico de pessoas no Brasil, considerando todas as faixas etárias. As denúncias no Brasil foram feitas pelo Disque 100, e resultaram em 170 violações.

CID-10) e têm sensibilidade que varia de 43 a 94% e especificidade que varia de 70 a 96%.[21,22] Um teste de rastreamento sucinto e bem validado é o Alcohol Use Disorders Identification Test-Concise (AUDIT-C).[23] Ele identifica não apenas os etilistas com comportamento perigoso detectados pelo CAGE, mas também os etilistas de risco, que ainda não atingiram esse nível de dano e que podem responder melhor às intervenções destinadas a reduzir seu consumo.[24]

Caso detecte uso indevido, pergunte sobre *blackouts* (perda de memória ou da consciência durante o consumo de bebida), convulsões, acidentes ou ferimentos durante o consumo de bebidas alcoólicas, problemas no trabalho e conflitos nos relacionamentos pessoais.

Ver Capítulo 6, Manutenção e Rastreamento da Saúde, para uma discussão mais aprofundada sobre o rastreamento do consumo indevido de álcool etílico.

Tabagismo. Determinar se o paciente é tabagista, incluindo o tipo de tabaco (fumar, mascar). Exemplos: "Você fuma?", "Você já fumou?", "O que você fuma?", "Quantos cigarros por dia? Por quantos anos?", "Você masca tabaco?" Os cigarros são frequentemente relatados em anos-maço – é uma forma de medir o quanto uma pessoa fumou durante determinado período. É calculado multiplicando-se o número de maços de cigarros fumados por dia pelo número de anos que a pessoa fumou.[25] Por exemplo, se uma pessoa fumou 1 ½ maço (30 cigarros) por dia durante 12 anos, isso é descrito como 18 anos-maços. Se alguém parou de fumar, anote por quanto tempo e que é um ex-fumante.

Ver Capítulo 6, Manutenção e Rastreamento da Saúde, para uma discussão mais aprofundada sobre tabagismo.

Consumo de substâncias psicoativas. Nos EUA, o National Institute on Drug Abuse recomenda primeiro fazer uma pergunta única altamente sensível e específica: "Quantas vezes no último ano você usou uma substância psicoativa (lícita ou ilícita)?"[26,27] Se a resposta for positiva, pergunte especificamente: "Em sua vida, você já usou maconha; cocaína; estimulantes; metanfetaminas; ansiolíticos (calmantes); alucinógenos, como dietilamida de ácido lisérgico (LSD), *ecstasy* ou cogumelos; opioides ilícitos como heroína ou ópio; opioides adquiridos com receita médica, como fentanila, oxicodona ou hidrocodona; ou outras substâncias?" Para aqueles que responderem sim, uma série de perguntas adicionais é recomendada.[26]

Ver Capítulo 6, Manutenção e Rastreamento da Saúde, para uma discussão mais aprofundada sobre o rastreamento de transtornos por uso de substâncias psicoativas.

História sexual. Explorar a história sexual pode salvar vidas. Os comportamentos sexuais determinam os riscos de gravidez, IST e infecção pelo HIV; boas entrevistas ajudam a prevenir ou reduzir esses riscos e a promover e manter a saúde.[28,29] As práticas sexuais podem estar diretamente relacionadas aos sintomas do paciente e ser parte integrante do diagnóstico e do tratamento. Muitos pacientes expressam suas preocupações com mais liberdade quando você pergunta sobre saúde sexual. Além disso, a disfunção sexual pode resultar de medicamentos ou problemas clínicos que podem ser prontamente corrigidos.

Responder a perguntas sobre saúde sexual pode ser desconfortável para alguns pacientes, especialmente se eles já foram vítimas de preconceito ou discriminação. Reconhecer e validar esses sentimentos e experiências e garantir que essas perguntas sejam feitas a todos os pacientes ajuda a construir um ambiente de compreensão e respeito.

Você pode obter a história sexual em vários pontos da entrevista. Se a queixa principal envolver sintomas geniturinários, inclua perguntas sobre saúde sexual como parte da expansão e do esclarecimento da história do paciente. No caso de mulheres, as perguntas podem ser feitas durante a coleta de informações obstétricas/ginecológicas da HPP. A história sexual pode ser incluída nas discussões sobre a manutenção da saúde ou na história social quando forem explorados o estilo de vida e os relacionamentos importantes. Em uma anamnese abrangente, as perguntas sobre as práticas sexuais podem ser feitas durante a revisão de sistemas. É importante questionar a história sexual de pacientes mais velhos e portadores de deficiências ou doenças crônicas.

Uma ou duas frases de orientação costumam ser úteis. "Para me ajudar a cuidar melhor de você, preciso fazer algumas perguntas sobre sua saúde e práticas sexuais." ou "Como parte da rotina do meu trabalho, eu costumo perguntar a todos os pacientes sobre a prática sexual deles." Para queixas mais específicas, você pode afirmar: "Para descobrir a causa do corrimento que você apresenta e o que devemos fazer, preciso fazer algumas perguntas sobre sua atividade sexual." Se você for direto, é mais provável que o paciente siga sua orientação.

A fim de abordar esse tópico sensível usando questionamentos apropriados, diretos, porém sensíveis, muitas vezes é útil usar um roteiro de história sexual que inclua perguntas sobre problemas ou preocupações sexuais.[30] Os estudantes relataram que ter um roteiro escrito facilita a aprendizagem das habilidades de obtenção da história sexual.[31] O roteiro de história sexual mais comum é o 5 Ps (*parceiros, práticas, proteção contra IST, história pregressa de IST e prevenção de gravidez*), dos Centers for Disease Control and Prevention (CDC), que descreve os elementos importantes de uma avaliação de risco sexual (Boxe 3.14).[32,33] Foi recomendado que seja adicionado um sexto "P" para *plus*. O *plus* deve abranger uma avaliação de traumatismo, violência, satisfação sexual, questões/problemas de saúde sexual e apoio à identidade de gênero e orientação sexual.

Boxe 3.14 História Sexual: Os Cinco Ps +	
Geral	■ "Você tem alguma preocupação ou pergunta específica com a qual possamos começar, sobre sua saúde sexual ou práticas sexuais?"
Parceiros	■ "Quando foi a última vez que você teve contato físico íntimo com alguém?", "Esse contato incluiu relação sexual?" ■ O termo "sexualmente ativo" pode ser ambíguo. Os pacientes costumam responder: "Não, eu apenas fico parada." ■ "Quais são os gêneros de seus parceiros sexuais?" ■ Fazer perguntas amplas e abertas com termos genéricos valida a diversidade de sexo e gênero e possibilita que o paciente forneça uma representação mais acurada de sua história, em vez de perguntar "Você faz sexo com homens, mulheres ou ambos?" Os pacientes podem ter parceiros do mesmo sexo, mas não se consideram gays, lésbicas ou bissexuais. Alguns pacientes gays e lésbicas já tiveram parceiros do sexo oposto ■ "Quantos parceiros sexuais você teve nos últimos 6 meses? Nos últimos 5 anos? Em sua vida?" Essas perguntas tornam mais fácil para o paciente reconhecer vários parceiros ■ Pergunte: "Você teve novos parceiros nos últimos 6 meses?" Se os pacientes questionarem por que essas informações são importantes, explique que novos parceiros ou múltiplos parceiros ao longo da vida aumentam o risco de IST
Práticas	■ "Como você faz sexo?" ou "Que tipo de sexo você está fazendo?" (p. ex., sexo oral, sexo vaginal, sexo anal, compartilhamento de brinquedos sexuais) ■ "Que partes do seu corpo você usa para fazer sexo?" (pênis, boca, ânus, vagina, mãos, brinquedos e outros objetos)
Proteção contra IST	■ "O que você faz para se proteger do HIV e das ISTs?" ■ Pergunte sobre o uso rotineiro de preservativos. "Você pode me dizer quando usa camisinha? Com quais parceiros?" são perguntas abertas que não presumem uma resposta. Se nunca: "Existem muitos motivos para as pessoas não usarem preservativos. Você pode me dizer por que não os está usando durante a relação sexual?" ■ É importante perguntar a todos os pacientes: "Você tem alguma preocupação sobre a infecção pelo HIV ou AIDS?", uma vez que a infecção pode ocorrer na ausência de fatores de risco

Boxe 3.14 História Sexual: Os Cinco P + (*continuação*)	
História pregressa de IST	■ "Você já teve uma infecção sexualmente transmissível (p. ex., gonorreia, clamídia, herpes, verrugas genitais, sífilis)?" Se sim: "Que tipo você já teve?" "Quando teve?" "Como você foi tratado/quais medicamentos você tomou?" ■ "Você já foi testado para alguma (outra) IST?" Se sim: "Quando e quais foram os resultados do teste?"
Prevenção de gravidez	■ Para todos os pacientes: "Você tem planos ou desejos de ter (mais) filhos?" ■ Para parceiros do sexo oposto: "Você está preocupado em engravidar ou engravidar sua parceira?" "Você está fazendo alguma coisa para evitar que você ou seu parceiro engravidem?", "Você quer informações sobre controle de natalidade?", "Você tem alguma dúvida ou preocupação sobre prevenção de gravidez?"
Plus	■ Inclui investigação de traumatismo, violência, satisfação sexual, questões/problemas de saúde sexual e apoio para orientação sexual e identidade de gênero (OSIG)

Fontes: U.S. Department of Health and Human Services: Centers for Disease Control and Prevention. Taking a Sexual History: A Guide to Taking a Sexual History. *CDC Publication. 2005;99–8445*. Disponível em: https://www.cdc.gov/std/treatment/sexualhistory.pdf. Acesso em: 30 abr. 2019; National LGBT Health Education Center. Taking routine histories of sexual health: a system-wide approach for health centers. https://www.lgbthealtheducation.org/publication/taking-routine-histories-of-sexual-health--a-system-wide-approach-for-health-centers. Acesso em: 30 abr. 2019; and Rubin ES *et al. J Sex Med*. 2018;15:1414–1425.

Essas perguntas foram elaboradas para ajudar os pacientes a revelarem suas preocupações. Observe que as perguntas não fazem suposições sobre estado civil, orientação sexual ou atitudes sobre gravidez ou contracepção. Ouça as respostas do paciente e solicite detalhes conforme indicado. Para obter informações sobre comportamentos sexuais, você precisará fazer perguntas mais específicas e direcionadas.

Use uma linguagem específica. Refira-se à genitália com termos explícitos. Escolha palavras que sejam compreensíveis e expliquem o que você quer dizer. Esteja atento para evitar referir-se a partes do corpo com linguajar que cause desconforto do paciente com a forma como eles agora se identificam, especialmente para pacientes transgêneros e não binários. Por exemplo, pacientes trans masculinos podem usar o termo *"orifício frontal"* para descrever a vagina, e *"tórax"* em vez de mamas. Sempre que possível, você deve tentar se referir às partes do corpo com uma linguagem neutra em relação ao gênero ou, melhor ainda, perguntar ao paciente quais termos eles usam para as partes do próprio corpo e depois usar esses termos durante a consulta.[34] Informe-se sobre o uso de brinquedos ou outros objetos para sexo. Se um paciente praticar sexo anal, um médico deve esclarecer se ele está praticando penetração insertiva e/ou receptiva.

Espiritualidade. É importante entender melhor as necessidades e recursos espirituais e/ou religiosos dos pacientes.[35] Muitos pacientes gostariam que seus médicos perguntassem sobre suas crenças religiosas e/ou espirituais,[36-41] mas muitos não o fazem.[42] Perguntar sobre a espiritualidade de um paciente pode transmitir compaixão e esperança, além de aumentar a sensação de o paciente ser compreendido por seus médicos.[41]

A investigação da espiritualidade faz parte da anamnese abrangente, nas histórias pessoal e social. Pode ser feita em uma nova consulta do paciente, no exame anual ou na consulta de acompanhamento. Mantenha o questionamento centrado no paciente e ouça ativamente.[43] Existem vários questionários, incluindo FICA, HOPE e Open Invite.[44] O mais amplamente utilizado é a ferramenta espiritual FICA, (*Faith or beliefs, Importance and influence, Community and Address*) (Boxe 3.15).[35,43,45]

Ver as perguntas sobre OSIG na seção Histórias pessoal e social.

Boxe 3.15 Ferramenta espiritual FICA

Fé ou crenças	*"Qual é a sua fé ou crença?"* *"Você se considera espiritual ou religioso?"* *"Em que coisas você acredita que dão sentido à sua vida?"* Se o paciente responder negativamente, você pode perguntar: *"O que dá sentido à sua vida?"* Às vezes, os pacientes respondem com respostas como família, carreira ou natureza. A questão do significado também deve ser feita mesmo que as pessoas respondam sim à espiritualidade.
Importância e influência	*"É importante na sua vida?"* *"Que importância a espiritualidade tem em sua vida?"* *"Sua espiritualidade influenciou o modo como você cuida de si mesmo e da sua saúde?"* *"Que influência isso tem sobre como você cuida de si mesmo?"* *"Como suas crenças influenciaram seu comportamento durante esta doença?"* A sua espiritualidade influencia você na tomada de decisão sobre saúde (p. ex., diretrizes antecipadas, tratamento etc.)? Que papel suas crenças desempenham para recuperar sua saúde?
Comunidade	*"Você faz parte de uma comunidade espiritual ou religiosa? Isso é um suporte para você? Como?"* *"Há um grupo de pessoas que você realmente ama ou que são importantes para você?"*
Abordagem	*"Como você gostaria que eu, seu médico, tratasse dessas questões em seus cuidados de saúde?"*

Fonte: Borneman T *et al. J Pain Symptom Manage.* 2010;40(2):163–173; Puchalski C, Romer AL. *J Palliat Med.* 2000;3(1):129–137. Reproduzido com permissão de Christina Puchalski, MD.

O questionário FICA pode ser usado como guia para iniciar uma discussão sobre questões espirituais. Em geral, leva apenas cerca de 2 minutos.[45]

Se for identificada angústia espiritual, um encaminhamento deve ser feito para um capelão do hospital. Capelães são membros da equipe interdisciplinar especialmente treinados para prestar atendimento espiritual a pacientes de qualquer religião, espiritualidade ou mesmo nenhuma. Eles conduzem avaliações espirituais abrangentes dos pacientes, necessidades espirituais, esperanças e recursos; elaboram planos de cuidados alinhados com o plano geral do médico; e intervêm para atender às necessidades espirituais dos pacientes.

Resumo da história social. O Boxe 3.16 resume várias perguntas que você pode fazer ao seu paciente em relação às várias seções da história social. Com o tempo, você aprenderá a intercalar essas perguntas ao longo da entrevista para fazer o paciente se sentir mais à vontade e melhorar o relacionamento.

Revisão de sistemas

As perguntas da *Revisão de sistemas* podem revelar problemas ou sintomas que você ou o paciente podem ter esquecido, principalmente em áreas não relacionadas à HDA. Esse é um método de investigação denominado *varredura,*[7] no qual você faz perguntas aos pacientes sobre disfunções em diferentes sistemas orgânicos. Essas perguntas polares ("sim-não") devem ser feitas no final da entrevista. Essa seção da anamnese é útil quando o processo de raciocínio clínico paralisa. Ao verificar a revisão de sistemas, você pode descobrir fatos de apoio que podem gerar novas possibilidades para os problemas do seu paciente.

É útil preparar o paciente, dizendo: "A próxima parte da anamnese pode parecer um monte de perguntas, mas é importante ter certeza de que não perdemos

Boxe 3.16 História social: exemplos de perguntas

Domínio da história social	Exemplos de perguntas
Orientação sexual e identidade de gênero	■ Como você descreveria sua orientação sexual? ■ Como você descreveria sua identidade de gênero? ■ Qual é o sexo na sua certidão de nascimento original?
Mapa geográfico pessoal	■ Onde você nasceu? ■ Há quanto tempo você mora no Brasil? No Rio de Janeiro? ■ Onde você mora atualmente?
Relacionamentos significativos	■ Você tem um parceiro vitalício, cônjuge ou pessoa significativa? ■ Você tem filhos? ■ Houve ocasiões em seu relacionamento em que você se sentiu com medo ou inseguro?
Sistemas de suporte local	■ Quem mora com você? ■ Há amigos ou família por perto? ■ Com quem você passa o dia?
História profissional/ ocupação	■ Você está trabalhando atualmente? ■ Que tipo de empregos você já teve? ■ Você já teve mais de um emprego ao mesmo tempo? ■ O que você fazia antes de se aposentar? É isso que você sempre fez? ■ Diga-me como é esse trabalho para você. Como são seus horários? ■ Você se sente seguro em seu trabalho? ■ Você acha que alguma coisa no trabalho está fazendo você se sentir mal ou afetando seus sintomas?
Escolaridade	■ Qual é o nível escolar mais alto que você concluiu? ■ Onde você estudou?
Estilo de vida	■ O que você faz quando não está trabalhando ou não vai à escola? ■ Você pode me mostrar um dia típico? ■ Você viaja?
Atividades da vida diária (AVD)	■ Como você circula pela casa? ■ Você precisa de ajuda para se vestir ou tomar banho? ■ Como você anda fora de casa?
Nutrição	■ Fale-me sobre seus hábitos alimentares ■ Você come frutas e vegetais frescos? ■ Você mantém o peso? ■ Você está feliz com seu peso? ■ O que você come em um dia normal? ■ Você cozinha em casa? Você come fora?
Exercícios físicos	■ Você tem a oportunidade de se exercitar? ■ Você se exercita regularmente? ■ Com que frequência você se exercita? ■ Que tipo de exercício você gosta?
Etilismo	■ Conte-me sobre o consumo de álcool ■ Você já teve problemas com a bebida? ■ Quando foi a última vez que bebeu?
Tabagismo	■ Você fuma? ■ Você já fumou alguma vez? ■ O que você fuma? ■ Quantos cigarros por dia? Por quantos anos? Você masca tabaco?

(continua)

Boxe 3.16 História social: exemplos de perguntas (*continuação*)

Domínio da história social	Exemplos de perguntas
Uso de substâncias psicoativas	■ Quantas vezes no último ano você usou uma droga ilegal ou um medicamento prescrito por motivos não clínicos?
Medidas de segurança	■ Você já se feriu gravemente? (Como?) ■ E alguém que você conhece? ■ Você sempre usa cinto de segurança? ■ Você possui uma arma de fogo? Alguém com quem você mora tem uma arma de fogo? Como você a mantém armazenada com segurança? ■ Onde você guarda seus medicamentos? E os materiais de limpeza? ■ Como você se protege do sol?
Espiritualidade	■ Qual é a sua fé ou crença? ■ Você se considera espiritual ou religioso? ■ Que coisas você acredita que dão sentido e propósito à sua vida? ■ Você é ativo em sua comunidade religiosa? ■ Você faz parte de uma comunidade religiosa ou espiritual? Você tem acesso ao que precisa/deseja para aplicar sua fé/crença? ■ Alguma de suas crenças está em conflito com seus tratamentos médicos?
História sexual	■ Você tem alguma preocupação ou pergunta específica com que possamos começar, sobre sua saúde sexual ou práticas sexuais? ■ Quando foi a última vez que você teve contato físico íntimo com alguém? ■ Como você faz sexo? ■ Quais são os gêneros de seus parceiros sexuais?

nada. Eu gostaria que você respondesse apenas sim ou não a cada pergunta." Pense em fazer uma série de perguntas da "cabeça aos pés". Comece com uma pergunta bastante geral ao abordar cada um dos diferentes sistemas e, em seguida, mude para perguntas mais específicas sobre os sistemas que possam ser preocupantes. Exemplos de perguntas iniciais: "Como estão suas orelhas e audição?", "E seus pulmões e sua respiração?", "Algum problema com o seu coração?", "Como está sua digestão?", "E quanto ao seu intestino?"

No começo, compreender e usar as questões da revisão de sistemas (Boxe 3.17) pode parecer desafiador. Mantenha sua técnica flexível. A necessidade de perguntas adicionais variará de acordo com a idade do paciente, as queixas e o estado geral de saúde e seu julgamento clínico. Lembre-se de que os principais sintomas descobertos durante a revisão de sistemas que podem estar relacionados à queixa principal do paciente (positivos pertinentes) devem ser movidos para o histórico de doenças presentes em seu relatório.

Lembre-se da discussão sobre o valor dos aspectos positivos e negativos pertinentes ao estabelecer o diagnóstico diferencial.

Boxe 3.17 Revisão de sistemas

Para cada sistema regional, pergunte: *"Você já teve algum…?"*
- **Geral:** peso habitual, alteração de peso recente; fraqueza, fadiga ou febre
- **Pele:** erupções, nódulos, feridas, coceira, ressecamento, mudanças na cor; mudanças no cabelo ou nas unhas; mudanças no tamanho ou na cor das verrugas

Boxe 3.17 Revisão de sistemas (*continuação*)

- **Cabeça, olhos, orelhas, nariz, garganta (COONG)**
  - *Cabeça:* cefaleia, traumatismo cranioencefálico, tontura, vertigens. *Olhos:* acuidade visual, uso de óculos ou lentes de contato, dor, vermelhidão, lacrimejamento excessivo, visão dupla ou turva, pontos, manchas, luzes piscando, glaucoma, catarata. *Orelhas:* audição, tinido, vertigem, otalgia, infecção, secreção. Se a audição diminuir, uso ou não de aparelhos auditivos. *Nariz e seios da face e (ou paranasais):* resfriados frequentes, congestão nasal, secreção ou prurido, rinite alérgica, sangramento nasal, sinusite. *Garganta (ou boca e faringe):* condição de dentes e gengivas, sangramento gengival, dentaduras, se houver, e como eles se encaixam, língua dolorida, boca seca, dor de garganta frequente, rouquidão
- **Pescoço:** "glândulas edemaciadas", bócio, nódulos, dor ou rigidez no pescoço
- **Mamas:** nódulos, dor ou desconforto, secreção mamilar
- **Respiratório:** tosse, expectoração (cor, volume; sangue ou *hemoptise*), *dispneia*, sibilos, dor à respiração profunda (*dor pleurítica*)
- **Cardiovascular:** "problema cardíaco"; hipertensão arterial; febre reumática; sopros cardíacos; dor ou desconforto torácico; palpitações; dispneia; necessidade de usar vários travesseiros à noite para facilitar a respiração (*ortopneia*); necessidade de sentar à noite para respirar (*dispneia paroxística noturna*); inchaço nas mãos, tornozelos ou pés (*edema*)
- **Gastrintestinal:** dificuldade em engolir, pirose, alteração do apetite, náuseas. Defecação, cor e dimensões das fezes, alteração do ritmo intestinal, dor à defecação, sangramento retal ou fezes pretas (alcatroadas), hemorroidas, constipação intestinal, diarreia. Dor abdominal, intolerância alimentar, eructação ou flatulência excessiva. Icterícia, distúrbios do fígado ou da vesícula biliar
- **Vascular periférico:** dor intermitente nas pernas com esforço (*claudicação*); câibras nas pernas; varizes; história pregressa de coágulos nas veias; edema de panturrilhas, pernas ou pés; mudança de cor nas pontas dos dedos das mãos ou dos pés durante o tempo frio; edema com vermelhidão ou dor à palpação
- **Urinário:** polaciuria, poliúria, micção noturna (*noctúria*), urgência, ardência ou dor ao urinar, sangue na urina (*hematúria*), infecções urinárias, dor nos rins ou nos flancos, cálculos renais, cólica ureteral, dor suprapúbica, incontinência; nos homens, redução do calibre ou da força do jato urinário, hesitação, gotejamento
- **Genital:**
  - *Masculino:* hérnias, secreção ou feridas no pênis, dor ou massas nos testículos, dor ou edema escrotal, história de ISTs e seus tratamentos. Interesse (*libido*), função, satisfação sexuais
  - *Feminino:* regularidade menstrual, frequência e duração dos ciclos menstruais, volume de sangramento; sangramento entre os ciclos menstruais ou após a relação sexual, dismenorreia, tensão pré-menstrual. Sintomas da menopausa, sangramento pós-menopausa. Corrimento vaginal, prurido, feridas, caroços, ISTs e tratamentos. Interesse sexual, satisfação sexual, quaisquer problemas, incluindo dor durante a relação sexual (dispareunia)
- **Musculoesquelético:** dores musculares ou articulares, rigidez, artrite, gota, dorsalgia. Se houver dor, descrever a localização das articulações ou dos músculos afetados, edema, vermelhidão, dor, sensibilidade, rigidez, fraqueza ou limitação de movimento ou atividade; incluem a cronologia dos sintomas (p. ex., manhã ou noite), duração e qualquer relato de traumatismo. Cervicalgia ou lombalgia. Dor nas articulações associada com manifestações sistêmicas como febre, calafrios, erupção na pele, anorexia, perda ponderal ou fraqueza
- **Psiquiátrico:** nervosismo, tensão, humor, incluindo depressão, mudança de memória, ideação suicida, planos ou tentativas de suicídio
- **Neurológico:** mudanças no humor, atenção ou fala; mudanças na orientação, memória, percepção ou julgamento; cefaleia, tontura, vertigem, desmaios, *blackouts*;[d] fraqueza, paralisia, dormência ou perda de sensibilidade, formigamento, tremores ou outros movimentos involuntários, convulsões
- **Hematológico:** anemia, fragilidade capilar (sangramento ou equimoses)
- **Endócrino:** intolerância ao calor ou frio, sudorese excessiva, sede excessiva (*polidipsia*), fome (*polifagia*) ou aumento do débito urinário (*poliúria*)

---

[d]N.R.T.: *Blackouts* consistem em perda transitória da consciência ou da memória.

Alguns médicos experientes fazem perguntas sobre a revisão de sistemas durante o exame físico, perguntando sobre as orelhas, por exemplo, ao examiná-las. Se o paciente apresentar apenas alguns sintomas, essa combinação pode ser eficiente. Se houver vários sintomas, no entanto, isso pode interromper o fluxo da anamnese e do exame, e fazer anotações necessárias torna-se incômodo.

Para documentação de amostra da revisão de sistemas, ver Boxe 3.18. *O caso da paciente MN: anamnese.*

REGISTRO DOS ACHADOS

Lembre-se de que a meta é produzir um relatório claro, conciso, mas abrangente que documente as principais descobertas e comunique sua avaliação em um formato sucinto aos médicos, consultores e outros membros da equipe de saúde (revise o Boxe 1.20, *Lista de verificação para garantir um registro clínico de qualidade*). No Boxe 3.18, *O caso da paciente MN: anamnese*, examine a documentação das informações da anamnese. Observe o formato padrão do registro clínico das informações iniciais, incluindo a fonte e a confiabilidade para a revisão de sistemas.

Consulte a documentação do exame físico da paciente MN na seção *Registro dos achados* do Capítulo 4, *Exame Físico*, e a declaração resumida, a avaliação e o plano na seção *Registro dos achados* do Capítulo 5, *Raciocínio Clínico, Avaliação e Plano.*

Boxe 3.18 O caso da paciente MN: anamnese

25/08/2020 11:00
MN, 54 anos, sexo feminino

Fonte e confiabilidade
Autorreferida; confiável.

Queixa principal
"Sinto dor de cabeça há 3 meses."

História da doença atual

MN é uma mulher de 54 anos com uma história remota de episódios intermitentes de cefaleia. Afirma agora episódios de "cefaleia nos últimos 3 meses". Ela estava em seu estado normal de saúde até 3 meses antes da consulta, quando começou a apresentar episódios de cefaleia. Esses episódios ocorrem em ambos os lados da parte anterior da cabeça sem irradiação para outro lugar. Eles são descritos como latejantes e de intensidade leve a moderadamente grave (classificados como 3 a 6 em 10 na escala de dor de 10 pontos). A cefaleia dura, em geral, 4 a 6 horas. Inicialmente eram um ou dois episódios por mês, mas agora, em média, uma vez/semana. Os episódios geralmente estão relacionados ao estresse. A cefaleia é aliviada com o sono e a colocação de uma toalha úmida e fria sobre a testa. Há pouco alívio com o paracetamol.

MN faltou ao trabalho em várias ocasiões por causa de náuseas associadas e vômitos ocasionais durante os episódios. Não há alterações visuais associadas, déficits sensoriais motores, perda de consciência ou parestesia. Os episódios de cefaleia com náuseas e vômitos ocorrem desde os 15 anos. Os episódios recorreram até os 20 e poucos anos de idade, depois diminuíram para um episódio a cada 2 ou 3 meses e quase desapareceram. Ela acha que os episódios de cefaleia atuais são semelhantes aos do passado, mas quer ter certeza, porque sua mãe teve cefaleia pouco antes de morrer de acidente vascular cerebral. Ela está preocupada porque seus episódios de cefaleia interferem em seu trabalho e a deixam irritada com a família. Ela relata aumento da pressão no trabalho de um supervisor exigente, além de estar preocupada com sua filha. Ela faz três refeições por dia e bebe três xícaras de café por dia e chá à noite. Devido à frequência cada vez maior dos episódios de cefaleia, ela decidiu vir hoje à clínica.

Alergias: a ampicilina causa erupção cutânea. Sem alergias ambientais ou alimentares.

Medicamentos: paracetamol, 1 a 2 comprimidos a cada 4 a 6 horas, conforme necessário.

História patológica pregressa (HPP)
Doenças comuns da infância: sarampo, varicela. Sem escarlatina ou febre reumática.
Doenças de adultos: Clínicas: pielonefrite, 2016, com febre e dor no flanco direito; tratado com ampicilina; desenvolveu erupção cutânea generalizada com prurido vários

Boxe 3.18 O caso da paciente MN: anamnese (*continuação*)

dias depois; sem recorrência da infecção. Última consulta dentária há 2 anos. *Cirúrgicas:* amigdalectomia, 6 anos; apendicectomia, 13 anos. Suturas para laceração, 2012, após pisar em cacos de vidro. *Ob/Gin:* G3P3 (3-0-0-3), com partos vaginais normais. Três filhos vivos. Menarca aos 12 anos. Última menstruação 6 meses atrás. *Psiquiátrico:* nenhum.

Manutenção da saúde: Imunizações: imunizações apropriadas para a idade atualizadas de acordo com a caderneta de vacinação. *Testes de rastreamento:* último exame de Papanicolau, 2018, normal. Mamografias, 2019, normal.

História familiar

Meu pai morreu aos 43 anos em um acidente de trem. A mãe morreu aos 67 anos de acidente vascular cerebral; tinha varizes, cefaleia.

Um irmão, de 61 anos, tem apenas hipertensão arterial; um irmão, de 58 anos, está bem, exceto por artrite leve; uma irmã morreu no primeiro de ano de vida de causa desconhecida.

O marido morreu aos 54 anos de infarto agudo do miocárdio.

Filha, de 33 anos, com enxaqueca, caso contrário, bem; filho, 31 anos, com dores de cabeça; filho, 27 anos, também.

Sem história familiar de diabetes melito, doença cardíaca ou renal, câncer, epilepsia ou doença mental.

A história familiar pode ser registrada como um diagrama ou uma narrativa. O diagrama é mais útil para rastrear doenças genéticas, embora seu uso tenha diminuído devido ao uso do prontuário eletrônico. Os dados negativos da história familiar devem seguir qualquer um dos formatos.

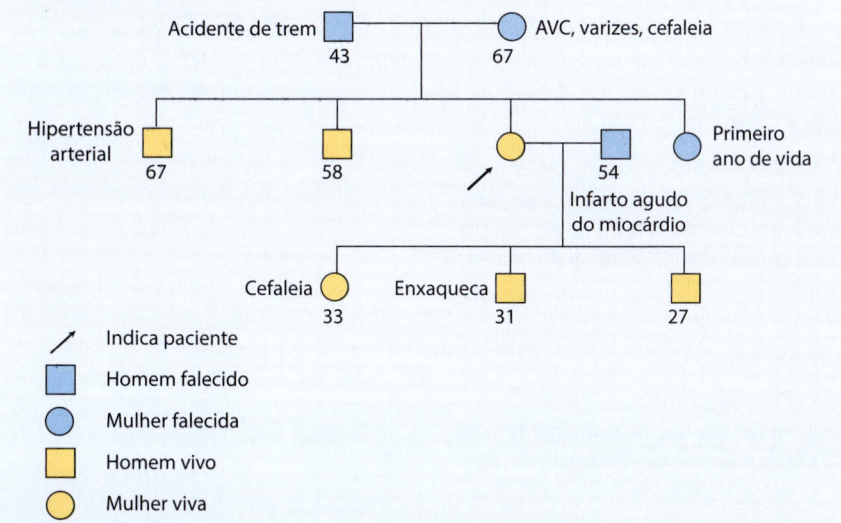

Histórias pessoal e social

Nasceu e foi criada em Las Cruces (cidade no Novo México), foi designada como sexo feminino ao nascer e atualmente se identifica como mulher. Concluiu o ensino médio, casou-se aos 19 anos. Trabalhou como vendedora durante 2 anos, depois mudou-se com o marido para Española (Novo México), onde teve três filhos. Voltou a trabalhar como balconista há 15 anos para ajudar nas finanças familiares. Todos os filhos se casaram. Quatro anos atrás, seu marido morreu repentinamente de infarto agudo do miocárdio, deixando poucas economias. MN se mudou para um pequeno apartamento para ficar perto de sua filha, Isabel. O marido de Isabel, John, é alcoólatra. O apartamento de MN é agora um refúgio para Isabel e os dois filhos dela, Kevin, de 6 anos, e Lúcia, de 3 anos. MN se sente responsável por ajudá-los; ela se sente tensa e nervosa, mas nega se sentir deprimida. Ela tem amigos, mas raramente discute problemas familiares: "Eu prefiro mantê-los para mim. Eu não gosto de fofoca." Durante a avaliação FICA (ferramenta de avaliação espiritual baseada em mnemônico), ela relatou ter sido criada como católica, mas que parou de frequentar a igreja após a morte de seu marido. Embora ela afirme que sua fé ainda é importante para ela, agora descreve não ter comunidade de fé ou sistema de apoio espiritual. Ela sente que isso contribuiu para sua ansiedade e concorda em se encontrar com um capelão. Ela geralmente acorda às 7 horas, trabalha das 9 horas às 17 horas e 30 minutos e janta sozinha.

(continua)

Boxe 3.18 O caso da paciente MN: anamnese (*continuação*)

Exercício e dieta alimentar: faz pouco exercício. Dieta rica em carboidratos.

Medidas de segurança: usa cinto de segurança regularmente. Usa protetor solar. Remédios mantidos em um armário destrancado. Soluções de limpeza em gabinete destravado abaixo da pia. Revólver armazenado na cômoda destrancada no quarto.

Tabaco: cerca de 1 maço (20 cigarros) por dia desde os 18 anos (36 anos-maço).

Álcool substâncias psicoativas: bebe vinho em raras ocasiões. Nega uso de substâncias psicoativas.

História sexual: pouco interesse por sexo e não é sexualmente ativa. Seu falecido marido foi seu único parceiro sexual. Nunca teve IST. Sem preocupações sobre a infecção pelo HIV.

Revisão de sistemas

Geral: ganho de cerca de 4 kg nos últimos 4 anos.
Pele: sem erupções cutâneas ou outras alterações.

Cabeça, olhos, orelhas, nariz, garganta (COONG): ver HDA. *Cabeça:* nega traumatismo cranioencefálico prévio. *Olhos:* óculos de leitura há 5 anos, verificados pela última vez há 1 ano. Sem sintomas. *Orelhas:* boa audição. Sem tinido, vertigem, infecções. *Nariz, seios da face:* sem rinite alérgica ou sinusite. *Garganta (ou boca e faringe):* sem dor de dente ou sangramento gengival.

Pescoço: sem nódulos, bócio, dor. Sem glândulas inchadas.

Mamas: sem nódulos, dor, secreção.

Respiratório: sem tosse, respiração ofegante, dispneia.

Cardiovascular: sem dispneia, ortopneia, dor torácica, palpitações.

Gastrintestinal: bom apetite; sem náuseas, vômitos, indigestão. Defeca cerca de uma vez/dia, embora às vezes elimine fezes duras por 2 a 3 dias quando está muito tensa; sem diarreia ou sangramento. Sem dor, icterícia ou distúrbios da vesícula biliar ou do fígado.

Urinário: nega polaciuria, disúria, hematúria ou dor recente no flanco; ocasionalmente há extravasamento de urina ao tossir.

Genital: sem infecções vaginais ou pélvicas. Sem dispareunia.

Vascular periférica: sem histórico de flebite ou dor nas pernas.

Musculoesquelético: lombalgia discreta, geralmente no final do dia de trabalho; sem irradiação para as pernas; costumava fazer exercícios para o dorso, mas deixou de fazê-lo. Nega dor em outras articulações.

Psiquiátrico: sem história pregressa/atual de depressão ou tratamento para transtornos psiquiátricos.

Neurológico: sem desmaios, convulsões, perda motora ou sensorial. Sem problemas de memória.

Hematológico: sem sinais de fragilidade capilar (sangramento ou equimoses).

Endócrino: sem intolerância conhecida ao calor ou ao frio. Sem poliúria, polidipsia.

Ver a documentação do exame físico do paciente MN na seção *Registro dos achados* do Capítulo 4, *Exame Físico.*

MODIFICAÇÃO DA ANAMNESE EM VÁRIOS AMBIENTES CLÍNICOS

Você encontrará pacientes em várias situações clínicas, desde clínicas ambulatoriais a enfermarias hospitalares e setores de emergência movimentados. Até agora, discutimos a realização de anamnese em situações ideais: com silêncio, tempo ilimitado e o mínimo de distrações. A realidade das interações clínicas com os pacientes está longe de ser ideal. Nesta seção, vamos nos concentrar em como modificar e adaptar a coleta da anamnese em vários locais de atendimento clínico.

Clínica de atendimento ambulatorial

O ambulatório é provavelmente um dos melhores ambientes clínicos para fazer uma anamnese, especialmente para médicos iniciantes, já que as salas de exame tendem a ser silenciosas, privadas e têm distrações mínimas. Os pacientes também têm maior probabilidade de serem móveis e independentes com queixa principal de baixa acuidade, como cefaleia, erupção cutânea, tosse ou dor de garganta. Os pacientes também podem fornecer informações clínicas mais prontamente do que aqueles que estão hospitalizados. Como os pacientes são atendidos regularmente no ambiente ambulatorial, concentre sua coleta de informações não apenas na queixa principal (se houver), mas também em condições crônicas de saúde e quaisquer alterações observadas neles desde sua última consulta. Você também deve perguntar sobre a manutenção de rotina dos cuidados de saúde, especialmente em um ambiente ambulatorial com foco na atenção primária.

Atendimento de emergência

O pronto-socorro pode ser um lugar intimidante para coletar a anamnese, mesmo para o médico experiente, devido à acuidade dos pacientes, seu ritmo acelerado e sua natureza 24 horas por dia. Você deve garantir que seu paciente esteja clinicamente estável antes de iniciar uma entrevista detalhada, mas focada (Figura 3.3).[46] Pergunte sobre os sintomas relacionados às possíveis causas do problema do paciente para descartar rapidamente doenças com risco de vida.[47] Sua coleta de informações pode ser interrompida de forma intermitente (p. ex., se o paciente precisar ser levado temporariamente para exames), de modo que você pode ter que completar sua entrevista em um momento posterior.[46] Em certos cenários, os pacientes podem ser incapazes de fornecer informações devido à confusão ou à mudança em seu estado mental. Nesses casos, você deve obter a anamnese de familiares, cuidadores, outros médicos, provedores de serviços médicos de emergência ou os prontuários do paciente, se disponíveis.[48]

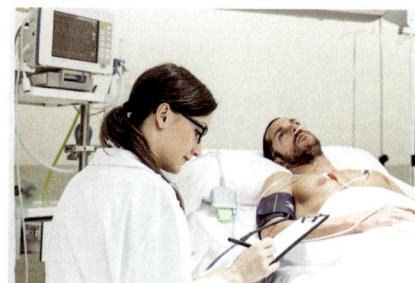

Figura 3.3 Modificação da entrevista de saúde em uma situação de emergência. (Usado com permissão de Shutterstock. By Santypan.)

Unidade de terapia intensiva

O ambiente da unidade de terapia intensiva (UTI) tem muitos desafios únicos que provavelmente não serão encontrados em outros ambientes clínicos. O maior obstáculo que você enfrentará para coletar a anamnese na UTI é que a maioria desses pacientes tem habilidades limitadas de comunicação devido à sua doença grave, estados mentais alterados, sedação, suporte ventilatório ou uma combinação desses. Aqui, as informações clínicas são fornecidas por familiares, outros médicos ou anotações anteriores no prontuário eletrônico.[48,49] Se essa é a primeira vez que você se encontra com o paciente no hospital, se possível, você deve realizar uma anamnese abrangente com foco no curso dos eventos que levaram ao tratamento intensivo. Além disso, como parte da transferência, os médicos anteriores devem ter documentado os eventos clínicos que levaram à transferência da enfermaria para a UTI. Se o paciente for capaz de se comunicar, a coleta de informações também deve incluir as preferências dele em termos de cuidado de saúde. Isso exige várias perguntas sobre as preferências sobre o tratamento, bem como reanimação e uso de intervenções de suporte à vida, se necessário.[48,49]

Instituições de longa permanência para idosos[e]

A primeira mudança que você notará nas instituições de longa permanência para idosos (ILPIs) é que os pacientes são chamados de residentes, porque vivem lá

Ver Capítulo 2, *Entrevista, Comunicação e Habilidades Interpessoais,* em relação a pacientes com deficiência cognitiva, e o Capítulo 9, *Cognição, Comportamento e Estado Mental,* para discussão sobre sua avaliação.

---

[e]N.R.T.: Segundo a ANVISA "as ILPIs são instituições governamentais e não governamentais destinadas a propiciar atenção integral em caráter residencial com condições de liberdade e dignidade, cujo público-alvo são as pessoas acima de 60 anos".

temporária ou permanentemente.[50,51] Os residentes podem estar passando por reabilitação com o objetivo de voltar para casa após a melhora, e outros podem ser residentes de longa data, que são incapazes de viver de forma independente na comunidade devido à necessidade de assistência parcial ou total para as tarefas do dia a dia. Demência, perda auditiva e perda de visão também são comuns. Primeiramente, você deve sempre tentar obter o histórico do residente. Se você suspeitar que o paciente apresenta disfunção cognitiva, pode ser necessário confirmar algumas informações com a família ou a equipe clínica. Sempre inclua informações sobre como eles podem cuidar de si mesmos – suas *atividades da vida diária (AVD)* e *atividades instrumentais da vida diária (AIVD)*. As AVD se concentram nas necessidades básicas, como alimentação, vestuário e uso do banheiro, enquanto as AIVD se concentram na independência em atividades como fazer compras, lavar roupas, cozinhar, usar o telefone, fazer contas ou dirigir.[50] Obter uma anamnese detalhada que inclua não apenas dados clínicos, mas também funcionais e social, pode ser desgastante para esses residentes frágeis. Não se sinta pressionado a obter toda a anamnese em uma única ocasião. Como os residentes moram nessas unidades de longa permanência, você sempre pode voltar, mesmo que em alguns dias, para obter uma anamnese mais abrangente.[50]

Atendimento domiciliar

O atendimento clínico no domicílio (*home care*)[f] do paciente nos EUA é fornecido principalmente para pacientes com doenças crônicas e aqueles com deficiências funcionais crônicas, que dificultam a saída de casa sem dispositivos de suporte ou a ajuda de outra pessoa (*"reclusos em casa" ou com locomoção limitada*).[52,53] Ao fazer a anamnese, tente se concentrar no nível de função. A capacidade do paciente de funcionar em casa tem impacto profundo em seu estado geral de saúde. Avalie o meio ambiente. Ao entrar na casa do paciente, muitos detalhes ambientais tornam-se evidentes, incluindo riscos ambientais, nível de limpeza ou conservação, alimentos disponíveis e medicação. Também é útil saber se o paciente tem amigos ou familiares morando perto, que possam ser recursos úteis para diversas necessidades.[54]

---

[f]N.R.T.: No Brasil, o *home care* (atendimento domiciliar) é regulado pela Resolução Normativa nº 428, de 07/11/2017, da Agência Nacional de Saúde Suplementar (ANS), que estabelece que caso a operadora de saúde ofereça a internação domiciliar em substituição à internação hospitalar, com ou sem previsão contratual deverá obedecer às exigências da Agência Nacional de Vigilância Sanitária (Anvisa) e ao previsto nas alíneas "c", "d", "e" e "g" do inciso II do artigo 12 da Lei nº 9.665/1998 (Lei dos Planos de Saúde). Além disso, existem as normas da Resolução nº 1.668/2003 do Conselho Federal de Medicina, que determina quais as especialidades dos profissionais que devem compor as equipes multiprofissionais de assistência a pacientes internados em regime domiciliar, além dos tipos de serviços que as empresas de *home care* devem dispor para prestar uma boa assistência ao paciente. No SUS, o "Programa Melhor em Casa", executado pelos estados e municípios com repasse de verbas da União, segue o mesmo modelo dos planos de saúde de levar à casa dos pacientes os cuidados e atenção à saúde para prevenção, tratamento de doenças e reabilitação, estendendo ao paciente os cuidados prestados pela Rede SUS. Uma portaria do Ministério da Saúde (Portaria nº 825, de 25/04/2016) define as regras e exclui da cobertura domiciliar o monitoramento contínuo, a assistência contínua de enfermagem e o fornecimento de ventilação mecânica invasiva.

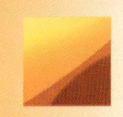

TABELA 3.1 Modelos sugeridos para documentar a história da doença atual

A seguir são apresentadas sugestões sobre como estruturar a História da Doença Atual (HDA). Os modelos enfatizam a clareza do relato na HDA, além de fornecer sugestões para o leitor quanto às possíveis causas dos problemas do paciente. Entende-se que podem ocorrer variações desses modelos sugeridos. Também são fornecidos exemplos para cada modelo.

Modelo HDA (básico – uma queixa principal):

- Declaração de abertura: queixa principal à luz do contexto clínico do paciente
- Elaborar a descrição da queixa principal
- Sintomatologia de acompanhamento
- Sintomatologia pertinente ausente
- História patológica pregressa (HPP) pertinente, história familiar ou história social
- Declaração final: como o paciente chegou ao local de atendimento

QP: "Tenho sentido dor no peito nas últimas 3 horas."

HDA: FS é um homem de 58 anos, com hipertensão arterial sistêmica e história de tabagismo de 30 anos-maço, apresentando episódios de dor torácica nas últimas 3 horas. Ele estava em seu estado normal de saúde quando, 3 horas antes da consulta, começou a sentir dor na parte anterior do tórax enquanto assistia à TV. Ele descreve o episódio inicial de dor torácica súbita e não precipitada, em caráter de compressão, 7/10 de intensidade e irradiação para o braço esquerdo. Durou de 1 a 2 minutos e foi aliviado com repouso. Ele nunca sentiu nada assim antes. Teve episódios com as mesmas características outras quatro vezes. Seu episódio de dor torácica mais recente, há 1 hora, foi acompanhado por discreta dispneia e sensação de rubor. Nega náuseas, palpitações, diaforese ou cefaleia. Ele foi diagnosticado com hipertensão há 2 anos e está atualmente em hidroclorotiazida. Seu pai morreu aos 48 anos de um aparente infarto agudo do miocárdio. Devido à recorrência dos episódios, ele decidiu dirigir até o hospital em busca de ajuda.

Modelo HDA (queixa principal que representa um sintoma de exacerbação da doença crônica do paciente):

- Declaração de abertura: queixa principal à luz do contexto clínico do paciente
- Descrição da condição e do controle dos sintomas da doença crônica
  - Diagnóstico ou sintoma
  - Quando foi diagnosticada
  - Complicações
  - Tratamentos
  - Controle de sintomas recentes antes dessa exacerbação
- Elaboração da descrição da queixa principal
- Sintomatologia associada
- Sintomatologia pertinente ausente
- História patológica pregressa (HPP) pertinente, história familiar ou história social
- Declaração final: como o paciente chegou ao local de atendimento

QP: "Tenho sentido dificuldade para respirar desde esta manhã."

HDA: AJ é uma mulher de 28 anos com asma brônquica, que se queixa de dispneia desde esta manhã. AJ foi diagnosticada com asma brônquica aos 8 anos e geralmente tem crises asmáticas a cada 2 a 3 meses, desencadeadas por exposição a alergênios como poeira e fumaça. Às vezes, as mudanças na temperatura também desencadeiam uma crise. Cada crise asmática é caracterizada por dispneia de início súbito, descrita como "falta de ar". Durante as crises asmáticas, ela faz uso de seu inalador broncodilatador e as crises quase sempre diminuem. Além do inalador broncodilatador, ela também usa um inalador de esteroide. Ela não faz uso crônico de esteroides sistêmicos. Ela não foi ao pronto-socorro nem foi entubada por causa dessas crises asmáticas. Esta manhã, ao visitar um cliente em casa, ela subitamente apresentou dispneia, semelhante às crises asmáticas anteriores. AJ disse que se sentia "sufocando" e "mal conseguia respirar". Ela também percebeu que seu cliente tem gatos como animais de estimação. Ela pediu licença para poder usar seus inaladores. Depois de várias tentativas, a dispneia persistiu e acabou piorando. A paciente nega febre, coriza, palpitações ou dor torácica. Ela pediu ao cliente que ligasse para o serviço de emergência e foi prontamente trazida de ambulância para o pronto-socorro.

(continua)

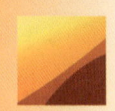

Modelo HDA (sem queixa principal)

- Declaração de abertura: nas palavras do paciente
- Relatório das condições/doenças crônicas do paciente
- Sintomas pertinentes – presentes e ausentes
- Tratamento e resposta atuais
- Exames laboratoriais/complementares relevantes anteriores
- Declaração final: como a paciente chegou ao local de atendimento

QP: "Estou aqui para fazer meu *check-up*."

HDA: EL é uma mulher de 72 anos com hipertensão arterial sistêmica, osteoartrite e constipação intestinal, que compareceu no ambulatório para consulta de acompanhamento. Ela foi vista pela última vez há 3 meses e hoje não tem queixas. Ela tem hipertensão arterial diagnosticada há 12 anos e bem controlada com hidroclorotiazida. Nega infarto do miocárdio ou acidente vascular cerebral. Sua pressão arterial média (PAM) em casa é de aproximadamente 110/80 mmHg. Ela relata que não sente dor torácica, palpitações, cefaleia, perda de consciência, tontura ou edema em membros inferiores.

Ela também tem osteoartrite diagnosticada há 10 anos, envolvendo ombros e joelhos. Ela toma paracetamol ocasionalmente para aliviar a dor. Ela também faz ioga e *tai chi chuan* em um centro de idosos local e diz que essas práticas também ajudam a aliviar a dor. Sua última radiografia da coluna lombossacra, feita após queda ao tentar subir em um ônibus, há 3 anos, mostrou alterações osteoartríticas difusas. Ela relata que não caiu recentemente nem sente dor em outro lugar.

EL também tem constipação intestinal e, ocasionalmente, faz uso de sene. De modo geral, defeca com regularidade diariamente, sem esforço ou sangue nas fezes. A paciente compareceu ao ambulatório para sua consulta de acompanhamento regularmente agendada.

REFERÊNCIAS BIBLIOGRÁFICAS

1. Walker HK, Hall WD, Hurst JW. *Clinical Methods: The History, Physical, and Laboratory Examinations*. 3rd ed. Boston, MA: Butterworths; 1990.

2. Kurtz S, Silverman J, Benson J, et al. Marrying content and process in clinical method teaching: enhancing the Calgary-Cambridge guides. *Acad Med*. 2003;78(8):802–809.

3. Kurtz SM, Silverman J, Draper J, et al. *Teaching and Learning Communication Skills in Medicine*. Abingdon, Oxon, UK: Radcliffe Medical Press; 1998.

4. Kurtz SM, Silverman JD. The Calgary-Cambridge Referenced Observation Guides: an aid to defining the curriculum and organizing the teaching in communication training programmes. *Med Educ*. 1996;30(2):83–89.

5. Haidet P. Jazz and the 'art' of medicine: improvisation in the medical encounter. *Ann Fam Med*. 2007;5:164–169.

6. Wagner EH, Austin BT, Von Korff M. Organizing care for patients with chronic illness. *Milbank Q*. 1996;74:511–544.

7. Barrows HS, Pickell GC. *Developing Clinical Problem-Solving Skills: A Guide to More Effective Diagnosis and Treatment*. 1st ed. New York: W.W. Norton; 1991.

8. U.S. Preventive Services Task Force. Screening for depression: recommendations and rationale. *Ann Intern Med*. 2002;136(10):760–764.

9. Nebeker JR, Barach P, Samore MH. Clarifying adverse drug events: a clinician's guide to terminology, documentation, and reporting. *Ann Intern Med*. 2004;140(10):795–801.

10. Barbara AM, Doctor F, Chaim G. Asking the right questions 2: talking about sexual orientation and gender identity in mental health, counselling and addiction settings. In: Canada: Centre for Addiction and Mental Health; 2007: Available at https://www.rainbowhealthontario.ca/resources/asking-the-right-questions-2-talking-with-clients-about-sexual-orientation-and-gender-identity-in-mental-health-counselling-and-addiction-settings. Accessed March 29, 2019.

11. Marcell AV, Burstein GR. Sexual and reproductive health care services in the pediatric setting. *Pediatrics*. 2017;140(5):e20172858.

12. Diamant AL, Schuster MA, McGuigan K, et al. Lesbians' sexual history with men. *Arch Intern Med*. 1999;159(22):2730–2736.

13. Umberson D, Montez JK. Social relationships and health: a flashpoint for health policy. *J Health Soc Behav*. 2010;51(Suppl):S54–S66.

14. Umberson D, Crosnoe R, Reczek C. Social relationships and health behavior across life course. *Annu Rev Sociol*. 2010;36:139–157.

15. Cohen S. Social relationships and health. *Am Psychol*. 2004;59(8):676–684.

16. Uchino, Bert N. *Social Support and Physical Health: Understanding the Health Consequences of Relationships*. NEW HAVEN, LONDON: Yale University Press; 2004. Available at www.jstor.org/stable/j.ctt1nq4mn. Accessed March 20, 2020.

17. Hossain M, Zimmerman C, Abas M, et al. The relationship of trauma to mental disorders among trafficked and sexually exploited girls and women. *Am J Public Health*. 2010;100:2442–2449.

18. Logan TK, Walker R, Hunt G. Understanding human trafficking in the United States. *Trauma Violence Abuse*. 2009;10: 3–30.

19. Cyr MG, Wartman SA. The effectiveness of routine screening questions in the detection of alcoholism. *JAMA*. 1988;259:51–54.

20. Mayfield D, McLeod G, Hall P. The CAGE questionnaire: validation of a new alcoholism screening instrument. *Am J Psychiatry*. 1974;131(10):1121–1123.

21. Moyer VA; Preventive Services Task Force. Screening and behavioral counseling interventions in primary care to reduce alcohol misuse: U.S. preventive services task force recommendation statement. *Ann Intern Med*. 2013;159(3):210–218.

22. Ewing JA. Detecting alcoholism. The CAGE questionnaire. *JAMA*. 1984;252:1905–1907.

23. Friedmann PD. Clinical practice. Alcohol use in adults. *N Engl J Med*. 2013;368:365–373.

24. McCusker MT, Basquille J, Khwaja M, et al. Hazardous and harmful drinking: a comparison of the AUDIT and CAGE screening questionnaires. *QJM*. 2002;95(9):591–595.

25. Institute NC. NCI dictionary of cancer terms. Available at https://www.cancer.gov/publications/dictionaries/cancer-terms/def/pack-year. Accessed April 2, 2019.

26. Abuse NIoD. Screening for drug use in general medical settings. 2012.

27. Smith PC, Schmidt SM, Allensworth-Davies D, et al. A single-question screening test for drug use in primary care. *Arch Intern Med*. 2010;170:1155–1160.

28. Coverdale JH, Balon R, Roberts LW. Teaching sexual history-taking: a systematic review of educational programs. *Acad Med*. 2011;86:1590–1595.

29. Shindel AW, Ando KA, Nelson CJ, et al. Medical student sexuality: how sexual experience and sexuality training impact U.S. and Canadian medical students' comfort in dealing with patients' sexuality in clinical practice. *Acad Med*. 2010;85:1321–1330.

30. Rubin ES, Rullo J, Tsai P, et al. Best practices in North American pre-clinical medical education in sexual history taking: consensus from the summits in medical education in sexual health. *J Sex Med*. 2018;15(10):1414–1425.

31. O'Keefe R, Tesar CM. Sex talk: what makes it hard to learn sexual history taking? (0742-3225 (Print)).

32. Centers for Disease Control and Prevention. *A guide to taking a sexual history*. 2005. Available at http://www.cdc.gov/lgbthealth/. Accessed April 30, 2019.

33. National LGBT Health Education Center. Taking Routine Histories of Sexual Health: A System-Wide Approach for Health Centers. The Fenway Institute, Fenway Health. Available at https://www.lgbthealtheducation.org/publication/taking-routine-histories-of-sexual-health-a-system-wide-approach-for-health-centers/. Published 2014. Accessed April 30, 2019.

34. Samuel L, Zaritsky E. Communicating effectively with transgender patients. *Am Fam Physician*. 2008;78(5):648, 650.

35. Puchalski C, Ferrell B. *Making Health Care Whole: Integrating Spirituality into Patient Care*. West Conshohocken, PA: Templeton Foundation Press; 2011.

36. Banin LB, Suzart NB, Guimarães FAG, et al. Religious beliefs or physicians' behavior: what makes a patient more prone to accept a physician to address his/her spiritual issues? *J Relig Health*. 2014;53(3):917–928.

37. Ehman JW, Ott BB, Short TH, et al. Do patients want physicians to inquire about their spiritual or religious beliefs if

they become gravely ill? *Arch Intern Med*. 1999;159(15): 1803–1806.

38. King DE, Bushwick B. Beliefs and attitudes of hospital inpatients about faith healing and prayer. *J Fam Pract*. 1994;39(4):349–353.

39. Kristeller JL, Sheedy Zumbrun C, Schilling RF. 'I would if I could': how oncologists and oncology nurses address spiritual distress in cancer patients. *Psychooncology*. 1999;8(5):451–458.

40. MacLean CD, Susi B, Phifer N, et al. Patient preference for physician discussion and practice of spirituality. *J Gen Intern Med*. 2003;18(1):38–43.

41. McCord G, Gilchrist VJ, Grossman SD, et al. Discussing spirituality with patients: a rational and ethical approach. *Ann Fam Med*. 2004;2(4):356–361.

42. Rasinski KA, Kalad YG, Yoon JD, et al. An assessment of US physicians' training in religion, spirituality, and medicine. *Med Teach*. 2011;33(11):944–945.

43. The GW Institute for Spirituality and Health. FICA Spiritual History Tool ©™. Available at https://smhs.gwu.edu/gwish/clinical/fica/spiritual-history-tool. Published 2019. Accessed.

44. Saguil A, Phelps K. The spiritual assessment. *Am Fam Physician*. 2012;86(6):546–550.

45. Puchalski C, Romer AL. Taking a spiritual history allows clinicians to understand patients more fully. *J Palliat Med*. 2000;3(1):129–137.

46. Ellis G, Marshall T, Ritchie C. Comprehensive geriatric assessment in the emergency department. *Clin Interv Aging*. 2014;9:2033–2043.

47. Linzer M, Yang EH, Estes NA 3rd, et al. Diagnosing syncope. Part 1: value of history, physical examination, and electrocardiography. Clinical Efficacy Assessment Project of the American College of Physicians. *Ann Intern Med*. 1997;126(12):989–996.

48. Hamill-Ruth RJ, Marohn ML. Evaluation of pain in the critically ill patient. *Crit Care Clin*. 1999;15(1):35–54, v–vi.

49. Gelinas C, Fillion L, Puntillo KA. Item selection and content validity of the critical-care pain observation tool for non-verbal adults. *J Adv Nurs*. 2009;65(1):203–216.

50. King MS, Lipsky MS. Evaluation of nursing home patients. A systematic approach can improve care. *Postgrad Med*. 2000;107(2):201–204, 207–210, 215.

51. Kanter SL. The nursing home as a core site for educating residents and medical students. *Acad Med*. 2012;87(5):547–548.

52. Smith KL, Ornstein K, Soriano T, et al. A multidisciplinary program for delivering primary care to the underserved urban homebound: looking back, moving forward. *J Am Geriatr Soc*. 2006;54(8):1283–1289.

53. Ornstein KA, Leff B, Covinsky KE, et al. Epidemiology of the homebound population in the United States. *JAMA Intern Med*. 2015;175(7):1180–1186.

54. Josephson KR, Fabacher DA, Rubenstein LZ. Home safety and fall prevention. *Clin Geriatr Med*. 1991;7(4):707–731.

Exame Físico

PAPEL DO EXAME FÍSICO NA ERA DA TECNOLOGIA

O exame físico cuidadoso, juntamente com a anamnese bem-feita constituem os pilares da prática clínica (Figura 4.1). Há tempos, a anamnese e os achados do exame físico do paciente têm sido os principais meios para discernir as causas dos sintomas de um paciente. Hoje em dia, isso frequentemente é verdade em emergências e ambientes clínicos com poucos recursos.

O surgimento de novos recursos e tecnologias redefiniu a prática clínica. Eles melhoraram e, às vezes, parecem substituir as habilidades clínicas clássicas.[1,2] As tecnologias de diagnóstico expandiram nossa capacidade de definir anormalidades anatômicas e fisiológicas e aprofundaram nossas capacidades clínicas.[1] Mas mesmo esses substitutos avançados não devem substituir o exame físico cuidadoso para chegar a um diagnóstico. As informações dessas tecnologias devem ser combinadas com os achados do exame físico para que os médicos maximizem o diagnóstico.[3] O excesso de confiança nos testes pode comprometer o atendimento ao paciente da mesma forma que o excesso de confiança na avaliação à beira-leito.[4] A questão não é se o exame físico por si só é melhor do que a tecnologia, mas se os médicos que combinam as duas abordagens fornecem melhores desfechos para o paciente do que usar uma abordagem sozinha.[4]

Estudos recentes consideraram os achados do exame físico como *exames complementares* e começaram a validar seu valor identificando as características de teste.[5,6] Muitos desses sinais encontrados no exame físico agora são avaliados assim como qualquer outro exame complementar por sua validade e sua potência estatística para determinar ou descartar uma doença.[2] Com o tempo, espera-se que o *exame clínico racional* melhore a tomada de decisão diagnóstica, especialmente à medida que as competências nacionais e as melhores práticas de ensino para habilidades de exame físico se tornam mais bem compreendidas.[7,8] Enquanto isso, o exame físico produz "os benefícios intangíveis de mais tempo gasto… comunicando-se com os pacientes"[8], uma relação terapêutica única, diagnósticos mais acurados e avaliações e planos de cuidados mais seletivos.[2,7,9]

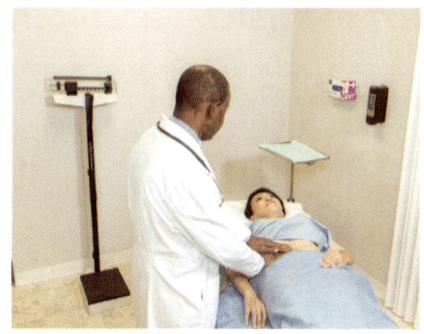

Figura 4.1 Arte do exame físico.

Ver Capítulo 7, *Avaliação de Evidências Clínicas.*

Conteúdo do capítulo

- Componentes do exame físico
- Equipamentos necessários
- Precauções padrão e universais
- Sequência do exame físico abrangente de adultos
- Modificação do exame físico para várias situações dos pacientes
- Registro dos achados

DETERMINAÇÃO DO ESCOPO DO EXAME FÍSICO: ABRANGENTE OU FOCADO?

A decisão de realizar um exame físico abrangente ou focado depende de muitos fatores, incluindo as preocupações do paciente, as informações que você reuniu na entrevista e o tempo disponível. O *exame abrangente* é um "exame da cabeça aos pés" básico, mas faz mais do que avaliar os sistemas do corpo. É uma fonte de conhecimento fundamental e personalizado sobre o paciente, que fortalece a relação médico-paciente. A maioria das pessoas que procura atendimento médico tem preocupações ou sintomas específicos. O exame abrangente fornece uma base mais completa para avaliar essas preocupações e responder às perguntas do paciente. Para o *exame focado*, você selecionará os métodos relevantes para uma avaliação completa do problema apresentado. Os sintomas, a idade e a anamnese do paciente ajudam a determinar o escopo do exame focado, assim como seu conhecimento dos padrões da doença.

O raciocínio diagnóstico que fundamenta e orienta as decisões clínicas é discutido no Capítulo 5, *Raciocínio Clínico, Avaliação e Plano.*

Exame físico abrangente para adultos

Antes de iniciar o exame físico de um adulto, reserve um tempo para se preparar para essa tarefa (Boxe 4.1). Pense em como abordar o paciente, em sua conduta profissional, e em como fazer com que o paciente se sinta confortável e relaxado. Revise as medidas que promovem o conforto físico do paciente e faça os ajustes necessários no ambiente.

Ver Capítulo 25, *Crianças: do Nascimento à Adolescência,* para o exame pediátrico abrangente.

Ponderar sobre a abordagem ao paciente. Ao cumprimentar o paciente, o estudante deve identificar-se como tal. É importante mostrar-se calmo e organizado, mesmo quando se sentir inexperiente. É comum esquecer parte do exame, principalmente no início. Apenas examine essa área depois, fora da sequência. Não é incomum rever o paciente mais tarde e pedir para verificar um ou dois itens que você pode ter esquecido.

Os iniciantes precisam despender mais tempo que os médicos experientes em determinadas partes do exame, como o exame fundoscópico ou ausculta cardíaca. Para não alarmar o paciente, avise o paciente com antecedência, dizendo, por exemplo: "Eu gostaria de passar mais tempo auscultando seu coração e as bulhas cardíacas, mas isso não significa que algo está errado."

Muitos pacientes veem o exame físico com certa ansiedade. Eles se sentem vulneráveis, fisicamente expostos, apreensivos com a possibilidade de dor e preocupados com o que o médico pode encontrar. Ao mesmo tempo, eles apreciam sua preocupação com a saúde deles e respondem à sua atenção. Com isso em mente, o médico habilidoso é minucioso, sem perder tempo, sistemático, mas flexível, e gentil, mas não tem medo de causar desconforto caso seja necessário. O médico habilidoso examina cada região do corpo e, ao mesmo tempo, sente o paciente como um todo, nota o estremecimento ou o olhar preocupado e compartilha informações que explicam e tranquilizam.

Boxe 4.1 Antes do exame físico

1. Ponderar sobre a abordagem ao paciente
2. Ajustar a iluminação e o ambiente
3. Verificar o equipamento que será utilizado
4. Deixar o paciente confortável
5. Observar as precauções padrão e universais
6. Escolher a sequência, o escopo e o posicionamento do exame

Como iniciante, evite interpretar suas descobertas. Você não tem a responsabilidade final pelo paciente e suas opiniões podem ser prematuras ou erradas. Quando tiver mais experiência e responsabilidade, compartilhar as descobertas se tornará mais apropriado. Se o paciente tiver preocupações específicas, discuta-as com seus professores. Se você descobrir anormalidades, como uma massa com características suspeitas ou uma ulceração profunda, sempre evite demonstrar desagrado, alarme ou outras reações que possam ser percebidas negativamente pelo paciente.

Ajustar a iluminação e o ambiente. Vários fatores ambientais afetam a qualidade do seu exame. Para obter os melhores resultados, é importante "preparar o terreno" para que você e o paciente estejam confortáveis. O posicionamento inadequado torna a avaliação dos achados físicos mais difícil para ambos. Reserve um tempo para ajustar a cama a uma altura conveniente (certifique-se de abaixá-la quando terminar) e peça ao paciente para se mover em sua direção, virar ou mudar de posição sempre que isso facilitar o exame de áreas selecionadas do corpo.

Boa iluminação e um ambiente silencioso são essenciais para interações bem-sucedidas com o paciente, mas podem ser difíceis de organizar. Faça o melhor que puder. Certifique-se de que o paciente possa vê-lo adequadamente e que você pode ver o paciente durante a entrevista. Ligue as luz suspensas ou de cabeceira ou abra as cortinas e persianas para garantir uma visualização adequada durante o exame físico. Se necessário, use uma fonte adicional, como uma lanterna para iluminação mais focada e direcionada de uma parte do corpo, como a boca, ou para verificar a distensão das veias do pescoço. Se a televisão interferir na ausculta cardíaca, peça educadamente ao paciente próximo para diminuir o volume e lembre-se de agradecer ao paciente ao sair.

Verificar o equipamento que será utilizado. O equipamento necessário para realizar o exame físico é mostrado no Boxe 4.2, bem como o material adicional para exames especializados.

Boxe 4.2 Equipamento necessário para o exame físico

- **Estetoscópio (A)** com as seguintes características:
  - Olivas que se ajustam confortavelmente e sem dor. Para obter esse encaixe, escolha olivas do tamanho adequado, alinhar as olivas com a angulação dos meatos acústicos e ajustar a mola da faixa de metal de conexão para um aperto confortável
  - Tubos de parede espessa o mais curto possível para maximizar a transmissão do som: ~30 cm, se possível, e não mais do que 38 cm
  - Sino ou campainha do estetoscópio e um diafragma com um bom mecanismo de mudança
- **Esfigmomanômetro (B)**
- **Oftalmoscópio (C)**
- **Cartão ou gráfico de acuidade visual (D)**
- **Otoscópio (E).** Se você estiver examinando crianças, o otoscópio deve permitir a otoscopia pneumática
- **Diapasões (F)**, 128 e 256 Hz
- **Termômetro (G)**
- **Martelo de percussão ou de pesquisa de reflexos neurológicos (H)**
- **Espéculo vaginal (I)**
- **Dermoscópio (J)**
- Equipamento para coleta de amostras para estudos citológicos e bacteriológicos
- Cotonetes, alfinetes de segurança ou outros objetos descartáveis para testar a sensibilidade tátil (a toque leve) e discriminação de dois pontos
- Abaixador de língua
- Régua ou uma fita métrica flexível, de preferência marcada em centímetros
- Máscara facial descartável
- Avental descartável
- Luvas e lubrificantes para exames orais, vaginais e retais
- Fonte de luz
- Um relógio com ponteiro de segundos (cronômetro)
- Desinfetante para as mãos
- Papel e caneta ou lápis
- Ultrassom portátil
- Acesso via *desktop* ou *laptop* ao prontuário eletrônico

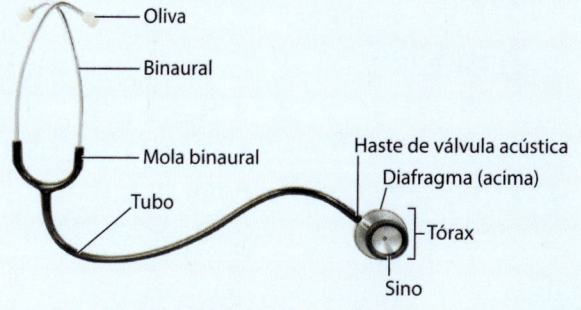

A. Estetoscópio e peças.

(continua)

Boxe 4.2 Equipamento necessário para o exame físico (*continuação*)

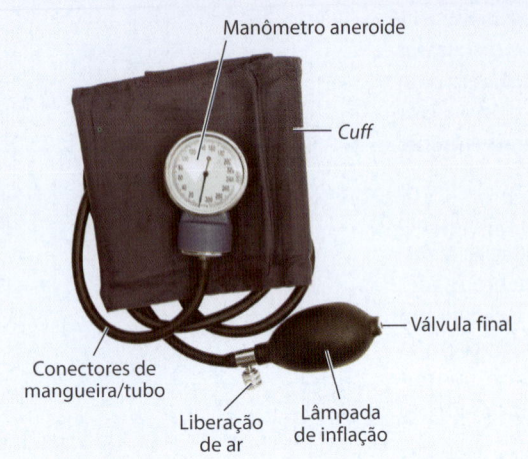

Manômetro aneroide

Cuff

Válvula final

Conectores de
mangueira/tubo

Liberação
de ar

Lâmpada
de inflação

B. Esfigmomanômetro aneroide e peças.

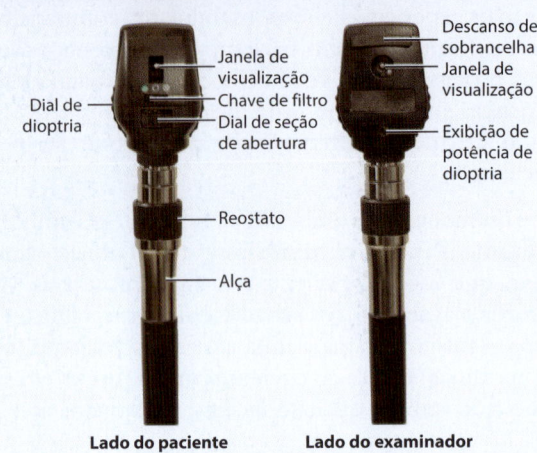

Janela de
visualização

Chave de filtro

Dial de
dioptria

Dial de seção
de abertura

Descanso de
sobrancelha

Janela de
visualização

Exibição de
potência de
dioptria

Reostato

Alça

Lado do paciente   **Lado do examinador**

C. Oftalmoscópio e peças.

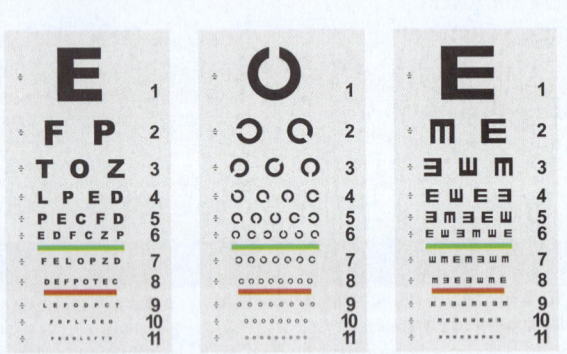

D. Gráfico de Snellen.

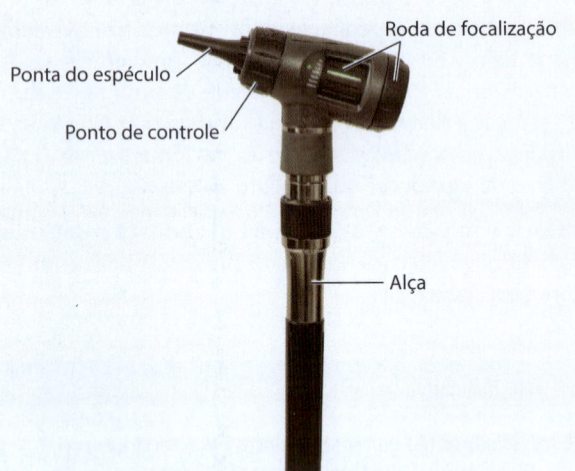

Roda de focalização

Ponta do espéculo

Ponto de controle

Alça

E. Otoscópio e peças.

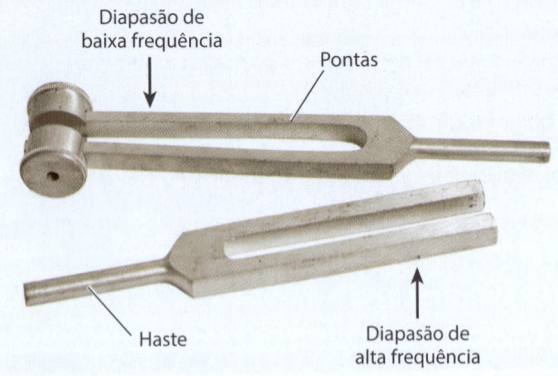

Diapasão de
baixa frequência

Pontas

Haste

Diapasão de
alta frequência

F. Diapasões e peças.

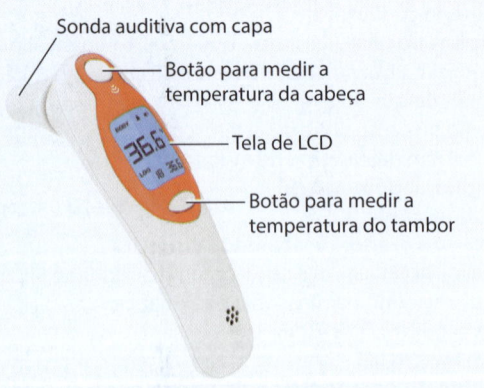

Sonda auditiva com capa

Botão para medir a
temperatura da cabeça

Tela de LCD

Botão para medir a
temperatura do tambor

G. Termômetros.

Boxe 4.2 Equipamento necessário para o exame físico (*continuação*)

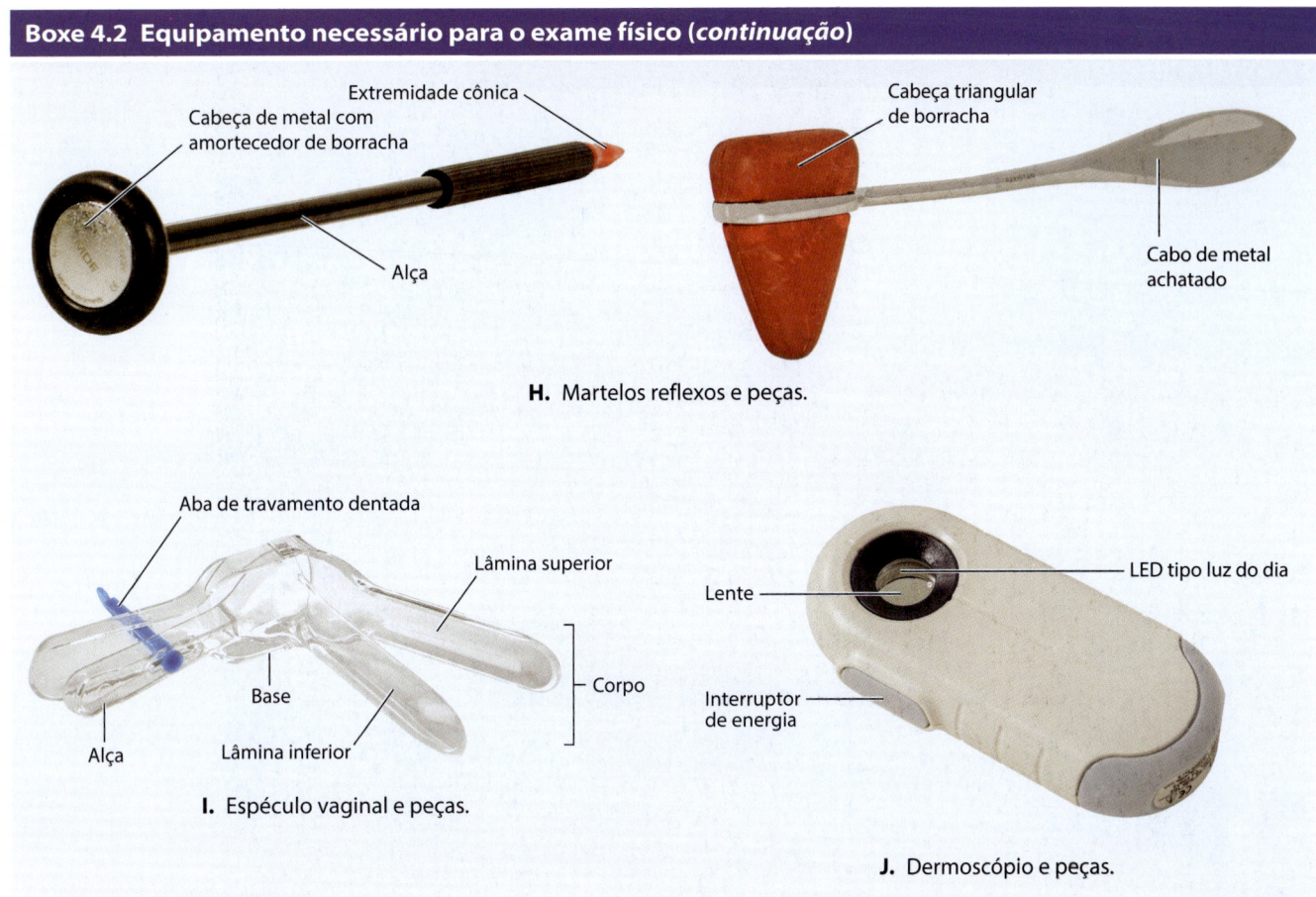

H. Martelos reflexos e peças.

I. Espéculo vaginal e peças.

J. Dermoscópio e peças.

Fontes das imagens: A–G, I: usadas com permissão de Shutterstock. A, by Paul Maguire; B, by LeventeGyori; D, by tuulijumala; F, by Duntrune Studios; G, by doomu; I, by New Africa.

Deixe o paciente confortável

Garantir a privacidade e o conforto do paciente. Seu acesso ao corpo do paciente é um privilégio único e consagrado pelo tempo de seu papel como clínico. Mostrar sensibilidade à privacidade e à modéstia do paciente deve estar enraizado em seu comportamento profissional. Transmita respeito pela vulnerabilidade do paciente. Feche as portas próximas, feche as cortinas do hospital ou da sala de exames e lave as mãos cuidadosamente antes de iniciar o exame.

Durante o exame, esteja ciente dos sentimentos do paciente e de qualquer desconforto. Responda às expressões faciais do paciente e até pergunte "Você está bem?" ou "Isso é doloroso?" para descobrir preocupações não expressas ou fontes de dor. Ajustar o ângulo da cama ou da mesa de exame, reorganizar os travesseiros ou adicionar cobertores para se aquecer demonstra que você está atento ao bem-estar do paciente.

Posicionamento e cobertura do paciente. O posicionamento correto do paciente ajudará muito no exame de cada região do corpo e auxiliará no seu conforto físico como examinador. O Boxe 4.3 mostra as posições do paciente durante o exame físico e os procedimentos selecionados (p. ex., inserção de cateter permanente, administração de medicamentos retais ou realização de esfregaço de Papanicolaou). Também mostra como ajustar a cama e a posição do paciente para diferentes exames ou procedimentos.

Boxe 4.3 Posicionamento comum do paciente para exames e procedimentos físicos

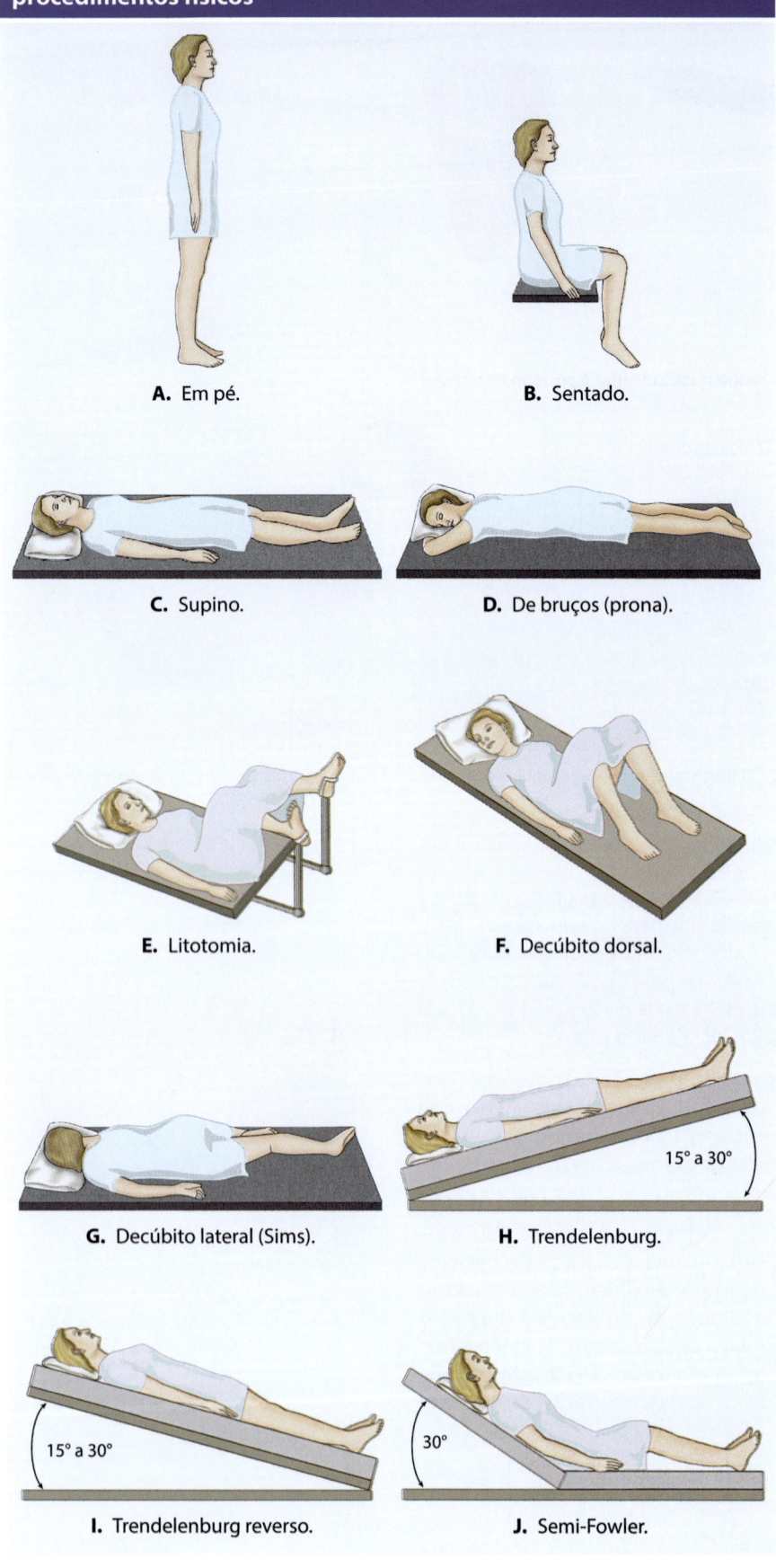

A. Em pé.

B. Sentado.

C. Supino.

D. De bruços (prona).

E. Litotomia.

F. Decúbito dorsal.

G. Decúbito lateral (Sims).

H. Trendelenburg.

15° a 30°

I. Trendelenburg reverso.

15° a 30°

J. Semi-Fowler.

30°

Boxe 4.3 Posicionamento comum do paciente para exames e procedimentos físicos (*continuação*)

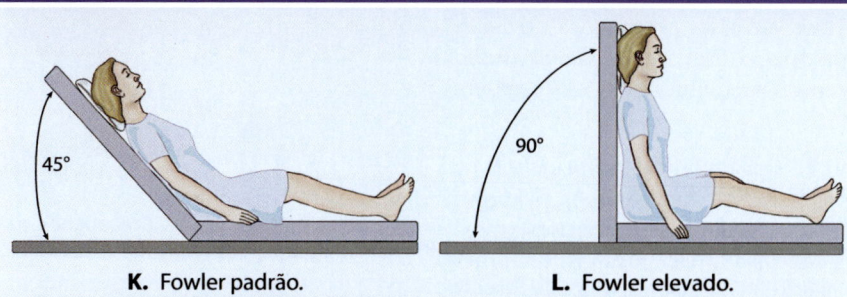

K. Fowler padrão.   **L.** Fowler elevado.

Fontes das imagens A – G: Modificado de Taylor C *et al. Fundamentals of Nursing: The Art and Science of Person-Centered Care*. 8th ed. Wolters Kluwer; 2015, Figs. 25-2-1 a 25-2-7.

Nota: o campo cirúrgico do paciente foi omitido das imagens para mostrar o posicionamento do corpo.

À medida que você aprende cada segmento do exame nos capítulos a seguir, também desenvolverá a técnica adequada de envolver um paciente com o avental ou lençol (Boxe 4.4). Sua tarefa é visualizar uma área do corpo por vez, maximizando o conforto do paciente sem comprometer seus objetivos diagnósticos.

Fornecimento de instruções claras e corteses. Certifique-se de que suas instruções para o paciente em cada etapa do exame sejam delicadas e claras. Por exemplo, "Gostaria de examinar seu coração agora, então, por favor, deite-se." ou "Agora vou verificar seu abdome". Informe o paciente se você notar algum tipo de constrangimento ou desconforto.

Manter o paciente informado. Conforme você prossegue com o exame, converse com o paciente para ver se ele deseja saber sobre suas descobertas. O paciente está curioso sobre os achados pulmonares ou seu método de avaliação do fígado ou baço?

Conclusão do exame físico. Quando tiver concluído o exame, diga ao paciente suas impressões gerais e o que esperar depois que seu conhecimento e suas habilidades avançarem. Para o paciente hospitalizado, certifique-se de que ele esteja confortável e reorganize o ambiente imediatamente para a satisfação do paciente. Certifique-se de abaixar o leito para evitar o risco de quedas e levantar as grades laterais do leito. Ao sair, lave as mãos, limpe seu equipamento e descarte quaisquer materiais residuais.

Boxe 4.4 Dicas para cobrir o paciente

- O envolvimento cuidadoso preserva a intimidade do paciente e o ajuda a se concentrar na área que está sendo examinada
- Com o paciente sentado, por exemplo, desamarre o avental nas costas para ouvir mais adequadamente os pulmões
- Para o exame das mamas, com a paciente em decúbito dorsal, descubra a mama direita, mas mantenha a esquerda coberta. Descubra o seio direito novamente, então descubra o esquerdo. Prossiga o exame do seio esquerdo e do coração
- Para o exame abdominal, apenas o abdome deve ser exposto. Ajuste o avental para cobrir o peito e coloque o lençol em nível inguinal. Para ajudar o paciente a se preparar para segmentos potencialmente "estranhos" do exame, descreva brevemente seus planos antes de começar. Por exemplo, *"Agora vou mover seu avental para que eu possa verificar o pulso em sua região da virilha"* ou *"Como você mencionou uma irritação, vou inspecionar sua área perirretal."*

Observe as precauções padrão e universais. Os Centers for Disease Control and Prevention (CCD) emitiram várias diretrizes para proteger pacientes e examinadores da propagação de doenças infecciosas. Todos os médicos que examinam os pacientes são aconselhados a estudar e observar essas precauções nos sites do CCD. Orientações sobre as precauções padrões contra *Staphylococcus aureus* habituais e contra *Staphylococcus aureus* resistente à meticilina (MRSA) e as precauções universais estão resumidas a seguir.[10-14]

Precauções padrão e MRSA. As precauções padrão são ancoradas no princípio de que todo sangue, líquidos corporais, secreções, excreções (exceto suor), pele com soluções de continuidade e mucosas podem conter agentes infecciosos transmissíveis. As precauções padrão se aplicam a todos os pacientes em qualquer ambiente. Eles incluem a higiene das mãos (Figura 4.2); uso de equipamentos de proteção individual (EPI, luvas; jalecos; proteção para boca, nariz e olhos) (Figura 4.3); práticas seguras de injeção; manuseio seguro de equipamentos ou superfícies contaminados; higiene respiratória e etiqueta para tosse; critérios de isolamento do paciente; e precauções relacionadas a equipamentos, brinquedos, superfícies sólidas e manuseio de roupas. Jalecos brancos, macacões e estetoscópios também abrigam bactérias e devem ser limpos com frequência.[15,16] Como as práticas de higiene das mãos mostraram reduzir a transmissão de microrganismos MDR (resistentes a multidrogas), especialmente MRSA e enterococos resistentes à vancomicina (VRE),[10] as recomendações de higiene do CDC são reproduzidas no Boxe 4.5.

Precauções universais. Precauções universais são um conjunto de diretrizes destinadas a prevenir a exposição parenteral, de mucosas e de outros tipos de profissionais de saúde a patógenos transmitidos pelo sangue, incluindo HIV e vírus da hepatite B (HBV). A imunização com a vacina HBV para profissionais de saúde com exposição ao sangue é um complemento importante para as precauções universais (Boxe 4.6). Os seguintes líquidos são considerados potencialmente infecciosos: sangue e outros líquidos corporais contendo sangue visível, sêmen e secreções vaginais, líquido cerebrospinal, líquido sinovial, líquido pleural, líquido peritoneal, líquido pericárdico e líquido amniótico. As barreiras de proteção incluem luvas, jalecos, aventais, máscaras e óculos de proteção. Todos os profissionais de saúde devem seguir as precauções para aplicação segura de injeções e prevenção de ferimentos causados por agulhas, bisturis e outros instrumentos e dispositivos cortantes. Informe imediatamente seu serviço de saúde caso ocorra esse tipo de lesão.[a]

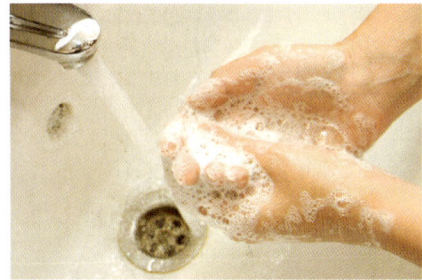

Figura 4.2 Observar as precauções padrão adequadas com a lavagem das mãos.

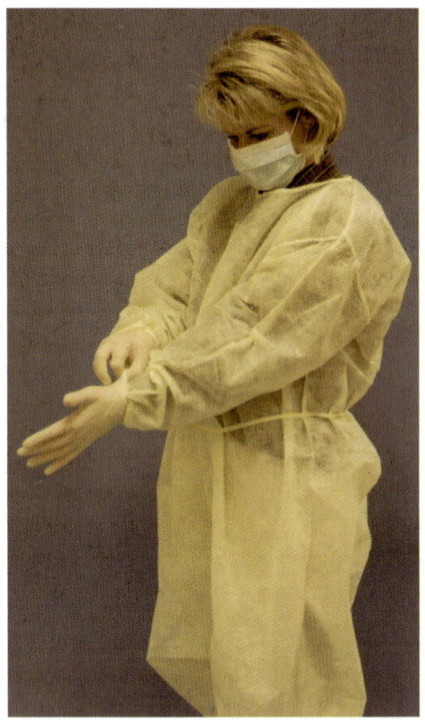

Figura 4.3 Equipamento de proteção individual (EPI).

Boxe 4.5 Recomendações do CDC para higienização das mãos

Uso de higienizador de mãos à base de álcool	Lavar com sabão e água
■ Imediatamente antes de tocar um paciente ■ Antes de realizar uma tarefa asséptica (p. ex., colocar um dispositivo de demora) ou manusear dispositivos médicos invasivos ■ Antes de passar de um local do corpo sujo para um local do corpo limpo no mesmo paciente ■ Depois de tocar um paciente ou o ambiente imediato do paciente ■ Após entrar em contato com sangue, líquidos corporais ou superfícies contaminadas ■ Imediatamente após a remoção da luva	■ Quando as mãos estiverem visivelmente sujas ■ Depois de cuidar de uma pessoa com diarreia infecciosa, conhecida ou suspeita ■ Após exposição conhecida ou suspeita a esporos (p. ex., surtos de *Bacillus anthracis*, *Clostridioides difficile*)

Fonte: CDC. *Introduction to Hand Hygiene.* 29 abr. 2019. Disponível em: https://www.cdc.gov/handhygiene/providers/index.html. Acesso em: 10 maio 2019.

---

[a]N.R.T.: Ver *Recomendações para atendimento e acompanhamento de exposição ocupacional a material biológico: HIV e hepatites B e C* em https://bvsms.saude.gov.br/bvs/publicacoes/04 manual_acidentes.pdf.

Boxe 4.6 Precauções baseadas na transmissão em instalações de atendimento ao paciente

Tipo de precaução	Descrição	Tipo de equipamento de proteção individual necessário			
		Luvas	Avental	Máscara	Máscara respiratória
Precauções de contato	Condições que podem ser contraídas por toque ou contato como MRSA e *C. difficile*.	✓	✓		
Precauções contra gotículas	Condições que podem ser transmitidas pelo contato com secreções da boca, do nariz e dos pulmões, especialmente quando um paciente tosse ou espirra. As gotículas percorrem, geralmente, cerca de 90 cm (p. ex., gripe, coqueluche). As gotículas contendo coronavírus SARS-CoV-2 (responsável pela COVID-19) conseguem percorrer 180 cm.	✓	✓	✓	
Precauções contra transmissão aérea de doença	Condições que podem se espalhar pelo ar por longas distâncias, como tuberculose e varicela. Os pacientes também são colocados em uma sala de pressão negativa projetada para evitar que o ar flua para os corredores.	✓	✓		✓
Isolamento reverso	Para proteger o paciente de quaisquer microrganismos que a equipe ou visitantes estejam carregando. Pacientes com sistema imune fragilizado, geralmente por conta de quimioterapia, podem ser colocados em isolamento reverso.	✓	✓	✓	

Fonte: CDC. *Guideline for Isolation Precautions:* Preventing Transmission of Infectious Agents in Healthcare Settings. 2007. Atualizado em: 14 nov. 2018. Disponível em: https://www.cdc.gov/infectioncontrol/pdf/guidelines/isolation-guidelines-H.pdf. Acesso em: 4 abr. 2019.

Escolha a sequência, o escopo e o posicionamento do exame

Técnicas cardinais de exame. Ao começar o exame, estude as quatro técnicas fundamentais de exame. Planeje a sequência e o escopo do exame e como posicionará o paciente.

O exame físico baseia-se em quatro técnicas clássicas: inspeção, palpação, percussão e ausculta (Boxe 4.7). Você aprenderá em capítulos posteriores sobre manobras adicionais, que são importantes para ampliar o diagnóstico físico, como fazer o paciente inclinar-se para a frente a fim de detectar melhor o sopro da regurgitação aórtica ou manobra de baloteamento para pesquisar derrame articular.

Sequência de exame. A chave para um exame físico completo e acurado é o desenvolvimento de uma sequência sistemática de exames. O exame físico abrangente ou focado tem três metas gerais:

■ Maximizar o conforto do paciente

■ Evitar mudanças desnecessárias de posição

■ Aumentar a eficiência clínica

Recomendamos examinar o lado direito do paciente, movendo-se para o lado oposto ou pé da cama ou mesa de exame, conforme necessário. Essa é a posição padrão para o exame físico e tem várias vantagens em comparação com o lado esquerdo: as estimativas da pressão venosa jugular são mais confiáveis, a mão palpatória repousa mais confortavelmente no impulso apical, o rim direito é mais frequentemente palpável do que o esquerdo, e as mesas de exame são frequentemente posicionadas para acomodar uma abordagem destra.

Boxe 4.7 Técnicas cardinais de exame	
Técnica	**Descrição**
Inspeção	Observação atenta dos detalhes da aparência, do comportamento e dos movimentos do paciente, como expressão facial, humor, biotipo e condicionamento corporal, alterações cutâneas, como petéquias ou equimoses, movimentos dos olhos, cor da faringe, simetria do tórax, altura das pulsações venosas jugulares, contorno abdominal, edema de membros inferiores e marcha.
Palpação	Uso da face palmar dos dedos das mãos para avaliar áreas de elevação, depressão, calor ou dor da pele, linfonodos, pulsos arteriais, contornos e dimensões de órgãos e massas, e crepitação nas articulações.
Percussão	Uso de um *dedo* da mão (*plexor*), geralmente o terceiro, para percutir a parte distal de um *dedo* (*plexímetro*), geralmente o terceiro dedo da mão esquerda apoiado na superfície do tórax ou abdome, para criar uma onda sonora como ressonância ou macicez do tecido ou dos órgãos subjacentes. Essa onda sonora também gera uma vibração tátil contra o dedo da mão do examinador (que atua como plexímetro).
Ausculta	Uso do diafragma e do sino ou campainha do estetoscópio para detectar as características dos sons cardíacos, pulmonares e intestinais, incluindo localização, cronologia, duração, altura e intensidade. Para o coração, isso envolve sons do fechamento das quatro valvas, sons extras do fluxo sanguíneo para os átrios e ventrículos, e sopros. A ausculta também possibilita a detecção de sopros ou turbulência nos vasos arteriais.

Os estudantes com mão dominante esquerda são incentivados a adotar um posicionamento do lado direito, se possível, mesmo que pareça estranho. A mão esquerda ainda pode ser usada para percussão ou para segurar instrumentos como o otoscópio ou o martelo reflexo. Revise a sequência de exame físico proposta no Boxe 4.8, que atende as três metas de conforto do paciente, mudanças mínimas de posicionamento e eficiência.

Em um exame abrangente, em geral, mova-se da cabeça aos pés. Evite examinar os pés do paciente (p. ex., antes do rosto ou da boca). Você verá rapidamente que alguns segmentos do exame são mais bem avaliados quando o paciente está sentado, como o exame de cabeça e pescoço, tórax e pulmões, enquanto outros são mais bem obtidos com o paciente em decúbito dorsal, como os exames cardiovascular e abdominal.

Ver Boxe 4.3 para posicionar os pacientes durante o exame físico.

Ao revisar as páginas a seguir, observe que os médicos alteram os locais em que fazem os diferentes segmentos do exame, especialmente nos exames do sistema musculoesquelético e do sistema nervoso. Algumas dessas opções são indicadas em vermelho na coluna da direita. As sugestões de posicionamento do paciente durante os diferentes segmentos do exame também estão indicadas na coluna da direita em vermelho.

Com a prática, você desenvolverá sua própria sequência de exames, mantendo a necessidade de meticulosidade e conforto do paciente em mente. No início, você pode precisar de notas para lembrá-lo do que procurar, mas com o tempo essa sequência se tornará habitual. Lembre-se de retornar aos segmentos do exame que você pode ter pulado, ajudando-o a completá-lo.

EXAME FÍSICO

Pesquisa geral

Observe o estado geral de saúde, o biotipo e o desenvolvimento sexual do paciente. Pesar e medir o paciente. Observe postura, atividade motora e marcha; vestimenta, aparência e higiene pessoal; e quaisquer odores do corpo ou da respiração. Veja as expressões faciais do paciente e observe a maneira, o afeto e as reações às pessoas e ao ambiente. Ouça a fala do paciente e observe o estado de consciência ou nível de consciência.

A observação atenta começa no início da interação com o paciente e continua ao longo da anamnese e do exame físico.

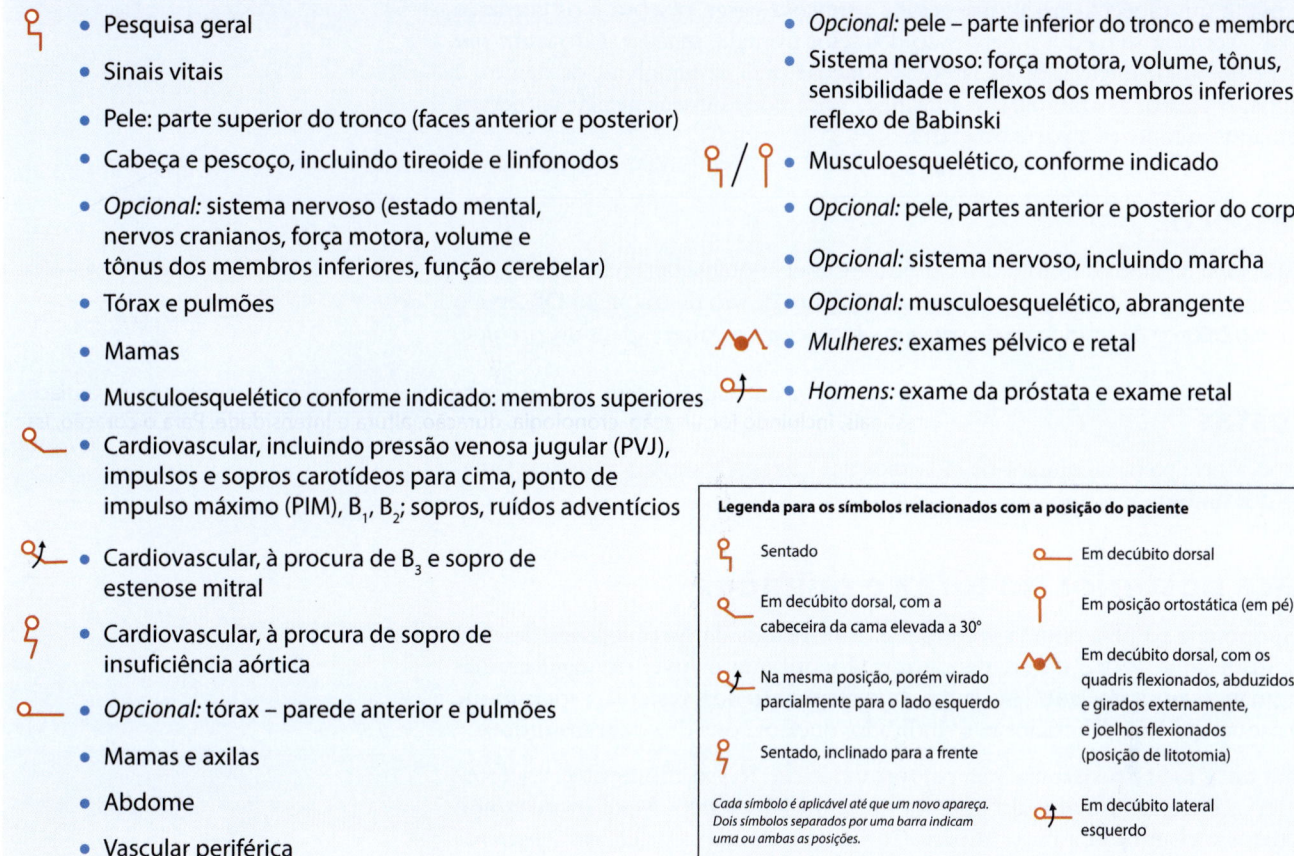

Boxe 4.8 Exame físico: sequência e posicionamento sugeridos

- Pesquisa geral
- Sinais vitais
- Pele: parte superior do tronco (faces anterior e posterior)
- Cabeça e pescoço, incluindo tireoide e linfonodos
- *Opcional:* sistema nervoso (estado mental, nervos cranianos, força motora, volume e tônus dos membros inferiores, função cerebelar)
- Tórax e pulmões
- Mamas
- Musculoesquelético conforme indicado: membros superiores
- Cardiovascular, incluindo pressão venosa jugular (PVJ), impulsos e sopros carotídeos para cima, ponto de impulso máximo (PIM), B_1, B_2; sopros, ruídos adventícios
- Cardiovascular, à procura de B_3 e sopro de estenose mitral
- Cardiovascular, à procura de sopro de insuficiência aórtica
- *Opcional:* tórax – parede anterior e pulmões
- Mamas e axilas
- Abdome
- Vascular periférica

- *Opcional:* pele – parte inferior do tronco e membros
- Sistema nervoso: força motora, volume, tônus, sensibilidade e reflexos dos membros inferiores; reflexo de Babinski
- Musculoesquelético, conforme indicado
- *Opcional:* pele, partes anterior e posterior do corpo
- *Opcional:* sistema nervoso, incluindo marcha
- *Opcional:* musculoesquelético, abrangente
- *Mulheres:* exames pélvico e retal
- *Homens:* exame da próstata e exame retal

Legenda para os símbolos relacionados com a posição do paciente

Sentado

Em decúbito dorsal

Em decúbito dorsal, com a cabeceira da cama elevada a 30°

Em posição ortostática (em pé)

Na mesma posição, porém virado parcialmente para o lado esquerdo

Em decúbito dorsal, com os quadris flexionados, abduzidos e girados externamente, e joelhos flexionados (posição de litotomia)

Sentado, inclinado para a frente

Cada símbolo é aplicável até que um novo apareça. Dois símbolos separados por uma barra indicam uma ou ambas as posições.

Em decúbito lateral esquerdo

Sinais vitais

Aferir a pressão arterial. Conte o pulso e a frequência respiratória. Se houver indicação, meça a temperatura corporal.

O **paciente está sentado** na beira da cama ou da mesa de exame. Fique na frente do paciente, movendo-se para os lados conforme necessário.

Pele

Observe a pele do rosto e suas características. Avalie a umidade ou ressecamento da pele e a temperatura. Identifique quaisquer lesões, observando localização, distribuição, arranjo, tipo e cor. Inspecione e palpe o cabelo e as unhas. Examinar o dorso e a palma das mãos do paciente. Continue sua avaliação da pele enquanto examina as outras regiões do corpo.

Cabeça, olhos, orelhas, nariz, garganta

Cabeça: examine o cabelo, o couro cabeludo, o crânio e o rosto. *Olhos:* verifique a acuidade visual e rastreie os campos visuais. Observe a posição e o alinhamento dos olhos. Observe as pálpebras e inspecione a esclera e a conjuntiva de cada olho. Com iluminação oblíqua, inspecione cada córnea, íris e cristalino. Compare as pupilas e a reação à luz das pupilas. Avalie os movimentos extraoculares. Com um oftalmoscópio, inspecione o fundo de olho. *Orelhas:* inspecione as orelhas externas, os meatos acústicos e as membranas timpânicas. Verifique a acuidade auditiva. Se a acuidade estiver diminuída, verifique a lateralização (teste de

A sala deve ser escurecida para o exame oftalmoscópico. Isso promove a dilatação pupilar e melhora a visibilidade do fundo de olho.

Weber) e compare a condução aérea e a condução óssea (teste de Rinne). *Nariz e seios da face:* examine a parte externa do nariz; usando uma lanterna (ou foco de luz) e um espéculo nasal, inspecione a mucosa nasal, o septo e os cornetos nasais. Verificar se há dor à percussão dos seios frontal e maxilar. *Garganta (ou boca e faringe):* inspecione os lábios, a mucosa oral, as gengivas, os dentes, a língua, o palato, as amígdalas e a faringe. Você pode desejar avaliar os nervos cranianos durante essa parte do exame.

Pescoço

Inspecione e palpe os linfonodos cervicais. Observe quaisquer massas ou pulsações incomuns no pescoço. Verifique se há algum desvio da traqueia. Observe o som e o esforço da respiração do paciente. Inspecione e palpe a glândula tireoide.

Mova-se para trás do paciente, sentado para palpar a glândula tireoide e para examinar as costas, a face posterior do tórax e dos pulmões.

Costas

Inspecione e palpe a coluna e os músculos das costas. Observe a altura e a simetria dos ombros.

Face posterior do tórax e pulmões

Inspecione e palpe a coluna vertebral e os músculos da *parte superior* do dorso. Inspecione, palpe e percuta o tórax. Identifique o nível de macicez diafragmático em cada lado. Auscultar se a respiração soa vesicular; identifique quaisquer ruídos adventícios e, se indicado, ouça os sons de voz transmitidos.

Uma nota sobre o sistema musculoesquelético. Nesse momento, você fez observações preliminares do sistema musculoesquelético. Você inspecionou as mãos e examinou a parte superior do dorso. Se necessário, *com o paciente ainda sentado*, examine mãos, braços, ombros, pescoço e articulações temporomandibulares. Inspecione e palpe as articulações e verifique sua amplitude de movimento. Você pode optar por examinar o volume, o tônus, a força e os reflexos dos músculos dos membros superiores nesse momento, ou esperar até mais tarde.

Mamas e axilas

Em uma mulher, inspecionar as mamas com os braços relaxados, depois elevados e, em seguida, com as mãos pressionadas nos quadris. Em ambos os sexos, inspecionar as axilas e palpar os linfonodos axilares.

Palpar as mamas enquanto é feita a inspeção.

O paciente **ainda está sentado**. Vá para a frente dele novamente.

O paciente está em decúbito dorsal. Peça ao paciente para se deitar. Você deve ficar ao lado direito da cama do paciente.

Face anterior do tórax e pulmões

Inspecione, palpe e percuta o tórax. Ouça os sons respiratórios, quaisquer sons adventícios e, se necessário, sons de voz transmitidos.

Sistema cardiovascular

Observe as pulsações venosas jugulares e meça a pressão venosa jugular em relação ao ângulo esternal. Inspecione e palpe as pulsações carotídeas. Ouça sopros carotídeos.

Elevar a cabeceira da mesa de exame ou cama para cerca de **30°** para o exame cardiovascular, ajustando conforme necessário para ver as pulsações venosas jugulares.

Inspecione e palpe o precórdio. Atente-se à localização do impulso apical. Tente observar seu diâmetro, sua amplitude e sua duração. Ouça em cada área auscultatória com o diafragma do estetoscópio. Ouça no ápice e na borda esternal inferior com o sino. Ouça a primeira e a segunda bulhas cardíacas (B1, B2) e o desdobramento fisiológico da segunda bulha. Ouça quaisquer sons cardíacos anormais ou sopros.

Se necessário, peça ao paciente para rolar parcialmente para o lado esquerdo enquanto você ausculta o ápice à procura de B3 ou **estenose mitral**. O paciente deve sentar, inclinar o tórax para a frente e expirar enquanto você ausculta o sopro de regurgitação aórtica.

Abdome

Inspecionar, auscultar e percutir o abdome. Palpar delicadamente, depois profundamente. Avaliar o fígado e o baço por percussão e depois por palpação. Tentar palpar os rins. Tentar palpar a aorta e suas pulsações. Se você suspeitar de inflamação do rim por infecção, percutir os ângulos costovertebrais (ACV).

Abaixar a cabeceira da cama até 0°. **O paciente deve estar em decúbito dorsal.**

Membros inferiores

Examinar os membros inferiores, avaliando três sistemas enquanto o paciente ainda está em decúbito dorsal. Cada um desses três sistemas pode ser avaliado posteriormente quando o paciente se levantar.

O paciente está em **decúbito dorsal.**

- *Sistema vascular periférico.* Palpar os pulsos arteriais femorais e, se indicado, os pulsos poplíteos. Palpe os linfonodos inguinais. Verificar se há edema, alteração da coloração ou úlceras nos membros inferiores. Verificar se o edema é depressível. Verificar se há varizes.

- *Sistema musculoesquelético.* Observe quaisquer deformidades ou dor nas articulações. Se preciso, palpar as articulações, verificar sua amplitude de movimento e, se necessário, executar manobras especiais.

- *Sistema nervoso.* Avaliar o volume, o tônus e a força dos músculos dos membros inferiores, bem como a sensibilidade e os reflexos. Observar todos os movimentos anormais. Observar a marcha do paciente e sua capacidade de andar colocando primeiramente o calcanhar no chão e, depois, os dedos dos pés; depois, andar na ponta dos pés; e, por fim, andar sobre os calcanhares. Fazer teste de Romberg.

- *Sistema musculoesquelético.* Examine o alinhamento da coluna vertebral e sua amplitude de movimento, o alinhamento das pernas e dos pés.

O paciente está de **pé.**

Sistema nervoso

O exame completo do sistema nervoso pode ser realizado ao final do exame. Ele consiste em cinco segmentos: *estado mental*, *nervos cranianos* (incluindo exame fundoscópico), *sistema motor*, *sistema sensorial* e *reflexos*.

O paciente está **sentado** ou em **decúbito dorsal.**

Estado mental. Se necessário e caso não tenha sido feito durante a entrevista, avalie a orientação do paciente, humor, processo de pensamento, conteúdo do pensamento, percepções anormais, *insight* e julgamento, memória e atenção, informação e vocabulário, capacidade de cálculo, pensamento abstrato e habilidade de construção.

Nervos cranianos. Se ainda não foram examinados, verificar o olfato, a força dos músculos temporais e masseter, os reflexos corneanos, os movimentos faciais, o reflexo de vômito e a força dos músculos trapézio e esternocleidomastóideo.

Sistema motor. Avalie o volume, o tônus e a força muscular dos principais grupos musculares. *Função cerebelar*: movimentos alternados rápidos (MAR), movimentos ponto a ponto, como dedo da mão-nariz (D → N) e calcanhar-face anterior da perna oposta (C → C), marcha.

Sistema sensorial. Avalie dor, temperatura, toque leve, percepção vibratória e discriminação. Compare os lados direito e esquerdo e áreas proximais e distais nos membros.

Reflexos. Incluir reflexos tendinosos profundos (bicipital, tricipital, braquiorradial, patelar e aquileu); pesquisar também reflexos plantares ou resposta de Babinski.

Exames adicionais

Os exames *retal* e *genital* costumam ser realizados no final do exame físico. O posicionamento do paciente deve ser conforme indicado.

Exames genital e retal em homens. Inspecione as áreas sacrococcígea e perianal. Palpe o canal anal, reto e próstata. Examine o pênis e o conteúdo do escroto e verifique se há hérnias indiretas. Se o paciente não conseguir ficar em posição ortostática, examine a genitália antes de fazer o exame retal.

O paciente está **em decúbito lateral esquerdo** (posição de Sims) para o exame retal (ou em pé e inclinado para a frente).

Exames genital e retal em mulheres. Examine a genitália externa, a vagina e o colo do útero, com um acompanhante quando necessário. Coletar amostra para esfregaço de Papanicolaou. Palpe o útero e os *adnexa* bimanualmente. Faça o exame retal, se houver indicação.

O paciente está em **decúbito dorsal na posição de litotomia**. Você deve estar sentado durante o exame com o espéculo e, em seguida, em pé durante o exame bimanual do útero e *adnexa* (e reto, conforme indicado).

ADAPTAÇÃO DO EXAME FÍSICO: CONDIÇÕES ESPECÍFICAS DO PACIENTE

Conforme você progride em seu treinamento, pode ser necessário modificar seu exame físico devido ao estado clínico do paciente, o que, por sua vez, pode ditar mudanças em sua sequência de exame. Essas situações incluem:

- Pacientes acamados
- Pacientes cadeirantes
- Pós-operatório
- Pacientes obesos
- Pacientes com dor
- Com precauções especiais.

Para abordagem e modificação das habilidades clínicas para populações específicas de pacientes, ver o Capítulo 25, *Crianças: do Nascimento à Adolescência*; Capítulo 26, *Gestantes*; e Capítulo 27, *Adultos mais Velhos*.

Paciente acamado

Frequentemente, os pacientes acamados precisam se abster de carregar peso ou realizar certas atividades como precaução após uma lesão ou procedimento cirúrgico. Frequentemente, isso só possibilita o exame da parte anterior da cabeça, pescoço e tórax com o paciente em decúbito dorsal. Se for seguro para o paciente rolar na cama, é possível examinar a região posterior, como ausculta da face posterior do tórax. Uma vez que os pacientes em repouso na cama correm risco de desenvolver lesões por compressão, rolar o paciente para um lado também possibilita o exame da pele do dorso, especialmente a área que está em contato constante com a superfície da cama, como a área sacral.

Ver a seção *Avaliação do paciente acamado* no Capítulo 10, *Pele, Cabelo e Unhas*.

Paciente cadeirante

Em um estudo de 2013, 76% dos médicos relataram o exame de pacientes em suas cadeiras de rodas e 44% admitiram que partes do exame foram omitidas ou puladas quando uma barreira foi encontrada.[17] Certas manobras do exame, como exames de cabeça e pescoço, cardiovasculares e pulmonares, podem ser facilmente realizadas com o paciente sentado na cadeira de rodas e com o tronco inclinado para a frente, se necessário. Porém, algumas manobras, como o exame abdominal, precisam ser realizadas em decúbito dorsal; para isso, o paciente tem de ser transferido da cadeira de rodas para a mesa ou cama de exame. Faça com que o paciente posicione a cadeira de rodas paralela e encostada na mesa de exame ou na cama. Então, se possível, peça a ele que se levante e gire o corpo em direção à cama. Forneça assistência, se necessário. Como esses pacientes costumam passar um tempo considerável sentados em suas cadeiras de rodas, faça um exame de pele detalhado à procura de lesões por compressão. As principais áreas onde procurar essas lesões são os pontos de compressão no sacro, nos calcanhares, nas panturrilhas, nos cotovelos e na coluna vertebral.

Pós-operatório

Examinar pacientes após um procedimento cirúrgico pode ser complicado a examinadores novatos. Frequentemente, o paciente ainda pode estar se recuperando dos efeitos da anestesia, tornando difícil seguir os comandos. Os pacientes também podem ter algumas restrições, limitando o desempenho de certas manobras do exame. Antes de examinar o pós-procedimento de um paciente, confirme quaisquer restrições de movimento com o médico supervisor. Essas restrições são mais comuns depois de cirurgias raquimedulares e ortopédicas e procedimentos realizados usando acesso vascular, no qual o paciente precisa ficar em decúbito dorsal por até 4 horas após o procedimento. Preste atenção especial ao local da cirurgia e seu curativo; o abdome para o retorno da função intestinal; e, dependendo da operação, exames vasculares periféricos ou neurológicos. Esses exames, embora breves, são feitos rotineiramente para monitorar a recuperação do paciente. Inspecione o curativo atual para garantir que esteja limpo e seco. Você também deve inspecionar a ferida sob o curativo, se possível, para verificar sua boa cicatrização por meio de intenção primária ou secundária. Verifique também se há sinais de sangramento contínuo da cirurgia ou infecção, como eritema, calor, secreção na ferida ou drenagem excessiva. Avalie também drenos, cateteres e tubos, como drenos torácicos, cateteres de demora e acessos venosos.

Paciente obeso

A obesidade é um distúrbio comum com taxas de morbidade e mortalidade significativas.[18,19] Os pacientes obesos apresentam desafios únicos durante o exame físico devido ao tecido adiposo que dificulta o exame e a palpação. Ao examinar os pacientes, a distribuição de gordura deve ser observada. Se estiver centrada no abdome em vez da pelve, o paciente corre risco maior de desenvolver distúrbios da síndrome metabólica, como doenças cardiovasculares e diabetes melito. Ao examinar a pele, você deve examinar as dobras corporais. Como essas áreas costumam ser úmidas, quentes e muitas vezes esquecidas na higiene diária, elas estão sujeitas a lesões cutâneas e infecções. Além disso, inspecione os membros inferiores à procura de lesão cutânea, edema ou alterações vasculares, que são sinais crônicos de obesidade. Distúrbios como câncer de mama (consequente ao aumento da conversão do tecido adiposo em estrogênio), insuficiência cardíaca e hipoventilação também estão associados à obesidade, portanto, exames completos da mama (incluindo homens), cardiovasculares e pulmonares são essenciais.[18,19]

Paciente com dor

Pacientes com dor representam um desafio para o estudante, porque é preciso equilibrar a necessidade de avaliar achados físicos importantes com a possibilidade de que as próprias manobras possam aumentar a dor do paciente. Portanto, o primeiro passo para examinar um paciente com dor é a observação. Procurar sinais de angústia, como aumento da frequência respiratória, sudorese, lacrimejamento e expressões faciais, como fazer caretas ou morder os lábios. Além disso, aferir os sinais vitais do paciente, já que a dor comumente eleva a pressão arterial e a frequência cardíaca.[20-22] Se o paciente estiver com dor antes do exame e se espera que um exame crucial eleve a dor, considere controlá-la antes de iniciar o exame. Se seu paciente não consegue realizar determinada manobra, use outras características da dor para ajudar a determinar as possíveis causas. Os pacientes não verbais ou em coma ainda podem sentir dor, especialmente se pós-procedimento, acamados ou em ambiente de terapia intensiva. Observe sinais vitais, expressões faciais, sinais de agitação psicomotora e retraimento para orientar a avaliação da dor e o controle subsequente.[20-22]

Paciente com precauções especiais

Você deve usar equipamento de proteção individual (EPI) especial ao examinar um paciente com infecção ou em risco de desenvolver infecção. O uso de equipamento de proteção pode representar uma barreira para certas partes do exame. Por exemplo, se as precauções infecciosas exigirem uma cobertura independente para a cabeça, você será impedido de fazer ausculta com um estetoscópio. Você pode não conseguir palpar a pele do paciente se for obrigado a usar luvas. Omita essa parte do exame e documente adequadamente.

Ver no Boxe 4.6 discussão sobre as precauções baseadas na transmissão.

REGISTRO DOS ACHADOS

Lembre-se de que sua meta é produzir um relatório claro, conciso, mas abrangente, que documente as principais descobertas e comunique sua avaliação em um formato sucinto aos médicos, consultores e demais membros da equipe de saúde (analise o Boxe 1.20, *Lista de verificação para garantir um registro clínico de qualidade*). Estude o Boxe 4.9 e examine a documentação dos achados do exame físico. Observe o formato padrão do registro clínico do levantamento geral ao exame neurológico. A documentação de amostra adicional também pode ser encontrada em cada um dos capítulos da Parte 2, Exame de Regiões do Corpo.

Ver documentação da anamnese do paciente MN na seção *Registro dos achados*, do Capítulo 3, *Anamnese*; e a declaração resumida, avaliação e plano na seção *Registro dos achados*, do Capítulo 5, *Raciocínio Clínico, Avaliação e Plano*.

Boxe 4.9 O caso da paciente MN – exame físico

Exame físico

Pesquisa geral: MN é uma mulher baixa, com sobrepeso e de meia-idade, que é animada e responde rapidamente às perguntas. Seu cabelo está bem penteado. Sua cor é boa e ela fica deitada a 0° sem desconforto.

Sinais vitais: Altura (sem sapatos) = 157 cm. Peso (com roupa) = 65 kg. IMC = 26. PA 164/98 braço direito, decúbito dorsal; 160/96 mmHg em braço esquerdo, decúbito dorsal; 152/88 mmHg em braço direito, decúbito dorsal, com braçadeira do esfigmomanômetro grande. Frequência cardíaca (FC) = 88 bpm e regular. Frequência respiratória (FR) = 18. Temperatura (oral) = 37°C.

Pele: palmas frias e úmidas, mas com boa cor. Angiomas rubi espalhados na parte superior do tronco. Unhas sem baqueteamento, nem cianose.

Cabeça, Olhos, Orelhas, Nariz, Garganta (COONH): Cabeça: cabelo de textura média. Couro cabeludo sem lesões, normocefálico/atraumático (NC/AT). *Olhos:* visão 20/30 em cada olho. Campos visuais normais (cheios de confronto). Conjuntiva rosa; esclera branca.

Boxe 4.9 O caso da paciente MN – exame físico (*continuação*)

Pupilas de 4 mm que se contraem a 2 mm, redondas, regulares, igualmente fotorreativas. Movimentos extraoculares intactos. Margens do disco óptico bem-definidas, sem hemorragias nem exsudatos. Sem estreitamento arteriolar ou corte A-V. *Orelhas:* o cerume obscurece parcialmente a membrana timpânica direita (MT); meato acústico esquerdo limpo, MT com bom cone de luz. Boa acuidade para voz sussurrada Weber na linha mediana do crânio. Condução aérea > condução óssea. *Nariz:* mucosa rosada, septo na linha mediana. Ausência de dor/desconforto à percussão dos seios da face. *Boca:* mucosa oral rosada. Dentição boa. Língua na posição mediana. Amígdalas ausentes. Faringe sem exsudatos.

Pescoço: pescoço flexível. Traqueia na posição mediana. Istmo da tireoide palpável com dificuldade, os lobos da tireoide não foram palpados.

Linfonodos: sem alterações nos linfonodos cervicais, axilares ou epitrocleares.

Tórax e pulmões: tórax simétrico com boa excursão. Pulmões ressonantes à percussão. A respiração soa vesicular normal sem ruídos adventícios. Os diafragmas descem 4 cm bilateralmente.

Cardiovascular: pressão venosa jugular (PVJ) 1 cm acima do ângulo esternal, com a cabeceira da mesa levantada a 30°. Onda de ascensão carotídea rápida, sem sopros. Impulso apical bem definido e batendo, quase palpável no 5º interespaço esquerdo, 8 cm lateral à linha esternal média. B1 e B2 normofonéticas; sem B3 ou B4. Um sopro mesossistólico II/VI de tom médio no 2º interespaço direito; não irradia para o pescoço. Sem sopros diastólicos.

Mamas: pendulares, simétricas. Sem massas; mamilos sem secreção.

Abdome: protuberante. Cicatriz bem curada em quadrante inferior direito. Peristalse intestinal ativa. Nega dor à palpação. Não apresenta massas. O fígado mede 7 cm na linha hemiclavicular direita; borda lisa, palpável 1 cm abaixo da reborda costal direita (RCD). Baço impalpável. Não há dor à percussão do ângulo costovertebral.

Genitália: genitália externa sem lesões. Cistocele leve em introito ao esforço. Mucosa vaginal rosa. Colo do útero rosa, parido e sem corrimento. Útero em posição anterior, na linha mediana do corpo, liso, não aumentado. *Adnexa* não foram palpados devido à obesidade e relaxamento insuficiente. Não há dor à palpação do colo do útero ou dos *adnexa*. Coletado material para esfregaço de Papanicolaou realizado. Parede retovaginal intacta.

Retal: sem hemorroidas externas, com tom esfincteriano tenso, *vault* retal sem massas. Fezes de coloração marrom, pesquisa de sangue oculto negativa.

Membros: quentes e sem edema. Panturrilhas livres, indolores à palpação.

Vascular periférica: traço de edema maleolar bilateral. Sem varicosidades nos membros inferiores. Sem pigmentação de estase ou úlceras. Pulsos arteriais (2+ = rápido ou normal):

	Radial	Femoral	Poplítea	Pediosa	Tibial posterior
Direita	2+	2+	2+	2+	2+
Esquerda	2+	2+	2+	2+	2+

Musculoesquelético: sem deformidades articulares ou inchaço na inspeção e palpação. Boa amplitude de movimento nas mãos, pulsos, cotovelos, ombros, coluna, quadris, joelhos, tornozelos.

Neurológico: Estado mental: alerta e cooperativo. Os processos de pensamento são coerentes e o *insight* é bom. Orientado para pessoa, lugar e tempo. *Nervos cranianos:* II a XII intactos. *Motor:* volume e tônus musculares satisfatórios. *Força:* 5/5 bilateralmente em músculos deltoides, bíceps braquiais, tríceps braquiais, preensão manual, músculos iliopsoas, isquiotibiais, quadríceps femorais, tibiais anteriores e gastrocnêmios. *Cerebelar:* movimento alternado rápido (MAR) e movimentos ponto a ponto intactos. Marcha estável, fluida. *Sensorial: picada,* toque leve, propriocepção, percepção vibratória e estereognosia íntegros. Romberg negativo. *Reflexos:*

REFERÊNCIAS BIBLIOGRÁFICAS

1. Zoneraich S, Spodick David H. Bedside science reduces laboratory art. Appropriate use of physical findings to reduce reliance on sophisticated and expensive methods. *Circulation*. 1995;91(7):2089–2092.
2. Elhassan M. Physical examination checklist for medical students: can less be more? *Int J Med Educ*. 2017;8:227–228.
3. Patel N, Ngo E, Paterick TE, et al. Should doctors still examine patients? *Int J Cardiol*. 2016;221:55–57.
4. Elder A, Chi J, Ozdalga E, et al. A piece of my mind. The road back to the bedside. *JAMA*. 2013;310(8):799–800.
5. Herrle SR, Corbett EC Jr, Fagan MJ, et al. Bayes' theorem and the physical examination: probability assessment and diagnostic decision making. *Acad Med*. 2011;86:618–627.
6. McGee S. Evidence-based Physical Diagnosis. 2012.
7. Mookherjee S, Pheatt L, Ranji SR, et al. Physical examination education in graduate medical education—a systematic review of the literature. *J Gen Intern Med*. 2013;28(8):1090–1099.
8. Smith MA, Burton WB, Mackay M. Development, impact, and measurement of enhanced physical diagnosis skills. *Adv Health Sci Educ Theory Pract*. 2009;14(4):547–556.
9. Verghese A, Horwitz RI. In praise of the physical examination. *BMJ*. 2009;339:b5448.
10. (CDC) CfDCaP. Guidelines for isolation precautions: preventing transmission of infectious agents in healthcare settings. https://www.cdc.gov/infectioncontrol/guidelines/isolation/index.html. Published 2007. Accessed 13 November 2018.
11. Prevention CfDCa. Guide to infection prevention in outpatient settings. Minimum expectations for safe care. http://www.cdc.gov/HAI/settings/outpatient/outpatient-care-guidelines.html. Published 2011. Accessed 13 November 2018.
12. Prevention CfDCa. Hand Hygiene in Healthcare Settings. Available at http://www.cdc.gov/handhygiene/. Published 2015. Updated 3 May 2018. Accessed 13 November 2018.
13. Prevention CfDCa. Precautions to prevent the spread of MRSA in healthcare settings. Available at http://www.cdc.gov/mrsa/healthcare/clinicians/precautions.html. Published 2007. Updated 24 March 2016. Accessed 13 November 2018.
14. Prevention CfDCa. Bloodborne infectious diseases: HIV/AIDS, Hepatitis B, Hepatitis C. Available at http://www.cdc.gov/niosh/topics/bbp/universal.html. Published 2007. Updated 6 September 2016. Accessed 13 November 2018.
15. Bearman G, Bryant K, Leekha S, et al. Healthcare personnel attire in non-operating-room settings. *Infect Control Hosp Epidemiol*. 2014;35(2):107–121.
16. Treakle AM, Thom KA, Furuno JP, et al. Bacterial contamination of health care workers' white coats. *Am J Infect Control*. 2009;37(2):101–105.
17. Pharr JR. Accommodations for patients with disabilities in primary care: a mixed methods study of practice administrators. *Glob J Health Sci*. 2013;6(1):23–32.
18. Greenway F. Clinical evaluation of the obese patient. *Prim Care*. 2003;30(2):341–356.
19. Blackburn GL, Kanders BS. Medical evaluation and treatment of the obese patient with cardiovascular disease. *Am J Cardiol*. 1987;60(12):55G–58G.
20. Hamill-Ruth RJ, Marohn ML. Evaluation of pain in the critically ill patient. *Crit Care Clin*. 1999;15(1):35–54, v–vi.
21. Manfredi PL, Breuer B, Meier DE, et al. Pain assessment in elderly patients with severe dementia. *J Pain Symptom Manage*. 2003;25(1):48–52.
22. Gelinas C, Fillion L, Puntillo KA. Item selection and content validity of the critical-care pain observation tool for non-verbal adults. *J Adv Nurs*. 2009;65(1):203–216.

Raciocínio Clínico, Avaliação e Plano

Depois de completar a anamnese e o exame físico, você chega à etapa crítica de formular um *diagnóstico diferencial*. Os achados devem ser analisados por raciocínio clínico sólido e, assim, uma lista de causas potenciais é identificada para os problemas do paciente. O comprimento da lista refletirá a incerteza sobre a possível explicação para determinado problema. Ele começará com a explicação mais provável, mas também incluirá outros diagnósticos plausíveis, particularmente aqueles que têm consequências graves se não diagnosticados e não tratados. Você atribuirá probabilidades aos vários diagnósticos que correspondem à chance de você considerá-los como explicações para o problema do seu paciente.

O processo de raciocínio clínico pode parecer pouco transparente e até misterioso para alunos iniciantes. Os clínicos experientes costumam pensar rapidamente, com pouco esforço visível ou consciente. Eles diferem amplamente em estilo pessoal, habilidades de comunicação, treinamento clínico, experiência e especialização. Alguns médicos podem achar difícil explicar a lógica por trás de seu pensamento clínico. Como aluno ativo, espera-se que você peça aos professores e médicos que elaborem os pontos mais delicados de seu raciocínio clínico e tomada de decisão.[1,2] À medida que você ganha experiência, seu raciocínio clínico começará no início da consulta com o paciente, não no final. Pense nessas etapas ao ver seus primeiros pacientes. Como acontece com todos os pacientes, concentre-se em determinar "O que explica as preocupações desse paciente?" e "Quais são os achados, os problemas e os diagnósticos?"[3,4]

Conteúdo do capítulo

- Raciocínio clínico: processo
  - Estrutura básica do processo de raciocínio clínico
  - Erros de diagnóstico clínico
- Raciocínio clínico: documentação
  - Documentar a representação do problema (declaração resumida)
  - Avaliação e plano
- Registro dos achados
- Nota de evolução e lista de problemas do paciente no prontuário eletrônico de saúde
- Apresentação oral

RACIOCÍNIO CLÍNICO: PROCESSO

Kahneman descreve dois processos de pensamento diferentes ao tomar decisões, uma teoria conhecida como "*processamento duplo*".[5] O *Sistema 1* (ou *sistema intuitivo*) é rápido e uma reação automática às informações que funcionam em atalhos mentais chamados heurísticas, que são padrões de resposta formulados com base em hábitos formados. Eles são difíceis de mudar ou manipular. O *Sistema 2* (ou *sistema hipotético-codificador*) é um processo de pensamento mais moderado e controlado. Está sujeito a julgamentos e atitudes conscientes e usa lógica e probabilidades para chegar a uma conclusão. Esse processo consome muito tempo e recursos e requer mais esforço cognitivo.[6] Psicólogos cognitivos mostraram que os médicos usam uma série de métodos para resolução de problemas clínicos que envolvem o pensamento dos Sistemas 1 e 2.[7-14] Esses métodos não são mutuamente exclusivos, e os médicos contam com diferentes combinações de abordagens de raciocínio clínico em diferentes cenários (Figura 5.1).

Estrutura básica do processo de raciocínio clínico

O processo básico de raciocínio clínico (Boxe 5.1) começa com as informações coletadas do paciente.[10,15] Esses dados incluem anamnese, achados do exame físico e qualquer diagnóstico preliminar e exames laboratoriais. Isso também pode incluir informações obtidas de outros médicos e da revisão do prontuário do paciente. Isso já foi discutido com detalhes nos capítulos anteriores. A próxima etapa é organizar e interpretar esses conjuntos de informações com a meta de criar um conteúdo conciso e uma *representação* apropriada *do problema* (documentado no prontuário como *declaração resumida*). Peça aos seus médicos supervisores que verbalizem ("pensem em voz alta") essa etapa crítica no processo de raciocínio clínico. Frequentemente, os médicos experientes não se conscientizam mais dessa etapa cognitiva.[10] A partir dessa representação do problema, gere, priorize e teste uma lista de diagnósticos possíveis até que você tenha selecionado um *diagnóstico presuntivo* – aquele que melhor se adapta ao problema do seu paciente. Seu diagnóstico de trabalho será sua base para selecionar o plano de tratamento do paciente.

Coletadas informações iniciais do paciente (anamnese e exame físico). O processo de coleta de informações (anamnese) e do exame físico foi amplamente discutido no Capítulo 3, *Anamnese*, e no Capítulo 4, *Exame Físico*. Informações

Ver os detalhes da coleta de informações no Capítulo 3, *Anamnese*, e no Capítulo 4, *Exame Físico*.

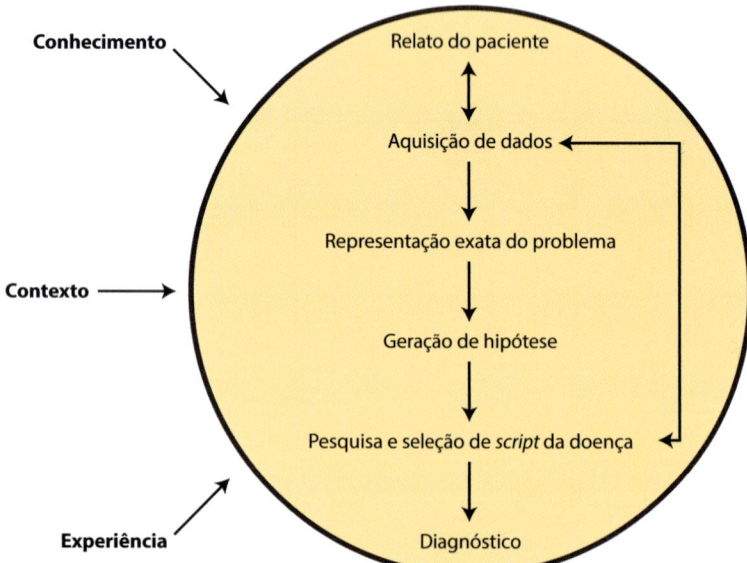

Figura 5.1 Elementos-chave do processo de raciocínio diagnóstico clínico. (De Bowen JL. *N Engl J Med*. 2006;355(21):2217–2225. Copyright © 2006 Massachusetts Medical Society. Reprinted with permission from Massachusetts Medical Society.)

Boxe 5.1 Estrutura básica do processo de raciocínio clínico[10,15]

- Coletar informações iniciais do paciente (anamnese e exame físico)
- Organizar e interpretar informações para sintetizar o problema (representação do problema)
- Formular hipóteses (diagnóstico diferencial) para o problema do paciente
- Testar hipóteses até que um diagnóstico provável seja selecionado
- Planejar a estratégia de diagnóstico e tratamento

adicionais também podem estar disponíveis para você antes e depois da interação clínica, como registro de saúde anteriores e comentários de familiares, cuidadores, profissionais de saúde ou qualquer pessoa com conhecimento a respeito do paciente. Isso inclui os *sintomas* do paciente obtidos durante a anamnese, os *sinais* encontrados durante o exame físico e quaisquer resultados de exames laboratoriais e outros disponíveis. É importante ser metódico e organizado para garantir que todos os achados anormais e inesperados sejam identificados. Conforme o estudante aprimora suas habilidades de raciocínio clínico, esse processo ocorrerá cada vez mais durante a interação clínica com o paciente, em tempo real. No entanto, é sempre uma boa prática revisar seus dados na conclusão da consulta para garantir que nenhuma descoberta fora do normal tenha sido perdida. Assim que tiver uma lista de achados atípicos, comece a organizá-los de uma forma que ajude a restringir a lista de possíveis causas desses achados.

Organização e interpretação das informações clínicas. Frequentemente, é desafiador decidir se os dados clínicos se enquadram em um ou vários problemas. Se houver uma lista relativamente longa de sintomas e sinais, e uma lista igualmente longa de explicações potenciais, uma abordagem é *separar grupos de observações e analisar um grupo de cada vez*. Várias características diferenciadoras e clínicas principais podem ajudar.[10] Médicos experientes geralmente organizam os achados a partir de informações coletadas do paciente quase imediata e automaticamente. No entanto, como um novato, você pode começar utilizando uma ou várias das seguintes abordagens.

Localização anatômica. Você pode organizar suas informações agrupando os achados anatomicamente, o que pode apontar para uma fonte potencial do problema. O sintoma de "garganta arranhando" e o sinal de inflamação eritematosa na parte posterior da faringe, por exemplo, localizam claramente o problema na faringe. Uma queixa de cefaleia leva você rapidamente às estruturas do crânio e do cérebro. Outros sintomas, entretanto, podem apresentar maior dificuldade. Dor torácica pode originar-se, por exemplo, nas artérias coronárias, no estômago e no esôfago, ou nos músculos e ossos do tórax. Se a dor for provocada por esforço físico e aliviada pelo repouso, o coração ou os componentes musculoesqueléticos da parede torácica podem estar envolvidos. Se o paciente sentir dor apenas ao carregar uma sacola do supermercado com o braço esquerdo, o sistema musculoesquelético se torna o provável culpado. Ao localizar descobertas, seja tão específico quanto seus dados permitirem; entretanto, você pode ter que se contentar com uma região do corpo, como o tórax, ou um sistema do corpo, como o musculoesquelético. Em contrapartida, você pode ser capaz de definir a estrutura exata envolvida, como o músculo peitoral esquerdo. Alguns sintomas e sinais são sistêmicos e não podem ser localizados, como fadiga ou febre. Além disso, alguns grupos de sinais e sintomas, como aqueles causados por distúrbios endócrinos ou exposições a toxinas, podem não estar anatomicamente relacionados, apesar de sua causa comum.

Idade. A *idade* do paciente pode ajudar; pacientes mais jovens e saudáveis são mais propensos a ter uma única doença, enquanto pacientes mais velhos tendem a ter várias doenças.

Cronologia dos sintomas. A cronologia dos *sintomas* costuma ser útil. Por exemplo, um episódio de faringite há 6 semanas provavelmente não está relacionado a febre, calafrios, dor torácica pleurítica e tosse que motivaram a consulta médica hoje. Para usar o tempo com efetividade, é preciso conhecer a história natural de várias doenças e condições. Corrimento peniano amarelo que ocorre 3 semanas após uma úlcera peniana indolor sugere duas condições: gonorreia e sífilis primária. Por outro lado, uma úlcera peniana seguida em 6 semanas por uma erupção cutânea maculopapular e linfadenopatia generalizada sugere dois estágios da mesma condição: sífilis primária e secundária.

Envolvimento de diferentes sistemas do corpo. O envolvimento dos *diferentes sistemas corporais* pode ajudar a agrupar os dados clínicos. Se os sintomas e sinais ocorrem em um único sistema, uma doença pode explicá-los. Problemas em sistemas diferentes, aparentemente não relacionados, com frequência requerem mais de uma explicação. Novamente, o conhecimento dos padrões da doença é necessário. Por exemplo, você pode decidir agrupar a hipertensão de um paciente e o impulso apical sustentado junto com hemorragias retinianas em forma de chama; coloque-os no sistema cardiovascular e rotule a constelação "Doença cardiovascular hipertensiva com retinopatia hipertensiva". Você poderia desenvolver outra explicação para a febre leve do paciente: sensibilidade no quadrante inferior esquerdo e diarreia.

Condições multissistêmicas. Com a experiência, você se tornará cada vez mais hábil em reconhecer as *condições multissistêmicas* e construir explicações plausíveis, que vinculam manifestações aparentemente não relacionadas. Para explicar a tosse, a hemoptise e a perda ponderal em um encanador de 60 anos que fuma cigarros há 40, você classificaria o câncer de pulmão no topo de seu diagnóstico diferencial. Você pode apoiar o seu diagnóstico com a observação dos leitos ungueais cianóticos do paciente. Com a experiência e a leitura contínua, você reconhecerá que seus outros sintomas e sinais se enquadram no mesmo diagnóstico. A disfagia refletiria a extensão do câncer no esôfago, a assimetria pupilar sugeriria pressão na cadeia simpática cervical e icterícia pode resultar de metástases para o fígado. Em outro exemplo de doença multissistêmica, um jovem que se apresenta com odinofagia, febre, perda ponderal, lesões roxas na pele, leucoplasia, linfadenopatia generalizada e diarreia crônica tem probabilidade de ter síndrome da imunodeficiência adquirida (AIDS). Fatores de risco relacionados devem ser explorados imediatamente.

Resumo das informações clínicas e elaboração da representação do problema. À medida que as informações clínicas são reunidas e organizadas durante uma interação com o paciente, o médico simultaneamente *condensa* essas informações para formar uma *representação do problema* – a evolução do sentido clínico do quadro clínico. Geralmente contém as *informações iniciais do paciente* (queixa principal, epidemiologia e fatores de risco), *características principais da* anamnese *e do exame físico e resultados dos exames complementares.* Em sua documentação clínica, a representação do problema é chamada de *Declaração Resumida*. A representação do problema torna-se cada vez mais detalhada à medida que dados adicionais são coletados conforme exemplificado no desdobramento do caso clínico no Boxe 5.2.[16]

Essa é uma etapa importante no processo de raciocínio clínico. Uma representação do problema bem desenvolvida e concisa orienta o médico a criar uma hipótese e definir o diagnóstico diferencial. Esse resumo raramente contém dados desnecessários e deixa de fora quaisquer dados significativos. Uma representação acurada do problema também ajuda a ativar os *scripts* de doença apropriados (ver Boxe 5.5).

Formulação de hipóteses ao pesquisar a causa provável dos achados. Para os estudantes ou para os médicos que encontram um conjunto novo ou desafiador de problemas clínicos, uma abordagem organizada e gradual é essencial para evitar

Ver como documentar a representação do problema como a declaração resumida.

Boxe 5.2 Exemplo de caso: desenvolvimento de uma representação de problema

Parte 1: um homem de 57 anos chega ao pronto-socorro com uma queixa principal de dor no peito nas últimas 2 horas.

A primeira etapa para sintetizar essas informações e formular sua representação do problema é identificar as informações relevantes do paciente. Sua representação inicial do problema pode ser: *"Um homem de 57 anos com início agudo de dor no peito."*

Parte 2: ele diz que estava retirando a neve de sua garagem quando, de repente, desenvolveu uma dor moderadamente forte no centro do peito, logo atrás do esterno. A dor durou aproximadamente 1 a 2 minutos e ele não se moveu para nenhum outro lugar. O paciente disse que a dor vinha acompanhada de falta de ar. Ele fumou um maço de cigarros por dia nos últimos 35 anos e tem histórico de insuficiência cardíaca congestiva.

Conforme você coleta mais informações do paciente e resume os dados adicionais, acrescentar agora a história adicional e os achados clínicos no exame físico podem produzir a seguinte representação do problema: *"Homem de 57 anos com insuficiência cardíaca congestiva e história de tabagismo (35 maços-ano) apresenta dor retroesternal aguda intensa por esforço e dispneia associada."*

Parte 3: Os achados dignos de nota são cardiovasculares (galope por B3, que é novo), torácicos (estertores em ambas as bases pulmonares) e edema bilateral de membros inferiores.

A representação do problema resultante para o caso poderia ser: *"Um homem de 57 anos com insuficiência cardíaca congestiva e história de tabagismo (35 maços-ano) apresenta dor retroesternal aguda intensa induzida por esforço físico e dispneia associada. Os achados dignos de nota no exame físico são um novo galope por B3, estertores bibasilares e edema bilateral de membros inferiores."*

erros cognitivos (Boxe 5.3). Para cada problema identificado ou grupo de problemas, é gerada uma hipótese clínica. Aproveite todo seu conhecimento e sua experiência e leia muito. É nesse ponto que ler sobre doenças e anormalidades é muito útil. Consultando a literatura clínica, você embarca na meta vitalícia de tomada de decisão baseada em evidências e prática clínica.[17-21] A princípio, suas hipóteses podem não ser muito específicas, mas prossiga até onde seu conhecimento e dados disponíveis permitirem.

Criar uma lista meticulosa. Como neófito, isso é o que você mais provavelmente está familiarizado(a). Essa abordagem é baseada na compreensão dos mecanismos subjacentes ao processo da doença em questão. É aqui que todas as perguntas possíveis são feitas e todas as informações disponíveis são coletadas e organizadas para ajudar a chegar ao diagnóstico. Você pode listar os processos patológicos que envolvem doenças de um sistema ou estrutura corporal ou processos fisiopatológicos que refletem distúrbios das funções biológicas, como insuficiência cardíaca ou enxaqueca. Outros problemas são psicopatológicos, como transtornos de humor, depressão ou dor de cabeça, como uma expressão de um transtorno de sintomas somáticos. O Boxe 5.4 descreve ferramentas úteis de desenvolvimento de diagnóstico para esse método.[16,22] Embora esse

Boxe 5.3 Abordagens para a busca de causas prováveis dos achados

- Criar uma lista meticulosa
- Combinar os achados com todas as condições que podem produzi-las
- Eliminar as possibilidades de diagnóstico que não explicam os achados
- Comparar as possibilidades concorrentes e selecionar o diagnóstico mais provável
- Dar atenção especial às condições potencialmente fatais

Boxe 5.4 Auxiliares de memória para definir o diagnóstico diferencial (método meticuloso)

Mnemônico *Tom G. Prince, MD, Psychiatrist, General Hospital*
   Toxina/**t**raumatismo incluindo medicamentos
   Oncológico
   Musculoesquelético/reumatológico
   Gastrintestinal
   Pulmonar
   Renal
   Infeccioso
   Neurológico
   Cardiovascular
   Endócrino
   Metabólico/genético
   Dermatológico
   Psiquiátrico
   Geniturinário/ginecológico
   Hematológico

Mnemônico *VINDICATE*[22]
   Vascular
   Infeccioso
   Neoplásico
   Drogas/medicamentos
   Inflamatório/**i**diopático/**i**atrogênico
   Congênita
   Autoimune/**a**lérgico
   Trauma/**t**óxico
   Endócrino/metabólico

grau de completude seja útil para um aluno como você no início de seu treinamento, quando você estiver mais experiente, pode não ter o luxo de tempo ou energia para empregar esse método para todos os pacientes.

Selecionar os achados mais específicos e críticos para apoiar a hipótese diagnóstica. Procurar indícios que possam ajudar a gerar um diagnóstico diferencial e distinguir entre doenças com características em comum. Podem ser descritores característicos dos diagnósticos (*características definidoras*) ou características exclusivas da doença (*característica discriminante*) e, portanto, útil para distinguir os diagnósticos uns dos outros (Figura 5.2).[10]

Por exemplo, se a paciente relatar *"a pior dor de cabeça da vida"*, náuseas e vômitos, e você encontrar estado mental alterado, papiledema e meningismo, construa sua hipótese em torno da pressão intracraniana elevada em vez de distúrbios gastrintestinais.

Combinar os achados com todas as condições causais (scripts de doenças). Nesse método, um padrão de indícios ou características clínicas (*script da doença*) desencadeia uma resposta de memória às informações previamente aprendidas pelo médico (Boxe 5.5). Ele tenta ver se o problema do paciente pode corresponder a um desses padrões durante a consulta clínica. Tipicamente, os *scripts* de doenças dos estudantes consistirão em apresentações características de doenças prototípicas ou de "livro-texto". Você irá, então, refinar isso ao longo do tempo com o aumento da experiência clínica e o aprendizado adicional de médicos e especialistas experientes.

Um exemplo diário pode ser usado para ilustrar esse processo. Se alguém lhe pedir para visualizar um caminhão de bombeiros típico em sua mente, provavelmente você imaginará um caminhão grande e vermelho, com luzes, uma escada

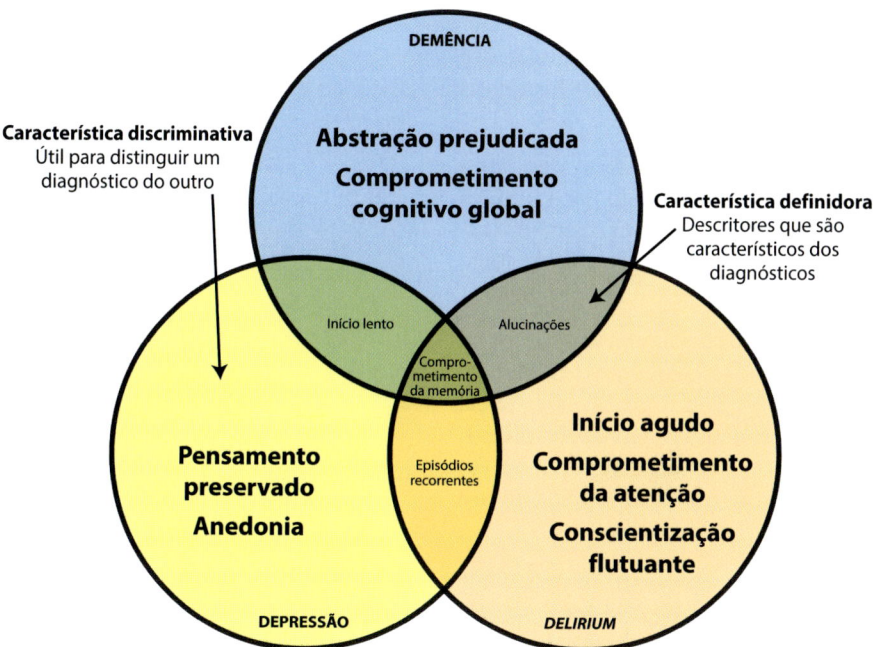

Figura 5.2 Características definidoras e discriminatórias: comprometimento da memória.

e uma mangueira. Esse é um típico *script* de livro didático para caminhões de bombeiros com base em livros, mídia e experiências da vida real. Até mesmo crianças conseguiriam descrever isso e reconhecer um caminhão de bombeiros na rua. No entanto, a maioria dos adultos, com mais experiência no mundo real, também reconheceria um grande caminhão amarelo com um gancho e uma escada como um caminhão de bombeiros – uma apresentação menos comum de um veículo muito comum.

Mesmo no início de seu treinamento clínico, você já desenvolveu *scripts* de doenças para condições comuns. Considere um paciente com apendicite aguda – imagine esse paciente em sua mente, em uma sala de emergência. Qual é a idade do paciente? De quais sintomas o paciente está reclamando? Quando esses sintomas começaram? Qual é a aparência do paciente e quais são os principais achados do exame físico que você espera? A maioria das pessoas imagina um paciente jovem, com dor abdominal e, talvez, com náuseas e vômitos. A dor abdominal provavelmente começou 1 ou 2 dias antes, em oposição ao mês passado. O paciente provavelmente estaria desconfortável e a palpação do abdome seria dolorosa.

O conhecimento lembrado como *script* de doença tem uma estrutura previsível: as condições predisponentes, o agravo fisiopatológico e as consequências clínicas.[10] Em termos concretos, os elementos de um *script* de doença geralmente

Boxe 5.5 Exemplo: *script* de doença para a síndrome coronária aguda	
	Síndrome coronária aguda
Epidemiologia/ fisiopatologia	Idade avançada, os fatores de risco incluem diabetes melito, hipertensão arterial sistêmica, dislipidemia, história familiar, tabagismo
Evolução temporal	Início agudo, não necessariamente precedido por angina de esforço
Apresentação clínica	Dor no peito, com dor crescente até a dor máxima; frequentemente maçante e subesternal, irradiando para braços/ombros; diaforese; dispneia; náuseas/vômito; taquicardia no exame
Exames complementares	Biomarcadores cardíacos elevados; supradesnivelamento/infradesnivelamento do segmento ST, alterações da onda T no ECG; anormalidade de movimento regional da parede no ecocardiograma

incluem fisiopatologia, epidemiologia, curso de tempo, sintomas e sinais relevantes, diagnósticos e tratamento de uma doença.[23] O Boxe 5.5 fornece um exemplo de *script* básico de doença, que representa as informações históricas mais comuns de um paciente que apresenta síndrome coronariana aguda.

Conforme você avança em seu treinamento e ganha experiência clínica, seus *scripts* de doença aumentam em número, detalhes e nuances.[14] Você não apenas ficará melhor e mais ágil no reconhecimento de doenças comuns, como também será capaz de apreciar as nuances sutis das características de uma doença, incluindo consciência das formas menos comuns de manifestação da doença em um paciente.

Eliminar as possibilidades de diagnóstico que não explicam os achados. Por exemplo, você poderia considerar a cefaleia em salvas (cefalalgia) como causa da dor na cabeça da paciente MN (ver Boxe 5.10), mas elimine essa hipótese porque ela não explica a localização bifrontal latejante da paciente, com náuseas e vômitos associados. Além disso, o padrão de dor é atípico para cefaleia em salvas – não é unilateral, constante ou ocorre repetidamente ao mesmo tempo durante um período de dias, nem está associada a lacrimejamento ou rinorreia.

Comparar as possibilidades concorrentes e selecionar o diagnóstico mais provável. Procurar uma correlação próxima entre a apresentação clínica do paciente e um caso típico de uma determinada condição. Outros indícios ajudam nessa seleção. A probabilidade estatística de determinada doença em um paciente dessa idade, sexo, grupo étnico, hábitos, estilo de vida e localidade deve influenciar muito sua seleção.

Por exemplo, você deve considerar as possibilidades de osteoartrite e câncer de próstata metastático em um homem de 70 anos com dorsalgia, mas não em uma mulher de 25 anos com a mesma queixa. A *cronologia* da doença do paciente também faz diferença. Cefaleia em um paciente com febre, erupção cutânea e rigidez de nuca que se desenvolve repentinamente ao longo de 24 horas sugere um problema bem diferente da cefaleia recorrente durante um período de anos associada a estresse, escotoma visual e náuseas e vômitos aliviados pelo repouso.

Dar atenção especial a condições potencialmente fatais. Uma regra prática é sempre incluir "o pior cenário" em seu diagnóstico diferencial e certificar-se de ter descartado essa possibilidade com base em seus achados e na avaliação do paciente. A meta é minimizar o risco de não diagnosticar condições incomuns, como meningite meningocócica, endocardite bacteriana, embolia pulmonar ou hematoma subdural, de prognóstico reservado.

Testar hipóteses e definir um diagnóstico provável. Agora que você elaborou uma hipótese sobre o problema do paciente, está pronto para *testá-la*. É provável que você precise de mais história, manobras adicionais no exame físico ou estudos laboratoriais ou radiografias para confirmar ou descartar seu diagnóstico provisório ou para esclarecer qual dos dois ou três diagnósticos possíveis é o mais provável. Quando o diagnóstico parece claro – uma simples infecção das vias respiratórias superiores ou urticária, por exemplo – essas etapas podem não ser necessárias.

Estabeleça uma definição provisória do problema no nível mais alto de clareza e certeza que os dados permitirem. Você pode estar limitado a um sintoma, como "cefaleia tensional, causa desconhecida". Em outras ocasiões, você pode definir um problema mais especificamente com base em sua anatomia, processo da doença ou causa. Os exemplos incluem "meningite bacteriana, pneumocócica", "hemorragia subaracnóidea, lobo temporoparietal esquerdo" ou "doença cardiovascular hipertensiva com dilatação ventricular esquerda e insuficiência cardíaca". Embora a maioria dos diagnósticos seja fundamentada na identificação de estruturas anormais, processos de doença e síndromes clínicas, os pacientes frequentemente apresentam sintomas clinicamente inexplicados. Você pode não ser capaz de ir além de categorias descritivas simples, como "fadiga" ou "anorexia". Outros problemas estão relacionados a eventos estressantes na vida do paciente, como perder o emprego ou um membro da família, que aumentam o risco de doenças subsequentes. Identificar esses eventos e ajudar o paciente a desenvolver estratégias de enfrentamento são tão importantes quanto controlar uma dor de cabeça ou uma úlcera duodenal.

Planejar a estratégia de diagnóstico e tratamento. O planejamento da estratégia de diagnóstico e tratamento flui logicamente a partir do diagnóstico presuntivo que você identificou. Essas etapas são frequentemente abrangentes e incorporam as intervenções diagnósticas e terapêuticas que você recomenda, orientação do paciente, mudanças nos medicamentos, exames necessários, encaminhamentos para outros médicos e consultas de retorno para aconselhamento e apoio. No entanto, um plano faz mais do que apenas descrever a abordagem para o problema do paciente. O desenvolvimento de um plano efetivo exige boas habilidades interpessoais e sensibilidade às metas, meios econômicos, responsabilidades concorrentes, e estrutura e dinâmica familiar do paciente. É fundamental obter a concordância do paciente e sua participação na tomada de decisão, sempre que possível. Essas discussões devem usar medicina baseada em evidências, que existe na interseção das melhores evidências disponíveis, julgamento clínico e valores do paciente.[24] Essas práticas promovem a terapia ideal, a adesão ao tratamento e a satisfação do paciente, especialmente porque muitas vezes não há um único plano "certo", mas uma gama de variações e opções. É importante discutir sua avaliação com o paciente antes de finalizar o *Plano* e prosseguir com outros testes ou avaliações, garantindo a participação ativa do paciente no plano de cuidados.

Ver as abordagens para se comunicar com pacientes em várias situações clínicas no Capítulo 2, *Entrevista, Comunicação e Habilidades Interpessoais*.

Erros de diagnóstico clínico

Ao aprender o processo de raciocínio clínico, também é importante considerar as fontes comuns de erro nesse processo.[16,25-27] O Boxe 5.6 descreve fontes comuns de erro cognitivo no raciocínio clínico.[28,29]

Boxe 5.6 Tipos comuns de erros cognitivos clínicos		
Erro cognitivo	**Descrição**	**Esboço**
Viés de ancoragem	Tendência de se fixar perceptivamente em características relevantes na apresentação inicial do paciente muito cedo no processo de diagnóstico e falha em se ajustar à luz de informações posteriores	Um clínico "capta" a descrição de uma aura que precede suas dores de cabeça como indicativa de enxaqueca e falha em reconhecer os sinais de alerta de aumento da pressão intracraniana que deveriam levar à neuroimagem para esse paciente
Heurística de disponibilidade	Suposição de que um diagnóstico é mais provável, ou ocorre com mais frequência, se vier à mente com mais facilidade	Um médico que viu recentemente vários pacientes com apendicite aguda não considera a torção ovariana em uma adolescente apresentando dor aguda no quadrante inferior direito do abdome
Viés de confirmação	Buscar evidências de suporte para um diagnóstico, excluindo informações mais persuasivas, refutando-o	Um médico faz um diagnóstico presumível de uma infecção de vias respiratórias superiores em um paciente de boa aparência apresentando tosse, rinorreia e febre, e não considera pneumonia mesmo após encontrar excursão assimétrica da parede torácica e macicez à percussão torácica no exame físico
Momento diagnóstico	Priorizando um diagnóstico feito por médicos anteriores, descartando evidências de explicações alternativas	Um médico não aventa a possibilidade de infarto agudo do miocárdio em um paciente que foi recentemente diagnosticado com refluxo ácido no contexto de sintomas semelhantes
Efeito de enquadramento	A interpretação das informações é fortemente influenciada pela forma como as informações sobre o problema são apresentadas (*enquadradas*)	Um paciente é apresentado como tendo " idas frequentes ao pronto-socorro por exacerbação da asma no contexto de abandono da medicação". O médico não explora as forças estruturais que impulsionam a adesão à medicação e não consegue explorar as causas alternativas da exacerbação atual

(continua)

Boxe 5.6 Tipos comuns de erros cognitivos clínicos (*continuação*)

Erro cognitivo	Descrição	Esboço
Erro de representação	Falha em levar em consideração a prevalência ao estimar a probabilidade de um diagnóstico	O médico que frequentemente atende pacientes mais velhos avalia o sangramento diverticular em seu diagnóstico diferencial ao avaliar o sangramento retal em um paciente adolescente
Contratransferência[a]	A contratransferência (sentimentos negativos e positivos em relação aos pacientes) compromete o raciocínio clínico	O médico presume que um paciente sem-teto não será capaz de administrar um plano de tratamento complicado e prescreve um plano mais simples e menos ideal, sem discutir as opções com o paciente

Fontes: Croskerry P. *Acad Med*. 2003;78(8):775–780; Weinstein A *et al*. MedEdPORTAL. 2017;13:10650.
[a]N.R.T.: A influência emocional na tomada de decisões é, com frequência, subestimada. A contratransferência envolvendo sentimentos positivos e negativos em relação aos pacientes resulta em perda de diagnósticos.

A conscientização dos processos cognitivos usados para tomar decisões consegue reduzir a probabilidade de decisões erradas.[29] É preciso estar atento a esses erros e seguir várias regras gerais para melhorar o processo de tomada de decisão (Boxe 5.7).

RACIOCÍNIO CLÍNICO: DOCUMENTAÇÃO

Embora toda a documentação clínica da anamnese e do exame físico seja um reflexo de suas habilidades de coleta de dados, a *Declaração Resumida*, a *Avaliação* e o *Plano* representam o reflexo mais robusto do raciocínio clínico e da síntese de dados. Os *dados subjetivos* da anamnese e os *dados objetivos* do exame físico e dos exames complementares são principalmente descritivos e factuais. Conforme avança para a *Avaliação*, você vai além da descrição e observação para a análise e interpretação. Você seleciona e agrupa informações relevantes, analisa a importância delas e tenta explicá-las de forma lógica, usando princípios da ciência biopsicossocial e biomédica. O processo de raciocínio clínico é fundamental para a interpretação da anamnese e do exame físico do paciente, com destaque dos problemas identificados na avaliação e descrição do plano de ação para cada um desses problemas. O registro promove o raciocínio clínico, além de promover a comunicação e coordenação entre os profissionais que atendem o paciente e documenta os problemas e o tratamento do paciente para fins médico-legais.

Documentar a representação do problema (declaração resumida)

A representação do problema é uma síntese das informações relevantes que apoiam o diagnóstico presuntivo. Isso é escrito no registro de saúde do seu paciente como a *declaração resumida* e muitas vezes inicia a seção de avaliação do registro clínico. Essa declaração não deve ser apenas uma recitação dos fatos.

Boxe 5.7 Regras sugeridas para uma boa tomada de decisões[7,29]

- Não se deve ser afobado(a)
- Ter em mente as estatísticas das condições listadas no diagnóstico diferencial
- Considerar quais dados são realmente relevantes
- Procurar ativamente diagnósticos alternativos
- Fazer perguntas para refutar, em vez de confirmar sua hipótese atual
- Lembrar que o estudante frequentemente está errado. Considerar as implicações imediatas disso

Os elementos de uma declaração resumida efetiva incluem a queixa principal de um paciente e seu contexto clínico com as informações da anamnese, os achados do exame físico e os resultados dos exames complementares relevantes,. Existe uma correlação direta entre a declaração resumida e o *script* de doença para o item principal do diagnóstico diferencial – a meta da declaração resumida é suscitar esse diagnóstico na mente do leitor alinhando-se ao *script* de doença.

Uma declaração resumida:

■ É a queixa principal colocada no contexto do estado geral de saúde do paciente

■ Inclui partes pertinentes da anamnese, do exame físico e dos dados laboratoriais

■ É sucinta e curta (não mais do que duas ou três frases)

■ Demonstra as habilidades de raciocínio clínico de quem a faz

■ Deve justificar o diagnóstico

■ É um condensado da compreensão do caso pelo profissional de saúde.

Por exemplo: "Um homem de 57 anos com insuficiência cardíaca congestiva, tabagista (35 maços-ano), apresenta quadro de intensa dor retroesternal aguda induzida por esforço físico e dispneia associada. Os achados dignos de nota no exame físico são um novo galope por B3, estertores bibasilares e edema bilateral de membros inferiores."

Uma declaração de resumo bem elaborada contém, com frequência, adjetivos qualificatórios importantes chamados *qualificadores semânticos*. Os qualificadores semânticos são termos qualitativos de natureza binária (descritores opostos) que podem ser usados para comparar e contrastar considerações diagnósticas (Boxe 5.8).

No exemplo anterior – "Um homem de 57 anos com insuficiência cardíaca congestiva, tabagista (35 maços-ano), apresenta quadro de intensa dor retroesternal aguda induzida por esforço físico e dispneia associada. Os achados dignos de nota no exame físico são um novo galope por B3, estertores bibasilares e edema bilateral de membros inferiores", a representação do problema contém vários qualificadores semânticos, incluindo *"aguda"*, *" intensa"*, *"induzida por esforço físico"*, *"novo"*, *"bibasilar"* e *"bilateral"*. Esses qualificadores semânticos tendem a concentrar a lista de hipóteses possíveis (diagnóstico diferencial) para aquelas que se relacionam diretamente com esses termos. Estudos já mostraram que os médicos bem-sucedidos usam qualificadores semânticos com mais frequência, o que está associado a um forte raciocínio clínico.[30-32]

Avaliação e plano

Após a declaração resumida, deve ser feita uma lista de todos os problemas do paciente descritos na consulta médica. Essa lista deve incluir diagnósticos, sintomas, anormalidades e preocupações psicossociais conhecidos. A declaração

---

Boxe 5.8 Exemplos de qualificadores semânticos

■ Agudo/crônico
■ Em repouso/com atividade (exercícios/ao esforço)
■ Constante/intermitente
■ Difuso/localizado
■ Leve/grave
■ Antigo/novo
■ Bem definido/indefinido
■ Unilateral/bilateral
■ Jovem/idoso

resumida está relacionada com a lista inicial de anormalidades feita no começo do processo de raciocínio clínico; no entanto, reflete como essas observações são analisadas e sintetizadas.

Como tal, a lista de problemas:

- É uma síntese de todos os achados anormais e inesperados durante a consulta clínica

- Inclui diagnósticos conhecidos e sintomas/sinais novos/não diagnosticados

- Inclui fatores sociais significativos que afetam a saúde, como insegurança alimentar ou habitacional

- É priorizado, com a queixa principal do paciente no topo.

Em um registro bem feito, a seção *Avaliação* e *Plano* origina-se dessa lista de problemas abordados na interação clínica. Cada problema é listado em ordem de prioridade e expandido com uma explicação dos achados de apoio e um diagnóstico diferencial, seguido por um plano para abordar esse problema. Em geral, uma avaliação e um plano podem ser *diagnósticos e/ou terapêuticos* (Boxe 5.9). Se um dos problemas da lista for um sintoma sem causa conhecida (por exemplo, anorexia ou fadiga), a avaliação incluirá uma breve descrição das causas potenciais (o *diagnóstico diferencial*) e o plano descreverá as etapas a serem implementadas para chegar a um diagnóstico. Alguns elementos de manejo ou terapia também podem ser incluídos. Para diagnósticos conhecidos e condições crônicas, a avaliação descreverá a situação atual dessa condição, e o plano descreverá o futuro manejo. A situação inclui controle de sintomas ou doenças, complicações e manejo atual com adesão ao tratamento ou quaisquer efeitos adversos.

Boxe 5.9 Exemplo de notas de avaliação e plano diagnóstico e terapêutico

Avaliação/plano: um homem de 62 anos com diabetes melito e hipertensão arterial melito, em um voo recente de longa distância, sentiu dor torácica aguda induzida por esforço. No exame físico, o paciente estava taquicárdico, mas sem edema de membros inferiores.

1. Dor torácica

   Os fatores de risco cardiovasculares conhecidos do paciente de hipertensão arterial sistêmica e diabetes melito, e o início agudo e o fato de a dor torácica ser desencadeada por esforço físico tornam esse diagnóstico mais provável. A embolia pulmonar é menos provável, porque o paciente não apresenta evidência de dispneia ou edema unilateral de membro inferior; no entanto, o paciente tem taquicardia e recentemente fez um longo voo.

   Plano:
   - Solicitação de ECG e níveis de troponina seriados para investigar síndrome coronária aguda
   - Solicitação de dímero-D. Como esse paciente tem baixa probabilidade de embolia pulmonar, um dímero-D negativo provavelmente excluiria esse diagnóstico, como a causa da dor torácica do paciente

2. Diabetes melito, tipo 2

   O DM está mal controlado, com hemoglobina A1C de 9,0%, em uso de metformina 1.000 mg duas vezes/dia. Ele relata excelente adesão a esse medicamento sem quaisquer efeitos colaterais.

   Plano:
   - Após conversar com o paciente, uma insulina de ação prolongada será iniciada, já que a adição de um segundo hipoglicemiante oral provavelmente não levará a hemoglobina A1C para os níveis desejados. Orientar o paciente como usar a caneta de insulina e as possíveis complicações. Paciente compreendeu bem as orientações segundo o método *teach-back* (ensinar de volta).[b]

Esta é a declaração resumida.

Um exemplo de avaliação diagnóstica. Você deve fornecer evidências de apoio para a probabilidade de cada item em seu diagnóstico diferencial.

Este é um exemplo de plano de diagnóstico. Você deve fornecer uma justificativa para avaliar cada item em seu diagnóstico diferencial.

Este é um exemplo de avaliação terapêutica. Você deve fornecer a situação clínica da condição crônica ou um diagnóstico conhecido.

Este é um exemplo de plano terapêutico. Você deve fornecer uma justificativa para o manejo futuro da condição crônica ou diagnóstico conhecido.

---

[b]N.R.T.: O método *teach-back* é um meio de verificar a compreensão solicitando aos pacientes que declarem em suas próprias palavras o que eles precisam saber ou fazer sobre sua saúde.

Outro item cada vez mais proeminente nas listas de problemas é a *manutenção da saúde*. Listar rotineiramente a Manutenção da Saúde ajuda a rastrear várias questões importantes de saúde de forma mais efetiva: imunizações; exames de rastreamento, como mamografias ou colonoscopias; instruções sobre nutrição ou autoexame dos testículos; recomendações sobre prática de exercícios físicos ou uso de cintos de segurança; e respostas a eventos importantes da vida. Consulte o Boxe 5.10 para um exemplo de seção de manutenção da saúde da avaliação e plano.

Boxe 5.10 O caso da paciente MN: declaração resumida, avaliação e plano

Declaração resumida: MN é uma mulher de 54 anos com história de enxaqueca desde a infância, que procura assistência por causa de cefaleias pulsáteis progressivas e intermitentes crônicas que são de natureza semelhante a episódios anteriores e precipitadas por estressores da vida atual. Os episódios de cefaleia são acompanhados por náuseas e vômitos. No exame, ela tem pressão arterial elevada, mas em contrapartida, o exame cardiovascular é normal e o exame neurológico não detectou alterações focais.

Avaliação e plano:

1. **Episódios de cefaleia:**

   O diagnóstico diferencial inclui:

   (a) Enxaqueca – é o diagnóstico mais provável, porque a paciente tem história pregressa de enxaqueca e descreve os episódios atuais de cefaleia como semelhantes. O caráter pulsátil, duração entre 4 e 72 horas, náuseas e vômitos associados e intensidade do comprometimento apoiam esse diagnóstico, assim como o exame neurológico normal.

   (b) Cefaleia tensional – essa também é uma possibilidade, porque a cefaleia é bilateral, o que é menos comum nas enxaquecas; uma mulher de 54 anos com enxaqueca desde a infância, com padrão vascular latejante e náuseas e vômitos frequentes. Os episódios de cefaleia estão associados ao estresse e são aliviados pelo sono e por compressas frias. Não há papiledema nem déficits motores ou sensoriais no exame neurológico.

   (c) Outras condições perigosas são menos prováveis. Não há febre, rigidez de nuca ou achados focais sugestivos de meningite, e o padrão recorrente ao longo da vida torna improvável hemorragia subaracnóidea (geralmente descrita como "a pior cefaleia da minha vida"). Exame neurológico e fundoscopia normais tornam menos provável uma lesão expansiva, como um tumor.

   Plano:
   - Discutir as características da enxaqueca *versus* cefaleia tensional com a paciente. Discutir também os sinais de alerta que levariam à reavaliação em caráter de urgência
   - Discutir *biofeedback* e manejo do estresse
   - Aconselhar a paciente a evitar cafeína, incluindo café, refrigerantes e outras bebidas gaseificadas
   - Iniciar anti-inflamatórios não esteroides (AINE) para cefaleia, se necessário
   - Se necessário, na próxima consulta, começar medicação profilática de enxaqueca se os episódios de cefaleia ocorrerem mais de 2 dias por semana ou 8 dias por mês

2. **Pressão arterial elevada:** PA sistólica e PA diastólica elevadas são encontradas. A paciente nega dor torácica e dispneia e não está sintomática no momento da entrevista, tornando improvável urgência hipertensiva.

   Plano:
   - Discutir os padrões de avaliação da pressão arterial
   - Verificar a hemoglobina A1C para avaliar se há diabetes melito, o que afetaria a pressão arterial almejada
   - Aferir novamente a pressão arterial em 2 semanas
   - Discutir a redução ponderal e os programas de exercícios (consultar o item 4)
   - Reduzir a ingestão de sal

(continua)

As principais características incluídas são as informações da paciente (idade) e a queixa principal (duração, qualidade, sintomas associados). Apenas as características relevantes estão incluídas. Por exemplo, a duração crônica de 3 meses exclui muitos processos com risco de vida, como meningite, hemorragia subaracnóidea e acidente vascular cerebral. O contexto clínico aqui é sua história de enxaquecas desde infância.

As partes principais do exame físico incluem aspectos positivos pertinentes (pressão arterial elevada que pode estar relacionada a causas hipertensivas de cefaleia) e negativos pertinentes (exame neurológico normal) que tornam menos prováveis que lesões expansivas importantes sejam responsáveis por aumento da pressão intracraniana.

Náuseas e vômitos são discutidos em "dor de cabeça" na lista de problemas. Apesar de sua localização anatômica diferente, eles são reconhecidos como parte de um conjunto de achados clínicos que estão todos relacionados a um diagnóstico comum.

Uma única aferição de pressão arterial elevada não se qualifica como diagnóstico de hipertensão. Portanto, esse achado anormal no exame físico é relatado como "pressão arterial elevada" na lista de problemas.

Boxe 5.10 O caso da paciente MN: declaração resumida, avaliação e plano (*continuação*)

3. **Cistocele com incontinência de esforço ocasional:** cistocele no exame pélvico, provavelmente relacionada ao relaxamento da bexiga. A paciente está na perimenopausa. Incontinência relatada com tosse, sugerindo alteração na anatomia do colo da bexiga. Sem disúria, febre, dor no flanco. Não faz uso de medicamento que contribua para essa condição. Geralmente há extravasamento de pequenos volumes de urina, sem gotejamento, portanto, provavelmente não é incontinência de urgência ou transbordamento.
   Plano:
   - Explicar a causa da incontinência de esforço
   - Revisar o exame de urina
   - Recomendar exercícios de Kegel
   - Considerar creme vaginal de estrogênio durante a próxima consulta se não houver melhora

   > Provavelmente, o sintoma da paciente de incontinência de esforço e o achado de cistocele no exame físico são discutidos juntos sob um único diagnóstico, porque estão relacionados de forma causal.

4. **Excesso ponderal:** a paciente mede 157 cm e pesa 65 kg. O IMC é ~26.
   Plano:
   - Explorar a história nutricional, pedir a paciente para manter um diário de ingestão de alimentos
   - Explorar a motivação para perder peso, definir a meta para perda ponderal na próxima consulta
   - Agendar uma consulta com a nutricionista
   - Discutir o programa de exercícios físicos, especificamente, caminhar 30 minutos na maioria dos dias da semana

5. **Estresse e insegurança habitacional:** genro alcoólatra; filha e netos que procuram refúgio no apartamento da paciente, levando a tensões nessas relações. A paciente também tem restrições financeiras e descreve angústia espiritual com falta de apoio social e espiritual. Estresse atualmente situacional. Nenhuma evidência atual de depressão (PHQ2 = 0).
   Plano:
   - Explorar as opiniões da paciente sobre estratégias para lidar com o estresse
   - Explorar fontes de apoio, incluindo AA para filha e aconselhamento financeiro para a paciente. Consultar o serviço social e discutir o assunto na reunião de equipe interdisciplinar
   - Consulte o capelão para discutir os sistemas de apoio espiritual
   - Continuar monitorando possíveis sinais de depressão

   > Ver Tabela 9.6, *Rastreamento de depressão: questionário de saúde do paciente (QSP-9)*, no Capítulo 9, *Cognição, Comportamento e Estado Mental.*

6. **Lombalgia ocasional de origem musculoesquelética:** geralmente quando fica em pé por um tempo prolongado. Sem história de traumatismo ou acidente com veículo motorizado. A dor não irradia; sem dor à palpação ou déficits sensorimotores no exame. Questionar compressão de disco intervertebral ou de raiz nervosa, bursite trocantérica, sacroileíte.
   Plano:
   - Revisar os benefícios da perda ponderal e exercícios físicos para fortalecer os músculos lombares

7. **Uso indevido de tabaco:** um maço por dia durante 36 anos. Nenhum sinal de câncer bucal no exame de hoje. Parece estar na fase pré-contemplação para abandono do tabagismo em um cenário de múltiplos estressores e cefaleias progressivas.
   Plano:
   - Verificar o fluxo máximo ou VEF_1/CVF no espirômetro do consultório para pesquisar doença pulmonar obstrutiva
   - Discutir TC de baixa dosagem para rastreamento de câncer de pulmão
   - Fase pré-contemplação neste ponto, mas ofereceu apoio contínuo no futuro caso ela mudasse de ideia, e forneceu recursos de informação sobre terapia de reposição de nicotina e medicamentos orais para revisão. Pode se readaptar após a melhora dos estressores da vida e o alívio dos episódios de cefaleia

   > Ver estágios de mudança comportamental no Capítulo 6, *Manutenção e Rastreamento da Saúde.*

8. **Sopro:** sopro mesossistólico II/IV foi auscultado no exame. Dada a sua localização no foco aórtico e a idade da paciente, isso provavelmente representa esclerose ou estenose aórtica. A paciente nega dispneia, dor torácica ou síncope sugestivas de estenose aórtica grave. Irá monitorar o exame dos sintomas e considerar um

---

Boxe 5.10 O caso da paciente MN: declaração resumida, avaliação e plano (*continuação*)

ecocardiograma transtorácico se o sopro mudar de intensidade ou se a paciente desenvolver quaisquer sintomas.

9. **Manutenção da saúde:** último exame de Papanicolaou foi em 2018; mamografia, 2019; nunca fez colonoscopia.
   Plano:
   - Encaminhada para colonoscopia, foram prescritos medicamentos de preparação e seu uso foi discutido. As instruções e a discussão seguiu a técnica de ensino
   - Encaminhada ao dentista para rastreamento do câncer oral devido ao tabagismo
   - Aconselhar a paciente a colocar medicamentos e agentes de limpeza cáusticos em armário fechado em um local acima da altura do ombro. Incentivar a paciente a armazenar a arma em um local seguro e trancado, descarregada, com a trava do gatilho, e a armazenar a munição em um local trancado separado

---

REGISTRO DOS ACHADOS

Lembre-se de que sua meta é produzir um relatório claro, conciso, mas abrangente, que documente os principais achados e comunique sua avaliação em um formato sucinto aos médicos, consultores e demais membros da equipe de saúde. Estude o Boxe 5.10 e analise a documentação dos achados do exame físico. Observe o formato padrão do *Registro Clínico de Declaração Resumida para Avaliação e Plano*, incluindo *Manutenção da Saúde*. Lembre-se de que a declaração resumida é a representação documentada do problema descrita anteriormente. Lembre-se também de que a forma como você organiza seus dados clínicos na lista de problemas é resultado de seu raciocínio clínico. Isso foi fundamentado em seus diagnósticos diferenciais desenvolvidos, considerando a localização anatômica, agrupamento de sintomas, curso de tempo e características do paciente. Essa seção também indica como a lista de problemas na avaliação é gerada a partir das informações clínicas iniciais coletadas durante a primeira etapa do processo de raciocínio clínico descrito anteriormente.

Ver documentação da anamnese da paciente MN na seção *Registro dos achados* do Capítulo 3, *Anamnese* e o *Exame Físico* na seção *Registro dos achados* do Capítulo 4, *Exame Físico*.

NOTA DE EVOLUÇÃO E LISTA DE PROBLEMAS DO PACIENTE NO PRONTUÁRIO ELETRÔNICO

O formato das notas de evolução no consultório ou no hospital é bastante variável, mas deve atender aos mesmos padrões da avaliação inicial. A nota deve ser clara, suficientemente detalhada e fácil de seguir. Deve refletir seu raciocínio clínico e delinear sua avaliação e seu plano. Certifique-se de aprender os padrões de documentação para cobrança em sua instituição, porque isso pode afetar os detalhes e o tipo de informação necessária em suas notas de evolução. A nota de evolução geralmente segue o formato SOAP: **S**ubjetivo, **O**bjetivo, **A**valiação e **P**lano. Você verá muitos outros estilos, alguns focados no registro "centrado no paciente".[33]

Ver Tabela 5.1 para obter um exemplo de evolução de uma consulta clínica de acompanhamento.

Lista de problemas do paciente

Após anotar no prontuário a interação clínica atual com o paciente, é uma boa prática clínica gerar uma *Lista de Problemas do Paciente* que resuma os problemas apresentados para ser incluída na página de resumo do paciente no prontuário eletrônico. Essa lista está fora de qualquer nota clínica específica e inclui *todos os problemas significativos do paciente*. Em contraste, a *lista de problemas* documentada com a avaliação e plano para uma consulta particular inclui apenas os problemas identificados ou tratados então. Ao fazer uma Lista de Problemas dos Pacientes, *arrole os problemas mais ativos e sérios primeiro e registre a data de início deles*. Alguns médicos fazem listas separadas para problemas ativos e inativos; outros fazem uma lista em ordem de prioridade. Uma boa lista ajuda a individualizar o cuidado do paciente.

Nas consultas de acompanhamento, a Lista de Problemas do Paciente fornece um resumo da anamnese do paciente e um lembrete para revisar a situação dos problemas que o paciente pode não ter mencionado. Uma Lista de Problemas dos Pacientes possibilita um melhor manejo da população de pacientes, usando os prontuários para rastrear pacientes com problemas específicos, chamar os pacientes que estão atrasados nas consultas e acompanhando questões específicas. Essa lista também possibilita que outros membros da equipe de saúde conheçam rapidamente o estado de saúde do paciente.

Uma amostra da Lista de Problemas do Paciente para a paciente MN é fornecida no Boxe 5.11. Você pode numerar cada problema e usar o número para se referir a problemas específicos nas notas subsequentes.

Os médicos organizam listas de problemas de maneira diferente, mesmo para o mesmo paciente. Os problemas podem ser sintomas, sinais, diagnósticos ou eventos de saúde anteriores, como internação hospitalar ou cirurgia. Você pode escolher entradas diferentes daquelas indicadas no boxe. Boas listas variam em ênfase, comprimento e detalhes, dependendo da filosofia do clínico, especialidade e função como provedor. Alguns médicos achariam essa lista muito longa. Outros seriam mais explícitos sobre "estresse familiar" ou "varizes".

A lista do Boxe 5.11 inclui problemas que precisam de atenção agora, como dores de cabeça da paciente MN, bem como problemas que precisam de observação e atenção futura, como pressão arterial e cistocele. Listar a alergia à ampicilina lembra o médico ou estudante a não prescrever antibióticos da família da penicilina. Alguns sintomas não aparecem nessa lista porque são preocupações menores e não requerem atenção durante essa visita. Listas de problemas com muitos itens relativamente insignificantes são uma distração. Se esses sintomas aumentarem de importância, eles podem ser adicionados em uma consulta posterior.

Boxe 5.11 Lista de problemas do paciente: o caso da paciente MN		
Consulta	**Problema nº**	**Problema**
25/08/2020	1	Cefaleia, provavelmente enxaqueca
	2	Pressão arterial elevada
	3	Cistocele com incontinência de esforço ocasional
	4	Sobrepeso
	5	Estresse social com insegurança habitacional
	6	Lombalgia
	7	Tabagista desde os 18 anos
	8	Sopro
	9	Alergia à ampicilina
	10	Manutenção da saúde

APRESENTAÇÃO ORAL

A *apresentação oral* é um relato estruturado, acurado e personalizado do paciente e de sua anamnese. É o principal meio de comunicação entre os médicos e as outras equipes clínicas do paciente. Quando bem-feitas, as apresentações orais podem melhorar a eficiência do atendimento ao paciente e servir como um fórum para o aprendizado em grupo.[34] As apresentações orais também devem ser uma expressão do raciocínio clínico. As informações incluídas devem informar o ouvinte sobre seu processo de pensamento e diagnóstico diferencial.[35]

Durante a interação clínica com o paciente, são coletados mais dados que o necessário para a anotação a ser feita no prontuário. A apresentação oral reduz ainda mais as informações de sua redação para incluir apenas o que é mais relevante para o seu diagnóstico diferencial e gerenciamento da queixa principal do paciente. A apresentação oral representa uma destilação das informações contidas na nota escrita do paciente (Figura 5.3).

Você deve sempre obter uma anamnese abrangente para a anotação por escrito de um novo paciente internado na enfermaria. No entanto, qualquer informação clínica obtida que não seja relevante para explicar seu diagnóstico diferencial deve ser omitida da apresentação oral ou você pode simplesmente relatar que esses conjuntos de informações são "não contributivos". A revisão dos sistemas em particular não deve ser incluída na apresentação oral, uma vez que quaisquer sintomas relevantes já devem ter sido apresentados como sintomas positivos pertinentes na seção História de Doença Atual da apresentação oral.[36] Observe também que as apresentações orais variam de acordo com as expectativas do público clínico específico, a quantidade de tempo disponível, o serviço clínico (p. ex., médico *versus* cirúrgico) e o ambiente clínico.[36-37]

Essa estrutura é mais bem aplicada a uma apresentação oral abrangente de um novo paciente. Os tipos de informação e o nível de detalhe em outras apresentações orais, no entanto, variará de acordo com o contexto. Por exemplo, uma apresentação oral feita em rondas diárias nas enfermarias/quartos se concentraria em eventos noturnos e atualizações importantes, seguido pelo exame físico daquele dia e quaisquer novos dados de diagnóstico e, finalmente, um resumo atualizado com avaliação e plano. Uma apresentação oral de um paciente na sala de emergência se concentraria quase exclusivamente na queixa principal. Uma apresentação feita a um médico consultor enfocaria a pergunta específica feita a ele. Em cada caso, a estrutura da apresentação oral decorre diretamente de sua função.

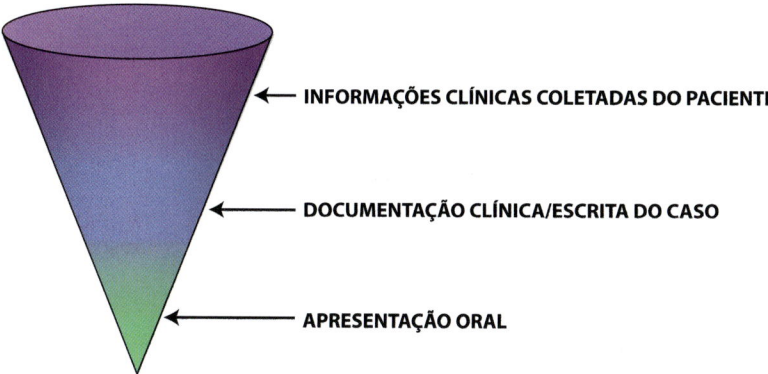

Figura 5.3 As informações são reduzidas ao essencial.

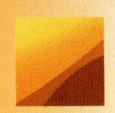

25/10/2020 13:00

Fonte e confiabilidade:

Paciente; excelente.

Queixa principal:

Acompanhamento de enxaqueca.

MN é uma mulher de 54 anos com história de enxaqueca que retorna após ser atendida há 1 mês com sintomas atribuídos à recorrência de suas enxaquecas. Ela foi aconselhada a reduzir o consumo de cafeína e a adotar técnicas de redução do estresse. Os episódios de enxaqueca diminuíram desde a redução da cafeína. Ela agora está bebendo café descafeinado e parou de beber chá. Ela se juntou a um grupo de apoio e começou a se exercitar para reduzir o estresse. Ela ainda tem um episódio ou dois de cefaleia por mês com algumas náuseas, mas são menos intensos e geralmente aliviados com 400 mg de ibuprofeno. Ela nega febre, rigidez de nuca, alterações visuais associadas, déficits sensoriais motores ou parestesias.

Por causa da pressão arterial elevada, ela tem aferido a pressão arterial em casa. Os níveis de PA variam em torno de 150/90. Ela está caminhando 30 minutos três vezes/semana em seu bairro e reduziu sua ingestão calórica diária. Ela não conseguiu parar de fumar. Ela tem feito os exercícios de Kegel, mas ainda apresenta algum extravasamento quando tosse ou ri.

Medicamentos: 400 mg de ibuprofeno até três vezes/dia, se necessário para dor de cabeça.

Alergias: a ampicilina causa erupção cutânea.

Tabaco: um maço por dia desde os 18 anos.

Exame físico:

Aparência geral: mulher de meia-idade com sobrepeso, que parece alerta e um tanto descondicionada.

Vitais: altura 157 cm; peso 63 kg. IMC = 26. PA = 150/90. FC = 86 e RCR em dois tempos. FR = 16. Temperatura 36,8°C.

Pele: sem nevos suspeitos. *COONH:* normocefálico, atraumático. Faringe sem exsudatos. Exame fundoscópico sem papiledema. Pescoço: flexível, sem tireomegalia. *Linfonodos:* sem linfadenopatia. *Pulmões:* ressonantes e limpos à ausculta bilateralmente. *CV:* impulsos ascendentes da carótida rápidos, sem sopros. B1 e B2 normofonéticas. Nenhum sopro foi auscultado hoje. Não há B3 nem B4. *Abdome:* sons intestinais ativos. Flácido e indolor à palpação, sem hepatoesplenomegalia. *Membros:* sem edema. Neuro: nervos cranianos II-XII totalmente intactos.

Exames laboratoriais: painel metabólico básico e urinálise de 25/08/2020 normal. Hemoglobina A1C 5,5% e razão microalbumina/creatinina urinária de 15.

Avaliação e plano:

1. Enxaqueca – melhorou com redução para um ou dois episódios por mês devido à diminuição do consumo de bebidas cafeinadas e do estresse. A cefaleia tem melhorado com o ibuprofeno.
   - Adiará a medicação profilática diária por enquanto, porque a paciente está tendo menos de três episódios de cefaleia por mês e se sente melhor
   - Afirma necessidade de parar de fumar e de continuar com o programa de exercícios
   - Afirma participação da paciente no grupo de apoio para reduzir o estresse

2. Hipertensão arterial sistêmica – segunda aferição com elevação acima da meta em 150/90.
   - Recomendações discutidas para iniciar a medicação porque a PA da paciente permanecia elevada, apesar da melhora nos exercícios
   - Começará com um bloqueador dos canais de cálcio porque não há indicação para um inibidor da ECA, e um diurético tiazídico pode agravar os sintomas urinários
   - A paciente deve aferir a pressão arterial três vezes/semana em casa e trazer as anotações na próxima consulta

3. Cistocele com incontinência de esforço ocasional – a incontinência de esforço melhorou com exercícios de Kegel, mas ainda ocorre extravasamento de urina. Urinálise da última consulta sem sinais de infecção ou hematúria.
   - Continuar os exercícios de Kegel e consultar ginecologista para discutir opções adicionais

4. Excesso ponderal – perdeu ~2 kg.
   - Continuar o exercício físico
   - Revisar a história nutricional; afirma redução ponderal

5. Estresse e insegurança habitacional: ela descreve reduções no estresse desde que se juntou a um grupo de apoio e expressou agradecimento pela ajuda do capelão e da assistente social da equipe.
   - Continuar monitoramento de possíveis sinais de depressão

6. Lombalgia ocasional
   - Sem queixas hoje

7. Abuso de tabaco – ela não revisou os materiais fornecidos na última visita e permanece na fase pré-contemplação.
   - Tem prova de função pulmonar agendada
   - Concordou com TC de baixa dosagem para rastreamento de câncer de pulmão; solicitação feita

8. Manutenção da saúde
   - Último esfregaço de Papanicolaou normal, 2019
   - Mamografia, 2019, BiRads2 (resultados benignos)
   - Colonoscopia agendada para o próximo mês
   - Tem consulta odontológica agendada

REFERÊNCIAS BIBLIOGRÁFICAS

1. Peterson MC, Holbrook JH, Von Hales D, et al. Contributions of the history, physical examination, and laboratory investigation in making medical diagnoses. *West J Med*. 1992;156(2):163–165.

2. Hampton JR, Harrison MJ, Mitchell JR, et al. Relative contributions of history-taking, physical examination, and laboratory investigation to diagnosis and management of medical outpatients. *Br Med J*. 1975;2(5969):486–489.

3. McGee S. *Evidence-based Physical Diagnosis*. 3rd ed. Philadelphia, PA: Elsevier Saunders; 2012.

4. Schneiderman H, Aldo JP. *Bedside Diagnosis. An Annotated Bibliography of Literature on Physical Examination and Interviewing*. 3rd ed. Philadelphia, PA: American College of Physicians; 1997.

5. Kahneman D. *Thinking, Fast and Slow*. 1st ed. New York: Farrar, Straus and Giroux; 2011.

6. Cabrera D, Thomas JF, Wiswell JL, et al. Accuracy of 'My Gut Feeling:' comparing system 1 to system 2 decision-making for acuity prediction, disposition and diagnosis in an Academic Emergency Department. *West J Emerg Med*. 2015;16(5):653–657.

7. Kassirer J, Kopelman R WJ. *Learning Clinical Reasoning*. 2nd ed. Baltimore, MD: Lippincott Williams & Wilkins; 2010.

8. Kassirer JP. Teaching clinical reasoning: case-based and coached. *Acad Med*. 2010;85(7):1118–1124.

9. Norman GR, Eva KW. Diagnostic error and clinical reasoning. *Med Educ*. 2010;44(1):94–100.

10. Bowen JL. Educational strategies to promote clinical diagnostic reasoning. *N Engl J Med*. 2006;355(21):2217–2225.

11. Coderre S, Mandin H, Harasym PH, et al. Diagnostic reasoning strategies and diagnostic success. *Med Educ*. 2003;37(8):695–703.

12. Elstein AS, Schwartz A. Clinical problem solving and diagnostic decision making: selective review of the cognitive literature. *BMJ*. 2002;324(7339):729–732.

13. Norman G. Research in clinical reasoning: past history and current trends. *Med Educ*. 2005;39(4):418–427.

14. Mengel MB, Fields SA. *Introduction to Clinical Skills: A Patient-Centered Textbook*. New York, London: Plenum Medical Book; 1997.

15. Barrows HS, Pickell GC. *Developing Clinical Problem-Solving Skills: A Guide to More Effective Diagnosis and Treatment*. New York: W.W. Norton; 1991.

16. Weinstein A, Gupta S, Pinto-Powell R, et al. Diagnosing and remediating clinical reasoning difficulties: a faculty development workshop. *MedEdPORTAL*. 2017;13:10650.

17. Sackett DL. The rational clinical examination. A primer on the precision and accuracy of the clinical examination. *JAMA*. 1992;267(19):2638–2644.

18. Simel DL, Rennie D. *The Rational Clinical Examination: Evidence-Based Clinical Diagnosis*. New York: McGraw-Hill; 2009.

19. Guyatt G, Rennie D, Meade MO, et al. *Users' Guides to the Medical Literature: A Manual for Evidence-Based Clinical Practice*. 2nd ed. New York: McGraw-Hill; 2008.

20. Fletcher RH, Fletcher SW, Fletcher GS. *Clinical Epidemiology: The Essentials*. 5th ed. Baltimore, MD: Lippincott Williams & Wilkins; 2014.

21. Sharon SE. *Evidence-Based Medicine: How to Practice and Teach Ebm*. Edinburgh: Elsevier/Churchill Livingstone; 2005. Print.

22. Collins RD. *Dynamic Differential Diagnosis*. Philadelphia, PA: Lippincott; 1981.

23. Schmidt HG, Rikers RM. How expertise develops in medicine: knowledge encapsulation and illness script formation. *Med Educ*. 2007;41(12):1133–1139.

24. Barry MJ, Edgman-Levitan S. Shared decision making–pinnacle of patient-centered care. *N Engl J Med*. 2012;366(9):780–781.

25. Croskerry P. When I say...cognitive debiasing. *Med Educ*. 2015;49(7):656–657.

26. Croskerry P, Singhal G, Mamede S. Cognitive debiasing 1: origins of bias and theory of debiasing. *BMJ Qual Saf*. 2013; 22(Suppl 2):ii58–ii64.

27. Croskerry P, Singhal G, Mamede S. Cognitive debiasing 2: impediments to and strategies for change. *BMJ Qual Saf*. 2013;22(Suppl 2):ii65–ii72.

28. Croskerry P. The importance of cognitive errors in diagnosis and strategies to minimize them. *Acad Med*. 2003;78(8): 775–780.

29. Klein JG. Five pitfalls in decisions about diagnosis and prescribing. *BMJ*. 2005;330(7494):781–783.

30. Bordage G, Bordage G. Prototypes and semantic qualifiers: from past to present. *Med Educ*. 2007;41(12):1117–1121.

31. Bordage G. Why did I miss the diagnosis? Some cognitive explanations and educational implications. *Acad Med*. 1999;74(10 Suppl):S138–S143.

32. Nendaz MR, Bordage G. Promoting diagnostic problem representation. *Med Educ*. 2002;36(8):760–766.

33. Donnelly WJ. Viewpoint: patient-centered medical care requires a patient-centered medical record. *Acad Med*. 2005;80(1):33–38.

34. Green EH, Hershman W, DeCherrie L, et al. Developing and implementing universal guidelines for oral patient presentation skills. *Teach Learn Med*. 2005;17(3):263–267.

35. Williams DE, Surakanti S. Developing oral case presentation skills: peer and self-evaluations as instructional tools. *Ochsner J*. 2016;16(1):65–69.

36. Green EH, DeCherrie L, Fagan MJ, et al. The oral case presentation: what internal medicine clinician-teachers expect from clinical clerks. *Teach Learn Med*. 2011;23(1):58–61.

37. Edwards JC, Brannan JR, Burgess L, et al. Case presentation format and clinical reasoning: a strategy for teaching medical students. *Med Teach*. 1987;9(3):285–292.

Manutenção da Saúde e Rastreamento

CONCEITO DE CUIDADOS PREVENTIVOS

Os avanços nos cuidados preventivos de saúde nos últimos 50 anos resultaram em um intenso declínio na incidência de doenças comuns debilitantes. O aumento do conhecimento e da aceitação da manutenção da saúde e das medidas de prevenção de doenças por parte dos pacientes facilitou e melhorou muito a prestação de cuidados de saúde pelos médicos. Conforme você avança em seu treinamento, logo você perceberá que muitas condições clínicas são facilmente evitáveis. Aconselhar seus pacientes a ter uma dieta saudável, fazer exercícios regularmente, não fumar e receber serviços preventivos, como exames de câncer, visitas preventivas e vacinas são apenas algumas maneiras de ajudá-los a manter e promover sua saúde geral e bem-estar. A promoção da saúde, como a Organização Mundial da Saúde (OMS) declarou em sua Ottawa Charter for Health Promotion, "possibilita que os pacientes aumentem seu controle e melhorem sua saúde".[1]

Ver também a discussão sobre os determinantes da saúde no Capítulo 1, *Abordagem à Consulta Clínica*

Conteúdo do capítulo

- Recomendações de diretrizes
  - Abordagem da U.S. Preventive Services Task Force (USPSTF)
  - Classificação de recomendações, avaliação, desenvolvimento e avaliação
- Rastreamento
  - Abordagem básica para rastreamento
- Orientação comportamental
  - Entrevista motivacional
- Imunizações
- Diretrizes de rastreamento para adultos
  - Rastreamento de peso não saudável e diabetes melito
  - Rastreamento de transtornos por uso de substâncias psicoativas, incluindo uso indevido de medicamentos prescritos e compostos ilícitos
  - Rastreamento de violência por parceiro íntimo (VPI), violência doméstica, abuso de idosos e de adultos vulneráveis
- Diretrizes de orientação para adultos
  - Perda de peso
  - Dieta saudável e atividade física
- Diretrizes de rastreamento e orientação para adultos
  - Consumo não saudável de álcool etílico
  - Tabagismo
  - Infecções sexualmente transmissíveis

(continua)

Conteúdo do capítulo (*continuação*)

- Diretrizes de imunização para adultos
  - Vacina antigripal
  - Vacina pneumocócica
  - Vacina contra varicela
  - Vacina contra herpes-zóster
  - Vacina contra tétano, difteria, coqueluche
  - Vacina contra papilomavírus humano
  - Vacina contra hepatites A e B
- Cuidados preventivos em populações especiais
- Recomendações para doenças específicas

Ao longo deste texto, você encontrará recomendações de promoção da saúde com base em diretrizes emitidas por organizações profissionais, como a USPSTF – um painel independente e voluntário de especialistas em prevenção e medicina baseada em evidências (BEM) que norteiam suas recomendações em uma revisão rigorosa das evidências existentes e checadas por pares.[2] As diretrizes da USPSTF consideram a qualidade das evidências, avaliam o equilíbrio entre benefícios e malefícios do serviço preventivo e classificam a força da recomendação. Existem recomendações para *prevenção primária*, que são intervenções destinadas a prevenir doenças.[2] As estratégias de prevenção primária incluem imunizações, quimio-prevenção, procedimentos médicos e orientação comportamental. Este capítulo também discute recomendações para *prevenção secundária*, que são intervenções (testes de rastreamento) destinadas a encontrar a doença ou processos mórbidos em um estágio inicial, quando o paciente ainda não manifestou quaisquer sinais ou sintomas (*assintomáticos*) da doença. A justificativa para a prevenção secundária é que tratar uma doença em estágio inicial é frequentemente mais efetivo do que tratar uma doença em um estágio posterior mais avançado.

RECOMENDAÇÕES DE DIRETRIZES

Diretrizes são recomendações de prática clínica emitidas por organizações profissionais, que devem ser confiáveis e desenvolvidas com rigor.[3] Existem diversas abordagens para classificar a força das recomendações, e discutiremos vários sistemas de classificação que fazem recomendações com base nos mais altos níveis de evidência científica, avaliando os benefícios e danos de um serviço preventivo.

Abordagem da U.S. Preventive Services Task Force

A U.S. Preventive Services Task Force (USPSTF) atribui 1 a 5 classificações às suas recomendações (Boxe 6.1).

Também atribui um nível de certeza em relação ao benefício final (Boxe 6.2). A USPSTF rastreia a literatura médica e realiza sínteses periódicas de evidências sistemáticas para determinar se suas recomendações precisam ou não ser atualizadas.

Graduação das recomendações, da avaliação, do desenvolvimento e da reavaliação

O processo Grading of Recommendations, Assessment, Development, and Evaluation (GRADE) classifica a qualidade das evidências e gradua a força das

Boxe 6.1 Escores da USPSTF: definições de graus e implicações para a prática clínica[4]

Grau	Definição	Sugestões para a prática clínica
A	A USPSTF recomenda o serviço. Há grande certeza* de que o benefício final é substancial.	Oferecer ou fornecer esse serviço.
B	A USPSTF recomenda o serviço. Há certeza de que o benefício final é moderado ou há certeza moderada de que o benefício final é moderado a substancial.	Oferecer ou fornecer esse serviço.
C	A USPSTF recomenda oferecer ou fornecer seletivamente esse serviço a pacientes individuais, com base no julgamento profissional e nas preferências do paciente. Há pelo menos uma certeza moderada de que o benefício final é pequeno.	Oferecer ou fornecer esse serviço para pacientes selecionados, dependendo das circunstâncias individuais.
D	A USPSTF não recomenda o serviço. Há certeza moderada ou alta de que o serviço não traz benefício final ou de que os danos superam os benefícios.	Desencorajar o uso desse serviço.
E	A USPSTF conclui que as evidências atuais são insuficientes para avaliar o equilíbrio entre benefícios e danos do serviço. Faltam evidências, são de baixa qualidade ou são conflitantes, e o equilíbrio entre benefícios e danos não pode ser determinado.	Se o serviço for oferecido, os pacientes devem compreender a incerteza sobre o equilíbrio entre benefícios e danos.

*A certeza é definida como a "probabilidade de que a avaliação da USPSTF a respeito do benefício final de um serviço preventivo esteja correta". *Benefício final* é definido como benefício menos dano do serviço preventivo, conforme implementado em uma população geral de atenção primária.

Boxe 6.2 Níveis de certeza da U.S. Preventive Services Task Force em relação ao benefício[4]

Nível de certeza	Descrição
Alta	As evidências disponíveis geralmente incluem resultados consistentes de estudos bem planejados e bem conduzidos em populações representativas de atenção primária. Esses estudos avaliam os efeitos do serviço preventivo sobre os desfechos de saúde. Portanto, é improvável que essa conclusão seja fortemente afetada pelos resultados de estudos futuros.
Moderada	As evidências disponíveis são suficientes para determinar os efeitos do serviço preventivo sobre os desfechos de saúde, mas a confiança na estimativa é limitada por fatores como: ■ Número, tamanho ou qualidade dos estudos individuais ■ Inconsistência de achados em estudos individuais ■ Capacidade de generalização limitada dos resultados para a prática rotineira de atenção primária ■ Falta de coerência na cadeia de evidências À medida que mais informações se tornam disponíveis, a magnitude ou direção do efeito observado poderia mudar, e essa mudança pode ser grande o suficiente para alterar a conclusão.

(continua)

Boxe 6.2 Níveis de certeza da U.S. Preventive Services Task Force em relação ao benefício[4] (*continuação*)	
Nível de certeza	**Descrição**
Baixa	As evidências disponíveis não são suficientes para avaliar os efeitos sobre os desfechos de saúde. As evidências são insuficientes por causa de: ■ Número ou tamanho limitado dos estudos ■ Falhas importantes no desenho ou nos métodos do estudo ■ Inconsistência de achados em estudos individuais ■ Lacunas na cadeia de evidências ■ Achados não são generalizáveis para a prática rotineira de atenção primária ■ Falta de informações sobre desfechos de saúde importantes Mais informações podem permitir a estimativa dos efeitos sobre os desfechos de saúde

recomendações nas diretrizes clínicas.[5] Desenvolvido por um grupo internacional de redatores de diretrizes e especialistas em evidências, as metas primárias do GRADE são (1) separar claramente a qualidade das evidências e a força das recomendações e (2) fornecer interpretações claras e pragmáticas sobre recomendações fortes *versus* fracas.

Evidências de alta qualidade de que os benefícios de uma intervenção superam os danos garantem uma forte recomendação e sugere que pesquisas futuras provavelmente não mudarão a confiança no efeito estimado. Enquanto isso, a incerteza sobre as compensações entre benefícios e danos (p. ex., devido a evidências de baixa qualidade ou riscos e benefícios estreitamente equilibrados) justifica uma recomendação fraca.

RASTREAMENTO

Abordagem básica para rastreamento

O *rastreamento* envolve testes para identificar pacientes assintomáticos com doença em estágio inicial ou precursores da doença que poderiam se beneficiar do tratamento precoce. Alguns dos critérios para considerar a implementação de um programa de rastreamento, com base em uma monografia da OMS e subsequentemente modificados por outros, são mostrados no Boxe 6.3.[6-8] A maioria dos programas de rastreamento tem como alvo doenças comuns, que têm taxas de morbidade e mortalidade substanciais, como câncer, diabetes melito (DM), infecções virais crônicas, abuso de substâncias psicoativas e doenças

Boxe 6.3 Quando faz sentido considerar o rastreamento de uma doença ou condição?
■ Quando uma doença ou condição representa um ônus substancial para a saúde pública ■ Quando a história natural é bem compreendida e há um estágio latente ou sintomático inicial reconhecido ■ Quando os testes de rastreamento estão disponíveis, são aceitáveis e acurados ■ Quando o tratamento para pacientes com doença detectada clinicamente está disponível, é aceitável e é mais efetivo quando administrado no momento do diagnóstico de rastreamento ■ Quando os programas de rastreamento são custo-efetivos ■ Quando os benefícios finais para a saúde do rastreamento superam os danos

cardiovasculares (DCV). No entanto, às vezes, os programas de rastreamento têm como alvo uma doença rara, como a fenilcetonúria em recém-nascidos, porque a detecção é baseada em um simples exame de sangue, e evitar produtos com fenilalanina pode prevenir complicações da doença. Deve haver um período suficientemente longo quando a doença pode ser detectada em um estágio inicial e quando o tratamento pode ser mais efetivo e/ou fácil de administrar em comparação com quando a doença é clinicamente detectada. Os testes de rastreamento devem estar amplamente disponíveis; serem aceitáveis para os pacientes em termos de segurança, conveniência e custo; e serem acurados. O Capítulo 7, *Avaliação de Evidências Clínicas*, fornece mais informações sobre a acurácia do teste, abordando tópicos como sensibilidade, especificidade, valores preditivos, razões de verossimilhança e confiabilidade. Tratamentos efetivos para doenças clinicamente detectadas devem estar amplamente disponíveis e ser aceitáveis.

Ao determinar se deve recomendar um programa de rastreamento, organizações como a USPSTF avaliarão as evidências de benefício e dano (Boxe 6.4). A evidência mais forte vem de ensaios clínicos randomizados, nos quais os pacientes são designados aleatoriamente para receber rastreamento ou cuidados usuais e acompanhados – frequentemente por muitos anos – para procurar diferenças na sobrevida da doença.

Os estudos observacionais, que comparam os desfechos dos pacientes que recebem o rastreamento e os desfechos dos pacientes que não recebem, estão sujeitos a vieses importantes (Boxe 6.5).

Ver Capítulo 7, *Avaliação das Evidências Clínicas*, para uma discussão mais aprofundada sobre vieses que afetam as evidências.

Boxe 6.4 Benefícios e danos da rastreamento[9]

Benefícios	Danos
■ Redução da taxa de mortalidade ■ Redução da taxa de morbidade ■ Tranquilidade	■ Resultados falso-positivos que podem causar ansiedade e levar a testes adicionais ■ Sobrediagnóstico de doença de baixo risco, que nunca causará problemas clínicos, mas pode levar ao tratamento excessivo ■ Falsa tranquilidade de testes falso-negativos ■ Dor ou desconforto de exames complementares ■ Achados incidentais que levam a testes e tratamentos adicionais ■ Complicações do tratamento de doenças

Boxe 6.5 Potenciais vieses de estudos que avaliam rastreamento

Viés	Explicação do viés
Viés de seleção	Pessoas que se submetem voluntariamente a exames podem ser diferentes daquelas que não o fazem. Essas pessoas podem ser mais saudáveis do que a população em geral e provavelmente ter melhor sobrevida mesmo sem rastreamento ("voluntários saudáveis").
Viés de antecipação diagnóstica	Ocorre quando um teste de rastreamento encontra uma doença em um estágio inicial, mas o tratamento precoce não prolonga a expectativa de vida. O benefício de "sobrevida" é um artefato de detecção precoce.
Viés de tempo de duração	Ocorre porque o rastreamento detecta preferencialmente pacientes assintomáticos com doença de crescimento mais lento, enquanto os pacientes com doença de crescimento mais rápido têm maior probabilidade de apresentar sintomas clínicos. Na comparação dos desfechos, os pacientes com doenças detectadas no rastreamento, que provavelmente são menos agressivas do que as doenças encontradas durante o atendimento clínico, parecerão ter uma sobrevida melhor.

ORIENTAÇÃO COMPORTAMENTAL

Uma das habilidades mais importantes de um profissional de saúde efetivo é ser capaz de ajudar os pacientes a fazer mudanças comportamentais. Você pode apoiar um estilo de vida saudável aconselhando os pacientes a se exercitarem e seguirem dietas balanceadas e evitar hábitos prejudiciais à saúde (p. ex., tabagismo, etilismo, uso de substâncias psicoativas e práticas sexuais inseguras). No entanto, mudar comportamentos é difícil, e o primeiro passo importante é entender em que momento da vida os pacientes estão em termos de pensar sobre a mudança. Um modelo útil para caracterizar os pacientes que devem adotar comportamentos saudáveis ou interromper os comportamentos não saudáveis é o *Modelo Transteórico*, de Prochaska e DiClemente, ou *Estágios de Mudança Comportamental*, conforme mostrado no Boxe 6.6.[10] Nesse modelo, a mudança de comportamento é conceituada como um processo que se desenvolve ao longo do tempo e envolve a progressão por meio de uma série de cinco estágios: *pré-contemplação, contemplação, preparação, ação* e *manutenção*.[11] Os pacientes nem sempre passam pelos estágios de mudança de maneira linear e podem se reciclar dependendo de seu nível de motivação e autoeficácia. Por exemplo, os pacientes no estágio de manutenção trabalham duro para praticar um comportamento novo e mais saudável, mas podem voltar aos antigos comportamentos (*recaída*).[12] Tente identificar onde seu paciente está nesse *continuum* e adaptar suas intervenções de acordo com a prontidão e autoeficácia do paciente para fazer mudanças no estilo de vida.

Entrevista motivacional

Uma estratégia efetiva para pacientes nos estágios pré-contemplativos ou contemplativos é a *entrevista motivacional*. Conforme definido por seus criadores, "a entrevista motivacional é um estilo de conversa colaborativa para fortalecer a própria motivação e o compromisso com a mudança".[15] Essa abordagem pode apoiar efetivamente as mudanças comportamentais para melhorar os desfechos de saúde, como controle da glicemia, controle de peso e atividade física, e particularmente na área de transtornos por uso de substâncias psicoativas.[16] Essa entrevista é um "estilo de orientação centrado na pessoa para abordar o problema comum de ambivalência sobre a mudança". A entrevista motivacional reconhece

Etapa	Descrição	Demonstração
Boxe 6.6 Modelo transteórico para mudança comportamental[11-13]		
Pré-contemplação	Os pacientes não têm intenção de mudar o comportamento em um futuro previsível. Frequentemente, eles não estão cientes de seus problemas.	"Eu não acho que eu preciso mudar meu comportamento."
Contemplação	Os pacientes estão cientes de que existe um problema e estão pensando seriamente em superá-lo. Nenhum compromisso foi feito para agir.	"Estou preocupado com meu comportamento, mas não estou pronto para fazer uma mudança agora."
Preparação	Os pacientes expressaram intenção de agir em breve e estão relatando pequenas mudanças comportamentais.	"Estou pronto para mudar meu comportamento agora."
Ação	Os pacientes modificam seu comportamento para superar seus problemas.	"Estou mudando meu comportamento agora."
Manutenção	Os pacientes continuam suas ações para mudança de comportamento e trabalham para prevenir recaídas.	"Eu mudei meu comportamento."
Recaída*	Interrupção das mudanças comportamentais e os pacientes voltam ao antigo comportamento.	"Eu voltei ao meu antigo comportamento."

*Não é um estágio em si, mas o "retorno da ação ou manutenção a um estágio anterior."[14]

que as pessoas são os especialistas sobre si mesmos e busca entender suas perspectivas sobre determinado comportamento, a fim de evocar sua motivação e chegar a uma agenda para fazer mudanças positivas de comportamento. O estilo de entrevista motivacional é orientador e colaborativo, e "situa-se entre e incorpora elementos para *dirigir* e *seguir os estilos*". O Boxe 6.7 destaca algumas das principais habilidades para extrair as ideias e soluções de seus pacientes.

No Capítulo 2, *Entrevista, Comunicação e Habilidades Interpessoais*, são discutidas a comunicação específica e técnicas interpessoais utilizadas em entrevistas motivacionais básicas, como o uso de perguntas abertas, escuta reflexiva, uso de declarações empáticas e resumos. Técnicas avançadas de entrevista motivacional estão além do escopo deste livro.

As seções sobre progresso da saúde e orientação sobre *orientação* para várias condições e doenças são encontradas ao longo do livro.

Ver a seção *Diretrizes de rastreamento para adultos* mais adiante para entender quando os profissionais de saúde podem usar perguntas de rastreamento e testes para identificar pacientes em risco e, em seguida, fornecer *orientação comportamental* efetivo e estratégias de *prevenção*.

IMUNIZAÇÕES

As vacinas são um pilar da saúde pública e seu uso tem contribuído significativamente para a prevenção e o controle de doenças infecciosas em todo o planeta.[18] A *imunização* denota o processo de induzir ou fornecer imunidade por meio da administração de um imunobiológico. A imunização pode ser ativa ou passiva.

Embora frequentemente usados como sinônimos, os termos vacinação e imunização não são sinônimos. A administração de um imunobiológico não pode ser equiparada automaticamente ao desenvolvimento de imunidade adequada.[19] Os benefícios da imunização não estão limitados ao indivíduo vacinado, mas também incluem a promoção da *imunidade de rebanho* para a população em geral, incluindo pessoas não imunizadas e aquelas com imunidade em declínio ou que podem não ter respondido totalmente à vacinação anterior.[20]

As recomendações para *imunização* são encontradas nos capítulos de exames regionais ao longo deste livro.

DIRETRIZES DE RASTREAMENTO PARA ADULTOS

As diretrizes de rastreamento para adultos incluem:

- Peso não saudável e diabetes melito (DM)
- Transtornos por uso de substâncias psicoativas, incluindo uso indevido de medicamentos prescritos e compostos ilícitos
- Infecção pelo HIV
- Rastreamento de violência por parceiro íntimo (VPI), abuso de idosos e de adultos vulneráveis

---

Boxe 6.7 Estilo de orientação da entrevista motivacional[17]

- **Fazer perguntas** abertas – convidar o paciente a considerar como e por que eles poderiam mudar
- **Escutar** para compreender a experiência do seu paciente – "capturar" o relato deles com breves resumos ou declarações de escuta reflexivas, como "parar de fumar está além de você no momento". Isso expressa empatia, incentiva o paciente a elaborar e, muitas vezes, é a melhor maneira de responder à resistência
- **Informar** – peça permissão para fornecer informações e, em seguida, pergunte quais seriam as implicações para o paciente

Rastreamento de peso não saudável e diabetes melito

O Boxe 6.8 fornece estatísticas sobre peso não saudável e diabetes melito.

O índice de massa corporal (IMC), que é o peso de uma pessoa dividido por sua altura elevada ao quadrado, é medido rotineiramente nas consultas de cuidados primários. O IMC é frequentemente usado para rastrear sobrepeso/obesidade (Boxe 6.9).[21]

Embora o IMC não meça diretamente a gordura corporal, ele está correlacionado com a porcentagem de gordura corporal e massa de gordura corporal, conforme determinado por medidas mais diretas. Além disso, um IMC elevado está associado a apneia do sono, esteatose hepática não alcoólica, osteoartrite, DCV e distúrbios metabólicos, incluindo dislipidemia e DM2. Como o DM é um importante fator de risco modificável para DCV, a USPSTF emitiu uma recomendação de grau B para rastreamento de glicemia anormal em adultos com sobrepeso ou obesos com idade entre 40 e 70 anos.[23] O diagnóstico de DM2 pode ser feito com base em medidas repetidas de níveis de hemoglobina A1C ≥ 6,5%, glicemia de jejum ≥ 126 mg/dℓ ou resultado de um teste de tolerância à glicose oral ≥ 200 mg/dℓ.

Boxe 6.8   Fatos sobre peso não saudável e diabetes melito (DM)[21]

- Quase 38% dos adultos nos EUA são obesos, incluindo cerca de 8% que são gravemente obesos[a]
- A prevalência da obesidade é mais alta em mulheres negras não hispânicas (56,9%) e mulheres hispânicas (45,7%); e é mais baixa em homens asiáticos (11,2%) e mulheres asiáticas (11,9%)
- O sobrepeso e a obesidade estão associados a um risco 20% maior de morte por todas as causas
- Estima-se que 23,4 milhões de adultos nos EUA tenham sido diagnosticados com DM e que haja 7,6 milhões de adultos com DM não diagnosticado. A prevalência varia por sexo e raça/etnia
- DM é um importante fator de risco para doenças cardiovasculares
- Segundo dados da OMS, em 2019, estima-se que 1,5 milhão de mortes foram diretamente causadas pelo DM em todo o planeta (ver https://www.who.int/news-room/fact-sheets/detail/diabetes)

---

[a]N.R.T.: Em outubro de 2020, o IBGE (Instituto Brasileiro de Geografia e Estatística) divulgou os dados da Pesquisa Nacional de Saúde (PNS 2019) realizada em parceria com o Ministério da Saúde. Seis em cada 10 brasileiros apresenta peso acima do ideal, ou seja, 96 milhões de brasileiros têm sobrepeso ou obesidade.

Boxe 6.9   Classificação de peso por índice de massa corporal (IMC)[22]

IMC (kg/m²)	Peso corporal
< 18,5	Abaixo do peso
18,5 a < 25	Normal ou saudável
25,0 a < 30	Sobrepeso
30,0 a < 35	Obesidade grau 1
35 a < 40	Obesidade grau 2
≥ 40	Obesidade grau 3 (grave)

Rastreamento para transtornos por uso de substâncias psicoativas, incluindo uso indevido de medicamentos prescritos e compostos ilícitos

O Boxe 6.10 fornece estatísticas sobre transtornos por uso de substâncias psicoativas.

De acordo com DSM-5, os transtornos por uso de substâncias psicoativas são caracterizados por "comprometimento clinicamente significativo da saúde, da função social e do controle sobre o uso de substâncias e são diagnosticados por meio de avaliação cognitiva e comportamental, e sintomas psicológicos".[26] O National Institute on Drug Abuse (NIDA) recomenda que primeiro se faça uma pergunta extremamente sensível e específica: "Quantas vezes no último ano você usou uma droga ilegal ou um medicamento prescrito por motivos não clínicos?"[27,28] Se a resposta for positiva, pergunte especificamente sobre o uso não clínico de medicamentos prescritos e compostos ilícitos: "Em sua vida, você já usou: maconha; cocaína; estimulantes de prescrição; metanfetaminas; sedativos ou calmantes; alucinógenos, como dietilamida de ácido lisérgico (LSD), *ecstasy*, cogumelos; opioides de rua, como heroína ou ópio; opioides de prescrição, como fentanila, oxicodona, hidrocodona; ou outras substâncias?" Para aqueles que responderam sim, várias perguntas adicionais são recomendadas.

Depois de identificar o abuso de substâncias psicoativas, investigue mais: "Você sempre consegue controlar o uso de drogas?", "Você teve alguma reação negativa?", "O que aconteceu? Algum acidente, lesão ou prisão relacionada a drogas? Problemas de trabalho ou família?", "Você já tentou parar? Conte-me sobre isso." Dependendo do nível de risco, os pacientes podem precisar de encaminhamento para tratamento adicional.

No entanto, a USPSTF concluiu em 2008 que as evidências eram insuficientes para recomendar o rastreamento do uso de drogas ilícitas. Os questionários padronizados disponíveis são válidos e confiáveis, mas a utilidade clínica do uso desses instrumentos em ambientes de atenção primária é incerta. A diretriz da USPSTF está sendo revisada e atualizada.

Boxe 6.10 Fatos sobre transtornos por uso de substâncias psicoativas

- O 2017 National Survey on Drug Use and Health (NSDUH)[24] estimou que 30,5 milhões de americanos usaram uma substância psicoativa ilícita no mês anterior à pesquisa, incluindo:
  - 26 milhões de usuários de maconha
  - 3,2 milhões usaram medicamentos prescritos para indicações não clínicas
  - 2,2 milhões de usuários de cocaína
- Estima-se que 7,5 milhões de pessoas atenderam aos critérios do Diagnostic and Statistical Manual of Mental Disorder (DSM-IV) para ter pelo menos um transtorno com drogas ilícitas
- Superdosagem de substâncias psicoativas foram responsáveis por 70.237 mortes em 2017, com mais de dois terços envolvendo opioides
- 36 milhões de pessoas (13,6%) com 12 anos ou mais usaram analgésicos incorretamente ao longo da vida
- As taxas de mortalidade relacionadas a opioides têm aumentado nos últimos anos, principalmente devido a opioides sintéticos, como fentanila e heroína; a taxa de mortalidade por opiáceos prescritos se estabilizou

Rastreamento para VPI, violência doméstica, abuso de idosos e de adultos vulneráveis

O Boxe 6.11 fornece estatísticas sobre VPI e outros tipos de abuso.

A VPI e o abuso de adultos mais velhos ou vulneráveis são problemas comuns nos EUA, embora muitas vezes não sejam detectados. A USPSTF define a *violência do parceiro íntimo* como a "violência física, violência sexual, agressão psicológica (incluindo táticas coercitivas, como limitar o acesso a recursos financeiros), ou perseguição por um parceiro romântico ou sexual, incluindo cônjuges, namorados, namoradas, encontros e 'encontros' casuais".[32] O termo *abuso de idosos*[b] se refere a "atos" pelos quais uma pessoa de confiança (p. ex., um cuidador) causa ou cria risco de dano a um adulto mais velho.[33] *Adulto vulnerável* é geralmente definido como "uma pessoa que é ou pode ser maltratada e que, devido à idade e/ou deficiência não tem condições de se proteger".

Entrevistas sensíveis são essenciais, uma vez que, mesmo com investigação habilidosa, apenas 25% dos pacientes revelam sua experiência de abuso.[34,35] O rastreamento para VPI pode começar com perguntas gerais de "normalização": "Como o abuso é comum na vida de muitos dos meus pacientes, comecei a perguntar sobre isso rotineiramente.", "Há momentos em seus relacionamentos em que você se sente inseguro ou com medo?", "Você já foi atingido, chutado, socado ou ferido por alguém que você conhece?"

A USPSTF recomenda vários instrumentos de rastreamento, incluindo Humiliation, Afraid, Rape, Kick (HARK); Hurt, Insult, Threaten, Scream (HITS); Extended-HITS (E-HITS); Partner Violence Screen (PVS) e Woman Abuse Screening Tool (WAST). A sensibilidade desses testes variou de 64 a 87%, enquanto a especificidade variou de 80 a 95%. As intervenções efetivas após a VPI incluem a prestação contínua de serviços de apoio, incluindo orientação e visitas domiciliares. A USPSTF emitiu uma recomendação de grau B para rastreamento de VPI em mulheres em idade fértil e encaminhar aquelas com rastreamento positivo para serviços de apoio.[32] No entanto, eles encontraram evidências insuficientes (afirmação I) para determinar se recomendam o rastreamento de abuso e negligência em todos os adultos mais velhos ou vulneráveis.

Ver Boxe 3.9, *Indícios de abuso físico e sexual*, no Capítulo 3, *Anamnese*; Tabela 25.11, *Sinais físicos de abuso sexual*, no Capítulo 25, *Crianças: do Nascimento à Adolescência*; e Capítulo 26, *Gestantes*, para saber sobre violência praticada por parceiro íntimo durante a gravidez.

Boxe 6.11 Fatos sobre violência por parceiro íntimo e abuso de adultos mais velhos ou vulneráveis

- Os Centers for Disease Control and Prevention (CDC) relatam que mais de 1 em cada 3 mulheres nos EUA e cerca de 1 em cada 3 homens nos EUA sofreram VPI durante a vida[29]
- No geral, 21% das mulheres sofreram violência física grave durante suas vidas, em comparação com 15% dos homens
- O homicídio é uma das principais causas de morte de mulheres com menos de 45 anos. Mais da metade de todos os homicídios femininos (55,3%) com circunstâncias conhecidas estavam relacionadas à VPI[30]
- Uma pesquisa nacional de 2008 com adultos com 60 anos ou mais descobriu que 1 em cada 10 relatou abuso ou negligência potencial no ano anterior[31]

---

[b]N.R.T.: No Brasil, em 2020, foi lançada a cartilha *Violência contra a pessoa idosa: vamos falar sobre isso?*, que traz esclarecimentos sobre violência patrimonial, violência sexual contra a pessoa idosa e responde sobre quais outros tipos de atitudes são consideradas violência contra pessoa idosa. Informa, ainda, sobre a violência contra a pessoa idosa durante o confinamento social e traz uma lista de delegacias especializadas para denunciar ou solicitar ajuda em casos de violência contra idosos. Ver em https://bibliotecadigital.mdh.gov.br/jspui/handle/192/1240.

DIRETRIZES DE ORIENTAÇÃO PARA ADULTOS

As diretrizes de orientação para adultos incluem:

■ Perda de peso

■ Dieta saudável e atividade física

Perda de peso

A USPSTF apoiou (recomendação B) intervenções comportamentais multicomponentes intensivas para prevenir doenças cardiovasculares (DCV) em adultos com IMC ≥ 30 e adultos com IMC entre 25 e < 30 com fatores de risco de DCV (hipertensão arterial sistêmica, dislipidemia, glicemia anormal) (Boxe 6.12).[36] A USPSTF constatou que intervenções comportamentais intensivas efetivas, que combinavam mudanças na dieta com aumento da atividade física, poderiam resultar em perda ponderal de 5% ou mais. Essas intervenções, que frequentemente duravam de 1 a 2 anos, costumavam incluir elementos de automonitoramento de peso, ferramentas de suporte e para manter a perda ponderal (p. ex., pedômetros, balanças de alimentos ou vídeos de exercícios) e sessões de orientação motivacional.

Para promover o peso e a nutrição ideais do paciente, adotar a abordagem descrita no Boxe 6.13.

Um elemento crucial do orientação efetivo é trabalhar com o paciente para estabelecer metas razoáveis (Boxe 6.14). Uma perda de peso de 5 a 10% é realista e comprovadamente reduz o risco de diabetes melito e outros problemas de saúde associados à obesidade. É preciso informar os pacientes sobre os obstáculos comuns à perda de peso sustentada: atingir um platô devido aos sistemas fisiológicos de *feedback* que mantêm a homeostase corporal; baixa adesão à dieta devido ao aumento da fome ao longo do tempo conforme o peso diminui e inibição da leptina, um hormônio secretado e armazenado nos adipócitos, que modula a fome. Uma meta segura para perda de peso é de 200 g a 900 g por semana.

O National Heart, Lung, and Blood Institute e a Agency for Healthcare Research and Quality emitiram recomendações baseadas em evidências para o manejo do sobrepeso e da obesidade em adultos que não respondem a intervenções comportamentais intensivas, incluindo farmacoterapia e procedimentos cirúrgicos bariátricos.[37,38]

Boxe 6.12 Recomendações da USPSTF para orientação comportamental para perda de peso			
IMC (kg/m²)	Sem hipertensão arterial, dislipidemia ou níveis anormais de glicose no sangue	Hipertensão arterial e/ou dislipidemia	Níveis anormais de glicose no sangue ou diabetes melito
Comorbidade			
Peso normal (IMC 18,5 a < 25)	Individualizar a decisão de fornecer ou encaminhar para orientação comportamental	Individualizar a decisão de fornecer ou encaminhar para orientação comportamental	Fornecer ou encaminhar para orientação comportamental intensiva
Sobrepeso (IMC de 25 a < 30)	Individualizar a decisão de fornecer ou encaminhar para orientação comportamental	Fornecer ou encaminhar para orientação comportamental intensiva	Fornecer ou encaminhar para orientação comportamental intensiva
Obeso (IMC ≥ 30)	Fornecer ou encaminhar para orientação comportamental intensiva	Fornecer ou encaminhar para orientação comportamental intensiva	Fornecer ou encaminhar para orientação comportamental intensiva

Fonte: U.S. Preventive Services Task Force *et al. JAMA*. 2018;320(11):1163–1171.

Boxe 6.13   Etapas para promover o peso ideal

1. Calcular o IMC e medir a circunferência da cintura
   - Adultos com IMC ≥ 25 kg/m², homens com circunferências da cintura > 102 cm e mulheres com circunferências da cintura > 89 cm correm risco aumentado de doença cardíaca e doenças relacionadas à obesidade
   - Calcular a razão cintura/quadril (circunferência da cintura dividida pela circunferência do quadril) é um melhor preditor de risco para indivíduos com mais de 75 anos. Razões > 0,95 em homens e > 0,85 em mulheres são consideradas elevadas
2. Determinar os fatores de risco adicionais para doenças cardiovasculares, incluindo tabagismo, hipertensão arterial, hipercolesterolemia, sedentarismo e história familiar
3. Avaliar a ingestão alimentar
4. Avaliar a motivação do paciente para mudar
5. Fornecer orientação sobre nutrição e exercícios

Dieta saudável e atividade física

Para ajudar a reduzir o risco de doença cardiovascular (DCV), os médicos devem oferecer orientação comportamental para promover uma dieta saudável e atividade física para adultos com sobrepeso ou obesidade e que tenham pelo menos um outro fator de risco conhecido para DCV. Os médicos, no entanto, devem individualizar a decisão de oferecer orientação comportamental para pacientes não obesos sem fatores de risco específicos para DCV.

Dieta saudável. Você deve estar bem-informado sobre dieta e nutrição enquanto aconselhar pacientes com sobrepeso, sobretudo por causa das muitas vezes contraditórias opções de dieta disponíveis na imprensa popular. Uma dieta saudável para o coração é rica em vegetais, frutas, fibras e grãos inteiros e é pobre em sal, carnes vermelhas e processadas e gorduras saturadas. O U.S. Department of Agriculture divulgou as diretrizes dietéticas de 2015-2020 para ajudar os médicos e pacientes a enfrentarem a epidemia de obesidade de forma mais efetiva.[39] As principais recomendações incluem:

- Limitar a ingestão de sódio a < 2.300 mg/dia, uma vez que a ingestão excessiva de sódio pode causar hipertensão arterial sistêmica, um importante fator de risco para DCV

Ver Capítulo 8, *Levantamento Geral, Sinais Vitais e Dor*, para discussão sobre hipertensão e sódio na dieta e discussão sobre orientação sobre o uso não saudável de álcool.

Boxe 6.14   Estratégias que promovem a perda de peso

- As dietas mais efetivas combinam metas realistas de perda ponderal com exercícios e reforços comportamentais
- Incentive os pacientes a caminhar 30 a 60 minutos, 5 ou mais dias por semana, ou um total de pelo menos 150 minutos por semana
- A meta de déficit calórico total, geralmente 500 a 1.000 quilocalorias por dia, é mais importante do que o tipo de dieta. Uma vez que muitos tipos de dietas foram estudados e parecem conferir resultados semelhantes, deve-se apoiar as preferências do paciente, desde que sejam razoáveis
- Incentivar hábitos comportamentais comprovados, como refeições com controle de porções, planejamento de refeições, diários de alimentos e registros de atividades
- Seguir as orientações profissionais para terapias farmacológicas e procedimentos cirúrgicos em pacientes com alto peso e morbidades que não respondem ao tratamento convencional
- A redução do peso corporal em até 5 a 10% consegue melhorar a pressão arterial, níveis sanguíneos de lipídios e tolerância à glicose e reduzir o risco de diabetes melito ou hipertensão arterial

■ Limitar açúcares adicionados e gorduras saturadas a ≤ 10% do total de calorias

■ Álcool etílico deve ser consumido com moderação

O U.S. Department of Agriculture também publicou as "10 Tips: Choose MyPlate" para fornecer orientação dietética adicional (Boxe 6.15 e Figura 6.1).[40]

Atividade física. As 2018 Physical Activity Guidelines for Americans é um relatório baseado em evidências, que destaca os benefícios da atividade física, incluindo a redução dos riscos de morte precoce, DCV, hipertensão arterial, diabetes melito do tipo 2 (DM2), câncer de mama e cólon, obesidade, osteoporose, episódios de quedas e depressão (Boxe 6.16).[41] A atividade física também ajuda a melhorar a cognição e a capacidade funcional em idosos. Em 2015, cerca de 50% dos adultos com 18 anos ou mais atendiam às diretrizes federais de atividade física para atividades aeróbicas, embora apenas cerca de 21% atendessem às diretrizes para atividades aeróbicas e de fortalecimento muscular.[42]

O relatório inclui diretrizes para ajudar pessoas sedentárias a aumentar gradualmente seu nível de atividade, começando com exercícios simples, como subir alguns lances de escada ou estacionar longe do local de trabalho ou de compras. Adultos inativos devem começar com atividades de baixa intensidade e aumentar gradualmente a frequência e a duração dessas atividades – *"comece devagar e vá devagar"*. Os médicos devem avaliar os pacientes com doenças pulmonares, cardíacas ou musculoesqueléticas crônicas para determinar os tipos e as quantidades de atividades apropriadas.

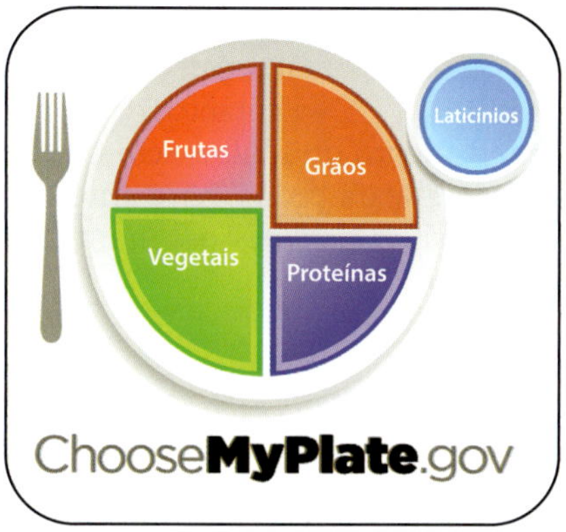

Figura 6.1 Avalie seu prato. (De choosemyplate.gov.)

Boxe 6.15   10 Tips: Choose MyPlate

1. Encontrar seu estilo de alimentação saudável
2. Encher metade de seu prato com frutas e vegetais
3. Concentrar-se em frutas inteiras
4. Variar os vegetais
5. Metade dos grãos deve ser integral
6. Mudar para leite ou iogurte desnatado ou sem gordura
7. Variar a rotina de proteína
8. Ingerir bebidas e alimentos com menos sódio, gordura saturada e açúcares adicionados
9. Beber água em vez de bebidas açucaradas
10. Tudo o que você come e bebe é importante

Fonte: *ChooseMyPlate*. USDA Center for Nutrition Policy & Promotion. Disponível em: https://www.choosemyplate.gov/. Acesso em: 10 maio 2019.

Boxe 6.16   Diretrizes de atividade física para americanos[41]

■ Os adultos devem fazer pelo menos 150 a 300 minutos de atividade aeróbica com intensidade moderada ou 75 a 150 minutos de atividade aeróbica com intensidade vigorosa por semana[41]

■ Fazer *atividade de fortalecimento muscular* de intensidade moderada ou superior, que envolva todos os principais grupos musculares, 2 ou mais vezes/semana

■ Maiores benefícios para a saúde podem ser alcançados quando se aumenta a frequência, a duração e/ou a intensidade da atividade física

■ Os adultos devem evitar o sedentarismo; fazer qualquer atividade física de intensidade moderada a vigorosa traz benefícios à saúde

■ Os adultos mais velhos também devem se envolver em atividades de treinamento de equilíbrio

A USPSTF recomenda encaminhar adultos com índice de massa corporal de 30 ou mais para intervenções comportamentais multicomponentes intensivas (grau B).[36-43] No entanto, recomenda decisões individualizadas sobre o encaminhamento de adultos sem riscos cardiovasculares para orientação comportamental para promover a atividade física, sugerindo que a orientação pode ser benéfica para pessoas motivadas a fazer mudanças comportamentais (ver Boxe 6.6).[43]

DIRETRIZES DE RASTREAMENTO E ORIENTAÇÃO PARA ADULTOS

As diretrizes de rastreamento e orientação para adultos incluem:

- Consumo não saudável de álcool etílico
- Tabagismo
- Infecções sexualmente transmissíveis (ISTs) (infecção por *Chlamydia*, gonorreia e sífilis)
- HIV/AIDS

Consumo não saudável de álcool etílico

O Boxe 6.17 fornece estatísticas sobre o consumo não saudável de bebidas alcoólicas.

Álcool etílico: rastreamento. Como a detecção precoce de comportamentos de risco pode ser desafiadora, a USPSTF recomenda o rastreamento para consumo de álcool de risco ou perigoso e intervenções breves de orientação comportamental quando indicado para todos os adultos em ambientes de atenção primária, incluindo gestantes (grau B).[45]

Se o seu paciente relatar o consumo de bebidas alcoólicas, você pode começar a investigar o consumo não saudável de álcool etílico (Boxe 6.18) fazendo algumas perguntas simples de rastreamento. A Single Alcohol Screening Question (SASQ) "Quantas vezes no último ano você bebeu cinco ou mais drinques por dia (homens) ou quatro ou mais drinques por dia (mulheres)?"[46] A SASQ tem uma sensibilidade que varia de 0,73 a 0,88 para detectar o consumo não saudável de álcool etílico com especificidade que varia de 0,74 a 1,00.[45] O questionário Alcohol Use Disorders Identification Test-Consumption (AUDIT-C) pesquisa a frequência de consumo de bebidas alcoólicas, quantos drinques padrão são consumidos em 1 dia normal e com que frequência a pessoa consome seis ou mais drinques em uma ocasião.[47] O AUDIT-C, que é pontuado de 0 a 12, tem sensibilidades que variam de 0,73 a 1,00 usando pontos de corte ≥ 3 (mulheres) ou ≥ 4 (homens). As especificidades correspondentes variam de 0,28 a 0,94.[45]

Boxe 6.17 Fatos sobre o consumo não saudável de bebidas alcoólicas

- A 2017 NSDUH estimou que mais de 140 milhões de americanos com 12 anos ou mais eram etilistas atuais com base no consumo de bebidas alcoólicas nos últimos 30 dias
- 16,7 milhões foram classificados como etilistas pesados e 66,6 milhões foram classificados como etilistas compulsivos[24]
- Estima-se que 16 milhões de americanos cumpriram a definição do *DSM-IV* para transtorno por uso de álcool com base no cumprimento de critérios para dependência ou abuso

Boxe 6.18 Consumo não saudável de álcool

Equivalência dos drinques alcoólicos: um drinque padrão é equivalente a 354,89 mℓ de cerveja normal ou *cooler* de vinho, 236,59 mℓ de cerveja com alto teor de álcool, 147,87 mℓ de vinho ou 44,36 mℓ de vodca

Definições de níveis de bebida para adultos – National Institute of Alcohol Abuse and Alcoholism[49]

	Mulheres	Homens
Etilismo moderado	≤ 1 drinque/dia	≤ 2 drinques/dia
Níveis de consumo inseguros (risco aumentado de desenvolver transtorno de uso de álcool)[a]	> 3 drinques/dia e > 7 drinques/semana	> 4 drinques/dia e > 14 drinques/semana
Consumo excessivo de álcool[b]	≥ 4 drinques em uma ocasião	≥ 5 drinques em uma ocasião

[a]Gestantes e pessoas com problemas de saúde que possam ser agravados pelo etilismo não devem consumir bebidas alcoólicas.
[b]Traz o nível de álcool no sangue para 0,08%, geralmente em 2 horas.

A ferramenta CAGE amplamente usada, que pergunta sobre Reduzir o consumo (*Cut*), **A**borrecimento (*Annoyance*) quando criticado, sentimentos de culpa (*Guilty*) e beber pela manhã (*Eye-openers*), é o melhor para detectar dependência de álcool.[48]

Pacientes com exames positivos para consumo não saudável de bebidas alcoólicas devem ser avaliados, incluindo perguntas sobre *blackouts* (perda de memória de eventos por causa da bebida), convulsões, acidentes ou ferimentos ao beber, perda de emprego, conflito conjugal, problemas legais e dirigir ou operar máquinas enquanto está bebendo. Os médicos precisarão abordar as estratégias terapêuticas adequadas para pacientes com consumo confirmado de álcool não saudável.

Álcool: orientação. A USPSTF emitiu recentemente uma recomendação de grau B para aconselhar os médicos de cuidados primários a fornecerem intervenções de orientação comportamental a adultos que praticam o consumo não saudável de álcool.[45] As ferramentas de rastreamento descritas anteriormente podem ser usadas para identificar adultos com risco ou uso perigoso de álcool. A USPSTF identificou várias intervenções comportamentais efetivas, que variaram por elementos (*feedback*, entrevista motivacional, diários de bebida, terapia cognitiva comportamental e planos de ação sobre o consumo de álcool), método de entrega (pessoalmente, com base na web, um a um, em grupo), frequência (a maioria envolveu pelo menos quatro sessões) e intensidade (a maioria envolveu ≤ 2 horas de tempo de contato).[48]

Uma abordagem comumente empregada que comprovadamente reduziu de modo efetivo o consumo de álcool etílico e as complicações relacionadas ao álcool é o programa Screening, Brief Intervention, and Referral to Treatment (SBIRT).[50,51] Esse programa foi elaborado para ser administrado em vários encontros conduzidos por profissionais que não são especialistas em abuso de substâncias para minimizar e prevenir danos àqueles que usam álcool de modo não dependente. Intervenções breves visam pessoas com baixo risco de uso não saudável de álcool, educando-as sobre os danos causados pelo consumo excessivo e, se aplicável, identificando quaisquer ligações entre o uso de álcool e outros problemas de saúde. Técnicas motivacionais são usadas para ajudar pessoas com risco moderado a alto de consumo de álcool não saudável para reduzir o consumo ou para buscar tratamento adicional, sobretudo aqueles com resultado de rastreamento de alto risco. Outras publicações do governo norte-americano também fornecem orientações úteis para a orientação e tratamento de pacientes com consumo de álcool não saudável, incluindo as publicações do National Institute of Alcohol Abuse and Alcoholism, "Helping Patients Who Drink Too Much. A Clinician's Guide[52] e Medication for the Treatment of Alcohol Use Disorder: A Brief Guide.[53]

Tabagismo

O Boxe 6.19 fornece estatísticas sobre o tabagismo.

Tabaco: rastreamento. A USPSTF deu uma recomendação de grau A para rastrear todos os adultos, especialmente gestantes, quanto ao uso de tabaco e fornecer intervenções comportamentais e/ou farmacoterapia para a interrupção do tabagismo a todos os que usam tabaco.[56]

Os adolescentes são mais suscetíveis ao vício da nicotina do que os adultos. Embora menos de 1 em cada 5 alunos do Ensino Médio fume, quase 4 em cada 5 que fumam continuam na idade adulta, mesmo que planejem parar de fumar depois de alguns anos.[57] Os fumantes têm maior probabilidade do que os não fumantes de desenvolver DCV, enfisema e câncer de pulmão. Além de câncer do sistema respiratório, o tabagismo pode causar câncer da bexiga, colo do útero, cólon e reto, rim, orofaringe, laringe, esôfago, estômago, fígado e pâncreas, bem como leucemia mieloide aguda. Metade de todos os tabagistas de longa data morre de doenças relacionadas ao fumo, perdendo em média 10 anos de vida. O tabagismo está associado ao desenvolvimento de diabetes melito, catarata e artrite reumatoide e aumenta o risco de infertilidade, parto prematuro, baixo peso ao nascer e síndrome da morte súbita infantil.

As perguntas que podem ser feitas em cada consulta incluem "Você já usou tabaco (fumo, mascar, cigarros eletrônicos) ou vaporizadores?" Para não fumantes, pergunte sobre a exposição ao fumo passivo e ao uso de tabaco por outras pessoas na casa ou no local de trabalho.

Tabaco: orientação. A USPSTF recomenda (grau A) que os médicos perguntem a todos os pacientes adultos sobre tabagismo, aconselhem os usuários de tabaco a parar de fumar e, então, ofereçam suporte comportamental e farmacoterapia.[56] As gestantes devem ser examinadas da mesma forma e orientadas a parar de usar os produtos do tabaco e receber suporte comportamental (grau A). As evidências são insuficientes (afirmação I) para fazer recomendações sobre farmacoterapia para gestantes. Usar a estrutura "5 As" (representados, em inglês, pelos termos *Ask*, *Advise*, *Assess*, *Assist* e *Arrange*) ou o modelo de estágios de mudança para avaliar a disposição para abandonar os produtos do tabaco (Boxe 6.20).[11,56]

> Ver discussão sobre transteórica ou estágios de modelo de mudança.

As abordagens farmacológicas mais prescritas são as terapias de reposição de nicotina (TRN), incluindo adesivos, gomas de mascar, pastilhas e inaladores, bem como vareniclina e bupropiona de liberação prolongada.[56] A combinação

---

Boxe 6.19 Fatos sobre o tabagismo

- Apesar da queda nas taxas de tabagismo nas últimas décadas, estima-se que 47,4 milhões (19%) de adultos americanos com 18 anos ou mais usavam produtos de tabaco em 2017, incluindo 41,1 milhões fumavam produtos de tabaco combustíveis[54]
- O uso de produtos de tabaco diminuiu de 2011-2017 entre os alunos do Ensino Médio (24,2 para 19,6%) e entre os alunos do Ensino Fundamental II (7,5 para 5,6%)
- No entanto, sistemas eletrônicos de administração de nicotina (SEAN) ou cigarros eletrônicos tornaram-se o produto do tabaco mais usado pelos jovens, muitos dos quais usam dois ou mais produtos do tabaco. O uso desses dispositivos é chamado de "*vaporização*"[c]
- O tabagismo causa mais de 480 mil mortes nos EUA a cada ano, quase um quinto de todas as mortes[55]
- Os não fumantes expostos à fumaça correm risco aumentado de câncer de pulmão, infecções respiratórias e otólogicas, e asma

---

[c]N.R.T.: Ver Sistemas Eletrônicos de Administração de Nicotina e Sistemas Eletrônicos sem Nicotina (SEAN/SESN) FCTC/COP/7/11 Relatório da Organização Mundial da Saúde (OMS), 2017, em https://www.inca.gov.br/sites/ufu.sti.inca.local/files//media/document//sistemas-eletronicos-de-administracao-de-nicotina-e-sistemas-eletronicos-sem-nicotina-sean-sesn.pdf.

Boxe 6.20 Avaliação da disposição para abandono do tabagismo: modelos de intervenções breves

Modelo dos 5 As	Modelos transteórico ou de estágios de mudança
■ *Ask* – Perguntar sobre o uso de tabaco ■ *Advise* – Orientação para abandonar o tabagismo ■ *Assess* – Avaliar a disposição de fazer uma tentativa de parar ■ *Assist* – Auxiliar na tentativa de parar ■ *Arrange* – Organize acompanhamento	■ **Pré-contemplação** – "Eu não quero desistir." ■ **Contemplação** – "Estou preocupado, mas não estou pronto para parar agora." ■ **Preparação** – "Estou pronto para desistir." ■ **Ação** – "Acabei de parar." ■ **Manutenção** – "Parei há 6 meses."

de múltiplos tipos de TRN tem benefícios aditivos, e combinar farmacoterapia com orientação comportamental é mais efetiva do que qualquer uma das modalidades isoladas. As intervenções comportamentais efetivas incluem sessões de orientação individual ou em grupo mínimas e intensivas, conduzidas por médicos ou outros tipos de prestadores de cuidados primários, sessões de orientação por telefone conduzidas por profissionais treinados e materiais de autoajuda impressos personalizados ou ferramentas de autoajuda entregues por aplicativos, web e intervenções móveis (Boxe 6.21).[58] Técnicas de entrevista motivacional também são úteis para pacientes que ainda não estão prontos para parar de fumar.[59] Os cigarros eletrônicos podem beneficiar os fumantes adultos se usados para substituir completamente o uso de todos os produtos do tabaco, mas essa continua sendo uma área ativa de pesquisa.[60]

Rastreamento e orientação para ISTs

O Boxe 6.22 fornece estatísticas sobre ISTs, incluindo o vírus da imunodeficiência humana (HIV) e a síndrome da imunodeficiência adquirida (AIDS).

Infecção por *Chlamydia*, gonorreia e sífilis: rastreamento. A USPSTF deu uma recomendação de grau B para o rastreamento de infecção por *Chlamydia* e gonorreia em mulheres sexualmente ativas com 24 anos ou menos; as evidências são insuficientes para fazer uma recomendação para homens sexualmente ativos.[65] A USPSTF emitiu uma recomendação de grau A para rastreamento de adultos e adolescentes não grávidas de alto risco para infecção por sífilis.[66] Os fatores de risco incluíam ser um HSH, estar infectado pelo HIV e ter história pregressa de prisão ou ser um profissional do sexo. A USPSTF emitiu uma recomendação de grau A para rastrear todas as gestantes para infecção por sífilis.[67]

Boxe 6.21 Recursos úteis para médicos

■ https://www.inca.gov.br/programa-nacional-de-controle-do-tabagismo/tratamento
■ O aplicativo grátis QuitNow! Quit smoking incentiva o usuário a abandonar o tabagismo ao exibir dados sobre os efeitos benéficos dessa atitude para o corpo. A plataforma também calcula o valor economizado ao não comprar o produto e informa quais são as substâncias tóxicas que são eliminadas ao decorrer do tempo
■ O aplicativo Meu último cigarro mostra o nível de nicotina no corpo, gráficos com dados de circulação sanguínea, saúde pulmonar e a medição de monóxido de carbono presente – gás tóxico resultante da queima do cigarro. O período sem uso também é monitorado pelo aplicativo, da mesma forma uma estimativa da economia com os gastos também é exibida. A ferramenta está disponível para o sistema operacional da Apple

Boxe 6.22 Fatos sobre infecção por *Chlamydia*, gonorreia, sífilis e HIV/AIDS[61-64]

- Dos quase 2,4 milhões de novos casos de ISTs notificados em 2017, cerca de 72% foram infecções por *Chlamydia*, 24% por gonorreia e 4% por sífilis (todos os estágios). Nos últimos anos, as taxas de todas as três infecções têm aumentado
- Quase metade desses casos ocorreu em pessoas entre 15 e 24 anos
- O CDC observa que esses números subestimam o "verdadeiro ônus nacional" das ISTs; muitos casos de gonorreia, infecção por *Chlamydia* e sífilis não são notificados, e infecções por papilomavírus humano (HPV), tricomoníase e herpes genital não são de notificação compulsória
- Em 2017, 38.730 pessoas nos EUA foram diagnosticadas com infecção pelo HIV
- Em maior risco estão os homens que fazem sexo com homens (HSH – 82% das infecções recentes em homens), afro-americanos (43% das novas infecções) e hispânicos/latinos (26% das novas infecções); os usuários de drogas injetáveis representam 6% das novas infecções pelo HIV
- Mais de 1,1 milhão de americanos com idade ≥ 13 anos estão atualmente infectados pelo HIV, embora até 18% permaneçam sem diagnóstico. Estima-se que 32,5% das pessoas atualmente infectadas pelo HIV recebem terapia antirretroviral (TARV), embora apenas cerca de três quartos deles sejam suprimidos por vírus. A maioria das infecções pelo HIV é transmitida por pessoas soropositivas que desconhecem sua condição ou que não estão recebendo cuidados médicos
- Quase 675 mil americanos já morreram com um diagnóstico de AIDS

O CDC recomenda rastreamento anual para infecção por *Chlamydia* e gonorreia para todas as mulheres sexualmente ativas com < 25 anos de idade e mulheres com fatores de risco, como novos ou múltiplos parceiros sexuais ou um parceiro sexual infectado com uma IST.[68] O rastreamento para infecção por *Chlamydia*, gonorreia e sífilis é recomendada pelo menos uma vez por ano para todos os gays, bissexuais sexualmente ativos e outros HSH. HSH que têm parceiros múltiplos ou anônimos devem ser examinados com mais frequência a procura de ISTs (ou seja, em intervalos de 3 a 6 meses).

HIV: rastreamento. Apesar dos avanços na detecção e no tratamento, a infecção pelo HIV continua sendo uma ameaça significativa à saúde pública, especialmente para americanos mais jovens, HSH e usuários de drogas injetáveis. A identificação precoce da infecção pelo HIV e o início da TARV combinada reduzem o risco de progressão para AIDS. O tratamento também reduz o risco de transmissão do HIV a parceiros heterossexuais não infectados e de uma mãe grávida para seu filho. As recomendações de rastreamento atuais estão resumidas no Boxe 6.23.

Infecções sexualmente transmissíveis, incluindo HIV: orientação. A USPSTF emitiu uma recomendação de grau B apoiando a orientação comportamental para todos os adolescentes sexualmente ativos e para adultos que correm maior risco de ISTs, incluindo HIV/AIDS.[71] Adultos que correm risco aumentado incluem aqueles com ISTs atuais ou anteriores, múltiplos ou novos parceiros sexuais, um parceiro sexual tratado recentemente por uma IST ou contato sexual com profissionais do sexo; trocar sexo por dinheiro ou drogas; atual ou anteriormente em uso de drogas intravenosas; e uso inconsistente ou não usar preservativos fora de uma parceria sexual mutuamente monogâmica. A USPSTF observou que a orientação comportamental consegue reduzir o risco de contrair uma IST, e intervenções bem-sucedidas geralmente "fornecem informações básicas sobre ISTs e transmissão de IST; avaliam o risco de transmissão e fornecem treinamento em habilidades pertinentes, como uso de preservativo, comunicação sobre sexo seguro, resolução de problemas e definição de metas".[71] O CDC recomenda o uso de preservativos, redução do número de parceiros sexuais, vacinação contra hepatite B e HPV, prática de monogamia mútua e abstinência.[72]

Boxe 6.23 Resumo: recomendações de rastreamento para HIV

- A USPSTF dá uma recomendação de grau A para o rastreamento de HIV em adolescentes e adultos a partir dos 15 anos até os 65 anos e para o rastreamento de todas as gestantes.[69] O rastreamento também é recomendado para adolescentes mais jovens e adultos mais velhos que correm risco aumentado de infecção
- O CDC recomenda a testagem universal de HIV para adolescentes e adultos de 13 a 64 anos em unidades de saúde e teste pré-natal para todas as gestantes[70]
- O CDC recomenda a seguinte abordagem para o teste de HIV – notificar o paciente verbalmente ou por escrito que o teste será realizado, a menos que o paciente recuse. Não é necessário preencher um formulário de consentimento[70]
- Pacientes e possíveis parceiros sexuais devem ser testados antes de iniciar um novo relacionamento sexual[70]
- O teste único para pacientes de baixo risco é razoável, mas testes pelo menos anuais são recomendados para grupos de alto risco, definidos como HSH; indivíduos com múltiplos parceiros sexuais; usuários de drogas injetáveis no passado ou no presente; pessoas que trocam sexo por dinheiro ou drogas; e parceiros sexuais de pessoas infectadas pelo HIV, bissexuais ou usuários de drogas injetáveis. Pacientes que estão começando o tratamento para tuberculose e aqueles com qualquer IST ou solicitações de teste de IST devem ser testados para coinfecção pelo HIV[70]

Os médicos precisam dominar as habilidades de extrair a história sexual e fazer perguntas francas, mas diplomáticas, sobre as práticas sexuais. As informações importantes incluem o número de parceiros no último mês, história pregressa de ISTs, os gêneros dos parceiros sexuais do paciente e quais partes do corpo eles usam durante o sexo, assim, os médicos podem basear sua orientação, seu rastreamento de IST e suas recomendações de prevenção em comportamentos sexuais e não em identidades ou suposições.

Por exemplo, quando comparadas a pacientes heterossexuais, as mulheres que fazem sexo com mulheres (MSM) têm quase 20 vezes menos probabilidade a perceber-se em risco para ISTs, mas têm quase a mesma probabilidade de ter relações sexuais, apresentam o dobro da taxa de gravidez e são mais propensas a ter duas ou mais gestações.[73]

Ao discutir a atividade sexual, também é importante indagar sobre a natureza e os padrões da negociação sexual, como comunicação e tomada de decisão, e sobre o uso de preservativo e prevenção de IST (profilaxia pré-exposição [PrEP]). Os médicos também devem perguntar sobre o uso de brinquedos ou outros objetos para sexo.

A orientação do paciente deve ser interativa, imparcial e combinar informações sobre a redução geral do risco com mensagens personalizadas com base nos comportamentos de risco do paciente. Ao aconselhar os pacientes, incentive-os a buscar atenção imediata para qualquer lesão genital ou secreção peniana. Destacar comportamentos de risco, como não usar preservativos, principalmente ao se envolver em relações sexuais anais; ter múltiplos parceiros sexuais; uso concomitante de álcool e substâncias psicoativas, que pode estar associado à desinibição; e manter relações sexuais durante o tratamento de uma IST. Perguntar: "Você já fez sexo com alguém quando não queria?", "Você usa álcool ou alguma droga quando faz sexo?", "Você trocou sexo por dinheiro, drogas ou um lugar para ficar?" Se o paciente usar brinquedos ou outros objetos para fazer sexo, enfatizar a importância do uso de preservativos e de limpar o brinquedo sexual de forma adequada, caso estejam compartilhando-o com outras pessoas. Perguntar: "Como você se sente em relação ao uso de preservativos?", "Em que situações você acha que precisa usar preservativo?", "Conte-me sobre a última vez que você fez sexo e não usou preservativo."

Reveja os 5 Ps da história sexual no Capítulo 3, *Anamnese*.

O uso correto de preservativos masculinos é altamente efetivo na prevenção da transmissão do HIV, HPV e outras ISTs.[74] As principais instruções devem incluir:

■ Usar um preservativo novo em cada relação sexual

■ Colocar o preservativo antes de ocorrer qualquer contato sexual

■ Adicionar apenas lubrificantes à base de água

■ Retirar imediatamente o pênis se o preservativo romper durante a atividade sexual e segurar o preservativo durante a retirada para evitar que escorregue

As recomendações padrão para prevenir a infecção pelo HIV incluem a escolha de comportamentos sexuais de menor risco, tratamento para o uso de drogas injetáveis e uso de equipamento esterilizado, realização de testes de HIV com parceiros e uso correto de preservativos. Outra estratégia para prevenir infecções pelo HIV é a PrEP, que envolve a ingestão diária de um comprimido contendo dois medicamentos antirretrovirais (tenofovir e entricitabina).[75,76] A PrEP é recomendada para pessoas HIV-negativas que correm risco de contrair HIV por transmissão sexual ou injeção de drogas ilícitas. O uso consistente comprovadamente reduz o risco de infecções pelo HIV.

DIRETRIZES DE IMUNIZAÇÃO PARA ADULTOS

As diretrizes de imunização para adultos incluem:

■ Vacina contra a gripe inativada (IIV), recombinante (RIV) ou com vírus vivo atenuado (LAIV)

■ Vacina pneumocócica polissacarídica (VPP23) e vacina pneumocócica conjugada (VPC13)

■ Vacina contra varicela (VAR)

■ Vacina contra herpes-zóster – recombinante (RZV) ou viva (ZVL)

■ Tétano, difteria (Td) ou vacina contra tétano, difteria, coqueluche (Tdap)

■ Vacina contra papilomavírus humano (HPV)

■ Vacina contra hepatite A (HepA)

■ Vacina contra hepatite B (HepB)

Ver discussão sobre prevenção de HPV no Capítulo 21, Genitália Feminina.

Vacina antigripal[d]

Recomendar *vacinas contra a gripe* para todos com 6 meses ou mais e especialmente para aqueles com doenças pulmonares crônicas, residentes de lares de idosos, contactantes domésticos e profissionais de saúde durante a estação do ano propensa a gripe, incluindo gestantes durante qualquer trimestre.

A *gripe* pode causar morbidade e mortalidade substanciais; a temporada de gripe no hemisfério norte geralmente começa no final do outono e pode durar até a primavera, com pico entre dezembro e fevereiro.[77] O número de mortes anuais[e]

---

[d]N.R.T.: Vale a pena ler a Nota Técnica da SBIM (Sociedade Brasileira de Imunizações) sobre Vacinas Influenza no Brasil em 2021 em https://sbim.org.br/images/files/notas-tecnicas/nt-vacinas-influenza-brasil-2021-v2.pdf.

[e]N.R.T.: No Brasil, segundo o Ministério da Saúde (MS), a tendência é que o número de casos aumente entre abril e junho, meses mais chuvosos nas Regiões Norte e Nordeste, e se concentre de junho a outubro no Sul e Sudeste, regiões que têm invernos mais rigorosos.

relacionadas à influenza depende do tipo e subtipo do vírus, variando nos últimos anos entre 12 mil e quase 80 mil mortes.[78]

O Advisory Committee on Immunization Practices (ACIP) do CDC atualiza suas recomendações para vacinação anualmente (Boxe 6.24). Dois tipos de vacina estão disponíveis.[79] A "vacina contra a gripe" é uma vacina inativada contendo vírus mortos, que vem em uma dose padrão para aqueles com menos de 65 anos e uma dose alta para aqueles com ≥ 65 anos. Uma vacina de *spray* nasal, contendo vírus vivos atenuados, é aprovada pela FDA apenas para pessoas saudáveis com idades entre 2 e 49 anos e não é recomendado todos os anos. Como os vírus influenza sofrem mutações a cada ano, cada vacina contém de 3 a 4 cepas vacinais e é modificada anualmente. Observe que a vacinação anual é recomendada para todas as pessoas com idade ≥ 6 meses.

Vacina pneumocócica

Recomendar *vacinas pneumocócicas* para adultos com 65 anos ou mais, fumantes e pessoas com risco aumentado de pneumonia pneumocócica entre 19 e 64 anos. Duas vacinas pneumocócicas são recomendadas. Uma dose de VPC13 (vacina conjugada) seguida de uma dose de VPP23 (vacina polissacarídica).

A *pneumonia estreptocócica* causa pneumonia, bacteriemia e meningite. Em 2015, a doença pneumocócica invasiva foi responsável por 29.382 casos e 3.254 mortes.[80] No entanto, a introdução da vacinação pneumocócica 7-valente para lactentes e crianças, no ano 2000, tem direta e indiretamente (por meio de imunidade de rebanho) reduzido infecções pneumocócicas em crianças e adultos.

Desde 2010, crianças menores de 2 anos têm sido vacinadas com o VPC13-valente13. Em 2014, o ACIP recomendou a vacinação de adultos com ≥ 65 anos de idade usando o VPC13, seguido do VPP23-valente inativado23.[81] As vacinas não devem ser coadministradas. Adultos nessa faixa etária que nunca receberam o VPP23 devem receber primeiramente o VPC13 e, 12 meses depois, o VPP23.[82] Adultos com ≥ 65 anos de idade previamente vacinados com VPP23 devem receber uma dose de VPC13 não antes de 1 ano após a vacinação com VPP23 mais recente. O ACIP recomenda o uso de VPC13 e VPP23 para os grupos de alto risco listados no Boxe 6.25.

Boxe 6.24 Resumo das recomendações da vacina antigripal do CDC de 2019 – adultos e crianças

A vacinação anual é recomendada para todas as pessoas com 6 meses ou mais, especialmente os grupos listados a seguir:[79]

- Adultos e crianças com doenças pulmonares e cardiovasculares crônicas (exceto hipertensão) e doenças renais, hepáticas, neurológicas, hematológicas ou metabólicas (incluindo diabetes melito); pessoas imunossuprimidas por qualquer causa e pessoas com obesidade mórbida
- Adultos ≥ 50 anos de idade
- Gestantes ou mulheres que estarão grávidas durante a estação da gripe
- Residentes de lares de idosos e instalações de longa permanência
- Indígenas americanos e nativos do Alasca
- Profissionais de saúde
- Contactantes domiciliares e cuidadores de crianças ≤ 5 anos de idade (especialmente lactentes ≤ 6 meses de idade) e de adultos ≥ 50 anos de idade com condições clínicas que os colocam em maior risco de complicações da gripe

Boxe 6.25 Recomendações da vacina pneumocócica para adultos de alto risco[83]

Grupo de risco	Condição clínica	VPC13 Recomendado	VPP23 Recomendado	VPP23 Revacinação 5 anos após a primeira dose
Pessoas imunocompe-tentes	Cardiopatia crônica		✓	
	Doença pulmonar crônica		✓	
	Diabetes melito		✓	
	Extravasamento de líquido cerebrospinal	✓	✓	
	Implante coclear	✓	✓	
	Alcoolismo		✓	
	Doença hepática crônica, cirrose		✓	
	Tabagismo (cigarros)		✓	
Pessoas com asplenia funcional ou anatômica	Doença falciforme[f]	✓	✓	✓
	Asplenia congênita ou adquirida	✓	✓	✓
Pessoas imunocompro-metidas	Imunodeficiência congênita ou adquirida	✓	✓	✓
	Infecção pelo HIV	✓	✓	✓
	Insuficiência renal crônica	✓	✓	✓
	Síndrome nefrótica	✓	✓	✓
	Leucemia	✓	✓	✓
	Linfoma	✓	✓	✓
	Doença de Hodgkin	✓	✓	✓
	Malignidade generalizada	✓	✓	✓
	Imunossupressão iatrogênica	✓	✓	✓
	Transplantes de órgãos sólidos	✓	✓	✓
	Mieloma múltiplo	✓	✓	✓

VPC-13: vacina pneumocócica conjugada 13-valente; VPP-23 = vacina pneumocócica polissacarídica 23-valente.
[f]N.R.T.: Em todas as formas de doença falciforme, pelo menos um dos dois genes anormais faz com que o corpo produza hemoglobina S (HbS), também chamada de hemoglobina falciforme. Quando uma pessoa tem dois genes de hemoglobina S (hemoglobina SS), a doença é chamada de **anemia falciforme** (AF). Este é o tipo mais comum e, geralmente, o mais grave.

Vacina contra varicela[g]

Recomendar VAR para adultos nascidos nos EUA em 1980 ou depois, que não receberam duas doses da vacina contra a catapora ou nunca tiveram catapora.

Varicela (*catapora*) geralmente é contraída na infância e causa erupção cutânea pruriginosa. Varicela também pode ocorrer em adultos, sobretudo em pacientes imunocomprometidos, que correm risco de doença disseminada. Antes do programa de vacinação contra varicela ser implementado nos EUA em 2006, estimava-se que ocorressem 4 milhões de casos a cada ano.[84] Em 2014, a incidência anual de varicela diminuiu em quase 85%.

Uma série de duas doses da vacina contra varicela é recomendada para crianças menores de 13 anos e maiores de 13 anos que não foram vacinadas anteriormente e que não apresentam evidência de imunidade. As vacinas vivas não devem ser

[g]N.R.T.: No Brasil, segundo o Manual de Normas e Procedimentos para Vacinação do Ministério da Saúde, a primeira dose da vacina com componente da varicela é administrada aos 15 meses de idade (vacina tetraviral). Já a segunda é administrada aos 4 anos de idade (vacina varicela). Na profilaxia de pós-exposição, a vacina pode ser utilizada a partir dos 9 meses de idade.

administradas a gestantes ou pessoas com sistema imune muito comprometido, o que inclui pessoas com infecção pelo HIV e contagem de linfócitos T CD4 inferior a 200.[85]

Vacina contra herpes-zóster

Oferecer a vacina RZV (duas doses, com 2 a 6 meses de intervalo) a adultos com 50 anos ou mais, incluindo adultos que tiveram herpes-zóster ou receberam a vacina anterior contra herpes-zóster.

O *herpes-zóster*, que resulta da reativação da infecção latente pelo vírus varicela-zóster (VZV) nos gânglios sensoriais, geralmente causa erupções vesiculares unilaterais dolorosas que acompanham a distribuição de um ou mais dermátomos.[86] O risco de herpes-zóster ao longo da vida é de cerca de um em cada três e é maior nas mulheres do que nos homens. Um em cada quatro adultos apresenta complicações após a infecção, incluindo neuralgia pós-herpética (dor persistente na área da erupção cutânea), infecções bacterianas da pele, complicações oftálmicas, neuropatias cranianas e periféricas, encefalite, pneumonite e hepatite. O risco de herpes-zóster aumenta quando as pessoas estão imunocomprometidas, incluindo por câncer, HIV, transplante de medula óssea ou órgão e terapias imunossupressoras. O envelhecimento também está fortemente associado ao desenvolvimento de herpes-zóster e neuralgia pós-herpética.

A vacina contra herpes-zóster reduz efetivamente os riscos a curto prazo de zóster e neuralgia pós-herpética em adultos ≥ 50 anos.[87,88] ACIP atualmente recomenda oferecer uma série de duas doses de RZV para adultos imunocompetentes com idade ≥ 50 anos.[89] As doses devem ter um intervalo de 2 a 6 meses.

Vacina contra tétano, difteria e coqueluche

Recomende uma vez, independentemente da última vacina Td, oferecer o reforço da vacina Td a cada 10 anos. As gestantes também precisam da vacina Tdap (a vacina deve ser aplicada a cada gravidez).

Cerca de 30 casos de tétano são notificados a cada ano nos EUA. A infecção é causada pela bactéria anaeróbia *Clostridium tetani*, que penetra no corpo através de soluções de continuidade na pele.[90] O tétano é um transtorno neurológico que causa contrações musculares dolorosas intensas, que podem afetar a deglutição, provocando trismo, e a respiração. A difteria é causada por *Corynebacterium diphtheriae* e geralmente se propaga a partir de gotículas respiratórias.[91] A infecção causa uma "pseudomembrana" de tecido respiratório morto, que pode se estender por todo o sistema respiratório. As complicações podem incluir pneumonia, miocardite, neurotoxicidade e insuficiência renal. No entanto, apenas dois casos foram notificados nos EUA entre 2004 e 2017. Coqueluche é uma doença respiratória contagiosa causada pela *Bordetella pertussis*. Em 2012, foram notificados mais de 48 mil casos ao CDC.[92] A vacinação reduziu drasticamente o número de casos dessas doenças.

Todos os adultos com 19 anos ou mais que não receberam anteriormente uma vacina Tdap devem receber uma dose seguida de um reforço Td a cada 10 anos.[85]

Vacina contra o papilomavírus humano[h]

Recomenda-se a vacinação contra o HPV para mulheres e homens a partir dos 11 ou 12 anos (embora a vacinação possa começar aos 9 anos); mulheres de

Ver discussão sobre HPV em mulheres no Capítulo 21, *Genitália Feminina*.

---

[h]N.R.T.: No Brasil existem duas vacinas profiláticas contra HPV aprovadas e registradas pela Agência Nacional de Vigilância Sanitária (ANVISA) e que estão comercialmente disponíveis: a vacina quadrivalente, da empresa Merck Sharp & Dohme, que confere proteção contra HPV 6, 11, 16 e 18; e a vacina bivalente, da empresa GlaxoSmithKline, que confere proteção contra HPV 16 e 18.

13 a 26 anos e homens de 13 a 21 anos que não foram vacinados anteriormente ou que não completaram a série de vacinação; e HSH com idades entre 22 e 26 anos ou homens imunocomprometidos.

O Ministério da Saúde, em 2014, iniciou a implementação no Sistema Único de Saúde da vacinação gratuita contra o HPV em meninas de 9 a 13 anos de idade, com a vacina quadrivalente. Essa faixa etária foi escolhida por ser a que apresenta maior benefício pela grande produção de anticorpos e por ter sido menos exposta ao vírus por meio de relações sexuais.

Em 2017, as meninas de 14 anos também foram incluídas. Além disso, o esquema vacinal do SUS foi ampliado para meninos de 11 a 14 anos.

O HPV é a IST mais comum nos EUA. Aproximadamente metade das novas infecções ocorrem em pessoas com 15 a 24 anos de idade.[93] O HPV está associado ao câncer de colo do útero, de vulva e da vagina em mulheres; câncer de pênis em homens e câncer anal e orofaríngeo em mulheres e homens.[94]

ACIP recomenda vacinar todos os adolescentes com 11 ou 12 anos (embora a vacinação possa começar aos 9 anos) com a vacina nonavalente contra o HPV. Dependendo da idade na vacinação inicial, uma série de duas doses (idades de 9 a 14) ou três doses (a partir de 15 anos) será administrada em um período de 6 a 12 meses. Uma série de três doses é recomendada para pessoas imunocomprometidas ou vítimas de abuso sexual ou agressão.[95] As diretrizes recomendam a vacinação contra o HPV em adultos até os 26 anos;[96] no entanto, a U.S. Food and Drug Administration (FDA) aprovou recentemente o uso da vacina nonavalente para homens e mulheres de 27 a 45 anos.[97]

Para os homens, a vacina consegue prevenir doenças relacionadas ao HPV (verrugas genitais, câncer anal e câncer peniano), diminui o risco de câncer orofaríngeo e, possivelmente, reduz a transmissão do HPV para parceiras sexuais.[97]

Os benefícios da vacina contra HPV para mulheres são discutidos no Capítulo 21, Genitália Feminina.

Vacina contra hepatite A

Recomenda-se uma série de duas doses para pessoas que correm risco de infecção pelo vírus da hepatite A (HAV), incluindo aquelas com doença hepática crônica ou distúrbios de fatores da coagulação; HSH; usuários de substâncias psicoativas (injetáveis ou não); pessoas em situação de rua; que viajam para países com hepatite A endêmica alta ou intermediária; e que têm contato pessoal próximo com crianças adotadas que são oriundas de países com hepatite A endêmica alta ou intermediária. Pessoas que não correm risco, mas que desejam proteção contra infecção pelo vírus da hepatite A, também devem receber a série completa de duas doses.

Ver discussão sobre hepatite A viral no Capítulo 19, Abdome.

Vacina contra hepatite B[i]

Recomenda-se uma série de duas ou três doses para quem corre risco de infecção pelo vírus da hepatite B (HBV), incluindo pessoas com infecção pelo vírus da hepatite C (HCV), doença hepática crônica, infecção pelo HIV, risco de exposição sexual, uso atual ou recente de drogas injetáveis, risco percutâneo ou mucoso de exposição a sangue, pessoas que estão encarceradas ou pessoas que viajam para países com hepatite B endêmica alta ou intermediária. Pessoas que não corre risco, mas desejam proteção contra infecção por hepatite B, também devem receber a série completa de duas ou três doses.

Ver discussão sobre hepatite B viral no Capítulo 19, Abdome.

---

[i]N.R.T.: No Brasil, desde 1998, o Programa Nacional de Imunizações (PNI), do Ministério da Saúde, recomenda a vacinação universal das crianças contra hepatite B a partir do nascimento. A aplicação da primeira dose nas primeiras 12 a 24 horas de vida resulta em elevada efetividade na prevenção da infecção vertical. São aplicadas 3 doses: ao nascer, com 2 meses de vida e com 6 meses de vida. A vacina é fornecida gratuitamente nas unidades básicas de saúde.

CUIDADOS PREVENTIVOS EM POPULAÇÕES ESPECIAIS

As recomendações de rastreamento, orientação e imunização para crianças, idosos e gestantes são encontradas na Parte 3 – *Populações Especiais*.

RECOMENDAÇÕES PARA DOENÇAS ESPECÍFICAS

Para fornecer um contexto apropriado, as recomendações de rastreamento e prevenção para várias doenças e condições são discutidas nos capítulos de exames regionais individuais.

REFERÊNCIAS BIBLIOGRÁFICAS

1. Potvin L, Jones CM. Twenty-five years after the Ottawa Charter: the critical role of health promotion for public health. *Can J Public Health*. 2011;102(4):244–248.

2. U.S. Preventive Services Task Force. https://www.uspreventiveservicestaskforce.org/. Published 2019. Accessed April 7, 2019.

3. Institute of Medicine of the National Academies. Clinical Practice Guidelines We Can Trust. 2011. http://www.nationalacademies.org/hmd/~/media/Files/Report%20Files/2011/Clinical-Practice-Guidelines-We-Can-Trust/Clinical%20Practice%20Guidelines%202011%20Insert.pdf. Accessed May 5, 2019.

4. U.S. Preventive Services Task Force. Grade Definitions. U.S. Department of Health & Human Services. http://www.uspreventiveservicestaskforce.org/uspstf/grades.htm. Published 2018. Accessed April 7, 2019.

5. Guyatt GH, Oxman AD, Vist GE, et al. GRADE: an emerging consensus on rating quality of evidence and strength of recommendations. *BMJ*. 2008;336(7650):924–926.

6. Wilson JMG, Jungner G. *Principles and Practices of Screening for Disease*. Geneva: World Health Organization; 1968.

7. Harris R, Sawaya GF, Moyer VA, et al. Reconsidering the criteria for evaluating proposed screening programs: reflections from 4 current and former members of the U.S. Preventive services task force. *Epidemiol Rev*. 2011;33:20–35.

8. Andermann A, Blancquaert I, Beauchamp S, et al. Revisiting Wilson and Jungner in the genomic age: a review of screening criteria over the past 40 years. *Bull World Health Organ*. 2008;86(4):317–319.

9. Armstrong K, Moye E, Williams S, et al. Screening mammography in women 40 to 49 years of age: a systematic review for the American College of Physicians. *Ann Intern Med*. 2007;146(7):516–526.

10. Prochaska JO, DiClemente CC. Stages and processes of self-change of smoking: toward an integrative model of change. *J Consult Clin Psychol*. 1983;51(3):390–395.

11. Norcross JC, Prochaska JO. Using the stages of change. *Harv Ment Health Lett*. 2002;18(11):5–7.

12. Prochaska JO. Staging: a revolution in helping people change. *Manag Care*. 2003;12(9 Suppl):6–9.

13. Hashemzadeh M, Rahimi A, Zare-Farashbandi F, et al. Transtheoretical model of health behavioral change: a systematic review. *Iran J Nurs Midwifery Res*. 2019;24(2):83–90.

14. Prochaska JO, Velicer WF. The transtheoretical model of health behavior change. *Am J Health Promot*. 1997;12(1):38–48.

15. Miller WR, Rollnick S. *Motivational Interviewing*. 3rd ed. New York: The Guilford Press; 2013.

16. Miller WR, Rollnick S. *Motivational Interviewing: Helping People Change*. The Guilford Press; 2012.

17. Rollnick S, Butler CC, Kinnersley P, et al. Motivational interviewing. *BMJ*. 2010;340:c1900.

18. Public Health Agency of Canada. Canadian Immunization Guide. https://www.canada.ca/en/public-health/services/canadian-immunization-guide.html. Published 2018. Updated January 28, 2018. Accessed May 3, 2019.

19. Centers for Disease Control and Prevention. General Best Practice Guidelines for Immunization: Best Practices Guidance of the Advisory Committee on Immunization Practices (ACIP). https://www.cdc.gov/vaccines/hcp/acip-recs/general-recs/glossary.html. Published 2017. Updated July 12, 2017. Accessed May 2, 2019.

20. Nicolas CI, Mary LP, Lindsey RB. Immunizations. In: Singh AK, Loscalzo J, eds. *The Brigham Intensive Review of Internal Medicine*. 2nd ed. Oxford, UK: 2014.

21. Centers for Disease Control and Prevention, About Adult BMI. https://www.cdc.gov/healthyweight/assessing/bmi/adult_bmi/index.html. Published 2017. Accessed April 25, 2019.

22. Centers for Disease Control and Prevention. Defining Adult Overweight and Obesity. https://www.cdc.gov/obesity/adult/defining.html. Accessed April 25, 2019.

23. Siu AL; U.S. Preventive Services Task Force. Screening for abnormal blood glucose and type 2 diabetes mellitus: U.S. Preventive Services Task Force recommendation statement. *Ann Intern Med*. 2015;163(11):861–868.

24. Substance Abuse and Mental Health Services Administration, Center for Behavioral Health Statistics and Quality. *Key Substance Abuse and Mental Health Indicators in the United States: Results from the 2017 National Survey on Drug Use and Health*. Rockville, MD: Center for Behavioral Health Statistics and Quality, Substance Abuse and Mental Health Services Administration; 2018.

25. Centers for Disease Control and Prevention. Opioid Overdose: Understanding the Epidemic. https://www.cdc.gov/drugoverdose/epidemic/index.html. Published 2018. Accessed April 12, 2019.

26. American Psychiatric Association. *Diagnostic and Statistical Manual of Mental Disorders*. 4th ed. Washington, DC: 2000.

27. Strazzullo P, D'Elia L, Kandala NB, et al. Salt intake, stroke, and cardiovascular disease: meta-analysis of prospective studies. *BMJ*. 2009;339:b4567.

28. Smith PC, Schmidt SM, Allensworth-Davies D, et al. A single-question screening test for drug use in primary care. *Arch Intern Med*. 2010;170(13):1155–1160.

29. Smith SG, Zhang X, Basile KC, et al. *The National Intimate Partner and Sexual Violence Survey (NISVS): 2015 Data Brief-Updated Release*. Atlanta, GA: National Center for Injury Prevention and Control, Centers for Disease Control and Prevention; 2018. https://www.cdc.gov/violenceprevention/pdf/2015data-brief508.pdf. Accessed May 4, 2019.

30. Petrosky E, Blair JM, Betz CJ, et al. Racial and ethnic differences in homicides of adult women and the role of intimate partner violence—United States, 2003–2014. *MMWR Morb Mortal Wkly Rep*. 2017;66(28):741–746.

31. Acierno R, Hernandez MA, Amstadter AB, et al. Prevalence and correlates of emotional, physical, sexual, and financial abuse and potential neglect in the United States: the National Elder Mistreatment Study. *Am J Public Health*. 2010;100(2):292–297.

32. U.S. Preventive Services Task Force; Curry SJ, Krist AH, et al. Screening for intimate partner violence, elder abuse, and abuse of vulnerable adults: US Preventive Services Task Force Final recommendation statement. *JAMA*. 2018;320(16):1678–1687.

33. Hall J. *Elder Abuse Surveillance: Uniform Definitions and Recommended Core Data Elements. Version 1.0*. Atlanta, Georgia: Centers for Disease Control and Prevention, National Center for Injury Prevention and Control, Division of Violence Prevention; 2016.

34. Alpert EJ. Addressing domestic violence: the (long) road ahead. *Ann Intern Med*. 2007;147:666–667.

35. World Health Organization. Responding to intimate partner violence and sexual violence against women. *WHO clinical and policy guidelines*. 2013.

36. U.S. Preventive Services Task Force; Curry SJ, Krist AH, et al. Behavioral weight loss interventions to prevent obesity-related morbidity and mortality in adults: US Preventive Services Task Force recommendation statement. *JAMA*. 2018;320(11):1163–1171.

37. U.S. Department of Health and Human Services. *Managing Overweight and Obesity in Adults*. National Heart, Lung, and Blood Institute; 2013. https://www.nhlbi.nih.gov/sites/default/files/media/docs/obesity-evidence-review.pdf. Accessed May 4, 2019.

38. LeBlanc ES, Patnode CD, Webber EM, et al. Behavioral and pharmacotherapy weight loss interventions to prevent obesity-related morbidity and mortality in adults: updated evidence report and systematic review for the US Preventive Services Task Force. *JAMA*. 2018;320(11):1172–1191.

39. United States Department of Agriculture. Dietary Guidelines for Americans. 2015–2020. https://health.gov/dietaryguidelines/2015/resources/2015-2020_Dietary_Guidelines.pdf. Published 2015. Accessed April 30, 2019.

40. United States Department of Agriculture. 10 Tips: Choose MyPlate. https://www.choosemyplate.gov/ten-tips-choose-myplate. Published 2017. Accessed April 30, 2019.

41. U.S. Department of Health and Human Services. *Physical Activity Guidelines for Americans*. 2nd ed. Washington, DC; 2018. https://health.gov/paguidelines/second-edition/pdf/Physical_Activity_Guidelines_2nd_edition.pdf. Accessed May 4, 2019.

42. Benjamin EJ, Virani SS, Callaway CW, et al. Heart Disease and Stroke Statistics—2018 Update: A Report From the American Heart Association. *Circulation*. 2018;137(12):e67–e492.

43. U.S. Preventive Services Task Force; Grossman DC, Bibbins-Domingo K, et al. Behavioral counseling to promote a healthful diet and physical activity for cardiovascular disease prevention in adults without cardiovascular risk factors: US Preventive Services Task Force recommendation statement. *JAMA*. 2017;318(2):167–174.

44. American Psychiatric Association. *Diagnostic and Statistical Manual of Mental Disorders (DSM-5)*. 5th ed. Arlington, VA: American Psychiatric Publishing; 2013.

45. U.S. Preventive Services Task Force; Curry SJ, Krist AH, et al. Screening and behavioral counseling interventions to reduce unhealthy alcohol use in adolescents and adults: US Preventive Services Task Force recommendation statement. *JAMA*. 2018;320(18):1899–1909.

46. Smith PC, Schmidt SM, Allensworth-Davies D, et al. Primary care validation of a single-question alcohol screening test. *J Gen Intern Med*. 2009;24(7):783–788.

47. Bush K, Kivlahan DR, McDonell MB, et al. The AUDIT alcohol consumption questions (AUDIT-C): an effective brief screening test for problem drinking. Ambulatory Care Quality Improvement Project (ACQUIP). Alcohol use disorders identification test. *Arch Intern Med*. 1998;158(16):1789–1795.

48. O'Connor EA, Perdue LA, Senger CA, et al. Screening and behavioral counseling interventions to reduce unhealthy alcohol use in adolescents and adults: updated evidence report and systematic review for the US Preventive Services Task Force. *JAMA*. 2018;320(18):1910–1928.

49. National Institute on Alcohol Abuse and Alcoholism (NIAAA). Helping Patients Who Drink Too Much: A Clinician's Guide. https://www.niaaa.nih.gov/guide. Published 2005. Accessed April 11, 2019.

50. American Public Health Association and Education Development Center I. Alcohol Screening and Brief Intervention. A guide for public health practitioners. National Highway Traffic Safety Administration, US Department of Transportation. https://www.integration.samhsa.gov/clinical-practice/alcohol_screening_and_brief_interventions_a_guide_for_public_health_practitioners.pdf. Published 2008. Accessed April 26, 2019.

51. Substance Abuse and Mental Health Services Administration. SBIRT: Screening, Brief Intervention, and Referral to Treatment. US Department of Health and Human Services Health Resources and Services Administration. https://www.integration.samhsa.gov/clinical-practice/sbirt. Accessed April 27, 2019.

52. National Institute on Alcohol Abuse and Alcoholism (NIAAA). *Helping Patients Who Drink Too Much. A Clinician's Guide*: US Department of Health and Human Services; 2016. https://www.niaaa.nih.gov/sites/default/files/publications/guide.pdf. Accessed May 4, 2019.

53. National Institute on Alcohol Abuse and Alcoholism (NIAAA). *Medication for the Treatment of Alcohol Use Disorder: A Brief Guide*. Rockville, MD: Substance Abuse and Mental Health Services Administration and National Institute on Alcohol Abuse and Alcoholism; 2015.

54. Wang TW, Asman K, Gentzke AS, et al. Tobacco Product Use Among Adults—United States, 2017. *MMWR Morb Mortal Wkly Rep*. 2018;67(44):1225–1232.

55. Centers for Disease Control and Prevention. Health Effects of Cigarette Smoking. https://www.cdc.gov/tobacco/data_statistics/fact_sheets/health_effects/effects_cig_smoking/index.htm. Published 2018. Accessed April 12, 2019.

56. Siu AL; U.S. Preventive Services Task Force. Behavioral and pharmacotherapy interventions for tobacco smoking cessation in adults, including pregnant women: U.S. Preventive Services Task Force recommendation statement. *Ann Intern Med*. 2015;163(8):622–634.

57. Talking to Teens About Tobacco Use. Preventing Tobacco Use Among Youth and Young Adults: A Report of the Surgeon General Web site. http://www.cdc.gov/tobacco/data_statistics/sgr/2012/pdfs/physician_card508.pdf. Published 2012. Accessed April 21, 2019.

58. Patel MS, Steinberg MB. In the Clinic. Smoking cessation. *Ann Intern Med*. 2016;164(5):ITC33–ITC48.

59. Rigotti NA. Strategies to help a smoker who is struggling to quit. *JAMA*. 2012;308(15):1573–1580.

60. Centers for Disease Control and Prevention. Electronic cigarettes. What's the bottom line? https://www.cdc.gov/tobacco/basic_information/e-cigarettes/pdfs/Electronic-Cigarettes-Infographic-p.pdf. Published 2019. Accessed April 21, 2019.

61. Centers for Disease Control and Prevention. *Sexually Transmitted Disease Surveillance, 2017*. Atlanta, GA: U.S. Department of Health and Human Services; 2018. https://www.cdc.gov/std/stats17/2017-STD-Surveillance-Report_CDC-clearance-9.10.18.pdf. Accessed February 29, 2020.

62. Centers for Disease Control and Prevention. HIV in the United States and Dependent Areas. https://www.cdc.gov/hiv/statistics/overview/ataglance.html. Published 2019. Accessed April 12, 2019.

63. Skarbinski J, Rosenberg E, Paz-Bailey G, et al. Human immunodeficiency virus transmission at each step of the care continuum in the United States. *JAMA Intern Med*. 2015;175(4):588–596.

64. Centers for Disease Control and Prevention. CDC Fact Sheet. Today's HIV/AIDS Epidemic. https://www.cdc.gov/nchhstp/newsroom/docs/factsheets/todaysepidemic-508.pdf. Published 2016. Accessed April 12, 2019.

65. LeFevre ML; U.S. Preventive Services Task Force, Screening for Chlamydia and gonorrhea: U.S. Preventive Services Task Force recommendation statement. *Ann Intern Med*. 2014;161(12):902–910.

66. U.S. Preventive Services Task Force; Bibbins-Domingo K, Grossman DC, et al. Screening for syphilis infection in nonpregnant adults and adolescents: US Preventive Services Task Force recommendation statement. *JAMA*. 2016; 315(21):2321–2327.

67. U.S. Preventive Services Task Force; Curry SJ, Krist AH, et al. Screening for syphilis infection in pregnant women: US Preventive Services Task Force Reaffirmation recommendation statement. *JAMA*. 2018;320(9):911–917.

68. Centers for Disease Control and Prevention. Screening Recommendations and Considerations Referenced in Treatment Guidelines and Original Sources. https://www.cdc.gov/std/tg2015/screening-recommendations.htm. Published 2015. Accessed April 12, 2019.

69. Moyer VA; U.S. Preventive Services Task Force, Screening for HIV: U.S. Preventive Services Task Force recommendation statement. *Ann Intern Med*. 2013;159(1):51–60.

70. Branson BM, Handsfield HH, Lampe MA, et al. Revised recommendations for HIV testing of adults, adolescents, and pregnant women in health-care settings. *MMWR Recomm Rep*. 2006;55(RR-14):1–17; quiz CE11–14.

71. LeFevre ML; U.S. Preventive Services Task Force. Behavioral counseling interventions to prevent sexually transmitted infections: U.S. Preventive Services Task Force recommendation statement. *Ann Intern Med*. 2014;161(12):894–901.

72. Centers for Disease Control and Prevention. How you can prevent sexually transmitted diseases. https://www.cdc.gov/std/prevention/default.htm. Published 2016. Accessed April 30, 2019.

73. Saewyc EM, Bearinger LH, Blum RW, et al. Sexual intercourse, abuse and pregnancy among adolescent women: does sexual orientation make a difference? *Fam Plann Perspect*. 1999;31(3):127–131.

74. Centers for Disease Control and Prevention. Condom Fact Sheet in Brief. https://www.cdc.gov/condomeffectiveness/brief.html. Published 2103. Accessed April 30, 2019.

75. Centers for Disease Control and Prevention. Pre-exposure Prophylaxis (PrEP) for HIV prevention. https://www.cdc.gov/hiv/pdf/library/factsheets/pre-exposure-prophylaxis-hiv-prevention.pdf. Published 2014. Accessed April 16, 2019.

76. Centers for Disease Control and Prevention. *Preexposure prophylaxis for the prevention of HIV infection in the United States—2017 Update: a clinical practice guideline*. 2018, US Public Health Service. https://www.cdc.gov/hiv/pdf/library/factsheets/pre-exposure-prophylaxis-hiv-prevention.pdf. Accessed May 4, 2019.

77. Centers for Disease Control and Prevention. The flu season. US Department of Health and Human Services. https://www.cdc.gov/flu/about/season/flu-season.htm. Published 2015. Accessed April 7, 2019.

78. Centers for Disease Control and Prevention. Past Seasons Estimated Influenza Disease Burden. US Department of Health and Human Services. https://www.cdc.gov/flu/about/burden/past-seasons.html. Published 2018. Accessed April 7, 2019.

79. Grohskopf LA, Sokolow LZ, Broder KR, et al. Prevention and control of seasonal influenza with vaccines: recommendations of the Advisory Committee on Immunization Practices-United States, 2018–19 influenza season. *MMWR Recomm Rep*. 2018;67(3):1–20.

80. Gierke R, McGee L, Beall B, et al. Pneumococcal. In: Roush SW, Baldy LM, Hall MAK, eds. *Manual for the Surveillance of Vaccine-Preventable Diseases*. Atlanta, GA: Centers for Disease Control and Prevention, Department of Health and Human Services; 2018.

81. Tomczyk S, Bennett NM, Stoecker C, et al. Use of 13-valent pneumococcal conjugate vaccine and 23-valent pneumococcal polysaccharide vaccine among adults aged >/ = 65 years: recommendations of the Advisory Committee on Immunization Practices (ACIP). *MMWR Morb Mortal Wkly Rep*. 2014;63(37):822–825.

82. Kobayashi M, Bennett NM, Gierke R, et al. Intervals between PCV13 and PPSV23 vaccines: recommendations of the Advisory Committee on Immunization Practices (ACIP). *MMWR Morb Mortal Wkly Rep*. 2015;64(34):944–947.

83. Centers for Disease Control and Prevention (CDC). Use of 13-valent pneumococcal conjugate vaccine and 23-valent pneumococcal polysaccharide vaccine for adults with immunocompromising conditions: recommendations of the Advisory Committee on Immunization Practices (ACIP). *MMWR Morb Mortal Wkly Rep*. 2012;61(40):816–819.

84. Lopez AS, Zhang J, Marin M. Epidemiology of varicella during the 2-dose varicella vaccination program—United States, 2005–2014. *MMWR Morb Mortal Wkly Rep*. 2016;65(34):902–905.

85. Centers for Disease Control and Prevention. Recommended adult immunization schedule for ages 19 years or older, United States, 2019. https://www.cdc.gov/vaccines/schedules/hcp/imz/adult.html. Published 2019. Accessed April 2, 2019.

86. Centers for Disease Control and Prevention. Shingles (Herpes Zoster). US Department of Health and Human Services. https://www.cdc.gov/shingles/hcp/clinical-overview.html. Published 2017. Accessed April 7, 2019.

87. Lal H, Cunningham AL, Godeaux O, et al. Efficacy of an adjuvanted herpes zoster subunit vaccine in older adults. *N Engl J Med*. 2015;372(22):2087–2096.

88. Cunningham AL, Lal H, Kovac M, et al. Efficacy of the herpes zoster subunit vaccine in adults 70 years of age or older. *N Engl J Med*. 2016;375(11):1019–1032.

89. Dooling KL, Guo A, Patel M, et al. Recommendations of the Advisory Committee on Immunization practices for use of Herpes Zoster vaccines. *MMWR Morb Mortal Wkly Rep*. 2018;67(3):103–108.

90. Centers for Disease Control and Prevention. Tetanus. https://www.cdc.gov/tetanus/index.html. Published 2019. Accessed April 8, 2019.

91. Centers for Disease Control and Prevention. Diphtheria. https://www.cdc.gov/diphtheria/. Published 2018. Accessed April 8, 2019.

92. Centers for Disease Control and Prevention. Pertussis (Whooping Cough). https://www.cdc.gov/pertussis/clinical/index.html. Published 2017. Accessed April 8, 2019.

93. Van Dyne EA, Henley SJ, Saraiya M, et al. Trends in human papillomavirus-associated cancers—United States, 1999–2015. *MMWR Morb Mortal Wkly Rep*. 2018;67(33):918–924.

94. Human Papillomavirus (HPV). Immunization Action Coalition (IAC). http://www.immunize.org/askexperts/experts_hpv.asp#vaccine. Updated March 28, 2019. Accessed April 21, 2019.

95. Centers for Disease Control and Prevention. Recommended Child and Adolescent Immunization Schedule for ages 18 years or younger, United States, 2019. https://www.cdc.gov/vaccines/schedules/hcp/imz/child-adolescent.html. Published 2019. Accessed April 9, 2019.

96. Kim DK, Hunter P. Advisory Committee on Immunization Practices Recommended Immunization schedule for adults aged 19 years or older—United States, 2019. *MMWR Morb Mortal Wkly Rep*. 2019;68(5):115–118.

97. U.S. Food and Drug Administration. *FDA approves extended use of Gardasil 9 to include individuals 27 through 45 years old*. 2018, U.S. Department of Health and Human Services. [cited 2019 May 4] Available at https://www.fda.gov/NewsEvents/Newsroom/PressAnnouncements/ucm622715.htm.

Avaliação de Evidências Clínicas

A tomada de decisão clínica exige a integração da competência (*expertise*) clínica, das preferências do paciente e das melhores evidências clínicas disponíveis (Figura 7.1).[1] A aquisição de habilidades correspondentes para cada um desses componentes é essencial para a excelência no atendimento ao paciente. Você desenvolverá sua competência clínica à medida que pratica sua disciplina clínica, o que lhe permitirá fazer diagnósticos com mais eficiência e identificar intervenções potenciais. Você também começará a aprender a como incorporar as preferências, as preocupações e as expectativas individualizadas de seus pacientes a essas decisões de saúde. Por fim, também você aprenderá a selecionar as melhores evidências atuais de todo o espectro de estudos disponíveis como base para suas avaliações e recomendações.[2] Ao longo dos capítulos do exame regional, você encontrará evidências atuais para o uso de elementos da anamnese e do exame físico para apoiar o raciocínio diagnóstico. Este capítulo fornece conhecimentos básicos sobre os critérios de avaliação dessas evidências clínicas.

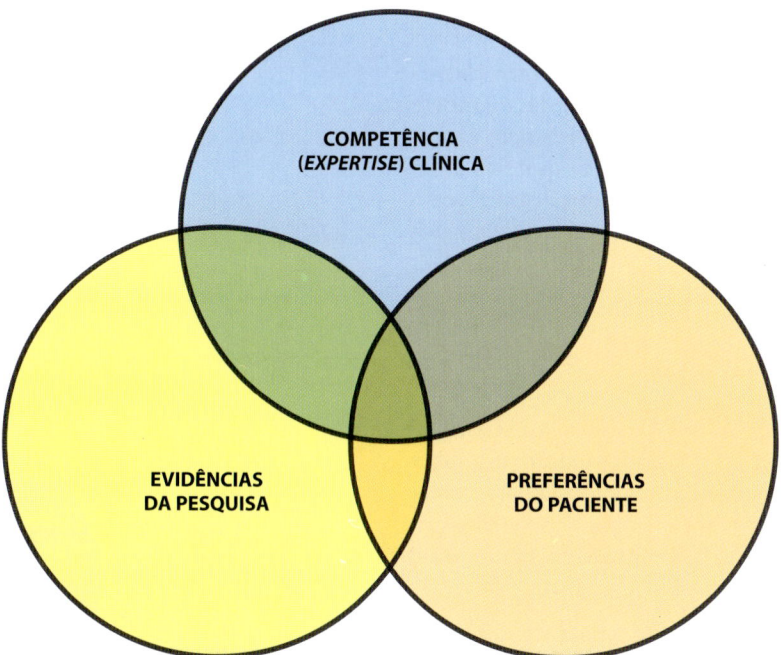

Figura 7.1 Diagrama de Venn da prática clínica baseada em evidências. (Adaptada de Haynes RB *et al. ACP J Club*. 1996;125(3):A14–A16.)

Conteúdo do capítulo

- Uso de elementos da anamnese e do exame físico como exames complementares
- Avaliação de testes de diagnóstico
- Aplicação de conceitos aos exames de rastreamento
- Avaliação crítica das evidências clínicas
- Comunicação de evidências clínicas aos pacientes

USANDO ELEMENTOS DA ANAMNESE E DO EXAME FÍSICO COMO EXAMES COMPLEMENTARES

De acordo com o que foi discutido no Capítulo 5, o processo de raciocínio diagnóstico começa com a criação de uma lista de causas potenciais dos problemas do paciente (*diagnóstico diferencial*). Conforme você aprende mais sobre seu paciente, você atribuirá probabilidades aos vários diagnósticos que explicariam o problema do seu paciente, com a meta de determinar a necessidade de solicitar outros exames complementares ou iniciar o tratamento.[3]

Elementos-chave da anamnese, especialmente os da história da doença atual (p. ex., dor precordial, sensação vertiginosa ou ortopneia), são usados nessa etapa inicial do processo de raciocínio diagnóstico. Isso também é válido para achados no exame físico obtidos por meio das técnicas clássicas de inspeção, palpação, percussão e ausculta ou por meio de manobras especiais.

O Boxe 7.1 ilustra como elementos selecionados da anamnese e do exame físico poderiam ser usados para apoiar o raciocínio diagnóstico.

Ver Capítulo 5, *Raciocínio clínico, Avaliação e Plano*, para discussão sobre a probabilidade de diagnóstico.

AVALIAÇÃO DOS EXAMES COMPLEMENTARES

Você pode consultar a literatura clínica para determinar *quantitativamente* como um exame complementar – ou seja, qualquer informação da anamnese e do exame físico, bem como exames laboratoriais, exames de imagem e procedimentos – tem a capacidade de revisar as probabilidades das hipóteses diagnósticas (*diagnóstico diferencial*). Dois conceitos na avaliação dos exames complementares serão explorados: a *validade* dos achados e a *reprodutibilidade* dos resultados do teste.

Validade

A etapa inicial na avaliação de um exame laboratorial é determinar se ele fornece resultados válidos. *O teste identifica acuradamente se um paciente tem uma doença?* Isso envolve comparar o teste com um *padrão-ouro* – a melhor medida para saber se um paciente tem uma doença. Pode ser, por exemplo, uma biopsia para avaliar um nódulo pulmonar, um exame psiquiátrico estruturado por um especialista para avaliar um paciente quanto à depressão ou uma colonoscopia para avaliar um paciente com pesquisa de sangue oculto nas fezes (PSOF) positiva.

A *tabela* 2×2 é o formato básico para avaliar as características de desempenho de um exame complementar, o que significa o quanto os resultados do teste revisam as probabilidades de doença (Boxe 7.2). As duas colunas representam pacientes com doença e pacientes sem doença, respectivamente. Essas

Boxe 7.1 Exemplo, uso de dados da anamnese e dos achados do exame físico para apoiar o raciocínio diagnóstico

A paciente é uma mulher de 43 anos, que apresenta um episódio agudo de dor no quadrante superior direito do abdome. A dor é constante e intensa, durou mais de 4 horas e desenvolveu-se cerca de uma hora depois de comer uma refeição gordurosa. Ela relata náuseas, vômitos e anorexia.

Estudos avaliando o valor preditivo de elementos da anamnese sugerem que a localização da dor e dos sintomas dessa paciente – muitas vezes precedidos por uma refeição gordurosa – aumenta a probabilidade de ser colecistite.[4,5] No entanto, a lista de possíveis causas também inclui cólica biliar, colangite aguda ou hepatite.

No exame físico, a temperatura corporal é 38°C, a pressão arterial é 145/90 mmHg, a frequência de pulso é de 110 por minuto e ela parece desconfortável. Ela não está ictérica, mas sente dor à palpação do quadrante superior direito do abdome sem descompressão dolorosa e sinal de Murphy positivo (sugestivo de irritação inflamatória da vesícula biliar).[6]

A existência ou não de icterícia e descompressão dolorosa não foi consistentemente considerada significativa associada à colecistite aguda.[4,5] No entanto, febre, dor à palpação do quadrante superior direito do abdome e sinal de Murphy positivo aumentam a probabilidade de colecistite aguda. Não obstante, existem outras hipóteses diagnósticas.

Os exames laboratoriais mostram leucocitose e provas de função hepática normais, incluindo transaminases, bilirrubina e fosfatase alcalina.

Esses resultados tornam improvável o diagnóstico de hepatite aguda, embora não alterem substancialmente a probabilidade de colecistite aguda. Na verdade, nenhum elemento isolado da anamnese, do exame físico ou dos resultados laboratoriais é suficiente para ajudar a ultrapassar o limiar terapêutico da colecistite aguda. Como a suspeita de distúrbio da vesícula biliar é alta, a próxima etapa nesse caso é a confirmação visual das anormalidades da vesícula biliar com exames de imagem.

A ultrassonografia à beira do leito do quadrante superior direito do abdome mostra cálculos biliares e espessamento da parede da vesícula biliar. O sinal de Murphy ultrassonográfico é positivo. Esses resultados confirmam o diagnóstico de colecistite aguda e a paciente será internada para administração de antibióticos e cirurgia.

Ver Capítulo 19, *Abdome*, para uma discussão sobre o sinal de Murphy e seu uso na avaliação de dor à palpação do abdome.

categorizações são baseadas no exame considerado padrão-ouro. As duas linhas correspondem ao elemento da anamnese ou do exame físico de interesse (positivo) ou à sua ausência (negativo). As quatro células (a, b, c, d) corresponderiam a verdadeiros-positivos, falsos-positivos, falsos-negativos e verdadeiros-negativos, respectivamente.[7]

Sensibilidade e especificidade. Os primeiros dados estatísticos a serem estimadas são a *sensibilidade* e a *especificidade* (Boxe 7.3) do exame.

Conhecer a sensibilidade e a especificidade de um teste não ajuda, necessariamente a tomada de decisões clínicas, porque são dados estatísticos baseadas no conhecimento de que o paciente tem a doença de interesse. No entanto, existem duas exceções. Um resultado negativo de um teste com alta sensibilidade (ou seja, uma taxa muito baixa de falso-negativo) geralmente exclui a doença.

Boxe 7.2 Configuração da tabela 2 × 2

Elemento da anamnese ou do exame físico	Padrão-ouro – com doença	Padrão-ouro – sem doença
Presente (teste positivo)	a Verdadeiro-positivo	b Falso-positivo
Ausente (teste negativo)	c Falso-negativo	d Verdadeiro-negativo

Boxe 7.3 Sensibilidade e especificidade

■ **Sensibilidade** é a probabilidade de uma pessoa com a doença ter um teste positivo. Isso é representado como a/(a + c) na coluna "com doença" da tabela 2 × 2
A sensibilidade também é conhecida como taxa de verdadeiros-positivos
■ **Especificidade** é a probabilidade de uma pessoa sem a doença ter um teste negativo, representada como d/(b + d) na coluna "doença ausente" da tabela 2 × 2
A especificidade também é conhecida como taxa de verdadeiros-negativos

Por exemplo, se você suspeitar que a causa provável da dor lombar de um paciente é uma hérnia de disco lombossacral, você pode realizar manobras de exame físico, que poderiam apoiar essa hipótese diagnóstica. A *manobra de elevação da perna estendida*[a] tem sensibilidade de cerca de 92%.[9] Por outro lado, a especificidade dessa manobra é de cerca de 28%. Em contrapartida, a manobra *de elevação de perna estendida assintomática*, tem sensibilidade de apenas cerca de 28% para detectar uma hérnia de disco, mas especificidade de aproximadamente 80%. Assim, um resultado positivo na manobra de elevação da perna estendida assintomática aumenta a confiança no diagnóstico de hérnia de disco, enquanto um resultado negativo na manobra de elevação da perna estendida torna esse diagnóstico menos provável.

Infelizmente, a maioria das manobras de exame físico e elementos da anamnese não apresenta, como elementos isolados, alta sensibilidade ou alta especificidade.

Valores preditivos. O cenário clínico típico enfrentado pelos médicos envolve determinar se um paciente realmente tem a doença com base em um resultado de teste que é positivo ou negativo. *Quão útil é o teste para nos dizer se o paciente tem ou não uma determinada doença?* Isso é chamado *valor preditivo* e vincula a sensibilidade e a especificidade do teste com o quão comum é a doença em questão (*prevalência*). Os valores preditivos podem ser *positivos* ou *negativos*.[7]

■ O **valor preditivo positivo (VPP)** é a probabilidade de que uma pessoa com resultado positivo de um exame tenha a doença representada como a/(a + b) na primeira linha (teste positivo) na tabela 2 × 2

Por exemplo, uma manobra de exame físico que pode ser realizada em adultos com sintomas suspeitos de síndrome do túnel do carpo é o teste de Phalen, que tem um VPP de 76%. Isso significa que um paciente com um resultado positivo no teste de Phalen tem cerca de 76% de probabilidade de ter síndrome do túnel do carpo com base no exame complementar considerado como padrão-ouro (ou seja, um estudo de condução nervosa anormal).[10]

■ O **valor preditivo negativo (VPN)** é a probabilidade de que uma pessoa com resultado negativo de um teste não tenha a doença representada como d/(c + d) na segunda linha (teste negativo) na tabela 2 × 2

Como no exemplo anterior, o teste de Phalen tem um VPN de 56%, o que significa que, entre adultos com teste de Phalen negativo, cerca de 56% não têm síndrome do túnel do carpo com base no teste de condução nervosa.[10]

Prevalência da doença. Embora os dados estatísticos de valor preditivo pareçam intuitivamente úteis, eles variam substancialmente de acordo com a *prevalência da doença* (ou seja, a proporção de pacientes na coluna "com doença"). A prevalência é baseada nas características da população de pacientes e no ambiente clínico. Por exemplo, a prevalência de muitas doenças geralmente será maior nas populações mais velhas e em pacientes atendidos em clínicas especializadas ou hospitais de referência.

Ver Tabela 23.4, *Lombalgia*, no Capítulo 23, *Sistema Musculoesquelético*, para uma discussão dessas manobras.

---

[a]N.R.T.: Essa manobra consiste na elevação do membro inferior com o joelho estendido e visa demonstrar tensão do nervo ciático (ou nervo isquiático segundo a *Terminologia Anatômica*).

Boxe 7.4 Valores preditivos: prevalência de 10% com sensibilidade e especificidade = 90%

	Com doença	Sem doença	Total
Teste positivo	a 90	b 90	**180**
Teste negativo	c 10	d 810	**820**
Total	**100**	**900**	**1.000**

Vejamos como a variabilidade na prevalência de uma doença modifica os valores preditivos dos exames complementares. Por exemplo, considere uma manobra de exame físico, que tem sensibilidade de 90% e especificidade de 90%. Você decide realizar essa manobra de exame em uma população de 1.000 pacientes, na qual a prevalência da doença (proporção de indivíduos com a doença) é de 10%. O Boxe 7.4 mostra uma tabela 2 × 2 configurada com esses parâmetros.

Sensibilidade = a/(a + c) = 90/100 ou 90%; especificidade = d/(b + d) = 810/900 = 90%.

O VPP calculado a partir da linha de teste positivo da tabela seria 90/180 = 50%. Isso significa que metade das pessoas com teste positivo tem doença.

No entanto, se a sensibilidade e a especificidade do exame complementar permanecessem as mesmas, mas se a prevalência da doença fosse de apenas 1%, então as células seriam muito diferentes (Boxe 7.5).

Sensibilidade = a/(a + c) = 9/10 ou 90%; especificidade = d/(b + d) = 891/990 = 90%.

Agora, o VPP calculado a partir da linha de teste positivo da tabela seria 9/108 = 8,3%.

A consequência é que a maioria dos resultados positivos são falsos-positivos –, o que significa que a maioria dos indivíduos com resultados positivos não terá doença. No entanto, para determinar se os pacientes não doentes apresentam resultados falso-positivos, eles podem ter que se submeter a outros exames complementares definitivos (padrão-ouro), que geralmente são invasivos, caros e potencialmente prejudiciais. Isso tem implicações para a segurança do paciente e a alocação de recursos, porque os médicos desejam limitar o número de pacientes sem doença que se submetem a exames padrão-ouro.

No entanto, conforme mostrado no exemplo, os valores preditivos não fornecem necessariamente orientação suficiente para a solicitação de exames complementares em populações com diferentes prevalências de doença.

Boxe 7.5 Valores preditivos: prevalência de 1% com sensibilidade e especificidade = 90%

	Com doença	Sem doença	Total
Teste positivo	a 9	b 99	**108**
Teste negativo	c 1	d 891	**892**
Total	**10**	**990**	**1.000**

Razões de verossimilhança. Felizmente, existem outras maneiras de avaliar o desempenho de um exame complementar – novamente, elementos da anamnese e do exame físico, exames laboratoriais, exames de imagem e procedimentos –, que podem ser responsáveis pela prevalência variável da doença observada em diferentes populações de pacientes. Uma forma usa *a razão de verossimilhança (RV)*, definida como a probabilidade de obter determinado resultado do exame em um paciente doente dividida pela probabilidade de obter determinado resultado em um paciente sem doença.[7,11] A RV informa o quanto o resultado de um exame altera a probabilidade de ter a doença de interesse antes que o exame complementar seja realizado (*probabilidade pré-teste da doença*) para a probabilidade de ter a doença de interesse depois que o teste diagnóstico é realizado e seus resultados conhecidos (*probabilidade pós-teste da doença*).[12] Na população geral, sem fazer anamnese ou examinar o paciente, a probabilidade pré-teste é a *prevalência* da doença na população.

No caso mais simples, presumimos que o resultado do exame é positivo ou negativo. Portanto, a RV para um *teste positivo* é a razão de obtenção de um resultado positivo, em uma pessoa doente dividida pela probabilidade de obter um resultado positivo em uma pessoa não doente. Na tabela 2 × 2, vemos que isso é o mesmo que dizer a razão da taxa de verdadeiro-positivo (sensibilidade)/taxa de falso-positivo (1 – especificidade). Um valor mais alto (muito > 1) indica que um teste positivo tem probabilidade muito maior de ser de uma pessoa doente do que de uma não doente, aumentando nossa confiança de que uma pessoa com resultado positivo tem a doença de interesse.

A *razão de verossimilhança de um resultado negativo* é a razão da probabilidade de obter um resultado negativo em uma pessoa doente dividida pela probabilidade de obter um resultado negativo em uma pessoa não doente.[11] Na tabela 2 × 2, vemos que isso é o mesmo que dizer a razão da taxa de falsos-negativos (1 – sensibilidade) dividida pela taxa de verdadeiros-negativos (especificidade). Um valor mais baixo (muito < 1) indica que o resultado negativo tem probabilidade muito maior de ser de uma pessoa não doente do que de uma pessoa doente, aumentando nossa confiança de que uma pessoa com resultado negativo não tem doença.

A magnitude da razão de verossimilhança (RV) proporciona uma sensação intuitiva de quão fortemente determinado resultado de teste aumentará (incluirá) ou diminuirá (descartará) a probabilidade de doença.[12] O Boxe 7.6 mostra como interpretar as RVs com base em quanto um resultado de teste muda as probabilidades pré-teste e pós-teste para doenças.[7]

Aplicação dos conceitos para avaliar dor abdominal. O exemplo da colecistite apresentado no Boxe 7.1 usava termos gerais para descrever se um elemento

---

Boxe 7.6 Interpretação das razões de verossimilhança

Razões de verossimilhança (RV)[a]	Efeito nas probabilidades pré-teste e pós-teste
RV > 10 ou < 0,1	Gera grandes mudanças
RV 5 a 10 ou 0,1 a 0,2	Gera mudanças moderadas
RV2–5 e 0,5 a 0,2	Gera pequenas mudanças (às vezes importantes)
RV 1 a 2 e 0,5 a 1	Altera pouco a probabilidade (raramente importante)

[a]*Razões de verossimilhança > 1* estão associadas a resultados positivos e maior probabilidade de doença. *Razões de verossimilhança < 1* estão associadas a resultados negativos e diminuição da probabilidade de doença. Um exame com uma razão de *verossimilhança* de 1 não fornece informações adicionais sobre a probabilidade de doença.

Boxe 7.7 Razões de verossimilhança de sinais de exame físico para diagnosticar colecistite em pacientes adultos com dor abdominal ou suspeita de colecistite aguda

Achado	Sensibilidade (%)	Especificidade (%)	Razão de verossimilhança se o achado	
			For encontrado	Não for encontrado
Febre	2 a 44	37 a 83	Não significativo	Não significativo
Dor à palpação do QSD do abdome	60 a 98	1 a 97	2,7	0,4
Sinal de Murphy	48 a 97	48 a 98	3,2	0,6
Massa no QSD do abdome	2 a 23	70 a 99	Não significativo	Não significativo

QSD: quadrante superior direito.
Fonte: Adaptado de McGee S, ed. Abdominal pain and tenderness. In: *Evidence-Based Physical Diagnosis*. 4th ed. Elsevier; 2018.

da anamnese e/ou um achado no exame físico ou em exames laboratoriais ou de imagem tornava o diagnóstico mais ou menos provável. No entanto, cada um desses elementos pode ser avaliado quanto ao seu desempenho como exame complementar. O Boxe 7.7 mostra as razões de verossimilhança da existência ou não de vários elementos do exame físico.[13]

A existência ou não desses achados físicos pode alterar a probabilidade de diagnóstico.[13] Elementos da anamnese e resultados dos exames laboratoriais e de imagem também podem ser usados para revisar essas probabilidades.

APLICAÇÃO DOS CONCEITOS AOS EXAMES DE RASTREAMENTO

Ao longo dos capítulos de exames regionais, você encontrará recomendações baseadas em evidências para intervenções de promoção da saúde, especialmente rastreamento e prevenção. Essas recomendações também são baseadas em evidências da literatura clínica, que podem ser avaliadas de acordo com os critérios apresentados neste capítulo. O Boxe 7.8 mostra como as razões de verossimilhança podem ser usadas para revisar as probabilidades de doenças com o exemplo do rastreamento do câncer de mama.

Nomograma de Fagan

O nomograma de Fagan fornece uma maneira simples de usar as razões de verossimilhança para revisar probabilidades (Figura 7.2).[14] Com esse nomograma, as probabilidades pré-teste estão na linha à esquerda; em seguida, com uma régua, é traçada uma linha desde a probabilidade pré-teste até a linha a direita (probabilidade pós-teste) através da linha média (razão de verossimilhança).

O Boxe 7.9 mostra como aplicar o nomograma à mamografia anormal.

Boxe 7.8 Qual é a probabilidade de uma mulher com mamografia anormal ter câncer de mama?

CASO: uma mulher de 57 anos, com risco médio de câncer de mama, tem uma mamografia anormal. Ela quer saber a probabilidade de ter câncer de mama. A literatura afirma que o risco basal (prevalência) é de 1%, a sensibilidade da mamografia é de 90% e a especificidade é de 91%. *O que você vai dizer a ela?*

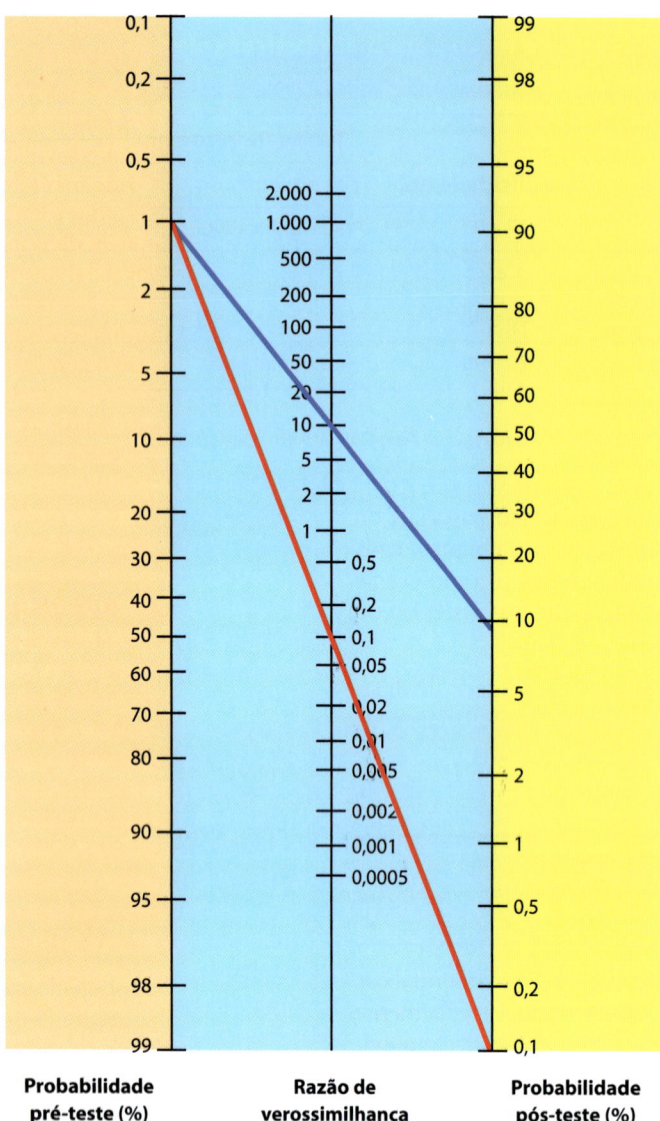

Figura 7.2 Nomograma de Fagan. (Adaptada de Fagan TJ. *N Engl J Med*. 1975;293(5):257. Massachusetts Medical Society. Reimpressa com permissão da Massachusetts Medical Society.)

Frequências naturais

O uso de declarações da frequência é outra opção, talvez mais intuitiva, às razões de verossimilhança para determinar como o resultado de um teste mudará a probabilidade da doença (Boxe 7.10).[15,16] As *frequências naturais* representam a frequência conjunta de dois eventos, como o número de pacientes com a doença de interesse e o número de pacientes com resultado positivo em um exame.

Boxe 7.9 Uso do nomograma de Fagan para responder à pergunta da mamografia

A probabilidade pré-teste (prevalência) = 1% e a razão de verossimilhança para um resultado positivo de exame (sensibilidade/[1 – especificidade]) = 10. A linha azul corresponde ao caso de um resultado positivo com probabilidade pós-teste de cerca de 9%. Se o resultado da mamografia fosse negativo (linha vermelha), então a razão de verossimilhança para um resultado negativo ([1 – sensibilidade]/especificidade) = 0,11 e a probabilidade pós-teste para câncer de mama seria de cerca de 0,1%.

Boxe 7.10 Uso das frequências naturais para responder à pergunta da mamografia

Começamos criando uma tabela 2 × 2 com base em uma população de 1.000 mulheres. A prevalência de 1% significa que 10 mulheres terão câncer de mama. A sensibilidade de 90% significa que 9 das mulheres com câncer de mama terão uma mamografia anormal. A especificidade de 91% significa que 89 das 990 mulheres sem câncer de mama ainda terão uma mamografia anormal. A probabilidade de que uma mulher com uma mamografia anormal tenha câncer de mama é 9/(9 + 89) = cerca de 9%.

Resultado da mamografia	Câncer de mama	Sem câncer de mama	Total
Positivo	9	89	**98**
Negativo	1	901	**902**
	10	**990**	**1.000**

Fonte: Dados compilados de Gigerenzer G. *BMJ*. 2011;343:d6386.

Primeiro, pega-se um grande número de pessoas (p. ex., 100 ou 1.000, dependendo da prevalência) e decompõe-se esse em frequências naturais (ou seja, quantas pessoas têm doença, quantas pessoas com a doença terão resultado positivo no exame, quantas sem doença terão resultado positivo no exame).

Reprodutibilidade

Outra característica de um exame complementar é a *reprodutibilidade*.[17] Um aspecto importante da avaliação dos elementos diagnósticos da anamnese ou do exame físico é determinar a reprodutibilidade dos achados para o diagnóstico de um distúrbio clínico.

Quando, por exemplo, dois médicos encontram um sinal de Murphy positivo em um paciente com suspeita de colecistite aguda, eles nem sempre concordam sobre esse achado. Isso levanta a questão da utilidade desse achado para o diagnóstico de colecistite aguda. Se muitos pacientes forem examinados, haverá alguma concordância nos achados de dois médicos. No entanto, entender se há concordância além do que pode ser atribuído ao acaso é importante para saber se o achado é útil o suficiente para apoiar a tomada de decisão clínica.

Pontuação Kappa. Essa pontuação mede a concordância que ocorre além da atribuída ao acaso.[17] Na Figura 7.3, vamos dizer que a concordância entre os observadores é de 50% para a afirmação de que determinado achado anormal do exame físico pode ser atribuído ao acaso. Em nosso exemplo, esse achado anormal do exame físico é um sinal de Murphy positivo. Se nossos dois médicos concordam 75% das vezes que um paciente com suspeita de colecistite aguda tem um sinal de Murphy positivo, isso significa que a concordância *potencial* além do que pode ser atribuído ao acaso é de 50% e a concordância *real* do observador além do que pode ser atribuído ao acaso é de 25%.

O nível kappa é, então, calculado como 25%/50% = 0,5, o que indica concordância moderada. O Boxe 7.11 mostra como interpretar os valores kappa.

O grau de concordância para achados obtidos rotineiramente pode ser bastante variável; por exemplo, os níveis kappa são 0,18 para detectar um galope por B3 na ausculta cardíaca[18] e 0,80 para detectar pulsos palpáveis em pacientes com doença arterial.[19]

Precisão. No contexto da reprodutibilidade, *precisão* refere-se a ser capaz de aplicar o mesmo teste à mesma pessoa, que não sofreu alterações, e obter os mesmos resultados.[8] A precisão é frequentemente usada quando se refere a exames

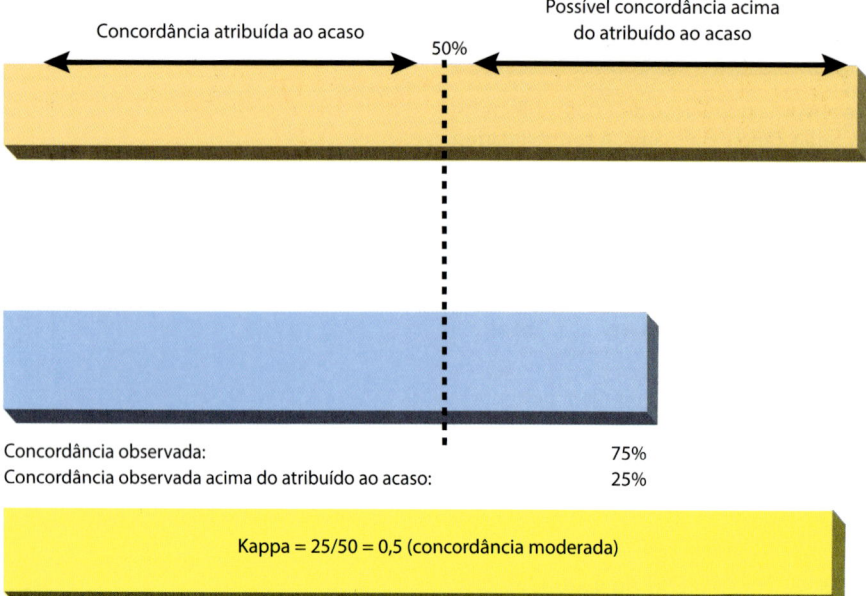

Concordância observada: 75%
Concordância observada acima do atribuído ao acaso: 25%

Kappa = 25/50 = 0,5 (concordância moderada)

Figura 7.3 Pontuações kappa. (Reproduzida, com autorização, de McCain T *et al. CMAJ.* 2004;171(11):1369–1373.)

Boxe 7.11 Interpretação de valores kappa	
Valor kappa	**Força da concordância**
< 0,20	Fraco
0,21 a 0,40	Regular
0,41 a 0,60	Moderado
0,61 a 0,80	Bom
0,81 a 1,00	Excelente

laboratoriais. Por exemplo, ao medir um nível de troponina para determinar se existe isquemia cardíaca, os médicos podem usar nível de corte (*cutoff*) específico para decidir se um paciente deve ser internado em uma unidade coronariana. Se os resultados do teste não forem precisos, isso pode levar à admissão de um paciente sem cardiopatia isquêmica ou alta de um paciente com um evento isquêmico. Um teste estatístico usado para caracterizar a precisão é o *coeficiente de variação*, definido como o desvio padrão dividido pelo valor médio. Valores mais baixos indicam maior precisão.

AVALIAÇÃO CRÍTICA DAS EVIDÊNCIAS CLÍNICAS

Ao longo do livro, você encontrará seções de promoção da saúde que fazem recomendações baseadas em diretrizes emitidas por organizações profissionais, como as produzidas pela U.S. Preventive Services Task Force (USPSTF).[20] Durante seu treinamento em saúde, é essencial aprender o processo de *avaliação crítica* da literatura clínica para conseguir interpretar novos estudos, recomendações e diretrizes à medida que aparecem ao longo de sua carreira profissional.

Um processo amplamente aceito para avaliar criticamente a literatura clínica aparece nos Users' Guides to the Medical Literature.[21] Esses especialistas em epidemiologia (o estudo de doenças em populações) criaram uma abordagem rigorosa e padronizada para os estudos de avaliação. Essa abordagem foi aplicada a uma ampla gama de tópicos clínicos, incluindo ensaios terapêuticos e de prevenção, exames complementares, metanálises, análises econômicas e diretrizes de prática. Essa abordagem faz três questionamentos básicos:

1. Os resultados são válidos (você pode acreditar neles)?

2. Quais são os resultados (magnitude e precisão)?

3. Como os resultados podem ser aplicados ao atendimento do paciente (generalização)?

Os resultados são válidos?

Compreensão dos vieses. Ao avaliar os resultados do estudo, é importante conhecer bem os possíveis vieses, que são erros sistemáticos na condução de um estudo que ameaçam a validade dos resultados. Estudos com baixo risco de viés fornecem as evidências mais válidas para a tomada de decisão clínica e intervenções da promoção da saúde. As principais fontes de viés na pesquisa clínica são vieses de seleção, de desempenho, de detecção e de atrito (Boxe 7.12).[22]

Quais são os resultados?

Avaliação do desempenho de um tratamento ou intervenção de prevenção. Discutimos os resultados encontrados em estudos de testes diagnósticos. As diretrizes para promoção da saúde são geralmente baseadas em ensaios clínicos de terapia

---

Boxe 7.12 Tipos de vieses que influenciam as evidências

Viés de seleção

- Ocorre quando os grupos de comparação têm diferenças sistemáticas em suas características basais, que conseguem afetar o desfecho do estudo
- Cria problemas na interpretação das diferenças observadas nos desfechos porque poderiam resultar das intervenções ou das diferenças basais entre os grupos
- Alocar aleatoriamente os indivíduos para a intervenção é a melhor abordagem para minimizar esse viés

Viés de desempenho

- Ocorre quando há diferenças sistemáticas no atendimento recebido entre grupos de comparação (além da intervenção)
- Cria problemas na interpretação das diferenças de desfechos
- Assegurar que os pacientes e os profissionais de saúde não saibam qual intervenção é prestada (estudo duplo-cego) é a melhor abordagem para minimizar esse viés

Viés de detecção

- Ocorre quando há diferenças sistemáticas nos esforços para diagnosticar ou assegurar um desfecho
- Garantir que os avaliadores não tenham conhecimento da intervenção recebida pelo indivíduo é a melhor abordagem para minimizar esse viés

Viés de atrito

- Ocorre quando há diferenças sistemáticas nos grupos de comparação no número de indivíduos que não concluem o estudo
- Deixar de levar em conta essas diferenças pode levar a estimar incorretamente a eficácia de uma intervenção
- Usar uma análise de intenção de tratamento, em que todas as análises consideram todos os indivíduos que foram atribuídos a um grupo de comparação, independentemente de terem recebido ou completado a intervenção, consegue minimizar esse viés

Boxe 7.13 Tabela 2 × 2 para avaliação de estudos de tratamento ou prevenção

	Evento ocorrido	Nenhum evento	Total
Grupo experimental	a	b	a + b
Grupo de controle	c	d	c + d

ou prevenção. Os resultados desses estudos também são calculados a partir de uma tabela 2 × 2, em que as colunas indicam se o indivíduo desenvolveu o desfecho e as linhas correspondem se o indivíduo recebeu (ou foi exposto) à intervenção (Boxe 7.13).

Os dados estatísticos usados para caracterizar o desempenho de um tratamento ou intervenção de prevenção incluem *riscos relativos, diferenças de risco relativo* (pode ser uma redução ou um aumento, refletindo benefício ou dano), *diferenças de risco absoluto* (pode ser uma redução ou um aumento, refletindo benefício ou dano), *números necessários para tratar* e *números necessários para causar danos* (Boxe 7.14).[23]

O cálculo desses valores estatísticos da tabela 2 × 2 começa com a determinação das probabilidades dos desfechos.

Um exemplo desses cálculos, apresentados no Boxe 7.15, é baseado nos resultados do National Lung Screening Trial, que comparou duas maneiras de detectar câncer de pulmão em indivíduos que eram fumantes pesados (fumam 20 ou mais cigarros por dia), com idades entre 55 e 74 anos: tomografia computadorizada com baixas doses de radiação (TCBD) e radiografia de tórax padrão (RXT). O desfecho de interesse (evento) foi morte por câncer de pulmão.[24] Após três rodadas de rastreamento anual e cerca de 7 anos de acompanhamento, o grupo da TCBD (experimental) teve uma taxa de eventos de 0,018, enquanto o grupo da RXT (controle) teve uma taxa de eventos de 0,021.

O risco relativo (RR) de morrer de câncer de pulmão com o rastreamento por TCBD em comparação com o rastreamento por RXT foi de 0,018/0,021 = 0,86. A redução do RR foi de 1 − 0,86 = 0,14, o que significa que o risco de

Boxe 7.14 Dados estatísticos usados para caracterizar o desempenho de um tratamento ou intervenção de prevenção

- *Taxa de eventos no grupo experimental (TEE)* – a probabilidade de um indivíduo do grupo de intervenção ter desfecho é descrita por a/(a + b) da linha 1 (grupo experimental)
- *Taxa de eventos no grupo controle (TEC)* – a probabilidade de um indivíduo do grupo de controle ter o desfecho é c/(c + d) da linha 2 (grupo de controle)
- *Risco relativo (RR)* – a probabilidade de um desfecho no grupo de intervenção em comparação com a probabilidade de um desfecho no grupo controle é expresso como o TEE/TEC
- *Diferença de risco relativo* – definida como |TEC − TEE|/TEC × ou 1 − o risco relativo, que descreve a proporção do risco de linha de base, é reduzido/aumentado pela terapia
- *Diferença de risco absoluto* – a diferença nas taxas de desfecho entre os grupos de comparação é expressa pelo |TEC − TEE|
- *Número necessário para tratar (NNT)* – é a recíproca da diferença de risco absoluto (relatado como uma fração) e é o número de indivíduos que precisam ser tratados durante um período específico de tempo para evitar um desfecho. Se a intervenção realmente aumentar o risco de um desfecho ruim, essa estatística se tornará o *número necessário para causar danos (NND)*

Boxe 7.15 A tabela 2 × 2 para avaliação de rastreamento de câncer de pulmão

Teste de rastreamento	Morte por câncer de pulmão	Sem morte por câncer de pulmão	Total
Tomografia computadorizada com baixa dose de radiação (TCBD)	18	982	1.000
Radiografia de tórax (RXT)	21	979	1.000

Fonte: National Lung Screening Trial Research Team *et al. N Engl J Med.* 2011;365(5):395–409.

---

morte por câncer de pulmão no grupo TCBD foi 14% menor do que no grupo RXT. A TCBD levou a redução das mortes por câncer de pulmão, então usamos a redução do RR, que foi relatado como um decimal: $0,021 - 0,018 = 0,003$. A recíproca desse valor ($1/0,003$) nos deu um número necessário para o rastreamento de 333, o que significa que o rastreamento de 333 pacientes com TCBD evitou uma morte por câncer de pulmão. O número necessário para rastrear (e tratar) é sempre baseado em um período de tempo específico, então devemos dizer que precisamos rastrear 333 pacientes três vezes ao longo de 3 anos com TCBD para prevenir uma morte por câncer de pulmão após 7 anos.

Como os resultados podem ser aplicados ao atendimento ao paciente?

Generabilidade. O último ponto a considerar ao avaliar a qualidade da literatura é se os resultados são generalizáveis (p. ex., se os resultados do estudo podem ser aplicados aos seus pacientes). Para fazer essa determinação, você precisa primeiro examinar os *dados demográficos dos indivíduos estudados* (p. ex., idade, sexo, raça/etnia, nível socioeconômico, condições clínicas). Em seguida, é preciso determinar se os dados demográficos são semelhantes o suficiente do seu paciente para tornar os resultados aplicáveis. Além disso, é preciso determinar se a *intervenção é viável* em seu ambiente. *Você tem competência (expertise) clínica, tecnologia e capacidade para oferecer a intervenção?* Mais importante ainda, é crucial considerar a *gama de benefícios e danos potenciais* associados à intervenção e decidir se a intervenção é aceitável para o seu paciente.

COMUNICAÇÃO DAS EVIDÊNCIAS CLÍNICAS AOS PACIENTES

Os profissionais de saúde precisam ser capazes de comunicar com efetividade evidências sobre prognóstico, tratamentos, investigação diagnóstica e prevenção para ajudar os pacientes a compreender seus riscos e opções. Frequentemente, a forma como as informações são estruturadas pode levar a decisões equivocadas ou desinformadas do paciente. Em um estudo, os entrevistados receberam informações sobre três exames de rastreamento diferentes para cânceres não especificados.[25] Na verdade, os benefícios eram idênticos, exceto que foram expressos de forma diferente. Quando o benefício do teste foi apresentado na forma de redução de risco, 80% das pessoas disseram que provavelmente aceitariam o exame. Quando as mesmas informações eram apresentadas na forma de redução do risco absoluto e NNT, apenas 53% e 43%, respectivamente, concordariam com o exame. Os médicos devem, portanto, apresentar as informações de forma a reduzir os efeitos *framing*[b] e encorajar o processo de tomada de decisão compartilhado e informado.[16] Entre as abordagens para essas discussões estão os cinco

Ver discussão sobre a tomada de decisão compartilhada no Capítulo 5, *Raciocínio Clínico, Avaliação e Plano.*

---

[b]N.R.T.: Efeito *framing* é a possibilidade de influenciar a decisão de um indivíduo sem distorcer a informação ou suprimi-la por meio de mudanças sutis na estruturação do problema.

As (perguntar [*ask*], orientar [*advice*], avaliar [*assess*], auxiliar [*assist*] e organizar [*arrange*]) e FRAMES (*feedback* sobre risco pessoal, responsabilidade do paciente, orientação [*advice*] para modificação, estilo empático, promoção da autoeficácia [*self-efficacy*]).[26] Auxiliares de decisão, que fornecem suporte para pacientes que enfrentam decisões de tratamento ou prevenção, ampliam o conhecimento, melhoram a comunicação com os profissionais de saúde e aumentam a confiança na tomada de decisões.[27]

REFERÊNCIAS BIBLIOGRÁFICAS

1. Haynes RB, Sackett DL, Gray JM, et al. Transferring evidence from research into practice: 1. The role of clinical care research evidence in clinical decisions. *ACP J Club*. 1996;125(3):A14–A16.

2. Geyman JP. Evidence-based medicine in primary care: an overview. *J Am Board Fam Pract*. 1998;11(1):46–56.

3. Richardson WS, Wilson M. The process of diagnosis. In: Guyatt G, Rennie D, Meade M, et al., eds. *User's Guides to the Medical Literature: A Manual for Evidence-Based Clinical Practice*. 3rd ed. New York: McGraw-Hill Education; 2015.

4. Jain A, Mehta N, Secko M, et al. History, physical examination, laboratory testing, and emergency department ultrasonography for the diagnosis of acute cholecystitis. *Acad Emerg Med*. 2017;24(3):281–297.

5. Trowbridge RL, Rutkowski NK, Shojania KG. Does this patient have acute cholecystitis? *JAMA*. 2003;289(1):80–86.

6. Musana K, Yale SH. John Benjamin Murphy (1857–1916). *Clin Med Res*. 2005;3(2):110–112.

7. Furukawa TA, Strauss SE, Bucher HC, et al. Diagnostic tests. In: Guyatt G, Rennie D, eds. *Users' Guides to the Medical Literature: A Manual for Evidence-Based Clinical Practice*. 3rd ed. New York: McGraw-Hill Education; 2015.

8. Sackett DL, Haynes RB, Guyatt GH, et al. *Clinical Epidemiology. A Basic Science for Clinical Medicine*. 2nd ed. Boston, MA: Little, Brown and Company; 1991.

9. van der Windt DA, Simons E, Riphagen II, et al. Physical examination for lumbar radiculopathy due to disc herniation in patients with low-back pain. *Cochrane Database Syst Rev*. 2010;(2):CD007431.

10. MacDermid JC, Wessel J. Clinical diagnosis of carpal tunnel syndrome: a systematic review. *J Hand Ther*. 2004;17(2):309–319.

11. Richardson WS, Wilson MC, Keitz SA, et al. Tips for teachers of evidence-based medicine: making sense of diagnostic test results using likelihood ratios. *J Gen Intern Med*. 2008;23(1):87–92.

12. Parikh R, Parikh S, Arun E, et al. Likelihood ratios: clinical application in day-to-day practice. *Indian J Ophthalmol*. 2009;57(3):217–221.

13. McGee S. Abdominal pain and tenderness. In: *Evidence-Based Physical Diagnosis*. 4th ed. Philadelphia, PA: Elsevier; 2018.

14. Fagan TJ. Nomogram for Bayes theorem. *N Engl J Med*. 1975;293:257.

15. Gigerenzer G. What are natural frequencies? *BMJ*. 2011; 343:d6386.

16. Gigerenzer G, Gaissmaier W, Kurz-Milcke E, et al. Helping doctors and patients make sense of health statistics. *Psychol Sci Public Interest*. 2007;8(2):53–96.

17. McGinn T, Guyatt G, Cook R, et al. Measuring agreement beyond chance. In: Guyatt G, Rennie D, Meade MO, et al, eds. *Users' Guides to the Medical Literature: A Manual for Evidence-Based Clinical Practice*. 3rd ed. New York: McGraw-Hill Education; 2015.

18. Lok CE, Morgan CD, Ranganathan N. The accuracy and interobserver agreement in detecting the 'gallop sounds' by cardiac auscultation. *Chest*. 1998;114(5):1283–1288.

19. Khan NA, Rahim SA, Anand SS, et al. Does the clinical examination predict lower extremity peripheral arterial disease? *JAMA*. 2006;295(5):536–546.

20. U.S. Preventive Services Task Force. Home. Available at https://www.uspreventiveservicestaskforce.org. Accessed May 23, 2019.

21. Guyatt G, Rennie D, Meade M, et al. *Users' Guides to the Medical Literature: A Manual for Evidence-Based Clinical Practice*. 3rd ed. New York: McGraw-Hill Education; 2015.

22. Higgins JPT, Altman DG, Sterne JAC. Assessing risk of bias in included studies. Cochrane Collaboration. Cochrane Handbook for Systematic Reviews of Interventions Website. Available at https://handbook-5-1.cochrane.org/chapter_8/8_assessing_risk_of_bias_in_included_studies.htm. Published 2011. Accessed April 1, 2019.

23. Alhazzani W, Walter SD, Jaeschke R, et al. Does treatment lower risk? Understanding the results. In: Guyatt G, Rennie D, Meade M, et al., eds. *Users' Guides to the Medical Literature: A Manual for Evidence-Based Clinical Practice*. 3rd ed. New York: McGraw-Hill Education; 2015.

24. National Lung Screening Trial Research Team; Aberle DR, Adams AM, Berg CD, et al. Reduced lung-cancer mortality with low-dose computed tomographic screening. *N Engl J Med*. 2011;365(5):395–409.

25. Sarfati D, Howden-Chapman P, Woodward A, et al. Does the frame affect the picture? A study into how attitudes to screening for cancer are affected by the way benefits are expressed. *J Med Screen*. 1998;5(3):137–140.

26. Searight R. Realistic approaches to counseling in the office setting. *Am Fam Physician*. 2009;79(4):277–284.

27. Stacey D, Legare F, Lewis K, et al. Decision aids for people facing health treatment or screening decisions. *Cochrane Database Syst Rev*. 2017;4:CD001431.

Pesquisa Geral, Sinais Vitais e Dor

ANAMNESE: ABORDAGEM GERAL

Este capítulo enfoca as preocupações do paciente que acompanham muitos processos de doenças, conhecidos como **sintomas constitucionais** ou **sistêmicos**. As etiologias subjacentes dessas manifestações comuns muitas vezes não se limitam a apenas um sistema de órgão específico, mas afetam amplamente a "constituição" de um paciente ou seu estado físico no que diz respeito à vitalidade, saúde e força.[1] Isso pode incluir *fadiga, fraqueza, febre, calafrios, sudorese noturna, perda ou ganho ponderal* e *dor*. Você deve perguntar aos pacientes regularmente sobre esses sintomas, para que esforços vigorosos possam ser feitos para diagnosticar ou, pelo menos, tratar suas queixas. Mesmo que não seja possível identificar as etiologias para esses sintomas, estratégias agressivas de controle podem reduzir seu efeito na qualidade de vida relacionada à saúde.[2]

Sintomas comuns ou preocupantes

- Fadiga e fraqueza
- Febre, calafrios, sudorese noturna
- Perda/ganho ponderal
- Dor

EXEMPLOS DE ANORMALIDADES

Fadiga e fraqueza

A *fadiga* é um sintoma inespecífico com muitas causas. O termo descreve sensação de cansaço ou perda de energia, que os pacientes descrevem de várias maneiras. "Não estou com vontade de levantar da cama pela manhã.", "Eu não tenho energia.", "Eu mal consigo passar o dia.", "Quando chego ao trabalho, sinto como se já tivesse trabalhado o dia todo." Como a fadiga é uma resposta normal ao trabalho duro, ao estresse contínuo e a luto, é importante as circunstâncias da vida do paciente que apresenta fadiga. Fadiga não relacionada a essas situações exige investigação adicional.

Usar perguntas abertas para encorajar o(a) paciente a descrever com detalhes o que está vivenciando. Indícios etiológicos importantes frequentemente surgem de uma boa história psicossocial, da exploração dos padrões de sono e de uma revisão completa dos sistemas.

Fraqueza é diferente de fadiga. Ela denota uma perda demonstrável de força muscular e será discutida posteriormente com outros sintomas neurológicos (ver Capítulo 24, *Sistema Nervoso*).

A fadiga é um sintoma comum de depressão e ansiedade, mas também se deve pensar em infecções (como hepatite, mononucleose infecciosa, tuberculose); distúrbios endócrinos (hipotireoidismo, insuficiência suprarrenal, diabetes melito); insuficiência cardíaca; doença crônica dos pulmões, rins ou fígado; desequilíbrio eletrolítico; anemia moderada a grave; malignidades; déficits nutricionais e uso de medicamentos.

Fraqueza, especialmente se localizada em um padrão neuroanatômico, sugere possível neuropatia ou miopatia.

Febre, calafrios e sudorese noturna

Febre é uma elevação anormal da temperatura corporal (definições de normal). Perguntar sobre febre se o paciente tiver uma doença aguda ou crônica. Descubra se o paciente mediu sua temperatura. O paciente sentiu febre ou calor incomum, sudorese excessiva ou sentiu frio? Tente distinguir entre a sensação de frio e um arrepio com calafrios por todo o corpo e ranger de dentes.

Sensação de frio, arrepios e calafrios acompanham a *elevação* da temperatura, enquanto a sensação de calor e suor acompanham a *queda* da temperatura. Normalmente, a temperatura corporal aumenta durante o dia e diminui durante a noite. Quando a febre exacerba essa oscilação, ocorre *sudorese noturna*. Mal-estar, cefaleia e dor nos músculos e articulações geralmente acompanham a febre.

A febre tem muitas causas. É preciso focar na cronologia da doença e nos sintomas associados. Familiarize-se com os padrões de doenças infecciosas que podem afetar seu paciente. Informe-se sobre viagens, contato com pessoas doentes e outras exposições incomuns. Até os medicamentos podem causar febre. Em contrapartida, a ingestão recente de ácido acetilsalicílico (AAS), paracetamol, corticosteroides e anti-inflamatórios não esteroides (AINE) pode mascarar a febre e influenciar a temperatura aferida na consulta.

Mudança de peso

A alteração do peso corporal resulta de alterações nos tecidos ou líquidos corporais. Boas perguntas de abertura incluem: "Com que frequência você verifica seu peso?", "Como está em comparação há 1 ano?" Se houver mudanças, pergunte: "Por que você acha que mudou?", "Quanto você gostaria de estar pesando?" Se o ganho ou perda de peso parecer um problema, pergunte sobre a magnitude da alteração, a cronologia, o cenário em que ocorreu e quaisquer sintomas associados.

Ganho ponderal. O *ganho de peso* ocorre quando a ingestão calórica excede o gasto calórico com o tempo e normalmente resulta em aumento da gordura corporal. O ganho ponderal também pode refletir o acúmulo anormal de líquido corporal, principalmente quando o ganho é muito rápido.

Pacientes com índice de massa corporal (IMC) de ≥ 25 kg/m^2 a 29 kg/m^2 são definidos como *sobrepeso*; aqueles com um IMC ≥ 30 kg/m^2 são considerados *obesos*. Para esses pacientes, planejar uma avaliação completa para evitar os muitos riscos associados de morbidade e mortalidade.

Esclareça a cronologia e a evolução do ganho ponderal. O paciente teve sobrepeso na infância? Os pais têm sobrepeso? Perguntar sobre o peso em determinados marcos da vida, como nascimento, jardim de infância, formatura do Ensino Médio ou Superior, dispensa militar, gravidez, menopausa e aposentadoria. Uma deficiência ou cirurgia recente afetou o peso? E quanto à depressão ou ansiedade? Há uma mudança no padrão de sono ou sonolência diurna com suspeita de apneia do sono?[3] Estabelecer o nível de atividade física e os resultados de tentativas anteriores de perda de peso. Avaliar os padrões alimentares e as preferências dietéticas.

Revise os medicamentos do paciente.

Perda de peso. Investigar qualquer **perda de peso clinicamente significativa**, definida como perda de 5% ou mais do peso corporal normal em um período de 6 meses. Os mecanismos incluem diminuição da ingestão de alimentos devido a anorexia, depressão, disfagia, vômitos, dor abdominal ou dificuldades financeiras; absorção ou inflamação gastrintestinal (GI) defeituosa; e aumento das necessidades metabólicas. Perguntar sobre o abuso de álcool etílico, cocaína, anfetaminas ou opiáceos, ou abstinência da maconha, todos associados à perda de peso. Tabagismo pesado também suprime o apetite.

Calafrios recorrentes sugerem variações mais extremas de temperatura e bacteriemia sistêmica.

Sensação de calor e suor também acompanham a menopausa. Sudorese noturna ocorre na tuberculose e em processos malignos.

Pacientes imunocomprometidos com sepse podem não apresentar febre, ou a febre pode ser baixa, além de poder apresentar hipotermia.

Alterações rápidas do peso corporal, ao longo de alguns dias, sugerem mudanças nos líquidos corporais, não nos tecidos.

O edema por retenção de líquido extravascular é visível na insuficiência cardíaca, na síndrome nefrótica, na insuficiência hepática e na estase venosa.

Ver seção sobre altura, peso e cálculo do IMC.

Muitos medicamentos estão associados a ganho ponderal, como antidepressivos tricíclicos; insulina e sulfonilureia; contraceptivos, glicocorticoides e esteroides progestacionais; mirtazapina e citalopram, paroxetina; gabapentina e valproato; e metoprolol, atenolol e propranolol.

As causas da perda de peso incluem doenças gastrintestinais; distúrbios endócrinos (diabetes melito, hipertireoidismo, insuficiência suprarrenal); infecções crônicas, HIV/AIDS; malignidade; insuficiência cardíaca, pulmonar ou renal crônica; depressão; e anorexia nervosa ou bulimia.

Avaliar a ingestão de alimentos. Foi normal, diminuiu ou aumentou?

A perda de peso com ingestão de alimentos relativamente alta sugere diabetes melito, hipertireoidismo ou má absorção. Considerar também a compulsão alimentar (bulimia) com indução de vômitos.

Reunir dados para uma história psicossocial completa. Quem cozinha e faz compras para o paciente? Onde o paciente come? Com quem? Há problemas para obter, armazenar, preparar ou mastigar os alimentos? O paciente evita ou restringe certos alimentos por motivos clínicos, religiosos ou outros?

Pobreza, velhice, isolamento social, deficiência física, deficiência emocional ou mental, falta de dentes, dentaduras mal ajustadas, alcoolismo e abuso de substâncias psicoativas aumentam o risco de desnutrição.

Verificar a história medicamentosa.

Os medicamentos associados à perda ponderal incluem anticonvulsivantes, antidepressivos, levodopa, digoxina, metformina e medicamentos para a tireoide.[4]

Ver Capítulo 6, *Manutenção de Saúde e Rastreamento*.

Esteja alerta para sintomas e sinais de *desnutrição*. Eles podem ser sutis e inespecíficos, como fraqueza, fadiga fácil, intolerância ao frio, dermatite escamosa e edema maleolar. É essencial fazer uma boa história alimentar, identificando padrões e porções consumidas. Fazer perguntas gerais sobre a ingestão em momentos diferentes ao longo do dia, como: "O que você costuma comer no almoço?", "O que você come no lanche?", "Quando?".

Dor

A *dor* é um dos sintomas mais comuns na prática clínica. As causas mais frequentes são dor lombar, cefaleia ou enxaqueca e dor nos joelhos e no pescoço. A prevalência varia de acordo com a etnia e o nível socioeconômico. A localização dos sintomas, os "sete atributos de cada sintoma" e a história psicossocial são essenciais para o exame físico, a avaliação e um plano de tratamento abrangente.

Ver seção sobre dor aguda e crônica para obter uma abordagem de avaliação.

EXAME FÍSICO: ABORDAGEM GERAL

As habilidades de observação começam nos momentos iniciais do contato com o paciente. Os melhores clínicos aprimoram continuamente seus poderes de observação e descrição da consulta clínica. Conforme você conversa e examina o paciente, concentre-se no humor, na estrutura física e no comportamento do paciente. Esses detalhes enriquecem e aprofundam sua impressão clínica emergente. A meta é descrever as características distintivas do paciente de forma tão clara que os outros profissionais de saúde possam identificá-lo em uma multidão de estranhos, evitando clichês como " homem de meia-idade" e declarações pouco informativas, como "sem sofrimento agudo".

TÉCNICAS DE EXAME

Componentes-chave da inspeção geral, dos sinais vitais e da avaliação da dor

■ Realizar uma inspeção geral (aspecto físico, aparente estado de saúde, desconforto ou angústia, cor da pele, vestimenta, higiene pessoal, expressão facial, odores, postura e marcha e atividade motora)
■ Medir a altura e o peso e calcular o IMC
■ Aferir a pressão arterial usando um esfigmomanômetro
   ■ Selecionar o dispositivo de medição de pressão arterial apropriado
   ■ Preparar o paciente e o local
   ■ Selecionar o tamanho correto da braçadeira do esfigmomanômetro

(continua)

Componentes-chave da inspeção geral, dos sinais vitais e da avaliação da dor (*continuação*)

- ■ Posicionar o braço e a braçadeira adequadamente
- ■ Usar a pressão de obliteração do pulso radial palpado para estimar a pressão arterial sistólica
- ■ Posicionar o diafragma ou a campânula do estetoscópio sobre a artéria braquial
- ■ Insuflar a braçadeira rapidamente até o nível desejado, seguido por esvaziamento gradual
- ■ Identificar as pressões arteriais sistólica e diastólica
- ■ Média de duas ou mais leituras
- ■ Aferir a pressão arterial em ambos os braços pelo menos uma vez
- ■ Aferir a pressão arterial na posição ortostática (se houver indicação)
- ■ Examinar os pulsos arteriais, a frequência cardíaca e o ritmo
- ■ Observe frequência, ritmo, profundidade e esforço respiratórios
- ■ Aferir a temperatura corporal central (oral, timpânica, retal ou temporal)
- ■ Avaliar dor aguda e crônica (se indicado)

Inspeção geral

A **inspeção geral** do aspecto, da altura e do peso do paciente começa já nos primeiros momentos do contato com o paciente, mas as observações sobre o aspecto do paciente muitas vezes se cristalizam quando é iniciado o exame físico.

Muitos fatores contribuem para o biotipo do paciente: nível socioeconômico, nutrição, genótipo, aptidão física, estado de humor, doenças precoces, gênero, localização geográfica e coorte de idade. O estado nutricional afeta muitas das características detectadas durante a inspeção geral: altura e peso, pressão arterial, postura, humor e estado de alerta, coloração facial, dentição e condição da língua e gengiva, cor dos leitos ungueais e volume muscular, entre outros. Avaliação da altura, do peso corporal, do IMC e do risco de obesidade deve ser realizada rotineiramente para todos os pacientes em sua prática clínica.

Lembre-se de suas observações desde os primeiros momentos do encontro, que você refinou ao longo de sua avaliação. O paciente ouve você quando é cumprimentado na sala de espera ou de exame? Levanta com facilidade da cadeira ou da mesa de exame? Anda com facilidade ou rigidez? Se estiver hospitalizado por ocasião primeiro contato, o que o paciente está fazendo –- sentado e assistindo à televisão? Ou deitado na cama? O que você vê na sala – uma revista? Barras de chocolate ou batatas fritas? Fotos de entes queridos? Uma imagem ou objeto religioso? Vários recipientes de bebida? Ou nada? Cada observação levanta questões ou hipóteses a serem consideradas à medida que sua avaliação se desenvolve.

Aparência geral

Estado de saúde aparente. Tente fazer um julgamento geral com base nas observações ao longo do encontro. Apoiar essa avaliação com os detalhes significativos.

Nível de consciência. O paciente está acordado, lúcido e responsivo a você e a outras pessoas no ambiente? Se não estiver, avaliar imediatamente o nível de consciência.

Estado evidente de desconforto ou angústia. O paciente mostra evidências dos problemas listados a seguir?

- ■ Desconforto cardíaco ou respiratório
- ■ Dor
- ■ Ansiedade ou depressão.

O paciente está com o punho cerrado na altura do tórax, apresenta palidez, diaforese, respiração difícil, sibilos ou tosse?

O paciente está aguda ou cronicamente doente, frágil ou está condicionado fisicamente e robusto?

Ver Capítulo 24, *Sistema Nervoso, Nível de Consciência.*

Há estremecimento, diaforese, proteção de uma área dolorida, caretas ou uma postura incomum favorecendo um membro ou região do corpo? Existem expressões faciais de ansiedade, movimentos inquietos, palmas das mãos úmidas e frias, apatia, contato visual deficiente ou lentidão psicomotora?

Ver Capítulo 9, *Cognição, Comportamento e Estado Mental*.

Cor da pele e lesões óbvias. Inspecionar se há alterações na cor da pele, cicatrizes, placas ou nevos.

Palidez, cianose, icterícia, erupções cutâneas, hematomas ou mosqueamento nas extremidades devem ser investigados. Ver o Capítulo 10, *Pele, Cabelo e Unhas*.

Vestuário, cuidados pessoais e higiene pessoal. Como o paciente está vestido? A roupa é adequada para a temperatura e o clima? Está limpa e adequada ao ambiente?

O excesso de roupas pode refletir a intolerância ao frio do hipotireoidismo, ocultar erupções cutâneas ou marcas de agulhas, mascarar anorexia ou sinalizar preferências pessoais de estilo de vida.

Observar os sapatos do paciente. Existem recortes ou orifícios? Os sapatos estão gastos?

Buracos ou uso de chinelos sugerem gota, joanetes (hálux valgo), edema ou outras condições dolorosas nos pés. Sapatos desgastados podem contribuir para dor nos pés e nas costas, calos, quedas e infecções.

O paciente está usando joias/bijuterias incomuns? Existem *piercings* corporais?

Pulseiras de cobre e pulseiras magnéticas sugerem artralgia.[5] Tatuagens e *piercings* podem estar associados a comportamentos de risco em adultos.[6]

Observar o cabelo, as unhas do paciente e o uso de maquiagem. Eles podem ser pistas sobre a personalidade, o humor, o estilo de vida e a autoestima do paciente.

Unhas roídas podem refletir estresse.

A higiene pessoal e a aparência parecem adequadas para a idade, o estilo de vida e a ocupação do paciente?

Aparência desleixada pode aparecer na depressão e demência, mas deve ser comparada com a norma do paciente.

Expressão facial. Observar a expressão facial em repouso, durante a conversa e interações sociais e durante o exame físico. Observar atentamente o contato visual. É natural? É sustentado e sem piscar? É evitado rapidamente? Está ausente?

Preste atenção para o olhar fixo do hipertireoidismo, a fácies imóvel do parkinsonismo e a apatia ou tristeza da depressão. A diminuição do contato visual pode ser específica de uma cultura ou sugerir ansiedade, medo ou tristeza.[7]

Odores do corpo e da respiração. Os odores podem ser indícios diagnósticos importantes, como o odor frutado dos pacientes com diabetes melito ou o cheiro de álcool.

Os odores da respiração podem revelar álcool etílico ou cetonas (diabetes melito), infecções pulmonares, uremia ou insuficiência hepática.

Nunca presumir que o álcool no hálito de um paciente explica as mudanças no estado mental ou achados neurológicos.

Essas alterações podem ter causas graves, mas tratáveis, como hipoglicemia, hematoma subdural ou estado pós-ictal (a condição anormal que ocorre entre o final de uma crise epiléptica e o retorno à condição inicial).

Postura, marcha e atividade motora. Qual é a postura preferida do paciente?

Os pacientes geralmente preferem sentar-se com as costas retificadas nos joelhos quando têm insuficiência cardíaca esquerda e inclinar-se para a frente com os braços apoiados (posição de tripé) quando têm doença pulmonar obstrutiva crônica (DPOC) ou pericardite aguda.

O paciente está inquieto ou quieto? Com que frequência o paciente muda de posição?

Pacientes ansiosos parecem agitados e inquietos. Pacientes com dor geralmente evitam movimentos.

Existe alguma atividade motora involuntária? Algumas partes do corpo estão imóveis? Quais?

Procure tremores, outros movimentos involuntários ou paralisia. Ver Tabela 24.4, *Tremores e movimentos involuntários* no Capítulo 24, *Sistema Nervoso*.

O paciente caminha tranquilamente, com conforto, autoconfiança e equilíbrio, ou manca, tem medo de cair, perda de equilíbrio ou algum distúrbio de movimento?

Comprometimento da marcha aumenta o risco de quedas. Ver Tabela 24.9, *Anormalidades de marcha e postura* no Capítulo 24, *Sistema Nervoso*.

Altura e peso. Observar todas as mudanças na altura ou peso ao longo do tempo.

O paciente é excepcionalmente baixo ou alto? O corpo é esguio, musculoso ou atarracado? O corpo é simétrico? Observar as proporções gerais do corpo.

O paciente está emaciado, esguio, com sobrepeso ou obeso? Se o paciente for obeso, a gordura está distribuída uniformemente, concentrada na parte superior do tronco ou nos quadris?

Anotar todas as alterações de peso.

Medição da altura e do peso corporal. Altura e peso são fundamentais na avaliação nutricional, bem como nas intervenções terapêuticas, incluindo dosagem acurada do medicamento, ganho ou perda de líquidos corporais e necessidade de líquido.[8]

Meça a altura e o peso do paciente para determinar o IMC (Figuras 8.1 e 8.2). Você deve usar uma técnica adequada com equipamento apropriado, que seja calibrado regularmente para garantir a acurácia (Boxes 8.1 e 8.2).

Cálculo do IMC. Usar as medidas de altura e peso para determinar o **índice de massa corporal (IMC)**. A gordura corporal consiste, principalmente, em tecido adiposo na forma de triglicerídeos e é armazenada como gordura subcutânea,

EXEMPLOS DE ANORMALIDADES

Observar a estatura muito baixa na síndrome de Turner, insuficiência renal na infância e nanismo acondroplásico e hipopituitário; membros longos em proporção ao tronco no hipogonadismo e na síndrome de Marfan; e perda de altura na osteoporose e fraturas por compressão vertebral.

Há distribuição generalizada de gordura na obesidade simples e gordura troncular com membros relativamente finos na síndrome de Cushing e síndrome metabólica.

As causas da perda de peso incluem processos malignos, diabetes melito, hipertireoidismo, infecção crônica, depressão, diurese e reorientação alimentar bem-sucedida.

Ver Capítulo 6, *Manutenção da Saúde e Rastreamento*, para uma discussão sobre peso, nutrição e dieta ideais.

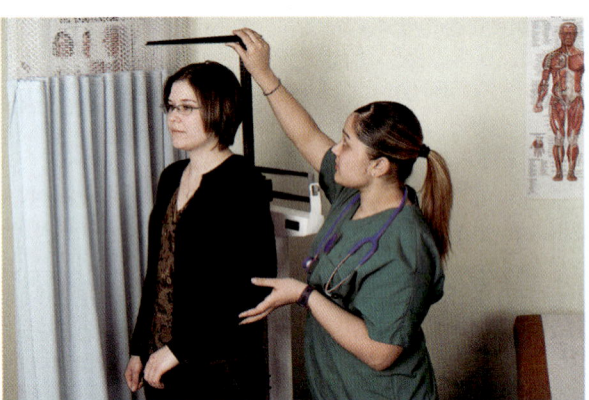

Figura 8.1   Aferição da altura com estadiômetro. (De Springhouse. *Lippincott's Visual Encyclopedia of Clinical Skills*. Wolters Kluwer Health/Lippincott Williams & Wilkins; 2009:232.)

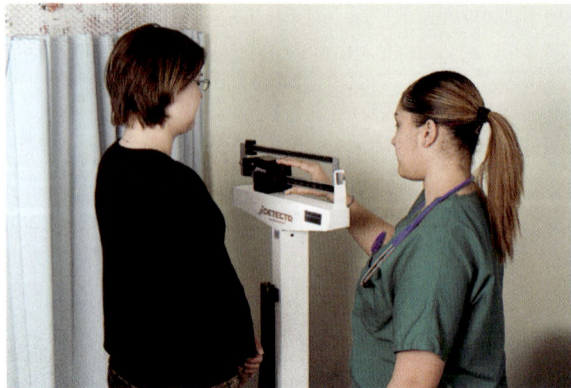

Figura 8.2   Aferição do peso corporal usando uma balança vertical. (De Springhouse. *Lippincott's Visual Encyclopedia of Clinical Skills*. Wolters Kluwer Health/Lippincott Williams & Wilkins; 2009:232.)

Boxe 8.1 Determinação da altura do paciente[9]

- Os **estadiômetros** são dispositivos projetados especificamente para medição acurada de altura. O paciente deve ficar em pé no estadiômetro, voltado para a frente o mais alto e reto possível, com os braços relaxados ao longo do corpo
- Os pés do paciente devem estar apoiados na base do estadiômetro e posicionados discretamente separados, alinhados com os quadris, para auxiliar o equilíbrio
- Os joelhos do paciente devem estar retos e as nádegas e os ombros devem tocar o estadiômetro
- Certificar-se de que a cabeça do paciente está na linha média – uma linha imaginária do centro do orifício da orelha até a borda inferior da órbita do olho
- Traga a placa de cabeça para baixo sobre a cabeça, garantindo que ela esteja apoiada no topo da cabeça (ou seja, a metade superior traseira)
- Ler a medição. Seus olhos devem estar no nível do contador/ponteiro e a medição lida a cerca de 1 mm
- Registrar o valor medido e ajudar o paciente ao sair do estadiômetro
- Se forem feitas medições repetidas no mesmo indivíduo em dias diferentes, é aconselhável medir na mesma hora do dia, se possível. Ao longo do dia, a altura diminui devido à compressão da coluna vertebral

intra-abdominal e intramuscular, que são difíceis de medir diretamente. O IMC incorpora medidas estimadas, porém mais acuradas de gordura corporal do que apenas o peso. O National Institutes of Health lembra que pessoas muito musculosas podem ter um IMC alto, mas ainda assim serem saudáveis. Da mesma forma, o IMC para adultos mais velhos e aqueles com baixa massa muscular pode parecer inadequadamente "normal".

Para determinar o IMC, é preciso escolher o método mais adequado. Usar uma tabela de IMC padrão ou o software do prontuário eletrônico de saúde, que frequentemente mostra o IMC automaticamente.[11] Você também pode calcular o IMC conforme mostrado abaixo com o peso em quilogramas e a altura em metros.

$$IMC = \frac{Peso\ (kg)}{Altura\ (m^2)}$$

Fórmulas de conversão: 1 libra (lb) = 0,45 kg; 1 polegada (in) = 2,54 cm; 100 cm = 1 m.

Existem várias calculadoras confiáveis online e até mesmo aplicativos que podem ser instalados nos smartfones.

Em seguida, classificar o IMC de acordo com as diretrizes nacionais (Boxe 8.3).

Boxe 8.2 Determinação do peso do paciente[10]

- Pedir ao paciente para remover sapatos e casacos, se for apropriado. Se estiver pesando um paciente com estoma ou bolsa de cateter, certificar-se de esvaziá-lo com antecedência
- Certificar-se de que a balança esteja calibrada ou exiba zero antes de pesar o paciente
- O paciente deve permanecer o mais imóvel possível enquanto é pesado. Monitorar para garantir que:
  - A roupa não está tocando em nenhuma parte fixa da balança ou arredores
  - O peso corporal não está apoiado em um objeto (p. ex., uma bengala ou parede) e os pés do paciente não estão colocados no chão (ao usar balanças de cadeira)
- Assim que a balança registrar um peso, registrar a leitura na balança no prontuário
- Assim que o peso exato for registrado, ajudar o paciente a descer da balança. Certificar-se de que ele esteja vestido de forma adequada e confortável no final do procedimento
- Ao monitorar a mudança de peso periódica, certificar-se de que o paciente sempre use roupas de peso semelhante

Boxe 8.3 Classificação de sobrepeso e obesidade pelo IMC[13]

	Classe da obesidade	IMC (kg/m²)
Abaixo do peso		< 18,5
Normal		18,5 a 24,9
Sobrepeso		25,0 a 29,9
Obesidade	I	30,0 a 34,9
	II	35,0 a 39,9
Obesidade extrema	III	≥ 40

EXEMPLOS DE ANORMALIDADES

Se o IMC estiver *acima de 25 kg/m²*, avaliar o paciente quanto a fatores de risco adicionais para doenças cardíacas e outras doenças relacionadas à obesidade: hipertensão, LDL-colesterol, HDL-colesterol, triglicerídeos altos, hiperglicemia, história familiar de doença cardíaca prematura, sedentarismo e tabagismo.

Sinais vitais

Os **sinais vitais** (pressão arterial, frequência cardíaca, frequência respiratória e temperatura) fornecem informações iniciais críticas que frequentemente influenciam o andamento e a direção de sua avaliação. Se já foi registrado pela equipe do consultório, analise os sinais vitais imediatamente no início do encontro. Se os sinais vitais estiverem anormais, você mesmo os fará novamente durante a visita. É crucial conhecer as técnicas que garantem a acurácia na aferição dos sinais vitais, descritas nas páginas a seguir.

Pressão sanguínea

Aferição da pressão arterial. A acurácia das medições de pressão arterial (PA) varia de acordo com a forma como essas medições são feitas. O rastreamento no consultório com braçadeiras manuais e automáticas permanece comum, mas leituras elevadas exigem cada vez mais a confirmação com monitoramento residencial e ambulatorial (Boxe 8.4).

Seleção do dispositivo de aferição de pressão arterial apropriado (esfigmomanômetro). Aferir a pressão arterial usando um **esfigmomanômetro**. Reservar um tempo para garantir que sua aferição da PA será acurada. A técnica adequada é importante e reduz a variabilidade inerente proveniente do paciente ou examinador, do equipamento e do próprio procedimento.[14]

Ver Tabela 16.4, *Anormalidades do pulso arterial e ondas de pressão* no Capítulo 16, *Sistema Cardiovascular*.

Ver mais adiante tópico *Monitoramento fora do consultório* e *automonitoramento da pressão arterial*.

Ver Boxe 4.2, *Instrumentos e suprimentos para o exame físico* no Capítulo 4, *Exame Físico*.

Boxe 8.4 Métodos no consultório para aferir a pressão arterial

Método	Características
Esfigmomanômetros aneroides ou com coluna de mercúrio	■ Comum, barato ■ Sujeito à ansiedade do paciente ("hipertensão do avental branco"), técnica do observador, recalibração do esfigmomanômetro a cada 6 meses ■ Exige aferições em várias consultas ■ Monitoramento ambulatorial ou residencial é necessário para detectar hipertensão mascarada ■ Aferições únicas com sensibilidade e especificidade de 75% em comparação com o monitoramento ambulatorial[14]
Aparelho oscilométrico automatizado	■ Exige posicionamento ideal do paciente, tamanho apropriado da braçadeira e colocação correta da braçadeira, além de calibração do dispositivo ■ Faz várias aferições em um curto período ■ Exige medidas de confirmação para reduzir diagnósticos incorretos ■ Sensibilidade e especificidade comparáveis às aferições manuais[14]

Para detectar a pressão arterial, é essencial contar com um instrumento acurado. Não importa qual dispositivo é usado, todos os instrumentos de aferição devem ser rotineiramente calibrados segundo os protocolos internacionais de acurácia e uso confiável contínuo em ambientes clínicos.[15,16]

Dois tipos são usados atualmente para aferir a pressão arterial: esfigmomanômetros manuais ou digitais. No caso de *esfigmomanômetros manuais* (mercúrio ou aneroide), um estetoscópio é necessário para auscultar as pressões sistólica e diastólica. Os *esfigmomanômetros de mercúrio*, embora ainda considerados o padrão ouro, foram substituídos na maioria dos ambientes clínicos por esfigmomanômetros aneroides devido a questões de segurança de quebra acidental da coluna de vidro que contém o mercúrio. **Esfigmomanômetros aneroides ("sem fluido")** usam peças mecânicas para transmitir a pressão na braçadeira para um mostrador. Esses dispositivos aneroides, no entanto, podem descalibrar mais facilmente do que os de mercúrio e devem ser recalibrados a cada 6 meses para manter a acurácia.[17]

Os **esfigmomanômetros digitais** utilizam a técnica oscilométrica para aferir a pressão arterial.[18] Eles não exigem um estetoscópio. A braçadeira é insuflada e desinsuflada eletronicamente e um transdutor no dispositivo detecta a onda de pressão gerada pela parede da artéria braquial. As pressões arteriais sistólica (PAS) e diastólica (PAD) são calculadas eletronicamente usando um algoritmo que produz uma leitura digital da PA.

As técnicas de aferição de PA a seguir aplicam-se principalmente ao uso de esfigmomanômetros manuais.

Preparação do paciente e do local. A sala de exame deve ser silenciosa e confortavelmente aquecida. O paciente deve estar sentado confortavelmente, com as costas apoiadas e as pernas descruzadas. O paciente deve evitar fumar, consumir cafeína ou realizar exercícios físicos nos 30 minutos anteriores a aferição da PA (Boxe 8.5). O paciente deve descansar por 5 minutos antes da aferição da PA.[19]

Seleção da braçadeira do esfigmomanômetro de tamanho correto. É importante que os médicos usem uma braçadeira compatível com a circunferência do braço do paciente. Seguir as diretrizes descritas aqui para selecionar o tamanho correto:

■ A braçadeira padrão tem 12 × 23 cm, apropriado para circunferências de braço de até 28 cm

■ A largura da bexiga inflável da braçadeira deve ser de cerca de 40% da circunferência do braço (cerca de 12 a 14 cm no adulto médio)

■ O comprimento da bexiga inflável deve ser de cerca de 80% da circunferência do braço (quase o suficiente para envolver o braço).

Para pacientes com *circunferências de braço grandes*, use uma braçadeira de 16 cm de largura.[21] Se o braço for curto, apesar da grande circunferência, usar uma braçadeira de coxa ou uma braçadeira muito longa. Se a circunferência do braço for > 50 cm e não puder ser usada uma braçadeira de coxa, colocar uma braçadeira de tamanho apropriado em volta do antebraço, manter o antebraço no nível do coração e palpar o pulso radial.[22] Para o paciente com *circunferência do braço muito pequena*, considerar o uso de uma braçadeira pediátrica. Outras opções incluem o uso de uma sonda Doppler na artéria radial ou um dispositivo oscilométrico.

Posicionamento apropriado do braço e da braçadeira. O braço selecionado deve estar livre de roupas, fístulas para diálise ou linfedema de dissecção de linfonodo axilar ou radioterapia. Palpar a artéria braquial para confirmar a existência de pulso arterial viável e posicionar o braço de modo que a artéria braquial, na prega antecubital, fique no nível do coração. Se o paciente estiver sentado, pousar o braço

Se a braçadeira for muito pequena (estreita), a pressão arterial será alta; se a braçadeira for muito grande (larga), a pressão arterial será baixa em um braço pequeno e alta em um braço grande.

Uma braçadeira mal ajustada ou uma bexiga que se projeta para fora da braçadeira provoca leituras falsamente altas.

Boxe 8.5 Fontes potenciais de inexatidão na aferição da pressão arterial em adultos em ambientes clínicos[20]

	Efeito na PA sistólica	Efeito na PA diastólica
Fatores relacionados ao paciente		
Ingestão recente de refeição	↓	↓
Ingestão recente de bebida alcoólica	↓	↓
Consumo de cafeína recente	↑	↑
Uso ou exposição à nicotina recente	↑	↑
Distensão da bexiga urinária	↑	↑
Exposição ao frio	↑	↑
Braço parético	↑	↑
"Hipertensão do jaleco branco"	↑	↑
Fatores relacionados ao procedimento		
Período de descanso insuficiente	↑	↑
Pernas cruzadas na altura dos joelhos	↑	↑
Braço não suportado	↑	↑
Braço abaixo do nível do coração	↑	↑
Falar durante a aferição	↑	↑
Tamanho incorreto da braçadeira (pequeno)	↑	↑
Tamanho incorreto da braçadeira (grande)	↓	↓
Estetoscópio sob abraçadeira	↑	↓
Desinsuflação rápida da braçadeira (> 3 mmHg/s)	↑	↓
Dorso do paciente sem suporte	Sem efeito	↑
Compressão excessiva do estetoscópio	Sem efeito	↑

Outros fatores que podem contribuir para erros de medição incluem: *fatores relacionados ao dispositivo* (como inexatidão do modelo do dispositivo, integridade e calibração); confiança em uma única aferição; variabilidade entre os braços; e fatores relacionados ao observador, incluindo déficit auditivo do observador, interpretação incorreta do som de Korotkoff (p. ex., fase IV em vez de fase V, aumento da PAD) e preferência por arredondamento das leituras de PA para um algarismo final específico, geralmente zero (p. ex., registrar 120 mmHg quando o dispositivo mostra um valor entre 117 e 122 mmHg).

sobre uma mesa um pouco acima da cintura do paciente ou aproximadamente no nível do quarto espaço intercostal em sua junção com o esterno; se estiver em pé, tentar apoiar o braço do paciente no nível do meio do tórax. Com o braço no nível apropriado, centralizar a bexiga inflável sobre a artéria braquial. A borda inferior da braçadeira deve estar cerca de 2,5 cm acima da prega antecubital. Ajustar bem a braçadeira. Flexionar levemente o braço do paciente na altura do cotovelo.

Uso da pressão de obliteração do pulso radial palpado para estimar a pressão arterial sistólica. Para decidir a que altura aumentar a pressão na braçadeira, primeiro deve-se estimar a pressão arterial sistólica (PAS) palpando a artéria radial.[13] Ao palpar a artéria radial com os dedos de uma das mãos, insuflar rapidamente a braçadeira até que o pulso desapareça. Ao usar um dispositivo aneroide, segure o seletor de forma que ele fique de frente para você. Ler essa pressão no manômetro *e adicionar 30 mmHg. Lembre-se deste valor de soma.* Usar esse valor como nível-alvo para insuflações subsequentes para minimizar o desconforto do paciente devido a pressões desnecessariamente altas da braçadeira. Esvaziar a braçadeira imediata e completamente e aguardar entre 15 e 30 segundos.

Essa técnica palpatória também evita o erro ocasional causado por um hiato *auscultatório* – um intervalo silencioso que pode ocorrer entre as pressões sistólica e diastólica (Figura 8.3).

Um hiato auscultatório não reconhecido pode levar a grave subestimativa da PAS (150 em vez de 200 no exemplo a seguir) ou superestimativa da pressão arterial diastólica (PAD).

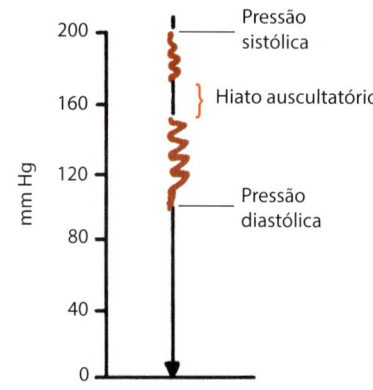

Figura 8.3 Hiato auscultatório.

Posicionamento do diafragma ou da campânula do estetoscópio sobre a artéria braquial. Colocar o diafragma ou a campânula do estetoscópio levemente sobre a artéria braquial, tomando o cuidado de fazer vedação do ar com toda a borda (Figura 8.4). Deve haver um espaço de 2 a 3 cm para o estetoscópio entre a extremidade inferior da braçadeira e a fossa antecubital.[18]

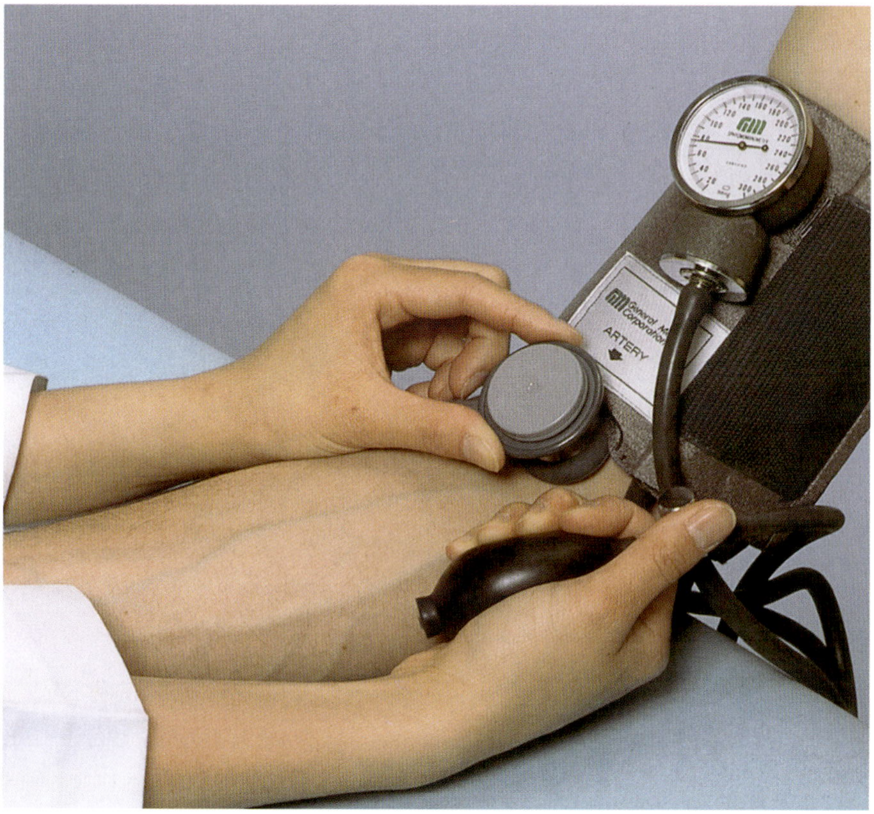

Se for encontrado um hiato auscultatório, registrar esse achado com detalhes (por exemplo, 200/98 mmHg com hiato auscultatório de 170 a 150 mmHg).

Hiato auscultatório está associado à rigidez arterial e doença aterosclerótica.[23]

Figura 8.4 Braço e estetoscópio devidamente posicionados sobre a artéria braquial.

Insuflar a braçadeira rapidamente até o nível desejado, seguido de deflação gradual. Infle o manguito de novo rapidamente até o nível desejado e, em seguida, esvaziar a braçadeira lentamente (não mais de 2 a 3 mmHg por segundo). Evitar insuflações lentas ou repetitivas da braçadeira porque a congestão venosa resultante pode causar leituras falsas.

Identificar as pressões arteriais sistólica e diastólica. Observar o nível ao auscultar **sons de Korotkoff** fracos, repetitivos e claros (*fase I*) que aumentam gradualmente de intensidade por pelo menos dois batimentos consecutivos. Essa é a *PAS.* Não usar as deflexões para cima da agulha ou da coluna de mercúrio no manômetro para medir a pressão arterial sistólica. Isso será seguido por um breve período (*fases II e III*) durante o qual os sons se suavizam e adquirem um caráter sibilante que pode se tornar mais nítido até recuperar, ou mesmo exceder, a intensidade da fase I.

Continue a esvaziar a braçadeira lentamente até que os sons de Korotkoff se tornem abafados (*fase IV*) e desapareçam (*fase V*). Para confirmar o ponto de desaparecimento, auscultar enquanto a pressão cai mais 10 a 20 mmHg. Em seguida, esvaziar a braçadeira rapidamente até zero. O ponto de desaparecimento (*fase V*), que geralmente está apenas alguns mmHg abaixo do ponto de abafamento, fornece a melhor estimativa da PAD (Figura 8.5).

A pressão arterial em adultos deve ser categorizada como normal se a PAS for < 120 mmHg e a PAD for < 80 mmHg.[14]

Quando os sons de Korotkoff auscultados são hipofonéticos, considerar a colocação incorreta do estetoscópio, falha em fazer contato total da pele com a campânula do estetoscópio e ingurgitamento venoso do braço do paciente devido a insuflações repetidas da braçadeira. Se os sons de Korotkoff não forem auscultados, métodos alternativos usando uma sonda Doppler ou traçados diretos da pressão arterial podem ser necessários.

EXEMPLOS DE ANORMALIDADES

Ao tornar os sons menos audíveis, a congestão venosa pode produzir pressão sistólica artificialmente baixa e pressão diastólica alta.

Ocasionalmente, como na regurgitação aórtica, os sons nunca desaparecem. Se a diferença for de 10 mmHg ou maior, registrar os dois valores (p. ex., 154/80/68).

PA 120 a 129/< 80 mmHg deve ser categorizada como elevada, 130 a 139/80 a 89 mmHg como hipertensão no estágio 1 e ≥ 140/90 mmHg como hipertensão no estágio 2.[14]

Considerar também as possibilidades de doença vascular grave ou choque quando os sons de Korotkoff não são auscultados.

Em casos raros, os pacientes ficam sem pulso arterial devido à doença oclusiva nas artérias de todos os membros, como arterite de Takayasu, arterite de células gigantes ou aterosclerose.

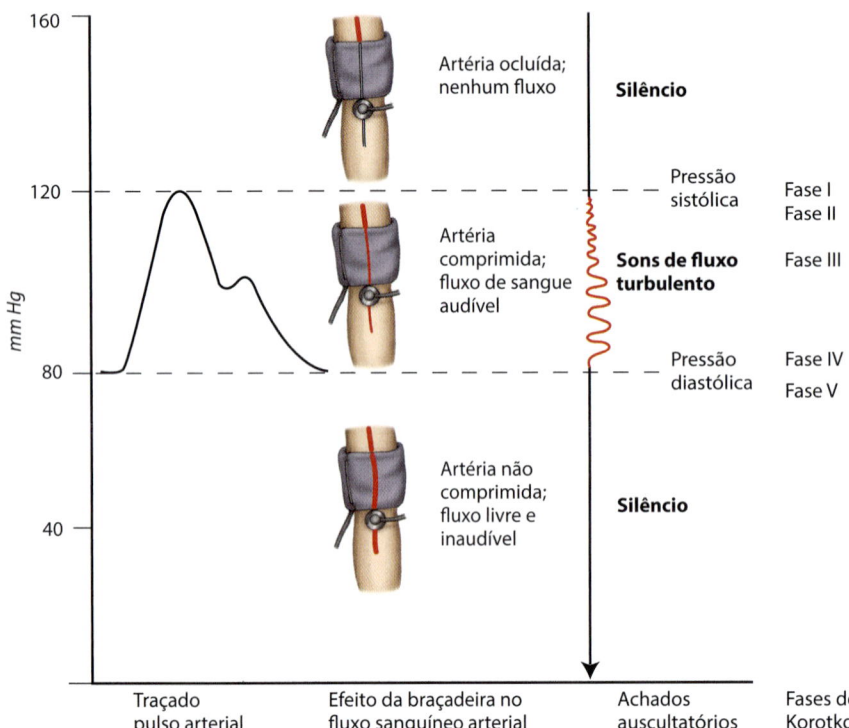

Figura 8.5 Ausculta dos sons de Korotkoff sistólicos (fase I) e diastólicos (fase V).

Ler os níveis sistólico e diastólico. *Aguardar pelo menos 1 minuto e repetir. Fazer a média das leituras.* A primeira leitura de uma série é geralmente a mais alta. Leituras adicionais devem ser feitas se a diferença entre as duas primeiras for > 5 mmHg.[18]

Normalmente, pode haver uma diferença nas medidas de pressão de 5 mmHg e, às vezes, até 10 mmHg nos braços do mesmo paciente. Aferir a pressão arterial nos dois braços pelo menos uma vez. As leituras subsequentes do paciente devem ser feitas no braço com a pressão mais alta.

Uma diferença de pressão de mais de 10 a 15 mmHg ocorre na síndrome do roubo da subclávia, estenose aórtica supravalvar e dissecção aórtica e deve ser investigada.

Classificação da pressão arterial normal e anormal. Em 2013, o *Eighth Joint National Committee (JNC 8)* emitiu o relatório JNC 8 com base em rigorosa revisão científica de dados de ensaios clínicos.[14] Essa diretriz recomenda classificar o PA em quatro categorias (Boxe 8.6). Quando os níveis sistólico e diastólico caem em categorias diferentes, usar a categoria superior. Por exemplo, 170/88 mmHg é hipertensão no estágio 2; 136/78 mmHg é hipertensão no estágio 1.

Hipotensão. Interpretar níveis relativamente baixos de pressão arterial à luz de leituras anteriores e do estado clínico do paciente.

Uma pressão de 110/70 mmHg geralmente seria considerada normal, mas também pode indicar hipotensão significativa se as pressões anteriores foram altas.

Aferições de pressão arterial na posição ortostática. Se indicado, realizar aferições da PA na posição ortostática para avaliar a *hipotensão ortostática ou postural*, comum em idosos. Aferir a PA em duas posições – *decúbito dorsal* depois que o paciente estiver na posição ortostática de 3 a 10 minutos, e depois de 3 minutos após o paciente se *levantar*. Normalmente, quando o paciente se levanta da posição horizontal para a posição ortostática, a PAS cai um pouco ou permanece inalterada, enquanto a PAD aumenta discretamente.

Hipotensão ortostática consiste em redução sustentada da PAS de pelo menos 20 mmHg ou da PAD de pelo menos 10 mmHg após 3 minutos na posição ortostática.[24–26]

As causas da hipotensão ortostática incluem medicamentos, perda de sangue moderada ou significativa, repouso prolongado na cama e doenças do sistema nervoso autônomo.

Ver Capítulo 27, *Adultos mais Velhos*.

Ver Capítulo 16, *Sistema Cardiovascular, Índice Tornozelo-Braquial,* e o Capítulo 17, *Sistema Vascular Periférico*.

Outras técnicas de exame que utilizam medições de pressão arterial como avaliações clínicas são discutidas em seus capítulos de exames individuais por região do corpo (p. ex., índice tornozelo-braquial, pulso paradoxal e pulso alternado).

Situações especiais relacionadas ao paciente
Hipertensão do jaleco branco. **A hipertensão do jaleco branco** (*hipertensão clínica isolada*) é definida como PA ≥ 140/90 em ambientes médicos e ambulatoriais médias < 135/85. É importante identificar esse fenômeno, relatado em até 20% dos pacientes com PA elevada no consultório, uma vez que implica risco cardiovascular normal a discretamente aumentado e não demanda tratamento.[27,28] É atribuído a uma resposta de ansiedade condicionada. Técnica de aferição inadequada, incluindo arredondamento das medições para zero, a presença de um médico ou enfermeiro e até mesmo o diagnóstico prévio de hipertensão arterial também conseguem alterar substancialmente as leituras do consultório. A substituição das aferições manuais no consultório/ambulatório por um dispositivo automatizado que faz várias aferições com o paciente sentado sozinho em uma sala silenciosa reduziu o "efeito do jaleco branco".[29] Esse efeito, entretanto, é geralmente considerado clinicamente significativo

---

Boxe 8.6 Categorias de pressão arterial para adultos (JNC 8)[14]

Categoria[a]	Sistólica (mmHg)		Diastólica (mmHg)
Normal	< 120	e	< 80
Elevada	120 a 129	e	< 80
Hipertensão, estágio 1	130 a 139	ou	80 a 89
Hipertensão, estágio 2	≥ 140	ou	≥ 90

Pacientes com PAS e PAD em duas categorias devem ser designados para a categoria de PA mais alta.
[a]PA indica pressão arterial (com base em uma média de ≥ 2 leituras cuidadosas obtidas em ≥ 2 ocasiões).

quando as PAS/PAD no consultório são > 20/10 mmHg mais altas do que os valores encontrados no MAPA ou no MRPA.

Hipertensão mascarada. **Hipertensão mascarada**, definida como PA no consultório/ambulatório < 140/90, mas PA diurna elevada (> 135/85) em casa ou em testagem ambulatorial, é mais sério. Adultos não tratados com hipertensão mascarada, estima-se que constituam 10 a 30% da população geral, correm risco aumentado de doenças cardiovasculares (DCV) e danos aos órgãos-alvo.[27,28] Considerar o monitoramento residencial ou ambulatorial da PA.

Arritmias simultâneas. Ritmos irregulares provocam variações na PA e, portanto, medidas não confiáveis. Ignorar os efeitos de uma contração prematura ocasional. Se houver extrassístoles frequentes ou fibrilação atrial, determinar a média de várias observações e lembrar que as medidas são aproximadas. Recomenda-se o monitoramento ambulatorial por 2 a 24 horas.[22]

A detecção de um ritmo irregularmente irregular sugere fibrilação atrial. Para todos os padrões irregulares, solicitar um ECG para identificar o tipo de ritmo.

Monitoramento fora do consultório e automonitoramento da pressão arterial. O automonitoramento da PA refere-se à aferição regular da PA por um paciente fora do ambiente clínico. Quando feito em casa, é chamado **monitoramento residencial da pressão arterial (MRPA)**. O **monitoramento ambulatorial da pressão arterial (MAPA),** por outro lado, é usado para aferir a PA fora do consultório em intervalos predefinidos, geralmente por um período de 24 horas, enquanto os pacientes realizam suas atividades diárias habituais. Embora o MAPA seja geralmente aceito como o melhor método de medição fora do consultório, o MRPA costuma ser uma abordagem mais prática (Boxe 8.7).[30] Tipicamente, uma PA no consultório/ambulatório de 140/90 mmHg (hipertensão arterial sistêmica) corresponde a:

- Pressão arterial em casa: 135/85 mmHg[27]
- Pressão arterial ambulatorial:[28]
  - Média de 24 horas: 130/80 mmHg
  - Média diurna (acordado): 135/85 mmHg
  - Média noturna (dormindo): 120/70 mmHg.

Boxe 8.7 Métodos fora do consultório para aferir a pressão arterial	
Método	**Características**
Monitoramento residencial da pressão arterial (MRPA)	■ Dispositivo automatizado acurado aplicado pelo paciente, fácil de usar, mais barato do que o monitoramento ambulatorial ■ Alternativa aceitável se o monitoramento ambulatorial não for viável; mais preditivo de risco cardiovascular do que aferições no consultório/ambulatório[27] ■ Demanda orientação do paciente para técnica acurada, aferições repetidas (duas pela manhã, duas ao entardecer, todos os dias por 1 semana); aferições noturnas não são feitas[27] ■ Detecta *"hipertensão do jaleco branco"* – presente em 20%[27] ■ Detecta *hipertensão mascarada* – presente em 10%[27] ■ Sensibilidade 85%, especificidade 62% em comparação ao monitoramento ambulatorial[31]
Monitoramento ambulatorial da pressão arterial (MAPA)	■ Automatizado; padrão ouro da prática clínica e da pesquisa ■ Fornece PA médias durante 24 horas e médias das pressões arteriais diurnas (acordado), noturnas (dormindo), sistólica e diastólica ■ Mostra se a PA noturna "cai" (normal) ou permanece elevada (um fator de risco de doença cardiovascular) ■ Mais caro; pode não ser coberto pelo plano de saúde

Boxe 8.8 Valores de pressão arterial correspondentes em mmHg para medições clínicas, domiciliares, diurnas, noturnas e ambulatoriais de 24 horas[52]

Clínica	MRPA	MAPA diurno	MAPA noturno	MAPA 24 h
120/80	120/80	120/80	100/65	115/75
130/80	130/80	130/80	110/65	125/75
140/90	135/85	135/85	120/70	130/80
160/100	145/90	145/90	140/85	145/90

MAPA, monitoramento ambulatorial da pressão arterial; MRPA, monitoramento residencial da pressão arterial.
Fonte: Whelton PK *et al. Hypertension*. 2018;71(6):1269–1324.

Tanto o MAPA quanto o MRPA fornecem, tipicamente, estimativas de PA que podem ser úteis para a confirmação e o controle da HAS (Boxe 8.8). Se for recomendado o monitoramento da pressão arterial fora do consultório, é preciso orientar os pacientes sobre como escolher a melhor braçadeira para uso residencial e recalibrar. Informar que os monitores de punho e dedos da mão são populares, porém menos acurados. A PAS aumenta nas artérias mais distais, enquanto a PAD cai e os efeitos hidrostáticos introduzem erros devido às diferenças de posição em relação ao coração.

A educação do paciente sobre o uso correto de monitores domésticos é essencial. Certifique-se de que os pacientes entendam todas as etapas necessárias para garantir leituras precisas em casa, conforme detalhado nesta seção.

Pulso ou frequência cardíaca e ritmo. *Examine os pulsos arteriais, frequência cardíaca e ritmo.* O pulso radial é comumente usado para avaliar a frequência cardíaca (Figura 8.6). Com as pontas dos dedos indicador e médio, comprimir a artéria radial até que uma pulsação máxima seja detectada. Se o ritmo for regular e a frequência parecer normal, contar a frequência por 30 segundos e multiplicar por 2. Se a frequência for anormalmente rápida ou lenta, contar por 60 segundos. A faixa habitual da normalidade é de 60-90-100 bpm (batimentos por minuto).[32]

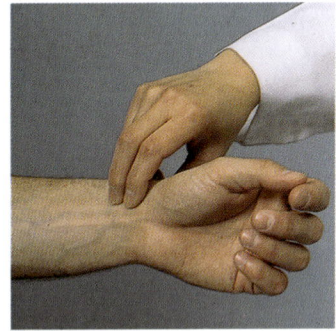

Figura 8.6 Palpação do pulso radial.

Uma frequência cardíaca elevada em repouso está associada a risco aumentado de doença cardiovascular e mortalidade.[33]

Ritmo. Começar pela palpação do pulso radial. O ritmo é regular ou irregular? Se houver alguma irregularidade, avaliar o ritmo no ápice cardíaco auscultando com o estetoscópio. Se for irregular, tentar identificar um padrão: (1) As extrassístoles aparecem em um ritmo basicamente regular? (2) A irregularidade varia consistentemente com a respiração? (3) O ritmo é totalmente irregular?

Sempre verificar um ECG para identificar o tipo de ritmo.

Extrassístoles de baixa amplitude podem não ser transmitidas aos pulsos periféricos, levando a subestimativas da frequência cardíaca.

Ver Tabela 16.1, *Frequências e ritmos cardíacos selecionados* e Tabela 16.2, *Ritmos irregulares selecionados* no Capítulo 16, *Sistema Cardiovascular.*

Frequência e ritmo respiratórios. *Observar a frequência, o ritmo, a profundidade e o esforço respiratórios.* Contar o número de incursões respiratórias por 1 minuto, seja por inspeção visual ou ausculta da traqueia do paciente com o estetoscópio durante o exame de cabeça e pescoço ou tórax. Normalmente, os adultos apresentam aproximadamente 12 a 20 incursões respiratórias/minuto. em um padrão calmo e regular. Um suspiro ocasional é normal. Verificar se a expiração é prolongada.

Frequência respiratória inferior a 12 ou superior a 25 incursões/minuto durante o repouso é considerada anormal.

Expiração prolongada é comum na DPOC.

Temperatura. *Aferir a temperatura corporal central.* A temperatura corporal central, medida internamente, é de aproximadamente 37°C e flutua aproximadamente 1°C ao longo do dia. É mais baixa no início da manhã e mais alta à tarde e à noite. As mulheres têm uma variação mais ampla de temperatura normal do que os homens.[34]

Embora o padrão ouro da pesquisa para a temperatura corporal central seja a temperatura do sangue na artéria pulmonar, a prática clínica depende de medidas não invasivas (orais, retais, axilares, da membrana timpânica e da artéria temporal).[21] As temperaturas da membrana timpânica e da artéria temporal usam termometria infravermelha.

- *As aferições das temperaturas oral e retal* permanecem comuns. As temperaturas orais são geralmente *mais baixas* do que a temperatura corporal central. Elas também são mais *baixas* do que as temperaturas retais em uma média de 0,4 a 0,5°C e mais *altas* do que as temperaturas axilares em aproximadamente 1°C

- As *temperaturas axilares* levam de 5 a 10 minutos para serem registradas e são consideradas menos acuradas do que outras aferições

- As *temperaturas da membrana timpânica* podem ser mais variáveis do que a temperatura oral ou retal

- A metodologia dos estudos varia, mas sugere que nos adultos as temperaturas oral e da artéria temporal guardam correlação próxima com a temperatura na artéria pulmonar, embora cerca de 0,5°C inferior.

Temperatura oral. Para *temperaturas orais*, as opções incluem termômetros eletrônicos ou de vidro. Devido à quebra e exposição ao mercúrio, termômetros de vidro foram amplamente substituídos por termômetros eletrônicos. Se for usado um *termômetro eletrônico*, colocar cuidadosamente a tampa descartável sobre a sonda e colocar o termômetro sob a língua. Posicionar a ponta do termômetro o mais para trás possível em cada lado do frênulo lingual. Pedir ao paciente para fechar os lábios e, em seguida, observar atentamente a leitura digital (Figura 8.7). Um registro acurado da temperatura geralmente leva cerca de 10 segundos.

No caso de um *termômetro de vidro*, sacudi-lo até 35°C ou menos, colocá-lo sob a língua do paciente e instruí-lo a aproximar os lábios superior e inferior e esperar 3 a 5 minutos. Em seguida, ler o termômetro, colocá-lo novamente por um minuto e tornar a fazer a leitura. Se a temperatura ainda estiver subindo, repetir este procedimento até que a leitura permaneça estável. Lembrar que líquidos quentes ou frios, e até mesmo a fumaça, podem alterar a leitura da temperatura. Nessas situações, retardar a aferição da temperatura por 10 a 15 minutos.

EXEMPLOS DE ANORMALIDADES

Febre, ou **pirexia**, refere-se a temperatura corporal elevada. **Hiperpirexia** se refere à elevação extrema da temperatura, acima de 41,1°C, enquanto **hipotermia** se refere a temperatura anormalmente baixa, inferior a 35°C VR.

As causas da febre incluem infecção, traumatismo, como cirurgia ou lesões por esmagamento, processos malignos, reações a medicamentos e distúrbios imunológicos, como colagenoses.

A principal causa da hipotermia é a exposição ao frio. Outras causas incluem movimentos reduzidos como na paralisia, interferência com vasoconstrição por sepse ou excesso de álcool, fome, hipotireoidismo e hipoglicemia. Os adultos mais velhos são especialmente suscetíveis à hipotermia e também menos propensos a desenvolver febre.

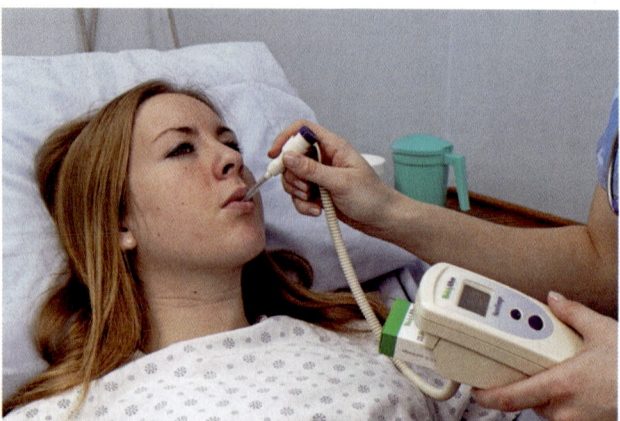

Figura 8.7 Aferição da temperatura oral com termômetro eletrônico. (De Taylor C *et al. Fundamentals of Nursing: The Art and Science of Person-Centered Nursing Care.* 8. ed. Wolters Kluwer; 2015:605, Fig. 24-1-2.)

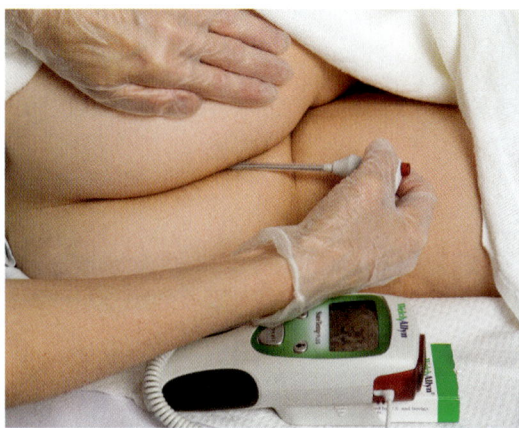

Figura 8.8 Aferição da temperatura retal com um termômetro eletrônico. (De Craven RF *et al. Fundamentals of Nursing: Human Health and Function.* 8. ed. Wolters Kluwer; 2017, Fig. 18-16.)

Temperatura retal. Para aferir a *temperatura retal*, o paciente é colocado em decúbito lateral com o quadril flexionado. Selecionar um termômetro retal com uma ponta grossa, lubrificá-lo e introduzi-lo cerca de 3 a 4 cm no canal anal, em uma direção que aponte para o umbigo. Remover após 3 minutos e verificar a temperatura registrada. Uma opção é o uso de um termômetro eletrônico após lubrificar a tampa da sonda. Aguardar cerca de 10 segundos para que a gravação digital da temperatura apareça (Figura 8.8).

Temperatura da membrana timpânica. A membrana timpânica compartilha a mesma irrigação sanguínea que o hipotálamo, onde a regulação da temperatura ocorre no cérebro. Aferições acuradas da temperatura exigem acesso à membrana timpânica. É preciso assegurar-se que o meato acústico externo esteja livre de cerume, que pode diminuir as leituras de temperatura. Estabilizar a cabeça do paciente; em seguida, puxar delicadamente a orelha externa para trás (no caso de recém-nascidos/lactentes) ou para cima e para trás (para crianças com 1 ano de idade ou mais e adultos). Posicionar a sonda no meato acústico externo de modo que o feixe infravermelho seja direcionado para a membrana timpânica, ou então a aferição será inválida. Aguardar 2 a 3 segundos até que a leitura digital da temperatura apareça (Figura 8.9).

Temperatura da artéria temporal. Esse método aproveita a localização da artéria temporal, que se ramifica a partir da artéria carótida externa e fica a um milímetro da superfície da pele da testa, da região malar e atrás dos lóbulos das

Frequências respiratórias rápidas tendem a aumentar a discrepância entre as temperaturas oral e retal. Nessas situações, as temperaturas retais são mais confiáveis.

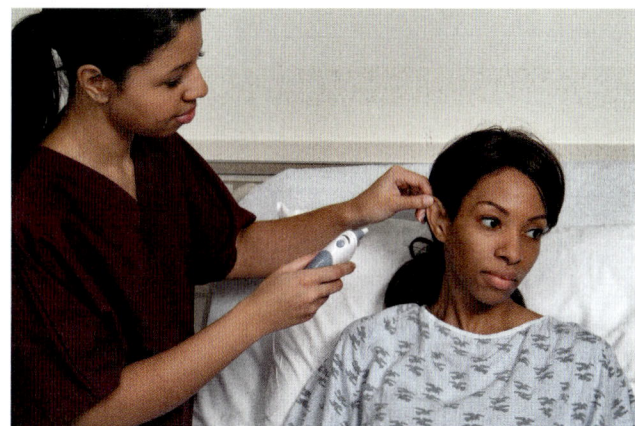

Figura 8.9 Aferição da temperatura timpânica com um termômetro timpânico. (De *Springhouse. Lippincott's Visual Encyclopedia of Clinical Skills.* Wolters Kluwer Health/Lippincott Williams & Wilkins; 2009:519.)

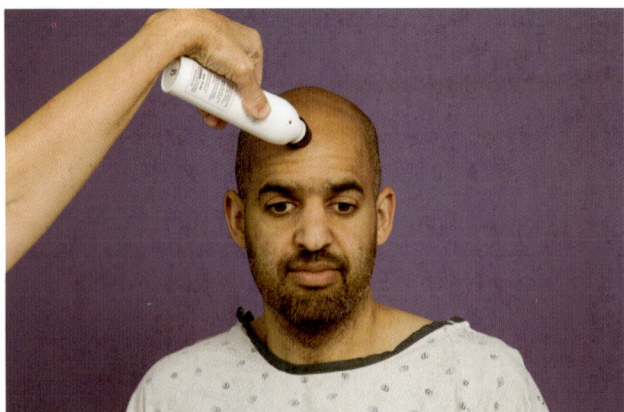

Figura 8.10 Aferição da temperatura temporal como um termômetro temporal. (De *Lynn P. Taylor's Clinical Nursing Skills: A Nursing Process Approach*. 5. ed. Wolters Kluwer; 2019:46, Fig. 2-9.)

orelhas A sonda é encostada no centro da testa, o botão de varredura infravermelho é apertado enquanto o dispositivo é deslizado na testa, na região malar e atrás do lóbulo da orelha (Figura 8.10). A seguir, ler o visor que mostra a temperatura mais alta medida. As informações do fabricante sugerem que o contato combinado na testa e atrás da orelha é mais acurado do que escanear apenas a testa.

Dor aguda e crônica

A International Association for the Study of Pain define **dor** como "uma experiência sensorial e emocional desagradável" associada a dano tecidual. A experiência da dor é complexa e multifatorial; envolve processamento sensorial, emocional e cognitivo, mas pode não ter uma etiologia física específica.[38]

Dor aguda é "a resposta fisiológica normal prevista a um estímulo químico, térmico ou mecânico adverso", que tipicamente dura menos de 3 a 6 meses e está comumente associada à cirurgia, traumatismo e doença aguda."[39,40] Também pode ser uma função útil e de manutenção da vida (função protetora). Os sintomas podem durar horas, dias ou semanas, mas gradualmente regridem à medida que os tecidos lesados cicatrizam.

Dor crônica é definida de várias maneiras: dor não associada a câncer ou outras condições clínicas que persistem por mais de 3 a 6 meses, dor que dura mais de 1 mês além da evolução de uma doença aguda ou lesão, ou dor recorrente em intervalos de meses ou anos.

Tipos de dor

Reveja o resumo dos tipos de dor para ajudar no seu diagnóstico e tratamento (Boxe 8.9).

Avaliação da dor aguda e dor crônica

Fazer a anamnese do paciente. Adotar uma abordagem multidisciplinar baseada em medição para avaliar a dor, escutando atentamente o relato do paciente, as muitas características da dor e os fatores contribuintes.[42,43] É importante obter um relato detalhado da dor do paciente, adaptando a abordagem à experiência única de cada paciente. Pedir ao paciente para descrever a dor e como ela começou. Está relacionada a um local de lesão, movimento ou hora do dia? Qual é o caráter da dor – aguda, contínua, sensação de queimação? Perguntar se a dor irradia ou se tem um padrão específico. O que agrava ou alivia a dor?

Numerosas ferramentas validadas de rastreamento breve estão disponíveis para uso em consultório/ambulatório.[42,43]

Ver Capítulo 3, *Anamnese*, para uma discussão dos sete atributos de um sintoma.

Boxe 8.9 Tipos de dor[41,42]

Dor nociceptiva (somática)	■ A **dor nociceptiva (somática)** está ligada a danos teciduais da pele, do sistema musculoesquelético ou vísceras (dor visceral), mas o sistema nervoso sensorial está intacto, como na artrite ou estenose do canal vertebral. Pode ser aguda ou crônica. É mediada pelas fibras nervosas A-delta e C aferentes do sistema sensorial. Os nociceptores aferentes envolvidos podem ser sensibilizados por mediadores inflamatórios e modulados por processos psicológicos e neurotransmissores como endorfinas, histaminas, acetilcolina, serotonina, norepinefrina e dopamina ■ Geralmente, é descrito como *contínua, compressiva, tração, latejante, perfurante, espasmódica ou cólica*
Dor neuropática	■ A **dor neuropática** é uma consequência direta de uma lesão ou doença que afeta o sistema somatossensorial. Com o tempo, a dor neuropática pode se tornar independente da lesão provocadora. Pode persistir, mesmo após a cura da lesão inicial. Os mecanismos postulados para evocar dor neuropática incluem lesão do SNC ou da medula espinal por AVC ou traumatismo; Transtornos do sistema nervoso periférico que causam aprisionamento ou pressão nos nervos espinais, plexos, ou nervos periféricos; e síndromes de dor referida com aumento ou respostas prolongadas de dor a estímulos incitantes. Esses gatilhos parecem induzir mudanças no processamento do sinal de dor por meio da "plasticidade neuronal", levando à dor que persiste além da cura da lesão inicial ■ É frequentemente descrito como *choque elétrico, facada, queimação,* ou *formigamento*

SNC: sistema nervoso central; AVC: acidente vascular cerebral.
Fonte: Institute of Medicine. *Relieving Pain in America: A Blueprint for Transforming Prevention, Care, Education, and Research. 2011.* Disponível em: https://www.nap.edu/catalog/13172/relieving-pain-inamerica-a-blueprint-for-transforming-prevention-care. Acesso em: 28 out. 2018.

Investigar os sete atributos da dor, como faria com qualquer sintoma. Pedir ao paciente para apontar o local da dor, porque as descrições verbais podem ser imprecisas.

Perguntar sobre os tratamentos que o paciente já experimentou, incluindo medicamentos, fisioterapia e medicamentos alternativos. Uma história medicamentosa abrangente identifica substâncias que interagem com os analgésicos e reduzem sua eficácia.

A dor crônica é a principal causa de incapacidade e comprometimento do desempenho laboral. Perguntar sobre os efeitos da dor nas atividades diárias, no humor, no sono, no trabalho e na atividade sexual do paciente.

Avaliação da intensidade da dor. Usar um método consistente para avaliar a intensidade da dor. Três escalas são comuns: Visual Analog Scale (VAS), Numeric Rating Scale (NRS e Wong-Baker FACES® Pain Rating Scale (Figura 8.11). A VAS é geralmente uma linha horizontal com âncoras descritivas verbais em cada extremidade para expressar os extremos da dor. Os pacientes marcam o ponto na linha que corresponda adequadamente à gravidade dos sintomas. Na NRS, existem classificações numéricas de 0 a 10 – zero indica a ausência de dor, enquanto 10 representa a dor mais intensa possível. O paciente indica o número que corresponde à intensidade de sua dor. A Wong-Baker FACES® Pain Rating Scale pode ser usada por crianças e pacientes com barreiras de idioma ou comprometimento cognitivo.[45] Seis rostos retratam expressões diferentes, variando de feliz a extremamente chateado. Cada um recebe uma classificação numérica entre 0 (sorrindo) e 10 (chorando). Os pacientes podem apontar para a imagem

Explore quaisquer comorbidades, como artrite, diabetes melito, HIV/AIDS, abuso de substâncias psicoativas, doença falciforme ou transtornos psiquiátricos. Isso pode ter efeitos significativos na experiência de dor do paciente.

Os transtornos depressivos, somatoformes e de ansiedade afetam as estratégias de enfrentamento do paciente e devem ser identificados a fim de tratar efetivamente a dor, sobretudo a dor crônica.[45]

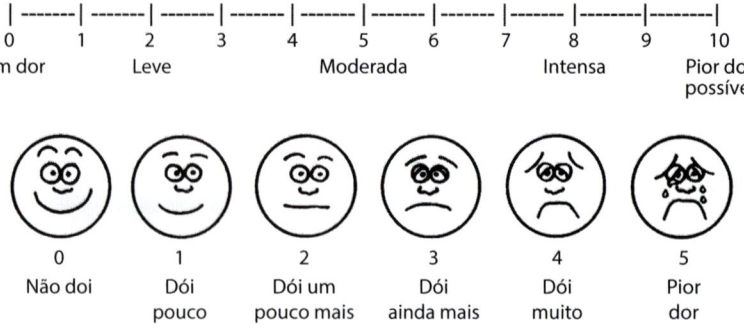

Figura 8.11 Numeric Rating Scale (NRS) e e Wong-Baker FACES® Pain Rating Scale. (De King MS, Lipsky MS. *Step-Up to Geriatrics*. Wolters Kluwer; 2017, Fig. 5-5.)

que melhor representa o grau e a intensidade de sua dor. A e Faces Pain Scale–Revised (FPS-R) da International Association for the Study of Pain também é comumente usada.[47] Muitas ferramentas multidimensionais mais detalhadas, como o breve inventário de dor e o McGill Pain Questionnaire, também estão disponíveis, mas demoram mais para administrar.[46]

O uso de questionários, diários da dor e escalas analógicas para complementar a história e o exame físico fazem parte da documentação essencial para todo plano de tratamento da dor.[44]

Disparidades dos sistemas de saúde na dor. As disparidades dos sistemas de saúde na avaliação, tratamento e prestação de cuidados de pessoas com dor são bem documentadas, variando de menor uso de analgésicos em salas de emergência para pacientes afro-americanos e hispânicos a disparidades no uso de analgésicos para câncer, pós-operatório e lombalgia.[42] Estudos mostram que estereótipos clínicos, barreiras de idioma e preconceitos clínicos inconscientes na tomada de decisão contribuem para essas disparidades.[48] É crucial analisar criteriosamente o estilo de comunicação, buscar informações e melhores padrões de conduta clínica e aprimorar as técnicas de orientação e empoderamento do paciente como primeiros passos para garantir o manejo uniforme e efetivo da dor.

Ver relatório do IOM, Unequal Treatment: Confronting Racial and Ethnic Disparities in Health Care, 2002.[49]

REGISTRO DOS ACHADOS

O relatório do exame físico começa com uma descrição geral do aspecto geral do paciente, com base na inspeção. Inicialmente é comum usar sentenças mais longas para descrever os achados; com o passar do tempo e a aquisição de confiança são usadas frases mais objetivas. É importante adjetivos vívidos e gráficos, como se estivesse pintando um quadro com palavras. Evitar clichês como "bem desenvolvido", "bem nutrido" ou "sem sofrimento agudo", porque são gerais demais para transmitir as características especiais do paciente avaliado. Registrar os sinais vitais aferido no momento do exame, em vez de no início do dia. (Abreviações comuns para pressão arterial, frequência cardíaca e a frequência respiratória são autoexplicativas.) O estilo a seguir contém frases apropriadas para a maioria das anotações clínicas.

Registro do levantamento geral e sinais vitais

Sra. Cortez é uma mulher jovem, de aparência saudável, bem arrumada, em boa forma física e alegre. A altura é de 164 cm; peso, 61,5 kg; IMC, 24; PA, 120/80 mmHg, braços direito e esquerdo; FC, 72 e regular; FR, 16; temperatura, 37,5°C."

Registro do levantamento geral e sinais vitais (*continuação*)

OU

"Sr. Robinson é um homem idoso, pálido e com doenças crônicas. Ele está lúcido e orientado, com bom contato visual, mas incapaz de falar mais do que duas ou três palavras por vez devido à dispneia. Ele apresenta retração dos músculos intercostais ao respirar e senta-se com as costas retificadas na cama. Ele é magro, com perda muscular difusa. A altura é de 188 cm; peso, 79 kg; PA, 160/95 mmHg, braço direito; FC, 108 e irregular; FR, 32 e respiração forçada; temperatura, 38,5°C.

Esses achados sugerem exacerbação da DPOC.

PROMOÇÃO E ORIENTAÇÃO DA SAÚDE: EVIDÊNCIAS E RECOMENDAÇÕES

Tópicos importantes para promoção e orientação da saúde

- Rastreamento de hipertensão arterial sistêmica
- Pressão arterial e sódio na dieta

Outros tópicos relacionados são abordados com mais detalhes nas seguintes seções:

- Peso ideal (Capítulo 6, *Manutenção da saúde e rastreamento*)
- Nutrição e dieta alimentar (Capítulo 6, *Manutenção da saúde e rastreamento*)
- Exercício e atividade física (Capítulo 6, *Manutenção da saúde e rastreamento*)

Rastreamento de hipertensão arterial sistêmica

Epidemiologia. A hipertensão arterial sistêmica (HAS) é um importante problema de saúde pública nos EUA. Mais de um terço dos adultos com ≥ 20 anos têm *hipertensão arterial sistêmica* (PAS ≥ 140 mmHg ou PAD ≥ 90 mmHg), representando quase 90 milhões de pessoas (Boxe 8.6).[50] Homens e mulheres têm prevalência semelhante de HAS; no entanto, a prevalência aumenta acentuadamente com a idade, variando de 12% em adultos com 30 a 39 anos, a 37% em adultos com 40 a 59 anos, e mais de 67% em adultos ≥ 60 anos de idade. Adultos negros não hispânicos (42%) têm a maior prevalência de hipertensão nos EUA, seguidos por brancos (28%), hispânicos (26%) e asiáticos (25%).[51] Dados da 2014 National Health and Nutrition Examination Survey (NHANES) mostraram que 84% dos adultos hipertensos nos EUA estavam cientes de seu diagnóstico e 76% estavam em tratamento, mas apenas 54% tinham a PA sob controle. A HAS não controlada é um importante fator de risco para cardiopatia isquêmica, doença vascular cerebral, insuficiência cardíaca congestiva (ICC) e doença renal crônica (DRC).[50] Em 2015, a HAS contribuiu para mais de 400.000 mortes nos EUA e foi responsável por mais mortes cardiovasculares do que qualquer outro fator de risco de doença cardiovascular modificável.

- A *HAS primária (essencial)* é a forma mais comum: os fatores de risco incluem idade, genética, raça negra, obesidade e ganho ponderal, ingestão excessiva de sal, inatividade física e consumo excessivo de álcool

- A *HAS secundária* representa menos de 5% dos casos. As causas incluem apneia obstrutiva do sono, DRC, estenose da artéria renal, medicamentos, doenças da tireoide, doença das glândulas paratireoides, síndrome de Cushing, hiperaldosteronismo, feocromocitoma e coarctação da aorta.

Rastreamento. A U.S. Preventive Services Task Force (USPSTF) emitiu uma recomendação grau A encorajando fortemente o rastreamento anual da PA de adultos com ≥ 40 anos e aqueles com risco aumentado de PA elevada.[51] Os determinantes do risco aumentado incluem ter níveis tensionais na faixa normal-alta (130 a 139/85 a 89 mmHg), ter sobrepeso ou obesidade ou ser afro-americano. Adultos de risco médio com idade entre 18 e 39 anos podem ser examinados a cada 3 a 5 anos. A USPSTF encontrou evidências de boa qualidade de que o rastreamento oferece benefícios substanciais para a redução de eventos de doenças cardiovasculares. O dano potencial mais importante do rastreamento é o sobrediagnóstico, levando à medicação desnecessária. No entanto, a diretriz mais recente enfatizou a importância de geralmente não iniciar o tratamento farmacológico até a confirmação de leituras de consultório elevadas com MAPA ou MRPA. O tratamento farmacológico imediato ainda é recomendado para pacientes com hipertensão grave, sobretudo aqueles com lesão aguda de órgão-alvo. Em 2017, o American College of Cardiology (ACC) e a American Heart Association (AHA) divulgaram uma Guideline for the Prevention, Detection, Evaluation, and Management of High Blood Pressure in Adults.[3] Essa diretriz recomendava a obtenção de medidas automatizadas de PA na clínica e a confirmação da hipertensão arterial sistêmica com MAPA e MRPA. O ACC e a AHA definiram hipertensão como PAS > 130 mmHg ou PAD > 80 mmHg. Adultos com PAS entre 120 e 129 mmHg e PAD < 80 mmHg foram classificados como tendo PA elevada. Uma reavaliação de 1 ano foi recomendada para adultos com PA normal, enquanto aqueles com PA elevada devem ser reavaliados em 3 a 6 meses.

Pressão arterial e sódio na dieta

Em 2012, cerca de 67.000 mortes cardiometabólicas nos EUA (por cardiopatia, acidente vascular cerebral, diabetes melito do tipo 2) foram atribuídas à alta ingestão de sódio.[50] Embora a AHA considere a ingestão diária ideal de sódio < 1.500 mg,[50] o Institute of Medicine (IOM) determinou que uma ingestão diária de 2.300 mg de sódio é o nível superior de ingestão aceitável para adultos.[53] No entanto, a ingestão média de sódio dos americanos é de 3.400 mg/dia e mais de 90% dos adultos excedem o nível superior de ingestão recomendado.[54] Embora a redução da ingestão de sódio para 1.500 mg forneça melhor controle da PA,[55] o IOM não encontrou evidências de benefícios para desfechos gerais de saúde abaixo do nível de 2.300 mg. Um estudo de modelagem sugeriu que a redução da ingestão diária de sódio na dieta da população para 1.200 mg poderia reduzir o número de infartos agudos do miocárdio (IAM) nos EUA em 54.000 a 99.000 e o número de acidentes vasculares cerebrais em 32.000 a 66.000.[56]

Como mais de 70% do sódio consumido vêm de alimentos processados, a AHA e o IOM recomendaram, em conjunto, medidas de redução de sal para toda a população, incluindo padrões governamentais para fabricantes, restaurantes e operadores de serviços alimentícios.[57,58] Os pacientes devem ser aconselhados a ler atentamente o painel de informações nutricionais nos rótulos dos alimentos para ajudá-los a cumprir a diretriz de 2.300 mg/dia. Seguir planos alimentares, como o Dietary Approaches to Stop Hypertension (dieta DASH) ou a American Heart Association Healthy Diet, que limita o consumo de alimentos ricos em sódio, gorduras saturadas, açúcar e laticínios e encoraja o consumo de vegetais, frutas e grãos inteiros, pode reduzir risco de doença cardiovascular.[50,52,55]

Ver Tabela 8.1, Pacientes com hipertensão arterial sistêmica: mudanças recomendadas na dieta.

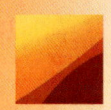

TABELA 8.1 Pacientes com hipertensão arterial sistêmica: mudanças recomendadas na dieta[59-61]

Mudança dietética	Fonte de alimento
Aumentar o consumo de alimentos ricos em potássio	Batata inglesa ou batata doce assada, feijão branco, folhas de beterraba, soja, espinafre, lentilha, feijão vermelho
	Iogurte
	Pasta de tomate, suco, purê e molho
	Bananas, bananas da terra, muitas frutas secas, suco de laranja
Reduzir os alimentos ricos em sódio	Alimentos enlatados (sopas, atum)
	Pretzels, batata frita, pizza, picles, azeitonas
	Muitos alimentos processados (comida congelada, catchup, mostarda)
	Alimentos fritos em gordura
	Sal de mesa, inclusive durante o cozimento

REFERÊNCIAS BIBLIOGRÁFICAS

1. Merriam-Webster Dictionary. https://www.merriam-webster.com/dictionary/constitution. Accessed October 21, 2018.

2. Cunningham WE, Shapiro MF, Hays RD, et al. Constitutional symptoms and health-related quality of life in patients with symptomatic HIV disease. *Am J Med*. 1998;104(2):129–136.

3. Balachandran JS, Patel SR. In the clinic. Obstructive sleep apnea. *Ann Intern Med*. 2014;161(9):ITC1–15; quiz ITC16.

4. Bray GA, Wilson JF. In the clinic. Obesity. *Ann Intern Med*. 2008;149:ITC4-1–15; quiz ITC4-16.

5. Richmond SJ, Gunadasa S, Bland M, et al. Copper bracelets and magnetic wrist straps for rheumatoid arthritis—analgesic and anti-inflammatory effects: a randomized double-blind placebo controlled crossover trial. *PLoS One*. 2013;8(9):e71529.

6. Heywood W, Patrick K, Smith AM, et al. Who gets tattoos? Demographic and behavioral correlates of ever being tattooed in a representative sample of men and women. *Ann Epidemiol*. 2012;22(1):51–56.

7. Fernández-Dols JM, Russell JA, eds. *Oxford Series in Social Cognition and Social Neuroscience. The Science of Facial Expression*. New York: US: Oxford University Press; 2017.

8. Clarkson DM. Patient weighing: standardisation and measurement. *Nurs Stand*. 2012;26(29):33–37.

9. National Nurses Nutrition Group. *Good Practice Guideline—For Accurate Body Weight Measurement Using Weighing Scales in Adults and Children*. Available at http://www.nnng.org.uk/wp-content/uploads/2017/02/Accurate-Body-Weight-Measurement-GPG-Final-draft-Feb17.pdf. Accessed October 21, 2018.

10. NIHR Southampton Biomedical Research Centre. *Procedure for Measuring Adult Height*. Available at http://www.uhs.nhs.uk/Media/Southampton-Clinical- Research/ Procedures/BRCProcedures/Procedure-for-adult-height.pdf. Accessed October 21, 2018.

11. National Heart Lung Blood Institute, National Institutes of Health. *Body Mass Index Tables 1 and 2*. Available at http://www.nhlbi.nih.gov/health/educational/lose_wt/BMI/bmi_tbl.htm. Accessed October 21, 2018.

12. National Institutes of Health–National Heart, Lung, and Blood Institute. *Calculate Your Body Mass Index*. Available at http://www.nhlbi.nih.gov/health/educational/lose_wt/BMI/bmicalc.htm. Accessed October 21, 2018.

13. National Institutes of Health and National Heart, Lung, and Blood Institute. *Clinical Guidelines on the Identification, Evaluation, and Treatment of Overweight and Obesity in Adults: The Evidence Report*. NIH Publication 98–4083; June 1998. Available at http://www.nhlbi.nih.gov/guidelines/obesity/ob_gdlns.pdf. Accessed October 30, 2018.

14. James PA, Oparil S, Carter BL, et al. 2014 evidence-based guideline for the management of high blood pressure in adults: report from the panel members appointed to the Eighth Joint National Committee (JNC 8). *JAMA*. 2014;311(5):507–520.

15. O'Brien E, Asmar R, Beilin L, et al. European Society of Hypertension recommendations for conventional, ambulatory, and more blood pressure measurement. *J Hypertens*. 2005;21:821.

16. O'Brien E, Pickering T, Asmar R, et al. Working Group on Blood Pressure Monitoring of the European Society of Hypertension International protocol for validation of blood pressure measuring devices in adults. *Blood Press Monit*. 2002;7(1):3–17.

17. Murray A. In praise of mercury sphygmomanometers: appropriate sphygmomanometer should be selected. *BMJ*. 2001;322(7296):1248–1249.

18. Smith L. New AHA Recommendations for Blood Pressure Measurement. *Am Fam Physician*. 2005;72(7):1391–1398.

19. Buchanan S. *The Accuracy of Alternatives to Mercury Sphygmomanometers*. Available at https://noharm-uscanada.org/sites/default/files/documents-files/827/Accuracy_Alts_Mercury_Sphyg_rev10-09.pdf. Accessed October 21, 2018.

20. Kallioinen N, Hill A, Horswill MS, et al. Sources of inaccuracy in the measurement of adult patients' resting blood pressure in clinical settings: a systematic review. *J Hypertens*. 2017;35(3):421–441.

21. Weber MA, Schiffrin EL, White WB, et al. Clinical practice guidelines for the management of hypertension in the community a statement by the American Society of Hypertension and the International Society of Hypertension. *J Hypertens*. 2014;32(1):3–15.

22. Pickering TG, Hall JE, Appel LJ, et al. Recommendations for blood pressure measurement in humans and experimental animals. Part 1: blood pressure measurement in humans: a statement for professionals from the Subcommittee of Professional and Public Education of the American Heart Association Council on High Blood Pressure Research. *Circulation*. 2005;111(5):697–716.

23. Cavallini MC, Roman MJ, Blank SG, et al. Association of the auscultatory gap with vascular disease in hypertensive patients. *Ann Intern Med*. 1996;124(10):877–883.

24. Freeman R. Clinical practice. Neurogenic orthostatic hypotension. *N Engl J Med*. 2008; 358(6):615–624.

25. Carslon JE. Assessment of orthostatic blood pressure: measurement technique and clinical applications. *South Med J*. 1999;92(2):167–173.

26. Freeman R, Wieling W, Axelrod FB, et al. Consensus statement on the definition of orthostatic hypotension, neurally mediated syncope and the postural tachycardia syndrome *Auton Neurosci*. 2011;161(1–2):46–48.

27. Pickering TG, Miller NH, Ogebegbe G, et al. Call to action on use and reimbursement for home blood pressure monitoring: Executive Summary. A joint scientific statement from the American Heart Association, American Society of Hypertension, and Preventive Cardiovascular Nurses Association. *Hypertension*. 2008;52(1):1–9.

28. O'Brien E, Parati G, Stergiou G, et al. European Society of Hypertension position paper on ambulatory blood pressure monitoring. *J Hypertens*. 2013;31(9):1731–1768.

29. Myers MG, Godwin M, Dawes M, et al. Conventional versus automated measurement of blood pressure in primary care patients with systolic hypertension: randomised parallel design controlled trial. *BMJ*. 2011;342:d286.

30. Piper MA, Evans CV, Burda BU, et al. Diagnostic and predictive accuracy of blood pressure screening methods with consideration of rescreening intervals: an updated systematic review for the U.S. Preventive Services Task Force. *Ann Intern Med*. 2014;162(3):192.

31. Hodgkinson J, Mant J, Martin U, et al. Relative effectiveness of clinic and home blood pressure monitoring compared with ambulatory blood pressure monitoring in diagnosis of hypertension: systematic review. *BMJ*. 2011;342:d3621.

32. Mason JW, Ramseth DJ, Chanter DO, et al. Electrocardiographic reference ranges derived from 79,743 ambulatory subjects. *J Electrocardiol*. 2007;40(3):228–234.

33. Aladin AI, Whelton SP, Al-Mallah MH, et al. Relation of resting heart rate to risk for all-cause mortality by gender after considering exercise capacity (the Henry Ford Exercise Testing Project). *Am J Cardiol*. 2014:114(11):1701–1706.

34. Sund-Levander M, Forsberg C, Wahren LK. Normal oral, rectal, tympanic and axillary body temperature in adult men and women: a systematic literature review. *Scand J Caring Sci*. 2002;16(2):122–128.

35. Jeffries S, Wetherall M, Young P, et al. A systematic review of the accuracy of peripheral thermometry in estimated core temperatures among febrile critically ill patients. *Crit Care Resusc*. 2011;13(3):194–199.

36. Lawson L, Bridges EJ, Ballou I, et al. Accuracy and precision of noninvasive temperature measurement in adult intensive care patients. *Am J Crit Care*. 2007;16(5):485–496.

37. McCallum L, Higgins D. Measuring body temperature. *Nurs Times*. 2012;108(45):20–22.

38. International Association for the Study of Pain. *IASP Taxonomy*. Updated December 14, 2017. Available at http://www.iasp-pain.org/Education/Content.aspx?ItemNumber = 1698#Pain. Accessed October 28, 2018.

39. Federation of State Medical Boards of the United States Model guidelines for the use of controlled substances for the treatment of pain, The Federation, Euless, TX, 1998.

40. Zeller JL, Burke AE, Glass RM. JAMA patient page. Acute pain treatment. *JAMA*. 2008;299(1):128.

41. Haanpaa M, Attal N, Backonja M, et al. NeuPSIG guidelines on neuropathic pain assessment. *Pain*. 2011;152(1):14–27.

42. Institute of Medicine. *Relieving Pain in America: A Blueprint for Transforming Prevention, Care, Education, and Research*. (2011). Available at https://www.nap.edu/catalog/13172/relieving-pain-in-america-a-blueprint-for-transforming-prevention-care. Accessed October 28, 2018.

43. Washington State Agency Medical Directors' Group. *Interagency Guideline on Opioid Dosing for Chronic Non-Cancer Pain: An Education Aid to Improve Care and Safety With Opioid Treatment*. Olympia, Washington: Washington State Department of Labor and Industries, 2010. Available at http://www.agencymeddirectors.wa.gov/Files/OpioidGdline.pdf. Accessed October 28, 2018.

44. European Pain Federation EFIC® Core Curriculum for Medical Students. Available at http://www.europeanpainfederation.eu/core-curriculum/pain-management-core-curriculum-european-medical-schools. Accessed October 21, 2018.

45. Keller S, Bann CM, Dodd SL, et al. Validity of the brief pain inventory for use in documenting the outcomes of patients with noncancer pain. *Clin J Pain*. 2004;20(5):309–318.

46. Bieri D, Reeve R, Champion GD, et al. The Faces Pain Scale for the self-assessment of the severity of pain experienced by children: development, initial validation and preliminary investigation for ratio scale properties. *Pain*. 1990;41(2):139–150.

47. International Society for the Study of Pain. *Faces Pain Scale—Revised Home*. Updated September 2014. Available at http://www.iasp-pain.org/Education/Content.aspx?ItemNumber=1519&navItemNumber=577. Accessed October 28, 2018.

48. Green CR, Anderson KO, Baker TA, et al. The unequal burden of pain: confronting racial and ethnic disparities in pain. *Pain Med*. 2003;4(3):277–294.

49. Smedley BR, Stith AY, Nelson AR, eds. *Committee on Understanding and Eliminating Racial and Ethnic Disparities in Health Care. Unequal Treatment: Confronting Racial and Ethnic Disparities in Health Care*. Washington, DC: National Academies Press; 2002.

50. Benjamin EJ, Virani SS, Callaway CW, et al. Heart Disease and Stroke Statistics—2018 Update: a report from the American Heart Association. *Circulation*. 2018;137(12):e67–e492.

51. Siu AL; U.S. Preventive Services Task Force. Screening for high blood pressure in adults: U.S. Preventive Services Task Force recommendation statement. *Ann Intern Med*. 2015;163(10):778–786.

52. Whelton PK, Carey RM, Aronow WS, et al. 2017 ACC/AHA/AAPA/ABC/ACPM/AGS/APhA/ASH/ASPC/NMA/PCNA Guideline for the Prevention, Detection, Evaluation, and Management of High Blood Pressure in Adults: Executive Summary: a report of the American College of Cardiology/American Heart Association Task Force on Clinical Practice Guidelines. *Hypertension*. 2018;71(6):1269–1324.

53. IOM (Institute of Medicine). *Sodium Intake in Populations: Assessment of Evidence. Report Brief*. Washington, DC: The National Academies Press; 2013.

54. Jackson SL, King SM, Zhao L, et al. Prevalence of excess sodium intake in the United States—NHANES, 2009–2012. *MMWR Morb Mortal Wkly Rep*. 2016;64(52):1393–1397.

55. Eckel RH, Jakicic JM, Ard JD, et al. 2013 AHA/ACC guideline on lifestyle management to reduce cardiovascular risk: a report of the American College of Cardiology/American Heart Association Task Force on Practice Guidelines. *Circulation*. 2014;129(25 Suppl 2):S76–S99.

56. Bibbins-Domingo K, Chertow GM, Coxson PG, et al. Projected effect of dietary salt reductions on future cardiovascular disease. *N Engl J Med*. 2010;362(7):590–599.

57. Appel LJ, Frohlich ED, Hall JE, et al. The importance of population-wide sodium reduction as a means to prevent cardiovascular disease and stroke: a call to action from the American Heart Association. *Circulation*. 2011;123(10):1138–1143.

58. IOM (Institute of Medicine). *Strategies to Reduce Sodium Intake in the United States*. Washington, DC: The National Academies Press; 2010.

59. U.S. Department of Agriculture and U.S. Department of Health and Human Services. *Dietary Guidelines for Americans, 2010*. Washington, DC: U.S. Government Printing Office; 2010; ChooseMyPlate.gov. Available at http://www.choosemyplate.gov/index.html. Accessed November 12, 2018.

60. Office of Dietary Supplements, National Institutes of Health. *Dietary Supplement Fact Sheets: Calcium; Vitamin D*. Available at http://ods.od.nih.gov/factsheets/list-all. Accessed November 12, 2018.

61. Ong T, Allen M, Fancher T. Chapter 15. Weight Loss. In: Henderson MC, Tierney LM Jr, Smetana GW, eds. *The Patient History: An Evidence-Based Approach to Differential Diagnosis*. New York: McGraw-Hill; 2012. Available at http://accessmedicine.mhmedical.com.eresources.mssm.edu/content.aspx?bookid=500&sectionid=41026558. Accessed November 29, 2018.

Cognição, Comportamento e Estado Mental

ANATOMIA E FISIOLOGIA

A origem anatômica e fisiológica dos sintomas psiquiátricos é menos bem definida do que a origem dos sintomas em outros sistemas importantes do corpo. Por exemplo, o sistema de condução do coração ou o processo de digestão no sistema digestório geralmente tem uma progressão bastante clara quanto a causa e efeito, enquanto a complexidade do cérebro humano torna o estreitamento da fonte de transtorno mental para qualquer componente altamente desafiador. Ao longo de décadas de pesquisa em neurociência, os papéis que determinadas regiões do cérebro desempenham nos transtornos mentais foram estabelecidos.

O sistema nervoso central (SNC) é composto pelo *cérebro* e pela *medula espinal*. A medula espinal, embora crucial para as funções motoras e sensoriais, desempenha um papel menor no transtorno mental. O cérebro é subdividido em: *cérebro ou telencéfalo* (hemisférios cerebrais), que é composto de *estruturas corticais* (lobos frontal, temporal, parietal e occipital) e *estruturas subcorticais* (fórnice, córtex cingulado, núcleos da base e prosencéfalo basal); *diencéfalo* (composto por tálamo, epitálamo, subtálamo e hipotálamo); *cerebelo*; e *tronco encefálico*, que consiste no mesencéfalo, ponte e bulbo.[1]

Na parte profunda do SNC, agrupamentos de neurônios, ou núcleos, organizados como *sistemas moduladores*, sintetizam *neurotransmissores*, que são cruciais para funções de nível superior do SNC (Boxe 9.1).[2]

Ver anatomia do sistema nervoso em mais detalhes no Capítulo 24, *Sistema Nervoso, Anatomia e Fisiologia*.

EXEMPLOS DE ANORMALIDADES

Boxe 9.1 Principais neurotransmissores envolvidos nos transtornos mentais[2]

Neurotransmissor	Localização da síntese	Função regulatória
Serotonina	Tronco encefálico: núcleos da rafe	Ajuda a regular o humor, a excitação e a cognição
Norepinefrina	Tronco encefálico: *locus ceruleus*	Regula o humor, a excitação, a atenção e a cognição
Dopamina	Tronco encefálico: substância negra	Regula o humor, a excitação, a cognição e o controle motor
Acetilcolina	Prosencéfalo basal: núcleo basilar de Meynert (núcleo olfatório)	Regula o sono, a excitação e a atenção

Baixos níveis de serotonina, norepinefrina e dopamina foram associados a sintomas depressivos. Baixas concentrações de serotonina com altos níveis de norepinefrina foram associadas a sintomas de ansiedade. O excesso de dopamina associado a baixas concentrações de serotonina em determinadas áreas do cérebro leva a sintomas de psicose e mania. A demência é notável pelas baixas concentrações de acetilcolina.[2]

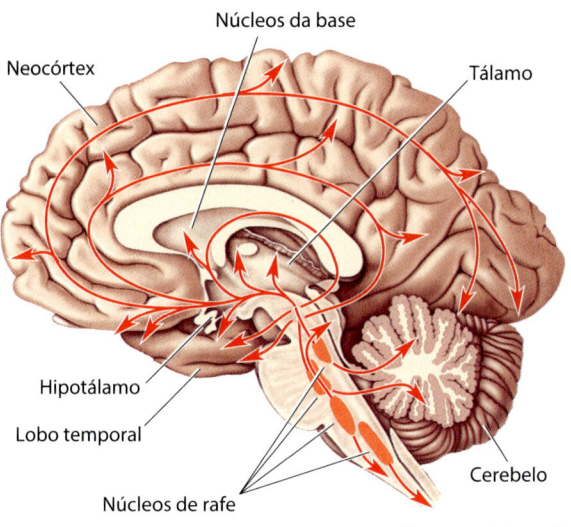

Figura 9.1 Sistema da serotonina. (De Bear MF *et al. Neuroscience*. 4. ed. Wolters Kluwer; 2016, Fig. 15-13.)

■ Os sistemas modulatórios difusos *serotoninérgicos* surgem dos *núcleos da rafe*. Os núcleos da rafe estão agrupados ao longo da linha média do tronco encefálico e se projetam extensivamente para todos os níveis do SNC. Os núcleos produzem *serotonina*, um neurotransmissor que ajuda a regular o humor, a excitação e a cognição (Figura 9.1)

■ Sistemas modulatórios difusos de *norepinefrina* surgem do *locus ceruleus*. O pequeno agrupamento de neurônios do *locus ceruleus* projeta axônios que inervam vastas áreas do SNC, incluindo a medula espinal, o cerebelo, o tálamo e o córtex cerebral. Ele produz norepinefrina, que regula o humor, a excitação, a atenção e a cognição (Figura 9.2)

■ Os sistemas modulatórios difusos *dopaminérgicos* surgem da substância negra e da área tegmental ventral, que produzem dopamina, um neurotransmissor

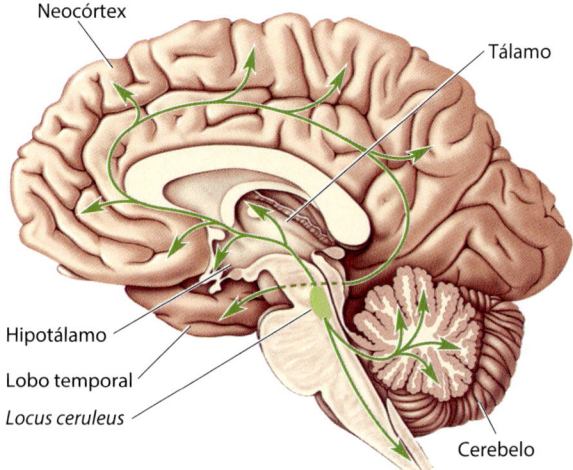

Figura 9.2 Sistema da norepinefrina. (De Bear MF *et al. Neuroscience*. 4. ed. Wolters Kluwer; 2016, Fig. 15-12.)

Sistema da dopamina

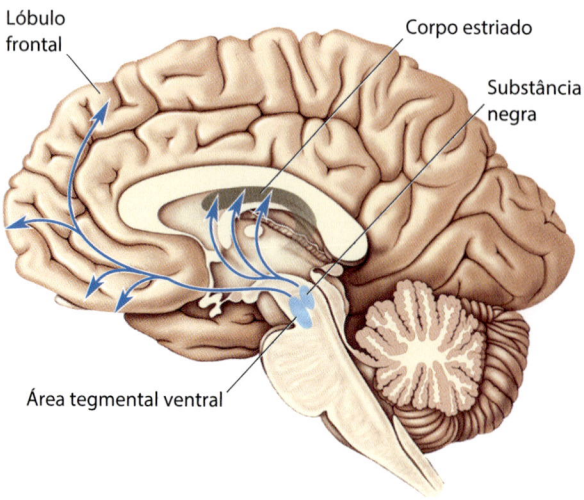

Figura 9.3 Sistema da dopamina. (De MF *et al. Neuroscience*. 4. ed. Wolters Kluwer; 2016, Fig. 15-14.)

que regula o humor, a excitação, a cognição e o controle motor (Figura 9.3). A substância negra e a área tegmental ventral ficam próximas uma da outra no mesencéfalo. Elas se projetam para o corpo estriado (núcleo caudado e putame) e regiões corticais límbica e frontal, respectivamente

■ Os sistemas modulatórios difusos *colinérgicos* surgem do *prosencéfalo basal* e do tronco encefálico. Os *núcleos septais mediais* e o *núcleo basilar de Meynert* (núcleo olfatório) projetam-se amplamente sobre o córtex cerebral, incluindo o hipocampo. É o principal centro de produção de *acetilcolina (ACh)* no SNC. ACh ajuda a regular o sono, a excitação e a atenção (Figura 9.4).

Essas estruturas no SNC estão intimamente conectadas umas às outras por inúmeras vias complexas chamados de *circuitos* ou *redes*.[1] Essas redes processam um grande volume de informações e realizam tarefas coordenadas em resposta. A complexidade dessas redes torna difícil atribuir transtornos mentais e sintomas

Ver discussão sobre estruturas, redes, suas funções e papéis nos sintomas e transtornos psiquiátricos na Tabela 9.1, *Estruturas do sistema nervoso e transtornos mentais*, e na Tabela 9.2, *Neurocircuito de transtornos mentais*.

Sistema da acetilcolina

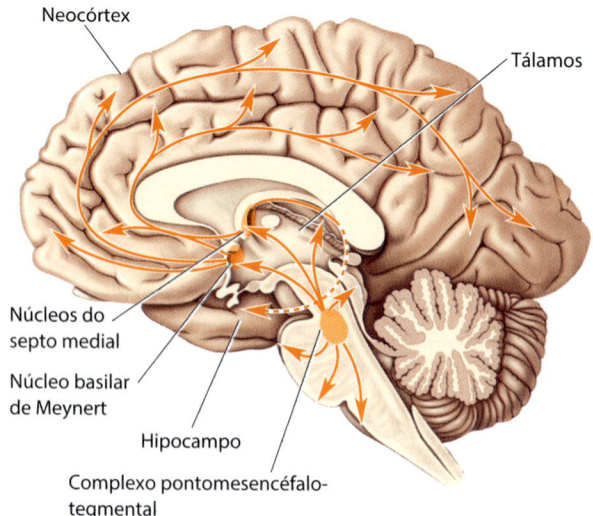

Figura 9.4 Sistema da acetilcolina. (De Bear MF *et al. Neuroscience*. 4. ed. Wolters Kluwer; 2016, Fig. 15-1.)

a uma área específica do cérebro. Múltiplos déficits ocorrem na rede para o desenvolvimento de doenças. A pesquisa nessas redes está longe de ser abrangente e continua evoluindo.

Este capítulo emprega o termo *transtorno mental* para denotar qualquer condição ou síndrome com manifestações clínicas caracterizadas por comprometimento significativo da cognição, da regulação emocional ou do comportamento, medido em termos de desvio de algum conceito normativo e resultando em sofrimento significativo e/ou incapacidade social, ocupacional ou outras atividades importantes da vida diária. Esse termo também é usado na quinta edição do *Diagnostic and Statistical Manual of Mental Disorders, Fifth Edition* (DSM-5), o manual usado para fins diagnósticos por psiquiatras e outros profissionais de saúde mental nos EUA.[3] No entanto, essa nomenclatura tem problemas inerentes, e termos como *doença mental* ou *doença psiquiátrica* podem ser preferidos. Na verdade, o DSM-5 reconhece que essa expressão pode ser enganosa, uma vez que implica uma distinção entre transtornos mentais e físicos, mas continua usando "transtorno mental", porque não há um substituto apropriado até o momento.

ANAMNESE: ABORDAGEM GERAL

A prevalência de transtornos de saúde mental em adultos nos EUA, em 2016, foi de 18,3%, afetando 44,7 milhões de pessoas (Boxe 9.2).[4] O profissional de saúde está em uma posição única para detectar indícios de transtornos mentais e comportamento prejudicial por meio da escuta empática e da observação atenta. No entanto, essas pistas costumam ser perdidas. Eles podem vir como relatos de membros da família de comportamento vago ou alterado. Ou você pode notar mudanças sutis de comportamento, dificuldade em tomar os medicamentos prescritos, problemas para cuidar das tarefas domésticas ou pagar contas, ou perda de interesse em suas atividades habituais nos pacientes, bem como desorientação após a cirurgia ou durante uma doença aguda.

Os transtornos de saúde mental também são comumente mascarados por outras condições clínicas, exigindo investigação sensível e cuidadosa. Complemente sua entrevista com perguntas em áreas específicas e faça um exame formal do estado mental quando indicado. O reconhecimento de um transtorno mental é especialmente importante devido à sua prevalência e morbidade significativas, à alta probabilidade de que seja tratável, à escassez de médicos lidando com questões de saúde mental e à crescente importância dos médicos de atenção primária como os primeiros a encontrar o sofrimento do paciente.[5,6] A identificação imediata desses problemas é crucial, porque eles afetam as relações familiares e as condições de trabalho e podem resultar em incapacidade.

Boxe 9.2 Transtornos mentais em ambientes de atenção primária

- Aproximadamente 20% dos pacientes ambulatoriais da atenção primária têm transtornos mentais, mas 50 a 75% dessas doenças não são detectadas e não são tratadas.[8,9]
- A prevalência de transtornos mentais em ambientes de cuidados primários é aproximadamente a seguinte:[9-12]
  - Ansiedade – 20%
  - Transtornos do humor, incluindo distimia, depressão e transtornos bipolares – 25%
  - Depressão – 10%
  - Transtornos somatoformes – 10 a 15%
  - Abuso de álcool etílico e de substâncias psicoativas – 15 a 20%

Pacientes com transtornos mentais também enfrentam estigma significativo como resultado de seu diagnóstico.[7] Muitas vezes, eles são injustamente descritos como fracos e responsáveis por seus sintomas, e esses preconceitos levam à discriminação em casa, na comunidade e no local de trabalho. Ao discutir um diagnóstico psiquiátrico, é importante obter a compreensão do paciente sobre o diagnóstico. O paciente pode ter falsas crenças internalizadas sobre o transtorno e é importante que sejam abordadas. Reforçar que as condições psiquiátricas, como condições cardíacas ou pulmonares, são reais e tratáveis é crucial para mitigar os danos do estigma.

Sintomas comuns ou preocupantes

- Ansiedade, preocupação excessiva
- Humor deprimido
- Problemas de memória
- Sintomas sem explicação clínica

Ansiedade, preocupação excessiva

Os transtornos de **ansiedade** incluem transtorno de ansiedade generalizada, fobia social, transtorno do pânico, transtorno de estresse pós-traumático (TEPT) e transtorno de estresse agudo.[13-16] Esses estão entre os transtornos mentais mais comuns, com taxas de prevalência ao longo da vida de até 31%, embora a natureza crônica e incapacitante dessas condições seja frequentemente subestimada.[17]

Fatores de risco comuns em pacientes com ansiedade e transtornos relacionados incluem história familiar de ansiedade,[16] história pessoal de ansiedade ou transtorno de humor,[18,19] eventos de vida estressantes ou trauma na infância,[11,20] ser do sexo feminino,[17,21] doença clínica crônica,[18,22] e inibição comportamental.[4,2]

- Em um paciente com queixas de nervosismo, preocupação incontrolável, medo ou inquietação, deve-se tentar uma pergunta aberta, como "Você pode me dizer como as coisas estão indo com você recentemente?" Isso oferece uma oportunidade de o paciente informar, em suas próprias palavras, o que está acontecendo (Boxe 9.3).

- Pergunte sobre a *natureza* da ansiedade. É preocupação, evitação ou obsessão?

A preocupação que predomina como a natureza da queixa pode levar à suspeita de transtorno de ansiedade generalizada ou transtorno de pânico. A evitação de algo devido ao medo irracional de situações ou atividades que podem levar ao constrangimento (p. ex., falar com pessoas) pode apontar para um possível transtorno de ansiedade social.[24]

Obsessões que são repetidas e pensamentos indesejados que podem levar a certas ações ou hábitos (compulsões) podem significar um transtorno obsessivo-compulsivo.[25]

- Pergunte "Com que tipo de coisas você se preocupa ou o que lhe deixa ansioso?". As respostas comuns incluem família, finanças, saúde, trabalho e relacionamentos. As obsessões podem incluir pensamentos de ferir outra pessoa, pensamentos sexuais, preocupação excessiva com contaminação/germes/doenças e rituais mentais (p. ex., contar, orar, repetir). As compulsões podem se manifestar como atos repetitivos de lavar, limpar, verificar (p. ex., portas, fechaduras, eletrodomésticos), organizar e repetir (p. ex., contar, tocar, orar), bem como acumular, coletar e salvar.

Boxe 9.3 Perguntas de rastreamento de alto rendimento para prática ambulatorial: ansiedade[13-16]

- Nas últimas 2 semanas, você se sentiu nervoso, ansioso ou tenso?
- Nas últimas 2 semanas, você não conseguiu parar ou controlar as preocupações?
- Nas últimas 4 semanas, você teve um ataque de ansiedade – de repente, sentiu medo ou pânico?

■ Pergunte sobre o *início* e a *duração* da sensação de ansiedade ou preocupação. "Há quanto tempo esse sentimento de preocupação excessiva existe?"

A preocupação excessiva que persiste por um período de 4 semanas sugere um possível distúrbio de ansiedade generalizada.[3]

■ Esta é a *primeira ocorrência* ou tem sido *recorrente*?

Transtorno de pânico frequentemente se apresenta com episódios/fetiches/ataques repentinos recorrentes de medo intenso ou desconforto inesperados ou com períodos intermediários de viver com medo ou de se preocupar com outro ataque ou de enfrentar as consequências do ataque.[25]

■ A preocupação é acompanhada por pensamentos *invasivos* e/ou comportamentos *repetitivos*? Dificuldade em dormir? Sentindo-se fisicamente doente com dores de cabeça, problemas de estômago ou fadiga?

O transtorno obsessivo-compulsivo é caracterizado por pensamentos intrusivos e comportamentos ritualísticos.

■ Explorar associações com eventos de vida ou traumas. Houve um evento estimulante que precedeu esse sentimento de ansiedade?

Considerar o transtorno de estresse pós-traumático (TEPT) caracterizado por revivência, evitação, alterações negativas persistentes na cognição e no humor, e alterações na excitação e reatividade. Considerar também o transtorno de ansiedade social marcado por antecipação em situações sociais.

■ É importante identificar outras causas potenciais dos sintomas, incluindo uso de medicamentos de venda livre e prescritos, substâncias psicoativas ilícitas, cafeína, álcool ou outras comorbidades clínicas e psiquiátricas.

Hipertireoidismo, distúrbios cardiopulmonares e lesão cerebral traumática (LCT) são comorbidades comuns que acompanham a ansiedade excessiva ou incontrolável.[3]

A ansiedade costuma ser concomitante ao uso de substâncias psicoativas e transtornos do humor.[17]

■ Sempre perguntar sobre o *impacto* que os sintomas tiveram na vida atual e no funcionamento do paciente.

Humor deprimido

Transtornos do humor com sintomas depressivos incluem: transtorno depressivo maior (TDM), transtorno depressivo persistente (TDP), transtornos bipolares, transtorno perturbador da desregulação do humor (TPDH) e transtorno disfórico pré-menstrual (TDPM). A prevalência de 12 meses de TDM nos EUA é de aproximadamente 7% e causa um grau significativo de sofrimento e comprometimento funcional para as pessoas afetadas.[3]

Existem vários fatores de risco para a depressão, mas os mais comuns incluem uma história pessoal de um episódio depressivo, história familiar de parentes em primeiro grau com depressão, história pessoal de eventos estressantes recentes da vida ou adversidade infantil significativa, doença clínica crônica e/ou incapacitante e gênero feminino.[3]

Avaliar a depressão às vezes pode ser difícil porque os pacientes podem relutar em compartilhar seus sintomas com os profissionais de saúde ou podem não reconhecer que estão lutando contra a depressão. No entanto, o rastreamento da depressão é crucial, uma vez que a depressão é um fator de risco tratável para suicídio. Várias perguntas de alto rendimento podem ajudar a esclarecer sintomas depressivos e descartar outras causas potenciais (Boxe 9.4).

Ver também a seção *Rastreamento para depressão* mais adiante.

■ Tal como acontece com a ansiedade, é importante começar com perguntas abertas. "Como você tem se sentido?" ou "Como está seu humor?" podem ser maneiras úteis de iniciar o rastreamento da depressão. Se o paciente está lutando para responder a essas perguntas, você pode adotar uma abordagem mais diretiva como: "Por favor, descreva seu humor recentemente usando três palavras."

Pessoas que estão deprimidas podem responder com outros estados de humor, além de "triste" ou "deprimido". Outras respostas comuns podem incluir "culpado", "irritável", "zangado" ou "sem esperança".

A tristeza após a perda recente de um ente querido é comum e esperada, e pode fazer parte do luto normal, e não da depressão.

Boxe 9.4 Perguntas de rastreamento de alto rendimento para prática de escritório: depressão

■ Nas últimas 2 semanas, você se sentiu mal, deprimido ou sem esperança?[8,26,27]
■ Nas últimas 2 semanas, você sentiu pouco interesse ou prazer em fazer as coisas (anedonia)?
■ Nas últimas 2 semanas, você teve problemas para adormecer ou permanecer dormindo, ou tem dormido demais?
■ Nas últimas 2 semanas, você tem se sentido mal consigo mesmo, ou é um fracasso ou decepcionou sua família?
■ Nas últimas 2 semanas, você se sentiu cansado ou com pouca energia?
■ Nas últimas 2 semanas, você teve pouco apetite ou comeu demais?
■ Nas últimas 2 semanas, você teve dificuldade para se concentrar em coisas, como ler o jornal ou assistir à televisão?
■ Nas últimas 2 semanas, você se moveu ou falou tão devagar que outras pessoas poderiam ter notado? Ou você tem estado tão inquieto ou agitado que tem se movido muito mais do que o normal?
■ Nas últimas 2 semanas, você teve pensamentos de que ficaria melhor morto ou pensamentos de se machucar de alguma forma?

Se os pacientes descreverem seu humor como qualquer uma das opções anteriores, é importante investigar mais a respeito. O que eles acham que os faz se sentirem assim?

Sentir-se irritado, zangado ou triste depois de um estressor recente pode, na verdade, fazer parte de um transtorno de adaptação, e não de um transtorno depressivo, especialmente na ausência de outros sintomas depressivos.

Se os sintomas depressivos pioram em sincronia com o ciclo menstrual de uma paciente, ela pode ter transtorno disfórico pré-menstrual (TDPM).[17]

■ Em seguida, é importante entender a *linha do tempo* de seus sintomas. Há quanto tempo eles se sentem assim? Eles se sentem assim a maior parte do dia na maioria dos dias?

O transtorno depressivo maior (TDM) é caracterizado por, no mínimo, 2 semanas de humor deprimido/irritável, com pelo menos quatro dos seguintes sintomas: anedonia, insônia ou hipersonia, diminuição da autoestima, baixa energia, baixa concentração ou indecisão, alterações no apetite, sensação de lentidão ou inquietação e pensamentos de morte ou suicídio.[17]

O transtorno depressivo persistente (TDD) é caracterizado por humor depressivo/irritável com duração de pelo menos 2 anos com, no mínimo, dois dos sintomas depressivos mencionados.[17]

■ É importante avaliar se essa é a primeira apresentação do paciente com sintomas de humor ou se eles já ocorreram no passado. Alguém com episódios depressivos recorrentes pode ter um prognóstico pior do que alguém que apresenta sintomas depressivos pela primeira vez. Pergunte: "Você já se sentiu deprimido assim antes?" e "Você já teve momentos em que se sentiu animado, cheio de energia, falante, ou inquieto por vários dias consecutivos e precisou de muito pouco sono durante esse tempo?"

Os transtornos bipolares se apresentam tanto com episódios depressivos, como no transtorno depressivo maior (TDM), quanto com episódios maníacos ou hipomaníacos. Os sintomas de episódios maníacos incluem humor eufórico/irritável, grandiosidade, diminuição da necessidade de sono, locução, pensamentos acelerados, distração, aumento do comportamento direcionado a um objetivo ou agitação e aumento na busca imprudente de prazer (fazer sexo sem proteção, gastar dinheiro em excesso, investimentos tolos).[17]

■ Os sintomas depressivos podem ser simulados por condições médicas e uso de substâncias. Rastreamento de doenças cardíacas, AVC, diabetes melito, doenças da tireoide e etilismo/uso de substâncias psicoativas é fundamental para o esclarecimento do diagnóstico.

Doença de Parkinson, lesão cerebral traumática (LCT), infarto agudo do miocárdio (IAM) recente ou acidente vascular cerebral e hipotireoidismo podem mimetizar os sintomas depressivos. Além disso, etilismo e o uso recente de substâncias psicoativas podem se apresentar de maneira semelhante aos sintomas depressivos.[3]

Depressão, particularmente recorrente/ crônica, é frequentemente comórbida com ansiedade, transtornos de personalidade e uso de substâncias psicoativas.

■ Tal como acontece com a ansiedade, avaliar o *impacto* dos sintomas depressivos na vida do paciente é vital para a avaliação geral.

Problemas de memória

No DSM-5, *delirium* e *demência* se enquadram na nova categoria de *transtornos neurocognitivos,* com base em consultas com grupos de especialistas.[3] A demência é classificada como um transtorno cognitivo importante; um nível menos grave de comprometimento cognitivo é agora um *transtorno neurocognitivo leve*, que se aplica a indivíduos mais jovens com comprometimento consequente a lesão cerebral traumática ou infecção pelo HIV. O DSM-5 mantém o termo *demência*, entretanto, devido ao uso clínico generalizado. Tabelas neste capítulo fornecem definições de trabalho de cada domínio cognitivo, com exemplos de sintomas referentes às atividades cotidianas e avaliações relacionadas.

Ver Tabela 9.3, *Transtornos neurocognitivos: delirium e demência.*

Na avaliação do comprometimento cognitivo, é sempre útil obter informações de familiares ou entes queridos que conheçam o paciente, pois o paciente nem sempre está ciente dos problemas de memória. Fazer perguntas de maneira gentil, compassiva e curiosa pode ajudar os pacientes a discutir quaisquer problemas de memória que eles tenham e dos quais estejam cientes.

■ Comece com "Você ou alguém que você conhece expressou preocupações sobre sua memória?"

Pacientes com formas mais leves de demência podem reconhecer seu esquecimento. Pacientes com formas mais graves de demência podem ser mais propensos a lembrar que outras pessoas se preocupam com sua memória do que episódios de esquecimento.

■ Se os pacientes ou entes queridos confirmarem o esquecimento, pergunte sobre o início e a duração. "Quando você percebeu o esquecimento pela primeira vez?", "Aconteceu com o tempo ou foi repentino?"

Problemas de memória de início repentino são preocupantes por conta de problemas vasculares e transtornos neurocognitivos, em que a oclusão vascular danifica estruturas importantes da memória. Problemas de memória de início repentino após um traumatismo cranioencefálico devem levantar a suspeita de um distúrbio neurocognitivo importante devido à LCT.

A maioria das outras demências tem início insidioso (ou de progressão lenta).

■ Se os pacientes ou familiares relatarem uma lenta progressão do esquecimento, você deve investigar outros problemas que podem acompanhar a questão de memória. "Você notou outras mudanças preocupantes?", "Você notou movimentos incomuns que não conseguiu controlar?"

Se o paciente afirmar tremor unilateral da mão ou dificuldade para iniciar os movimentos, considerar a doença de Parkinson. Em um paciente adulto mais jovem com movimentos incomuns dos membros, deve-se investigar história familiar da doença de Huntington.

"Você notou alguma mudança em como você interage com outras pessoas?", "Você percebeu alguma mudança na personalidade?", "O paciente queixou-se de ver pessoas ou coisas que não existem?"

Se os familiares ou cuidadores notaram mudanças de personalidade no paciente, considerar demência frontotemporal. Um paciente que começa a ter alucinações visuais pode estar sofrendo de demência por corpúsculos de Lewy.

■ A avaliação das deficiências funcionais devido a problemas de memória deve abordar as atividades da vida diária que afetam a segurança. O paciente consegue comer, tomar banho e andar de forma independente? Se não, quanta ajuda é necessária? O paciente consegue pagar as contas, comprar mantimentos e limpar a casa? Se não, qual é a sua dificuldade? O paciente já se perdeu ou se afastou de casa? O paciente já deixou o fogão ou o forno ligado? O paciente já cometeu um erro ao tomar medicamentos?

Essas informações são importantes porque podem mudar o tipo de apoio que a família e o paciente precisam para viver suas vidas com segurança e conforto.

Pacientes com sintomas clinicamente inexplicados

Os sintomas físicos são responsáveis por cerca de 50% das visitas ao consultório. Aproximadamente 25% desses pacientes podem apresentar sintomas persistentes e recorrentes que escapam à avaliação e não conseguem melhorar.[28,29] No geral, 30% desses sintomas são considerados *inexplicáveis do ponto de vista clínico*. Pacientes com sintomas sem explicação clínica se enquadram em grupos heterogêneos, que variam de deficiência selecionada a comportamentos que atendem aos critérios do DSM-5 para transtornos de humor e sintomas somáticos.[29,30] Por exemplo, muitos pacientes não relatam sintomas de ansiedade e depressão (os transtornos mentais mais comuns na população em geral), mas focam em preocupações físicas. Aproximadamente um terço dos sintomas físicos são inexplicáveis. Dois terços dos pacientes com depressão apresentam queixas físicas e metade relata vários sintomas somáticos ou inexplicáveis.[29] Além disso, foi demonstrado que as síndromes funcionais "frequentemente coocorrem e compartilham os principais sintomas e anormalidades objetivas selecionadas".[31] As taxas de sobreposição para fibromialgia e síndrome da fadiga crônica em uma análise de 53 estudos variaram de 34 a 70%.

A falha em reconhecer a mistura de sintomas físicos, síndromes funcionais e transtornos mentais comuns – ansiedade, depressão, sintomas inexplicáveis e somatoformes e abuso de substâncias – aumenta o fardo do subtratamento do paciente e da baixa qualidade de vida.

EXAME FÍSICO: ABORDAGEM GERAL

A avaliação da saúde mental é desafiadora e complexa. Mudanças na saúde mental garantem avaliação cuidadosa para causas patológicas e farmacológicas subjacentes. A personalidade do paciente, a psicodinâmica, as experiências familiares e de vida e a formação cultural entram em jogo. Amplifique suas descobertas da história e do exame físico ao selecionar todo ou parte do exame formal do estado mental para testes adicionais. O exame do estado mental é fundamental para a avaliação da saúde mental. É também um elemento crítico na avaliação do sistema nervoso e o primeiro segmento do registro do sistema nervoso. Aprenda a descrever o humor, a fala, o comportamento e a cognição do paciente e a relacionar essas descobertas ao seu exame dos nervos cranianos, sistemas motores e sensoriais e reflexos.

O formato a seguir deve ajudar a estruturar suas observações, mas não pretende ser um guia rígido. Seja flexível, mas completo. Em algumas situações, no entanto, a sequência é importante. Se a consciência, a atenção, a compreensão das palavras e a capacidade de falar do paciente estiverem prejudicadas, avalie esses déficits imediatamente. Se o paciente não puder fornecer uma história confiável, testar a maioria das outras funções mentais será difícil e merece uma avaliação para causas agudas.

Ver também as discussões no Capítulo 24, *Sistema Nervoso, Anatomia e Fisiologia*, e no Capítulo 27, *Adultos mais Velhos*.

Ver Tabela 9.4, *Sintomas somáticos e doenças relacionadas*.

Ver Capítulo 24, *Sistema Nervoso, Anatomia e Fisiologia*, e *Registro dos achados*.

TÉCNICAS DE EXAME

Principais componentes do exame do estado mental

- Avaliar a *aparência* e o *comportamento*, incluindo o nível de *consciência* (alerta, letargia, obnubilação, torpor, coma), *postura e comportamento motor* (relaxado, subitamente tenso, inquieto, ansioso, aflito, agitado, expansivo), *vestido, arrumação, higiene pessoal, expressão facial* (p. ex., ansiedade, depressão, apatia, raiva, euforia, imobilidade), *afeto* (apropriado, apático, cansado, lábil, inadequado) e *maneira* (p. ex., raiva, hostilidade, desconfiança, evasão, apatia, desapego, indiferença, ansiedade, depressão)
- Avaliar a *fala* e a *linguagem*, incluindo *quantidade*, *velocidade* (rápido, lento), volume (alto, suave), *articulação* (claro, voz anasalada) e *fluência* (hesitação, inflexões, circunlocuções, parafasia)
- Avaliar o *humor* (p. ex., tristeza, melancolia, contentamento, alegria, euforia, exaltação, raiva, fúria, ansiedade, preocupação, desapego, indiferença)
- Avaliar *pensamentos* (lógica, relevância, organização, coerência) e *percepções* (ilusões, alucinações)
- Avaliar *insight* (consciente, ausente) e o *discernimento* (adequado, insuficiente)
- Avaliar a *cognição*, incluindo *orientação, atenção* (lista de números, subtrações, grafia ao contrário), *memória* (remota, recente, nova aprendizagem) e *funções cognitivas superiores* (informação e vocabulário, cálculos, pensamento abstrato, habilidade de construção)

O exame do estado mental consiste em seis componentes: *aparência e comportamento; fala e linguagem; humor; pensamentos e percepções;* insight *e discernimento; e função cognitiva*. Cada um desses componentes será discutido nas seções a seguir.

Aparência e comportamento

Integrar as observações feitas ao longo da anamnese e do exame físico, incluindo os seguintes aspectos.

Nível de consciência. O paciente está acordado e alerta? O paciente entende suas perguntas e responde de maneira adequada e razoavelmente rápida, ou tende a esquecer o assunto, ficar em silêncio ou até mesmo adormecer? Se o paciente não responder às suas perguntas, aumentar o estímulo em etapas (Boxe 9.5).

Boxe 9.5 Níveis de consciência

Nível	Resposta do paciente
Prontidão	O paciente alerta está de olhos abertos, olha para você quando falado em um *tom de voz normal* e responde plena e apropriadamente aos estímulos.
Letargia	O paciente letárgico parece sonolento, mas abre os olhos quando falado em *voz alta* e olha para você, responde a perguntas e, em seguida, adormece.
Obnubilação	O paciente obnubilado abre os olhos quando o estímulo *tátil* é aplicado e olha para você, mas responde lentamente e fica um tanto confuso.
Torpor	O paciente torporoso só desperta após estímulos *dolorosos*. As respostas verbais são lentas ou até ausentes. O paciente entra em um estado sem resposta quando o estímulo cessa.
Coma	Um paciente em coma permanece incapaz de ser despertado com os olhos fechados. Não há resposta evidente à necessidade interna ou estímulos externos.

Postura e comportamento motor. O paciente fica sentado ou deitado quieto ou prefere caminhar? Observar a postura do paciente e a capacidade de relaxar. Observar o ritmo, a amplitude e o tipo de movimento. Os movimentos são voluntários e espontâneos? Algum membro está imóvel? A postura e a atividade motora são afetadas pelos tópicos em discussão, tipo de atividade ou quem está na sala?

Procurar postura tensa, inquietação e inquietação ansiosa; o choro, o ritmo e o aperto nas mãos da depressão ou ansiedade agitadas; a postura desanimada e desesperançada e os movimentos lentos da depressão; o contato visual deficiente e a postura corporal fechada da psicose; os movimentos agitados e expansivos de um episódio maníaco.

Vestuário, cuidados pessoais e higiene pessoal. Como o paciente está vestido? A roupa está limpa e apresentável? É apropriado para a idade e grupo social do paciente? Observe a aparência do cabelo do paciente, unhas, dentes, pele e, se houver, pelos faciais. Como a aparência e a higiene se comparam com a de colegas de idade, estilo de vida e grupo socioeconômico comparáveis? Compare um lado do corpo com o outro.

O cuidado e a higiene pessoal podem piorar na depressão, esquizofrenia e demência. A fastidiosidade excessiva pode ser observada no transtorno obsessivo-compulsivo (TOC). A negligência unilateral pode resultar de uma lesão no córtex parietal oposto, geralmente o lado não dominante.

Expressão facial. Observe o rosto tanto em repouso quanto durante a conversa. Observe as mudanças na expressão. Elas são apropriadas para os tópicos que estão sendo discutidos? Ou o rosto está relativamente imóvel?

Observe as expressões de ansiedade, depressão, apatia, raiva ou euforia, bem como a imobilidade facial no parkinsonismo.

Maneira, afeto e relacionamento com pessoas e coisas. Avalie o **afeto** do paciente ou o padrão flutuante de comportamentos observáveis que expressam sentimentos ou emoções subjetivas por meio de tom de voz, expressão facial e comportamento. É a expressão externa do estado emocional interno. É apropriado para os tópicos que estão sendo discutidos? Ou o afeto é instável, cansado ou plano? Parece exagerado em certos pontos? Se sim, como? Observe a abertura, a acessibilidade e as reações do paciente aos outros e ao ambiente. O paciente ouve ou vê coisas que não estão presentes ou conversa com alguém que não está lá?

Fique atento à raiva, hostilidade, desconfiança ou evasão de pacientes com paranoia; a exaltação e euforia da mania; o afeto plano e remoto da esquizofrenia; a *apatia* (afeto embotado com distanciamento e indiferença) de demência; e ansiedade ou depressão. As alucinações ocorrem na esquizofrenia, abstinência de álcool e toxicidade sistêmica.

Fala e linguagem

A linguagem é o sistema simbólico complexo para expressar, receber e compreender palavras. Como ocorre com a consciência, a atenção e a memória, a linguagem é essencial para avaliar outras funções mentais. Ao longo da entrevista, observe as seguintes características da fala do paciente.

Quantidade. O paciente é falante ou estranhamente silencioso? Os comentários são espontâneos ou limitados a perguntas diretas?

Taxa e volume. A fala é rápida ou lenta? A fala é alta ou baixa?

Observe a fala lenta da depressão; o discurso mais alto e acelerado de mania.

Articulação de palavras. As palavras são claras e distintas? A fala tem uma qualidade nasal?

Disartria se refere a articulação defeituosa. A **afasia** é um distúrbio da linguagem. A **disfonia** resulta de diminuição do volume, qualidade ou tom da voz. Ver Tabela 24.5, *Distúrbios da fala* no Capítulo 24, *Sistema Nervoso, Anatomia e Fisiologia*.

Fluência. A fluência reflete a taxa, o fluxo e a melodia da fala e do conteúdo e uso de palavras. Fique atento a anormalidades da fala espontânea, como:

- Hesitações e lacunas no fluxo e ritmo das palavras

- Inflexões perturbadas, como um tom monótono

- **Circunlocuções**, em que frases ou sentenças são substituídas por uma palavra na qual a pessoa não consegue pensar, como: "O que você escreve com" por "caneta"

- **Parafasias,** em que as palavras são malformadas ("Eu escrevo com uma toca"), incorreta ("Escrevo com uma barra") ou inventado ("Escrevo com um dar")

Boxe 9.6 Teste para afasia

Compreensão das palavras	Peça ao paciente para seguir um comando de um estágio, como "Aponte para o seu nariz". Experimente um comando de dois estágios: "Aponte para a boca e, depois, para o joelho."
Repetição	Peça ao paciente para repetir uma frase de palavras de uma sílaba (a tarefa de repetição mais difícil): "Sem mas, 'ou' ou não."
Nomeação	Peça ao paciente para nomear as peças de um relógio.
Compreensão de leitura	Peça ao paciente para ler um parágrafo em voz alta.
Escrita	Peça ao paciente para escrever uma frase.

Se a fala do paciente não tiver significado ou fluência, prossiga com os testes adicionais, conforme descrito no Boxe 9.6. Verifique se há deficiências na visão, audição, inteligência e educação que podem afetar as respostas. Uma pessoa que consegue escrever uma frase correta não tem afasia.

Essas perguntas ajudam a identificar o tipo de afasia. Existem dois tipos comuns de afasia – expressiva ou **afasia de Broca**, com compreensão preservada com fala lenta e não fluente e receptiva, ou **afasia de Wernicke**, com compreensão prejudicada com fala fluente. Eles são comparados na Tabela 24.5, *Distúrbios da fala*, no Capítulo 24, *Sistema Nervoso, Anatomia e Fisiologia*.

Humor

O **humor** é a emoção difusa e constante, que colore a percepção de mundo da pessoa. Esse termo é frequentemente confundido com afeto. O afeto está para o humor assim como o tempo está para o clima. Peça ao paciente para descrever seu humor, incluindo o nível de humor habitual e as flutuações relacionadas aos eventos da vida. "Como você se sentiu sobre isso?", por exemplo, ou mais amplo, "Como está seu humor geral?" Os relatórios de familiares e amigos podem ser valiosos. Para pacientes que lutam para nomear emoções (*alexitimia*), pode ser útil listar algumas emoções para escolherem. Os humores variam entre tristeza e melancolia; contentamento, alegria, euforia e exaltação; raiva e fúria; ansiedade e preocupação; desapego e indiferença.

O humor tem sido intenso e imutável ou instável? Quanto tempo durou? É apropriado para a situação do paciente? Com a depressão, houve episódios de humor elevado, sugerindo transtorno bipolar?

Para os critérios diagnósticos oficiais de transtornos depressivos e bipolares, consulte o DSM-5.[3]

Se você suspeitar de depressão, avalie sua gravidade e qualquer risco de suicídio. Perguntar:

- Você se sente desanimado ou deprimido?
- Quão para baixo você se sente?
- O que você vê para si mesmo no futuro?
- Você já teve pensamentos sobre a morte?
- Você já sentiu que não vale a pena viver a vida? Ou que você quer estar morto?
- Você já pensou em se matar?
- Você já pensou em como ou quando tentaria se matar? Você tem um plano?
- O que você espera que aconteça depois de sua morte?

É sua responsabilidade perguntar diretamente sobre pensamentos suicidas. Essa pode ser a única maneira de descobrir ideação suicida e planos que lançam intervenção e tratamento imediatos. Estudos mostram que perguntar a indivíduos em risco se eles são suicidas não aumenta o número de suicídios ou pensamentos suicidas.[32]

Pensamento

Processo de pensamento. O **processo de pensamento** é a lógica, organização, coerência e relevância do pensamento do paciente, uma vez que leva a objetivos selecionados (*como* as pessoas pensam). Avalie os processos de pensamento do paciente ao longo da entrevista.

A fala progride logicamente em direção a uma meta? Ouça os padrões de fala que sugerem distúrbios dos processos de pensamento, conforme descrito no Boxe 9.7.

Conteúdo do pensamento. O **conteúdo do pensamento** é *o que* o paciente pensa, incluindo o nível de percepção e discernimento. Para avaliar o conteúdo do pensamento, seguir indícios e sugestões do paciente em vez de fazer perguntas diretas. Por exemplo: "Você mencionou que um vizinho causou toda a sua doença. Você pode me dizer mais sobre isso?" ou, em outra situação, "O que você pensa em momentos como esses?". Para consultas mais focadas, seja diplomático e receptivo. "Quando as pessoas estão chateadas assim, às vezes elas não conseguem manter certos pensamentos fora de suas mentes" ou "as coisas parecem irreais. Você já experimentou algo assim?" Desse modo, explore qualquer um dos padrões do Boxe 9.8.

Boxe 9.7 Variações e anormalidades nos processos de pensamento[3]

Bloqueio	Interrupção repentina da fala no meio da frase ou antes de a ideia ser concluída, atribuída a "Perda de pensamento". O bloqueio ocorre em pessoas normais.	O bloqueio pode ser marcante na esquizofrenia.
Circunstancialidade	O distúrbio de pensamento mais brando, que consiste em fala com detalhes desnecessários, indiretos e demora para chegar ao ponto. Alguns tópicos podem ter uma conexão significativa. Muitas pessoas sem transtornos mentais têm um discurso circunstancial.	A circunstancialidade ocorre em pessoas com obsessões.
Sonoridade	Escolha de palavras baseadas no som, em vez do significado, como em rimas e trocadilhos.	Sonoridade ocorre na esquizofrenia e episódios maníacos.
Confabulação	Fabricação de fatos ou eventos em resposta a perguntas, para preencher as lacunas de memória prejudicada.	A confabulação é observada na síndrome de Korsakoff de alcoolismo.
Desagregação (afrouxamento de associações)	Discurso tangencial com tópicos variáveis que estão vagamente conectados ou não relacionados. O paciente não reconhece a falta de associação.	Desagregação ocorre na esquizofrenia, em episódios maníacos e em outros transtornos psicóticos.
Ecolalia	Repetição de palavras e frases de outras pessoas.	A ecolalia ocorre em episódios maníacos e esquizofrenia.
Fuga de ideias	Um fluxo quase contínuo de fala acelerada com mudanças abruptas de um tópico para o outro. As mudanças são baseadas em associações compreensíveis, jogos de palavras ou estímulos de distração, mas as ideias não estão bem conectadas.	A fuga de ideias é mais frequentemente observada em episódios maníacos.
Incoerência	Fala incompreensível e ilógica, com falta de conexões significativas, mudanças abruptas de assunto ou gramática ou uso de palavras desordenadas. A fuga de ideias, quando grave, pode produzir incoerência.	A incoerência é observada em transtornos psicóticos graves (geralmente esquizofrenia).
Neologismos	Palavras inventadas ou distorcidas, ou palavras com significados novos e extremamente idiossincráticos.	Neologismos são observados na esquizofrenia, transtornos psicóticos e afasia.
Perseveração	Repetição persistente de palavras ou ideias.	A perseveração ocorre na esquizofrenia e em outros transtornos psicóticos.

Boxe 9.8 Anormalidades de conteúdo de pensamento[3]

Ansiedades	Antecipação apreensiva de perigo ou infortúnio futuro, acompanhada por sentimentos de preocupação, angústia e/ou sintomas somáticos de tensão
Compulsões	Comportamentos repetitivos em que a pessoa se sente impelida a realizar em resposta a uma obsessão, com o objetivo de prevenir ou reduzir a ansiedade ou um evento ou situação temida. Esses comportamentos são excessivos e irrealisticamente ligados ao estímulo provocador.
Transtorno delirante	Falsas crenças pessoais fixas que não são passíveis de mudança à luz de evidências conflitantes. Os tipos de transtorno delirante incluem: ■ *Delírio persecutório* ■ *Delírio de grandeza* ■ *Delírio de ciúme* ■ *Delírio erotomaníaco* – a crença de que outra pessoa está apaixonada pelo indivíduo ■ *Delírio somático* – envolve funções ou sensações corporais ■ *Delírio não especificado* – inclui transtornos delirantes de referência sem um componente persecutório ou de grandeza proeminente, ou a crença de que eventos externos, objetos ou pessoas têm importância pessoal específica e incomum (p. ex., comandos do rádio ou televisão)
Despersonalização	Sentir que a própria identidade ou identidade é diferente, alterada, irreal; perdida; ou separada de sua mente ou corpo.
Desrealização	Sente que o ambiente é estranho, irreal ou remoto.
Obsessões	Pensamentos, imagens ou impulsos recorrentes e persistentes experimentados como intrusivos e indesejados que a pessoa tenta ignorar, suprimir ou neutralizar com outros pensamentos ou ações (p. ex., realizar um comportamento compulsivo).
Fobias	Medos irracionais persistentes acompanhados por desejo irresistível de evitar o estímulo provocador.

Compulsões, obsessões, fobias e ansiedades costumam ocorrer nos transtornos de ansiedade. Ver o *DSM-5*.[3]

Transtorno delirante e sentimentos de irrealidade ou despersonalização são frequentemente associados a transtornos psicóticos. Para os critérios diagnósticos oficiais de transtornos psicóticos, consulte o *DSM-5*.[3]

Transtorno delirante também podem ocorrer no *delirium*, transtornos de humor graves e demência.

Percepções

As **percepções** são a consciência sensorial de objetos no ambiente e suas inter-relações (estímulos externos). Elas também se referem a estímulos internos, como sonhos ou alucinações (Boxe 9.9). Investigar falsas percepções, como "Quando você ouviu a voz falando com você, o que ela disse? Como você se sentiu?" ou "Depois de beber muito, você já viu coisas que realmente não estavam lá?" ou "Às vezes, após uma cirurgia de grande porte como a sua, as pessoas ouvem coisas estranhas ou assustadoras. Alguma coisa assim aconteceu com você?". Assim, é possível descobrir as seguintes percepções anormais.

Insight. *Insight* é a conscientização de que os sintomas ou comportamentos perturbados são normais ou anormais; por exemplo, distinguir entre devaneios e alucinações que parecem reais. Algumas de suas primeiras perguntas ao paciente muitas vezes rendem informações importantes sobre *insight*: "O que o traz ao hospital?", "Qual parece ser o problema?", "O que você acha que está errado?". Observe se o paciente está ciente de que determinado humor, pensamento ou percepção é anormal ou parte de uma doença.

Pacientes com transtornos psicóticos muitas vezes não se conscientizam de sua doença. A negação do comprometimento pode acompanhar alguns transtornos neurológicos, sobretudo os que afetam o lobo parietal.

Boxe 9.9 Anormalidades de percepção[3]

Alucinações	Experiências semelhantes à percepção que parecem reais, mas, ao contrário das ilusões, carecem de estímulo externo real. A pessoa pode ou não reconhecer as experiências como falsas. As alucinações podem ser auditivas, visuais, olfatórias, gustativas, táteis ou somáticas. Falsas percepções associadas a sonhar, adormecer e despertar não são classificados como alucinações.
Ilusões	Interpretações errôneas de estímulos externos reais, como confundir o farfalhar de folhas com o som de vozes.

Discernimento. Trata-se do processo de comparação e avaliação de alternativas ao decidir sobre um curso de ação. Reflete valores que podem ou não ser fundamentados na realidade e em convenções ou normas sociais. Avalie o discernimento observando as respostas do paciente a situações familiares, empregos, uso de dinheiro e conflitos interpessoais. "Como você planeja obter ajuda depois de deixar o hospital?", "Como você vai se virar se perder o emprego?", "Se seu marido começar a abusar de você de novo, o que você fará?", "Quem vai cuidar de seus assuntos financeiros enquanto você está na casa de repouso?"

Observar se as decisões e ações são baseadas na realidade ou impulso, realização de desejo ou conteúdo desordenado do pensamento. Que *insights* e valores parecem fundamentar as decisões e o comportamento do paciente? Permitindo variações culturais, como isso se compara a um adulto maduro comparável? Como o discernimento reflete a maturidade, pode ser variável e imprevisível durante a adolescência.

Funções cognitivas

Cognição se refere aos processos mentais envolvidos na aquisição de conhecimento e compreensão. A função cognitiva inclui *orientação, atenção e memória* (aprendizado remoto, recente, novo), bem como *funções cognitivas superiores*, como informação e vocabulário, cálculos, pensamento abstrato e habilidade de construção.

Orientação. **Orientação** é a consciência da identidade pessoal, lugar e tempo, o que requer memória e atenção. Normalmente, você pode avaliar a orientação durante a entrevista. Por exemplo, você pode pedir esclarecimentos naturalmente sobre datas e horários específicos, o endereço e número de telefone do paciente, os nomes de membros da família ou a rota para o hospital. Às vezes, perguntas diretas serão necessárias: "Você pode me dizer que horas são agora… e que dia é hoje?"

Atenção. **Atenção** é a capacidade de se concentrar ou se concentrar ao longo do tempo em determinado estímulo ou atividade – uma pessoa desatenta distrai-se facilmente e pode ter dificuldade em contar uma história ou responder a perguntas. Os seguintes testes de atenção são comumente usados.

Lista de números. Explique que você gostaria de testar a capacidade de concentração do paciente, talvez acrescentando que isso pode ser difícil se o paciente estiver com dor ou indisposto. Recite uma série de números, começando com dois de cada vez e falando cada número claramente a uma taxa de cerca de um por segundo. Peça ao paciente para repetir os números para você. Se essa repetição for acurada, tente uma série de três números, então quatro e assim por diante, desde que o paciente responda corretamente. Anotar os números à medida que os pronuncia para garantir sua própria acurácia. Se o paciente cometer um erro, tente mais uma vez com outra série do mesmo comprimento. Pare após uma segunda falha em uma única série.

As alucinações podem ocorrer no *delirium*, na demência (menos comumente), no transtorno de estresse pós-traumático, na esquizofrenia e em decorrência do uso de substâncias psicoativas.

As ilusões podem ocorrer em reações de luto, *delirium*, transtornos de estresse agudo e pós-traumático e esquizofrenia.

O discernimento pode ser insatisfatório no *delirium*, na demência, no déficit intelectual e nos estados psicóticos.

Ansiedade, transtornos de humor, inteligência, escolaridade, renda e valores culturais também influenciam o discernimento.

A desorientação é comum quando a atenção está prejudicada, como no *delirium*.

As causas de mau desempenho incluem *delirium*, demência, déficit intelectual e ansiedade de desempenho.

Ao escolher números, use números de códigos postais, números de telefone e outras sequências numéricas que sejam familiares a você, mas evite números consecutivos, datas facilmente reconhecidas e sequências que são familiares para o paciente.

Agora, começando novamente com uma série de dois, peça ao paciente para repetir os números para você ao contrário.

Normalmente, uma pessoa deve ser capaz de repetir corretamente pelo menos cinco números para a frente e quatro para trás.

Cálculos. Instrua o paciente: "Começando com 100, subtraia 7 e continue subtraindo 7." Observar o esforço necessário e a velocidade e acurácia das respostas. Anotar as respostas ajuda você a acompanhar a aritmética. Normalmente, uma pessoa consegue completar a série em 1 minuto e meio, com menos de quatro erros. Se o paciente não conseguir fazer o cálculo seriado de 7 em 7, tente de 3 em 3 ou conte para trás.

O mau desempenho pode resultar de *delirium*, estágio avançado de demência, déficit intelectual, ansiedade ou depressão. Considerar também o nível de escolaridade.

Soletração para trás. Isso pode substituir a subtração. Dizer uma palavra de cinco letras, soletrá-la – por exemplo, M-U-N-D-O e pedir ao paciente para soletrar de trás para diante.

Memória. Memória é o processo de registrar ou gravar informações, testado ao pedir a repetição imediata da informação, seguido de armazenamento ou retenção de dados. A memória *recente* ou a curto prazo cobre minutos, horas ou dias; a memória remota ou a longo prazo refere-se a intervalos de anos.

Memória remota (a longo prazo). Informe-se sobre datas importantes, como aniversários ou datas especiais, nomes de escolas frequentadas, empregos realizados ou eventos históricos relevantes ao passado do paciente.

A memória remota geralmente é preservada nos estágios iniciais da demência, mas pode ser prejudicada em seus estágios posteriores.

Memória recente (curto prazo). Isso pode envolver os eventos do dia. Faça perguntas com respostas que você pode verificar em outras fontes para ver se o paciente está confabulando ou inventando fatos para compensar uma memória prejudicada. Isso pode incluir o clima do dia ou hora da consulta, medicamentos atuais ou exames laboratoriais feitos durante o dia.

A memória recente é comprometida na demência e no *delirium*. Transtornos amnésticos comprometem a memória ou a capacidade de aprendizagem de novos conceitos e reduzem o funcionamento social ou ocupacional, mas não têm as características globais do *delirium* ou da demência. Ansiedade, depressão e déficit intelectual também podem comprometer a memória recente.

Capacidade de aprendizagem de novos conceitos. Pronunciar algumas palavras, como "casa, Rua do Ouvidor azul" ou "mesa, flor, verde e hambúrguer". Pedir ao paciente para repeti-las a fim de comprovar que a informação foi ouvida e registrada. Essa etapa, assim como a série de números, testa o registro na memória e recuperação imediata. Em seguida, prossiga para outras partes do exame. Após 3 a 5 minutos, peça ao paciente para repetir as palavras.

Observe a acurácia da resposta, a conscientização de estar ou não correta e qualquer tendência à confabulação. Normalmente, uma pessoa deve ser capaz de lembrar as palavras.

Funções cognitivas superiores

As funções cognitivas superiores são avaliadas por vocabulário, reservatório de informações, pensamento abstrato, cálculos e construção de objetos que têm duas ou três dimensões.

Informação e vocabulário. Se observado clinicamente no contexto da formação cultural e educacional, as informações e o vocabulário fornecem uma estimativa aproximada da capacidade basal do paciente. Primeiro são avaliados os conhecimentos e o vocabulário durante a entrevista. Perguntar sobre trabalho, passatempos, leitura, programas de televisão favoritos ou eventos atuais. Começar com perguntas simples e evoluir para perguntas mais difíceis. Observar a compreensão das informações pelo paciente, a complexidade das ideias e a escolha do vocabulário.

A informação e o vocabulário são relativamente afetados por distúrbios mentais, exceto em casos graves. O teste ajuda a distinguir adultos com déficit intelectual ao longo da vida (cujas informações e vocabulário são limitados) daqueles com demência leve ou moderada (cujas informações e vocabulário são razoavelmente bem preservados).

Mais diretamente, podem ser feitas perguntas sobre fatos específicos, como:

- Nome do presidente, vice-presidente ou governador
- Nomes dos últimos quatro ou cinco presidentes
- Nomes de cinco grandes cidades do país.

Capacidade de cálculo. Teste a capacidade do paciente de fazer cálculos aritméticos, começando com uma simples adição ("Quanto é 4 + 3?... 8 + 7?") e multiplicação (" Quanto é 5 × 6?... 9 × 7?"). Passe para tarefas mais difíceis usando números de dois dígitos ("15 + 12" ou "25 × 6") ou mais, com exemplos escritos.

Como alternativa, fazer perguntas práticas funcionalmente importantes, como: "Se algo custa 78 reais e você dá ao vendedor 100 reais, quanto de troco você deve receber?"

O desempenho insatisfatório sugere demência ou afasia, mas deve ser medido em relação aos conhecimentos e nível de escolaridade do paciente.

Pensamento abstrato. Testar a capacidade de pensar abstratamente de duas maneiras.

Provérbios. Perguntar ao paciente o significado dos seguintes provérbios:

- A pressa é a inimiga da perfeição
- As aparências enganam
- Mais vale um pássaro na mão do que dois voando
- Para bom entendedor, meia palavra basta
- Quem não tem cão caça com gato.

Observe a relevância das respostas e seu grau de concretude ou abstração. Por exemplo: "Você deve costurar um rasgo antes que fique maior" é concreto, enquanto "A atenção imediata a um problema evita problemas" é abstrato. Os pacientes médios devem dar respostas abstratas ou semiabstratas.

Respostas concretas são comuns em pessoas com déficit intelectual, *delirium* ou demência, mas também podem refletir escolaridade limitada. Pacientes com esquizofrenia podem responder concretamente ou com interpretações pessoais e bizarras.

Semelhanças. Pedir ao paciente para dizer as semelhanças entre os seguintes pares:

Uma laranja e uma maçã	Um gato e um camundongo
Uma criança e um anão	Uma igreja e um teatro
Um piano e um violino	Madeira e carvão

Observar a acurácia e a relevância das respostas e seu grau de concretude ou abstração. Por exemplo, "Um gato e um camundongo são animais" é abstrato; "Ambos têm cauda" é concreto; "Um gato persegue um camundongo" não é relevante.

Habilidade de construção. A tarefa aqui é copiar figuras de complexidade crescente em um pedaço de papel em branco sem pauta. Mostrar cada figura, uma de cada vez, e pedir ao paciente para copiá-la da melhor maneira possível (Figuras 9.5 e 9.6).

Em outra abordagem, peça ao paciente para desenhar um mostrador de relógio completo, com algarismos e ponteiros (Figuras 9.7 e 9.8).

Habilidade de construção insatisfatória associada a visão e capacidade motora intactas sugere demência ou lesão do lobo parietal. Déficit intelectual também pode comprometer o desempenho.

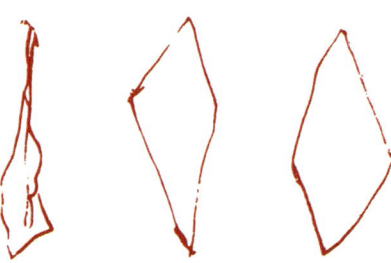

Figura 9.6 Da esquerda para a direita: tentativas ruim, razoável e boa de formas desenhadas.[33]

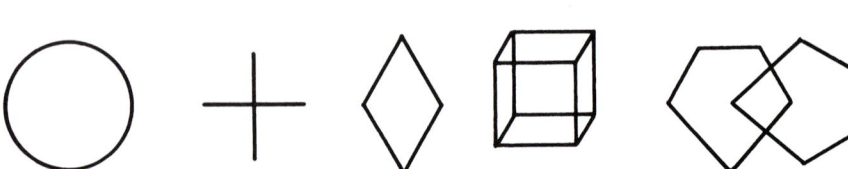

Figura 9.5 Pedir ao paciente para copiar essas figuras (começando a partir da esquerda) em um pedaço de papel.

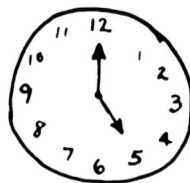

Figura 9.7 Mostrador de relógio desenhado pelo paciente, com ponteiros e algarismos, classificado como excelente.

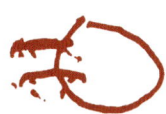 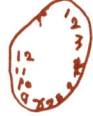 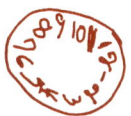

Figura 9.8 Da esquerda para a direita: tentativas ruim, razoável e boa de desenhos do mostrador do relógio.[33]

REGISTRO DOS ACHADOS

Comportamento de gravação e estado mental

*"**Estado mental:** o paciente está lúcido, bem arrumado e alegre. A fala é fluente e as palavras são claras. Os processos de pensamento são coerentes, o insight é bom. O paciente está orientado quanto à pessoa, lugar e tempo. Consegue fazer subtrações com acurácia; memórias recente e remota intactas. Cálculos intactos."*

OU

*"**Estado mental:** o paciente parece triste e cansado; as roupas estão amassadas. A fala é lenta e as palavras são murmuradas. Os processos de pensamento são coerentes, mas o insight dos reveses da vida atual é limitada. O paciente está orientado quanto à pessoa, lugar e tempo. Contagem de números, subtrações e cálculos são acurados, mas as respostas são atrasadas. O desenho do relógio é bom."*

Essas descobertas sugerem depressão.

PROMOÇÃO E ORIENTAÇÃO DA SAÚDE: EVIDÊNCIAS E RECOMENDAÇÕES

Tópicos importantes para promoção e orientação da saúde

- Rastreamento de depressão
- Avaliação do risco de suicídio
- Rastreamento de transtornos neurocognitivos: demência e *delirium*
- Rastreamento de transtornos por uso de substâncias, incluindo uso indevido de álcool e medicamentos prescritos

Os transtornos de saúde mental impõem um ônus substancial de sofrimento.[23] Cerca de 1 em 5 adultos americanos (44,7 milhões em 2016) sofrem de doença mental em determinado ano, com cerca de 1 em 25 (10,4 milhões) sofrendo de doença mental grave (esquizofrenia, transtorno depressivo maior ou transtorno bipolar). Depressão e ansiedade são causas comuns de hospitalização nos EUA, e a doença mental está associada a riscos aumentados de condições clínicas crônicas, diminuição da expectativa de vida, incapacidade, abuso de substâncias psicoativas e suicídio.

Para uma discussão mais aprofundada sobre o transtorno por uso de substâncias psicoativas, incluindo o uso indevido de álcool, tabaco e medicamentos prescritos, ver Capítulo 6, *Manutenção e Rastreamento da Saúde*.

Ver Capítulo 3, *Anamnese*.

Rastreamento para depressão

Cerca de 16 milhões de americanos adultos, ou quase 7% da população dos EUA, têm depressão grave, frequentemente com transtornos de ansiedade e abuso de substâncias coexistentes.[34] A depressão é quase duas vezes mais comum em mulheres do que em homens; a depressão pós-parto afeta aproximadamente 13% das mulheres.[35] A depressão frequentemente acompanha as doenças clínicas crônicas. Pacientes de alto risco podem ter sinais iniciais sutis de depressão, incluindo baixa autoestima, perda do prazer nas atividades diárias (anedonia), distúrbios do sono e dificuldade de concentração ou tomada de decisões. Observar cuidadosamente os sintomas de depressão em pacientes vulneráveis, especialmente jovens, mulheres, solteiros, divorciados ou separados, pessoas com doenças graves ou crônicas, enlutados ou que tenham outros transtornos psiquiátricos, incluindo abuso de substâncias psicoativas. História pessoal ou familiar de depressão também coloca os pacientes em risco.

A U.S. Preventive Services Task Force (USPSTF) fez uma recomendação de grau B em 2016 para o rastreamento de depressão em ambientes clínicos que podem fornecer "diagnóstico acurado, tratamento efetivo e acompanhamento apropriado".[36] Respostas positivas a duas perguntas simples sobre humor e anedonia têm sensibilidade de 83% e especificidade de 92% para detectar depressão maior e parecem ser tão efetivas quanto o uso de instrumentos mais detalhados.[37]

Ver Tabela 9.5, *Rastreamento de depressão: Geriatric Depression Scale* (versão resumida) e Tabela 9.6, *Rastreamento de depressão: Patient Health Questionnaire* (PHQ-9).

Ver também discussões sobre depressão em adultos mais velhos no Capítulo 27, *Adultos mais Velhos*, e sobre depressão pós-parto no Capítulo 26, *Gestantes*.

- A pergunta "Nas últimas 2 semanas, você se sentiu mal, deprimido ou sem esperança?" investiga humor deprimido.

- A pergunta "Nas últimas 2 semanas, você sentiu pouco interesse ou prazer em fazer as coisas?" investiga anedonia.

Uma única pergunta de rastreamento, "Você costuma se sentir triste ou deprimido?" tem uma sensibilidade de 69% e especificidade de 90%. Todos os testes de rastreamento positivos justificam entrevistas diagnósticas completas.

Avaliação de risco de suicídio

O suicídio está classificado como a décima causa de morte nos EUA, sendo responsável por quase 45 mil mortes. Anualmente, ocorrem cerca de 13 suicídios consumados por 100 mil habitantes.[37-39] O suicídio é a segunda principal causa de morte entre jovens de 15 a 24 anos. As taxas de suicídio são mais altas nas pessoas com 45 a 54 anos de idade, seguidas por idosos com 85 anos ou mais. Os homens têm taxas de suicídio quase quatro vezes maiores do que as mulheres, embora as mulheres tenham três vezes mais probabilidade de tentar o suicídio. Os homens são mais propensos a usar armas de fogo para cometer suicídio, enquanto as mulheres são mais propensas a usar veneno. No geral, suicídios em brancos não hispânicos representam cerca de 90% de todos os suicídios, embora homens indígenas americanos/nativos do Alasca com idades entre 15 e 24 anos tenham as taxas de suicídio mais altas dentre os grupos raciais/étnicos. Estima-se que 25 tentativas são feitas para cada morte por suicídio, com proporções de 100 a 200 para 1 entre adultos jovens. Em 2017, 17% dos alunos do Ensino Médio nos EUA relataram que já haviam considerado seriamente a tentativa de suicídio no ano anterior.[40]

Apesar do ônus do suicídio para a saúde pública, a USPSTF concluiu que as evidências atuais não são suficientes para avaliar o equilíbrio entre os benefícios e os danos do rastreamento do risco de suicídio em um ambiente de atenção primária (afirmação I),[41] mas os médicos devem estar cientes dos indícios dos pacientes e fatores de risco.

Rastreamento de transtornos neurocognitivos

Demência. *Demência* é "uma condição adquirida que se caracteriza por declínio de pelo menos dois domínios cognitivos (p. ex., perda de memória, atenção, linguagem ou funcionamento visuoespacial ou executivo), o que é grave o suficiente para afetar o funcionamento social ou ocupacional." Os pacientes afetados também podem apresentar sintomas comportamentais e psicológicos. No DSM-5, a demência é classificada como **transtorno neurocognitivo**

importante.[3,42] As principais síndromes de demência incluem doença de Alzheimer (DA), demência vascular, demência frontotemporal, demência com corpúsculos de Lewy, doença de Parkinson com demência e demência de etiologia mista. DA, a forma predominante, afeta 10% dos americanos acima dos 65 anos de idade, ou cerca de 5,5 milhões de pessoas; quase dois terços são mulheres.[43] Em 2050, espera-se que cerca de 14 milhões de americanos tenham DA. Os fatores de risco incluem o avanço da idade, história familiar e a mutação gênica da apolipoproteína (APOE) ε4. O risco de DA mais do que duplica em parentes de primeiro grau. O risco dobra quando existe um alelo APOE ε4 e aumenta cinco vezes ou mais quando existem dois alelos, embora apenas 2% da população seja portadora desses genes.[44]

O diagnóstico de DA é desafiador: os mecanismos da doença ainda estão sob intensa investigação e a ausência de uma definição consistente e uniformemente aplicada da doença dificulta a investigação dos fatores de risco. Uma revisão do NIH de 2010 concluiu que "atualmente, não há evidências de qualidade científica, nem mesmo moderada, para apoiar a associação de qualquer fator modificável (…) com risco reduzido de doença de Alzheimer".[45] A necessidade de descartar a possibilidade de *delirium* e depressão como explicações para mudanças na cognição e função pode complicar ainda mais o diagnóstico de DA.[46,47] O Boxe 9.10 destaca as características distintivas entre declínio cognitivo relacionado à idade, comprometimento cognitivo leve e DA.

Boxe 9.10 O espectro do declínio cognitivo

Declínio cognitivo relacionado à idade

■ Esse diagnóstico é sugerido por esquecimento leve, dificuldade em lembrar nomes e concentração levemente reduzida

■ Esses sintomas são esporádicos e não afetam as funções diárias

Comprometimento cognitivo leve (CCL)

■ A função diária é preservada, mas há evidências de declínio *cognitivo modesto em um ou mais domínios cognitivos* (atenção complexa, função executiva, aprendizagem e memória, linguagem, perceptivo-motora ou cognição social) com base em tarefas objetivas, conforme relatado pelo paciente, um informante ou o médico ou em testes clínicos[3,54,55]

■ *Lucidez e atenção são preservadas* (ao contrário do *delirium*)

■ Outras demências são improváveis (ver a seguir)

■ A DA se desenvolve com maior frequência em pacientes com CCL, progredindo para a DA em uma taxa relatada de 6 a 15% ao ano[56,57]

Doença de Alzheimer

■ *DA provável*, com base nos critérios do DSM-5, consiste em evidências de uma mutação genética causal obtidas da história familiar ou teste genético, ou a existência de *declínio cognitivo em dois ou mais domínios cognitivos, com as seguintes características:* (1) evidências claras de declínio da memória e da aprendizagem e pelo menos um outro domínio cognitivo (ver anteriormente); (2) declínio progressivo constante na cognição sem platôs estendidos; e (3) nenhuma evidência de etiologia mista de outra doença neurodegenerativa, vascular cerebral, mental ou sistêmica[3]

■ *DA possível* é diagnosticada quando o paciente atende a todos os três critérios por evidências de testes genéticos ou quando não há história familiar

■ *Lucidez e atenção* são preservadas

■ Outras demências são improváveis (ver a seguir)

■ As dificuldades de memória podem se manifestar como perguntas repetidas, perda de objetos ou confusão ao executar tarefas como fazer compras. Os estágios posteriores incluem comprometimento do discernimento e desorientação, progredindo para afasia, apraxia, confusão esquerda-direita e, por fim, dependência de atividades instrumentais da vida diária. Psicose e agitação psicomotora também podem ocorrer

(continua)

Ver Tabela 9.7, *Rastreamento de demência: o Mini-Cog* e Tabela 9.8, *Rastreamento de demência: Montreal Cognitive Assessment* (ACMo).

Boxe 9.10 O espectro do declínio cognitivo (*continuação*)

- A diferenciação entre demência e CCL se baseia na determinação da existência ou não de interferência significativa na capacidade de funcionar no trabalho ou nas atividades diárias usuais[58]

Outras demências[46,56]

- A *demência vascular* é sugerida por fatores de risco vascular ou doença cerebrovascular associada ao comprometimento cognitivo. O declínio gradual, especialmente na função executiva, deve ser correlacionado com o início de um evento vascular cerebral, mas considerar essa demência mesmo apenas se houver fatores de risco. Às vezes, há mudanças na marcha e achados focais
- A *doença de corpúsculos de Lewy* é sugerida por evidências de parkinsonismo. Alucinações visuais, transtorno delirante e distúrbios da marcha são indícios precoces. Às vezes, há sintomas extrapiramidais, estado mental flutuante e sensibilidade a medicamentos antipsicóticos
- A *demência frontotemporal* é sugerida por transtornos proeminentes do comportamento ou da linguagem, às vezes com mudanças de personalidade, incluindo impulsividade, agressão e apatia. Pode ocorrer ingestão e alimentação excessiva. Há preservação relativa da memória e das habilidades visuoespaciais. O início pode ocorrer antes dos 60 anos

O Mini-Mental State Examination é o teste de rastreamento mais conhecido para demência, mas agora está protegido por direitos autorais para uso comercial, portanto, é menos acessível. Os testes de rastreamento recomendados agora incluem o Mini-Cog e a Montreal Cognitive Assessment (MoCA) mostrados nas Tabelas 9.6 e 9.7. O Mini-Cog tem uma sensibilidade e especificidade em alguns estudos de até 91 e 86%, respectivamente, e é mais curto para administrar – cerca de 3 minutos.[42,48,49] O *MoCA* tem sensibilidade e especificidade comparáveis, 91 e 81% em estudos recentes, e leva 10 minutos para administrar.[50-53] No entanto, a USPSTF emitiu uma recomendação de grau I no rastreamento de comprometimento cognitivo porque não encontrou evidências suficientes sobre as intervenções farmacológicas ou não farmacológicas que poderiam beneficiar pacientes com comprometimento cognitivo leve a moderado.[42]

Delirium. *Delirium*, uma síndrome multifatorial, é um estado confusional agudo caracterizado por início súbito, evolução flutuante, desatenção e, às vezes, níveis flutuantes de consciência. O risco de desenvolver *delirium* depende das condições predisponentes que aumentam a suscetibilidade e dos fatores precipitantes imediatos. O *delirium* é comum em pacientes de clínica geral hospitalizados; as taxas são ainda maiores após grandes cirurgias eletivas. As internações em UTI estão associadas a uma alta incidência de *delirium*, independentemente da idade. Mesmo que o *delirium* esteja associado a desfechos ruins dos pacientes, mais de 50% dos casos não são detectados.

O Confusion Assessment Method (CAM) (Boxe 9.11) é recomendado para o rastreamento de pacientes em risco. O CAM consegue detectar *delirium* à beira do leito com rapidez e acurácia.[59] Os National Institutes of Health (NIH) emitiram diretrizes para a prevenção do *delirium* que enfatizam intervenções multicomponentes por equipes interdisciplinares visando aos principais precipitantes clínicos.[60]

Ver Tabela 9.3, *Transtornos neurocognitivos: delirium e demência*, Tabela 9.7, *Rastreamento de demência: o Mini-Cog* e Tabela 9.8, *Rastreamento de demência: Montreal Cognitive Assessment* (ACMo).

Boxe 9.11 O algoritmo de diagnóstico do Confusion Assessment Method (CAM)[59]

O diagnóstico de *delirium* (estado confusional agudo) exige os critérios 1 e 2 e, também, 3 ou 4.

1. **Mudança aguda no estado mental e curso flutuante:**
   Há evidências de uma mudança aguda na cognição desde o início? O comportamento anormal flutua durante o dia?

2. **Desatenção:**
   O paciente tem dificuldade em focar a atenção?

3. **Pensamento desorganizado:**
   O paciente tem conversas incoerentes ou irrelevantes, fluxo de ideias pouco claro ou ilógico, ou mudança imprevisível de um assunto para outro?

4. **Nível anormal de consciência:**
   O paciente está lúcido ou está hiperalerta, letárgico, torporoso ou comatoso?

Rastreamento de transtornos por uso de substâncias psicoativas, incluindo o uso indevido de álcool etílico e substâncias ilícitas e prescritas

As interações prejudiciais entre transtornos mentais e transtornos por uso de substâncias representam um sério problema de saúde pública. A National Survey on Drug Use and Health, de 2017, estimou que 24,5% da população dos EUA com 12 anos ou mais (66,6 milhões de pessoas) relataram consumo excessivo de álcool e cerca de 6% disseram beber muito.[4] Mais de 30 milhões de americanos (11,2% da população) relataram uso de droga ilícita no mês anterior à pesquisa, incluindo quase 26 milhões de usuários de maconha, 2,2 milhões de usuários de cocaína e 6 milhões de usuários abusivos de agentes psicoterápicos. Quase 20 milhões de pessoas com 12 anos ou mais foram classificadas como tendo um transtorno por uso de substâncias psicoativas com base nos critérios do *DSM-4*.[3] Apenas cerca de 2,5 milhões desses indivíduos receberam tratamento em uma unidade especializada em problemas com drogas ilícitas ou álcool. As taxas de mortes por superdosagem de substâncias psicoativas continuam a aumentar, impulsionadas por opioides sintéticos fabricados ilicitamente, como a fentanila, e são mais altas em brancos e indígenas americanos/nativos do Alasca.[61]

Todo paciente deve ser questionado sobre etilismo, abuso de substâncias psicoativas e uso indevido de medicamentos prescritos. A USPSTF fez uma recomendação de grau B para rastrear adultos com 18 anos ou mais, incluindo gestantes, quanto ao consumo indevido de álcool etílico e para fornecer intervenções breves de orientação comportamental para aqueles que se envolvem em consumo de risco ou perigoso de bebidas.[62] No entanto, eles concluíram que as evidências eram insuficientes (grau I) para recomendar intervenções de rastreamento e orientação comportamental para adolescentes de 12 a 17 anos. A USPSTF emitiu de forma semelhante uma recomendação de grau I para rastreamento para implementação de atenção primária – intervenções comportamentais direcionadas para o uso de drogas ilícitas em crianças e adolescentes.[63]

Ver discussão sobre ferramentas de rastreamento no Capítulo 6, *Manutenção e Rastreamento da Saúde.*

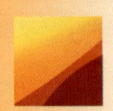

TABELA 9.1 Estruturas do sistema nervoso central e transtornos mentais

Estrutura	Funções	Manifestações clínicas de disfunção
Estruturas corticais		
Lobo parietal	Envolvido no sentido visuoespacial, atenção e movimento.[1,64]	Déficits da função do lobo parietal têm sido associados ao transtorno de déficit de atenção/hiperatividade (TDAH), transtorno obsessivo-compulsivo (TOC) e esquizofrenia.[65–68]
Lobo temporal: córtex auditivo primário	Responsável pelo processamento auditivo.	Na esquizofrenia, o córtex auditivo primário é ativado mesmo na ausência de som, que muitas vezes resulta na experiência de *alucinações auditivas*.[68,69]
Lobo temporal: hipocampo	Crítico para a memória e a aprendizagem.[70-72] Também há altas concentrações de receptores de cortisol no hipocampo.	A disfunção do hipocampo pode contribuir para o comprometimento cognitivo na doença de Alzheimer (DA) e esquizofrenia.[73,74] Transtorno depressivo maior (TDM) e transtorno de estresse pós-traumático (TEPT) causam aumentos significativos de cortisol, o que pode causar problemas de memória e cognitivos observados nesses transtornos.[75-78] Acredita-se que a disfunção do hipocampo também contribua para os sintomas de ansiedade.[72]
Lobo temporal: amígdala	Envolvido nos processos corticais que causam emoções. A resposta de luta ou fuga, ou resposta de medo, é ativada por meio da amígdala.	Nas pessoas com transtorno de estresse pós-traumático (TEPT), a amígdala está, com frequência, hiperativada e não pode ser "desligada" com facilidade. As pessoas com TEPT com frequência se sobressaltam facilmente e sofrem com ansiedade ou pânico. Atividade exagerada da amígdala também ocorre em pessoas com transtorno bipolar, que se acredita contribuir para a irritabilidade e o humor lábil.[79]
Lobo frontal	Vital para a função executiva (que inclui memória, cognição, controle comportamental e atenção) e emoções.	A disfunção tem sido associada à maioria dos transtornos mentais, incluindo transtorno bipolar, esquizofrenia, déficit de atenção/transtorno de hiperatividade, transtorno depressivo maior (TDM), transtorno obsessivo-compulsivo (TOC), transtorno de estresse pós-traumático (TEPT) e DA.[80-92]
Estruturas subcorticais		
Córtex cingulado	Gerencia atenção, emoção e memória.[81,90-98]	Disfunção em pessoas com transtorno de déficit de atenção/hiperatividade (TDAH), transtorno obsessivo-compulsivo (TOC), transtorno de ansiedade generalizada (TAG), transtorno depressivo maior (TDM) e esquizofrenia.[93,94,99–104]
Prosencéfalo basilar		
Núcleo basilar de Meynert	Principal centro de produção de acetilcolina no SNC, que ajuda a regular o sono, a excitação e a atenção.[105]	Contribui para déficits cognitivos em transtornos neurocognitivos.
Núcleo *accumbens* (componente importante do estriado ventral)	Vital para o funcionamento da via de recompensa.[77]	O excesso de ativação é comum na drogadição.[106]

Estrutura	Funções	Manifestações clínicas de disfunção
Núcleos da base	Trabalha com o núcleo *accumbens* para controlar a recompensa.	Disfunção observada no vício,[77,106] transtorno obsessivo-compulsivo (TOC), transtorno depressivo maior (TDM), transtorno de déficit de atenção/hiperatividade (TDAH), esquizofrenia e transtorno bipolar.[77,107-109]
Epitálamo: glândula pineal	Produz melatonina, que regula o sono.[1]	Contribui para transtornos do sono no transtorno depressivo maior (TDM), transtorno obsessivo-compulsivo (TOC), transtorno de estresse pós-traumático (TEPT) e DA.[81-92]
Epitálamo: habênula	Ajuda a regular o comportamento reprodutivo, dor, nutrição, sono, estresse e aprendizado.[110,111]	O aumento da atividade na habênula pode causar anedonia na depressão.[112] A diminuição da atividade de habênula está associada a psicose e drogadição.[113]
Hipotálamo	Períodos de aumento de estresse estão associados ao aumento da atividade do eixo hipotálamo--hipófise-suprarrenal e aumento da liberação de fator de liberação de corticotropina, que causa liberação de cortisol (um hormônio esteroide).	O aumento do cortisol pode causar sintomas depressivos.[114]
Corpos mamilares	Crucial na memória.	Danos aos corpos mamilares são observados na deficiência de vitamina B1 (tiamina) em pessoas com transtorno pelo uso de álcool. Isso pode levar à síndrome de Wernicke-Korsakoff, condição caracterizada por grave comprometimento da memória.[1]
Cerebelo	Regula a coordenação motora e a aprendizagem motora.	O consumo de álcool etílico compromete a função cerebelar, o que pode causar ataxia ou perda da coordenação motora.[115]

Nota: com base na pesquisa atual, o lobo occipital não tem participação significativa nos transtornos mentais, como fazem outras estruturas corticais e subcorticais.

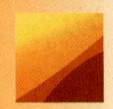

TABELA 9.2 Neurocircuito de transtornos mentais

Sistema/rede	Estruturas CNS envolvidas	Função quando ativada	Transtorno mental
Sistema límbico	Hipocampo, amígdala, fórnice, hipotálamo, tálamo, corpos mamilares, lobos frontais, lobos temporais e giro cingulado.	Responsável pela experiência de emoção, bem como pela empatia.[1,116,117]	Disfunção observada na maioria dos transtornos mentais, incluindo, mas não se limitando a esquizofrenia, transtorno depressivo maior (TDM), transtorno bipolar, ansiedade e transtorno de estresse pós-traumático (TEPT).[118-122]
Rede do medo (subdivisão do sistema límbico)	Tálamo, lobos frontais e amígdala.		Disfunção observada na ansiedade, no transtorno de estresse pós-traumático (TEPT) e no transtorno bipolar.[78,79]
Rede de atenção	Lobos frontais e lobos parietais.	Responsável por controlar a atenção.	Disfunção observada em pessoas com transtorno de déficit de atenção/hiperatividade (TDAH).[67]
Rede de relevância	Conexões entre a amígdala, os núcleos da base, os lobos temporais e o córtex cingulado.	Envolvida no monitoramento de estados internos (homeostase, emoção, dor) e estados externos (posição corporal, ambiente); essa atividade tem sido associada à autoconscientização, ao comportamento e à comunicação.	Disfunção associada à esquizofrenia, transtorno do humor, ansiedade, demência e uso de substâncias psicoativas.[123,124]
Rede de recompensa	Composto pela amígdala, pelo hipocampo, pelos lobos frontais, pelo córtex cingulado, tronco encefálico, prosencéfalo basal e núcleos da base.	Provoca sensação prazerosa de recompensa e contribui para o aprendizado.	A disfunção ocorre na drogadição e no transtorno de déficit de atenção/hiperatividade (TDAH).[1,67]
Rede cerebral padrão	Lobos frontais, córtex cingulado, lobos parietais e lobos temporais.	Envolvido no repouso e na conscientização interna.	Disfunção observada na esquizofrenia e no transtorno depressivo maior (TDM), levando a transtornos delirantes e pensamentos negativos, respectivamente.[125]
Rede executiva	Lobos frontais e córtex cingulado.	Responsável pela memória e pelo planejamento.	A disfunção tem sido associada a numerosos transtornos mentais, incluindo transtorno de estresse pós-traumático (TEPT), transtorno depressivo maior (TDM) e esquizofrenia.[126]

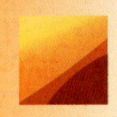

TABELA 9.3 Transtornos neurocognitivos: *delirium* e demência

Delirium (estado confusional agudo) e demência são transtornos comuns e importantes que afetam múltiplos aspectos do estado mental. Ambos têm muitas causas possíveis. Algumas características clínicas dessas duas condições e seus efeitos no estado mental são comparadas a seguir. *Delirium* pode se sobrepor à demência.

	Delirium	Demência
Características clínicas		
Início	Agudo	Insidioso
Evolução	Flutuante, com intervalos lúcidos; pior à noite	Lentamente progressiva
Duração	Horas a semanas	Meses a anos
Ciclo de sono/vigília	Sempre interrompido	Sono fragmentado
Doença clínica geral ou efeitos tóxicos de medicamentos/drogas	Um ou ambos os presentes	Frequentemente ausente, em especial na doença de Alzheimer
Estado mental		
Nível de consciência	Perturbado. Pessoa menos alerta, não percebendo o ambiente e menos capaz de focar, manter ou desviar a atenção	Habitualmente normal até uma fase avançada da doença
Comportamento	Com frequência, atividade anormalmente diminuída (sonolência) ou aumentada (agitação psicomotora, hipervigilância)	Normal a lento; pode se tornar inapropriado
Fala	Pode ser hesitante, lenta ou rápida, incoerente	Dificuldade em encontrar palavras, afasia
Humor	Flutuante, lábil, desde medo ou irritabilidade até normal ou deprimido	Muitas vezes apatia, deprimido
Processos de pensamento	Desorganizados, o paciente pode ser incoerente	Empobrecidos. A fala dá pouca informação
Conteúdo de pensamento	Transtornos delirantes são comuns, com frequência transitória	Transtornos delirantes podem ocorrer
Percepções	Ilusões, alucinações, mais frequentemente visuais	Podem ocorrer alucinações
Discernimento	Comprometido, muitas vezes em graus variáveis	Comprometimento progressivo durante o curso da doença
Orientação	Geralmente desorientado, principalmente em relação ao tempo. Um lugar conhecido pode parecer desconhecido	Relativamente bem conservada, mas é comprometida nas fases avançadas da doença
Atenção	Flutua, com desatenção. Pessoa facilmente distraída, incapaz de se concentrar nas tarefas selecionadas	Razoavelmente não afetada até as fases avançadas da doença
Memória	Comprometimento da memória imediata e recente	Comprometimento sobretudo da memória recente e da aprendizagem de novos conceitos
Exemplos de causa	*Delirium tremens* (dada a abstinência alcoólica) Uremia Insuficiência hepática aguda Vasculite cerebral aguda Envenenamento por atropina	*Reversível:* deficiência de vitamina B12, distúrbios da tireoide *Irreversível:* doença de Alzheimer, demência vascular (consequente a múltiplos infartos), demência devido a traumatismo cranioencefálico

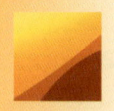

TABELA 9.4 Sintomas somáticos e doenças relacionadas

Tipo de desordem	Características de diagnóstico
Transtorno de somatização	Os sintomas somáticos são muito angustiantes ou resultam em disrupção significativa do funcionamento, além de pensamentos, sentimentos e comportamentos excessivos e desproporcionais relacionados a esses sintomas. Os sintomas devem ser específicos se houver dor predominante.
Transtorno de ansiedade	Preocupação em ter ou contrair uma doença grave cujos sintomas somáticos, se existentes, são de intensidade leve.
Transtorno conversivo	Síndrome de sintomas de déficits que mimetizam doenças neurológicas ou clínicas nas quais fatores psicológicos são considerados de importância etiológica.
Fatores psicológicos que afetam outras condições clínicas	Existência de um ou mais fatores psicológicos ou comportamentais clinicamente significativos que afetam adversamente uma condição clínica ao aumentar o risco de sofrimento, morte ou deficiência
Transtorno factício	Falsificação de sinais ou sintomas físicos ou psicológicos, ou indução de lesão ou doença, associada a dissimulação identificada. O indivíduo se apresenta como doente, prejudicado ou ferido, mesmo na ausência de recompensas externas.
Outros transtornos ou comportamentos relacionados	
Transtorno dismórfico corporal	Preocupação com um ou mais defeitos ou falhas percebidos na aparência física, que não são observáveis ou parecem apenas leves para outras pessoas.
Transtorno dissociativo	Desorganização e/ou descontinuidade na integração normal de consciência, memória, identidade, emoção, percepção, representação corporal, controle motor e comportamento.

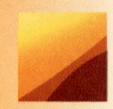

TABELA 9.5 Rastreamento de depressão: Geriatric Depression Scale (versão resumida)[127-130]

Administração

Fazer 15 perguntas ao paciente sobre como ele se sentiu na última semana. Instruir o paciente a responder SIM ou NÃO. Você também pode pedir ao paciente para preencher o formulário usando o formulário autoavaliado.

Pontuação

As respostas que indicam depressão estão em negrito; marque 1 ponto para cada item selecionado. Pontuação máxima = 15; 0 a 4 = normal, dependendo da idade, educação, queixas; 5 a 8 = leve; 9 a 11 = moderado; 12 a 15 = grave.

Escolha a melhor resposta para como você se sentiu na última semana:

1. Você está basicamente satisfeito com sua vida? SIM/**NÃO**
2. Você abandonou muitas de suas atividades e interesses? **SIM**/NÃO
3. Você sente que sua vida está vazia? **SIM**/NÃO
4. Você costuma ficar entediado? **SIM**/NÃO
5. Você está de bom humor na maior parte do tempo? SIM/**NÃO**
6. Você tem medo de que algo ruim aconteça com você? **SIM**/NÃO
7. Você se sente feliz na maior parte do tempo? SIM/**NÃO**
8. Você costuma se sentir desamparado? **SIM**/NÃO
9. Você prefere ficar em casa, em vez de sair e fazer coisas novas? **SIM**/NÃO
10. Você acha que tem mais problemas de memória do que a maioria? **SIM**/NÃO
11. Você acha que é maravilhoso estar vivo agora? SIM/**NÃO**
12. Você se sente inútil do jeito que está agora? **SIM**/NÃO
13. Você se sente cheio de energia? SIM/**NÃO**
14. Você acha que sua situação é desesperadora? **SIM**/NÃO
15. Você acha que a maioria das pessoas está melhor do que você? **SIM**/NÃO

TABELA 9.6 Rastreamento de depressão: Patient Health Questionnaire (PHQ-9)[11,37]

Administração

O QSP-9 deve ser preenchido pelo paciente e avaliado por um funcionário do hospital ou clínica ou por um profissional de saúde.

Pontuação

Contar o número (#) de quadradinhos marcados em uma coluna. Multiplicar esse número pelo valor indicado a seguir e, depois, somar o subtotal para obter a pontuação total. O intervalo possível é 0 a 27. Usar a tabela apresentada a seguir para interpretar a pontuação do QSP-9.

- Nem um pouco (#) _____ × 0 = _____
- Vários dias (#) _____ × 1 = _____
- Mais da metade dos dias (#) _____ × 2 = _____
- Quase todos os dias (#) _____ × 3 = _____

Pontuação total: _____

Pontuação total	Gravidade da depressão	Proposta de ação terapêutica
0 a 4	Nenhum – mínimo	Nenhum
5 a 9	Leve	Conduta expectante; repetir QSP-9 no acompanhamento
10 a 14	Moderado	Plano terapêutico, considerar orientação psicoterapia, acompanhamento e/ou farmacoterapia
15 a 19	Moderadamente grave	Tratamento ativo com fármacos e/ou psicoterapia
20 a 27	Grave	Início imediato da farmacoterapia e, se houver comprometimento grave ou resposta insatisfatória à terapia, encaminhamento urgente para serviço de saúde mental

Patient Health Questionnaire (PHQ-9)
Lista de verificação de nove sintomas de depressão

Nome: _____ Data: _____

Nas *últimas 2 semanas*, com que frequência você foi incomodado por algum dos seguintes problemas? (Circule sua resposta.)

	De jeito nenhum	Muitos dias	Mais da metade dos dias	Quase todos os dias
1. Pouco interesse ou prazer em fazer as coisas	0	1	2	3
2. Sentir-se acabrunhado, deprimido ou sem esperança	0	1	2	3
3. Dificuldade para adormecer ou permanecer dormindo, ou dormindo muito	0	1	2	3
4. Sentir-se cansado ou com pouca energia	0	1	2	3
5. Pouco apetite ou comer demais	0	1	2	3
6. Sentir-se mal consigo mesmo – ou que você é um fracasso ou deixou a si mesmo ou sua família para baixo	0	1	2	3
7. Dificuldade para se concentrar nas atividades que está realizando, como ler o jornal ou assistir à televisão	0	1	2	3
8. Mover-se ou falar tão devagar que outras pessoas poderiam ter notado. Ou o oposto – estar tão inquieto ou agitado que tem se movido muito mais do que o normal	0	1	2	3
9. Pensamentos de que seria melhor estar morto ou se ferir de alguma forma	0	1	2	3

Somar as colunas,		+	+	
Pontuação total,*		*Pontuação é para incorporação de profissional de saúde		

10. Se você circulou quaisquer problemas, quão difíceis esses problemas tornaram para você fazer seu trabalho, cuidar das coisas em casa ou se dar bem com outras pessoas? (Circular sua resposta.)	Um pouco difícil	Nem um pouco difícil	Muito difícil	Extremamente difícil

Uma pontuação de: 0 a 4 é considerada não deprimido; 5 a 9, depressão leve; 10 a 14, depressão moderada; 15 a 19, depressão moderadamente grave; e 20 a 27, depressão grave.

Nota: Realizar avaliação de risco de suicídio em pacientes que respondem positivamente ao item 9 – "Pensamentos de que você estaria melhor morto ou de se ferir de alguma forma". Informações adicionais sobre a administração do QSP-2 e QSP-9 podem ser encontradas em: www.phqscreeners.com.

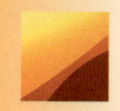

TABELA 9.7 Rastreamento de demência: o Mini-Cog[48]

Administração

O teste é administrado da seguinte forma:

1. Instruir o paciente a ouvir atentamente e lembrar três palavras não relacionadas e, em seguida, repetir as palavras.
2. Instruir o paciente a desenhar a face de um relógio, seja em uma folha de papel em branco ou em uma folha com o círculo do relógio já desenhado na página. Depois que o paciente colocar os números no mostrador do relógio, pedir que desenhe os ponteiros do relógio em um horário específico.
3. Pedir ao paciente para repetir as três palavras proferidas anteriormente.

Pontuação

Dar 1 ponto para cada palavra lembrada após o teste de desenho do relógio (TDR). Os pacientes que não lembram nenhuma das três palavras são classificados como demenciados (pontuação = 0).

Os pacientes que relembram as três palavras são classificados como não demenciados (pontuação = 3).

Pacientes com evocação intermediária de uma a duas palavras são classificados com base no TDR (anormal = demenciado; normal = não demenciado).

Nota: o TDR é considerado normal se todos os algarismos estiverem na sequência e na posição correta, e os ponteiros mostrarem a hora solicitada.

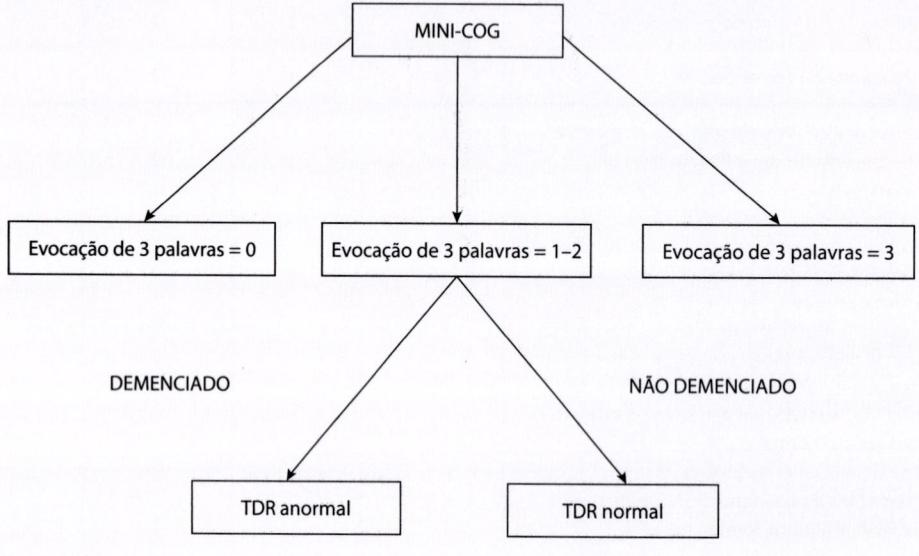

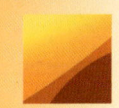

TABELA 9.8 Rastreamento de demência: Montreal Cognitive Assessment (ACMo)[131]

Administração

A Montreal Cognitive Assessment (ACMo) foi projetada como um instrumento de rastreamento rápido de disfunção cognitiva leve. Ela avalia diferentes domínios cognitivos: atenção e concentração, funções executivas, memória, linguagem, habilidades visuoconstrucionais, pensamento conceitual, cálculos e orientação. O tempo para administrar o ACMo é de aproximadamente 10 minutos.

Pontuação

Somar todos os subtotais listados no lado direito. Somar um ponto para um indivíduo com 12 anos ou menos de escolaridade formal, até um máximo possível de 30 pontos. Uma pontuação total final de 26 ou mais é considerada normal.

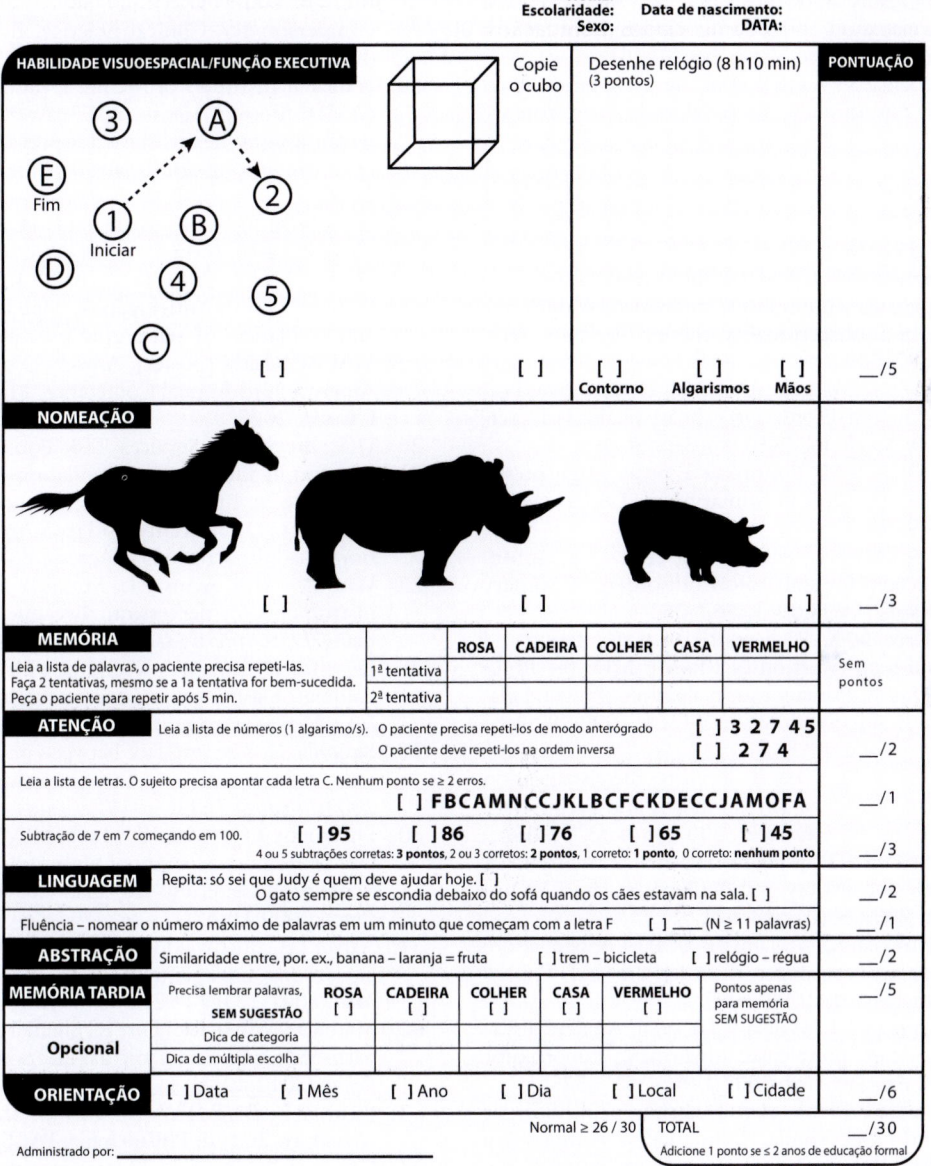

As cópias estão disponíveis em www.mocatest.org.

REFERÊNCIAS BIBLIOGRÁFICAS

1. Purves D, Augustine GJ, Fitzpatrick D, et al. *Neuroscience*. 4th ed. Sinauer Associates, Inc.; 2008.
2. Stahl SM. *Stahl's Essential Psychopharmacology: Neuroscientific Basis and Practical Applications*. 4th ed. Cambridge University Press; 2013.
3. American Psychiatric Association. *Diagnostic and Statistical Manual of Mental Disorders*. 5th ed. Washington, DC: American Psychiatric Press; 2013.
4. Substance Abuse and Mental Health Services Administration. *Key Substance Use and Mental Health Indicators in the United States: Results From the 2017 National Survey on Drug Use and Health (HHS Publication No. SMA 18–5068, NSDUH Series H-53)*. Rockville, MD: Center for Behavioral Health Statistics and Quality, Substance Abuse and Mental Health Services Administration; 2018. Available from https://www.samhsa.gov/data/. Accessed November 11, 2018.
5. Olfson M, Kroenke K, Wang S, et al. Trends in office-based mental health care provided by psychiatrists and primary care physicians. *J Clin Psychiatry*. 2014;75(3):247–253.
6. Cannarella Lorenzetti R, Jacques CH, Donovan C, et al. Managing difficult encounters: understanding physician, patient, and situational factors. *Am Fam Physician*. 2013;87(6):419–425.
7. Oexle N, Corrigan PW. Understanding mental illness stigma towards persons with multiple stigmatized conditions: implications of intersectionality theory. *Psychiatr Serv*. 2018;69(5):587–589.
8. Staab JP, Datto CJ, Weinreig RM, et al. Detection and diagnosis of psychiatric disorders in primary medical care settings. *Med Clin North Am*. 2001;85(3):579–596.
9. Ansseau M, Dierick M, Buntinkxz F, et al. High prevalence of mental disorders in primary care. *J Affect Disord*. 2004;78(1):49–55.
10. Kroenke K, Spitzer RL, deGruy FV, et al. A symptom checklist for screen for somatoform disorders in primary care. *Psychosomatics*. 1998;39(3):263–272.
11. Spitzer RL, Kroenke K, Williams JB, et al. Validation and utility of a self-report version of PRIME-MD: the PHQ Primary Care Study. Primary care evaluation of mental disorders. Patient health questionnaire. *JAMA*. 1999;282(18):1737–1744.
12. Kroenke K, Sharpe M, Sykes R. Revising the classification of somatoform disorders: key questions and preliminary recommendations. *Psychosomatics*. 2007;48(4):277–285.
13. Kroenke K, Spitzer RL, Williams JB, et al. An ultra-brief screening scale for anxiety and depression: the PHQ-4. *Psychosomatics*. 2009;50(6):613–621.
14. Spitzer RL, Kroenke K, Williams JB, et al. A brief measure for assessing generalized anxiety disorder: the GAD 7. *Arch Int Med*. 2006;166(10):1092–1097.
15. Kroenke K, Spitzer RL, Williams JB, et al. Anxiety disorders in primary care: prevalence, impairment, comorbidity, and detection. *Ann Int Med*. 2007;146(5):317–325.
16. Lowe B, Grafe K, Zipfel S, et al. Detecting panic disorder in medical and psychosomatic outpatients—comparative validation of the Hospital Anxiety and Depression Scale, the Patient Health Questionnaire, a screening question, and physicians diagnosis. *J Psychosom Res*. 2003;55(6):515–519.
17. Kessler RC, Chiu WT, Demler O, et al. Prevalence, severity, and comorbidity of 12-month DSM-IV disorders in the National Comorbidity Survey Replication. *Arch Gen Psychiatry*. 2005;62(6):617–627.
18. Conradt M, Cavanagh M, Franklin J, et al. Dimensionality of the Whiteley Index: assessment of hypochondriasis in an Australian sample of primary care patients. *J Psychosom Res*. 2006;60(2):137–143.
19. Pilowsky U. Dimensions of hypochondriasis. *Br J Psychiatry*. 1967;113(494):89–93.
20. Compton WM, Thomas YF, Stinson FS, et al. Prevalence, correlates, disability, and comorbidity of DSM-IV drug abuse and dependence in the United States—results from the national epidemiologic survey on alcohol and related conditions. *Arch Gen Psychiatry*. 2007;64(5):566–576.
21. Hepner KA, Rowe M, Rost K, et al. The effect of adherence to practice guidelines on depression outcomes. *Ann Int Med*. 2007;147(5):320–329.
22. Gunderson JG. Clinical practice. Borderline personality disorder. *N Engl J Med*. 2011;364(21):2037–2042.
23. National Institutes of Mental Health. Any Mental Illness (AMI) Among Adults. 2017. Available at http://www.nimh.nih.gov/health/statistics/prevalence/any-mental-illness-ami-among-adults.shtml. Accessed November 11, 2018.
24. Connor K, Kobak K, Churchill L, et al. Mini-SPIN: a brief screening assessment for generalized social anxiety disorder. *Depress Anxiety*. 2001;14(2):137–140.
25. Mancini C, Van Ameringen M, Pipe B, et al. Development and validation of self-report psychiatric screening tool: MACSCREEN [poster]. Anxiety Disorders Association of America 23rd Annual Conference; March 27–30; Toronto, Canada. 2003.
26. U.S. Preventive Services Task Force. Screening for depression in adults: recommendations and rationale. 2016. Available at https://www.uspreventiveservicestaskforce.org/Page/Document/UpdateSummaryFinal/depression-in-adults-screening1. Accessed November 11, 2018.
27. Whooley MA, Avins AL, Miranda J, et al. Case-finding instruments for depression. Two questions are as good as many. *J Gen Intern Med*. 1997;12(7):439–445.
28. Kroenke K. Patients presenting with somatic complaints: epidemiology, psychiatric comorbidity, and management. *Int J Methods Psychiatr Res*. 2003;12(1):34–43.
29. Kroenke K. The interface between physical and psychological symptoms. Primary Care Companion. *J Clin Psychiatry*. 2003;5(Suppl 7):11.
30. Dwamena FC, Lyles JS, Frankel RM, et al. In their own words: qualitative study of high-utilising primary care patients with medically unexplained symptoms. *BMC Fam Pract*. 2009;10:67.
31. Aaron LA, Buchwald D. A review of the evidence for overlap among unexplained clinical conditions. *Ann Intern Med*. 2001;134(9 Pt 2):868–881.
32. Mathias CW, Michael Furr R, Sheftall AH, et al. What's the harm in asking about suicidal ideation? *Suicide Life Threat Behav*. 2012;42(3):341–351.
33. Strub RL, Black FW. *The Mental Status Examination in Neurology*. 2nd ed. Philadelphia, PA: FA Davis; 1985.
34. National Institutes of Mental Health. Major Depression. Available at https://www.nimh.nih.gov/health/statistics/major-depression.shtml. Accessed November 26, 2018.
35. Gaillard, A, Le Strat Y, Mandelbrot L, et al. Predictors of postpartum depression: prospective study of 264 women followed during pregnancy and postpartum. *Psychiatry Res*. 2014;215(2):341–346.

36. Siu AL; US Preventive Services Task Force (USPSTF), Bibbins-Domingo K, et al. Screening for depression in adults: US Preventive Services Task Force Recommendation Statement. *JAMA*. 2016;315(4):380–387.

37. Kroenke K, Spitzer RL, Williams JB. The patient health questionnaire-2: validity of a two-item depression screener. *Med Care*. 2003;41(11):1284–1292.

38. American Association of Suicidology. *Suicide in the USA—2016 Data*. Washington, DC; 2014. Available at https://www.suicidology.org/Portals/14/docs/Resources/FactSheets/2016/2016http://suicideprevention.nv.gov/uploadedFiles/suicidepreventionnvgov/content/SP/CRSF/Mtgs/2018/2016_AAS_USA_data.pdf. Accessed November 11, 2018.

39. Centers for Disease Control and Prevention. *Suicide: Facts at a Glance*. Atlanta, GA; 2015. Available at http://www.cdc.gov/ViolencePrevention/pdf/Suicide-DataSheet-a.pdf. Accessed November 28, 2018.

40. Kann L, McManus T, Harris WA, et al. Youth risk behavior surveillance—United States, 2017. *MMWR Surveill Summ*. 2018;67(8):1–114.

41. U.S. Preventive Services Task Force. Final recommendation statement. Suicide risk in adolescents, adults, and older adults: screening. Available at https://www.uspreventiveservicestaskforce.org/Page/Document/RecommendationStatementFinal/suicide-risk-in-adolescents-adults-and-older-adults-screening. Accessed November 26, 2018.

42. Moyer VA; U.S. Preventive Services Task Force. Screening for cognitive impairment in older adults: U.S. Preventive Services Task Force recommendation statement. *Ann Intern Med*. 2014;160(11):791–797.

43. Alzheimer's Association. 2018 Alzheimer's disease: facts and figures. Available at http://www.alz.org/facts/#prevalence. Accessed November 26, 2018.

44. Mayeux R. Clinical practice. Early Alzheimer's disease. *N Engl J Med*. 2010;362(23):2194–2201.

45. Daviglus ML, Bell CC, Berrettini W, et al. National Institutes of Health State-of-the-Science Conference statement: preventing Alzheimer disease and cognitive decline. *Ann Intern Med*. 2010;153(3):176–181.

46. Rabins PV, Blass DM. In the clinic. Dementia. *Ann Intern Med*. 2014;161(3):ITC1.

47. Marcantonio ER. In the clinic. Delirium. *Ann Intern Med*. 2011;154(11):ITC6-1.

48. Borson S, Scanlan JM, Chen P, et al. The Mini-Cog as a screen for dementia: validation in a population-based sample. *J Am Geriatr Soc*. 2003;51(10):1451–1454.

49. Tsoi KK, Chan JY, Hirai HW, et al. Cognitive tests to detect dementia: a systematic review and meta-analysis. *JAMA Intern Med*. 2015;175(9):1450–1458.

50. Langa KM, Levine DA. The diagnosis and management of mild cognitive impairment: a clinical review. *JAMA*. 2014;312(23):2551–2561.

51. Montreal Cognitive Assessment. 2015. Available at http://www.mocatest.org/. Accessed November 26, 2018.

52. Liew TM, Feng L, Gao Q, et al. Diagnostic utility of Montreal Cognitive Assessment in the Fifth Edition of Diagnostic and Statistical Manual of Mental Disorders: major and mild neurocognitive disorders. *J Am Med Dir Assoc*. 2015;16(2):144–148.

53. Roalf DR, Moberg PJ, Xie SX, et al. Comparative accuracies of two common screening instruments for classification of Alzheimer's disease, mild cognitive impairment, and healthy aging. *Alzheimers Dement*. 2013;9(5):529–537.

54. Lin JS, O'Connor E, Rossom RC, et al. Screening for cognitive impairment in older adults: an evidence update for the U.S. Preventive Services Task Force. 2013. Evidence Syntheses No. 107. Available at http://www.ncbi.nlm.nih.gov/books/NBK174643/. Accessed November 12, 2018.

55. Albert MS, DeKosky ST, Dickson D, et al. The diagnosis of mild cognitive impairment due to Alzheimer's disease: recommendations from the National Institute on Aging-Alzheimer's Association workgroups on diagnostic guidelines for Alzheimer's disease. *Alzheimers Dement*. 2011;7(3):270–279.

56. Markwick A, Zamboni G, Jager CA. Profiles of cognitive subtest impairment in the Montreal Cognitive Assessment (MoCA) in a research cohort with normal Mini-Mental State Examination (MMSE) scores. *J Clin Exp Neuropsychol*. 2012;34(7):750–757.

57. Peters ME, Rosenberg PB, Steinberg M, et al. Neuropsychiatric symptoms as risk factors for progression from CIND to dementia: The Cache County Study. *Am J Geriatr Psychiatry*. 2013;21(11):1116–1124.

58. McKhann GM, Knopman DS, Chertkow H, et al. The diagnosis of dementia due to Alzheimer's disease: recommendations from the National Institute on Aging–Alzheimer's Association workgroups on diagnostic guidelines for Alzheimer's disease. *Alzheimers Dement*. 2011;7(3):263–269.

59. Wong CL, Holroyd-Leduc J, Simel DL, et al. Does this patient have delirium?: value of bedside instruments. *JAMA*. 2010;304(7):779–786.

60. O'Mahony R, Murthy L, Akunne A, et al.; Guideline Development Group. Synopsis of the National Institute for Health and Clinical Excellence guideline for prevention of delirium. *Ann Intern Med*. 2011;154(11):746–751.

61. Seth P, Scholl L, Rudd RA, et al. Overdose deaths involving opioids, cocaine, and psychostimulants—United States, 2015–2016. *MMWR Morb Mortal Wkly Rep*. 2018;67(12):349–358.

62. US Preventive Services Task Force, Curry SJ, Krist AH, et al. Screening and behavioral counseling to reduce unhealthy alcohol use in adolescents and adults: US Preventive Services Task Force Recommendation Statement. *JAMA*. 2018;320(18):1899–1909.

63. Moyer VA; U.S. Preventive Services Task Force. Primary care behavioral interventions to reduce illicit drug and nonmedical pharmaceutical use in children and adolescents: U.S. Preventive Services Task Force recommendation statement. *Ann Intern Med*. 2014;160(9):634–639.

64. Yang Y, Cui Y, Sang K, et al. Ketamine blocks bursting in the lateral habenula to rapidly relieve depression. *Nature*. 2018;554(7692):317–322.

65. Hugdahl K, Løberg EM, Nygård M. Left temporal lobe structural and functional abnormality underlying auditory hallucinations in schizophrenia. *Front Neurosci*. 2009;3(1):34–45.

66. Olabi B, Ellison-Wright I, McIntosh AM, et al. Are there progressive brain changes in schizophrenia? A meta-analysis of structural magnetic resonance imaging studies. *Biol Psychiatry*. 2011;70(1):88–96.

67. Lenet AE. Shifting focus: from group patterns to individual neurobiological differences in attention-deficit/hyperactivity disorder. *Biol Psychiatry*. 2017;82(9):e67–e69.

68. Li B, Mody M. Cortico-striato-thalamo-cortical circuitry, working memory, and obsessive–compulsive disorder. *Front Psychiatry*. 2016;7:78.

69. Ikuta T, DeRosse P, Argyelan M, et al. Subcortical modulation in auditory processing and auditory hallucinations. *Behav Brain Res*. 2015;295:78–81.

70. Eichenbaum H. The hippocampus and declarative memory: cognitive mechanisms and neural codes. *Behav Brain Res*. 2001;127(1–2):199–207.

71. Ofen N, Kao YC, Sokol-Hessner P, et al. Development of the declarative memory system in the human brain. *Nat Neurosci*. 2007;10(9):1198–1205.

72. Bannerman DM, Rawlins JN, McHugh SB, et al. Regional dissociations within the hippocampus—memory and anxiety. *Neurosci Biobehav Rev*. 2004;28(3):273–283.

73. Hampel H, Bürger K, Teipel SJ, et al. Core candidate neurochemical and imaging biomarkers of Alzheimer's disease. *Alzheimers Dement*. 2008;4(1):38–48.

74. Campbell S, MacQueen G. The role of the hippocampus in the pathophysiology of major depression. *J Psychiatry Neurosci*. 2004;29(6):417–426.

75. Joëls M. Functional actions of corticosteroids in the hippocampus. *Eur J Pharmacol*. 2008;583(2–3):312–321.

76. Karl A, Schaefer M, Malta LS, et al. A meta-analysis of structural brain abnormalities in PTSD. *Neurosci Biobehav Rev*. 2006;30(7):1004–1031.

77. Kempton MJ, Salvador Z, Munafò MR, et al. Structural neuroimaging studies in major depressive disorder. Meta-analysis and comparison with bipolar disorder. *Arch Gen Psychiatry*. 2011;68(7):675–690.

78. Bremner JD. Traumatic stress: effects on the brain. *Dialogues Clin Neurosci*. 2006;8(4):445–461.

79. Chen CH, Suckling J, Lennox BR, et al. A quantitative meta-analysis of fMRI studies in bipolar disorder. *Bipolar Disord*. 2011;13(1):1–15.

80. Gusnard DA, Akbudak E, Shulman GL, et al. Medial prefrontal cortex and self-referential mental activity: relation to a default mode of brain function. *Proc Natl Acad Sci U S A*. 2001;98(7):4259–4264.

81. Meyer-Lindenberg AS, Olsen RK, Kohn PD, et al. Regionally specific disturbance of dorsolateral prefrontal-hippocampal functional connectivity in schizophrenia. *Arch Gen Psychiatry*. 2005;62(4):379–386.

82. Pia L, Tamietto M. Unawareness in schizophrenia: neuropsychological and neuroanatomical findings. *Psychiatry Clin Neurosci*. 2006;60(5):531–537.

83. Potkin SG, Turner JA, Brown GG, et al. Working memory and DLPFC inefficiency in schizophrenia: The FBIRN study. *Schizophr Bull*. 2009;35(1):19–31.

84. Bush G. Attention-deficit/hyperactivity disorder and attention networks. *Neuropsychopharamcology*. 2010;35(1):278–300.

85. Keener MT, Phillips ML. Neuroimaging in bipolar disorder: a critical review of current findings. *Curr Psychiatry Rep*. 2007;9(6):512–520.

86. Koenigs M, Grafman J. The functional neuroanatomy of depression: distinct roles for ventromedial and dorsolateral prefrontal cortex. *Behav Brain Res*. 2009;201(2):239–243.

87. Schmidt CK, Khalid S, Loukas M, et al. Neuroanatomy of anxiety: a brief review. *Cureus*. 2018;10(1):2055.

88. Maia TV, Cooney RE, Peterson BS. The neural bases of obsessive compulsive disorder in children and adults. *Dev Psychopathol*. 2008;20(4):1251–1283.

89. Aupperle RL, Allard CB, Grimes EM, et al. Dorsolateral prefrontal cortex activation during emotional anticipation and neuropsychological performance in posttraumatic stress disorder. *Arch Gen Psychiatry*. 2012;69(4):360–371.

90. Kaufman LD, Pratt J, Levine B, et al. Executive deficits detected in mild Alzheimer's disease using the antisaccade task. *Brain Behav*. 2012;2(1):15–21.

91. Kringelbach ML. The human orbitofrontal cortex: linking reward to hedonic experience. *Nat Rev Neurosci*. 2005;6(9):691–702.

92. Etkin A, Wager TD. Functional neuroimaging of anxiety: a meta-analysis of emotional processing in PTSD, social anxiety disorder and specific phobia. *Am J Psychiatry*. 2007;164(10):1476–1488.

93. Leech R, Sharp DJ. The role of the posterior cingulate cortex in cognition and disease. *Brain*. 2014;137(1):12–32.

94. Mayberg HS, Liotti M, Brannan SK, et al. Reciprocal limbic-cortical function and negative mood: converging PET findings in depression and normal sadness. *Am J Psychiatry*. 1999;156(5):675–682.

95. Hamani C, Mayberg H, Stone S, et al. The subcallosal cingulate gyrus in the context of major depression. *Biol Psychiatry*. 2011;69(4):301–308.

96. Maddock RJ, Garrett AS, Buonocore MH. Remembering familiar people: the posterior cingulate cortex and autobiographical memory retrieval. *Neuroscience*. 2001;104(3):667–676.

97. Maddock RJ, Garrett AS, Buonocore MH. Posterior cingulate cortex activation by emotional words: fMRI evidence from a valence detection task. *Hum Brain Mapp*. 2003;18(1):30–41.

98. Bush G, Frazier JA, Rauch SL, et al. Anterior cingulate cortex dysfunction in attention-deficit/hyperactivity disorder revealed by fMRI and counting stroop. *Biol Psychiatry*. 1999;45(12):1542–1552.

99. McGovern RA, Sheth SA. Role of the dorsal anterior cingulate cortex in obsessive-compulsive disorder: converging evidence from cognitive neuroscience and psychiatric neurosurgery. *J Neurosurg*. 2017;126(1):132–147.

100. Milad MR, Furtak SC, Greenberg JL, et al. Deficits in conditioned fear extinction in obsessive-compulsive disorder and neurobiological changes in the fear circuit. *JAMA Psychiatry*. 2013;70(6):608–618; quiz 554.

101. McClure EB, Monk CS, Nelson EE, et al. Abnormal attention modulation of fear circuit function in pediatric generalized anxiety disorder. *Arch Gen Psychiatry*. 2007;64(1):97–106.

102. Fornito A, Yücel M, Dean B, et al. Anatomical abnormalities of the anterior cingulate cortex in schizophrenia: bridging the gap between neuroimaging and neuropathology. *Schizophr Bull*. 2009;35(5):973–993.

103. Mundy P. The neural basis of social impairments in autism: the role of the dorsal medial-frontal cortex and anterior cingulate system. *J Child Psychol Psychiatry*. 2003;44(6):793–809.

104. Goard M, Dan Y. Basal forebrain activation enhances cortical coding of natural scenes. *Nat Neurosci*. 2009;12(11):1444–1449.

105. Di Chiara G, Bassareo V, Fenu S, et al. Dopamine and drug addiction: the nucleus accumbens shell connection. *Neuropharmacology*. 2004;47 Suppl 1:227–241.

106. Aylward EH, Reiss AL, Reader MJ, et al. Basal ganglia volumes in children with attention-deficit hyperactivity disorder. *J Child Neurol*. 1996;11(2):112–115.

107. Perez-Costas E, Melendez-Ferro M, Roberts RC. Basal ganglia pathology in schizophrenia: dopamine connection and anomalies. *J Neurochem*. 2010;113(2):287–302.

108. Welter ML, Burbaud P, Fernandez-Vidal S, et al. Basal ganglia dysfunction in OCD: subthalamic neuronal activity correlates with symptoms severity and predicts

high-frequency stimulation efficacy. *Transl Psychiatry*. 2011; 1(5):e5.

109. Maletic V, Raison C. Integrated neurobiology of bipolar disorder. *Front Psychiatry*. 2014;5:98.

110. Andres KH, Düring MV, Veh RW. Subnuclear organization of the rat habenular complexes. *J Comp Neurol*. 1999;407(1):130–150.

111. Matsumoto M, Hikosaka O. Lateral habenula as a source of negative reward signals in dopamine neurons. *Nature*. 2007;447(7148):1111–1115.

112. Hikosaka O. The habenula: from stress evasion to value-based decision-making. *Nat Rev Neurosci*. 2010; 11(7): 503–513.

113. Luo J. Effects of ethanol on the cerebellum: advances and prospects. *Cerebellum*. 2015;14(4):383–385.

114. Ropper AH, Samuels MA, Klein JP. *Adams and Victor's Principles of Neurology*. 10th ed. McGraw-Hill Education; 2014.

115. Phan KL, Wager T, Taylor SF, et al. Functional neuroanatomy of emotion: a meta-analysis of emotion activation studies in PET and fMRI. *NeuroImage*. 2002;16(2):331–348.

116. Tamminga CK, Thaker GK, Buchanan R, et al. Limbic system abnormalities identified in schizophrenia using positron emission tomography using fluorodeoxyglucose and neocortical alterations with deficit syndrome. *Arch Gen Psych*. 1992;49(7):522–530.

117. Pandya M, Altinay M, Malone Jr DA, et al. Where in the brain is depression? *Curr Psychiatry Rep*. 2012;14(6):634–642.

118. Blond BN, Fredericks CA, Blumberg HP. Functional neuroanatomy of bipolar disorder: structure, function, and connectivity in an amygdala-anterior paralimbic neural system. *Bipolar Disord*. 2012;14(4):340–355.

119. Martin EI, Ressler KJ, Binder E, et al. The neurobiology of anxiety disorder: brain imaging, genetics, and psychoneuroendocrinology. *Psychiatr Clin North Am*. 2009;32(3):549–575.

120. Sherin JE, Nemeroff CB. Post-traumatic stress disorder: the neurobiological impact of psychological trauma. *Dialogues Clin Neurosci*. 2011;13(3):263–278.

121. Menon V. Salience Network. In: Toga AW, ed. *Brain Mapping: An Encyclopedic Reference*. Academic Press: Elsevier; 2015:597–611.

122. Taylor KS, Seminowicz DA, Davis KD. Two systems of resting state connectivity between the insula and cingulate cortex. *Hum Brain Mapp*. 2009;30(9):2731–2745.

123. Whitfield-Gabrieli S, Ford JM. Default mode network activity and connectivity in psychopathology. *Annu Rev Clin Psychol*. 2012;8:49–76.

124. Yehuda R, Hoge CW, McFarlane AC, et al. Post-traumatic stress disorder. *Nat Rev Dis Primers*. 2015;1:15057.

125. Manoliu A, Meng C, Brandl F, et al. Insular dysfunction within the salience network is associated with severity of symptoms and aberrant inter-network connectivity in major depressive disorder. *Front Hum Neurosci*. 2014;7:930.

126. Manoliu A, et al. Aberrant dependence of default mode/central executive network interactions on anterior insular salience network activity in schizophrenia. *Schizophr Bull*. 2014;40(2):428–437.

127. Yesavage JA, Brink TL, Lum O, et al. Screening tests for geriatric depression. *Clinical Gerontologist*. 1982;1:37–44.

128. Yesavage JA, Brink TL, Rose TL, et al. Development and validation of a geriatric depression screening scale: a preliminary report. *J Psychiatr Res*. 1983;17(1):37–49.

129. Sheikh JI, Yesavage JA. Geriatric Depression Scale (GDS): Recent evidence and development of a shorter version. *Clinical Gerontology: A Guide to Assessment and Intervention*. New York: The Haworth Press; 1986:165–173.

130. Sheikh JI, Yesavage JA, Brooks JO 3rd, et al. Proposed factor structure of the Geriatric Depression Scale. *Int Psychogeriatr*. 1991;3(1):23–28.

131. Nasreddine ZS, Phillips NA, Bédirian V, et al. The Montreal Cognitive Assessment, MoCA: a brief screening tool for mild cognitive impairment. *J Am Geriatr Soc*. 2005;53(4): 695–699.

Pele, Cabelo e Unhas

ANATOMIA E FISIOLOGIA

A pele mantém o corpo em homeostase, apesar dos ataques diários do meio ambiente; retém líquidos corporais enquanto protege os tecidos subjacentes de microrganismos, substâncias nocivas e radiação. A pele também modula a temperatura corporal e sintetiza vitamina D. Cabelo, unhas e glândulas sebáceas e sudoríparas são considerados apêndices da pele (fâneros cutâneos). A pele e seus fâneros sofrem muitas mudanças durante o envelhecimento.

Ver Capítulo 27, *Adultos mais Velhos*, para rever as alterações da pele com o envelhecimento.

Pele

A pele é o órgão individual mais pesado do corpo, representando cerca de 16% do peso corporal e cobrindo uma área de aproximadamente 1,2 a 2,3/m². Contém três camadas: a epiderme, a derme e os tecidos subcutâneos (Figura 10.1).

A camada mais superficial, a **epiderme**, é um epitélio avascular queratinizado fino, que consiste em duas camadas: um *estrato córneo* externo de células mortas queratinizadas e uma camada celular interna, o *estrato basal* e o *estrato espinhoso*, também conhecido como camada de Malpighi, onde tanto a melanina quanto

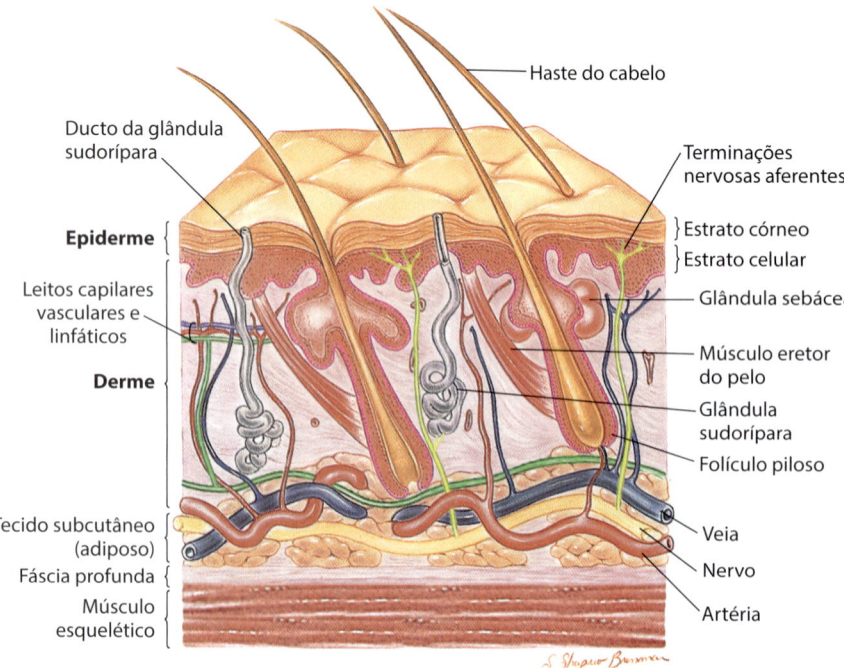

Figura 10.1 Estrutura da pele e tecido subcutâneo.

a queratina são formadas. A migração da camada interna para a externa leva aproximadamente 1 mês.

A epiderme depende da **derme** vascularizada subjacente para nutrição. A derme é uma camada densa de colágeno interconectado e fibras elásticas contendo apêndices epidérmicos, como *glândulas pilossebáceas* (glândulas sebáceas), glândulas sudoríparas, folículos capilares e a maioria dos terminais dos nervos cutâneos. Inferiormente, a derme se funde com o tecido adiposo *subcutâneo* ou tecido *adiposo*.

A cor normal da pele depende da quantidade e do tipo de *melanina*, mas também é influenciada por estruturas vasculares subjacentes, alterações hemodinâmicas e alterações no caroteno e na bilirrubina.

A quantidade de melanina, um pigmento amarronzado, é determinada geneticamente e aumentada pela exposição à luz solar. A hemoglobina nos eritrócitos transporta oxigênio na forma de *oxi-hemoglobina*, um pigmento vermelho-brilhante nas artérias e nos capilares, que causa vermelhidão da pele. Depois de atravessar o leito capilar e liberar oxigênio para os tecidos, o pigmento azul mais escuro da *desoxi-hemoglobina* circula nas veias. A difusão da luz através das camadas superficiais turvas da pele ou dos vasos sanguíneos também faz com que as veias pareçam mais azuis e menos vermelhas do que o sangue venoso circulante.

Caroteno, um pigmento amarelo, é encontrado na gordura subcutânea e em áreas fortemente queratinizadas, como as palmas das mãos e plantas dos pés. A *bilirrubina*, um pigmento amarelo-amarronzado, surge da degradação do heme nos eritrócitos.

Palidez indica anemia.

Cianose, coloração azulada, pode indicar diminuição do oxigênio no sangue ou diminuição do fluxo sanguíneo em resposta a um ambiente frio.

Icterícia resulta do aumento da bilirrubina.

Pelos

Os adultos têm dois tipos de pelos: **velo**, que é curto, fino, imperceptível e relativamente não pigmentado, e **terminal**, que é mais grosso, mais espesso, mais conspícuo e geralmente pigmentado. Os pelos do escalpo (cabelo) e as sobrancelhas são exemplos de pelos terminais.

Unhas

As unhas protegem as extremidades distais dos dedos das mãos e dos pés. A *lâmina ungueal,* retangular e geralmente curva, de consistência firme, é rosada por causa do *leito ungueal* vascular, ao qual a lâmina está firmemente fixada (Figuras 10.2 e 10.3). Observar a *lúnula* (meia-lua) e a borda livre da lâmina ungueal. Aproximadamente 25% da lâmina ungueal, a *raiz ungueal*, é coberta pela prega ungueal proximal. A **cutícula** se estende desde a dobra e, funcionando como um lacre, protege o espaço entre a dobra e a lâmina da umidade externa. As *dobras laterais das unhas* cobrem os lados da lâmina ungueal. Observe que o ângulo entre a prega ungueal proximal e a lâmina ungueal normalmente é inferior a 180°.

As unhas dos dedos das mãos crescem aproximadamente 0,1 mm por dia; as unhas dos dedos dos pés crescem mais lentamente.

Glândulas pilossebáceas e glândulas sudoríparas

As **glândulas pilossebáceas** (*glândulas sebáceas*) produzem uma substância gordurosa que é secretada para a superfície da pele através dos folículos capilares. Essas glândulas são encontradas em todas as superfícies da pele, exceto nas palmas das mãos e plantas dos pés.

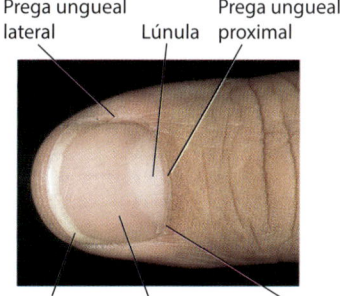

Prega ungueal lateral   Lúnula   Prega ungueal proximal

Borda livre   Lâmina ungueal   Cutícula

Figura 10.2 Estruturas superficiais da unha do dedo da mão.

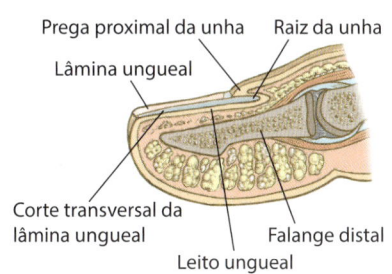

Prega proximal da unha   Raiz da unha

Lâmina ungueal

Corte transversal da lâmina ungueal   Falange distal   Leito ungueal

Figura 10.3 Corte transversal da ponta de um dedo da mão.

As *glândulas sudoríparas* são de dois tipos: écrinas e apócrinas. As **glândulas sudoríparas écrinas** são amplamente distribuídas, abrem-se diretamente na superfície da pele e ajudam a controlar a temperatura corporal pela produção de suor. Em contrapartida, as **glândulas sudoríparas apócrinas** são encontradas principalmente nas regiões axilar e genital e geralmente se abrem em folículos pilosos. A decomposição bacteriana do suor apócrino é responsável pelo odor corporal dos adultos.

ANAMNESE: ABORDAGEM GERAL

Como acontece com qualquer outro sistema do corpo, o diagnóstico de doenças de pele envolve anamnese e exame físico minuciosos. A compreensão dos sintomas que acompanham as lesões cutâneas, como prurido ou dor, pode ajudar no diagnóstico clínico. Uma vez que o diagnóstico clínico é fundamental na dermatologia, uma anamnese cuidadosamente direcionada ajuda a refinar as hipóteses diagnósticas e ajuda a identificar outros exames complementares ou a abordar questões que são importantes para um manejo ideal.[1] Determinados aspectos relevantes das doenças cutâneas, como duração, evolução, periodicidade e episódios anteriores de um tipo semelhante são frequentemente familiares ao paciente. Portanto, uma entrevista cuidadosa para obter essas informações é fundamental. Da mesma forma, se as lesões não forem visíveis, o diagnóstico pode depender da descrição e da lembrança do paciente. Também é importante verificar a história patológica pregressa (HPP) do paciente, uma vez que muitas doenças sistêmicas podem ter características e manifestações cutâneas. Quaisquer exposições relatadas durante uma anamnese meticulosa (p. ex., itens dietéticos, cosméticos, produtos químicos ocupacionais, luz solar, medicamentos, viagens ao exterior) são causas potencialmente importantes de doenças dermatológicas.

Sintomas comuns ou preocupantes
■ Lesões
■ Erupções e prurido
■ Queda de pelos/cabelo e alterações ungueais

Lesões

Uma **lesão** é qualquer área de pele alterada. Pode ser solitária ou múltipla. Procurar lesões sugestivas de melanoma, carcinoma basocelular (CBC) ou carcinoma espinocelular (CEC), independentemente da cor da pele do paciente. Detectar câncer de pele em um estágio inicial aumenta a probabilidade de tratamento bem-sucedido. Perguntar primeiro se o paciente está preocupado com alguma nova lesão: "Você notou alguma mudança em sua pele? E em seu cabelo? Nas suas unhas?", "Você teve algum tumor? Feridas? Caroços?" Se o paciente relatar uma nova lesão, é importante buscar sua história pessoal e familiar em relação a câncer de pele. Observe o tipo, a localização e a data de qualquer câncer de pele anterior e pergunte sobre o autoexame regular da pele e o uso de protetor solar. Pergunte também: "Alguém da sua família removeu um câncer de pele? Se sim, quem? Você sabe que tipo de câncer de pele: CBC, CEC ou melanoma?" Documente a resposta mesmo se o paciente não souber qual tipo e aconselhe-o sobre a prevenção do câncer de pele.

Ver discussão sobre prevenção de câncer de pele na seção *Promoção da saúde e orientação: evidências e recomendações*.

Erupções e prurido

Uma **erupção cutânea** consiste no aparecimento de lesões na pele. Se houver queixa de erupções cutâneas, perguntar sobre prurido, o sintoma mais importante quando se avalia erupções cutâneas. O prurido precede a erupção cutânea ou ocorre depois dela? No caso de erupções cutâneas pruriginosas, perguntar sobre alergias sazonais associadas com prurido e lacrimejamento, asma e dermatite atópica, frequentemente acompanhadas de erupções cutâneas na parte interna dos cotovelos e joelhos na infância. O paciente consegue dormir a noite toda ou acorda por causa do prurido? No caso de erupções na pele, é importante descobrir que tipo de hidratante ou produtos de venda livre foram aplicados.

Pergunte também sobre pele seca, que pode causar prurido e erupção cutânea, sobretudo em crianças com dermatite atópica e adultos mais velhos, devido à perda da barreira de umidade natural na epiderme.

Causas de prurido generalizado, sem erupção cutânea aparente, incluem pele seca, gravidez, uremia, icterícia, linfomas e leucemia, reações medicamentosas e, menos comumente, policitemia vera.

Incentivar o uso de hidratantes para repor a barreira de umidade perdida.[2]

Queda de cabelo e alterações ungueais

Os pacientes frequentemente relatam perda espontânea de cabelo ou alterações ungueais espontâneas. Para *queda de cabelo*, perguntar se o cabelo está diminuindo ou caindo e, em caso afirmativo, onde. Se cair, o cabelo cai a partir das raízes ou quebra ao longo das hastes? Pergunte sobre as práticas de cuidado do cabelo, como a frequência da lavagem e uso de tinturas, relaxantes químicos ou aparelhos de aquecimento. Consulte a Tabela 10.8 para os padrões normais de queda de cabelo em homens e mulheres e aconselhe os pacientes afetados de maneira adequada.

Esteja familiarizado com as alterações comuns nas unhas, como onicomicose, deformidade por tique nervoso e melanoníquia, mostradas na Tabela 10.9.

As causas mais comuns de queda de cabelo difusa são calvície de padrão masculino e feminino.

A queda de cabelo nas raízes é comum no eflúvio telógeno e na alopecia areata. Quebras ao longo da haste capilar sugerem danos causados pelos cuidados com o cabelo ou tinha do couro cabeludo.

DESCRIÇÃO DAS LESÕES DA PELE

É importante usar terminologia específica para descrever as lesões e erupções cutâneas. Boas descrições incluem cada um dos seguintes elementos: número, tamanho, cor, forma, textura, lesão primária, localização e configuração.

Por exemplo, para ceratose (ou queratose) seborreica, examinar este registro: "Múltiplas placas verrugosas de 5 mm a 2 cm de bronzeado a marrom, ovais, coladas, de topo plano nas costas e no abdome, seguindo as linhas de tensão da pele." Observe a descrição de cada elemento: *número* – múltiplo; *tamanho* – 5 mm a 2 cm; *cor* – bronzeado a marrom; *forma* – oval; *textura* – verruga achatada; *lesão primária* – placas; *localização* – costas e abdome; e *configuração* – seguindo as linhas de tensão da pele.

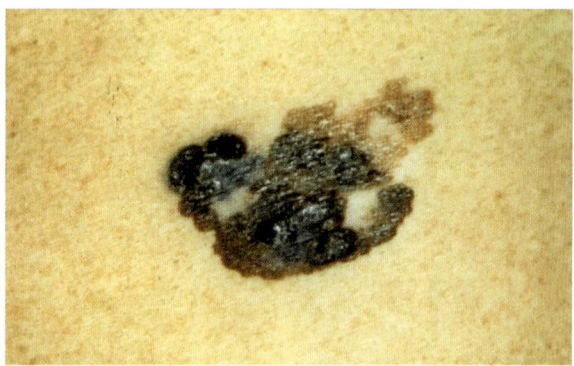

Figura 10.4 Melanoma com todas as características clássicas do método ABCD: Assimetria, irregularidade de Borda, variação de Cor e Diâmetro > 6 mm. (De DeVita VT, *et al. DeVita, Hellman, and Rosenberg's Cancer: Principles & Practice of Oncology*. 11th ed. Wolters Kluwer; 2019, Fig. 92.3, part c.)

Ao examinar nevos à procura de melanomas, os médicos geralmente descrevem essas lesões usando o método ABCDE-EFG (ver Boxe 10.4 e Tabela 10.6). Uma lesão é descrita no que se refere a: Assimetria (de um lado da verruga em relação ao outro); irregularidade da Borda, especialmente se irregular, entalhada ou borrada; variações de Cores (mais de duas cores, especialmente preto-azulado, branco ou vermelho); Diâmetro > 6 mm; Evolução ou alteração rápida das dimensões, dos sintomas ou da morfologia; Elevação; Firmeza à palpação; e crescimento (Growth) progressivo ao longo de várias semanas.

Revisar o método ABCDE-EFG e as fotografias no Boxe 10.4 e na Tabela 10.6, *Lesões marrons: melanoma e seus imitadores*, que fornecem identificadores úteis adicionais e comparações de lesões marrons benignas com melanoma (Figura 10.4). Ver também a discussão sobre rastreamento de câncer de pele na seção *Promoção da saúde e orientação: evidências e recomendações*.

Lesão primária

Lesões cutâneas primárias (elementares) são aquelas que se desenvolvem como resultado direto e, portanto, são as mais características do processo mórbido. Revise as descrições dessas lesões primárias para que possa identificá-las em seus pacientes (Figuras 10.5 a 10.13). As lesões primárias são planas, elevadas ou cheias de líquido.

Ver Tabela 10.1, *Descrição de lesões cutâneas primárias: planas, elevadas e preenchidas com líquido*; Tabela 10.2, *Outras lesões primárias: pústulas, furúnculos, nódulos, cistos, pápulas, sulcos*; Tabela 10.3, *Safári dermatológico: lesões benignas*; e Tabela 10.7, *Lesões vasculares e purpúricas da pele.*

Os exemplos incluem efélides (sardas), pintas planas e manchas "vinho do porto" e erupções cutâneas de riquetsioses, rubéola e sarampo.[3]

Uma **mácula** é uma área plana circunscrita de mudança na cor da pele < 1 cm de diâmetro.

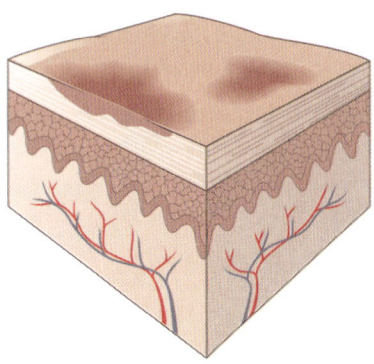

Figura 10.5 Mácula. (Modificada de Kronenberger J, Ledbetter J. *Lippincott Williams & Wilkins' Comprehensive Medical Assisting.* 5th ed. Wolters Kluwer; 2016; Fig. 28-2.)

Uma **mancha** é uma área plana circunscrita, de mudança na cor da pele > 1 cm de diâmetro.

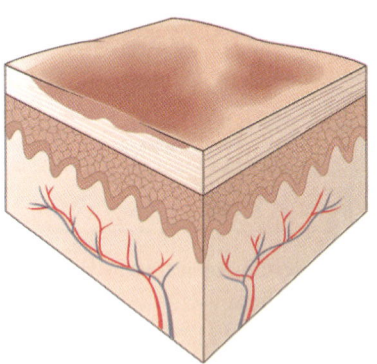

Figura 10.6 Mancha. (Modificada de Kronenberger J, Ledbetter J. *Lippincott Williams & Wilkins' Comprehensive Medical Assisting.* 5th ed. Wolters Kluwer; 2016; Fig. 28-2.)

Uma **pápula** é uma pequena elevação sólida da pele < 1 cm de diâmetro.

Os exemplos incluem nevos, verrugas, líquen plano, picadas de insetos, queratoses seborreicas, queratoses actínicas, algumas lesões de acne e cânceres de pele.[3]

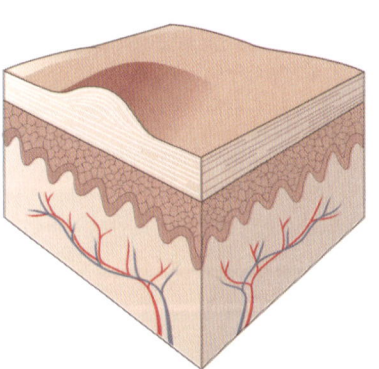

Figura 10.7 Pápula. (Modificada de Kronenberger J, Ledbetter J. *Lippincott Williams & Wilkins' Comprehensive Medical Assisting.* 5th ed. Wolters Kluwer; 2016; Fig. 28-2.)

Uma **placa** é uma grande elevação mais plana da pele, às vezes formada por pápulas que se aglutinam.

Lesões de psoríase e granuloma anular comumente formam placas.[3]

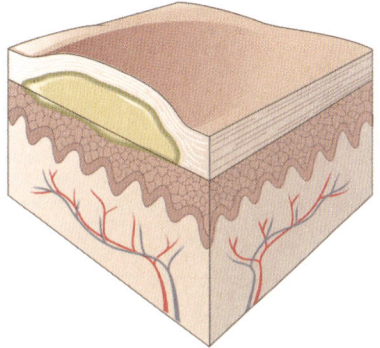

Figura 10.8 Placa. (Modificada de Kronenberger J, Ledbetter J. *Lippincott Williams & Wilkins' Comprehensive Medical Assisting*. 5th ed. Wolters Kluwer; 2016; Fig. 28-2.)

Um **nódulo** é uma elevação sólida da pele > 1 cm de diâmetro, que geralmente se estende para as camadas mais profundas da pele.

Os exemplos incluem cistos, lipomas e fibromas.[3]

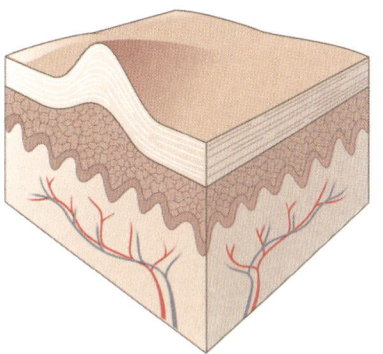

Figura 10.9 Nódulo. (Modificada de Kronenberger J, Ledbetter J. *Lippincott Williams & Wilkins' Comprehensive Medical Assisting*. 5th ed. Wolters Kluwer; 2016; Fig. 28-2.)

Uma **pústula** é uma pequena elevação circunscrita da epiderme cheia de líquido purulento.

As pústulas são comuns em infecções bacterianas e foliculite.[3]

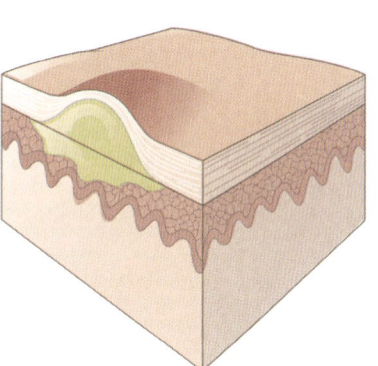

Figura 10.10 Pústula. (Modificada de Kronenberger J, Ledbetter J. *Lippincott Williams & Wilkins' Comprehensive Medical Assisting*. 5th ed. Wolters Kluwer; 2016; Fig. 28-2.)

Uma **vesícula** é uma pequena elevação circunscrita da epiderme contendo um líquido transparente, < 1 cm de diâmetro.

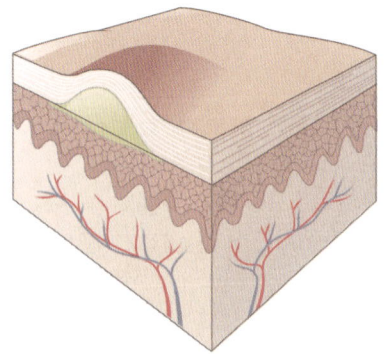

Figura 10.11 Vesícula. (Modificada de Kronenberger J, Ledbetter J. *Lippincott Williams & Wilkins' Comprehensive Medical Assisting*. 5th ed. Wolters Kluwer; 2016; Fig. 28-2.)

EXEMPLOS DE ANORMALIDADES

As vesículas são características de infecções por herpes-vírus, dermatite de contato alérgica aguda e alguns distúrbios bolhosos autoimunes como dermatite herpetiforme.[3]

Uma **bolha** é uma elevação circunscrita da epiderme, que contém líquido claro > 1 cm de diâmetro.

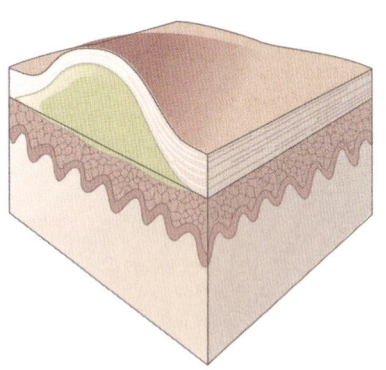

Figura 10.12 Bolha. (Modificada de Kronenberger J, Ledbetter J. *Lippincott Williams & Wilkins' Comprehensive Medical Assisting*. 5th ed. Wolters Kluwer; 2016; Fig. 28-2.)

As doenças bolhosas autoimunes clássicas incluem pênfigo vulgar e penfigoide bolhoso.[3]

Vergão é uma lesão elevada e circunscrita que consiste em edema dérmico; também é conhecida como *urticária*. Os vergões duram tipicamente menos de 24 horas.

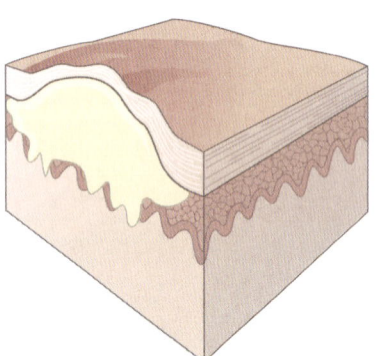

Figura 10.13 Vergão. (Modificada de Kronenberger J, Ledbetter J. *Lippincott Williams & Wilkins' Comprehensive Medical Assisting*. 5. ed. Wolters Kluwer; 2016; Fig. 28-2.)

Vergões são uma manifestação comum de hipersensibilidade a medicamentos; picadas ou mordidas, autoimunidade e, menos comumente, estímulos físicos, incluindo temperatura, pressão e luz solar.[3]

Outras lesões primárias incluem **erosões** (perda de epitélio epidérmico ou mucoso), **úlceras** (perda mais profunda da epiderme e, pelo menos, da derme superior), **petéquias** (focos pontilhados de hemorragia que não embranquecem), **púrpura** (que não embranquece, elevada e palpável), e **equimoses** (que não embranquecem, áreas maiores ou púrpura).

Tamanho

Meça com uma régua em milímetros ou centímetros. Para lesões ovais, meça no eixo longo e, em seguida, perpendicularmente ao eixo.

Número

As lesões podem ser solitárias (únicas) ou múltiplas. Se múltiplas, registre quantas. Considere também estimar o número total do tipo de lesão que você está escrevendo.

Distribuição

Distribuição refere-se a como as lesões cutâneas estão dispersas ou espalhadas. É importante observar se determinadas partes do corpo são afetadas (p. ex., palmas das mãos ou plantas dos pés, couro cabeludo, mucosas, flexuras ou dobras cutâneas, superfícies extensoras); se a distribuição é aleatória ou padronizada, simétrica ou assimétrica; e se as lesões estão confinadas à exposição ao sol ou em pele protegida. Seja o mais específico possível. Para lesões únicas, meça sua distância de outros pontos de referência (p. ex., 1 cm lateral à comissura oral esquerda).

A psoríase frequentemente afeta o couro cabeludo, as superfícies extensoras dos cotovelos e joelhos, o umbigo e a fenda glútea.

O líquen plano frequentemente surge nos punhos, antebraços, órgãos genitais e pernas.

O vitiligo pode ser irregular e isolado ou pode agrupar-se ao redor da região distal, membros e rosto, principalmente ao redor dos olhos e da boca.

O lúpus eritematoso discoide apresenta lesões características na pele da face exposta ao sol, especialmente na testa, no nariz e na orelha.

A hidradenite supurativa envolve a pele contendo uma alta densidade de glândulas apócrinas, incluindo axilas, virilha e região inframamária.

Configuração

A **configuração** é a forma de lesões solitárias e o arranjo de grupos de lesões. Alguns termos descritivos a aprender são *lineares* ou *estriados* (linha reta); *anular* (tipo anel, com clareamento central); *numular* ou *discoide* (em forma de moeda, sem clareamento central); *alvo*, *olho de boi* ou *íris* (anéis com centro mais escuro); e *serpiginoso* ou *giratório* (tendo elementos lineares, ramificados e curvos).

Os exemplos são herpes-zóster com vesículas unilaterais e dermatomais; herpes simples, com vesículas ou pústulas agrupadas em base eritematosa; *tinea pedis* com lesões anulares; e dermatite de contato alérgica por hera venenosa com lesões lineares.

Textura

Palpar a lesão para ver se é lisa, carnuda, *verrugosa* ou escamosa (escamas finas, queratóticas ou oleosas).

A descamação pode ser gordurosa, como dermatite seborreica ou queratoses seborreicas, seca e fina como *tinha do pé*, ou dura e queratótica como queratoses actínicas ou CEC.

Cor

Use sua imaginação e seja criativo. Consulte uma cartela de cores, se necessário. Existem muitos tons de bronzeado e marrom, mas comece com marrom, marrom-claro e marrom-escuro se estiver com problemas.

- Usar "cor da pele" para descrever uma lesão da mesma tonalidade da pele do paciente

- Outras cores comuns são preto, laranja, amarelo, roxo e tons de azul, prata e cinza

- No caso de lesões ou erupções cutâneas vermelhas (**eritema**), pressioná-las firmemente com o dedo ou com uma lâmina de vidro para ver se a vermelhidão clareia temporariamente e depois retorna ao aspecto habitual.

Lesões que embranquecem à pressão são eritematosas e sugerem inflamação. Lesões que não embranquecem à pressão, como petéquias, púrpura e estruturas vasculares (hemangioma rubi, malformações vasculares) não são eritematosas, mas vermelhas, roxas ou violáceas. Elas não empalidecem porque o sangue extravasou dos capilares para os tecidos circundantes.

Ver Tabelas 10.4 a 10.6 para lesões ásperas, rosadas, marrons e seus imitadores.

Ver Tabela 10.7, *Lesões vasculares e purpúricas da pele*.

EXAME FÍSICO: ABORDAGEM GERAL

Quando lesões cutâneas forem observadas, todas devem ser inspecionadas e palpadas. As lesões devem ser descritas com acurácia, usando a terminologia especificada anteriormente. Nevos com alterações de suas características, história pregressa de câncer de pele e outros fatores de risco justificam um exame de pele de corpo inteiro.

Iluminação, equipamento e dermatoscopia

A iluminação precisa ser adequada. Uma boa iluminação ambiente no teto ou luz natural das janelas geralmente é adequada. Uma fonte de luz forte pode ser acrescentada se a sala de atendimento não for bem iluminada. Também é preciso ter à mão uma pequena régua ou fita métrica. Além disso, uma pequena lupa possibilita um exame mais detalhado das lesões. Essas ferramentas ajudam a documentar características importantes das lesões cutâneas, como dimensões, formato, cor e textura.

O uso de um **dermoscópio** é uma prática de consultório cada vez mais útil para decidir se uma lesão melanocítica é benigna ou maligna. Esse dispositivo portátil fornece luz polarizada cruzada ou não polarizada para visualizar padrões de pigmentação ou estruturas vasculares (Figura 10.14).

Com treinamento clínico adequado, o uso da dermatoscopia melhora a sensibilidade e a especificidade da diferenciação de melanomas de lesões benignas.[4,5]

Avental descartável para os pacientes

Peça ao paciente para remover as roupas, exceto as roupas íntimas, e colocar um avental descartável com abertura nas costas (Figura 10.15). Esse é o primeiro requisito para o exame da pele. Peça permissão para expor a área a ser examinada antes de mover o avental para ver a área. Você pode dizer: "Eu gostaria de remover o avental para olhar suas costas agora. Tudo bem?" Faça isso para todas as partes do corpo. Pergunte também se o paciente gostaria de ter um acompanhante presente, especialmente quando o exame das áreas genitais for antecipado.

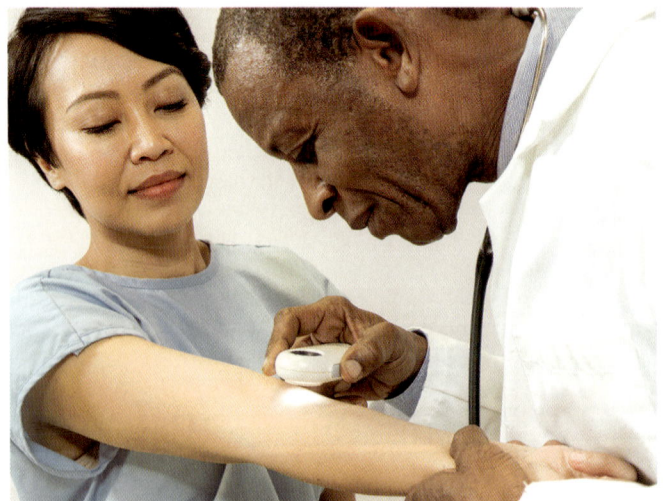

Figura 10.14 Uso de um dermoscópio para examinar lesões cutâneas.

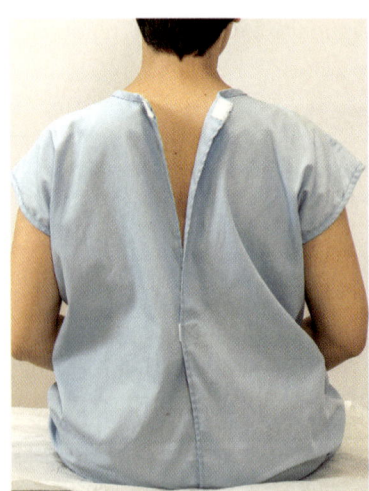

Figura 10.15 O avental descartável do paciente deve abrir nas costas.

Higienização das mãos

Antes de iniciar o exame, higienizar bem as mãos. É importante que você palpe as lesões para verificar a textura, a consistência e se há descamação. Como a lavagem frequente das mãos aumenta o risco de dermatite de contato irritativa, os dermatologistas recomendam o uso de desinfetantes para as mãos, que ressecam menos a pele do que o sabão e a água. Explique ao paciente que lavar as mãos garante higiene e um exame ideal. É melhor restringir o uso de luvas para tocar feridas, em vez de durante o exame, para que o paciente se sinta aceito. O poder do toque humano profissional e atencioso pode ser terapêutico, sobretudo para pacientes com doenças estigmatizantes, como psoríase e HIV.

Ver seção Precauções universais *no Capítulo 4.*

TÉCNICAS DE EXAME

Principais componentes do exame de pele de corpo inteiro

Posição do paciente – sentado

- Inspecionar o cabelo e o couro cabeludo (distribuição, textura e quantidade)
- Inspecionar a cabeça e o pescoço, incluindo testa, sobrancelhas, pálpebras, cílios, conjuntiva, esclera, nariz, orelhas, bochechas, lábios, cavidade oral, queixo e barba
- Inspecionar a parte superior do dorso
- Inspecionar ombros, braços e mãos, incluindo a palpação das unhas
- Inspecionar o tórax e o abdome
- Inspecionar a parte anterior das coxas e pernas
- Inspecionar os pés e os dedos dos pés, incluindo plantas, áreas interdigitais e unhas

Posição do paciente – em pé

- Inspecionar a parte inferior do dorso
- Inspecionar a parte posterior das coxas e pernas
- Inspecionar as mamas, as axilas e a genitália, incluindo pelos axilares e púbicos

O posicionamento alternativo é colocar o paciente em decúbito dorsal e depois em decúbito ventral. O fluxo sistemático do exame da cabeça aos pés, anterior e posteriormente, permanece.

Técnica padrão: posição do paciente – sentado e depois em pé

Escolha uma das duas posições do paciente para realizar o exame de pele de corpo inteiro. O paciente pode estar sentado ou pode deitar-se em decúbito dorsal e, depois, deitado. Planeje examinar a pele sempre na mesma ordem, para que seja menos provável que você ignore partes do exame. Com o *paciente sentado* na mesa de exame, fique em frente a ele e ajuste a mesa a uma altura confortável. Começar pelo exame do *cabelo* e do *couro cabeludo* (Figura 10.16). Observe a distribuição, a textura e a quantidade de cabelo.

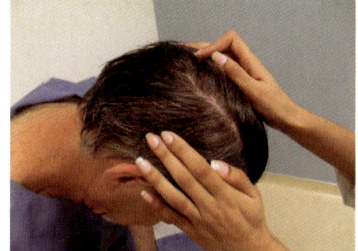

Figura 10.16 Partir o cabelo para expor o couro cabeludo.

Em seguida, usando os dedos ou um aplicador com ponta de algodão, separe o cabelo para examinar o couro cabeludo de um lado a outro.

A alopecia, ou queda de cabelo, pode ser difusa, irregular ou total. A queda de cabelo de padrão masculino e feminino é normal com o envelhecimento. Áreas focais de cabelo podem ser perdidas repentinamente na alopecia areata.[6] Encaminhar pacientes com alopecia cicatricial para um dermatologista.

Cabelo esparso é visto no hipotireoidismo; fios de cabelo finos e sedosos no hipertireoidismo. Ver Tabela 10.8, *Queda de cabelo*.

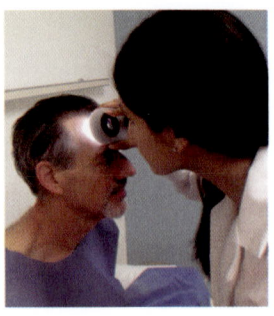

Figura 10.17 Inspeção de uma lesão na testa com um dermoscópio.

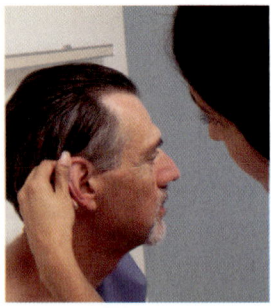

Figura 10.18 Inspeção do rosto e das orelhas.

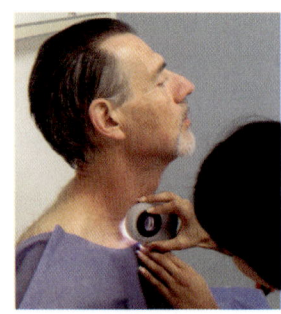

Figura 10.19 Inspeção de uma lesão na região anterior do pescoço com um dermoscópio.

A seguir, inspecione a *cabeça* e o *pescoço*, incluindo testa, olhos (pálpebras, conjuntiva e esclera), nariz, orelhas, bochechas, lábios, cavidade oral e queixo (Figuras 10.17 a 10.19). O exame também deve incluir a inspeção dos pelos terminais de sobrancelhas, cílios e barba.

Procurar sinais de CBC no rosto. Ver Tabela 10.5, Lesões rosadas: carcinoma basocelular e seus imitadores.

Peça ao paciente que se incline para a frente. Peça permissão antes de abrir o avental e inspecionar a *parte superior das costas* (Figura 10.20).

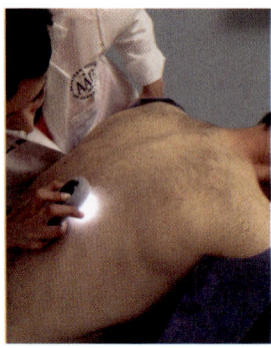

Figura 10.20 Inspeção de uma lesão nas costas com o paciente inclinado para a frente.

Agora, inspecione *ombros*, *braços* e *mãos* (Figura 10.21). Inspecione e palpe as *unhas* (Figura 10.22). Observe a cor, o formato e quaisquer lesões. Faixas longitudinais de pigmento são normais em pessoas com pele mais escura.

Ver Tabela 10.9, Achados nas unhas ou ao seu redor.

Inspecione o *tórax* e o *abdome* (Figura 10.23), preparando o paciente: "Vamos dar uma olhada na parte superior do seu tórax e, em seguida, na área do estômago." O paciente geralmente ajudará abaixando ou levantando o avental para expor essas áreas e cobrindo-a quando terminar (Figura 10.24). Você pode querer

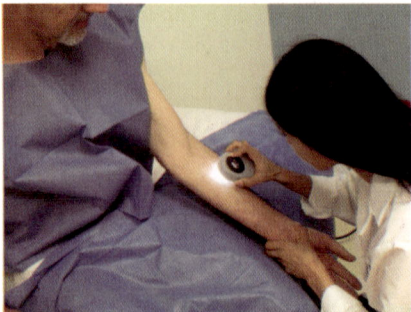

Figura 10.21 Inspeção de uma lesão no braço com um dermoscópio.

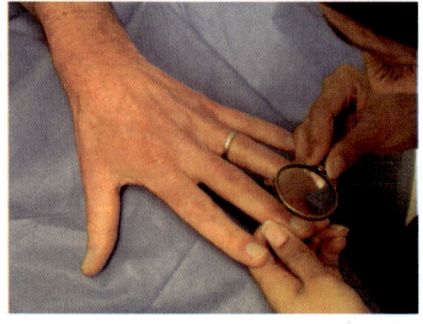

Figura 10.22 Inspeção das mãos com uma lente de aumento e palpação das unhas.

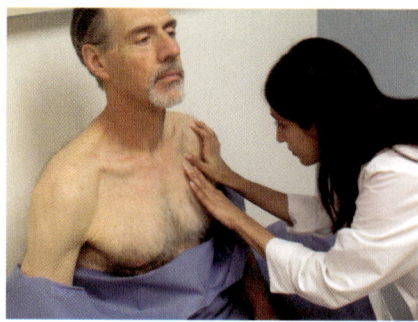
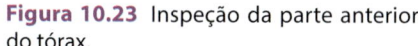

Figura 10.23 Inspeção da parte anterior do tórax.

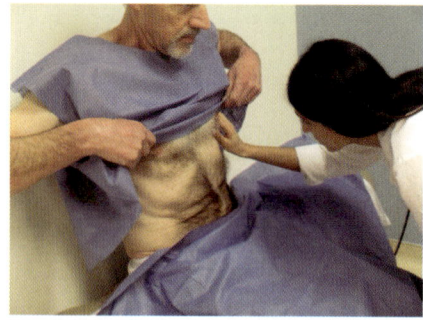

Figura 10.24 Inspeção do abdome.

inspecionar as *axilas* nesse momento ou integrá-las mais tarde no exame das *mamas* de uma paciente.

Informe ao paciente que você examinará a parte *anterior das coxas* e das *pernas* (Figura 10.25). Você e o paciente podem trabalhar juntos para expor a pele nessas áreas, descendo para os *pés* e *dedos dos pés* (Figura 10.26). Inspecione e palpe as *unhas* dos pés e inspecione as *plantas* dos pés e as áreas entre os dedos dos pés (Figuras 10.27 e 10.28).

Peça ao paciente para ficar de pé para que você possa inspecionar a *parte inferior das costas* e a *parte posterior dos membros inferiores* (Figuras 10.29 e 10.30). Se necessário, pedir ao paciente para descobrir as nádegas (Figura 10.31). O exame das mamas e da *genitália* pode ser deixado para o final. Esses exames são descritos em outros capítulos. Lembre-se de levar em consideração o conforto do paciente, a modéstia e o uso de um acompanhante durante esses exames. O exame também deve incluir a inspeção da *axila* e dos pelos na *região pubiana*.

Ver Capítulo 18, *Mamas e Axilas*; Capítulo 20, *Genitália Masculina;* e Capítulo 21, *Genitália Feminina*.

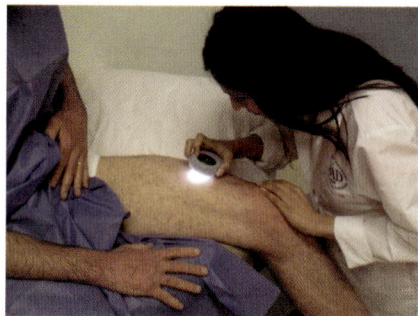

Figura 10.25 Inspeção de uma lesão na coxa com um dermoscópio.

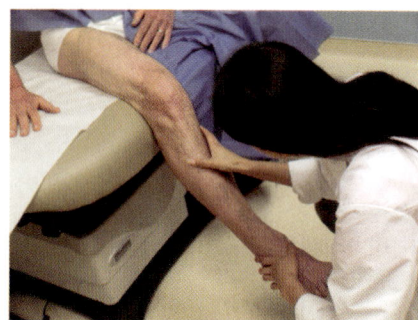

Figura 10.26 Inspeção da face anterior das pernas.

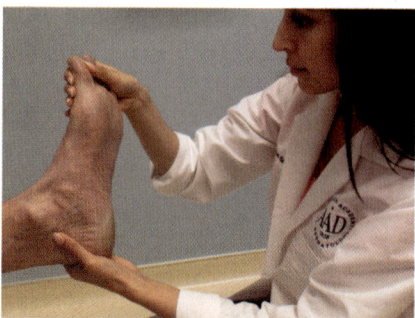

Figura 10.27 Inspeção das plantas dos pés e os calcanhares.

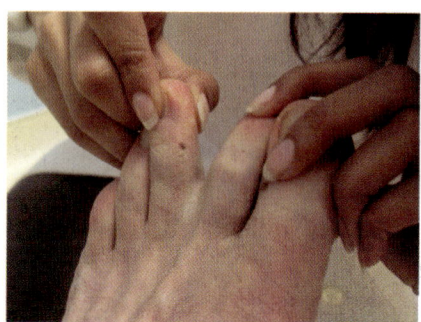

Figura 10.28 Inspeção das áreas interdigitais dos pés.

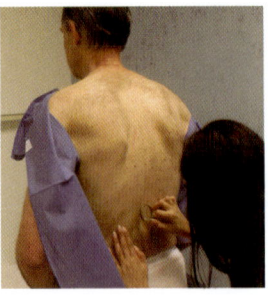

Figura 10.29 Inspeção da parte inferior das costas com o paciente em pé.

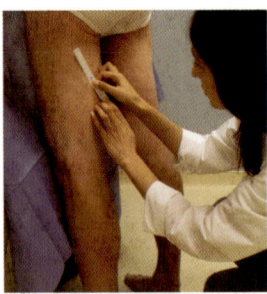

Figura 10.30 Determinação das dimensões de uma lesão com fita métrica na parte posterior da coxa.

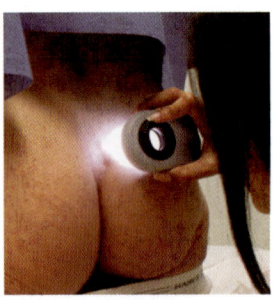

Figura 10.31 Inspeção de uma lesão na região glútea.

Técnica alternativa: posição do paciente – decúbito dorsal e depois decúbito ventral

Alguns médicos preferem esse posicionamento para exames mais completos, embora os pacientes possam sentir que é mais "clínico". A prática e o *feedback* dos pacientes darão a você uma noção das preferências do paciente. Começar com o paciente em *decúbito dorsal* na mesa de exame. Assim como na posição sentada, primeiro se examina o *couro cabeludo*, o *rosto* e a *parte anterior do pescoço*. Em seguida, os *ombros*, os *braços* e as *mãos*; depois para o *tórax* e *abdome*; *face anterior das coxas*; *pernas, pés* e, se apropriado, os *órgãos genitais*. Conforme observado anteriormente, peça permissão ao mover o avental para expor diferentes áreas e explique quais áreas você examinará em seguida, para que o paciente se sinta mais envolvido no exame.

Agora, peça ao paciente que adote o decúbito ventral. Observe a parte *posterior do couro cabeludo*, *a parte posterior do pescoço*, *costas*, *parte posterior das coxas*, *pernas*, *plantas dos pés* e *nádegas* (se apropriado).

Exames de pele integrados

Tente integrar aspectos do exame de pele de corpo inteiro em seu exame físico de rotina. A integração do exame de pele ao exame físico geral oferece uma oportunidade importante para procurar melanomas e outros tipos de câncer de pele, especialmente em áreas que os pacientes acham difícil de ver, como as costas e a parte posterior dos membros inferiores. Isso também poupará tempo e contribuirá para a detecção precoce de cânceres de pele, quando eles são mais fáceis de tratar. Comece a implementar essa abordagem no início do treinamento em cada paciente examinado, seja no ambulatório ou no hospital. Em vez de documentar o que não existe na pele, documentar os achados. Essa é a melhor maneira de aprender a distinguir lesões cutâneas normais de lesões anormais e possíveis cânceres de pele. Conforme observado anteriormente, as doenças sistêmicas também têm muitas manifestações cutâneas.

Ver Tabela 10.10, *Doenças sistêmicas e achados cutâneos associados.*

Por exemplo, você pode realizar um *exame de pele integrado:*

- Ao examinar a cabeça e o pescoço, lembre-se de inspecionar atentamente a procura de câncer de pele, bem como lesões benignas comuns, como acne, que podem evoluir para fibrose

Ver Tabela 10.11, *Acne vulgar – lesões primárias e secundárias.*

- Ao examinar as áreas expostas ao sol que são facilmente acessíveis, como braços e mãos, procure danos causados pelo sol, queratoses actínicas e CECs, bem como achados normais. Orientar o paciente sobre achados como lentigos solares e queratoses seborreicas

Ver Tabela 10.12, *Sinais de danos solares.*

- Ao auscultar os pulmões posteriormente, pedir ao paciente para tirar a camisa ou abrir o avental e inspecionar totalmente as costas à procura de possíveis melanomas.

Ver os fatores de risco para melanoma no Boxe 10.3.

TÉCNICAS ESPECIAIS

Instruções do paciente para o autoexame da pele

A American Academy of Dermatology (AAD) recomenda o autoexame regular da pele usando as técnicas ilustradas no Boxe 10.1. O paciente precisará de um espelho de corpo inteiro, um espelho de mão e uma sala bem iluminada e que forneça privacidade. Ensinar ao paciente o *método ABCDE-EFC* para avaliar nevos. Ajude-os a identificar melanomas olhando fotos de nevos benignos e malignos em *sites* de fácil acesso, apostilas ou nas tabelas neste capítulo.

Ver os critérios ABCDE-EFC no Boxe 10.4.

Boxe 10.1 Instruções ao paciente para autoexame de pele[7]

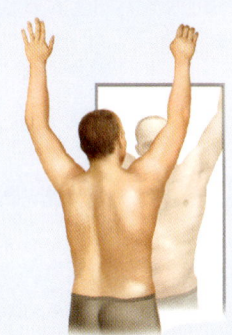

Em frente a um espelho, inspecionar as partes anterior e posterior do corpo; em seguida, examinar os lados direito e esquerdo com os braços levantados.

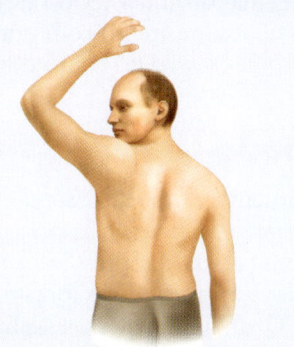

Flexionar os cotovelos e observar cuidadosamente os antebraços, as axilas e as palmas das mãos.

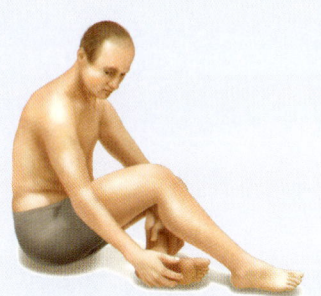

Olhar para a parte de trás dos membros inferiores e dos pés, os espaços interdigitais e as plantas dos pés.

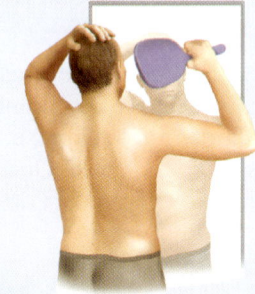

Examinar a nuca e o couro cabeludo com um espelho de mão. Repartir o cabelo para ver mais de perto.

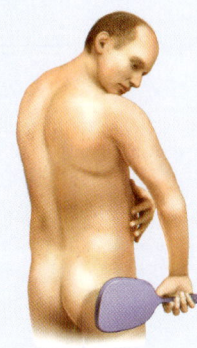

Finalmente, verificar as costas e nádegas com um espelho de mão.

Exame do paciente com queda de cabelo

Com base no relato do paciente, comece examinando o cabelo para determinar o padrão geral da queda ou da redução da densidade do cabelo. Inspecione o *couro cabeludo* à procura de eritema, descamação, pústulas, aumento da sensibilidade, consistência amolecida e fibrose. Observe a largura do cabelo repartido em várias seções do couro cabeludo.

Ao examinar o cabelo para ver se há queda da raiz, faça um *teste de tração do cabelo* segurando suavemente de 50 a 60 fios de cabelo com o polegar e os dedos indicador e médio, puxando com firmeza para longe do couro cabeludo (Figura 10.32). Se todos os fios de cabelo tiverem bulbos telógenos, o diagnóstico mais provável é *eflúvio telógeno*.

Para examinar se há fragilidade no cabelo, faça o *teste de puxão* segurando um grupo de fios de cabelo com uma das mãos, puxando com a outra as hastes capilares (Figura 10.33); se algum fio de cabelo se quebrar, é anormal. A maior parte (97%) da queda de cabelo não apresenta fibrose, mas qualquer tecido cicatricial, ou seja, áreas brilhantes sem folículos capilares ao exame atento com uma lupa, deve solicitar encaminhamento à dermatologia para biopsia do couro cabeludo.

As possíveis causas internas de queda difusa de cabelo sem fibrose em mulheres jovens são a anemia por deficiência de ferro e o hiper ou hipotireoidismo.

Avaliação do paciente acamado

Pessoas acamadas, em particular quando estão emaciadas, são idosas ou têm comprometimento neurológico, são especialmente suscetíveis a lesões cutâneas e ulcerações. **Lesões por pressão** ou **úlceras** resultam da compressão sustentada que oblitera o fluxo sanguíneo arteriolar e capilar para a pele e das forças de cisalhamento criadas pelos movimentos do corpo. Quando uma pessoa desliza para baixo na cama, partindo de uma posição parcialmente sentada, por exemplo, ou é arrastada em vez de levantada após ficar em decúbito dorsal, movimentos bruscos podem distorcer os tecidos moles das nádegas e fechar as artérias e arteríolas. A fricção e a umidade aumentam ainda mais o risco de abrasões e feridas. Lesões por pressão são classificadas e descritas por meio do uso de sistemas de estadiamento que descrevem a extensão da perda de tecido e o aspecto físico da lesão causada por pressão e/ou cisalhamento (Boxe 10.2).

Avalie todos os pacientes suscetíveis, inspecionando cuidadosamente a pele que recobre o sacro, as nádegas, os trocânteres maiores, os joelhos e os calcanhares. Coloque o paciente em decúbito lateral para ver melhor as regiões lombar e glútea. Inspecione atentamente para ver se há rupturas e lesões na pele. Quaisquer lesões por pressão devem ser cuidadosamente inspecionadas à procura de sinais de infecção (drenagem, odor, celulite ou necrose).

A vermelhidão local da pele alerta para necrose iminente, embora algumas feridas de pressão profundas se desenvolvam sem vermelhidão antecedente.

Febre, calafrios e dor sugerem osteomielite subjacente.

Ver Tabela 10.13, *Lesões por pressão*.

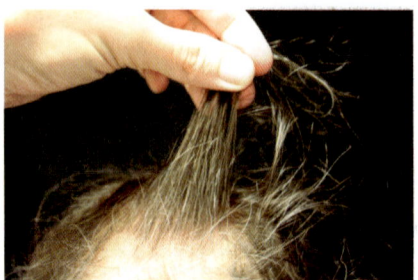

Figura 10.32 Exame do cabelo para ver se está caindo desde a raiz (teste de tração do cabelo ou *hair pull test*).

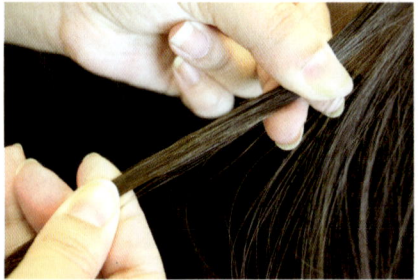

Figura 10.33 Exame do cabelo à procura de fragilidade (teste de puxão ou *tug test*).

Boxe 10.2 Sistema revisado de estadiamento de lesão por pressão[8]

O novo sistema revisado de estadiamento usa o termo *lesão por pressão* em vez de *úlcera por pressão* e denota estágios usando algarismos arábicos em vez de algarismos romanos (Figura 10.34).

- *Estágio 1:* pele intacta com uma área localizada de eritema que não embranquece e que pode ter uma aparência diferente na pele de pigmentação escura
- *Estágio 2:* perda de pele em sua espessura parcial com exposição da derme
- *Estágio 3:* perda da pele em sua espessura total, na qual o tecido adiposo é visível na úlcera e, com frequência, há tecido de granulação e bordas enroladas da ferida
- *Estágio 4:* perda de pele em sua espessura total e perda de tecido com fáscia, músculo, tendão, ligamento, cartilagem ou osso exposto ou diretamente palpável na úlcera
- *Não classificável ou não estadiável:* perda de pele em sua espessura total e perda de tecido em que a extensão do dano ao tecido na úlcera não pode ser confirmada porque está obscurecida por **esfacelo** ou **escara**
- *Lesão por pressão de tecido profundo:* coloração persistente de vermelho-profundo, marrom ou púrpura que não embranquece

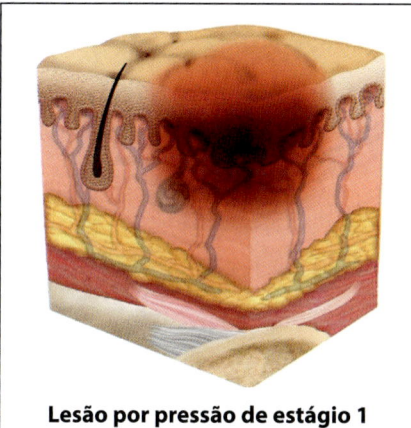

Lesão por pressão de estágio 1

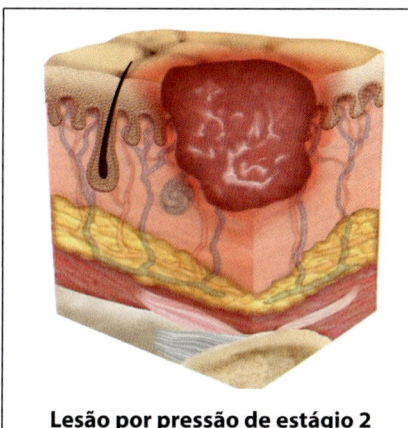

Lesão por pressão de estágio 2

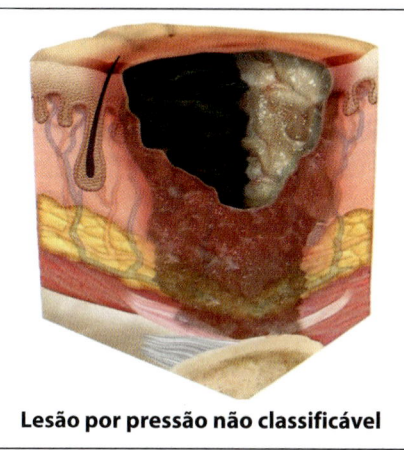

Lesão por pressão não classificável

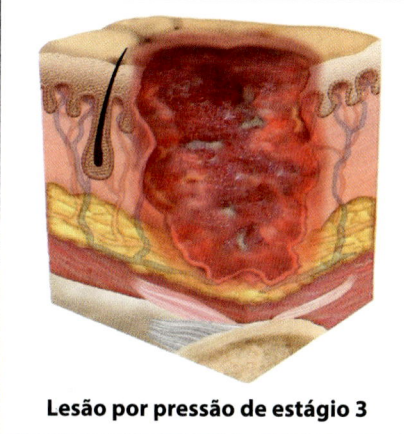

Lesão por pressão de estágio 3

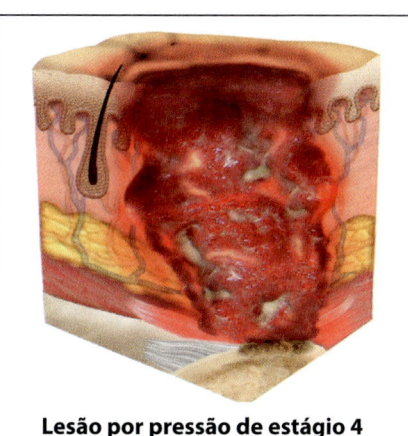

Lesão por pressão de estágio 4

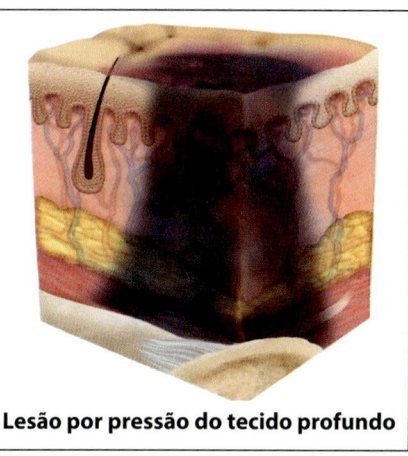

Lesão por pressão do tecido profundo

Figura 10.34 Estágios de lesão por pressão. (Modificada de Nettina SM. *Lippincott Manual of Nursing Practice.* 11th ed. Wolters Kluwer; 2019, Fig. 9-3.)

REGISTRO DOS ACHADOS

Observe que inicialmente você pode usar sentenças completas para descrever suas descobertas; mais tarde você usará frases mais objetivas. Os exemplos adiante contêm frases apropriadas para a maioria das anotações clínicas.

Para obter mais detalhes sobre esta terminologia, ver seção *Técnicas de exame.*

Usar termos específicos para descrever lesões e erupções cutâneas, incluindo:

■ *Número* – solitário ou múltiplo; estimativa do número total

■ *Tamanho* (dimensões) – medido em milímetros ou centímetros

■ *Cor* – incluindo eritematoso se esbranquiçado; se não esbranquiçado, hemangioma rubi do tipo vascular e malformações vasculares, petéquias ou púrpura

■ *Formato* – circular, oval, anular, numular ou poligonal

■ *Textura* – lisa, carnuda, verrugosa ou enrugada, queratótica, gordurosa se escama

■ *Lesão primária* (elementar) – plana, uma mácula ou mancha; elevada, uma pápula ou placa; ou preenchida com líquido, uma vesícula ou bolha (também podem ser erosões, úlceras, nódulos, equimoses, petéquias e púrpura palpável)

■ *Distribuição/Localização* – incluindo distância medida a partir de outros pontos de referência

■ *Configuração* – agrupada, anular, linear.

Registro do exame de pele, pelos/cabelo e unhas

"Pele quente e ressecada. Ausência de baqueteamento digital ou cianose. Aproximadamente 20 máculas redondas e castanhas na parte superior das costas, tórax e braços; todas simétricas na pigmentação, nenhuma suspeita. Sem erupções cutâneas, petéquias ou equimoses."

Esses são nevos e perfusão normais sem erupções ou lesões cutâneas suspeitas.

OU

"Palidez facial acentuada e cianose circumoral. Palmas frias e úmidas. Cianose nos leitos ungueais dos dedos das mãos e dos pés. Numerosas púrpuras palpáveis nas pernas bilateralmente."

Esses achados sugerem cianose central e vasculite.

OU

"Placas verrugosas espalhadas nas costas e no abdome. Mais de 30 pequenas máculas redondas e castanhas com pigmentação simétrica nas costas, no tórax e nos braços. Placa única assimétrica de 1,2 × 1,6 cm marrom-escura e preta com borda eritematosa e irregular, no braço esquerdo."

Esses achados sugerem queratoses seborreicas normais e nevos benignos, mas também um possível melanoma maligno.

OU

"Pletora facial. Pele ictérica. Muitos tapetes telangiectáticos no tórax e abdome. Pápula perolada única de 5 mm com borda enrolada na região zigomática esquerda. Baqueteamento digital, mas sem cianose."

Esses achados sugerem provável doença hepática terminal e CBC incidental.

PROMOÇÃO DA SAÚDE E ORIENTAÇÃO: EVIDÊNCIAS E RECOMENDAÇÕES

Tópicos importantes para promoção e orientação da saúde

■ Prevenção do câncer de pele
■ Rastreamento do câncer de pele, incluindo melanoma

Epidemiologia

Os cânceres de pele são os cânceres mais comumente diagnosticados nos americanos, com um risco vitalício estimado em cerca de um em cada cinco.[9] O câncer de pele mais comum é o CBC, seguido pelo CEC e depois pelo **melanoma.** Mais de 3 milhões de americanos são diagnosticados a cada ano com câncer de pele não melanoma,[10] e cerca de 91.270 foram diagnosticados com melanoma em 2018.[11] O melanoma é o quinto câncer mais frequentemente diagnosticado em homens e o sexto câncer mais frequentemente diagnosticado em mulheres. O risco estimado ao longo da vida de ser diagnosticado com melanoma é de 1 em 44 (2,3%), com o risco mais alto em brancos, seguido por hispânicos e, em seguida, afro-americanos.[12] Os cânceres de pele não melanoma raramente são fatais, causando apenas cerca de 2.000 mortes a cada ano.[10] Embora o melanoma seja responsável por apenas 1% dos cânceres de pele, é o mais letal, causando cerca de 9.320 mortes em 2018.

A exposição à radiação solar e ultravioleta (UV) são os fatores de risco mais fortes para o desenvolvimento de câncer de pele não melanoma.[13] Pessoas que se bronzeiam mal, têm sardas ou queimam facilmente com exposição ao sol correm maior risco. Outros fatores de risco incluem ter recebido terapia imunossupressora para transplantes de órgãos e exposição ao arsênico. Os fatores de risco do melanoma estão listados no Boxe 10.3, *Fatores de risco para melanoma.* A *Melanoma Risk Assessment Tool*, desenvolvida pelo National Cancer Institute, está disponível em http://www.cancer.gov/melanomarisktool. Essa ferramenta avalia o risco de 5 anos que um indivíduo tem de desenvolver melanoma com base na localização geográfica, no gênero, na raça, na idade, na história pregressa de queimaduras solares com bolhas, na cor da pele, no número e no tamanho dos nevos, na existência de sardas e danos causados pelo sol. A ferramenta não se destina a pacientes com história pessoal de câncer de pele ou história familiar de melanoma.

Ver discussão e exemplos de tipos de câncer de pele na Tabela 10.4, *Lesões ásperas: queratoses actínicas, carcinoma espinocelular e seus imitadores;* na; Tabela 10.5, *Lesões rosadas: carcinoma basocelular e seus imitadores;* e na Tabela 10.6, *Lesões marrons: melanoma e seus imitadores.*

Prevenção do câncer de pele

Evitar exposição à radiação ultravioleta e câmaras de bronzeamento. O aumento da exposição ao sol durante a vida está diretamente relacionado ao aumento do risco de câncer de pele. A exposição intermitente ao sol parece ser mais prejudicial do que a exposição crônica, principalmente durante a infância e a adolescência.[13] A melhor defesa contra o câncer de pele é evitar a exposição à radiação ultravioleta, limitando o tempo ao sol, evitando o sol do meio-dia, usando protetor solar e vestindo roupas protetoras de mangas compridas e chapéus com abas largas. Orientar os pacientes a evitar o bronzeamento artificial, especialmente crianças, adolescentes e adultos jovens.

Os sinais de danos crônicos do sol incluem numerosos lentigos solares nos ombros e na parte superior das costas, muitos nevos melanocíticos, elastose solar (pele amarelada e espessa com nódulos, rugas ou sulcos), *cutis rhomboidalis nuchae* (pele coriácea na parte posterior do pescoço) e púrpura actínica. Ver Tabela 10.12, *Sinais de danos solares.*

Boxe 10.3 Fatores de risco para melanoma

- História pessoal ou familiar de melanoma anterior
- ≥ 50 nevos comuns
- Nevos atípicos ou grandes, especialmente se forem displásicos
- Cabelo ruivo ou claro
- *Lentigos solares* (máculas marrons adquiridas em áreas expostas ao sol)
- Efélides (sardas, manchas marrons hereditárias)
- Radiação ultravioleta decorrente de forte exposição ao sol, lâmpadas solares ou câmaras de bronzeamento
- Olhos claros ou pele clara, sobretudo pele que fica com sardas ou queima facilmente
- Graves queimaduras solares com bolhas na infância
- Imunossupressão consequente a infecção pelo vírus da imunodeficiência humana (HIV) ou quimioterapia
- História pessoal de câncer de pele não melanoma

A International Agency for Research on Cancer classificou os dispositivos de bronzeamento[a] que emitem raios ultravioleta como "cancerígenos para seres humanos".[14] O uso constante de câmaras de bronzeamento está associado a um risco aumentado de todos os tipos de câncer de pele, particularmente entre aqueles que usam as câmaras antes dos 35 anos, e o risco de melanoma aumenta a cada sessão adicional de bronzeamento.[15] A U.S. Preventive Services Task Force (USPSTF) emitiu uma recomendação de grau B apoiando o aconselhamento comportamental para minimizar a exposição à radiação UV em pessoas de pele clara com idade entre 6 meses e 24 anos.[16] A USPSTF sugeriu considerar fatores de risco para câncer de pele no aconselhamento seletivo de adultos de pele clara com mais de 24 anos (grau C).

Uso regular de protetor solar. Um estudo randomizado em Queensland, na Austrália, mostrou que a aplicação diária de filtro solar na cabeça e nos braços pode prevenir câncer de pele não melanoma e melanomas invasivos.[17,18] Um estudo de caso-controle nos EUA mostrou que o uso de filtro solar e evitar a exposição ao sol estavam associados à diminuição do risco de melanoma.[19]

Oriente os pacientes a usar pelo menos fator de proteção solar (FPS) 30 e proteção de amplo espectro. As novas diretrizes de rotulagem da Food and Drug Administration (FDA) dos EUA, em 2011, tornam mais fácil ver esses recursos em todos os frascos de protetor solar.[20] A AAD recomenda o uso de protetor solar para cobrir toda a pele exposta sempre que sair de casa, mesmo em dias nublados. O protetor solar deve ser reaplicado a cada 2 horas ao ar livre e após estar na água.[21]

Rastreamento de câncer de pele

A USPSTF encontrou evidências insuficientes (declaração I) em relação aos benefícios e malefícios de ter médicos realizando exames visuais de pele para rastreamento de câncer de pele, sobretudo melanoma.[22] Um grande estudo ecológico alemão descobriu que uma iniciativa de rastreamento baseada na população foi associada a uma redução de 48% do risco relativo de morrer de melanoma após 10 anos. No entanto, apenas 19% da população elegível foi submetida ao rastreamento e a magnitude do benefício foi de cerca de 1 morte por melanoma evitada para cada 100 mil pessoas rastreadas.[23] A USPSTF também encontrou evidências insuficientes em relação ao aconselhamento de adultos sobre o autoexame da pele (afirmação I).[16] A AAD respondeu à declaração I para o rastreamento clínico ao observar que a USPSTF não estava fazendo recomendações contra o rastreamento, apenas afirmando que as evidências eram inconclusivas.[24] No entanto, a USPSTF recomenda que os médicos ofereçam seletivamente orientação a adultos com mais de 24 anos com tipos de pele clara sobre como minimizar sua exposição à radiação ultravioleta para reduzir o risco de câncer de pele (grau C).[16] A AAD incentivou as pessoas com alto risco de melanoma a perguntarem a um dermatologista com que frequência deveriam fazer um exame clínico de pele. A AAD recomendou ainda que os indivíduos realizem regularmente autoexame de pele e consultem um dermatologista para verificar se há lesões cutâneas novas ou suspeitas e alterações nas lesões preexistentes, que se tornaram pruriginosas ou sangrantes.[21] A American Cancer Society (ACS) não tem uma diretriz de rastreamento para câncer de pele, mas destacou a importância de exames regulares de pele para pessoas com maior risco de câncer de pele.[25] A ACS também observou que muitos médicos realizam exames de pele de rotina e incentivaram os pacientes a fazer autoexames.

---

[a]N.R.T.: No Brasil, as câmaras de bronzeamento artificial deixaram de ser utilizadas para fins estéticos em 2016. A Agência Nacional de Vigilância Sanitária (Anvisa) publicou, em 11/06/2016, a Resolução RDC nº. 56/09, que proíbe, além do uso, a importação, o recebimento em doação, o aluguel e a comercialização desses equipamentos.

EXEMPLOS DE ANORMALIDADES

O uso de cabines de bronzeamento artificial, especialmente antes dos 35 anos, aumenta o risco de melanoma em até 75%.

Os pacientes que fizeram um exame clínico da pele nos 3 anos anteriores ao diagnóstico de melanoma têm melanomas mais finos do que aqueles que não fizeram um exame clínico da pele.[26] Tanto nevos novos como nevos com alterações devem ser examinados com cuidado, porque pelo menos metade dos melanomas surge *de novo* de melanócitos isolados, em vez de nevos preexistentes. Considerar também o " rastreamento oportunista" como parte do exame físico completo para pacientes com exposição solar significativa e pacientes com mais de 50 anos sem exame de pele prévio ou que moram sozinhos.

A detecção do melanoma requer o conhecimento de como os nevos benignos mudam com o tempo, muitas vezes passando de planos para elevados ou adquirindo pigmento marrom adicional. Um curso on-line demonstrou melhorar as habilidades de diagnóstico e manejo de câncer de pele por parte dos médicos da atenção primária.[27,28]

Ver as Tabelas 10.4 a 10.6, que apresentam as lesões ásperas, rosadas, marrons e seus imitadores.

Rastreamento para melanoma: método ABCDE

Os médicos devem aplicar o método ABCDE (Boxe 10.4) ao rastrear nevos à procura de melanoma (isso não se aplica para lesões não melanocíticas como queratoses seborreicas). A sensibilidade dessa ferramenta para detectar melanoma varia de 43 a 97%, e a especificidade varia de 36 a 100%; a acurácia diagnóstica depende de quantos critérios são usados para definir a anormalidade.[29] Se existirem duas ou mais dessas características, a biopsia deve ser considerada. O critério mais sensível é E, para evolução ou modificação. Prestar muita atenção aos nevos que mudaram rapidamente baseado em evidências objetivas.

Revisar o método ABCDE-EFC e as fotografias no Boxe 10.4. Ver a Tabela 10.6, que fornece identificadores úteis adicionais e comparações de lesões marrons benignas com melanoma.

Rastreamento de pacientes. O autoexame da pele. A AAD e a ACS recomendam o autoexame regular da pele com base na opinião de especialistas.[21,24] Instruir os pacientes com fatores de risco para câncer de pele e melanoma, sobretudo aqueles com história de alta exposição ao sol, história patológica pregressa ou história familiar de melanoma e ≥ 50 nevos ou > 5 a 10 nevos atípicos, para realizar autoexames regulares da pele.

Ver Boxe 10.1, *Instruções ao paciente para autoexame de pele.*

Aproximadamente metade dos melanomas são inicialmente detectados pelos pacientes ou por seus parceiros.

Boxe 10.4 Método ABCDE

O método ABCDE tem sido usado por muitos anos para ensinar os médicos e pacientes sobre características suspeitas de melanoma.[30-32] Se dois ou mais deles forem encontrados, o risco de melanoma aumenta e a biopsia deve ser considerada. Alguns sugeriram adicionar EFG para ajudar a detectar melanomas nodulares agressivos.[33]

- **E**levado
- **F**irme consistência à palpação
- **C**rescimento (***g**rowth*) progressivo ao longo de várias semanas

	Melanoma	Nevo benigno
Assimetria De um lado do nevo em comparação com o outro lado		

(continua)

Boxe 10.4 Método ABCDE (*continuação*)

	Melanoma	Nevo benigno
Irregularidade da borda Especialmente se irregular, entalhada ou borrada	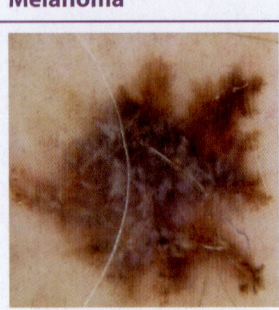	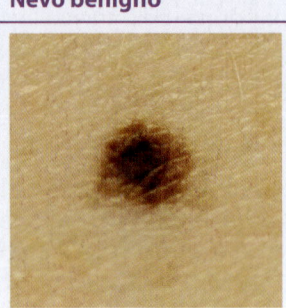
Variações de cor Mais de duas cores, especialmente preto-azulado, branco (perda de pigmento devido à regressão) ou vermelho (reação inflamatória a células anormais)	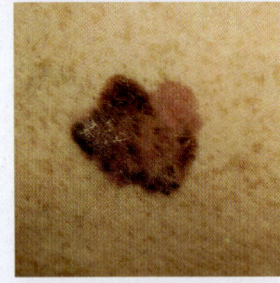	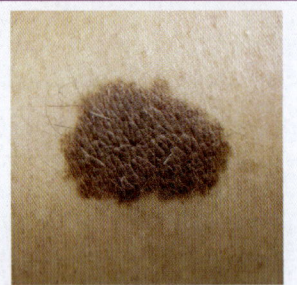
Diâmetro > 6 mm Aproximadamente do tamanho de uma borracha de lápis	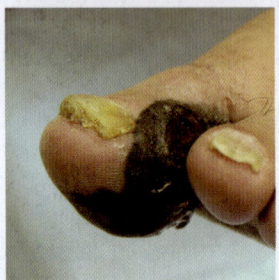	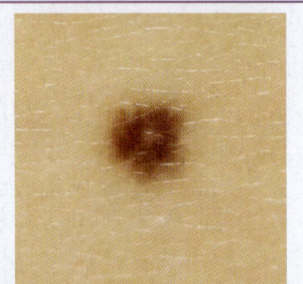
Em evolução Ou mudando rapidamente de tamanho, sintomas ou morfologia	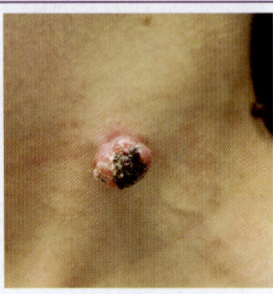	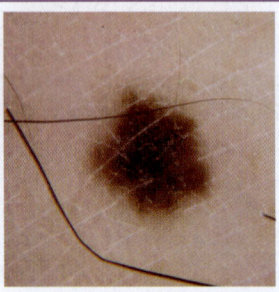

Com exceção de uma cor azul homogênea em um nevo azul, a cor azul ou preta em uma lesão pigmentada maior é especialmente preocupante para melanoma.

Os melanomas precoces podem ser < 6 mm, e muitas lesões benignas são > 6 mm.

A evolução, ou modificação, da lesão é o mais sensível desses critérios. O relato confiável de alteração pode levar à biopsia de uma lesão de aspecto benigno.

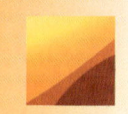

TABELA 10.1 Descrição de lesões cutâneas primárias: planas, elevadas e preenchidas por líquido

Descreva as lesões da pele com acurácia, incluindo número, dimensões, cor, textura, formato, lesão primária, localização e configuração. *Essa tabela identifica lesões cutâneas primárias (elementares) comuns e inclui descrições clássicas de cada lesão com o diagnóstico em itálico.*

LESÕES PLANAS

Se você passar o dedo sobre a lesão, mas não sentir a lesão, ela é *plana*. Se uma lesão plana for pequena (< 1 cm), é uma *mácula*. Se uma lesão plana for maior (> 1 cm), é uma **mancha**.

Máculas (planas, pequenas)

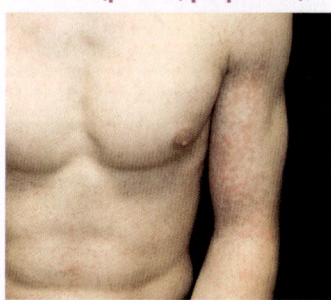

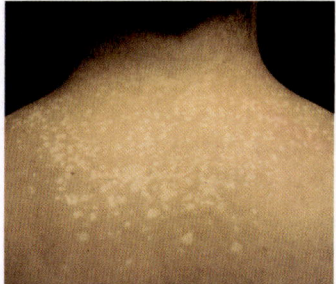

Múltiplas máculas redondas eritematosas confluentes de 3 a 8 mm no tórax, nas costas e nos braços; *erupção medicamentosa morbiliforme.*

Múltiplas máculas redondas a ovais de 2 a 5 mm hipopigmentadas, hiperpigmentadas ou bronzeadas na parte superior do pescoço e das costas, parte superior do tórax e braços com leve escama induzível na raspagem (*tinha versicolor*).

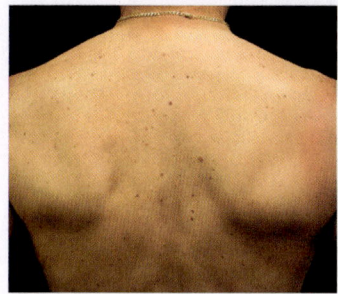

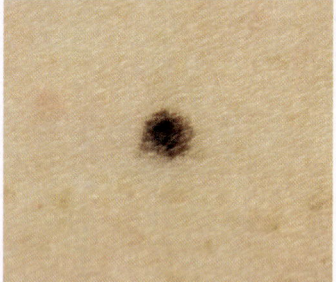

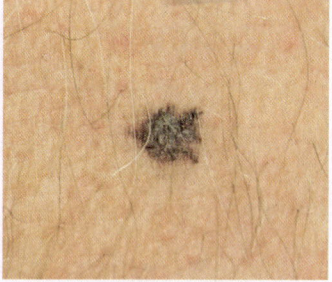

Múltiplas máculas marrons redondas e ovais de 2 a 4 mm espalhadas, simetricamente pigmentadas, nas costas e no tórax com padrão reticular na dermatoscopia; *nevos melanocíticos benignos.*

Mácula simétrica, redonda, marrom-escura, de 6 mm e solitária na parte superior das costas; *nevo melanocítico benigno.*

Mácula solitária, marrom-escura, cinza-azulada e vermelha, de 7 mm com bordas irregulares e projeções digitiformes de pigmento, no antebraço direito; *melanoma maligno.*

(continua)

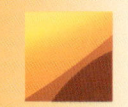
Manchas (planas, grandes)

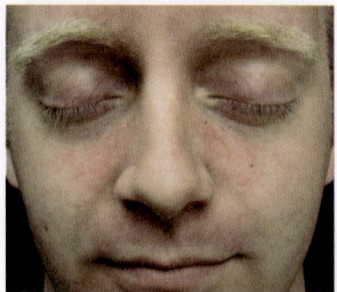

Manchas eritematosas bilateralmente simétricas no centro das bochechas e sobrancelhas, algumas com escamas gordurosas sobrepostas; *dermatite seborreica*.

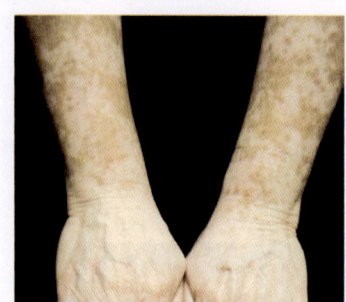

Grandes lesões confluentes completamente despigmentadas no dorso das mãos e parte distal dos antebraços; *vitiligo*.

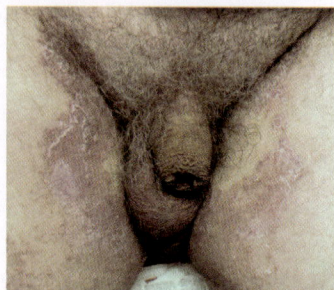

Lesões geográficas eritematosas bilaterais com descamação periférica, na parte interna das coxas bilateralmente, poupando o escroto; *tinha inguinal*.

LESÕES ELEVADAS

Se você passar o dedo sobre a lesão e ela for palpável acima da pele, ela é considerada *elevada*. Se uma lesão elevada for pequena (< 1 cm), é uma *pápula*. Se for maior (> 1 cm), é uma *placa*.

Pápulas (elevadas, pequenas)

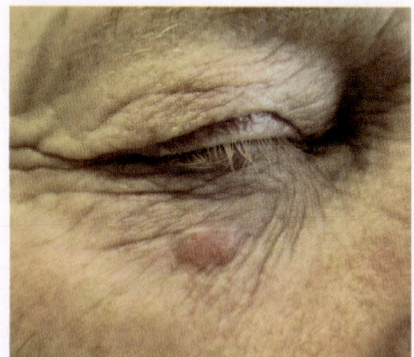

Pápula solitária oval rosa-perolada de 7 mm com telangiectasias sobrepostas na prega nasojugal direita; *carcinoma basocelular*.

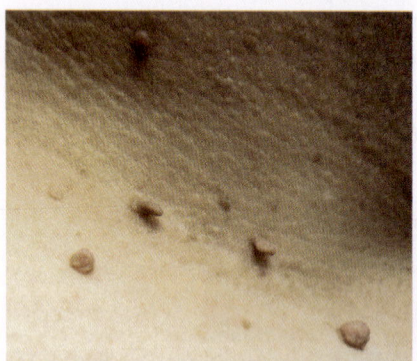

Múltiplas pápulas macias de 2 a 4 mm da cor da pele a marrom-claro nas dobras cutâneas da região lateral do pescoço e das axilas; *acrocórdons*.

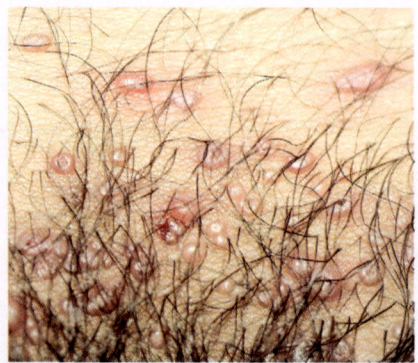

Múltiplas pápulas cupuliformes, rosadas, de consistência firme, lisas, de 3 a 5 mm, com umbilicação central, no monte púbico e no corpo do pênis; *molusco contagioso.*

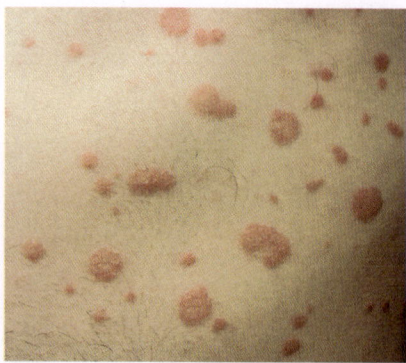

Pápulas e placas descamativas, bem circunscritas, eritematosas e dispersas em formato de gota, com topo plano; *psoríase gutata.*

Pápulas (elevadas, grandes)

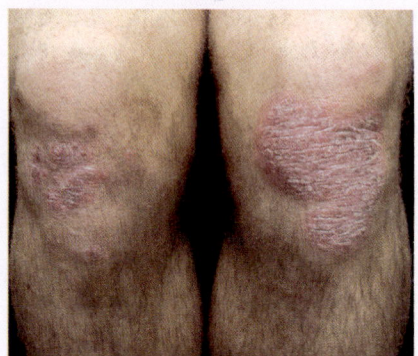

Placas eritematosas rosa-brilhante, bem circunscritas, de topo plano nas faces extensoras dos joelhos e cotovelos, com escamas prateadas sobrepostas; *psoríase em placas.*

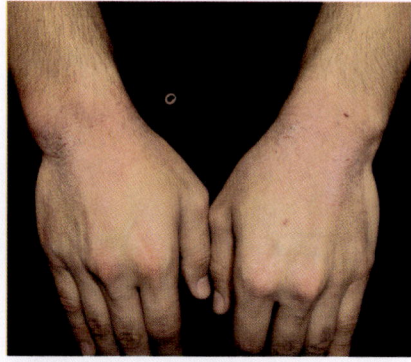

Placas eritematosas bilaterais, liquenificadas (espessadas pelo atrito) e mal circunscritas na face flexora dos punhos, nas fossas antecubitais e nas fossas poplíteas; *dermatite atópica.*

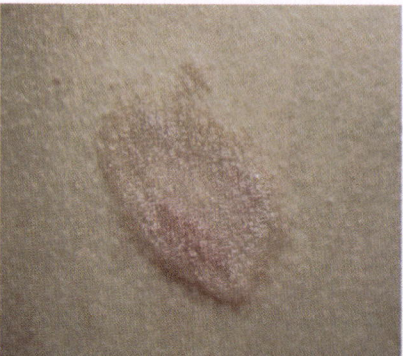

Placa eritematosa na cor da pele, superficial, única, oval, com topo plano no abdome à direita; *lesão precursora de pitiríase rósea.*

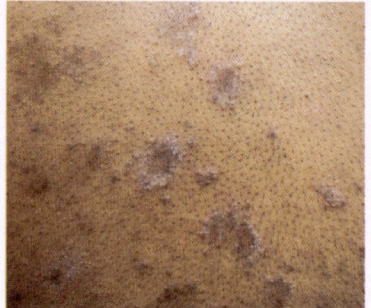

Placas violáceas redondas a ovais com escamação múltipla no abdome e nas costas; *pitiríase rósea.*

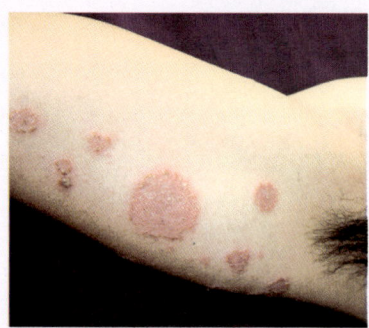

Múltiplas placas eczematosas numulares nos braços, nas pernas e no abdome, com crosta transudada seca sobreposta; *dermatite numular.*

(continua)

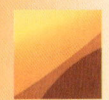
LESÕES PREENCHIDAS POR LÍQUIDO

Se a lesão for elevada, preenchida por líquido e pequena (< 1 cm), é uma *vesícula*. Se tiver mais de 1 cm, é denominada *bolha*.

Vesículas (cheias de líquido, pequenas)

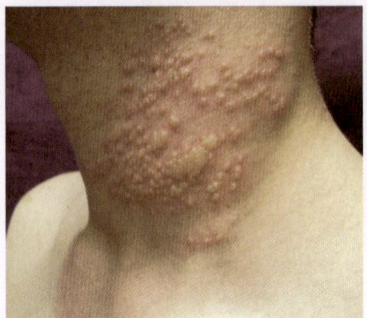

Várias vesículas e pústulas de 2 a 4 mm em base eritematosa, agrupados no pescoço esquerdo; *herpes-vírus simples (HSV)*.

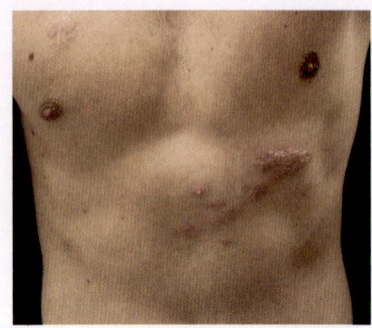

Vesículas de 2 a 5 mm agrupadas em base eritematosa no abdome superior à esquerda e no tronco em uma distribuição de dermátomo que não cruza a linha média; *herpes-zóster*.

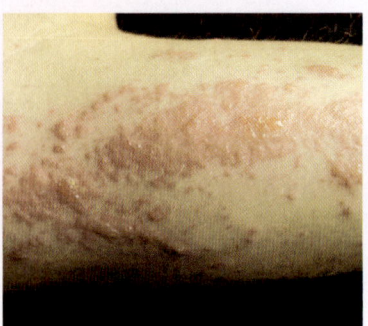

Pápulas e vesículas eritematosas espalhadas de 2 a 5 mm com crosta transudada, alguns com arranjos lineares, nos antebraços, pescoço e abdome; *dermatite por Toxicodendron* ou *dermatite de contato alérgica* por hera venenosa.

Bolhas (preenchidas com líquido, grandes)

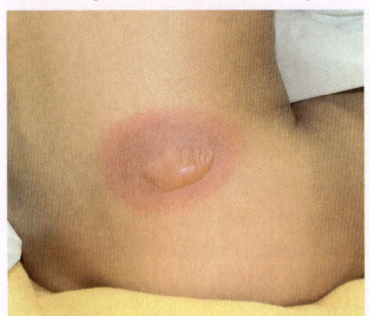

Mancha oval escura solitária de 8 cm com área violácea interna menor e bolha tensa central de 3,5 cm, na região lombar direita; *erupção medicamentosa bolhosa fixa*.

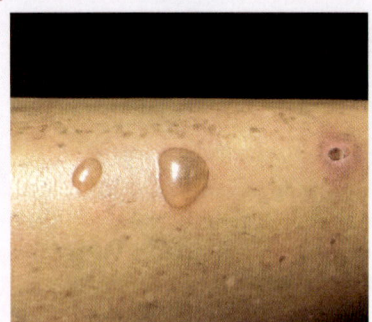

Várias bolhas tensas nas pernas; *picadas de inseto*.

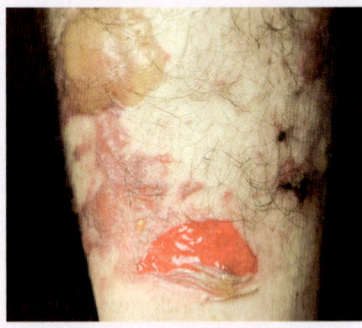

Muitas vesículas e bolhas tensas de até 4 cm, algumas rotas e com grandes erosões (4 cm), nas pernas bilateralmente até a linha do topo das botas de combate; *distúrbio hereditário de fragilidade cutânea*.

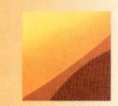

Pústula: pequena coleção palpável de neutrófilos ou queratina que parece branca

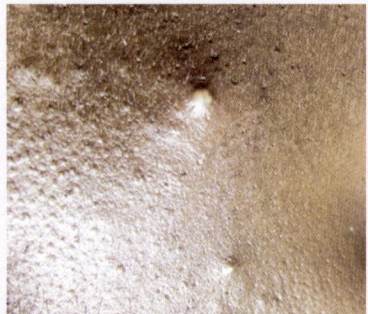

Cerca de 15 a 20 pústulas e pápulas acneiformes na pele sobrejacentes às glândulas parótidas bilateralmente; *acne vulgar*.

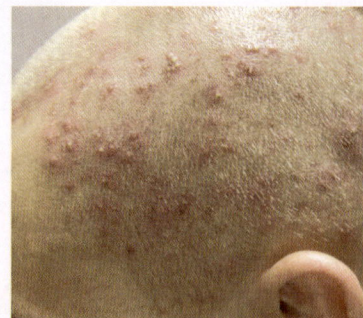

Cerca de 30 pápulas e pústulas eritematosas de 2 a 5 mm no couro cabeludo (áreas frontal, temporal e parietal); *foliculite bacteriana*.

Furúnculo: folículo piloso inflamado; vários furúnculos juntos formam um *carbúnculo*

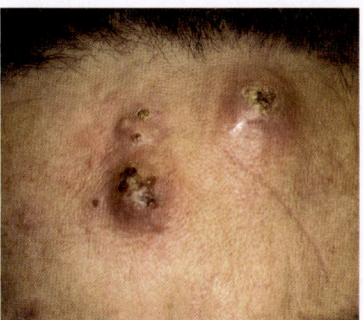

Dois furúnculos grandes (2 cm) na testa, sem flutuação; *furunculose* (Nota: infecções profundas flutuantes são *abscessos*).

Nódulo: maior e mais profundo que uma pápula

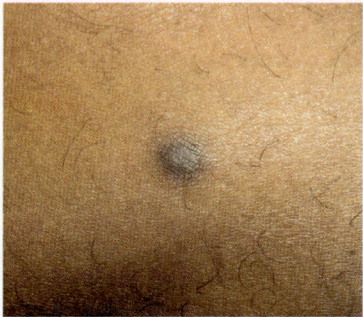

Nódulo de consistência firme, solitário, de 1,2 cm, azul-amarronzado com sinal de Fitzpatrick positivo e borda hiperpigmentada na face lateral da coxa esquerda; *dermatofibroma*.

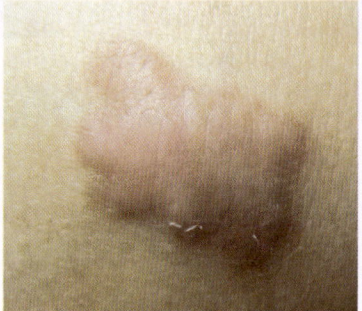

Nódulo fibrótico solitário de 4 cm, de coloração rosada e marrom na parte central do tórax no local de traumatismo anterior; *queloide*.

(continua)

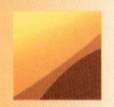

Massa subcutânea/cisto: quer sejam móveis ou fixos, os cistos são coleções encapsuladas de líquido ou coleções semissólidas.

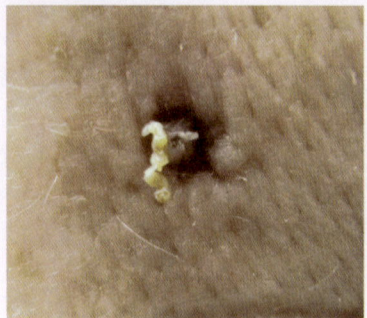

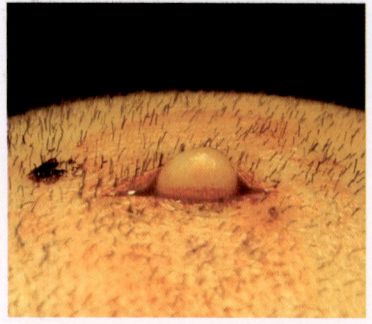

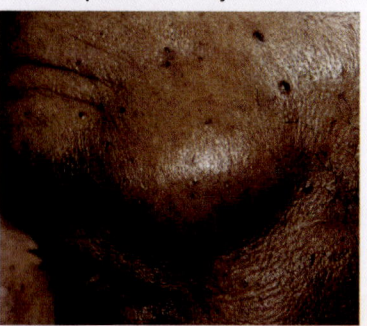

Cisto subcutâneo solitário de 2 cm, fixado a planos profundos, com orifício sobrejacente liberando substância amarela esbranquiçada caseosa com odor fétido; *cisto de inclusão epidérmico.*

Três cistos subcutâneos móveis de 6 a 8 mm no couro cabeludo (vértice da cabeça), que, na excisão, revelaram bolas brancas peroladas; *cistos pilares.*

Massa subcutânea de consistência elástica, móvel, solitária e com 9 cm na têmpora esquerda; *lipoma.*

Vergão: área de edema dérmico localizado e evanescente em um período de 1 a 2 dias; esta é a lesão primária essencial da *urticária.*

Sulcos: pequenos lineares ou serpiginosos na epiderme criados pelo ácaro da escabiose.

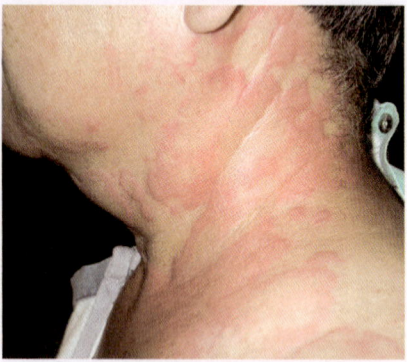

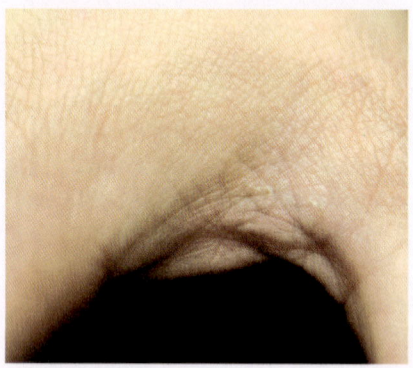

Muitos vergões de tamanho variável (1 a 10 cm) na lateral do pescoço, nos ombros, no abdome, nos braços e nas pernas; *urticária.*

Múltiplas pápulas eritematosas pequenas (3 a 6 mm) no abdome, nas nádegas, no escroto e no corpo e na cabeça do pênis, com quatro *sulcos* observados em espaços interdigitais; *escabiose.*

TABELA 10.3 Safári dermatológico: lesões benignas

A prática leva à perfeição. Realizar o exame de pele do maior número de pacientes possível. Em caso de dúvida, pedir ajuda aos preceptores.

Hemagiomas rubi (angiomas cereja)

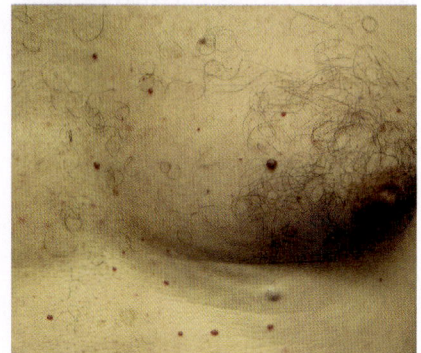

Queratose seborreica

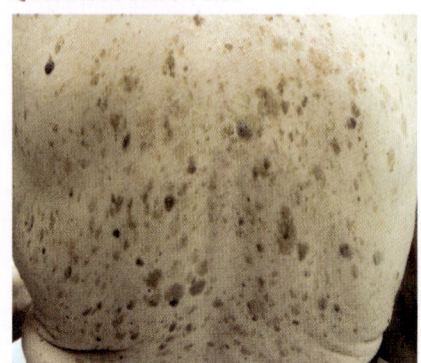

Lentigos solares

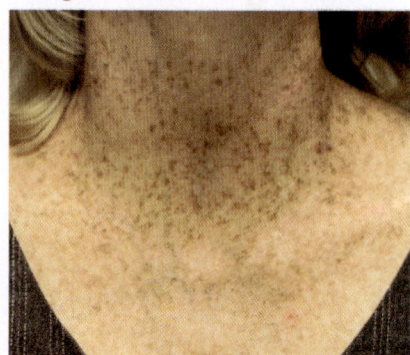

Nevo melanocítico benigno

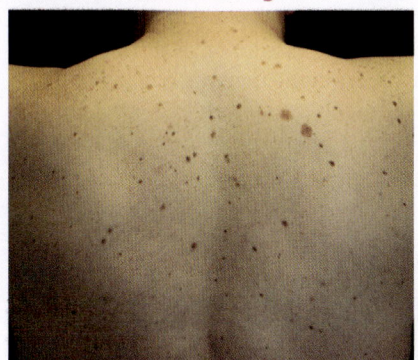

Dermatofibroma

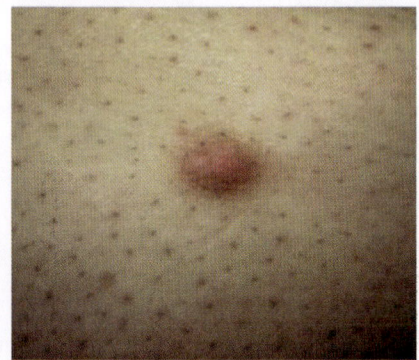

Queloides

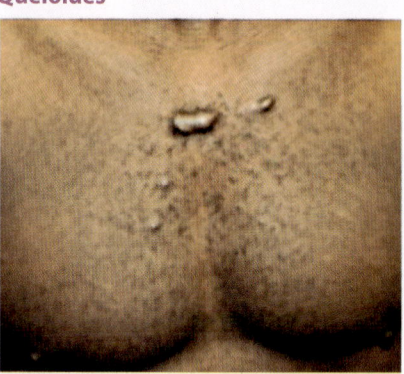

Cisto de inclusão epidérmica

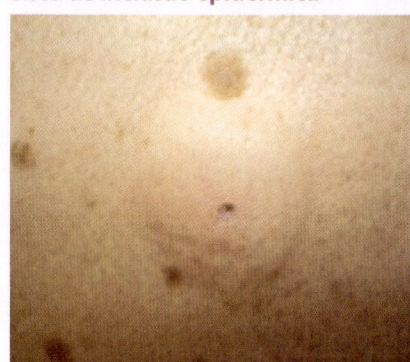

Cisto pilar ou triquilemal

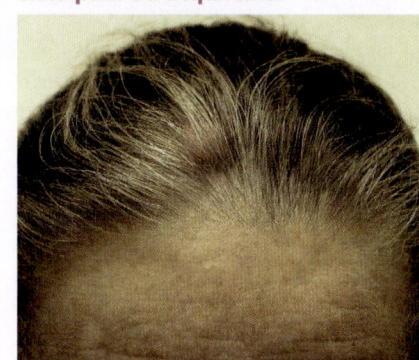

Lipoma

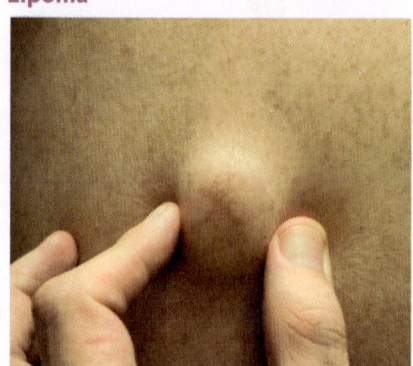

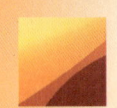

TABELA 10.4 Lesões ásperas: queratoses actínicas, carcinoma espinocelular e seus imitadores

Os pacientes comumente relatam lesões ásperas. Muitas são benignas, como queratoses seborreicas ou verrugas, mas o carcinoma espinocelular (CEC) e seu precursor de queratose actínica também podem ser ásperos ou queratóticos. O carcinoma espinocelular surge mais comumente na pele da cabeça, do pescoço, dos braços e das mãos, danificada pelo sol, e pode metastizar se não for tratado. Consiste em células mais maduras e geralmente se assemelha à camada espinhosa da epiderme, sendo responsável por aproximadamente 16% dos cânceres de pele. Se não forem tratadas, as *queratoses actínicas* progridem para CEC a uma taxa de cerca de 1 em 1.000 por ano. Orientar os pacientes afetados sobre como evitar exposição ao sol e sobre o uso de protetor solar e oferecer tratamento para prevenir a progressão para CEC.

QUERATOSE ACTÍNICA E CARCINOMA ESPINOCELULAR	IMITADORES

Queratose actínica

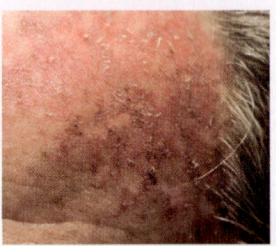 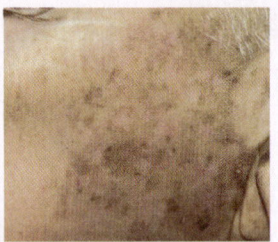

- Queratose actínica após terapia de campo com 5-fluoruracila (foto à esquerda)
- Muitas vezes mais fácil de palpar do que ver
- Pápulas queratóticas superficiais "aparecem e desaparecem" na pele danificada pelo sol

Xerose superficial ou dermatite seborreica

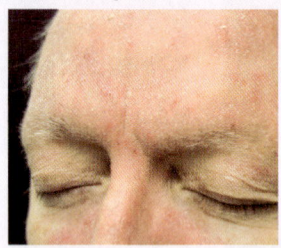

- Pode ocorrer na mesma distribuição na testa, face central
- A escama é menos queratótica e melhora com o uso de hidratantes e esteroides tópicos suaves

Corno (chifre) cutâneo/escama queratótica

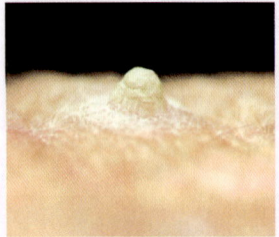 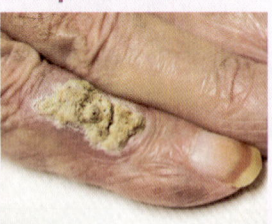

- A escama queratótica prototípica de queratoses actínicas e CEC é formada por queratina e pode resultar em cornos (chifres) cutâneos
- Cornos cutâneos geralmente devem ser biopsiados para descartar CEC

Verruga

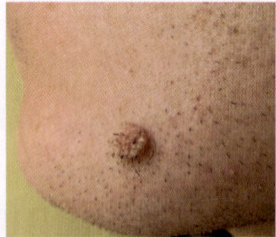 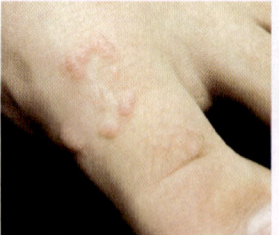

- Geralmente entre cor da pele e rosa, textura mais verrucosa do que queratótica
- Pode ser filiforme
- Frequentemente apresenta pontos hemorrágicos que podem ser vistos com uma lupa ou dermatoscópio

Carcinoma espinocelular

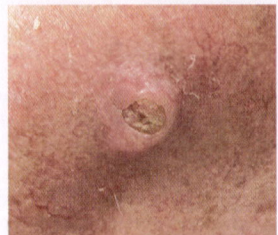 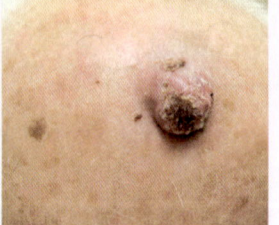

- Queratoacantomas são CEC que surgem rapidamente e têm um centro crateriforme
- Muitas vezes têm borda lisa, mas firme
- CEC podem se tornar muito grandes se não forem tratados (Observação: os locais mais comuns de metástase são couro cabeludo, lábios e orelhas)

Queratose seborreica

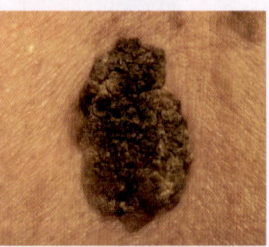 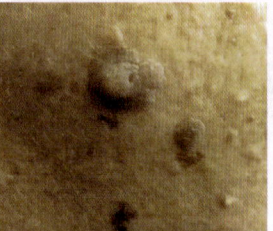

- Muitas vezes, tem textura verrugosa
- Aparece como uma bola de cera "colada" ou achatada.
- Pode esfarelar ou sangrar se colhido
- Características específicas na dermatoscopia, como cistos semelhantes à mília ou aberturas semelhantes a comedões, são tranquilizadoras, se existentes
- Pode ser eritematosa, se inflamada

TABELA 10.5 Lesões rosadas: carcinoma basocelular e seus imitadores

O carcinoma basocelular (CBC) é o câncer mais comum no mundo. Felizmente, é raro ele se propagar para outras partes do corpo. No entanto, pode invadir e destruir tecidos locais, causando morbidade significativa aos olhos, ao nariz ou ao cérebro. O CBC consiste em células imaturas semelhantes às da camada basal da epiderme e é responsável por cerca de 80% de todos os cânceres de pele. Os CBC devem ser biopsiados para confirmação antes do tratamento. Reveja as características do CBC abaixo e como contrastam dos "imitadores", que são benignos.

CARCINOMAS BASOCELULARES	IMITADORES

Carcinoma basocelular superficial

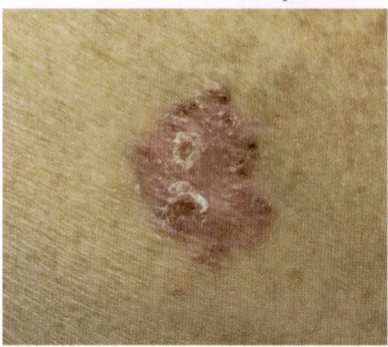

- Mancha rosa que não cicatriza
- Pode ter descamação focal

Carcinoma basocelular nodular

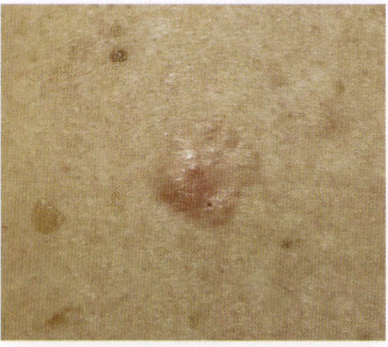

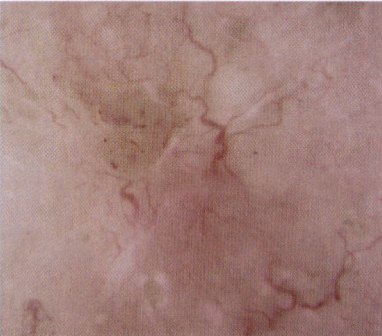

- Pápula rosa (topo), geralmente com aspecto translúcido ou perolado e telangiectasias sobrepostas
- Pode ter pigmentação focal
- Dermatoscopia (parte inferior) mostra vasos arborizados, glóbulos de pigmento focal e outros padrões específicos

Queratose actínica e carcinoma espinocelular *in situ*

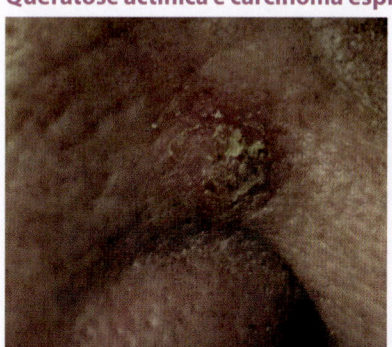

- Queratose actínica ou carcinoma espinocelular *in situ* geralmente tem escamação queratótica

Hiperplasia sebácea

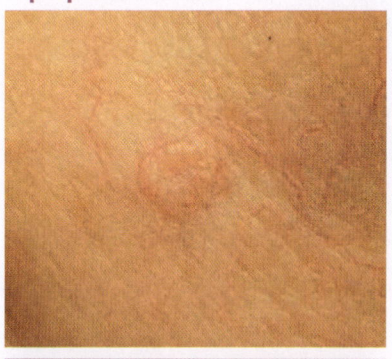

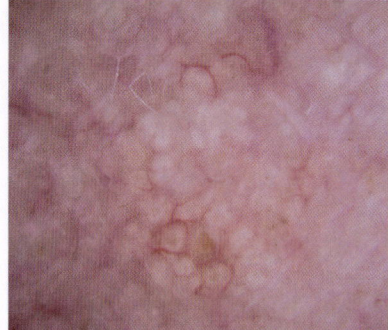

- Pápulas globulares amareladas, frequentemente com depressão, na testa e bochechas (topo)
- A dermatoscopia (embaixo) mostra telangiectasias que circundam as glândulas sebáceas, em vez de sobre elas como no CBC

(continua)

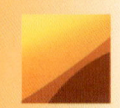
CARCINOMAS BASOCELULARES

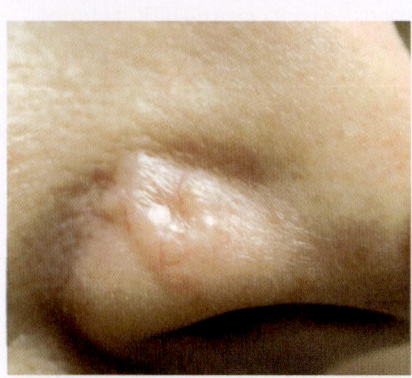

- Placa rosa-perolada de 1 cm com depressão central e telangiectasias arborizantes na asa do nariz

Carcinoma basocelular ulcerado

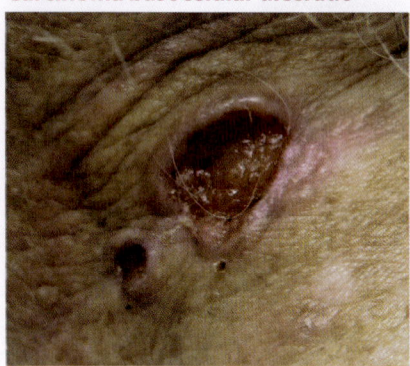

- Úlcera que não cicatriza, resultando em "borda enrolada"

IMITADORES

Pápula fibrosa

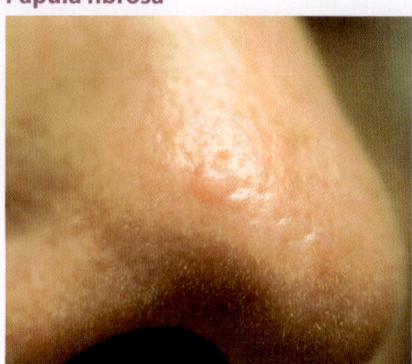

- Pápula cor da pele a rosa no nariz, sem telangiectasias
- Pode se tornar escoriado

Carcinoma espinocelular

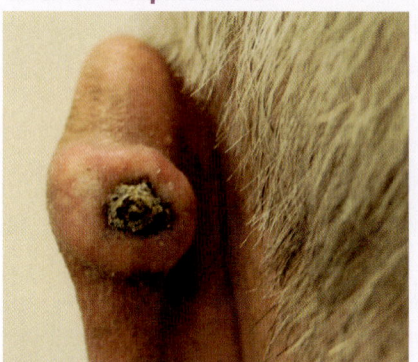

- Também pode estar ulcerado
- Bordas de consistência mais firme do que CBC

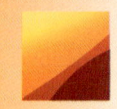

TABELA 10.6 Lesões marrons: melanoma e seus imitadores

A maioria dos pacientes apresenta manchas marrons na superfície do corpo, se você observar bem. Embora geralmente sejam efélides (sardas), nevos benignos, lentigos solares ou queratoses seborreicas, você e o paciente devem observar atentamente qualquer lesão que se destaque como possível melanoma. A melhor maneira de detectar um melanoma é fazer vários exames de pele para reconhecer lesões marrons que são benignas. Com bastante prática, quando você observar um melanoma, ele se destacará como uma lesão suspeita. Reveja o método ABCDE e as fotografias, que fornecem identificadores e comparações úteis adicionais.

MELANOMAS	IMITADORES
Melanoma amelanótico	**Nevos intradérmicos ou acrocórdons**

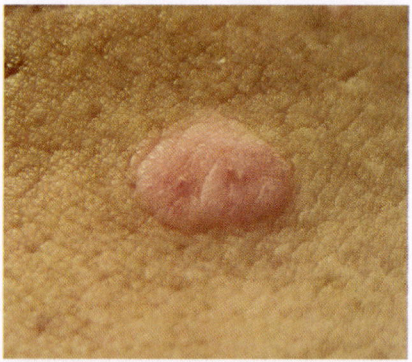

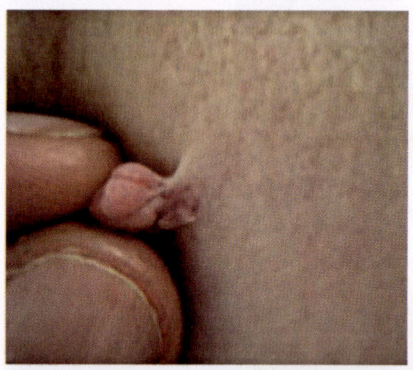

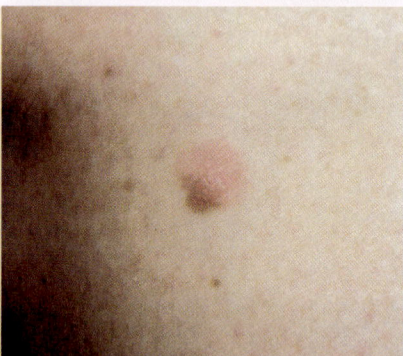

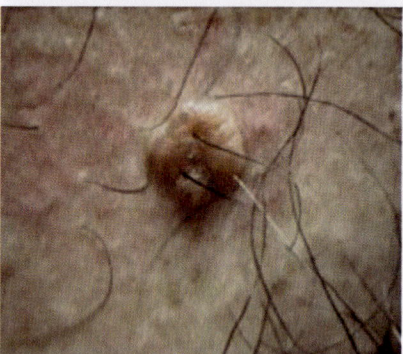

- Geralmente em pessoas de pele muito clara
- *Evolução* ou *mudança rápida* é a característica mais importante, porque esse tipo de melanoma não exibe variegação ou pigmento escuro

- Macio e carnudo
- Frequentemente ao redor do pescoço, das axilas ou das costas
- Os nevos sésseis podem ter uma discreta pigmentação marrom

(continua)

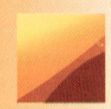

TABELA 10.6 Lesões marrons: melanoma e seus imitadores *(continuação)*

MELANOMAS	IMITADORES

Melanoma *in situ*

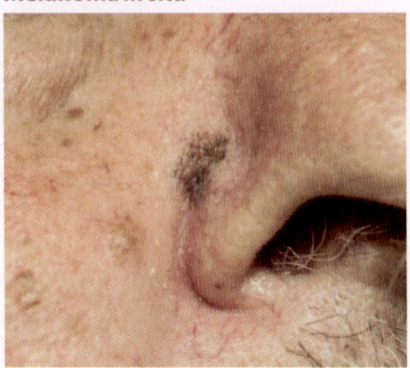

- Na pele exposta ou protegida pelo sol
- Procure por ABCDE

Lentigo solar

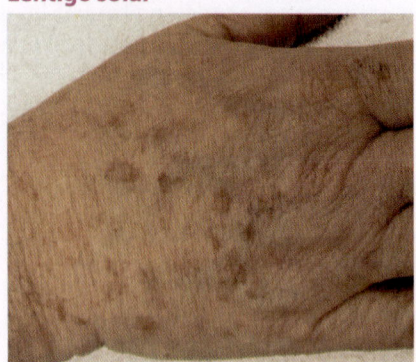

- Na pele exposta ao sol
- Marrom-claro e de cor uniforme, mas pode ser assimétrico

Melanoma

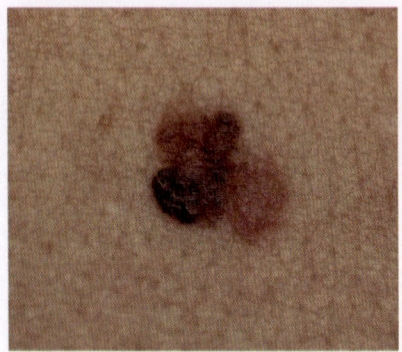

- Pode surgir *de novo* ou em nevos preexistentes e exibe ABCDE
- Pacientes com muitos nevos displásicos correm risco aumentado de melanoma

Nevo displásico

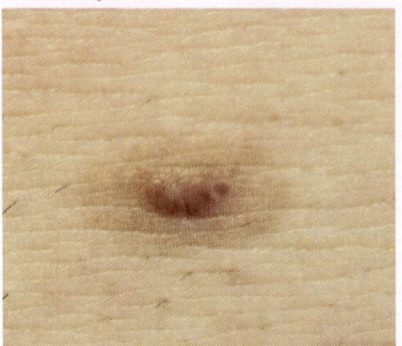

- Pode ter base macular e componente central papular (semelhante a "ovo frito")
- Comparar com os outros nevos do paciente e monitorar as alterações

Melanoma

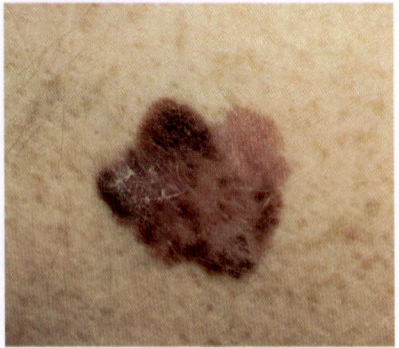

- Pode ter cores variadas (marrom, vermelho)
- Possui características melanocíticas na dermatoscopia

Queratose seborreica inflamada

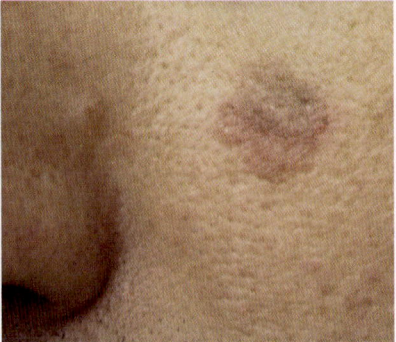

- Às vezes, pode imitar um melanoma se tiver uma base eritematosa
- A dermatoscopia ajuda o examinador treinado a distinguir essas lesões

MELANOMAS	IMITADORES

Melanoma

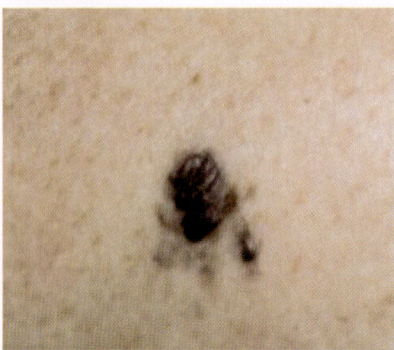

- Pode ser de cor uniforme, mas assimétrico; característica principal é a *rápida mudança* ou evolução

Melanoma acral

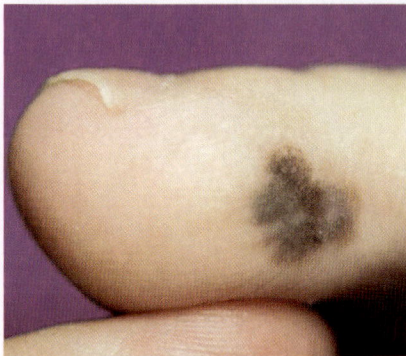

- Mudança ou evolução rápida ajuda a detectar melanoma acral
- Considerar biopsias se > 7 mm, crescimento rápido ou características preocupantes à dermatoscopia

Queratose seborreica

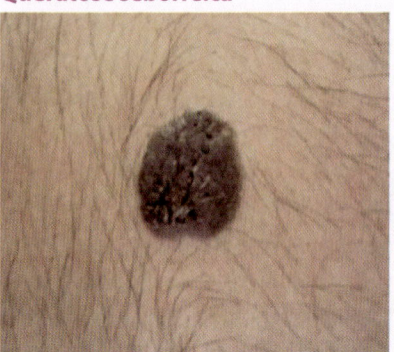

- A lesão é verrucosa e está localizada sobre pele normal, pode ser de pigmentação escura

Nevo acral

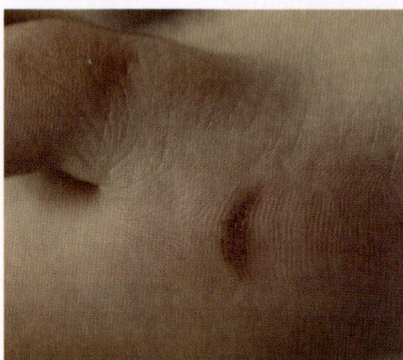

- Provavelmente benigno se < 7 mm e tem padrão tranquilizador na dermatoscopia, como o sulco paralelo ou padrões reticulados

(continua)

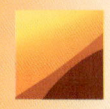

TABELA 10.6 Lesões marrons: melanoma e seus imitadores *(continuação)*

MELANOMAS	IMITADORES
Melanoma com áreas preto-azuladas	**Nevo azul**

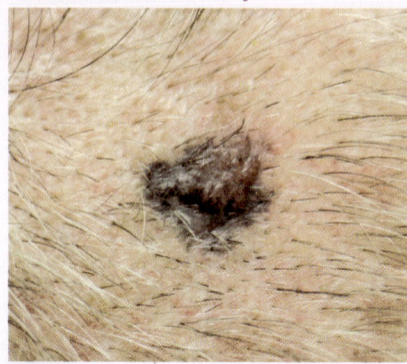

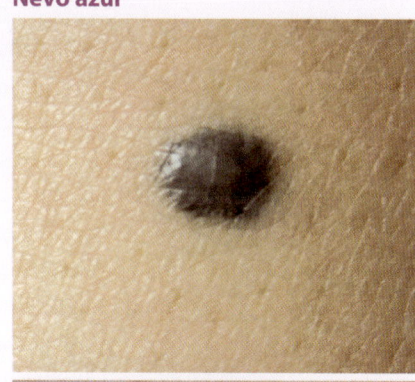

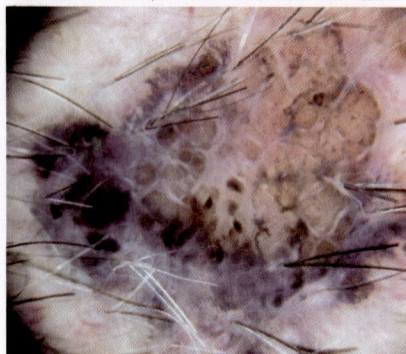

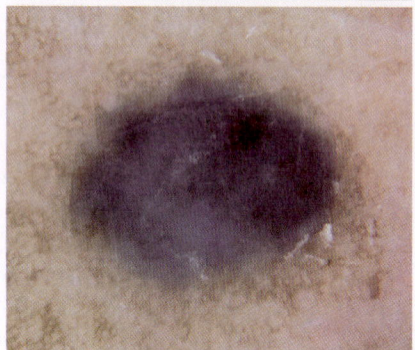

- As áreas preto-azuladas são preocupantes para o melanoma, especialmente se forem assimétricas
- Os nevos azuis têm aspecto azul-acinzentado homogêneo, clinicamente e na dermatoscopia

Achado de lesões suspeitas: Conforme você compara lesões marrons com alterações a outros nevos e lentigos do paciente, a lesão suspeita é o nevo que parece diferente dos outros nevos do paciente. Um paciente pode ter muitos nevos atípicos com componentes maculares circundantes e componentes papulares centrais, mas todos são parecidos. Encontre o "nevo característico" do paciente e, em seguida, procure o nevo destoante.

Atualmente a maioria dos dermatologistas utiliza um dermatoscópio para avaliar lesões pigmentadas, o que possibilita a detecção de melanomas quando são mais finos. Com o treinamento, a dermatoscopia ajuda a distinguir os nevos com padrões tranquilizadores de possíveis melanomas precoces. Mesmo sem a dermatoscopia, no entanto, um exame atento com inspeção ativa da pele provavelmente detecta melanomas quando eles surgem.

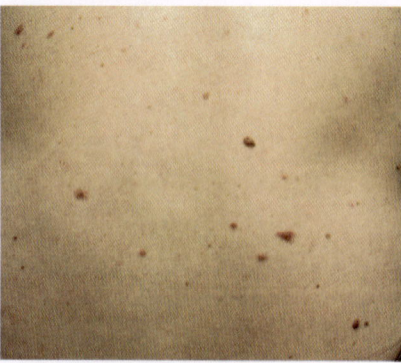

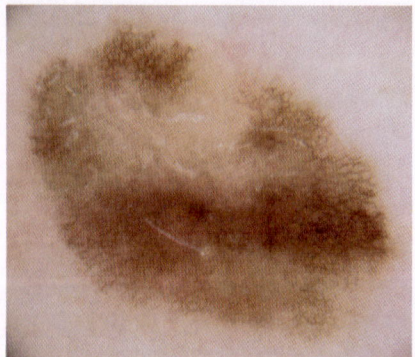

Esse paciente tem múltiplos nevos atípicos nas costas (esquerda), mas um nevo nas costas, logo à direita da linha média (imagem ampliada à direita), se destaca por ter três cores; a área branca mostrou melanoma *in situ* na biopsia.

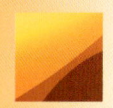

TABELA 10.7 Lesões vasculares e purpúricas da pele

	LESÕES VASCULARES		
	Aranha vascular[b]	**Telangiectasias**[b]	**Hemangioma rubi (angioma cereja)**
Cor e dimensões	Vermelho-intenso; de muito pequeno a 2 cm	Azulado; dimensões variáveis, desde muito pequeno a vários centímetros	Vermelho-brilhante ou vermelho-rubi; torna-se arroxeado com a idade; 1 a 3 mm
Formato	Corpo central, às vezes elevado, rodeado por eritema e irradiações	Variável; pode ser semelhante a uma aranha ou linear, irregular, em cascata	Redondo, plano ou às vezes elevado; pode estar rodeado por um halo pálido
Pulsatilidade e efeito da pressão	Frequentemente observados no centro da aranha vascular quando a pressão com uma lâmina de vidro é aplicada; pressão no corpo causa branqueamento da aranha vascular	Ausente; pressão do centro não causa branqueamento, mas a pressão difusa branqueia as veias	Ausente; pode apresentar branqueamento parcial, especialmente se a pressão aplicada com a borda de um objeto pontiagudo
Distribuição	Face, pescoço, braços e partes superiores do tronco; quase nunca abaixo da cintura	Mais frequentemente nas pernas, perto das veias; também na face anterior do tórax	Tronco; também membros
Importância	Aranhas vasculares isoladas são normais e comuns no rosto e no tórax; também observadas na gravidez e nas doenças hepáticas	Frequentemente acompanha o aumento da pressão nas veias superficiais, como nas veias varicosas	Nenhum; suas dimensões e seu número aumentam com o envelhecimento

(continua)

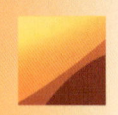

TABELA 10.7 Lesões vasculares e purpúricas da pele (*continuação*)

LESÕES PURPÚRICAS

	Petéquias/púrpura	Equimoses
Cor e dimensões	Vermelho-intenso ou roxo-avermelhado, desaparecendo com o tempo; petéquias, 1 a 3 mm; púrpuras são maiores	Roxo ou azul-violáceo, desbotando para verde, amarelo e marrom com o tempo; tamanho variável, maior do que petéquias, > 3 mm
Formato	Arredondado, às vezes irregular; plano	Arredondado, oval ou irregular; pode ter um nódulo plano subcutâneo central (um hematoma)
Pulsatilidade e efeito da pressão	Ausente; nenhum efeito da pressão	Ausente; nenhum efeito da pressão
Distribuição	Variável	Variável
Importância	Sangue extravascular; sugestivas de distúrbio hemorrágico ou, se petéquias, êmbolos na pele; púrpura palpável na *vasculite*	Sangue extravascular; frequentemente secundária a hematomas ou traumatismo; também encontradas em distúrbios hemorrágicos

[b]Estas são telangiectasias, ou pequenos vasos dilatados, que parecem vermelhos ou azulados.
Fontes das fotos: *aranhas vasculares* – Marks R. *Skin Disease in Old Age*. JB Lippincott; 1987 and *petéquias/púrpura* – Kelley WN. *Textbook of Internal Medicine*. JB Lippincott; 1989.

TABELA 10.8 Queda de cabelo[6]

Na anamnese de pacientes com queda de cabelo, é preciso incluir a duração, se o início foi súbito, a causa da diminuição da densidade do cabelo ou aumento da queda, o padrão (difuso ou localizado), histórico de medicação, práticas de cuidado do cabelo e condições médicas ou fatores estressantes associados. A *diminuição da densidade do cabelo* geralmente é causada por queda de cabelo de padrão masculino ou feminino, mas menos comumente por alopecia cicatricial. A *queda de cabelo desde as raízes* é frequentemente causada por *eflúvio telógeno, alopecia areata, eflúvio anágeno* (agravos à haste capilar por exposição a agentes como quimioterápicos) ou, menos comumente, alopecias cicatrizantes. Faça um teste de tração do cabelo para verificar a porcentagem de fios telógenos. A queda de cabelo devido à quebra da haste capilar é, frequentemente, causada por *tinha do couro cabeludo*, cuidado impróprio do cabelo e, menos comumente, distúrbios da haste capilar ou *eflúvio anágeno*. Um teste de puxão é realizado para verificar a fragilidade do cabelo. Ver exemplos do teste de tração do cabelo e teste de puxão nas Figuras 10.27 e 10.28.

PERDA GENERALIZADA OU DIFUSA

A queda de cabelo de padrão masculino e feminino afeta mais da metade dos homens até os 50 anos de idade e mais da metade das mulheres até os 80 anos de idade. Nos homens, deve-se verificar se há regressão da linha de implantação frontal do cabelo e redução da densidade do cabelo no vértice posterior da cabeça; nas mulheres, procurar redução da densidade do cabelo que se espalha da coroa para baixo sem regressão da linha de implantação do cabelo. A gravidade é descrita por classificações padronizadas: Norwood – Hamilton (homens) e Ludwig (mulheres). O *teste de tração do cabelo* é normal ou apenas alguns fios de cabelo são arrancados.

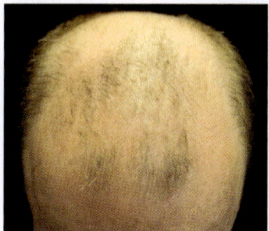

Queda de cabelo de padrão masculino (QCPM)

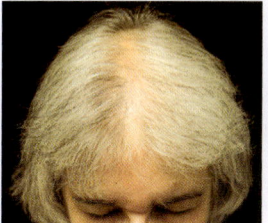

Queda de cabelo de padrão feminino (QCPF)

Eflúvio telógeno e eflúvio anágeno

No *eflúvio telógeno*, em geral, o couro cabeludo e a distribuição do cabelo do paciente parecem normais, mas um *teste de tração do cabelo* positivo revela que a maioria dos fios de cabelo tem bulbos telógenos. No *eflúvio anágeno*, ocorre queda difusa de cabelo desde as raízes. O *teste de tração do cabelo* mostra poucos ou nenhum fio de cabelo com bulbos telógenos.

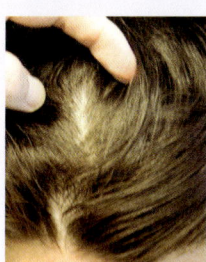

Largura normal da parte do cabelo no eflúvio telógeno

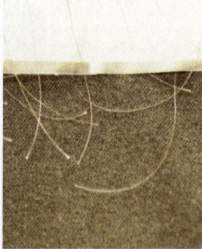

Teste de tração de cabelo positivo em eflúvio telógeno mostrando que todos os fios de cabelo têm bulbos telógenos

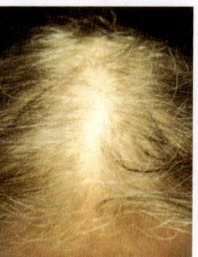

Eflúvio anágeno

(continua)

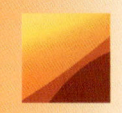

TABELA 10.8 Queda de cabelo[6] *(continuação)*

QUEDA DE CABELO FOCAL

Alopecia areata

Há início súbito de áreas de queda de cabelo bem demarcadas, geralmente localizadas, redondas ou ovais, deixando a pele lisa e glabra, em crianças e adultos jovens. Não há descamação nem eritema visíveis.

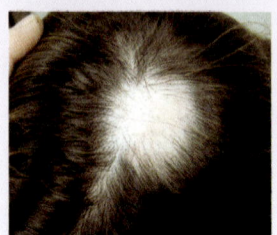

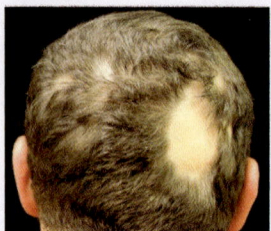

Tinha do couro cabeludo

Existem áreas redondas de alopecia, observadas mais frequentemente em crianças. Pode haver "pontos pretos" de fios de cabelo quebrados no formato de vírgulas ou espiral na dermatoscopia. Geralmente causada por *Trichophyton tonsurans* de humanos e, menos comumente, por *Microsporum canis* de cães ou gatos. Placas de consistência amolecida são chamadas de quérions.

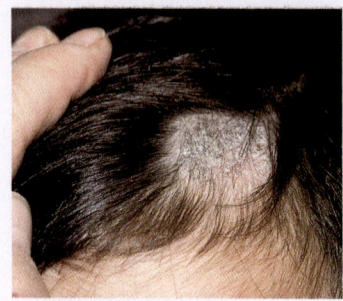

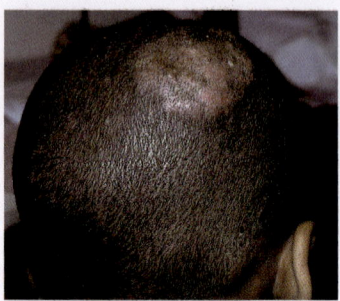

Alopecia cicatricial

A fibrose (tecido cicatricial) no couro cabeludo é caracterizada por pele brilhante, perda completa dos folículos capilares e, frequentemente, alteração da coloração. O achado de fibrose deve levar ao encaminhamento a um dermatologista para possível biopsia do couro cabeludo, se o paciente desejar tratamento. Exemplos de alopecia cicatricial incluem alopecia cicatricial centrífuga central e lúpus eritematoso discoide, entre outros.

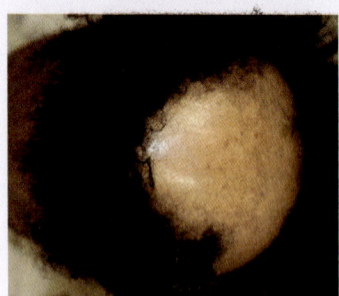

Alopecia cicatricial centrífuga central

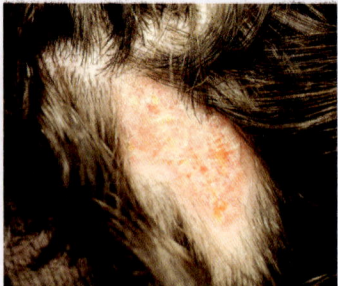

Alopecia com fibrose do lúpus discoide

Distúrbios da haste capilar

Pacientes com cabelo anormal desde o nascimento, como neste paciente com uma condição genética chamada moniletrix, devem ser encaminhados para dermatologia.

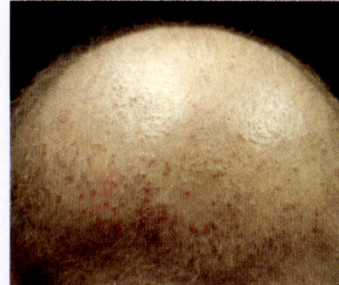

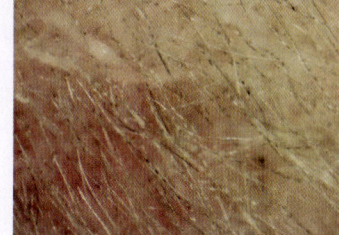

Distúrbio da haste do cabelo com bandas alternadas.

Fontes da foto: Alopecia areata (à esquerda) – Goodheart H, Gonzalez M. *Goodheart's Photoguide to Common Pediatric and Adult Skin Disorders*. 4th ed. Wolters Kluwer; 2016, Appendix Figure 10.

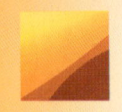

TABELA 10.9 Achados nas unhas ou ao seu redor

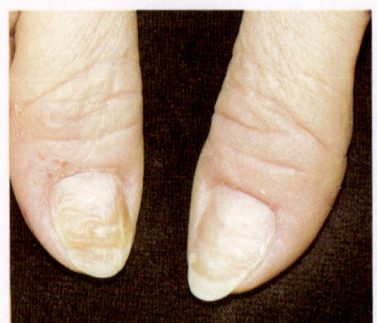

Paroníquia

Infecção superficial das pregas ungueais proximal e lateral adjacentes à lâmina ungueal. As pregas ungueais costumam ser vermelhas, tumefeitas e dolorosas à palpação. É a infecção mais comum da mão, geralmente causada por *Staphylococcus aureus* ou espécies de *Streptococcus*, e pode se espalhar até envolver completamente a lâmina ungueal. Cria um panarício (infecção de espaço fechado) que se estende para o espaço da polpa do dedo. Surge de traumatismo localizado em decorrência de roer as unhas, manicure ou imersão frequente das mãos na água. As infecções crônicas podem estar relacionadas com *Candida*.

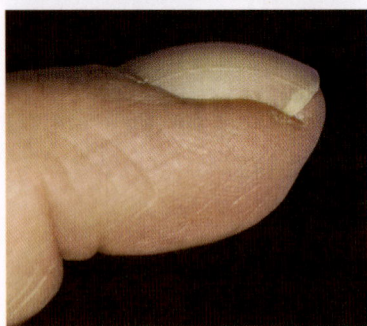

Baqueteamento digital

Clinicamente, trata-se de edema bulboso dos tecidos moles na base da unha, com desaparecimento do ângulo normal entre a unha e a prega ungueal proximal. O ângulo aumenta para 180° ou mais, e o leito ungueal se mostra esponjoso ou flutuante à palpação. O mecanismo ainda é desconhecido, mas envolve vasodilatação com aumento do fluxo sanguíneo para a porção distal dos dedos e alterações no tecido conjuntivo, possivelmente por hipoxia, alterações na inervação, genética ou um fator de crescimento derivado de plaquetas de fragmentos de grumos de plaquetas. Observado em cardiopatias congênitas, doença pulmonar intersticial e câncer de pulmão, doenças inflamatórias intestinais e processos malignos.

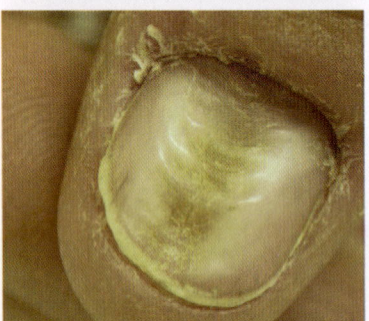

Deformidade consequente a tique nervoso

Ocorre depressão da unha central com aspecto de "árvore de Natal" a partir de pequenas depressões horizontais, decorrentes de traumatismos repetitivos de esfregar o dedo indicador no polegar ou vice-versa. A pressão na matriz ungueal faz com que a unha cresça de forma anormal. Evitar esse comportamento leva ao crescimento normal das unhas.

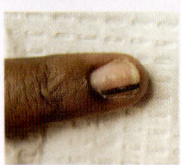 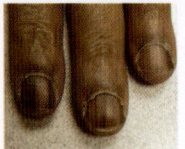

Melanoníquia

A melanoníquia é causada pelo aumento da pigmentação na matriz da unha, causando uma estria à medida que a unha cresce. Esta pode ser uma variação étnica normal se encontrada em múltiplas unhas. Uma faixa fina e uniforme pode ser causada por um nevo, mas uma faixa larga, especialmente se crescente ou irregular, poderia representar um melanoma subungueal.

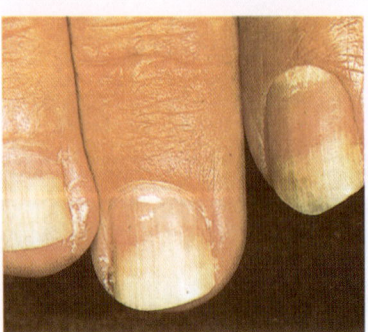

Onicólise

Trata-se da separação indolor da lâmina ungueal opaca esbranquiçada do leito ungueal translúcido mais rosado. As unhas dos dedos das mãos que se estendem além da ponta do dedo têm maior probabilidade de resultar em forças de cisalhamento traumáticas, que produzem onicólise. Começa distalmente e progride proximalmente, alargando a borda livre da unha. As causas locais incluem traumatismo por excesso de manicure, psoríase, infecção fúngica e reações alérgicas a cosméticos para unhas. As causas sistêmicas incluem diabetes melito, anemia, reações fotossensíveis a medicamentos, hipertireoidismo, isquemia periférica, bronquiectasia e sífilis.

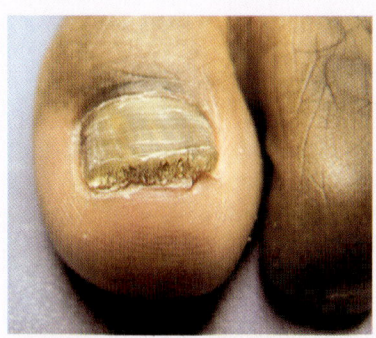

Onicomicose

A causa mais comum de espessamento das unhas e debris subungueais é onicomicose, causada mais frequentemente pelo dermatófito *Trichophyton rubrum*, mas também por outros dermatófitos e alguns fungos, como espécies de *Alternaria* e *Fusarium*. A *onicomicose* afeta 1 em cada 5 pessoas com mais de 60 anos. A melhor prevenção é tratar e prevenir a tinha do pé. Apenas metade de todas as distrofias ungueais são causadas por onicomicose, portanto, uma cultura fúngica positiva, exame de hidróxido de potássio ou avaliação histopatológica de fragmentos de unhas são recomendados antes do tratamento com antifúngicos orais.

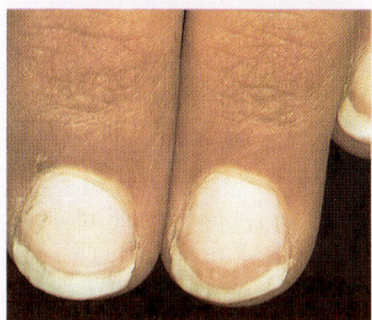

Unhas de Terry[c]

A lâmina ungueal fica branca com aspecto de vidro fosco, uma faixa distal marrom-avermelhada e obliteração da lúnula. Comumente afeta todos os dedos das mãos, embora possa aparecer em apenas um dedo. Observadas em doenças hepáticas, geralmente cirrose, insuficiência cardíaca e diabetes melito. Podem surgir da diminuição da vascularização e aumento do tecido conjuntivo no leito ungueal.

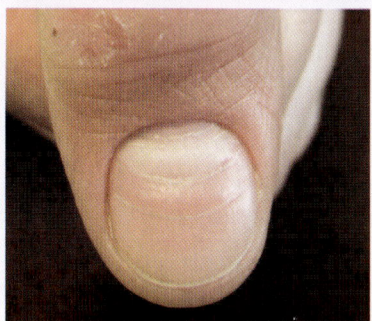

Depressões lineares transversais (*linhas de Beau*)

Depressões transversais das lâminas ungueais, geralmente bilaterais, resultantes da interrupção temporária do crescimento proximal da unha por doença sistêmica. A cronologia da doença pode ser estimada medindo-se a distância da depressão até o leito ungueal (as unhas crescem aproximadamente 1 mm a cada 6 a 10 dias). Observadas em doenças graves, traumatismo e exposição ao frio se o paciente apresentar doença de Raynaud.

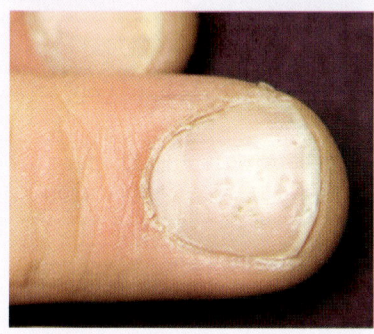

Depressões ungueais

Depressões pontilhadas da lâmina ungueal causadas por camadas defeituosas da lâmina ungueal superficial pela matriz ungueal proximal. Geralmente associadas à psoríase, mas também são observadas na artrite reativa, na sarcoidose, na alopecia areata e na dermatite atópica localizada ou química.

[c]N.R.T.: Richard Barratt Terry (1914-1960) era um médico inglês especialista em doenças hepáticas.
Fontes das fotos: onicólise, unhas de Terry – Reimpressão de Habif TP. *Clinical Dermatology: A Color Guide to Diagnosis and Therapy*. 2nd ed. CV Mosby; 1990. © 1990 Elsevier. Com autorização.

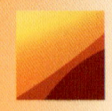

TABELA 10.10 Doenças sistêmicas e achados cutâneos associados

Doença sistêmica	Achados ou diagnósticos associados
Doença de Addison	Hiperpigmentação da mucosa oral, bem como da pele exposta ao sol, locais de traumatismos e sulcos das palmas das mãos e plantas dos pés
Síndrome da imunodeficiência adquirida	Papilomavírus humano, herpes-vírus simples (HSV), vírus varicela-zóster (VZV), citomegalovírus (CMV), molusco contagioso, abscessos bacterianos, infecções por micobactérias (tuberculose, hanseníase, complexo *M. avium*), candidíase, infecções fúngicas profundas (criptococo, histoplasmose), leucoplasia pilosa oral, sarcoma de Kaposi, psoríase oral e anal grave, carcinoma espinocelular grave, ictiose grave adquirida dermatite seborreica, foliculite eosinofílica
Doença de Chagas (tripanossomíase americana)	Conjuntivite unilateral e edema palpebral associado a linfadenopatia pré-auricular
Doença renal crônica	Palidez, xerose, geada urêmica, prurido, unhas "meio a meio", calcifilaxia
Síndrome CREST	Calcinose, fenômeno de Raynaud, esclerodactilia, telangiectasias emaranhadas da face e das mãos (palmas)
Doença de Crohn	Eritema nodoso, pioderma gangrenoso, fístulas enterocutâneas, úlceras aftosas
Doença de Cushing	Estrias, atrofia, púrpura, equimoses, telangiectasias, acne, fácies de lua cheia, corcunda de búfalo, hipertricose
Dermatomiosite	Eritema violáceo como máculas, manchas ou pápulas na região periocular (heliotrópio), nas articulações interfalângicas (sinal de Gottron) e na parte superior do dorso e ombros (sinal do xale); poiquilodermia em áreas expostas ao sol; telangiectasia periungueal, cutículas irregulares (sinal de Samitz)
Diabetes melito	Prurido, dermopatia diabética, acantose nigricante, candidíase, úlceras neuropáticas, necrobiose lipoídica, xantomas eruptivos
Coagulação intravascular disseminada	Púrpura, petéquias, bolhas hemorrágicas, induração, necrose
Dislipidemias	Xantomas (tendões, eruptivos e tuberosos), xantelasma (também pode ocorrer em pessoas saudáveis)
Gonococcemia	Máculas, pápulas ou pústulas hemorrágicas roxas a acinzentadas distribuídas nas superfícies acral e periarticular
Hemocromatose	Bronzeamento e hiperpigmentação da pele
Hipertireoidismo	Pele quente, úmida, macia e aveludada; cabelos ralos e finos; alopecia; vitiligo; mixedema pretibial (na doença de Graves); hiperpigmentação (local ou generalizada)
Hipotireoidismo	Pele ressecada, áspera e pálida; cabelo áspero e quebradiço; mixedema; alopecia (terço lateral das sobrancelhas difuso); pele fria ao toque; unhas finas e quebradiças
Endocardite infecciosa	Lesões de Janeway, nódulos de Osler, hemorragias subungueais, petéquias

Doença sistêmica	Achados ou diagnósticos associados
Doença de Kawasaki	Eritema de mucosas (lábios, língua e faringe), língua em morango, lábios vermelho-cereja, erupção cutânea polimorfa (principalmente no tronco), eritema das palmas das mãos e plantas dos pés com descamação posterior das pontas dos dedos das mãos
Leucemia/linfoma	Palidez, eritrodermia esfoliativa, nódulos, petéquias, equimoses, prurido, vasculite, pioderma gangrenoso, doenças bolhosas
Vasculite leucocitoclástica (vênulas pós-capilares)	Púrpura palpável, pápulas purpúricas, bolhas hemorrágicas em áreas mais baixas do corpo
Doença hepática	Icterícia, aranhas vasculares e outras telangiectasias, eritema palmar, unhas de Terry, prurido, púrpura, circulação colateral (cabeça de medusa)
Linfogranuloma venéreo	Linfadenopatia acima e abaixo do ligamento de Poupart[d] (sinal do sulco)
Vasculites de vasos de calibre médio (p. ex., poliarterite nodosa, granulomatose com poliangiite, granulomatose eosinofílica com poliangiite, poliangiite microscópica)	Livedo racemoso (definido pela presença de trama reticulada interrompida), nódulos purpúricos, úlceras
Meningococcemia	Manchas e placas purpúricas angulares ou estreladas com centro cinza-escuro. Progride para equimoses, bolhas, necrose
Neurofibromatose do tipo 1 (síndrome de von Recklinghausen)	Neurofibromas, manchas café com leite, sardas (efélides) nas axilas (sinal de Crowe), neurofibroma plexiforme
Carcinoma pancreático	Paniculite, tromboflebite migratória (sinal de Trousseau)
Pancreatite (hemorrágica)	Hematomas e induração ao longo do ângulo costovertebral (sinal de Grey Turner), sinal de Cullen, paniculite
Porfiria cutânea tardia	Fotossensibilidade com bolhas e fragilidade da pele no dorso das mãos e antebraços; bolhas se rompem e curam com fibrose e mília; hipertricose da face; bronzeamento da pele quando associado à hemocromatose
Pioderma gangrenoso	Pústula dolorosa progredindo rapidamente para úlcera irregular com borda violácea bem delimitada e bordas erodidas
Febre maculosa das Montanhas Rochosas (FMMR)	Pápulas rosadas ou avermelhadas progredindo para pápulas purpúricas; começa nos punhos e tornozelos e se espalha para as palmas das mãos e plantas dos pés e depois para o tronco e o rosto
Sarcoidose	Placas marrom-avermelhadas, com frequência anulares, tipicamente na cabeça e no pescoço e especialmente no nariz e nas orelhas; as lesões podem ter cor de gelatina de maçã à dermatoscopia
Lúpus eritematoso sistêmico (LES)	Eritema malar (na parte média das bochechas, ponte do nariz), preservação relativa dos sulcos nasolabiais, eritema periungueal, eritema interfalângico

[d]N.R.T.: O ligamento de Poupart é o ligamento inguinal.

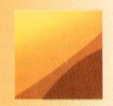

TABELA 10.11 Acne vulgar – lesões primárias e secundárias

Acne vulgar é o distúrbio cutâneo mais comum nos EUA, afetando mais de 85% dos adolescentes.[33] Acne é um distúrbio da unidade pilossebácea, que envolve a proliferação dos queratinócitos na abertura do folículo; aumento da produção de sebo, estimulado por andrógenos, que se combina com os queratinócitos para tamponar a abertura folicular; crescimento de *Propionibacterium acnes*, um difteroide anaeróbico normalmente encontrado na pele; e inflamação por atividade bacteriana e liberação de ácidos graxos livres e enzimas de neutrófilos ativados. Cosméticos, umidade, sudorese intensa e estresse são fatores contribuintes. Mais recomendações para o tratamento da acne são divididas segundo suas subdivisões morfológicas: comedonal (leve), inflamatório (moderado) e nodulocístico (grave).

As lesões aparecem nas áreas com maior número de glândulas sebáceas, a saber, face, pescoço, tórax, parte superior do dorso e braços. Elas podem ser primárias, secundárias ou mistas.

Lesões primárias

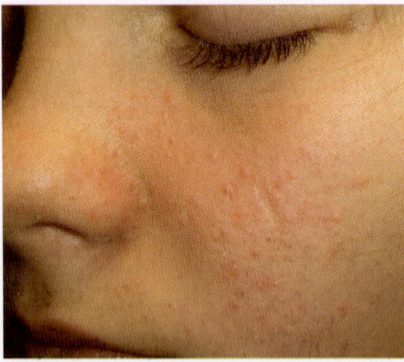

Acne leve: comedões abertos ("cravos pretos") e fechados ("cravos brancos"), pápulas ocasionais

Lesões secundárias

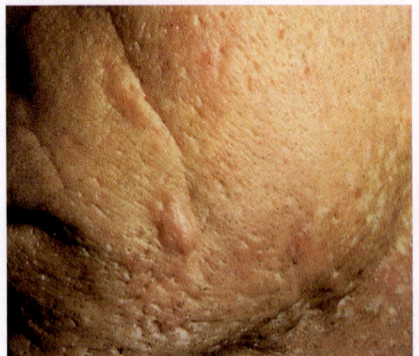

Acne com depressões e cicatrizes

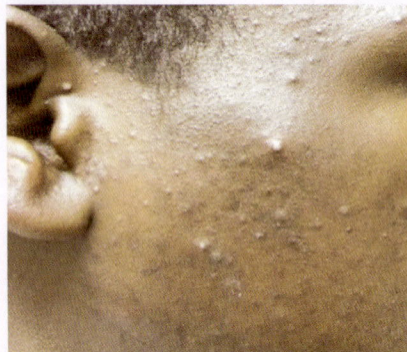

Acne moderada: comedões, pápulas, pústulas

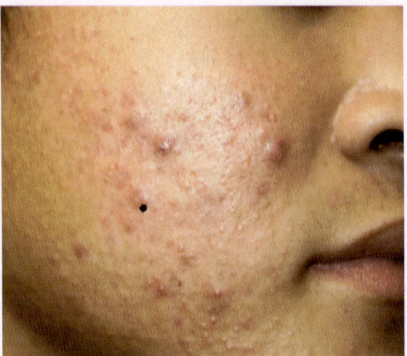

Acne cística grave

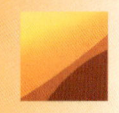

TABELA 10.12 Sinais de danos solares

Os danos causados pelo sol são um dos indícios mais importantes de que um paciente corre risco de câncer de pele. Estudar cuidadosamente os seguintes indicadores de danos causados pelo sol ao longo da vida. Esses indicadores instigam inspeção cuidadosa de lesões *rosadas,* que são possíveis carcinomas basocelulares; lesões rugosas ou queratóticas, que podem ser queratoses actínicas ou carcinomas espinocelulares; ou lesões assimétricas, multicoloridas ou mutáveis, que podem ser melanomas. Orientar os pacientes afetados sobre a proteção solar adequada, não apenas para eles, mas também para suas famílias.

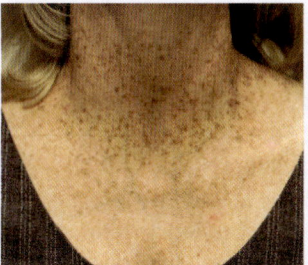 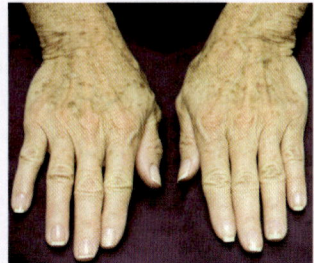

Lentigo solar: máculas marrons bilateralmente simétricas localizadas na pele exposta ao sol, incluindo rosto, ombros e braços e mãos.

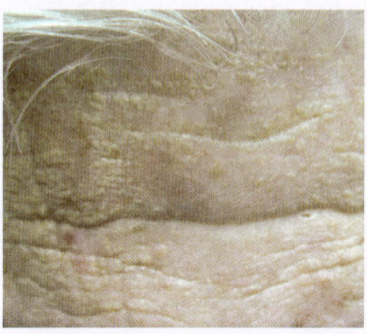

Elastose solar: máculas ou pápulas branco-amareladas na pele exposta ao sol, especialmente na testa.

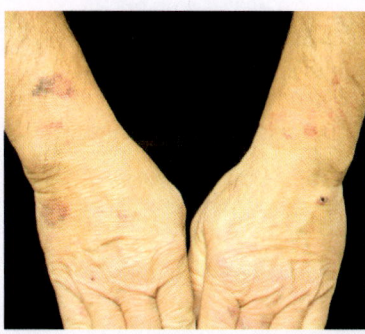

Púrpura actínica: equimoses limitadas aos antebraços e dorso das mãos, mas não se estendendo acima da linha da "manga da camisa" na parte superior do braço.

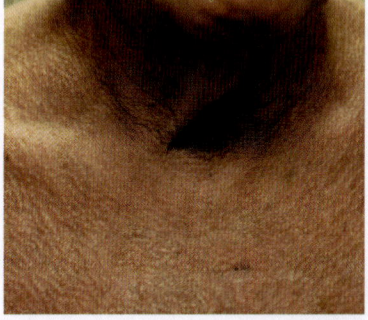

Poiquilodermia: manchas vermelhas em áreas danificadas pelo sol, especialmente o V do pescoço e as regiões laterais do pescoço (geralmente poupando a sombra inferior ao queixo) com telangiectasias e hiperpigmentação

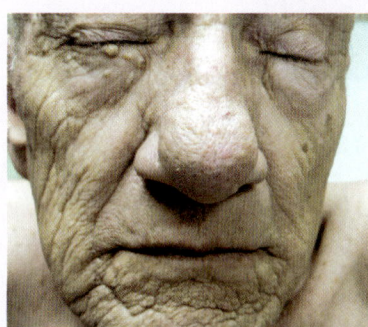

Rugas: o aumento dos danos causados pelo sol e o bronzeamento levam a rugas mais profundas em uma idade mais precoce.

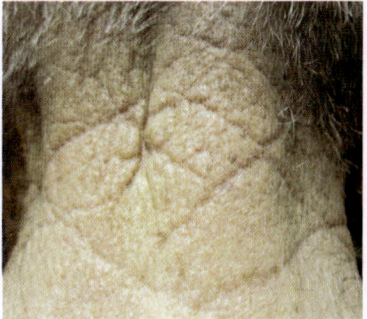

Nuca cutis rhomboidalis: rugas profundas na parte posterior do pescoço que se "cruzam".

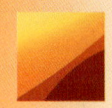

TABELA 10.13 Lesões por pressão[e]

Uma lesão por pressão é um dano localizado na pele e nos tecidos moles subjacentes, geralmente sobre uma proeminência óssea ou relacionado a um dispositivo médico ou de outro tipo. A lesão pode se apresentar como pele intacta ou úlcera aberta e pode ser dolorosa. A lesão resulta de pressão intensa e/ou prolongada ou pressão em combinação com cisalhamento. A tolerância dos tecidos moles à pressão e ao cisalhamento também pode ser afetada pelo microclima, nutrição, perfusão, comorbidades e condição dos tecidos moles.

Lesões por pressão ou úlceras geralmente se desenvolvem sobre proeminências ósseas sujeitas à pressão constante, resultando em dano isquêmico ao tecido subjacente. A prevenção é importante: inspecionar cuidadosamente a pele à procura de sinais precoces de eritema que ainda embranquece à pressão, sobretudo em pacientes com fatores de risco. Lesões por pressão se formam mais comumente sobre o sacro, tuberosidades isquiáticas, trocânteres maiores e calcanhares.

Um sistema de estadiamento comumente aplicado, com base na profundidade do tecido destruído, é ilustrado a seguir. Observe que a necrose ou escara deve ser desbridada antes que as lesões possam ser estadiadas. Elas podem não progredir sequencialmente pelos quatro estágios.

Abordar a saúde geral do paciente, incluindo comorbidades como doença vascular, diabetes melito, imunodeficiências, colagenoses, malignidade, psicose ou depressão; estado nutricional; dor e nível de analgesia; risco de recorrência; fatores psicossociais, como capacidade de aprendizagem, suporte social e estilo de vida; e evidências de polifarmácia, medicação excessiva ou abuso de álcool, tabaco ou drogas ilícitas.[34]

FATORES DE RISCO PARA LESÕES POR PRESSÃO

- Diminuição da mobilidade, especialmente se acompanhada por aumento da pressão ou movimento, causando atrito ou cisalhamento
- Sensibilidade diminuída, de lesões cerebrais ou da medula espinal ou doença dos nervos periféricos

- Diminuição do fluxo sanguíneo devido à hipotensão ou doença microvascular, como diabetes melito ou aterosclerose
- Incontinência fecal ou urinária
- Existência de fratura
- Baixo estado nutricional ou níveis baixos de albumina

Lesão por pressão de estágio 1: pele íntegra com eritema que não embranquece

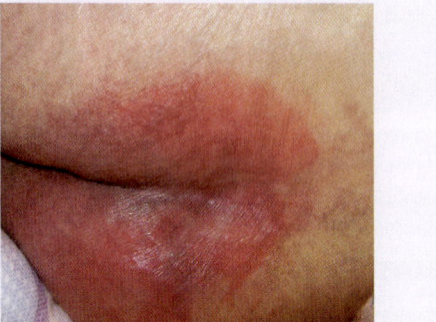

Pele intacta com uma área localizada de eritema que não embranquece, que pode ter uma aparência diferente em peles de cor escura. Eritema que embranquece ou mudanças na sensibilidade, temperatura ou consistência (endurecimento) podem preceder as mudanças visuais. As mudanças de cor não incluem pigmentação roxa ou marrom; estas podem indicar dano de tecido profundo.

Lesão por pressão de estágio 2: perda da pele em sua espessura parcial com exposição da derme

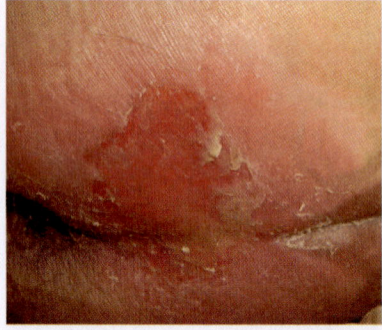

Perda da pele em sua espessura parcial com exposição da derme. O leito da ferida é viável, rosa ou vermelho, úmido e também pode se apresentar como uma bolha preenchida com exsudato seroso intacta ou rompida. O tecido adiposo não é visível e os tecidos mais profundos não são visíveis. Não há tecido de granulação, esfacelo nem escara visíveis. Essas lesões geralmente resultam de microclima inadequado e cisalhamento da pele sobre a pelve e do calcanhar. Esse estágio não deve ser usado para descrever danos à pele associados à umidade (DPAU), incluindo dermatite associada à incontinência (DAI), dermatite intertriginosa (DIT), lesão cutânea relacionada a adesivos médicos (LCRAM) ou feridas traumáticas (lacerações, queimaduras, escoriações na pele).

FATORES DE RISCO PARA LESÕES POR PRESSÃO

Lesão por pressão de estágio 3: perda da pele em sua espessura total

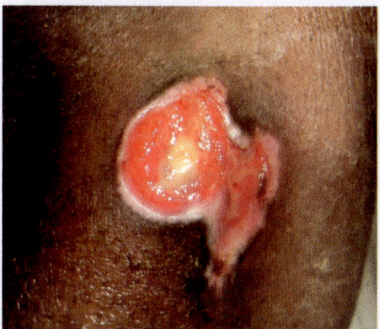

Perda de espessura total da pele, na qual o tecido adiposo é visível na úlcera; tecido de granulação e epíbole (bordas enroladas da ferida) são achados frequentes. Esfacelo e/ou escara podem ser visíveis. A profundidade do dano ao tecido varia de acordo com a localização anatômica; áreas de adiposidade significativa podem desenvolver feridas profundas. Podem ocorrer solapamento (descolamento do tecido subjacente da pele íntegra devido à destruição tecidual) e tunelamento. Fáscia, músculo, tendão, ligamento, cartilagem e/ou osso não estão expostos. Se o esfacelo ou a escara prejudica a identificação da extensão da perda de tecido, essa é uma lesão por pressão não classificável ou não estadiável.

Lesão por pressão não classificável ou não estadiável: perda da pele em sua espessura total e de tecido não visível

Perda da pele em sua espessura total associada a perda tissular na qual a extensão do dano na úlcera não pode ser confirmada porque está obscurecida por esfacelo ou escara. Se o esfacelo ou a escara for removida, uma lesão por pressão de estágio 3 ou 4 será revelada. Escara estável (ou seja, seca, aderente, intacta sem eritema ou flutuação) no calcanhar ou em membro isquêmico não deve ser amolecida nem removida.

Lesão por pressão de estágio 4: perda da pele em sua espessura total e perda de tecido

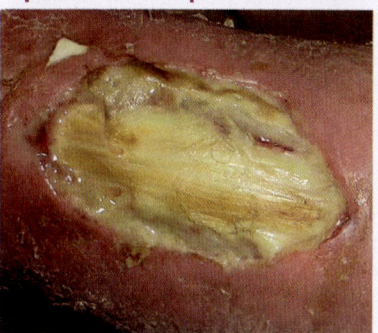

Perda de toda a espessura da pele e perda tissular com exposição ou palpação direta da fáscia, do músculo, do tendão, do ligamento, da cartilagem ou do osso na úlcera. Esfacelo e/ou escara pode ser visível. Epíbole (bordas enroladas), solapamento (descolamento do tecido subjacente da pele íntegra devido à destruição tecidual) e/ou tunelamento ocorrem frequentemente. A profundidade varia de acordo com a localização anatômica. Se a descamação ou a escara obscurecer a extensão da perda de tecido, essa é uma lesão por pressão não classificável ou não estadiável.

Lesão por pressão de tecido profundo: coloração vermelho-escura, marrom ou roxa persistente

Pele intacta ou não intacta com área localizada de persistente coloração vermelho-escura, marrom, roxa ou separação epidérmica revelando um leito da ferida escuro ou bolha cheia de sangue. A dor e a mudança de temperatura precedem, com frequência, as alterações da cor da pele. A coloração pode ter aspecto diferente em pessoas com pele escura. Essa lesão resulta de pressão intensa e/ou prolongada e forças de cisalhamento na interface osso-músculo. A ferida pode evoluir rapidamente para revelar a extensão real da lesão do tecido ou pode regredir sem perda de tecido. Se houver tecido necrótico, tecido subcutâneo, tecido de granulação, fáscia, músculo ou outras estruturas subjacentes visíveis, isso indica uma lesão por compressão de espessura total (instável, estágio 3 ou estágio 4). Não usar o termo lesão por pressão de tecidos profundos (LPTP) para descrever condições vasculares, traumáticas, neuropáticas ou dermatológicas.

Fonte: Usada com permissão do National Pressure Injury Advisory Panel, Westford, MA.
eN.R.T.: Ver Revised National Pressure Ulcer Advisory Panel Pressure Injury Staging System em https://www.ncbi.nlm.nih.gov/pmc/articles/PMC5098472/; e Prevenção e Tratamento de Úlceras/Lesões por Pressão: Guia de Consulta Rápida 2019, em https://www.epuap.org/wp-content/uploads/2020/11/qrg-2020-brazilian-portuguese.pdf.

REFERÊNCIAS BIBLIOGRÁFICAS

1. Coulson IH, Benton EC, Ogden S. Diagnosis of skin disease. In: Griffiths C, Barker J, Bleiker T, Chalmers R, Creamer D, eds. *Rook's Textbook of Dermatology*. 9th ed. United Kingdom: Wiley-Blackwell, Oxford; 2016.

2. Sidbury R, Kodama S. Atopic dermatitis guidelines: diagnosis, systemic therapy, and adjunctive care. *Clin Dermatol*. 2018;36(5):648–652.

3. Page EH. *Description of Skin Lesions*. Available at https://www.merckmanuals.com/professional/dermatologic-disorders/approach-to-the-dermatologic-patient/description-of-skin-lesions#v958357. Accessed October 29, 2018.

4. Mayer JE, Swetter SM, Fu T, et al. Screening, early detection, education, and trends for melanoma: current status (2007-2013) and future directions: part I. Epidemiology, high-risk groups, clinical strategies, and diagnostic technology. *J Am Acad Dermatol*. 2014;71(4):599.e1–599.e12; quiz 610, 599.e12.

5. Zalaudek I, Kittler H, Marghoob AA, et al. Time required for a complete skin examination with and without dermoscopy: a prospective, randomized multicenter study. *Arch Dermatol*. 2008;144(4):509–513.

6. Mubki T, Rudnicka L, Olszewska M, et al. Evaluation and diagnosis of the hair loss patient: part I. History and clinical examination. *J Am Acad Dermatol*. 2014;71(3):415.e1–415.e15.

7. American Academy of Dermatology, Inc. *How to SPOT Skin Cancer™*. Available at https://www.aad.org/public/spot-skin-cancer/learn-about-skin-cancer/detect/how-to-spot-skin-cancer. Accessed October 23, 2018.

8. Edsberg LE, Black JM, Goldberg M, et al. Revised national pressure ulcer advisory panel pressure injury staging system: revised pressure injury staging system. *J Wound Ostomy Continence Nurs*. 2016;43(6):585–597.

9. Robinson JK. Sun exposure, sun protection, and vitamin D. *JAMA*. 2005;294(12):1541–1543.

10. American Cancer Society. *Key Statistics for Basal and Squamous Cell Skin Cancers*. Available at https://www.cancer.org/cancer/basal-and-squamous-cell-skin-cancer/about/key-statistics.html. Accessed November 11, 2018.

11. Siegel RL, Miller KD, Jemal A. Cancer statistics, 2018. *CA Cancer J Clin*. 2018;68(1):7–30.

12. Noone AM, Howlader N, Krapcho M, et al. *SEER Cancer Statistics Review, 1975–2015*. Available at https://seer.cancer.gov/csr/1975_2015. Accessed November 5, 2018.

13. National Cancer Institute. *Skin Cancer Prevention (PDQ®)-Health Professional Version*. Available at https://www.cancer.gov/types/skin/hp/skin-prevention-pdq. Accessed November 11, 2018.

14. El Ghissassi F, Baan R, Straif K, et al. A review of human carcinogens—part D: radiation. *Lancet Oncol*. 2009;10(8):751–752.

15. Boniol M, Autier P, Boyle P, et al. Cutaneous melanoma attributable to sunbed use: systematic review and meta-analysis. *BMJ*. 2012;345:e4757.

16. U.S. Preventive Services Task Force; Grossman DC, Curry SJ, Owens DK, et al. Behavioral counseling to prevent skin cancer: US Preventive Services Task Force Recommendation Statement. *JAMA*. 2018;319(11):1134–1142. Available at https://www.uspreventiveservicestaskforce.org/Page/Document/UpdateSummaryFinal/skin-cancer-counseling2. Accessed November 12, 2018.

17. Green AC, Williams GM, Logan V, et al. Reduced melanoma after regular sunscreen use: randomized trial follow-up. *J Clin Oncol*. 2011;29(3):257–263.

18. Green A, Williams G, Neale R, et al. Daily sunscreen application and betacarotene supplementation in prevention of basal-cell and squamous-cell carcinomas of the skin: a randomised controlled trial. *Lancet*. 1999;354(9180):723–729.

19. Lazovich D, Vogel RI, Berwick M, et al. Melanoma risk in relation to use of sunscreen or other sun protection methods. *Cancer Epidemiol Biomarkers Prev*. 2011;20(12):2583–2593.

20. Food and Drug Administration, HHS. Labeling and effectiveness testing; sunscreen drug products for over-the-counter human use. Final rule. *Fed Regist*. 2011;76(117): 35620–35665.

21. American Academy of Dermatology. *How Do I Prevent Skin Cancer?* Available at https://www.aad.org/public/spot-skin-cancer/learn-about-skin-cancer/prevent. Accessed November 12, 2018.

22. U.S. Preventive Services Task Force; Bibbins-Domingo K, Grossman DC, Curry SJ, et al. Screening for skin cancer: US Preventive Services Task Force Recommendation Statement. *JAMA*. 2016;316(4):429–435. Available at https://www.uspreventiveservicestaskforce.org/Page/Document/UpdateSummaryFinal/skin-cancer-screening2. Accessed November 12, 2018.

23. Breitbart EW, Waldmann A, Nolte S, et al. Systematic skin cancer screening in Northern Germany. *J Am Acad Dermatol*. 2012;66(2):201–211.

24. American Academy of Dermatology. *AAD Statement on USPSTF Recommendation on Skin Cancer Screening*. Available at https://www.aad.org/media/news-releases/aad-statement-on-uspstf. Accessed November 11, 2018.

25. American Cancer Society. *Skin Exams*. Available at https://www.cancer.org/cancer/skin-cancer/prevention-and-early-detection/skin-exams.html. Accessed November 11, 2018.

26. Aitken JF, Janda M, Elwood M, et al. Clinical outcomes from skin screening clinics within a community-based melanoma screening program. *J Am Acad Dermatol*. 2006;54(1):105–114.

27. Weinstock MA, Asgari MM, Eide MJ, et al. *INFORMED Skin Cancer Education Series*. Available at http://www.skinsight.com/info/for_professionals/skin-cancer-detection-informed/skin-cancer-education. Accessed November 11, 2018.

28. Eide MJ, Asgari MM, Fletcher SW, et al. Effects on skills and practice from a web-based skin cancer course for primary care providers. *J Am Board Fam Med*. 2013;26(6):648–657.

29. Abbasi NR, Shaw HM, Rigel DS, et al. Early diagnosis of cutaneous melanoma revisiting the ABCD criteria. *JAMA*. 2004;292(22):2771–2776.

30. Friedman RJ, Rigel DS, Kopf AW. Early detection of malignant melanoma: the role of physician examination and self-examination of the skin. *CA Cancer J Clin*. 1985;35(3):130–151.

31. Daniel Jensen J, Elewski BE. The ABCDEF rule: combining the "ABCDE Rule" and the "Ugly Duckling Sign" in an effort to improve patient self-screening examinations. *J Clin Aesthet Dermatol*. 2015;8(2):15.

32. Kelly JW. Nodular melanoma: how current approaches to early detection are failing. *J Drugs Dermatol*. 2005;4(6):790–793.

33. Kalkhoran S, Milne O, Zalaudek I, et al. Historical, clinical, and dermoscopic characteristics of thin nodular melanoma. *Arch Dermatol*. 2010;146(3):311–318.

34. American Cancer Society. *Key Statistics About Melanoma Skin Cancer*. Available at http://www.cancer.org/cancer/skincancer-melanoma/detailedguide/melanoma-skin-cancer-key-statistics. Accessed November 12, 2018.

Cabeça e Pescoço

Esta é a introdução aos sistemas e às estruturas de órgãos na cabeça e no pescoço. Este capítulo, bem como os seguintes – que tratam de olhos, orelhas, nariz, orofaringe e cavidade oral – devem ser vistos como uma unidade, não apenas em razão de sua proximidade anatômica e interconexão, mas também porque apresentam sintomas relacionados. O exame físico dessas estruturas também é realizado de forma sequencial. No entanto, para esta edição, essas estruturas foram organizadas em capítulos separados, para que você possa aprender sobre suas estruturas anatômicas e fisiológicas distintas individualmente. Separar os sistemas de cabeça e pescoço também ajuda a entender os dados clínicos subjacentes aos sintomas patológicos.

ANATOMIA E FISIOLOGIA

Cabeça

As regiões da cabeça recebem seus nomes por conta dos ossos subjacentes do crânio. O conhecimento dessa anatomia ajuda a localizar e descrever os achados físicos (Figuras 11.1 a 11.3).

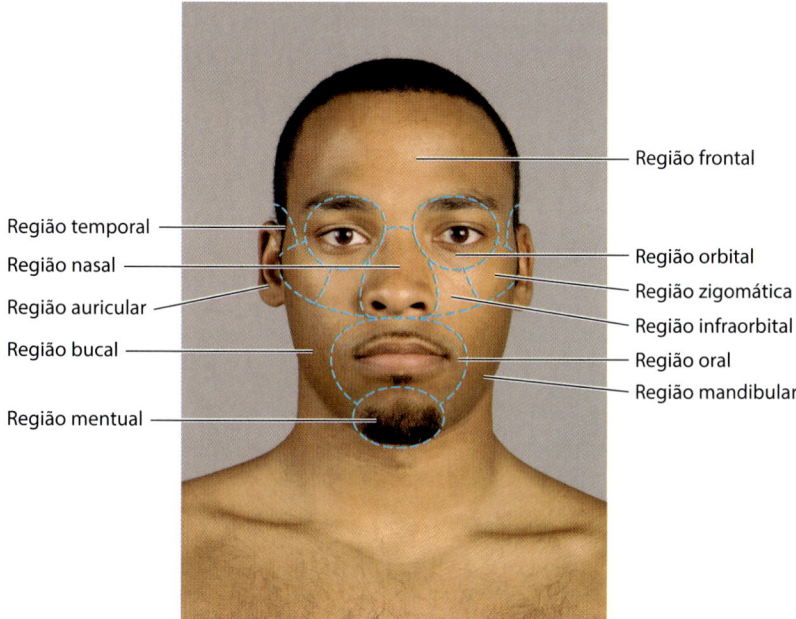

Figura 11.1 Anatomia da superfície da cabeça, vista anterior. (De Harrell KM, Dudek RW. *Lippincott® Illustrated Reviews*: *Anatomy*. Wolters Kluwer; 2019, Fig. 8-23.)

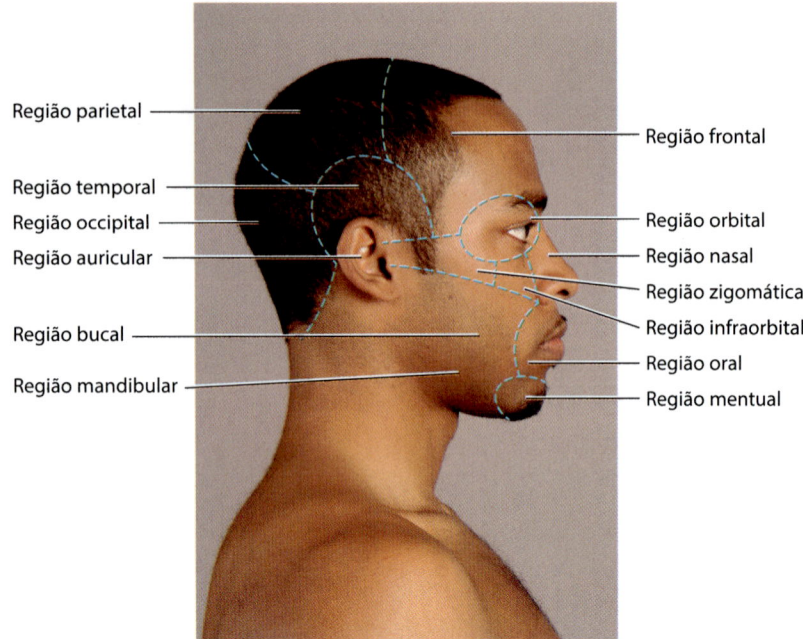

Figura 11.2 Anatomia da superfície da cabeça, vista lateral direita. (De Harrell KM, Dudek RW. *Lippincott® Illustrated Reviews: Anatomy*. Wolters Kluwer; 2019, Fig. 8-6.)

Região parietal

Região temporal

Região occipital

Região auricular

Região bucal

Região mandibular

Região frontal

Região orbital

Região nasal

Região zigomática

Região infraorbital

Região oral

Região mentual

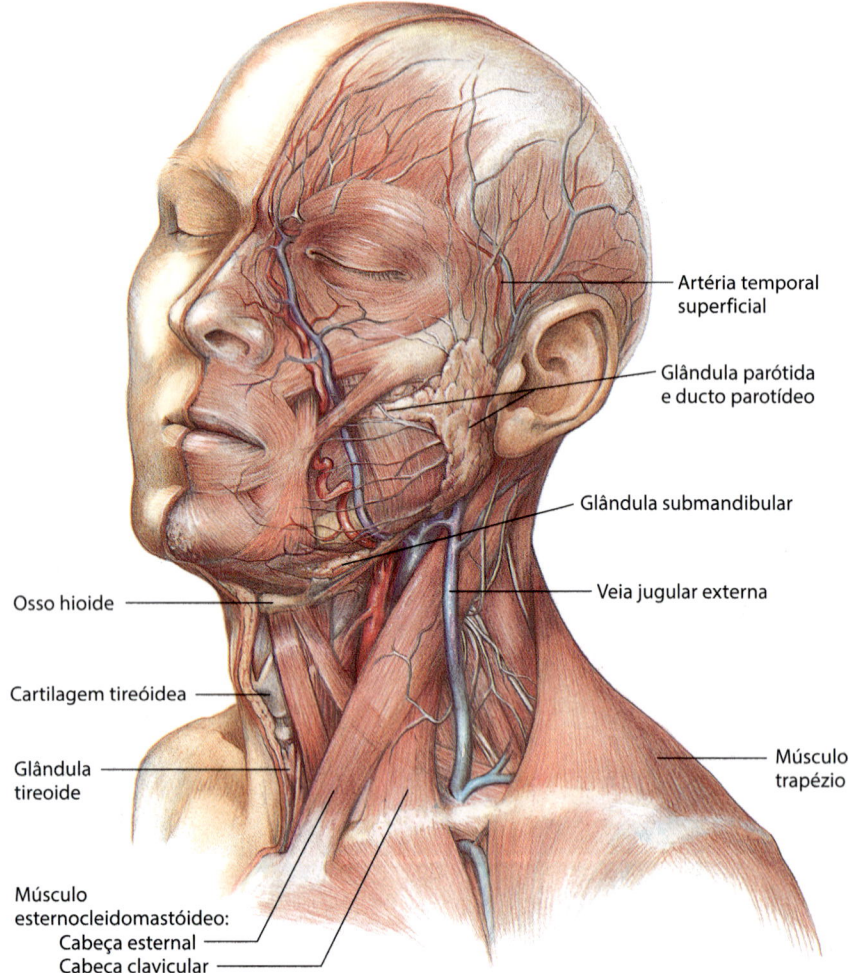

Artéria temporal superficial

Glândula parótida e ducto parotídeo

Glândula submandibular

Veia jugular externa

Osso hioide

Cartilagem tireóidea

Glândula tireoide

Músculo trapézio

Músculo esternocleidomastóideo:
Cabeça esternal
Cabeça clavicular

Figura 11.3 Anatomia da cabeça. (De Anatomical Chart Company: Head and Neck Anatomical Chart, 2000.)

Duas glândulas salivares pareadas situam-se perto da mandíbula: a *glândula parótida*, superficial e localizada atrás da mandíbula (visível e palpável quando aumentada), e a *glândula submandibular*, localizada profundamente na mandíbula. Sinta a última glândula ao pressionar a língua contra os incisivos inferiores. Sua superfície lobular pode ser frequentemente palpada contra o músculo tenso. A abertura do ducto parotídeo (*ducto de Stensen*), bem como os ductos submandibulares, são visíveis na cavidade oral.

A artéria temporal superficial ascende bem na frente da orelha, onde é facilmente palpável. Em muitas pessoas, especialmente magras e idosas, o trajeto tortuoso de um de seus ramos pode ser acompanhado na testa.

Pescoço

Para fins descritivos, cada lado do pescoço é dividido em dois triângulos delimitados pelo músculo esternocleidomastóideo (ECM) (Figura 11.4). Visualize as bordas dos dois triângulos da seguinte forma:

- *Triângulo cervical anterior:* a mandíbula acima, o músculo ECM lateralmente e a linha média do pescoço medialmente

- *Triângulo cervical posterior:* o músculo ECM, o trapézio e a clavícula. Observe que uma parte do músculo omo-hióideo cruza a parte inferior desse triângulo e pode ser confundida com linfonodo ou massa.

Grandes vasos. Profundamente aos músculos ECM seguem os grandes vasos do pescoço: a *artéria carótida* e a *veia jugular interna* (Figura 11.5). A *veia jugular externa passa* diagonalmente sobre a superfície do músculo ECM e pode ser útil quando se tenta identificar a pressão venosa jugular.

Estruturas da linha média e glândula tireoide. Identificar as seguintes estruturas da linha média: (1) o osso hioide móvel logo abaixo da mandíbula; (2) a cartilagem tireóidea, prontamente identificada pela incisura em sua borda superior; (3) a cartilagem cricóidea; (4) os anéis traqueais; e (5) a glândula tireoide (Figuras 11.6 e 11.7).

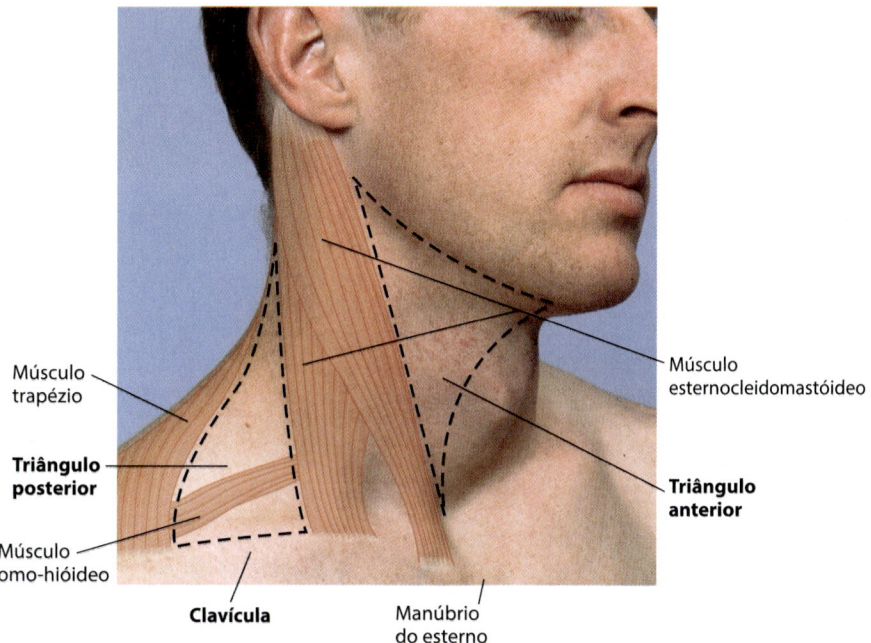

Figura 11.4 Triângulos anterior e posterior do pescoço.

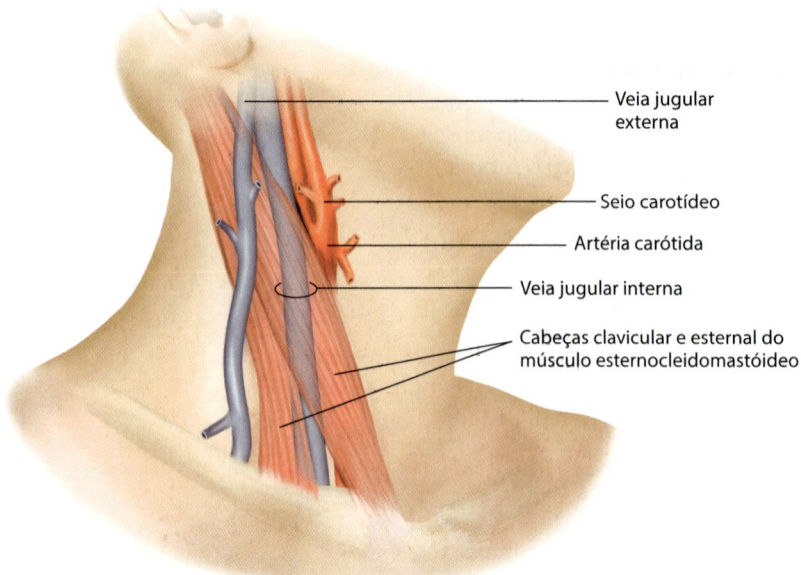

Veia jugular externa

Seio carotídeo

Artéria carótida

Veia jugular interna

Cabeças clavicular e esternal do músculo esternocleidomastóideo

Figura 11.5 Grandes vasos do pescoço.

A glândula tireoide geralmente está localizada acima da incisura jugular. O istmo da tireoide abrange o segundo, o terceiro e o quarto anéis traqueais, logo abaixo da cartilagem cricóidea. Os lobos laterais da tireoide se curvam posteriormente ao redor dos lados da traqueia e do esôfago; cada um tem cerca de 4 a 5 cm de comprimento. Exceto na linha média, a glândula tireoide é coberta por músculos finos, semelhantes a tiras ancoradas ao osso hioide, e mais lateralmente pelos músculos ECM, que são facilmente visíveis.

Linfonodos. Os linfonodos da cabeça e do pescoço são classificados de forma variável. Uma classificação identifica os linfonodos com base em nomes específicos da anatomia local, conforme mostrado na Figura 11.8, juntamente com as direções da drenagem linfática.[1]

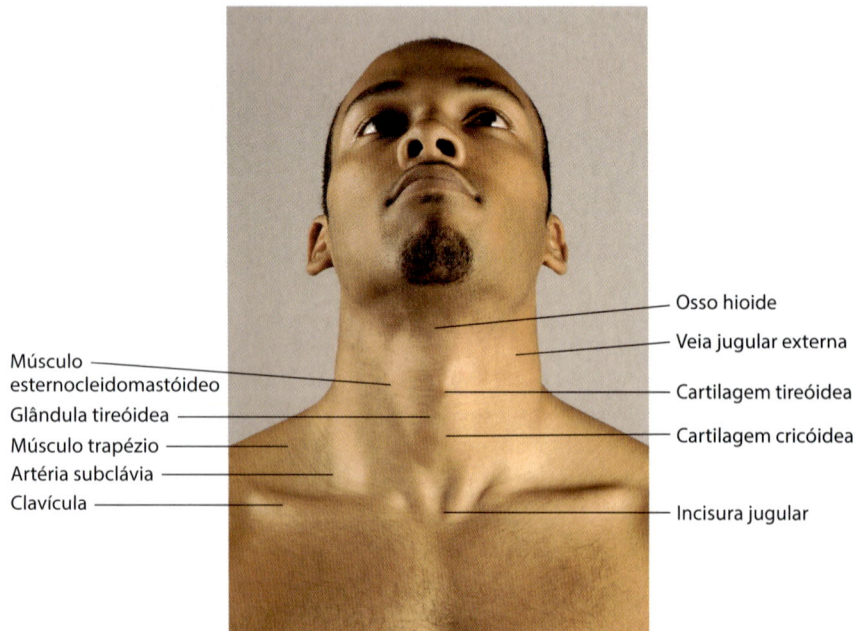

Osso hioide

Veia jugular externa

Cartilagem tireóidea

Cartilagem cricóidea

Incisura jugular

Músculo esternocleidomastóideo

Glândula tireóidea

Músculo trapézio

Artéria subclávia

Clavícula

Figura 11.6 Anatomia da superfície do pescoço, vista anterior. (De Surface Anatomy Photography Collection.)

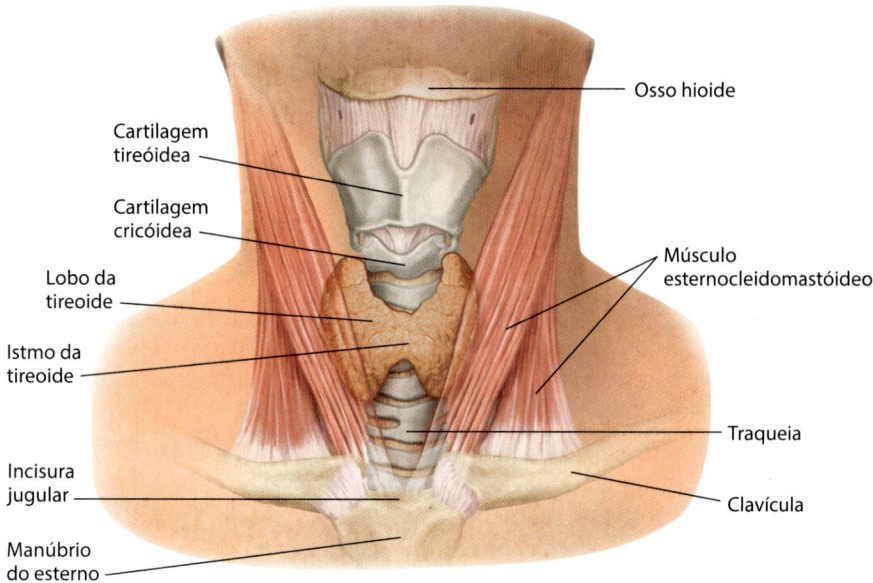

Figura 11.7 Estruturas da linha média do pescoço.

1. **Grupo de linfonodos submentuais** – na linha média, alguns centímetros atrás da proeminência da mandíbula.

2. **Grupo de linfonodos submandibulares** – no ponto médio entre o ângulo e a proeminência da mandíbula.

3. **Grupo de linfonodos pré-auriculares** – na frente da orelha.

4. **Grupo de linfonodos auriculares posteriores** – superficial ao processo mastoide.

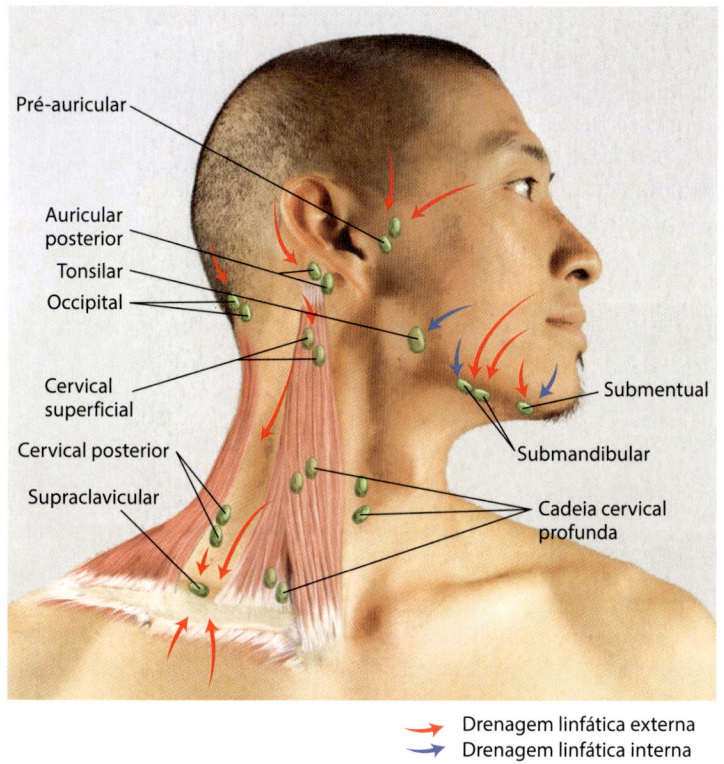

Figura 11.8 Linfonodos do pescoço.

5. **Grupo de linfonodos tonsilares (jugulodigástrico)** – no ângulo da mandíbula.

6. **Grupo de linfonodos occipitais** – na base do crânio posteriormente.

7. **Grupo de linfonodos cervicais superficiais anteriores** – superficial em relação ao músculo ECM.

8. **Grupo de linfonodos cervicais posteriores** – ao longo da borda anterior do músculo trapézio.

9. **Grupo de linfonodos de cadeia cervical profunda** – profundo no músculo ECM e, muitas vezes, inacessível para exame.

10. **Grupo de linfonodos supraclaviculares** – profundo no ângulo formado pela clavícula e pelo músculo ECM.

A cadeia cervical profunda é amplamente obscurecida pelo músculo ECM sobrejacente, mas, em seus dois extremos, o linfonodo tonsilar (jugulodigástrico) e os linfonodos supraclaviculares podem ser palpáveis. Os linfonodos submandibulares ficam superficiais à glândula submandibular e devem ser diferenciados. Os linfonodos são, normalmente, redondos ou ovoides, lisos e menores do que as glândulas submandibulares. A glândula é maior e tem uma superfície lobulada ligeiramente irregular.

Observe que os linfonodos tonsilares, submandibulares e submentuais drenam porções da boca e da orofaringe, bem como da face. Os padrões de drenagem linfática são úteis na avaliação de possível malignidade ou infecção. Se houver suspeita de lesões malignas ou inflamatórias, verificar se há aumento dos linfonodos regionais vizinhos. Quando um linfonodo está aumentado ou dolorido, deve-se procurar uma fonte de drenagem próxima em sua área.

ANAMNESE: ABORDAGEM GERAL

Observe que os sintomas relacionados à cabeça e ao pescoço podem envolver estruturas importantes, como órgãos sensoriais, nervos cranianos (NCs) e os principais vasos sanguíneos, que se originam nessas duas áreas. Muitos desses sintomas representam processos benignos comuns, mas, às vezes, eles refletem condições subjacentes graves. Uma atenção especial à anamnese e ao exame físico, com foco em características e achados que não se enquadram em um padrão benigno típico, pode, muitas vezes, distinguir uma condição comum da cabeça e do pescoço de uma doença subjacente grave.

Sinais/sintomas comuns ou preocupantes

- Massa ou nódulo no pescoço
- Massa ou nódulo na tireoide ou bócio
- Dor no pescoço (ver Capítulo 23, *Sistema Musculoesquelético*)
- Cefaleia (ver Capítulo 24: *Sistema Nervoso*)

Massa no pescoço ou protuberância

Pergunte "Você notou algum nódulo ou massa em seu pescoço?", pois os pacientes costumam estar mais familiarizados com os termos leigos do que com "linfonodos", por exemplo. Outras perguntas que você pode fazer são: "Quando você percebeu o nódulo pela primeira vez?", "Como você percebeu isso?", "Isso foi notado acidentalmente ou contado por outras pessoas?", "É doloroso?", "Teve alguma mudança no caroço desde que você o percebeu?", "O caroço te incomoda? De que maneira?", "Existem outros sintomas, como corrimento, dor ao engolir (disfagia), dificuldade em respirar (dispneia)?", "Você já teve algum outro caroço antes disso?"

Massa persistente no pescoço em um adulto com mais de 40 anos deve levantar a suspeita de malignidade.

Linfonodos aumentados e dolorosos à palpação comumente acompanham a faringite.

Massa tireoidiana, nódulo ou bócio

Avalie a função da tireoide e pergunte ao paciente sobre qualquer aumento da glândula tireoide ou bócio. Para avaliar a função da tireoide, questione sobre intolerância à temperatura e sudorese. As perguntas de abertura incluem: "Você prefere clima quente ou frio?", "Você usa roupas mais quentes do que as outras pessoas?", "E quanto a cobertores, você usa mais ou menos do que as outras pessoas da sua casa?", "Você notou alguma mudança na textura da sua pele?", "Você transpira mais ou menos do que os outros?", "Você percebeu novas palpitações ou mudança de peso?" Lembre-se de que, à medida que envelhecem, as pessoas suam menos, têm menos tolerância ao frio e tendem a preferir ambientes mais quentes.

No bócio, a função tireoidiana pode estar aumentada, diminuída ou normal; ver Tabela 11.1, *Sintomas e sinais de disfunção tireoidiana*.

Intolerância ao frio, ganho ponderal, pele seca e diminuição da frequência cardíaca são sugestivos de hipotireoidismo; intolerância ao calor, perda ponderal, pele úmida e aveludada e palpitações apontam para possível hipertireoidismo. Ver Tabela 11.1, *Sintomas e sinais de disfunção tireoidiana*.

EXAME FÍSICO: ABORDAGEM GERAL

A chave para examinar a cabeça e o pescoço é conhecer e localizar seus pontos de referência. Familiarize-se com a anatomia da superfície e como as estruturas mais profundas estão posicionadas em relação a pele subjacente. É preciso expor adequadamente a cabeça e o pescoço até as clavículas para um exame adequado. Você pode precisar pedir aos pacientes para mover ou inclinar a cabeça em certas posições para examinar adequadamente as estruturas da cabeça e do pescoço.

Principais componentes do exame de cabeça e pescoço

- Examinar o cabelo (quantidade, distribuição, textura, qualquer padrão de queda)
- Examinar o couro cabeludo (escamação, caroços, nevos, lesões)
- Examinar o crânio (tamanho, contorno, deformidades, depressões, caroços, sensibilidade)
- Inspecionar a pele da cabeça e do rosto (expressão, contornos, assimetria, movimentos involuntários, edema, massas)
- Palpar os linfonodos cervicais (tamanho, forma, delimitação, mobilidade, consistência, maciez)
- Examinar a traqueia (desvio, sons respiratórios sobre ela)
- Examinar a glândula tireoide (tamanho, formato, consistência)

TÉCNICAS DE EXAME

Cabelo

Como as anormalidades sob o cabelo são facilmente ignoradas, perguntar se o paciente notou algo de errado com o couro cabeludo ou cabelo. Apliques e perucas devem ser removidos. Observe a quantidade, a distribuição, a textura e qualquer padrão de perda do cabelo. Você pode ver flocos soltos de dermatite seborreica.

Cabelo fino é encontrado em pacientes com hipertireoidismo, e cabelo grosso, no hipotireoidismo. Minúsculos grânulos ovoides brancos, que aderem aos fios de cabelo, podem ser lêndeas (ovos de piolhos).

Couro cabeludo

Repartir o cabelo em vários lugares e procurar por descamação, nódulos, nevos e outras lesões.

Procurar vermelhidão e descamação que podem indicar dermatite seborreica ou psoríase, nódulos de consistência mole que podem ser cistos pilares (triquilemais) e nevos pigmentados, que suscitam preocupação com melanoma. Ver Tabela 10.6, *Lesões marrons – melanoma e seus imitadores*.

Crânio

Observar as dimensões gerais e o contorno do crânio. Verificar se há deformidades, depressões, nódulos ou hipersensibilidade. Aprender a reconhecer as irregularidades em um crânio normal, como aquelas próximas às linhas de sutura entre os ossos parietal e occipital.

Um crânio aumentado de tamanho pode significar hidrocefalia ou doença óssea de Paget. Dor à palpação ou desníveis ósseos podem ocorrer após traumatismo cranioencefálico.

Face

Observar a expressão facial e os contornos do rosto do paciente. Verificar se há assimetria, movimentos involuntários, edema e massas.

Ver a Tabela 11.2, *Fácies selecionadas*.

Pele

Inspecionar a pele do rosto e da cabeça, observando a cor, a pigmentação, a textura, a espessura, a distribuição do cabelo e quaisquer lesões.

Acne é comum em adolescentes. *Hirsutismo* (pelos faciais excessivos) pode aparecer em algumas mulheres com síndrome dos ovários policísticos.

Linfonodos cervicais

Usando as pontas dos dedos indicador e médio, palpar delicadamente, com movimentos giratórios suaves, movendo a pele sobre os tecidos subjacentes em cada área. O paciente deve estar relaxado, com o pescoço discretamente flexionado para a frente e, se necessário, suavemente voltado para o lado a ser examinado. De modo geral, os dois lados podem ser examinados ao mesmo tempo, observando tanto a existência de linfonodos quanto a assimetria. No caso dos linfonodos submentuais, no entanto, é importante palpar com uma das mãos enquanto a outra mão segura o topo da cabeça do paciente.

1. **Linfonodos submentuais** – palpar na linha média, alguns centímetros atrás da protuberância da mandíbula.

2. **Linfonodos submandibular**es – localizados no ponto médio entre o ângulo e a proeminência da mandíbula. Esses linfonodos são geralmente menores e mais lisos do que a glândula submandibular lobulada contra a qual se encontram.

3. **Linfonodos pré-auriculares** – palpar a área anterior à orelha externa (Figura 11.9).

4. **Linfonodos auriculares posteriores** – palpar atrás da orelha e superficialmente ao processo mastoide.

5. **Linfonodos tonsilares (jugulodigástricos)** – palpar no ângulo da mandíbula.

6. **Linfonodos occipitais** – palpar a base do crânio posteriormente.

7. **Linfonodos cervicais anteriores superficiais** – palpar os linfonodos anteriores e superficiais ao músculo ECM.

8. **Linfonodos cervicais posteriores** – palpar ao longo da borda anterior do músculo trapézio, flexionando o pescoço do paciente discretamente para frente em direção ao lado que está sendo examinado (Figura 11.10).

9. **Cadeia cervical profunda** – localização profunda no músculo ECM e frequentemente inacessível para exame. Encaixar o polegar e os dedos ao redor de cada lado do músculo ECM para localizá-los.

10. **Linfonodos supraclaviculares** – palpar profundamente no ângulo formado pela clavícula e o músculo ECM (Figura 11.11).

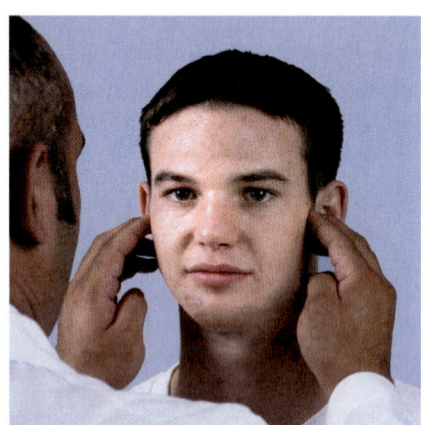

Figura 11.9 Palpação dos linfonodos pré-auriculares.

Um pequeno linfonodo tonsilar doloroso à palpação, alto e profundo entre a mandíbula e o músculo ECM é, provavelmente, um processo estiloide do osso temporal alongado.

Aumento de um linfonodo supraclavicular, especialmente à esquerda (**linfonodo de Virchow**), sugere possível metástase de um processo maligno torácico ou abdominal.

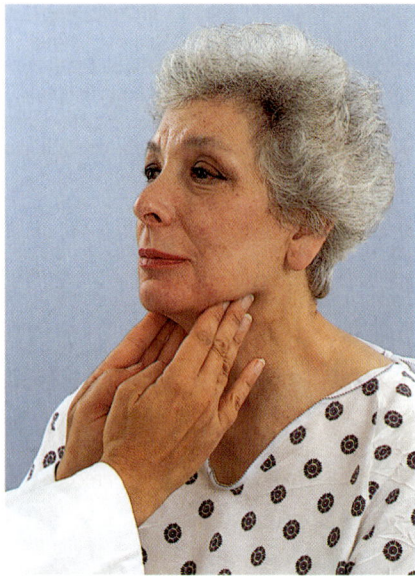

Figura 11.10 Palpação dos linfonodos submandibulares.

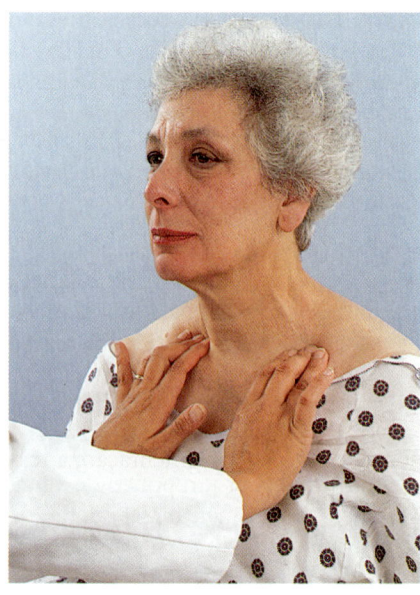

Figura 11.11 Palpação dos linfonodos supraclaviculares.

Observar *tamanho*, *formato* e *delimitação* dos linfonodos (bem diferenciados ou emaranhados), *mobilidade*, *consistência* e dor à palpação. Linfonodos pequenos, móveis, bem definidos e indolores à palpação são frequentemente encontrados em pessoas normais. Descrever linfonodos aumentados em duas dimensões, *comprimento* e *largura* máximos (p. ex., 1 × 2 cm).

Descrever também quaisquer alterações da pele sobreposta (eritema, induração, drenagem ou disrupção). Linfonodos aumentados ou dolorosos à palpação, se inexplicados, exigem (1) reexame das regiões drenadas por esses linfonodos e (2) avaliação cuidadosa dos linfonodos em outras regiões para identificar linfadenopatia regional generalizada.

Ocasionalmente, uma faixa de músculo ou uma artéria é confundida com um linfonodo. Ao contrário de um músculo ou uma artéria, é possível mobilizar um nódulo em duas direções: para cima e para baixo e de um lado para o outro. Nenhum músculo ou artéria passará nesse teste.

Traqueia

Para se orientar no pescoço, identifique as cartilagens tireóidea e cricóidea e a traqueia abaixo delas.

Inspeção. *Inspecionar a traqueia* a procura de desvio de sua posição normal na linha média. Em seguida, *palpar para identificar qualquer desvio*. Deslizar o dedo ao longo de um lado da traqueia e observe o espaço entre a tireoide e o músculo ECM (Figura 11.12). Comparar com o outro lado. Os espaços devem ser simétricos.

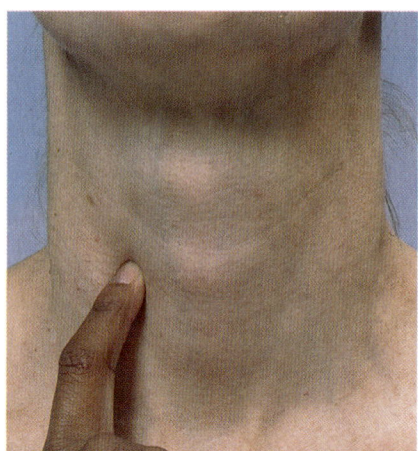

Figura 11.12 Palpação da traqueia.

Linfonodos dolorosos à palpação sugerem inflamação; linfonodos de consistência dura ou fixos (fixados a estruturas subjacentes e que não podem ser mobilizados pela palpação) sugerem malignidade.

Linfadenopatia generalizada é observada em várias condições infecciosas, inflamatórias ou malignas, como infecção pelo HIV ou AIDS, mononucleose infecciosa, linfoma, leucemia e sarcoidose.

Massas no pescoço podem causar desvio da traqueia para um lado, levantando a suspeita de doenças no tórax, como massa mediastinal, atelectasia ou grande pneumotórax.

Ausculta. *Auscultar a respiração sobre a traqueia.* Isso possibilita uma contagem sutil da frequência respiratória e estabelece um ponto de referência ao avaliar as causas de dispneia nas vias respiratórias superiores e inferiores. Ao avaliar dispneia, sempre auscultar a traqueia a procura de estridor, para etiologias das vias respiratórias superiores, além de examinar os pulmões.

Glândula tireoide

Inspeção. *Inspecionar o pescoço para verificar a glândula tireoide.* Incline a cabeça do paciente discretamente para trás. Usando iluminação tangencial direcionada para baixo a partir da proeminência do queixo do paciente, verifique a região abaixo da cartilagem cricóidea para identificar os contornos da glândula. A borda inferior sombreada das glândulas tireoides mostradas aqui é delineada por setas (Figura 11.13).

Observar o paciente engolindo. Pede-se ao paciente para beber um pouco de água, estender o pescoço novamente e engolir. Observar o movimento ascendente da glândula tireoide, verificando seu contorno e sua simetria. A cartilagem tireóidea, a cartilagem cricóidea e a glândula tireoide sobem com a deglutição e depois retornam para suas posições de repouso. Ao engolir, a borda inferior dessa glândula aumentada de tamanho se eleva e parece menos simétrica.

Confirme suas observações visuais palpando os contornos da glândula enquanto fica de frente para o paciente. Isso ajuda a prepará-lo para a palpação mais sistemática a seguir.

Palpação. No início, isso pode parecer difícil. Usar os indícios da inspeção visual. A glândula tireoide geralmente é mais fácil de palpar em um pescoço longo e esguio. Em pescoços mais curtos, a hiperextensão do pescoço pode ser útil. Se o polo inferior da glândula tireoide não for palpável, suspeitar de localização retroesternal. Se a glândula tireoide for retroesternal, abaixo da incisura jugular, geralmente não é palpável.

Palpar a glândula tireoide. Encontrar os pontos de referência – a cartilagem tireóidea dentada e a cartilagem cricóidea abaixo dela. Localize o istmo da tireoide, geralmente sobreposto ao segundo, ao terceiro e ao quarto anéis traqueais.

Abordagem posterior. Com o paciente sentado ou em posição ortostática e o examinador posicionado atrás dele, pede-se ao paciente para flexionar o pescoço discretamente para frente para relaxar os músculos ECM. O examinador coloca

Estridor é um ruído agudo e de mau prognóstico, proveniente de obstrução subglótica ou traqueal grave, que sinaliza uma emergência respiratória. As causas incluem epiglotite,[2] corpo estranho, bócio e estenose por colocação de via respiratória artificial. Ver também o Capítulo 15, *Tórax e Pulmões*.

O paciente apresentado na Figura 11.14 tem *bócio*, definido como aumento da glândula tireoide até o dobro de seu tamanho normal. O bócio pode ser simples, sem nódulos, ou multinodular. Ver Tabela 11.3, *Aumento e função da tireoide*.

Bócio retroesternal pode causar rouquidão, dispneia, estridor ou disfagia por compressão traqueal; hiperextensão do pescoço e elevação do braço podem causar rubor devido à compressão da abertura torácica da própria glândula ou do movimento clavicular (**sinal de Pemberton**). Mais de 85% dos bócios são benignos.[3,4]

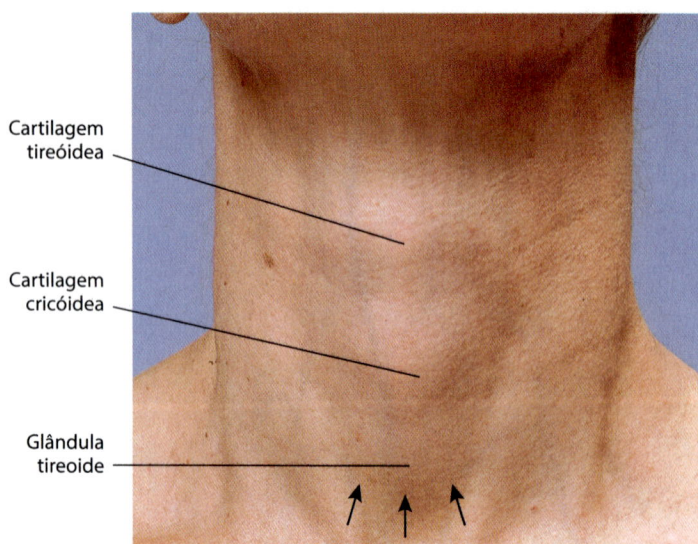

Figura 11.13 Posição da glândula tireoide em repouso.

Cartilagem tireóidea

Cartilagem cricóidea

Glândula tireoide

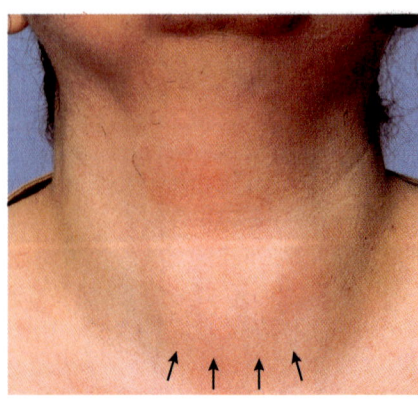

Figura 11.14 Glândula tireoide com bócio.

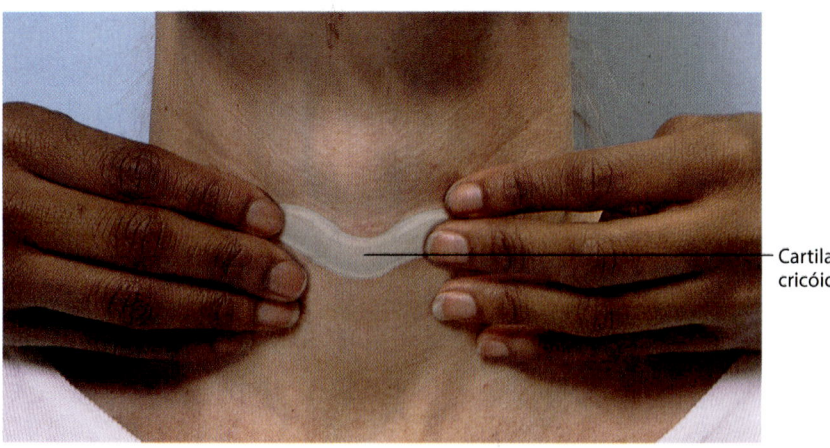

Figura 11.15 Palpação da glândula tireoide, abordagem posterior.

suavemente os dedos das duas mãos no pescoço do paciente, de modo que os dedos indicadores fiquem logo abaixo da cartilagem cricóidea (Figura 11.15). Pedir ao paciente para beber e engolir água, como feito anteriormente. Sentir o movimento ascendente do istmo da tireoide sob as pontas dos dedos. Muitas vezes ele é palpável, mas nem sempre. Localizar a margem lateral. De maneira semelhante, examinar o lobo esquerdo. Os lobos são um pouco mais difíceis de sentir do que o istmo, portanto, é necessário praticar. A superfície anterior de um lobo lateral tem aproximadamente o tamanho da falange distal do polegar e é um pouco elástica. Deslocar a traqueia para a direita com os dedos da mão esquerda; com os dedos da mão direita, palpar lateralmente à procura do lobo direito da tireoide no espaço entre a traqueia deslocada e o músculo ECM relaxado.

Abordagem anterior. O paciente é examinado na posição sentada ou ortostática. Tente localizar o istmo da tireoide palpando entre a cartilagem cricóidea e a incisura jugular. Uma mão é usada para retrair levemente o músculo ECM, enquanto a outra mão do examinador é usada para palpar a tireoide. Pedir ao paciente para engolir um gole de água durante a palpação, sentindo o movimento ascendente da glândula tireoide.

Observe as *dimensões*, o *formato* e a *consistência* (macia, firme ou dura) da glândula e identifique quaisquer nódulos ou dor à palpação. Em geral, os nódulos benignos (ou coloides) tendem a ser estruturas ovoides mais uniformes e não são fixados ao tecido circundante.

A consistência da tireoide está amolecida na doença de Graves e pode ser nodular; mas sua consistência é firme na tireoidite de Hashimoto (embora nem sempre de maneira uniforme) e na malignidade.

A tireoide fica dolorida na tireoidite.

Se a glândula tireoide estiver aumentada, auscultar os lobos laterais com um estetoscópio para detectar um *sopro*, semelhante ao som de um sopro cardíaco, mas sem ser de origem cardíaca.

Um sopro sistólico localizado ou contínuo pode ser auscultado no hipertireoidismo da doença de Graves ou no bócio multinodular tóxico.

Para nódulos solitários palpáveis, são recomendadas ultrassonografia e possível punção por aspiração com agulha fina (PAAF). A ultrassonografia geralmente revela vários nódulos não palpáveis adicionais; apenas 5% dos nódulos são malignos.[5,6]

Artérias carótidas e veias jugulares

Adie um exame detalhado dos vasos do pescoço até que seja feito um exame cardiovascular, em que o paciente esteja em decúbito dorsal com a cabeça elevada a 30°. Se houver distensão venosa jugular visível com o paciente na posição sentada, avalie imediatamente o coração e os pulmões. Além disso, esteja alerta para pulsações arteriais excepcionalmente proeminentes. Ver Capítulo 16, *Sistema Cardiovascular*.

Distensão venosa jugular é um achado característico da insuficiência cardíaca.

REGISTROS DOS ACHADOS

Inicialmente, você pode usar sentenças completas para descrever suas descobertas; mais tarde será mais sucinto. O próximo boxe contém frases apropriadas para a maioria das anotações clínicas.

Registro do exame de cabeça, olhos, orelhas, nariz e orofaringe

Cabeça – **normocefalia/atraumática. Cabelo com textura média.** *Olhos* – acuidade visual 20/20 bilateral. Escleras brancas, conjuntivas rosadas. As pupilas contraem de 4 mm para 2 mm, igualmente redondas e reativas à luz e à acomodação. Margens do disco óptico nítidas; sem hemorragias ou exsudatos; sem estreitamento arteriolar. *Orelhas* – boa acuidade para voz sussurrada. Membranas timpânicas (MTs) com bom cone de luz. Teste de Weber na linha média. Condução aérea > condução óssea. *Nariz* – mucosa nasal rosa, septo na linha média; sem dor à percussão dos seios da face. *Orofaringe (ou boca)* – mucosa oral rosada, dentição boa, faringe sem exsudatos.

Pescoço – **traqueia na linha média. Pescoço flexível; istmo da tireoide palpável, lobos não palpados.**

Linfonodos – **sem adenopatia cervical, axilar, epitroclear ou inguinal.**

OU

Cabeça – **Normocefalia sem traumatismo. Calvície frontal.** *Olhos* – acuidade visual 20/100 bilateral. Escleras brancas; hiperemia conjuntival. As pupilas contraem de 3 mm para 2 mm, igualmente redondas e reativas à luz e à acomodação. Margens do disco óptico nítidas; sem hemorragias ou exsudatos. Razão arteriolar-venosa (razão AV) 2:4; sem cruzamentos AV patológicos. *Orelhas* – acuidade diminuída para voz sussurrada; intacta para voz falada. Membranas timpânicas translúcidas. *Nariz* – mucosa edemaciada com eritema e drenagem clara. Linha média do septo. Sensibilidade nos seios maxilares. *Orofaringe* – mucosa oral rosada, cárie dentária nos molares inferiores, faringe eritematosa, sem exsudatos.

Pescoço – **traqueia na linha média do pescoço. Pescoço flexível; istmo tireoidiano na linha média, lobos palpáveis, mas não aumentados.**

Linfonodos – **linfonodos submandibulares e cervicais anteriores dolorosos à palpação, 1 × 1 cm, de consistência elástica e móveis; sem linfadenopatia cervical posterior, epitroclear, axilar ou inguinal.**

PROMOÇÃO DA SAÚDE E ORIENTAÇÃO: EVIDÊNCIAS E RECOMENDAÇÕES

Tópicos importantes para promoção de saúde e orientação

■ Rastreamento de disfunção tireoidiana
■ Rastreamento de câncer da tireoide

Rastreamento de disfunção tireoidiana

Epidemiologia. A disfunção tireoidiana é caracterizada como hipoativa (hipotireoidismo) ou hiperativo (hipertireoidismo) e pode ser subclínica ou evidente. A disfunção pode ser definida bioquimicamente, com base nos níveis de hormônio tireoestimulante (TSH) e hormônios da tireoide (tiroxina [T4], tri-iodotironina [T3]). O hipotireoidismo subclínico está associado a risco aumentado de doença cardiovascular, enquanto o hipertireoidismo subclínico está associado à morte cardiovascular, fibrilação atrial e diminuição da densidade óssea. A prevalência das doenças subclínicas da tireoide nos EUA é estimada em cerca de 5% entre as mulheres e 3% entre os homens.[7] Apenas uma pequena proporção dessas pessoas tem probabilidade de progredir para doenças evidentes da tireoide, e a prevalência populacional de doenças evidentes da tireoide não diagnosticadas é de cerca de 0,5%. Os fatores de risco para hipotireoidismo incluem tireoidite autoimune, idade avançada, ser caucasiano, diabetes melito do tipo 1 (DM1), síndrome de Down, bócio, irradiação externa da região da cabeça e do pescoço e história familiar. Os fatores de risco para hipertireoidismo incluem sexo feminino, idade avançada, ascendência africana, baixa ingestão de iodo, história familiar e medicamentos (amiodarona).

Rastreamento. A U.S. Preventive Services Task Force (USPSTF) não encontrou estudos que abordassem os benefícios e malefícios do rastreamento com qualquer prova de função da tireoide a procura de disfunção tireoidiana subclínica ou não diagnosticada.[7] A USPSTF encontrou evidências de que o tratamento do hipotireoidismo subclínico estava associado a uma diminuição do risco de eventos de cardiopatia isquêmica. No entanto, eles concluíram que as evidências foram insuficientes para recomendar a favor ou contra o rastreamento de adultos não gestantes assintomáticos (grau I).[8] A diretriz da American Association of Clinical Endocrinologists/American Thyroid Association recomenda uma abordagem agressiva para descoberta de casos em pacientes com fatores de risco e sintomas inespecíficos potencialmente sugestivos de disfunção tireoidiana.

Rastreamento de câncer de tireoide

Epidemiologia. A taxa de incidência de câncer de tireoide nos EUA mais do que triplicou nas últimas quatro décadas, e esperava-se que quase 54.000 casos fossem diagnosticados em 2018.[10,11] No entanto, as taxas de mortalidade por câncer de tireoide permaneceram relativamente estáveis durante esse tempo e apenas cerca de 2.000 mortes eram esperadas em 2018. A taxa de sobrevida geral de 5 anos para câncer de tireoide é de 98,2%, variando de 99,9% para cânceres em estágio inicial a 56,4% para cânceres diagnosticados em estágio avançado. Mais de dois terços dos cânceres de tireoide são diagnosticados em um estágio inicial. Os fatores de risco para câncer de tireoide incluem exposição à radiação de cabeça e pescoço; ter um parente de primeiro grau com diagnóstico de câncer de tireoide; e condições hereditárias, como síndrome de neoplasia endócrina múltipla tipo 2 ou câncer medular da tireoide familiar.[12] É três vezes mais provável que as mulheres sejam diagnosticadas com câncer de tireoide do que os homens.

Rastreamento. A seção de exame de cabeça e pescoço descreve como palpar a glândula tireoide para caracterizar o tecido glandular e identificar nódulos. Nódulos são achados comuns e geralmente benignos; no entanto, nódulos ≥ 2 cm, firmes e fixos aos tecidos adjacentes são preocupantes para malignidade.[13] A ultrassonografia é recomendada para avaliar melhor os nódulos da tireoide e determinar se a biopsia é indicada. Embora a palpação do pescoço e a ultrassonografia possam ser potencialmente usados como testes de rastreamento do câncer de tireoide, a USPSTF recomendou contra o rastreamento do câncer de tireoide (grau D).[14] A USPSTF encontrou evidências inadequadas de que o rastreamento foi benéfico, mas concluiu que os danos potenciais, relacionados ao sobrediagnóstico e ao tratamento excessivo, eram pelo menos moderados.

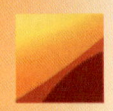

TABELA 11.1 Sintomas e sinais de disfunção tireoidiana

	Hipertireoidismo	Hipotireoidismo
Sinais/sintomas	Nervosismo	Fadiga, letargia
	Perda ponderal apesar do aumento do apetite	Ganho ponderal modesto com anorexia
	Sudorese excessiva e intolerância ao calor	Pele ressecada e áspera e intolerância ao frio
	Palpitações	Edema do rosto, das mãos e das pernas
	Defecação frequente	Constipação intestinal
	Tremor e fraqueza muscular proximal	Fraqueza, cãibras musculares, artralgias, parestesias, comprometimento da memória e da audição
Sinais	Pele quente, lisa e úmida	Pele ressecada, áspera, fria, às vezes amarelada por causa do caroteno, com mixedema não depressível e perda de cabelo
	Na doença de Graves, sinais oculares, como olhar fixo, retardo palpebral e exoftalmia	
	Aumento da PAS e diminuição da PAD	Mixedema periorbital
	Taquicardia ou fibrilação atrial	Tom de voz baixo
	Pulsações cardíacas hiperdinâmicas com hiperfonese de B1	Diminuição da PAS e aumento da PAD
		Bradicardia e, nos estágios avançados, hipotermia
	Tremor e fraqueza muscular proximal	Às vezes bulhas cardíacas hipofonéticas
		Fase de relaxamento prolongada durante o reflexo calcâneo
		Comprometimento da memória, perda auditiva mista, sonolência, neuropatia periférica, síndrome do túnel do carpo

PAS: pressão arterial sistólica; PAD: pressão arterial diastólica.
Fonte: Siminoski K. *JAMA*. 1995;273:813; McDermott MT. *Ann Intern Med*. 2009;151:ITC6–1; McDermott MT. *Ann Intern Med*. 2012;157:ITC1–1; Franklyn JA. *Ann Endocrinol*. 2007;68:229.

TABELA 11.2 Fácies selecionadas

EDEMA FACIAL

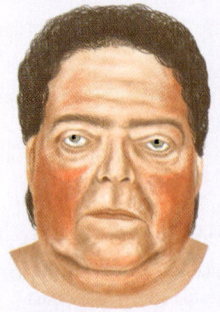

Síndrome de Cushing

O aumento da produção suprarrenal de cortisol da síndrome de Cushing resulta em rosto redondo ou de "fácies de lua cheia", com bochechas vermelhas. Crescimento excessivo de pelos pode ser encontrado acima do lábio superior, nas áreas das costeletas e no queixo, bem como no tórax, no abdome e nas coxas.

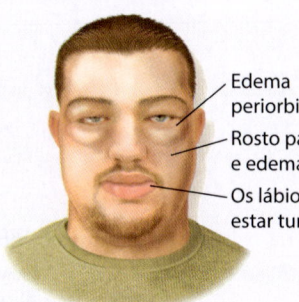

Edema periorbital
Rosto pálido e edemaciado
Os lábios podem estar tumefeitos

Síndrome nefrótica

A doença glomerular causa excreção excessiva de albumina, o que reduz pressão coloidosmótica intravascular, causando hipovolemia, retenção de sódio e água. O rosto fica edemaciado e frequentemente pálido. O inchaço geralmente aparece primeiro ao redor dos olhos e pela manhã. Em casos graves, os olhos parecem fendas.

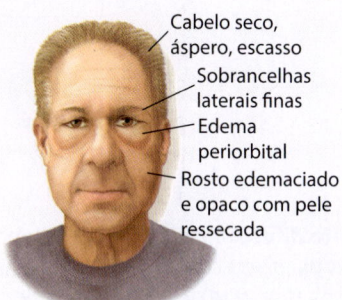

Cabelo seco, áspero, escasso
Sobrancelhas laterais finas
Edema periorbital
Rosto edemaciado e opaco com pele ressecada

Mixedema

No hipotireoidismo grave (mixedema), a deposição de mucopolissacarídeo na derme resulta em face opaca e edemaciada. O edema, muitas vezes pronunciado ao redor dos olhos, não é depressível. O cabelo e as sobrancelhas estão ressecados, ásperos e ralos, classicamente com perda do terço lateral das sobrancelhas. A pele está ressecada.

OUTRAS FÁCIES

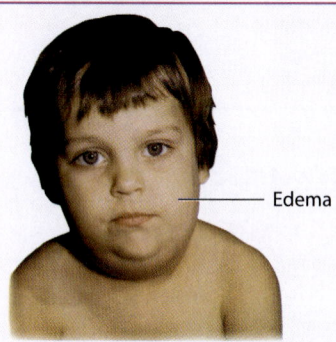

Edema

Aumento da glândula parótida

O aumento crônico da glândula parótida bilateral assintomática pode ser associada a obesidade, diabetes melito, cirrose hepática e outras condições. Observe o edema anterior aos lóbulos das orelhas e acima dos ângulos da mandíbula. O aumento unilateral gradual sugere neoplasia. O aumento agudo é observado na caxumba.

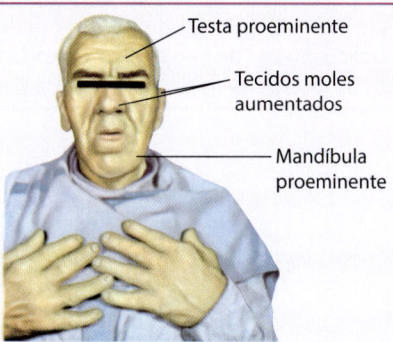

Testa proeminente
Tecidos moles aumentados
Mandíbula proeminente

Acromegalia

O aumento do hormônio do crescimento (GH) da acromegalia produz crescimento dos tecidos ósseos e moles. A cabeça é alongada, com proeminência óssea da testa, do nariz e da mandíbula. Os tecidos moles do nariz, dos lábios e das orelhas também aumentam de tamanho. As características faciais parecem, de modo geral, embrutecidas.

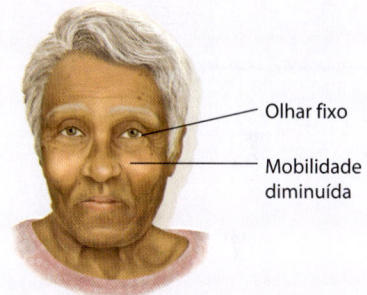

Olhar fixo
Mobilidade diminuída

Doença de Parkinson

Nesse transtorno neurodegenerativo ligado à perda do neurotransmissor dopamina, há diminuição da mobilidade facial e fácies semelhante a máscara, com diminuição do piscar e olhar fixo característico. Como o pescoço e a parte superior do tronco tendem a flexionar para a frente, o paciente parece olhar para cima, na direção do observador. A pele facial fica oleosa, e pode ocorrer sialorreia.

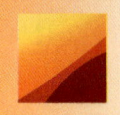

TABELA 11.3 Aumento e função da tireoide

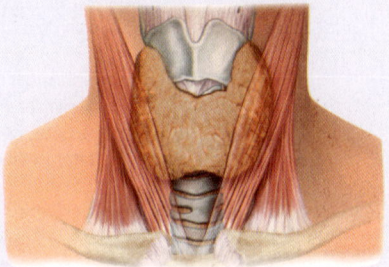

Aumento difuso. Inclui o istmo e os lobos laterais; não há nódulos palpáveis com facilidade. As causas incluem doença de Graves, tireoidite de Hashimoto e bócio endêmico.

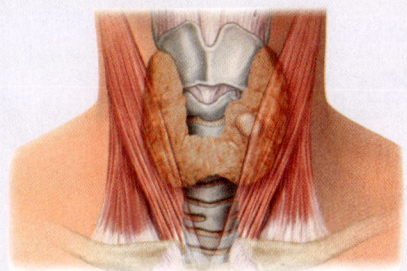

Nódulo único. Pode ser um cisto, um tumor benigno ou um nódulo dentro de uma glândula multinodular. Isso levanta a questão da malignidade. Os fatores de risco são irradiação prévia, consistência dura, crescimento rápido, fixação aos tecidos circundantes, linfonodos cervicais aumentados e ocorrência em homens.

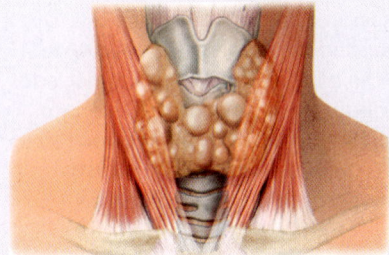

Bócio multinodular. Uma glândula tireoide aumentada com dois ou mais nódulos sugere um processo metabólico em vez de neoplásico. História familiar positiva e aumento nodular contínuo são fatores de risco adicionais para malignidade.

REFERÊNCIAS BIBLIOGRÁFICAS

1. Robbins KT, Clayman G, Levine PA, et al. Neck dissection classification update revisions proposed by the American Head and Neck Society and the American Academy of Otolaryngology—Head and Neck Surgery. *Arch Otolaryngol Head Neck Surg*. 2002;128(7):751–758.

2. Bitner MD, Capes JP, Houry DE. Images in emergency medicine. Adult epiglottitis. *Ann Emerg Med*. 2007;49(5): 560, 563.

3. White ML, Doherty GM, Gauger PG. Evidence-based surgical management of substernal goiter. *World J Surg*. 2008; 32(7):1285–1300.

4. De Filippis EA, Sabet A, Sun MR, et al. Pemberton's sign: explained nearly 70 years later. *J Clin Endocrinol Metab*. 2014;99(6):1949–1954.

5. Durante C, Costante G, Lucisano G, et al. The natural history of benign thyroid nodules. *JAMA*. 2015;313(9): 926–935.

6. Popoveniuc G, Jonklaas J. Thyroid nodules. *Med Clin North Am*. 2012;96(2):329–349.

7. Rugge JB, Bougatsos C, Chou R. Screening and treatment of thyroid dysfunction: an evidence review for the U.S. Preventive Services Task Force. *Ann Intern Med*. 2015;162(1): 35–45.

8. LeFevre ML; US Preventive Service Task Force. Screening for thyroid dysfunction: U.S. Preventive Services Task Force recommendation statement. *Ann Intern Med*. 2015;162(9): 641–650.

9. Hennessey JV, Garber JR, Woeber KA, et al. American Association of Clinical Endocrinologists and American College of Endocrinology Position Statement on Thyroid Dysfunction Case Finding. *Endocr Pract*. 2016;22(2): 262–270.

10. Howlader N, Noone AM, Krapcho M, et al. SEER Cancer Statistics Review, 1975–2014. 2017; https://seer.cancer. gov/csr/1975_2014/.

11. Siegel RL, Miller KD, Jemal A. Cancer statistics, 2018. *CA Cancer J Clin*. 2018;68(1):7–30.

12. American Cancer Society. Thyroid cancer risk factors. https://www.cancer.org/cancer/thyroid-cancer/causes-risks-prevention/risk-factors.html. Accessed April 16, 2018.

13. Bomeili SR, LeBeau SO, Ferris RL. Evaluation of a thyroid nodule. *Otolaryngol Clin North Am*. 2010;43(2):229–238.

14. U.S. Preventive Service Task Force, Bibbins-Domingo K, Grossman DC, et al. Screening for thyroid cancer: US Preventive Services Task Force recommendation statement. *JAMA*. 2017;317(18):1882–1887.

Olhos

ANATOMIA E FISIOLOGIA

O olho está situado em uma estrutura óssea em forma de quadrilátero chamado *órbita*. Além de proteger seu conteúdo, a órbita fornece sustentação e garante que as funções do olho sejam otimizadas. Os músculos extraoculares (denominados músculos extrínsecos do bulbo do olho, segundo a Terminologia Anatômica) originados na órbita fixam-se ao revestimento externo branco e relativamente resistente do bulbo do olho (ou globo ocular) chamado de *esclera*. Esse revestimento externo do olho é contínuo com a dura-máter do sistema nervoso central (Figura 12.1).

O músculo circular colorido, a *íris*, dá ao olho a sua cor. Os músculos da íris se dilatam e se contraem para controlar a luz que penetra no olho por sua abertura central, a *pupila*. Uma superfície externa transparente, a *córnea*, cobre tanto a pupila quanto a íris e está em continuidade com a esclera. Identifique as estruturas ilustradas na Figura 12.2. Observe que a pálpebra superior cobre parte da íris, mas normalmente não se sobrepõe à pupila. A abertura entre as pálpebras é chamada de *rima das pálpebras*.

A superfície do olho e as superfícies internas das pálpebras são cobertas por uma membrana fina e transparente chamada *túnica conjuntiva*. A conjuntiva é uma mucosa transparente, mas muito vascularizada, com dois componentes. A *túnica conjuntiva do bulbo do olho (ou conjuntiva bulbar)* cobre a maior parte da superfície anterior do globo ocular. Está aderida frouxamente ao tecido subjacente.

As conjuntivas em geral são transparentes, mas podem ficar edemaciadas e hiperemiadas (congestão conjuntival) em situações de infecção, inflamação ou ferimentos.

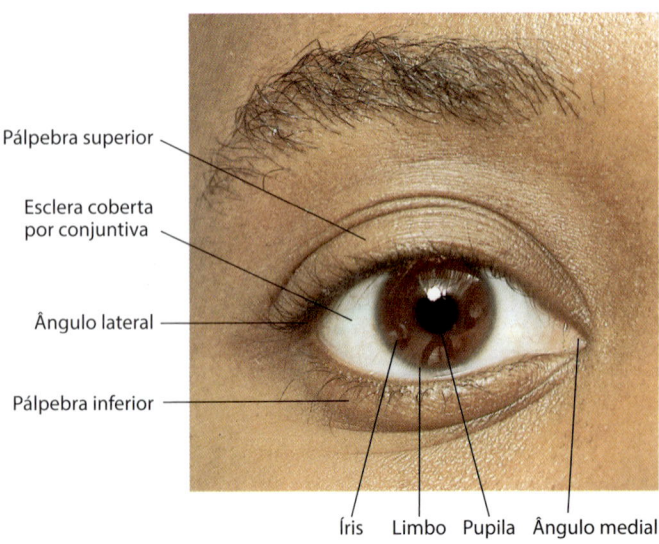

Figura 12.1 Anatomia superficial do olho e das pálpebras.

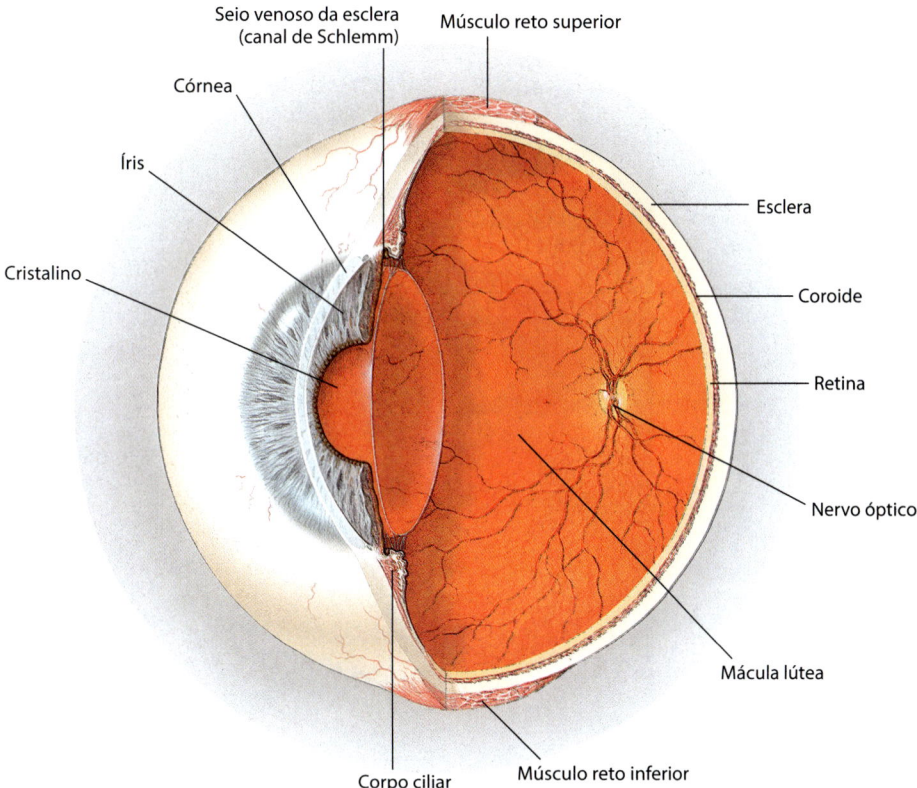

Seio venoso da esclera
(canal de Schlemm)

Músculo reto superior

Córnea

Íris

Cristalino

Esclera

Coroide

Retina

Nervo óptico

Mácula lútea

Corpo ciliar

Músculo reto inferior

Figura 12.2 O olho normal, intacto e seccionado.

Ela encontra a córnea no *limbo*. A *túnica conjuntiva da pálpebra (ou conjuntiva palpebral)* reveste as pálpebras. As duas partes da conjuntiva unem-se em um *fórnice* preguedo, que possibilita a movimentação do globo ocular. A conjuntiva tem a função de lubrificar e proteger o olho.

Ao longo das margens palpebrais há feixes firmes de tecido conjuntivo chamados *tarsos* (Figura 12.3). Cada tarso contém fileiras paralelas de *glândulas de Meibomio* (também conhecidas como *glândulas tarsais*), que abrem na margem palpebral e fornecem uma lubrificação oleosa para a superfície ocular. O *levantador da pálpebra superior*, o principal músculo para a elevação da pálpebra superior, é inervado pelo *nervo oculomotor*, nervo craniano (NC) III. O *músculo orbital (músculo de Müller)* é um músculo liso inervado pelo sistema nervoso simpático, que também contribui para a elevação da pálpebra.

O *filme lacrimal* protege a conjuntiva e a córnea do ressecamento, inibe o crescimento microbiano e proporciona uma superfície óptica lisa para a córnea. Esse líquido consiste em três camadas: uma *camada oleosa* das glândulas de Meibomio, uma *camada aquosa* das glândulas lacrimais e uma *camada mucinosa* das glândulas conjuntivais. A *glândula lacrimal* está situada na região superolateral da órbita (Figura 12.4). O líquido lacrimal espalha-se pelo olho e é drenado medialmente por dois pequenos orifícios localizados na porção medial das margens palpebrais superior e inferior, chamados *pontos lacrimais*. As lágrimas passam, então, pelos canalículos para o *saco lacrimal* e, em seguida, para o nariz, por meio do *ducto lacrimonasal*.

Atrás da íris há uma estrutura transparente, o cristalino (lente segundo a Terminologia Anatômica), suspensa por ligamentos (*fibras zonulares*). A contração ou o relaxamento desses ligamentos por músculos do corpo ciliar controlam a espessura do cristalino, possibilitando que o olho ajuste o foco em objetos próximos ou distantes (*acomodação*) e projete uma imagem nítida na *retina*, a parte sensorial do olho.

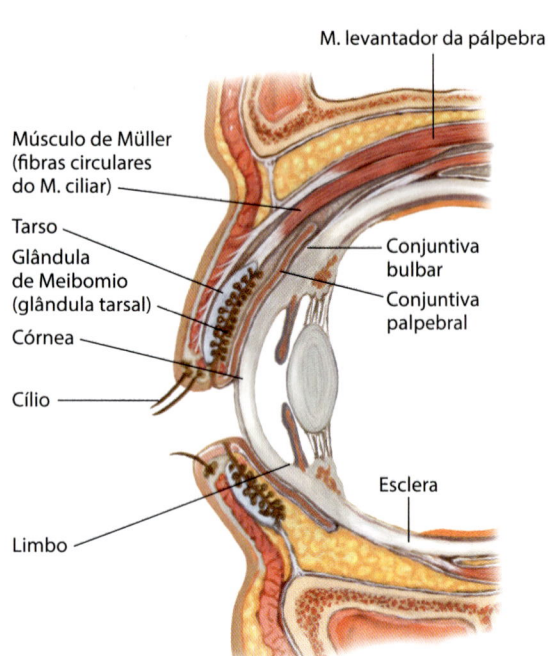

Figura 12.3 Corte sagital da região anterior do olho.

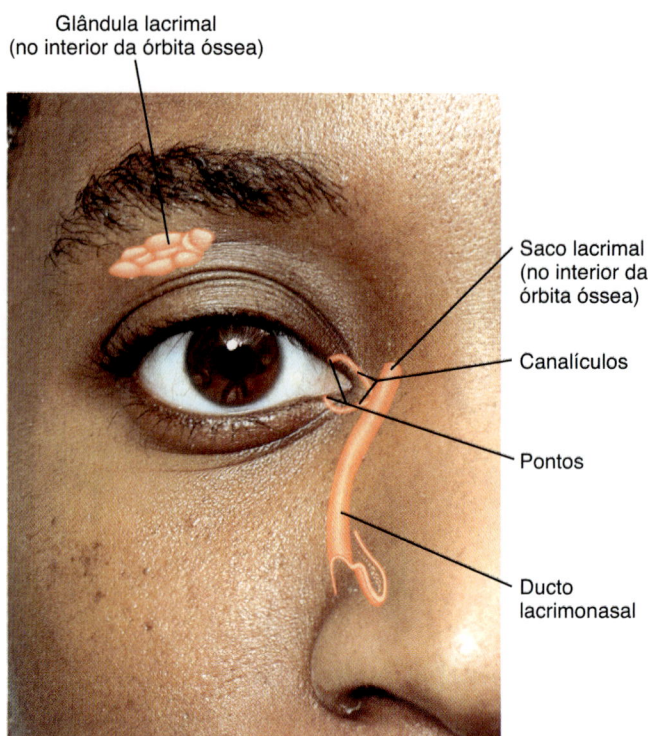

Figura 12.4 Sistema lacrimal e vias de drenagem.

Existem três câmaras preenchidas por líquido no olho. A *câmara anterior* (entre a córnea e a íris) e a *câmara posterior* (entre a íris e o cristalino) são preenchidas por um líquido transparente chamado *humor aquoso*. A terceira, a *câmara postrema* (segundo a Terminologia Anatômica) ou *vítrea* (entre o cristalino e a retina), é preenchida por um líquido mais viscoso e gelatinoso, o *humor vítreo*, que ajuda a manter o formato do olho. O humor aquoso é produzido pelo corpo ciliar, circula da câmara posterior, através da pupila, para a câmara anterior e é drenado pelo *seio venoso da esclera* (*canal de Schlemm*). Esse sistema circulatório ajuda a manter e controlar a pressão intraocular (Figura 12.5).

A porção posterior do olho que é observada pelo oftalmoscópio é chamada de *fundo do olho* (Figura 12.6). As estruturas aqui incluem a retina, a coroide, o corpo vítreo, os vasos da retina, a mácula, a fóvea e o disco do nervo óptico. O *disco do nervo óptico (disco óptico)*, uma estrutura importante visível na oftalmoscopia, representa o ponto de entrada do nervo óptico. Em uma posição lateral e discretamente inferior ao disco há uma pequena depressão da superfície da retina que marca o ponto de visão central. Ao redor dela existe uma área circular mais escura, chamada *fóvea*. A *mácula,* aproximadamente circular, circunda a fóvea e é ladeada pelos vasos da retina.

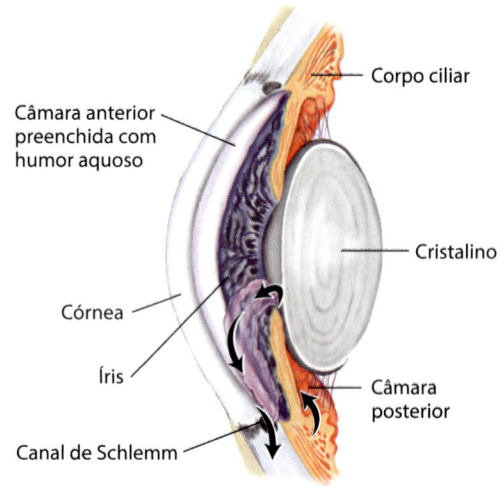

Figura 12.5 Circulação do humor aquoso.

Campos visuais

O *campo visual* é toda a área observada por um olho quando ele focaliza um ponto central. Os campos por convenção são ilustrados em diagramas circulares que representam o ponto de vista do paciente olhando "através" do pedaço de papel. A cruz representa o foco do olhar, que pode ser dividido em quadrantes. Observe que a extensão dos campos é maior nos lados temporais. Os campos visuais normalmente são limitados pelas sobrancelhas acima, as bochechas abaixo e o nariz medialmente. A ausência de receptores retinianos no disco óptico produz um *ponto cego* oval no campo normal de cada olho, em uma posição temporal a 15° em relação à linha do olhar.

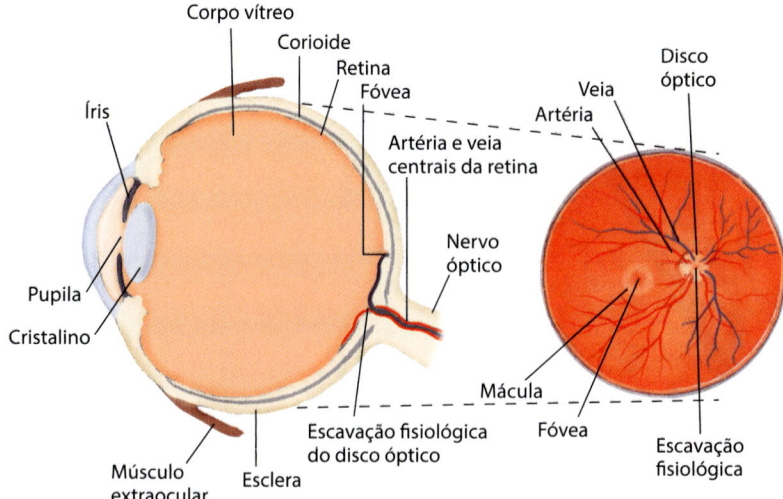

Figura 12.6 Corte transversal do olho direito mostrando o fundo do olho, observado com um oftalmoscópio.

Quando uma pessoa usa os dois olhos, os dois campos visuais se sobrepõem em uma área de visão binocular – esse fenômeno possibilita a *estereopsia*, ou *percepção de profundidade tridimensional* (Figura 12.7).

Vias visuais

Para que uma imagem seja vista, a luz refletida do objeto precisa atravessar a pupila e ser focalizada nos fotorreceptores na retina. Os impulsos nervosos, estimulados pela luz na retina, são conduzidos pelo *nervo óptico* (NC II), pelo *trato óptico* em cada lado, e então por um trato curvo chamado *radiação óptica*. Este termina no *córtex visual*, uma parte do lobo occipital.

Reações pupilares. O tamanho das pupilas muda em resposta à luz e ao esforço de focalização em um objeto próximo.

Reação à luz. O feixe luminoso ao incidir em uma retina causa constrição pupilar naquele olho, o que é conhecido como reação *direta* à luz, e no olho contralateral, a reação *consensual* à luz. As vias sensoriais iniciais são semelhantes às descritas para a visão: retina, nervo óptico (NC II) e trato óptico, que divergem no mesencéfalo. Os impulsos motores que retornam aos músculos esfíncter da pupila de cada olho são transmitidos pelos dois nervos oculomotores (NC III) (Figura 12.8).

Reação de proximidade. Quando uma pessoa desvia o olhar de um objeto distante para um objeto próximo, as pupilas se contraem (Figura 12.9). Essa resposta, como a reação à luz, é mediada pelo nervo oculomotor (NC III). Coincidindo

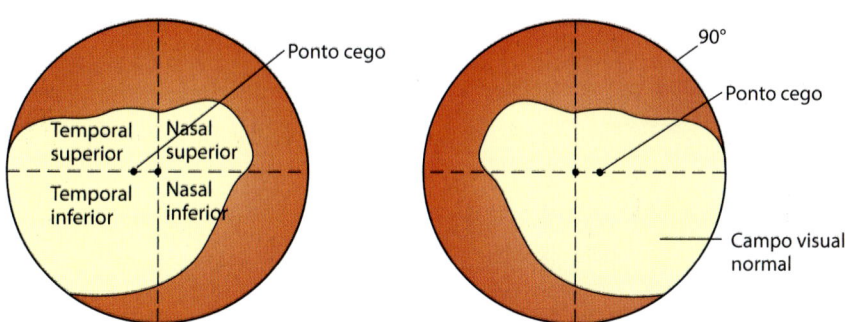

Figura 12.7 Campo visual dos olhos esquerdo e direito.

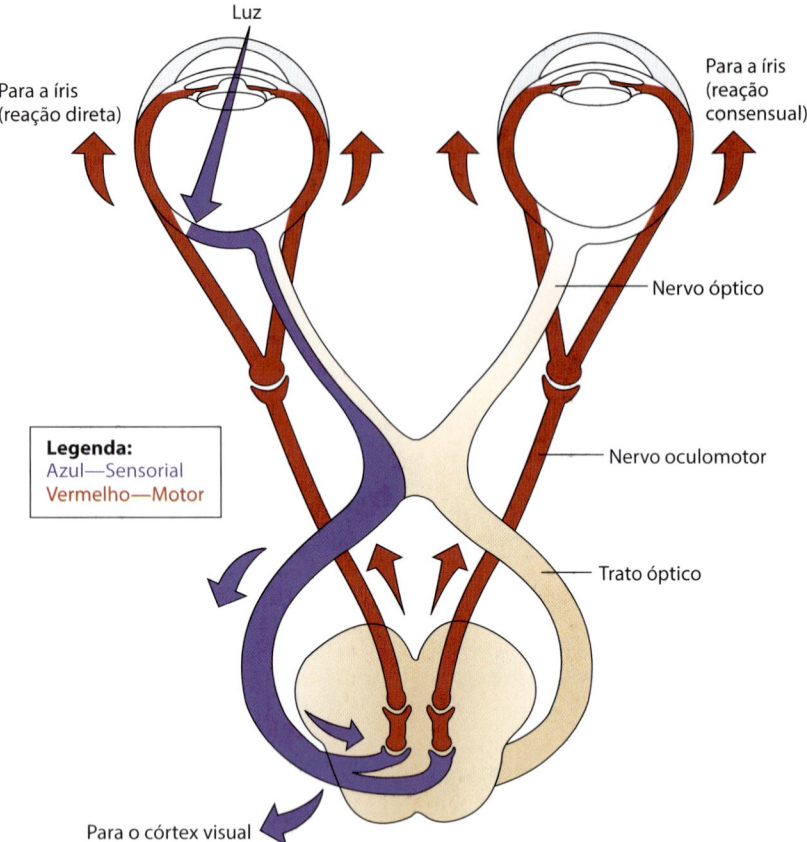

Figura 12.8 Vias da reação à luz.

com essa constrição pupilar, mas sem fazer parte dela, ocorrem (1) convergência dos olhos, um movimento bilateral do músculo reto medial, e (2) acomodação, um aumento da convexidade dos cristalinos causado pela contração dos músculos ciliares. Na acomodação, a mudança de formato dos cristalinos promove a focalização dos objetos próximos; fisicamente, isso ocorre atrás da íris e não é visível para o examinador.

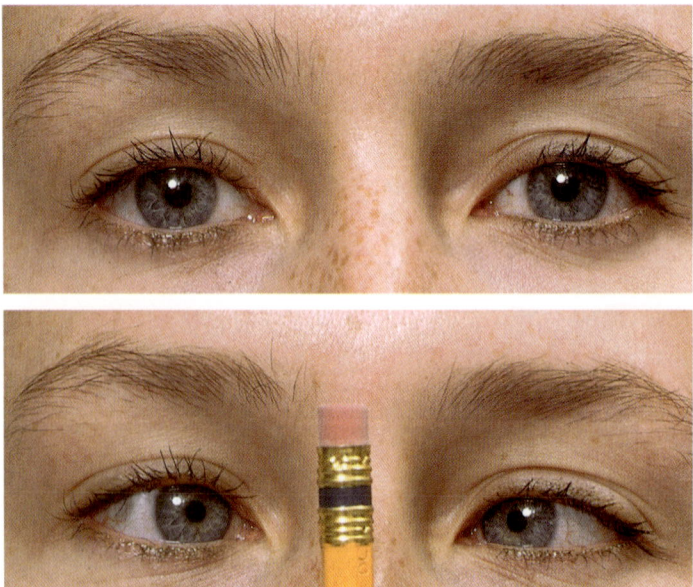

Figura 12.9 Ocorre constrição das pupilas quando o foco muda para um objeto próximo.

Suprimento nervoso autônomo para os olhos

As fibras que seguem no nervo oculomotor (NC III) e promovem constrição pupilar fazem parte do sistema nervoso parassimpático, como indicado no Boxe 12.1. A íris também é suprida por fibras simpáticas. Quando essas fibras são estimuladas, a pupila dilata e a pálpebra superior se eleva devido à estimulação do músculo orbital. A via simpática segue um trajeto complicado, que começa no hipotálamo e desce pelo tronco encefálico e medula espinal cervical, na altura do pescoço. Os neurônios seguem pelo plexo braquial no ápice pulmonar antes de retornarem ao gânglio cervical superior, próximo à mandíbula. Dali, seguem a artéria carótida ou seus ramos até a órbita.

Uma lesão em qualquer parte dessa via pode comprometer os efeitos simpáticos que dilatam a pupila e causar **miose**.

Movimentos extraoculares

Os músculos extraoculares responsáveis pelos movimentos dos olhos são os músculos *retos lateral* e *medial*, *retos superior* e *inferior* e *oblíquos superior* e *inferior* (Boxe 12.2). A função de cada músculo e sua inervação pelo NC podem ser testadas pedindo-se que o paciente mova o olho na direção controlada por aquele músculo. Existem seis direções cardeais, indicadas pelas linhas na Figura 12.10.

Em cada posição do olhar, um músculo de um olho é acoplado (*emparelhado*) a um músculo do outro olho para o olhar conjugado em uma determinada direção. Se um desses músculos estiver paralisado, o olho exibirá desvio de sua posição normal naquela direção do olhar, e os olhos já não parecerão conjugados, ou paralelos.

Os músculos extraoculares são supridos por três nervos cranianos: abducente, troclear e oculomotor. O *nervo abducente* (NC VI) supre o músculo reto lateral. O *nervo troclear* (NC IV) supre o músculo oblíquo superior. O *nervo oculomotor* (NC III) supre todos os outros músculos extraoculares.

Uma lesão do nervo ou do músculo, decorrente de traumatismo cranioencefálico, causas congênitas ou lesões centrais, pode causar aberrações nesse sistema acoplado e provocar *diplopia* (visão dupla).

Boxe 12.1 Estimulação pelo sistema nervoso autônomo

- Parassimpático: constrição pupilar
- Simpático: dilatação da pupila e elevação da pálpebra superior (músculo de Müller, fibras circulares do músculo ciliar)

Boxe 12.2 Músculos extraoculares e suas ações

Músculo extraocular	Ação
Reto superior	Move o olho para cima (*elevação*)
Reto inferior	Move o olho para baixo (*depressão*)
Reto medial	Move o olho internamente, na direção do nariz (*adução*)
Reto lateral	Move o olho externamente, para longe do nariz (*abdução*)
Oblíquo superior	Gira a porção superior do olho na direção do nariz, ao redor do eixo longo (*intorsão*)
	Também move o olho para baixo (*depressão*)
Oblíquo inferior	Gira a porção superior do olho para longe do nariz, ao redor do eixo longo (*extorsão*)
	Também move o olho para cima (*elevação*)

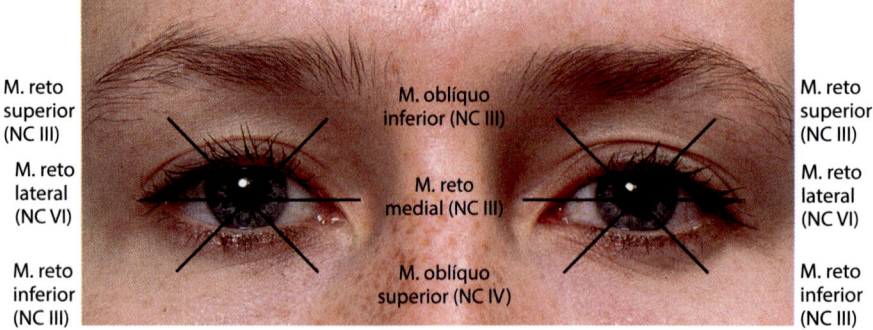

Figura 12.10 Direções cardinais do olhar, músculos extraoculares e sua inervação por NC.

ANAMNESE: ABORDAGEM GERAL

Os olhos são considerados a "janela da alma". Não apenas nosso sistema visual permite a interpretação e interação com o mundo exterior, mas os olhos e a visão podem refletir o estado de nossa saúde atual. A interpretação cuidadosa de uma história ocular minuciosa ajuda a gerar um diagnóstico diferencial abrangente. Além disso, os indícios percebidos no exame ocular podem desencadear um exame neurológico mais completo ou uma avaliação diagnóstica subsequente. Uma atenção especial à anamnese e ao exame físico, com um foco nos aspectos e achados que não se enquadrem em um padrão benigno típico, muitas vezes é capaz de distinguir uma condição comum de uma doença subjacente grave.

Comece com perguntas gerais sobre a visão e a função ocular: "Como está a sua visão?" e "Como estão os seus olhos?" Não se esqueça de perguntar se os sintomas envolvem um ou os dois olhos, assim como o início e a duração de qualquer sintoma. Em seguida você poderá se dedicar à área envolvida com perguntas específicas. Pergunte sobre sinais inflamatórios, como dor, edema, eritema, calor e/ou perda de função.

Além da história patológica pregressa, lembre-se sempre de perguntar sobre a história ocular pregressa, incluindo questões sobre cirurgia, colírios e uso de óculos. Ao questionar sobre medicação ocular, pergunte sobre medicamentos de venda livre, vitaminas ou suplementos. A história ocular familiar também pode ser relevante.

Sintomas comuns ou relevantes

- Alteração visual: borramento visual, perda de visão, moscas volantes, luzes piscantes
- Dor ocular, vermelhidão ou lacrimejamento
- Visão dupla (*diplopia*)

Alterações visuais

Comece com questões abertas como "Você teve algum problema com os olhos?" Se o paciente relatar alteração da visão, pesquise os detalhes relacionados:

- A visão é pior ao lidar com objetos próximos ou à distância?

Uma dificuldade ao lidar com objetos próximos sugere **hipermetropia** ou **presbiopia**, e dificuldade na visão à distância sugere **miopia**.

■ Há borramento visual? Em caso positivo, o início foi súbito ou gradual? Em casos súbitos e unilaterais, a perda visual é indolor ou dolorosa? Há associação com cefaleia?

Se uma perda visual súbita for unilateral e indolor, considerar hemorragia vítrea decorrente de diabetes melito ou traumatismo, degeneração macular, descolamento da retina, oclusão venosa da retina ou oclusão da artéria central da retina.

Se dolorosa, as causas em geral estão na córnea e câmara anterior como úlcera corneana, uveíte, **hifema** traumático e glaucoma de ângulo fechado agudo.[1-3] A neurite óptica provocada pela esclerose múltipla também pode ser dolorosa.[4] O encaminhamento imediato é justificado.[5,6] Se houver associação com cefaleia, será necessário realizar um exame neurológico minucioso.

■ A perda visual é unilateral? Nesse caso, é dolorosa ou indolor?

Se houver associação com cefaleia, dor ou claudicação mandibular, pode estar relacionada a uma arterite de células gigantes. Se for indolor, pode estar associada a uma oclusão vascular, descolamento da retina ou hemorragia.

■ A perda visual é bilateral? (Perda visual bilateral súbita é rara.) Em caso positivo, é dolorosa?

Em casos bilaterais e indolores, considere etiologias vasculares, AVC ou causas não fisiológicas. Se o quadro for bilateral e doloroso, considere intoxicação, trauma, exposição a compostos químicos ou radiação.

■ O início da perda visual bilateral foi gradual?

A perda visual gradual em geral é causada por **catarata**, glaucoma ou degeneração macular.

■ A localização da perda visual também pode ser útil. Há borramento em todo o campo visual ou apenas em algumas partes?

Perda central lenta pode ocorrer na catarata nuclear e na degeneração macular.[7] Perda periférica pode ser observada no glaucoma de ângulo aberto, caracterizada por perda unilateral com hemianopsia e defeitos nos quadrantes. Embora possam ser assimétricas, essas condições com frequência representam processos patológicos bilaterais.

■ Se o defeito do campo visual for parcial, ele é central, periférico ou ocorre em apenas um lado?

■ O defeito do campo visual é bilateral? Existem padrões que possam ajudar a localizar a lesão?

■ Há manchas na visão ou áreas em que o paciente não consegue enxergar (escotomas)? Em caso positivo, elas se movem pelo campo visual com os desvios do olhar ou são fixas?

Manchas ou faixas móveis sugerem corpos flutuantes no humor vítreo (moscas volantes); defeitos fixos, ou *escotomas*, sugerem lesões na retina, vias visuais ou encéfalo.

■ Há luzes piscantes no campo visual?

Moscas volantes podem acompanhar esse sintoma.

Luzes piscantes com moscas volantes de aparecimento recente sugerem tração na retina com descolamento do corpo vítreo da retina. Uma consulta imediata é indicada para descartar lacerações ou descolamentos da retina.[8]

■ O paciente usa óculos? Lentes de contato? O paciente realizou cirurgia refrativa?

Dor ocular, vermelhidão ou lacrimejamento

Pergunte se há dor nos olhos ou ao seu redor, vermelhidão e lacrimejamento excessivo.

Visão dupla

Investigar se existe visão dupla, ou *diplopia*. Se presente, descubra se as imagens estão lado a lado (*diplopia horizontal*) ou uma em cima da outra (*diplopia vertical*). A diplopia persiste com um dos olhos fechado? Qual olho é afetado?

Um tipo de diplopia horizontal é fisiológico. Mantenha um dedo na posição vertical a aproximadamente 15 centímetros do seu rosto, e um segundo dedo com o braço estendido. Ao focalizar um dos dedos, a imagem do outro será duplicada. Um paciente que perceba esse fenômeno pode ser tranquilizado.

Observa-se olho vermelho indolor na **hemorragia subconjuntival** e **episclerite**. Observa-se olho vermelho com sensação arenosa na conjuntivite viral e no olho seco. Observa-se olho vermelho doloroso em abrasões da córnea, corpos estranhos, **úlceras corneanas**, glaucoma de ângulo fechado agudo, ceratite herpética, ceratite fúngica, hifema e uveíte.[9,10] Ver Tabela 12.1, *Olhos vermelhos*.

Diplopia é observada em lesões do tronco encefálico ou cerebelo e com fraqueza ou paralisia de um ou mais músculos extraoculares, como na diplopia horizontal decorrente da paralisia do NC III ou VI ou na diplopia vertical decorrente da paralisia do NC III ou do NC IV. Diplopia unilateral, com o outro olho fechado, sugere um problema na superfície ocular, na córnea, no cristalino ou na mácula.

EXAME FÍSICO: ABORDAGEM GERAL

Após a entrevista com o paciente, deve-se conduzir um exame físico meticuloso. A observação atenta complementa uma compreensão fundamentada da fisiologia normal durante a realização e interpretação do exame oftalmológico. O exame ocular muitas vezes pode fornecer indícios úteis para o diagnóstico e o monitoramento de doenças sistêmicas. Além disso, em pacientes que não verbalizam, podem ser descobertas informações valiosas sobre o sistema neurológico, intoxicações ocultas, distúrbios metabólicos ou infecções potencialmente fatais. É importante, especialmente quando se começa a aprender o exame, seguir uma abordagem sistemática. A acuidade visual é mandatória em qualquer exame oftalmológico. O exame pupilar, a motilidade ocular, campimetria de confrontação e a visão colorida também devem ser testados. O melhor exame oftalmológico exige observação atenta e registros detalhados. Lembre-se de observar o olho como um todo antes de se concentrar nos componentes individuais do globo ocular.

Principais componentes do exame oftalmológico

- Testar a acuidade visual usando uma tabela de Snellen
- Testar os campos visuais por confrontação
- Testar a visão colorida e a sensibilidade ao contraste
- Avaliar a posição e o alinhamento dos olhos (protrusão, desvio)
- Inspecionar as sobrancelhas (preenchimento, distribuição, descamação)
- Inspecionar as pálpebras e os cílios (largura, edema, cor, lesões, fechamento das pálpebras)
- Avaliar o sistema lacrimal (massas, tumefação, lacrimejamento, ressecamento)
- Inspecionar as conjuntivas e as escleras (padrão vascular, cor, nódulos, edema)
- Inspecionar a córnea, a íris e o cristalino (opacidade, profundidade da câmara anterior)

(continua)

Principais componentes do exame oftalmológico (*continuação*)

- Inspecionar as pupilas (tamanho, forma, simetria)
- Testar a reação pupilar à luz (reações à luz direta e consensual)
- Inspecionar o reflexo luminoso nas córneas
- Testar os movimentos dos músculos extraoculares
- Realizar o exame oftalmoscópico (fundoscopia), incluindo o disco óptico e a escavação fisiológica, a retina e os vasos retinianos

TÉCNICAS DE EXAME

Acuidade visual

Teste a acuidade da visão central usando uma *tabela de Snellen* em uma área bem iluminada, se possível. Posicione o paciente a 6 metros da tabela. Pacientes que usem óculos, exceto aqueles específicos para leitura, devem usá-los durante o exame. Peça que o paciente cubra um dos olhos com um cartão (para impedir que olhem entre os dedos) e leia a menor linha impressa possível. Incentivá-lo a tentar a leitura da linha seguinte pode melhorar o desempenho. Um paciente que não consiga ler a maior letra pode ser posicionado mais próximo à tabela; registre a distância empregada. Identifique a menor linha impressa na qual o paciente consiga identificar mais de metade das letras. Registre a acuidade visual indicada ao lado da linha, assim como o uso de óculos, se for o caso. Para pacientes que não consigam identificar as letras do alfabeto, existem outras opções para testar a visão. Pode-se empregar a *tabela E*, onde o paciente indica a direção da face aberta da letra "E". Os *cartões de Allen* exibem figuras padronizadas que podem ser reconhecidas por crianças acima de 2 anos de idade.

A acuidade visual é expressa como dois números (p. ex., 20/30): o primeiro indica a distância do paciente da tabela, e o segundo, a distância na qual um olho normal consegue ler a linha de letras.[11] Uma visão de 20/200 significa que, a 20 pés (6 metros) de distância, o paciente consegue ler a impressão que uma pessoa com visão normal conseguiria ler a 200 pés (60 metros). Quanto maior o segundo número, pior a visão. "20/40 com correção" significa que o paciente consegue ler a linha 20/40 com óculos (uma correção).

O teste da visão próxima com um cartão manual ajuda a identificar a necessidade de óculos de leitura (lentes bifocais ou progressivas) em pacientes acima de 45 anos. Você também pode usar esse cartão para testar a acuidade visual ao lado do leito. Segure o cartão a 35 centímetros dos olhos do paciente; o cartão simula uma tabela de Snellen.

Se você não dispuser de tabelas, examine a acuidade visual usando qualquer impressão disponível. Se os pacientes não conseguirem ler nem mesmo as letras maiores, teste sua capacidade de contar seus dedos levantados, detectar a direção do movimento da mão e diferenciar o claro (como uma lanterna) do escuro.

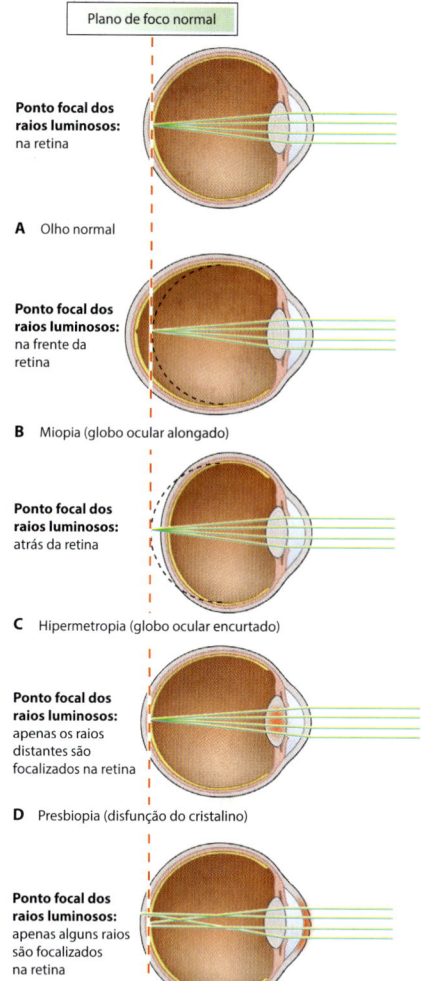

EXEMPLOS DE ANORMALIDADES

Plano de foco normal

Ponto focal dos raios luminosos: na retina

A   Olho normal

Ponto focal dos raios luminosos: na frente da retina

B   Miopia (globo ocular alongado)

Ponto focal dos raios luminosos: atrás da retina

C   Hipermetropia (globo ocular encurtado)

Ponto focal dos raios luminosos: apenas os raios distantes são focalizados na retina

D   Presbiopia (disfunção do cristalino)

Ponto focal dos raios luminosos: apenas alguns raios são focalizados na retina

E   Astigmatismo (disfunção da córnea)

Figura 12.11 Distúrbios da refração. (De McConnell TH. *The Nature of Disease: Pathology for the Health Professions*. 2nd ed. Wolters Kluwer Health/Lippincott Williams & Wilkins; 2014, Fig. 20-6.)

Miopia causa problemas de focalização na visão à distância, enquanto a *hipermetropia* descreve a visão borrada com objetos próximos. O *astigmatismo* é uma imperfeição da córnea ou do cristalino que causa distorção durante a observação de objetos próximos e distantes (Figura 12.11).

A *presbiopia* causa problemas de focalização na visão próxima, encontrada em adultos de meia-idade ou mais velhos. Uma pessoa com presbiopia geralmente enxerga melhor quando o cartão está mais distante.

Nos EUA, uma pessoa é considerada legalmente cega quando a visão no melhor olho, corrigida por óculos, corresponde a 20/200 ou menos. A cegueira legal também é resultante de restrição do campo visual, que corresponde a 20° ou menos no melhor olho.

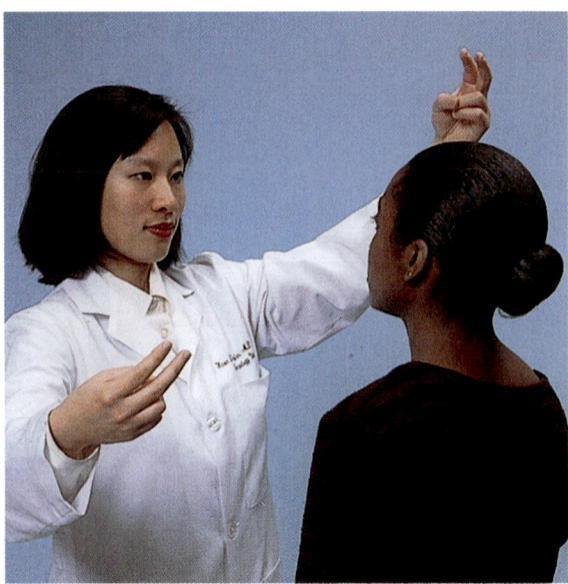

Figura 12.12 Início do teste dos campos visuais usando a técnica estática de movimentação dos dedos.

Campos visuais

O teste dos campos visuais (campimetria) por confrontação é uma técnica de triagem valiosa para a detecção de lesões na via visual anterior e posterior. Entretanto, mesmo defeitos do campo visual quadrânticos ou hemianópicos relativamente densos podem não ser detectados nos testes de triagem por confrontação. Um teste de perimetria formal automatizado, como o campo visual de Humphrey, realizado por um oftalmologista é necessário para estabelecer um diagnóstico definitivo de um defeito do campo visual.

Encaminhar os pacientes com suspeita de defeitos do campo visual para uma avaliação oftalmológica dedicada. As causas de defeitos na via anterior incluem glaucoma, neuropatia óptica, neurite óptica e lesões compressivas. Os defeitos da via posterior incluem AVC e tumores quiasmáticos.[12]

Teste estático de movimentação do dedo. Posicione-se à distância de um braço estendido em relação ao paciente. Feche um olho e faça o paciente cobrir o olho oposto enquanto mantém o foco em seu olho aberto. Desse modo, por exemplo, quando o paciente cobrir o olho esquerdo, para testar o campo visual do olho direito do paciente, você deve cobrir seu olho direito para refletir o campo de visão do paciente. Posicione suas mãos a uma distância de cerca de 60 centímetros, fora do ângulo de visão do paciente, quase lateralmente às orelhas (Figura 12.12).

Nessa posição, mexa os dedos e traga-os lentamente para frente, na direção do centro da visão do paciente. Peça que o paciente avise assim que conseguir enxergar o movimento do seu dedo. Teste cada posição equivalente às horas de um relógio, ou pelo menos cada quadrante. Teste cada olho individualmente e registre a extensão das visitas em cada área. Observe qualquer "interrupção do campo" anormal (Figuras 12.13 e 12.14).

Reveja esses padrões na Tabela 12.2, *Defeitos do campo visual.*

Por exemplo, quando o olho esquerdo do paciente repetidamente não visualiza seus dedos antes que cruzem a linha do olhar, há *hemianopsia homônima* à esquerda.

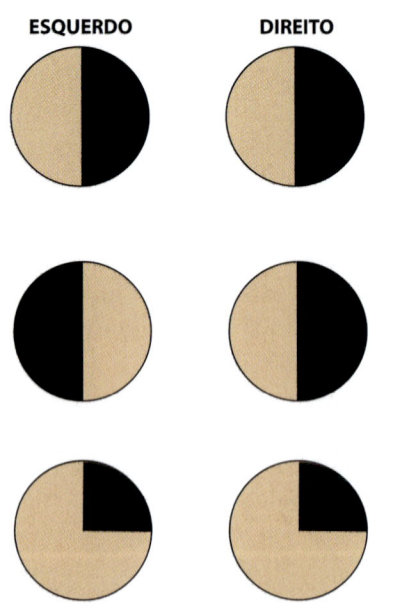

Figura 12.13 Defeitos do campo visual. Observe que os campos visuais estão representados no diagrama de acordo com o ponto de vista do paciente.

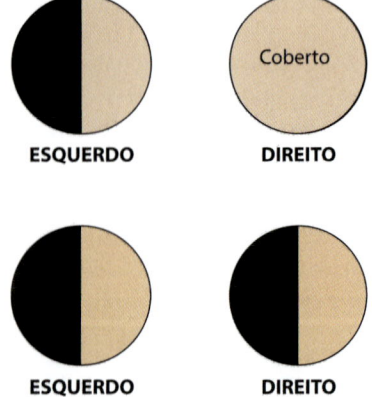

Figura 12.14 Defeitos do campo visual em um paciente com hemianopsia homônima à esquerda.

Visão colorida

O teste da visão colorida pode ser particularmente útil para descartar uma lesão do nervo óptico, que muitas vezes exibe déficits das cores vermelha-verde e dessaturação da cor vermelha. De um modo geral, placas pseudoisocromáticas podem ser usadas para avaliar defeitos da visão colorida (Figura 12.15). Peça que o paciente identifique o número colorido inserido na imagem de fundo da placa. Com a visão colorida normal, o paciente será capaz de detectar a diferença de matiz entre o número e o fundo e, como resultado, conseguirá perceber o número com facilidade.

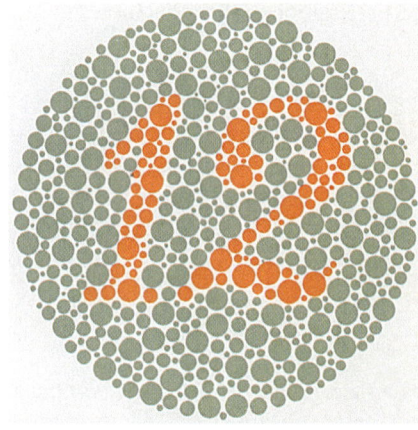

Figura 12.15 Uma placa pseudoisocromática para avaliação da visão colorida. (De Savino PJ, Danesh-Meyer HV. *Color Atlas and Synopsis of Clinical Ophthalmology – Wills Eye Hospital – NeuroOphthalmology*. 3rd ed. Wolters Kluwer; 2019, Fig. 1–3b.)

Indivíduos com defeitos da visão colorida podem não conseguir distinguir as cores do número e do fundo em um teste pseudoisocromático e, como consequência, não conseguem identificar os números.

Sensibilidade ao contraste

Um método para testar a sensibilidade ao contraste consiste em pedir que o paciente observe um objeto de cor vermelha viva (uma tampa de caneta ou tampa de garrafa). Após cobrir alternadamente os olhos direito e esquerdo, pergunte ao paciente se a saturação da cor é igual nos dois olhos. Se a cor estiver menos saturada em um dos olhos, você pode pedir que o paciente descreva que porcentagem de brilho a cor menos saturada teria em comparação com a saturação integral da cor observada no olho contralateral.

Embora as anormalidades da visão colorida reconhecidas com mais frequência sejam as *deficiências congênitas de vermelho-verde ligadas ao sexo*, outras anomalias da visão colorida e sensibilidade ao contraste podem refletir uma doença aguda ou crônica do nervo óptico ou da retina.

Posição e alinhamento dos olhos

Fique em pé, de frente para o paciente, e examine a posição e o alinhamento dos olhos. Se um ou os dois olhos exibirem aparente protrusão, peça que o paciente olhe para cima e avalie a projeção axial dos olhos de baixo para cima, observando na altura das narinas e usando outros pontos de referência faciais como guia.

As anormalidades dos movimentos dos olhos incluem *esotropia* (desvio para dentro), *exotropia* (desvio para fora), *hipertropia* (desvio para cima) e *hipotropia* (desvio para baixo) dos olhos.

Hiper ou *hipoglobo* podem se referir a um desvio na posição do globo ocular, que pode ser o resultado de anormalidades congênitas, aumento da glândula lacrimal, mucocele ou tumores oculares.

Protrusão anormal, ou *proptose*, pode ser decorrente de doença ocular tireoidiana, anormalidades congênitas, infecções orbitais ou tumores oculares.

Sobrancelhas

Inspecione as sobrancelhas, observando a densidade, a distribuição dos pelos e qualquer descamação da pele subjacente.

Descamação ocorre na dermatite seborreica, perda dos pelos laterais das sobrancelhas no hipotireoidismo.

Pálpebras

Observe a posição das pálpebras em relação aos globos oculares. Inspecione o seguinte:

■ Largura das rimas das pálpebras

■ Edema palpebral

■ Cor das pálpebras

■ Lesões

■ Condição e direção dos cílios

■ Adequação do fechamento das pálpebras. Observe essa característica especialmente quando houver uma proeminência incomum dos olhos, paralisia facial ou quando o paciente estiver inconsciente.

Ver Tabela 12.3, *Variações e anormalidades das pálpebras.*

Rimas das pálpebras oblíquas são encontradas na síndrome de Down.

Margens palpebrais vermelhas e inflamadas são encontradas na blefarite, muitas vezes com crostas.

O **lagoftalmo**, ou ausência de fechamento das pálpebras, que pode ocorrer após paralisia neuromuscular, traumatismo e doença ocular tireoidiana, expõe as córneas a lesões graves. Esses pacientes devem ser encaminhados a um oftalmologista para avaliação urgente e possível tratamento.

Sistema lacrimal

Inspecione breve e delicadamente as regiões da glândula lacrimal e saco lacrimal para pesquisar tumefações.

Pesquise lacrimejamento excessivo ou ressecamento dos olhos. A avaliação de ressecamento ou obstrução do ducto lacrimonasal pode exigir a realização de testes especiais por um oftalmologista.

Ver Tabela 12.4, *Nódulos e tumefações oculares e perioculares.*

O lacrimejamento excessivo pode ser decorrente de aumento da produção, causado por inflamação da conjuntiva ou irritação da córnea, ou um comprometimento da drenagem, causado por *ectrópio* e/ou obstrução do ducto lacrimonasal. Um ressecamento causado por comprometimento da secreção é encontrado na síndrome de Sjögren.

Ver Tabela 12.1, *Olhos vermelhos.*

Conjuntiva e esclera

Peça que o paciente olhe para cima enquanto você abaixa a pálpebra inferior com o polegar, expondo a esclera e a conjuntiva (Figura 12.16). Inspecione a cor e o padrão vascular contra o fundo branco da esclera. A discreta vascularidade da esclera na Figura 12.16 é normal e encontrada na maioria das pessoas. Procure por nódulos ou edema (**quemose**). Se precisar de uma visão mais plena do olho, apoie o polegar e outro dedo nos ossos da bochecha e sobrancelha, respectivamente, e afaste as pálpebras. Peça que o paciente olhe para cada lado e para baixo. Essa técnica proporciona uma boa visualização da esclera e da conjuntiva bulbar, mas não toda a conjuntiva palpebral da pálpebra superior. Para isso, é necessário everter a pálpebra. Icterícia é mostrada na Figura 12.17.

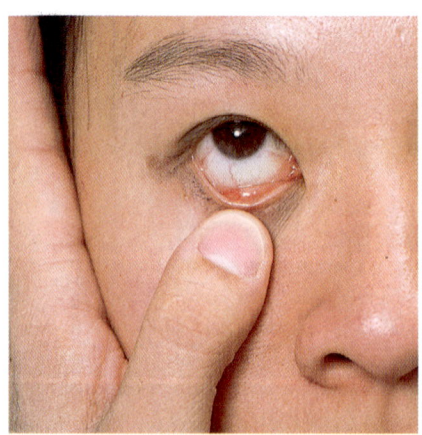

Figura 12.16 Inspeção da esclera e conjuntiva.

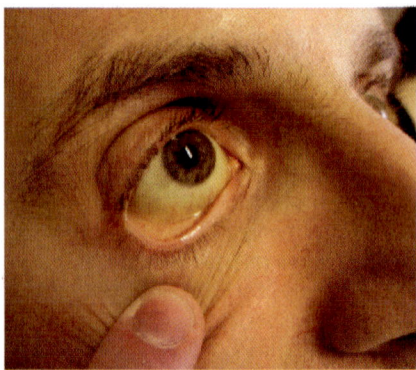

Figura 12.17 Coloração amarelada da esclera indicando icterícia. (De Weksler BB *et al. Wintrobe's Atlas of Clinical Hematology.* 2nd ed. Wolters Kluwer; 2018, Fig. 3.61a.)

Córnea e cristalino

Com uma iluminação oblíqua, *inspecione a córnea* de cada olho, pesquisando opacidades. Observe qualquer opacidade no cristalino que possa ser visível através da pupila.

Ver Tabela 12.5, *Opacidades da córnea e cristalino*.

Íris

Ao mesmo tempo, *inspecione cada íris*, que é o anel colorido do olho, abaixo da córnea. As marcas devem ser definidas com clareza. Com a luz incidindo diretamente pelo lado temporal, procure uma sombra em forma de crescente no lado medial da íris (Figura 12.18). Uma vez que a íris normal é razoavelmente plana e forma um ângulo relativamente aberto com a córnea, essa luz não projeta uma sombra.

Pupilas

Em um ambiente com luz fraca, *inspecione* o tamanho, a forma e a simetria das *duas pupilas*. Meça as pupilas com um cartão que exibe círculos pretos de vários tamanhos e teste a reação à luz. Observe se as pupilas são grandes (> 5 mm), pequenas (< 3 mm) ou desiguais (Figura 12.19). **Miose** refere-se à constrição das pupilas, **midríase**, à dilatação.

A **anisocoria** simples, ou uma diferença ≥ 0,4 mm no diâmetro das pupilas sem uma causa patológica conhecida, pode ser visível em aproximadamente 20% das pessoas saudáveis, embora raramente ultrapasse 1 mm.[17] A anisocoria simples é considerada benigna se for igual com pouca iluminação e com luz forte, e se houver constrição pupilar rápida com a luz (reação à luz).

Compare a anisocoria benigna com síndrome de Horner, paralisia do nervo oculomotor e pupila tônica. Ver Tabela 12.6, *Anormalidades pupilares*.

Reação à luz. Em um ambiente pouco iluminado, teste a reação das pupilas à luz. Peça que o paciente olhe para um ponto distante e faça incidir uma luz forte obliquamente em cada pupila. Tanto o olhar distante quanto a iluminação oblíqua ajudam a prevenir uma reação de proximidade. Pesquise:

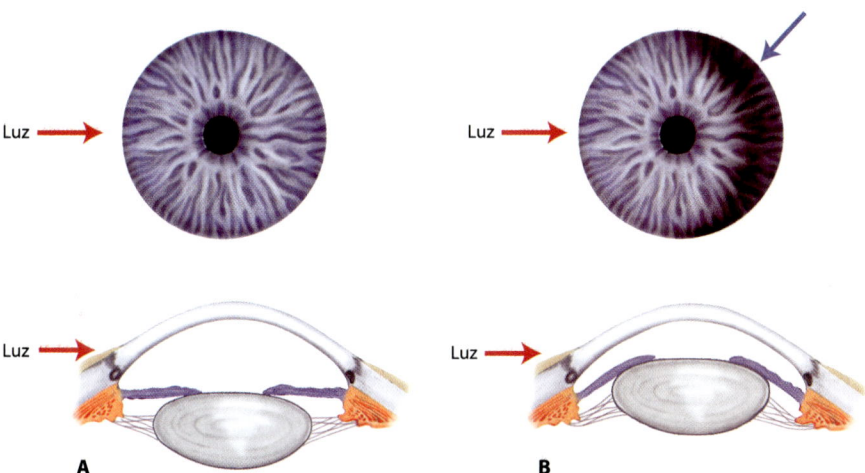

Luz

Luz

Luz

Luz

A

B

Figura 12.18 Iluminação oblíqua para estimar a profundidade da câmara anterior. **A.** Uma fonte luminosa ilumina a íris pelo lado temporal. Na presença de uma câmara profunda, quase toda a íris é iluminada. **B.** Quando a íris exibe curvatura anterior, apenas a porção proximal é iluminada e uma sombra é observada na metade distal no lado nasal (seta azul).

Em algumas ocasiões, a íris apresenta uma curvatura anormal para frente, formando um ângulo muito fechado com a córnea. A luz então projeta uma sombra em forma de crescente (ver Figura 12.18). Esse ângulo estreito aumenta o risco de *glaucoma de ângulo fechado* agudo, elevação súbita da pressão intraocular quando a drenagem do humor aquoso é bloqueada.

No *glaucoma de ângulo aberto*, a forma comum de glaucoma, a relação espacial normal entre a íris e a córnea é preservada e a íris é iluminada por completo.

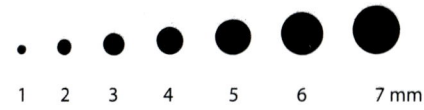

1   2   3   4   5   6   7 mm

Figura 12.19 Tamanhos pupilares.

- A *reação direta* (constrição pupilar no mesmo olho)
- A *reação consensual* (constrição pupilar no olho oposto)

Sempre escureça a sala e use uma luz intensa antes de decidir que uma reação à luz está anormal ou ausente.

Reação de proximidade. Se a reação à luz estiver comprometida ou for questionável, teste a reação de proximidade com iluminação fraca e normal. O teste de um olho de cada vez facilita a concentração nas respostas pupilares, sem a distração dos músculos extraoculares (MEOs). Mantenha seu dedo ou um lápis a cerca de 10 cm do olho do paciente. Peça que o paciente olhe alternadamente para o objeto e para o espaço distante diretamente atrás dele. Observe a constrição pupilar com o esforço de proximidade e a convergência dos olhos. O terceiro componente da reação de proximidade, a acomodação do cristalino para focalizar o objeto próximo, não é visível.

O teste da reação de proximidade é útil para diagnosticar as pupilas de Argyll Robertson, pupilas tônicas (Adie) e outras síndromes neurológicas.

Ver Tabela 12.6, *Anormalidades pupilares.*

Músculos extraoculares

Diretamente de frente, a cerca de 60 cm do paciente, faça incidir uma luz nos olhos do paciente e peça que olhe para a luz. *Inspecione o reflexo luminoso nas córneas.* Ele deve ser visível em um ponto discretamente nasal em relação ao centro das pupilas (Figura 12.20).

Assimetria dos reflexos na córnea indica desvio do alinhamento ocular normal. Reflexo luminoso temporal em uma córnea, por exemplo, indica um desvio nasal daquele olho.

Um teste de oclusão-desoclusão pode revelar um desequilíbrio muscular discreto ou latente não observado de outro modo; isso é particularmente útil no exame de crianças.

Em seguida, avalie os MEOs, pesquisando:

- Os movimentos conjugados normais dos olhos em cada direção. Observe qualquer desvio do normal (**estrabismo**) ou um olhar *não conjugado*.

Ver Tabela 12.7, *Olhar não conjugado.*

- *Nistagmo*, uma oscilação rítmica fina dos olhos. Alguns poucos batimentos de nistagmo durante o olhar lateral extremo são normais. Se isso for observado, traga seu dedo para um ponto dentro do campo de visão binocular e observe novamente.

Nistagmo persistente no campo de visão binocular é observado em distúrbios congênitos, labirintite, distúrbios cerebelares e efeitos tóxicos de medicamentos ou drogas ilícitas. Ver Tabela 24.6, *Nistagmo.*

- *Retardo palpebral* quando os olhos se movem de cima para baixo.

No retardo palpebral do hipertireoidismo, uma borda da esclera é visível acima da íris quando o paciente olha para baixo (ver Figura 12.23).

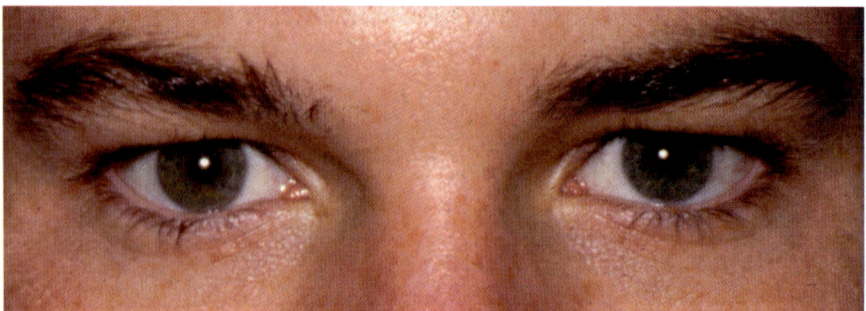

Figura 12.20 Inspeção do reflexo luminoso nas córneas.

Teste os seis MEOs. Peça que o paciente acompanhe seu dedo ou um lápis enquanto você percorre as seis direções cardeais do olhar. Fazendo um grande H no ar, conduza o olhar do paciente (Figura 12.21):

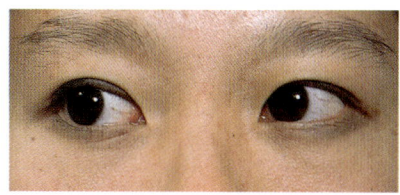

1. para a extrema direita do paciente,

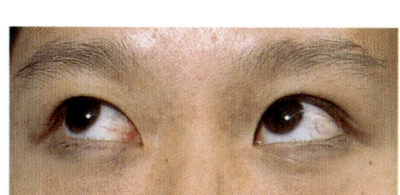

2. para a direita e para cima e

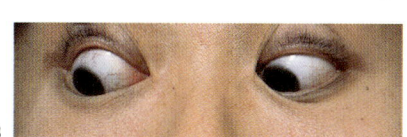

3. para baixo à direita; em seguida

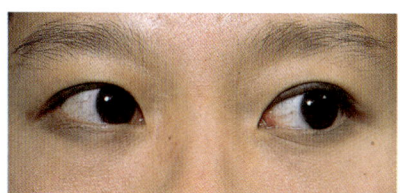

4. sem pausar no centro, para a extrema esquerda,

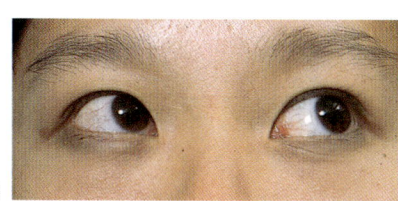

5. para a esquerda e para cima e

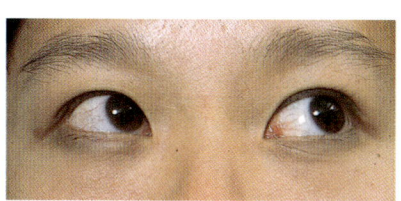
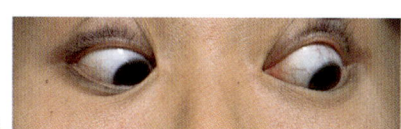

6. para baixo à esquerda.

Figura 12.21 Teste dos movimentos extraoculares.

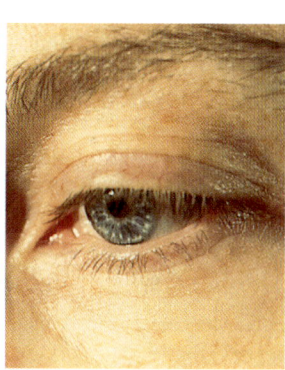

Figura 12.22 Sobreposição normal da pálpebra superior ao olhar para baixo.

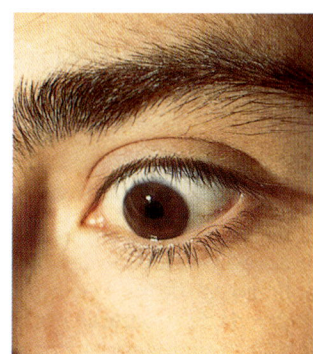

Figura 12.23 Retardo palpebral. Observe a borda da esclera visível durante o olhar para baixo em decorrência de proptose.

Faça uma pausa durante o olhar vertical e lateral para detectar nistagmo. Mova o dedo ou o lápis a uma distância do paciente que seja confortável. Uma vez que adultos de meia-idade ou mais velhos podem ter dificuldade para focalizar objetos próximos, aumente essa distância. Alguns pacientes movem as cabeças para acompanhar seu dedo. Se necessário, segure a cabeça na posição adequada na linha média.

Se houver suspeita de retardo palpebral ou hipertireoidismo, peça que o paciente acompanhe seu dedo mais uma vez, enquanto você o movimenta lentamente para cima e para baixo na linha média. A pálpebra superior deve se sobrepor discretamente à íris durante esse movimento, como mostra a Figura 12.22. A Figura 12.23 ilustra a *proptose*.

Observe a borda da esclera na *proptose*, uma protrusão anormal dos globos oculares no hipertireoidismo, que provoca um aspecto "fixo" característico no olhar frontal. Se unilateral, considerar *tumor orbital* ou *hemorragia retrobulbar* decorrente de traumatismo.

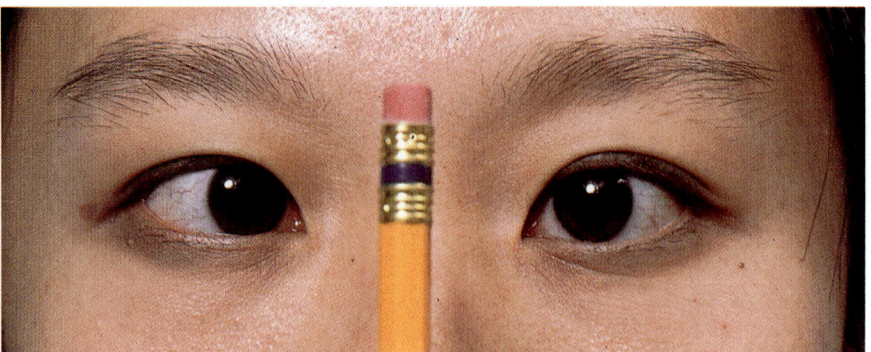

Figura 12.24 Teste de convergência.

Por fim, se a reação de proximidade ainda não tiver sido testada, *teste a convergência*. Peça que o paciente acompanhe seu dedo ou lápis enquanto você o movimenta na direção da ponte do nariz. Os olhos convergentes normalmente seguem o objeto até um ponto dentro de 5 cm a 8 cm do nariz (Figura 12.24).

Exame oftalmoscópico (fundoscopia)

Em uma avaliação de saúde geral, os olhos dos pacientes são examinados sem dilatação das pupilas. Portanto, serão visualizadas apenas as estruturas posteriores da retina e alterações neurológicas importantes podem passar despercebidas. Para visualizar as estruturas mais periféricas, avaliar bem a mácula ou investigar perda visual inexplicada, considerar o encaminhamento para oftalmologistas para a dilatação das pupilas com colírios midriáticos.

Esta seção descreve como usar o oftalmoscópio direto tradicional. É importante observar que alguns consultórios médicos podem usar um oftalmoscópio direto PanOptic®. O oftalmoscópio direto PanOptic® possibilita a visualização da retina, mesmo quando as pupilas não estão dilatadas. Ele fornece uma visão cinco vezes maior do fundo do olho que o oftalmoscópio direto tradicional, permite um campo de visão de 25° e aumenta a distância entre o médico e o paciente para o exame. Uma vez que a maioria dos serviços ainda usa o oftalmoscópio direto tradicional, ele é destacado no Boxe 12.3.

As contraindicações dos colírios midriáticos incluem (1) traumatismo cefálico e coma, uma vez que a observação contínua das reações pupilares é essencial, e (2) qualquer suspeita de glaucoma de ângulo fechado. Gravidez e amamentação são contraindicações relativas para a administração de colírios midriáticos.

Boxe 12.3 Etapas para o uso do oftalmoscópio

- Escureça a sala. Acenda a luz do oftalmoscópio e gire o disco das lentes até observar o grande feixe redondo de luz branca. Direcione a luz para o dorso de sua mão para verificar o tipo de luz, a intensidade desejada e a carga elétrica do oftalmoscópio
- Gire a roda de focalização para 0 dioptria. (Uma *dioptria* é uma unidade que mede o poder de uma lente para convergir ou divergir a luz.) Nessa dioptria, a lente não converge nem diverge a luz. Mantenha o dedo na borda do disco de lentes para que você possa girá-lo e determinar o foco da lente ao examinar o fundo do olho
- Segure o oftalmoscópio na mão direita e use seu *olho direito para examinar o olho direito do paciente*; segure-o na mão esquerda e *use seu olho esquerdo para examinar o olho esquerdo do paciente*. Isso impede que você esbarre no nariz do paciente e proporciona maior mobilidade e uma distância mais curta para a visualização do fundo do olho. Com a prática, você se acostumará a usar o olho não dominante
- Mantenha o oftalmoscópio apoiado com firmeza contra a superfície medial da sua órbita óssea, com uma inclinação lateral do cabo de cerca de 20° em relação ao eixo vertical. **Confirme que você consegue enxergar com clareza através da abertura.** *Oriente o paciente a olhar um pouco acima e além do seu ombro em um ponto diretamente à frente, na parede*

(continua)

Boxe 12.3 Etapas para o uso do oftalmoscópio (*continuação*)

■ Posicione-se a cerca de 35 centímetros de distância do paciente, em um ângulo de 15° *lateral à linha de visão do paciente*. Direcione o feixe luminoso para a pupila e procure o brilho alaranjado na pupila – o *reflexo vermelho*. Observe qualquer opacidade que interfira no reflexo vermelho. Se você for míope e tiver tirado os óculos, pode ser necessário ajustar a roda de focalização na direção das dioptrias negativas/vermelha até que as estruturas observadas à distância estejam focalizadas

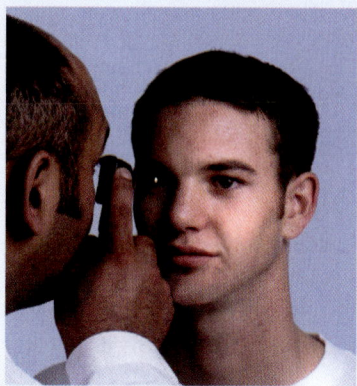

Examinador a um ângulo de 15° da linha de visão
do paciente, pesquisando o reflexo vermelho.

■ Agora *coloque o polegar de sua outra mão na sobrancelha do paciente*, para estabilizar a mão durante o exame. Mantendo o feixe luminoso focalizado no reflexo vermelho, movimente-o com o oftalmoscópio em um ângulo de 15° na direção da pupila até que esteja muito próximo a ela, quase tocando os cílios do paciente e o polegar de sua outra mão

■ Tente manter os dois olhos abertos e relaxados, como se estivesse olhando um ponto à distância, para ajudar a minimizar qualquer borramento flutuante decorrente da tentativa de acomodação de seus olhos

■ Pode ser necessário diminuir a intensidade do feixe luminoso para deixar o exame mais confortável para o paciente, evitar *hippus* (espasmo da pupila) e melhorar suas observações.

O uso do oftalmoscópio para visualizar o fundo do olho é uma das habilidades mais complexas do exame físico. Com *feedback* e dedicação ao praticar a técnica adequada, o fundo do olho, o disco óptico e os vasos da retina são focalizados. Remova seus óculos, a não ser que você tenha uma miopia acentuada ou astigmatismo grave, ou que seu erro de refração dificulte a visualização do fundo do olho. Reveja os componentes do oftalmoscópio (ver Capítulo 4, *Exame Físico*) e siga as etapas para utilização do oftalmoscópio. Com dedicação e repetição, suas habilidades de exame melhorarão com o tempo.

Agora você está pronto para inspecionar o *disco óptico* e a retina. O disco óptico é uma estrutura redonda, de cor laranja-amarelada a rosa-creme, com uma rima neurorretiniana rosa e uma depressão cuja localização geralmente requer prática. O oftalmoscópio amplia o disco e a retina normais em aproximadamente 15 vezes e a íris normal em cerca de 4 vezes. O disco óptico tem, na verdade, cerca de 1,5 mm. Siga as etapas indicadas no Boxe 12.4 para essa parte importante do exame físico.

A ausência do reflexo vermelho sugere uma opacidade do cristalino (*catarata*) ou, possivelmente, do vítreo (ou até mesmo um olho artificial). Com menos frequência, um descolamento da retina, uma massa ou, em crianças, um retinoblastoma podem obscurecer esse reflexo.

Quando o cristalino é removido cirurgicamente, seu efeito de ampliação é perdido. As estruturas da retina parecem muito menores que o normal e é possível observar uma extensão muito maior do fundo do olho.

Boxe 12.4 Etapas para exame do disco óptico e da retina

Disco óptico

■ Primeiro, localize o disco óptico. Procure a estrutura redonda e laranja-amarelada já descrita, ou siga um vaso sanguíneo na direção central até sua entrada no disco. O tamanho do vaso pode ajudar. O tamanho do vaso aumenta progressivamente em cada ponto de ramificação conforme se aproxima do disco. Se você seguir cada ponto de ramificação em uma direção retrógrada, encontrará o nervo

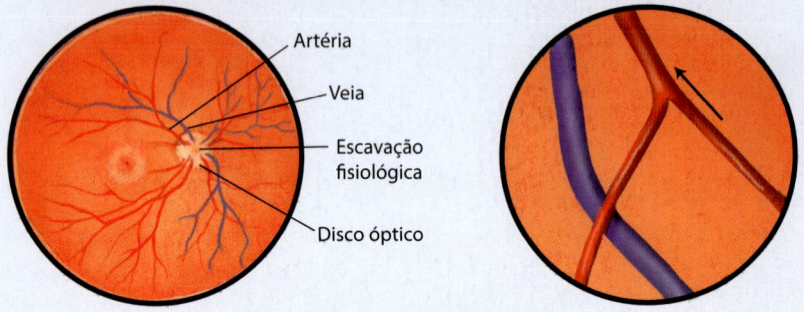

Artéria
Veia
Escavação fisiológica
Disco óptico

O disco óptico e o fundo do olho.

■ Agora, focalize o disco óptico com nitidez, ajustando a roda de focalização do oftalmoscópio. Se você e o paciente não tiverem erros de refração, a retina deve estar em foco com 0 dioptrias
■ Se as estruturas estiverem borradas, gire a roda de focalização até encontrar o foco mais nítido
Por exemplo, se o paciente for míope, gire a roda de focalização no sentido anti-horário para as dioptrias negativas/vermelhas; em um paciente hipermetrope, mova a roda de focalização no sentido horário para as dioptrias positivas/verdes. Você pode corrigir seus próprios erros de refração do mesmo modo:
■ Inspecione o disco óptico. Observe as seguintes características:
  ■ A nitidez ou a definição do contorno do disco
  ■ A cor do disco, normalmente laranja-amarelada a rosa-creme. Crescentes brancos ou pigmentados podem circundar o disco, um achado normal
  ■ O tamanho da *escavação* fisiológica central, se presente. A cor geralmente é branca-amarelada. O diâmetro horizontal em geral corresponde a menos que a metade do diâmetro horizontal do disco
  ■ A simetria comparativa dos olhos e os achados no fundo do olho

Importância da detecção de papiledema

Edema do disco óptico e abaulamento anterior da escavação fisiológica sugerem *papiledema* (Figura 12.25), que é um edema da cabeça do nervo óptico associado a elevação da pressão intracraniana. Essa pressão é transmitida para o nervo óptico, causando estase do fluxo axoplasmático, edema intra-axonal e tumefação da cabeça do nervo óptico. O papiledema é um sinal de transtornos encefálicos graves, como meningite, hemorragia subaracnóidea, traumatismo e lesões expansivas, por isso a pesquisa desse distúrbio importante é uma prioridade durante todos os exames fundoscópicos (ver a descrição da técnica na página anterior).

Inspecione o fundo do olho para pesquisar *pulsações venosas espontâneas* (PVEs), variações rítmicas do calibre das veias da retina quando cruzam o fundo do olho (mais estreitas na sístole; mais largas na diástole), encontradas em 90% dos pacientes normais.

(*continua*)

Quando há um *erro de refração*, os raios luminosos de uma distância não são focalizados na retina. Na *miopia*, a focalização é anterior à retina, na *hipermetropia*, posterior a ela. As estruturas da retina em um olho míope parecem maiores que o normal.

Ver Tabela 12.8, *Variações Normais do Disco Óptico*, e Tabela 12.9, *Anormalidades do Disco Óptico*.

Aumento da escavação fisiológica sugere glaucoma de ângulo aberto crônico.

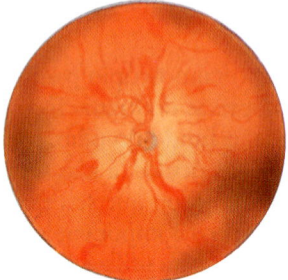

Figura 12.25 Papiledema.

A perda de PVEs ocorre com pressões intracranianas elevadas (acima de 190 mm H_2O) que alteram o gradiente de pressão entre a pressão do líquido cerebrospinal e a pressão intraocular diferencial no disco óptico. Outras causas incluem glaucoma e oclusão venosa da retina.[19,20]

Boxe 12.4 Etapas para exame do disco óptico e da retina (*continuação*)

Retina – artérias, veias, fóvea e mácula

■ *Inspecione a retina*, incluindo as artérias e as veias que se estendem para a periferia, cruzamentos arteriovenosos, a fóvea e a mácula. Diferencie as artérias das veias com base nas características indicadas abaixo.

Ver Tabelas 12.10 a 12.12 para informações sobre as artérias da retina e cruzamentos AV, manchas e faixas no fundo do olho e manchas de cor clara no fundo do olho.

	Artérias	**Veias**
Cor	Vermelha clara	Vermelha escura
Tamanho	Menor (2/3 a 3/4 do diâmetro das veias)	Maior
Reflexo luminoso (*reflexo*)	Brilhante	Pouco evidente ou ausente

■ Siga os vasos até a periferia em cada direção, observando seus tamanhos relativos e as características dos cruzamentos arteriovenosos.

   Identifique quaisquer lesões da retina circundante e registre seu tamanho, forma, cor e distribuição. Enquanto avalia a retina, movimente sua cabeça e o instrumento como uma unidade, usando a pupila do paciente como um guia imaginário. No início você pode perder a retina de vista porque a luz incide fora da pupila, mas você melhorará com a prática. As lesões da retina podem ser medidas em termos de "diâmetros do disco" em relação ao disco óptico.

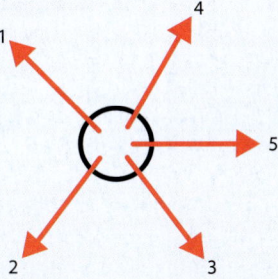

Sequência de inspeção do disco para a mácula (olho esquerdo).

■ *Inspecione a fóvea e a mácula ao redor*. Direcione o feixe luminoso lateralmente ou peça que o paciente olhe diretamente para a luz. Em indivíduos mais jovens, o minúsculo reflexo brilhante no centro da fóvea ajuda na orientação; reflexos luminosos cintilantes na região macular são comuns

A degeneração macular é uma causa importante de redução da visão central em adultos mais velhos. Os tipos incluem atrófica seca (mais comum e menos grave) e a exsudativa úmida, ou neovascular. Debris celulares, chamados *drusas*, podem ser "duros" e bem definidos, como ilustrado na Figura 12.26, ou "moles" e confluentes, com alteração da pigmentação.

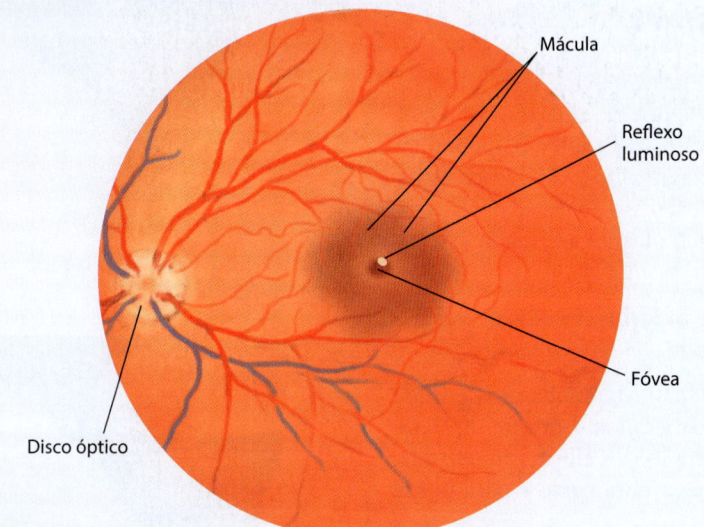

Estruturas do fundo do olho esquerdo.

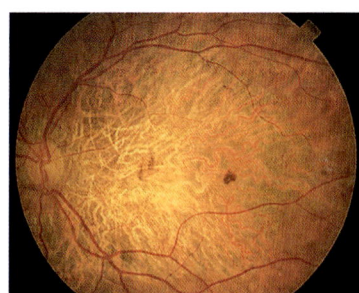

Figura 12.26 Drusa dura. (De Tasman W, Jaeger E, eds. *The Wills Eye Hospital Atlas of Clinical Ophthalmology*. 2nd ed. Lippincott Williams & Wilkins; 2001.)

■ *Inspecione as estruturas anteriores*. Procure opacidades no vítreo ou no cristalino. Gire progressivamente a roda de focalização para dioptrias próximas a +10 ou +12 para conseguir focalizar as estruturas mais anteriores do olho

Corpos flutuantes (moscas volantes) são manchas ou faixas escuras observadas entre o fundo do olho e o cristalino. *Catarata* é um aumento da densidade do cristalino.

TÉCNICAS ESPECIAIS

Protrusão ocular (Proptose ou exoftalmia)

Em casos de **exoftalmia** ou aumento da projeção axial, fique atrás do paciente sentado e inspecione de cima para baixo. Puxe as pálpebras superiores para cima com delicadeza e então compare a protrusão dos olhos e a relação das córneas com as pálpebras inferiores. Para uma mensuração objetiva, os oftalmologistas utilizam um exoftalmômetro de Hertel. Esse instrumento mede a distância entre o ângulo lateral da órbita e uma linha imaginária que cruza o ponto mais anterior da córnea. Os limites superiores da faixa normal variam de 20 a 22 mm.[14,21,22]

Quando a protrusão excede o normal, uma avaliação subsequente por TC ou RM costuma ser realizada em seguida.[14]

Exoftalmia é um achado comum (aproximadamente 60% dos pacientes) na doença ocular tireoidiana. Outros sinais/sintomas comuns de doença tireoidiana incluem retração palpebral (91%), restrição da motilidade ocular (43%), dor ocular (30%), lacrimejamento (23%) e xeroftalmia (85%).[14,21,22] Ver também Tabela 11.3, *Sintomas e sinais de distúrbios da tireoide.*

Obstrução do ducto lacrimonasal

Esse teste ajuda a identificar a causa de lacrimejamento excessivo. Peça que o paciente olhe para cima. Pressione a pálpebra inferior próxima ao ângulo medial, logo acima da margem interna da órbita óssea; essa manobra comprime o saco lacrimal (Figura 12.27). Pesquise se há regurgitação de líquido para o olho nos pontos. Evite esse teste se a região estiver inflamada e dolorosa.

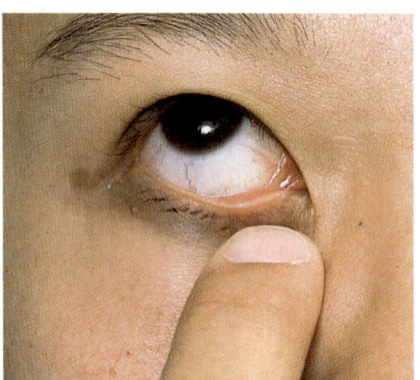

Figura 12.27 Expressão de lágrimas do saco lacrimal por compressão da pálpebra inferior, perto do ângulo medial.

A secreção de um líquido mucopurulento nos pontos sugere obstrução do ducto lacrimonasal ou canaliculite.

Eversão da pálpebra superior para pesquisa de corpo estranho

Um corpo estranho no olho com frequência envolve poeira, um grão de areia, uma lasca de tinta, um inseto ou um cílio solto e aprisionado sob a pálpebra, fazendo com que os pacientes sintam que há algo em seus olhos. Os corpos estranhos podem ser superficiais, aderidos à superfície ocular ou abaixo da pálpebra, ou penetrantes – geralmente um pedaço de metal que perfura a camada externa da córnea ou a esclera.

Para pesquisar um corpo estranho no olho de um modo meticuloso, everta a pálpebra superior seguindo as etapas descritas a seguir.

- Peça que o paciente olhe para baixo e relaxe os olhos. Mantenha uma atitude tranquilizadora e use movimentos delicados e deliberados. Levante discretamente a pálpebra superior para promover a protrusão dos cílios; em seguida, segure os cílios superiores e puxe-os com delicadeza para baixo e para frente (Figura 12.28)

- Coloque uma pequena haste, como um abaixador de língua ou um aplicador, pelo menos 1 cm acima da margem palpebral na borda superior do tarso. Empurre o abaixador de língua para baixo enquanto você levanta a borda da pálpebra, consequentemente evertendo a pálpebra ou virando-a "do avesso". Não pressione o globo ocular (Figura 12.29).

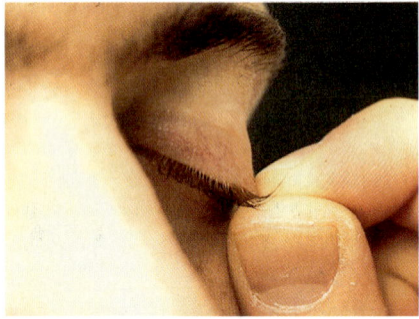

Figura 12.28 Comece puxando os cílios superiores para baixo.

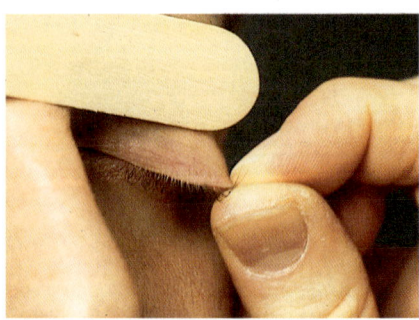

Figura 12.29 Eversão da pálpebra usando um abaixador de língua.

■ Segure os cílios superiores de encontro à sobrancelha com seu polegar e inspecione a conjuntiva palpebral (Figura 12.30). Após a inspeção, segure os cílios superiores e puxe-os para frente com suavidade. Peça que o paciente olhe para cima. A pálpebra retornará à posição normal.

Essa manobra possibilita a visualização da conjuntiva palpebral superior e a pesquisa de um corpo estranho que possa estar alojado ali.

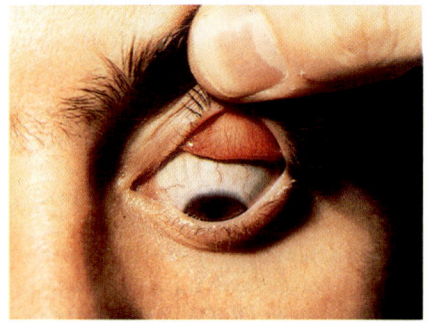

Figura 12.30 Fixação da pálpebra evertida e inspeção da conjuntiva palpebral.

Teste da luz oscilante

O teste da luz oscilante é um teste clínico para detectar comprometimento funcional dos nervos ópticos (Figura 12.31). Em um ambiente com luz suave, observe o tamanho das pupilas. Após pedir que o paciente fixe o olhar em um ponto distante, oscile o feixe de uma lanterna por 1 a 2 segundos, primeiro em uma pupila e depois na outra. Em condições normais, cada olho iluminado contrai imediatamente. O olho oposto também exibe constrição consensual.

Na lesão do nervo óptico à esquerda, as pupilas geralmente reagem do seguinte modo: Quando o feixe luminoso incide no olho direito normal, ocorre constrição rápida das duas pupilas (resposta direta à direita e resposta consensual à esquerda). Quando a luz é desviada para o olho esquerdo anormal, ocorre dilatação parcial das duas pupilas. O estímulo aferente à esquerda é reduzido, por isso os sinais eferentes para as pupilas também são reduzidos e ocorre dilatação final. Isso demonstra um **defeito pupilar aferente**, algumas vezes chamado de *pupila de Marcus Gunn*.

REGISTRO DOS ACHADOS

No início você pode usar sentenças para descrever seus achados; mais tarde, você será mais conciso. O estilo no boxe a seguir contém frases apropriadas para a maioria das anotações clínicas.

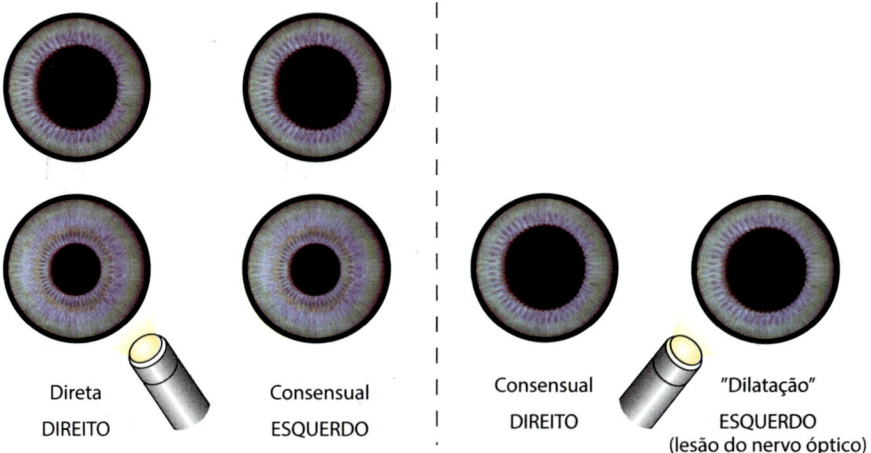

Direta | Consensual   Consensual | "Dilatação"
DIREITO | ESQUERDO   DIREITO | ESQUERDO
                                     (lesão do nervo óptico)

Figura 12.31 Teste da luz oscilante.

Registro dos achados do exame de cabeça, olhos, orelhas, nariz e orofaringe

Cabeça – normocefalia/atraumática. Cabelos com textura média. Olhos – **Acuidade visual 20/20 bilateralmente. Pálpebras e anexos de aspecto normal. Esclera branca, conjuntiva rosa. As pupilas medem 5 mm, com constrição até 4 mm, igualmente redondas e reativas à luz. Margens do disco óptico nítidas; ausência de hemorragias ou exsudatos, ausência de estenose arteriolar. *Orelhas* –** Boa acuidade à voz sussurrada. Membranas timpânicas com cone luminoso adequado. Teste de Weber na linha média. Condução aérea > condução óssea. *Nariz* – Mucosa nasal rosada, septo na linha média; ausência de dor à palpação dos seios paranasais. *Orofaringe (ou boca)* – Mucosa oral rosada, boa dentição, faringe sem exsudatos.

Pescoço – Traqueia na linha média. Pescoço flexível; istmo da tireoide palpável, lobos não palpados.

Linfonodos – Ausência de adenopatia cervical, axilar, epitroclear, inguinal.

OU

Cabeça – normocefalia/atraumática. Calvície frontal. olhos – **Acuidade visual 20/100 bilateralmente. Cílios com descamação cutânea. Esclera branca; hiperemia conjuntival. Constrição das pupilas de 3 mm para 2 mm, igualmente redondas e reativas à luz. Margens do disco óptico nítidas; ausência de hemorragias ou exsudatos. Razão arteriolar-venosa (razão AV) de 2:4; sem cruzamento AV patológico. *Orelhas* –** Acuidade à voz sussurrada diminuída; intacta à voz falada. Membrana timpânica sem alterações. *Nariz* – Mucosa edemaciada, com eritema e secreção clara. Septo na linha média. Dor à compressão dos seios maxilares. *Orofaringe* – Mucosa oral rosada, cáries dentárias nos molares inferiores, faringe eritematosa, sem exsudatos.

Pescoço – Traqueia na linha média. Pescoço flexível; istmo da tireoide na linha média, lobos palpáveis, mas não aumentados.

Linfonodos – Linfonodos submandibulares e cervicais anteriores dolorosos à palpação, 1 cm × 1 cm, consistência elástica e móveis; ausência de linfadenopatia cervical posterior, epitroclear, axilar ou inguinal.

Esses achados sugerem miopia e discreto estreitamento arteriolar.

PROMOÇÃO E ORIENTAÇÃO DA SAÚDE: EVIDÊNCIAS E RECOMENDAÇÕES

Tópicos importantes para promoção e orientação da saúde

- Comprometimento visual
- Rastreamento de glaucoma
- Lesões oculares relacionadas à luz UV

Comprometimento visual

Comprometimento visual é definido como acuidade visual corrigida de apenas 20/40 ou menos no melhor olho, enquanto acuidade visual corrigida de apenas 20/200 ou pior no melhor olho define a cegueira legal.[23] Mais de 12 milhões de pessoas de 40 anos de idade ou mais nos EUA apresentam comprometimento visual e mais de 1 milhão são legalmente cegas.[24] Caucasianos não hispânicos, mulheres e adultos mais velhos são mais afetados por comprometimento visual e cegueira. As principais causas de comprometimento visual são *catarata* (afetando mais de 25 milhões de adultos), *degeneração macular relacionada à idade* (que afeta quase 2 milhões de adultos), glaucoma (afetando mais de 2 milhões de adultos) e *retinopatia diabética* (que afeta quase 5 milhões de adultos).[23] O comprometimento visual está associado a diminuição da capacidade funcional, qualidade de vida insatisfatória, perda da vida independente, quedas, declínio cognitivo, estresse familiar e maior risco de morte prematura e outras comorbidades clínicas.[25] Entretanto, mais de 80% dos norte-americanos com comprometimento visual conseguem obter uma boa acuidade visual com correção.[26] Uma vez que o início pode ser gradual, os indivíduos afetados podem não reconhecer o declínio visual. Apesar de reconhecer que vários tratamentos podem melhorar a acuidade visual com apenas pequenos riscos de dano, a U.S. Preventive Services Task Force (USPSTF), em 2016, não encontrou evidências suficientes para recomendar o rastreamento de comprometimento da acuidade visual em adultos mais velhos, publicando uma recomendação de grau I.[27] Em contrapartida, a American Academy of Ophthalmology recomenda com veemência um exame oftalmológico de rastreamento, incluindo testes da acuidade visual e campos visuais, exame fundoscópico e mensuração da pressão intraocular, para todos os adultos.[28] A frequência recomendada para esses exames depende da idade e dos fatores de risco. A avaliação da visão constitui um componente padrão de um exame físico completo.

Triagem de glaucoma

O glaucoma de ângulo aberto primário (GAAP) é uma causa importante de comprometimento visual e cegueira nos EUA, afetando mais de 2,5 milhões de adultos, incluindo aproximadamente 2% dos adultos acima de 40 anos de idade.[29,30] Mais da metade não sabe que tem a doença. No GAAP, ocorre perda de visão gradual nos campos visuais periféricos, resultante da perda dos axônios das células ganglionares da retina. O exame da retina revela palidez e aumento da escavação óptica, que pode aumentar para mais da metade do diâmetro do disco óptico. Os fatores de risco incluem idade ≥ 65 anos, etnia afro-americana, diabetes melito, miopia e hipertensão ocular (pressão intraocular [PIO] ≥ 21 mmHg). Nem todas as pessoas com GAAP apresentam elevação da PIO, e aquelas com PIO elevada podem não desenvolver comprometimento visual. Além disso, o diagnóstico de aumento do disco óptico é variável, mesmo entre os especialistas. Mesmo assim, o glaucoma pode ser tratado com sucesso por intervenções clínicas e cirúrgicas, apesar de possíveis eventos adversos como irritação ocular e catarata. Em 2013, a USPSTF encontrou evidências insuficientes para o rastreamento geral de glaucoma por médicos da atenção primária devido às complexidades do diagnóstico e do tratamento, fornecendo apenas uma recomendação de grau I.[30] Contudo, a American Academy of Ophthalmology recomenda com veemência testagem periódica de glaucoma, com um exame basal começando aos 40 anos, mas possivelmente antes para pacientes de risco.[31]

Lesões oculares relacionadas à luz UV

A luz ultravioleta (UV) pode lesar os olhos e causar câncer de pele nas pálpebras, incluindo carcinoma basocelular, carcinoma espinocelular e melanoma. Além disso, existem evidências de que a luz UV está associada ao desenvolvimento de catarata. Mais ainda, olhar diretamente para o sol pode causar retinopatia solar. As medidas de prevenção recomendadas incluem o uso de filtro solar na face e nas pálpebras e o uso de óculos escuros durante a exposição à luz solar direta.[32]

Ver *Uso regular de filtro solar* no Capítulo 10, *Pele, Cabelos e Unhas*.

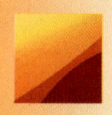

TABELA 12.1 Olhos vermelhos

	Conjuntivite	Hemorragia subconjuntival
	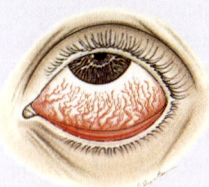	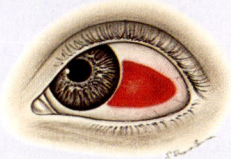
Padrão da vermelhidão	Congestão conjuntival: dilatação difusa dos vasos da conjuntiva, com vermelhidão que tende a ser máxima na periferia	Extravasamento de sangue para fora dos vasos, produzindo uma área vermelha homogênea, bem demarcada, que regride em 2 semanas.
Dor	Leve desconforto em vez de dor	Ausente
Visão	Não afetada, com exceção de borramento leve e temporário decorrente da secreção	Não afetada
Secreção ocular	Aquosa, mucoide ou mucopurulenta	Ausente
Pupila	Não afetada	Não afetada
Córnea	Transparente	Transparente
Importância	Infecções bacterianas, virais e por outros microrganismos; muito contagiosa; alergia; irritação	Com frequência nenhum. Pode ser decorrente de traumatismo, distúrbios hemorrágicos ou aumento súbito da pressão venosa, por exemplo, ao tossir

	Ferimento ou infecção da córnea	Irite aguda	Glaucoma de ângulo fechado agudo
	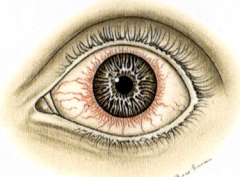	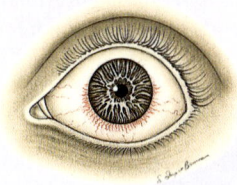	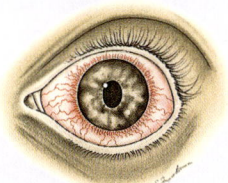
Padrão da vermelhidão	Congestão ciliar: Os vasos mais profundos que se irradiam do limbo estão dilatados, criando um rubor violeta-avermelhado. A congestão ciliar é um sinal importante dessas três condições, mas nem sempre é visível. O olho pode exibir vermelhidão difusa em vez disso. Outros sinais desses distúrbios graves são dor, diminuição da visão, pupilas desiguais e córnea turva.		
Dor	Moderada a intensa, superficial	Moderada, vaga, profunda, fotofobia	Intensa, vaga, profunda, fotofobia intensa
Visão	Geralmente diminuída	Diminuída	Diminuída
Secreção ocular	Aquosa ou purulenta	Ausente	Ausente
Pupila	Não afetada, a não ser que ocorra irite	Pequena e irregular	Dilatada, fixa
Córnea	Alterações dependentes da causa, muitas vezes com defeito epitelial. Pode haver opacidade corneana se envolver infecção.	Transparente ou discretamente turva; hiperemia confinada ao limbo da córnea	Nebulosa, turva
Importância	Abrasões e outros ferimentos; infecções virais e bacterianas	Associada a infecção sistêmica, herpes-zóster, tuberculose ou doenças autoimunes; encaminhar imediatamente	Elevação aguda da pressão intraocular constitui uma emergência.

Fonte: Leibowitz HM. *N Engl J Med*. 2000;343(5):345–351. Copyright © 2000 Massachusetts Medical Society. Reproduzida, com autorização, de Massachusetts Medical Society.

TABELA 12.2 Defeitos do campo visual

Defeitos do campo visual

1. *Defeito horizontal* A oclusão de um ramo da artéria central da retina pode causar um defeito horizontal (altitudinal). Uma isquemia do nervo óptico pode provocar um defeito semelhante.

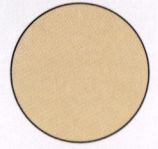 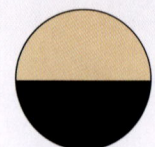

2. *Cegueira no olho direito (nervo óptico direito)* Uma lesão do nervo óptico e, obviamente, do olho em si, causa cegueira monocular unilateral.

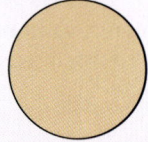 

3. *Hemianopsia bitemporal (quiasma óptico)* Uma lesão no quiasma óptico (como um tumor hipofisário) pode envolver apenas as fibras que cruzam para o lado oposto. Uma vez que essas fibras têm origem na metade nasal de cada retina, a perda visual envolve a metade temporal de cada campo.

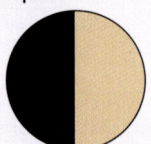 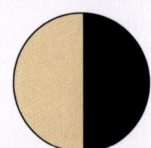

4. *Hemianopsia homônima esquerda (trato óptico direito)* Uma lesão do trato óptico interrompe as fibras originadas no mesmo lado nos dois olhos. Portanto, a perda visual nos olhos é semelhante (homônima) e envolve metade de cada campo (hemianopsia).

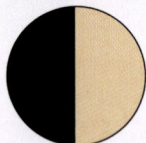 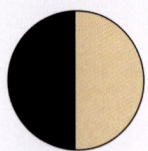

5. *Defeito homônimo do quadrante superior esquerdo (radiação óptica direita, parcial)* Uma lesão parcial da radiação óptica no lobo temporal pode envolver apenas parte das fibras nervosas, produzindo, por exemplo, um defeito homônimo no quadrante ("torta no céu").

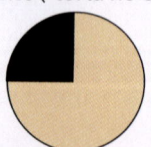 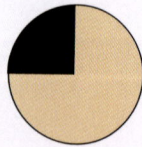

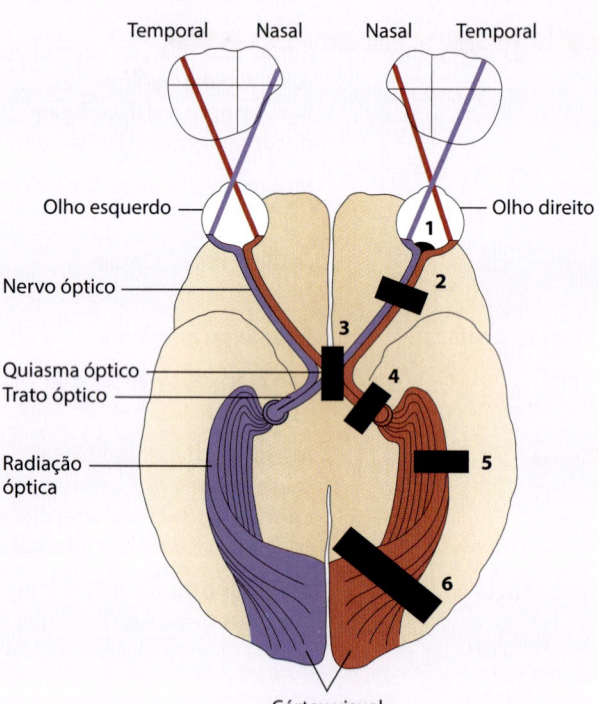

Temporal Nasal   Nasal Temporal

Olho esquerdo — Olho direito

Nervo óptico

Quiasma óptico
Trato óptico

Radiação óptica

Córtex visual

6. *Hemianopsia homônima esquerda (radiação óptica direita)* A interrupção completa das fibras na radiação óptica causa um defeito visual semelhante ao produzido por uma lesão do trato óptico.

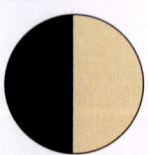 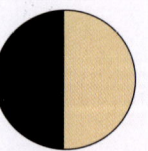

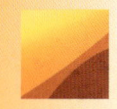

TABELA 12.3 Variações e anormalidades das pálpebras

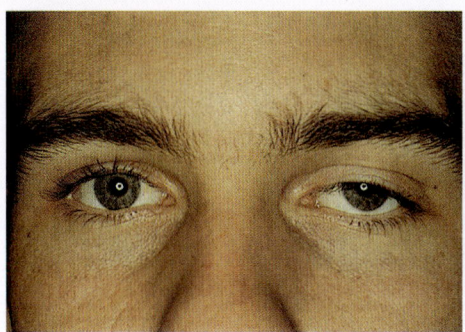

Ptose

Ptose é queda da pálpebra superior. As causas incluem senescência, miastenia *gravis*, lesão do nervo oculomotor (NC III) e lesão da inervação simpática (síndrome de Horner). Enfraquecimento muscular, relaxamento dos tecidos e peso da gordura herniada podem causar a ptose senil. A ptose também pode ser congênita.

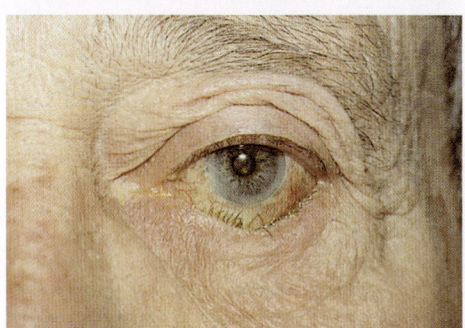

Entrópio

O entrópio, mais comum em idosos, é uma inversão da margem palpebral. Os cílios inferiores, que muitas vezes são invisíveis quanto virados para dentro, irritam a conjuntiva e a porção inferior da córnea. Isso é diferente da **triquíase**, na qual ocorre crescimento aberrante dos cílios para dentro, mas a posição da pálpebra continua normal. Pedir que o paciente feche as pálpebras com firmeza, abrindo-as em seguida; procure por um entrópio que seja menos óbvio.

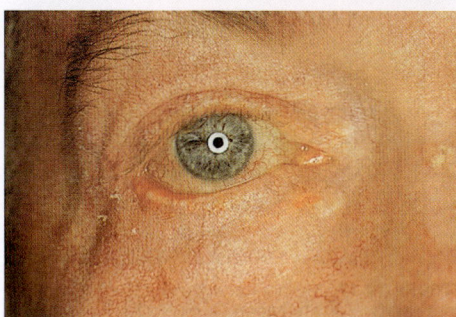

Ectrópio

No ectrópio, a margem palpebral inferior é evertida, expondo a conjuntiva palpebral. Quando o ponto da pálpebra inferior está voltado para fora, o olho não apresenta drenagem adequada e ocorre lacrimejamento. O ectrópio também é mais comum em adultos mais velhos.

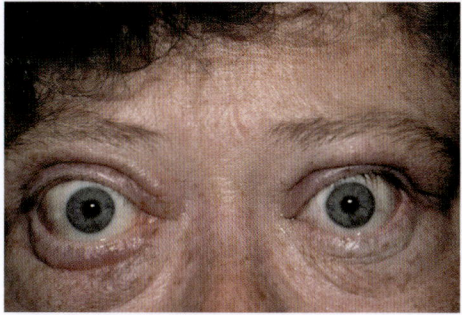

Retração palpebral e exoftalmia

Olhos arregalados sugerem retração das pálpebras. Observe a borda de esclera entre a pálpebra superior e a íris. Retração das pálpebras e "retardo palpebral" quando os olhos se movem de cima para baixo aumentam muito a probabilidade de hipertireoidismo, em especial quando acompanhados por tremor fino, pele úmida e frequência cardíaca > 90 bpm.[13]

Exoftalmia descreve a protrusão do globo ocular, um aspecto comum da doença ocular tireoidiana, desencadeada por linfócitos T autorreativos. Nesse distúrbio, há um espectro de alterações oculares, que variam de retração palpebral a disfunção de músculos extraoculares, xeroftalmia, dor ocular e lacrimejamento. As alterações nem sempre progridem. Quando a exoftalmia é unilateral, considerar doença ocular tireoidiana (embora esta geralmente seja bilateral), traumatismo, tumor orbital e distúrbios granulomatosos.[14]

Fonte das fotografias: *Ptose, Ectrópio, Entrópio* – Tasman W, Jaeger E, eds. *The Wills Eye Hospital Atlas of Clinical Ophthalmology*. 2nd ed. Lippincott Williams & Wilkins; 2001.

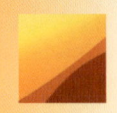

TABELA 12.4 Nódulos e tumefações oculares e perioculares

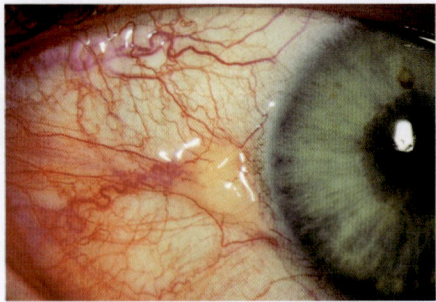

Pinguécula

Um nódulo triangular amarelado inofensivo na conjuntiva bulbar, em qualquer lado da íris. Aparece frequentemente com o envelhecimento, primeiro no lado nasal e, em seguida, no temporal.

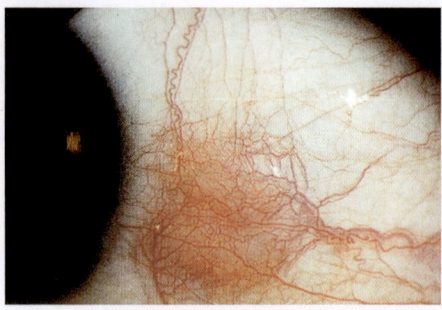

Episclerite

Uma inflamação ocular localizada, benigna e geralmente indolor dos vasos episclerais. Os vasos parecem móveis sobre a superfície escleral. Pode ser nodular ou apresentar apenas vermelhidão e vasodilatação.

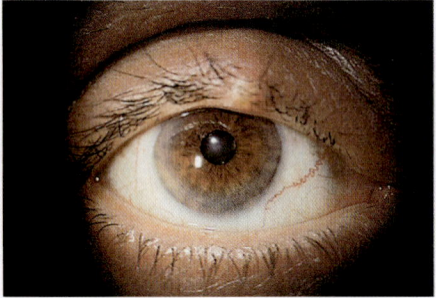

Hordéolo (terçol)

Infecção eritematosa e dolorosa na margem interna ou externa da pálpebra, geralmente causada por *Staphylococcus aureus* (na margem interna – decorrente de obstrução da glândula de Meibomio; na margem externa – decorrente da obstrução de um folículo ciliar ou uma glândula lacrimal).

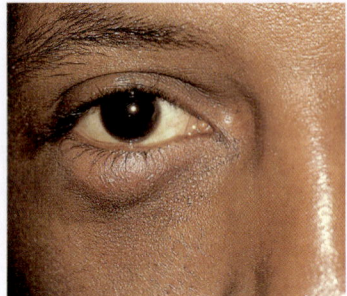

Calázio

Um nódulo subagudo e insensível, geralmente indolor, causado pelo bloqueio de uma glândula de Meibomio. Pode apresentar inflamação aguda, mas, ao contrário de um hordéolo, em geral surge no interior da pálpebra em vez da margem palpebral.

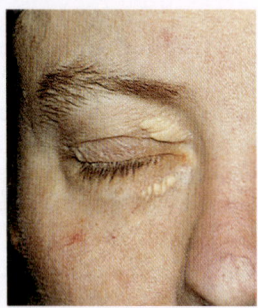

Xantelasma

Placas preenchidas por colesterol discretamente elevadas, amarelas e bem circunscritas que aparecem ao longo das porções nasais de uma ou ambas as pálpebras. Metade dos pacientes afetados apresenta hiperlipidemia; também é comum na cirrose biliar primária.

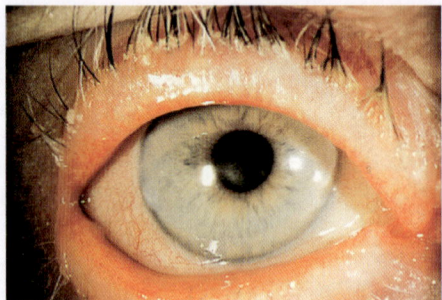

Blefarite

Inflamação crônica das pálpebras na base dos folículos pilosos, geralmente causada por *S. aureus*. Também existe uma variante seborreica descamativa.

Fonte das fotografias: Tasman W, Jaeger E, eds. *The Wills Eye Hospital Atlas of Clinical Ophthalmology*. 2nd ed. Lippincott Williams & Wilkins; 2001.

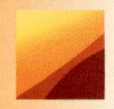

TABELA 12.5 Opacidades da córnea e do cristalino

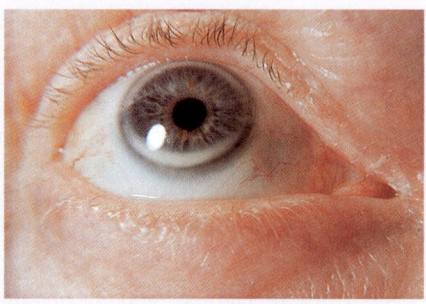

Arco corneano. Um arco ou círculo fino, branco acinzentado, não exatamente na borda da córnea. Acompanha o envelhecimento normal, mas também é visto em adultos mais jovens, em especial afro-americanos. Em adultos jovens, sugere hiperlipoproteinemia. Geralmente é benigno.

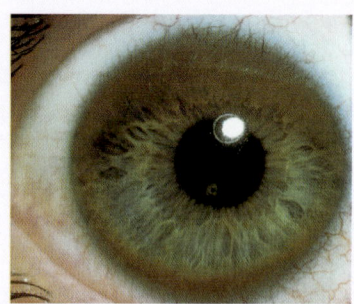

Anel de Kayser-Fleischer. Um anel dourado a castanho-avermelhado, às vezes com um sombreado verde ou azul, decorrente da deposição de cobre na periferia da córnea, encontrada na doença de Wilson. Devido a uma rara mutação autossômica recessiva do gene *ATO7B* no cromossomo 13 que causa uma anormalidade no transporte de cobre, redução da excreção biliar de cobre e acúmulo anormal de cobre no fígado e nos tecidos de todo o corpo. Os pacientes apresentam doença hepática, insuficiência renal e manifestações neurológicas de tremor, distonia e vários transtornos psiquiátricos.[15,16]

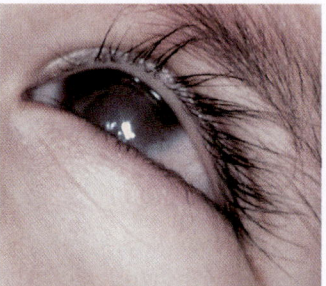

Cicatriz corneana. Uma opacidade superficial branca acinzentada na córnea, secundária a uma lesão ou inflamação antiga. O tamanho e a forma são variáveis. Não deve ser confundida com o cristalino opaco de uma catarata, visível em um plano mais profundo e apenas através da pupila.

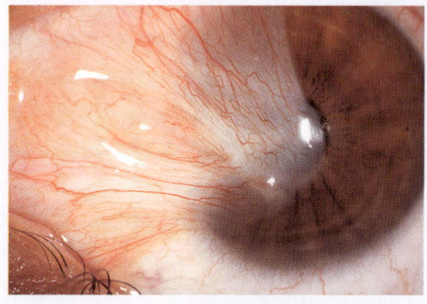

Pterígio. Espessamento triangular da conjuntiva bulbar que cresce lentamente pela superfície externa da córnea, geralmente a partir do lado nasal. Vermelhidão e irritação podem ocorrer. Pode interferir na visão quando chega à pupila.

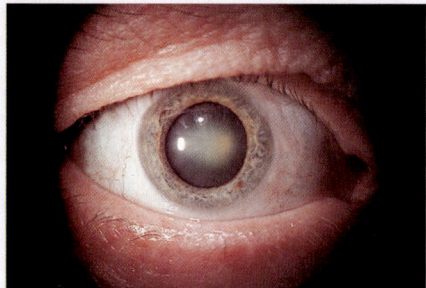

Catarata. Opacidade dos cristalinos visível através da pupila. Os fatores de risco são idade avançada, tabagismo, diabetes melito, uso de corticosteroide.

Catarata nuclear. Uma catarata nuclear tem aspecto cinza quando observada com uma lanterna. Se a pupila estiver bem dilatada, a opacidade cinza será cercada por uma borda preta.

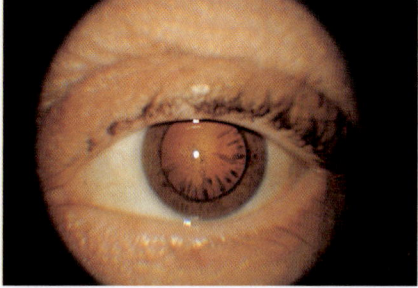

Catarata periférica. Produz sombras em disposição radial – cinza contra preto, quando observadas com uma lanterna, ou pretas contra vermelho, com um oftalmoscópio. Uma pupila dilatada, como mostrado aqui, facilita essa observação.

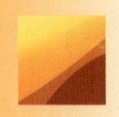

TABELA 12.6 Anormalidades pupilares

Pupilas desiguais (anisocoria) – Anisocoria representa um defeito na constrição ou dilatação de uma pupila. A constrição à luz e ao esforço de proximidade é mediada pelas vias parassimpáticas e a dilatação pupilar, pelas vias simpáticas. A reação à luz em ambientes com luz forte e luz fraca identifica a pupila anormal. Quando a anisocoria é maior em um ambiente mais iluminado que em um ambiente com luz fraca, a pupila maior não consegue se contrair adequadamente. As causas incluem trauma fechado do olho, glaucoma de ângulo aberto e comprometimento da inervação parassimpática da íris, como na pupila tônica e na paralisia do nervo oculomotor (NC III). Quando a anisocoria é maior em um ambiente de luz fraca, a pupila menor não consegue se dilatar adequadamente, como ocorre na síndrome de Horner, causada por uma interrupção da inervação simpática. A avaliação da reação de proximidade também é importante para determinar a causa. Ver também Tabela 24.12, *Pupilas em Pacientes Comatosos*.

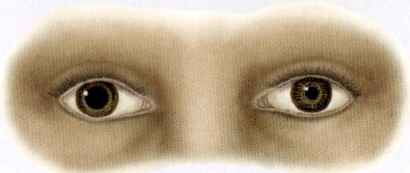

Pupila tônica (*pupila de Adie*). A pupila está dilatada, regular e geralmente unilateral. A reação à luz apresenta redução significativa e é mais lenta, ou até mesmo ausente. Há constrição durante a visão próxima, embora seja muito lenta (tônica). Essas alterações refletem uma denervação parassimpática. A acomodação lenta causa visão borrada.

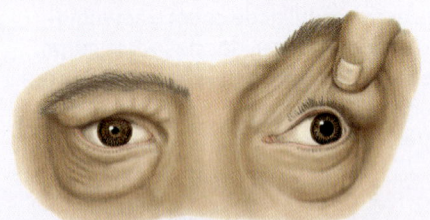

Paralisia do nervo oculomotor (NC III). A pupila é grande e fixa à luz e ao esforço de proximidade. Quase sempre ocorrem ptose da pálpebra superior (decorrente de comprometimento da inervação do músculo levantador da pálpebra pelo NC III) e desvio lateral do olho para baixo e para fora.

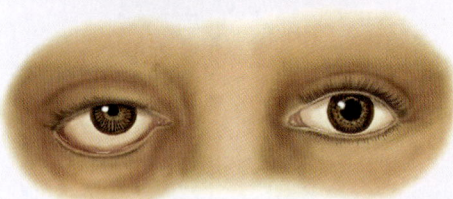

Síndrome de Horner. A pupila afetada é pequena, unilateral, reage rapidamente à luz e ao esforço de proximidade, mas a dilatação é lenta, especialmente à luz fraca. A anisocoria é > 1 mm, com ptose ipsilateral da pálpebra e, com frequência, perda da sudorese na testa. Esses achados refletem a tríade clássica da síndrome de Horner – miose, ptose e anidrose decorrentes de uma lesão das vias simpáticas em qualquer ponto a partir do hipotálamo, passando pelo plexo braquial e gânglios cervicais até as fibras simpáticas do olho. As causas incluem lesões ipsilaterais do tronco encefálico, tumores cervicais e torácicos que afetem os gânglios simpáticos ipsilaterais, traumatismo orbital ou enxaqueca.[18] Na síndrome de Horner congênita, a íris envolvida tem cor mais clara que sua contraparte (heterocromia).

Pupilas pequenas e irregulares (pupilas de Argyll Robertson). As pupilas são pequenas, irregulares e geralmente bilaterais. Apresentam constrição com a visão próxima e dilatação com a visão distante (uma reação de proximidade normal), mas não reagem à luz; são observadas na neurossífilis e, raramente, no diabetes melito.

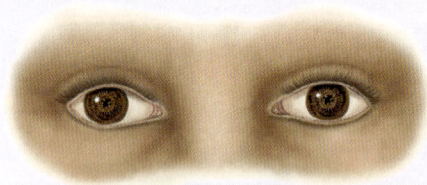

Pupilas iguais e um olho cego. Uma cegueira unilateral não causa anisocoria, desde que as inervações simpática e parassimpática para as duas íris sejam normais. Uma luz dirigida para o olho que enxerga produz uma reação direta nesse olho e uma reação consensual no olho cego. Uma luz dirigida para o olho cego, porém, não causa resposta em nenhum dos olhos.

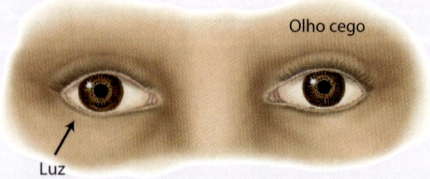

Olho cego

Luz

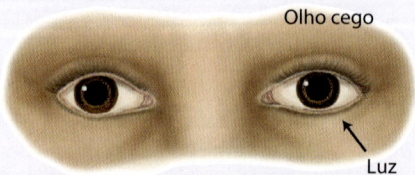

Olho cego

Luz

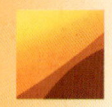

TABELA 12.7 Olhar não conjugado

Existem vários padrões de olhar anormais relacionados a distúrbios do desenvolvimento e anormalidades dos nervos cranianos.

Distúrbios do desenvolvimento

Um olhar não conjugado com origem no desenvolvimento é causado por desequilíbrio no tônus dos músculos oculares. Esse desequilíbrio tem muitas causas, pode ser hereditário e em geral aparece nos primeiros anos de vida. Esses desvios do olhar são classificados de acordo com a direção:

Esotropia

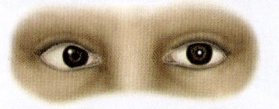

Exotropia

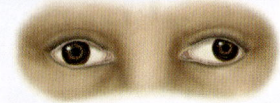

Distúrbios dos nervos cranianos

Um olhar não conjugado de início recente em adultos geralmente é o resultado de lesões do nervo craniano, ferimentos ou anormalidades de outras causas como traumatismo, esclerose múltipla, sífilis e outras.

Paralisia do nervo craniano VI esquerdo

OLHANDO PARA A DIREITA

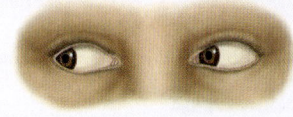

Os olhos são conjugados.

Teste de oclusão-desoclusão

Um teste de oclusão-desoclusão pode ser útil. Isso é o que você observaria na esotropia monocular direita ilustrada acima.

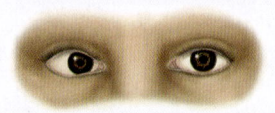

Os reflexos corneanos são assimétricos.

OLHANDO PARA FRENTE

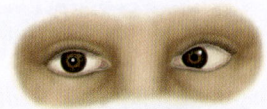

A esotropia aparece.

OCLUSÃO

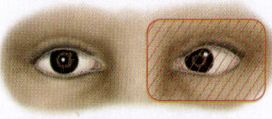

O olho direito move-se externamente para se fixar na luz. (O olho esquerdo não é visto, mas move-se internamente no mesmo grau.)

OLHANDO PARA A DIREITA

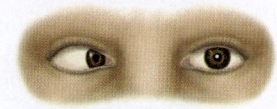

A esotropia é máxima.

DESOCLUSÃO

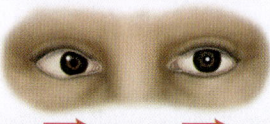

O olho esquerdo move-se externamente para se fixar na luz. O olho direito desvia novamente para dentro.

Paralisia do NC IV esquerdo

OLHANDO PARA BAIXO E PARA A DIREITA

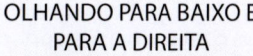
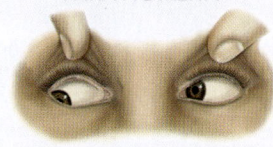

O olho esquerdo não consegue olhar para baixo quando girado internamente. O desvio é máximo nesta direção.

Paralisia do NC III esquerdo

OLHANDO PARA FRENTE

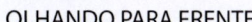
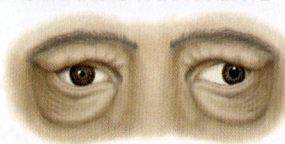

O olho é puxado para fora pela ação do NC VI. Os movimentos para cima, para baixo e para dentro são comprometidos ou perdidos. Podem ocorrer também ptose e dilatação pupilar.

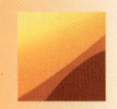

TABELA 12.8 Variações normais do disco óptico

Escavação fisiológica

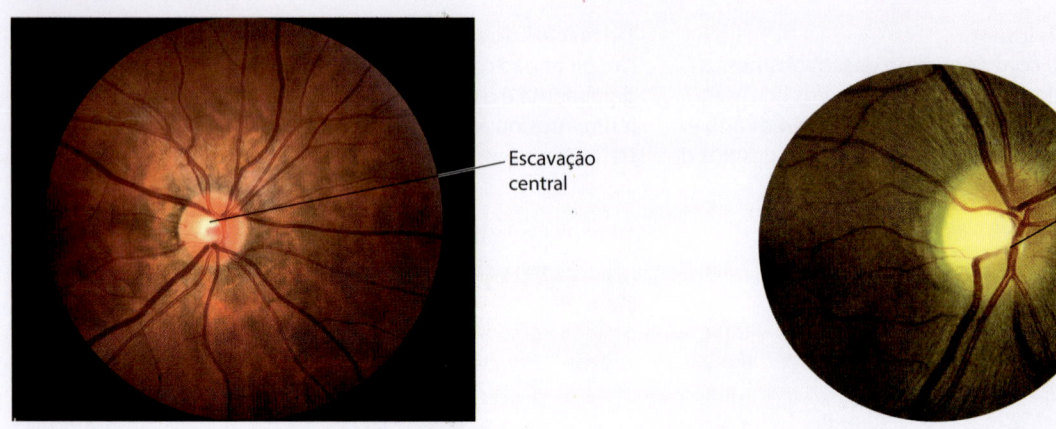

Escavação central

Escavação temporal

A escavação fisiológica é uma pequena depressão esbranquiçada no disco óptico, o ponto de entrada dos vasos da retina. Embora algumas vezes não seja observada, a escavação costuma ser visível em posição central ou na direção do lado temporal do disco óptico. Manchas acinzentadas são observadas com frequência em sua base.

Fibras nervosas meduladas

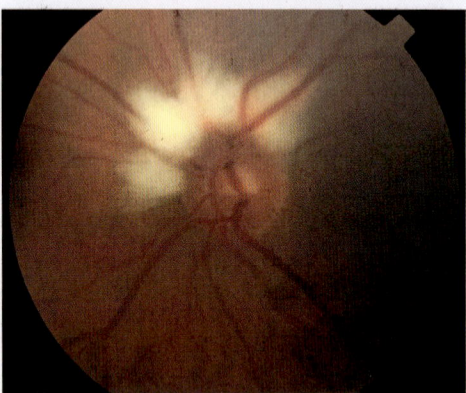

Fibras nervosas mielinizadas constituem um achado muito menos comum, mas importante. Observadas como áreas brancas irregulares com margens plumosas, obscurecem a borda do disco óptico e os vasos da retina. Não têm importância patológica.

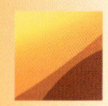

TABELA 12.9 Anormalidades do disco óptico

Normal

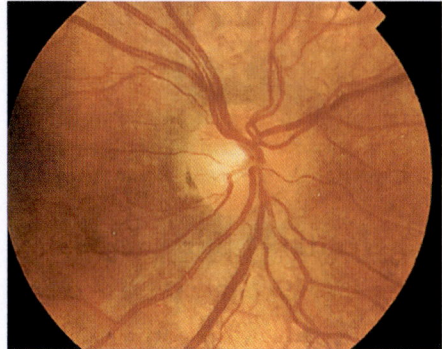

Processo

Minúsculos vasos do disco óptico conferem a ele sua cor normal.

Aspecto

Cor laranja-amarelada a rosa-creme.
Vasos do disco óptico minúsculos.
Margens do disco óptico nítidas (exceto, talvez, na porção nasal). A escavação fisiológica tem localização central ou ligeiramente temporal. Pode ser evidente ou ausente. Seu diâmetro corresponde, em geral, a menos que a metade do diâmetro do disco óptico.

Papiledema

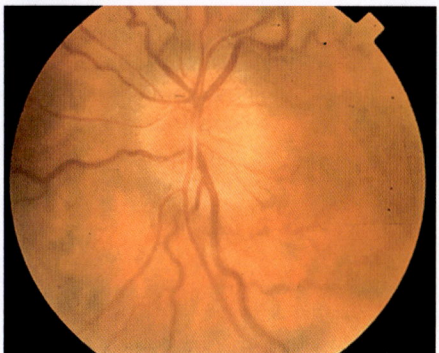

Processo

A elevação da pressão intracraniana causa edema intra-axonal ao longo do nervo óptico, provocando ingurgitamento e edema do disco óptico.

Aspecto

Cor rosa, hiperêmico.
Muitas vezes com perda das pulsações venosas.
Vasos do disco óptico mais visíveis, mais numerosos, curvos sobre as bordas do disco.
Disco óptico edemaciado, com margens borradas.
A escavação fisiológica não é visível.
Observado quando há massa, lesão ou hemorragia intracraniana, meningite.

Escavação glaucomatosa

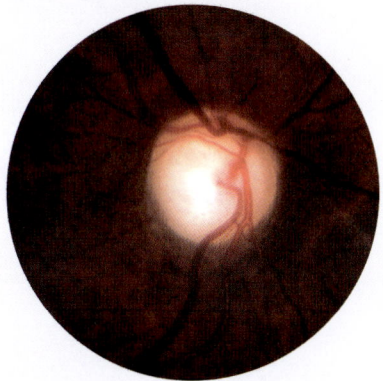

Processo

O aumento da pressão intraocular provoca aumento da escavação do disco óptico e atrofia. A base da escavação do disco óptico aumentada é pálida.

Aspecto

A morte das fibras do nervo óptico provoca a perda dos minúsculos vasos do disco óptico.

Atrofia óptica

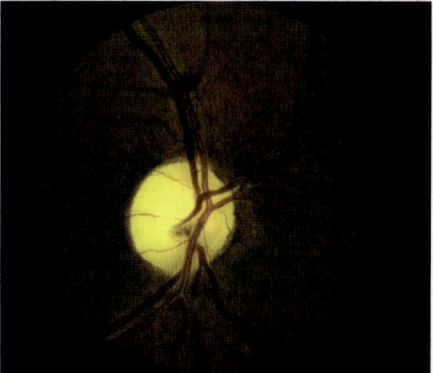

Processo

A escavação fisiológica está aumentada, ocupando mais da metade do diâmetro do disco, às vezes estendendo-se até a borda do disco óptico. Os vasos da retina afundam na escavação óptica e sob a mesma, e podem exibir deslocamento no sentido nasal.

Aspecto

Cor branca.
Vasos minúsculos do disco óptico ausentes.
Observada na neurite óptica, esclerose múltipla, arterite temporal

Fontes das fotografias: *Normal* – Tasman W, Jaeger E, eds. *The Wills Eye Hospital Atlas of Clinical Ophthalmology*. 2nd ed. Lippincott Williams & Wilkins; 2001; *Papiledema, Escavação glaucomatosa, Atrofia óptica* – Cortesia de Kenn Freedman, MD.

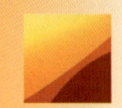

TABELA 12.10 Artérias da retina e cruzamentos arteriovenosos: normal e hipertensão

Artéria da retina e cruzamento arteriovenoso (AV) normal

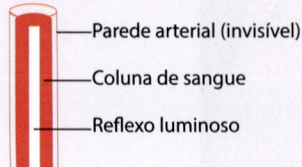

Parede arterial (invisível)
Coluna de sangue
Reflexo luminoso

A parede arterial normal é transparente; em geral apenas a coluna de sangue é visível. O reflexo luminoso normal é estreito – cerca de ¼ do diâmetro da coluna de sangue. Como a parede arterial é transparente, uma veia que cruze por baixo da artéria aparece acima da coluna de sangue em cada lado.

Veia
Parede arterial
Artéria

Artérias da retina na hipertensão

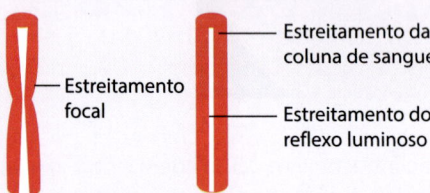

Estreitamento focal

Estreitamento da coluna de sangue

Estreitamento do reflexo luminoso

Na hipertensão arterial sistêmica, o aumento da pressão danifica o endotélio vascular, provocando o depósito de macromoléculas plasmáticas e o espessamento da parede arterial, com estreitamento focal ou generalizado da luz vascular e do reflexo luminoso.

Fios de cobre

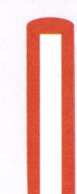

Algumas vezes as artérias, em especial aquelas próximas ao disco óptico, ficam cheias e relativamente tortuosas, desenvolvendo aumento do reflexo luminoso com brilho acobreado, chamado de fios de cobre.

Fios de prata

Em algumas ocasiões, a parede de uma artéria estenosada torna-se opaca e por isso não há sangue visível, o que é chamado de fios de prata.

Cruzamento AV

Quando as paredes arteriais perdem a transparência, surgem alterações nos cruzamentos arteriovenosos. A diminuição da transparência da retina provavelmente também contribui para as duas primeiras alterações mostradas abaixo.

Apagamento ou cruzamento AV patológico.

A veia parece terminar de modo abrupto em cada lado da artéria.

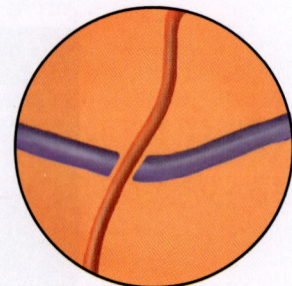

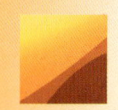

TABELA 12.11 Manchas e estrias vermelhas no fundo do olho

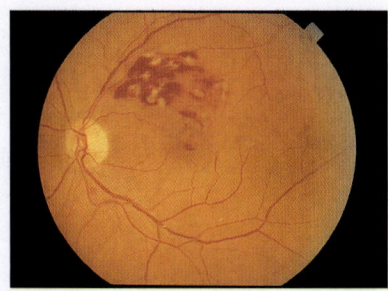

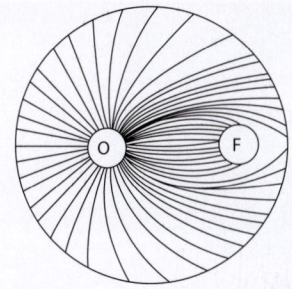

Hemorragias retinianas superficiais. Pequenas estrias vermelhas, lineares, em forma de chama de vela no fundo do olho, formadas por feixes superficiais de fibras nervosas que se irradiam a partir do disco óptico no padrão ilustrado (O = disco óptico; F = fóvea). Algumas vezes, as hemorragias ocorrem em grupos, dando o aspecto de uma hemorragia maior, mas podem ser identificadas pelo padrão de estrias nas bordas. Essas hemorragias são observadas na hipertensão arterial sistêmica grave, papiledema e oclusão da veia da retina, entre outras condições. Uma hemorragia superficial ocasional exibe um centro branco composto por fibrina, que pode ter muitas causas.

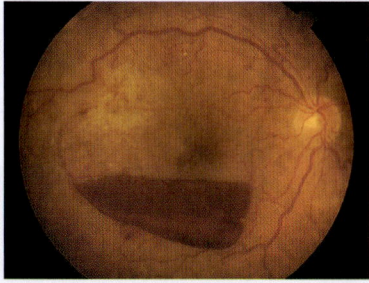

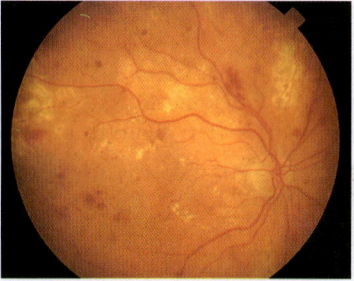

Hemorragia pré-retiniana. Ocorre quando o sangue escapa para o espaço potencial entre a retina e o corpo vítreo. Essa hemorragia tipicamente é maior que as hemorragias retinianas. Em virtude da sua localização anterior à retina, obscurece qualquer vaso retiniano subjacente. Em um paciente na posição ortostática, há deposição dos eritrócitos, criando uma linha de demarcação horizontal entre o plasma acima e as células abaixo. As causas incluem elevação súbita da pressão intracraniana.

Hemorragias retinianas profundas. Pequenas manchas vermelhas arredondadas, discretamente irregulares, que algumas vezes são denominadas hemorragias em ponto-borrão. Ocorrem em uma camada mais profunda da retina que as hemorragias em chama de vela. Diabetes melito é uma causa comum.

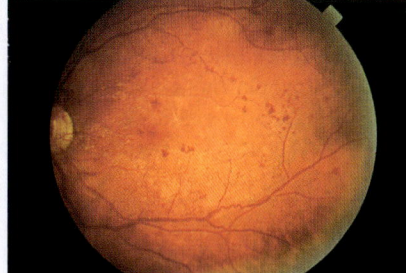

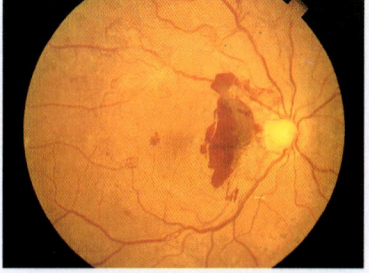

Microaneurismas. Manchas vermelhas redondas e minúsculas, em geral observadas na região da mácula e ao seu redor. São dilatações minúsculas de vasos retinianos muito pequenos; as conexões vasculares são muito pequenas para serem vistas com um oftalmoscópio. Achado característico da retinopatia diabética.

Neovascularização. Refere-se à formação de novos vasos sanguíneos. São mais numerosos, mais tortuosos e mais estreitos que os vasos sanguíneos vizinhos na área e formam arcadas vermelhas de aspecto desorganizado. É uma característica comum do estágio proliferativo da retinopatia diabética. Os vasos podem crescer na direção do vítreo, onde um descolamento da retina ou uma hemorragia podem causar a perda da visão.

Fonte das fotografias: Tasman W, Jaeger E, eds. *The Wills Eye Hospital Atlas of Clinical Ophthalmology.* 2nd ed. Lippincott Williams & Wilkins; 2001.

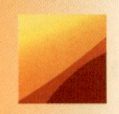

TABELA 12.12 Manchas de cor clara no fundo do olho

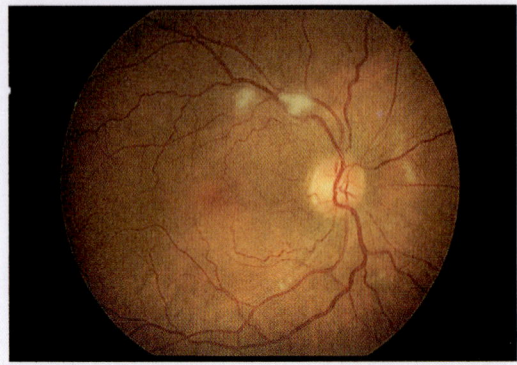

Exsudatos moles: exsudatos algodonosos

Exsudatos algodonosos são lesões ovoides brancas ou acinzentadas, com bordas "moles" irregulares. Seu tamanho é moderado, mas em geral são menores que o disco óptico. São o resultado da extrusão do axoplasma das células ganglionares da retina, causada por microinfartos da camada de fibras nervosas da retina. São observadas na hipertensão arterial sistêmica, no diabetes melito, na infecção pelo HIV e outros vírus e em várias outras condições.

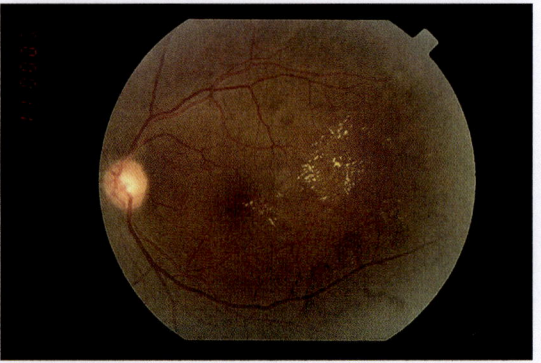

Exsudatos duros

Os exsudatos duros são lesões de cor creme ou amarelada, muitas vezes brilhantes, com bordas "duras" bem definidas. São pequenos e redondos, mas podem coalescer formando manchas irregulares maiores. Muitas vezes ocorrem em grupos ou em padrões circulares, lineares ou estrelados. Representam resíduos lipídicos do extravasamento seroso de capilares danificados. As causas incluem diabetes melito e displasias vasculares.

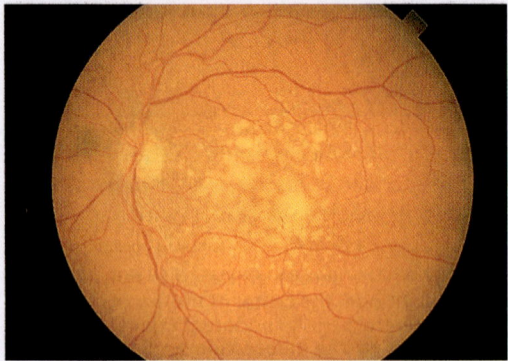

Drusas

Drusas são manchas redondas amareladas que variam de minúsculas a pequenas. As bordas podem ser moles, como ilustrado aqui, ou duras. Sua distribuição é aleatória, mas podem se concentrar no polo posterior, entre o disco óptico e a mácula. As drusas consistem em células mortas do epitélio pigmentar da retina. São observadas no envelhecimento normal e na degeneração macular relacionada com a idade.

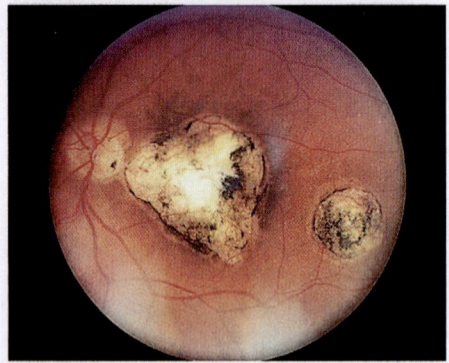

Coriorretinite cicatrizada

Aqui, a inflamação destruiu os tecidos superficiais, revelando uma área irregular bem definida de esclera branca marcada com pigmento escuro. O tamanho varia de pequeno a muito grande. Um caso de toxoplasmose é ilustrado. Múltiplas áreas pequenas, de aspecto relativamente semelhante, podem ser decorrentes de terapia a *laser*. Também é possível observar fibrose temporal perto da mácula.

Fonte das fotografias: *Exsudatos algodonosos, Drusas, Coriorretinite cicatrizada* – Tasman W, Jaeger E, eds. *The Wills Eye Hospital Atlas of Clinical Ophthalmology.* 2nd ed. Lippincott Williams & Wilkins; 2001; *Exsudatos duros* – Cortesia de Kenn Freedman, MD. American Academy of Ophthalmology. Optic fundus signs. em http://www.aao.org/theeyeshaveit/optic-fundus/index.cfm. Acessado em 23 de março de 2015.

REFERÊNCIAS BIBLIOGRÁFICAS

1. Shingleton BJ, O'Donoghue MW. Blurred vision. *N Engl J Med*. 2000;343(8):556–562.

2. Patel K, Patel S. Angle-closure glaucoma. *Dis Mon*. 2014; 60(6):254–262.

3. Hollands H, Johnson D, Hollands S, et al. Do findings on routine examination identify patients at risk for primary open-angle glaucoma? The rational clinical examination systematic review. *JAMA*. 2013;309(19):2035.

4. Graves J, Balcer LJ. Eye disorders in patients with multiple sclerosis: natural history and management. *Clin Ophthalmol*. 2010;4:1409–1422.

5. Dooley MC, Foroozan R. Optic neuritis. *J Ophthalmic Vis Res*. 2010;5(3):182–187.

6. Balcer LJ. Clinical practice. Optic neuritis. *N Engl J Med*. 2006;354(12):1273–1280.

7. Noble J, Chaudhary V. Age-related macular degeneration. *CMAJ*. 2010;182(16):1759.

8. Hollands H, Johnson D, Brox AC, et al. Acute-onset floaters and flashes: is this patient at risk for retinal detachment? *JAMA*. 2009;302(20):2243–2249.

9. Meltzer DI. Painless red eye. *Am Fam Physician*. 2013; 88(8):533–534.

10. Singh M, Sanborn A. Painful red eye. *Am Fam Physician*. 2013;87(2):127–128.

11. Harper RA. *Basic Ophthalmology*. 9th ed. San Francisco, CA: American Academy of Ophthalmology; 2010.

12. Goodwin D. Homonymous hemianopia: challenges and solutions. *Clin Ophthalmol*. 2014;8:1919–1927.

13. Antonetti DA, Klein R, Gardner TW. Diabetic retinopathy. *N Engl J Med*. 2012;366:1227–1239.

14. Bartalena L, Tanda LM. Clinical Practice. Graves' ophthalmopathy. *N Engl J Med*. 2009;360(10):994–1001.

15. Birkholz ES, Oetting TA. Kayser-Fleischer Ring: A systems based review of the ophthalmologist's role in the diagnosis of Wilson's disease. 2009. Available at http://webeye.ophth.uiowa.edu/eyeforum/cases/97-kayser-fleischer-ring-wilsons-disease.htm. Accessed March 29, 2015.

16. Sullivan CA, Chopdar A, Shun-Shin GA. Dense Kayser-Fleischer ring in asymptomatic Wilson's disease (hepatolenticular degeneration). *Br J Ophthalmol*. 2002; 86(1):114.

17. McGee S. *Evidence Based Physical Diagnosis*. 3rd ed. St. Louis, MO: Elsevier; 2012:161.

18. McGee S. *Evidence Based Physical Diagnosis*. 3rd ed. St. Louis, MO: Elsevier; 2012:163.

19. Morgan WH, Lind CR, Kain S. Retinal vein pulsation is in phase with intracranial pressure and not intraocular pressure. *Invest Ophthalmol Vis Sci*. 2012;53(8):4676–4681.

20. Jacks AS, Miller NR. Spontaneous retinal venous pulsation: aetiology and significance. *J Neurol Neurosurg Psychiatry*. 2004;74(1):7–9.

21. Bahn RS. Mechanisms of disease: Graves' ophthalmopathy. *N Engl J Med*. 2010;362(8):726–738.

22. Phelps PO, Williams K. Thyroid eye disease for the primary care physician. *Dis Mon*. 2014;60(6):292–298.

23. Centers for Disease Control and Prevention. Common Eye Disorders. 2015. Available from https://www.cdc.gov/visionhealth/basics/ced/index.html. Accessed July 14, 2018.

24. Varma R, Vajaranant TS, Burkemper B, et al. Visual impairment and blindness in adults in the United States: demographic and geographic variations from 2015 to 2050. *JAMA Ophthalmol*. 2016;134(7):802–809.

25. Centers for Disease Control and Prevention. The Burden of Visual Loss. 2017. Available from https://www.cdc.gov/visionhealth/risk/burden.htm. Accessed July 14, 2018.

26. Vitale S, Cotch MF, Sperduto RD. Prevalence of visual impairment in the United States. *JAMA*. 2006;295(18): 2158–2163.

27. US Preventive Services Task Force (USPSTF), Siu AL, Bibbins-Domingo K, et al. Screening for impaired visual acuity in older adults: U.S. Preventive Services Task Force Recommendation Statement. *JAMA*. 2016;315(9): 908–914.

28. American Academy of Ophthalmology Preferred Practice Patterns Committee. Preferred Practice Pattern®. Comprehensive Adult Medical Eye Exam. 2015. Available from https://www.aao.org/preferred-practice-pattern/comprehensive-adult-medical-eye-evaluation-2015. Accessed July 14, 2018.

29. Vajaranant TS, Wu S, Torres M, et al. The changing face of primary open-angle glaucoma in the United States: demographic and geographic changes from 2011 to 2050. *Am J Ophthalmol*. 2012;154(2):303–314.

30. Moyer VA; U.S. Preventive Services Task Force. Screening for glaucoma: U.S. Preventive Services Task Force Recommendation Statement. *Ann Intern Med*. 2013;159(7): 484–489.

31. American Academy of Ophthalmology. Screening for Diabetic Retinopathy 2014—Information Statement. 2006. Updated October 2014. Available at http://one.aao.org/clinical-statement/screening-diabetic-retinopathy–june-2012. Accessed March 23, 2015.

32. Roberts JE. Ultraviolet radiation as a risk factor for cataract and macular degeneration. *Eye Contact Lens*. 2011;37(4): 246–249.

Orelhas e Nariz

ANATOMIA E FISIOLOGIA

Orelha

A orelha tem três compartimentos: a orelha externa, a orelha média e a orelha interna.

Orelha externa. A *orelha externa* compreende a aurícula e o meato acústico externo. A *aurícula* consiste principalmente em cartilagem coberta por pele, e sua consistência é elástica e firme. Sua borda externa curva e proeminente é a *hélice*. Paralela e anteriormente à hélice há outra proeminência curva, a *antélice*. Inferiormente está a projeção carnosa do *lóbulo da orelha*. A abertura do meato acústico externo ocorre atrás do *trago*, uma protrusão nodular voltada para trás sobre a entrada do meato (Figura 13.1).

O meato acústico externo tem aproximadamente 24 mm de comprimento, começando lateralmente na abertura do meato acústico externo e terminando na membrana timpânica. Tem o formato de S e segue em direção anterior e inferior enquanto avança medialmente na direção da membrana timpânica. Seu terço mais externo é envolvido por cartilagem. Esse segmento é coberto por pele, que contém pelos e glândulas que produzem *cerume*. Os dois terços internos do meato são circundados por osso e revestidos por uma pele glabra e fina. Pressão nos dois terços internos do meato causa dor – um ponto a ser lembrado durante o exame. No fim do meato acústico externo está a *membrana timpânica*, ou tímpano, que marca o limite medial da orelha externa. A orelha externa captura as ondas sonoras para transmissão às partes média e interna da orelha (Figura 13.2).

Atrás e abaixo do meato acústico externo está a parte mastoide do osso temporal. A porção mais inferior desse osso, o *processo mastoide*, pode ser palpada atrás do lóbulo.

Orelha média. Na orelha média cheia de ar, há três ossículos – o martelo, a bigorna e o estribo – que são pequenos ossos que funcionam para transformar as vibrações sonoras da orelha externa em ondas mecânicas que se deslocam em seguida pela orelha interna.

Dois dos ossículos, o martelo e a bigorna, podem ser vistos através da membrana timpânica e exibem angulação oblíqua. Os ossículos são fixados ao centro da membrana timpânica pelo *martelo* (Figura 13.3). Encontre o *cabo* e o *processo lateral* do martelo, os dois principais pontos de referência. A partir do *umbigo da membrana timpânica*, onde a membrana timpânica encontra a extremidade do martelo, um reflexo luminoso chamado *cone luminoso* espalha-se em direção inferior e anterior. Acima do processo lateral está uma pequena porção da membrana timpânica chamada de *parte flácida*. O restante do tímpano constitui

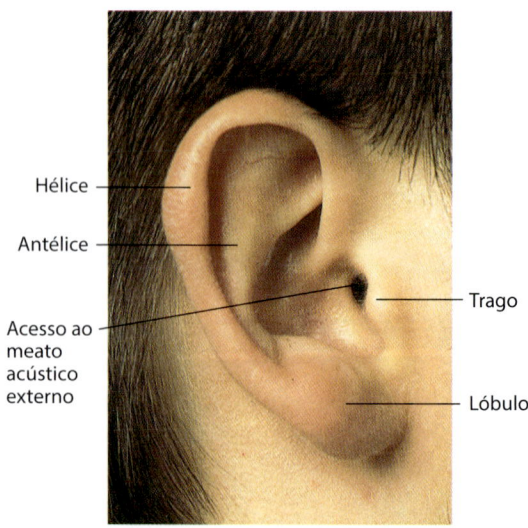

Figura 13.1 Anatomia da orelha externa.

Hélice

Antélice

Acesso ao meato acústico externo

Trago

Lóbulo

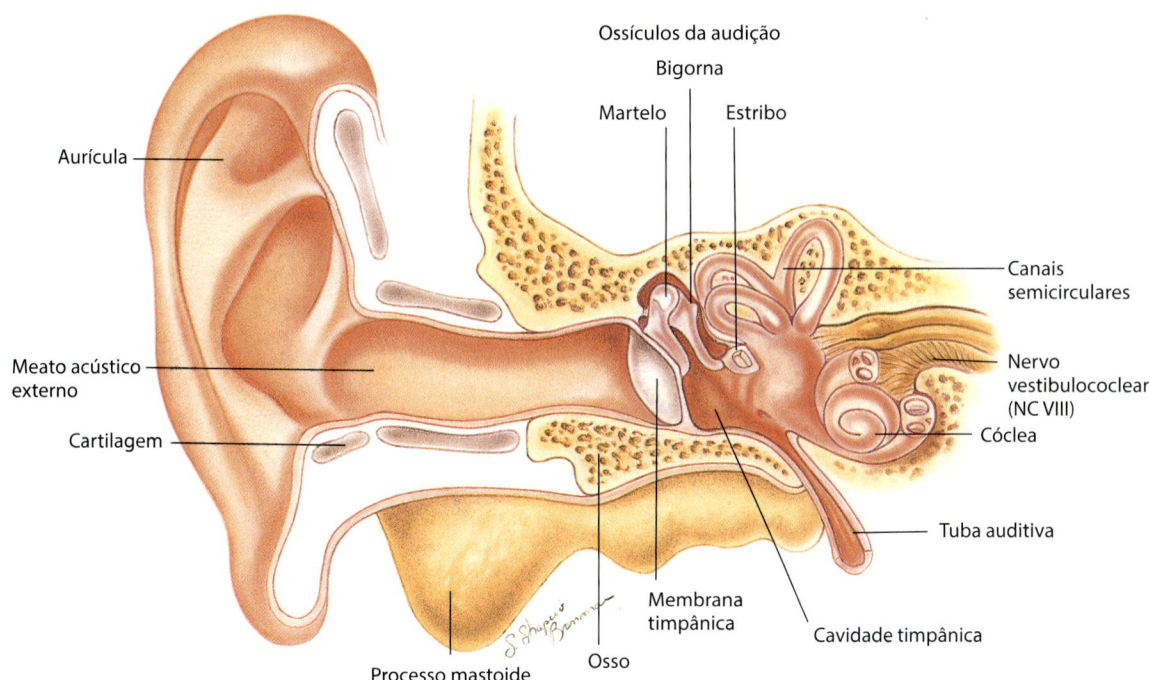

Figura 13.2 Anatomia das orelhas externa, média e interna.

a *parte tensa*. As pregas maleares anterior e posterior, que se estendem obliquamente para cima a partir do processo lateral do martelo, separam a parte flácida da parte tensa, mas costumam ser invisíveis, a não ser que a membrana timpânica esteja retraída. Um segundo ossículo, a *bigorna*, pode ser visto algumas vezes através do tímpano, na região posterior e superior ao umbigo da membrana timpânica.

A orelha média é conectada à parte nasal da faringe (nasofaringe) pela extremidade proximal da tuba auditiva. A *tuba auditiva* serve para ventilar o espaço da orelha média e permite a regulação da pressão entre a orelha média e o ambiente ao redor. Também atua na drenagem de muco da orelha média para a nasofaringe.

Orelha interna. A orelha interna inclui a cóclea, os canais semicirculares, os estatocônios (ou otólitos) alojados no *vestíbulo* e a extremidade distal do nervo auditivo, conhecido como *nervo vestibulococlear* ou *NC VIII*. A *cóclea* é dedicada à audição, enquanto os *canais semicirculares* e os *estatocônios* são dedicados ao equilíbrio. Juntas, essas três estruturas formam o *labirinto*. O estribo na orelha média conecta-se à orelha interna pela janela do vestíbulo. Os movimentos do estribo causam a vibração da *perilinfa* (líquido da orelha interna) no labirinto, provocando o movimento das *células pilosas* e da *endolinfa* nos canais da cóclea. Essas vibrações são convertidas nas células pilosas da cóclea em impulsos nervosos elétricos transmitidos pelo nervo vestibulococlear até o encéfalo para interpretação.

Grande parte da orelha média e toda a orelha interna são inacessíveis ao exame direto. Sua condição é avaliada por provas da função auditiva.

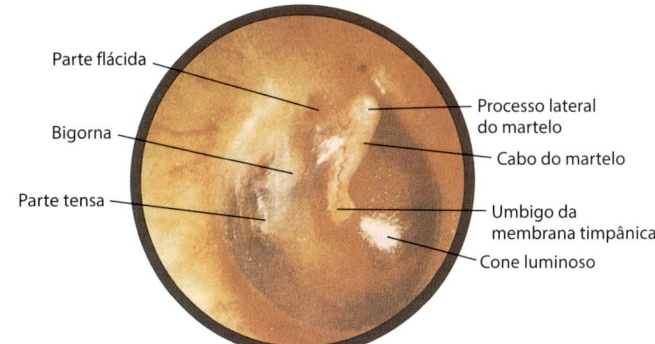

Figura 13.3 Membrana timpânica direita.

Vias auditivas. A primeira parte da via auditiva, da orelha externa até a orelha média, é conhecida como *fase condutiva*. A segunda parte da via, que envolve a cóclea e o ramo coclear do NC VIII, é a *fase sensorineural* (Figura 13.4).

Os distúrbios auditivos das partes externa e média da orelha causam *perda auditiva condutiva*. As causas relacionadas à orelha externa incluem impactação de cerume, infecção (**otite externa**), traumatismo, carcinoma espinocelular e tumores ósseos benignos como **exostose** ou *osteoma*. Os distúrbios da orelha média incluem **otite média**, condições congênitas, colesteatomas, otosclerose, **timpanosclerose**, tumores e perfurações da membrana timpânica.

Os distúrbios da orelha interna causam *perda auditiva sensorineural* decorrente de condições congênitas e hereditárias, presbiacusia, infecções virais como rubéola ou citomegalovírus, doença de Ménière, exposição ao ruído, exposição a medicamentos ototóxicos e neuromas do acústico.[1]

A *condução aérea* (CA) descreve a primeira fase normal na via auditiva, na qual as ondas sonoras se deslocam pelo ar e são transmitidas das orelhas externa e média para a cóclea. Uma via alternativa, conhecida como *condução óssea* (CO), não passa pelas orelhas externa e média e é usada para fins de teste. A vibração de um diapasão, apoiado na cabeça, faz os ossos do crânio vibrarem e estimula a cóclea diretamente. Em pessoas com a audição normal, a condução aérea é mais sensível que a condução óssea (condução aérea > condução óssea).

Equilíbrio. O sistema vestibular percebe a posição e os movimentos da cabeça, contribuindo para nossa sensação geral de equilíbrio e movimento. Os três canais semicirculares na orelha interna detectam o movimento rotacional, enquanto os estatocônios detectam o movimento linear. O *feedback* visual e proprioceptivo também contribui para a sensação geral de equilíbrio.

Nariz e seios paranasais

Aproximadamente o terço superior do nariz é sustentado por osso e os dois terços inferiores, por cartilagem (Figura 13.5). O ar entra na cavidade nasal pela *narina anterior* em cada lado, passa para a área mais ampla conhecida como *vestíbulo* e segue pela estreita passagem nasal até a *parte nasal da faringe*, ou *nasofaringe*.

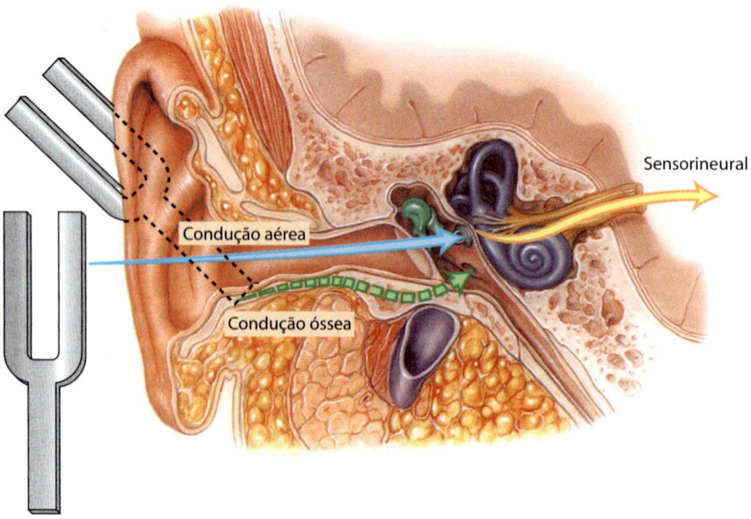

Figura 13.4 Vias auditivas.

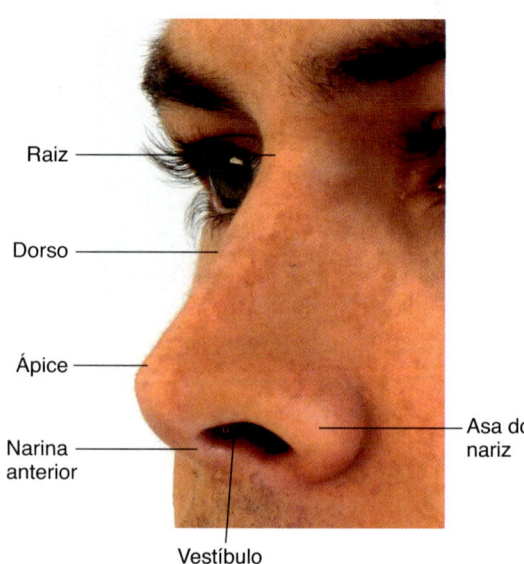

Figura 13.5 Anatomia externa do nariz.

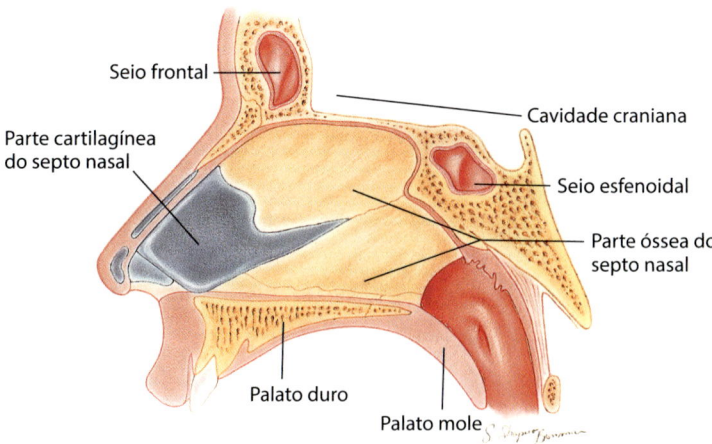

Figura 13.6 Parede medial – cavidade nasal esquerda (mucosa removida).

A parede medial de cada cavidade nasal é formada pelo *septo nasal* que, como a porção externa do nariz, é sustentado por osso e cartilagem (Figura 13.6). É coberto por uma *mucosa* altamente vascularizada. O vestíbulo, ao contrário do restante da cavidade nasal, é revestido por pele com pelos, não mucosa.

Lateralmente, a anatomia é mais complexa (Figura 13.7). Estruturas ósseas curvas, as *conchas*, cobertas por uma mucosa bem vascularizada, projetam-se para a cavidade nasal. Abaixo de cada concha há um sulco, ou *meato*, que recebe seu nome de acordo com a concha localizada acima dele – os *meatos nasais superior, médio e inferior*. O *ducto lacrimonasal* drena para o meato nasal inferior. A maioria dos seios paranasais drena no meato nasal médio. Suas aberturas geralmente não são visíveis.

A área de superfície adicional fornecida pelas conchas e sua mucosa sobrejacente auxilia nas principais funções das cavidades nasais: *limpeza, umidificação e controle da temperatura do ar inspirado*.

Os *seios paranasais* consistem em quatro cavidades cheias de ar pareadas nos ossos do crânio: os seios *maxilares, etmoidais (células etmoidais), frontais e esfenoidais*. Como as cavidades nasais onde drenam, são revestidos por uma membrana mucosa. Sua localização está ilustrada na Figura 13.8. Apenas os seios frontais e maxilares são facilmente acessíveis ao exame clínico (Figura 13.9).

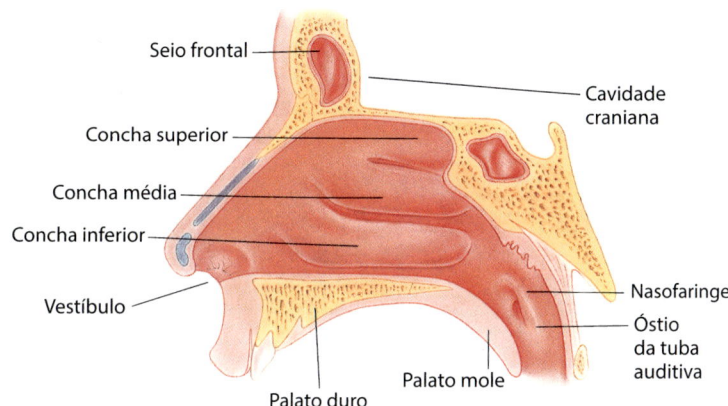

Figura 13.7 Parede lateral – cavidade nasal direita.

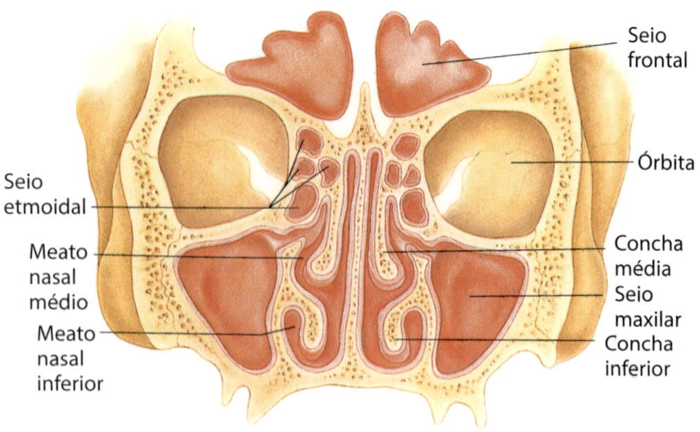

Figura 13.8 Corte transversal da cavidade nasal – vista anterior.

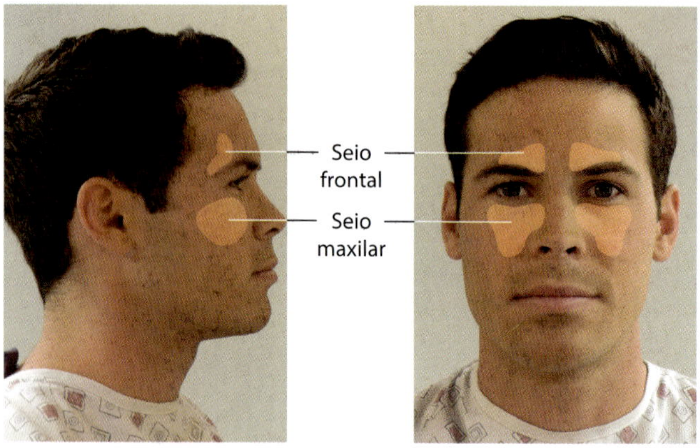

Figura 13.9 Seios frontal e maxilar.

ANAMNESE: ABORDAGEM GERAL

Ao coletar dados otológicos de um paciente, as possíveis questões abertas iniciais incluem: "Como está sua audição?" e "Você teve algum problema com suas orelhas?" É preciso perguntar sobre perda auditiva, *tinido*, secreção otológica (*otorreia*), dor na orelha (*otalgia*) e *vertigem*.

Quanto à história rinológica, as questões abertas incluem: "Você tem alguma queixa relacionada ao nariz?" Faça perguntas relativas a sangramento nasal (*epistaxe*), secreção nasal (*rinorreia*), obstrução nasal e gotejamento pós-nasal.

Sintomas comuns ou relevantes

- Perda auditiva
- Dor e secreção na orelha
- Tinido
- Tontura e vertigem
- Secreção nasal (rinorreia) e congestão nasal
- Sangramento nasal (epistaxe)

Perda auditiva

Se o paciente tiver percebido alguma perda auditiva, ela envolve uma ou as duas orelhas? Começou de modo súbito ou gradual? Quais são os sintomas associados, se houver? É fundamental estabelecer uma linha do tempo em relação a qualquer relato de perda auditiva. Perda auditiva de início súbito sem uma causa conhecida, sobretudo perda auditiva sensorineural, deve ser encaminhada imediatamente para um otorrinolaringologista. Esses pacientes podem se beneficiar de uma intervenção urgente.

Pesquise os sintomas associados à perda auditiva, com odor na orelha ou vertigem para ajudar a discernir as causas prováveis.

A perda auditiva também pode ser congênita, decorrente de mutações em um gene isolado.[2,3]

Diferenciar *perda condutiva*, que é causada por condições na orelha externa ou média, da *perda sensorineural*, resultante de condições na orelha interna, no nervo vestibulococlear ou em suas conexões centrais no encéfalo. Pessoas com perda sensorineural têm dificuldade para entender a fala, muitas vezes queixando-se de que os outros resmungam; ambientes ruidosos podem piorar a audição. Na perda condutiva, ambientes ruidosos podem ajudar.

Pergunte sobre medicamentos que possam afetar a audição e exposição constante a ruídos altos.

Os medicamentos que sabidamente causam perda auditiva permanente incluem aminoglicosídeos (p. ex., gentamicina) e muitos agentes quimioterápicos (p. ex., cisplatina e carboplatina). Comprometimento temporário da audição pode ser causado por ácido acetilsalicílico, agentes anti-inflamatórios não esteroides (AINEs), quinina e diuréticos de alça (p. ex., furosemida).

Dor e secreção na orelha

Queixas de otalgiasão especialmente comuns. Pergunte sobre a associação com febre, dor de garganta, tosse e infecção das vias respiratórias superiores; essas condições aumentam a probabilidade de infecção da orelha.

A dor ocorre no meato acústico na *otite externa* (inflamação do meato acústico externo) e em localização mais profunda na orelha na *otite média* (infecção da orelha média).[4] A dor na orelha também pode ser referida a partir de outras estruturas na boca, na orofaringe ou no pescoço.

Pergunte sobre secreções na orelha, em especial se associadas a otalgia ou traumatismo. Cerume ou resíduos na orelha costumam ser normais.

A otite externa aguda e a otite média aguda ou crônica com perfuração costumam apresentar secreção amarela esverdeada.

Tinido

Tinido é um som percebido que não tem um estímulo externo – com frequência, um som musical de campainha ou um ruído de sibilo ou rugido em uma ou nas duas orelhas. O tinido pode acompanhar uma perda auditiva e muitas vezes permanece sem explicação. Em algumas ocasiões, sons de estalidos têm origem na articulação temporomandibular (ATM) ou os sons dos vasos do pescoço podem ser audíveis.

Tinido é um sintoma comum, cuja frequência aumenta com a idade. Quando associado a perda auditiva flutuante e vertigem, deve-se suspeitar da doença de Ménière.[5]

Tontura e vertigem

Queixas de *tontura* e *sensação de desfalecimento* são complexas porque muitas vezes são inespecíficas e sugerem um grupo diversificado de condições, que variam de vertigem a pré-síncope, fraqueza, instabilidade e desequilíbrio.

Ver Tabela 13.1, *Tontura e vertigem*, para distinção dos sintomas e evolução temporal.

Deve-se pedir que o paciente descreva como está se sentindo sem usar a palavra "tonto". As respostas a esta questão geralmente se enquadram em uma das seguintes categorias: sensação de que a sala está girando ou se inclinando (*vertigem*), sensação de desmaio iminente (*pré-síncope*) ou sensação de instabilidade como se estivesse prestes a perder o equilíbrio e cair (*desequilíbrio*). A pergunta "Seus sintomas pioram quando você movimenta a cabeça (posicional)?" também pode ser útil.

Vertigem é a sensação de movimento rotatório real do paciente ou do ambiente ao redor.[6] Essas sensações indicam basicamente um problema no labirinto da orelha interna, lesões periféricas do NC VIII ou lesões nas vias centrais ou núcleos no encéfalo.

Se houver vertigem verdadeira, diferenciar as causas neurológicas periféricas das centrais (ver Capítulo 24, *Sistema Nervoso*).

Estabeleça a evolução temporal dos sintomas, assim como quaisquer sintomas associados ou gatilhos (como ruídos intensos, luzes brilhantes, ficar em pé a partir da posição sentada). Verificar se o paciente apresenta náuseas, vômitos, diplopia e alteração da marcha. Revisar a medicação do paciente. Realizar exame neurológico cuidadoso, concentrando-se no nistagmo e nos sinais neurológicos focais.

A vertigem representa uma doença vestibular, geralmente em decorrência de causas periféricas na orelha interna, como a vertigem posicional benigna, labirintite, neurite vestibular e doença de Ménière. Ataxia, diplopia e disartria indicam causas neurológicas centrais no cerebelo ou no tronco encefálico, como doença vascular cerebral ou tumor na fossa posterior; considerar também enxaqueca vestibular.[6] A sensação de atordoamento, fraqueza nas pernas ou estar prestes a desmaiar sugere pré-síncope decorrente de arritmia, hipotensão ortostática ou estimulação vasovagal.

Rinorreia e congestão nasal

Rinorreia refere-se à drenagem originada no nariz e muitas vezes está associada à *congestão nasal*, uma sensação de entupimento ou obstrução. Com frequência esses sintomas são acompanhados por espirros, lacrimejamento, dor de garganta e prurido nos olhos, no nariz e na orofaringe.[7]

Os sintomas ocorrem em períodos de prevalência de resfriados e duram menos de 7 dias? Ocorrem durante a mesma estação todos os anos, quando há polens no ar? Os sintomas são desencadeados por exposições a animais ou ambientes específicos? Há desencadeantes em ambientes fechados, como poeira ou animais?

Que medicamentos o paciente usou? Por quanto tempo? Qual foi seu efeito?

A congestão nasal ou sinusal foi precedida por infecção viral das vias respiratórias superiores (IVRS)? Há secreção nasal purulenta, perda de olfato, dor de dente, dor facial que piora ao inclinar a cabeça para frente, pressão na orelha, tosse ou febre?

Pergunte sobre medicamentos que possam induzir congestão nasal.

A congestão nasal é unilateral?

As causas incluem infecções virais, rinite alérgica ("febre do feno") e rinite vasomotora. O prurido fala a favor de uma causa alérgica.

Um início sazonal ou gatilhos ambientais sugerem rinite alérgica.

A rinite medicamentosa é consequente ao uso excessivo de descongestionantes tópicos ou uso intranasal de cocaína.

Sinusite bacteriana aguda (*rinossinusite*) é improvável até que os sintomas de uma IVAS viral persistam por mais de 7 dias; drenagem e dor facial são cruciais para o diagnóstico (sensibilidade e especificidade acima de 50%).[8–10]

Pergunte sobre todos os medicamentos ou drogas ilícitas, sobretudo contraceptivos orais, álcool etílico e cocaína.

Considerar desvio do septo nasal, pólipo nasal, corpo estranho, doença granulomatosa ou carcinoma.

Epistaxe

Epistaxe é um sangramento nas vias nasais. O sangramento também pode ter origem nos seios paranasais ou na nasofaringe. Observe que o sangramento das estruturas nasais posteriores pode escorrer para a orofaringe em vez de ser eliminado pelas narinas. Peça que o paciente aponte a fonte do sangramento. Ele é derivado do nariz ou o paciente na verdade expectorou sangue (*hemoptise*) ou vomitou sangue (*hematêmese*)? Essas condições têm causas muito diferentes.

A epistaxe é recorrente? Há contusões ou sangramento em outras partes do corpo?

As causas locais de epistaxe incluem traumatismo (especialmente ao colocar o dedo no nariz), inflamação, ressecamento e formação de crostas na mucosa nasal, tumores e corpos estranhos.

Anticoagulantes, AINEs, malformações vasculares e coagulopatias podem contribuir para a ocorrência de epistaxe.

EXAME FÍSICO: ABORDAGEM GERAL

As orelhas e o nariz exigem exame externo e interno. O exame da orelha começa externamente com a inspeção e palpação da aurícula e dos tecidos vizinhos. Em seguida, a atenção é dirigida às estruturas internas, incluindo o meato acústico externo e a membrana timpânica, usando um otoscópio. A porção externa do nariz é examinada primeiro no exame nasal. Em uma etapa subsequente, a porção anterior da cavidade nasal também pode ser inspecionada com um otoscópio.

Principais componentes do exame da orelha

- Inspecionar a aurícula e os tecidos vizinhos (deformidades, nódulos, depressões ou lesões cutâneas)
- Movimentar a aurícula e palpar a aurícula, trago e o processo mastoide (dor)
- Examinar o meato acústico externo e a membrana timpânica com um otoscópio
  - Inspecionar o meato acústico externo (cerume, secreção, corpos estranhos, eritema na pele ou tumefação)

(continua)

Principais componentes do exame da orelha (*continuação*)

- ■ Inspecionar a membrana timpânica e o martelo (cor, contorno, perfurações, mobilidade)
- ■ Avaliar a acuidade auditiva e a audição com o teste da voz sussurrada
- ■ Se houver perda ou dificuldade auditiva, determinar se a perda auditiva é sensorineural ou condutiva com testes de diapasão
  - ■ Testar a lateralização na presença de perda ou dificuldade auditiva unilateral (Weber)
  - ■ Comparar a condução aérea *versus* condução óssea (Rinne)

TÉCNICAS DE EXAME

Aurícula

Inspecione a aurícula e os tecidos vizinhos em busca de deformidades, nódulos, depressões ou lesões cutâneas.

Na presença de dor, secreção ou inflamação na orelha, mova a aurícula para cima e para baixo, pressione o trago (*teste de tração*) e pressione com firmeza o ponto logo atrás da orelha, acima do processo mastoide.

Ver Tabela 13.2, *Nódulos auriculares ou periauriculares.*

O movimento da aurícula e do trago é doloroso na otite externa aguda (inflamação do meato acústico externo), mas não na otite média (inflamação da orelha média).

Meato acústico e membrana timpânica

Como mostra o Boxe 13.1, para examinar o meato acústico externo e a membrana timpânica, deve-se usar um otoscópio com o maior espéculo auricular que possa ser inserido com facilidade no meato.

Dor retroauricular ocorre na otite média e na mastoidite.

Em algumas ocasiões, otite média evolui para mastoidite aguda, que se manifesta com tumefação pós-auricular, flutuação, eritema e dor significativa. A **miringite bolhosa** também é uma sequela comum que se apresenta como vesículas hemorrágicas dolorosas sobre a membrana timpânica. Essas duas condições exigem tratamento urgente, em geral cirúrgico, por um otorrinolaringologista.

Boxe 13.1 Exame das orelhas com um otoscópio

- ■ Posicione a cabeça do paciente de um modo que possibilita a visualização confortável pelo otoscópio
- ■ Retificar o meato acústico externo direito usando os dedos da mão esquerda para segurar a aurícula de modo firme, porém delicado, puxando-a para cima, para trás e afastando-a discretamente da cabeça
- ■ Segure o cabo do otoscópio com firmeza com a mão direita, entre o polegar e os outros dedos, e apoie os outros dedos da mão direita de encontro à face do paciente. Desse modo, sua mão direita e o instrumento podem acompanhar quaisquer movimentos inesperados do paciente

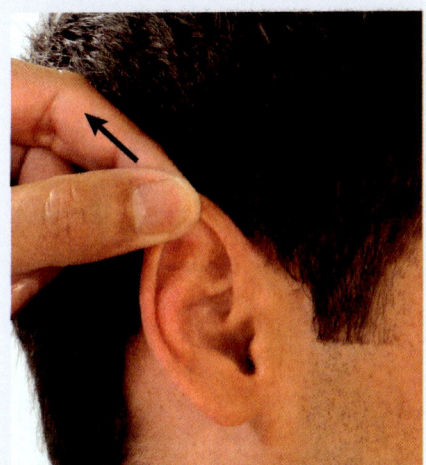

Retificação do meato acústico externo para inserção do espéculo do otoscópio.

Boxe 13.1 Exame das orelhas com um otoscópio (*continuação*)

- Introduza o espéculo com delicadeza no meato acústico externo, direcionando-o um pouco para baixo e para frente e entre os pelos, se houver
- Troque de mão ao examinar a orelha esquerda, segurando o otoscópio com sua mão esquerda e retificando o meato acústico externo com a mão direita
- Se você tiver dificuldade ao trocar de mão para examinar a orelha esquerda, como ilustrado na figura a seguir, alcance essa orelha puxando-a para cima e para trás com sua mão esquerda e estabilize o otoscópio, segurando-o com a mão direita e inserindo o espéculo com delicadeza

Tumefações nodulares não dolorosas, cobertas por pele normal e de localização profunda no meato acústico externo, sugerem osteomas ou exostoses (Figura 13.10). Estes são tumores não malignos, que podem obscurecer a membrana timpânica.

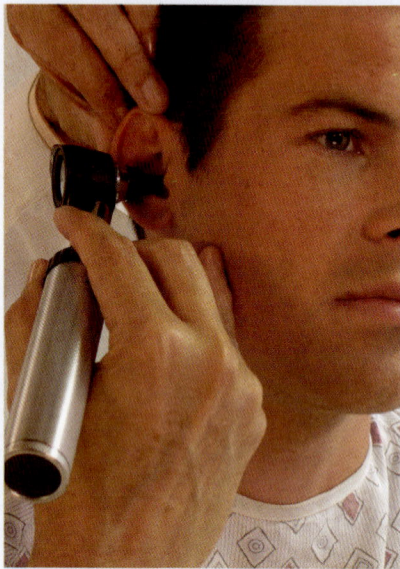
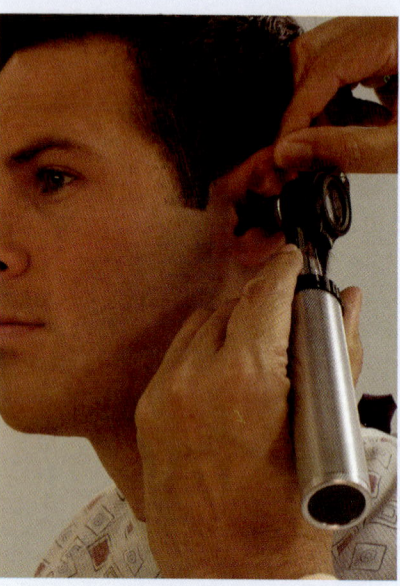

Apoiando o otoscópio de encontro à face com a mão direita para exame da orelha direita.

Apoiando o otoscópio de encontro à face com a mão esquerda para exame da orelha esquerda.

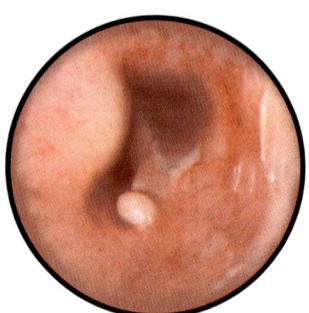

Figura 13.10 Exostose.

Inspecione o meato acústico externo, observando se há secreção, corpos estranhos, eritema da pele ou tumefação. O cerume, que exibe uma variação de cor e consistência de amarelo e descamativo a marrom e pegajoso ou até mesmo escuro e endurecido, pode obscurecer a visão total ou parcialmente.

Inspecionar a membrana timpânica, observando sua cor e seus contornos (Figura 13.12). O cone de luz – geralmente de fácil visualização – ajudará a orientá-lo.

Na otite externa aguda (Figura 13.11), o meato costuma estar edemaciado, estreitado, úmido, eritematoso ou pálido e doloroso. Na otite externa crônica, a pele do meato muitas vezes está espessada, vermelha e pruriginosa.

Procure uma membrana timpânica protuberante e vermelha na otite média purulenta aguda[4] e de cor âmbar quando existe **derrame seroso**.

Ver Tabela 13.3, *Anormalidades da membrana timpânica*, e Capítulo 21, *Crianças: do Nascimento à Adolescência*, Tabela 25.7, *Anormalidades dos olhos, orelhas e boca*.

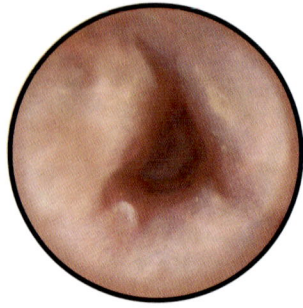

Figura 13.11 Otite externa aguda.

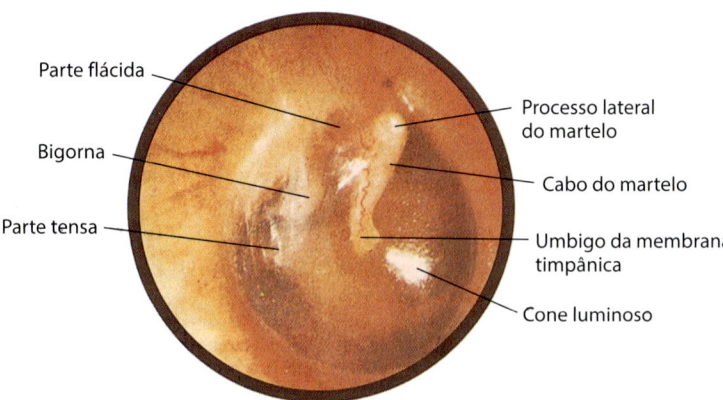

Figura 13.12 Anatomia da membrana timpânica direita.

Identificar o cabo do martelo, observando sua posição, e inspecionar o processo lateral do martelo.

Mova o espéculo com delicadeza para conseguir observar o máximo possível da membrana timpânica, incluindo a parte flácida na parte superior e as margens da parte tensa. *Procurar perfurações.* As margens anterior e inferior do tímpano podem ser obscurecidas pela parede curva do meato acústico externo. A mobilidade da membrana timpânica pode ser avaliada com um otoscópio pneumático (ver Capítulo 24, *Avaliação do Paciente Comatoso*).

Um processo lateral anormalmente proeminente e um cabo proeminente que parece mais horizontal sugerem retração da membrana timpânica.

Derrame seroso, membrana timpânica espessada ou otite média purulenta reduzem a mobilidade da membrana timpânica. Se houver perfuração, não haverá mobilidade.

Teste da acuidade auditiva

Para iniciar o rastreamento, pergunte ao paciente "Você percebeu alguma perda auditiva ou dificuldade para ouvir?" Pergunte se a perda ou dificuldade auditiva é mais pronunciada em uma orelha em comparação à outra.

Pacientes que responderem "sim" têm o dobro de probabilidade de apresentar déficit auditivo; em pacientes que relatam audição normal, a probabilidade de comprometimento moderado a grave da audição corresponde a apenas 0,13.[11]

Se o paciente relatar perda auditiva, prosseguir para o teste da voz sussurrada (Boxe 13.2). O teste da voz sussurrada é um teste de rastreamento para perda auditiva confiável se o examinador empregar um método de teste padronizado e constante. A razão de verossimilhança (RV) positiva corresponde a 2,3 e a RV negativa corresponde a 0,73.[11–14] Este teste detecta perda auditiva significativa, acima de 30 dB. Um teste auditivo formal ainda constitui o padrão de referência.

Teste de perda auditiva condutiva *versus* sensorineural: testes de diapasão

Para pacientes reprovados no teste da voz sussurrada, os testes de diapasão de Weber e Rinne podem ajudar a determinar se a perda auditiva tem origem condutiva ou sensorineural. Contudo, sua precisão, ou reprodutibilidade de teste-reteste, e sua exatidão (acurácia) em comparação aos padrões de referência de hiato ar-osso foram questionadas.[13]

Observar também que os testes com diapasão não distinguem a audição normal de uma perda sensorineural bilateral ou de uma perda condutiva-sensorineural mista. A sensibilidade do teste de Weber corresponde a cerca de 55%; a especificidade para perda sensorineural é de aproximadamente 79% e, para perda condutiva, 92%. A sensibilidade e a especificidade do teste de Rinne variam de 60% a 90% e 95% a 98%.[15]

Para conduzir esses testes, garanta que a sala esteja em silêncio e use um diapasão de 512 Hz. Essas frequências estão na faixa da fala na conversação, ou seja, 500 a 3.000 Hz e entre 45 e 60 dB:

Boxe 13.2 Teste da voz sussurrada para acuidade auditiva

- Informe o paciente que você vai sussurrar uma combinação de números e letras e em seguida pedir que ele repita a sequência
- Fique à distância de um braço (60 cm) atrás do paciente sentado, de modo que o paciente não possa ler seus lábios
- Cada orelha é testada individualmente. Oclua a orelha não testada com um dedo, fazendo uma fricção leve no trago com movimentos circulares, para prevenir a transferência do som para a orelha não testada
- Expire por completo antes de sussurrar para garantir uma voz baixa
- Sussurre uma combinação de três palavras entre números e letras, por exemplo, 4-K-2 ou 5-B-6
  - Se o paciente responder corretamente, a audição é considerada normal naquela orelha
  - Se o paciente responder de modo incorreto ou não responder, o teste é repetido mais uma vez usando uma combinação diferente de três numerais/letras. É importante usar uma combinação diferente a cada vez para excluir o efeito do aprendizado
  - Se o paciente repetir corretamente pelo menos três em um total possível de seis letras ou números, será aprovado no teste de rastreamento
  - Se o paciente repetir menos de três palavras corretamente, realize testes subsequentes por audiometria
- Usando uma combinação diferente de números e letras, a outra orelha é testada em seguida de maneira semelhante

Observe que adultos mais velhos com *presbiacusia* (perda auditiva sensorineural relacionada a alterações do sistema auditivo próprias da idade) apresentam perda auditiva em frequências mais altas, aumentando a probabilidade de perda das consoantes *sibilantes* (que produzem o som de *s* ou *ch* ou sons semelhantes), que apresentam uma frequência mais alta que as vogais. A perda auditiva é, tipicamente, gradual, progressiva e bilateral.

- *Teste a lateralização* (**teste de Weber**). Crie uma leve vibração no diapasão, passando rapidamente as hastes entre o polegar e o indicador ou batendo as hastes em seu antebraço logo à frente do cotovelo. Apoie a base do diapasão em discreta vibração com firmeza no topo da cabeça do paciente ou no ponto médio da testa (Figura 13.13). Pergunte onde o paciente ouve melhor o som: "Em um dos lados ou nos dois?" Em condições normais, a vibração é ouvida na linha média ou igual nas duas orelhas. Se nada for ouvido, tente outra vez, pressionando o diapasão com mais firmeza na cabeça. Reserve esse teste a pacientes com perda auditiva unilateral porque pacientes com audição normal podem lateralizar e pacientes com déficits condutivos ou sensorineurais bilaterais não lateralizam.

Na perda auditiva condutiva unilateral, o som é ouvido (lateralizado) na orelha comprometida. As explicações incluem otosclerose, otite média, perfuração da membrana timpânica e cerume. Ver Tabela 13.4, *Padrões de perda auditiva.*

Na perda auditiva sensorineural unilateral, o som é ouvido na orelha saudável.

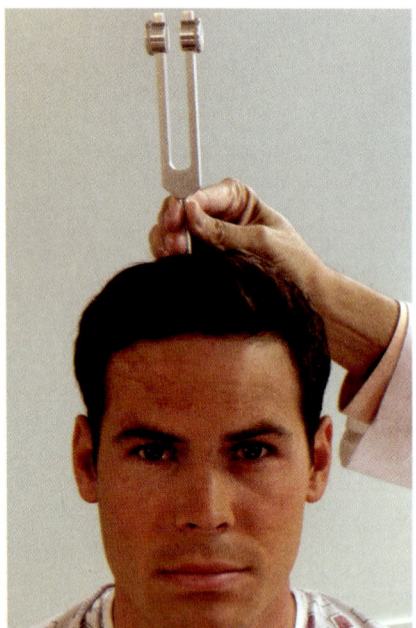

Figura 13.13 Teste de lateralização (Weber).

- *Compare a condução aérea (CA) e a condução óssea (CO)* (**teste de Rinne**). Coloque a base de um diapasão em vibração leve sobre o processo mastoide, atrás da orelha e nivelada com o meato (Figura 13.14). Quando o paciente não conseguir ouvir mais o som, posicione rapidamente as hastes do diapasão perto do meato acústico externo e pergunte se o paciente ouve uma vibração (Figura 13.15). Nesse ponto, as hastes do diapasão devem estar voltadas para frente, o que maximiza a transmissão sonora para o paciente. Normalmente, o som é ouvido durante mais tempo pelo ar do que pelo osso (condução aérea > condução óssea).

Na perda auditiva condutiva, o som é ouvido pelo osso por uma duração igual ou maior do que pelo ar (CO = CA ou CO > CA). Na perda auditiva sensorineural, o som é ouvido pelo ar durante mais tempo (condução aérea > condução óssea).

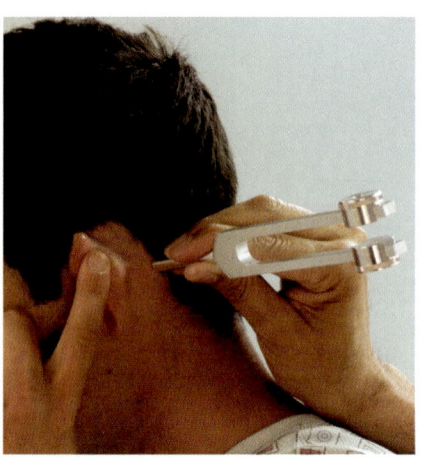

Figura 13.14 Rinne: teste da condução óssea.

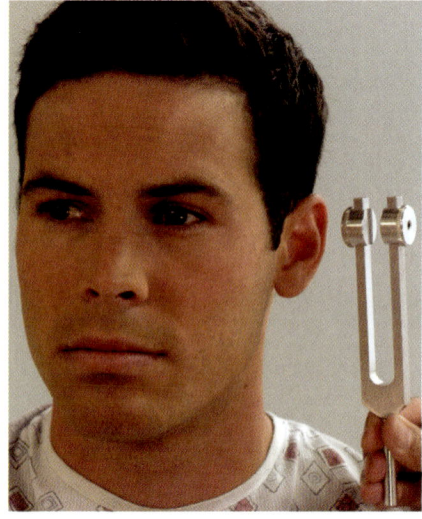

Figura 13.15 Rinne: teste da condução aérea.

Principais componentes do exame do nariz e dos seios paranasais

- Inspecionar as superfícies anterior e inferior do nariz (assimetria, deformidades, dor)
- Verificar se há obstrução nasal em cada asa do nariz (se indicado)
- Inspecionar a mucosa nasal, o septo nasal, as conchas inferior e média e os meatos correspondentes usando uma fonte luminosa ou um otoscópio com um espéculo grande (desvio, assimetria acentuada, pólipos, úlceras)
- Palpar os seios frontais (dor, pressão, plenitude)
- Palpar os seios maxilares (dor, pressão, plenitude)

Superfície do nariz

Inspecione as superfícies anterior e inferior do nariz. Uma pressão suave com o seu polegar sobre o ápice do nariz geralmente alarga as narinas. Use uma lanterna ou a luz do otoscópio para obter uma visão parcial de cada vestíbulo do nariz. Se o ápice do nariz estiver dolorido, tenha delicadeza e manipule o nariz o mínimo possível. Observe qualquer assimetria ou deformidade do nariz.

Verificar se existe obstrução nasal, se indicado, pressionando cada asa do nariz alternadamente e pedindo que o paciente inspire.

Dor no ápice ou na asa do nariz sugere infecção local, como um furúnculo, especialmente se houver uma pequena área eritematosa e edemaciada.

Cavidade e mucosa nasais

Inspecione a parte interna das narinas com um otoscópio e o maior espéculo auricular disponível. Incline a cabeça do paciente um pouco para trás e introduza o espéculo com delicadeza no vestíbulo de cada narina, evitando o contato com o septo nasal, que é sensível (Figura 13.16). Segure o cabo do otoscópio na lateral para evitar o queixo do paciente e melhorar sua mobilidade. Posicione o espéculo em uma direção posterior e, em seguida, gradualmente para cima, tente visualizar as conchas inferior e média, o septo nasal e a estreita passagem nasal entre essas estruturas, como mostra a Figura 13.17. Alguma assimetria nos dois lados é normal.

Um desvio da porção inferior do septo nasal é comum e pode ser visualizado com facilidade, como na Figura 13.18. Um desvio raramente obstrui o fluxo aéreo.

Inspecione a mucosa nasal que recobre o septo e as conchas. Observe sua cor e qualquer tumefação, sangramento ou exsudato. Se houver exsudato, observe suas características: transparente, mucopurulento ou purulento. A mucosa nasal normal é um pouco mais vermelha que a mucosa oral.

Na rinite viral, a mucosa está avermelhada e edemaciada; na rinite alérgica, pode estar pálida, azulada ou vermelha.

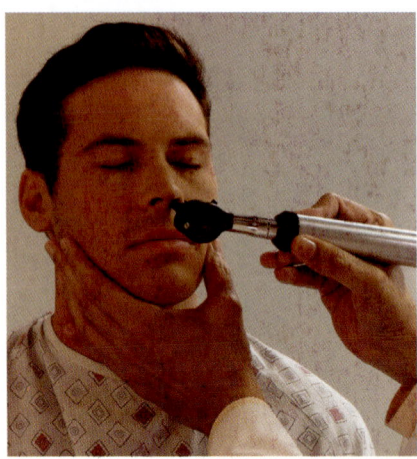

Figura 13.16 Inspeção do interior das narinas com um otoscópio.

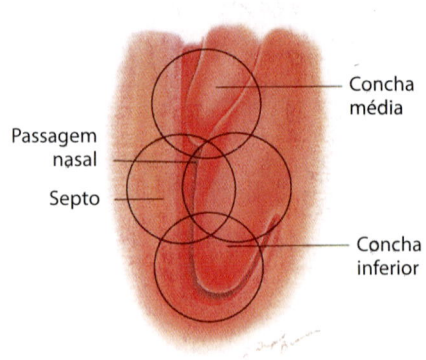

Figura 13.17 Conchas inferior e média.

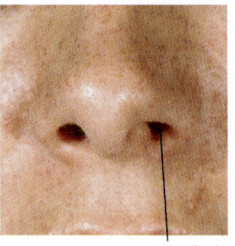

Figura 13.18 Desvio da porção inferior do septo.

Septo nasal

Inspecione o septo nasal. Observe qualquer desvio, inflamação ou perfuração do septo. A porção inferoanterior do septo (onde o dedo do paciente consegue alcançar) é uma fonte comum de *epistaxe* (sangramento nasal). Verifique se há alguma anormalidade, como úlceras ou pólipos (Figura 13.19).

A inspeção da cavidade nasal pela narina anterior em geral é limitada ao vestíbulo, a porção anterior do septo e as conchas inferior e média. O exame das anormalidades posteriores requer um espelho nasofaríngeo, e seu uso adequado está além do escopo deste livro. Lembre-se de descartar ou limpar adequadamente e desinfetar todos os espéculos nasais e auriculares após o uso.

É possível observar sangue vivo ou crostas. As causas de perfuração do septo incluem traumatismo, cirurgia e uso intranasal de cocaína ou anfetaminas, que também causam ulceração septal.

Os *pólipos nasais* são crescimentos saculares pálidos de tecido inflamado, que podem obstruir a passagem do ar ou os seios paranasais, observados na rinite alérgica, sensibilidade a ácido acetilsalicílico, asma, infecções sinusais crônicas e fibrose cística.[10]

Tumores malignos da cavidade nasal são raros, associados à exposição ao tabaco ou a toxinas inaladas em caráter crônico.

Seios paranasais

Palpar os seios paranasais para verificar se há dor. Pressionar os seios frontais de baixo para cima, sob as sobrancelhas, evitando pressão sobre os olhos (Figura 13.20). Em seguida, pressionar os seios maxilares (Figura 13.21).

Dor à palpação do local, junto com sinais/sintomas como dor facial, sensação de pressão ou plenitude, secreção nasal purulenta, obstrução nasal e distúrbios do olfato, especialmente quando existem há mais de 7 dias, sugerem rinossinusite bacteriana aguda envolvendo os seios frontais ou maxilares.[8–10,16]

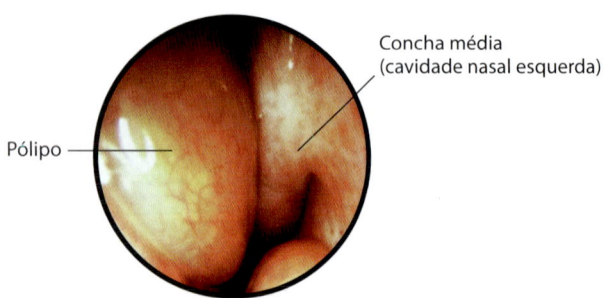

Figura 13.19 Pólipo nasal.

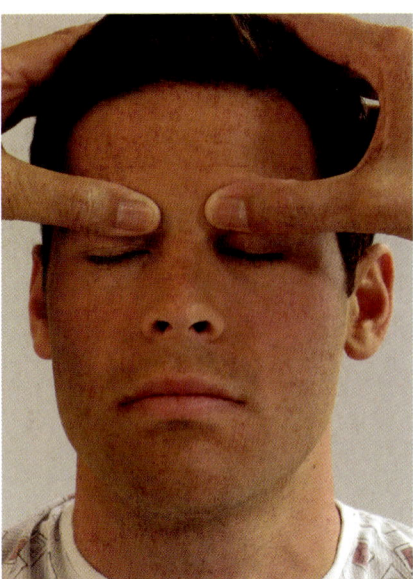

Figura 13.20 Palpação dos seios frontais.

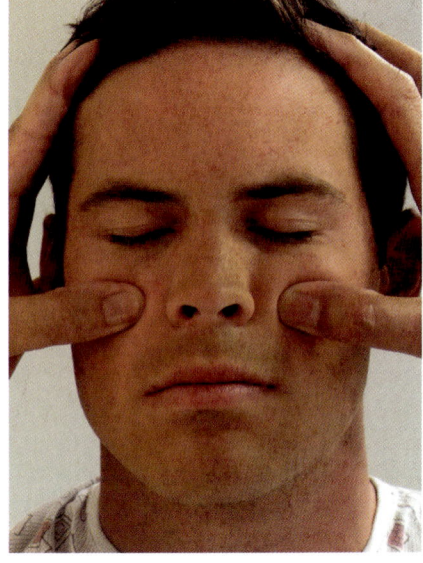

Figura 13.21 Palpação dos seios maxilares.

REGISTRO DOS ACHADOS

No início você pode usar sentenças para descrever seus achados; mais tarde, você será mais conciso. O estilo no boxe a seguir contém frases apropriadas para a maioria das anotações clínicas.

Registro dos achados no exame de cabeça, olhos, orelhas, nariz e orofaringe

Cabeça – normocefalia/atraumática. Cabelos com textura média. *Olhos* – Acuidade visual 20/20 bilateralmente. Esclera branca, conjuntiva rosa. As pupilas medem 4 mm, com constrição até 2 mm, igualmente redondas e reativas à luz e à acomodação. Margens do disco óptico nítidas; ausência de hemorragias ou exsudatos, ausência de estenose arteriolar. *Orelhas* – **Boa acuidade à voz sussurrada. Meatos acústicos externos intactos bilateralmente. Membranas timpânicas (MTs) intactas e móveis, com cone luminoso adequado. Diapasão de 512: teste de Weber na linha média. Teste de Rinne: condução aérea > condução óssea bilateralmente.** *Nariz* – **Mucosa nasal rosada, septo na linha média; ausência de dor sinusal.** *Orofaringe (ou boca)* – Mucosa oral rosada, boa dentição, faringe sem exsudatos.

   Pescoço – Traqueia na linha média. Pescoço flexível; istmo da tireoide palpável, lobos não palpados.

   Linfonodos – Ausência de adenopatia cervical, axilar, epitroclear, inguinal.

OU

   Cabeça – normocefalia/atraumática. Calvície frontal. *Olhos* – Acuidade visual 20/100 bilateralmente. Esclera branca; hiperemia conjuntival. Constrição das pupilas de 3 mm para 2 mm, igualmente redondas e reativas à luz e à acomodação. Margens do disco óptico nítidas; ausência de hemorragias ou exsudatos. Razão arteriolar-venosa (razão AV) de 2:4; sem cruzamentos AV patológicos. *Orelhas* – **Acuidade à voz sussurrada diminuída; intacta à voz falada. Meatos acústicos externos e MTs sem alterações bilateralmente.** *Nariz* – **Mucosa edemaciada, com eritema e secreção clara. Septo na linha média. Dor à percussão dos seios maxilares bilateralmente.** Orofaringe – Mucosa oral rosada, cáries nos molares inferiores, faringe eritematosa, sem exsudatos.

   Pescoço – Traqueia na linha média. Pescoço flexível; istmo da tireoide na linha média, lobos palpáveis, mas não aumentados.

   Linfonodos – Linfonodos submandibulares e cervicais anteriores dolorosos à palpação, 1 cm × 1 cm, consistência elástica e móveis; ausência de linfadenopatia cervical posterior, epitroclear, axilar ou inguinal.

Esses achados sugerem perda auditiva bilateral, possivelmente causada por infecção dos seios paranasais e congestão associada da nasofaringe e da mucosa.

PROMOÇÃO E ORIENTAÇÃO DA SAÚDE: EVIDÊNCIAS E RECOMENDAÇÕES

Tópico importante para promoção e orientação da saúde

■ Rastreamento de perda auditiva

RASTREAMENTO DE PERDA AUDITIVA

Aproximadamente 16% dos adultos acima de 18 anos de idade nos EUA relatam perda auditiva, incluindo um terço daqueles acima de 50 anos e 80% dos indivíduos de 80 anos ou mais.[17,18] Perda auditiva é, com frequência, considerada a incapacidade de ouvir sons em frequências entre 500 e 4.000 Hz, a faixa mais importante para o processamento da fala. Esse comprometimento, que pode ter efeitos adversos nas funções social, psicológica e cognitiva, muitas vezes deixa de ser detectado e tratado. Ao contrário dos pré-requisitos visuais para a condução de veículos, não há exigências para testes auditivos disseminados, e muitos adultos evitam o uso de próteses auditivas. A perda auditiva pode ser detectada de modo acurado e confiável por vários testes de rastreamento, incluindo testes de rastreamento com um item único (p. ex., "Você tem dificuldade de audição?"), questionários de múltiplos itens (como o Hearing Handicap Inventory for the Elderly – Screening Version), audiômetros portáteis, o teste do tique-taque do relógio, o teste da voz sussurrada e o teste da fricção do dedo.[17] A causa mais comum de perda auditiva é a presbiacusia, a degeneração das células pilosas das orelhas relacionada à idade, que provoca perda auditiva gradualmente progressiva, em particular para sons de alta frequência.[19] A exposição a níveis de ruído prejudiciais, inclusive de origem ocupacional e outras fontes ambientais, é o segundo principal fator de risco para perda auditiva, sobretudo em adultos mais jovens.[20] Outros fatores de risco incluem história pregressa de infecções da orelha interna, exposição a medicamentos ototóxicos e doenças sistêmicas como diabetes melito. As próteses auditivas melhoram a audição e a qualidade de vida de alguns adultos com perda auditiva relacionada à idade.

Embora os testes de rastreamento consigam identificar adultos com perda auditiva, o uso subsequente de próteses auditivas é baixo, sobretudo por pessoas que não percebem a própria perda auditiva.[21,22] A U.S. Preventive Services Task Force (USPSTF) destacou que a efetividade de qualquer estratégia de rastreamento auditivo depende da probabilidade de que as pessoas poderiam se beneficiar de próteses auditivas se realmente começassem a usá-las. Portanto, a USPSTF concluiu que as evidências eram insuficientes para chegar a uma determinação relativa ao rastreamento de perda auditiva em adultos de 50 anos de idade ou mais (recomendação de grau I).[19] Contudo, a redução e a evitação de ruído são estratégias recomendadas para prevenir ou adiar perda auditiva.[20]

TABELA 13.1 Tontura e vertigem

"Tontura" é um termo inespecífico usado pelos pacientes, que engloba diversos distúrbios que precisam ser meticulosamente esclarecidos pelos médicos. Uma anamnese detalhada geralmente identifica a etiologia primária. É importante aprender os significados específicos dos seguintes termos ou condições:

- *Vertigem* – sensação rotatória acompanhada por nistagmo e ataxia; em geral decorrente de disfunção vestibular periférica (cerca de 40% dos pacientes com "tontura"), mas pode ser causada por uma lesão central no tronco encefálico (cerca de 10%; as causas incluem aterosclerose, esclerose múltipla, enxaqueca vertebrobasilar ou ataque isquêmico transitório)
- *Pré-síncope* – quase desmaio associado a "sensação de fraqueza ou desfalecimento"; as causas incluem hipotensão ortostática, em especial como resultado de medicamentos, arritmias e crises vasovagais (cerca de 5%)
- *Desequilíbrio* – instabilidade ou perda de equilíbrio ao andar, especialmente em pacientes mais velhos; as causas incluem medo de andar, perda visual, fraqueza decorrente de problemas musculoesqueléticos e neuropatia periférica (até 15%)
- *Psiquiátricas* – as causas incluem ansiedade, transtorno de pânico, hiperventilação, depressão, transtorno de somatização, álcool e abuso de substâncias psicoativas (cerca de 10%)
- *Multifatorial ou desconhecida* (até 20%)

Vertigem periférica e central

	Início	Duração e evolução	Audição	Tinido	Outras manifestações
Vertigem periférica					
Vertigem posicional benigna	Súbito, muitas vezes ao virar para o lado afetado ou inclinar a cabeça	Alguns segundos a < 1 min. Dura algumas semanas, pode haver recorrência	Não afetada	Ausente	Às vezes náuseas, vômitos, nistagmo
Neurite vestibular	Súbito	Horas a até 2 semanas. Pode haver recorrência durante 12 a 18 meses	Não afetada	Ausente	Náuseas, vômitos, nistagmo
Labirintite aguda	Súbito	Horas a até 2 semanas. Pode haver recorrência durante 12 a 18 meses	Perda auditiva sensorineural – unilateral	Pode estar presente	Náuseas, vômitos, nistagmo
Doença de Ménière	Súbito	Várias horas a ≥ 1 dia. Recorrente	Perda auditiva sensorineural – flutuante, recorrente, progressiva	Presente, flutuante	Sensação de pressão ou plenitude na orelha afetada; náuseas, vômitos, nistagmo
Toxicidade de medicamentos ou drogas	Insidioso ou agudo – relacionada a diuréticos de alça, aminoglicosídeos, salicilatos, álcool etílico	Pode ou não ser reversível. Ocorre adaptação parcial	Pode estar comprometida	Pode estar presente	Náuseas, vômitos
Neuroma do acústico	Insidioso, em decorrência de compressão do NC VIII, ramo vestibular	Variável	Comprometida, unilateral	Presente	Pode envolver NC V e NC VII
Vertigem central	Muitas vezes súbita (ver causas acima)	Variável, mas raramente contínua	Não afetada	Ausente	Em geral com outros déficits do tronco encefálico – disartria, ataxia, déficits motores e sensoriais cruzados

Fontes: Chan Y. *Curr Opin Otolaryngol Head Neck Surg.* 2009;17:200; Kroenke K *et al. Ann Intern Med.* 1992;117:898; Tusa RJ. *Neurol Clin.* 2001;19:23; Lockwood AH *et al. N Engl J Med.* 2002;347:904.

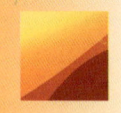

TABELA 13.2 Nódulos auriculares ou periauriculares

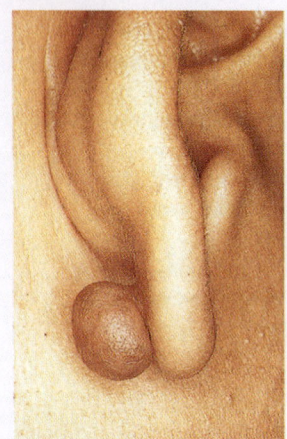

Queloide. Uma massa firme, nodular, hipertrófica de tecido cicatricial, que se estende além da área do ferimento.

Pode se desenvolver em qualquer área cicatrizada, mas é mais comum nos ombros e na parte superior do tórax. Um queloide no local de uma perfuração do lóbulo da orelha para uso de brincos pode ter efeitos cosméticos indesejáveis.

Queloides são mais comuns em pessoas de pele mais escura e podem recidivar após o tratamento.

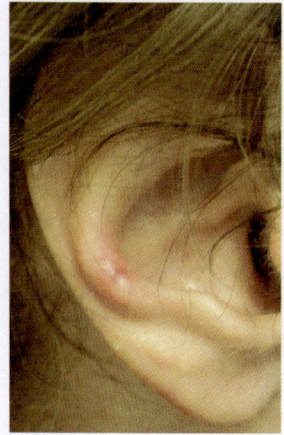

Condrodermatite da hélice. Esta lesão inflamatória crônica começa como uma pápula dolorosa na hélice ou antélice. Pode haver eritema. É necessária biopsia para descartar carcinoma.

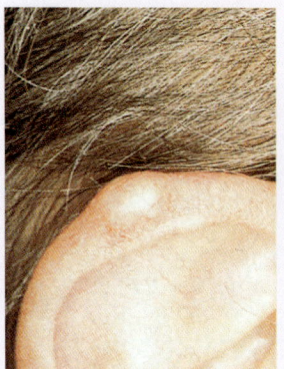

Tofos. Depósitos de cristais de ácido úrico característicos da gota tofácea crônica.

Manifestam-se como nódulos duros na hélice ou antélice e podem eliminar cristais brancos calcários através da pele. Também podem aparecer perto das articulações, nas mãos, nos pés e em outras áreas. Em geral surge após níveis sanguíneos elevados crônicos e contínuos de ácido úrico.

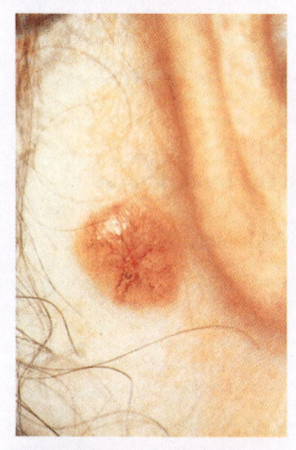

Carcinoma basocelular. Este nódulo elevado tem superfície lustrosa e os vasos telangiectásicos do carcinoma basocelular, uma malignidade comum de crescimento lento que raramente produz metástases. Podem ocorrer crescimento e ulceração.

São mais frequentes em pessoas de pele clara, com exposição excessiva à luz solar.

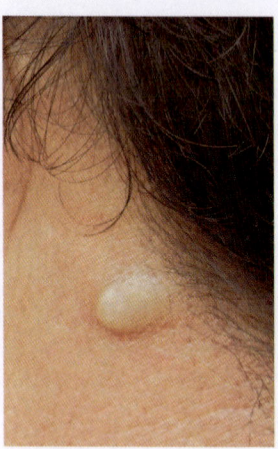

Cisto cutâneo. Também conhecido como cisto sebáceo, um nódulo cupuliforme na derme forma um saco fechado firme e benigno, fixado à epiderme.

Um ponto escuro (cravo preto) pode ser visível em sua superfície.

Histologicamente, representa (1) um cisto epidermoide, comum na face e pescoço, ou (2) um cisto pilar (triquilemal), comum no couro cabeludo. Ambos podem inflamar.

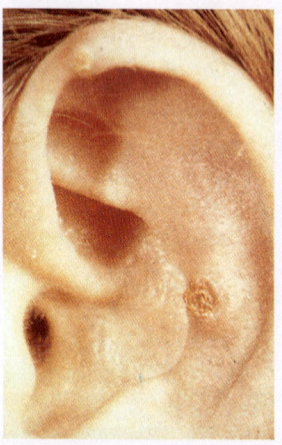

Nódulos reumatoides. Na artrite reumatoide crônica, procurar pequenos nódulos na hélice ou antélice e nódulos adicionais em outras partes das mãos e ao longo da superfície da ulna, distalmente ao cotovelo, e nos joelhos e calcanhares. Pode ocorrer ulceração como resultado de lesões repetidas.

Esses nódulos podem preceder a artrite.

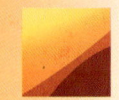

TABELA 13.3 Anormalidades da membrana timpânica

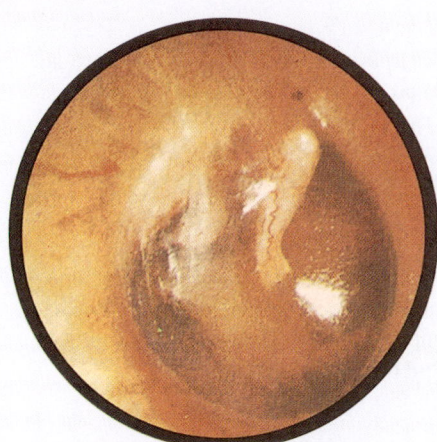

Membrana timpânica normal (direita)

Esta membrana timpânica (ou tímpano) direita normal é cinza rosada. Observe o martelo situado atrás da parte superior do tímpano. Acima do processo lateral está a parte flácida. O restante da membrana timpânica é a parte tensa. A partir do umbigo da membrana timpânica, o cone luminoso brilhante se espalha em direção anterior e inferior. Posteriormente ao martelo, uma parte da bigorna é visível atrás da membrana timpânica. Os pequenos vasos sanguíneos ao longo do cabo do martelo são normais.

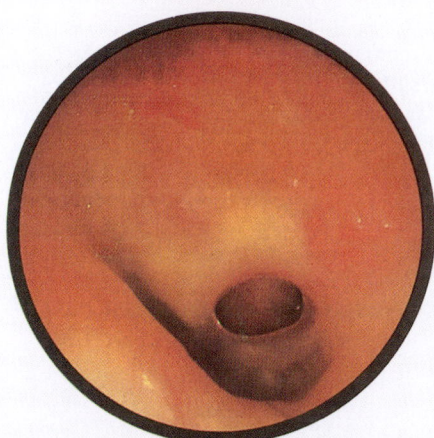

Perfuração da membrana timpânica

Perfurações são orifícios na membrana timpânica, em geral causadas por infecções purulentas da orelha média. Podem ser centrais, se não envolverem a borda da membrana timpânica, ou marginais, quando a borda estiver envolvida. Quando as perfurações cicatrizam, a membrana que recobre a perfuração pode ser notavelmente fina e transparente; isso é chamado de *monômero*, e sua diferenciação de uma perfuração real pode ser difícil.

A perfuração central mais comum está ilustrada aqui. Um anel avermelhado de tecido de granulação circunda a perfuração, indicando infecção crônica. A membrana timpânica em si está fibrótica, e nenhum ponto de referência é visível. A secreção da orelha média infectada pode drenar pela abertura criada pela perfuração, que em geral se fecha no processo de fibrose, como na próxima fotografia. Pode haver otalgia associada ou até mesmo perda auditiva, em especial se as perfurações forem grandes.

Timpanosclerose

Timpanosclerose é um processo cicatricial da orelha média decorrente de otite média que envolve o depósito de material hialino e cristais de cálcio e fosfato na membrana timpânica e na orelha média. Em casos graves, pode aprisionar os ossículos da audição e causar perda auditiva condutiva.

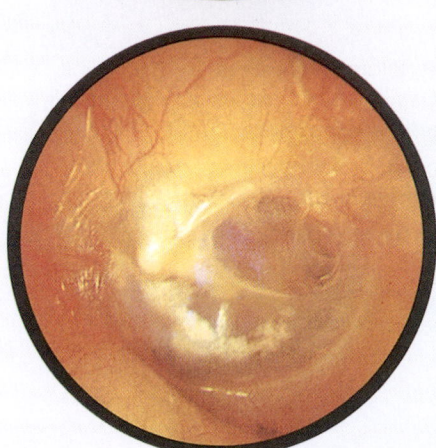

Na porção inferior desta membrana timpânica esquerda, observar a grande área branca irregular, de aspecto calcário, com margens irregulares. Ela é típica da timpanosclerose: um depósito de material hialino nas camadas da membrana timpânica, que às vezes é observado após um episódio grave de otite média. Em geral não compromete a audição e raramente tem importância clínica.

Outras anormalidades nesta membrana timpânica incluem uma perfuração fibrótica (a grande área oval na porção posterossuperior da membrana timpânica) e sinais de retração da membrana timpânica. Uma membrana timpânica retraída sofre tração no sentido medial, para longe dos olhos do examinador, e as pregas maleares são retesadas em contornos nítidos. Com frequência há protrusão nítida do processo lateral, e o cabo do martelo, tracionado para dentro no umbigo da membrana timpânica, parece encurtado e mais horizontal.

(continua)

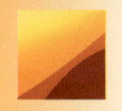

TABELA 13.3 Anormalidades da membrana timpânica *(continuação)*

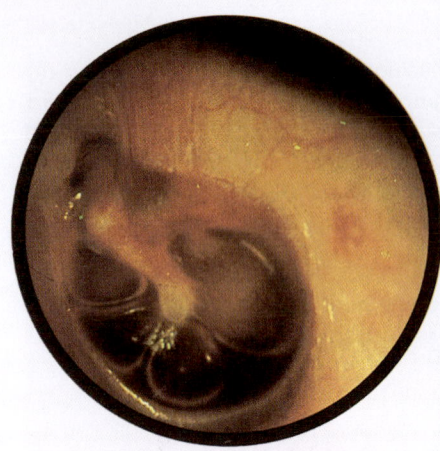

Derrame seroso

Derrames serosos costumam ser causados por infecções virais das vias respiratórias superiores (otite média com derrame seroso) ou alterações súbitas da pressão atmosférica como as observadas ao voar ou mergulhar (barotrauma ótico). A tuba auditiva não consegue igualar a pressão do ar na orelha média e o ar externo. O ar na orelha média é absorvido para a corrente sanguínea, e líquido seroso é acumulado na orelha média. Os sintomas incluem sensação de plenitude e estalos na orelha, perda auditiva condutiva leve e, algumas vezes, dor.

Líquido âmbar atrás da membrana timpânica é característico, como nesse paciente com barotrauma ótico. Nível líquido, uma linha entre o ar acima e o líquido âmbar abaixo, pode ser observado em cada lado do processo lateral. Bolhas de ar (nem sempre presentes) podem ser observadas aqui no líquido âmbar.

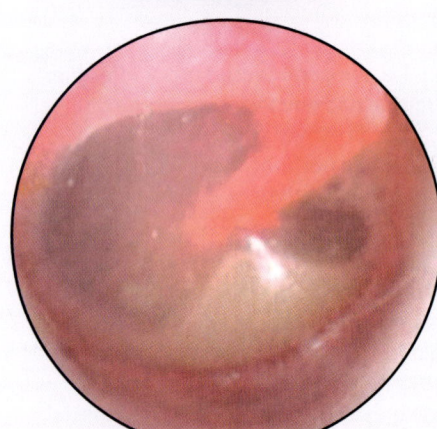

Otite média aguda com derrame purulento

Otite média aguda com derrame purulento é, com frequência, causada por infecção por *S. pneumoniae* ou *H. influenzae*. Os sinais/sintomas incluem otalgia, febre e perda auditiva. A membrana timpânica está avermelhada, seus pontos de referência desaparecem e se projeta lateralmente, na direção do olho do examinador.

Aqui a membrana timpânica está protuberante com um nível líquido. Com frequência há eritema difuso de toda a membrana timpânica. Uma ruptura espontânea (perfuração) da membrana timpânica pode ocorrer em seguida, com drenagem de material purulento para o meato acústico externo.

A perda auditiva é do tipo condutivo. A otite média purulenta aguda é muito mais comum em crianças que em adultos.

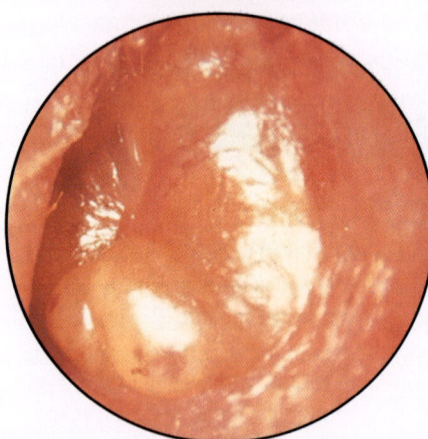

Miringite bolhosa

Na miringite bolhosa, vesículas hemorrágicas dolorosas aparecem na membrana timpânica e/ou no meato acústico externo. Os sinais/sintomas incluem otalgia, secreção sanguinolenta da orelha e perda auditiva condutiva.

Nesta imagem, uma bolha é observada na membrana timpânica. A membrana timpânica está avermelhada, e seus pontos de referência estão obscurecidos.

Essa condição é causada por otite média viral, bacteriana e por *Mycoplasma*.

Fontes das fotografias: *Membrana timpânica normal* – Reproduzida de Hawke M *et al. Clinical Otoscopy: A Text and Colour Atlas.* Churchill Livingstone; 1984. Copyright © 1984 Elsevier. Com autorização; *Perfuração da membrana timpânica, Timpanosclerose* – Cortesia de Michael Hawke, MD, Toronto, Canada; *Derrame seroso* – Reproduzida de Hawke M *et al. Clinical Otoscopy: A Text and Colour Atlas.* Churchill Livingstone; 1984. Copyright © 1984 Elsevier. Com autorização; *Otite média aguda* – Johnson J. *Bailey's Head and Neck Surgery.* 5th ed. Wolters Kluwer; 2014, Fig. 99.1; *Miringite bolhosa* – Jensen S. *Nursing Health Assessment: A Best Practice Approach.* 2nd ed. Wolters Kluwer Health/Lippincott Williams & Wilkins; 2011:406.

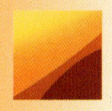

TABELA 13.4 Padrões de perda auditiva

	Perda condutiva	Perda sensorineural
	Membrana timpânica — Orelha média — Nervo vestibulococlear	Membrana timpânica — Orelha média — Nervo vestibulococlear
Fisiopatologia	Distúrbios da orelha externa ou média comprometem a condução sonora para a orelha interna. As causas incluem corpo estranho, otite média, perfuração da membrana timpânica e otosclerose dos ossículos da audição.	Um distúrbio da orelha interna envolve o nervo vestibulococlear e a transmissão do impulso neuronal para o encéfalo. As causas incluem exposição a ruídos altos, infecções da orelha interna, traumatismo, neuroma do acústico, distúrbios familiares e congênitos e envelhecimento.
Idade de início usual	Infância e adultos jovens, até 40 anos de idade.	Meia-idade ou mais tarde.
Meato acústico e membrana timpânica	A anormalidade geralmente é visível, exceto na otosclerose.	Problema não visível.
Efeitos	Pouco efeito no som. A audição parece melhorar em ambientes ruidosos. A voz continua suave porque a orelha interna e o nervo vestibulococlear estão intactos.	Ocorre perda dos registros mais altos, por isso os sons são distorcidos. A audição piora em ambientes ruidosos. A voz pode ser alta porque a audição está comprometida.
Teste de Weber (na perda auditiva unilateral)	Base do diapasão no vértice do crânio. Ocorre lateralização do som para a orelha comprometida – o ruído ambiente não é escutado com clareza, por isso a detecção das vibrações melhora.	Base do diapasão no vértice do crânio. Ocorre lateralização do som para a orelha saudável – uma lesão da orelha interna ou do nervo vestibulococlear compromete a transmissão para a orelha afetada.
Teste de Rinne	Base do diapasão no processo mastoide do osso temporal; então, hastes no meato acústico externo. Condução óssea mais longa ou igual à condução aérea (CO ≥ CA). Embora a condução aérea pela orelha externa ou média esteja comprometida, as vibrações ósseas contornam o problema para atingir a cóclea.	Base do diapasão no processo mastoide do osso temporal; então, hastes no meato acústico externo. Condução aérea mais longa que a condução óssea (CA > CO). A orelha interna ou o nervo vestibulococlear tem menor capacidade de transmissão dos impulsos, independentemente de como as vibrações chegam à cóclea. O padrão normal prevalece.

REFERÊNCIAS BIBLIOGRÁFICAS

1. Lasak JM, Allen P, McVay T, et al. Hearing loss: diagnosis and management. *Prim Care*. 2014;41(1):19–31.
2. Uy J, Forciea MA. In the clinic. Hearing loss. *Ann Intern Med*. 2013;158(7):ITC4-1.
3. Raviv D, Dror AA, Avraham KB. Hearing loss: a common disorder caused by many rare alleles. *Ann N Y Acad Sci*. 2010;1214:168–179.
4. Siddiq S, Grainger J. The diagnosis and management of acute otitis media: American Academy of Pediatrics Guidelines 2013. *Arch Dis Child Educ Pract Ed*. 2015;100(4): 193–197.
5. Baguley D, McFerran D, Hall D. Tinnitus. *Lancet*. 2013; 382(9904):1600–1607.
6. Hogue JD. Office evaluation of dizziness. *Prim Care*. 2015; 42(2):249–258.
7. Wheatley LM, Togias A. Clinical Practice. Allergic rhinitis. *N Engl J Med*. 2015;372(5):456–463.
8. Foden N, Burgess C, Shepherd K, et al. A guide to the management of acute rhinosinusitis in primary care: management strategy based on best evidence and recent European guidelines. *Br J Gen Pract*. 2013;63(616):611–613.
9. Rosenfeld RM, Piccirillo JF, Chandrasekhar SS, et al. Clinical practice guideline (update): adult sinusitis executive summary. *Otolaryngol Head Neck Surg*. 2015;152(4): 598–609.
10. Seidman MD, Gurgel RK, Lin SY, et al. Clinical practice guideline: allergic rhinitis executive summary. *Otolaryngol Head Neck Surg*. 2015;152(2):197–206.
11. Bagai A, Thavendiranathan P, Detsky AS. Does this patient have hearing impairment? *JAMA*. 2006;295(4):416–428.
12. McShefferty D, Whitmer WM, Swan IR, et al. The effect of experience on the sensitivity and specificity of the whispered voice test: a diagnostic accuracy study. *BMJ Open*. 2013;3(4):e002394.
13. Pirozzo S, Papinczak T, Glasziou P. Whispered voice test for screening for hearing impairment in adults and children: systematic review. *BMJ*. 2003;327(7421):967.
14. Eekhof JA, de Bock GH, de Laat JA, et al. The whispered voice: the best test for screening for hearing impairment in general practice? *Br J Gen Pract*. 1996;46(409):473–474.
15. McGee S. *Evidence Based Physical Diagnosis*. 4th ed. St. Louis, MO: Elsevier; 2018:200.
16. Kaplan A. Canadian guidelines for acute bacterial rhinosinusitis: clinical summary. *Can Fam Physician*. 2014;60(3): 227–234.
17. Chou R, Dana T, Bougatsos C, et al. Screening adults aged 50 years or older for hearing loss: a review of the evidence for the U.S. preventive services task force. *Ann Intern Med*. 2011;154(5):347–355.
18. QuickStats: Percentage of Adults Aged ≥18 Years with Any Hearing Loss, by State—National Health Interview Survey, 2014–2016. *MMWR Morb Mortal Wkly Rep*. 2017;66(50):1389.
19. Moyer VA; U.S. Preventive Services Task Force. Screening for hearing loss in older adults: U.S. Preventive Services Task Force recommendation statement. *Ann Intern Med*. 2012;157(9):655–661.
20. Carroll YI, Eichwald J, Scinicariello F, et al. Vital signs: noise-induced hearing loss among adults—United States 2011–2012. *MMWR Morb Mortal Wkly Rep*. 2017;66(5): 139–144.
21. Thodi C, Parazzini M, Kramer SE, et al. Adult hearing screening: follow-up and outcomes1. *Am J Audiol*. 2013;22(1): 183–185.
22. Yueh B, Collins MP, Souza PE, et al. Long-term effectiveness of screening for hearing loss: the screening for auditory impairment—which hearing assessment test (SAI-WHAT) randomized trial. *J Am Geriatr Soc*. 2010;58(3):427–434.

Orofaringe e Cavidade Oral

ANATOMIA E FISIOLOGIA

Boca, gengiva e dentes

Os *lábios* são pregas musculares que circundam a entrada da boca. Quando abertos, a *gengiva* e os *dentes* são visíveis (Figura 14.1). Observar o formato ondulado das *margens gengivais* e as *papilas gengivais* (ou *papilas interdentais*) pontiagudas.

A *gengiva* está unida com firmeza aos dentes e à maxila e à mandíbula, onde está assentada. Em pessoas de pele mais clara, a gengiva tem cor rosa clara ou coral, com discreto pontilhado. Em pessoas de pele mais escura, pode ser difusa ou parcialmente marrom (Figura 14.2). Uma prega mucosa na linha média, chamada *frênulo do lábio*, conecta cada lábio com a gengiva. Um *sulco gengival* raso entre a margem delgada da gengiva e cada dente não é visto de imediato, mas é examinado e medido por dentistas e profissionais de saúde oral. Adjacente à gengiva está a *mucosa alveolar*, que se funde à *mucosa labial* do lábio (Figura 14.2).

Cada dente, composto principalmente por *dentina*, é enraizado em um soquete ósseo, com apenas a sua *coroa,* coberta por esmalte, exposta. Pequenos vasos sanguíneos e nervos entram no dente pelo ápice e seguem para o *canal da raiz do dente* e a *cavidade pulpar* (Figura 14.3).

Observar que há 32 dentes em adultos, numerados de 1 a 16, da direita para a esquerda no arco dental maxilar, e de 17 a 32, da esquerda para a direita no arco dental mandibular (Figura 14.4).

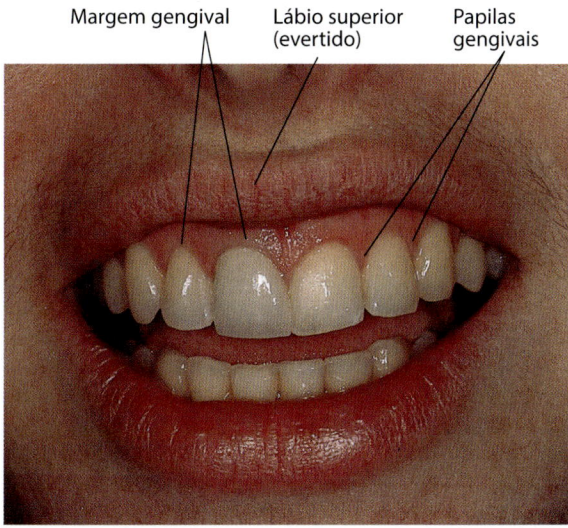

Figura 14.1 Boca, gengiva e dentes.

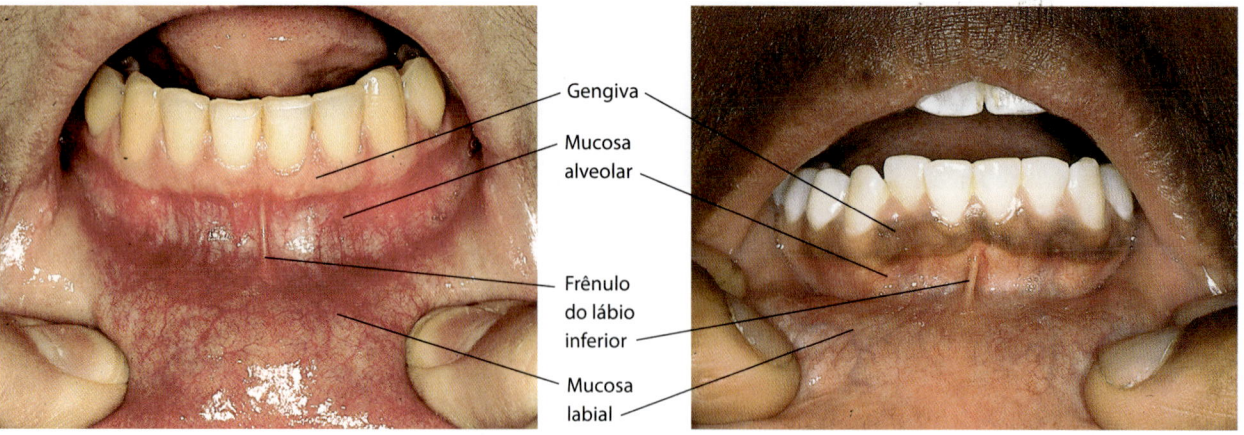

Figura 14.2 Mucosa alveolar e labial, frênulo do lábio.

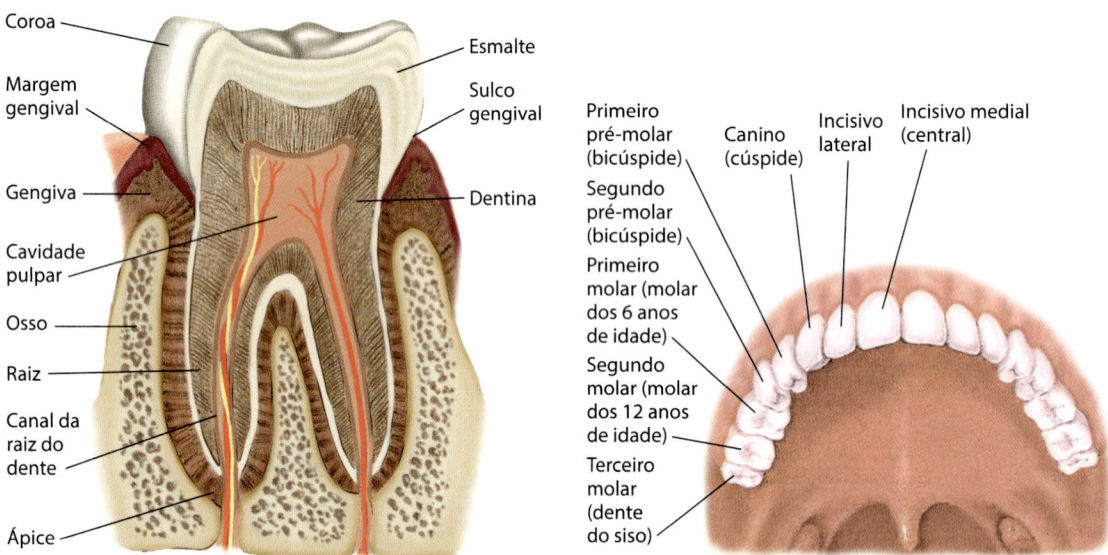

Figura 14.3 Anatomia do dente.

Figura 14.4 Dentes adultos (arco dental maxilar).

Língua

O dorso da língua é coberto por *papilas*, criando uma superfície áspera. Algumas dessas papilas parecem pontos vermelhos, que fazem contraste com o revestimento branco delgado que geralmente recobre a língua (Figura 14.5).

A superfície inferior da língua não tem papilas. Observe o *frênulo da língua* na linha média, que conecta a língua ao assoalho da boca e os ductos da *glândula submandibular (ductos de Wharton)*, que seguem em direção anterior e medial (Figura 14.6). Sua abertura ocorre em papilas situadas em cada lado do frênulo da língua. As *glândulas salivares sublinguais* pareadas estão situadas abaixo da mucosa do assoalho da boca.

Faringe

Acima e atrás da língua, eleva-se um arco formado pelos arcos palatoglosso e palatofaríngeo, o *palato mole* e a *úvula* (Figura 14.7). Uma malha de pequenos vasos sanguíneos pode formar uma rede no palato mole. A *porção posterior da faringe* é visível no recesso atrás do palato mole e da língua.

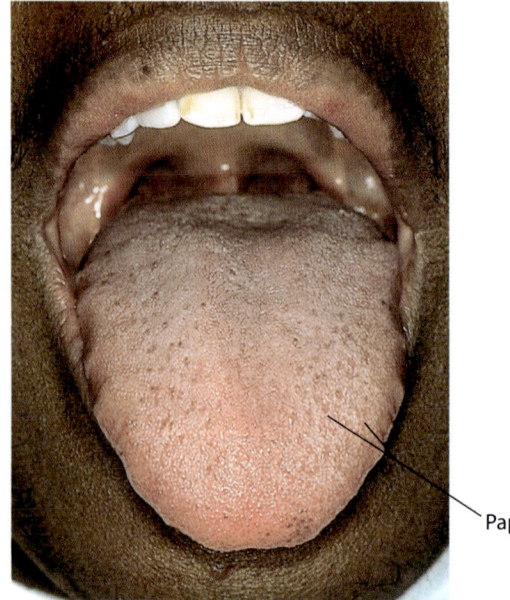

Figura 14.5 Papilas do dorso da língua.

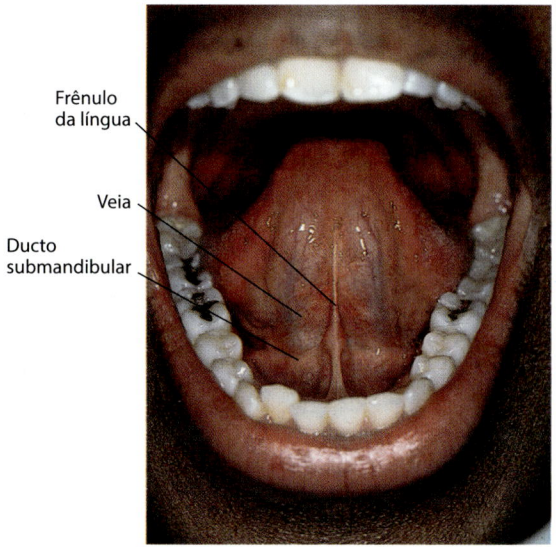

Figura 14.6 Superfície inferior da língua.

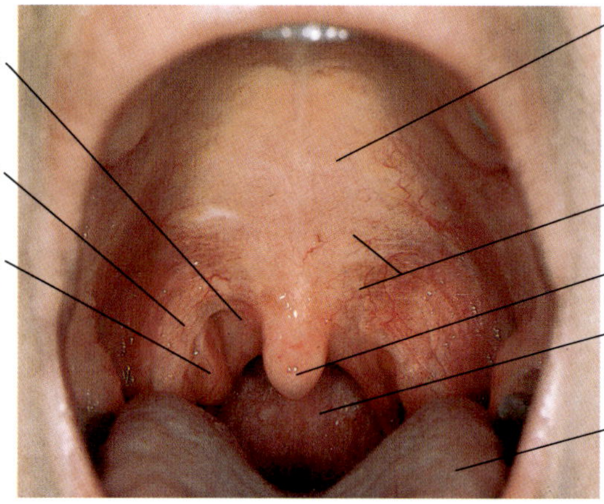

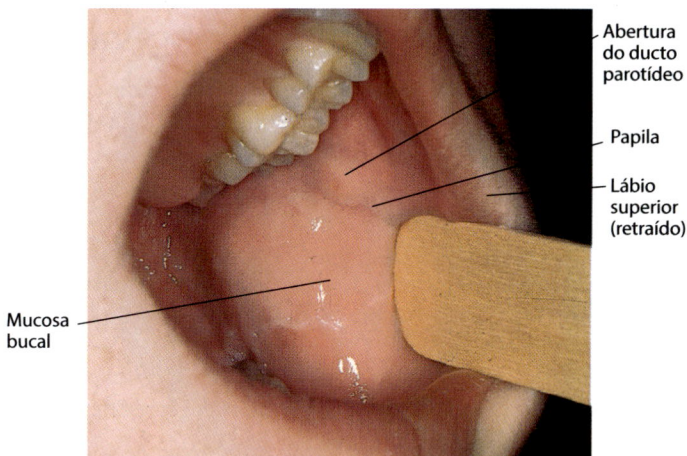

Figura 14.7 Anatomia da porção posterior da faringe.

Na Figura 14.7, observar a protrusão da tonsila direita a partir da *fossa* (ou cavidade) *tonsilar* oca, entre os arcos palatoglosso e palatofaríngeo. Em adultos, as tonsilas são, em geral, pequenas ou ausentes, como na fossa tonsilar esquerda vazia.

A *mucosa bucal* reveste as bochechas. Cada *ducto parotídeo (ducto de Stensen)* abre na mucosa bucal, perto do segundo molar superior. Com frequência, sua localização é marcada por sua própria pequena papila (Figura 14.8).

Figura 14.8 Mucosa bucal e abertura do ducto parotídeo.

ANAMNESE: ABORDAGEM GERAL

Muitos sintomas da orofaringe e da cavidade oral representam processos benignos comuns, mas algumas vezes esses sintomas refletem uma condição subjacente grave. Uma atenção especial à anamnese e ao exame físico muitas vezes possibilita a distinção entre uma condição comum de uma doença subjacente preocupante. Aqui iremos analisar a condução de uma anamnese em relação a condições da orofaringe e da cavidade oral. Esses aspectos são úteis no contexto da obtenção de uma anamnese mais detalhada visto que muitas vezes os sintomas de cabeça e pescoço estão inter-relacionados.

Sintomas comuns ou relevantes

- Dor de garganta
- Edema/sangramento gengival
- Rouquidão
- Halitose

Dor de garganta

Dor de garganta ou *faringite* é uma queixa frequente, geralmente associada a uma doença aguda das vias respiratórias superiores (IVRS). Contudo, algumas vezes a dor de garganta é o único sintoma.

Dor na língua pode resultar de lesões locais como **candidíase oral**, assim como doenças sistêmicas.

As anormalidades incluem **úlceras aftosas** e a língua lisa e dolorosa da deficiência nutricional. Ver Tabela 14.4, *Achados linguais ou sublinguais.*

As regras de prevenção clínica de Centor para faringite estreptocócica e por *Fusobacterium necrophorum* eram usadas no passado para orientar o diagnóstico e o tratamento de uma infecção bacteriana: história de febre, exsudatos tonsilares, adenopatia cervical anterior dolorosa e ausência de tosse. Contudo, a sensibilidade e a especificidade dessas regras são menores que 90%, o que levanta dúvidas sobre sua validade em razão de uma alta taxa de uso desnecessário de antibióticos. As diretrizes atuais recomendam testes de antígenos rápidos ou cultura da orofaringe para diagnóstico e tratamento.[1-4]

Sangramento ou edema gengival

O sangramento nas gengivas, em especial ao escovar os dentes, é comum. Perguntar sobre lesões locais e qualquer tendência de sangramentos ou contusões em outras partes.

O sangramento gengival costuma ser causado por **gengivite**. Ver Tabela 14.3, *Achados nas gengivas e nos dentes.*

Rouquidão

Rouquidão refere-se a alteração das características da voz, geralmente descrita como rouca, áspera, dissonante ou mais grave que o usual.

Perguntar ao paciente sobre alergias ambientais, refluxo ácido, tabagismo, etilismo e inalação de fumaça ou outros irritantes. Perguntar também se o paciente fala muito no trabalho.

A condição é crônica, durando mais de 2 semanas? O paciente é tabagista ou etilista de longa data, apresenta tosse ou hemoptise, perda de peso ou dor de orofaringe unilateral?

As causas variam de doenças da laringe a lesões extralaríngeas que comprimem os nervos laríngeos.[5,6]

Se a rouquidão for aguda, considerar uso excessivo da voz, laringite viral aguda e possível traumatismo do pescoço.

Se a rouquidão durar mais de 2 semanas, encaminhar para laringoscopia e considerar causas como refluxo, nódulos nas pregas vocais, hipotireoidismo, câncer de cabeça e pescoço, incluindo massas tireoidianas e distúrbios neurológicos como doença de Parkinson, esclerose lateral amiotrófica ou miastenia *gravis*.[5,6]

Halitose

Halitose é um odor desagradável ou ofensivo que emana da expiração. Nem todas as pessoas com halitose percebem a condição. As questões podem incluir "Você já percebeu mau hálito ao falar?" ou "Alguém já comentou que você tem mau hálito?" É importante observar que, mesmo quando a boca é saudável, com frequência existe odor desagradável ao despertar do sono, provavelmente devido à putrefação de resíduos não eliminados pelo baixo nível de salivação durante o sono.

Causas orais comuns de halitose incluem higiene oral inadequada, tabagismo, retenção de placa nos dentes e dispositivos orais, como aparelhos ortodônticos e próteses dentárias, doenças periodontais (gengivite, úlceras, periodontite).[7,8]

As causas de halitose também podem ser sistêmicas. As causas mais comuns são respiratórias, como sinusite, **tonsilite**, faringite, corpos estranhos, neoplasias, abscessos e bronquiectasia. Outras causas sistêmicas são mais raras, como refluxo de ácido gástrico, cirrose hepática, diabetes melito pouco controlado, comprometimento da digestão de gorduras e erros inatos do metabolismo, como trimetilaminúria.[9,10]

EXAME FÍSICO: ABORDAGEM GERAL

O exame da boca e da faringe exige iluminação apropriada e uma inspeção visual abrangente e, com frequência, palpação. A integridade geral da mucosa oral, dos lábios, dos dentes e da gengiva, do palato, da língua e da faringe, incluindo as tonsilas, deve ser observada. Aqui examinaremos os principais aspectos do exame, que pode então ser interpretado no contexto mais amplo do exame de cabeça e pescoço. Se o paciente usar próteses dentárias, oferecer uma toalha de papel e pedir que o paciente a remova para a inspeção da mucosa subjacente.

Principais componentes do exame da boca e da faringe

- Inspecionar os lábios (cor, hidratação, nódulos, úlceras, rachaduras ou descamação)
- Inspecionar a mucosa oral (alteração da cor, úlceras, áreas brancas, nódulos)
- Palpar a mucosa oral (se houver indicação, para verificar se há lesões, espessamento)
- Inspecionar a gengiva (eritema, alteração da cor, ulceração, tumefação)
- Inspecionar as margens gengivais e as papilas gengivais (edema, ulceração)
- Inspecionar os dentes (ausência, alteração da cor, deformidade ou posição anormal)
- Inspecionar o palato duro e o assoalho da boca (eritema, alteração da cor, nódulos, ulcerações ou deformidades)
- Testar o nervo hipoglosso, ou NC XII (simetria da protrusão da língua)
- Inspecionar a língua (cor, textura, lesões)
- Palpar a língua (se houver indicação, verificar se há lesões, espessamento)
- Inspecionar o palato mole, arcos palatoglosso e palatofaríngeo, úvula, tonsilas e faringe (cor, simetria, exsudato, tumefação, ulceração ou aumento das tonsilas)
- Testar o nervo vago, ou NC X (simetria da úvula)

TÉCNICAS DE EXAME

Lábios e mucosa oral

Inspecionar os lábios. Observe a cor e a hidratação e pesquise nódulos, úlceras, rachaduras ou descamação.

Inspecionar a mucosa oral. Observar a cavidade oral do paciente com uma boa fonte luminosa e o auxílio de um abaixador de língua (Figura 14.9). Pesquisar alteração da cor, úlceras (Figura 14.10), áreas brancas ou nódulos.

Se detectar úlceras ou nódulos suspeitos, colocar luvas e palpar quaisquer lesões, observando espessamento ou infiltração dos tecidos que possam sugerir malignidade.

No paciente mostrado na Figura 14.9, a linha ondulada branca indicada pelas setas na mucosa bucal adjacente surgiu na área de contato entre os dentes superiores e inferiores e está relacionada à irritação decorrente de sucção ou mastigação.

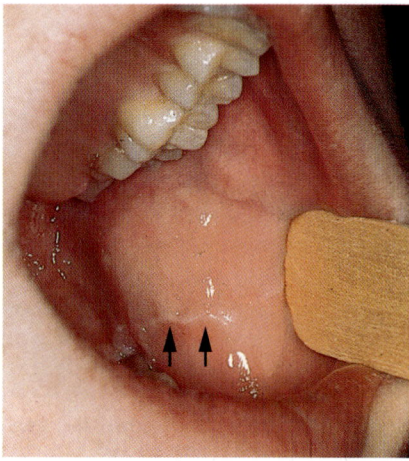

Figura 14.9 Inspeção da mucosa oral com um abaixador de língua.

Pesquisar cianose ou palidez central decorrente de anemia. Ver Tabela 14.1, *Anormalidades dos lábios.*

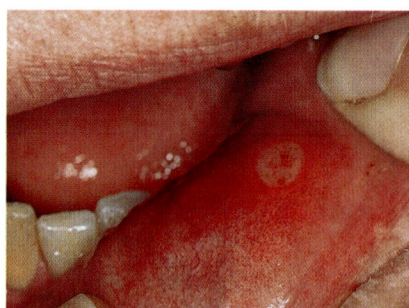

Figura 14.10 Úlcera aftosa na mucosa labial.

Ver Tabela 14.2, *Achados na faringe, no palato e na mucosa oral.*

Uma mucosa edematosa de cor vermelho-viva abaixo de uma prótese dentária sugere *estomatite de dentadura* (estomatite protética). Pode haver úlceras ou tecido de granulação papilar.

Gengivas e dentes

Inspecionar a gengiva. Observar a cor das gengivas, que normalmente é rosa. Áreas irregulares de cor marrom podem ser observadas, especial, mas não exclusivamente, em indivíduos de pele escura.

Inspecionar as margens gengivais e as papilas interdentais (papilas gengivais segundo a Terminologia Anatômica) para verificar se há tumefações ou ulceração.

Inspecionar os dentes. Há ausência, alteração da cor, deformidade ou posição anormal de algum dente? Para avaliar dor no dente, mandíbula ou face, palpe os dentes com cuidado, verificando se há frouxidão, e as gengivas com o polegar e o dedo indicador enluvados.[11,12]

Vermelhidão gengival sugere gengivite; uma linha preta pode indicar envenenamento por chumbo.

As papilas interdentais estão edemaciadas na *gengivite*. Ver Tabela 14.3, *Achados nas gengivas e nos dentes*.

Palato duro e assoalho da boca e língua

Inspecionar o palato duro. Verificar se há eritema, alteração da cor, nódulos, ulcerações ou deformidades.

O toro palatino é um nódulo alarmante, porém benigno, na linha média (Figura 14.11).

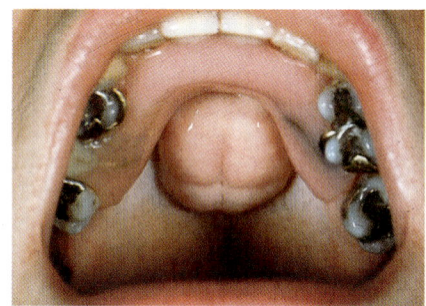

Figura 14.11 Toro palatino.

Inspecione o assoalho da boca. Observar qualquer área branca ou avermelhada, nódulos ou ulcerações.

Testar o nervo hipoglosso (NC XII). Pedir que o paciente projete a língua para fora da cavidade oral (Figura 14.12). Inspecionar sua simetria (Figura 14.13).

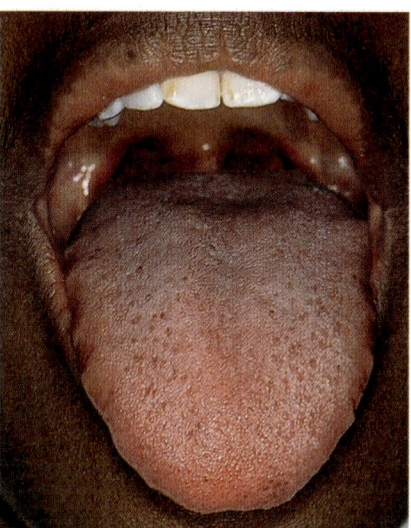

Figura 14.12 Inspeção do dorso da língua.

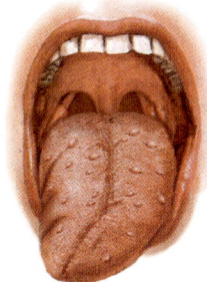

Figura 14.13 Protrusão assimétrica sugere uma lesão do NC XII (a língua aponta para o lado da lesão).

Inspecionar a língua. Observar especialmente as superfícies laterais e inferior da língua, áreas onde o câncer em geral se desenvolve. Observar a cor e a textura do dorso da língua.

Homens com idade ≥ 50 anos, fumantes e usuários de fumo de mascar e tabagistas correm o maior risco de câncer da língua e da cavidade oral, geralmente carcinomas espinocelulares na lateral ou na base da língua. Qualquer nódulo ou úlcera persistente, de cor vermelha ou branca, é suspeito, em especial se houver induração. Essas lesões de coloração anormal representam **eritroplaquia** e **leucoplaquia**, respectivamente, e devem ser biopsiadas.[13,14]

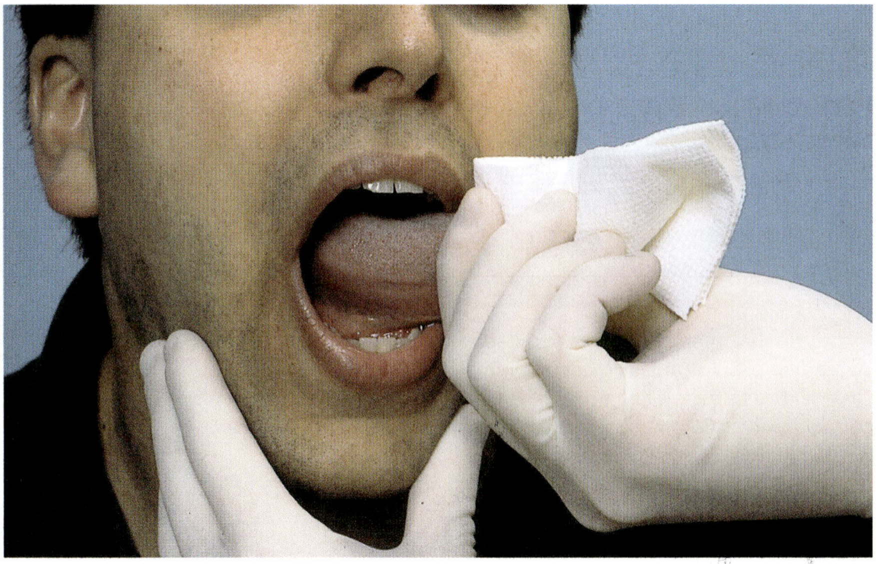

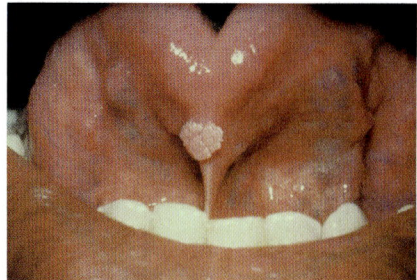

Figura 14.15 Carcinoma na língua. (Cortesia de U.S. Department of Veteran's Affairs.)

Observar o carcinoma no lado esquerdo da língua na Figura 14.15. A inspeção e a palpação ainda constituem o padrão para detecção de câncer oral.[15-17]

Ver Tabela 14.4, *Achados linguais ou sublinguais*.

Figura 14.14 Preensão da língua e inspeção das margens laterais.

Palpar qualquer lesão com as mãos enluvadas. Pedir que o paciente projete a língua para fora da cavidade oral. Com a mão direita, segurar a ponta da língua com uma gaze e puxá-la com delicadeza para o lado esquerdo do paciente. Inspecionar a superfície lateral da língua e, em seguida, palpá-la com a mão esquerda enluvada, a procura de induração (Figuras 14.14 e 14.15). Repetir o procedimento para o outro lado.

Faringe

Visualizar a faringe. Com a boca do paciente aberta, mas sem protrusão da língua, pedir que o paciente diga "ah" ou boceje. Essa medida ajuda a visualizar bem a porção posterior da faringe. Uma opção é pressionar um abaixador de língua com firmeza no ponto médio da língua arqueada – em um ponto posterior o suficiente para visualizar a faringe, mas não a ponto de desencadear vômito. Observar a elevação do palato mole – um teste do NC X (nervo vago).

Na paralisia do NC X, o palato mole não se eleva e a úvula está desviada para o lado oposto (Figura 14.16).

Ausência de elevação   Desvio para a esquerda

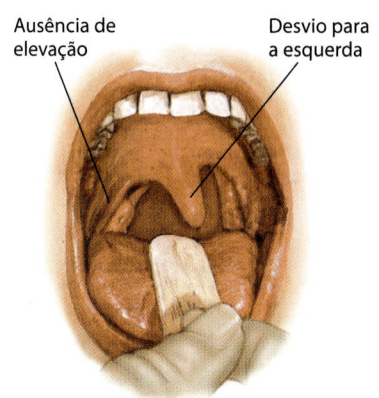

Figura 14.16 Paralisia do NC X com a úvula desviada para longe da lesão.

Inspecionar o palato mole, os arcos palatoglosso e palatofaríngeo, a úvula, as tonsilas e a faringe. Observar sua cor e simetria e verificar se há exsudato, tumefações, ulceração ou aumento das tonsilas.

Se possível, palpar qualquer área suspeita a procura de induração ou dor. As tonsilas têm criptas, ou dobras profundas do epitélio escamoso, onde algumas vezes é possível observar manchas esbranquiçadas produzidas pela esfoliação normal do epitélio. O tamanho das tonsilas e qualquer assimetria devem ser registrados.

Descartar o abaixador de língua após o uso.

Tonsilas assimétricas, sobretudo quando associadas a outros sintomas, podem indicar uma patologia subjacente, como um linfoma.

Exsudatos tonsilares com úvula vermelho-viva são comuns na faringite estreptocócica, mas justificam um teste rápido de detecção de antígeno ou cultura da orofaringe para o diagnóstico.[18]

REGISTRO DOS ACHADOS

No início você pode usar sentenças para descrever seus achados; mais tarde, você usará frases. O estilo apresentado no boxe contém frases apropriadas para a maioria das anotações clínicas.

Registro dos achados no exame de cabeça, olhos, orelhas, nariz e orofaringe

Cabeça – Normocefalia/atraumática. Cabelos com textura média. *Olhos* – Acuidade visual 20/20 bilateralmente. Esclera branca, conjuntiva rosa. As pupilas medem 4 mm, com constrição até 2 mm, igualmente redondas e reativas à luz e à acomodação. Margens do disco óptico nítidas; ausência de hemorragias ou exsudatos, ausência de estenose arteriolar. *Orelhas* – Boa acuidade à voz sussurrada. Membranas timpânicas (MTs) com cone luminoso adequado. Weber na linha média. Condução aérea > condução óssea. *Nariz* – Mucosa nasal rosada, septo na linha média; ausência de dor à compressão/percussão dos seios paranasais. *Orofaringe (ou boca)* – **Mucosa oral rosada, boa dentição, língua na linha média, tonsilas ausentes bilateralmente, faringe sem exsudatos ou eritema.**

   Pescoço – Traqueia na linha média. Pescoço flexível; istmo da tireoide palpável, lobos não palpados.

   Linfonodos – Ausência de adenopatia cervical, axilar, epitroclear, inguinal.

OU

   Cabeça – Normocefalia/atraumática. Calvície frontal. *Olhos* – Acuidade visual 20/100 bilateralmente. Esclera branca; hiperemia conjuntival. Constrição das pupilas de 3 mm para 2 mm, igualmente redondas e reativas à luz e à acomodação. Margens do disco óptico nítidas; ausência de hemorragias ou exsudatos. Razão arteriolar-venosa (razão AV) de 2:4; sem cruzamento AV patológico. *Orelhas* – Acuidade à voz sussurrada diminuída; intacta à voz falada. MTs sem alterações. *Nariz* – Mucosa edemaciada, com eritema e secreção clara. Septo na linha média. Dor à compressão dos seios maxilares. *Orofaringe* – **Mucosa oral rosada, cáries dentárias nos molares inferiores, língua na linha média, faringe eritematosa, tonsilas aumentadas bilateralmente, ausência de exsudatos.**

   Pescoço – Traqueia na linha média. Pescoço flexível; istmo da tireoide na linha média, lobos palpáveis, mas não aumentados.

   Linfonodos – Linfonodos submandibulares e cervicais anteriores dolorosos à palpação, 1 cm × 1 cm, consistência elástica e móveis; ausência de linfadenopatia cervical posterior, epitroclear, axilar ou inguinal.

Esses achados sugerem faringite ou tonsilite leve.

PROMOÇÃO E ORIENTAÇÃO DA SAÚDE: EVIDÊNCIAS E RECOMENDAÇÕES

Tópicos importantes para promoção e orientação da saúde

■ Saúde oral
■ Cânceres oral e faríngeo

Saúde oral

Os médicos devem ter um papel ativo na promoção da saúde oral porque ela é uma parte integral da saúde geral e bem-estar das pessoas. Até 19% das crianças de 5 a 19 anos de idade apresentam cáries não tratadas, assim como aproximadamente 91% dos adultos de 20 a 64 anos. As cáries dentárias em adultos de 35 a 64 anos de idade foram mais frequentes (94 a 97%) em comparação com adultos de 20 a 34 anos (82%). Quase 19% dos indivíduos acima de 60 não têm dentes (*edêntulos*).[19,20]

Quase 50% dos adultos de 30 anos de idade ou mais, que ainda têm dentes, apresentam alguma forma de doença periodontal, incluindo 8,9% com doença grave.[21] Os fatores de risco para doença periodontal incluem baixa renda, sexo masculino ao nascimento, tabagismo, diabetes melito e higiene oral inadequada.

Para melhorar a saúde oral, deve-se aconselhar os pacientes a adotar medidas de higiene diárias. O uso de cremes dentais contendo flúor reduz as cáries dentárias, enquanto a escovação e o uso de fio dental retardam a doença periodontal ao remover as placas bacterianas. Incentivar os pacientes a realizar acompanhamento odontológico no mínimo anual para que obtenham os benefícios de cuidados preventivos mais especializados, como limpeza com remoção de tártaro e aplicação tópica de fluoreto.

Abordar a dieta e o uso de tabaco. Assim como as crianças, os adultos devem evitar a ingestão excessiva de alimentos com alto teor de amidos e açúcares refinados como a sacarose, que aumentam a fixação e a colonização de bactérias cariogênicas. Incentivar os pacientes a evitar o uso de todos os produtos à base de tabaco e limitar o consumo de álcool etílico para reduzir o risco de câncer oral.

A saliva limpa e lubrifica a boca. Muitos medicamentos reduzem o fluxo salivar, aumentando o risco de cáries dentárias, mucosite e doença gengival decorrente de xerostomia, especialmente em adultos mais velhos. Se os medicamentos não puderem ser alterados, recomendar a ingestão de volumes maiores de água e o uso de goma de mascar sem açúcar. Para indivíduos que usam próteses dentárias, recomendar a remoção e a limpeza todas as noites para reduzir a placa bacteriana e o risco de halitose. A massagem regular das gengivas alivia a dor e a pressão das próteses dentárias nos tecidos moles subjacentes.

Cânceres oral e faríngeo

Mais de 50.000 indivíduos nos EUA receberam um diagnóstico de câncer da cavidade oral e da orofaringe em 2018, e mais de 10.000 mortes foram causadas por esses cânceres.[22] Os homens têm uma probabilidade duas a três vezes maior que as mulheres de receber um diagnóstico e morrer em decorrência desse tipo de câncer. Tabagismo e etilismo são responsáveis por aproximadamente 75% dos casos de câncer da cavidade oral.[23] A infecção sexualmente transmissível (IST) pelo papilomavírus (HPV) humano é uma causa cada vez mais importante de câncer da orofaringe (lesões das tonsilas, da orofaringe e da base da língua), representando cerca de 70% dos cases.[24] O risco de infecção orofaríngea por HPV está associado à idade (maior prevalência nos grupos de 35 a 39 anos, 50 a 54 anos), gênero masculino, maior número de parceiros sexuais, comportamentos sexuais (sexo oral) tabagismo e fumar maconha.[25] O teste de rastreamento primário para esses cânceres consiste em exame minucioso da cavidade oral. Contudo, em 2014, a U.S. Preventive Services Task Force (USPSTF) concluiu que não havia evidências suficientes para recomendar o rastreamento de rotina de câncer oral em adultos assintomáticos (recomendação de grau I).[23] A American Dental Association realmente recomenda que pacientes com uma lesão suspeita na mucosa oral sejam encaminhados sem demora a um especialista para avaliação por biopsia.[26]

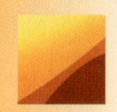

TABELA 14.1 Anormalidades dos lábios

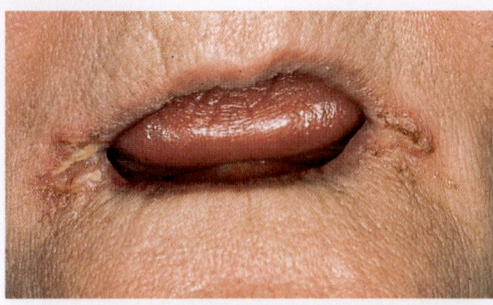

Queilite angular

A queilite angular começa com amolecimento da pele nos ângulos da boca, seguida por formação de fissura. Pode ser decorrente de deficiência nutricional ou, com mais frequência, fechamento excessivo da boca, observado em pessoas sem dentes ou com próteses dentárias mal ajustadas. A saliva umedece e macera a pele pregueada, muitas vezes promovendo infecção secundária por *Candida*, como observado aqui.

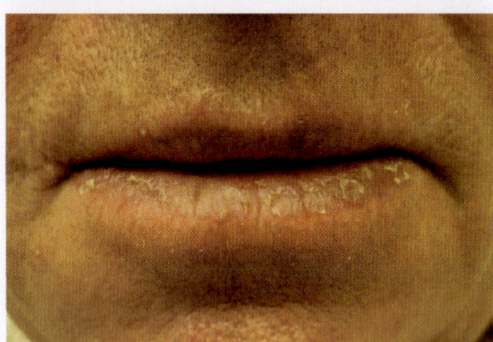

Queilite actínica

A queilite actínica é uma condição pré-cancerosa resultante da exposição excessiva à luz solar, que afeta principalmente o lábio inferior. Homens de pele clara que trabalham em ambientes externos são afetados com mais frequência. O lábio perde sua coloração vermelha normal e pode ficar descamativo, um tanto espessado e discretamente evertido. O dano solar predispõe ao carcinoma espinocelular do lábio, por isso essas lesões cutâneas devem ser examinadas com cuidado.

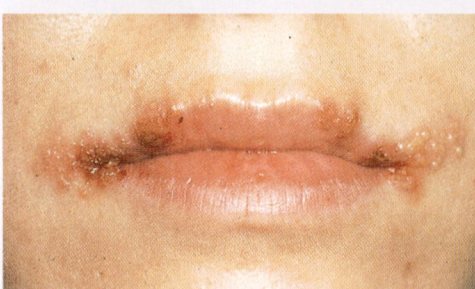

Herpes simples

O herpes-vírus simples (HSV) produz erupções vesiculares dolorosas e recorrentes nos lábios e na pele circundante. Um pequeno grupo de vesículas se desenvolve no início. Após sua ruptura, crostas amarelo-acastanhadas são formadas. A cicatrização demora 10 a 14 dias. Vesículas novas e rompidas são visíveis aqui.

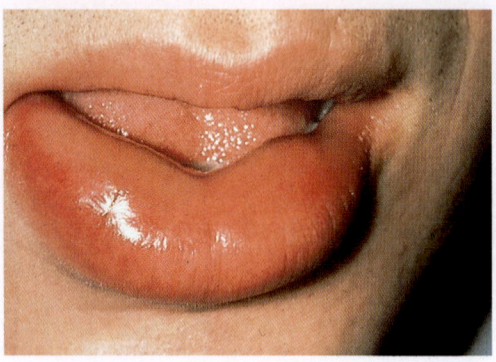

Angioedema

Angioedema é uma tumefação subcutânea ou submucosa localizada causada pelo extravasamento de líquido intravascular para o tecido intersticial. Dois tipos são comuns. Quando a permeabilidade vascular for desencadeada por mastócitos em reações alérgicas e a AINEs, procurar urticária e prurido associados. Estes são raros no angioedema causado por bradicinina e mediadores derivados do complemento, o mecanismo nas reações a inibidores da ECA. O angioedema em geral é benigno e desaparece em 24 a 48 h. É potencialmente fatal quando envolve a laringe, a língua ou as vias respiratórias superiores ou progride para anafilaxia.

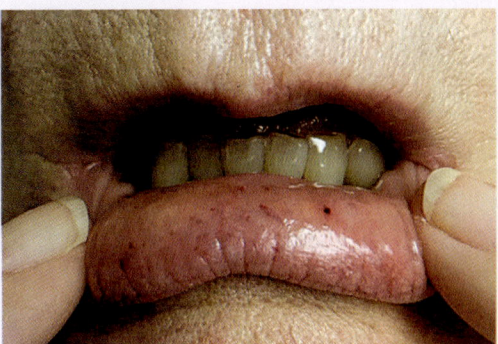

Telangiectasia hemorrágica hereditária (síndrome de Osler-Weber-Rendu)

Múltiplos pequenos pontos vermelhos nos lábios são muito sugestivos de telangiectasia hemorrágica hereditária, um distúrbio autossômico dominante endotelial que causa fragilidade vascular e malformações arteriovenosas (MAVs). Telangiectasias também são visíveis na mucosa oral, na mucosa do septo nasal e na ponta dos dedos das mãos. Sangramentos nasais, hemorragia gastrintestinal e anemia ferropriva são comuns. MAVs nos pulmões e no encéfalo podem causar hemorragias e doença embólica potencialmente fatais.

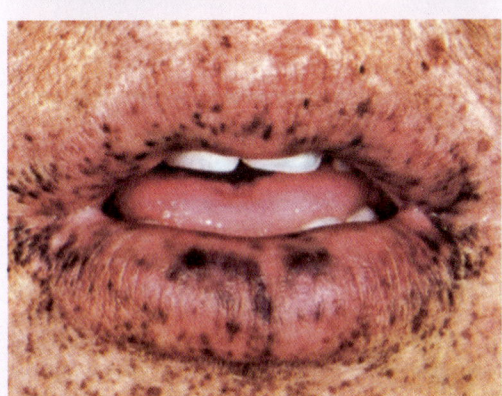

Síndrome de Peutz-Jeghers

Procurar pequenas manchas pigmentadas marrons proeminentes na camada dérmica dos lábios, na mucosa bucal e na região perioral. Essas manchas também podem aparecer nas mãos e nos pés. Nesta síndrome autossômica dominante, essas alterações cutâneas típicas acompanham inúmeros pólipos intestinais. O risco de câncer gastrintestinal e de outros tipos varia de 40 a 90%. Vale mencionar que essas manchas raramente aparecem ao redor do nariz e da boca.

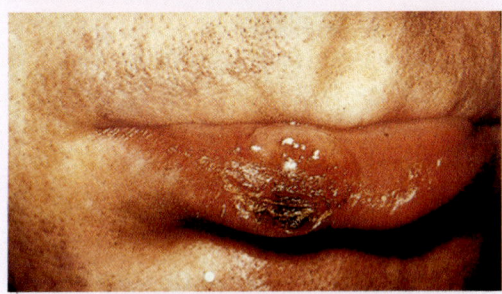

Cancro da sífilis primária

Essa pápula ulcerada com borda endurecida em geral aparece 3 a 6 semanas após a incubação de uma infecção pela espiroqueta *Treponema pallidum*. Essas lesões podem se assemelhar a um carcinoma ou lesão herpética crostosa. Lesões primárias semelhantes são comuns na faringe, no ânus e na vagina, mas podem não ser detectadas porque são indolores, não supurativas e costumam cicatrizar espontaneamente em 3 a 6 semanas. Usar luva durante a palpação porque esses cancros são infecciosos.

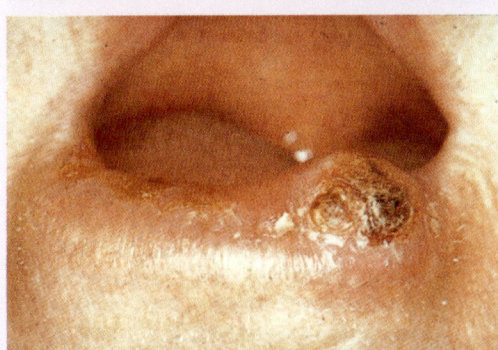

Carcinoma do lábio

Como na queilite actínica, o carcinoma espinocelular em geral afeta o lábio inferior. Pode se manifestar como uma placa escamosa, como uma úlcera com ou sem crosta ou como uma lesão nodular, como ilustrado aqui. Pele clara e exposição prolongada ao sol são fatores de risco comuns.

Fontes das fotografias: *Queilite angular, Herpes simples, Angioedema* – Neville BW *et al. Color Atlas of Clinical Oral Pathology*. Lea & Febiger; 1991; *Queilite actínica* – Langlais RP, Miller CS. *Color Atlas of Common Oral Diseases*. Lea & Febiger; 1992. Usada com permissão; *Telangiectasia hemorrágica hereditária* – Mansoor N. *Frameworks for Internal Medicine*. Wolters Kluwer; 2019, Figure 40-2; *Síndrome de Peutz-Jeghers* – Robinson HBG, Miller AS. *Colby, Kerr, and Robinson's Color Atlas of Oral Pathology*. 5th ed. JB Lippincott; 1990; *Cancro sifilítico* – Reproduzida de Wisdom A. *A Colour Atlas of Sexually Transmitted Diseases*. 2nd ed. Wolfe Medical Publications; 1989. Copyright © 1989 Elsevier. Com permissão; *Carcinoma do lábio* – Reproduzida de Tyldesley WR. *A Colour Atlas of Orofacial Diseases*. 2nd ed. Wolfe Medical Publications; 1991. Copyright © 1991 Elsevier. Com autorização.

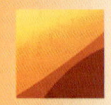

TABELA 14.2 Achados na faringe, no palato e na mucosa oral

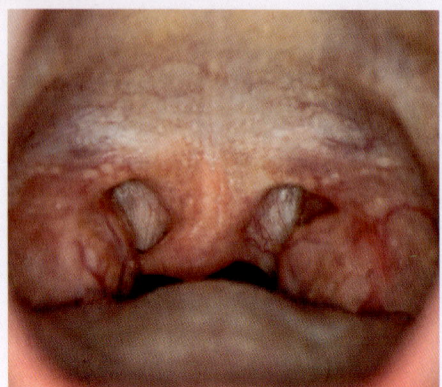

Tonsilas grandes normais

As tonsilas normais podem ser grandes sem que estejam infectadas, sobretudo em crianças. Podem exibir protrusão medial além dos arcos palatoglosso e palatofaríngeo e até a linha média. Aqui obscurecem discretamente a faringe. Sua coloração é rosa.

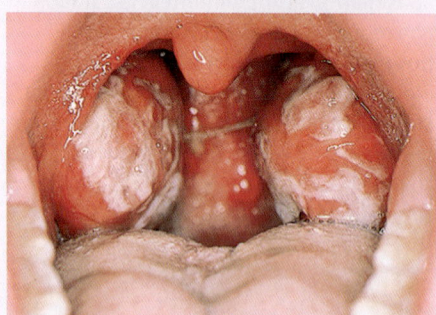

Tonsilite exsudativa

A orofaringe está vermelha e existem exsudatos brancos espessos nas tonsilas. Esses achados, associados a febre e aumento dos linfonodos cervicais, aumentam a probabilidade de *infecção por estreptococos do grupo A* ou *mononucleose infecciosa*. Os linfonodos cervicais anteriores costumam estar aumentados na primeira, e os linfonodos posteriores, na última.

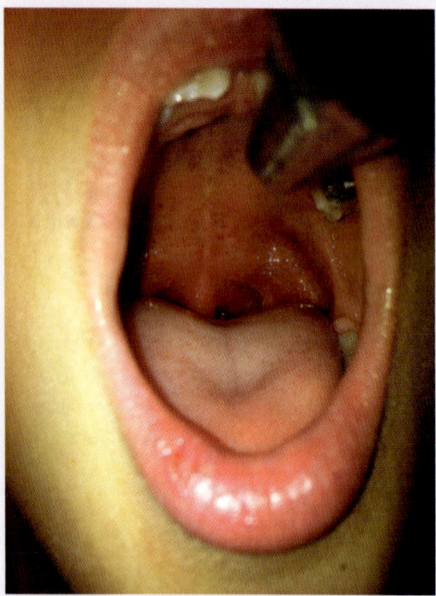

Faringite

Esta fotografia mostra orofaringe avermelhada sem exsudato. A vermelhidão e a vascularidade dos arcos palatoglosso e palatofaríngeo e da úvula são leves a moderadas.

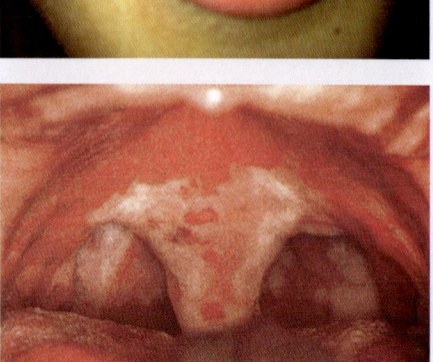

Difteria

A difteria, uma infecção aguda causada por *Corynebacterium diphtheriae*, atualmente é rara, mas ainda é importante. O diagnóstico rápido pode levar a um tratamento capaz de salvar a vida. A orofaringe é vermelho-fosca e um exsudato cinzento (pseudomembrana) é encontrado na úvula, na faringe e na língua. As vias respiratórias podem ser obstruídas. O diagnóstico rápido pode levar a um tratamento capaz de salvar a vida do paciente.

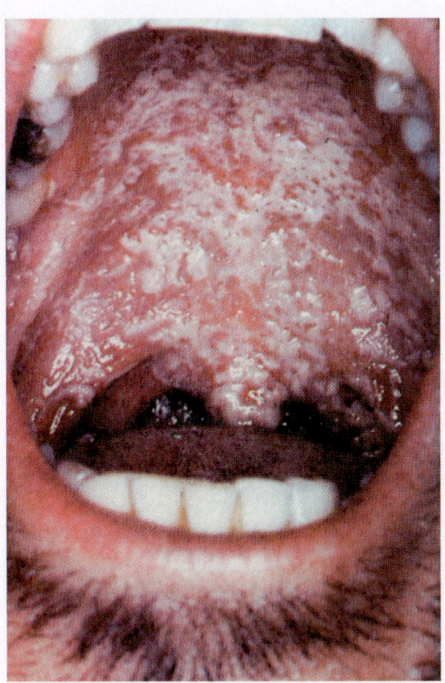

Candidíase no palato

Trata-se de uma infecção causada por leveduras das espécies de *Candida*. Nesta imagem, é mostrada no palato. Pode ser observada como áreas pseudomembranosas irregulares de cor creme ou branca-azulada na língua, boca ou faringe. As placas brancas e espessas são relativamente aderentes à mucosa subjacente. Os fatores predisponentes incluem tratamento prolongado com antibióticos ou corticosteroides e imunocomprometimento.

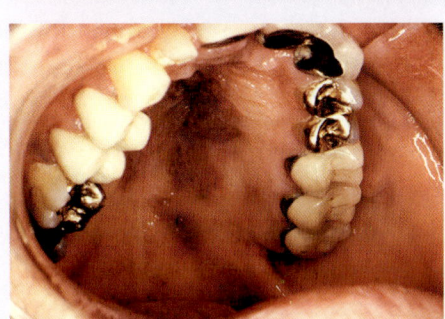

Sarcoma de Kaposi na AIDS

A cor violácea escura dessas lesões sugere um sarcoma de Kaposi (SK), um tumor vascular de baixo grau associado ao herpesvírus humano 8 (HHV-8). Essas lesões indolores à palpação podem ser elevadas ou planas. Cerca de um terço dos pacientes com SK apresenta lesões na cavidade oral; outros locais afetados são o tubo gastrintestinal e os pulmões.

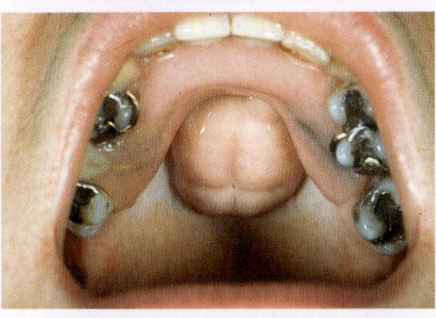

Toro palatino

O toro palatino é uma exostose na linha média do palato duro que é relativamente comum em adultos. Seu tamanho e sua lobulação variam. Embora seja alarmante à primeira vista, a condição é inofensiva. Neste exemplo, uma prótese dentária superior foi ajustada ao redor do toro.

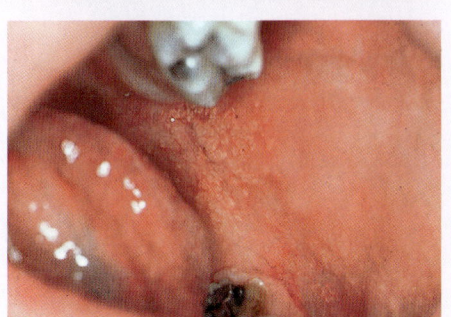

Pontos de Fordyce (*grânulos de Fordyce*)

Os grânulos de Fordyce são glândulas sebáceas normais que aparecem como pequenos pontos amarelados na mucosa bucal ou nos lábios. Aqui são visualizados com mais facilidade anteriormente à língua e à mandíbula. Esses grânulos em geral não são numerosos.

(continua)

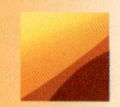
TABELA 14.2 Achados na faringe, no palato e na mucosa oral
(continuação)

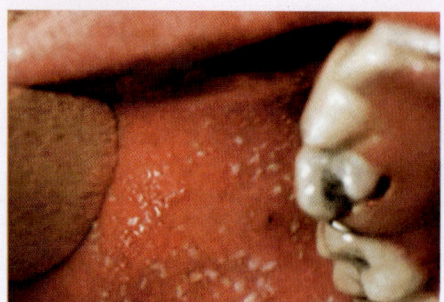

Manchas de Koplik

As manchas de Koplik são um sinal precoce de sarampo. Procurar pequenos pontos brancos que lembram grãos de sal sobre um fundo vermelho. Costumam aparecer na mucosa bucal, próximo ao primeiro e ao segundo molares. Nesta fotografia, procurar também no terço superior da mucosa. A erupção cutânea do sarampo aparece em 24 horas.

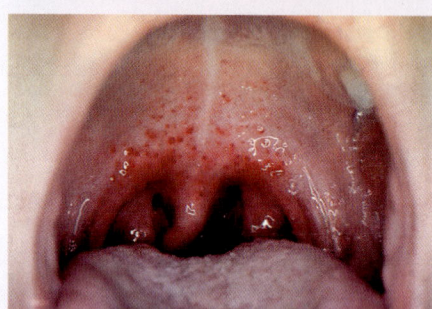

Petéquias

As *petéquias* são pequenos pontos vermelhos causados pelo sangue que escapa dos capilares para os tecidos. Petéquias na mucosa bucal, mostradas aqui, com frequência são causadas por mordidas acidentais da bochecha. As petéquias orais podem ser decorrentes de infecção, diminuição de plaquetas e traumatismo.

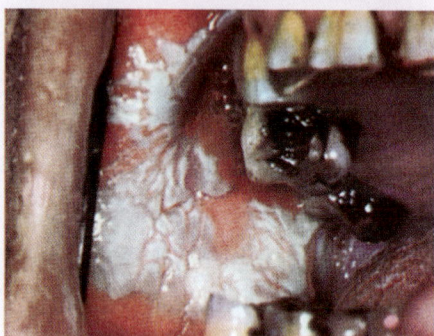

Leucoplaquia

Uma área irregular branca e espessa (*leucoplaquia*) pode ocorrer em qualquer parte da mucosa oral. O extenso exemplo mostrado nesta mucosa bucal resultou do hábito frequente de mascar tabaco, um irritante local. Esse processo reativo benigno do epitélio escamoso pode progredir para câncer e deve ser biopsiado. Outro fator de risco é a infecção pelo *papilomavírus* humano (HPV).

Fontes das fotografias: *Tonsilas grandes normais* – Moore KL *et al. Essential Clinical Anatomy*. 5th ed. Wolters Kluwer; 2015, Figure 9-23A; *Tonsilite exsudativa* – Hatfield NT, Kincheloe C. *Introductory Maternity & Pediatric Nursing*. 4th ed. Wolters Kluwer; 2018, Figure 41-12; *Faringite* – Cortesia de Naline Lai, MD; *Difteria* – Harnisch JP *et al. Ann Intern Med*. 1989;111(1):71–82. Copyright © 1989 American College of Physicians. Todos os direitos reservados. Reproduzida, com autorização, de American College of Physicians, Inc.; *Moniliase no palato (candidíase)* – Engleberg NC *et al. Schaechter's Mechanisms of Microbial Disease*. 5th ed. Wolters Kluwer; 2013, Figure 48-2; *Sarcoma de Kaposi na AIDS* – De Centers for Disease Control Public Health Image Library, crédito da fotografia Sol Silverman, Jr., DDS; ID #6071; *Pontos de Fordyce* – Neville BW *et al. Color Atlas of Clinical Oral Pathology*. Lea & Febiger; 1991; *Manchas de Koplik* – Harvey RA, Cornelissen CN. *Microbiology*. 3rd ed. Wolters Kluwer Health/Lippincott Williams & Wilkins; 2013:313; *Petéquias* – De Centers for Disease Control Public Health Image Library, crédito da fotografia Heinz F. Eichenwald, MD; ID #3185; *Leucoplaquia* – Robinson HBG, Miller AS. *Colby, Kerr, and Robinson's Color Atlas of Oral Pathology*. 5th ed. JB Lippincott; 1990.

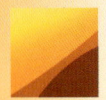

TABELA 14.3   Achados nas gengivas e nos dentes

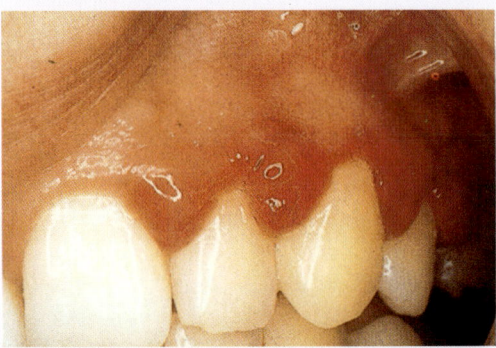

Gengivite marginal

A gengivite marginal é comum em adolescentes, adultos jovens e gestantes. As margens gengivais são avermelhadas e edemaciadas, e as papilas gengivais ficam esmaecidas, edemaciadas ou vermelhas. A escovação dos dentes com frequência provoca sangramento nas gengivas.

A *placa* – a película branca e mole de sais salivares, proteínas e bactérias que recobre os dentes e provoca gengivite – não é visível com facilidade.

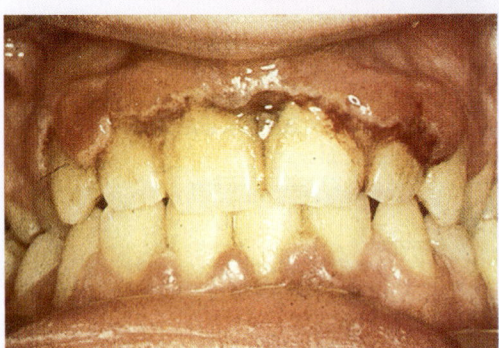

Gengivite ulcerativa necrosante aguda

Essa forma rara de gengivite ocorre de modo repentino em adolescentes e adultos jovens e é acompanhada por febre, mal-estar e linfadenopatia. Úlceras se formam nas papilas gengivais. Em seguida, o processo destrutivo (necrosante) se espalha ao longo das margens gengivais, onde surge uma pseudomembrana acinzentada. As gengivas vermelhas e dolorosas sangram com facilidade; o hálito é fétido.

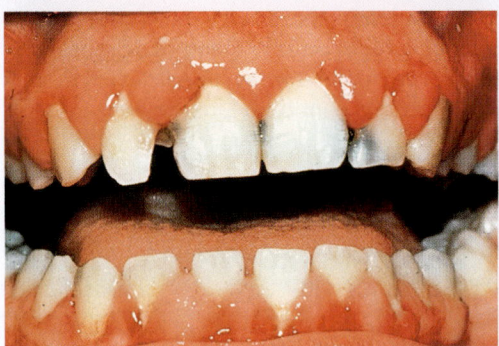

Hiperplasia gengival

Gengivas aumentadas por hiperplasia ficam tumefeitas formando massas sobrepostas que podem chegar a cobrir os dentes. A vermelhidão da inflamação pode coexistir, como neste exemplo. As causas incluem tratamento com fenitoína (como neste caso), puberdade, gravidez e leucemia.

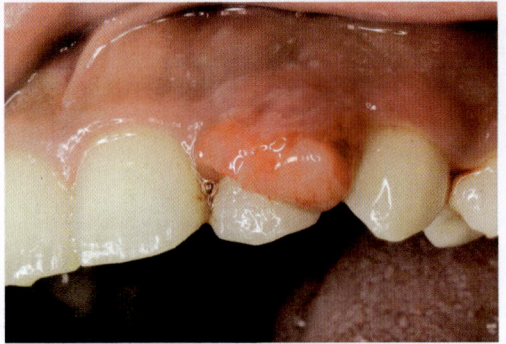

Tumor gravídico (epúlide da gravidez ou granuloma piogênico)

Pápulas vermelho-arroxeadas de tecido de granulação são formadas nas papilas gengivais, na cavidade nasal e às vezes nos dedos. São vermelhas, moles, indolores e, em geral, sangram com facilidade. Ocorrem em 1 a 5% das gestações e geralmente regridem após o parto. Observar a gengivite associada.

(continua)

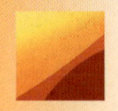

TABELA 14.3 Achados nas gengivas e nos dentes (*continuação*)

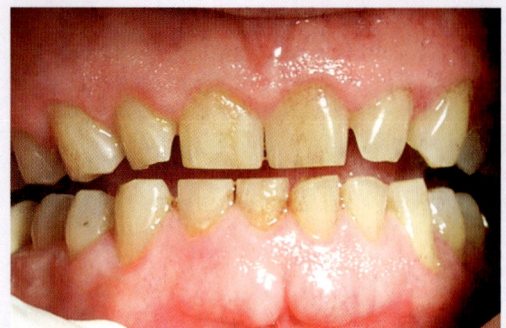

Atrição dentária;* retração gengival

Em muitos adultos mais velhos, as superfícies de mastigação dos dentes são desgastadas pelo uso repetitivo e, como consequência, a dentina amarela-acastanhada é exposta – um processo chamado de *atrição*. Pode ocorrer retração gengival, que expõe as raízes dos dentes, criando um aspecto de "dentes velhos".

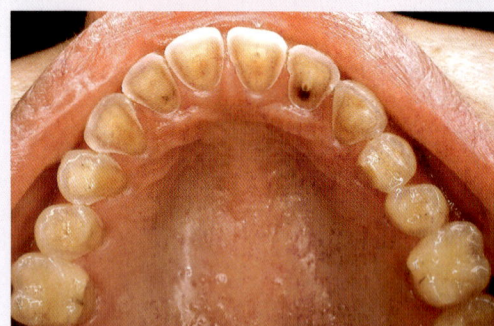

Erosão dentária

Erosão substancial é evidente nas superfícies linguais destes dentes maxilares, em particular os dentes anteriores, expondo a dentina de cor amarelo-acastanhada. Esse padrão de destruição do dente tipicamente é causado por regurgitação recorrente do conteúdo gástrico, como ocorre na bulimia e em pessoas com refluxo ácido importante.

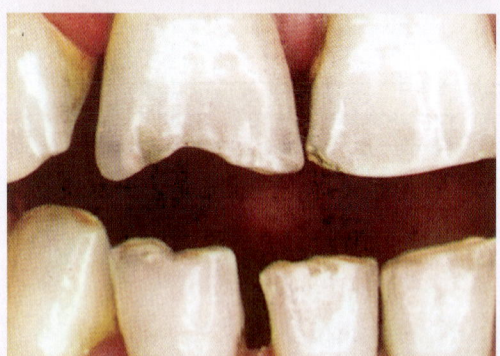

Abrasão dentaria com entalhe

A superfície de mordida dos dentes pode sofrer abrasão ou entalhes por traumatismos recorrentes, como segurar pregos ou abrir grampos de cabelo com os dentes. Ao contrário dos dentes de Hutchinson, as superfícies laterais desses dentes exibem contornos normais; o tamanho e o espaçamento dos dentes não são afetados.

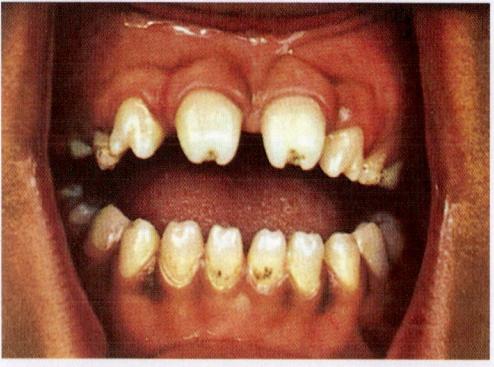

Dentes de Hutchinson na sífilis congênita

Os dentes de Hutchinson são menores e mais espaçados que o normal e apresentam entalhes nas superfícies de mordida. As laterais dos dentes se afunilam na direção das bordas de mordida. Os incisivos centrais superiores da dentição permanente (e não da decídua) são afetados com mais frequência. Esses dentes constituem um sinal de sífilis congênita.

Fontes das fotografias: *Gengivite marginal, Gengivite ulcerativa necrosante aguda* – Reproduzida de Tyldesley WR. *A Colour Atlas of Orofacial Diseases*. 2nd ed. Wolfe Medical Publications; 1991. Copyright © 1991 Elsevier. Com permissão; Hiperplasia gengival –Cortesia de Dr. James Cottone; *Tumor gravídico* – Shutterstock, fotografia de Kasama Kanpittaya; *Atrição dentária* – DeLong L, Burkhart N. *General and Oral Pathology for the Dental Hygienist*. 2nd ed. Wolters Kluwer; 2013, Figure 21-1; *Erosão dentária* – Timby BK, Smith NE. *Introductory Medical-Surgical Nursing*. 12th ed. Wolters Kluwer; 2018, Figure 70-2B; *Abrasão dentária, dentes de Hutchinson* – Robinson HBG, Miller AS. *Colby, Kerr, and Robinson's Color Atlas of Oral Pathology*. 5th ed. JB Lippincott; 1990.

*N.R.T.: A atrição é um processo fisiológico e natural, onde ocorre o desgaste da estrutura dentária em V na região incisal de dentes anteriores. A principal causa é o contato entre os elementos dentários, principalmente durante o ato da mastigação. É muito comum que seja associada ao envelhecimento, mas isso não é uma regra, e a atrição pode afetar tanto os dentes permanentes quanto os decíduos.

TABELA 14.4 Achados linguais ou sublinguais

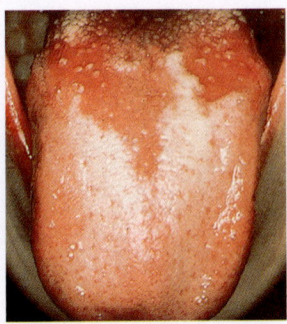

Língua geográfica. Nesta condição benigna, o dorso da língua exibe áreas dispersas vermelhas, lisas e desprovidas de papilas. Junto com as áreas ásperas e recobertas normais, criam um padrão semelhante a um mapa que muda com o tempo.

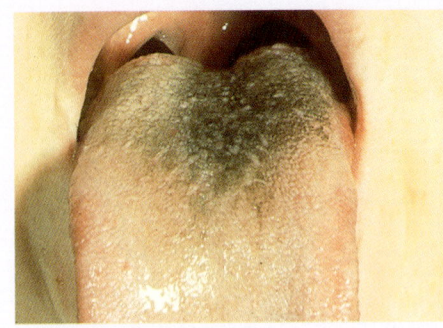

Língua pilosa negra. Observe as papilas hipertrofiadas e alongadas de aspecto "piloso", amareladas a castanhas e pretas, no dorso da língua. Essa condição benigna está associada a infecção por *Candida* e supercrescimento bacteriano, antibioticoterapia e higiene dental inadequada. Também pode ocorrer espontaneamente.

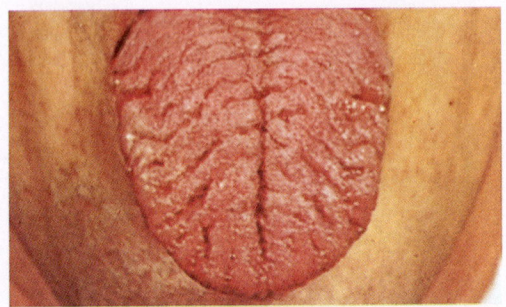

Língua fissurada. As fissuras aparecem à medida que a pessoa envelhece, uma condição às vezes chamada de *língua sulcada*. Resíduos alimentares podem se acumular nas fendas e causar irritação, mas a língua fissurada é benigna.

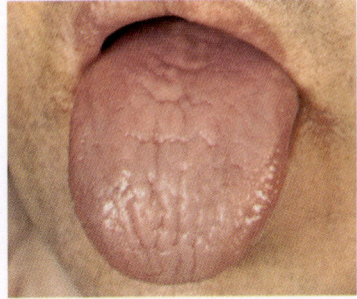

Língua lisa (*glossite atrófica*). Uma língua lisa e, com frequência, dolorosa e sem papilas, às vezes apenas em áreas irregulares, sugere deficiência de riboflavina, niacina, ácido fólico, vitamina B12, piridoxina ou ferro ou quimioterapia.

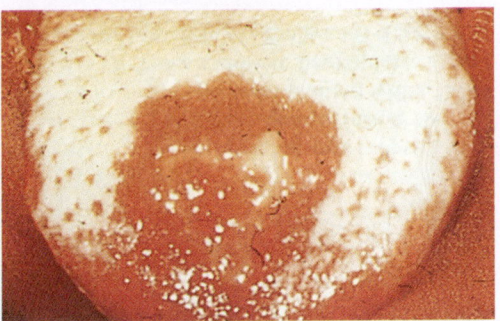

Candidíase. Observe o revestimento branco e espesso decorrente da infecção por *Candida*. A superfície vermelho-viva é o local onde o revestimento foi raspado. Também pode haver infecção sem o revestimento branco. A condição é observada na presença de imunossupressão produzida por quimioterapia ou tratamento com prednisona.

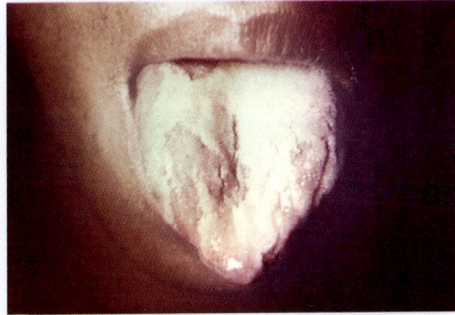

Leucoplaquia pilosa oral. Essas placas elevadas e esbranquiçadas assintomáticas com um padrão plumoso ou corrugado ocorrem com maior frequência nas superfícies laterais da língua. Ao contrário da candidíase, essas áreas não podem ser raspadas. Essa condição é causada por infecção pelo vírus Epstein-Barr e é observada na infecção pelo HIV e AIDS.

(continua)

TABELA 14.4 Achados linguais ou sublinguais (*continuação*)

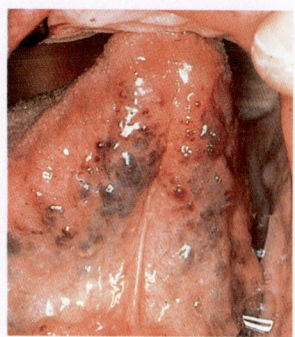

Veias varicosas. Pequenas tumefações redondas arroxeadas ou azul-escuras aparecem abaixo da língua com a idade. Essas dilatações das veias linguais não têm importância clínica.

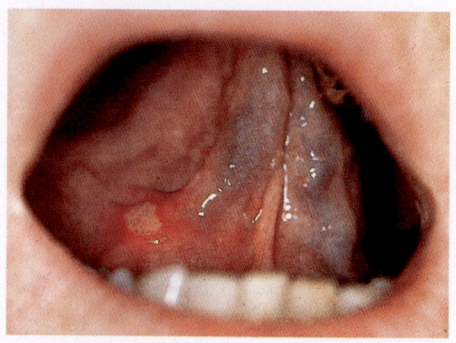

Úlcera aftosa (*afta*). Uma ulceração rasa oval e dolorosa, de cor cinza esbranquiçada, cercada por um halo de mucosa avermelhada. Pode ser única ou múltipla e também pode ocorrer na gengiva e na mucosa oral. Cicatriza em 7 a 10 dias, mas pode haver recorrência, como na doença de Behçet.

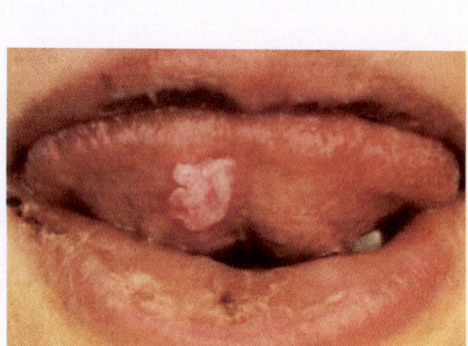

Placa mucosa sifilítica. Essa lesão indolor da sífilis secundária é extremamente infecciosa. É discretamente elevada, oval e coberta por uma membrana acinzentada. Pode ser múltipla e ocorrer em outras partes da boca.

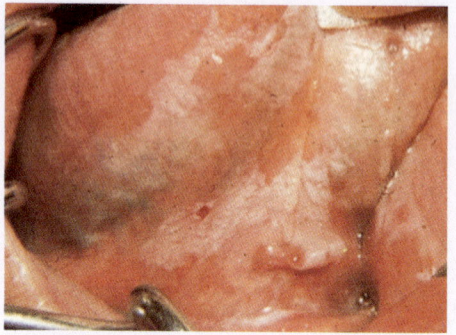

Leucoplaquia. Nessa lesão branca indolor, persistente na mucosa oral, a superfície inferior da língua parece pintada de branco. Áreas irregulares de qualquer tamanho levantam a possibilidade de carcinoma espinocelular e exigem biopsia.

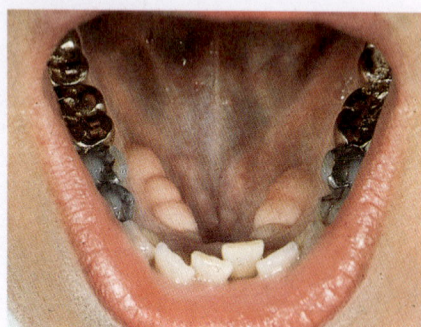

Toros mandibulares. Essas exostoses arredondadas nas superfícies internas da mandíbula são, tipicamente, bilaterais, assintomáticas e inofensivas.

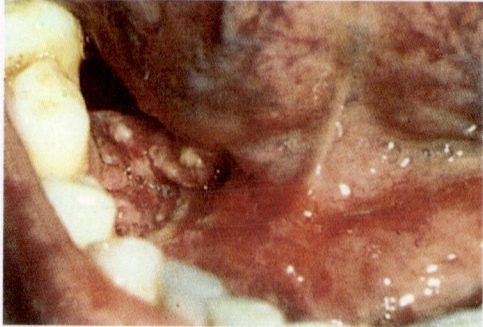

Carcinoma, assoalho da boca. Essa lesão ulcerativa está em uma localização comum do carcinoma. Observar a área de mucosa avermelhada medial, chamada *eritroplaquia*, que levanta a suspeita de malignidade e deve ser biopsiada.

Fontes das fotografias: *Língua fissurada, Candidíase, Placa mucosa, Leucoplaquia, Carcinoma* – Robinson HBG, Miller AS. *Colby, Kerr, and Robinson's Color Atlas of Oral Pathology.* 5th ed. JB Lippincott; 1990; *Língua lisa* – Jensen S. *Nursing Health Assessment: A Best Practice Approach.* 3rd ed. Wolters Kluwer; 2019, Figure 15-25; *Língua geográfica* – De Centers for Disease Control Public Health Image Library; ID #16520; *Leucoplaquia pilosa oral* – De Centers for Disease Control Public Health Image Library, crédito da fotografia Sol Silverman, Jr., DDS; ID #6061; *Veias varicosas* – Neville B *et al. Color Atlas of Clinical Oral Pathology.* Lea & Febiger; 1991.

REFERÊNCIAS BIBLIOGRÁFICAS

1. Randel A; Infectious Disease Society of America. IDSA updates guideline for managing group A streptococcal pharyngitis. *Am Fam Physician*. 2013;88(5):338–340.

2. Shulman ST, Bisno AL, Clegg HW, et al. Clinical practice guideline for the diagnosis and management of group A streptococcal pharyngitis: 2012 update by the Infectious Diseases Society of America. *Clin Infect Dis*. 2012;55(10):1279–1282.

3. Wessels MR. Clinical practice. Streptococcal pharyngitis. *N Engl J Med*. 2011;364(7):648–655.

4. Willis BH, Hyde CJ. What is the test's accuracy in my practice population? Tailored meta-analysis provides a plausible estimate. *J Clin Epidemiol*. 2015;68(8):847–854.

5. Cooper L, Quested RA. Hoarseness: an approach for the general practitioner. *Aust Fam Physician*. 2016;45(6):378–381.

6. Stachler RJ, Francis DO, Schwartz SR, et al. Clinical practice guideline: hoarseness (dysphonia) (Update). *Otolaryngol Head Neck Surg*. 2018;158(1_Suppl):S1–S42.

7. Scully C, el-Maaytah M, Porter SR, et al. Breath odor: etiopathogenesis, assessment and management. *Eur J Oral Sci*. 1997;105(4):287–293.

8. Scully C. Halitosis. *BMJ Clin Evid*. 2014;2014:1305.

9. Kapoor U, Sharma G, Juneja M, et al. Halitosis: current concepts on etiology, diagnosis and management. *Eur J Dent*. 2016;10(2):292–300.

10. Özen ME, Aydin M. Subjective halitosis: definition and classification. *J N J Dent Assoc*. 2015;86(4):20–24

11. Lucas PW, van Casteren A. The wear and tear of teeth. *Med Princ Pract*. 2015;24(Suppl 1):3–13.

12. Brosnan MG, Natarajan AK, Campbell JM, et al. Management of the pulp in primary teeth—an update. *N Z Dent J*. 2014;110(4):119–123.

13. Nair DR, Pruthy R, Pawar U, et al. Oral cancer: premalignant conditions and screening—an update. *J Cancer Res Ther*. 2012;8(Suppl 1):S57–S66.

14. Brocklehurst P, Kujan O, O'Malley LA, et al. Screening programmes for the early detection and prevention of oral cancer. *Cochrane Database Syst Rev*. 2013;(11):CD004150.

15. Messadi DV. Diagnostic aids for detection of oral precancerous conditions. *Int J Oral Sci*. 2013;5(3):59–65.

16. Hunter KD, Yeoman CM. An update on the clinical pathology of oral precancer and cancer. *Dent Update*. 2013;40:120–122, 125–126.

17. Mangold AR, Torgerson RR, Rogers RS 3rd. Diseases of the tongue. *Clin Dermatol*. 2016;34:458–469.

18. Weber R. Pharyngitis. *Prim Care*. 2014;41(1):91–98.

19. National Center for Health Statistics. Health. *United States, 2016: With Chartbook on Long-Term Trends in Health*. Hyattsville, MD: U.S. Department of Health and Human Services; 2017.

20. Centers for Disease Control and Prevention. Oral health for adults. Updated January 2015. Available at http://www.cdc.gov/oralhealth/children_adults/adults.htm. Accessed July 2, 2018.

21. Eke PI, Dye BA, Wei L, et al. Update on prevalence of periodontitis in adults in the United States: NHANES 2009 to 2012. *J Periodontol*. 2015;86(5):611–622.

22. Siegel RL, Miller KD, Jemal A. Cancer statistics, 2018. *CA Cancer J Clin*. 2018;68(1):7–30.

23. Moyer VA; U.S. Preventive Services Task Force. Screening for oral cancer: U.S. Preventive Services Task Force recommendation statement. *Ann Intern Med*. 2014;160(1):55–60.

24. Centers for Disease Control and Prevention. HPV and oropharyngeal cancer. Available at https://www.cdc.gov/cancer/hpv/basic_info/hpv_oropharyngeal.htm. Accessed June 3, 2018.

25. Sonawane K, Suk R, Chiao EY, et al. Oral human papillomavirus infection: differences in prevalence between sexes and concordance with genital human papillomavirus infection, NHANES 2011 to 2014. *Ann Intern Med*. 2017;167(10):714–724.

26. Lingen MW, Abt E, Agrawal N, et al. Evidence-based clinical practice guideline for the evaluation of potentially malignant disorders in the oral cavity: a report of the American Dental Association. *J Am Dent Assoc*. 2017;148(10):712–727 e10.

Tórax e Pulmões

ANATOMIA E FISIOLOGIA

O tórax é limitado anteriormente pelo esterno e pelas costelas, lateralmente pelas costelas e posteriormente pelas costelas e coluna vertebral torácica. O limite superior do tórax compreende as clavículas e os tecidos do pescoço. O limite inferior corresponde ao diafragma. O tórax aloja os principais órgãos viscerais – pulmões e coração – e aciona mecanicamente o trabalho respiratório. Estude a *anatomia da parede torácica*, identificando as estruturas ilustradas (Figura 15.1). Observe que o número do espaço intercostal entre duas costelas é o mesmo número da costela acima dele.

Localização dos achados torácicos

Descreva os achados torácicos em duas dimensões: ao longo do eixo vertical e ao redor da circunferência torácica.

Eixo vertical. Para localizar os achados no tórax, aprenda a contar as costelas e os espaços intercostais (Figura 15.2). Coloque seu dedo na curva oca da incisura jugular do esterno e desça por aproximadamente 5 cm até a crista óssea horizontal, onde o manúbrio se une ao corpo do esterno, conhecida como *ângulo do esterno* ou *ângulo de Louis*. Em um ponto diretamente adjacente ao ângulo do esterno está a costela II e sua cartilagem costal. A partir desse ponto, usando dois dedos, deslize para baixo pelos espaços intercostais *em uma linha oblíqua*, ilustrada pelos números em vermelho na Figura 15.2. (Observar que as costelas na borda inferior do esterno podem estar muito próximas, dificultando a contagem correta.) Para contar os espaços intercostais em uma mulher, desloque a mama lateralmente com a paciente em decúbito dorsal ou palpe em uma região mais medial. Evite pressionar demais o tecido mamário sensível.

Observe que as cartilagens costais das primeiras sete costelas se articulam com o esterno; as cartilagens das costelas VIII, IX e X são articuladas com as cartilagens costais logo acima delas. As costelas XI e XII, as "costelas flutuantes", não têm fixações anteriores. A extremidade cartilaginosa da costela XI, em geral, pode ser palpada lateralmente, e a costela XII pode ser palpada posteriormente. À palpação, as cartilagens costais e as costelas parecem idênticas.

Posteriormente, a costela XII é o ponto de partida para a contagem das costelas e espaços intercostais e oferece uma alternativa à abordagem anterior (Figura 15.3). Com os dedos de uma das mãos, pressione a borda inferior da costela XII; em seguida, "suba" pelos espaços intercostais, numerados em vermelho na Figura 15.3, ou siga uma linha mais oblíqua para cima e ao redor do tórax, até sua superfície frontal.

A extremidade inferior da escápula é outro ponto de referência ósseo útil; em geral, ela está situada no nível da costela VII ou espaço intercostal.

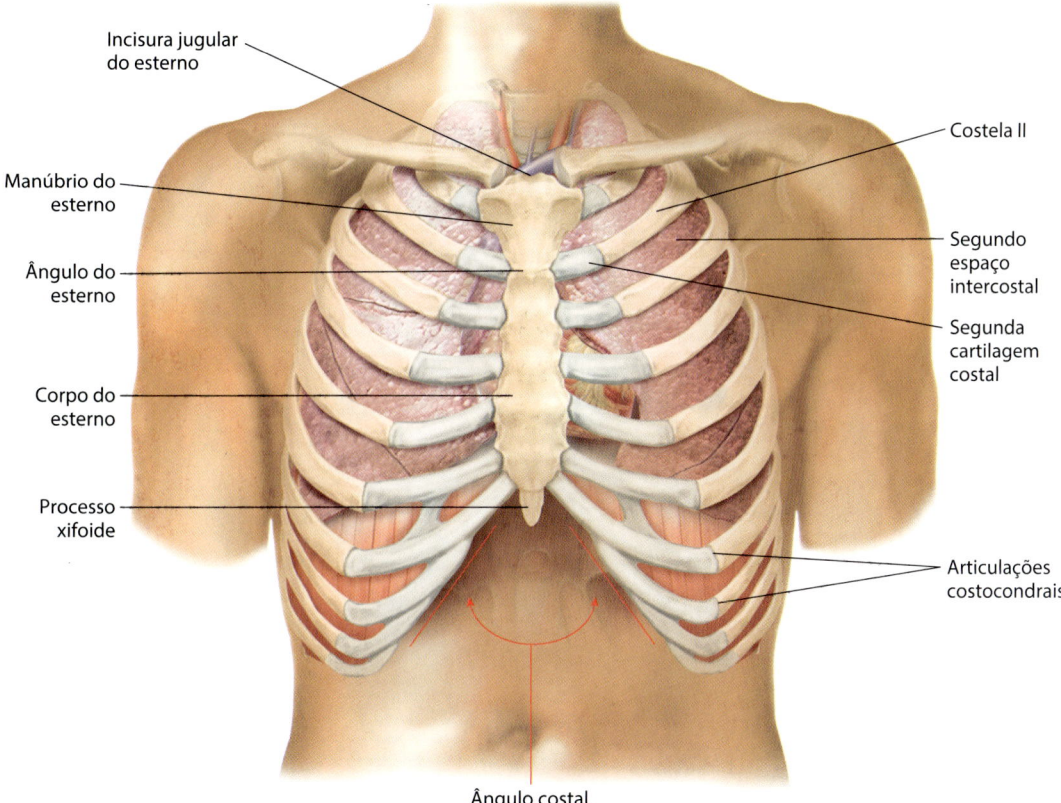

Incisura jugular do esterno

Manúbrio do esterno

Ângulo do esterno

Corpo do esterno

Processo xifoide

Costela II

Segundo espaço intercostal

Segunda cartilagem costal

Articulações costocondrais

Ângulo costal

Figura 15.1 Anatomia da parede torácica.

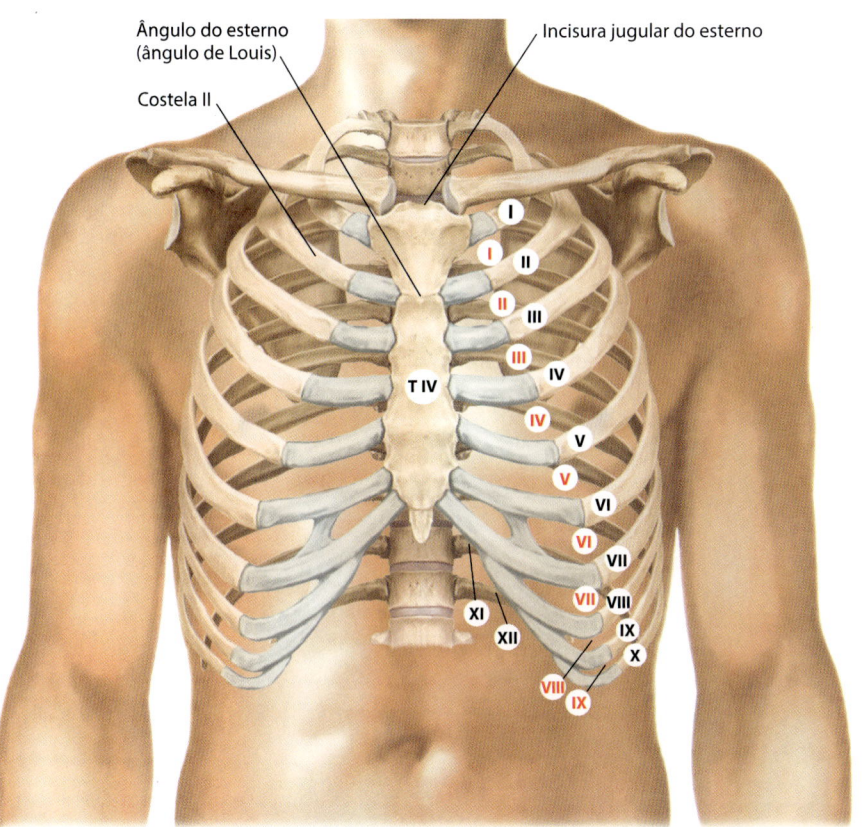

Ângulo do esterno (ângulo de Louis)

Costela II

Incisura jugular do esterno

Observar os pontos de referência especiais:

- Segundo espaço intercostal para inserção de agulha em um procedimento de descompressão de um pneumotórax hipertensivo
- Espaço intercostal entre as costelas IV e V para introdução de dreno torácico
- Nível da costela IV para a margem inferior de um tubo endotraqueal posicionado adequadamente em uma radiografia de tórax.

As estruturas neurovasculares seguem ao longo da margem inferior de cada costela, por isso os drenos e tubos devem ser colocados logo acima das margens superiores da costela.

Figura 15.2 Superfície anterior das costelas (*em preto*) e espaços intercostais (*em vermelho*).

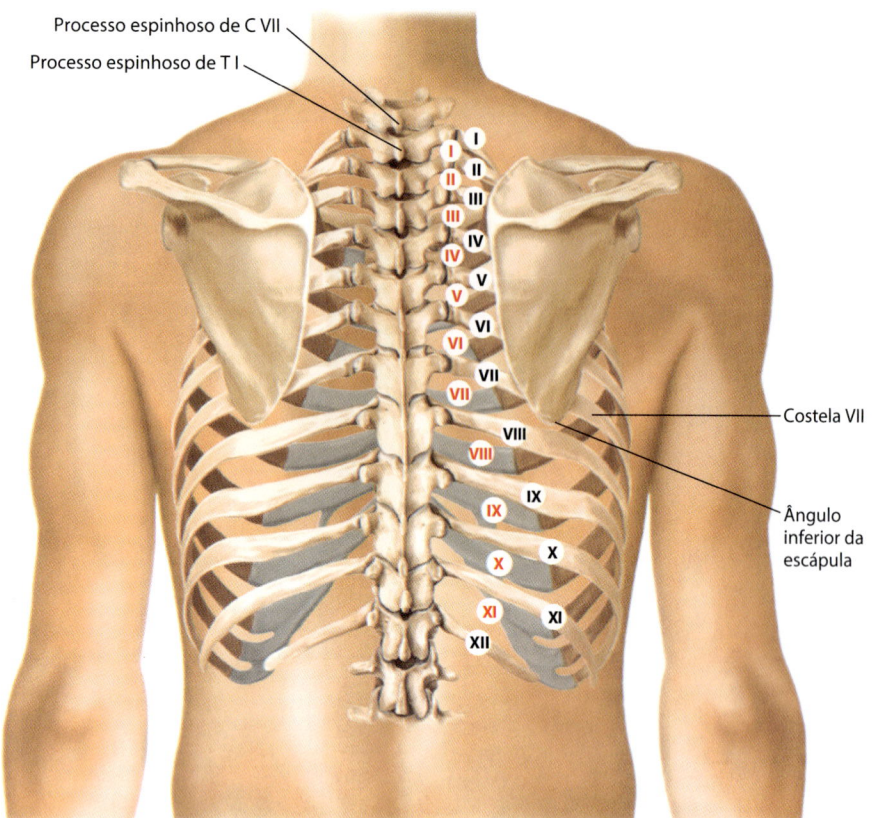

Processo espinhoso de C VII

Processo espinhoso de T I

Costela VII

Ângulo inferior da escápula

Figura 15.3 Superfície posterior das costelas (*em preto*) e espaços intercostais (*em vermelho*).

Os processos espinhosos das vértebras também são pontos de referências úteis. Quando o pescoço está flexionado para frente, o processo mais saliente em geral é o da vértebra C VII. Se dois processos forem igualmente proeminentes, correspondem a C VII e T I. Muitas vezes é possível palpar e contar os processos abaixo deles, sobretudo quando a coluna vertebral está flexionada.

Circunferência torácica. Visualize várias linhas verticais, como as mostradas nas Figuras 15.4 a 15.6. As linhas medioesternal e vertebral são demarcadas com facilidade e reprodutíveis; as outras são visualizadas:

■ *Linha medioesternal* – desce verticalmente ao longo do esterno

■ *Linha medioclavicular* – desce verticalmente a partir do ponto médio da clavícula

■ *Linha axilar anterior* – desce verticalmente a partir da prega axilar anterior

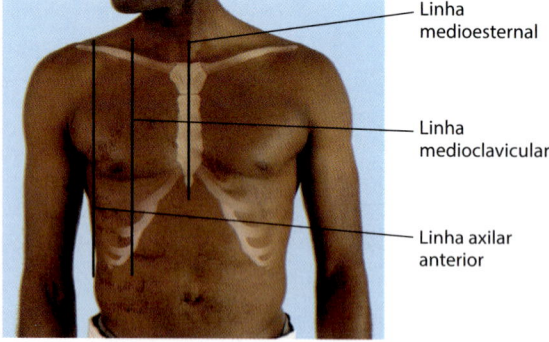

Linha medioesternal

Linha medioclavicular

Linha axilar anterior

Figura 15.4 Linhas medioesternal e medioclavicular.

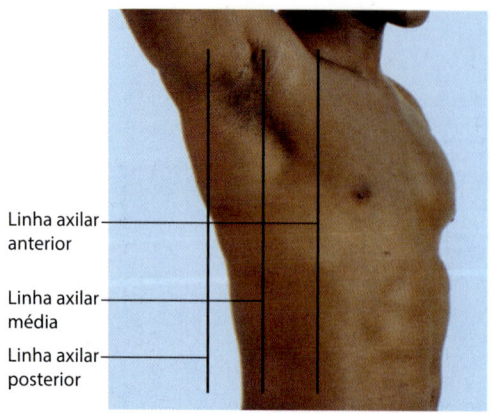

Linha axilar anterior

Linha axilar média

Linha axilar posterior

Figura 15.5 Linhas axilar anterior, axilar média e axilar posterior.

- *Linha axilar média* – desce verticalmente a partir do ápice da axila

- *Linha axilar posterior* – desce verticalmente a partir da prega axilar posterior

- *Linha escapular* – desce a partir do ângulo inferior da escápula

- *Linha vertebral* – sobreposta aos processos espinhosos das vértebras torácicas.

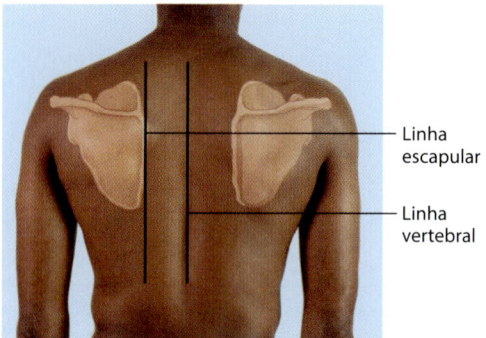

Figura 15.6 Linhas vertebral e escapular.

Pulmões, fissuras e lobos. Imagine os pulmões e as suas fissuras e lobos na parede torácica. Anteriormente, o ápice de cada pulmão eleva-se cerca de 2 a 4 cm acima do terço interno da clavícula (Figura 15.7). A borda inferior do pulmão cruza a costela VI na linha medioclavicular e a costela VIII na linha axilar média. Posteriormente, a borda inferior do pulmão está situada aproximadamente no nível do processo espinhoso de T X (Figura 15.8). Durante a inspiração, ele é rebaixado na cavidade torácica durante a contração e a descida do diafragma. A Figura 15.9 identifica os pulmões direito e esquerdo em uma radiografia do tórax.

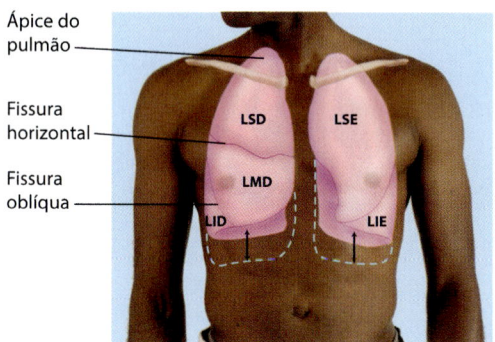

Figura 15.7 Vista anterior dos lobos pulmonares.

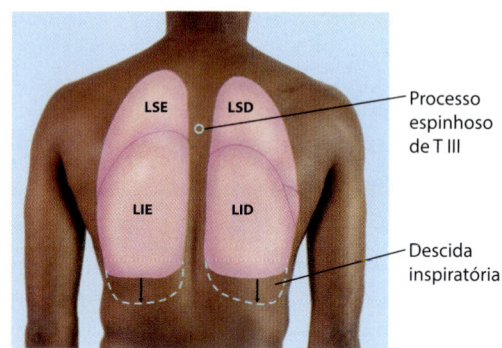

Figura 15.8 Vista posterior dos lobos pulmonares.

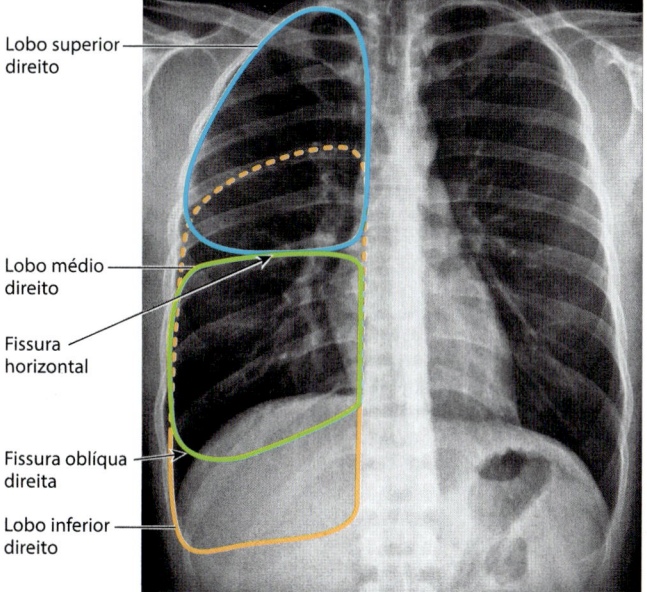

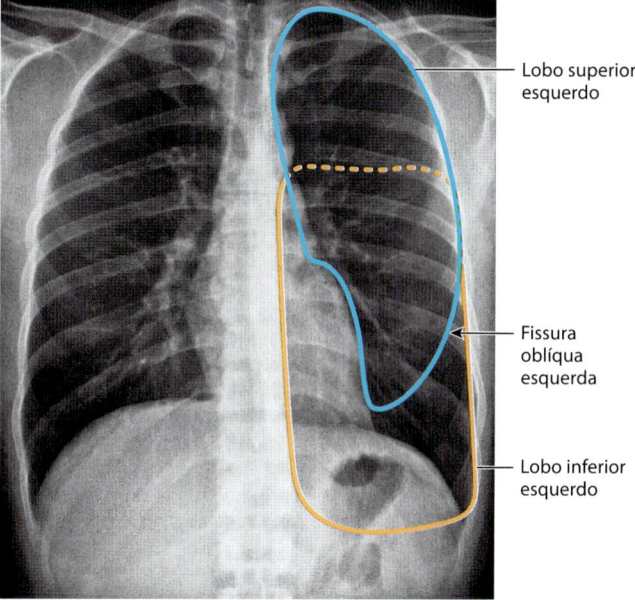

Figura 15.9 Pulmões direito e esquerdo na incidência anterior de uma radiografia do tórax. (De Brant WE, Helms CA. *Brant and Helms Solution: Fundamentals of Diagnostic Radiology*. 3rd ed. Lippincott Williams & Wilkins; 2007, Fig. 1.5.)

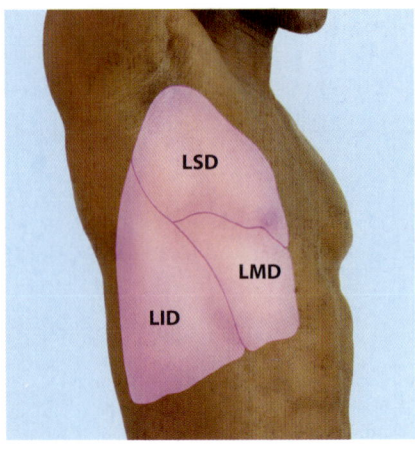

Figura 15.10 Lobos e fissuras do pulmão direito.

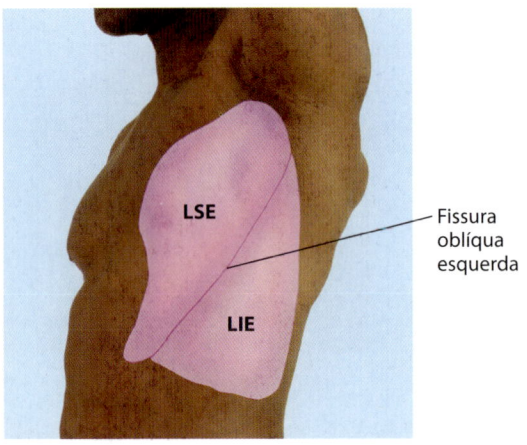

Figura 15.11 Lobos e fissuras do pulmão esquerdo.

Cada pulmão é dividido mais ou menos na metade por uma *fissura oblíqua (maior)*. A localização dessa fissura pode ser imaginada como uma linha que segue do processo espinhoso de T III obliquamente para baixo e ao redor do tórax até a sexta costela na linha medioclavicular (Figura 15.10). O *pulmão direito* é dividido ainda pela *fissura horizontal (menor)*. Na região anterior, essa fissura passa próximo à costela IV e encontra a fissura oblíqua na linha axilar média, próximo da costela V. Desse modo, o pulmão direito é dividido nos *lobos superior, médio e inferior* (LSD, LMD e LID). O pulmão esquerdo tem apenas dois lobos, *superior e inferior* (LSE, LIE), como mostra a Figura 15.11. As Figuras 15.12 e 15.13 identificam os lobos dos pulmões direito e esquerdo em radiografias do tórax.

Aprenda os termos anatômicos gerais usados para localizar os achados torácicos, mostrados no Boxe 15.1.

Em geral, os achados no exame físico são correlacionados aos lobos subjacentes. Sinais no campo pulmonar superior direito, por exemplo, têm origem quase certa no lobo superior direito. Contudo, sinais encontrados lateralmente no campo pulmonar médio direito podem ter origem em qualquer um dos três lobos.

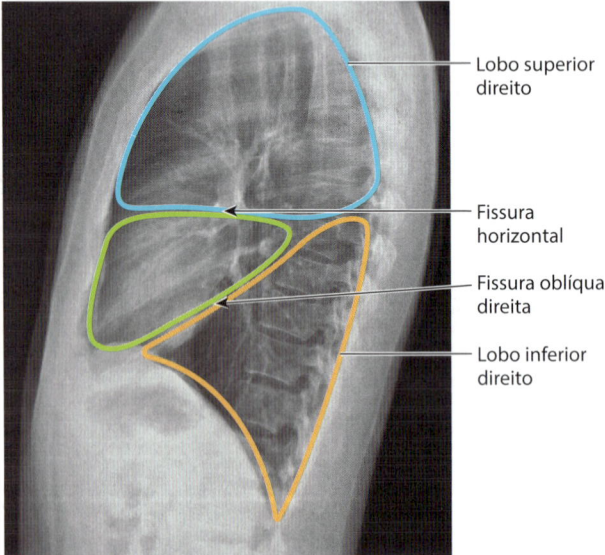

Figura 15.12 Lobos do pulmão direito na incidência lateral (de perfil) de uma radiografia do tórax. (Modificada de Brant WE, Helms CA. *Brant and Helms Solution: Fundamentals of Diagnostic Radiology*. 3rd ed. Lippincott Williams & Wilkins; 2007, Fig. 21.2.)

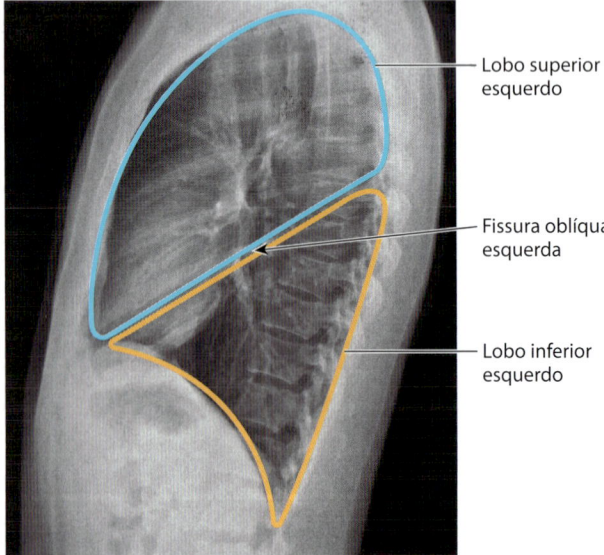

Figura 15.13 Lobos do pulmão esquerdo na incidência lateral (de perfil) de uma radiografia do tórax. (Modificada de Brant WE, Helms CA. *Brant and Helms Solution: Fundamentals of Diagnostic Radiology*. 3rd ed. Lippincott Williams & Wilkins; 2007, Fig. 21.2.)

Boxe 15.1 Descritores anatômicos do tórax

- *Supraclavicular* – acima das clavículas
- *Infraclavicular* – abaixo das clavículas
- *Interescapular* – entre as escápulas
- *Infraescapular* – abaixo das escápulas
- *Ápices dos pulmões* – as partes mais altas
- *Bases dos pulmões* – as partes mais baixas
- *Campos pulmonares superior, médio e inferior*

Traqueia e brônquios principais (árvore traqueobrônquica). Os sons respiratórios sobre a traqueia e os brônquios têm uma característica mais grosseira que os do parênquima pulmonar mais denso. Aprenda a localização dessas estruturas. A traqueia é bifurcada nos brônquios principais nos níveis do ângulo do esterno, anteriormente, e do processo espinhoso de T IV, posteriormente (Figuras 15.14 e 15.15). O *brônquio principal direito* é mais largo, mais curto e mais vertical que o brônquio principal esquerdo e entra diretamente no hilo do pulmão. O *brônquio principal esquerdo* estende-se em direção inferolateral a partir de um ponto abaixo do arco da aorta e anterior ao esôfago e à parte torácica da aorta e, em seguida, entra no hilo do pulmão. Cada brônquio principal divide-se nos *brônquios lobares* e, então, *brônquios segmentares* e *bronquíolos*, terminando nos *alvéolos* saculares, onde ocorre a troca gasosa.

Pleuras. Duas superfícies pleurais, ou serosas, contínuas separam os pulmões da parede torácica. A *pleura visceral* cobre a superfície externa dos pulmões. A *pleura parietal* reveste a cavidade pleural ao longo da superfície interna da caixa torácica e a superfície superior do diafragma. Entre as pleuras visceral e parietal está o *espaço pleural*, que contém o líquido pleural seroso. A tensão superficial do líquido pleural mantém o pulmão em contato com a parede torácica, permitindo sua expansão e contração durante a respiração. A pleura visceral não tem nervos sensitivos, mas a pleura parietal é ricamente suprida pelos nervos intercostal e frênico.

Respiração

A respiração é, basicamente, automática, controlada pelos centros respiratórios no tronco encefálico que geram o impulso neuronal para os músculos respiratórios. O principal músculo da inspiração é o *diafragma*. Durante a inspiração, o diafragma se contrai, desce no tórax e expande a cavidade torácica, comprimindo o conteúdo abdominal e empurrando a parede abdominal. Os músculos da caixa torácica também expandem o tórax, em especial os músculos *escalenos*, que se estendem das vértebras cervicais até as costelas I e II, e os músculos intercostais

A pneumonia por aspiração é mais comum nos lobos médio e inferior direitos porque o brônquio principal direito é mais vertical. Pelo mesmo motivo, se um tubo endotraqueal for avançado demais durante a intubação, ele terá maior probabilidade de entrar no brônquio principal direito.

Os acúmulos de líquido pleural, ou *derrames pleurais*, podem ser *transudatos*, observados na insuficiência cardíaca, na cirrose e na síndrome nefrótica, ou *exsudatos*, observados em diversas condições, incluindo pneumonia, malignidade, embolia pulmonar, tuberculose e pancreatite.

A irritação da pleura parietal provoca dor pleurítica à inspiração profunda na pleurisia viral, na pneumonia, na embolia pulmonar, na pericardite e nas colagenoses.

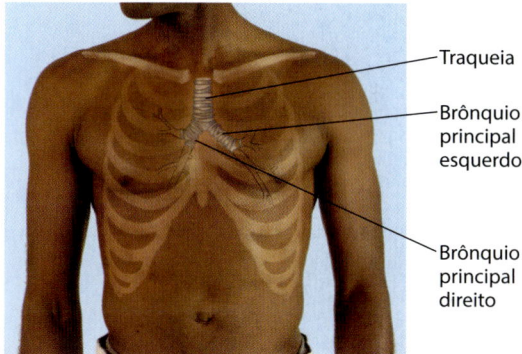

Traqueia

Brônquio principal esquerdo

Brônquio principal direito

Figura 15.14 Traqueia e brônquios principais, vista anterior.

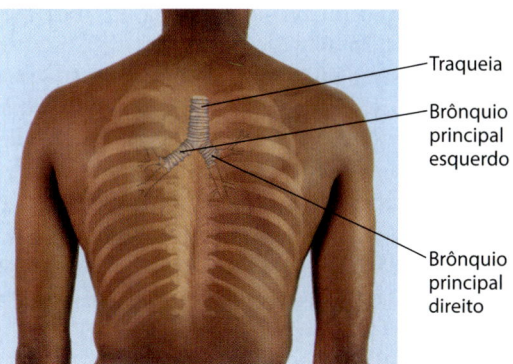

Traqueia

Brônquio principal esquerdo

Brônquio principal direito

Figura 15.15 Traqueia e brônquios principais, vista posterior.

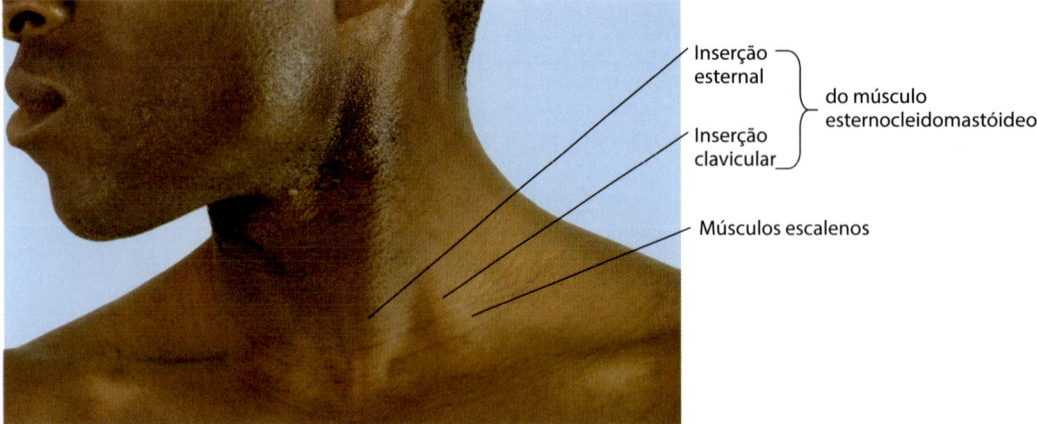

Figura 15.16 Músculos acessórios no pescoço.

paraesternais, que seguem em direção oblíqua do esterno até as costelas. Quando o tórax se expande, a pressão intratorácica diminui, puxando o ar pela árvore traqueobrônquica até os alvéolos distais, e enchendo os pulmões em expansão. O oxigênio é difundido para os capilares pulmonares adjacentes enquanto ocorre a troca do dióxido de carbono do sangue para os alvéolos.

Durante a expiração, a parede torácica e os pulmões recuam, enquanto o diafragma relaxa e sobe passivamente. Os músculos abdominais auxiliam na expiração. Quando o ar flui para fora, o tórax e o abdome retornam às suas posições de repouso.

A respiração normal é fácil e tranquila – pouco audível próximo à boca aberta como um sopro suave. Quando uma pessoa saudável está em decúbito dorsal, os movimentos respiratórios do tórax são relativamente discretos. Em contrapartida, geralmente é fácil visualizar os movimentos abdominais. Na posição sentada, os movimentos do tórax são mais proeminentes.

Durante o exercício e em algumas doenças, é necessário esforço extra para respirar e os músculos acessórios são recrutados; os músculos esternocleidomastóideos (ECM) e escalenos podem se tornar visíveis (Figura 15.16).

ANAMNESE: ABORDAGEM GERAL

Os sintomas causados por distúrbios torácicos e pulmonares estão entre os motivos mais comuns pelos quais os pacientes procuram um profissional de saúde, e, uma vez que esses sintomas podem ser decorrentes de distúrbios potencialmente fatais, uma entrevista cuidadosa é necessária para estabelecer sua etiologia e sua importância. Por isso, é importante aprender a identificar os sinais e sintomas que demandam intervenção médica imediata já no início da consulta clínica (p. ex., impossibilidade de falar sentenças completas, uso dos músculos acessórios, cianose, evidências de baixa saturação de oxigênio e *pulso paradoxal*). Você deve obter um relato minucioso da preocupação ou queixa principal, permitindo que seus pacientes usem as próprias palavras, com atenção especial aos efeitos da posição e de exposições ambientais sobre os sintomas relatados e o impacto desses sintomas sobre a capacidade funcional. Muitos sintomas respiratórios comuns podem ser uma manifestação de outros distúrbios sistêmicos, em particular doenças cardiovasculares e hematológicas, por isso o examinador deve integrar outros sistemas na anamnese quando isso for indicado pela queixa principal. Uma história patológica pregressa (HPP) abrangente e a investigação completa de medicamentos e alergias são essenciais. Por fim, devido a sua relevância e importância na avaliação de pacientes com um diagnóstico conhecido ou suspeita de doenças pulmonares, a história social deve ser avaliada por completo, com atenção especial a tabagismo, uso de substâncias psicoativas, exposições ocupacionais e ambientais e história de viagens.

Sintomas comuns ou relevantes

■ Dispneia e sibilos
■ Tosse
■ Expectoração com sangue (hemoptise)
■ Dor torácica (ver também Capítulo 16: *Sistema Cardiovascular*)
■ Sonolência diurna, roncos e transtornos do sono

Dispneia e sibilos

Dispneia é uma percepção indolor, mas desconfortável, da respiração que é inadequada para o nível de esforço físico.[1] Avalie de modo meticuloso esse sintoma revelador de doença cardíaca e pulmonar.

Pergunte: "Você sente dificuldade para respirar?" Descubra se o sintoma ocorre em repouso ou aos esforços físicos, e que intensidade de exercício provoca a manifestação. Devido às variações de idade, peso corporal e aptidão física, não existe uma escala absoluta para quantificar a dispneia. Em vez disso, faça um esforço para determinar a intensidade com base nas atividades diárias do paciente. Quantos degraus ou lances de escada o paciente consegue subir antes de parar para recuperar o fôlego? E carregar sacos de mantimentos, passar o aspirador de pó e arrumar a cama? A dispneia alterou o estilo de vida e as atividades diárias do paciente? De que modo? Pesquise com cuidado a cronologia e o contexto, quaisquer sinais/sintomas associados e fatores que provoquem alívio ou agravamento.

A maioria dos pacientes relaciona a dispneia a seu nível de atividade. Pacientes ansiosos manifestam um quadro diferente. Podem descrever uma dificuldade para inspirar profundamente, uma sensação de sufocamento com impossibilidade de conseguir ar suficiente e *parestesias*, que são sensações de formigamento ou "agulhadas" ao redor dos lábios ou nas extremidades.

Os *sibilos* são sons respiratórios com uma característica musical, que podem ser ouvidos pelo próprio paciente ou por outras pessoas.

Tosse

Tosse é um sintoma comum, cuja importância varia de pequena a muito grande. Tipicamente, a tosse é uma resposta reflexa a estímulos que irritam receptores na laringe, traqueia ou grandes brônquios. Esses estímulos incluem muco, pus e sangue, assim como agentes externos como alergênios, poeira, corpos estranhos e até mesmo ar extremamente quente ou frio. Outras causas incluem inflamação da mucosa respiratória, pneumonia, edema pulmonar e compressão dos brônquios ou bronquíolos por um tumor ou linfonodos peribrônquicos aumentados. A tosse também pode ter origem cardiovascular.

Quando houver queixas de tosse, efetue uma avaliação minuciosa. Estabeleça a duração. A tosse é *aguda*, com duração menor que 3 semanas, *subaguda*, de 3 a 8 semanas, ou *crônica*, por mais de 8 semanas?

O grau de dispneia, combinado à espirometria, é um componente central de sistemas de classificação importantes para doença pulmonar obstrutiva crônica (DPOC) que orientam o manejo do paciente.[2-4]

Ver Tabela 15.1, *Dispneia*.

Pacientes ansiosos podem apresentar dispneia episódica durante o repouso e o exercício e também hiperventilação, uma respiração rápida e superficial.

Sibilos ocorrem em casos de obstrução parcial das vias respiratórias inferiores decorrentes de secreções e inflamação dos tecidos na asma ou de um corpo estranho.[5]

Ver Tabela 15.2, *Tosse e hemoptise*.

A tosse pode ser um sinal de insuficiência cardíaca esquerda.

A causa mais comum de tosse aguda é uma infecção viral das vias respiratórias superiores. Considere também bronquite aguda, pneumonia, insuficiência cardíaca esquerda, asma, corpo estranho, tabagismo e tratamento com inibidores da ECA. Tosse pós-infecciosa, coqueluche, refluxo ácido, sinusite bacteriana e asma podem causar tosse subaguda. Tosse crônica é observada em casos de gotejamento pós-nasal, asma, refluxo gastresofágico, bronquite crônica e bronquiectasia.[6-13]

Pergunte se a tosse é *seca* ou *produtiva*, com expectoração de muco ou catarro.

Peça que o paciente descreva o *volume* de qualquer expectoração, assim como sua *cor*, *odor* e *consistência*.

Para ajudar os pacientes a quantificar o volume, tente questões de múltipla escolha. Quanto você acha que expectora em 24 horas: uma colher de chá, uma colher de sopa, um quarto de xícara, meia xícara, uma xícara inteira?" Se possível, peça que o paciente tussa em um lenço, inspecione o material expectorado e registre suas características. Os sintomas associados à tosse muitas vezes levam a sua causa.

Hemoptise

Hemoptise refere-se à expectoração de sangue das vias respiratórias inferiores. Pode variar de uma expectoração com traços de sangue até sangue vivo. Em pacientes que relatarem hemoptise, quantifique o volume de sangue produzido, o contexto e a atividade e quaisquer sintomas associados. A hemoptise é rara em lactentes, crianças e adolescentes.

Antes de usar o termo "hemoptise", tente confirmar a fonte do sangramento. O sangue ou material sanguinolento pode ter origem no nariz, na boca, na faringe ou no tubo gastrintestinal (GI) e é fácil classificá-lo de modo equivocado. Se houver vômito, a origem provavelmente é gastrintestinal. Entretanto, em algumas ocasiões o sangue da nasofaringe ou do tubo GI é aspirado e então expectorado.

Dor torácica

Queixas de dor torácica ou desconforto torácico levantam preocupações relativas ao coração, mas muitas vezes têm origem em outras estruturas no tórax e nos pulmões. Para avaliar esse sintoma, você deve conduzir uma dupla investigação de causas torácicas e cardíacas. As fontes de dor torácica são apresentadas no Boxe 15.2. No caso desse importante sintoma, mantenha todas essas possibilidades em mente.

Esta seção concentra-se nas *queixas pulmonares*. Para sintomas de dor torácica ao esforço, palpitações, dispneia em decúbito dorsal (*ortopneia*) ou dispneia à noite aliviada ao sentar com as costas retificadas (*dispneia paroxística noturna*) e edema, ver Capítulo 16, *Sistema Cardiovascular*.

Sempre comece a entrevista com uma questão aberta. "Você sente algum desconforto ou sensações desagradáveis no peito?" Peça que o paciente aponte o local da dor no tórax. Observe com atenção os gestos do paciente ao descrever a dor. Pesquise os sete atributos da dor torácica para diferenciar suas várias causas.

O tecido pulmonar não tem fibras dolorosas. O pericárdio também tem poucas fibras dolorosas.

EXEMPLOS DE ANORMALIDADES

A expectoração mucoide é translúcida, branca ou cinzenta e é observada em infecções virais e fibrose cística; uma expectoração purulenta – amarela ou verde – geralmente acompanha a pneumonia bacteriana.

Uma expectoração de odor fétido está presente no abscesso pulmonar por anaeróbios, expectoração espessa persistente na fibrose cística.

Grandes volumes de expectoração purulenta estão presentes na bronquiectasia e no abscesso pulmonar.

Sintomas úteis em termos diagnósticos incluem febre e tosse produtiva na pneumonia, sibilos na asma e dor torácica, dispneia e ortopneia nas síndromes coronarianas agudas.

Ver Tabela 15.2, *Tosse e hemoptise*. As causas incluem bronquite, malignidade, fibrose cística e, com menos frequência, bronquiectasia, estenose mitral, síndrome de Goodpasture e granulomatose com poliangiite (anteriormente conhecida como granulomatose de Wegener). Uma hemoptise maciça (mais de 500 mℓ em um período de 24 horas ou ≥ 100 mℓ/h) pode causar risco à vida.[14]

O sangue originado no estômago em geral é mais escuro que o sangue do sistema respiratório e pode estar misturado com partículas alimentares.

Ver Tabela 15.3, *Dor torácica*.

Um punho fechado sobre o esterno (sinal de Levine) sugere angina do peito; um dedo apontando um ponto doloroso na parede torácica sugere dor musculoesquelética; a mão se movendo do pescoço para o epigástrio pode sugerir pirose.

A dor em condições como pneumonia e infarto pulmonar em geral é decorrente da inflamação da pleura parietal adjacente. Uma distensão muscular causada por tosse recorrente prolongada ou inflamação costocondral também pode ser responsável. A dor da pericardite tem origem na inflamação da pleura parietal adjacente.

Boxe 15.2 Fontes de dor torácica e causas relacionadas

Fonte	Possíveis causas
Miocárdio	Angina do peito, infarto agudo do miocárdio, miocardite
Pericárdio	Pericardite
Aorta	Dissecção da aorta
Traqueia e grandes brônquios	Bronquite
Pleura parietal	Pericardite, pneumonia, pneumotórax, derrame pleural, embolia pulmonar, doenças do tecido conjuntivo
Parede torácica, incluindo a pele e sistemas musculoesquelético e neurológico	Costocondrite, herpes-zóster
Esôfago	Doença de refluxo gastresofágico, espasmo esofágico, laceração esofágica
Estruturas extratorácicas como o pescoço, a vesícula biliar e o estômago	Artrite cervical, cólica biliar, gastrite

Dor torácica é relatada por um a cada quatro pacientes com transtornos de pânico e ansiedade.[15–17]

Fontes extrapulmonares de dor torácica incluem doença de refluxo gastresofágico e ansiedade, mas o mecanismo permanece obscuro.[18]

Sonolência diurna, roncos e transtorno do sono

Os pacientes podem relatar sonolência diurna excessiva e fadiga. Pergunte sobre roncos, apneias testemunhadas (definidas como interrupção da respiração por > 10 segundos), despertar com sensação de sufocação ou cefaleia matinal.

Essas manifestações, especialmente a sonolência diurna e roncos, são características da apneia obstrutiva do sono (AOS), em geral observada em pacientes com obesidade, má oclusão posterior da mandíbula (*retrognatia*), hipertensão arterial sistêmica resistente ao tratamento, insuficiência cardíaca, fibrilação atrial, AVC e diabetes melito do tipo 2 (DM2). Os mecanismos incluem instabilidade do centro respiratório no tronco encefálico, transtorno do despertar do sono, distúrbios da contração dos músculos das vias respiratórias superiores (*disfunção do músculo genioglosso*) e alterações anatômicas que contribuem para o colapso das vias respiratórias, como obesidade, entre outras.[19,20]

EXAME FÍSICO: ABORDAGEM GERAL

O exame físico do tórax e pulmões emprega as quatro técnicas clássicas de inspeção, palpação, percussão e ausculta discutidas neste capítulo; contudo, o exame físico do sistema respiratório deve começar durante a entrevista do paciente. Você pode obter muitas informações simplesmente observando o paciente falar. A incapacidade de completar as sentenças antes de parar para recuperar o fôlego sugere um aumento do estímulo respiratório ou comprometimento da ventilação com redução da capacidade vital. Do mesmo modo, evidências de maior esforço respiratório (retrações supraclaviculares, uso dos músculos acessórios da ventilação e a *posição de tripé*, caracterizada pelo paciente sentado com as mãos em volta dos joelhos) indicam um aumento da resistência nas vias respiratórias ou rigidez dos pulmões e/ou parede torácica.

Ao aferir os sinais vitais, você deve avaliar a frequência respiratória com exatidão, observando com atenção a frequência de elevação da parede torácica. Além disso, você deve solicitar que os pacientes com dispneia aos esforços caminhem sob observação para reproduzir os sintomas, enquanto sua oximetria é monitorada com atenção para detectar dessaturação em repouso ou com a atividade. Durante o exame geral, procure sinais de hipoxemia (cianose), anemia (conjuntivas pálidas) e manifestações extrapulmonares de doença pulmonar (baqueteamento digital). O exame do tórax deve se concentrar na simetria do movimento, percussão (macicez indicativa de derrame pleural ou atelectasia, hiper-ressonância, um sinal de enfisema) e ausculta (sibilos, estertores, roncos, prolongamento da fase expiratória e/ou diminuição dos sons respiratórios são indícios de distúrbios das vias respiratórias ou do parênquima pulmonar). Um exame cardíaco cuidadoso é necessário para identificar sinais de elevação das pressões nas câmaras cardíacas direitas (distensão da veia jugular, edema periférico, acentuação do componente pulmonar da segunda bulha cardíaca [P2]), disfunção ventricular esquerda (galopes por B_3 e B_4) e doença valvar (sopros). Por fim, também é importante examinar o abdome com o paciente em decúbito dorsal para identificar se existe movimento paradoxal do abdome (movimento para dentro durante a inspiração), um sinal de fraqueza diafragmática. Para melhores resultados, examine a região posterior do tórax e os pulmões enquanto o paciente estiver sentado e a região anterior do tórax e pulmões com o paciente em decúbito dorsal. Seja atencioso ao cobrir o paciente, permitindo a exposição máxima da área a ser examinada e ao mesmo tempo tendo em mente a sensação de conforto do paciente com o exame.

TÉCNICAS DE EXAME

Principais componentes do exame do tórax e pulmão

- Avaliar a respiração (frequência, ritmo, profundidade, esforço respiratório, sinais de angústia respiratória)
- Examinar as regiões anterior e posterior do tórax:
  - Inspecionar o tórax (deformidades, retração muscular, retardo)
  - Palpar o tórax (dor à palpação, equimoses, fístulas, expansão respiratória, frêmito)
  - Percutir o tórax (submacicez, macicez, ressonância, hiper-ressonância ou timpanismo)
  - Auscultar o tórax (sons respiratórios, ruídos adventícios, voz transmitida)

Avaliação inicial da respiração e do tórax

Mesmo que a frequência respiratória já tenha sido registrada, observe com atenção mais uma vez a *frequência*, o *ritmo*, a *profundidade* e o *esforço respiratório*. Um adulto saudável em repouso respira de modo silencioso e regular, aproximadamente 20 vezes por minuto. Observe se a expiração demora mais tempo que o usual.

Ver Tabela 15.4, *Anormalidades da frequência e ritmo da respiração*, incluindo bradipneia, taquipneia, hiperventilação, respiração de Cheyne-Stokes e respiração atáxica. Expiração demorada ocorre na DPOC.

Sinais de angústia respiratória. Comece observando se o paciente apresenta sinais de angústia respiratória.

- Avalie a frequência respiratória para verificar se há *taquipneia* (> 25 incursões respiratórias/minuto)

- Inspecione a cor do paciente para detectar *cianose* ou *palidez*. Lembre-se de achados anteriores relevantes, como a forma e a cor das unhas

Cianose nos lábios, na língua e na mucosa oral indica hipoxia. Palidez e sudorese (*diaforese*) são comuns nas síndromes coronarianas agudas e insuficiência cardíaca. O baqueteamento das unhas ocorre na bronquiectasia, cardiopatia congênita, fibrose pulmonar, fibrose cística, abscesso pulmonar e malignidade.

- Ausculte os *sons respiratórios audíveis*. É possível ouvir ruído inspiratório sobre o pescoço ou os pulmões?

Ruído inspiratório audível de tom agudo, ou estridor, é um sinal funesto de obstrução das vias respiratórias superiores na laringe ou na traqueia, que exige avaliação urgente das vias respiratórias.

- Inspecione o pescoço. Durante a inspiração, há contração dos músculos acessórios, ou seja, os músculos ECM e escalenos, ou retração supraclavicular? Durante a expiração, há contração dos músculos intercostais ou oblíquo do abdome? A traqueia está na linha média?

O **uso dos músculos acessórios** pode indicar aumento das exigências ventilatórias decorrentes de doença das vias respiratórias e/ou parênquima pulmonar ou fadiga dos músculos respiratórios. Deslocamento lateral da traqueia ocorre no pneumotórax, no derrame pleural e na atelectasia.

- Observe também a forma do tórax, que em condições normais é mais largo que profundo. A razão diâmetro anteroposterior (AP)/diâmetro lateral do tórax em geral varia de 0,7 a 0,75 até 0,9 e aumenta com o envelhecimento[21]

A razão AP pode ultrapassar 0,9 na DPOC, resultando em tórax em barril, embora as evidências dessa correlação sejam conflitantes.

Região posterior do tórax

Com o paciente sentado, examine a região posterior do tórax e os pulmões. Os braços do paciente devem estar cruzados sobre o tórax com as mãos posicionadas, se possível, nos ombros do lado oposto. Essa posição promove movimento lateral das escápulas e aumenta o acesso aos campos pulmonares. Em seguida, peça que o paciente deite.

Se o paciente não conseguir sentar, peça auxílio para conseguir examinar a região posterior do tórax na posição sentada. Se isso não for possível, role o paciente para um lado e depois para o outro. Realize a percussão e ausculta nos dois pulmões em cada posição. Uma vez que a ventilação é relativamente maior no pulmão localizado mais abaixo, a ausculta de sibilos anormais ou estertores é mais provável no lado mais baixo.

Inspeção. Em pé, posicionado na linha média atrás do paciente, tente visualizar os lobos subjacentes e comparar o campo pulmonar direito com o esquerdo, observando com atenção qualquer assimetria. Observe o formato do tórax, como um **tórax em barril**, ou o modo como o tórax se movimenta, incluindo o seguinte:

Ver Tabela 15.5, *Deformidades do tórax.*

- Deformidades ou assimetria na expansão torácica

Expansão assimétrica ocorre nos grandes derrames pleurais.

- Retração muscular anormal dos espaços intercostais durante a inspiração, mais visível nos espaços intercostais mais baixos

Retração ocorre na asma grave, na DPOC ou na obstrução das vias respiratórias superiores.

- Comprometimento dos movimentos respiratórios em um ou nos dois lados ou um *retardo* unilateral do movimento

Comprometimento ou *retardo* unilateral sugere doença pleural decorrente de asbestose ou silicose; também é observado em lesões do nervo frênico ou trauma.

Palpação. Ao palpar o tórax, concentre-se nas áreas de dor ou equimoses, expansão respiratória e frêmito.

Pode ocorrer dor intercostal sobre as pleuras inflamadas, dor à palpação da cartilagem costal na costocondrite.

- Identifique as áreas dolorosas. Palpe com cuidado qualquer área onde o paciente relate dor ou apresente lesões ou equimoses. Observe qualquer *crepitação* palpável, definida como um som crepitante ou rangente sobre os ossos, articulações ou pele, com ou sem dor, decorrente da existência de ar no tecido subcutâneo

Dor, contusão e "desnivelamentos" ósseos são comuns sobre uma costela fraturada. A crepitação pode ser palpável em fraturas evidentes e articulações artríticas; crepitação e edema da parede torácica são observados na mediastinite.

- Avalie qualquer anormalidade cutânea, como massas ou *fístulas* (estruturas inflamatórias tubulares cegas, com abertura na pele)

Embora raras, fístulas sugerem infecção da pleura e pulmão subjacentes (como na tuberculose ou actinomicose).

■ Teste a *expansão torácica*. Coloque seus polegares no nível aproximado das décimas costelas, com os dedos segurando de modo frouxo e paralelos à superfície lateral da caixa torácica (Figura 15.17). Depois de posicionar suas mãos, deslize-as na direção medial, apenas o suficiente para levantar uma prega cutânea frouxa entre seus polegares sobre a coluna. Peça que o paciente realize uma inspiração profunda. Observe a distância entre seus polegares que se afastam durante a inspiração e perceba a amplitude e a simetria da caixa torácica enquanto ela se expande e contrai. Esse movimento é chamado algumas vezes de *excursão pulmonar*

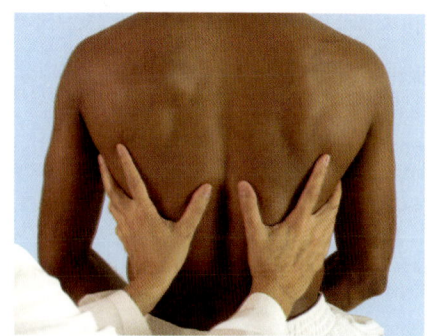

Figura 15.17 Avaliação da expansão torácica.

Uma diminuição ou um retardo unilateral da expansão torácica ocorre na fibrose crônica do pulmão ou pleura subjacente, derrame pleural, pneumonia lobar, dor pleurítica com imobilização associada, obstrução brônquica unilateral e paralisia do hemidiafragma.

■ Palpe os dois pulmões para pesquisar um *frêmito toracovocal simétrico* (Figura 15.18). O *frêmito* refere-se a vibrações palpáveis que são transmitidas pela árvore broncopulmonar para a parede torácica quando o paciente fala e é simétrico em condições normais. Tipicamente, o frêmito é mais proeminente na região interescapular que nos campos pulmonares mais baixos, e sua detecção é mais fácil sobre o pulmão direito do que o esquerdo. Ele desaparece abaixo do diafragma

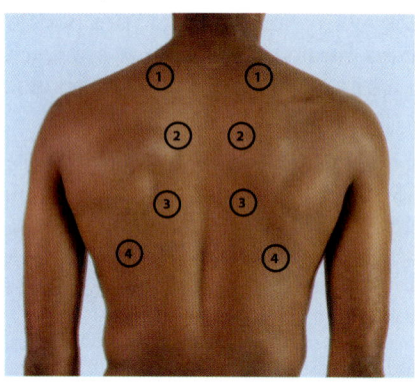

Figura 15.18 Locais para palpação do frêmito.

O **frêmito toracovocal** está diminuído ou ausente quando a voz é mais aguda ou suave ou quando a transmissão das vibrações da laringe para a superfície do tórax é impedida por uma parede torácica espessa, um brônquio obstruído, DPOC, derrame pleural, fibrose, ar (*pneumotórax*) ou um tumor infiltrativo.

Para detectar o frêmito, use a palma (a parte óssea da palma da mão, na base dos dedos) ou a superfície ulnar da mão para otimizar a sensibilidade vibratória dos ossos da mão. Peça que o paciente repita as palavras "*noventa e nove*" ou "*um-um-um*". No início, pratique com uma das mãos até sentir as vibrações transmitidas. Use as duas mãos para palpar e *comparar áreas simétricas dos pulmões* no padrão mostrado na Figura 15.18. Identifique e localize quaisquer áreas de *aumento*, *diminuição* ou *ausência* do frêmito. Se o frêmito for fraco, peça que o paciente fale mais alto ou com um tom de voz mais grave.

O frêmito toracovocal constitui uma técnica de avaliação relativamente imprecisa, mas direciona sua atenção para possíveis assimetrias. Confirme qualquer disparidade auscultando os sons respiratórios subjacentes, sons vocais e sons da voz sussurrada. Todos esses atributos devem aumentar ou diminuir juntos.

Percussão. A percussão é uma das técnicas mais importantes do exame físico do tórax. A percussão provoca o movimento da parede torácica e tecidos subjacentes, produzindo sons audíveis e vibrações palpáveis. A percussão ajuda a estabelecer se os tecidos subjacentes estão cheios de ar, de líquidos ou consolidados. Contudo, o golpe da percussão penetra apenas 5 a 7 cm no tórax e não ajuda na detecção de lesões profundas. A técnica de percussão pode ser praticada em qualquer superfície. Enquanto pratica, escute as alterações das notas de percussão sobre os diferentes tipos de materiais ou diferentes partes do corpo. Os pontos principais para uma boa técnica, descritos para uma pessoa destra, são detalhados a seguir:

Uma diminuição assimétrica do frêmito sugere a probabilidade de derrame pleural, pneumotórax ou neoplasia unilateral, que diminuem a transmissão de sons de baixa frequência; um aumento assimétrico do frêmito ocorre na pneumonia unilateral, que aumenta a transmissão pelo tecido consolidado.[22]

■ Hiperestenda o dedo médio da mão esquerda, conhecido como o *dedo plexímetro*. Pressione sua articulação interfalângica distal com firmeza acima da superfície pulmonar que será percutida (Figura 15.19). Evite o contato de qualquer outra parte da mão com a superfície porque isso amortecerá as vibrações. Observe que o polegar e os dedos indicador, anular e mínimo não tocam a parede torácica

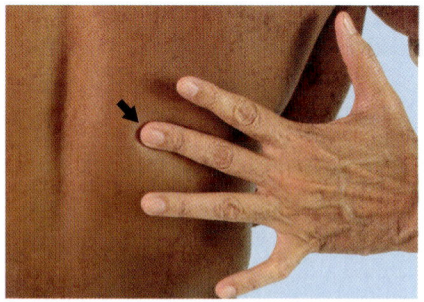

Figura 15.19 O dedo plexímetro é posicionado com firmeza na parede torácica.

■ Posicione o antebraço direito bem próximo à superfície, com a mão erguida. O dedo médio deve estar parcialmente fletido, relaxado e preparado para percutir

■ Com um movimento do punho rápido e preciso, mas relaxado, golpeie o dedo plexímetro com o dedo médio da mão direita, chamado de *dedo plexor* (Figura 15.20). Seu alvo é a articulação interfalângica distal. O objetivo é transmitir vibrações pelos ossos dessa articulação até a parede torácica subjacente. Use a mesma força em cada golpe de percussão e a mesma pressão no plexímetro para evitar alterações da nota de percussão decorrentes de sua técnica, e não dos achados subjacentes

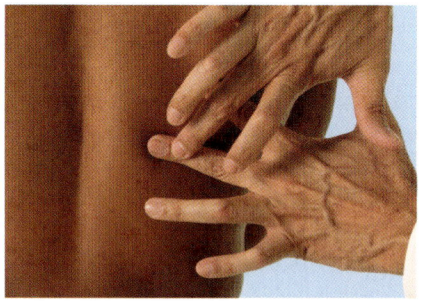

Figura 15.20 Percussão do dedo plexímetro com o dedo médio da mão direita.

■ Desfira o golpe usando a extremidade do dedo plexor, não a polpa do dedo. O dedo que golpeia deve manter um ângulo quase reto em relação ao plexímetro. Recomenda-se que a unha do dedo seja curta para evitar ferimentos em sua mão

■ Retire o dedo plexor rapidamente para evitar o amortecimento das vibrações criadas (Figura 15.21)

Em resumo, o movimento ocorre no punho. Ele é direto, rápido, porém relaxado, e discretamente elástico.

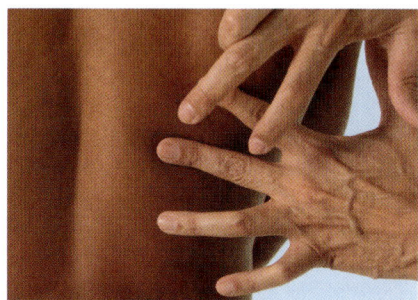

Figura 15.21 Retire rapidamente o dedo plexor.

Notas de percussão. Com seu dedo plexor ou percussor, use a percussão mais leve que produza uma nota clara. Uma parede torácica espessa requer um golpe de percussão mais forte que uma parede delgada. Contudo, se for necessária uma nota mais alta, aplique mais pressão com o dedo plexímetro.

Ao percutir a região inferoposterior do tórax, posicione-se um pouco para o lado, em vez de ficar diretamente atrás do paciente. Nessa posição é mais fácil colocar o dedo plexímetro com mais firmeza sobre o tórax, tornando seu golpe plexor mais efetivo e criando uma melhor nota de percussão.

Boxe 15.3 Notas de percussão e suas características

	Intensidade relativa	Tom relativo	Duração relativa	Exemplo de localização	Exemplos de patologia
Macicez pétrea	Suave	Agudo	Curta	Coxa	Grande derrame pleural
Macicez	Média	Médio	Média	Fígado	Pneumonia lobar
Ressonância	Alta	Grave	Longa	Pulmão saudável	Bronquite crônica simples
Hiper-ressonância	Muito alta	Mais grave	Mais longa	Geralmente nenhum	DPOC, pneumotórax
Timpanismo	Alta	Agudo[a]	Mais longa	Bolha de ar gástrica ou bochecha inflada com ar	Grande pneumotórax

[a]Distinguido principalmente por seu timbre musical.

■ Ao comparar duas áreas, use a mesma técnica de percussão nas duas. Percuta ou golpeie duas vezes cada local e ouça as diferenças nas notas de percussão entre as duas localizações

■ Aprenda a identificar as cinco notas de percussão – *macicez pétrea*, *macicez*, *ressonância*, *hiper-ressonância* e *timpanismo* (Boxe 15.3). Você pode praticar quatro delas em si mesmo. Essas notas diferem em termos de suas características sonoras básicas, intensidade, tom e duração. Treine seu ouvido concentrando-se em uma característica de cada vez enquanto percute primeiro em um local, depois em outro. Veja a descrição das notas de percussão no boxe.

Os pulmões saudáveis são ressonantes

Enquanto o paciente mantém os dois braços cruzados na frente do tórax, realize a percussão torácica em locais simétricos em cada lado, do ápice à base:

■ Percuta um lado do tórax e então o outro em cada nível, em um *padrão semelhante a uma escada*, como é mostrado na Figura 15.22. Omita as áreas localizadas sobre as escápulas – a espessura do músculo e do osso altera as notas de percussão sobre os pulmões. Identifique e localize a região e a característica de qualquer nota de percussão anormal

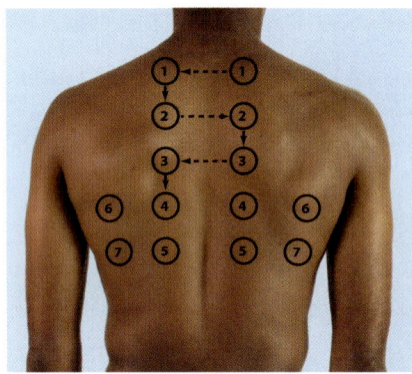

Figura 15.22 Padrão em "escada" para percussão e ausculta.

■ Identifique a descida do diafragma, ou *excursão diafragmática*. Primeiro, determine o nível da macicez diafragmática durante a respiração tranquila. Mantendo o dedo plexímetro acima e paralelo ao nível em que a macicez é esperada, efetue a percussão para baixo em intervalos progressivos até que a macicez substitua a ressonância com clareza. Confirme esse nível de alteração percutindo para baixo a partir de áreas mediais e laterais adjacentes (Figura 15.23)

Observe que, com essa técnica, você está identificando o limite entre o tecido pulmonar ressonante e as estruturas mais maciças abaixo do diafragma. Não há percussão do diafragma em si. É possível inferir a localização provável do diafragma a partir do nível da macicez.

Agora, calcule a extensão da excursão diafragmática determinando a distância entre o nível de macicez na expiração completa e o nível de macicez na inspiração completa, que, em condições normais, varia de aproximadamente 3 a 5,5 cm.[23]

A macicez substitui a ressonância quando líquido ou um tecido sólido substitui o pulmão que contém ar ou ocupa o espaço pleural abaixo dos dedos na percussão. Os exemplos incluem: pneumonia lobar, onde os alvéolos estão cheios de líquido e células sanguíneas e acúmulos pleurais de líquido seroso (derrame pleural), sangue (*hemotórax*), pus (*empiema*), tecido fibroso ou tumor. A macicez torna a pneumonia e o derrame pleural três a quatro vezes mais prováveis, respectivamente.[23]

Uma hiper-ressonância generalizada é comum sobre os pulmões hiperinsuflados da DPOC ou da asma. Uma hiper-ressonância unilateral sugere um grande pneumotórax ou uma bolha cheia de ar.

Essa técnica tende a superestimar os movimentos reais do diafragma.[24]

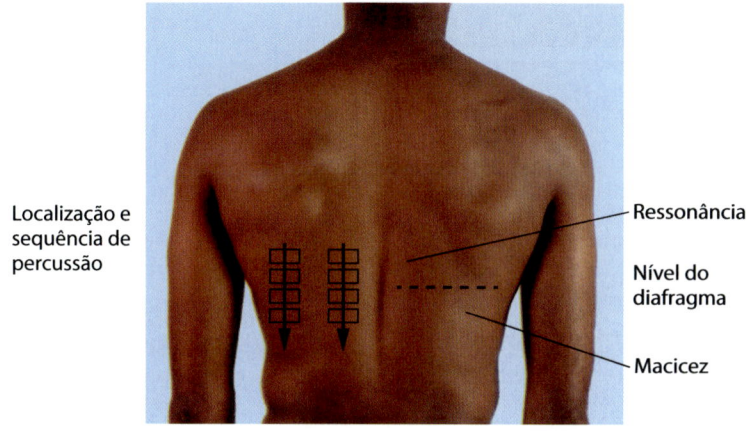

Figura 15.23 Identificação da extensão da excursão diafragmática.

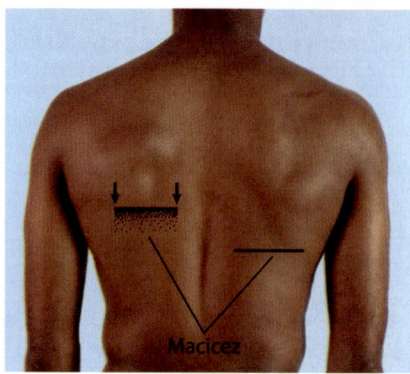

Figura 15.24 A ausência de descida do diafragma pode indicar um derrame pleural.

Um nível anormalmente alto sugere um derrame pleural ou uma elevação do hemidiafragma decorrente de atelectasia ou paralisia do nervo frênico (Figura 15.24).

Roupas de cama, aventais de papel e até mesmo pelos torácicos podem gerar sons crepitantes que podem causar confusão e interferir com a ausculta. Neste último caso, exerça maior pressão ou umedeça os pelos.

Ausculta. A ausculta é a técnica de exame mais importante para avaliar o fluxo aéreo pela árvore traqueobrônquica. A ausculta envolve (1) ouvir os sons gerados pela respiração, (2) ouvir quaisquer ruídos *adventícios* (adicionados) e (3) se houver suspeita de anormalidades, ouvir os sons da voz falada ou sussurrada do paciente transmitida pela parede torácica. Antes de iniciar a ausculta, peça para o paciente tossir uma ou duas vezes para eliminar uma eventual atelectasia leve ou muco nas vias respiratórias que possa produzir ruídos adicionais sem importância.

Ausculte os sons respiratórios com o *diafragma* do estetoscópio após orientar o paciente a respirar profundamente pela boca aberta. Sempre coloque o estetoscópio diretamente sobre a pele. As vestimentas alteram as características dos sons respiratórios e podem introduzir fricção e outros ruídos.

Como ocorre na ausculta sobre as vestes, o movimento do ar por uma obstrução parcial do nariz ou da nasofaringe também pode introduzir ruídos anormais.

Use o *padrão em escada* sugerido para a percussão, passando de um lado para o outro e comparando regiões simétricas dos pulmões. Ausculte pelo menos uma respiração completa – inspiração e expiração – em cada local. Se você ouvir ou suspeitar de sons anormais, ausculte as áreas adjacentes para determinar a extensão de qualquer anormalidade. Se o paciente sentir tontura devido à hiperventilação, deixe-o respirar normalmente por algum tempo.

Observe a *intensidade* dos sons respiratórios, que refletem a taxa de fluxo aéreo na boca e podem variar de uma região para outra. Os sons respiratórios costumam ser mais altos nos campos pulmonares posteriores mais baixos. Se os sons respiratórios parecerem fracos, peça que o paciente respire mais profundamente. Tanto uma respiração superficial quanto uma parede torácica espessa podem alterar a intensidade dos sons.

Os sons respiratórios podem estar diminuídos quando há diminuição do fluxo aéreo (como ocorre na doença pulmonar obstrutiva ou na fraqueza dos músculos respiratórios) ou quando a transmissão do som é inadequada (como no derrame pleural, pneumotórax ou DPOC).

Há um *intervalo silencioso* entre os sons inspiratórios e expiratórios?

Um intervalo sugere **sons respiratórios brônquicos**.

Avalie o *tom*, a *intensidade* e a *duração* dos *sons inspiratórios e expiratórios*. Os **sons expiratórios vesiculares** apresentam distribuição normal sobre a parede torácica? Os sons respiratórios estão diminuídos ou há sons respiratórios broncovesiculares ou brônquicos em locais inesperados? Se positivo, em que distribuição?

Sons respiratórios (sons pulmonares). Aprenda a identificar os sons respiratórios por sua intensidade, tom e duração relativa das fases inspiratória e expiratória (Boxe 15.4). Os sons respiratórios normais são:

Em pacientes frios ou tensos, observe os sons da contração muscular – ruídos abafados, graves como rugidos ou grunhidos. A mudança da posição do paciente pode eliminar esse ruído. Para reproduzir esses sons em si mesmo, realize uma *manobra de Valsalva* (fazendo força para baixo) enquanto ausculta o próprio tórax.

■ *Murmúrios vesiculares*, que são suaves e graves. São ouvidos durante toda a inspiração, continuam sem pausa durante a expiração e então desaparecem após cerca do terço inicial da expiração

Boxe 15.4 Características dos sons respiratórios

	Duração dos sons	Intensidade do som expiratório	Tom do som expiratório	Locais normais de ausculta
Vesiculares*	Os sons inspiratórios duram mais que os expiratórios.	Suave	Relativamente grave	A maior parte dos dois pulmões
Broncovesiculares	Os sons inspiratórios e expiratórios são quase iguais.	Intermediária	Intermediário	Em geral no primeiro e segundo espaços intercostais anteriormente e entre as escápulas
Brônquicos	Os sons expiratórios duram mais que os inspiratórios	Alta	Relativamente agudo	Sobre o manúbrio (vias respiratórias proximais maiores)
Traqueais	Os sons inspiratórios e expiratórios são quase iguais.	Muito alta	Relativamente agudo	Sobre a traqueia no pescoço

*A espessura das barras indica a intensidade; quanto mais aguda a inclinação, mais agudo é o tom.
Fontes: Loudon R, Murphy LH. *Am Rev Respir Dis.* 1994;130:663; Bohadana A *et al. N Engl J Med.* 2014; 370:744; Wilkins RL *et al. Chest.* 1990;98:886; Schreur HJW *et al. Thorax.* 1992;47:674; Bettancourt PE *et al. Am J Resp Crit Care Med.* 1994;150:1921.

Se sons respiratórios broncovesiculares ou brônquicos forem auscultados em locais distantes daqueles indicados, suspeite de uma substituição do pulmão repleto de ar por líquido ou consolidação no tecido pulmonar.

Ver Tabela 15.6, *Sons respiratórios e vocais normais e alterados.*

■ *Murmúrios broncovesiculares*, com sons inspiratórios e expiratórios de duração aproximadamente igual, algumas vezes separados por um intervalo silencioso. Em geral, é mais fácil detectar as diferenças de tom e intensidade durante a expiração

■ Os *murmúrios brônquicos* são mais altos, mais rudes e têm um tom mais agudo, com um breve silêncio entre os sons inspiratórios e expiratórios. Os sons expiratórios duram mais que os inspiratórios

■ Os *sons traqueais* são ruídos altos e ásperos, auscultados sobre a traqueia no pescoço

Ruídos adventícios (adicionais). Pesquise qualquer ruído adicional, ou *adventício*, que esteja superposto aos sons respiratórios usuais (Boxe 15.5). A detecção dos ruídos adventícios – **estertores** (algumas vezes chamadas de *crepitações*), **sibilos** e **roncos** – é um foco importante do exame, com frequência levando ao diagnóstico de condições cardíacas e pulmonares.

Se você auscultar estertores, especialmente se não forem eliminados após a tosse, pesquise as características a seguir com atenção.[25–30] Eles são indícios da condição subjacente:

■ *Altura*, *tom* e *duração*, resumidos como estertores *finos* ou *grosseiros*

■ *Número*, poucos ou muitos

■ *Momento* de ocorrência no ciclo respiratório – inspiratórios ou expiratórios?

■ *Localização* na parede torácica

■ *Persistência* do padrão de uma respiração para outra

Para uma discussão mais detalhada e outros ruídos adicionais, ver Tabela 15.7, *Ruídos pulmonares adventícios (adicionais): causas e características.*

Estertores finos no fim da inspiração, que persistem de uma respiração para outra, sugerem uma anormalidade do tecido pulmonar.

Os estertores da insuficiência cardíaca costumam ser auscultados com mais facilidade nos campos pulmonares posteroinferiores.

Boxe 15.5 Ruídos respiratórios adventícios ou adicionais

Estertores (ou crepitações)	Sibilos e roncos
Descontínuas	**Contínuos**
■ Intermitentes, não musicais e breves	■ Sinusoidais, musicais, prolongados (mas não persistindo necessariamente durante todo o ciclo respiratório)
■ Como pontos no tempo	■ Como traços no tempo
■ *Estertores finos:* suaves, tom agudo (cerca de 650 Hz), muito breves (5 a 10 ms)	■ *Sibilos:* tom relativamente agudo (≥ 400 Hz) com uma qualidade sibilante ou estridente (> 80 ms)
■ *Estertores grossos:* um pouco mais altos, tom mais grave (cerca de 350 Hz), breves (15 a 30 ms)	■ *Roncos:* tom relativamente baixo (150 a 200 Hz) com uma característica de bramido (> 80 ms)

Fontes: Loudon R, Murphy LH. *Am Rev Respir Dis.* 1994;130:663;Bohadana A *et al. N Engl J Med.* 2014; 370:744.

Estertores podem ser causados por anormalidades do parênquima pulmonar (pneumonia, doença pulmonar intersticial, fibrose pulmonar, atelectasia, insuficiência cardíaca) ou das vias respiratórias (bronquite, bronquiectasia).

Sibilos têm origem nas vias respiratórias estreitas da asma, DPOC e bronquite.

Muitos médicos utilizam o termo "roncos" para descrever os sons produzidos por secreções nas grandes vias respiratórias, que podem mudar com a tosse.

■ Qualquer *alteração* após tosse ou mudança da posição do paciente.

O desaparecimento de estertores, sibilos ou roncos após tosse ou mudança da posição sugere a presença de secreções espessas, observadas na bronquite ou atelectasia.

Em algumas pessoas normais, estertores podem ser auscultados nas bases pulmonares anteriores após a expiração máxima. Estertores nas porções baixas dos pulmões também podem ocorrer após decúbito prolongado.

Se você ouvir sibilos ou roncos, observe o momento e a localização. Há mudanças com a respiração profunda ou tosse? Cuidado com o tórax silencioso, no qual a movimentação do ar é mínima.

Em casos de obstrução intensa das vias respiratórias, encontrada na asma grave, os sibilos e os sons respiratórios podem estar ausentes em decorrência do baixo fluxo de ar ("tórax silencioso"), uma emergência clínica.

Observe que os sons traqueais originados no pescoço como o estridor e disfunção das pregas vocais podem ser transmitidos ao tórax e confundidos com sibilos, provocando tratamento inadequado ou tardio.

Estridor e sons laríngeos são mais altos sobre o pescoço, enquanto sibilos e roncos verdadeiros são fracos ou ausentes sobre o pescoço.[30]

Procurar *atrito pleural*, que consiste em ruídos bifásicos grosseiros, ásperos, auscultados principalmente durante a expiração.

Atrito pleural pode ser auscultado na pleurisia, pneumonia e embolia pulmonar.

Sons da transmissão da voz. Se você auscultar sons respiratórios broncovesiculares ou brônquicos em localizações anormais, avalie os sons de transmissão da voz usando as três técnicas a seguir. Com o diafragma do estetoscópio, ausculte regiões simétricas sobre a parede torácica para detectar ressonâncias vocais abnormais, com suspeita de pneumonia ou derrame pleural.

Um aumento dos **sons de transmissão da voz** sugere que as vias respiratórias estão bloqueadas por inflamação ou secreções.[30] Ver Tabela 15.6, *Sons respiratórios e vocais normais e alterados.*

■ *Egofonia*. Peça que o paciente diga "i". Em condições normais, você ouvirá um longo som de "i" abafado

Se o som de "i" parecer "e" e apresentar uma característica anasalada e semelhante a um balido, há uma alteração de E para A, ou **egofonia**.

■ *Broncofonia*. Peça que o paciente diga "noventa e nove". Normalmente os sons transmitidos pela parede torácica são abafados e indistintos. Sons vocais mais altos são chamados de broncofonia

Broncofonia e egofonia localizadas são observadas na consolidação lobar produzida por pneumonia. Em pacientes com febre e tosse, sons respiratórios brônquicos e egofonia mais que triplicam a probabilidade de pneumonia.[24]

■ *Pectorilóquia*. Peça que o paciente sussurre " trinta e três" ou "um-dois-três". A voz sussurrada normalmente é fraca e indistinta, ou nem é auscultada.

Sons sussurrados mais altos e mais claros são chamados de **pectorilóquia afônica**.

Região anterior do tórax

Com o paciente em decúbito dorsal, examine a região anterior do tórax e os pulmões. Em mulheres, essa posição possibilita que as mamas sejam deslocadas com delicadeza. Quando o exame for realizado no decúbito dorsal, o paciente deve estar deitado de modo confortável, com os braços um pouco abduzidos. Se o paciente tiver dificuldade para respirar, eleve a cabeceira da mesa de exame ou do leito para aumentar a excursão respiratória e facilitar a respiração.

Pessoas com DPOC grave podem preferir a posição sentada com o tronco inclinado para frente, com os lábios contraídos durante a expiração e os braços apoiados nos joelhos ou em uma mesa.

Inspeção. Observe a forma do tórax do paciente e os movimentos da parede torácica. Registre:

- *Deformidades* ou *assimetria* do tórax

Ver Tabela 15.5, *Deformidades do tórax.*

- *Retração* anormal dos espaços intercostais inferiores durante a inspiração ou qualquer retração supraclavicular

Uma retração anormal ocorre na asma grave, DPOC ou obstrução das vias respiratórias superiores.

- *Retardo* ou *comprometimento* local dos movimentos respiratórios.

Retardo ocorre em doenças subjacentes do pulmão ou da pleura.

Palpação. Palpe a parede torácica anterior e utilize as seguintes técnicas:

- Identifique quaisquer *áreas dolorosas*

Dor nos músculos peitorais ou nas cartilagens costais sugere, mas não prova, que a dor torácica tem origem local musculoesquelética.

- Verifique se há *contusões*, *fístulas* ou outras *alterações cutâneas*

- Avalie a *expansão torácica*. Coloque seus polegares ao longo de cada rebordo costal, com as mãos na superfície lateral da caixa torácica (Figura 15.25). Depois de posicionar suas mãos, deslize-as um pouco na direção medial para levantar pregas cutâneas frouxas entre seus polegares. Peça que o paciente realize uma inspiração profunda. Observe a distância em que seus polegares se afastam quando o tórax se expande e perceba a amplitude e a simetria do movimento respiratório

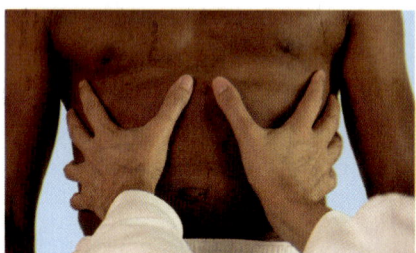

Figura 15.25 Avaliação da expansão torácica anteriormente.

- Avalie o *frêmito toracovocal*. Se necessário, compare os dois lados do tórax, usando a palma ou a superfície ulnar da mão. O frêmito geralmente está diminuído ou ausente sobre o precórdio. Ao examinar uma mulher, desloque as mamas com delicadeza, quando necessário (Figura 15.26).

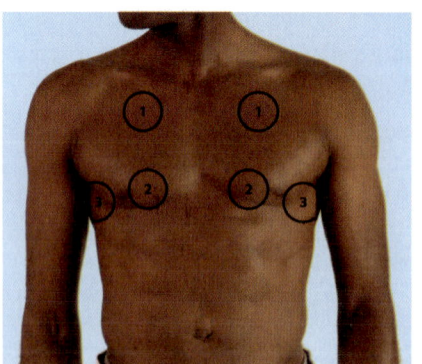

Figura 15.26 Locais para palpação do frêmito toracovocal na região anterior do tórax.

Percussão. Se houver indicação clínica, realize a percussão nas regiões anterior e lateral do tórax, mais uma vez comparando os dois lados (Figura 15.27). O coração normalmente produz uma área de macicez à esquerda do esterno, do terceiro ao quinto espaços intercostais. Em mulheres, para melhorar a percussão, desloque a mama com delicadeza usando sua mão esquerda enquanto percute com a direita ou peça que a paciente afaste as próprias mamas:

■ Identifique e localize qualquer área com uma *nota de percussão anormal*

■ Procure a *macicez hepática* e o *timpanismo gástrico* durante a percussão. Com o dedo plexímetro localizado acima e paralelo à margem superior esperada da macicez hepática, realize a percussão descendo em etapas progressivas pela linha medioclavicular direita (Figura 15.28). Identifique a borda superior da macicez hepática. Esse é o método utilizado para estimar as dimensões do fígado. Ao efetuar a percussão descendo pelo tórax à esquerda, a *ressonância do pulmão normal* geralmente muda para o *timpanismo da bolha de ar gástrica*.

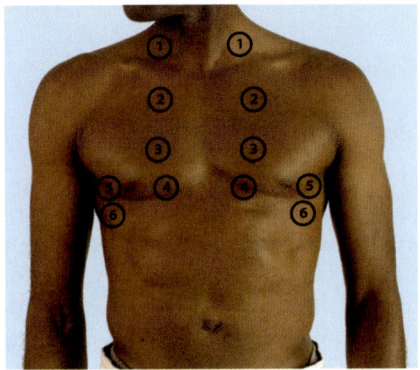

Figura 15.27 Padrão em escada para palpação e percussão da região anterior do tórax.

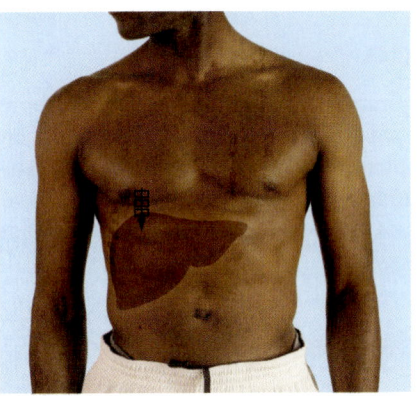

Figura 15.28 Percussão da macicez hepática e timpanismo gástrico.

Ausculta. Ausculte as regiões anterior e lateral do tórax enquanto o paciente respira com a boca aberta e de um modo relativamente mais profundo que o normal. Compare áreas simétricas dos pulmões usando o padrão sugerido para a percussão e estendendo-o para áreas adjacentes, se indicado:

■ Ausculte os *sons respiratórios*, observando sua intensidade e identificando qualquer variação do murmúrio vesicular normal. Os sons respiratórios costumam ser mais altos nos campos pulmonares anterossuperiores. Os sons expiratórios broncovesiculares podem ser auscultados sobre as grandes vias respiratórias, especialmente à direita

■ Identifique quaisquer *ruídos adventícios*, determine a cronologia de sua ocorrência no ciclo respiratório e localize-os na parede torácica. Os ruídos desaparecem com a respiração profunda?

■ Se houver indicação clínica, ausculte os *sons de transmissão da voz*.

TÉCNICAS ESPECIAIS

Avaliação clínica da função pulmonar

Os testes de caminhada constituem modos práticos e simples para avaliar a função cardiopulmonar, usados com frequência na reabilitação e em contextos pré e pós-operatórios. As diretrizes de 2002 da American Thoracic Society que padronizam o teste de caminhada de 6 minutos continuam a prever resultados clínicos na maioria dos pacientes com DPOC.[31,32] Esse é um teste de fácil administração, que exige apenas um corredor de 30 metros. Mede "a distância que o paciente consegue percorrer andando com rapidez em uma superfície plana e dura em um período de 6 minutos" e fornece uma avaliação global dos sistemas pulmonar e cardiovascular, das unidades neuromusculares e do metabolismo muscular.[33]

Tempo expiratório forçado

Esse teste avalia a fase expiratória da respiração, que tipicamente é mais lenta na doença pulmonar obstrutiva. Peça que o paciente inale profundamente e em seguida exale do modo mais rápido e completo possível com a boca aberta. Ausculte a região acima da traqueia com o diafragma de um estetoscópio, cronometrando a expiração audível. Tente obter três medidas congruentes, permitindo um breve repouso entre os esforços, se necessário.

Pacientes ≥ 60 anos de idade com tempo expiratório forçado ≥ 9 segundos têm quatro vezes mais probabilidade de apresentar DPOC.[34]

Identificação de fratura da costela

Dor espontânea e à palpação em uma ou mais costelas levanta a possibilidade de uma fratura. A compressão do tórax no plano AP ajuda a distinguir uma fratura de uma lesão dos tecidos moles. Com uma das mãos sobre o esterno e a outra na coluna vertebral torácica, comprima o tórax. Pergunte: "Você sente dor? Onde?"

Piora da dor local (distante de suas mãos) sugere fratura da costela, em vez de uma lesão de tecidos moles.

REGISTRO DOS ACHADOS

Observe que, no início, você pode usar sentenças para descrever seus achados; mais tarde, você será mais sucinto.

Registro dos achados de tórax e pulmões

"Tórax simétrico com boa expansão. Pulmões ressonantes. Murmúrio vesicular; ausência de estertores, sibilos ou roncos. Os diafragmas descem 4 cm bilateralmente."

OU

"Tórax simétrico com cifose moderada e aumento do diâmetro AP, expansão diminuída. Pulmões hiper-ressonantes. Murmúrio vesicular diminuído com retardo da fase expiratória e sibilos expiratórios dispersos. Frêmito diminuído; ausência de broncofonia, egofonia ou pectorilóquia afônica. Os diafragmas descem 2 cm bilateralmente."

Esses achados sugerem DPOC.

PROMOÇÃO E ORIENTAÇÃO DA SAÚDE: EVIDÊNCIAS E RECOMENDAÇÕES

Tópicos importantes para promoção e orientação da saúde

Rastreamento de câncer do pulmão
Tuberculose latente
Rastreamento de apneia obstrutiva do sono (AOS)
Abandono do tabagismo (Ver Capítulo 6, *Manutenção da Saúde e Rastreamento*.)
Imunizações – vacinas contra gripe e pneumonia estreptocócica (Ver Capítulo 6, *Manutenção da Saúde e Rastreamento*.)

Câncer do pulmão

Epidemiologia. O câncer do pulmão é o segundo câncer mais frequente nos EUA e a principal causa de morte por câncer em homens e mulheres.[35] Mais pessoas morrem de câncer do pulmão do que de cânceres de cólon, mama e próstata combinados. Mais de 230.000 novos casos e quase 155.000 mortes (representando cerca de 25% de todas as mortes por câncer) eram esperados em 2018. Contudo, as taxas de incidência e morte vêm diminuindo nas últimas décadas, junto com um declínio nas taxas de tabagismo.[36,37] O hábito de fumar cigarros é, sem dúvida, o principal fator de risco para o câncer do pulmão, sendo responsável por aproximadamente 85% dos casos de câncer do pulmão.[38] O radônio, um gás radioativo invisível e inodoro liberado pelo solo e por rochas, é a segunda principal causa de câncer do pulmão nos EUA. Outras exposições ambientais e ocupacionais incluem fumo passivo, asbestos, produtos de combustão do diesel, metais pesados, compostos químicos orgânicos, radiação ionizante e poluição do ar. O câncer do pulmão também apresenta um risco familiar, especialmente se o parente tiver recebido o diagnóstico na juventude.

Prevenção. Histórias mais longas de tabagismo e maior número de cigarros fumados estão associados a maior risco de câncer do pulmão. A cessação e a prevenção do tabagismo (ver Capítulo 6, *Manutenção da Saúde e Rastreamento*) exercem o maior efeito para redução do ônus do câncer do pulmão.

Rastreamento. O rastreamento do câncer do pulmão é uma estratégia atraente porque um câncer diagnosticado em estádio inicial (confinado ao pulmão) apresenta sobrevida relativa em 5 anos de 56% em comparação com a sobrevida relativa sombria de 4,5% para cânceres diagnosticados em estádio avançado (metastático).[36] Infelizmente, apenas 16% dos casos de câncer do pulmão são diagnosticados em estádio inicial. Vários estudos conduzidos durante muitos anos mostraram que o rastreamento de câncer do pulmão por radiografia de tórax ou citologia da expectoração não é efetivo.[39] Em 2011, porém, o National Lung Screening Trial (NLST) mostrou que 3 anos de rastreamento anual usando tomografia computadorizada com baixa dose de radiação (TCBD) reduziram o risco de morte por câncer do pulmão em 20% em comparação ao rastreamento por radiografia de tórax após quase 7 anos de acompanhamento.[40]

A U.S. Preventive Services Task Force (USPSTF) forneceu uma classificação B para o rastreamento de câncer do pulmão por TCBD, o que significa que existe um benefício final com a oferta de rastreamento.[41] O rastreamento anual por TCBD é recomendada para tabagistas atuais (ou aqueles que tenham abandonado nos últimos 15 anos) se tiverem fumado em média um maço de cigarros por 30 anos e tiverem de 55 a 80 anos de idade. A American Cancer Society também recomenda rastreamento anual, porém apenas até a idade de 74 anos.[42] As duas organizações concordam que todos os fumantes atuais devem ser aconselhados sobre a cessação do tabagismo e que intervenções para o abandono do tabagismo devem ser oferecidas. Também foi demonstrado que o rastreamento por TCBD apresenta algumas desvantagens que devem ser consideradas, como resultados falso-positivos (cerca de um a cada quatro exames de TC no NLST), superdiagnóstico e achados incidentais. Isso pode levar a mais exames complementares e procedimentos possivelmente mais invasivos. Antes de oferecer o rastreamento, os médicos devem envolver os pacientes em discussões sobre os possíveis benefícios, as limitações e os perigos do rastreamento – e enfatizar que o rastreamento não substitui o abandono do tabagismo.

Tuberculose latente

Epidemiologia. Um quarto da população mundial está infectada por tuberculose (TB) e ocorrem cerca de 1,7 milhão de mortes relacionadas à TB no mundo todo. Ao contrário dos indivíduos com TB ativa, as pessoas com TB latente são assintomáticas e não são contagiosas. Contudo, podem desenvolver TB ativa se não receberem tratamento para a infecção latente. Com base em uma prova cutânea de tuberculina (PPD) positiva, estima-se que 5% da população global dos EUA tenha TB latente.[43] Contudo, a prevalência estimada na população dos EUA nascida em outros países é superior a 20%. Pacientes imunocompetentes com TB latente correm um risco vitalício de desenvolvimento de TB ativa de 5 a 10%. O risco de TB latente é maior em indivíduos que nasceram ou moraram em países com uma alta prevalência de TB e naqueles que vivem em contextos de alto risco, como abrigos para sem-teto ou penitenciárias.

Rastreamento. Os testes de rastreamento incluem o teste de PPD e exames de sangue baseados no ensaio de liberação de interferona-gama (IGRA). O PPD requer a aplicação intradérmica do derivado proteico purificado e a interpretação da resposta 48 a 72 horas depois. A reação cutânea é medida em milímetros de *induração* (uma área ou tumefação palpável, elevada e endurecida). A induração indica um resultado positivo. O IGRA exige apenas uma amostra de sangue venoso e processamento laboratorial dentro de 8 a 30 horas após a coleta. Os dois testes apresentam sensibilidade moderada, mas são altamente específicos para a detecção de TB latente. A USPSTF publicou uma recomendação de grau B a favor do rastreamento de TB latente em adultos assintomáticos com maior risco de tuberculose.[44] A USPSTF citou evidências de que o tratamento da TB latente teria benefício moderado em prevenir a progressão para doença ativa e que os danos observados com o rastreamento e o tratamento são pequenos. O principal dano do tratamento é a hepatotoxicidade.

Apneia obstrutiva do sono

Epidemiologia. A apneia obstrutiva do sono (AOS) é um distúrbio caracterizado por episódios repetidos de colapso das vias respiratórias superiores, em particular durante o sono com movimentos rápidos dos olhos (REM), provocando hipoxemia e transtorno do sono.[20] A AOS pode provocar sonolência diurna excessiva, aumentando o risco de acidentes automobilísticos e ocupacionais, e está associada a maiores riscos de comprometimento cognitivo, diabetes melito, morbidade cardiovascular e morte de todas as causas. A prevalência estimada de AOS em adultos de 30 a 70 anos de idade corresponde a aproximadamente 15% para homens e 5% para mulheres, embora a AOS muitas vezes não seja diagnosticada.[45] Os fatores de risco para AOS incluem obesidade, sexo masculino, idade mais avançada, anormalidades craniofaciais e das vias respiratórias superiores e pós-menopausa. Os sinais/sintomas sugestivos de AOS incluem sonolência diurna excessiva (que pode ser avaliada pela escala de sonolência de Epworth[46] apresentada no Boxe 15.6), roncos altos ou sufocação ou respiração ofegante durante o sono.[20]

Pacientes assintomáticos com obesidade mórbida ou hipertensão arterial sistêmica refratária podem apresentar AOS. O diagnóstico definitivo é estabelecido pela

Boxe 15.6 Escala de sonolência de Epworth

Pense em como você se sentiu nas últimas 2 semanas. Qual é a probabilidade de você cochilar ou adormecer nas seguintes situações?

0 = Nunca
1 = Probabilidade baixa
2 = Probabilidade moderada
3 = Probabilidade alta

Situação	Pontuação
Sentado e lendo	
Assistindo televisão	
Sentado sem atividade em um espaço público (por exemplo, teatro ou uma reunião)	
Como passageiro em um carro por uma hora sem intervalo	
Deitado à tarde, quando possível	
Sentado quieto após um almoço sem álcool	
Em um carro parado no trânsito por alguns minutos	
Total:	

Pontuações > 10 são compatíveis com sonolência diurna excessiva.
Fonte: Adaptado de Johns MW. *Sleep*. 1991;14(6):540–545. Reproduzido, com autorização, da American Sleep Disorders Association and Sleep Research Society.

polissonografia realizada em um laboratório do sono, que mede as ondas encefálicas, o fluxo de ar, o esforço respiratório, a oxigenação e o ritmos cardíacos. A gravidade da AOS é baseada no número de episódios por hora de apneia (cessação da respiração por ≥ 10 segundos) e hipopneia (redução do fluxo respiratório por ≥ 10 segundos, acompanhada por dessaturação de oxigênio ou despertar do sono).[47] Dispositivos para teste doméstico da apneia do sono, que medem no mínimo o fluxo de ar, o esforço respiratório e a oxigenação, estão sendo cada vez mais usados para diagnosticar a AOS. O tratamento primário para AOS é a aplicação de pressão positiva nas vias respiratórias, fornecida por equipamentos de fluxo contínuo (CPAP), binível (BPAP) ou com autotitulação (APAP). Outras estratégias terapêuticas incluem aparelhos de avanço mandibular, redução do peso, incluindo cirurgia bariátrica, e vários tipos de cirurgias nas vias respiratórias.[45] Embora o tratamento possa melhorar os sintomas de sonolência, melhorar o fluxo de ar e reduzir a pressão arterial, as evidências não são suficientes para determinar se ocorre prevenção de eventos cardiovasculares ou da morte de todas as causas.

Rastreamento. Em 2017, a USPSTF concluiu que as evidências eram insuficientes para avaliar o equilíbrio entre os benefícios e os danos do rastreamento de apneia obstrutiva do sono (AOS) em adultos assintomáticos e publicou uma recomendação de grau I.[48] Contudo, o American College of Physicians ofereceu recomendações fracas para a solicitação de estudos do sono em pacientes com sonolência diurna inexplicada ou em pacientes com suspeita de AOS.[49] A American Academy of Sleep Medicine recomenda a obtenção de uma história do sono e a avaliação dos fatores de risco clínicos, incluindo obesidade, estreitamento das vias respiratórias superiores e comorbidades com alta prevalência de associação a AOS, durante exames de manutenção da saúde de rotina.[50] Os pacientes com alto risco de AOS devem ser submetidos a avaliação do sono. Vários questionários de rastreamento e ferramentas de predição clínica foram desenvolvidos para determinar a probabilidade de que os pacientes tenham AOS, incluindo o questionário STOP-Bang.[51] Em uma população de clínicas do sono, respostas positivas a cinco ou mais itens apresentam um valor preditivo positivo de 96% para AOS.[52] Contudo, o desempenho diagnóstico desses questionários e ferramentas não foi avaliado de modo adequado em contextos de atenção primária.[48]

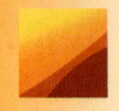

TABELA 15.1 Dispneia

Condição	Processo	Cronologia	Fatores agravantes
Insuficiência cardíaca esquerda (insuficiência ventricular esquerda ou estenose mitral)	Elevação da pressão no leito capilar pulmonar com transudação de líquido para os espaços intersticiais e alvéolos, diminuição da complacência (maior rigidez) dos pulmões, aumento do esforço respiratório.	A dispneia pode progredir de modo lento ou súbito, como no edema pulmonar agudo	Esforço físico, decúbito
Bronquite crônica	Produção excessiva de muco nos brônquios, seguida por obstrução crônica das vias respiratórias.	Tosse produtiva crônica seguida por dispneia lentamente progressiva.	Esforço físico, inalação de irritantes, infecções respiratórias
Doença pulmonar obstrutiva crônica (DPOC)	Distensão excessiva dos alvéolos distais aos bronquíolos terminais, com destruição dos septos alveolares, aumento alveolar e limitação do fluxo de ar expiratório.	Dispneia lentamente progressiva; tosse relativamente leve mais tarde.	Esforço físico
Asma	Hiper-reatividade brônquica reversível envolvendo a liberação de mediadores inflamatórios, aumento das secreções de vias respiratórias e broncoconstrição.	Episódios agudos, separados por períodos assintomáticos. Episódios noturnos são comuns.	Variável, incluindo alergênios, irritantes, infecções respiratórias, exercício, frio e emoções
Doenças pulmonares intersticiais difusas (p. ex., sarcoidose, neoplasias disseminadas, fibrose pulmonar idiopática e asbestose)	Infiltração anormal e disseminada de células, líquidos e colágeno nos espaços intersticiais entre os alvéolos; muitas causas.	Dispneia progressiva, cuja velocidade de desenvolvimento varia com a causa.	Esforço físico
Pneumonia	Infecção do parênquima pulmonar dos bronquíolos respiratórios até os alvéolos.	Uma doença aguda, cuja evolução temporal varia conforme o agente causador.	Esforço físico, tabagismo

Fatores atenuantes	Sintomas associados	Contexto
Repouso, posição sentada, embora a dispneia possa se tornar persistente.	Com frequência tosse, ortopneia, dispneia paroxística noturna; às vezes sibilos.	História pregressa de doença cardíaca ou seus fatores predisponentes.
Expectoração, repouso, embora a dispneia possa se tornar persistente.	Tosse produtiva crônica, infecções respiratórias recorrentes; pode haver sibilos.	História pregressa de tabagismo, poluentes no ar, infecções respiratórias recorrentes, muitas vezes com DPOC.
Repouso, embora a dispneia possa se tornar persistente.	Tosse, com expectoração mucoide escassa.	História de tabagismo, poluentes no ar, às vezes deficiência familiar de α1-antitripsina.
Afastamento dos fatores agravantes.	Sibilos, tosse, opressão no tórax.	Condições ambientais.
Repouso, embora a dispneia possa se tornar persistente.	Com frequência fraqueza, fadiga, tosse menos comum que em outras doenças pulmonares.	Variável; exposição a substâncias desencadeantes.
Repouso, embora a dispneia possa se tornar persistente.	Dor pleurítica, tosse, expectoração, febre, embora nem sempre ocorram.	Variável.

(continua)

TABELA 15.1 **Dispneia** (*continuação*)

Condição	Processo	Cronologia	Fatores agravantes
Pneumotórax espontâneo	Extravasamento de ar para o espaço pleural através de bolhas na pleura visceral, resultando em colapso parcial ou completo do pulmão.	Início súbito de dispneia.	
Embolia pulmonar aguda	Oclusão súbita de parte da circulação arterial pulmonar por um coágulo sanguíneo geralmente originado nas veias profundas das pernas ou da pelve.	Início súbito de taquipneia, dispneia.	Esforço físico
Ansiedade com hiperventilação	Aumento da frequência respiratória com alcalose respiratória resultante e queda da pressão arterial parcial de dióxido de carbono (pCO_2).	Episódica, muitas vezes recorrente.	Com frequência ocorre em repouso; um evento perturbador pode não ser evidente.

Fatores atenuantes	Sintomas associados	Contexto
	Dor pleurítica, tosse.	Muitas vezes um adulto jovem previamente saudável ou um adulto com enfisema.
Repouso, embora a dispneia possa se tornar persistente.	Com frequência nenhum; dor retroesternal em opressão se a oclusão for maciça, dor pleurítica, tosse, síncope, hemoptise e/ou edema e dor unilaterais na perna decorrentes de trombose venosa profunda; ansiedade (ver adiante).	Períodos pós-parto ou pós-operatório, repouso prolongado no leito, insuficiência cardíaca, doença pulmonar crônica e fraturas do colo do fêmur ou da perna; trombose venosa profunda (muitas vezes não aparente na clínica); também hipercoagulabilidade, hereditária (ou seja, proteína C, S, deficiência do fator V de Leiden) ou adquirida (p. ex., câncer, terapia hormonal).
Respirar em um saco de papel ou plástico pode ajudar.	Suspiros, sensação de desfalecimento, dormência ou formigamento das mãos e pés, palpitações, dor torácica.	Outras manifestações de ansiedade podem ocorrer, como dor torácica, diaforese, palpitações.

Fontes: Parshall MB *et al. Am J Respir Crit Care Med.* 2012;185:435; Wenzel RP, Fowler AA. *N Engl J Med.* 2006;355:2125; Badgett RG *et al. Am J Med.* 1993;94:188; Holleman DR, Simel DL. *JAMA.* 1995;273:63; Straus SE *et al. JAMA.* 2000;283:1853; Panettieri RA. *Ann Intern Med.* 2007;146:ITC6–1; Littner M. *Ann Intern Med.* 2011;154:ITC4–1; Neiwoehner DR. *N Engl J Med.* 2010;362:1407; Global Strategy for the Diagnosis. Management and prevention of COPD, Global Initiative for Chronic Obstructive Pulmonary Disease (GOLD) 2017. Disponível em: http://goldcopd.org. Acessado em 28 de abril de 2018; Neiderman M. *Ann Intern Med.* 2009;151:ITC4–1– ITC4–16; Agnelli G, Becattini C. *N Engl J Med.* 2010;363:266; Katerndahl DA. *Prim Care Companion J Clin Psychiatry.* 2008;10:376.

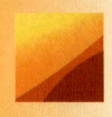

TABELA 15.2 Tosse e hemoptise

Condição	Tosse e expectoração	Sintomas associados e contexto
Inflamação aguda		
Laringite	Tosse seca, pode se tornar produtiva com volumes variáveis de expectoração.	Doença aguda, relativamente pouco importante, com rouquidão. Com frequência associada a rinossinusite viral.
Bronquite aguda	Tosse, pode ser seca ou produtiva.	Doença aguda, muitas vezes viral, geralmente sem febre ou dispneia; às vezes com desconforto retrosternal em queimação.
Pneumonias por Mycoplasma e vírus	Tosse seca e intensa, pode se tornar produtiva com expectoração mucoide.	Doença febril aguda, muitas vezes com mal-estar, cefaleia e, possivelmente, dispneia.
Pneumonias bacterianas	A expectoração é mucoide ou purulenta; pode exibir **raias de sangue, ser difusamente rosada ou ferruginosa**.	Doença aguda com calafrios, muitas vezes com febre alta, dispneia e dor torácica. Com frequência causada por *Streptococcus pneumoniae*; *Haemophilus influenzae*; *Moraxella catarrhalis*; *Klebsiella pneumoniae* no alcoolismo, especialmente se houver tabagismo, bronquite crônica e DPOC subjacentes; doença cardiovascular; diabetes melito.
Inflamação crônica		
Gotejamento pós-nasal	Tosse crônica; expectoração mucoide ou mucopurulenta.	A secreção pós-nasal pode ser observada na parede posterior da faringe. Associada a rinite alérgica, com ou sem sinusite.
Bronquite crônica	Tosse crônica, expectoração mucoide a purulenta, pode exibir **raias de sangue ou ser sanguinolenta**.	Muitas vezes com sibilos e dispneia recorrentes e história de abuso prolongado de tabaco.
Bronquiectasia	Tosse crônica; expectoração purulenta, muitas vezes copiosa e de odor fétido; pode exibir **raias de sangue ou ser sanguinolenta**.	Infecções broncopulmonares recorrentes são comuns; pode coexistir com sinusite.
Tuberculose pulmonar	Tosse, seca ou com expectoração mucoide ou purulenta; pode exibir **raias de sangue ou ser sanguinolenta**.	No início, assintomática. Mais tarde, anorexia, perda de peso, fadiga, febre e sudorese noturna.
Abscesso pulmonar	Expectoração purulenta de odor fétido, pode ser **sanguinolenta**.	Geralmente decorrente de pneumonia por aspiração com febre e infecção por anaeróbios orais e higiene dentária inadequada; muitas vezes com disfagia ou um episódio de comprometimento da consciência.
Asma	Tosse, às vezes com expectoração mucoide espessa, em especial próximo do fim de uma crise.	Sibilos e dispneia episódicos, mas a tosse pode ocorrer de forma isolada. Muitas vezes com história pregressa de alergias.
Refluxo gastresofágico	Tosse crônica, especialmente à noite ou no início da manhã.	Sibilos, especialmente à noite (muitas vezes confundidos com asma), rouquidão no início da manhã e tentativas repetidas de limpar a garganta. Muitas vezes com pirose e regurgitação.

Condição	Tosse e expectoração	Sintomas associados e contexto
Neoplasia		
Câncer do pulmão	Tosse, seca a produtiva; a expectoração pode exibir **raias de sangue ou ser sanguinolenta**.	Em geral com dispneia, perda de peso e história de abuso de tabaco.
Distúrbios cardiovasculares		
Insuficiência ventricular esquerda ou estenose mitral	Com frequência tosse seca, especialmente após esforço ou à noite; pode progredir para **expectoração espumosa rosada** de edema pulmonar ou hemoptise franca.	Dispneia, ortopneia, dispneia paroxística noturna.
Embolia pulmonar	Tosse seca, às vezes com hemoptise.	Taquipneia, dor torácica ou pleurítica, dispneia, febre, síncope, ansiedade, fatores que predisponham a trombose venosa profunda.
Partículas, compostos químicos ou gases irritantes	Variável. Pode haver um período de latência entre a exposição e os sintomas.	Exposição a irritantes. Os olhos, nariz e garganta podem ser afetados.

Fontes: Irwin RS, Madison JM. *N Engl J Med*. 2000;343:1715; Metlay JP *et al. JAMA*. 1997;378:1440; Neiderman *M. Ann Intern Med*. 2009;151:ITC4–1; Barker A. *N Engl J Med*. 2002;346:1383; Wenzel RP, Fowler AA. *N Engl J Med*. 2006;355:2125; Kerlin MP. *Ann Intern Med*. 2014;160:ITC3–1; Escalante P. *Ann Intern Med*. 2009;150:ITC6–1; Agnelli G, Becattini C. *N Engl J Med*. 2010;363:266.

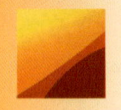

TABELA 15.3 Dor torácica

Condição	Processo	Localização	Características	Intensidade
Cardiovasculares				
Angina do peito	Isquemia miocárdica temporária, em geral secundária à aterosclerose coronariana.	Retrosternal ou na superfície anterior do tórax, muitas vezes com irradiação para os ombros, braços, pescoço, mandíbula ou abdome superior.	Pressão, aperto, opressão, peso, algumas vezes queimação.	Leve a moderada, às vezes percebida como desconforto e não como dor.
Infarto agudo do miocárdio	Isquemia miocárdica prolongada, resultando em lesão muscular irreversível ou necrose.	Como na angina.	Como na angina.	Em geral, mas nem sempre, dor intensa.
Pericardite	Irritação da pleura parietal adjacente ao pericárdio.	Retrosternal ou precordial esquerda, pode irradiar até a extremidade do ombro esquerdo.	Aguda, em facada.	Em geral intensa.
Dissecção da aorta	Separação das camadas da parede da aorta, possibilitando a passagem do sangue com formação de um canal.	Região anterior ou posterior do tórax, com irradiação para o pescoço, o dorso ou o abdome.	Dilacerante, lancinante.	Muito intensa.
Pulmonar				
Dor pleurítica	Inflamação da pleura parietal, como na pleurisia, pneumonia, infarto pulmonar ou neoplasia; raramente, abscesso subdiafragmático.	Parede torácica sobrejacente ao processo.	Aguda, em caráter de facada.	Com frequência intensa.
Gastrintestinais e outras				
Doença de refluxo gastresofágico	Irritação ou inflamação da mucosa esofágica causada pelo refluxo de ácido gástrico decorrente de redução do tônus esofágico.	Retrosternal, pode haver irradiação para o dorso.	Queimação, pode ser em aperto.	Leve a intensa.
Espasmo esofágico difuso	Disfunção motora do músculo esofágico.	Retrosternal, pode haver irradiação para o dorso, os braços e a mandíbula.	Geralmente em aperto.	Leve a intensa.
Dor na parede torácica, costocondrite	Variável, incluindo traumatismo, inflamação da cartilagem costal.	Com frequência abaixo da mama esquerda ou ao longo das cartilagens costais.	Facada, pontada ou dor surda e constante.	Variável.
Ansiedade, transtorno do pânico	Incerto.	Precordial, abaixo da mama esquerda ou na região anterior do tórax.	Facada, pontada ou dor surda e constante.	Variável.

Condição	Cronologia	Fatores agravantes	Fatores atenuantes	Sinais/sintomas associados
Cardiovasculares				
Angina do peito	Em geral 1 a 3 min, mas até 10 min. Episódios prolongados de até 20 min.	Com frequência esforço físico, em especial no frio, refeições, estresse emocional. Pode ocorrer em repouso.	Geralmente, mas nem sempre, repouso, nitroglicerina.	Às vezes dispneia, náuseas, sudorese.
Infarto agudo do miocárdio	20 min a várias horas.	Nem sempre desencadeada por esforço.	Não aliviada por repouso.	Dispneia, náuseas, vômitos, sudorese, fraqueza.
Pericardite	Persistente.	Respiração, mudança de posição, tosse, decúbito, às vezes deglutição.	A posição sentada com inclinação do corpo para frente pode aliviar.	Observada em distúrbios autoimunes, após infarto agudo do miocárdio, infecção viral, irradiação do tórax.
Dissecção da aorta	Início abrupto, pico precoce, persiste por horas ou mais.	Hipertensão arterial sistêmica		Se torácica, rouquidão, disfagia; também síncope, hemiplegia, paraplegia.
Pulmonar				
Dor pleurítica	Persistente.	Inspiração profunda, tosse, movimentos do tronco.		Da doença subjacente.
Gastrintestinais e outras				
Doença de refluxo gastresofágico	Variável.	Grandes refeições; inclinação do corpo para frente, decúbito.	Antiácidos, às vezes eructação.	Às vezes regurgitação, disfagia; também tosse, laringite, asma.
Espasmo esofágico difuso	Variável.	Deglutição de alimentos ou líquidos frios; estresse emocional.	Às vezes nitroglicerina.	Disfagia.
Dor na parede torácica, costocondrite	Fugaz a horas ou dias.	Tosse; movimento do tórax, tronco, braços.		Com frequência dor à palpação do local.
Ansiedade, transtorno de pânico	Fugaz a horas ou dias.	Pode ocorrer após esforço, estresse emocional.		Dispneia, palpitações, fraqueza, ansiedade.

Observação: A dor torácica pode ser referida de estruturas extratorácicas no pescoço (*artrite*) e no abdome (*cólica biliar, colecistite aguda*).

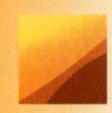

TABELA 15.4 Anormalidades da frequência e do ritmo da respiração

Ao verificar os padrões respiratórios, observe a frequência, a profundidade e a regularidade da respiração do paciente. Os termos tradicionais, como taquipneia, são apresentados abaixo para ajudar a compreendê-los, mas descrições simples são recomendadas.

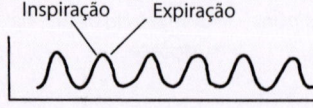

Normal

A frequência respiratória corresponde a cerca de 14 a 20 incursões por minuto em adultos normais e até 44 incursões por minuto em lactentes.

Respiração rápida e superficial (taquipneia)

Respiração rápida e superficial tem muitas causas, incluindo intoxicação por salicilato, doença pulmonar restritiva, dor torácica pleurítica e diafragma elevado.

Respiração rápida e profunda (Hiperpneia, hiperventilação)

Na *hiperpneia*, a respiração rápida e profunda ocorre em resposta à demanda metabólica causada por condições como exercício, grande altitude, sepse e anemia. Na *hiperventilação*, esse padrão é independente da demanda metabólica, exceto na acidose respiratória. Sensação de desfalecimento e formigamento podem ser causados pela diminuição da concentração de CO_2. Em pacientes comatosos, considerar hipoxia ou hipoglicemia que afete o mesencéfalo ou a ponte. A *respiração de Kussmaul* é padrão respiratório caracterizado por inspirações profundas seguidas por um período de apneia e uma expiração rápida e breve, acompanhado por outro período de apneia; resulta da estimulação do centro respiratório cerebral; ocorre na acidose diabética. A frequência respiratória pode ser rápida, normal ou lenta.

Respiração lenta (bradipneia)

Respiratória lenta com ou sem aumento do volume corrente que mantenha a ventilação alveolar. Hipoventilação alveolar anormal sem aumento do volume corrente pode ocorrer na uremia, depressão respiratória induzida por medicamentos ou drogas ilícitas e aumento da pressão intracraniana.

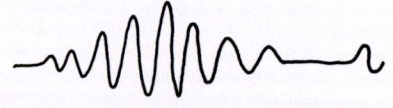

Hiperpneia   Apneia

Respiração de Cheyne-Stokes

Há alternância de períodos de respiração profunda e períodos de *apneia* (ausência de respiração). Esse padrão é normal em crianças e adultos mais velhos durante o sono. As causas incluem insuficiência cardíaca, uremia, depressão respiratória induzida por medicamentos ou substâncias psicoativas e lesão encefálica (tipicamente nos dois hemisférios).

Respiração atáxica (respiração de Biot)

A respiração é irregular – há alternância de períodos de apneia e respirações profundas regulares, que param subitamente por breves intervalos. As causas incluem meningite, depressão respiratória e lesões encefálicas, tipicamente no nível do bulbo (medula oblonga).

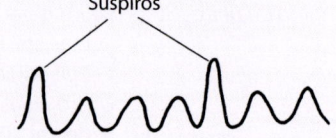

Suspiros

Respiração suspirosa

Respiração pontuada por suspiros frequentes sugere *síndrome de hiperventilação* – uma causa comum de dispneia e tontura. Suspiros ocasionais são normais.

Expiração prolongada

Respiração obstrutiva

Na doença pulmonar obstrutiva, a expiração é prolongada devido ao estreitamento das vias respiratórias que aumenta a resistência ao fluxo de ar. As causas incluem asma, bronquite crônica e DPOC.

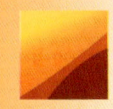

TABELA 15.5 Deformidades do tórax

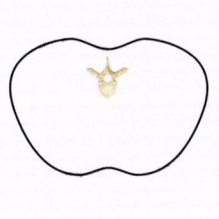
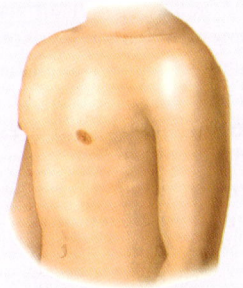

Adulto normal

O diâmetro lateral do tórax no adulto normal é maior que seu diâmetro AP. A razão diâmetro AP/diâmetro lateral é, normalmente, 0,7 a 0,9 e aumenta com o envelhecimento.[43]

Tórax escavado (pectus excavatum)

Observe a depressão na porção inferior do esterno. A compressão do coração e dos grandes vasos pode causar sopros.

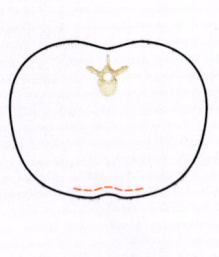

Tórax em tonel (em barril)

O diâmetro AP está aumentado. Esse formato é normal nos primeiros anos de vida e muitas vezes acompanha o envelhecimento e a doença pulmonar obstrutiva crônica.

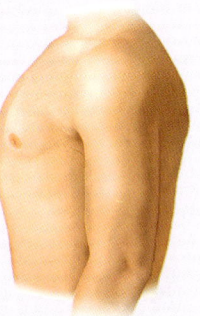

Deslocamento anterior do esterno

Depressão das cartilagens costais

Tórax carinado (pectus carinatum)

O esterno apresenta deslocamento anterior, aumentando o diâmetro AP. Há depressão das cartilagens costais adjacentes ao esterno protruso.

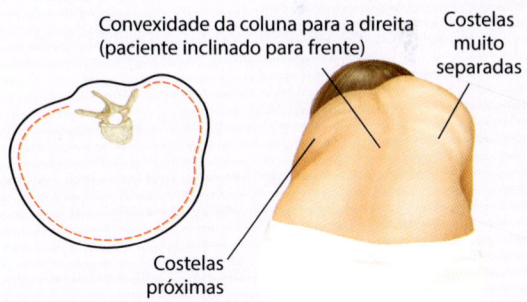

Convexidade da coluna para a direita (paciente inclinado para frente)

Costelas muito separadas

Costelas próximas

Vista posterior de um paciente em flexão frontal.

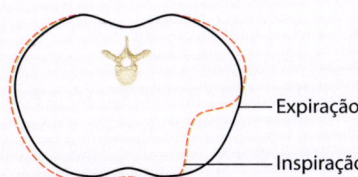

Expiração

Inspiração

Tórax instável traumático

Múltiplas fraturas das costelas podem produzir movimentos paradoxais do tórax. Quando a descida do diafragma diminui a pressão intratorácica, durante a inspiração, a área lesada desloca-se para dentro; durante a expiração, move-se para fora.

Cifoescoliose torácica

Curvaturas anormais da coluna vertebral e rotação vertebral deformam o tórax. A distorção dos pulmões subjacentes dificulta muito a interpretação dos achados pulmonares.

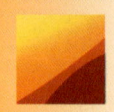

TABELA 15.6 Sons respiratórios e vocais normais e alterados

As origens dos sons respiratórios continuam sendo investigadas.[30] Estudos acústicos indicam que o fluxo de ar turbulento na faringe, na glote e na região subglótica produz sons respiratórios traqueais semelhantes aos sons brônquicos. O componente inspiratório dos murmúrios vesiculares expiratórios parece ter origem nas vias respiratórias lobares e segmentares; o componente expiratório surge nas vias respiratórias maiores e mais centrais. Em condições normais, os sons traqueais e brônquicos podem ser ouvidos sobre a traqueia e brônquios principais; o murmúrio vesicular expiratório predomina na maior parte dos pulmões. Quando o tecido pulmonar perde o fluxo de ar, há aumento da transmissão de sons agudos. Se a árvore traqueobrônquica estiver pérvia, a broncofonia pode substituir o murmúrio vesicular normal nas áreas do pulmão desprovidas de ar. Essa alteração ocorre na pneumonia lobar quando os alvéolos ficam cheios de líquidos e resíduos celulares – um processo chamado consolidação. Outras causas incluem edema pulmonar ou, raramente, hemorragia. Em geral, a broncofonia está correlacionada a aumento do frêmito toracovocal e da transmissão dos sons vocais. Esses achados são resumidos abaixo.

Pulmão normal cheio de ar	Pulmão consolidado sem ar (pneumonia lobar)
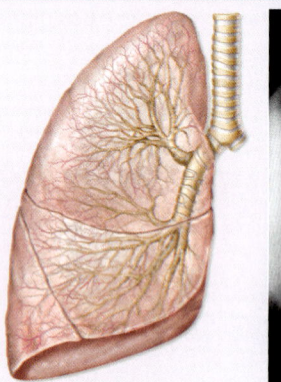 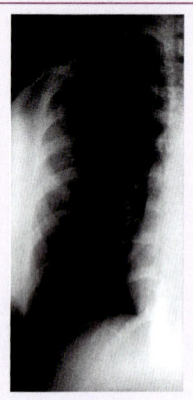	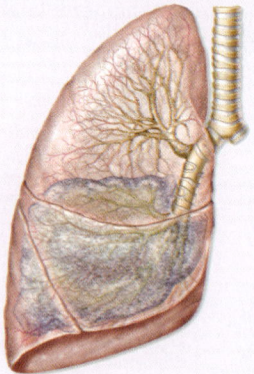 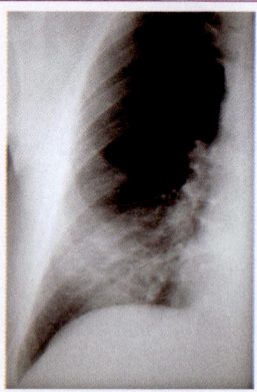

	Pulmão normal cheio de ar	**Pulmão consolidado sem ar (pneumonia lobar)**
Sons respiratórios	Predominantemente vesiculares	Brônquicos ou broncovesiculares sobre a área envolvida
Transmissão dos sons vocais	As palavras faladas são abafadas e indistintas. O som de "i" falado é ouvido como "i" As palavras sussurradas são fracas e indistintas, se chegarem a ser ouvidas.	O som de "i" falado é ouvido como "e" (*egofonia*) As palavras faladas soam mais alto (*broncofonia*) As palavras sussurradas soam mais alto e mais clara (*pectorilóquia afônica*)
Frêmito toracovocal	Normal	Aumentado
	OBSERVAÇÃO: No pulmão hiperinsuflado da DPOC, os sons respiratórios estão diminuídos (abafados a distantes) a ausentes e a transmissão dos sons vocais e o frêmito estão diminuídos.	OBSERVAÇÃO: No pulmão maciço à percussão por causa de derrame pleural, os sons respiratórios estão diminuídos a ausentes (sons brônquicos são possíveis na margem superior do derrame). A transmissão dos sons vocais está diminuída a ausente (mas pode estar aumentada na margem superior do derrame). O frêmito toracovocal está diminuído.

TABELA 15.7 Ruídos pulmonares adventícios: causas e características

Ruído	Causas e características
Estertores	Os estertores (ou crepitações) são ruídos não musicais descontínuos que podem ocorrer no início da inspiração (como na DPOC), no fim da inspiração (como na *fibrose pulmonar*) ou podem ser bifásicos (como na *pneumonia*). Atualmente são atribuídos a várias pequenas "explosões" quando as pequenas vias respiratórias distais, desinsufladas durante a expiração, abrem-se com um estalido durante a inspiração. Com poucas exceções, os estudos acústicos recentes indicam que é menos provável a participação das secreções como causa de estertores.[30,34]

Os **estertores finos** são mais suaves, mais agudos e mais frequentes por respiração que os estertores. São auscultados da *metade ao fim da inspiração*, em especial nas áreas pulmonares de localização mais baixa, e mudam de acordo com a posição do corpo. Têm duração mais curta e maior frequência do que os estertores grossos/bolhosos. Os estertores finos parecem ser gerados pela "abertura inspiratória súbita das pequenas vias respiratórias que eram mantidas fechadas por forças superficiais durante a expiração prévia".[30]

Os exemplos incluem *fibrose pulmonar* (conhecida como "crepitações em velcro") e doenças pulmonares intersticiais como a *fibrose intersticial* e a *pneumonite intersticial*.

Os **estertores grossos/bolhosos** aparecem no início da inspiração e persistem por toda a expiração (*bifásicos*), têm um som de estalido, são auscultados sobre qualquer região pulmonar e não variam com a posição do corpo. Apresentam duração mais longa e menor frequência que os estertores finos, mudam ou desaparecem com a tosse e são transmitidos para a boca. Os estertores grossos parecem ser produzidos por "bolos de gás que passam pelas vias respiratórias durante sua abertura e seu fechamento intermitentes".[30]

Os exemplos incluem *DPOC, asma, bronquiectasia, pneumonia* (os estertores podem se tornar mais finos e mudar da metade para o fim da inspiração durante a recuperação) e *insuficiência cardíaca*.

Ruído	Causas e características
Sibilos e roncos	**Sibilos** são ruídos musicais contínuos que ocorrem durante o fluxo de ar rápido quando as vias respiratórias brônquicas estão estreitadas até o ponto de quase fechamento. Os sibilos podem ser inspiratórios, expiratórios ou bifásicos. Podem ser localizados, em decorrência de um corpo estranho, "rolha" de muco ou tumor, ou auscultados em todo o pulmão. Embora os sibilos sejam típicos da asma, podem ocorrer em inúmeras doenças pulmonares. Estudos recentes sugerem que, conforme as vias respiratórias ficam mais estreitas, os sibilos se tornam menos audíveis, culminando por fim no "tórax silencioso" da asma grave, que exige intervenção imediata.

Alguns autores consideram os **roncos** uma variante dos sibilos, originados pelo mesmo mecanismo, porém com um tom mais grave. Ao contrário dos sibilos, os roncos desaparecem com a tosse; portanto, há envolvimento de secreções.[30]

(continua)

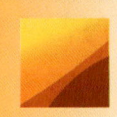

Ruído	Causas e características
Estridor	O ***estridor*** é um ruído musical contínuo, agudo, de alta frequência, produzido quando o fluxo do ar passa por um estreitamento nas vias respiratórias superiores. O estridor é mais bem auscultado sobre o pescoço durante a inspiração, mas pode ser bifásico. As causas da obstrução das vias respiratórias subjacente incluem estenose da traqueia decorrente de intubação, edema das vias respiratórias após a remoção de dispositivos, epiglotite, corpo estranho e anafilaxia. Uma intervenção imediata é necessária.
Atrito pleural	O ***atrito pleural*** é um ruído áspero descontínuo, de baixa frequência, produzido pela inflamação e pelo espessamento da pleura visceral quando ela desliza sobre a pleura parietal. Esse ruído não musical é bifásico, auscultado durante a inspiração e a expiração; com frequência, é mais bem auscultado na axila e na base dos pulmões.
***Crunch* mediastinal** *(sinal de Hamman)*	***Crunch mediastinal*** consistem em crepitação precordial sincronizada com os batimentos cardíacos, e não com a respiração. É mais bem auscultado no decúbito lateral esquerdo e é causado pela entrada de ar no mediastino, que causa enfisema mediastinal (*pneumomediastino*). Em geral o quadro provoca dor torácica central intensa e pode ser espontâneo. Já foi relatado em casos de lesão traqueobrônquica, traumatismo fechado, doença pulmonar, uso de substâncias psicoativas, parto e ascensão rápida após mergulho.[30]

Fonte: Bohadana A *et al. N Engl J Med*. 2014;370:744; McGee S. *Evidence-Based Physical Diagnosis*. 3rd ed. Saunders; 2012; Loudon R, Murphy LH. *Am Rev Respir Dis*. 1994;130:663.

TABELA 15.8 Achados físicos em alguns distúrbios torácicos selecionados

Os quadros vermelhos nesta tabela proporcionam um arcabouço para a avaliação clínica dos distúrbios torácicos comuns. Começar com os três quadros referentes à percussão. Verificar se há ressonância, macicez e hiper-ressonância. Em seguida, passe de cada um desses para outros quadros que enfatizam algumas das principais diferenças entre as diversas condições. As alterações descritas variam com a extensão e a gravidade do distúrbio. Anormalidades em localizações profundas no tórax em geral provocam menos sinais que as superficiais e podem não gerar alteração. A tabela deve ser usada como uma orientação sobre as alterações típicas, não para diferenciações absolutas.

Condição	Nota de percussão	Traqueia	Sons respiratórios	Ruídos adventícios	Frêmito toracovocal e transmissão dos sons vocais
Normal A árvore traqueobrônquica e os alvéolos estão desobstruídos; as pleuras são delgadas e próximas entre si; a mobilidade da parede torácica não está comprometida.	**Ressonância**	Linha média	Murmúrio vesicular, exceto talvez murmúrios broncovesiculares e brônquicos sobre os grandes brônquios e a traqueia, respectivamente.	Nenhum, com exceção de alguns estertores inspiratórios transitórios nas bases dos pulmões	Normais
Insuficiência cardíaca esquerda O aumento da pressão nas veias pulmonares causa congestão e edema intersticial (ao redor dos alvéolos); a mucosa brônquica pode estar edematosa.	**Ressonância**	Linha média	Vesiculares (normais)	Estertores no fim da inspiração nas porções mais baixas dos pulmões; possíveis sibilos	Normais
Bronquite crônica Os brônquios exibem inflamação crônica, e há tosse produtiva. Pode ocorrer obstrução das vias respiratórias.	**Ressonância**	Linha média	Vesiculares (normais)	Nenhum; possíveis estertores grossos dispersos no início da inspiração e na expiração; possíveis sibilos ou roncos	Normais
Pneumonia lobar (*consolidação*) Alvéolos cheios de líquido, como na pneumonia.	**Macicez** sobre a região sem ar.	Linha média	Broncofonia sobre a região envolvida	Estertores no fim da inspiração sobre a região envolvida	Aumentados sobre a região envolvida, com egofonia, broncofonia e pectorilóquia afônica.
Obstrução lobar parcial (*atelectasia*) Quando uma "rolha" de muco ou um objeto estranho obstrui o fluxo de ar brônquico, os alvéolos afetados sofrem colapso e ficam sem ar.	**Macicez** sobre a região sem ar.	Pode haver desvio para o lado envolvido.	Em geral ausente quando a obstrução brônquica persiste. As exceções incluem a atelectasia do lobo superior direito, na qual os sons traqueais adjacentes podem ser transmitidos.	Nenhum	Em geral ausentes quando a obstrução brônquica persiste. Podem estar aumentados na atelectasia do lobo superior direito.

(continua)

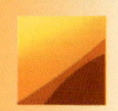

TABELA 15.8 Achados físicos em alguns distúrbios torácicos selecionados (continuação)

Condição	Nota de percussão	Traqueia	Sons respiratórios	Ruídos adventícios	Frêmito toracovocal e transmissão dos sons vocais
Derrame pleural					
Líquido se acumula no espaço pleural, separando o pulmão cheio de ar da parede torácica e bloqueando a transmissão dos sons respiratórios.	**Macicez** a submacicez sobre o líquido	Desviada para o lado não afetado quando o derrame é volumoso.	Diminuídos a ausentes, porém broncofonia pode ser auscultada próximo ao topo de um derrame volumoso	Nenhum, exceto um possível atrito pleural.	Diminuídos a ausentes, mas podem estar aumentados perto do topo de um derrame volumoso.
Pneumotórax					
Quando há extravasamento de ar para o espaço pleural, geralmente unilateral, o pulmão se afasta da parede torácica. O ar pleural bloqueia a transmissão do som.	**Hiper-ressonância** ou timpanismo sobre o ar pleural	Desviada para o lado não afetado se o pneumotórax for hipertensivo.	Diminuídos a ausentes sobre o ar pleural.	Nenhum, exceto um possível atrito pleural.	Diminuídos a ausentes sobre o ar pleural.
Doença pulmonar obstrutiva crônica (DPOC)					
Distúrbio de progressão lenta, no qual os alvéolos estão distendidos e os pulmões ficam hiperinsuflados. Bronquite crônica pode ocorrer antes ou depois do desenvolvimento da DPOC.	**Hiper-ressonância** difusa	Linha média	Diminuídos a ausentes, com retardo na expiração.	Nenhum, ou estertores, sibilos e roncos da bronquite crônica associada.	Diminuídos
Asma					
Obstrução difusa, geralmente reversível, do fluxo de ar com hiper-reatividade brônquica e inflamação subjacente. Durante as crises, conforme o fluxo de ar diminui, os pulmões são hiperinsufados.	**Ressonância** a **hiper-ressonância** difusa	Linha média	Com frequência mascarado pelos sibilos.	Sibilos, possíveis estertores.	Diminuídos

REFERÊNCIAS BIBLIOGRÁFICAS

1. Parshall MB, Schwartzstein RM, Adams L, et al; American Thoracic Society Committee on Dyspnea. An official American Thoracic Society statement: update on the mechanisms, assessment, and management of dyspnea. *Am J Respir Crit Care Med*. 2012;185(4):435–452.

2. Vogelmeier CF, Criner GJ, Martinez FJ, et al. Global initiative for chronic obstructive lung disease. Global strategy for the diagnosis, management, and prevention of chronic obstructive lung disease 2017 report. GOLD executive summary. *Am J Respir Crit Care Med*. 2017;195(5):557–582.

3. Celli BR, Cote CG, Marin JM, et al. The body-mass index, airflow obstruction, dyspnea, and exercise capacity index in chronic obstructive pulmonary disease. *N Engl J Med*. 2004;350(10):1005–1012.

4. Bestall JC, Paul EA, Garrod R, et al. Usefulness of the Medical Research Council (MRC) dyspnoea scale as a measure of disability in patients with chronic obstructive pulmonary disease. *Thorax*. 1999;54(7):581–586.

5. Kerlin MP. In the clinic. Asthma. *Ann Intern Med*. 2014;160(5):ITC3–1.

6. Smith JA, Woodcock A. Chronic cough. *N Engl J Med*. 2016;375(16):1544–1551.

7. Canning BJ, Chang AB, Bolser DC, et al. Anatomy and neurophysiology of cough: CHEST Guideline and Expert Panel report. *Chest*. 2014;146(6):1633–1648.

8. Musher DM, Thorner AR. Community acquired pneumonia. *N Engl J Med*. 2014;371(17):1619–1628.

9. Wunderink RG, Waterer GW. Clinical practice. Community-acquired pneumonia. *N Engl J Med*. 2014;370(6):543–551.

10. Bel EH. Clinical practice. Mild asthma. *N Engl J Med*. 2013;369(6):549–557.

11. Braman SS. Chronic cough due to acute bronchitis: ACCP evidence-based clinical practice guidelines. *Chest*. 2006;129(1 Suppl):95S–103S.

12. Novosad SA, Barker AF. Chronic obstructive pulmonary disease and bronchiectasis. *Curr Opin Pulm Med*. 2013;19(2):133–139.

13. Moulton BC, Barker AF. Pathogenesis of bronchiectasis. *Clin Chest Med*. 2012;33(2):211–217.

14. Lara AR, Schwarz MI. Diffuse alveolar hemorrhage. *Chest*. 2010;137(5):1164–1171.

15. Huffman JC, Pollack MH, Stern TA. Panic disorder and chest pain: mechanisms, morbidity, and management. *Prim Care Companion J Clin Psychiatry*. 2002;4(2):54–62.

16. Demiryoguran NS, Karcioglu O, Topacoglu H, et al. Anxiety disorder in patients with non-specific chest pain in the emergency setting. *Emerg Med J*. 2006;23(2):99–102.

17. Katerndahl DA. Chest pain and its importance in patients with panic disorder: an updated literature review. *Prim Care Companion J Clin Psychiatry*. 2008;10(5):376–383.

18. McConaghy JR, Oza RS. Outpatient diagnosis of acute chest pain in adults. *Am Fam Physician*. 2013;87(3):177–182.

19. Jordan AS, McSharry DG, Malhotra A. Adult obstructive sleep apnoea. *Lancet*. 2014;383(9918):736–747.

20. Balanchandran JS, Patel SR. In the clinic: obstructive sleep apnea. *Ann Intern Med*. 2014;161(9):ITC1–15.

21. McGee S. Chapter 26: Inspection of the chest. In: *Evidence-Based Physical Diagnosis*. 3rd ed. Philadelphia, PA: Saunders; 2012:233–234.

22. McGee S. Chapter 27: Palpation and percussion of the chest. In: *Evidence-Based Physical Diagnosis*. 3rd ed. Philadelphia, PA: Saunders; 2012:240.

23. Wong CL, Holroyd-Leduc J, Straus SE. Does this patient have a pleural effusion? *JAMA*. 2009;301(3):309–317.

24. McGee S. Chapter 27: Palpation and percussion of the chest. In: *Evidence-Based Physical Diagnosis*. 3rd ed. Philadelphia, PA: Saunders; 2012:248.

25. Loudon R, Murphy LH. Lungs sounds. *Am Rev Respir Dis*. 1994;130(4):663–673.

26. Epler GR, Carrrington CB, Gaensler EA. Crackles (rales) in the interstitial pulmonary diseases. *Chest*. 1978;73(3):333–339.

27. Nath AR, Capel LH. Inspiratory crackles and mechanical events of breathing. *Thorax*. 1974;29(6):695–698.

28. Nath AR, Capel LH. Lung crackles in bronchiectasis. *Thorax*. 1980;35(9):694–699.

29. Littner M. In the clinic: chronic obstructive pulmonary disease. *Ann Intern Med*. 2011;154(7):ITC4–1.

30. Bohadana A, Izbicki G, Kraman SS. Fundamentals of lung auscultation. *N Engl J Med*. 2014;370(8):744–751.

31. Niewoehner DE. Clinical practice. Outpatient management of severe COPD. *N Engl J Med*. 2010;362(15):1407–1416.

32. Qaseem A, Wilt TJ, Weinberger SE, et al; American College of Physicians; American College of Chest Physicians; American Thoracic Society; European Respiratory Society. Diagnosis and management of stable chronic obstructive pulmonary disease: a clinical practice guideline update from the American College of Physicians, American College of Chest Physicians, American Thoracic Society, and European Respiratory Society. *Ann Intern Med*. 2011;155(3):179–191.

33. Spruit MA, Singh SJ, Garvey C, et al; ATS/ERS Task Force on Pulmonary Rehabilitation. An official American Thoracic Society/European Respiratory Society statement: key concepts and advances in pulmonary rehabilitation. *Am J Respir Crit Care Med*. 2013;188(8):e13–e64.

34. McGee S. Chapter 30: Pneumonia. In: *Evidence-Based Physical Diagnosis*. 3rd ed. Philadelphia, PA: Saunders; 2012:272.

35. Siegel RL, Miller KD, Jemal A. Cancer statistics, 2018. *CA Cancer J Clin*. 2018;68(1):7–30.

36. Howlader N, Noone AM, Krapcho M, et al. SEER Cancer Statistics Review, 1975–2014. 2017. Available at https://seer.cancer.gov/csr/1975_2014/. Accessed April 18, 2018.

37. Jamal A, Phillips E, Gentzke AS, et al. Current cigarette smoking among adults—United States, 2016. *MMWR Morb Mortal Wkly Rep*. 2018;67(2):53–59.

38. Centers for Disease Control and Prevention. What are the risk factors for lung cancer? Available at https://www.cdc.gov/cancer/lung/basic_info/risk_factors.htm. Accessed April 18, 2018.

39. Manser R, Lethaby A, Irving LB, et al. Screening for lung cancer. *Cochrane Database Syst Rev*. 2013;(6):CD001991.

40. National Lung Screening Trial Research Team, Aberle DR, Adams AM, et al. Reduced lung-cancer mortality with low-dose computed tomographic screening. *N Engl J Med*. 2011;365(5):395–409.

41. Moyer VA; U.S. Preventive Services Task Force. Screening for lung cancer: U.S. Preventive Services Task Force recommendation statement. *Ann Intern Med*. 2014;160(5):330–338.

42. Wender R, Fontham ET, Barrera E Jr, et al. American Cancer Society lung cancer screening guidelines. *CA Cancer J Clin*. 2013;63(2):107–117.

43. Kahwati LC, Feltner C, Halpern M, et al. Primary care screening and treatment for latent tuberculosis infection in adults: evidence report and systematic review for the U.S. Preventive Services Task Force. *JAMA*. 2016;316(9): 970–983.

44. U.S. Preventive Services Task Force, Bibbins-Domingo K, Grossman DC, et al. Screening for Latent Tuberculosis Infection in Adults: U.S. Preventive Services Task Force Recommendation Statement. *JAMA*. 2016;316(9):962–969.

45. Jonas DE, Amick HR, Feltner C, et al. Screening for obstructive sleep apnea in adults: evidence report and systematic review for the U.S. Preventive Services Task Force. *JAMA*. 2017;317(4):415–433.

46. Johns MW. A new method for measuring daytime sleepiness: the Epworth sleepiness scale. *Sleep*. 1991;14(6): 540–545.

47. Kapur VK, Auckley DH, Chowdhuri S, et al. Clinical practice guideline for diagnostic testing for adult obstructive sleep apnea: an American Academy of Sleep Medicine Clinical Practice Guideline. *J Clin Sleep Med*. 2017;13(3): 479–504.

48. United States Preventive Services Task Force, Bibbins-Domingo K, Grossman DC, et al. Screening for obstructive sleep apnea in adults: U.S. Preventive Services Task Force Recommendation Statement. *JAMA*. 2017;317(4):407–414.

49. Qaseem A, Dallas P, Owens DK, et al. Diagnosis of obstructive sleep apnea in adults: a clinical practice guideline from the American College of Physicians. *Ann Intern Med*. 2014; 161(3):210–220.

50. Epstein LJ, Kristo D, Strollo PJ Jr, et al. Clinical guideline for the evaluation, management and long-term care of obstructive sleep apnea in adults. *J Clin Sleep Med*. 2009;5(3):263–276.

51. Chung F, Subramanyam R, Liao P, et al. High STOP-Bang score indicates a high probability of obstructive sleep apnoea. *Br J Anaesth*. 2012;108(5):768–775.

52. Nagappa M, Liao P, Wong J, et al. Validation of the STOP-bang questionnaire as a screening tool for obstructive sleep apnea among different populations: a systematic review and meta-analysis. *PLoS One*. 2015;10(12): e0143697.

Sistema Cardiovascular

ANATOMIA E FISIOLOGIA

A combinação dos seus conhecimentos de anatomia e fisiologia com a prática em inspeção, palpação e ausculta traz recompensas de valor diagnóstico comprovado.

Projeções superficiais do coração e dos grandes vasos

O *mediastino* é um compartimento revestido por tecido conjuntivo, localizado no centro da cavidade torácica. É limitado pelos pulmões, em cada lado, pelo esterno, anteriormente, e pelos corpos das vértebras torácicas, posteriormente. O mediastino aloja o coração e seus grandes vasos – a *aorta*, a *artéria pulmonar* e as *veias cavas superior* e *inferior* – assim como o esôfago, a traqueia, o ducto torácico e os linfonodos torácicos.

Visualize as estruturas subjacentes do coração e outras estruturas mediastinais enquanto inspeciona a região anterior do tórax. Observe que o *ventrículo direito* (VD) é a estrutura cardíaca de localização mais anterior. Essa câmara e a artéria pulmonar formam uma estrutura cuneiforme atrás e à esquerda do esterno, contornada na Figura 16.1.

A borda inferior do VD está situada abaixo da junção do esterno e do processo xifoide. O VD se estreita na porção superior, unindo-se à artéria pulmonar no nível do ângulo do esterno, ou "base do coração", um termo clínico que se refere à face superior do coração no plano valvar, que está próximo aos segundos espaços intercostais (EIC) esquerdo e direito, adjacentes ao esterno. Isso deve ser distinguido do "ápice do coração", que tem localização inferolateral.

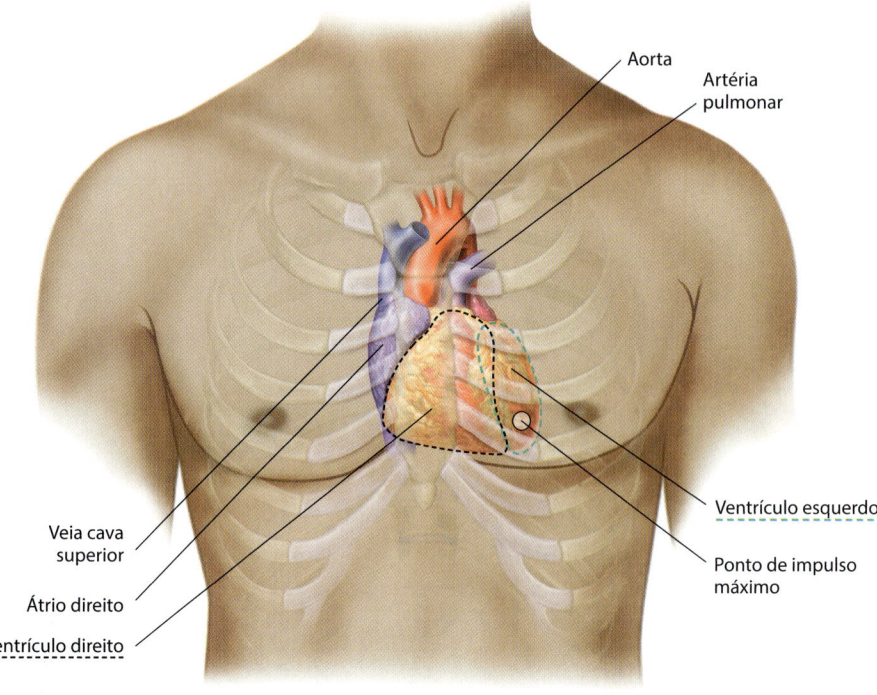

Aorta

Artéria pulmonar

Ventrículo esquerdo

Ponto de impulso máximo

Veia cava superior

Átrio direito

Ventrículo direito

Figura 16.1 Principais estruturas cardíacas, visualizadas através da parede torácica.

O *ventrículo esquerdo* (VE), atrás do VD e à esquerda, forma a margem lateral esquerda do coração (ver Figura 16.1). Sua extremidade inferior afunilada costuma ser chamada de *ápice cardíaco*. Ela é clinicamente importante porque produz o impulso apical, identificado durante a palpação do precórdio como o **ponto de impulso máximo (PIM)** ou *ictus cordis*. Esse impulso marca o local da borda esquerda do coração e, em condições normais, é encontrado no quinto EIC na linha medioclavicular esquerda ou em um ponto imediatamente medial a ela (7 a 9 cm lateralmente à linha medioesternal). Em pacientes em decúbito dorsal, o diâmetro do PIM é de cerca de 1 a 2,5 cm. O PIM nem sempre é palpável, mesmo em um paciente saudável com um coração normal. A detecção é afetada tanto pelo biotipo do paciente quanto pela posição durante o exame.

EXEMPLOS DE ANORMALIDADES

Raramente, na **dextrocardia**, o PIM está localizado no lado direito do tórax.

Um PIM > 2,5 cm é uma evidência de hipertrofia do ventrículo esquerdo (HVE), muitas vezes observada na hipertensão arterial sistêmica ou na miocardiopatia dilatada.

Em alguns pacientes, o impulso precordial mais proeminente não está localizado no ápice do ventrículo esquerdo. Por exemplo, em pacientes com doença pulmonar obstrutiva crônica (DPOC), o impulso palpável mais proeminente ou PIM pode estar no processo xifoide ou na região epigástrica em decorrência da hipertrofia do ventrículo direito.

O deslocamento do PIM lateralmente à linha medioclavicular ou > 10 cm lateralmente à linha medioesternal ocorre na HVE e também na dilatação ventricular decorrente de infarto agudo do miocárdio (IAM) ou insuficiência cardíaca.

Acima do coração estão os grandes vasos. A *artéria pulmonar* é logo bifurcada em seus ramos direito e esquerdo. A *aorta* faz uma curva ascendente a partir do ventrículo esquerdo até o nível do ângulo do esterno, onde estabelece um arco em direção posterior, para a esquerda e então para baixo. Na borda medial, as *veias cavas superior* e *inferior* canalizam o sangue venoso das porções superior e inferior do corpo para o átrio direito.

Familiarize-se com o aspecto do coração e dos grandes vasos em uma radiografia do tórax (Figuras 16.2 e 16.3). A compreensão dos contornos dessas estruturas ajuda a descrever a localização de processos patológicos.

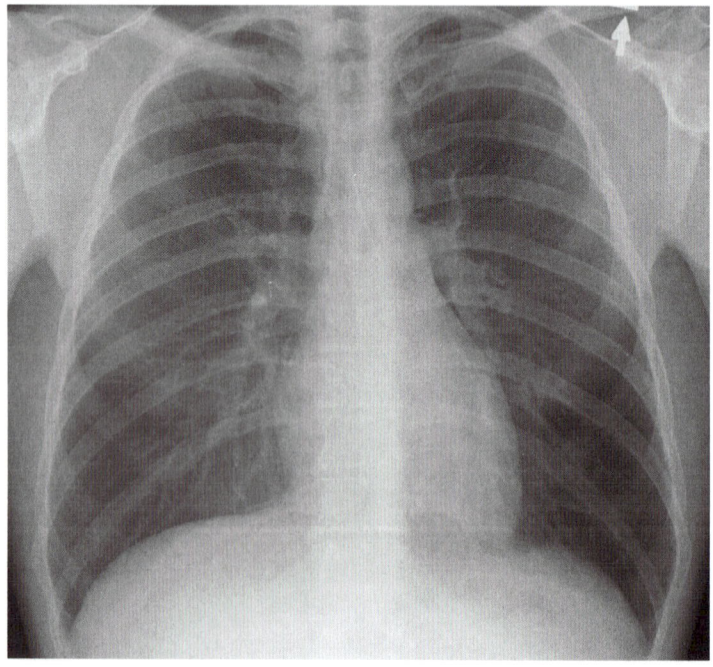
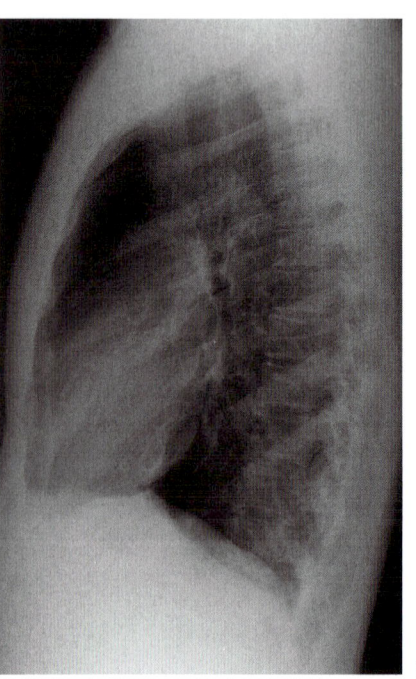

Figura 16.2 Radiografia de tórax normais nas incidências posteroanterior **(A)** e lateral **(B)**. (De Collins J, Stern EJ. *Chest Radiology: The Essentials*. 3rd ed. Wolters Kluwer; 2015, Fig. 1.2ab.)

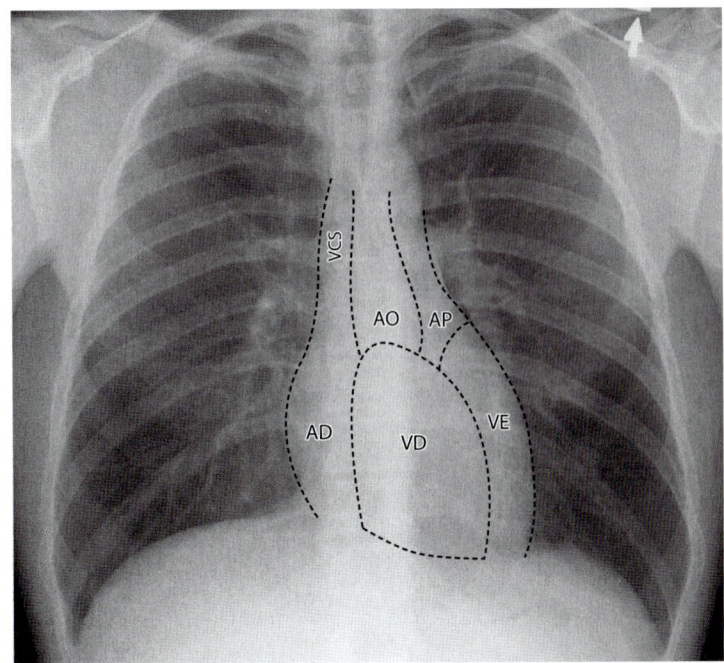
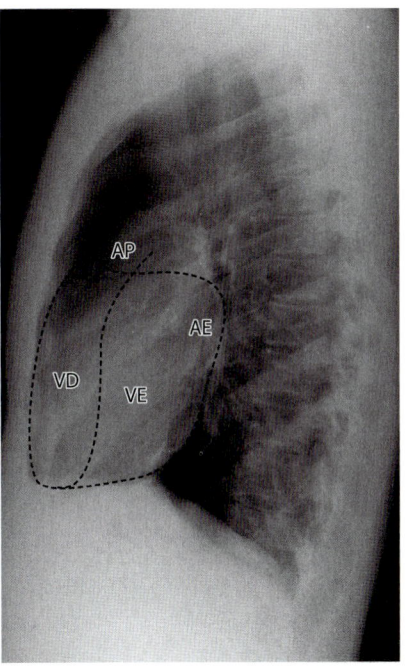

Figura 16.3 Radiografia de tórax normais nas incidências posteroanterior **(A)** e lateral **(B)**, com os contornos das câmaras cardíacas e dos grandes vasos. AO: aorta; AE: átrio esquerdo; VE: ventrículo esquerdo; AP: artéria pulmonar; AD: átrio direito; VD: ventrículo direito; VCS: veia cava superior. (Modificada de Collins J, Stern EJ. *Chest Radiology: The Essentials*. 3rd ed. Wolters Kluwer; 2015, Fig. 1.2ab.)

Câmaras cardíacas, valvas e circulação

A circulação pelo coração está representada abaixo. Identifique as câmaras cardíacas, as valvas e o sentido do fluxo sanguíneo. Por causa de sua localização, as valvas *mitral* e *tricúspide* são chamadas de *valvas atrioventriculares* (AV). As valvas da *aorta (aórtica)* e do *tronco pulmonar (pulmonar)* são chamadas *valvas semilunares* porque suas válvulas têm a forma de meias-luas.

Quando as valvas cardíacas fecham, as bulhas cardíacas B_1 e B_2 surgem em decorrência das vibrações emanadas das válvulas, das estruturas cardíacas adjacentes e do fluxo sanguíneo. Estude com atenção a abertura e o fechamento das valvas AV e semilunares em relação aos eventos do ciclo cardíaco para melhorar sua acurácia diagnóstica durante a ausculta do coração. Na Figura 16.4, observe que as valvas aórtica e pulmonar estão fechadas e as valvas mitral e tricúspide estão abertas, como observado na diástole.

Eventos do ciclo cardíaco

O ciclo cardíaco descreve o movimento completo do coração e inclui o período que vai do início de um batimento cardíaco até o início do seguinte. O coração age como uma bomba que gera pressões variáveis conforme suas câmaras se contraem e relaxam durante as fases de sístole e diástole do ciclo (Figura 16.5). A *sístole* é o período de contração ventricular quando o ventrículo esquerdo ejeta o sangue na aorta. Depois que o ventrículo ejeta uma boa parte do sangue na aorta, a pressão é nivelada e começa a cair. A pressão ventricular diminui ainda mais e o sangue flui do átrio para o ventrículo. Esse período de relaxamento ventricular é chamado de *diástole*. No fim da diástole, a pressão ventricular aumenta discretamente durante o influxo de sangue consequente à contração atrial.

Observe que, durante a *sístole*, a valva aórtica está aberta, possibilitando a ejeção do sangue do VE para a aorta. A valva mitral está fechada, impedindo a regurgitação do sangue para o átrio esquerdo. Em contrapartida, durante a *diástole* a valva aórtica está fechada, impedindo a regurgitação do sangue da aorta para o VE. A valva

Na maioria dos adultos, os sons diastólicos das bulhas B_3 e B_4 são patológicos e estão correlacionados à insuficiência cardíaca sistólica e diastólica, respectivamente.[1,2]

B_3 corresponde a desaceleração abrupta do fluxo através da valva mitral.

B_4 corresponde à maior rigidez do ventrículo esquerdo no fim da diástole, que diminui a complacência.

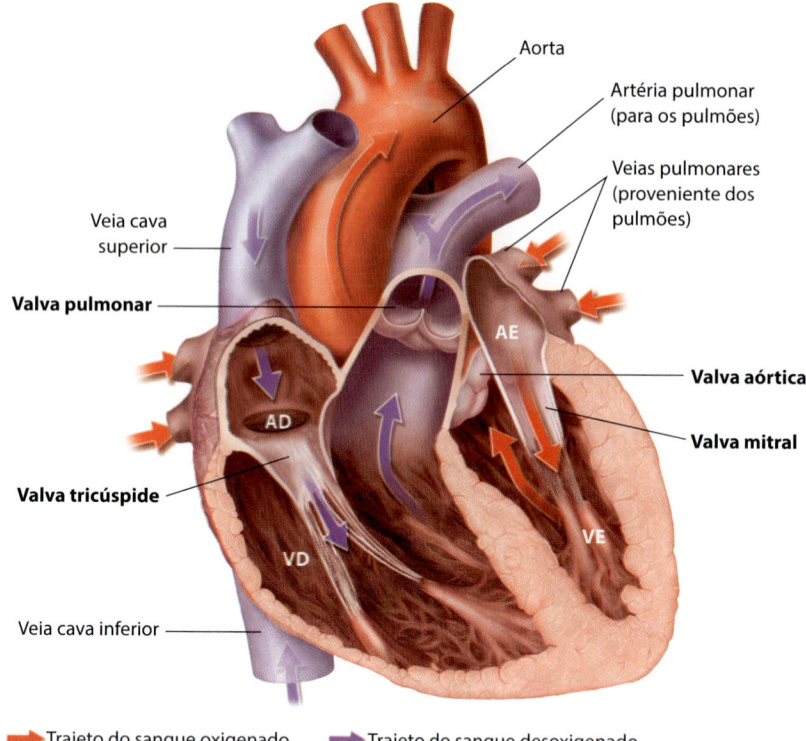

→ Trajeto do sangue oxigenado → Trajeto do sangue desoxigenado

Figura 16.4 Câmaras cardíacas, valvas e circulação. AD: átrio direito; AE: átrio esquerdo; VD: ventrículo direito; VE: ventrículo esquerdo.

mitral está aberta, possibilitando o fluxo do sangue do átrio esquerdo para o VE relaxado. Ao mesmo tempo, durante a sístole, a valva pulmonar abre e a valva tricúspide fecha conforme o sangue é ejetado do VD para a artéria pulmonar. Na diástole, a valva pulmonar fecha e a valva tricúspide abre enquanto o sangue flui para o ventrículo direito relaxado.

A compreensão das inter-relações entre os gradientes de pressão nas câmaras cardíacas esquerdas (átrio esquerdo, ventrículo esquerdo e aorta), além da posição e movimento das quatro valvas cardíacas, é fundamental para entender as bulhas cardíacas. Uma vasta literatura explora como as bulhas cardíacas são produzidas. As possíveis explicações incluem o fechamento das válvulas nas valvas, o

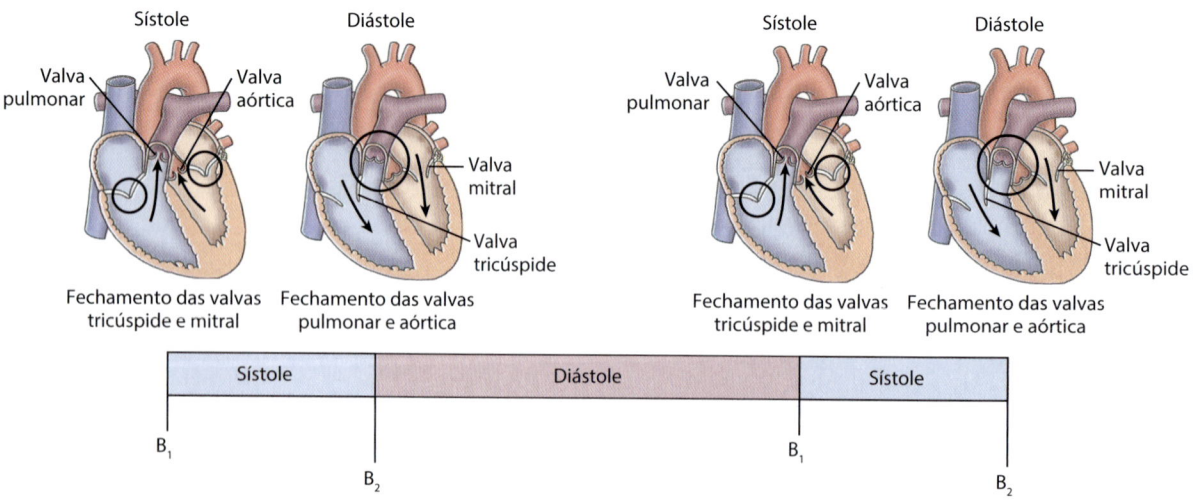

Figura 16.5 Ciclo cardíaco, sentido do fluxo sanguíneo. (Modificada de Jensen S. *Nursing Health Assessment: A Best Practice Approach.* 3rd ed. Wolters Kluwer; 2019, Fig. 17.8.)

tensionamento de estruturas relacionadas, as posições das válvulas, os gradientes de pressão no momento das sístoles atrial e ventricular e os efeitos acústicos da movimentação das colunas de sangue.

Acompanhe as alterações das pressões no ventrículo esquerdo e dos sons durante um ciclo cardíaco. Observe que B_1 e B_2 definem a duração da sístole e da diástole. As explicações apresentadas aqui são muito simplificadas e enfocam as pressões cardíacas no lado esquerdo, mas mantêm sua utilidade clínica para a compreensão do ciclo.

Durante a diástole, a pressão no átrio esquerdo preenchido com sangue é um pouco maior que no VE relaxado, e o sangue flui do átrio esquerdo para o ventrículo esquerdo pela valva mitral aberta (Figura 16.6). Imediatamente antes do início da sístole, a contração atrial produz uma discreta elevação da pressão nas duas câmaras.

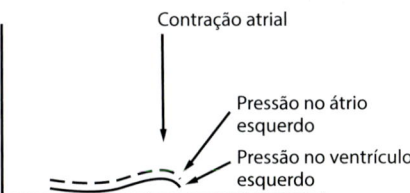

Figura 16.6 Diástole – contração atrial.

Durante a sístole, o VE começa a se contrair e a pressão ventricular rapidamente ultrapassa a pressão no átrio esquerdo, fechando a valva mitral (Figura 16.7). O fechamento da valva mitral e a valva tricúspide no lado direito do coração produz a primeira bulha cardíaca, B_1.

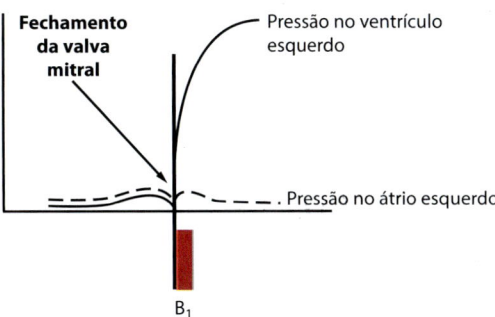

Figura 16.7 Diástole – fechamento da valva mitral.

Conforme a pressão no ventrículo esquerdo continua a aumentar, ela logo ultrapassa a pressão na aorta e força a abertura da valva aórtica (Figura 16.8).

Em algumas condições patológicas, um sopro de ejeção protossistólico (E_j) acompanha a abertura da valva aórtica (ver Figura 16.8).

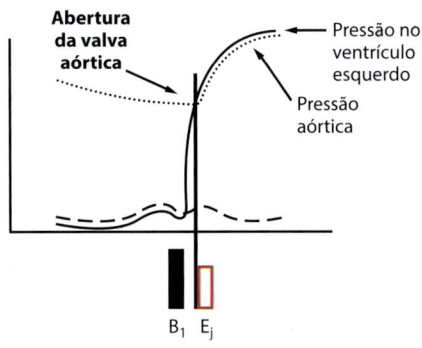

Figura 16.8 Sístole – abertura da valva aórtica.

Em condições normais, a pressão máxima no ventrículo esquerdo corresponde à pressão arterial sistólica. Conforme o VE ejeta a maior parte do sangue, a pressão ventricular começa a cair. Quando a pressão no ventrículo esquerdo cai abaixo da pressão aórtica, a valva aórtica se fecha (Figura 16.9). O fechamento da valva aórtica, assim como o fechamento da valva pulmonar, produz a segunda bulha cardíaca, B_2, e outra diástole tem início.

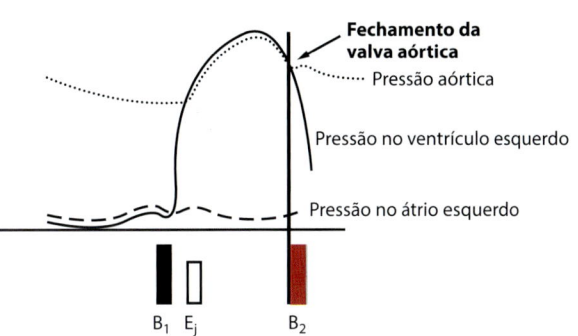

Figura 16.9 Sístole – fechamento da valva aórtica.

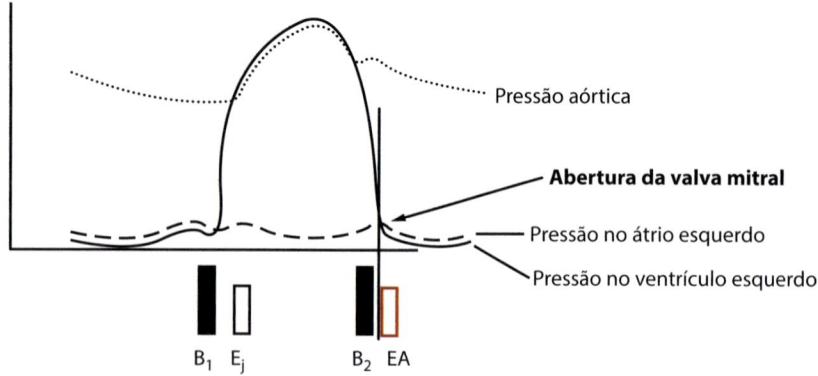

Figura 16.10 Diástole – abertura da valva mitral.

Na diástole, a pressão no ventrículo esquerdo continua a diminuir e cai abaixo da pressão no átrio esquerdo. A valva mitral abre (Figura 16.10). Esse evento em geral é silencioso.

Após a abertura da valva mitral, há um período de enchimento ventricular rápido quando o sangue passa do átrio esquerdo para o VE no início da diástole (Figura 16.11).

A abertura da valva mitral poderá ser audível como um estalido de abertura (EA) patológico se houver restrição dos movimentos das válvulas da valva cardíaca, como ocorre na estenose mitral (ver Figura 16.10).

Em crianças e adultos jovens, uma terceira bulha cardíaca, B_3, pode ser produzida pela desaceleração rápida da coluna de sangue contra a parede ventricular (ver Figura 16.11).

Em adultos mais velhos, B_3, algumas vezes chamada de "galope por B_3", em geral indica patologia.

Embora não seja auscultada com frequência em adultos normais, uma quarta bulha cardíaca, B_4, assinala contração atrial (Figura 16.12). Ela precede imediatamente B_1 no batimento seguinte e também pode refletir rigidez ventricular patológica, observada na hipertensão arterial sistêmica ou em um infarto agudo do miocárdio.

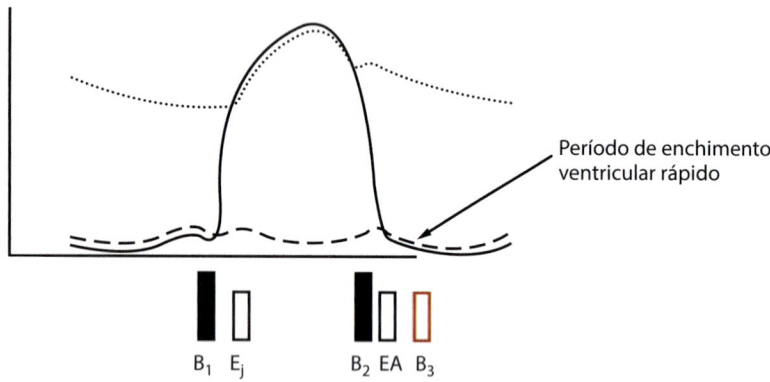

Figura 16.11 Diástole – enchimento ventricular rápido; B_3.

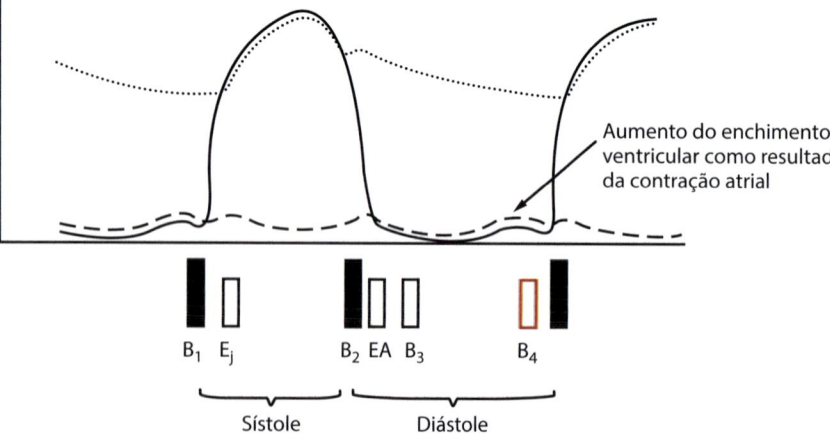

Figura 16.12 Diástole – contração atrial; B_4.

Desdobramento das bulhas cardíacas

Enquanto esses eventos estão acontecendo no lado esquerdo do coração, altera-ções semelhantes ocorrem no lado direito, envolvendo o átrio direito, a valva tri-cúspide, o VD, a valva pulmonar e a artéria pulmonar. As pressões no ventrículo direito e na artéria pulmonar são consideravelmente menores que as pressões correspondentes no lado esquerdo. Observe que os eventos no lado direito do coração em geral ocorrem um pouco mais tarde que no lado esquerdo.

A segunda bulha cardíaca, B_2, e seus dois componentes, A_2 e P_2, são causados basicamente pelo fechamento das valvas aórtica e pulmonar, respectivamente. Durante a inspiração, o tempo de enchimento das câmaras cardíacas direitas é maior, aumentando o volume sistólico no ventrículo direito e a duração ejeção ventricular direita em comparação ao VE vizinho. Isso retarda o fechamento da valva pulmonar, P_2, desdobrando B_2 em seus dois componentes audíveis. Duran-te a expiração, o período de ejeção no ventrículo direito é mais curto, e A_2 e P_2 são fundidos em um único som, B_2 (Figura 16.13). Observe que, uma vez que as paredes das veias contêm menos músculo liso, o sistema venoso tem maior capacitância do que o sistema arterial e menor pressão sistêmica. A distensibili-dade e a impedância do leito vascular pulmonar contribuem para o intervalo de tempo que retarda P_2.[3]

Em condições normais o componente A_2 é mais alto, refletindo a pressão elevada na aorta. Esse componente é auscultado em todo o precórdio. Em contrapartida, P_2 é relativamente suave, refletindo a pressão mais baixa na artéria pulmonar e, por isso, é auscultado com mais facilidade perto de sua localização anatômica, o segundo e o terceiro EIC esquerdos, junto ao esterno. É nesse local que você deve pesquisar o desdobramento de B_2.

B_1 também tem dois componentes, um som mitral anterior e um tricúspide pos-terior. O componente mitral pode ser auscultado em todo o precórdio e é mais alto no ápice cardíaco. O componente tricúspide mais suave é mais bem auscul-tado na borda esternal inferior esquerda; nesse local é possível ouvir um desdo-bramento de B_1, que é um achado normal. Contudo, o componente mitral mais alto e mais precoce pode mascarar o componente tricúspide e nem sempre o desdobramento é detectável. O desdobramento de B_1 não varia com a respiração.

Sopros cardíacos

Os **sopros cardíacos** são sons cardíacos distintos, diferenciados por seu tom e duração mais longa. São atribuídos ao fluxo sanguíneo turbulento e em geral indicam valvopatia cardíaca. Algumas vezes, também são sopros "inocentes", especialmente em adultos jovens. Uma valva *estenótica* apresenta estreitamento anormal do orifício que obstrui o fluxo sanguíneo, como na estenose aórtica, e causa um sopro característico. As valvas também podem fechar de modo anor-mal, provocando regurgitação. Uma valva nessas condições possibilita o refluxo de sangue, produzindo um sopro de regurgitação.

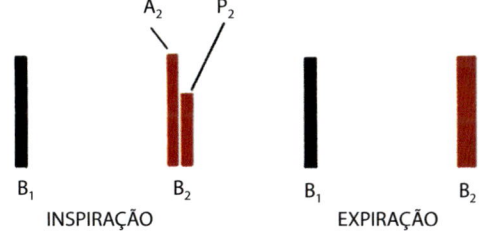

Figura 16.13 Desdobramento de B_2 durante a inspiração.

Boxe 16.1 Localização na parede torácica e origem dos sons e sopros valvares

Localização na parede torácica	Origem típica das bulhas e dos sopros
Segundo EIC direito ou ápice cardíaco	Valva aórtica
Segundo e terceiro EIC esquerdos, próximo do esterno, mas também em níveis mais altos ou mais baixos	Valva pulmonar
Borda esternal inferior esquerda ou proximidades	Valva tricúspide
Ápice cardíaco ou proximidades	Valva mitral

Para identificar os sopros com acurácia, é preciso aprender onde são mais bem auscultados na parede torácica, sua cronologia na sístole ou na diástole e suas características descritivas. Na seção *Técnicas de exame*, você aprenderá a integrar a localização e a cronologia com o formato, a intensidade máxima, o sentido de irradiação, o grau de intensidade, o tom e as características do sopro.

Relação entre os achados na ausculta e a parede torácica

Os locais na parede torácica onde você pode auscultar as bulhas cardíacas e os sopros ajudam a identificar a valva ou câmara onde têm origem (Boxe 16.1).

Essas áreas se sobrepõem, como ilustrado na Figura 16.14. A integração do local de ausculta com a cronologia da bulha ou sopro, seja na sístole ou na diástole, é uma etapa importante para identificar as bulhas e os sopros corretamente e, com frequência, leva a um diagnóstico acurado à beira do leito, quando integrado a outros achados cardíacos.

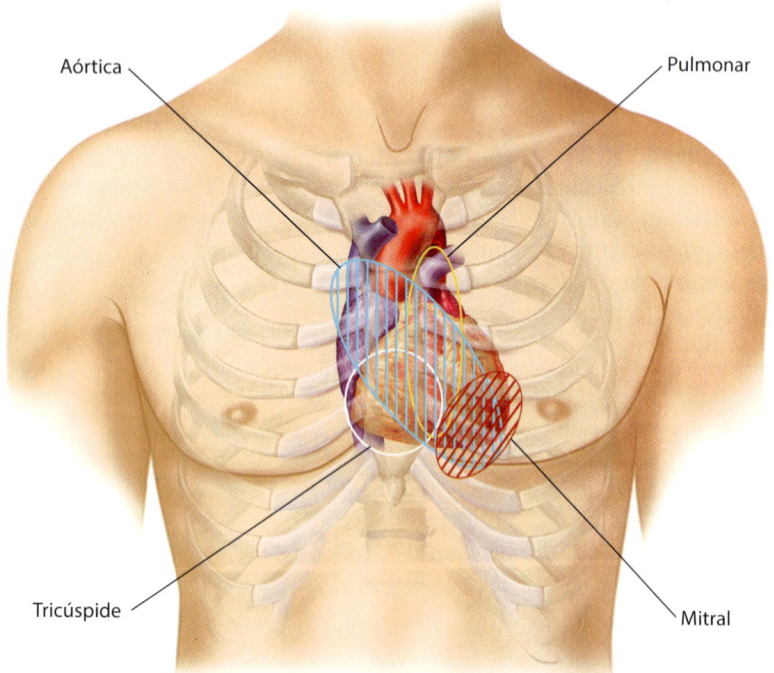

Aórtica

Pulmonar

Tricúspide

Mitral

Figura 16.14 Áreas precordiais (focos) de ausculta cardíaca.

Sistema de condução

Um sistema de condução elétrica estimula e coordena a contração do músculo cardíaco.

Em condições normais, cada impulso elétrico é originado no *nó sinoatrial*, um grupo de células cardíacas especializadas localizadas no átrio direito, próximo à junção com a veia cava. O nó sinoatrial age como marca-passo cardíaco e dispara um impulso automaticamente de *60 a 100 vezes por minuto*. Esse impulso percorre os dois átrios até o *nó atrioventricular*, um grupo de células especializadas localizado na porção inferior do septo interatrial. Aqui, o impulso é retardado antes de ser transmitido pelo *feixe de His (fascículo atrioventricular)* e seus ramos até o miocárdio ventricular. Em seguida, ocorre a contração muscular: primeiro os átrios, depois os ventrículos. O sistema de condução normal é representado na Figura 16.15 em uma forma simplificada. O *eletrocardiograma*, ou *ECG*, registra esses eventos. A contração da musculatura lisa cardíaca produz uma atividade elétrica, produzindo uma série de ondas no ECG. Você precisará de instruções adicionais e uma prática considerável para interpretar os ECG dos pacientes.

O coração como bomba

Os ventrículos esquerdo e direito bombeiam o sangue para a circulação sistêmica e pulmonar, respectivamente. O *débito cardíaco*, o volume de sangue ejetado de cada ventrículo em 1 minuto, é o produto da frequência cardíaca pelo volume sistólico. O *volume sistólico* é o volume de sangue ejetado em cada batimento cardíaco e depende da pré-carga, da contratilidade do miocárdio e da pós-carga. A *fração de ejeção (FE)* é a porcentagem do volume ventricular ejetado durante cada batimento cardíaco e em condições normais corresponde a 60%.

- *Pré-carga* refere-se à carga que distende o músculo cardíaco antes da contração. O volume de sangue no VD no fim da diástole constitui sua pré-carga para o batimento seguinte. A pré-carga ventricular direita aumenta com o maior retorno venoso para as câmaras cardíacas direitas. As causas fisiológicas incluem a inspiração e o maior fluxo sanguíneo dos músculos durante o exercício. O aumento do volume sanguíneo no VD dilatado na insuficiência cardíaca também aumenta a pré-carga

- *Contratilidade miocárdica* refere-se à capacidade de encurtamento do músculo cardíaco, ao receber uma determinada carga. A contratilidade aumenta na presença de estimulação pelo sistema nervoso simpático e diminui quando o fluxo sanguíneo ou o fornecimento de oxigênio para o miocárdio estiver comprometido, como ocorre no IAM

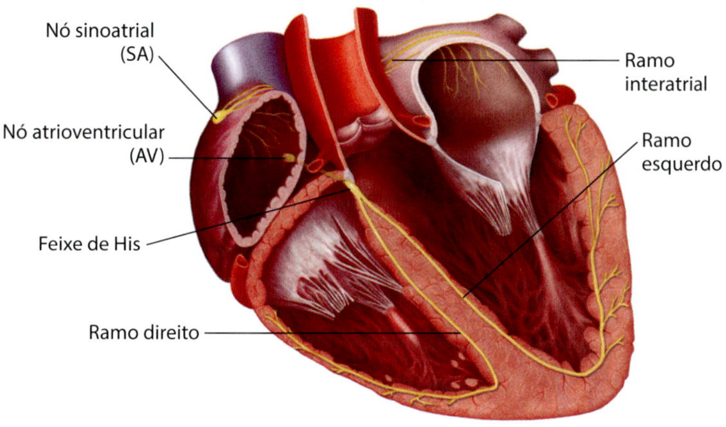

A insuficiência cardíaca tem duas manifestações comuns e a classificação é determinada pela FE. Os termos *insuficiência cardíaca com preservação da FE* e *insuficiência cardíaca com redução da FE* descrevem duas entidades clínicas distintas, com algoritmos de tratamento diferentes.[4]

As causas de diminuição da pré-carga ventricular direita incluem expiração, desidratação e acúmulo de sangue no leito capilar ou no sistema venoso.

Figura 16.15 Sistema de condução cardíaca.

■ *Pós-carga* refere-se ao grau de resistência vascular à contração ventricular. As fontes de resistência à contração incluem o tônus nas paredes da aorta, das grandes artérias e da circulação vascular periférica (principalmente das pequenas artérias e arteríolas), assim como o volume de sangue preexistente na aorta

Pulsos arteriais e pressão arterial

Em cada contração, o VE ejeta um volume de sangue na aorta, que então perfunde a circulação arterial. A onda de pressão resultante move-se com rapidez pelo sistema arterial, gerando o pulso arterial. Embora a onda de pressão se desloque com rapidez, muitas vezes mais rápida que o próprio sangue, uma demora palpável entre a contração ventricular e os pulsos periféricos faz com que os pulsos nos braços e pernas sejam inadequados para cronometrar os eventos no ciclo cardíaco.

A pressão sanguínea no sistema arterial varia durante o ciclo cardíaco, atingindo um pico na sístole e diminuindo ao menor valor na diástole (Figura 16.16). Esses são os níveis medidos com o *esfigmomanômetro*. O Boxe 16.2 apresenta os fatores que podem afetar a pressão arterial. A diferença entre a pressão arterial sistólica (PAS) e a diastólica (PAD) é conhecida como *pressão diferencial* (ou *pressão de pulso*).

Alterações em qualquer um desses quatro fatores alteram a PAS e/ou a PAD. Os níveis de pressão arterial flutuam de modo notável durante as 24 horas do dia, variando com a atividade física, o estado emocional, dor, ruídos, temperatura ambiente, consumo de café, tabaco e outras substâncias e até mesmo a hora do dia.

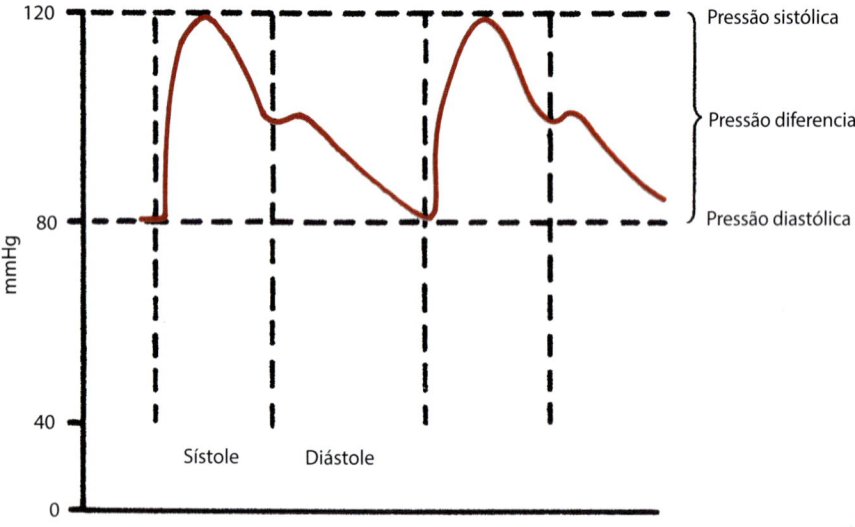

Figura 16.16 Pressão arterial e pressão diferencial no ciclo cardíaco.

Boxe 16.2 Fatores que afetam a pressão arterial

■ Volume sistólico do ventrículo esquerdo
■ Distensibilidade da aorta e das grandes artérias
■ Resistência vascular periférica, sobretudo no nível arteriolar
■ Volume de sangue no sistema arterial

Pressão venosa jugular e pulsações

As veias jugulares fornecem um importante índice das pressões nas câmaras cardíacas direitas e da função cardíaca. A pressão venosa jugular (PVJ) reflete a pressão no átrio direito que, por sua vez, equivale à pressão venosa central e à pressão diastólica final no ventrículo direito. O melhor local para estimar a PVJ é a veia jugular interna direita, que conta com o canal mais direto para o átrio direito. Alguns autores afirmam que a veia jugular externa direita também pode ser usada.[5] Como as veias jugulares estão em uma localização profunda em relação ao músculo esternocleidomastóideo (ECM), é preciso aprender a identificar as pulsações que transmitem para a superfície do pescoço, descritas de modo resumido a seguir, e medir seu maior ponto de oscilação.

Ver discussão detalhada sobre a PVJ e as técnicas para seu exame mais adiante.

A variação das pressões no átrio direito durante a diástole e a sístole provoca oscilações no enchimento e esvaziamento das veias jugulares, ou *pulsações venosas jugulares* (Figura 16.17). A contração atrial produz a *onda a* nas veias jugulares imediatamente antes de B₁ e da sístole, causada pelo fluxo sanguíneo retrógrado para as veias do pescoço, seguida pelo *colapso x* do relaxamento atrial contínuo. Quando a pressão no átrio direito começa a aumentar com o fluxo que chega da veia cava durante a sístole ventricular direita, ocorre uma segunda elevação, a *onda v*, seguida pelo *colapso y* quando o sangue segue passivamente do átrio direito para o VD durante as fases inicial e média da diástole. Um modo simplificado para lembrar os três picos é: *a* para contração *a*trial, *c* para transmissão para a artéria *c*arótida (embora isso possa representar o fechamento da valva tricúspide),[6] e *v* para o enchimento *v*enoso.

Ondas *a* em canhão anormais e proeminentes ocorrem com o aumento da resistência à contração atrial, como na estenose tricúspide e também no BAV grave de primeiro, segundo e terceiro graus, na taquicardia supraventricular, taquicardia juncional, hipertensão pulmonar e estenose da valva pulmonar.

A ausência de ondas *a* indica fibrilação atrial.

Um aumento das ondas *v* ocorre na regurgitação tricúspide, defeitos do septo interatrial e pericardite constritiva.

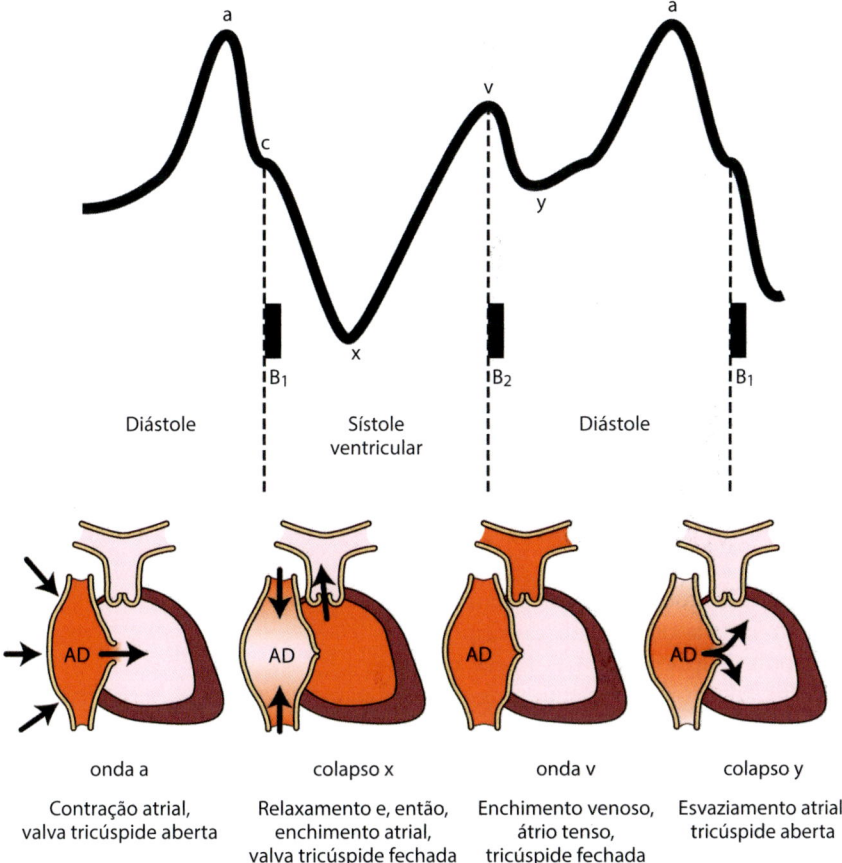

Figura 16.17 Pulsações venosas jugulares e padrões de onda correspondentes causados pela variação das pressões no átrio direito durante a diástole e a sístole.

Alterações ao longo da vida

O envelhecimento pode afetar a localização do impulso apical, o tom das bulhas e sopros cardíacos, a rigidez das artérias e a pressão arterial. Por exemplo, o PIM costuma ser palpado com facilidade em crianças e adultos jovens; quando o diâmetro anteroposterior (AP) do tórax aumenta, torna-se mais difícil encontrar o ponto de impulso. Pelo mesmo motivo, pode ser mais difícil auscultar o desdobramento de B_2 em pessoas mais velhas, pois o componente pulmonar passa a ser menos audível. Além disso, em algum momento na vida, quase todas as pessoas apresentam um sopro cardíaco. A maioria dos sopros ocorre sem outras evidências de anormalidade cardiovascular e é considerada como uma variação do normal. Esses sopros comuns variam com a idade, e conhecer seus padrões ajuda a diferenciar o normal do anormal.

Os sopros podem ter origem nos grandes vasos sanguíneos, assim como no coração. O zumbido venoso jugular, que é comum em crianças, ainda pode ser ouvido até o início da vida adulta. Um segundo exemplo mais importante é o sopro, ou ruído, sistólico cervical que pode ser inocente em crianças, mas levanta a suspeita de doença aterosclerótica em adultos.

Ver Capítulo 25, *Crianças: Do Nascimento à Adolescência*, e Capítulo 26, *Gestantes*, para uma discussão sobre esses sopros.

ANAMNESE: ABORDAGEM GERAL

Ao abordar o paciente, você deve pesquisar as respostas às três questões a seguir, que estão relacionadas às manifestações mais comuns das doenças cardíacas:

- O suprimento de sangue para o coração é adequado?

- O sistema elétrico do coração está funcionando em condições normais?

- O coração está impulsionando o sangue adequadamente pela circulação e suprindo os órgãos?

Determine se o paciente está apresentando uma síndrome de dor torácica e se essa síndrome piora quando o coração requer mais oxigênio, como durante o exercício físico. Se o paciente apresentar palpitações, ou uma sensação de batimentos cardíacos anormais, irregulares ou adicionais, considere uma doença do sistema de condução cardíaca. Por fim, você deve garantir que o coração esteja cumprindo seu papel como bomba. Se o VE não estiver bombeando o sangue de modo adequado, haverá retenção de líquido nos pulmões (*edema pulmonar*) e o paciente sentirá falta de ar, especialmente ao esforço ou decúbito dorsal (**ortopneia**). Além disso, o paciente pode apresentar uma sensação de desfalecimento ou perda da consciência se o suprimento sanguíneo para o encéfalo for inadequado. Se o VD não estiver bombeando o sangue adequadamente, pode haver acúmulo de líquido nas pernas, uma condição conhecida como *edema periférico*.

É importante lembrar que o resultado final de todas as doenças cardíacas é um mau funcionamento da bomba. Um paciente com uma anormalidade do ritmo cardíaco pode apresentar perda de consciência, pois o ritmo anormal impede o funcionamento adequado do VE e a perfusão cerebral. Se o suprimento sanguíneo para o coração estiver comprometido, os pacientes poderão sentir falta de ar, além de dor torácica.

A categoria final de doença cardíaca é a doença cardíaca valvar. Em geral, a doença cardíaca valvar é assintomática, mas se houver sintomas, estes geralmente estarão relacionados a uma insuficiência cardíaca.

Ver Capítulo 17, *Sistema Vascular Periférico*.

Sintomas comuns ou relevantes

- Dor torácica
- Palpitações
- Falta de ar: dispneia, ortopneia ou dispneia paroxística noturna
- Edema (inchaço)
- Desmaio (síncope)

Na presença de sintomas torácicos, use uma abordagem sistemática enquanto considera a variedade de possíveis etiologias cardíacas e pulmonares, assim como aquelas situadas fora da cavidade torácica. Esta seção aborda os sintomas torácicos do ponto de vista cardíaco e inclui sintomas importantes de dor torácica, palpitações, falta de ar em situações de ortopneia ou dispneia paroxística noturna (DPN), tumefação decorrente de edema e desmaio.

Examine a seção *Anamnese* do Capítulo 15, *Tórax e Pulmões*.

Dor torácica

A dor torácica é uma das queixas mais graves dos pacientes e representa 1% das consultas ambulatoriais em atenção primária.[7] É o sintoma mais comum da cardiopatia isquêmica, que afeta mais de 15 milhões de pessoas de idade ≥ 20 anos nos EUA.[8] Em 2009, aproximadamente 683.000 pacientes foram hospitalizados com síndrome coronariana aguda e, no momento, a mortalidade em 1 ano para pacientes que apresentam uma síndrome coronariana aguda com supradesnivelamento de ST é estimada entre 7 e 18%.[9] Os sintomas clássicos da angina do peito, de dor, pressão ou desconforto ao esforço físico relatados no tórax, ombro, dorso, pescoço ou braço, são observados em 18% dos pacientes com infarto agudo do miocárdio[8]; descritores atípicos também são comuns, como cãibras, opressão ou formigamento ou ainda, raramente, dor no dente ou na mandíbula.[10]

Comece com questões abertas: "Fale sobre qualquer sintoma que você esteja sentindo no peito". Em seguida, pesquise detalhes mais específicos. Peça que o paciente aponte o local da dor e descreva todos os aspectos do sintoma. Esclareça:

- "A dor está relacionada ao esforço físico?"

- "Que tipos de atividades desencadeiam a dor?"

- "Qual é a intensidade da dor, em uma escala de 1 a 10?"

- "Há irradiação para o pescoço, ombro, dorso descendo o braço?"

Dor na região anterior do tórax, muitas vezes lancinante ou dilacerante e irradiada para o dorso ou o pescoço, ocorre na dissecção aórtica aguda.[11]

- "Há algum sintoma associado, como falta de ar, sudorese, palpitações ou náuseas?"

- "A dor faz você acordar à noite?"

- "O que você faz para melhorar a dor?"

É importante quantificar o nível de atividade basal do paciente. A dor ocorre ao subir escadas? Quantos lances? Quantos degraus? Ocorre ao caminhar – 15 metros, um quarteirão, mais? E ao carregar objetos pesados ou realizar atividades cotidianas, como vestir-se? Como está o quadro em comparação a essas atividades no passado? Quando os sintomas apareceram ou mudaram? Quantificar o nível de atividade basal ajuda a estabelecer tanto a *gravidade* dos sintomas do paciente quanto sua *importância* ao considerar as etapas seguintes do tratamento.

Homens e mulheres com síndrome coronariana aguda em geral apresentam os sintomas clássicos de angina ao esforço; contudo, as mulheres, em particular acima de 65 anos de idade, têm maior probabilidade de relatar sintomas atópicos que deixam de ser reconhecidos, como dor na região dorsal alta, pescoço ou mandíbula, falta de ar, dispneia paroxística noturna, náuseas ou vômito e fadiga, fazendo com que a anamnese assuma uma importância especial.[12,13] Deixar de identificar as causas cardíacas da dor torácica pode ter consequências nefastas. A alta inadequada do pronto-socorro resulta em uma taxa de mortalidade de 25%.[14]

As causas de dor torácica na ausência de doença arterial coronariana obstrutiva à angiografia incluem disfunção microvascular coronariana e nocicepção cardíaca anormal, que requerem testes especializados.[12] Aproximadamente metade das mulheres com dor torácica e angiografias normais têm uma disfunção microvascular coronariana.

Ao avaliar a história de dor torácica do paciente, sempre considere diagnósticos com risco à vida, como angina do peito, IM, aneurisma dissecante da aorta e embolia pulmonar.[7,11,16,17] Aprenda a distinguir as causas cardiovasculares de distúrbios do pericárdio, traqueia e brônquios, pleura parietal, esôfago e parede torácica, assim como causas extratorácicas no pescoço, ombro, vesícula biliar e estômago.

O termo *síndrome coronariana aguda* vem sendo cada vez mais usado para descrever as síndromes clínicas causadas pela isquemia aguda do miocárdio, que incluem angina instável, IM sem elevação de ST e infarto com elevação de ST.[15]

Ver Tabela 15.3, *Dor torácica*, no Capítulo 15, *Tórax e Pulmões*.

Palpitações

As **palpitações** envolvem uma percepção desagradável dos batimentos cardíacos. Os pacientes usam vários termos para descrever palpitações, como batedeira, sensação de coração acelerado, tremendo, batendo forte ou parando. As palpitações podem ser irregulares, desacelerar ou acelerar com rapidez ou surgir com um maior vigor das contrações cardíacas. As palpitações não são necessariamente um sinal de doença cardíaca.

Pacientes ansiosos e com hipertireoidismo podem relatar palpitações.

As disritmias mais graves, como a taquicardia ventricular, em geral não produzem palpitações.

Ver Tabela 16.1, *Frequências e ritmos cardíacos selecionados*, e Tabela 16.2, *Ritmos irregulares selecionados*, para estudar as frequências e ritmos cardíacos selecionados.

Se houver sinais ou sintomas de atividade cardíaca irregular, obtenha um ECG. Isso inclui a fibrilação atrial, que causa um pulso "irregularmente irregular", muitas vezes identificado ao lado do leito.

Repita suas questões usando outras palavras, se necessário – "Você já percebeu o batimento do seu coração? Como ele é?" Peça que o paciente reproduza o ritmo batucando com a mão ou o dedo. Era lento ou rápido? Regular ou irregular? Quanto tempo durou? Se houver um episódio de batimentos cardíacos rápidos, eles começaram e terminaram de modo súbito ou gradual? Para esse grupo de sintomas, um ECG é indicado.

Os indícios na história incluem saltos ou sobressaltos transitórios (possíveis contrações prematuras), batimento rápido e regular de início e término súbitos (possível taquicardia supraventricular paroxística) e uma frequência rápida e regular < 120 batimentos/minuto, especialmente se o início e o fim forem graduais (possível taquicardia sinusal).

Ensine a pacientes selecionados como obter medidas seriadas das frequências de pulso se apresentarem outros episódios.

Falta de ar

Falta de ar é uma preocupação comum dos pacientes, que pode representar *dispneia*, *ortopneia* ou *dispneia paroxística noturna (DPN)*. *Dispneia* é uma percepção desconfortável da respiração que é inadequada para um determinado nível de esforço físico. Essa queixa é comum em pacientes com problemas cardíacos ou pulmonares.

Como na dor torácica, é importante quantificar como a falta de ar atual começou e como ela mudou ou não com o tempo. Ela corre em repouso, durante o exercício ou após um esforço físico? Uma falta de ar súbita tem implicações diferentes em um atleta em comparação a uma pessoa que só anda de um cômodo da casa para outro.

Uma dispneia súbita ocorre na embolia pulmonar, pneumotórax espontâneo e ansiedade.

Pergunte se o paciente consegue deitar sem sentir falta de ar. *Ortopneia* é a dispneia que ocorre quando o paciente está em decúbito dorsal e melhora quando o paciente senta. Classicamente, ela é quantificada pelo número de travesseiros que o paciente usa para dormir ou pelo fato de o paciente precisar dormir sentado. Verifique se o paciente está usando travesseiros a mais ou dorme sentado por causa da falta de ar e não por outras causas.

Ortopneia e DPN ocorrem na insuficiência cardíaca ventricular esquerda e na estenose mitral e também na doença pulmonar obstrutiva.

Pergunte: "Você tem episódios noturnos de dispneia súbita, que fazem você despertar geralmente cerca de 1 ou 2 horas depois de pegar no sono, exigindo que você sente ou fique em pé?" Isso é chamado de *dispneia paroxística noturna (DPN)*. Pergunte também sobre alguma associação com sibilos e tosse. O episódio costuma ceder, mas pode haver recorrência em noites subsequentes, mais ou menos no mesmo horário.

A DPN pode ser mimetizada por crises de asma noturnas.

Ver Tabela 15.1, *Dispneia*, no Capítulo 15, *Tórax e Pulmões*.

Edema (inchaço)

O *edema*, ou inchaço, refere-se ao acúmulo de líquido excessivo no espaço intersticial extravascular. O tecido intersticial é capaz de absorver até 5 ℓ de líquido, acomodando um ganho de peso de até 10%, antes do aparecimento de edema depressível.[18,19] As causas variam de sistêmicas a locais. Concentre-se na localização, no momento de manifestação e no contexto do edema e dos sintomas associados. "Alguma parte do seu corpo está inchada? Onde? Algum outro lugar? Quando ele ocorre? É pior pela manhã ou à noite? Seus sapatos ficam apertados?"

Com frequência as causas são cardíacas (disfunção ventricular direita ou esquerda, hipertensão pulmonar) ou pulmonares (doença pulmonar obstrutiva)[20], mas também podem ser nutricionais (hipoalbuminemia) e/ou posturais. O *edema postural* aparece nas partes mais baixas do corpo: os pés e as pernas na posição sentada ou o sacro, quando o paciente está acamado. *Anasarca* é edema generalizado grave que se estende até o sacro e o abdome.

Continue com "Os anéis em seus dedos estão apertados? Suas pálpebras ficam inchadas pela manhã? Você já precisou tirar o cinto?" Além disso, "Suas roupas ficaram apertadas na cintura?" Considere a possibilidade de pedir aos pacientes com retenção hídrica que registrem seu peso diariamente pela manhã porque um edema pode não ser óbvio até que ocorra o acúmulo de vários litros de líquidos; contudo, um ganho de peso rápido (mais de 0,5 a 1 kg/dia) ocorre antes de um edema visível.

Pesquise um edema periorbital e anéis apertados na síndrome nefrótica e um alargamento da cintura decorrente de ascite e insuficiência hepática.

Desmaio (síncope)

Desmaio, desfalecimento ou síncope, é uma perda temporária da consciência seguida por recuperação. Geralmente é causado por uma síncope vasovagal, que é discutida com mais detalhes no Capítulo 24, *Sistema Nervoso*; ver Tabela 16.3, *Síncope e distúrbios semelhantes*, para uma discussão sobre os sintomas e as causas da síncope.

As causas mais preocupantes de síncope envolvem a ausência de fornecimento de um fluxo sanguíneo adequado pelo coração para o encéfalo, como ocorre na insuficiência cardíaca em estágio terminal e arritmias.

EXAME FÍSICO: ABORDAGEM GERAL

A ausculta cardíaca tornou-se o epítome da arte do diagnóstico ao lado do leito. A proficiência nas habilidades do exame cardíaco requer paciência, prática e repetição – um processo especialmente vulnerável à evolução tecnológica e aos limites de tempo da prática clínica.[21,22] Muitos relatos atestam o declínio atual das habilidades no exame físico, bem documentado para o sistema cardiovascular em todos os níveis de treinamento.[23–25] Na verdade, a ultrassonografia no ponto de cuidados, com o objetivo de realizar uma avaliação cardíaca rápida ao lado do leito, mudou a prática clínica. Atualmente, ela é usada para otimizar o exame físico e como ferramenta didática para compreender a anatomia e fisiologia do coração.[26]

Embora o foco principal de seu exame cardiovascular seja a ausculta, outras partes do exame físico produzem informações ainda mais importantes que respondem à questão: O coração está fornecendo sangue ao resto do corpo de maneira adequada? Além disso, é fundamentalmente importante saber em que grau esses achados, por si sós ou associados a outros, são capazes de prever a presença ou a ausência de doença cardíaca. As "características de teste" dos achados cardíacos, como sensibilidade, especificidade e razão de verossimilhança, são apresentadas quando pertinentes e disponíveis. Os estudantes também podem recorrer a vários recursos excelentes para informações mais detalhadas.[27,28]

Durante o exame físico do sistema cardiovascular, lembre-se de responder às seguintes questões para avaliar a integridade da bomba:

- A função de bomba anterógrada está normal?
  - A pressão arterial está na faixa normal?
  - As extremidades estão bem perfundidas?
  - Os pulsos são fortes e palpáveis com facilidade?
  - A PVJ está normal?
  - Há edema nos membros inferiores?

Ver Capítulo 17, *Sistema Vascular Periférico.*

- O tamanho do coração está normal?
  - O ponto de impulso máximo está deslocado ou acima do ventrículo direito?
- Há alguma evidência de doença cardíaca valvar?
  - Há sopros sistólicos ou diastólicos?
- Há edema pulmonar?

Ver Capítulo 15, *Tórax e Pulmões.*

TÉCNICAS DE EXAME

Principais componentes do exame cardiovascular

- Observar o aspecto geral e medir a pressão arterial e a frequência cardíaca
- Estimar o nível da pressão venosa jugular
- Auscultar as carótidas (sopro), uma de cada vez
- Palpar o pulso carotídeo, incluindo o impulso ascendente carotídeo (amplitude, contorno, momento) e a presença de um frêmito
- Inspecionar a parede torácica anterior (impulso apical, movimentos precordiais)
- Palpar o precórdio para verificar se há esforço, frêmitos ou ruídos cardíacos palpáveis
- Palpar e localizar o PIM ou impulso apical
- Palpar um impulso sistólico do ventrículo direito, artéria pulmonar e áreas de fluxo aórtico na parede torácica
- Auscultar B_1 e B_2 em seis posições da base até o ápice
- Identificar um desdobramento fisiológico e paradoxal de B_2
- Auscultar e reconhecer sons anormais no início da diástole, incluindo B_3 e EA da estenose mitral e B_4 mais tarde na diástole
- Distinguir os sopros sistólicos e diastólicos, usando manobras, quando necessárias. Se presentes, identificar o momento de ocorrência, a forma, o grau, a localização, irradiação, tom e característica

Pressão arterial e frequência cardíaca

Observe o aspecto geral e os sinais vitais do paciente. O aspecto geral do paciente fornece muitos indícios de doença cardíaca; por isso, preste muita atenção à cor, frequência respiratória e nível de ansiedade do paciente, além da pressão arterial e frequência cardíaca. Uma vez que a ausculta é importante para detectar achados sutis, examine o paciente em uma sala silenciosa e confortável, onde as distrações e os ruídos sejam mínimos.

Para começar, *reveja a pressão arterial e a frequência cardíaca* registradas no início da consulta. Se precisar repetir essas aferições, ou se ainda não tiverem sido feitas, aferir a pressão arterial e a frequência cardíaca usando a técnica ideal.[29,30]

Em resumo, após deixar o paciente repousar por no mínimo 5 minutos em um ambiente tranquilo com os pés no chão, escolha uma braçadeira de tamanho correto e posicione o braço desnudado do paciente no nível do coração, apoiado em uma mesa se o paciente estiver sentado ou apoiado no ponto médio do tórax se o paciente estiver em decúbito dorsal ou em pé. O nível do coração é, em geral, no quarto EIC no esterno. Confirme que a bexiga da braçadeira do esfigmomanômetro está centralizada sobre a artéria braquial. Insufle a braçadeira até aproximadamente 30 mmHg acima da pressão em que o pulso braquial ou radial desaparece. Quando desinflar a braçadeira, ausculte primeiro os *sons de Korotkoff* de pelo menos dois batimentos cardíacos consecutivos; estes marcam a pressão arterial *sistólica*. Em seguida, ausculte o ponto em que os batimentos cardíacos desaparecem, que marca a pressão arterial *diastólica*. Para a *frequência cardíaca*, palpe o pulso radial usando a polpa dos dedos indicador e médio ou ausculte o pulso apical com o estetoscópio. Em níveis mais altos do braço, as leituras de pressão arterial serão menores; nos níveis mais baixos, os registros de pressão arterial serão maiores.

Pressão venosa jugular

Identifique e calcule a pressão venosa jugular (PVJ). A estimativa da PVJ é uma das habilidades mais importantes e mais utilizadas do exame físico. A PVJ acompanha com grande proximidade a pressão no átrio direito, ou a pressão venosa central, relacionada basicamente ao volume no sistema venoso.[33]

Identificação da pressão venosa jugular. A PVJ é avaliada de modo mais adequado pelas pulsações na veia jugular interna direita, que está diretamente alinhada com a veia cava superior e o átrio direito.[34–36] As veias jugulares internas estão situadas profundamente aos músculos ECM no pescoço e não são visíveis diretamente, por isso é preciso aprender a identificar as pulsações da veia jugular interna, que são transmitidas para a superfície do pescoço (Figura 16.18).

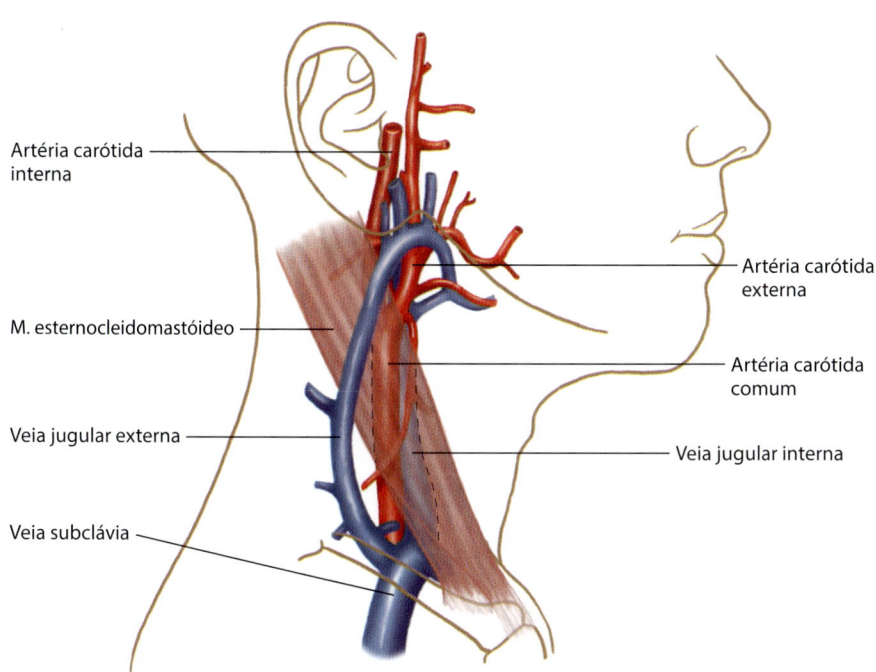

Artéria carótida interna

M. esternocleidomastóideo

Veia jugular externa

Veia subclávia

Artéria carótida externa

Artéria carótida comum

Veia jugular interna

Figura 16.18 Veias jugulares interna e externa.

As pulsações na *veia jugular externa direita* também podem ser usadas,[5] mas o trajeto da veia cava é mais tortuoso e o exame pode ser prejudicado pela curvatura e obstrução na base do pescoço e por obesidade.[34,37] Observe que é difícil encontrar as veias jugulares e as pulsações em crianças menores que 12 anos de idade, por isso a inspeção não é útil nesse grupo etário.

As mudanças de pressão decorrentes do enchimento, contração e esvaziamento do átrio direito causam flutuações da PVJ e suas formas de onda que são visíveis para o examinador. O movimento dominante da PVJ é para dentro, coincidindo com o *colapso x*.[34] Já o movimento dominante do pulso carotídeo, muitas vezes confundido com a PVJ, é para fora. A observação atenta das flutuações da PVJ revela indícios sobre a volemia, a função dos ventrículos direito e esquerdo, a perviedade das valvas tricúspide e pulmonar, as pressões no pericárdio e as arritmias causadas por ritmos juncionais e bloqueios atrioventriculares (BAV)

Mensuração da pressão venosa jugular. Para estimar o nível da PVJ, aprenda a encontrar o *ponto de oscilação mais alto na veia jugular interna* ou, como alternativa, o ponto acima do qual a veia jugular externa parece colapsada. A PVJ costuma ser medida na distância vertical acima do *ângulo do esterno* (também chamado *ângulo de Louis*), a crista óssea localizada ao redor de T4, adjacente à segunda costela, onde ocorre a união do manúbrio ao corpo do esterno.

Estude com atenção as ilustrações na Figura 16.19. Observe que, nas três posições, o ângulo do esterno permanece cerca de 5 cm acima do ponto médio do átrio direito. Nesse paciente, a pressão na veia jugular interna está um pouco elevada.

- Na *posição A*, a cabeceira da cama está elevada até o nível usual, de aproximadamente 30°, mas a PVJ não pode ser medida porque o *nível de oscilação*, ou *menisco*, está acima da mandíbula e, portanto, não é visível

- Na *posição B*, a cabeceira da cama está elevada até 60°. O "topo" da veia jugular interna agora pode ser visto com facilidade e, portanto, a distância vertical do ângulo do esterno ou do átrio direito pode ser medida

- Na *posição C*, o paciente está na posição ortostática e as veias são quase indiscerníveis acima da clavícula, impossibilitando a mensuração

Observe que a altura da pressão venosa medida a partir do ângulo do esterno é *semelhante* nas três posições, mas sua capacidade de *medir* a altura da coluna de sangue venoso, ou PVJ, difere de acordo com a posição do paciente.

Para ajudá-lo a aprender as técnicas dessa parte difícil do exame cardíaco, as etapas para avaliação da PVJ estão descritas no Boxe 16.3.

A PVJ diminui com uma perda sanguínea ou uma redução do tônus vascular venoso e aumenta na insuficiência cardíaca direita ou esquerda, hipertensão pulmonar, estenose da tricúspide, dissociação AV, aumento do tônus vascular venoso e compressão ou tamponamento pericárdico.

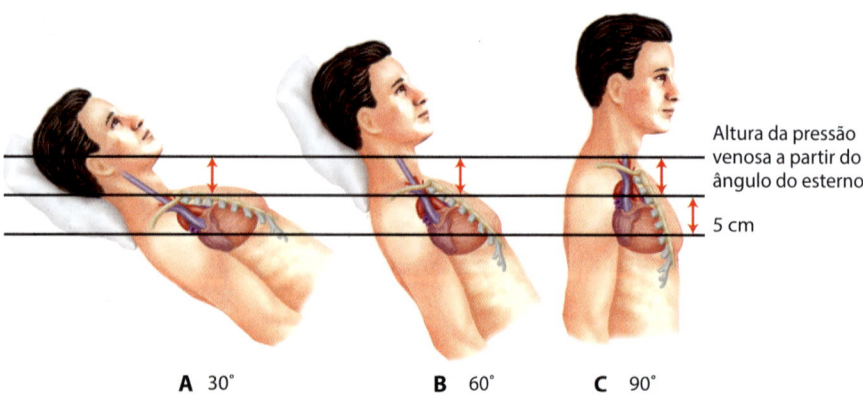

Altura da pressão venosa a partir do ângulo do esterno

5 cm

A 30°   **B** 60°   **C** 90°

Figura 16.19 A altura da PVJ permanece relativamente constante em três posições. Algumas vezes, a PVJ só pode ser detectada quando o paciente estiver em decúbito dorsal ou em pé.

Boxe 16.3 Etapas para mensuração da pressão venosa jugular

1. Deixe o paciente confortável. Eleve um pouco a cabeça sobre um travesseiro para relaxar os músculos ECM.

2. Eleve a cabeceira do leito ou da mesa de exame até aproximadamente 30°. Vire a cabeça do paciente, um pouco afastada do lado que estiver sendo inspecionado.

3. Use iluminação tangencial e examine os dois lados do pescoço. Identifique a veia jugular externa em cada lado e encontre as pulsações das veias jugulares internas.

4. Se necessário, levante ou abaixe a cabeceira do leito até conseguir visualizar o ponto de oscilação ou menisco das pulsações venosas da jugular interna na metade inferior do pescoço.

5. Concentre-se na veia jugular interna direita. Procure pulsações na incisura jugular do esterno, entre as fixações do músculo ECM no esterno e na clavícula, ou logo atrás do músculo ECM. Diferencie as pulsações da veia jugular interna das pulsações da artéria carótida (ver Boxe 16.4).

6. Identifique o ponto de pulsação mais alto na veia jugular direita. Estenda um objeto ou um cartão retangular longo horizontalmente a partir desse ponto e uma régua graduada em centímetros verticalmente a partir do ângulo do esterno, criando um ângulo reto perfeito. Meça a distância vertical em centímetros acima do ângulo do esterno na qual o objeto horizontal cruza com a régua a adicione 5 cm a esse valor, correspondentes à distância do ângulo do esterno até o centro do átrio direito (Figura 16.20). A soma corresponde à PVJ.

Diferenciação entre as pulsações venosas jugulares e as pulsações carotídeas. As características apresentadas no Boxe 16.4 ajudam a distinguir as pulsações da jugular e da artéria carótida.

Pressão venosa jugular e volemia. Ao iniciar sua avaliação, considere a volemia do paciente e se há necessidade de alterar a elevação da cabeceira do leito ou da mesa de exame. A posição inicial habitual da cabeceira do leito ou da mesa de exame para avaliação da PVJ corresponde a 30°. Vire a cabeça do paciente discretamente para a esquerda, e então para a direita, e identifique a veia jugular externa em cada lado. Em seguida, concentre-se nas pulsações venosas da jugular interna à direita, transmitidas de sua localização profunda no pescoço para os tecidos moles acima. A PVJ corresponde ao ponto de oscilação mais alto, ou menisco, das pulsações venosas jugulares que costuma ser evidente em pacientes euvolêmicos.

Quando se antecipa *uma PVJ baixa*, é preciso *abaixar a cabeceira do leito*, às vezes até mesmo chegando a 0°, para observar melhor o ponto de oscilação. Do mesmo modo, se você suspeitar que a *PVJ será alta*, pode ser necessário *elevar a cabeceira do leito*. Em alguns pacientes, a PVJ será mensurável apenas quando o paciente estiver na posição ortostática.

Alguns autores relatam que, entre 30° e 45°, a PVJ estimada pode ser 3 cm menor que as medidas obtidas por cateter no ponto médio do átrio direito.[39,40]

Uma PVJ medida > 3 cm acima do ângulo do esterno, ou em uma distância total maior que 8 cm acima do átrio direito, é considerada *elevada em relação ao normal.*

Boxe 16.4 Diferenciação entre a pulsação jugular interna e a pulsação arterial carotídea

Pulsações jugulares internas	Pulsações arteriais carotídeas
■ Raramente palpáveis	■ Palpáveis
■ Uma característica suave ondulatória e bifásica, em geral com duas elevações e uma *deflexão em direção interna característica* (colapso x)	■ Um impulso mais vigoroso com um único componente em direção externa
■ As pulsações são eliminadas por pressão leve sobre as veias localizadas logo acima da extremidade esternal da clavícula	■ As pulsações não são eliminadas pela pressão sobre as veias na extremidade esternal da clavícula
■ A altura das pulsações muda com a posição, normalmente abaixando quando conforme o paciente assume uma postura mais ereta	■ A altura das pulsações não muda com a posição
■ A altura das pulsações geralmente diminui com a inspiração	■ A altura das pulsações não é afetada pela inspiração

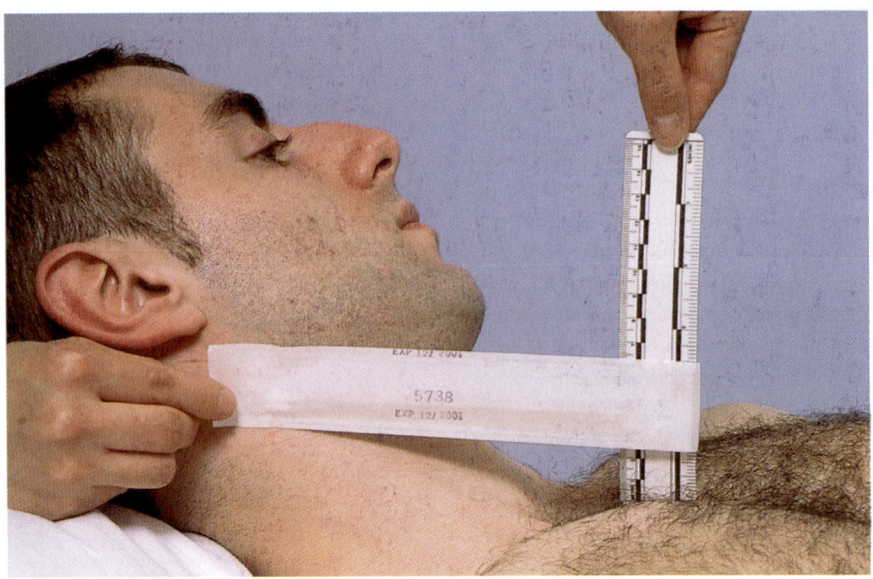

Figura 16.20 Mensuração da PVJ com um cartão horizontal e uma régua vertical.

Uma PVJ elevada apresenta alta correlação com a insuficiência cardíaca aguda e crônica.[34,41–44] Também é observada na estenose tricúspide, hipertensão pulmonar crônica, obstrução da veia cava superior, tamponamento cardíaco e pericardite constritiva.[45–47]

Uma PVJ elevada apresenta especificidade > 95% para aumento da pressão diastólica final no ventrículo esquerdo e baixa FE ventricular esquerda, embora seu valor como indicador de hospitalização e morte por insuficiência cardíaca seja menos claro.[44,48]

Em pacientes com doença pulmonar obstrutiva, a PVJ pode parecer elevada durante a expiração, mas as veias colapsam na inspiração. Esse achado não indica insuficiência cardíaca.

Artérias carótidas

Ausculta. Em seguida, *ausculte as duas artérias carótidas para pesquisar um sopro*. Uma vez que a presença de aterosclerose carotídea tem o potencial de estreitar as artérias carótidas, é importante auscultar as artérias carótidas antes da palpação do pulso carotídeo.

Um **sopro carotídeo** é um som originado do fluxo sanguíneo arterial turbulento. Peça que o paciente pare de respirar por aproximadamente 10 segundos e então ausculte com o diafragma do estetoscópio, que em geral detecta os sopros arteriais de frequência mais alta melhor que a campânula.[49]

Coloque o diafragma próximo à extremidade superior da cartilagem tireóidea, abaixo do ângulo da mandíbula, que está situado acima da bifurcação da artéria carótida comum nas artérias carótidas externa e interna. Um sopro nessa localização tem menor probabilidade de ser confundido com um sopro cardíaco transmitido ou com ruídos originados nas artérias subclávias ou vertebrais. Em alguns pacientes, os sopros carotídeos só podem ser auscultados sobre o processo mastoide, atrás da orelha.

Pesquise os sopros em pacientes mais velhos e pacientes com suspeita de doença cerebrovascular.

Palpação. Em seguida, *palpe o pulso carotídeo, incluindo o impulso ascendente carotídeo*, sua amplitude e contorno e a existência ou não de *frêmitos*. O pulso carotídeo fornece informações valiosas sobre a função cardíaca, em especial estenose e regurgitação da valva aórtica.

Para avaliar a *amplitude e o contorno*, o paciente deve estar em decúbito dorsal com a cabeceira do leito elevada a aproximadamente 30°. Inspecione primeiro o pescoço para detectar as pulsações carotídeas, muitas vezes visíveis em uma posição imediatamente medial aos músculos ECM. Em seguida, posicione os dedos indicador e médio (Figura 16.21) ou o polegar esquerdo (Figura 16.22) sobre a artéria carótida direita no terço inferior do pescoço e palpe as pulsações.

A complicação mais temida da palpação da artéria carótida é o deslocamento de uma placa aterosclerótica, que pode provocar um AVC.

Observe que estenoses de maior grau podem exibir ruídos de frequência mais baixa ou até mesmo ausentes, mais passíveis de detecção com a campânula.

Embora geralmente sejam causados por estenose aterosclerótica da luz, os sopros também podem ser produzidos por uma artéria carótida tortuosa, doença da artéria carótida externa, estenose aórtica, hipervascularidade do hipertireoidismo e compressão externa decorrente da síndrome do desfiladeiro torácico. Os sopros não estão correlacionados a doenças subjacentes clinicamente importantes.[6,50,51]

A estenose da artéria carótida causa cerca de 10% dos AVCs isquêmicos e duplica o risco de cardiopatia isquêmica. No estudo NASCENT, pacientes com estenose da artéria carótida de 70% apresentaram uma taxa de AVC de 24% após 1,5 ano; aqueles com estenose de 50 a 69% apresentaram uma taxa de AVC de 22% durante 5 anos.[52]

Para ritmos irregulares, ver Tabela 16.1, *Frequências e ritmos cardíacos selecionados*, e Tabela 16.2, *Ritmos irregulares selecionados*.

Uma artéria carótida tortuosa e torcida pode produzir uma saliência pulsátil unilateral.

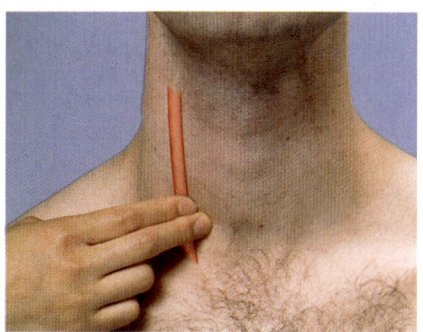 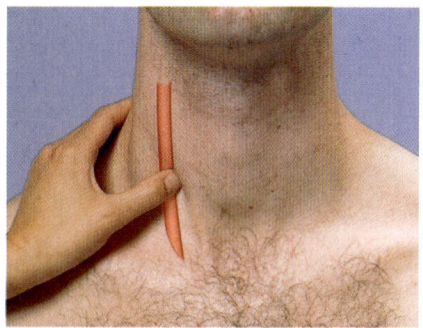

Figura 16.21 Palpação do pulso carotídeo com os dedos indicador e médio.

Figura 16.22 Palpação do pulso carotídeo com o polegar.

EXEMPLOS DE ANORMALIDADES

As causas de diminuição das pulsações incluem redução do volume sistólico em decorrência de choque ou IAM e estenose ou oclusão aterosclerótica local.

Pressione um ponto localizado internamente à borda medial do músculo ECM relaxado, quase *no nível da cartilagem cricóidea*. Evite pressionar o *seio carótico*, que fica adjacente ao topo da cartilagem tireóidea. Para a artéria carótida esquerda, use os dedos da mão direita. Nunca palpe as duas artérias carótidas ao mesmo tempo. Isso pode diminuir o fluxo sanguíneo para o encéfalo e induzir uma síncope. Aumente a pressão devagar até sentir uma pulsação máxima e então diminua a pressão lentamente até sentir melhor a pressão e o contorno da artéria. Avalie as características do pulso indicadas no Boxe 16.5.

A pressão sobre o seio carótico pode causar bradicardia reflexa ou uma queda da pressão arterial.

Frêmitos. Ao palpar a artéria carótida, você pode detectar vibrações, ou **frêmitos**, como as vibrações da garganta de um gato ronronando.

Os frêmitos na estenose aórtica são transmitidos para as artérias carótidas na incisura jugular do esterno ou no segundo espaço intercostal direito.

Pulso alternante. No **pulso alternante**, o ritmo do pulso permanece *regular*, mas a *força* do pulso arterial varia em decorrência da alternância de contrações ventriculares fortes e fracas. Quase sempre o pulso alternante indica uma disfunção ventricular esquerda grave. É percebido com mais facilidade pela aplicação de uma pressão leve sobre as artérias radiais ou femorais. Use um esfigmomanômetro para confirmar seu achado. Após elevar a pressão no manguito, diminua-a lentamente até um ponto logo abaixo do nível sistólico. Os sons de Korotkoff iniciais são os batimentos mais fortes. Conforme a pressão no manguito diminui, são ouvidos os sons mais suaves dos batimentos fracos alternantes, que por fim desaparecem, causando a duplicação dos sons de Korotkoff restantes.

Como alternativa, sons de Korotkoff altos e suaves ou uma duplicação súbita da frequência cardíaca aparente quando a pressão no manguito diminui indicam um pulso alternante.

Colocar o paciente na posição ereta pode acentuar esse achado.

Pulso paradoxal. O **pulso paradoxal** corresponde a uma queda da pressão arterial sistólica maior que o normal durante a inspiração. Se a amplitude do pulso variar com a respiração ou houver suspeita de tamponamento cardíaco (devido a uma distensão da veia jugular, dispneia, taquicardia, bulhas cardíacas abafadas

A pressão na qual os sons de Korotkoff são ouvidos pela primeira vez corresponde à pressão sistólica mais alta durante o ciclo respiratório. A pressão na qual os sons são ouvidos durante todo o ciclo corresponde à pressão sistólica mais baixa. Uma diferença de entre esses níveis de ≥ 10 mmHg a 12 mmHg constitui um *pulso paradoxal*.

O pulso carotídeo é pequeno, filiforme (quase indetectável) ou fraco no choque cardiogênico; o pulso é intenso na regurgitação aórtica.

Há um retardo do impulso ascendente carotídeo na estenose aórtica.

Ver Tabela 16.4, *Anormalidades do pulso arterial e das ondas pressóricas*.

Boxe 16.5 Características para avaliação do pulso carotídeo

- *Amplitude do pulso*. Apresenta uma correlação razoável com a pressão diferencial

- *Contorno da onda de pulso*, ou seja, a velocidade do impulso ascendente, a duração de seu pico e a velocidade do impulso descendente. O impulso ascendente normal é *enérgico*; é suave, rápido e ocorre quase imediatamente após B_1. O pico é suave, arredondado e discretamente mesossistólico. O impulso descendente é menos abrupto do que o impulso ascendente
- Quaisquer *variações da amplitude*, de um batimento para outro ou com a respiração
- *O momento de ocorrência do impulso ascendente carotídeo em relação a B_1 e B_2*. Observe que o impulso ascendente carotídeo normal ocorre após B_1 e precede B_2. Essa relação é muito útil para a identificação correta de B_1 e B_2, especialmente quando houver um aumento da frequência cardíaca e a duração da diástole, normalmente mais longa que a sístole, estiver reduzida e próxima à duração da sístole

ou hipotensão), use um esfigmomanômetro para confirmar o *pulso paradoxal*. Quando o paciente estiver respirando tranquilamente, diminua a pressão no manguito até o nível sistólico. Registre o nível de pressão em que os primeiros sons podem ser ouvidos. Em seguida, reduza a pressão muito lentamente até que os sons possam ser ouvidos durante todo o ciclo respiratório. Mais uma vez, registre o nível de pressão. Em condições normais, a diferença entre esses dois níveis não é superior a 3 ou 4 mmHg.

Em pacientes com obstrução, tortuosidade ou frêmitos da carótida, avalie o pulso na *artéria braquial*, aplicando as técnicas já descritas para determinar a amplitude e o contorno.

Coração

Posicionamento do paciente. Para o exame precordial, fique em pé do lado direito do paciente. O paciente deve estar em decúbito dorsal, com a porção superior do corpo e a cabeceira do leito ou da mesa de exame elevadas a aproximadamente 30°. Para avaliar o PIM e bulhas cardíacas adicionais, como B$_3$ ou B$_4$, peça que o paciente vire para o lado esquerdo – a *posição de decúbito lateral esquerdo*, que aproxima o ápice ventricular da parede torácica. Para deixar o fluxo da saída do ventrículo esquerdo mais próximo da parede torácica e melhorar a detecção de uma regurgitação aórtica, faça o paciente sentar, inclinar o corpo para frente e expirar. Ver no Boxe 16.6 as posições do paciente e uma sequência de exame sugerida.

Boxe 16.6 Sequência de posições do paciente no exame cardíaco		
Posição do paciente	**Exame**	**Achados anormais acentuados**
Decúbito dorsal, com a cabeceira elevada em 30°	Após examinar a PVJ e o pulso carotídeo, inspecionar e palpar o precórdio: o segundo espaço intercostal à esquerda e à direita, o VD e o VE, incluindo o impulso apical (diâmetro, localização).	
Decúbito lateral esquerdo	Palpar o impulso apical para determinar seu diâmetro. Auscultar o ápice com a campânula do estetoscópio.	Decúbito lateral esquerdo: sons adicionais de tom grave, como B$_3$, estalido de abertura, ruflar diastólico da *estenose mitral*
Decúbito dorsal, com a cabeceira elevada em 30°	Ausculte no segundo espaço intercostal à direita e à esquerda, descendo pela borda esternal esquerda até o quarto e quinto espaços intercostais e cruzando o ápice para as seis áreas de ausculta com o *diafragma*, e então com a campânula. Quando indicado, ausculte a borda esternal inferior à direita para pesquisar sopros e ruídos no lado direito, muitas vezes acentuado com a inspiração, usando o *diafragma* e a *campânula*.	
Sentado, inclinado para frente, após expiração completa	Ausculte descendo pela borda esternal esquerda e no ápice com o *diafragma*.	Sentado, inclinado para frente: Sopro diastólico suave, decrescendo, de tom mais agudo decrescendo da *regurgitação aórtica*

EXEMPLOS DE ANORMALIDADES

O pulso paradoxal é encontrado no tamponamento pericárdico, uma condição com risco à vida. Também é encontrado (com mais frequência) na asma aguda e na doença pulmonar obstrutiva. Ocorre ainda na pericardite constritiva e na embolia pulmonar aguda.

O pulso alternante e o pulso bigeminado variam de um batimento para outro; o pulso paradoxal varia com a respiração.

Localização e cronologia dos achados cardíacos. Identifique a localização anatômica dos impulsos, bulhas cardíacas e sopros e em que ponto do ciclo cardíaco estão situados. Lembre-se de integrar seus achados às características da PVJ e do impulso ascendente carotídeo do paciente.

■ Identifique a *localização anatômica* dos achados cardíacos em termos de espaços intercostais e a distância do PIM da linha medioclavicular. A linha medioclavicular está correlacionada com patologias do ventrículo esquerdo, desde que o ponto médio entre as articulações acromioclavicular e esternoclavicular seja identificado com cuidado[53]

■ Identifique o *momento de ocorrência dos impulsos*, *bulhas* e *sopros* em relação ao ciclo cardíaco. A determinação da cronologia das bulhas com frequência é possível usando apenas a ausculta, mas também é auxiliada pela inspeção e palpação. Na maioria dos pacientes com frequências cardíacas normais ou lentas, é fácil identificar o par de bulhas cardíacas B_1 e B_2, que marcam o início da sístole e da diástole. O intervalo diastólico relativamente longo após B_2 separa um par do seguinte (Figura 16.23)

A intensidade relativa de B_1 e B_2 também é útil. B_1 geralmente é mais alta que B_2 no ápice; B_2 em geral é mais alta que B_1 na base.

O *"avanço gradual"* do estetoscópio também ajuda a esclarecer a cronologia de B_1 e B_2. Volte a um local no tórax, tipicamente a base, onde seja fácil identificar B_1 e B_2. Tenha o ritmo em mente com clareza. Em seguida, avance o estetoscópio em etapas pela borda esternal esquerda até auscultar alterações nos sons.

Algumas vezes, as intensidades de B_1 e B_2 podem ser anormais ou, em frequências cardíacas rápidas, a duração da diástole pode ser mais curta, dificultando a diferenciação entre sístole e diástole. A palpação da artéria carótida durante a ausculta é um auxílio inestimável para ajudar a determinar o momento de ocorrência de as bulhas e os sopros. Uma vez que o impulso ascendente carotídeo ocorre sempre na sístole imediatamente após B_1, bulhas ou sopros que coincidirem com o impulso ascendente são sistólicos; bulhas ou sopros após o impulso ascendente carotídeo são diastólicos.

> B_1 está hipofonética no BAV de primeiro grau; B_2 é hipofonética na estenose aórtica.

Inspeção. *Inspecione com atenção a superfície anterior do tórax*, que pode revelar a localização do *impulso apical* ou *PIM* ou, com menos frequência, os movimentos ventriculares de B_3 ou B_4 no lado esquerdo. Faça incidir uma luz tangencial na parede torácica sobre o ápice cardíaco para tornar esses movimentos mais visíveis. Prepare-se para caracterizar melhor esses movimentos quando prosseguir para a palpação. Tenha em mente as localizações anatômicas ilustradas na Figura 16.24.

Palpação. Em seguida, palpe a parede torácica para verificar a presença de:

■ Levantamento

■ Frêmito

■ B_1 e B_2 palpáveis

■ B_3 ou B_4 palpável

■ Impulso apical e PIM

■ Impulso sistólico do VD

> A palpação é menos útil em pacientes com uma parede torácica espessa (obesidade) ou diâmetro AP aumentado (doença pulmonar obstrutiva).

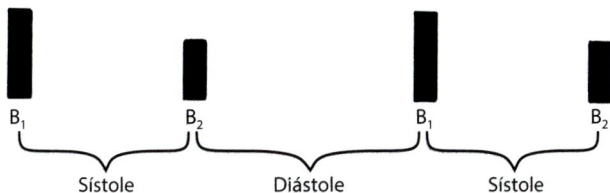

Figura 16.23 A diástole (B_2 a B_1) dura mais tempo que a sístole (B_1 a B_2).

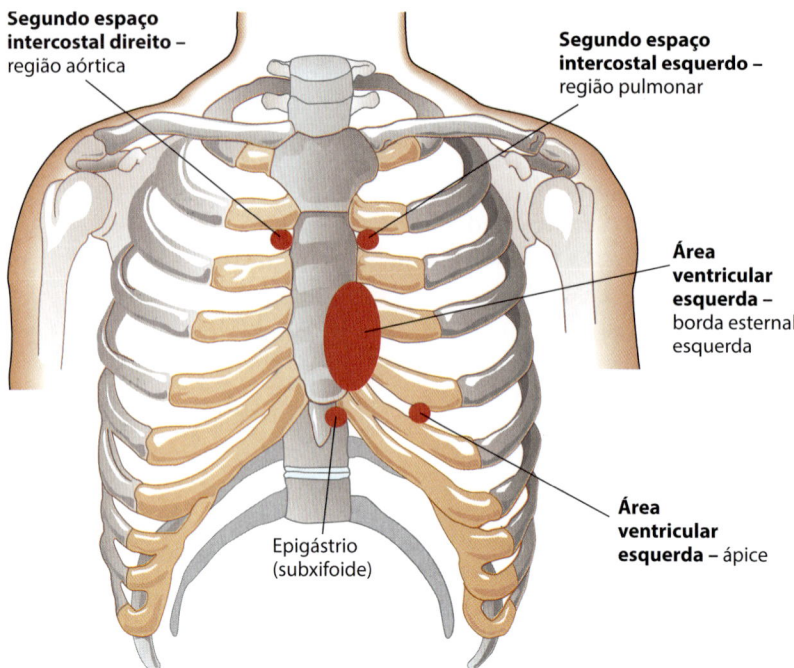

Segundo espaço intercostal direito – região aórtica

Segundo espaço intercostal esquerdo – região pulmonar

Área ventricular esquerda – borda esternal esquerda

Área ventricular esquerda – ápice

Epigástrio (subxifoide)

Figura 16.24 Áreas para palpação na parede torácica.

- Área da artéria pulmonar

- Área de fluxo aórtico

A palpação da parede torácica fornece informações consideráveis para o examinador e não deve ser negligenciada. Comece com a palpação geral da parede torácica. Em mulheres, mantendo o lado direito do tórax coberto, levante com delicadeza a mama com a mão esquerda ou peça que a própria paciente faça isso para ajudar. Usando as técnicas descritas a seguir, palpe o segundo espaço intercostal direito, o segundo espaço intercostal esquerdo, ao longo da borda esternal e no ápice para pesquisar levantamentos, movimentos, frêmitos, impulsos do VD e as quatro bulhas cardíacas.

Levantamentos e frêmitos. Para palpar **levantamentos**, use a palma da mão e/ou mantenha as polpas dos dedos planas ou oblíquas sobre o tórax. Levantamentos são impulsos mantidos que elevam seus dedos de modo rítmico, em geral produzidos por aumento do ventrículo direito ou esquerdo (dependendo da localização do levantamento) e, ocasionalmente, por aneurismas ventriculares.

Para detecção de *frêmitos*, pressione a palma da mão (usando a área acolchoada próxima ao punho) com firmeza no tórax para verificar um zumbido ou uma sensação vibratória causada pelo fluxo turbulento subjacente. Se presente, ausculte a mesma área para pesquisar sopros. Inversamente, quando um sopro for detectado, é mais fácil palpar um frêmito na posição que acentua o sopro, como a posição inclinada para frente após a detecção de uma regurgitação aórtica.

O achado de um frêmito modifica a classificação do sopro, como descrito adiante.

Palpe os impulsos do *VD* na região ventricular direita, normalmente localizada na borda esternal inferior direita e na área subxifoide.

Palpação de B₁, B₂, B₃ e B₄. Para palpar B_1 e B_2, usando uma pressão firme, coloque sua mão direita sobre a parede torácica. Com os dedos indicador e médio esquerdos, palpe o impulso ascendente carotídeo para identificar B_1 e B_2 imediatamente antes e depois do impulso ascendente. Em geral, B_1 e B_2 não são palpáveis.

Para B_3 e B_4, posicione o paciente em decúbito lateral esquerdo e palpe o ápice cardíaco delicadamente com um dedo, enquanto o paciente expira e para de respirar por um breve intervalo. Marcando um X no ápice, você pode conseguir

Um breve impulso protossistólico a mesodiastólico representa B_3 palpável; um movimento dirigido externamente logo antes de B_1 indica B_4 palpável.

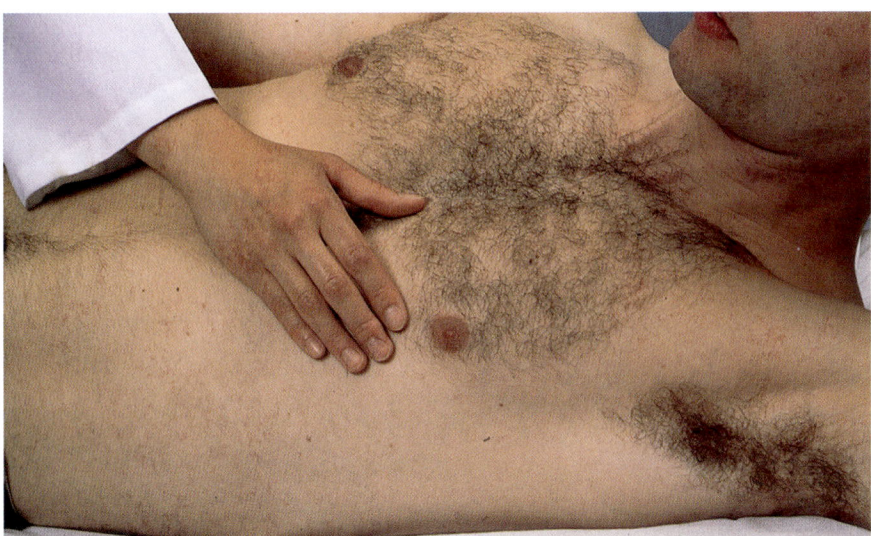

Figura 16.25 Palpação do impulso apical na posição de decúbito lateral esquerdo.

palpar esses movimentos ventriculares breves no início e no fim da diástole que são sincrônicos com as terceiras e quartas bulhas cardíacas patológicas.

Impulso apical e ponto de impulso máximo. Em seguida, *identifique o impulso apical e o* **ponto de impulso máximo (PIM)**. O impulso apical representa a pulsação inicial breve do VE quando ele se move em direção anterior durante a sístole e faz contato com a parede torácica. Na maioria dos exames, o impulso apical corresponde ao PIM. Se você não conseguir encontrar o impulso apical, peça que o paciente expire completamente e pare de respirar por alguns segundos. Ao examinar uma mulher, pode ser útil deslocar a mama esquerda para cima ou para o lado, quando necessário, ou pedir que a paciente faça isso por você.

Se não for possível identificar o impulso apical com o paciente em decúbito dorsal, peça que o paciente vire um pouco para o lado esquerdo, na posição de *decúbito lateral esquerdo*. Palpe novamente, usando as superfícies palmares de vários dedos (Figura 16.25). O batimento apical é palpável em 25 a 40% dos adultos em decúbito dorsal e 50 a 73% dos adultos em decúbito lateral esquerdo, em especial nos pacientes magros.[53]

Localize dois pontos: os espaços intercostais, em geral o quinto ou possivelmente o quarto, que fornecem a localização vertical, e a distância em centímetros da *linha medioclavicular* (ou *linha medioesternal*), que fornece a localização horizontal (Figura 16.26). É sempre melhor descrever o impulso apical em relação à linha medioesternal ou medioclavicular, ou à linha axilar anterior se o impulso apical estiver deslocado.

Condições patológicas como uma hipertrofia do ventrículo direito, dilatação da artéria pulmonar ou aneurisma da aorta podem produzir uma pulsação diferente, que é mais proeminente que o batimento apical.

Na *dextrocardia com situs inversus*, uma transposição congênita rara do coração, o coração está situado à direita na cavidade torácica e gera um impulso apical no lado direito. Use a percussão para ajudar a localizar a borda cardíaca, o fígado e o estômago. No *situs inversus total*, o coração, o pulmão com três lobos, o estômago e o baço estão à direita, enquanto o fígado e a vesícula biliar estão à esquerda.

Obesidade, uma parede torácica muito musculosa ou um aumento do diâmetro AP do tórax podem obscurecer a detecção do impulso apical.

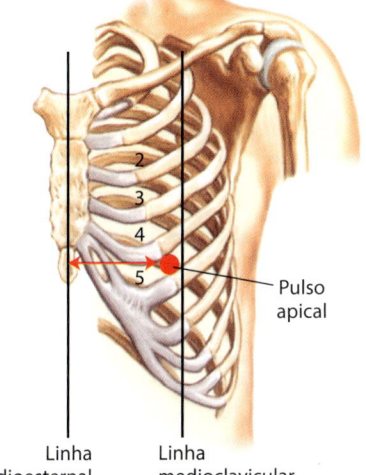

Linha medioesternal

Linha medioclavicular

Pulso apical

Figura 16.26 Descrição da localização do PIM em relação às linhas medioesternal ou medioclavicular.

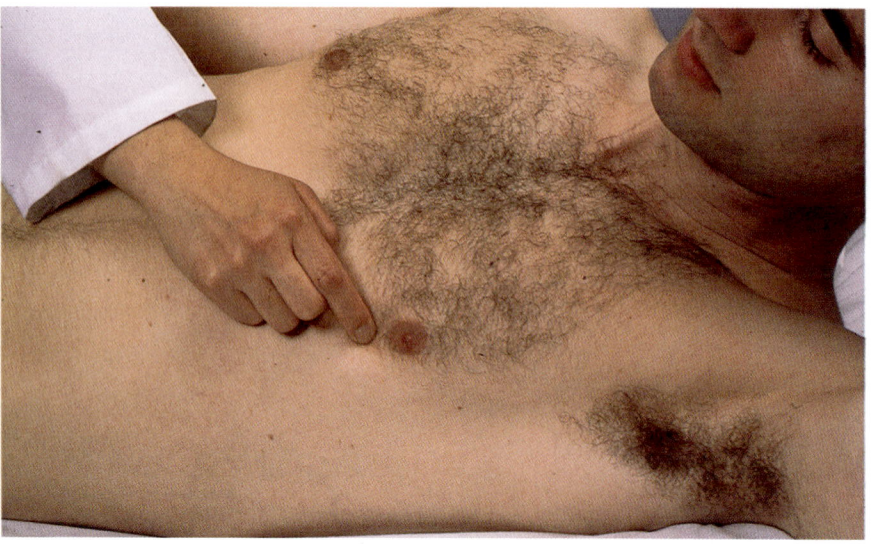

Figura 16.27 Palpação do impulso apical com um dedo.

Depois de encontrar o impulso apical, realize avaliações mais precisas com as pontas dos dedos e, em seguida, com um dedo (Figura 16.27). Com a experiência, você aprenderá a palpar o impulso apical na maioria dos pacientes.

Um aspecto descritivo do impulso apical que pode ter utilidade clínica é seu *diâmetro* ou *área*. Em pacientes em decúbito dorsal, ele geralmente mede menos de 2,5 cm, o tamanho aproximado de uma moeda, e ocupa apenas um espaço intercostal. Pode parecer maior na posição de decúbito lateral esquerdo.

Outras características que podem ser úteis na clínica são a *amplitude* e a *duração*. Em condições normais, a amplitude é enérgica e não mantida (uma batida).

Área ventricular direita. *Agora palpe o impulso sistólico do VD*. Com o paciente em decúbito dorsal e a cabeceira elevada em 30°, peça que o paciente expire e pare de respirar por um breve instante e então coloque as pontas de seus dedos curvados no terceiro, quarto e quinto espaços intercostais à esquerda (Figura 16.28). Se houver um impulso palpável, determine sua localização, amplitude e duração. Em indivíduos magros, é possível detectar uma breve batida sistólica, em especial quando houver um aumento do volume sistólico em condições como ansiedade.

Em algumas ocasiões, os movimentos diastólicos de *B₃ e B₄ no lado direito* podem ser palpados no quarto e quinto espaços intercostais à esquerda. Cronometre-os pela ausculta ou palpação do impulso ascendente carotídeo.

Em pacientes com aumento do diâmetro AP, peça que o paciente inspire e pare de respirar por alguns segundos e palpe o VD na *região epigástrica* ou *subxifóide*.

Área da artéria pulmonar. Esse espaço intercostal está situado acima da artéria pulmonar. Enquanto o paciente sustenta a expiração, inspecione e palpe as pulsações da artéria pulmonar e as bulhas cardíacas transmitidas, especialmente se ele estiver agitado ou for examinado após o exercício.

EXEMPLOS DE ANORMALIDADES

A gravidez ou um diafragma esquerdo elevado podem desviar o impulso apical para cima e para a esquerda.

Um deslocamento lateral na direção da linha axilar anterior, decorrente de dilatação ventricular, é observado na insuficiência cardíaca, miocardiopatia e doença cardíaca isquêmica, assim como em deformidades torácicas e no desvio mediastinal.

Uma dilatação acentuada na insuficiência cardíaca pode exibir um impulso apical hipocinético com um grande deslocamento para a esquerda.

Um grande derrame pericárdico pode tornar o impulso indetectável.

Ver Tabela 16.5, *Variações e anormalidades dos impulsos ventriculares.*

Um PIM *difuso* (em geral > 3 cm) pode indicar um aumento do ventrículo esquerdo.

Se o PIM for muito forte e terminar rapidamente (não se estender durante a sístole), é considerado *hipercinético* e pode ocorrer em estados hipermetabólicos como uma anemia grave, hipertireoidismo e também na presença de sobrecarga de volume no ventrículo esquerdo em decorrência de regurgitação aórtica.

Um movimento paraesternal esquerdo mantido começando em B₁ indica uma sobrecarga de pressão decorrente de hipertensão pulmonar e estenose da valva pulmonar ou sobrecarga de volume ventricular crônica por um defeito do septo interatrial. Um movimento mantido mais tarde na sístole pode ser observado na regurgitação mitral.

Na doença pulmonar obstrutiva, a hiperinflação dos pulmões pode impedir a palpação do VD hipertrofiado na região paraesternal esquerda. O impulso do VD é palpado com facilidade no alto do epigástrio, onde as bulhas cardíacas também são mais audíveis.

Uma pulsação proeminente aqui muitas vezes acompanha a dilatação ou um aumento do fluxo na artéria pulmonar. Uma B₂ *palpável*, também conhecida como *"batimento da artéria pulmonar"*, indica um aumento de pressão na artéria pulmonar decorrente de hipertensão pulmonar.

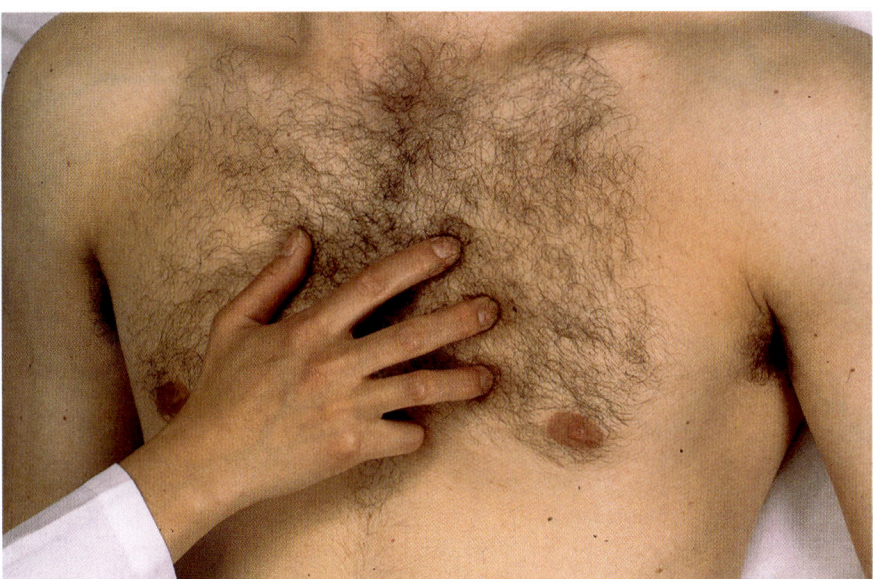

Figura 16.28 Palpação do impulso sistólico ventricular direito.

Área do fluxo de saída aórtico. Esse espaço intercostal está localizado acima do trajeto do fluxo de saída aórtico. Verifique se há pulsações e bulhas cardíacas palpáveis.

Uma pulsação nessa área sugere uma dilatação ou um aneurisma da aorta.

Ausculta. A ausculta de bulhas cardíacas e sopros é uma habilidade fundamental que conduz diretamente a diagnósticos clínicos importantes (Boxe 16.7). A ausculta cardíaca é o método mais usado para rastreamento de valvopatia cardíaca.[54] Reveja as seis áreas auscultatórias na Figura 16.29, com as seguintes ressalvas: (1) muitas autoridades desencorajam designações como "área aórtica" porque os sopros podem ser mais altos em outras áreas e (2) essas áreas não se aplicam a pacientes com dilatação ou hipertrofia cardíaca, anomalias dos grandes vasos ou dextrocardia. Aproveite os inúmeros programas para aprendizado da fisiologia e ausculta cardíaca que possam reforçar sua crescente capacidade clínica e pesquise a literatura emergente comparando a efetividade dos diferentes modos de aprendizado dessas importantes habilidades.[8–11]

Bulhas cardíacas e sopros originados nas quatro valvas apresentam uma ampla irradiação, ilustrada na Figura 16.30. Use a localização anatômica em vez da área valvar para descrever seus achados.

Boxe 16.7 Uso apropriado do estetoscópio para o exame cardíaco

É importante compreender os usos do diafragma e da campânula:

- *O diafragma.* O diafragma é melhor para captar os sons relativamente agudos de B_1 e B_2, os sopros da regurgitação aórtica e mitral e os atritos pericárdicos. *Ausculte todo o precórdio* com o diafragma, pressionando-o com firmeza contra o tórax
- *A campânula.* A campânula é mais sensível aos sons graves de B_3 e B_4 e do sopro da estenose mitral. Aplique a campânula com leveza, exercendo apenas uma pressão suficiente para obter vedação do ar em toda sua borda. *Use a campânula no ápice e então siga medialmente ao longo da borda esternal inferior.* Repousar a porção proximal da mão sobre o tórax como um ponto de apoio pode ajudar a manter uma pressão leve

  Uma pressão firme sobre a campânula pode estirar a pele subjacente e fazer com que ela funcione mais como o diafragma. Nesse caso, sons graves como B_3 e B_4 podem desaparecer – uma observação que pode ajudar em sua identificação. Por outro lado, sons agudos como um clique mesossistólico, um sopro de ejeção ou um EA persistirão ou ficarão mais altos.

Ver *Equipamento*, no Capítulo 4, *Exame Físico*

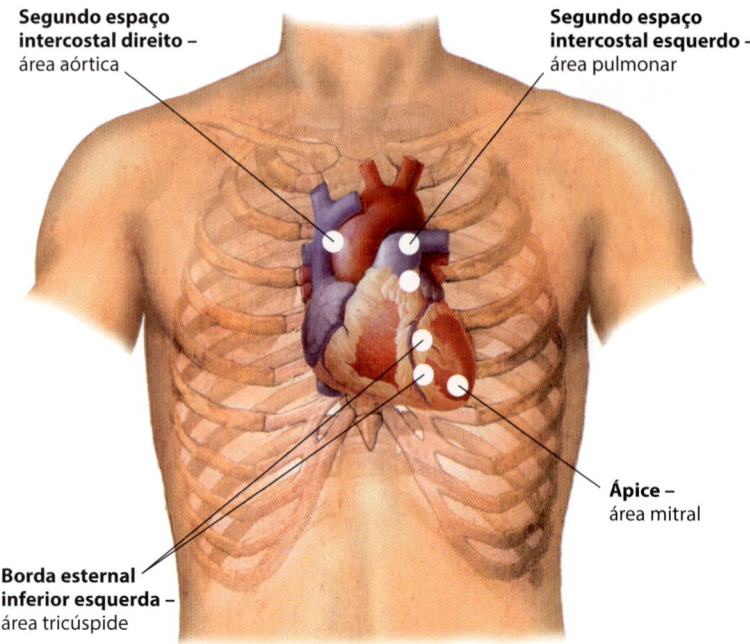

Segundo espaço intercostal direito – área aórtica

Segundo espaço intercostal esquerdo – área pulmonar

Ápice – área mitral

Borda esternal inferior esquerda – área tricúspide

Figura 16.29 Áreas auscultatórias na parede torácica.

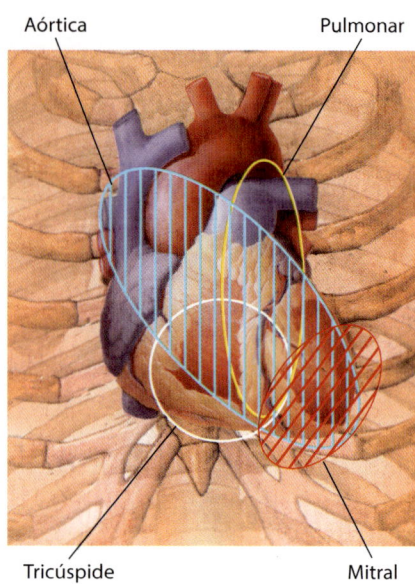

Aórtica

Pulmonar

Tricúspide

Mitral

Figura 16.30 Irradiação das bulhas e dos sopros cardíacos.

Durante o exame, use o tempo que for necessário em cada uma das seis áreas auscultatórias. Concentre-se em cada evento do ciclo cardíaco, auscultando com atenção B_1, então B_2 e em seguida os outros ruídos e sopros que ocorram na sístole e na diástole. As técnicas para avaliação desses eventos são descritas nas próximas páginas.

Identificação da sístole e da diástole. *Ausculte e identifique B_1 e B_2.* Ao observar com atenção as intensidades de B_1 e B_2, você confirmará cada uma dessas bulhas e, desse modo, identificará corretamente a *sístole*, o intervalo entre B_1 e B_2, e a *diástole*, o intervalo entre B_2 e B_1. A determinação correta do momento da sístole e diástole é o pré-requisito fundamental para a identificação dos eventos no ciclo cardíaco.

Para facilitar a identificação correta da sístole e da diástole, enquanto ausculta o tórax, palpe a artéria carótida direita no terço inferior do pescoço com os dedos indicador e médio – B_1 ocorre imediatamente antes do impulso ascendente carotídeo e B_2 segue o impulso ascendente carotídeo. Compare as intensidades de B_1 e B_2 enquanto move o estetoscópio pelas áreas de ausculta. Na *base*, você observará que B_2 é mais alta que B_1 e pode apresentar um desdobramento com a respiração. No *ápice*, B_1 em geral é mais alta que B_2, a não ser que o intervalo PR esteja prolongado.

Padrão de ausculta. Em uma sala silenciosa, ausculte o coração usando o estetoscópio, com a cabeça e a parte superior do tórax do paciente elevadas a 30°. Comece na base ou no ápice, auscultando primeiro com o diafragma e depois com a campânula.

O exame *começa na base*. Após a base, "avance" o estetoscópio aos poucos até o ápice: com o estetoscópio no segundo espaço intercostal direito, próximo ao esterno, siga ao longo da borda esternal esquerda em cada espaço intercostal do segundo até o quinto, e então na direção do ápice, garantindo que ausculte cada uma das seis áreas anatômicas marcadas por círculos brancos na Figura 16.29.

Alguns autores recomendam *o início no ápice, prosseguindo para a base*: mova o estetoscópio do PIM em direção medial até a borda esternal esquerda e superior até o segundo espaço intercostal, e então cruzando o esterno até o segundo espaço intercostal na borda esternal direita. Para esclarecer os achados, "avance" o estetoscópio em incrementos menores, se necessário. Examine as orientações para ausculta no Boxe 16.8 e aprenda as dicas para identificar os sopros cardíacos, abordados na próxima seção.

Identificação de sopros cardíacos. A identificação correta dos sopros cardíacos constitui um desafio diagnóstico. Uma abordagem sistemática, uma compreensão abrangente da anatomia e fisiologia cardíaca e, acima de tudo, sua dedicação à prática e ao domínio das técnicas de exame são o caminho para o sucesso. Sempre que possível, compare seus achados aos de um médico experiente para melhorar sua perspicácia clínica. Examine as dicas para identificação dos sopros cardíacos no Boxe 16.9 e estude com atenção as seções subsequentes relativas à cronologia, forma, localização, irradiação, intensidade, tom e características dos sopros cardíacos para mais detalhes.[56] Estude as tabelas no fim do capítulo para expandir ainda mais suas habilidades. Reforce seu aprendizado escutando gravações das bulhas cardíacas, que podem melhorar a identificação exata de sopros cardíacos (e geralmente podem ser transferidas para pacientes reais).[8-10]

Boxe 16.8 Sons auscultatórios

Bulhas cardíacas	Orientações para a ausculta	
B_1	■ Observe a intensidade e qualquer desdobramento aparente ■ O desdobramento de B_1 é um achado normal detectável ao longo da borda esternal inferior esquerda	Ver Tabela 16.6, *Variações da primeira bulha cardíaca – B_1*. Observe que B_1 é mais alta em frequências cardíacas mais rápidas e os intervalos PR são mais curtos.
B_2	■ Observe a intensidade	
Desdobramento de B_2	■ Pesquise o desdobramento desta bulha no segundo e terceiro espaços intercostais esquerdo. Peça que o paciente respire com tranquilidade e então um pouco mais profundamente que o normal ■ Há desdobramento de B_2 em seus dois componentes, como ocorre em condições normais? Se não, peça ao paciente para (1) respirar de modo um pouco mais profundo ou (2) sentar. Ausculte outra vez ■ Uma parede torácica espessa pode tornar o componente pulmonar de B_2 inaudível ■ *Magnitude do desdobramento.* Qual é a magnitude do desdobramento? Em condições normais, é bastante estreito ■ *Momento do desdobramento.* Em que momento do ciclo respiratório o desdobramento é auscultado? Em condições normais, ele é ouvido no fim da inspiração ■ O desdobramento desaparece quando deveria, durante a expiração? Se não, ausculte mais uma vez com o paciente sentado ■ *Intensidade de A_2 e P_2.* Compare a intensidade dos dois componentes, A_2 e P_2; A_2 em geral é mais alto	Ver Tabela 16.7, *Variações da segunda bulha cardíaca – B_2*. Quando A_2 ou P_2 estiver ausente, como ocorre na valvopatia aórtica ou pulmonar, B_2 é persistentemente única. Um desdobramento expiratório sugere uma anormalidade valvar. Um desdobramento persistente é produzido pelo fechamento tardio da valva pulmonar ou fechamento precoce da valva aórtica. Um componente P_2 hiperfonético indica hipertensão pulmonar.
Sons adicionais na sístole	■ Podem incluir ruídos de ejeção ou cliques sistólicos ■ Observe sua localização, momento, intensidade, tom e variações com a respiração	O clique sistólico do prolapso da valva mitral é o ruído adicional mais comum. Ver Tabela 16.8, *Sons cardíacos adicionais na sístole*.
Sons adicionais na diástole	■ Por exemplo, B_3, B_4 ou um estalido de abertura[55] ■ Observe sua localização, momento, intensidade, tom e variações com a respiração ■ B_3 ou B_4 é um achado normal em atletas	Ver Tabela 16.9, *Sons cardíacos adicionais na diástole*.
Sopros sistólicos e diastólicos	■ Os sopros são diferenciados de B_1, B_2 e sons adicionais por sua duração mais longa	Ver Tabela 16.10, *Sopros mesossistólicos*, Tabela 16.11, *Sopros pansistólicos (holossistólicos)*, e Tabela 16.12, *Sopros diastólicos*.

Boxe 16.9 Dicas para identificação dos sopros cardíacos

- Determinar a cronologia do sopro – ocorre na sístole ou na diástole? Qual é sua duração?
- Localizar em que ponto no precórdio o sopro é mais alto – na base, ao longo da borda esternal, no ápice? Há irradiação?
- Conduzir qualquer manobra necessária, como pedir que o paciente incline para frente e expire ou vire para a posição de decúbito lateral esquerdo para acentuar os sopros
  - Pedir que o paciente vire para a posição de decúbito lateral esquerdo, que aproxima o VE da parede torácica. Coloque a campânula do estetoscópio com leveza sobre o impulso apical (Figura 16.31)
  - Pedir que o paciente *sente, incline para frente, expire completamente e pare de respirar por alguns instantes após a expiração*. Pressionando o diafragma do estetoscópio sobre o tórax, auscultar ao longo da borda esternal esquerda e no ápice, pausando periodicamente para que o paciente possa respirar (Figura 16.32)
- Determinar o formato do sopro – por exemplo, é em crescendo ou decrescendo, é holossistólico?
- Classificar a intensidade do sopro de 1 a 6 (sistólico) ou 1 a 4 (diastólico) e determinar seu tom (agudo, médio ou grave) e características (aspirativo, rude, ruflar ou musical)
- Identificar os aspectos associados, como as características de B_1 e B_2, sons adicionais como B_3, B_4 ou um EA ou outros sopros
- Garantir que a ausculta seja realizada em uma sala silenciosa!

Cronologia do sopro. Em primeiro lugar, decida se está auscultando um *sopro sistólico*, situado entre B_1 e B_2 (Boxe 16.10), ou um *sopro diastólico*, situado entre B_2 e B_1 (Boxe 16.11). O Boxe 16.12 mostra os sopros contínuos e o Boxe 16.13 mostra as formas dos sopros. A palpação do pulso carotídeo medicamento a ausculta pode ajudar a determinar o momento de ocorrência. Sopros que coincidam com o impulso ascendente carotídeo são sistólicos.

Os sopros diastólicos em geral representam uma valvopatia cardíaca. Os sopros sistólicos indicam valvopatia, mas podem ser sopros fisiológicos originados de valvas cardíacas normais.

Essa posição acentua B_3 e B_4 e sopros mitrais no lado esquerdo, em especial aqueles decorrentes de estenose mitral. Caso contrário, você pode deixar de detectar esses achados importantes.

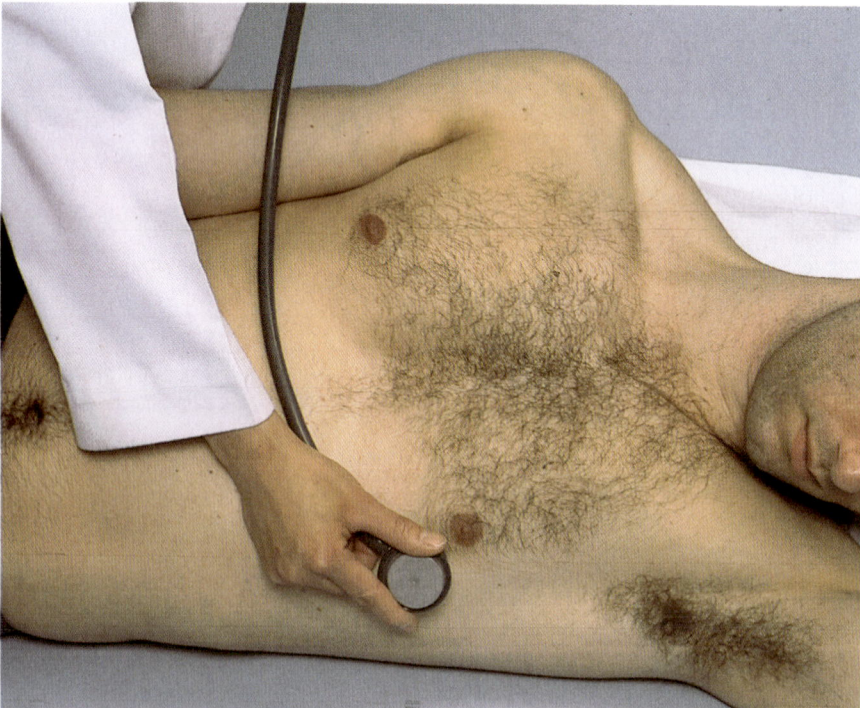

Figura 16.31 Ausculta de estenose mitral no decúbito lateral esquerdo.

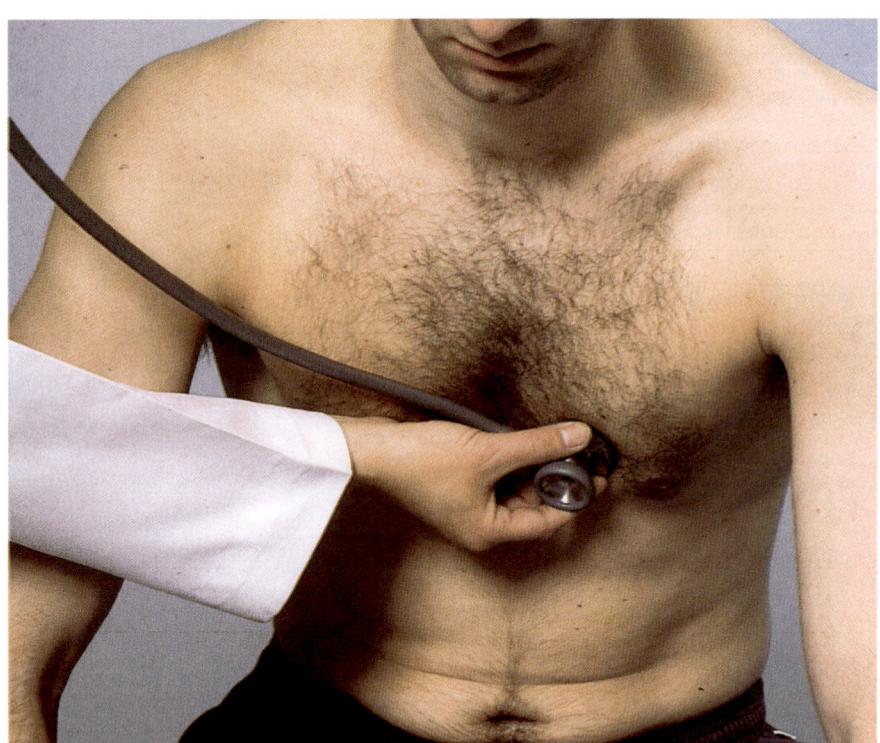

Figura 16.32 Ausculta de regurgitação aórtica com o paciente inclinado para frente.

É fácil deixar de perceber o sopro diastólico suave em decrescendo da regurgitação aórtica, a não ser que a ausculta seja realizada nessa posição.

Boxe 16.10 Sopros sistólicos

Os sopros sistólicos tipicamente são *mesossistólicos* ou *pansistólicos*. Os sopros mesossistólicos podem ser sopros funcionais; tipicamente são sopros mesossistólicos breves, cuja intensidade diminui com manobras que reduzam o volume do ventrículo esquerdo, como ficar em pé, sentar e fazer força durante a manobra de Valsalva. Esses sopros são auscultados com frequência em pacientes saudáveis e não são patológicos. Sopros protossistólicos são raros e não estão ilustrados abaixo.

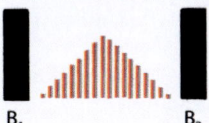

Sopro mesossistólico: Começa após B_1 e termina antes de B_2. Intervalos breves podem ser auscultados entre o sopro e as bulhas cardíacas. Ausculte com atenção o intervalo imediatamente antes de B_2, que é detectado com mais facilidade e, se presente, geralmente confirma que o sopro é mesossistólico, não pansistólico.

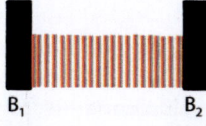

Sopro pansistólico (holossistólico): Começa com B_1 e termina com B_2, sem intervalo entre o sopro e as bulhas cardíacas.

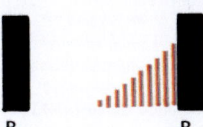

Sopro telessistólico: Geralmente começa na metade ou no fim da sístole e persiste até B_2.

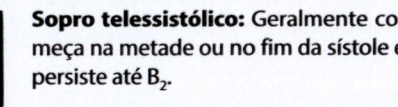

Sopros detectados durante a gravidez devem ser avaliados imediatamente devido ao possível risco para a mãe e o feto, em especial se produzidos por estenose aórtica ou hipertensão pulmonar.[57]

Os sopros mesossistólicos tipicamente são produzidos pelo fluxo sanguíneo através das valvas semilunares (aórtica e pulmonar). Ver Tabela 16.10, *Sopros mesossistólicos*.

Os sopros pansistólicos costumam ocorrer com o fluxo regurgitante (retrógrado) pelas valvas AV. Ver Tabela 16.11, S*opros pansistólicos (holossistólicos).*

Este é o sopro do prolapso da valva mitral e com frequência é precedido por um clique sistólico; o sopro da regurgitação mitral também pode ser telessistólico.

Boxe 16.11   Sopros diastólicos

Os sopros diastólicos podem ser protodiastólicos, mesodiastólicos ou telediastólicos.

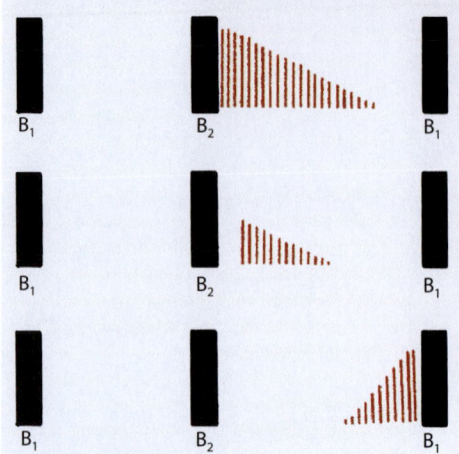

Sopro protodiastólico: Começa imediatamente após B_2, sem um intervalo discernível e, então, em geral torna-se silencioso antes da próxima B_1.

Sopro mesodiastólico: Começa pouco tempo após B_2. Pode desaparecer, como ilustrado, ou fundir-se a um sopro telediastólico.

Sopro telediastólico (pré-sistólico): Começa no fim da diástole e tipicamente continua até B_1.

Os sopros protodiastólicos tipicamente refletem o fluxo regurgitante através de valvas semilunares incompetentes.

Sopros mesodiastólicos e pré-sistólicos refletem o fluxo turbulento pelas valvas AV. Ver Tabela 16.12, *Sopros diastólicos*.

Boxe 16.12   Sopros contínuos

Algumas condições congênitas e clínicas produzem sopros contínuos.

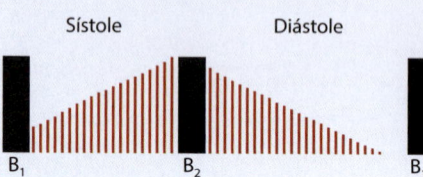

Sístole   Diástole

Sopro contínuo: Começa na sístole e estende-se por toda ou parte da diástole (mas não é necessariamente uniforme em todo o tempo).[56]

A persistência do canal arterial congênita e fístulas AV, comuns em pacientes em diálise, produzem sopros contínuos de origem não valvular. Zumbidos venosos e atritos pericárdicos também apresentam componentes sistólicos e diastólicos. Ver Tabela 16.13, *Sons cardiovasculares com componentes sistólicos e diastólicos*.

Forma do sopro. A forma ou configuração de um sopro é determinada por sua intensidade ao longo do tempo.

Boxe 16.13   Formas dos sopros

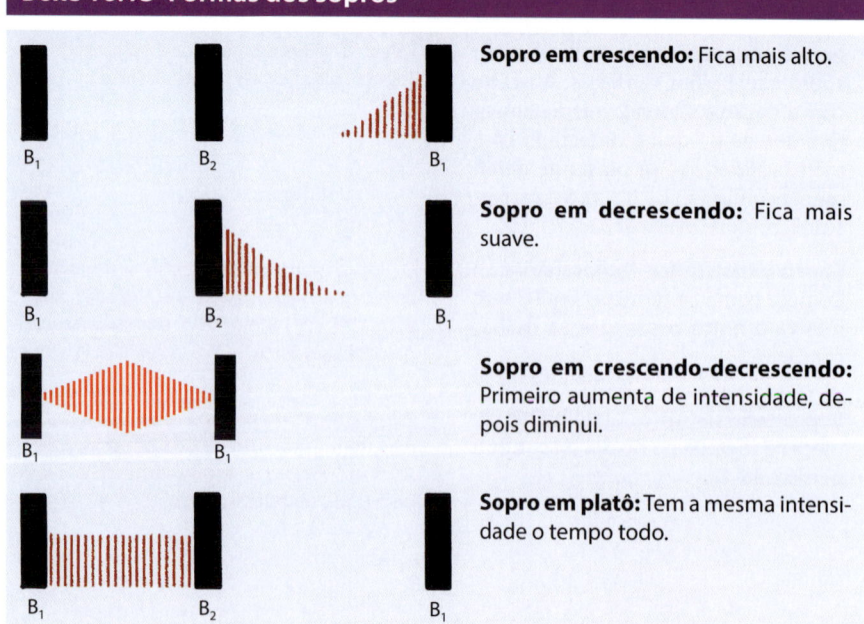

Sopro em crescendo: Fica mais alto.

Sopro em decrescendo: Fica mais suave.

Sopro em crescendo-decrescendo: Primeiro aumenta de intensidade, depois diminui.

Sopro em platô: Tem a mesma intensidade o tempo todo.

Observe o sopro pré-sistólico da estenose mitral no ritmo sinusal normal.

Observe o sopro protodiastólico da regurgitação aórtica.

Ausculte o sopro mesossistólico da estenose aórtica e os sopros inocentes.

Observe o sopro pansistólico da regurgitação mitral.

Intensidade e grau. A intensidade costuma ser classificada em uma escala objetiva e expressa como uma fração. O *numerador* descreve a intensidade do sopro no ponto mais alto; o *denominador* indica a escala utilizada. A intensidade é influenciada pela espessura da parede torácica e pela presença de tecido interpostos.

Classifique os sopros sistólicos usando a escala de seis pontos mostrada no Boxe 16.14 (o sistema de graduação de Levine).[58,59] Observe que os graus 4 a 6 requerem a presença adicional de um frêmito palpável. Classifique sopros diastólicos usando a escala de quatro pontos mostrada no Boxe 16.15. Por convenção, uma escala diferente é usada para os sopros diastólicos porque eles não costumam estar associados a um frêmito palpável.[60]

Localização da intensidade máxima e irradiação/transmissão. Esse aspecto é determinado pelo local de origem do sopro. Encontre a localização explorando a área em que o sopro for auscultado. Descreva o ponto onde o sopro seja ouvido melhor em termos do espaço intercostal e sua proximidade do esterno, ápice ou a distância medida em relação às linhas medioclavicular, medioesternal ou uma das linhas axilares.

Isso reflete não apenas o local de origem, mas também a intensidade do sopro, a direção do fluxo sanguíneo e a condução óssea no tórax. Explore a área ao redor do sopro e determine em que outros locais é possível auscultá-lo.

Tom do sopro. É classificado como agudo, médio ou grave.

Característica do sopro. É descrita em termos como aspirativo, rude, ruflar e musical.

Um grau idêntico de turbulência causaria um sopro mais alto em uma pessoa magra que em uma pessoa muito musculosa ou obesa. O enfisema pulmonar pode diminuir a intensidade dos sopros.

Para as manobras, ver *Técnicas especiais* adiante.

Por exemplo, um sopro ouvido com mais facilidade no segundo espaço intercostal direito em geral tem origem na valva aórtica ou nas proximidades.

O sopro da estenose aórtica com frequência é irradiado para o pescoço na direção do fluxo arterial, em especial do lado direito. Na regurgitação mitral, o sopro muitas vezes é irradiado para a axila, o que fala a favor de uma transmissão por condução óssea.[61,62]

A descrição completa de um sopro poderia ser: "sopro diastólico, aspirativo, de tom médio, grau 2/4, em decrescendo, ouvido com mais clareza no quarto espaço intercostal esquerdo, com irradiação para o ápice" (regurgitação aórtica).

Os sopros cardíacos do lado direito em geral aumentam com a inspiração; os sopros do lado esquerdo em geral aumentam com a expiração.[54]

Boxe 16.14 Graduação dos sopros sistólicos

Grau	Descrição
Grau 1/6	Volume mais suave que B_1 e B_2, muito fraco
Grau 2/6	Volume igual a B_1 e B_2, baixo, mas auscultado de imediato
Grau 3/6	Volume mais alto que B_1 e B_2, altura moderada
Grau 4/6	Volume mais alto que B_1 e B_2, com *frêmito palpável*
Grau 5/6	Volume mais alto que B_1 e B_2, com *frêmito*; pode ser auscultado com o estetoscópio parcialmente fora do tórax
Grau 6/6	Volume mais alto que B_1 e B_2, com *frêmito*; pode ser auscultado com o estetoscópio totalmente fora do tórax

Boxe 16.15 Graduação dos sopros diastólicos

Grau	Descrição
Grau 1/4	Quase inaudível
Grau 2/4	Fraco, mas audível de imediato
Grau 3/4	Auscultado com facilidade
Grau 4/4	Muito alto

TÉCNICAS ESPECIAIS: MANOBRAS PARA IDENTIFICAÇÃO DE SOPROS E INSUFICIÊNCIA CARDÍACA AO LADO DO LEITO

O Boxe 16.16 resume essas manobras.

Posição ortostática e agachamento

Quando uma pessoa está na *posição ortostática* (*em pé*), o retorno venoso para o coração diminui, assim como a resistência vascular periférica. A pressão arterial, o volume sistólico e o volume de sangue no VE diminuem. Com o *agachamento*, as alterações vasculares e de volume ocorrem em direções opostas. Essas manobras ajudam a (1) identificar um prolapso da valva mitral e (2) distinguir uma miocardiopatia hipertrófica de uma estenose aórtica.

Segure o avental do paciente para que ele não interfira com seu exame e prepare-se para uma ausculta imediata. Oriente o paciente a agachar perto da mesa de exame, segurando-se nela para manter o equilíbrio. Ausculte o coração com o paciente na posição agachada e novamente na posição ortostática.

Manobra de Valsalva

A **manobra de Valsalva** envolve a expiração forçada contra uma glote fechada após uma inspiração completa, causando um aumento da pressão intratorácica. A resposta normal da pressão arterial sistólica segue quatro fases: (1) aumento transitório durante o início da fase de "tensão", quando o paciente faz força para baixo, devido ao aumento da pressão intratorácica; (2) diminuição abrupta até valores abaixo do nível basal quando a fase de "tensão" é mantida, em decorrência da diminuição do retorno venoso; (3) queda adicional da pressão arterial e do volume do ventrículo esquerdo durante a fase de "liberação", causada pela diminuição da pressão intratorácica; (4) aumento acentuado da pressão arterial ("*overshoot*"), decorrente da ativação reflexa simpática e do aumento do volume sistólico.[64,65] Essa manobra tem várias utilidades ao lado do leito.

O sopro da **miocardiopatia hipertrófica obstrutiva** é diferenciado de todos os outros sopros por um aumento da intensidade durante a ação de ficar em pé após o agachamento (95% de sensibilidade, 84% de especificidade) e uma diminuição da intensidade durante a ação de agachar a partir da posição ortostática (95% de sensibilidade, 85% de especificidade).[63]

Boxe 16.16 Manobras para identificação de sopros sistólicos ao lado do leito

Manobra	Efeito cardiovascular	Efeito sobre sons e sopros sistólicos		
		Prolapso da valva mitral	Miocardiopatia hipertrófica	Estenose aórtica
Agachamento; Valsalva: fase de liberação	**Aumento de volume do ventrículo** esquerdo decorrente de ↑ retorno venoso ao coração	↓ prolapso da valva mitral	↓ obstrução do fluxo	↑ volume sanguíneo ejetado na aorta
	Aumento do tônus vascular: ↑ pressão arterial; ↑ resistência vascular periférica	*Adiamento do clique e encurtamento do sopro*	↓ **intensidade do sopro**	↑ **intensidade do sopro**
Posição ortostática; Valsalva: fase de tensão	**Diminuição de volume do ventrículo** esquerdo decorrente de ↓ retorno venoso ao coração	↑ prolapso da valva mitral	↑ obstrução do fluxo	↓ volume sanguíneo ejetado na aorta
	Diminuição do tônus vascular: ↓ pressão arterial	*O clique ocorre mais cedo na sístole e o sopro fica mais longo*	↑ **intensidade do sopro**	↓ **intensidade do sopro**

Para distinguir o sopro da *miocardiopatia hipertrófica*, peça que o paciente em decúbito dorsal "faça força para baixo, como o esforço realizado ao evacuar". Como alternativa, coloque uma das mãos no ponto médio do abdome e peça que o paciente faça força contra ela. Com a outra mão, coloque o estetoscópio no tórax do paciente e ausculte na borda esternal inferior esquerda.

A manobra de Valsalva também consegue identificar *insuficiência cardíaca* e *hipertensão pulmonar*. Infle o esfigmomanômetro até um valor 15 mmHg maior que a pressão arterial sistólica e peça ao paciente para realizar a manobra de Valsalva por 10 segundos e então retomar a respiração normal. Mantenha a pressão do manguito travada em 15 mmHg acima da pressão sistólica basal durante toda a manobra e por 30 segundos depois. Ausculte os sons de Korotkoff acima da artéria braquial o tempo todo. Tipicamente, apenas as fases 2 e 4 são significativas, já que as fases 1 e 3 são muito curtas para a detecção clínica. *Em pacientes saudáveis, a fase 2, de "tensão", é silenciosa; os sons de Korotkoff são ouvidos após a liberação da tensão durante a fase 4.*

Preensão manual isométrica

A preensão manual isométrica aumenta os sopros sistólicos da regurgitação mitral, estenose da valva pulmonar e defeito do septo interventricular, assim como os sopros diastólicos da regurgitação aórtica e estenose mitral.[54,63]

Oclusão arterial transitória

A compressão transitória dos dois braços pela inflação de esfigmomanômetros bilaterais até 20 mmHg acima da pressão arterial sistólica máxima intensifica os sopros da regurgitação mitral, regurgitação aórtica e defeito do septo interventricular.[54,63]

O sopro da miocardiopatia hipertrófica é o único sopro sistólico que aumenta durante a "fase de tensão" da manobra de Valsalva devido ao aumento da obstrução do fluxo de saída (65% de sensibilidade, 96% de especificidade).[70]

Em pacientes com insuficiência cardíaca grave, a pressão arterial continua elevada e há sons de Korotkoff durante a fase 2, a fase de "tensão", mas não durante a liberação na fase 4, produzindo a chamada *resposta de "onda quadrada"*. Essa resposta exibe uma alta correlação com uma sobrecarga de volume e elevação da pressão diastólica final no ventrículo esquerdo e da pressão capilar pulmonar em cunha, em alguns estudos superando o peptídeo natriurético encefálico.[64,65]

Os sopros da regurgitação mitral e do defeito do septo interventricular podem ser diferenciados de outros sopros sistólicos pelo aumento de sua intensidade com a preensão manual (68% de sensibilidade, 92% de especificidade) e durante a oclusão arterial transitória (78% de sensibilidade, 100% de especificidade).[63]

REGISTRO DOS ACHADOS

Observe que no início você pode usar sentenças para descrever seus achados; mais tarde, você usará frases. O estilo a seguir contém frases apropriadas para a maioria dos registros.

Registro dos achados do exame cardiovascular

"PVJ está 3 cm acima do ângulo do esterno com a cabeceira do leito elevada a 30°. Os impulsos ascendentes carotídeos são enérgicos, sem sopros. O PIM é palpável, 1 cm lateral à linha medioclavicular no quinto espaço intercostal. B_1 e B_2 nítidas. Na base, B_2 é mais alta que B_1, com desdobramento fisiológico de $A_2 > P_2$. No ápice, B_1 é mais alta que B_2. Não há sopros ou sons adicionais."

OU

"PVJ está 5 cm acima do ângulo do esterno com a cabeceira do leito elevada a 50°. Os impulsos ascendentes carotídeos são enérgicos; um sopro é auscultado acima da artéria carótida esquerda. O PIM é difuso, medindo 3 cm de diâmetro, palpado na linha axilar anterior no quinto e sexto espaços intercostais. B_1 e B_2 são suaves. B_3 está presente no ápice. Sopro holossistólico 2/6, rude, agudo, ouvido com mais clareza no ápice, com irradiação para a axila."

Esses achados sugerem insuficiência cardíaca com sobrecarga de volume, com possível oclusão da carótida esquerda e regurgitação mitral.[11,48,66,67]

PROMOÇÃO E ORIENTAÇÃO DA SAÚDE: EVIDÊNCIAS E RECOMENDAÇÕES

Tópicos importantes para promoção e orientação da saúde

- Desafios na prevenção de doenças cardiovasculares
- Disparidades de saúde na doença cardiovascular
- Avaliação dos fatores de risco para doença cardiovascular
  - *Etapa 1*: Rastreamento de fatores de risco individuais para doença cardiovascular
  - *Etapa 2*: Cálculo do risco global de doença cardiovascular em 10 anos e vitalício usando uma calculadora baseada na web
  - *Etapa 3*: Abordagem dos fatores de risco individual – hipertensão arterial, diabetes melito, dislipidemias, síndrome metabólica, tabagismo, história familiar e obesidade
- Promoção de alterações do estilo de vida e modificação dos fatores de risco (ver Capítulo 6, *Manutenção da Saúde e Rastreamento*)

A doença cardiovascular (DCV), incluindo hipertensão (que representa a vasta maioria dos diagnósticos), cardiopatia isquêmica, insuficiência cardíaca e acidente vascular cerebral (AVC), é a principal causa de morte global e espera-se que seja responsável por mais de 23,6 milhões de mortes até 2030.[68] DCV é a principal causa de morte nos EUA, representando quase 850.000 mortes em 2015. As taxas de mortalidade da DCV vêm declinando graças à redução dos fatores de risco cardiovasculares, ou *prevenção primária*, a à melhor *prevenção terciária* – tratamentos após eventos clínicos de DCV, como infarto agudo do miocárdio e AVC. Contudo, a DCV ainda é responsável por cerca de uma a cada três mortes nos EUA, e obesidade, diabetes melito, dislipidemia, hipertensão arterial sistêmica, inatividade física e abuso de tabaco constituem barreiras importantes para obter maiores reduções do ônus da DCV.

A promoção da saúde para prevenção de DCV inclui o rastreamento e a abordagem de fatores de risco importantes, o conhecimento de diretrizes e intervenções baseadas em evidências e a aquisição de habilidades de entrevista e aconselhamento para promover estilos de vida e comportamentos mais saltáveis. Como futuro médico, a sua tarefa é tripla:

1. Entender a epidemiologia da DCV.
2. Identificar os fatores de risco modificáveis de DCV.
3. Ajudar os pacientes a reduzir o risco de DCV pela adoção de mudanças no estilo de vida e uso de tratamentos farmacológicos apropriados.

Ver a discussão sobre a *Prevenção de AVC* no Capítulo 24, *Sistema Nervoso*.

Ver a discussão sobre *Promoção de modificações do estilo de vida* no Capítulo 6, *Manutenção da Saúde e Rastreamento*, e Capítulo 2, *Entrevista, Comunicação e Habilidades Interpessoais*, para uma discussão sobre a entrevista motivacional.

Desafios na prevenção de doenças cardiovasculares

Novos estudos continuam a refinar nossa compreensão da epidemiologia da DCV e fornecem orientações baseadas em evidências para intervenções preventivas. Muitas DCVs compartilham fatores de risco em comum, e as principais sociedades profissionais de disciplinas relacionadas estão publicando diretrizes conjuntas. Como resultado, as diretrizes para rastreamento estão se tornando cada vez mais complexas conforme as abordagens a grupos de risco específicos se tornam cada vez mais individualizadas. Por exemplo, as recomendações para prescrição de estatinas na prevenção primária são baseadas no gênero, na idade, nos níveis séricos de colesterol, na pressão arterial e na existência de fatores de risco como tabagismo e diabetes melito.[69] Cada vez mais, os médicos são incentivados a envolver os pacientes na tomada de decisão compartilhada, ajudando-os a tomar decisões esclarecidas e personalizadas sobre as intervenções preventivas, que podem acarretar tanto benefícios quanto prejuízos. Para auxiliar na tomada de decisão, há calculadoras disponíveis on-line para uma avaliação rápida do risco de cardiopatia isquêmica e AVC.

A seção *Promoção e orientação da saúde* apresenta uma *abordagem* para rastreamento e prevenção, mas você deve examinar os relatórios detalhados citados no Boxe 16.17 para uma compreensão mais profunda da base de evidências por trás das recomendações mais recentes.

O desafio da redução dos fatores de risco. A American Heart Association (AHA) promove o conceito de "*saúde cardiovascular ideal*", definida como a ausência de DCV clinicamente manifesta e a presença simultânea de níveis ideais em sete métricas de saúde.[77]

- Comportamentos saudáveis:
  - Índice de massa corporal (IMC) < 25 kg/m^2
  - Não fumar
  - Manter atividade física
  - Seguir uma dieta saudável

- Fatores de saúde:
  - Nível sérico de colesterol total não tratado < 200 mg/dℓ
  - Pressão arterial < 120/< 80 mmHg
  - Glicemia em jejum < 100 mg/dℓ

Com base em dados de 2014, porções substanciais da população dos EUA não conseguem atingir a saúde cardiovascular ideal. Entre os adultos norte-americanos ≥ 20 anos de idade, a prevalência padronizada para a idade dos níveis ideais de comportamentos e fatores de saúde cardiovascular varia muito: para a pontuação de dieta saudável: 0,4%; peso: 30%; pressão arterial: 45%; atividade física: 37%; colesterol: 50%; glicemia em jejum: 61%; nunca ter fumado ou interrupção do tabagismo há mais de 12 meses: 77%. A maioria dos adultos nos

---

Boxe 16.17 Principais relatórios sobre avaliação de saúde e risco cardiovascular

- Heart disease and stroke statistics – 2018 update: a report from the American Heart Association (AHA).[68] *Atualizado anualmente*
- 2013 American College of Cardiology (ACC)/AHA guideline on the assessment of cardiovascular risk: a report of the ACC/AHA Task Force on Practice Guidelines.[70]
- Effectiveness-based guidelines for the prevention of CVD in women – 2011 update: a guideline from the AHA[71]
- Clinical practice guidelines for the management of hypertension in the community: a statement by the American Society of Hypertension and the International Society of Hypertension[72]
- Guidelines for the primary prevention of stroke. A guideline for healthcare professionals from the AHA/American Stroke Association 2014[73]
- Guidelines for the prevention of stroke in women: a statement for healthcare professionals from the American Heart Association/American Stroke Association[74]
- American Diabetes Association. Standards of medical care in diabetes – 2018.[75] *Atualizado anualmente*
- 2017 ACC/AHA/AAPA/ABC/ACPM/AGS/APhA/ASH/ASPC/NMA/PCNA Guideline for the Prevention, Detection, Evaluation, and Management of High Blood Pressure in Adults: Executive Summary: A Report of the American College of Cardiology/American Heart Association Task Force on Clinical Practice Guidelines[76]
- 2018 AHA/ACC/AACVPR/AAPA/ABC/ACPM/ADA/AGS/APhA/ASPC/NLA/PCNA guideline on the management of blood cholesterol: a report of the American College of Cardiology/American Heart Association Task Force on Clinical Practice Guidelines[69]
- Atualização da Diretriz de Prevenção Cardiovascular da Sociedade Brasileira de Cardiologia – 2019 em http://publicacoes.cardiol.br/portal/abc/portugues/aop/2019/aop-diretriz-prevencao-cardiovascular-portugues.pdf

EUA apresenta dois, três ou quatro critérios de saúde cardiovascular nos níveis ideais. Cerca de 17% dos adultos norte-americanos satisfazem cinco ou mais critérios, 4% satisfazem seis ou mais critérios e virtualmente nenhum satisfaz os sete critérios em níveis ideais.[68]

Disparidades de saúde na doença cardiovascular

A DCV tem manifestações diferentes em determinados grupos populacionais. Isso pode ser decorrente de diferenças biológicas, mas também porque o manejo dos fatores de risco para DCV e da doença podem diferir entre as populações como resultado de fatores socioeconômicos, ambientais, comportamentais e culturais.[78]

Disparidades de sexo e gênero. As mulheres estão cada vez mais cientes de que a DCV é a principal causa de morte entre elas.[70] Os melhores esforços de prevenção e tratamento de DCV em mulheres promoveram diminuições dramáticas das taxas de mortalidade por DCV ajustadas para a idade – uma diminuição de quase dois terços entre 1980 e 2000.[79] Entretanto, na Diretriz para Prevenção de Doença Cardiovascular em Mulheres de 2011, a AHA advertiu que "revertendo uma tendência das últimas quatro décadas, as taxas de morte por cardiopatia isquêmica em mulheres de 35 a 54 anos de idade nos EUA na verdade parecem estar aumentando atualmente", um fato que a AHA atribuiu aos efeitos da obesidade.[4] As pontuações de risco cardiovascular dos homens melhoraram mais que as das mulheres nos últimos anos, embora a prevalência de diabetes melito tenha aumentado nos dois sexos.[68] As estatísticas no Boxe 16.18 revelam os aspectos preocupantes para a saúde cardiovascular em mulheres.

Disparidades raciais e étnicas. As taxas de morte por cardiopatia isquêmica exibem disparidades étnicas acentuadas. Em 2015, a taxa de morte por cardiopatia isquêmica em mulheres negras foi 21% maior que em mulheres caucasianas e 55% maior que em mulheres hispânicas.[1] A taxa de morte por cardiopatia isquêmica entre homens negros foi 7% maior que em homens caucasianos e 49% maior que em homens hispânicos. Disparidades raciais selecionadas na prevalência da doença e nos fatores de risco são apresentadas no Boxe 16.19.

Rastreamento de fatores de risco cardiovascular

A doença cardíaca tem "um longo período de latência assintomático" e praticamente metade de todas as mortes coronarianas ocorre sem sinais de alerta ou diagnósticos cardíacos prévios.[14] Como consequência, os médicos são encorajados a avaliar o *risco vitalício* em pacientes assintomáticos, possivelmente começando já aos 20 anos de idade. A avaliação de risco mais precoce pode levar a intervenções mais oportunas para reduzir o ônus da DCV.

Boxe 16.18 Doença cardiovascular em mulheres nos EUA[68,71]

- A DCV é a principal causa de morte em mulheres, embora apenas 56% das mulheres entrevistadas em 2012 tivessem ciência desse fato
- Atualmente, cerca de dois terços de todas as mulheres nos EUA apresentam sobrepeso ou obesidade, o que contribui para a epidemia de diabetes melito do tipo 2 (DM2) e aumenta os riscos de IAM e AVC
- As mulheres representam quase 60% das mortes por AVC nos EUA e correm um maior risco vitalício de AVC que os homens. O risco de AVC aumenta com a idade e as mulheres têm uma maior expectativa de vida que os homens. As mulheres também têm menor consciência sobre doença cardíaca e sintomas de AVC
- As mulheres apresentam fatores de risco específicos para AVC: gravidez, terapia hormonal, menopausa precoce e pré-eclâmpsia. As mulheres têm maior probabilidade que os homens de apresentar fatores de risco de fibrilação atrial, enxaqueca com aura, obesidade e síndrome metabólica. A fibrilação atrial, que aumenta o risco de AVC em cinco vezes em mulheres, muitas vezes é assintomática e não é detectada[7]

Boxe 16.19 Doenças cardiovasculares e fatores de risco: prevalência em adultos caucasianos e negros nos EUA, 2011–2014[68,80]

	Homens		Mulheres	
	Caucasianos (%)	Negros (%)	Caucasianas (%)	Negras (%)
Total de doença cardiovascular	38	46	35	48
Cardiopatia isquêmica	8	7	5	6
Hipertensão arterial sistêmica ≥ 140/90 mmHg	35	45	32	46
AVC	2	4	3	4
Diabetes melito (diagnosticado por médico)	8	14	7	14
Sobrepeso/obesidade	73	69	64	82
Nível sérico de colesterol ≥ 200 mg/dℓ	37	33	43	36
Tabagismo atual	18	20	16	14
Atividade física (satisfazendo as Diretrizes Federais para Exercícios Aeróbicos)	55	50	51	35

Etapa 1: Rastreamento de fatores de risco cardiovasculares individuais. Inicie o rastreamento de rotina de fatores de risco individuais e qualquer história familiar de doença cardíaca prematura (idade < 55 anos em parentes de primeiro grau do sexo masculino e idade < 65 anos em parentes de primeiro grau do sexo feminino) aos 20 anos de idade. O rastreamento recomendado é apresentado no Boxe 16.20.

Etapa 2: Calcular o risco global de DCV em 10 anos e vitalício usando uma calculadora baseada na web. Use as calculadoras de risco global de DCV mostradas no Boxe 16.21 para estabelecer o risco em 10 anos e o risco vitalício para pacientes de 40 a 79 anos de idade. Infelizmente, há dados insuficientes para prever o risco de modo confiável em indivíduos < 40 ou > 79 anos de idade. As estimativas de risco, que incorporam idade, sexo, história de tabagismo, nível sérico de colesterol total, nível sérico de colesterol ligado a lipoproteína de alta densidade (HDL-C), pressão arterial sistólica, tratamento anti-hipertensivo e diabetes melito, são baseadas em dados combinados de estudos populacionais. A utilidade primária dessas estimativas de risco consiste em auxiliar e facilitar discussões importantes sobre a redução do risco entre o médico e o paciente.

As novas calculadoras fornecem estimativas de risco específicas para o sexo e a raça/etnia (caucasiana e negra) para um primeiro IAM, morte por cardiopatia isquêmica ou AVC fatal ou não fatal. É importante observar que essas estimativas podem *subestimar* o risco em pessoas de outros grupos raciais/étnicos, em especial os nativos americanos, alguns asiáticos americanos (p. ex., de origem sul-asiática), alguns hispânicos (p. ex., porto-riquenhos), e pode *superestimar* o risco em outros grupos, incluindo asiáticos americanos (p. ex., de ascendência do Leste asiático) e alguns hispânicos (p. ex., mexicanos).[90] Uma calculadora revisada, que emprega dados mais recentes e novos métodos estatísticos, melhorou a exatidão da calculadora de risco de DCV do ACC/AHA.[21] De qualquer modo, as informações sobre as predições de risco devem ser integradas no

Boxe 16.20 Rastreamento dos principais fatores de risco cardiovascular

Fator de risco	Recomendação de rastreamento	Meta
História familiar de DCV prematura[81]	Perguntar sobre a história familiar	Estimar o risco de DCV
Tabagismo (cigarros)[82]	Perguntar sobre o uso de tabaco	Abandono ou manutenção de abstinência
Dieta não saudável[83,84]	Perguntar sobre a dieta	Melhoria do padrão alimentar em geral
Inatividade física[85,86]	Perguntar sobre a atividade física	30 min de exercício de intensidade moderada 5 vezes/semana
Obesidade[11,18]	Estimar o IMC e/ou medir a circunferência da cintura	IMC ≤ 25 kg/m^2; circunferência da cintura: ≤ 101,5 cm em homens, ≤ 89 cm em mulheres
Hipertensão arterial sistêmica[76]	Medir a pressão arterial	< 130/80 mmHg em adultos
Dislipidemias[69,87]	Obter valor basal de lipídios em jejum aos 21 anos de idade. Em adultos de risco médio, determinar os níveis de lipídios em jejum a cada 5 anos, dos 40 aos 75 anos de idade	Iniciar tratamento com estatina se as diretrizes do ACC/AHA forem satisfeitas
Diabetes melito[74]	Determinar a hemoglobina A1c ou a glicemia em jejum a cada 3 anos (se normal) a partir dos 45 anos de idade; com mais frequência em qualquer idade se houver fatores de risco	Prevenir/adiar diabetes melito em indivíduos com HbA1c de 5,7 a 6,4%
Fibrilação atrial[89]	Avaliar o ritmo cardíaco	Identificar e tratar fibrilação atrial

contexto de outras considerações, incluindo intervenções sobre o estilo de vida recomendado, preferências dos pacientes em relação ao uso de medicação, possíveis reações adversas aos medicamentos ou interações e probabilidade de sucesso da intervenção para um determinado paciente.

Etapa 3: Abordar os fatores de risco individuais – hipertensão arterial, diabetes, dislipidemias, síndrome metabólica, tabagismo, história familiar e obesidade. Aproximadamente 80% dos casos de DCV podem ser prevenidos pelo abandono de tabagismo, manutenção de uma dieta saudável, prática de atividades físicas regulares, manutenção de um peso saudável e controle de pressão arterial elevada, diabetes melito e dislipidemias.[68]

Hipertensão arterial. De acordo com as diretrizes do ACC/AHA de 2017, cerca de 46% dos adultos acima de 20 anos de idade nos EUA apresentam *pressão arterial alta* ou *hipertensão* (definida como pressão arterial sistólica ≥ 130 mmHg ou pressão diastólica arterial ≥ 80 mmHg), representando um número estimado de 103 milhões de pessoas.[68] Mais de dois terços da população adulta ≥ 60 anos nos EUA sofrem de hipertensão. As projeções mostram que, até 2035, os custos diretos totais da hipertensão podem aumentar até um valor estimado de 220 bilhões de dólares.

■ A *hipertensão primária (essencial)* é a forma mais comum: os fatores de risco incluem idade, genética, raça negra, obesidade e ganho de peso, ingestão excessiva de sal, inatividade física e consumo excessivo de álcool.

Ver *Rastreamento de hipertensão* no Capítulo 8, *Avaliação Geral, Sinais Vitais e Dor*, e Capítulo 6, *Manutenção da Saúde e Rastreamento*, para discussões sobre os benefícios da restrição do sódio dietético e aumento da atividade física para redução do risco de DCV e controle da hipertensão.

Boxe 16.21 Calculadoras de risco global de DCV baseadas na web

American College of Cardiology/American Heart Association	http://www.cvriskcalculator.com
American College of Cardiology	http://tools.acc.org/ASCVD-Risk- Estimator-Plus/#!/calculate/estimate

■ A *hipertensão secundária* representa menos de 5% dos casos de hipertensão. As causas incluem apneia obstrutiva do sono, doença renal crônica, estenose da artéria renal, medicamentos, doença da tireoide, doença da paratireoide, síndrome de Cushing, hiperaldosteronismo, feocromocitoma e coarctação da aorta.

Mais de 30% da taxa de mortalidade cardiovascular e 16% da taxa de mortalidade geral nos EUA é atribuída à hipertensão arterial, representando uma estimativa de 427.631 mortes em 2015.[68] Em 2017, o American College of Cardiology (ACC) e a AHA publicaram uma diretriz para " prevenção, detecção, avaliação e manejo da elevação da pressão arterial em adultos".[76] Para pacientes com DCV já existente, a diretriz recomenda o uso de um limiar para tratamento e uma meta de pressão arterial de 130/80 mmHg; um limiar para tratamento de 140/90 mmHg foi sugerido para pacientes que tenham sofrido um AVC ou ataque isquêmico transitório.

Diabetes melito. O DM gera consequências devastadoras para a saúde no mundo todo – segundo as estimativas, 422 milhões de pessoas tinham DM em 2014 e espera-se que esse número aumente para mais de 600 milhões até 2040.[68] O aumento expressivo da obesidade, associado à inatividade física, criou uma epidemia de diabetes melito. Em 2014, foi estimado que o DM afetasse mais de 12% dos adultos nos EUA, ou quase 31 milhões de pessoas. Esse número inclui mais de 7 milhões de adultos que não são diagnosticados. Outros 82 milhões de adultos (34% da população dos EUA) apresentam pré-diabetes. Existem disparidades notáveis na prevalência de DM ajustada para a idade entre adultos: aproximadamente 7 a 12% dos caucasianos e asiáticos americanos em comparação a cerca de 13 a 14% dos hispânicos e negros. Infelizmente, apenas 21% dos indivíduos afetados são tratados e controlados e o diabetes está associado a um aumento de quase duas vezes do risco de eventos e mortalidade por DCV.

Embora o diabetes sem sombra de dúvida aumente o risco de DCV, não foi estabelecido de modo robusto que a detecção precoce e o controle glicêmico intensivo melhorem os resultados cardiovasculares. A hipótese é que a dislipidemia desempenha um papel importante na aterosclerose acelerada observada em pacientes diabéticos. A demonstração constante de que o tratamento da hiperlipidemia reduz os eventos de DCV em pacientes diabéticos confirma essa noção. As diretrizes recomendam o tratamento de adultos diabéticos com pelo menos uma dose moderada de estatinas (Figura 16.33).[69]

Dislipidemias. A U.S. Preventive Services Task Force (USPSTF) publicou uma recomendação de grau B para a introdução de estatinas em doses baixas a moderadas para prevenção primária de DCV em adultos de 40 a 75 anos de idade que apresentem um ou mais fatores de risco para DCV (dislipidemia, diabetes melito, hipertensão arterial ou tabagismo) e um risco de eventos de DCV em 10 anos calculado ≥ 10%.[88] A implementação dessa recomendação exige determinação periódica (a cada 5 é considerado um intervalo razoável) dos níveis de lipídios em todos os adultos de 40 a 75 anos de idade sem DCV.

Em 2018, o ACC/AHA publicou "uma diretriz sobre o tratamento do colesterol sanguíneo para reduzir o risco cardiovascular aterosclerótico em adultos".[69] Essa diretriz, resumida na Figura 16.33, oferece recomendações baseadas em evidências para o início do tratamento com estatina conforme o nível de risco estimado pela calculadora de risco de DCV (ver Boxe 16.21). A diretriz observa que o tratamento de alta intensidade diminui o LDL-C em cerca de 50% e o tratamento de intensidade moderada reduz o LDL-C em 30 a 50%. A diretriz também declara que médicos e pacientes devem estar envolvidos na tomada de decisão compartilhada, abordando os possíveis benefícios e prejuízos da prescrição de estatina e pesquisando as preferências do paciente antes do início do tratamento. A diretriz enfatiza com veemência a importância de encorajar todos os pacientes a aderir a um estilo de vida saudável.

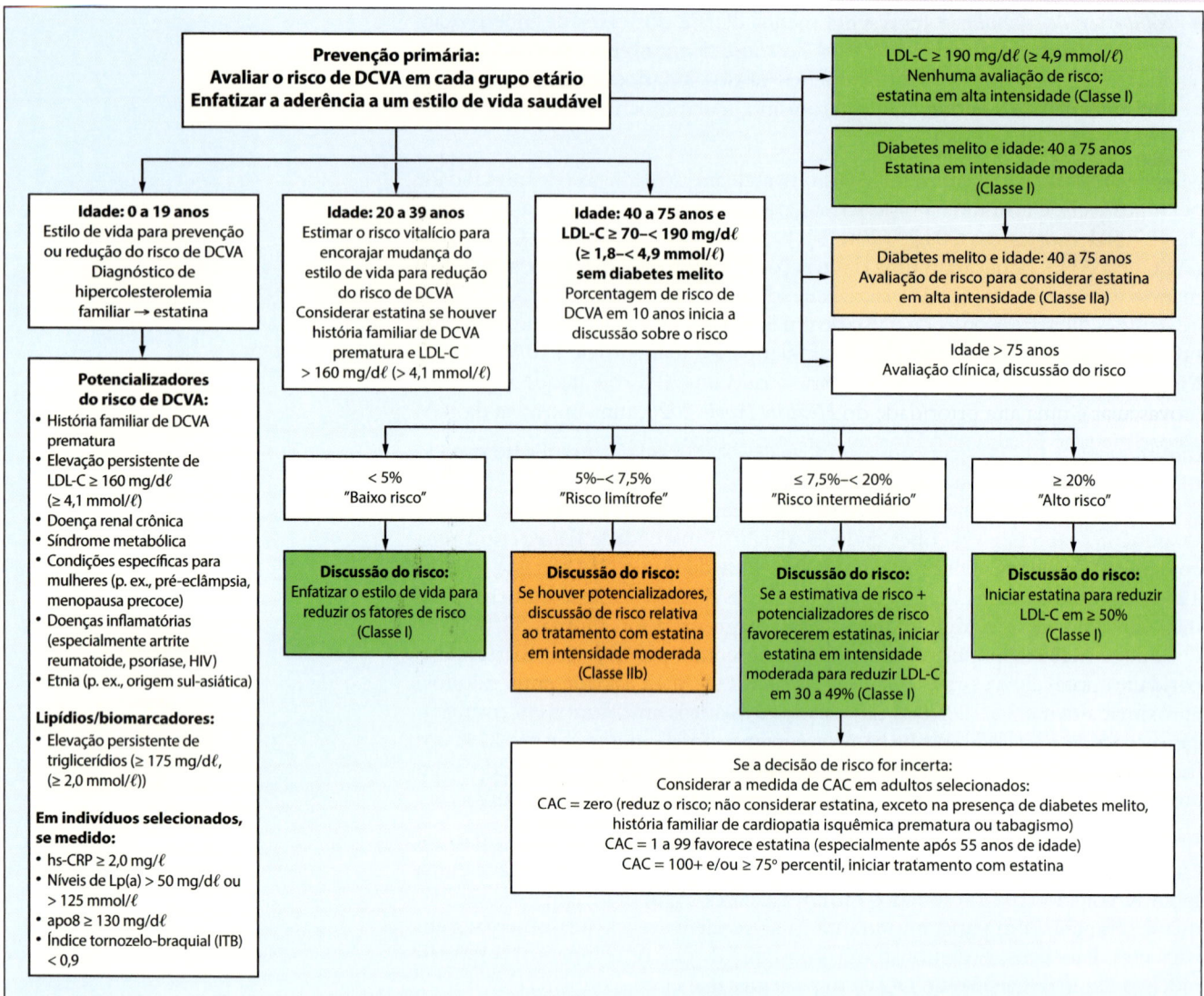

Figura 16.33 Diretrizes para colesterol do American College of Cardiology/American Heart Association, 2018. DCVA, doença cardiovascular aterosclerótica; CAC, calcificação da artéria coronária; HIV, vírus da síndrome da imunodeficiência humana; hs-CRP, proteína C reativa de alta sensibilidade; LDL-C, colesterol de lipoproteína de baixa densidade. (Reproduzida, com autorização, de Grundy SM *et al. Circulation.* 2018;139(25):e1082–e1143. Copyright © 2018 American Heart Association, Inc.)

Síndrome metabólica. A síndrome metabólica consiste em um conjunto de fatores de risco que aumenta o risco de DCV e diabetes melito. A prevalência dessa síndrome em adultos ≥ 20 anos de idade nos EUA corresponde a aproximadamente 34% nas mulheres e 29% nos homens.[68] A síndrome metabólica é diagnosticada quando houver quaisquer três dos cinco fatores de risco a seguir: (1) elevação da circunferência da cintura (específica para a população e o país), (2) elevação de triglicerídios, (3) redução do HDL-colesterol, (4) elevação da pressão arterial, (5) elevação da glicose plasmática em jejum. Quando um paciente apresenta comorbidades, o risco de uma futura DCV é maior que o observado com qualquer um dos fatores isolado. A síndrome metabólica deve ser considerada basicamente como uma "doença de um estilo de vida não saudável".

Outros fatores de risco: tabagismo, história familiar e obesidade. Fatores de risco como tabagismo, história familiar e obesidade contribuem substancialmente para o ônus populacional da DCV.[68] O *tabagismo* aumenta o risco de cardiopatia isquêmica e AVC de uma pessoa em duas a quatro vezes em comparação a não fumantes ou ex-fumantes que abandonaram o hábito há mais de 10 anos. Cerca de um terço das mortes anuais por doença cardíaca coronariana na população,

Ver *Rastreamento de hipertensão* no Capítulo 8, *Avaliação Geral, Sinais Vitais e Dor;* Capítulo 6, *Manutenção da Saúde e Rastreamento,* em relação ao abandono do tabagismo e redução do peso.

ou mais de 120.000 mortes, são atribuídas ao tabagismo.[91] Entre adultos, 12% relatam uma história familiar de infarto do miocárdio ou angina antes dos 50 anos de idade. Juntamente com história familiar de revascularização prematura, esse fator de risco está associado a um aumento de aproximadamente 50% do risco vitalício de cardiopatia isquêmica e morte por DCV. A obesidade, ou IMC acima de 30 kg/m^2, exibe associação significativa com aumento da mortalidade geral e de mortes por DCV.[92,93]

Promoção de alterações do estilo de vida e modificação dos fatores de risco

É difícil motivar uma mudança de comportamento, mas essa é uma habilidade clínica essencial para a redução dos fatores de risco. A promoção da saúde cardiovascular é uma alta prioridade do *Healthy People 2020*, uma iniciativa da U.S. Department of Health and Human Services' Office of Disease Prevention and Health Promotion. Os objetivos incluem aumento da atividade física e redução de: prevalência de hipertensão arterial, tabagismo e obesidade, consumo de calorias derivadas de gorduras sólidas e açúcares adicionados e mortes por cardiopatia isquêmica.[94] O conhecido *modelo de Prochaska* é uma ferramenta útil para avaliar a "disposição para mudança" do paciente e personalizar as orientações para o nível de motivação do paciente.[95]

A USPSTF forneceu uma recomendação de grau B para o encaminhamento de adultos com sobrepeso ou obesos que apresentem outros fatores de risco cardiovascular para intervenções intensivas de aconselhamento comportamental que incentivem uma dieta saudável e atividade física.[96] As recomendações do ACC/AHA sobre o manejo do estilo de vida abordam a dieta, atividade física, peso corporal e abandono do tabagismo, assim como o controle de hipertensão arterial e do diabetes melito.[84]

Ver *Modificação do estilo de vida e pressão arterial* no Capítulo 8, *Avaliação Geral, Sinais Vitais e Dor*, e Capítulo 6, *Manutenção da Saúde e Rastreamento*, para aconselhamento em relação ao peso ideal, nutrição e dieta, atividade física e abstinência de tabaco.

TABELA 16.1 Frequências e ritmos cardíacos selecionados

Os ritmos cardíacos podem ser classificados como regulares ou irregulares. Quando os ritmos são irregulares, ou as frequências são rápidas ou lentas, obtenha um ECG para identificar a origem dos batimentos (nó sinoatrial, nó atrioventricular, átrio ou ventrículo) e o padrão de condução. A variação normal relatada para o ritmo sinusal normal corresponde a 60 a 100 bpm uma frequência ventricular rápida, normal ou lenta. BAV = bloqueio atrioventricular

	Padrão no ECG	Frequência usual em repouso
QUAL É A FREQUÊNCIA?		
RÁPIDA (>100)	Taquicardia sinusal	100 a 180
	Taquicardia supraventricular (atrial ou nodal)	150 a 250
	Flutter atrial com a resposta ventricular regular	100 a 175
	Taquicardia ventricular	110 a 250
OU		
NORMAL (60 a 90)	Ritmo sinusal normal	60 a 90
	BAV de segundo grau	60 a 100
	Flutter atrial com resposta ventricular regular	75 a 100
OU		
LENTA (<60)	Bradicardia sinusal	< 60
	BAV de segundo grau	30 a 60
	BAV completo	< 40
ESPORÁDICO	Extrassístoles em intervalos aleatórios, porém o ritmo subjacente é normal: por exemplo, extrassístoles atriais ou ventriculares, arritmia sinusal	
OU **REGULARMENTE IRREGULAR**	Padrão regular de cadências: por exemplo, trigeminismo ventricular	Ver Tabela 16.2
OU **IRREGULARMENTE IRREGULAR**	Sem regularidade discernível: por exemplo, fibrilação atrial, *flutter* atrial	

REGULAR

O RITMO É REGULAR OU IRREGULAR?

IRREGULAR

QUAL É O PADRÃO DA IRREGULARIDADE?

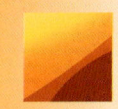

TABELA 16.2 Ritmos irregulares selecionados

Tipo de ritmo	Ondas no ECG e bulhas cardíacas	
ESPORÁDICO **Arritmia sinusal**	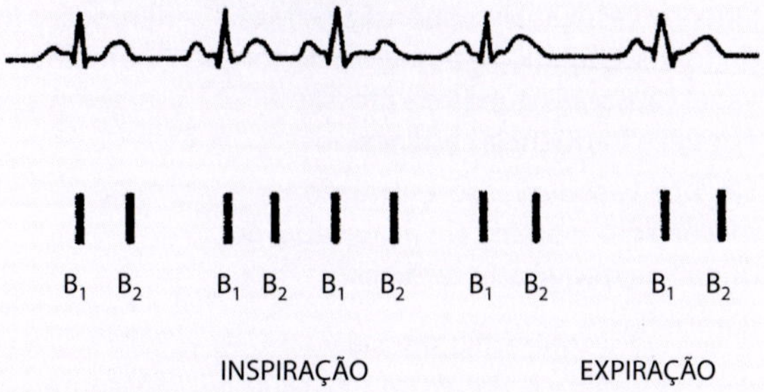 B₁ B₂ B₁ B₂ B₁ B₂ B₁ B₂ B₁ B₂ INSPIRAÇÃO EXPIRAÇÃO	**Ritmo.** O coração varia de modo cíclico, em geral com aceleração na inspiração e alentecimento na expiração. **Bulhas cardíacas.** Normais, embora B_1 possa variar com a frequência cardíaca.
Contrações atriais ou nodais prematuras (*supraventriculares*)	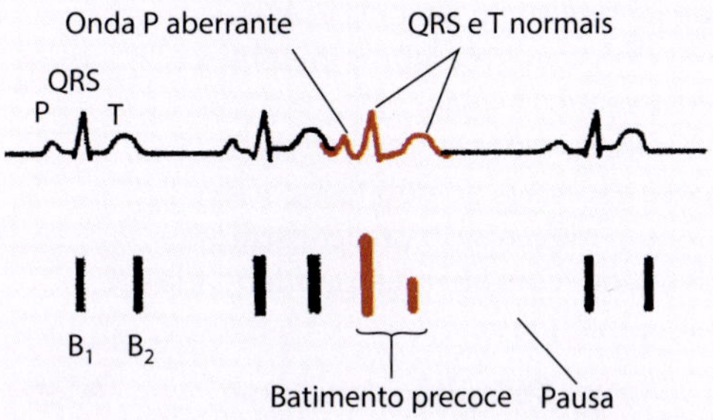 Onda P aberrante QRS e T normais QRS P T B₁ B₂ Batimento precoce Pausa	**Ritmo.** Um batimento de origem atrial ou nodal ocorre antes do próximo batimento normal esperado. Há uma pausa em seguida e então o ritmo é retomado. **Bulhas cardíacas.** A intensidade de B_1 pode ser diferente da B_1 de batimentos normais e B_2 pode estar diminuída.
ESPORÁDICO **Contrações prematuras ventriculares** (*Bigeminismo ou trigeminismo ventricular*)	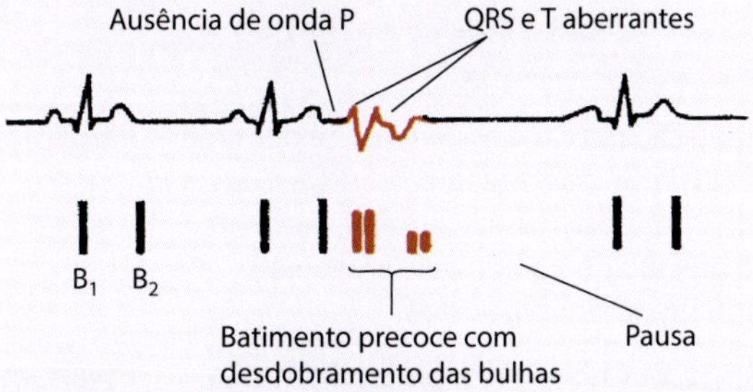 Ausência de onda P QRS e T aberrantes B₁ B₂ Batimento precoce com desdobramento das bulhas Pausa	**Ritmo.** Um batimento de origem ventricular ocorre antes do próximo batimento normal esperado. Há uma pausa em seguida e o ritmo é retomado. **Bulhas cardíacas.** A intensidade de B_1 pode ser diferente da B_1 de batimentos normais e B_2 pode estar hipofonética. É provável que as duas bulhas apresentem desdobramento.
IRREGULARMENTE IRREGULAR **Fibrilação atrial e *flutter* atrial com BAV variável**	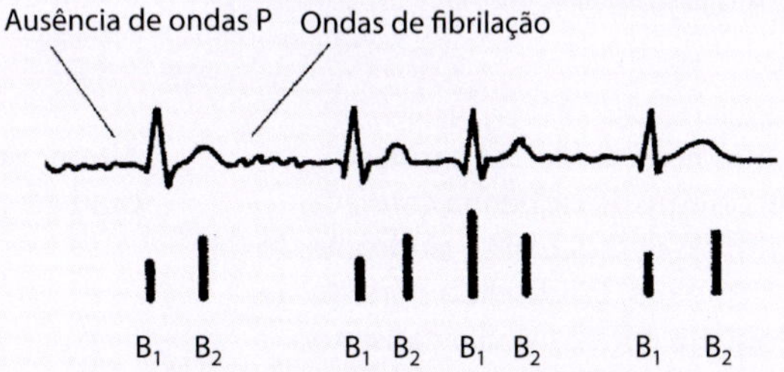 Ausência de ondas P Ondas de fibrilação B₁ B₂ B₁ B₂ B₁ B₂ B₁ B₂	**Ritmo.** O ritmo ventricular é totalmente irregular, embora séries breves do ritmo ventricular irregular possam parecer regulares. **Bulhas cardíacas.** A intensidade de B_1 varia.

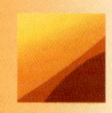

TABELA 16.3 Síncope e distúrbios semelhantes

	Mecanismo	Fatores precipitantes
Síncope vasovagal (desmaio comum) e síncope vasodepressora	Síncope vasovagal: suspensão reflexa do tônus simpático e aumento do tônus vagal causando queda da pressão arterial e frequência cardíaca. Síncope vasodepressora: mesmo mecanismo, porém sem ação vagal ou queda da frequência cardíaca. Barorreflexos normais.	Emoções fortes como medo ou dor, permanência prolongada em pé, ambiente quente e úmido
Hipotensão ortostática *(queda da PAS ≥ 20 mmHg ou da PAD ≥ 10 mmHg nos 3 min seguintes a ficar em pé)* [92–100]	*Redistribuição e acúmulo de 300 a 800 mℓ de sangue*, mediada pela ação gravitacional, nos membros inferiores e sistema venoso esplâncnico, causados por diminuição do retorno venoso e redução excessiva do débito cardíaco ou por um mecanismo vasoconstritor inadequado (com liberação inadequada de norepinefrina).	Assumir a posição ortostática
	Hipovolemia, diminuição do volume sanguíneo que é insuficiente para manter o débito cardíaco e a pressão arterial.	Adotar a posição ortostática após hemorragia ou desidratação
Síncope por tosse	Mediação neural, possivelmente por uma resposta vasodepressora-bradicárdica reflexa; hipoperfusão cerebral, aumento da pressão do líquido cerebrospinal também foram propostos.	Paroxismo de tosse grave
Síncope miccional	Resposta vasovagal, hipotensão sunita foram propostas.	Esvaziamento da bexiga após levantar da cama para urinar
Distúrbios cardiovasculares [98,101] *Arritmias*	Diminuição do débito cardíaco decorrente de isquemia cardíaca, arritmias ventriculares, síndrome do QT prolongado, bradicardia persistente, bloqueio infrafascicular causando hipoperfusão cerebral; muitas vezes com início súbito, término súbito.	Alteração súbita do ritmo para bradicardia ou taquiarritmia
Estenose aórtica e miocardiopatia hipertrófica	A resistência vascular diminui com o exercício, mas o débito cardíaco não aumenta devido à obstrução do fluxo.	Exercício
Infarto do miocárdio	Arritmia ou diminuição do débito cardíaco súbitas.	Variável, com frequência esforço físico

Fatores predisponentes	Manifestações prodrômicas	Associações posturais	Recuperação
Fadiga, fome, redução da pré-carga causada por desidratação, diuréticos, vasodilatadores.	Geralmente > 10 s; palpitações, náuseas, borramento visual, calor, palidez, diaforese, sensação de desfalecimento.	Em geral ocorre ao ficar em pé, às vezes em posição sentada.	Retorno imediato da consciência após deitar, porém a palidez, a fraqueza, as náuseas e discreta confusão podem persistir por algum tempo; é o tipo mais comum de síncope.
Envelhecimento; vasodilatadores anti-hipertensivos, repouso prolongado no leito; distúrbios centrais: doença de Parkinson, atrofia sistêmica múltipla; demência com corpúsculos de Lewy; neuropatia periférica: diabetes melito, amiloidose.	Sensação de desfalecimento, tontura, alentecimento cognitiva, fadiga; às vezes nenhuma.	Ocorre logo após ficar em pé. Hipertensão arterial sistêmica em decúbito dorsal é comum.	Retorno imediato ao normal em decúbito.
Hemorragia digestiva ou sangramento por traumatismo, diuréticos potentes, vômitos, diarreia, poliúria.	Sensação de desfalecimento e palpitações (taquicardia) ao ficar em pé.	Ocorre logo após ficar em pé.	Melhora com a reposição de volume.
DPOC, asma, hipertensão pulmonar; tipicamente ocorre em pacientes de meia-idade com sobrepeso.	Com frequência nenhuma, exceto tosse; pode haver visão borrada, sensação de desfalecimento.	Pode ocorrer em qualquer posição.	Retorno imediato ao normal após alguns segundos.
Noctúria, em geral em homens idosos ou adultos.	Com frequência nenhuma.	Geralmente logo após (ou durante) micção depois de ficar em pé.	Retorno imediato ao normal.
Cardiopatia isquêmica ou valvopatia cardíaca, anormalidades da condução, doença pericárdica, miocardiopatia; o envelhecimento diminui a tolerância a ritmos anormais.	Palpitações, em geral durando < 5 s; com frequência nenhuma.	Pode ocorrer em qualquer posição.	Retorno imediato ao normal com a resolução da arritmia; é a causa mais comum de síncope cardíaca; a síncope cardiogênica tem taxa de mortalidade em 6 meses > 10%.
Distúrbios cardíacos.	Dor torácica, com frequência nenhuma; o início é súbito.	Ocorre durante ou após o exercício.	Geralmente com retorno imediato ao normal.
Doença arterial coronariana, isquemia ou espasmo coronariano	Dor torácica isquêmica; pode ser silenciosa.	Pode ocorrer em qualquer posição.	Variável; relacionada ao tempo até o diagnóstico e tratamento.

(continua)

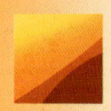

TABELA 16.3 Síncope e distúrbios semelhantes (*continuação*)

	Mecanismo	Fatores precipitantes
Embolia pulmonar maciça	Hipoxia súbita ou diminuição do débito cardíaco.	Variável, incluindo repouso prolongado no leito, cirurgia de grande porte, distúrbios da coagulação, gravidez.
Distúrbios semelhantes a síncope		
Hipocapnia decorrente de hiperventilação	Constrição dos vasos sanguíneos cerebrais decorrente de hipocapnia induzida por hiperventilação.	Ansiedade, transtorno de pânico.
Hipoglicemia	Glicemia insuficiente para manter o metabolismo cerebral; a liberação de epinefrina contribui para os sintomas; síncope verdadeira é pouco comum.	Variável, incluindo jejum.
Desmaio por transtorno conversivo (denominado "Transtorno sintomático neurológico funcional" no DSM-5)	Mecanismo desconhecido. A cor da pele e os sinais vitais podem estar normais; às vezes há movimentos intencionais bizarros; em geral ocorre quando outras pessoas estão presentes.	Estresse ou trauma, psicológico ou físico. Algumas vezes nenhum precipitante é identificado.

Fatores predisponentes	Manifestações prodrômicas	Associações posturais	Recuperação
Trombose venosa profunda, repouso no leito, estados de hipercoagulabilidade (lúpus eritematoso sistêmico, câncer), deficiência de proteína S ou C, deficiência de antitrombina III; terapia estrogênica.	Taquipneia, dor torácica ou pleurítica, dispneia, ansiedade, tosse.	Pode ocorrer em qualquer posição.	Relacionada ao tempo até o diagnóstico e tratamento.
Ansiedade.	Dispneia, palpitações, desconforto torácico, dormência e formigamento nas mãos e perioral durando vários minutos; com frequência a consciência é mantida.	Pode ocorrer em qualquer posição.	Melhora lenta quando a hiperventilação termina.
Tratamento com insulina e vários distúrbios metabólicos.	Sudorese, tremores, palpitações, fome, cefaleia, confusão, comportamento anormal, coma.	Pode ocorrer em qualquer posição.	Variável, dependendo da gravidade e do tratamento.
História de múltiplos sintomas somáticos. Com frequência há sintomas dissociativos, como despersonalização, desrealização, amnésia dissociativa ou traços de personalidade mal adaptativos; associado a abuso infantil ou negligência no passado.	Variável.	Uma queda no chão, em geral a partir da posição ortostática, sem ferimentos.	Variável; pode ser prolongada, muitas vezes com responsividade flutuante e achados neurológicos inconstantes.

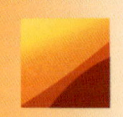

TABELA 16.4 Anormalidades do pulso arterial e das ondas pressóricas

Normal

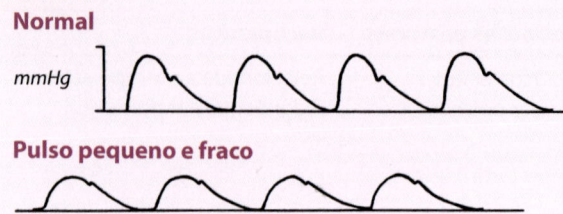

A pressão diferencial corresponde a aproximadamente 30 a 40 mmHg. O contorno do pulso é suave e redondo. (O entalhe na inclinação descendente da onda de pulso não é palpável.)

Pulso pequeno e fraco

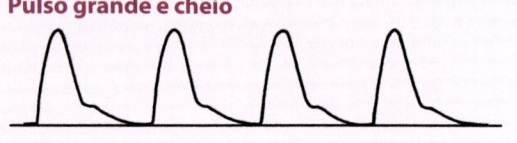

A pressão diferencial está diminuída, e o pulso é fraco e pequeno à palpação. O impulso ascendente pode parecer lento, o pico prolongado. As causas incluem (1) diminuição do volume sistólico, como ocorre na insuficiência cardíaca, hipovolemia e estenose aórtica grave, e (2) aumento da resistência periférica, como na exposição ao frio e insuficiência cardíaca grave.

Pulso grande e cheio

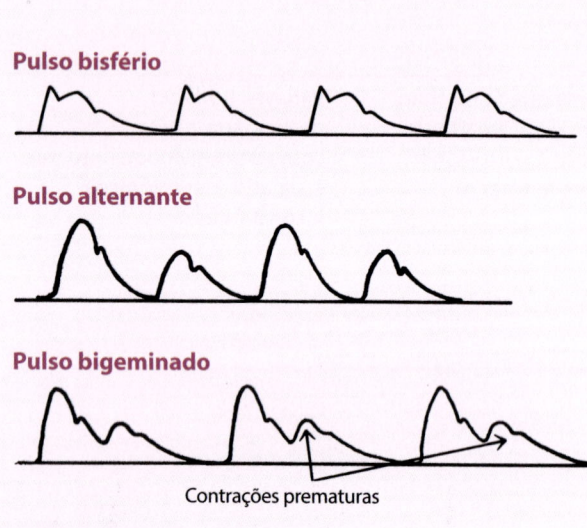

A pressão diferencial está aumentada e o pulso é forte e vigoroso à palpação. A elevação e a queda podem parecer rápidas, o pico breve. As causas incluem (1) aumento do volume sistólico, diminuição da resistência periférica ou ambos, como ocorre na febre, anemia, hipertireoidismo, regurgitação aórtica, fístulas arteriovenosas e PCA; (2) aumento do volume sistólico decorrente de frequências cardíacas lentas, como na bradicardia e BAV completo; (3) diminuição da complacência (aumento da rigidez) das paredes da aorta, como no envelhecimento ou na aterosclerose.

Pulso bisfério

Um pulso bisfério é um pulso arterial aumentado com pico sistólico duplo, detectado durante a compressão moderada da artéria. As causas incluem regurgitação aórtica pura, estenose e regurgitação aórticas combinadas e miocardiopatia hipertrófica.

Pulso alternante

O pulso é completamente regular, mas apresenta batimentos fortes e fracos alternados. Se houver apenas uma discreta diferença entre os batimentos fortes e fracos, a detecção exige o uso de um esfigmomanômetro. O pulso alternante indica insuficiência ventricular esquerda grave.

Pulso bigeminado

Contrações prematuras

Esse distúrbio pode mimetizar o pulso alternante. Um pulso bigeminado é causado por um batimento normal alternado com uma contração prematura. O volume sistólico do batimento prematuro é menor em relação ao dos batimentos normais e a amplitude do pulso varia de acordo.

Pulso paradoxal

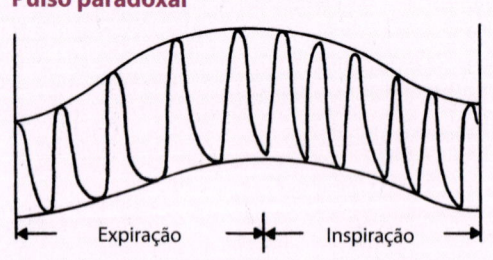

Expiração | Inspiração

Um pulso paradoxal pode ser detectado por diminuição palpável na amplitude do pulso durante a inspiração tranquila. Se o sinal for menos pronunciado, é necessário um esfigmomanômetro. A PAS diminui > 10 a 12 mmHg durante a inspiração. O pulso paradoxal ocorre no tamponamento pericárdico, nas exacerbações de asma e DPOC e na pericardite constritiva.

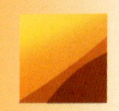

TABELA 16.5 Variações e anormalidades dos impulsos ventriculares

No coração saudável, o *impulso ventricular esquerdo* em geral corresponde ao PIM. Esse breve impulso é gerado pelo movimento do ápice ventricular contra a parede torácica durante a contração. Em condições normais, o *impulso ventricular direito* não é palpável após o primeiro ano de vida e suas características são indeterminadas. Aprenda os descritores clássicos do PIM ventricular esquerdo normal:

- *Localização:* no quarto ou quinto espaço intercostal esquerdo, na linha medioclavicular
- *Diâmetro:* distinto, ou ≤ 2 cm
- Amplitude: enérgico e pulsátil
- *Duração:* ≤ 2/3 da sístole

O exame cuidadoso do impulso ventricular revela indícios importantes sobre a hemodinâmica cardiovascular subjacente. As características do impulso ventricular mudam conforme os ventrículos esquerdo e direito se adaptam a estados de alto débito (ansiedade, hipertireoidismo e anemia grave) e condições mais patológicas de sobrecarga crônica de pressão ou volume. Além do PIM *enérgico e pulsátil* normal, aprenda a reconhecer outros três tipos de impulsos ventriculares e suas características típicas na tabela a seguir:

- *Hipercinético:* O *impulso ventricular hipercinético* decorrente de um aumento transitório do volume sistólico – essa alteração não indica necessariamente uma doença cardíaca
- *Prolongado:* O impulso ventricular *prolongado* da hipertrofia ventricular decorrente de sobrecarga pressórica crônica, conhecida como aumento da pós-carga
- *Difuso:* O impulso ventricular *difuso* da dilatação ventricular decorrente de uma sobrecarga de volume crônica, ou *aumento da pré-carga*

	Impulso ventricular esquerdo			Impulso ventricular direito		
	Hipercinético	Sobrecarga de pressão	Sobrecarga de volume	Hipercinético	Sobrecarga de pressão	Sobrecarga de volume
Exemplos de Causas	Ansiedade, hipertireoidismo, anemia grave	Estenose aórtica, hipertensão	Regurgitação aórtica ou mitral; miocardiopatia	Ansiedade, hipertireoidismo, anemia grave	Estenose da valva pulmonar, hipertensão pulmonar	Defeito do septo interatrial
Localização	Normal	Normal	Deslocado para a esquerda e possivelmente para baixo	Terceiro, quarto ou quinto EIC esquerdo	Terceiro, quarto ou quinto EIC esquerdo, área subxifoide	Borda esternal esquerda, estendendo-se na direção da borda cardíaca esquerda, área subxifoide
Diâmetro	Aprox. 2 cm, embora o aumento da amplitude possa fazer o diâmetro parecer maior	> 2 cm	> 2 cm	Não útil	Não útil	Não útil
Amplitude	Pulsação mais forte	Pulsação mais forte	*Difusa*	Discretamente mais forte	Mais forte	Discreta a acentuadamente mais forte
Duração	< 2/3 da sístole	*Prolongado (até B₂)*	Em geral discretamente prolongado	Normal	*Prolongado*	Normal a discretamente prolongado

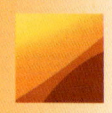

TABELA 16.6 Variações da primeira bulha cardíaca – B₁

Variações normais	B₁ B₂	B₁ é mais suave que B₂ na *base* (segundos EIC direito e esquerdo).
	B₁ B₂	O som de B₁ é, com frequência, mas nem sempre, mais alto que o de B₂ no ápice.
B₁ hiperfonética	B₁ B₂	B₁ é hiperfonética na (1) taquicardia, ritmos com intervalo PR curto e estados de alto débito cardíaco (p. ex., exercício, anemia, hipertireoidismo) e (2) estenose mitral.
B₁ hipofonética	B₁ B₂	B₁ é hipofonética no BAV de primeiro grau, no bloqueio de ramo esquerdo (BRE) e no infarto agudo do miocárdio (IAM). Um fechamento precoce da valva mitral ocorrendo antes da contração ventricular também causa hipofonese de B₁, como observado na regurgitação aórtica grave.
B₁ variável	B₁ B₂ B₁ B₂	A intensidade de B₁ varia (1) no BAV completo, quando os batimentos dos átrios e ventrículos são independentes entre si e (2) em qualquer ritmo totalmente irregular (p. ex., fibrilação atrial). Nessas situações, a valva mitral está em posições variáveis antes de ser fechada pela contração ventricular. Portanto, a altura do som de seu fechamento varia.
Desdobramento de B₁	B₁ B₂	Uma demora no fechamento da valva tricúspide aumenta o desdobramento de B₁, mais bem auscultado ao longo da borda esternal inferior esquerda, onde o componente tricúspide, em geral muito fraco para ser auscultado, torna-se audível. Um desdobramento de B₁ mais proeminente que o normal ocorre no bloqueio de ramo direito (BRD). Esse desdobramento raramente pode ser auscultado no ápice, mas deve ser distinguido de uma B₄, de um sopro de ejeção aórtica e de um clique sistólico precoce.

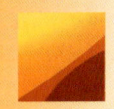

TABELA 16.7 Variações da segunda bulha cardíaca – B_2

	Inspiração	Expiração	
Desdobramento fisiológico	A_2 P_2 / B_1 B_2	B_1 B_2	Ausculte o *desdobramento* de B_2 no *segundo ou terceiro EIC esquerdo*. O componente pulmonar de B_2 em geral é muito fraco para ser auscultado no ápice ou na área aórtica, onde B_2 é um som único derivado apenas do fechamento da valva aórtica. O desdobramento normal é *acentuado pela inspiração*, que aumenta o intervalo entre A_2 e P_2, e *desaparece na expiração*.
Desdobramento patológico *(Um desdobramento audível ocorre durante a expiração e sugere doença cardíaca.)*	B_1 B_2	B_1 B_2	O *desdobramento fisiológico amplo* de B_2 refere-se a prolongamento do desdobramento usual de B_2 durante a inspiração, que persiste por todo o ciclo respiratório. O desdobramento amplo é causado pelo fechamento tardio da valva pulmonar (como ocorre na estenose da valva pulmonar ou no BRD) ou pelo fechamento precoce da valva aórtica (regurgitação mitral). O BRD é ilustrado aqui.
	B_1 B_2	B_1 B_2	*Desdobramento fixo* refere-se a um desdobramento amplo que não varia com a respiração, em geral decorrente de prolongamento da sístole ventricular direita, observado no defeito do septo interatrial.
	B_1 B_2	P_2 A_2 / B_1 B_2	*Desdobramento paradoxal ou invertido* refere-se ao desdobramento que aparece durante a expiração e desaparece na inspiração. O fechamento da valva aórtica é anormalmente tardio, de modo que A_2 ocorre após P_2 na expiração. O retardo inspiratório normal de P_2 faz o desdobramento desaparecer. A causa mais comum é o BRE.

A_2 e P_2: segundo EIC direito

A_2 hiperfonético (A_2 geralmente pode ser auscultado apenas no segundo EIC direito): ocorre na hipertensão arterial sistêmica devido ao aumento da carga pressórica. Hiperfonese também ocorre quando a raiz da aorta está dilatada, o que é atribuído à maior proximidade entre a valva aórtica e a parede torácica.

P_2 hiperfonético: Quando P_2 for igual ou mais alto que A_2, suspeitar de hipertensão pulmonar. Outras causas incluem dilatação da artéria pulmonar e defeito do septo interatrial. Quando um desdobramento de B_2 é auscultado de modo amplo, estendendo-se até o ápice e a base direita, P_2 é hiperfonético

A_2 hipofonético ou ausente: ocorre na estenose aórtica calcificada em decorrência da imobilidade da valva. Se A_2 for inaudível, o desdobramento não é auscultado.

P_2 hipofonético ou ausente: em geral ocorre pelo aumento do diâmetro AP do tórax associado ao envelhecimento. Também pode ser causado por estenose da valva pulmonar. Se P_2 for inaudível, o desdobramento não será auscultado.

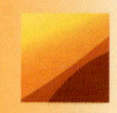

TABELA 16.8 Sons cardíacos adicionais na sístole

Há dois tipos de sons cardíacos adicionais na sístole: (1) sopros de ejeção precoces e (2) cliques, geralmente auscultados na metade e no fim da sístole.

Sopros de ejeção protossistólicos	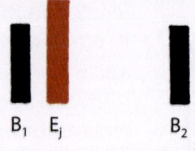 B₁ Eⱼ B₂	Os *sopros de ejeção protossistólicos* ocorrem pouco após B₁, coincidindo com o defeito patológico súbito das valvas aórtica e pulmonar quando se abrem no início da sístole.[102] O tom é relativamente agudo, têm uma característica de estalido definido, e são mais bem auscultados com o diafragma do estetoscópio. Um sopro de ejeção indica DCV. Verifique se há um *sopro de ejeção aórtico* na base e no ápice. Pode ser mais alto no ápice e geralmente não varia com a respiração. Um sopro de ejeção aórtico pode acompanhar dilatação da aorta ou valvopatia aórtica decorrente de estenose congênita ou uma valva aórtica bicúspide.[103,104] Um *sopro de ejeção pulmonar* é mais bem auscultado no segundo e terceiro EIC esquerdos. Quando B₁, em geral relativamente suave nessa área, parecer alta, considerar um possível sopro de ejeção pulmonar. Sua intensidade costuma *diminuir com a inspiração*. As causas incluem dilatação da artéria pulmonar, hipertensão pulmonar e estenose da valva pulmonar.
Cliques sistólicos	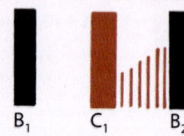 B₁ C₁ B₂	Os *cliques sistólicos* costumam ser causados pelo *prolapso da valva mitral* – uma projeção sistólica anormal de parte da valva mitral para o átrio esquerdo, relacionada à redundância das válvulas e alongamento das cordas tendíneas. O clique geralmente é mesossistólico ou telessistólico. O prolapso da valva mitral (PVM) é uma condição cardíaca comum, que afeta cerca de 2 a 3% da população geral, com prevalência igual em homens e mulheres.[105–107] Os cliques sistólicos também podem ter origem extracardíaca ou mediastinal.
Agachamento B₁ C₁ B₂		O clique costuma ser único, mas pode haver mais de um, em geral no ápice ou medialmente a ele, mas também na borda esternal inferior esquerda. O clique é agudo e, por isso, é mais bem auscultado com o diafragma. Muitas vezes é seguido por um sopro telessistólico decorrente de regurgitação mitral em crescendo que continua até B₂. Os achados na ausculta são notavelmente variáveis. A maioria dos pacientes apresenta apenas um clique, alguns têm apenas um sopro e alguns exibem os dois.
Posição ortostática B₁ C₁ B₂		No *prolapso da valva mitral*, os achados variam de um exame para o seguinte e muitas vezes mudam com a posição do corpo. Várias posições são recomendadas para identificar a síndrome: decúbito dorsal, posição sentada, agachada e ortostática. *O agachamento (e a fase de liberação da manobra de Valsalva) retarda o clique e o sopro devido ao aumento do retorno venoso; a posição ortostática (e a fase de tensão da manobra de Valsalva) aproxima esses sons de B₁.*

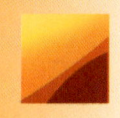

TABELA 16.9 Sons cardíacos adicionais na diástole

Estalido de abertura	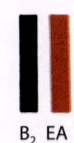	O estalido de abertura (EA) é um som que ocorre muito no início da diástole, causado pela desaceleração abrupta durante a abertura de uma *valva mitral estenótica*. É mais bem auscultado em um ponto imediatamente medial ao ápice e ao longo da borda esternal inferior esquerda. Se for alto, um EA irradia para o ápice e para a área pulmonar, onde pode ser confundido com o componente pulmonar do desdobramento de B_2. Seu tom agudo e a característica de estalo ajudam a diferenciá-lo de B_2, mas ele se torna menos audível quando os folhetos valvares (válvulas) ficam mais calcificados. É auscultado mais nitidamente com o *diafragma*.
B_3	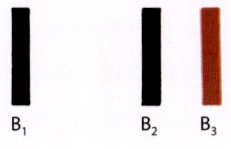	B_3 *fisiológica* é detectada com frequência em crianças e adultos jovens até 35 ou 40 anos de idade e muitas vezes no último trimestre de gravidez. Ocorrendo durante o enchimento ventricular rápido no início da diástole, é mais tardia que um EA, tem um tom surdo e grave e é auscultada com mais clareza no ápice, na posição de decúbito lateral esquerdo. A campânula do estetoscópio deve ser usada com uma pressão muito leve. B_3 *patológica* ou *galope ventricular* parece com uma B_3 fisiológica. Assim como a B_3 em adultos acima de 40 anos, geralmente é patológica, produzida pelas altas pressões de enchimento do ventrículo esquerdo e desaceleração abrupta do fluxo pela valva mitral no fim da fase de enchimento rápido da diástole.[108,109] As causas incluem diminuição da contratilidade miocárdica, insuficiência cardíaca e sobrecarga de volume ventricular decorrente de regurgitação aórtica ou mitral e *shunts* da esquerda para a direita. Ausculte uma B_3 *do lado esquerdo* no ápice, com o paciente em decúbito lateral esquerdo. Uma B_3 *do lado direito* em geral é auscultada ao longo da borda esternal inferior esquerda ou abaixo do processo xifoide com o paciente em decúbito dorsal e é mais alta à inspiração. O termo galope vem da cadência das três bulhas cardíacas, especialmente em frequências cardíacas rápidas, que soa como a palavra "Kentucky".
B_4	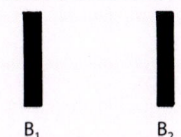	Uma B_4 (*bulha atrial* ou *galope atrial*) ocorre imediatamente antes de B_1. Tem um tom surdo e grave e é mais bem auscultada no ápice usando a campânula. Ausculte na borda esternal inferior esquerda para pesquisar uma B_4 ventricular direita (ou na área subxifoide na presença de doença pulmonar obstrutiva). B_4 é normal em algumas ocasiões, especialmente em atletas treinados e nos grupos etários mais velhos. Na maioria das vezes, é decorrente de uma hipertrofia ou fibrose ventricular que causa rigidez e aumento da resistência (ou diminuição da complacência) durante o enchimento ventricular após a contração atrial.[2,110] As causas de B4 no lado esquerdo incluem doença cardíaca hipertensiva, estenose aórtica e miocardiopatia isquêmica e hipertrófica. B_4 *no lado esquerdo* é auscultada com mais nitidez no ápice, na posição de decúbito lateral esquerdo, com uma cadência que lembra a palavra "Tennessee". Uma B_4 *no lado direito*, menos comum, é auscultada ao longo da borda esternal inferior esquerda ou abaixo do processo xifoide. Com frequência fica mais alta na inspiração. As causas incluem hipertensão pulmonar e estenose da valva pulmonar. B_4 também está associada a um atraso na condução entre os átrios e os ventrículos. Esse atraso separa o som atrial normalmente fraco da B_1 mais alta, tornando-o audível. B_4 nunca é auscultada quando não houver contrações atriais (ausente durante a fibrilação atrial). Em algumas ocasiões, um paciente pode apresentar tanto B_3 quanto B_4, produzindo um *ritmo quádruplo* de quatro bulhas cardíacas. Em frequências cardíacas rápidas, B_3 e B_4 podem se fundir em uma bulha cardíaca adicional de intensidade alta, chamada *galope somatório*.

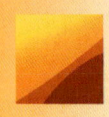

TABELA 16.10 Sopros mesossistólicos

Os sopros de ejeção mesossistólicos representam o tipo mais comum de sopros cardíacos. Podem ser (1) *inocentes* – sem uma anormalidade fisiológica ou estrutural detectável; (2) *fisiológicos* – decorrentes de alterações fisiológicas no metabolismo do organismo; (3) *patológicos* – produzidos por anormalidades estruturais no coração ou grandes vasos.[61,63,64] Os sopros mesossistólicos tendem a apresentar um pico próximo à metade da sístole e geralmente terminam antes de B_2. A forma em crescendo-decrescendo, ou "em diamante", nem sempre é audível. O intervalo entre o sopro e B_2 ajuda a distinguir os sopros mesossistólicos dos pansistólicos.

	Sopros inocentes	**Sopros fisiológicos**
	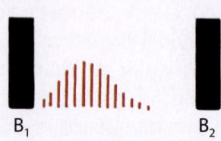	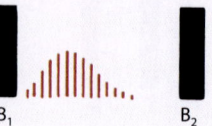
Sopro	*Localização*. Segundo a quarto espaços intercostais esquerdos, entre a borda esternal esquerda e o ápice. *Irradiação*. Mínima *Intensidade*. Grau 1 a 2, possivelmente 3 *Tom*. Suave a médio *Características*. Variáveis *Manobras*. Geralmente diminui ou desaparece ao sentar.	Semelhante aos sopros inocentes.
Achados associados	Nenhum: desdobramento normal, ausência de ruídos de ejeção, ausência de sopros diastólicos e ausência de evidências palpáveis de aumento ventricular. Em algumas ocasiões, tanto um sopro inocente quanto um patológico estão presentes.	Sinais das causas fisiológicas (ver mecanismos, a seguir)
Mecanismo	Fluxo sanguíneo turbulento, provavelmente gerado pela ejeção ventricular de sangue para a aorta pelo ventrículo esquerdo e, em algumas ocasiões, direito. Muito comum em crianças e adultos jovens, mas também pode estar presente em adultos mais velhos. Não há DCV subjacente.	Turbulência decorrente de um aumento temporário do fluxo sanguíneo em condições predisponentes como anemia, gravidez, febre e hipertireoidismo.

Sopros patológicos

Estenose aórtica [104,111,112]	Miocardiopatia hipertrófica [113]	Estenose da valva pulmonar [114]
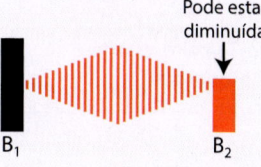	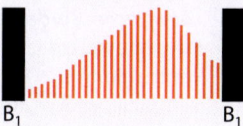	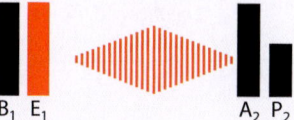

Estenose aórtica [104,111,112]

Localização. Segundo e terceiro espaços intercostais direitos.

Irradiação. Com frequência para as carótidas, descendo a borda esternal esquerda, mesmo até o ápice. Se grave, pode haver irradiação para o segundo e terceiro espaços intercostais esquerdos.

Intensidade. Às vezes suave, mas com frequência alto, com frêmito.

Tom. Médio, rude; em crescendo-decrescendo, pode ser mais agudo no ápice.

Características. Geralmente rude; pode ser mais musical no ápice.

Manobras. Auscultado com mais nitidez com o paciente sentado e inclinado para frente.

Quando a estenose aórtica piora, o pico do sopro ocorre mais tarde na sístole e a intensidade de A_2 diminui. A_2 pode estar atrasado e fundido com $P_2 \to B_2$ única durante a expiração ou desdobramento paradoxal de B_2. O impulso ascendente carotídeo pode ser tardio, com elevação lenta, amplitude pequena e diminuição do volume. O VE hipertrofiado pode produzir um impulso apical prolongado e B_4 em decorrência da diminuição da complacência. Após os 40 anos de idade, pode haver dilatação da aorta e um sopro de regurgitação aórtica. A isquemia subendocárdica decorrente da perfusão coronariana inadequada distalmente à valva causa angina e síncope.

Uma estenose significativa causa um fluxo sanguíneo turbulento pela valva e aumenta a pós-carga ventricular esquerda. A causa mais comum é a calcificação da valva em adultos mais velhos, às vezes progredindo de esclerose não obstrutiva (presente em 25%) para estenose. A segunda causa mais comum é uma valva aórtica bicúspide congênita, muitas vezes não reconhecida até a idade adulta.

Miocardiopatia hipertrófica [113]

Localização. Terceiro e quarto espaços intercostais esquerdos.

Irradiação. Descendo a borda esternal esquerda até o ápice, possivelmente até a base, mas não até o pescoço.

Intensidade. Variável. Ver Manobras.

Tom. Médio.

Características. Rude.

Manobras. A intensidade diminui com o agachamento e a fase de liberação da manobra de Valsalva (aumento do retorno venoso), *aumenta com a posição ortostática e a fase de tensão da manobra de Valsalva* (diminuição do volume do ventrículo esquerdo).

O impulso ascendente carotídeo sobe com rapidez, ao contrário da estenose aórtica. O impulso apical é prolongado. B_2 pode ser única. B_4 geralmente está presente no ápice (ao contrário da regurgitação mitral).

Geralmente é benigna, mas progride em 25% dos casos para síncope, isquemia, fibrilação atrial, miocardiopatia dilatada, insuficiência cardíaca e AVC, com maior risco de morte súbita.

Uma hipertrofia ventricular difusa ou focal inexplicada com desorganização dos miócitos e fibrose, associada a uma ejeção anormalmente rápida do sangue do ventrículo esquerdo durante a sístole. Uma obstrução do trato de saída do fluxo pode coexistir. A distorção associada da valva mitral pode causar regurgitação mitral.

Estenose da valva pulmonar [114]

Localização. Segundo e terceiro espaços intercostais esquerdos.

Irradiação. Se for alto, na direção do ombro esquerdo e pescoço.

Intensidade. Suave a alto; se for alto, associado a um frêmito.

Tom. Médio; em crescendo-decrescendo.

Características. Geralmente rude.

A PVJ geralmente está normal, mas pode exibir uma onda proeminente. O impulso ventricular direito com frequência é prolongado. Um sopro de ejeção pulmonar inicial ocorre na estenose leve a moderada. Na estenose grave, B_2 apresenta desdobramento amplo e P_2 é mais suave. É possível auscultar uma B_4 no lado direito sobre a borda esternal esquerda.

Basicamente um distúrbio congênito com estenose valvular, supravalvular ou subvalvular. A estenose compromete o fluxo pela valva, aumentando a pós-carga ventricular direita. Em um defeito do septo interatrial, o maior fluxo pela valva pulmonar pode mimetizar uma estenose da valva pulmonar.

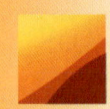

TABELA 16.11 Sopros pansistólicos (holossistólicos)

Os sopros pansistólicos (holossistólicos) são patológicos, originados do fluxo sanguíneo de uma câmara com alta pressão para outra de menor pressão, através de uma valva ou outra estrutura que deveria estar fechada. O sopro começa imediatamente com B₁ e continua até B₂.

	Regurgitação mitral [106,115–117]	Regurgitação tricúspide [118–120]	Defeito do septo interventricular
Sopro	*Localização.* Ápice.	*Localização.* Borda esternal inferior esquerda. Se a pressão no ventrículo direito for elevada e o ventrículo estiver aumentado, o sopro pode ser mais alto no ápice e pode ser confundido com uma regurgitação mitral.	*Localização.* Terceiro, quarto e quinto EIC esquerdos.
	Irradiação. Para a axila esquerda, com menos frequência para a borda esternal esquerda.	*Irradiação.* Para a região à direita do esterno, área xifoide e, algumas vezes, para linha medioclavicular esquerda, mas não para a axila.	*Irradiação.* Geralmente ampla, dependendo do tamanho do defeito.
	Intensidade. Suave a alto; se for alto, associado a um frêmito apical.	*Intensidade.* Variável.	*Intensidade.* Geralmente muito alto, com um frêmito. Defeitos menores apresentam sopros mais altos.
	Tom. Médio a agudo.	*Tom.* Médio.	*Tom.* Agudo, holossistólico. Defeitos menores apresentam sopros de tom mais agudo.
	Características. Aspirativo, holossistólico.	*Características.* Aspirativo, holossistólico.	*Características.* Geralmente rude.
	Manobras. Ao contrário da regurgitação da tricúspide, a intensidade do sopro não muda com a inspiração.	*Manobras.* Ao contrário da regurgitação mitral, a intensidade aumenta com a inspiração.	
Achados associados	B₁ normal (75%), alta (12%), suave (12%). Uma B₃ apical reflete a sobrecarga de volume do ventrículo esquerdo. O impulso apical pode ser difuso e deslocado lateralmente. Pode haver um impulso paraesternal inferior esquerdo prolongado decorrente de uma dilatação do átrio esquerdo.	O impulso ventricular direito pode exibir uma amplitude aumentada e pode ser prolongado. PVJ com frequência está elevada na regurgitação da tricúspide grave, com ondas v grandes nas veias jugulares, um fígado pulsátil, ascite e edema.	B₂ pode ser obscurecida pelo sopro alto. Os achados principais e associados variam com o tamanho do defeito. Defeitos maiores causam *shunts* da esquerda para a direita, hipertensão pulmonar e sobrecarga ventricular direita.
Mecanismo	Quando a *valva mitral não consegue fechar totalmente na sístole*, ocorre regurgitação do sangue do ventrículo esquerdo para o átrio esquerdo, causando o sopro e aumentando a pré-carga no ventrículo esquerdo, levando por fim a uma dilatação do ventrículo esquerdo. As causas são estruturais, decorrentes de prolapso da valva mitral, endocardite infecciosa, doença cardíaca reumática e colagenose vascular, e funcionais, decorrentes de dilatação ventricular e dilatação do anel da valva mitral e disfunção das válvulas, do músculo papilar ou das cordas tendíneas.	Quando a *valva tricúspide não consegue fechar totalmente na sístole*, ocorre regurgitação do sangue do VD para o átrio direito, produzindo um sopro. As causas mais comuns são: insuficiência e dilatação ventricular direita, com aumento resultante do óstio da valva tricúspide, em geral induzida por hipertensão pulmonar ou insuficiência ventricular esquerda; e endocardite – as pressões do VD e da artéria pulmonar são baixas, por isso o sopro é protossistólico.	Um defeito do septo interventricular é uma anormalidade congênita classificada de acordo com uma de quatro localizações no septo interventricular. O defeito cria uma passagem para o *fluxo sanguíneo do ventrículo esquerdo de pressão relativamente alta para o ventrículo direito de pressão baixa.* O defeito pode ser acompanhado por regurgitação aórtica, regurgitação da tricúspide e aneurismas do septo interventricular; uma lesão não complicada é descrita aqui.

Diminuída — B₁ ... B₂ B₃ (Regurgitação mitral)

B₁ ... B₂ B₃ (Regurgitação tricúspide)

B₁ ... B₂ (Defeito do septo interventricular)

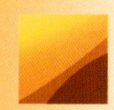

TABELA 16.12 Sopros diastólicos

Os sopros diastólicos são sempre patológicos. Existem dois tipos básicos em adultos. Sopros protodiastólicos em decrescendo indicam um fluxo regurgitante por uma valva semilunar incompetente, em geral a aórtica. Sopros diastólicos mesodiastólicos ou telediastólicos em ruflar apontam para a estenose de uma valva AV, geralmente a mitral. Os sopros diastólicos são menos comuns que os sopros sistólicos e mais difíceis de auscultar, exigindo um exame mais meticuloso.

Regurgitação aórtica [121–124]	Estenose mitral [120,122]
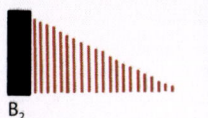	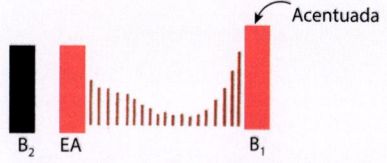

	Regurgitação aórtica	**Estenose mitral**
Sopro	*Localização*. Segundo a quarto espaços intercostais esquerdos.	*Localização*. Geralmente limitado ao ápice.
	Irradiação. Se for alto, para o ápice, talvez até a borda esternal direita.	*Irradiação*. Pouca ou nenhuma.
	Intensidade. Graus 1 a 4.	*Intensidade*. Graus 1 a 4.
	Tom. Agudo. *Usar o diafragma*.	*Tom*. Ruflar grave em decrescendo com reforço pré-sistólico. *Usar a campânula*.
	Características. Aspirativo em decrescendo; pode ser confundido com sons respiratórios.	
	Manobras. O sopro é mais bem auscultado com o *paciente sentado*, com o tronco inclinado para frente, prendendo a respiração após a expiração.	*Manobras*. A colocação da campânula exatamente sobre o impulso apical, posicionamento do paciente em *decúbito lateral esquerdo* e exercício leve, como cerrar o punho, tornam o sopro audível. É mais bem auscultado na expiração.
Achados associados	Com o agravamento, a PAD cai até 50 mmHg; a pressão diferencial pode aumentar em > 80 mmHg.	B$_1$ é hiperfonética e pode ser palpável no ápice. Um EA com frequência ocorre após B$_2$ e inicia o sopro.
	O impulso apical torna-se *difuso*, com deslocamento lateral e para baixo e com aumento do diâmetro, amplitude e duração. Um sopro de ejeção sistólico pode ser auscultado; B$_2$ e hiperfonética na dilatação da raiz da aorta e hipofonética se as válvulas estiverem espessadas e calcificadas; B$_3$ muitas vezes reflete disfunção ventricular decorrente da sobrecarga de volume e pressão. Um sopro de fluxo mesossistólico ou um sopro mitral diastólico (*Austin Flint*), em geral com componentes mesodiastólicos e pré-sistólicos, reflete o aumento do fluxo regurgitante.	Se houver hipertensão pulmonar, P$_2$ é hiperfonético, o impulso ventricular direito paraesternal torna-se palpável e a onda de PVJ é mais proeminente. O impulso apical é pequeno e pulsátil.
	A onda de pulso arterial exibe colapso súbito, criando pulsos arteriais vigorosos com *sons de tiro de pistola* à pressão leve do diafragma, especialmente com a elevação do braço (*pulso de Corrigan*), um *sopro em vaivém* sobre a artéria braquial ou femoral à compressão firme (*sinal de Duroziez*) e pulsações capilares com palidez ungueal (*pulsos de Quincke*).	Fibrilação atrial ocorre em cerca de um terço dos pacientes sintomáticos, com consequente risco de tromboembolismo.
Mecanismo	As válvulas (folhetos) da valva aórtica não conseguem se fechar por completo durante a diástole, causando regurgitação da aorta para o ventrículo esquerdo e sobrecarga ventricular esquerda. O sopro de fluxo mesossistólico associado é produzido pela ejeção desse maior volume sistólico pela valva aórtica. O sopro mitral diastólico (*Austin Flint*) é encontrado nas formas moderada a grave e é atribuído à compressão diastólica do fluxo regurgitante sobre a válvula anterior da valva mitral. As causas incluem anormalidades das válvulas, patologia aórtica (síndrome de Marfan) e anormalidades subvalvares como subestenose aórtica ou um defeito do septo interatrial.	As válvulas enrijecidas da valva mitral movem-se para o átrio esquerdo na metade da sístole e estreitam a abertura valvar, causando turbulência. O sopro resultante tem dois componentes: (1) mesodiastólico (durante o enchimento ventricular rápido) e (2) reforço pré-sistólico, possivelmente relacionado à contração ventricular. A causa mais comum, em todo o planeta, é a febre reumática, que causa fibrose, calcificação e espessamento das válvulas e comissuras e fusão das cordas tendíneas.

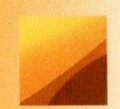

TABELA 16.13 Sons cardiovasculares com componentes sistólicos e diastólicos

Alguns sons cardiovasculares estendem-se além de uma fase do ciclo cardíaco. Três exemplos, todos de origem não valvar, são: (1) *zumbido venoso* (*venous hum*), um som benigno produzido pela turbulência do sangue nas veias jugulares – comum em crianças; (2) *atrito pericárdico*, produzido por inflamação do saco pericárdico; (3) *persistência do canal arterial* (PCA), uma anomalia congênita que persiste após o nascimento causando desvio (*shunt*) de sangue da esquerda para a direita, da aorta para a artéria pulmonar. Os *sopros contínuos* começam na sístole e estendem-se até B$_2$ até toda ou parte da diástole, como na PCA. As fístulas arteriovenosas, comuns em pacientes em hemodiálise, também produzem sopros contínuos.

	Zumbido venoso	**Atrito pericárdico** [56,125]	**Persistência do canal arterial**
Cronologia	Sopro contínuo sem intervalo silencioso. Mais alto na diástole.	A inflamação do pericárdio visceral e parietal na pericardite produz um som áspero e grosseiro com um, dois ou três componentes (sístole ventricular, enchimento ventricular e contração atrial durante a diástole). Os atritos são auscultados com e sem derrames pericárdicos.	Um sopro contínuo na sístole e na diástole, muitas vezes com um intervalo silencioso no fim da diástole. Mais alto no fim da sístole, mascara B$_2$ e desaparece gradualmente na diástole.
Localização	Acima do terço médio das clavículas, especialmente à direita, em geral quando a cabeça está virada na direção oposta. Auscultado com mais clareza quando o paciente está na posição sentada; desaparece em decúbito dorsal.	Em geral é auscultado com mais nitidez no terceiro espaço intercostal esquerdo próximo ao esterno, com o paciente sentado e inclinado para frente enquanto prende a respiração após uma expiração forçada. (Em contraste, um atrito pleural é auscultado apenas durante a inspiração.) Pode surgir e desaparecer espontaneamente e exige ausculta em várias posições. As causas incluem IAM, uremia, doença do tecido conjuntivo.	Segundo EIC esquerdo.
Irradiação	Primeiro e segundo EIC à direita ou esquerda.	Mínima.	Para a clavícula esquerda.
Intensidade	Suave a moderado. O zumbido é obliterado por pressão sobre a veia jugular interna.	Um som superficial de intensidade variável, que parece "próximo ao estetoscópio".	Em geral alto, às vezes com frêmito.
Características	Zumbido, rugido.	Raspante, rangente, áspero.	Rude, semelhante a maquinário.
Tom	Grave (auscultado com mais nitidez usando a *campânula*)	Agudo (auscultado com mais nitidez usando o *diafragma*)	Médio.

Sístole — Diástole — B$_1$ — B$_2$ — B$_1$

Sístole ventricular — Diástole ventricular — Sístole atrial — B$_1$ — B$_2$ — B$_1$

Sístole — Diástole — B$_1$ — B$_2$ — B$_1$

REFERÊNCIAS BIBLIOGRÁFICAS

1. Minami Y, Kajimoto K, Sato N, et al. Third heart sound in hospitalised patients with acute heart failure: insights from the ATTEND study. *Int J Clin Pract*. 2015;69(8):820–828.

2. Shah SJ, Nakamura K, Marcus GM, et al. Association of the fourth heart sound with increased left ventricular end-diastolic stiffness. *J Card Fail*. 2008;14(5):431–436.

3. O'Gara P, Loscalzo J. Chapter 267: Physical examination of the cardiovascular system. In: Kasper DL, Fauci AS, Hauser SL, et al. *Harrison's Principles of Internal Medicine*. 19th ed. New York: McGraw-Hill; 2015.

4. Yancy CW, Jessup M, Bozkurt B, et al. 2013 AACF/AHA Guideline for the Management of Heart Failure. *J Am College Cardiol*. 2013;62:e148.

5. Vinayak AG, Levitt J, Gehlbach B, et al. Usefulness of the external jugular vein examination in detecting abnormal central venous pressure in critically ill patients. *Arch Int Med*. 2006;166(19):2132–2137.

6. Schorr R, Johnson K, Wan J, et al. The prognostic significance of asymptomatic carotid bruits in the elderly. *J Gen Intern Med*. 1998;13(2):86–90.

7. McConaghy JR, Oza RS. Outpatient diagnosis of acute chest pain in adults. *Am Fam Physician*. 2013;87(3):177–182.

8. Mozaffarian D, Benjamin EJ, Go AS, et al. Heart disease and stroke statistics—2016 update: a report from the American Heart Association. *Circulation*. 2016;133(4):e38–e360.

9. O'Gara P, Kushner FG, Ascheim DD, et al. 2013 ACCF/AHA Guideline for the management of ST-elevation myocardial infarction: a report of the American College of Cardiology Foundation/American Heart Association Task Force on Practice Guidelines. *J Am College Cardiol*. 2013;61(4):e78–e140.

10. Abrams J. Chronic stable angina. *N Engl J Med*. 2005; 352(24):2524–2533.

11. Braverman AC. Aortic dissection: prompt diagnosis and emergency treatment are critical. *Cleve Clin J Med*. 2011;78(10):685–696.

12. Crea F, Camici PG, Bairey Merz CN. Coronary microvascular dysfunction: an update. *Eur Heart J*. 2014;35(17): 1101–1111.

13. Canto JG, Rogers WJ, Goldberg RJ, et al. Association of age and sex with myocardial infarction symptom presentation and in-hospital mortality. *JAMA*. 2012;307(8): 813–822.

14. Goldman L, Kirtane AJ. Triage of patient with acute chest syndrome and possible cardiac ischemia: the elusive search for diagnostic perfection. *Ann Intern Med*. 2003;139(12): 987–995.

15. Writing Group Members, Mozaffarian D, Benjamin EJ, et al. American Heart Association Statistics Committee; Stroke Statistics Subcommittee. Executive Summary: Heart Disease and Stroke Statistics—2016 Update: A Report from the American Heart Association. *Circulation*. 2016;133(4):447–454.

16. Wilson JF. In the clinic. Stable ischemic heart disease. *Ann Intern Med*. 2014;160(1):ITC1–16; quiz ITC1–16.

17. Ashley KE, Geraci SA. Ischemic heart disease in women. *South Med J*. 2013;106(7):427–433.

18. Cho S, Atwood JE. Peripheral edema. *Am J Med*. 2002;113(7):580–586.

19. Clark AL, Cleland JG. Causes and treatment of oedema in patients with heart failure. *Nat Rev Cardiol*. 2013;10(3): 156–170.

20. Shah MG, Cho S, Atwood JE, et al. Peripheral edema due to heart disease: diagnosis and outcome. *Clin Cardiol*. 2006;29(1):31–35.

21. Clark D 3rd, Ahmed MI, Dell'italia LJ, et al. An argument for reviving the disappearing skill of cardiac auscultation. *Cleve Clin J Med*. 2012;79(8):536–537, 544.

22. Markel H. The stethoscope and the art of listening. *N Engl J Med*. 2006;354(6):551–553.

23. Vukanovic-Criley JM, Hovanesyan A, Criley SR, et al. Confidential testing of cardiac examination competency in cardiology and noncardiology faculty and trainees: a multicenter study. *Clin Cardiol*. 2010;33(12):738–745.

24. Wayne DB, Butter J, Cohen ER, et al. Setting defensible standards for cardiac auscultation skills in medical students. *Acad Med*. 2009;84(10 Suppl):S94–S96.

25. Marcus G, Vessey J, Jordan MV, et al. Relationship between accurate auscultation of a clinically useful third heart sound and level of experience. *Arch Intern Med*. 2006;166(6):617–622.

26. Johri AM, Durbin J, Newbigging J, et al. Canadian Society of Echocardiography Cardiac Point of Care Ultrasound Committee. Cardiac Point-of-Care Ultrasound: State of the Art in Medical School Education. *J Am Soc Echocardiogr*. 2018;31(7):749–760.

27. McGee S. *Evidence-based Physical Diagnosis*. 4th ed. Philadelphia, PA: Saunders; 2018.

28. The Rational Clinical Examination Series. *JAMA*. Available at http://jamaevidence.mhmedical.com/book.aspx?bookID=845. Accessed July 5, 2018.

29. Pickering TG, Hall JE, Appel LJ, et al. Recommendations for blood pressure measurement in humans and experimental animals: part 1: blood pressure measurement in humans: a statement for professionals from the Subcommittee of Professional and Public Education of the American Heart Association Council on High Blood Pressure Research. *Circulation*. 2005;111(5):697–716.

30. Powers BJ, Olsen MK, Smith VA, et al. Measuring blood pressure for decision making and quality reporting: where and how many measures? *Ann Intern Med*. 2011;154(12): 781–788.

31. Appel LJ, Miller ER 3rd, Charleston J. Improving the measurement of blood pressure: is it time for regulated standards? *Ann Intern Med*. 2011;154(12):838–840.

32. Whelton PK, Carey RM, Aronow WS, et al. 2017 ACC/AHA/AAPA/ABC/ACPM/AGS/APhA/ASH/ASPC/NMA/PCNA Guideline for the Prevention, Detection, Evaluation, and Management of High Blood Pressure in Adults: A Report of the American College of Cardiology/American Heart Association Task Force on Clinical Practice Guidelines. *Hypertension*. 2018;71(6):e13–e115.

33. Guarracino F, Ferro B, Forfori F, et al. Jugular vein distensibility predicts fluid responsiveness in septic patients. *Crit Care*. 2014;18(6):647.

34. Chua Chiaco JM, Parikh NI, Fergusson DJ. The jugular venous pressure revisited. *Cleve Clin J Med*. 2013;80(10): 638–644.

35. Cook DJ, Simel DL. The rational clinical examination. Does this patient have abnormal central venous pressure? *JAMA*. 1996;275(8):630–634.

36. Davison R, Cannon R. Estimation of central venous pressure by examination of jugular veins. *Am Heart J*. 1974;87(3): 279–282.

37. Constant J. Using internal jugular pulsations as a manometer for right atrial pressure measurements. *Cardiology*. 2000;93(1–2):26–30.

38. Omar HR, Guglin M. Clinical and prognostic significance of positive hepatojugular reflux on discharge in acute heart failure: insights from the ESCAPE trial. *Biomed Res Int*. 2017;2017:5734749.

39. McGee S. Chapter 36: Inspection of the neck veins. In: *Evidence-based Physical Diagnosis*. 4th ed. Philadelphia, PA: Saunders; 2018.

40. Seth R, Magner P, Matzinger F, et al. How far is the sternal angle from the mid-right atrium? *J Gen Intern Med*. 2002;17(11):852–856.

41. Yancy CW, Jessup M, Bozkurt B, et al. American College of Cardiology Foundation; American Heart Association Task Force on Practice Guidelines. 2013 ACCF/AHA guideline for the management of heart failure: a report of the American College of Cardiology Foundation/American Heart Association Task Force on Practice Guidelines. *J Am Coll Cardiol*. 2013;62(16):e147–e239.

42. Rame JE, Dries DL, Drazner MH. The prognostic value of the physical examination in patients with chronic heart failure. *Congest Heart Fail*. 2003;9(3):170–175, 178.

43. Drazner MH, Rame E, Stevenson LW, et al. Prognostic importance of elevated jugular venous pressure and a third heart sound in patients with heart failure. *N Engl J Med*. 2001;345(8):574–581.

44. Badgett RG, Lucey CR, Muirow CD. Can the clinical examination diagnose left-sided heart failure in adults? *JAMA*. 1997;277(21):1712–1719.

45. Straka C, Ying J, Kong FM, et al. Review of evolving etiologies, implications and treatment strategies for the superior vena cava syndrome. *Springerplus*. 2016;5:229.

46. Barst RJ, Ertel SI, Beghetti M, et al. Pulmonary arterial hypertension: a comparison between children and adults. *Eur Respir J*. 2011;37(3):665–677.

47. LeWinter MM. Clinical practice. Acute pericarditis. *N Engl J Med*. 2014;371(25):2410–2416.

48. Meyer T, Shih J, Aurigemma G. In the clinic. Heart failure with preserved ejection fraction (diastolic dysfunction). *Ann Intern Med*. 2013;158(1):ITC5–1–ITC5–15; quiz ITC5–16.

49. Sandercock PA, Kavvadia E. The carotid bruit. *Pract Neurol*. 2002;2:221.

50. Ratchford EV, Jin Z, Di Tullio MR, et al. Carotid bruit for detection of hemodynamically significant carotid stenosis: the Northern Manhattan Study. *Neurol Res*. 2009;31(7):748–752.

51. Sauve JS, Laupacis A, Feagan B, et al. Does this patient have a clinically important carotid bruit? *JAMA*. 1993;270(23):2843–2845.

52. Brott TG, Halperin JL, Abbara S, et al. 2011 ASA/ACCF/AHA/AANN/AANS/ACR/ASNR/CNS/SAIP/SCAI/SIR/SNIS/SVM/SVS guideline on the management of patients with extracranial carotid and vertebral artery disease: executive summary: a report of the American College of Cardiology Foundation/American Heart Association Task Force on Practice Guidelines, and the American Stroke Association, American Association of Neuroscience Nurses, American Association of Neurological Surgeons, American College of Radiology, American Society of Neuroradiology, Congress of Neurological Surgeons, Society of Atherosclerosis Imaging and Prevention, Society for Cardiovascular Angiography and Interventions, Society of Interventional Radiology, Society of NeuroInterventional Surgery, Society for Vascular Medicine, and Society for Vascular Surgery. *J Am Coll Cardiol*. 201157(8):1002–1044.

53. McGee S. Chapter 38: Palpation of the heart. In: *Evidence-based Physical Diagnosis*. 4th ed. Philadelphia, PA: Saunders; 2018.

54. Nishimura RA, Otto CM, Bonow RO, et al; American College of Cardiology/American Heart Association Task Force on Practice Guidelines. 2014 AHA/ACC guideline for the management of patients with valvular heart disease: a report of the American College of Cardiology/American Heart Association Task Force on Practice Guidelines. *J Am Coll Cardiol*. 2014;63(22):e57–e185.

55. Michaels AD, Khan FU, Moyers B. Experienced clinicians improve detection of third and fourth heart sounds by viewing acoustic cardiography. *Clin Cardiol*. 2010;33(3):E36–E42.

56. Chizner MA. Cardiac auscultation: rediscovering the lost art. *Curr Probl Cardiol*. 2008;33(7):326–408.

57. Pessel C, Bonanno C. Valve disease in pregnancy. *Semin Perinatol*. 2014;34(5):273–284.

58. Levine SA. Notes on the gradation of the intensity of cardiac murmurs. *JAMA*. 1961;177:261.

59. Freeman RA, Levine SA. The clinical significance of the systolic murmur: a study of 1000 consecutive "non-cardiac" cases. *Ann Intern Med*. 1933;6:1371.

60. Lilly LS. Ch2, The cardiac cycle: mechanisms of heart sounds and murmurs. In: *Pathophysiology of Heart Disease: A Collaborative Project of Medical Students and Faculty*. 6th ed. Lippincott Williams & Wilkins; 2016.

61. McGee S. Etiology and diagnosis of systolic murmurs in adults. *Am J Med*. 2010;123(10):913–921.

62. McGee S. Chapter 43: Heart murmurs: general principles. In: *Evidence-based Physical Diagnosis*. 4th ed. Philadelphia, PA: Saunders; 2018.

63. Lembo NJ, Dell'Italia LJ, Crawford MH, et al. Bedside diagnosis of systolic murmurs. *N Engl J Med*. 1988;318(24):1572–1578.

64. Felker GM, Cuculich PS, Gheorghiade M. The Valsalva maneuver: a bedside "biomarker" for heart failure. *Am J Med*. 2006;119(2):117–122.

65. Mar PL, Nwazue V, Black BK, et al. Valsalva maneuver in pulmonary arterial hypertension: susceptibility to syncope and autonomic dysfunction. *Chest*. 2016;149(5):1252–1260.

66. Cheng RK, Cox M, Neely ML, et al. Outcomes in patients with heart failure with preserved, borderline, and reduced ejection fraction in the Medicare population. *Am Heart J*. 2014;168(5):721–730.

67. Gheorghiade M, Vaduganathan M, Fonarow GC, et al. Rehospitalization for heart failure: problems and perspectives. *J Am Coll Cardiol*. 2013;61(4):391–403.

68. Benjamin EJ, Virani SS, Callaway CW, et al. Heart disease and stroke statistics-2018 update: a report from the American Heart Association. *Circulation*. 2018;137(12):e67–e492.

69. Grundy SM, Stone NJ, Bailey AL, et al. 2018 AHA/ACC/AACVPR/AAPA/ABC/ACPM/ADA/AGS/APhA/ASPC/NLA/PCNA guideline on the management of blood cholesterol: a report of the American College of Cardiology/American Heart Association Task Force on Clinical Practice Guidelines. *Circulation*. 2019;139(25):e1082–e1143.

70. Goff DC Jr, Lloyd-Jones DM, Bennett G, et al. 2013 ACC/AHA guideline on the assessment of cardiovascular risk: a report of the American College of Cardiology/American Heart Association Task Force on Practice Guidelines. *J Am Coll Cardiol*. 2014;63(25 Pt B):2935–2959.

71. Mosca L, Benjamin EJ, Berra K, et al. Effectiveness-based guidelines for the prevention of cardiovascular disease in women—2011 update: a guideline from the American Heart Association. *Circulation*. 2011;123(11):1243–1262.

72. Weber MA, Schiffrin EL, White WB, et al. Clinical practice guidelines for the management of hypertension in the community: a statement by the American Society of Hypertension and the International Society of Hypertension. *J Clin Hypertens (Greenwich)*. 2014;16(1):14–26.

73. Meschia JF, Bushnell C, Boden-Albala B, et al. Guidelines for the primary prevention of stroke: a statement for healthcare professionals from the American Heart Association/American Stroke Association. *Stroke*. 2014;45(12):3754–3832.

74. Bushnell C, McCullough LD, Awad IA, et al. Guidelines for the prevention of stroke in women: a statement for healthcare professionals from the American Heart Association/American Stroke Association. *Stroke*. 2014;45(5): 1545–1588.

75. Professional Practice Committee: Standards of Medical Care in Diabetes—2018. *Diabetes Care*. 2018;41(Suppl 1):S3.

76. Whelton PK, Carey RM, Aronow WS, et al. 2017 ACC/AHA/AAPA/ABC/ACPM/AGS/APhA/ASH/ASPC/NMA/PCNA Guideline for the Prevention, Detection, Evaluation, and Management of High Blood Pressure in Adults: Executive Summary: A Report of the American College of Cardiology/American Heart Association Task Force on Clinical Practice Guidelines. *Hypertension*. 2018;71(6):1269–1324.

77. American Heart Association. My Life Check-Life's Simple 7. Available at http://www.heart.org/HEARTORG/Conditions/My-Life-Check—Lifes-Simple-7_UCM_471453_Article.jsp#.W1Yyyy-ZNmB. Accessed July 23, 2018.

78. Nascimento BR, Brant LC, Moraes DN, et al. Global health and cardiovascular disease. *Heart*. 2014;100(22):1743–1749.

79. Ford ES, Ajani UA, Croft JB, et al. Explaining the decrease in U.S. deaths from coronary disease, 1980–2000. *N Engl J Med*. 2007;356(23):2388–2398.

80. Jamal A, Phillips E, Gentzke AS, et al. Current Cigarette Smoking Among Adults—United States, 2016. *MMWR Morb Mortal Wkly Rep*. 2018;67(2):53–59.

81. Greenland P, Alpert JS, Beller GA, et al. 2010 ACCF/AHA guideline for assessment of cardiovascular risk in asymptomatic adults: executive summary: a report of the American College of Cardiology Foundation/American Heart Association Task Force on Practice Guidelines. *Circulation*. 2010;122(25):2748–2764.

82. Siu AL, U.S. Preventive Services Task Force. Behavioral and pharmacotherapy interventions for tobacco smoking cessation in adults, including pregnant women: U.S. Preventive Services Task Force Recommendation Statement. *Ann Intern Med*. 2015;163(8):622–634.

83. Lloyd-Jones DM, Hong Y, Labarthe D, et al. Defining and setting national goals for cardiovascular health promotion and disease reduction: the American Heart Association's strategic Impact Goal through 2020 and beyond. *Circulation*. 2010;121(4):586–613.

84. Eckel RH, Jakicic JM, Ard JD, et al. 2013 AHA/ACC guideline on lifestyle management to reduce cardiovascular risk: A report of the American College of Cardiology/American Heart Association Task Force on Practice Guidelines. *Circulation*. 2014;129(25 Suppl 2):S76–S99.

85. Sallis RE, Matuszak JM, Baggish AL, et al. Call to action on making physical activity assessment and prescription a medical standard of care. *Curr Sports Med Rep*. 2016;15(3):207–214.

86. U.S. Preventive Services Task Force. Obesity in Adults: Screening and Management. 2012. Available at https://www.uspreventiveservicestaskforce.org/Page/Document/RecommendationStatementFinal/obesity-in-adults-screening-and-management. Accessed July 25, 2018.

87. Jensen MD, Ryan DH, Apovian CM, et al. 2013 AHA/ACC/TOS guideline for the management of overweight and obesity in adults: a report of the American College of Cardiology/American Heart Association Task Force on Practice Guidelines and The Obesity Society. *J Am Coll Cardiol*. 2014;63(25 Pt B):2985–3023.

88. U.S. Preventive Services Task Force, Bibbins-Domingo K, Grossman DC, et al. Statin use for the primary prevention of cardiovascular disease in adults: U.S. Preventive Services Task Force Recommendation Statement. *JAMA*. 2016;316(19):1997–2007.

89. Goldstein LB, Bushnell CD, Adams RJ, et al. Guidelines for the primary prevention of stroke: a guideline for healthcare professionals from the American Heart Association/American Stroke Association. *Stroke*. 2011;42(2):517–584.

90. Yadlowsky S, Hayward RA, Sussman JB, et al. Clinical implications of revised pooled cohort equations for estimating atherosclerotic cardiovascular disease risk. *Ann Intern Med*. 2018;169(1):20–29.

91. Office of the Surgeon General. *The Health Consequences of Smoking—50 Years of Progress. A Report of the Surgeon General*. Rockville, MD: Public Health Service; 2014. Available at http://www.surgeongeneral.gov/library/reports/50-years-of-progress/full-report.pdf. Accessed July 25, 2018.

92. Adams KF, Schatzkin A, Harris TB, et al. Overweight, obesity, and mortality in a large prospective cohort of persons 50 to 71 years old. *N Engl J Med*. 2006;355(8):763–778.

93. McGee DL; Diverse Populations Collaboration. Body mass index and mortality: a meta-analysis based on person-level data from twenty-six observational studies. *Ann Epidemiol*. 2005;15(2):87–97.

94. Institute of Medicine of the National Academies. *Leading Health Indicators for Healthy People 2020. Letter Report*. Washington, DC; 2011. Available at http://www.iom.edu/~/media/Files/Report%20Files/2011/Leading-Health-Indicators-for-Healthy-People-2020/Leading%20Health%20Indicators%202011%20R. Accessed July 25, 2018.

95. Norcross JC, Prochaska JO. Using the stages of change. *Harv Ment Health Lett*. 2002;18(11):5–7.

96. LeFevre M, U.S. Preventive Services Task Force. Behavioral counseling to promote a healthful diet and physical activity for cardiovascular disease prevention in adults with cardiovascular risk factors: U.S. Preventive Services Task Force Recommendation Statement. *Ann Intern Med*. 2014;161(8):587–593.

97. Low PA, Tomalia VA. Orthostatic hypotension: mechanisms, causes, management. *J Clin Neurol*. 2015;11(3):220–226.

98. American College of Physicians. Syncope. In: *General Internal Medicine, Medical Knowledge Self-Assessment Program (MKSAP) 16*. Philadelphia, PA: American College of Physicians; 2012:45.

99. Freeman R, Wieling W, Axelrod FB, et al. Consensus statement on the definition of orthostatic hypotension, neutrally mediated syncope and the postural tachycardia syndrome. *Clin Auton Res*. 2011;21(2):69–72.

100. Vijayan J, Sharma VK. Neurogenic orthostatic hypotension—management update and role of droxidopa. *Ther Clin Risk Manag*. 2015;8:915–923.

101. Chen LY, Benditt DG, Shen WK. Management of syncope in adults: an update. *Mayo Clin Proc*. 2008;83(11):1280–1293.

102. McGee S. Chapter 40: Miscellaneous heart sounds. In: *Evidence-based Physical Diagnosis*. 3rd ed. Philadelphia, PA: Saunders; 2012:345.

103. Kari FA, Beyersdorf F, Siepe M. Pathophysiological implications of different bicuspid aortic valve configurations. *Cardiol Res Pract.* 2012;2012:735829.

104. Siu SC, Silversides CK. Bicuspid aortic valve disease. *J Am Coll Cardiol.* 2010;55(25):2789–2800.

105. Topilsky Y, Michelena H, Bichara V, et al. Mitral valve prolapse with mid-late systolic mitral regurgitation: pitfalls of evaluation and clinical outcome compared with holosystolic regurgitation. *Circulation.* 2012;125(13):1643–1651.

106. Foster E. Clinical practice. Mitral regurgitation due to degenerative mitral-valve disease. *N Engl J Med.* 2010;363(2): 156–165.

107. Hayek E, Gring CN, Griffin BP. Mitral valve prolapse. *Lancet.* 2005;365(9458):507–518.

108. Shah SJ, Marcus GM, Gerber IL, et al. Physiology of the third heart sound: novel insights from Doppler imaging. *J Am Soc Echocardiogr.* 2008;21(4):394–400.

109. Shah SJ, Michaels AD. Hemodynamic correlates of the third heart sound and systolic time intervals. *Congest Heart Fail.* 2006;12(4 suppl 1):8–13.

110. McGee S. Chapter 39: The third and fourth heart sounds. In: *Evidence-based Physical Diagnosis.* 3rd ed. Philadelphia, PA: Saunders; 2012:341.

111. Otto CM, Prendergast B. Aortic-valve stenosis—from patients at risk to severe valve obstruction. *N Engl J Med.* 2014;371(8):744–756.

112. Manning WJ. Asymptomatic aortic stenosis in the elderly: a clinical review. *JAMA.* 2013;310(14):1490–1497.

113. Ho CY. Hypertrophic cardiomyopathy in 2012. *Circulation.* 2012;125(11):1432–1438.

114. Fitzgerald KP, Lim MJ. The pulmonary valve. *Cardiol Clin.* 2011;29(2):223–227.

115. Asgar AW, Mack MJ, Stone GW. Secondary mitral regurgitation in heart failure: pathophysiology, prognosis, and therapeutic considerations. *J Am Coll Cardiol.* 2015;65(12): 1231–1248.

116. Bonow RO. Chronic mitral regurgitation and aortic regurgitation: have indications for surgery changed? *J Am Coll Cardiol.* 2013;61(7):693–701.

117. Enriquez-Sarano M, Akins CW, Vahanian A. Mitral regurgitation. *Lancet.* 2009;373(9672):1382–1394.

118. Irwin RB, Luckie M, Khattar RS. Tricuspid regurgitation: contemporary management of a neglected valvular lesion. *Postgrad Med J.* 2010:86(1021):648–655.

119. Mutlak D, Aronson D, Lessick J, et al. Functional tricuspid regurgitation in patients with pulmonary hypertension: is pulmonary artery pressure the only determinant of regurgitation severity? *Chest.* 2009;135(1):115–121.

120. McGee S. Chapter 44: Miscellaneous heart sounds. In: *Evidence-based Physical Diagnosis.* 3rd ed. Philadelphia, PA: Saunders; 2012:394.

121. McGee S. Chapter 43: Aortic regurgitation. In: *Evidence-based Physical Diagnosis.* 3rd ed. Philadelphia, PA: Saunders; 2012:379.

122. Maganti K, Rigolin VH, Sarano ME, et al. Valvular heart disease: diagnosis and management. *Mayo Clin Proc.* 2010; 85(5):483–500.

123. Enriquez-Serano M, Tajik AJ. Clinical practice. Aortic regurgitation. *N Engl J Med.* 2004:351(15):1539–1546.

124. Babu AN, Kymes SM, Carpenter Fryer SM. Eponyms and the diagnosis of aortic regurgitation: what says the evidence? *Ann Intern Med.* 2003;138(9):736–742.

125. McGee S. Chapter 45: Disorders of the pericardium. In: *Evidence-based Physical Diagnosis.* 3rd ed. Philadelphia, PA: Saunders; 2012:400.

Sistema Vascular Periférico

ANATOMIA E FISIOLOGIA

Sistema arterial

As artérias têm três camadas concêntricas de tecido: a *túnica íntima*, a *túnica média* e a *túnica externa*, mais conhecida como *adventícia* (Figuras 17.1 e 17.2). A membrana elástica interna marca o limite entre a túnica íntima e a túnica média; a membrana elástica externa separa a túnica média da túnica adventícia.

Túnica íntima. A camada mais interna de todos os vasos sanguíneos é a túnica íntima, um revestimento único e contínuo de células endoteliais com propriedades metabólicas notáveis.[1] A formação de uma placa aterosclerótica começa na túnica íntima, onde partículas de colesterol circulantes, em especial lipoproteínas de baixa densidade (LDLs), são expostas a proteoglicanos da matriz extracelular, sofrem modificações oxidativas e desencadeiam uma resposta inflamatória local que atrai fagócitos mononucleares (Boxe 17.1). Uma vez na túnica íntima, os fagócitos amadurecem até macrófagos, "engolem" lipídios e transformam-se em *células espumosas* que se desenvolvem e produzem estrias gordurosas.

Túnica média. A túnica média é composta por células musculares lisas com propriedades elásticas para acomodar a pressão e o fluxo arteriais. Seus limites interno e externo consistem em fibras elásticas, ou elastina, e são chamados de *láminas*, ou *membranas*, *elásticas interna* e *externa*. A túnica média é irrigada por pequenos vasos sanguíneos denominados *vasos dos vasos* (*vasa vasorum*).

Túnica adventícia. A camada (túnica) externa da artéria é a *adventícia*, o tecido conjuntivo que contém as fibras nervosas e os *vasa vasorum*.

Aterosclerose é um processo inflamatório crônico desencadeado por um agravo (ou seja, tabagismo ou hipertensão arterial sistêmica) às células endoteliais vasculares, provocando a formação de uma placa ateromatosa.

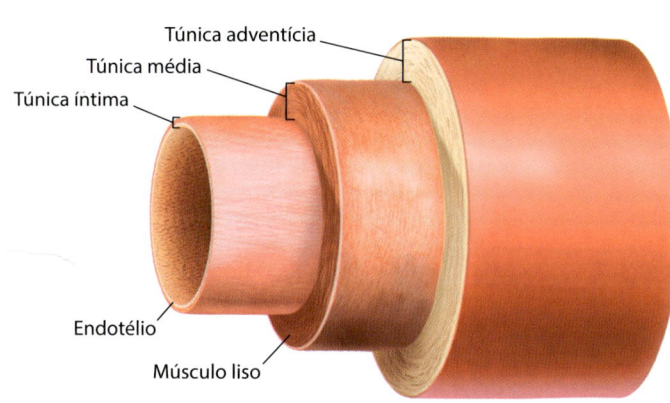

Figura 17.1 Anatomia das artérias.

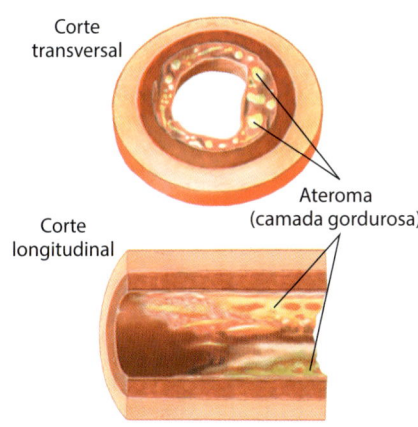

Figura 17.2 Placa aterosclerótica.

Boxe 17.1 Formação da placa aterosclerótica

■ Nas placas ateroscleróticas, ocorre proliferação de células musculares lisas e matriz extracelular que rompe o revestimento endotelial

■ As placas ateroscleróticas contêm uma capa fibrosa de células musculares lisas sobrejacentes a um cerne necrótico e rico em lipídios, células vasculares e uma grande variedade de células imunes e moléculas pró-trombóticas

■ Mediadores inflamatórios que alteram o reparo do colágeno e fibrose sobrejacente são cada vez mais implicados na ruptura e na erosão da placa, que expõem os fatores trombogênicos existentes no cerne da placa aos fatores de coagulação no sangue, produzindo a formação de trombo sobrejacente

■ Nas artérias coronárias, esses trombos podem provocar um infarto agudo do miocárdio (IAM). Nas artérias carótidas, os trombos podem se deslocar e chegar até o encéfalo, causando um AVC

Há ênfase crescente na ativação da placa, além da estenose luminal, como um precipitante importante de isquemia e infarto.[2-4]

Ramificações arteriais. As artérias precisam responder às variações do débito cardíaco durante a sístole e a diástole. Sua anatomia e suas dimensões variam de acordo com sua distância do coração. A aorta e seus ramos imediatos representam artérias grandes e muito elásticas, como as artérias carótidas comuns e ilíacas. Essas artérias seguem para artérias musculares de tamanho médio, como as artérias coronárias e renais. *A elasticidade e a contração e o relaxamento do músculo liso na túnica média das artérias de tamanho grande e médio contribuem para a propagação do fluxo sanguíneo e para o fluxo arterial pulsátil.* As artérias de tamanho médio dividem-se em pequenas artérias com menos de 2 mm de diâmetro e arteríolas ainda menores, com diâmetros de 20 a 100 μm (às vezes chamados "mícron"). As *arteríolas* são conhecidas como os "vasos de resistência", pois o tônus de sua musculatura lisa é um dos principais determinantes da *resistência vascular sistêmica*, um importante componente da pressão arterial. A partir das arteríolas, o sangue flui para a vasta rede de *capilares*, onde cada um tem o diâmetro transversal de um único eritrócito, apenas 7 a 8 μm. Os capilares têm um revestimento de células endoteliais, mas não a túnica média, o que facilita a rápida difusão de oxigênio e dióxido de carbono.

Se uma artéria estiver obstruída, anastomoses entre redes ramificadas de artérias menores podem aumentar de tamanho com o tempo, formando uma circulação colateral que perfunde as estruturas distais à oclusão.

Pulsos arteriais. Os pulsos arteriais são palpáveis em artérias situadas próximas à superfície corporal.

Pulsos nos braços e nas mãos. Nos braços, localizar as pulsações das artérias mostradas na Figura 17.3:

■ *Artéria braquial* na prega do cotovelo, em um ponto imediatamente medial ao tendão do músculo bíceps braquial

■ *Artéria radial* na superfície flexora lateral

■ *Artéria ulnar* na superfície flexora medial, embora os tecidos sobrejacentes possam obscurecer as pulsações da artéria ulnar.

Dois arcos vasculares na mão interconectam as artérias radial e ulnar, proporcionando uma dupla proteção à circulação da mão e dos dedos contra uma oclusão arterial.

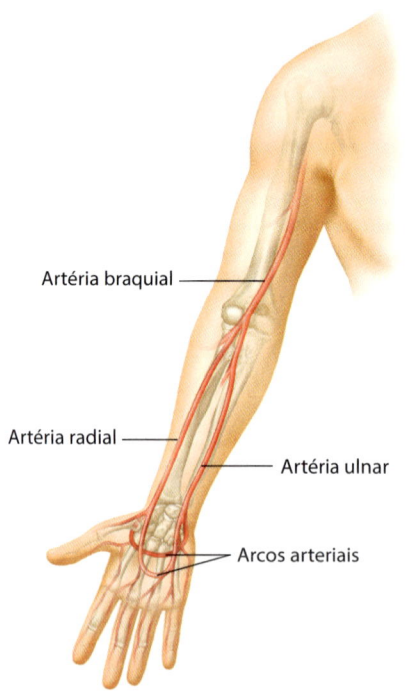

Artéria braquial

Artéria radial

Artéria ulnar

Arcos arteriais

Figura 17.3 Artérias do braço.

Pulsos no abdome. No abdome, localizar as pulsações da aorta no epigástrio (Figura 17.4). Três ramos importantes mais profundos não são palpáveis, o tronco celíaco e as artérias mesentéricas superior e inferior, que perfundem os órgãos importantes da cavidade abdominal.

■ Tronco celíaco: esôfago, estômago, duodeno proximal, fígado, vesícula biliar, pâncreas e baço (intestino anterior embrionário)

Apesar da rica rede colateral que protege os três ramos abdominais contra uma hipoperfusão, a oclusão das artérias mesentéricas pode provocar isquemia mesentérica aguda, uma condição potencialmente fatal

■ Artéria mesentérica superior: intestino delgado – jejuno, íleo, ceco; intestino grosso – cólons ascendente e transverso, flexura direita do cólon (intestino médio embrionário)

■ Artéria mesentérica inferior: intestino grosso – cólons descendente e sigmoide, reto proximal (intestino posterior embrionário).

Pulsos nos membros inferiores. Como indicado na Figura 17.5, nos membros inferiores, palpar as pulsações de:

■ *Artéria femoral*, logo abaixo do ligamento inguinal, no ponto médio entre a espinha ilíaca anterossuperior e a sínfise púbica

■ *Artéria poplítea*, uma extensão da artéria femoral que passa medialmente por trás do fêmur, palpável logo atrás do joelho, embora em localização profunda

■ *Artéria tibial posterior (TP)*, situada atrás do maléolo medial do tornozelo; um arco interconectado entre seus dois principais ramos arteriais protege a circulação do pé

■ *Artéria dorsal do pé (DP)*, no dorso do pé, imediatamente lateral ao tendão do músculo extensor do hálux.

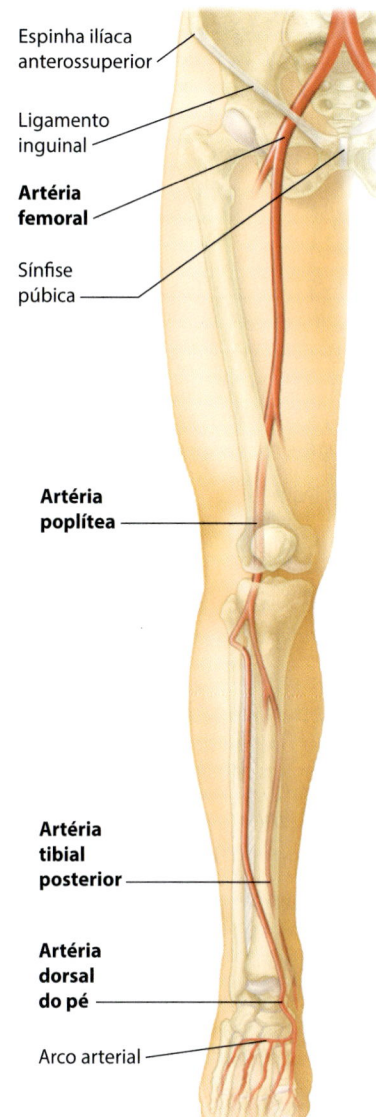

Espinha ilíaca anterossuperior

Ligamento inguinal

Artéria femoral

Sínfise púbica

Artéria poplítea

Artéria tibial posterior

Artéria dorsal do pé

Arco arterial

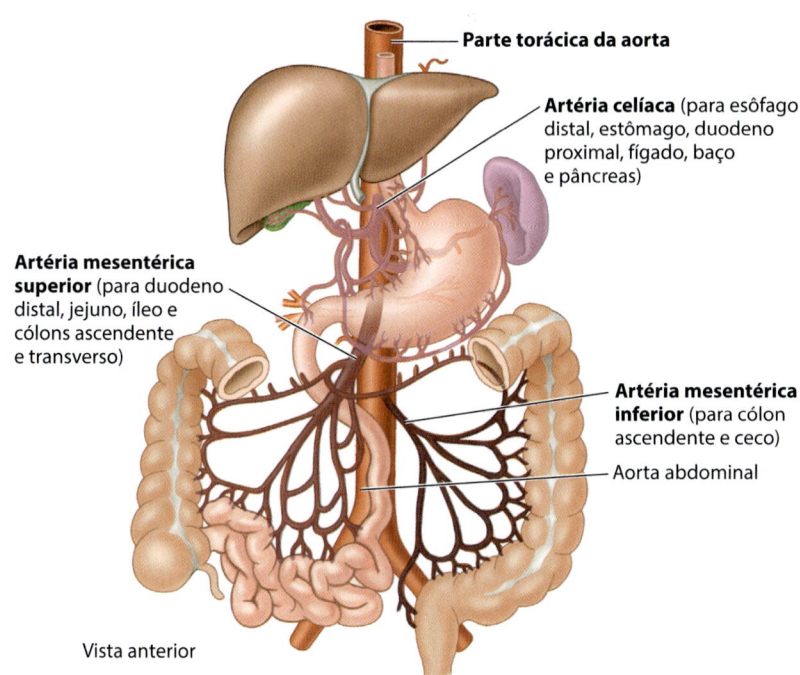

Parte torácica da aorta

Artéria celíaca (para esôfago distal, estômago, duodeno proximal, fígado, baço e pâncreas)

Artéria mesentérica superior (para duodeno distal, jejuno, íleo e cólons ascendente e transverso)

Artéria mesentérica inferior (para cólon ascendente e ceco)

Aorta abdominal

Vista anterior

Figura 17.4 Aorta abdominal e seus ramos.

Figura 17.5 Artérias da perna.

Sistema venoso

Ao contrário das artérias, as veias têm paredes finas e muito distensíveis, com capacidade para conter até dois terços do fluxo sanguíneo circulante. A túnica íntima venosa consiste em endotélio não trombogênico. As veias periféricas contêm *válvulas unidirecionais* que promovem o retorno venoso ao coração. A túnica média contém anéis circunferenciais de tecido elástico e músculo liso que alteram o calibre da veia em resposta até mesmo a pequenas alterações da pressão venosa. As veias menores, ou *vênulas*, drenam os leitos capilares e formam plexos venosos interconectados, como os plexos venosos prostático e retal.

As veias dos braços, da parte superior do tronco, da cabeça e do pescoço drenam para a *veia cava superior*, que desemboca no átrio direito. As veias da parede abdominal, do fígado, da porção inferior do tronco e das pernas drenam para a *veia cava inferior*. As veias das vísceras abdominais drenam para a *veia porta*, que passa pelo fígado. A veia porta, na confluência da veia mesentérica superior e da veia esplênica, ricas em nutrientes, supre aproximadamente 75% do fluxo sanguíneo para o fígado, suplementado por sangue oxigenado da artéria hepática. O sangue desses vasos flui para os sinusoides hepáticos e então drena para as veias hepáticas, que desembocam na veia cava inferior. Por causa da estrutura mais fraca de suas paredes, as veias dos membros inferiores são suscetíveis à dilatação irregular, compressão, ulceração e invasão por tumores e, por isso, merecem atenção especial.

Sistemas venosos profundos e superficiais dos membros inferiores. As veias profundas dos membros inferiores transportam aproximadamente 90% do retorno venoso dos membros inferiores. Elas são bem sustentadas pelos tecidos vizinhos. Em contrapartida, as veias superficiais são subcutâneas, com relativamente pouco suporte tissular (Figura 17.6).

Essas veias incluem:

- A *veia safena magna*, que tem origem no dorso do pé, passa em um ponto imediatamente anterior ao maléolo medial, continua até a superfície medial da perna e une-se à veia femoral do sistema venoso profundo, abaixo do ligamento inguinal

- A *veia safena parva*, que começa na superfície lateral do pé, segue para cima ao longo da panturrilha e une-se ao sistema venoso profundo na fossa poplítea.

Veias anastomóticas conectam as duas veias safenas e são visíveis com facilidade quando dilatadas. *Veias perfurantes ou comunicantes* conectam o sistema superficial ao sistema profundo (Figura 17.7).

Quando competentes, as válvulas unidirecionais das veias profundas, superficiais e perfurantes impelem o sangue na direção do coração, impedindo represamento, estase venosa e fluxo retrógrado. Além disso, a contração dos músculos da panturrilha durante uma caminhada serve como uma bomba venosa, impelindo também o sangue para cima, contra a gravidade.

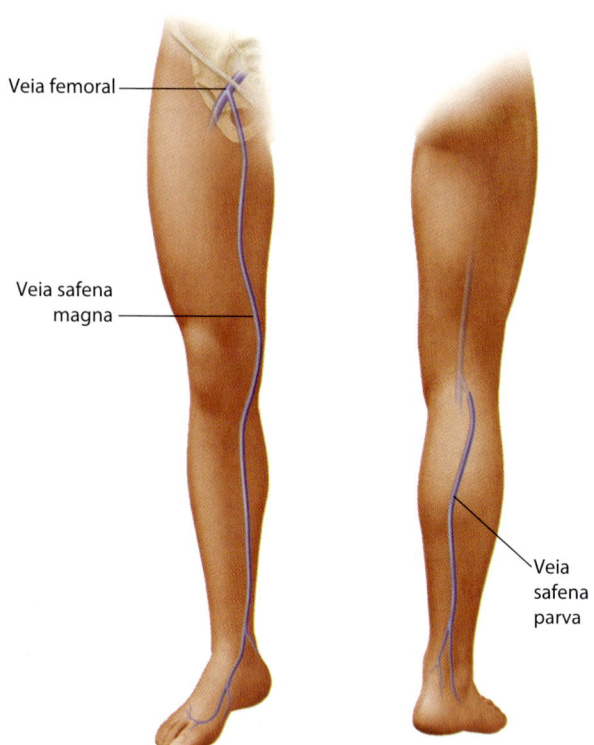

Figura 17.6 Veias superficiais dos membros inferiores.

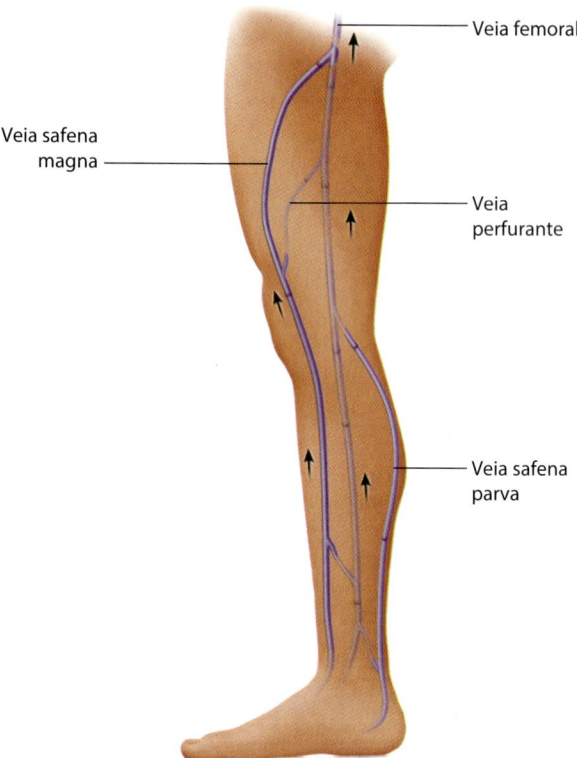

Figura 17.7 Veias profundas, superficiais e perfurantes da perna.

Sistema linfático

O sistema linfático é uma extensa rede vascular que drena a linfa dos tecidos corporais, devolvendo-a para a circulação venosa. Redes de capilares linfáticos, os *plexos linfáticos*, são originadas nos espaços extracelulares, onde os capilares coletam o líquido tissular, proteínas plasmáticas, células e resíduos celulares por seu endotélio poroso. Os capilares linfáticos seguem em direção central como finos canais vasculares e, mais tarde, como ductos coletores, e desembocam nas principais veias do pescoço. O *ducto linfático direito* drena a linfa do lado direito da cabeça, do pescoço, do tórax e do membro superior direito e desemboca na junção da veia jugular interna direita com a veia subclávia direita. O *ducto torácico* coleta a linfa do resto do corpo e desemboca na junção da veia jugular interna esquerda com a veia subclávia esquerda. A linfa transportada por esses canais é filtrada pelos linfonodos interpostos ao longo do trajeto.

Linfonodos. Os linfonodos são estruturas redondas, ovais ou em forma de feijão, cujo tamanho varia de acordo com sua localização. Alguns linfonodos, como os linfonodos pré-auriculares, se chegarem a ser palpáveis, tipicamente são muito pequenos. Os linfonodos inguinais, em contraste, são relativamente maiores – com frequência medem 1 cm de diâmetro e em algumas ocasiões chegam a 2 cm em adultos. Além de suas funções vasculares, o sistema linfático é importante no sistema imune do organismo. As células nos linfonodos fagocitam os resíduos celulares e bactérias e produzem anticorpos. Apenas os linfonodos superficiais são acessíveis durante o exame físico. Estes incluem os linfonodos cervicais, os linfonodos axilares e os linfonodos nos braços e nas pernas.

Lembre-se de que os linfonodos axilares drenam a maior parte do braço (Figura 17.8). Contudo, os linfáticos da superfície ulnar do antebraço e mão, dedos médio e anular e da superfície adjacente do dedo médio, drenam primeiro nos linfonodos cubitais. Estes estão localizados na superfície medial do braço, aproximadamente 3 cm acima do cotovelo. Os linfáticos do resto do braço drenam principalmente nos linfonodos axilares. Parte da linfa flui diretamente para os linfonodos infraclaviculares.

Os linfáticos do membro inferior, acompanhando o suprimento venoso, constituem os sistemas profundo e superficial. Apenas os linfonodos superficiais são palpáveis. Os linfonodos superficiais inguinais incluem dois grupos (Figura 17.9). O *grupo horizontal* está situado em uma cadeia no alto da superfície anterior da coxa, abaixo do ligamento inguinal. Ele drena as porções superficiais da região inferior do abdome e das nádegas, genitália externa (mas não os testículos), canal anal e região perianal e porção inferior da vagina. O *grupo vertical* está próximo à parte superior da veia safena e drena uma região correspondente da perna.

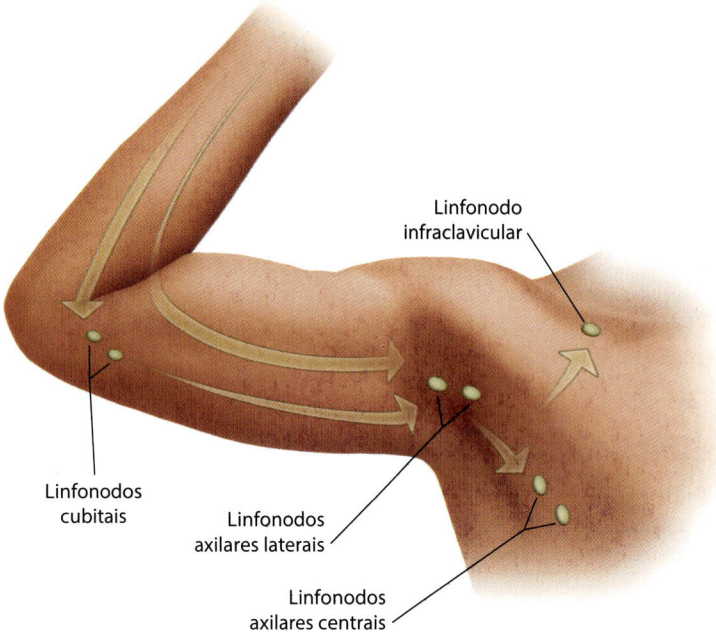

Linfonodo infraclavicular

Linfonodos cubitais

Linfonodos axilares laterais

Linfonodos axilares centrais

Figura 17.8 Linfonodos do braço.

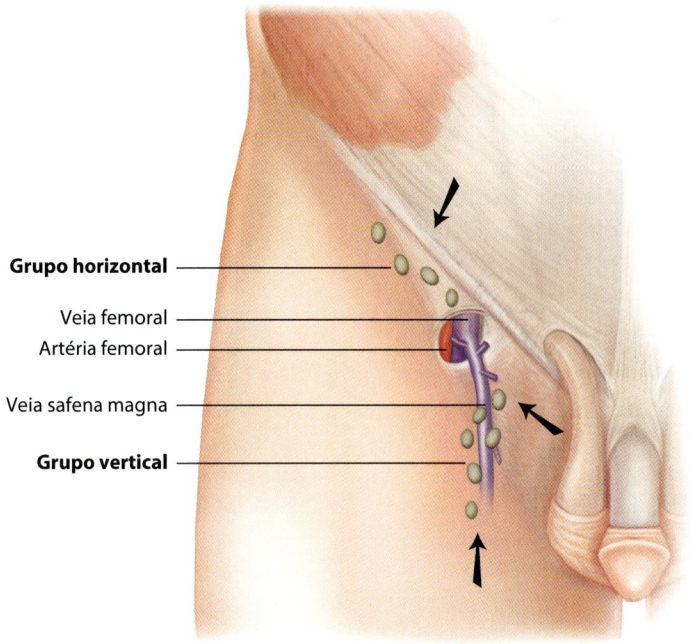

Grupo horizontal

Veia femoral

Artéria femoral

Veia safena magna

Grupo vertical

Figura 17.9 Linfonodos inguinais superficiais.

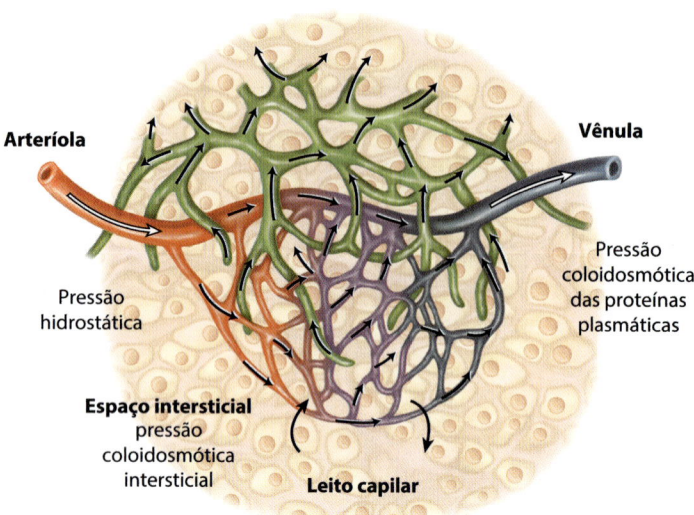

Figura 17.10 Troca de líquido nos capilares.

Em contrapartida os linfáticos da porção da perna drenada pela veia safena parva (calcanhar e superfície externa do pé) unem-se ao sistema profundo, no nível da fossa poplítea. As lesões nesse espaço em geral não estão associadas a linfonodos inguinais palpáveis.

Trocas líquidas transcapilares

O sangue circula das artérias para as veias por meio do leito capilar (Figura 17.10). A maior parte do líquido filtrado retorna à circulação, não como o líquido reabsorvido na extremidade venosa dos capilares, mas como linfa. Os rins também desempenham um papel na retenção de sódio e água quando o volume plasmático diminui. Qualquer aberração (1) da *pressão capilar venosa*, (2) da *pressão osmótica capilar* ou (3) um *equilíbrio hídrico anormal* – seja por administração exógena ou por reabsorção renal – pode causar *edema*, um líquido extracelular que se torna clinicamente aparente como uma tumefação, em especial dos membros inferiores.[5–7] Edema *compressível*, ou que diminui quando uma pressão externa é aplicada, é conhecido como *edema com cacifo*. O **linfedema**, decorrente de obstrução da drenagem linfática, em geral não é compressível. *Linfadenopatia* refere-se ao aumento dos linfonodos, com ou sem dor à palpação. Diferenciar linfadenopatia local e generalizada localizando uma lesão causadora na área de drenagem ou linfonodos aumentados em pelo menos duas outras regiões linfonodais não contíguas.

Os mecanismos para desenvolvimento de **edema** incluem aumento do volume plasmático decorrente da retenção de sódio, alteração da dinâmica capilar resultando em filtração, remoção inadequada da linfa filtrada, obstrução linfática ou venosa e aumento da permeabilidade capilar.[8,9] Ver Tabela 17.1, *Tipos de edema periférico.*

ANAMNESE: ABORDAGEM GERAL

A pessoa que apresenta sinais e sintomas relacionados ao sistema vascular periférico deve ser abordada com a meta de *determinar a integridade do sistema* que, como já descrito, consiste em artérias, veias e linfáticos. É importante formular questões direcionadas para diferenciar queixas inespecíficas – como dor ou fraqueza – de etiologias neurológicas ou musculoesqueléticas em uma tentativa de restringir o diagnóstico diferencial. Questões como (1) com que rapidez os sintomas começaram e (2) que atividade a pessoa estava fazendo (se for o caso) quando os sintomas começaram, embora ainda sejam importantes, são menos úteis no sistema vascular periférico. Em um esforço de distinguir essas queixas, tente determinar a *perfusão* do membro em questão, uma vez que distúrbios musculoesqueléticos e neurológicos não modificam a irrigação sanguínea do membro. Em geral, os sintomas relacionados ao sistema vascular periférico pioram quando o consumo de oxigênio excede o suprimento, como ocorre durante o esforço físico. As questões específicas sobre os membros que podem ajudar a determinar a perfusão incluem perguntas sobre cor, caráter latejante ou pulsátil, temperatura, perda de pelos (especialmente em queixas crônicas), sintomas provocados pelo esforço e tumefação, ulceração ou gangrena.

Sintomas comuns ou relevantes

- Dor e/ou edema dos braços ou pernas
- Cãibras nos membros inferiores após esforço físico, com alívio em repouso (claudicação intermitente)
- Sensação de frio, dormência, palidez ou alteração da cor nos membros inferiores; perda de pelos
- Dor no abdome, flanco ou dorso

Doença arterial periférica

A doença arterial periférica (DAP) em geral é definida como um processo aterosclerótico distal à bifurcação da aorta, embora algumas diretrizes também incluam a aorta abdominal.[10,11] Sua detecção é duplamente importante porque a DAP é um marcador de morbidade e mortalidade cardiovascular e também um prenúncio de declínio funcional. O risco de morte por infarto agudo do miocárdio (IAM) e AVC triplica em adultos com DAP.

Dor ou edema nos braços e pernas. As manifestações iniciais quase sempre incluem dor, edema e/ou alteração da cor na área de distribuição arterial. Dor nos membros também pode ter origem na pele, no sistema musculoesquelético ou no sistema nervoso. Também pode ser referida, como a dor do IAM que se irradia para o braço esquerdo.

Ver Tabela 17.2, *Distúrbios vasculares periféricos dolorosos e diagnóstico diferencial.*

- Perguntar sobre dor ou cãibra nos membros inferiores que ocorra em repouso e durante o esforço físico

Isquemia sintomática do membro aos esforços físicos geralmente representa DAP aterosclerótica. Dor ao caminhar ou ficar em pé por um período prolongado, com irradiação da área da coluna vertebral para as nádegas, coxas e pernas ou pés, constitui claudicação neurogênica.

- A dor é aliviada pelo repouso em 10 minutos (*claudicação intermitente*)?
- Há edema nos braços ou pernas, em associação com a dor?

Uma vez que a maioria dos pacientes com DAP relata sintomas mínimos, pergunte sobre dois tipos comuns de dor atípica em membros inferiores por DAP que ocorrem antes de isquemia crítica do membro: *dor em membro inferior durante esforço físico e repouso* (dor ao esforço que pode começar em repouso) e dor em membro inferior aos esforços com tolerância (dor aos esforços que não impede o paciente de andar). Perguntar especificamente sobre os sinais de alerta de DAP a seguir, sobretudo em pacientes ≥ 50 anos de idade e naqueles com fatores de risco para DAP, especialmente tabagismo, mas também diabetes melito, hipertensão arterial sistêmica, hipercolesterolemia, etnia afro-americana e doença da artéria coronária (DAC). Observar que esses fatores de risco são os mesmos fatores de risco de DAC. A aterosclerose é uma doença arterial sistêmica. Quando forem encontrados os sintomas ou fatores de risco descritos no Boxe 17.2, realizar um exame físico cuidadoso e testagem com o índice tornozelo-braquial (ITB).

Apenas 10% dos pacientes apresentam os aspectos clássicos de dor em membros inferiores ao esforço aliviada pelo repouso.[12] Outros 30 a 50% referem dor atípica em membros inferiores e até 60% são assintomáticos. Pacientes assintomáticos podem apresentar comprometimento funcional significativo que limita ou reduz a velocidade da marcha para evitar os sintomas conforme a DAP progride.

Boxe 17.2 Sinais de alerta da doença arterial periférica

- Fadiga, dor surda, dormência ou dor que limita a deambulação ou esforço dos membros inferiores; se existentes, identificar a localização
- Disfunção erétil
- Qualquer ferida com cicatrização comprometida ou ausente nos membros inferiores ou nos pés
- Dor em repouso na perna ou no pé, que muda na posição ortostática ou em decúbito dorsal
- Dor abdominal após as refeições e medo de comer e perda de peso associados (ver Capítulo 19, *Abdome*)
- Qualquer parente de primeiro grau com aneurisma da aorta abdominal

---

A localização do sintoma sugere o local da isquemia arterial com base na perfusão da artéria:

- Nádegas, quadril: aortoilíaca
- Genitália, manifestada como disfunção erétil: aortoilíaca-pudenda
- Coxa: femoral comum ou aortoilíaca
- Parte superior da panturrilha: femoral superficial
- Parte inferior da panturrilha: poplítea
- Pé: tibial ou fibular

Sensação de frio, dormência, palidez ou alteração da cor da pele/perda de pelos

- Perguntar também sobre sensação de frio, dormência, alteração da cor ou palidez nos membros inferiores ou nos pés
- Pergunte sobre perda de pelo nas superfícies tibiais anteriores.

A perda de pelos na superfície anterior das tíbias indica diminuição da perfusão arterial. Úlceras "secas" ou marrons enegrecidas decorrentes de **gangrena** podem ocorrer.

Dor no abdome, flanco ou dorso. É difícil esclarecer as queixas abdominais relacionadas à vasculatura; contudo, ainda estão relacionadas à perfusão dos sistemas de órgãos. O início agudo de sintomas abdominais deve levantar a preocupação com trombose arterial. Os sintomas aqui também podem estar relacionados a incompatibilidade entre suprimento-demanda de oxigênio. Por exemplo, se os sintomas forem provocados quando o paciente estiver comendo (e, portanto, as vísceras abdominais precisarem de um maior suprimento de oxigênio), os sintomas provavelmente resultam de patologia arterial. Isso pode provocar **medo de comer** ou progredir para anorexia.

Um hematoma expansivo decorrente de um aneurisma da aorta abdominal (AAA) pode causar sintomas pela compressão do intestino, ramos arteriais da aorta ou ureteres.[13,14] A prevalência de AAA em parentes de primeiro grau é de 15 a 28%.[15]

Esses sintomas sugerem isquemia mesentérica decorrente de embolia arterial, trombose arterial ou venosa, vólvulo ou estrangulamento intestinal ou hipoperfusão. Se os sintomas agudos não forem detectados, isso pode resultar necrose intestinal e até mesmo morte.

- Pergunte sobre dor no abdome, flanco ou dorso, sobretudo em fumantes mais velhos. Há constipação intestinal incomum ou distensão abdominal? Perguntar sobre retenção urinária, dificuldade para urinar, disfunção erétil e cólica renal

- Se houver dor abdominal persistente, perguntar se há *medo de comer* (os pacientes não querem se alimentar porque sentem dor), perda de peso ou eliminação de fezes escuras.

Se a dor for aliviada na posição sentada ou com o tronco inclinado para frente, ou se houver dor bilateral nas nádegas ou nas pernas, a etiologia mais provável é estenose vertebral.[16]

Medo de comer e perda de peso sugerem isquemia intestinal crônica das artérias celíaca, mesentérica superior ou inferior.

Doença venosa periférica (ou tromboembolismo venoso)

Os distúrbios tromboembólicos do sistema venoso periférico nos membros inferiores também são comuns; até 2.000.000 pessoas por ano recebem um diagnóstico de trombose venosa profunda (TVP) nos EUA e até 20% destas apresentam embolia pulmonar (EP).[17,18] Além disso, TVP no membro superior atualmente representa cerca de 10% dos casos de TVP, refletindo as complicações do aumento de inserções de cateteres venosos centrais, marca-passos e desfibriladores cardíacos.[19] A maioria dos pacientes apresenta edema unilateral ou assimétrico nos membros.

Ver Tabela 17.2, *Distúrbios vasculares periféricos dolorosos e diagnóstico diferencial*.

■ Em *pacientes com cateteres venosos centrais*, perguntar sobre desconforto, dor, parestesias e fraqueza no braço

■ Perguntar sobre dor ou edema na panturrilha ou na perna.

EXEMPLOS DE ANORMALIDADES

Esses sintomas indicam TVP no membro superior, com mais frequência decorrente de trombose associada ao cateter.[19] A maioria dos pacientes é assintomática e a trombose é detectada em rastreamento de rotina.

Uma vez que as manifestações clínicas individuais têm pouco valor diagnóstico, os especialistas recomendam o uso de sistemas de pontuação clínica formal bem validados, como o Escore Clínico de Wells e o Escore de Genebra, para todos os pacientes com suspeita de TVP.[18,20,21]

EXAME FÍSICO: ABORDAGEM GERAL

Como na anamnese, nosso objetivo é examinar a integridade dos sistemas arterial, venoso e linfático das extremidades e do abdome. Isso é realizado garantindo que os pulsos sejam iguais em todos os membros e que a perfusão das extremidades esteja intacta. É aconselhável realizar o exame em uma progressão de cima para baixo, examinando as artérias carótidas, então os membros superiores, seguidos pelo abdome e depois os membros inferiores. Durante o exame, compare e observe o contraste entre (1) a característica dos pulsos, (2) as dimensões das artérias, (3) a temperatura dos membros, (4) os padrões de distribuição dos pelos nos membros e (5) a existência ou não de edema. Ao examinar o abdome, sempre considere a palpação da aorta abdominal. Se encontrar uma massa pulsátil, é possível que você tenha descoberto um AAA, uma doença potencialmente fatal. Ao intensificar seu foco no sistema vascular periférico, lembre-se de que a DAP muitas vezes é assintomática e deixa de ser diagnosticada, o que provoca taxas de morbidade e mortalidade significativas.

TÉCNICAS DE EXAME

Principais componentes do exame do sistema vascular periférico

Braços:

■ Inspecionar os membros superiores (tamanho, simetria, edema, padrão venoso, cor)
■ Palpar os membros superiores (pulso radial, pulso braquial, linfonodos cubitais)

Abdome:

■ Palpar os linfonodos inguinais (dimensões, consistência, delimitação, qualquer sensibilidade ou dor)
■ Inspecionar e palpar o abdome (largura e pulsação da aorta)
■ Auscultar o abdome (sopros aórticos, renais e femorais)

Pernas:

■ Inspecionar os membros inferiores (tamanho, simetria, edema, padrão venoso, cor da pele, temperatura, úlceras, perda de pelos)
■ Palpar os membros inferiores (pulso femoral, pulso poplíteo, pulso pedioso dorsal, pulso tibial posterior, temperatura, tumefação, edema)

Além disso, rever as técnicas para avaliação da pressão arterial, das artérias carótidas, aorta e artérias renais e femorais nos capítulos indicados a seguir.

■ Aferir a pressão arterial nos dois braços (ver Capítulo 8, *Avaliação Geral, Sinais Vitais e Dor*)
■ Palpar o impulso ascendente carotídeo, auscultar a procura de sopros (ver Capítulo 16, *Sistema Cardiovascular*)
■ Palpar a aorta e determinar seu diâmetro máximo (ver Capítulo 19, *Abdome*)

Boxe 17.3 Classificação recomendada dos pulsos arteriais

3+	Vigoroso
2+	Enérgico, esperado (normal)
1+	Diminuído, mais fraco que o esperado
0	Ausente, palpação impossível

Pulsos carotídeos, radiais e femorais vigorosos ocorrem na regurgitação aórtica.

Pulso pequeno (*parvus*) refere-se a pulsos fracos, geralmente observados na DVP aterosclerótica, enquanto **pulso tardo** (*tardus*) refere-se a pulsos alentecidos, que em geral ocorrem no contexto de estenose aórtica ou baixo débito cardíaco.

Braços

Inspeção. Inspecionar os dois braços, das pontas dos dedos até os ombros. Observar:

- Tamanho, simetria e qualquer tumefação

- Padrão venoso
- Cor da pele e leitos ungueais e textura da pele.

Linfedema do braço e da mão pode ser observado após a dissecção dos linfonodos axilares e radioterapia.

Circulação colateral venosa visível, tumefação, edema e alteração da cor indicam TVP no membro superior.[19]

Palpação. Palpar os *pulsos radiais*, os *pulsos braquiais* e um ou mais dos *linfonodos cubitais*.

Existem vários sistemas recomendados para a classificação da amplitude dos pulsos arteriais. Um sistema proposto nas diretrizes de 2016 do American College of Cardiology (ACC)/American Heart Association (AHA) utiliza uma escala de 0 a 3, como mostrado no Boxe 17.3.[15]

Se uma artéria apresentar uma grande dilatação, ela é aneurismática.

Palpe o pulso radial com as polpas dos dedos sobre a superfície flexora da face lateral do punho (Figura 17.11). Flexão parcial do punho do paciente pode ajudar a palpar esse pulso. Compare os pulsos nos dois braços.

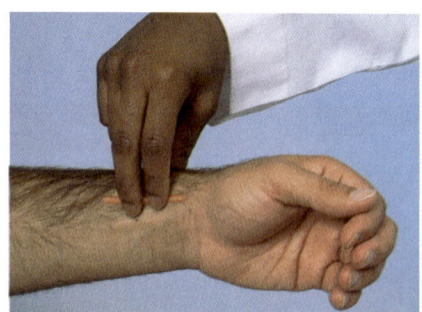

Figura 17.11 Palpação do pulso radial.

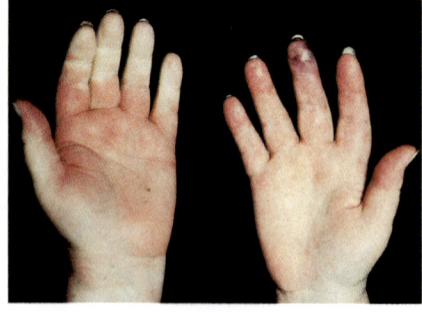

Figura 17.12 Doença de Raynaud.

Na doença de Raynaud, os pulsos do punho tipicamente são normais, porém espasmo das artérias mais distais causa episódios de palidez nos dedos, em áreas bem demarcadas, como mostra a Figura 17.12.

Tempo de enchimento capilar > 5 segundos nos dedos tem sensibilidade e especificidade baixas e não é considerado útil em termos diagnósticos.[20]

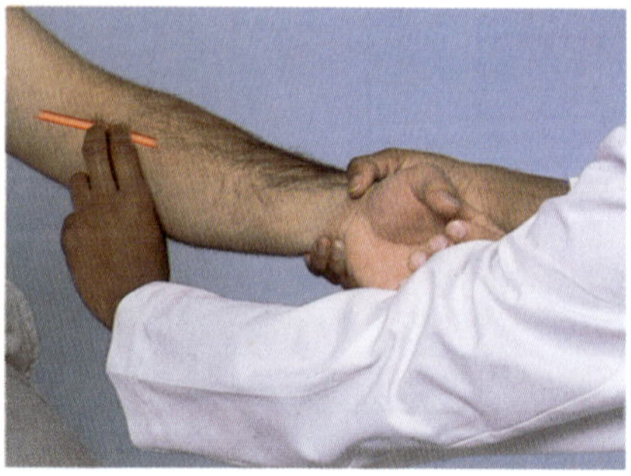

Palpar os pulsos braquiais. Flexionar discretamente o cotovelo do paciente e palpar a artéria em um ponto imediatamente medial ao tendão do músculo bíceps braquial, na fossa cubital (Figura 17.13). O pulso braquial também pode ser palpado em um ponto mais alto no braço, no sulco entre os músculos bíceps e tríceps.

Figura 17.13 Palpação do pulso braquial.

Palpar um ou mais linfonodos cubitais. Com o cotovelo do paciente flexionado em aproximadamente 90° e o antebraço apoiado por sua mão, pesquise na parte posterior do braço e palpe o sulco entre os músculos bíceps e tríceps, cerca de 3 cm acima do epicôndilo medial (Figura 17.14). Se um linfonodo estiver presente, observe seu tamanho, consistência e sensibilidade. Os linfonodos cubitais geralmente não são palpáveis em indivíduos saudáveis.

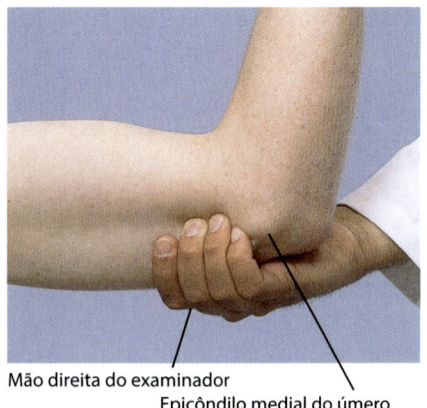

Mão direita do examinador
Epicôndilo medial do úmero

Figura 17.14 Palpação dos linfonodos cubitais.

EXEMPLOS DE ANORMALIDADES

Um linfonodo cubital aumentado sugere infecção local ou distal ou pode estar associado à **linfadenopatia** decorrente de linfoma ou do vírus da imunodeficiência humana (HIV).

Abdome

Veja as técnicas de exame da aorta abdominal no Capítulo 19, *Abdome*. Em resumo, pesquise sopros aórticos, renais e femorais à ausculta. Palpe e estime a largura da aorta abdominal na região epigástrica, medindo a largura da aorta entre dois dedos, especialmente em adultos mais velhos e fumantes devido ao maior risco de AAA. Investigar se existe massa pulsátil.

Palpação. *Palpar os linfonodos inguinais superficiais*, incluindo os grupos horizontal e vertical (Figura 17.15). Observe seu tamanho, consistência e delimitação e observe qualquer sensibilidade. Linfonodos inguinais não dolorosos, bem delimitados, medindo 1 cm ou até 2 cm de diâmetro costumam ser palpáveis em pessoas saudáveis.

Observe que uma massa inguinal suspeita de hérnia encarcerada muitas vezes é diagnosticada como AAA durante a cirurgia.[13]

Pernas

O paciente deve estar em decúbito dorsal e coberto, de modo que a genitália externa fique oculta e as pernas totalmente expostas. Meias, *leggings* ou meias-calças devem ser removidas.

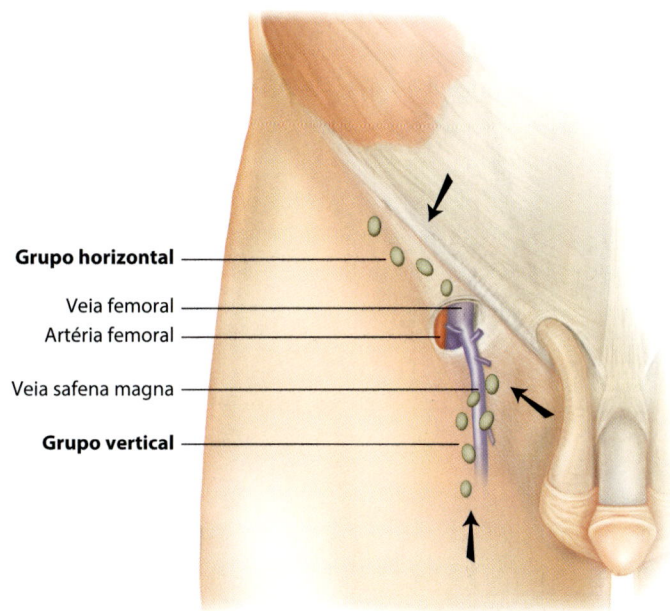

Grupo horizontal
Veia femoral
Artéria femoral
Veia safena magna
Grupo vertical

Figura 17.15 Linfonodos inguinais superficiais.

Inspeção. Inspecione as duas pernas, da região inguinal e das nádegas até os pés. Observe:

- *Dimensões* e *simetria* – Inspecione e compare a simetria das coxas, panturrilhas e tornozelos. Observe seu tamanho relativo. É aconselhável usar uma fita métrica para medir a circunferência das coxas, panturrilhas e tornozelos. Em condições normais, a diferença entre as circunferências das panturrilhas é < 3 cm. Meça e compare outras áreas de assimetria, se necessário, incluindo as coxas e os tornozelos

Assimetria > 3 cm aumenta a RV para TVP para > 2.[20] Considere também uma laceração ou trauma muscular, cisto de Baker (região posterior do joelho) e atrofia muscular.

- Qualquer *tumefação* ou *edema* – unilateral ou bilateral? Extensão da tumefação?

Tumefação local, vermelhidão, calor e cordão subcutâneo indicam tromboflebite superficial, um fator de risco emergente para TVP.[22] Calor e vermelhidão assimétricos sobre a panturrilha indicam celulite.

Tumefação e edema unilaterais da panturrilha e tornozelo sugerem tromboembolismo venoso (TEV) por TVP, insuficiência venosa crônica decorrente de TVP prévia ou incompetência das válvulas venosas, ou pode ainda ser um linfedema. Se você detectar tumefação ou edema unilateral, *meça as panturrilhas* 10 cm abaixo da tuberosidade da tíbia. Edema bilateral ocorre na insuficiência cardíaca, na cirrose e na síndrome nefrótica. Distensão venosa sugere uma causa venosa para o edema.

- *Padrão venoso e qualquer aumento das veias* – Inspecione o sistema das veias safenas para pesquisar varicosidades. Se existentes, pedir que o paciente fique em pé, o que possibilita o enchimento de quaisquer varicosidades com sangue, tornando-as visíveis; é fácil deixar de perceber essas alterações quando o paciente está em decúbito dorsal (Figura 17.16). Palpar ao longo de qualquer varicosidade para pesquisar tromboflebite

O edema pode obscurecer as veias, os tendões e as proeminências ósseas (Figura 17.17).

As veias varicosas são dilatadas e tortuosas. Suas paredes podem parecer um pouco espessadas à palpação (Figura 17.18). Ver também Tabela 17.3, *Insuficiência arterial e venosa e crônica.*

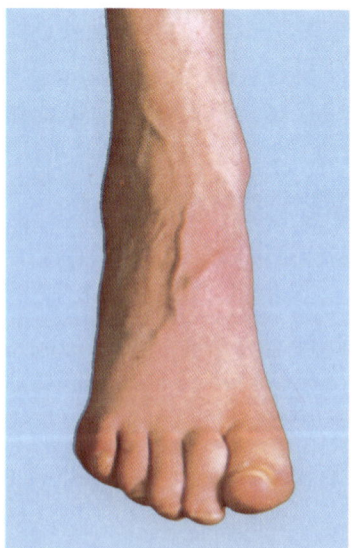

Figura 17.16 Observar as veias proeminentes.

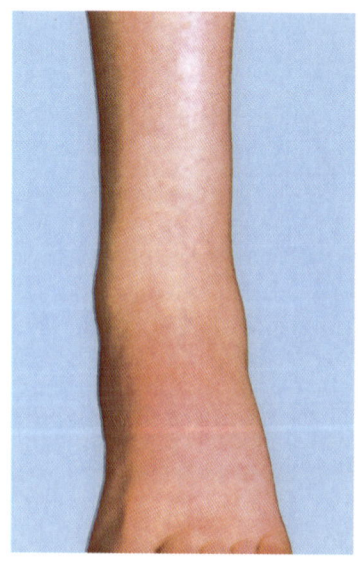

Figura 17.17 Edema pré-tibial.

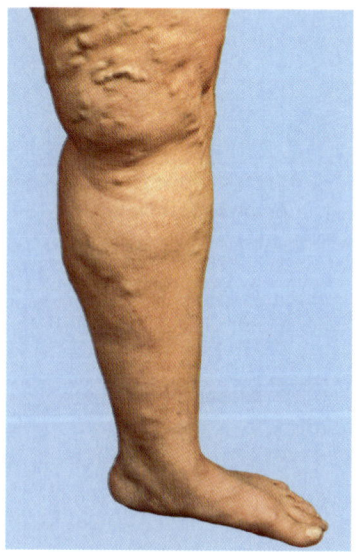

Figura 17.18 Veias varicosas.

■ Qualquer pigmentação, erupções cutâneas, cicatrizes ou úlceras

Úlceras ou feridas nos pés elevam a razão de verossimilhança (RV) de doença vascular periférica para 7.[20] Ver Tabela 17.4, *Úlceras comuns dos tornozelos e pés.*

Coloração acastanhada ou úlceras logo acima do maléolo sugerem *insuficiência venosa crônica.*

Um aspecto espessado e volumoso da pele sugere linfedema e insuficiência venosa avançada.

■ Cor e textura da pele

■ Cor dos leitos ungueais

■ Distribuição dos pelos nas pernas, nos pés e nos dedos dos pés.

Pele atrófica e glabra costuma com frequência ocorrer na DAP, mas não é diagnóstica.

Palpação: pulsos arteriais periféricos. *Palpar os pulsos femorais, poplíteos e podálicos* para avaliar a circulação arterial.

■ *Pulso femoral.* Pressione profundamente, abaixo do ligamento inguinal e aproximadamente na metade do caminho entre a espinha ilíaca anterossuperior e a sínfise púbica (Figura 17.19). Como na palpação profunda abdominal, o uso de duas mãos, uma acima da outra, pode ser útil, em especial em pacientes obesos, nos quais a palpação do pulso femoral pode ser particularmente difícil

Se o pulso femoral estiver ausente, a RV para DAP é > 6.[20] Se a oclusão estiver no nível aórtico ou ilíaco, todos os pulsos distais à oclusão costumam ser afetados e a condição pode causar alterações posturais da dor.

Um pulso femoral amplo e exagerado sugere a dilatação patológica de um *aneurisma femoral.*

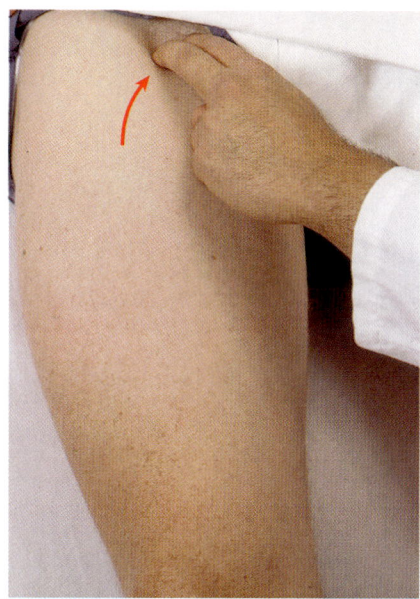

Figura 17.19 Palpação do pulso femoral direito.

■ *Pulso poplíteo.* O joelho do paciente deve estar um pouco flexionado, com a perna relaxada. Coloque as pontas dos dedos das duas mãos, de modo que se encontrem na linha média atrás do joelho, e pressione profundamente a fossa poplítea (Figura 17.20). O pulso poplíteo é mais difícil de encontrar que os outros pulsos. É mais profundo e parece mais difuso

Um pulso poplíteo amplo e exagerado sugere um aneurisma da artéria poplítea. Aneurismas poplíteos e femorais são raros. Em geral são causados por aterosclerose e ocorrem principalmente em homens ≥ 50 anos de idade.

Se você não conseguir palpar o pulso poplíteo usando essa abordagem, tente com o paciente em decúbito ventral. Flexione o joelho do paciente a aproximadamente 90°, deixe a porção inferior da perna relaxar de encontro a seu ombro ou braço, e pressione os dois polegares profundamente na fossa poplítea (Figura 17.21).

■ *Pulso dorsal do pé.* Palpe o dorso do pé (não o tornozelo) em um ponto imediatamente lateral ao tendão do músculo extensor do hálux (Figura 17.22). Pode haver ausência congênita da artéria dorsal do pé, ou ela pode se ramificar em um ponto mais alto no tornozelo. Se não for possível sentir um pulso, explore o dorso do pé mais lateralmente

A ausência de pulsos podálicos com pulsos femorais e poplíteos normais eleva a RV de DAP para > 14.[20]

■ *Pulso tibial posterior.* Curve os dedos atrás e discretamente abaixo do maléolo medial do tornozelo (Figura 17.23). Pode ser difícil sentir esse pulso em um tornozelo edemaciado ou alargado em decorrência de gordura circundante (Boxe 17.4).

Uma *oclusão arterial aguda* decorrente de embolia ou trombose causa dor e dormência ou formigamento. O membro distal à oclusão torna-se frio, pálido e sem pulso. Providencie um tratamento de emergência.

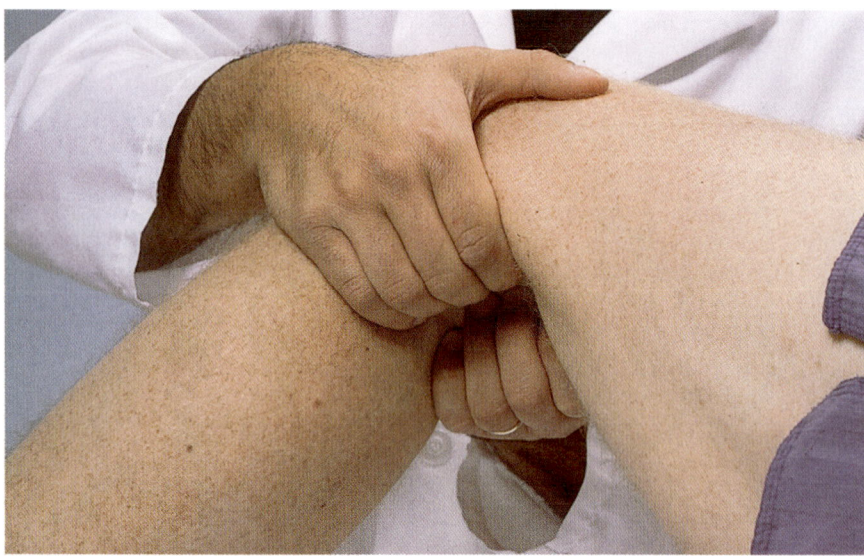

Figura 17.20 Palpação do pulso poplíteo.

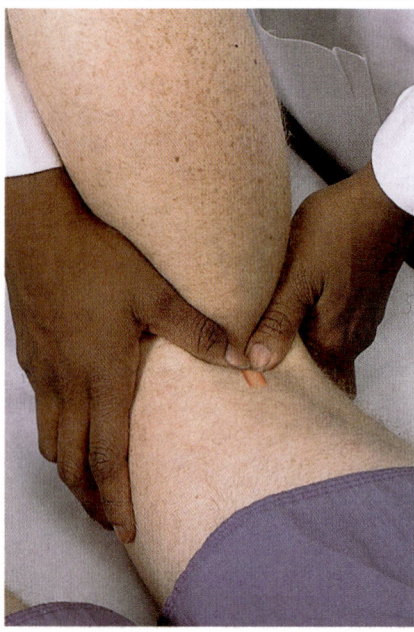

Figura 17.21 Palpação profunda da fossa poplítea, decúbito ventral.

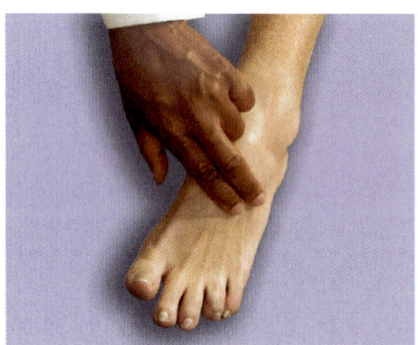

Figura 17.22 Palpação do pulso dorsal do pé.

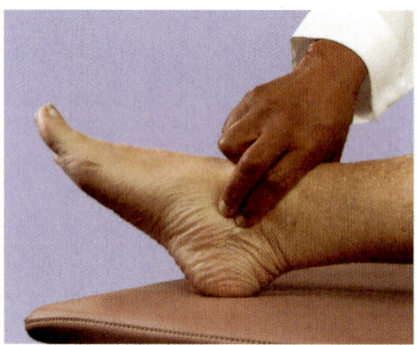

Figura 17.23 Palpação do pulso tibial posterior.

Boxe 17.4 Dicas para a palpação de pulsos difíceis

1. Posicione seu corpo e a mão que realizará o exame de modo confortável; posições desajeitadas diminuem a sensibilidade tátil.

2. Quando sua mão estiver posicionada adequadamente, deixe-a no local e varie a pressão pelos dedos para captar uma pulsação fraca. Se não tiver sucesso, explore a área com delicadeza, mas com mais determinação.

3. Pense na posição e na profundidade do pulso. Para um pulso podem ser necessários vários dedos ou as duas mãos para uma palpação adequada.

4. Não confunda o pulso do paciente com sua própria pulsação nas pontas dos dedos. Se necessário, conte sua própria frequência cardíaca e compare-a com a do paciente. As frequências costumam ser diferentes. Seu pulso carotídeo é conveniente para essa comparação.

5. Em alguns casos, é útil comparar simultaneamente o pulso que você estiver tentando palpar com o pulso carotídeo ou radial do paciente.

Avalie a temperatura dos pés e das pernas com o dorso dos dedos. Compare um lado com o outro.

Sensação de frio assimétrica nos pés apresenta uma RV positiva > 6 para DAP.[20]

Pecilotermia é a hipotermia relativa de uma extremidade em comparação com a outra. Geralmente é encontrada na doença vascular periférica.

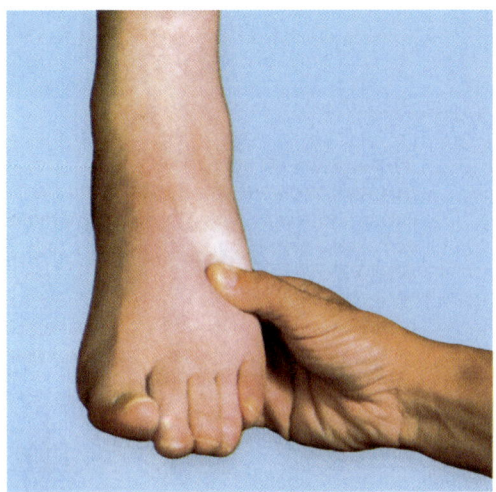

Figura 17.24 Palpação de edema depressível.

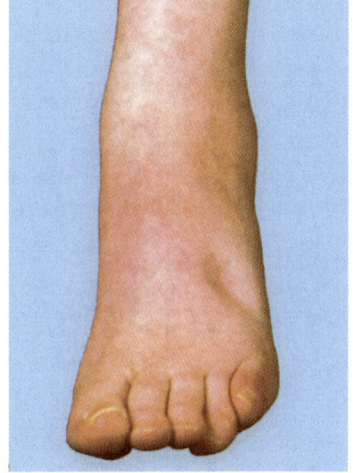

Figura 17.25 Edema depressível 3+.

Palpação: veias periféricas. Se houver tumefação ou edema, *palpe para determinar se o edema é depressível.* Pressione com o polegar de modo firme, porém delicado, por no mínimo 2 segundos (1) sobre o dorso de cada pé, (2) atrás de cada maléolo medial e (3) sobre a região tibial (Figura 17.24). Procurar *cacifo* – depressão causada pela pressão do polegar. Em condições normais, ele não está presente. A intensidade do edema é classificada em uma escala subjetiva de quatro pontos, de discreto a muito acentuado. Ver Tabela 17.1, *Tipos de edema periférico.*

Palpe quaisquer sensibilidade ou cordões venosos, que podem acompanhar uma TVP

- Palpe a região inguinal imediatamente medial ao pulso femoral para verificar se há dor ou sensibilidade da veia femoral

- Em seguida, com a perna do paciente flexionada na altura do joelho e relaxada, palpe a panturrilha. Com as polpas dos dedos, aperte suavemente os músculos da panturrilha contra a tíbia e procure dor ou cordões.

Escala de edema depressível:
1+: Impressão pouco detectável quando o dedo é pressionado na pele
2+: Endentação discreta; 15 segundos para retornar
3+: Endentação mais profunda; 30 segundos para retornar
4+: > 30 segundos para retornar
A Figura 17.25 mostra um edema depressível 3+.

Uma perna dolorosa, pálida, edemaciada, com dor na região inguinal sobre a veia femoral, sugere *trombose iliofemoral* profunda. O risco de EP na trombose venosa proximal corresponde a 50%.[23]

Apenas metade dos pacientes com TVP na panturrilha apresenta dor ou cordões venosos, e a ausência de dor na panturrilha não descarta uma trombose. Observe que o *sinal de Homan*, um desconforto atrás do joelho com a dorsiflexão forçada do pé, não é sensível nem específico, e foi desacreditado pelo próprio Homan.[20]

TÉCNICAS ESPECIAIS

Avaliação de doença arterial periférica

Índice tornozelo-braquial. Se o paciente apresentar uma história e achados no exame suspeitos de doença vascular periférica, como dor, claudicação, dormência, fraqueza, pulsos dorsais do pé e tibiais posteriores fracos ou ausentes ou palidez das extremidades distais, a mensuração do *índice tornozelo-braquial (ITB)* constitui uma técnica diagnóstica importante. O ITB é a razão das medidas de pressão arterial no pé e no braço. Esse método não invasivo é simples, reprodutível e exato para detectar a diminuição da pressão arterial distal a uma estenose arterial.[24] É usado com frequência para avaliar DAP.

Aferição da pressão braquial. O paciente deve permanecer em repouso em decúbito dorsal por 10 minutos. Coloque um esfigmomanômetro no braço (Figura 17.26) e aplique gel de ultrassonografia sobre o pulso braquial. Usando o transdutor de um Doppler vascular portátil, localize o pulso braquial. Infle o

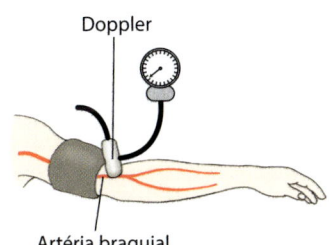

Doppler

Artéria braquial

Figura 17.26 Aferição da pressão braquial.

manguito até 20 mmHg acima do último pulso audível. Desinfle o manguito devagar (aproximadamente 1 mmHg/segundo) e registre a pressão na qual o pulso se torna audível outra vez. Obtenha duas medidas em cada braço e registre a média como a pressão braquial naquele braço.

Aferição das pressões no tornozelo. Agora coloque o esfigmomanômetro no tornozelo proximalmente aos maléolos (Figura 17.27); em seguida, aplique gel de ultrassonografia sobre a artéria dorsal do pé. Usando o transdutor de um Doppler vascular portátil, localize o pulso pedioso. Insufle o manguito até 20 mmHg acima do último pulso audível. Desinsufle o esfigmomanômetro devagar (aproximadamente 1 mmHg/segundo) e registre a pressão

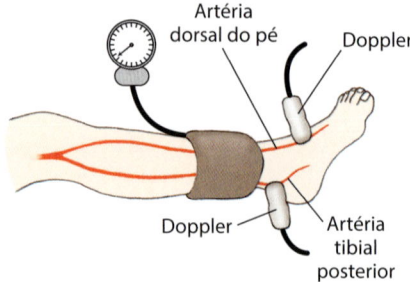

Figura 17.27 Aferição da pressão no tornozelo.

Em pacientes idosos ou diabéticos, os vasos do membro podem estar fibróticos ou calcificados. Nesse caso, o vaso pode ser resistente ao colapso pelo esfigmomanômetro e um sinal pode ser auscultado com altas pressões no esfigmomanômetro. A persistência de um sinal com alta pressão nesses indivíduos produz um valor de pressão arterial artificialmente elevado.[25]

na qual o pulso pedioso dorsal se torna audível outra vez. Repita as etapas anteriores para a artéria tibial posterior. Em seguida repita as duas medidas (pedioso dorsal e tibial posterior na perna oposta).

Cálculo do ITB. Um ITB é calculado para cada perna. O valor do ITB é determinado usando-se a pressão mais alta das duas artérias no tornozelo, dividida pela pressão arterial sistólica braquial. Os valores calculados de ITB devem ser registrados em duas casas decimais.[25]

$$ITB\ direito = \frac{Pressão\ mais\ alta\ no\ pé\ direito}{Pressão\ mais\ alta\ nos\ dois\ braços}$$

$$ITB\ esquerdo = \frac{Pressão\ mais\ alta\ no\ pé\ esquerdo}{Pressão\ mais\ alta\ nos\ dois\ braços}$$

Interpretação do ITB. O ITB normal varia de 0,90 a 1,40 porque, em condições normais, a pressão é mais alta no tornozelo do que no braço.

Valores > 1,40 sugerem vaso calcificado não compressível. Um valor < 0,90 é considerado diagnóstico de DAP; valores < 0,5 sugerem DAP grave.

Avaliação da perfusão arterial da mão

Se houver suspeita de insuficiência arterial no braço ou na mão, tente palpar o *pulso ulnar*, além dos pulsos radial e braquial. Pressione profundamente a superfície flexora medial do punho (Figura 17.28). Uma flexão parcial do punho do paciente pode ajudar. O pulso de uma artéria ulnar normal pode não ser palpável.

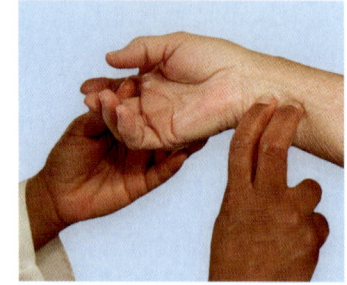

Figura 17.28 Palpação do pulso ulnar.

Doença arterial oclusiva é muito menos comum nos braços do que nas pernas. A ausência ou diminuição dos pulsos no punho ocorre na oclusão embólica aguda e na *doença de Buerger*, ou *tromboangiite obliterante*.

Teste de Allen. O **teste de Allen** compara a perviedade das artérias ulnar e radial. Também garante a perviedade da artéria ulnar antes de uma punção da artéria radial para obter amostras de sangue. O paciente deve repousar com as mãos no colo, com as palmas para cima.

Peça que o paciente feche o punho com força com uma das mãos; em seguida, comprima as artérias radial e ulnar com firmeza entre seus polegares e os dedos das mãos (Figura 17.29).

Em seguida, peça que o paciente abra a mão em uma posição relaxada e discretamente fletida (Figura 17.30). A palma da mão está pálida.

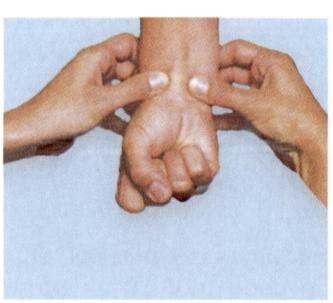

Figura 17.29 Compressão das artérias radial e ulnar.

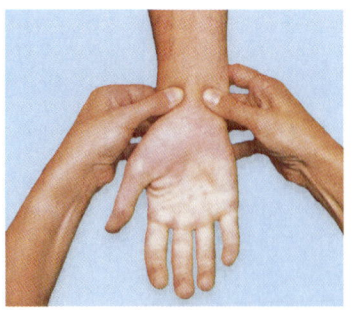

Figura 17.30 Palidez com a mão relaxada.

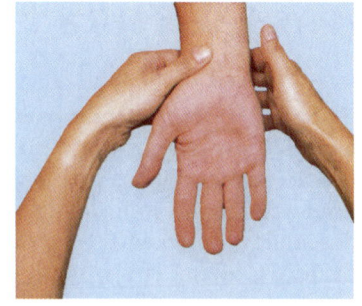

Figura 17.31 Rubor palmar – teste de Allen mostrando circulação arterial pérvia.

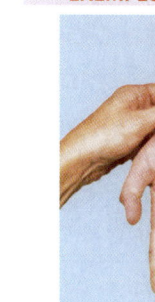

Figura 17.32 Palidez palmar – teste de Allen mostrando possível doença oclusiva.

Liberar a pressão que está sendo exercida sobre a artéria ulnar. Se a artéria ulnar estiver pérvia, ocorrerá rubor da palma em aproximadamente 3 a 5 segundos (Figura 17.31).

Testar a perviedade da artéria radial ao descomprimir a artéria radial enquanto ainda estiver comprimindo a artéria ulnar.

A extensão total da mão pode causar **palidez** e teste falso-positivo.

REGISTRO DOS ACHADOS

Observe que no início você pode usar sentenças para descrever seus achados; mais tarde, você será mais sucinto. Descrições por escrito de linfonodos aparecem no Capítulo 11, *Cabeça e Pescoço*. Do mesmo modo, a avaliação do pulso carotídeo é registrada no Capítulo 16, *Sistema Cardiovascular*.

Palidez persistente indica oclusão da artéria ulnar ou de seus ramos distais, como mostra a Figura 17.32.

O teste de Barbeau é mais objetivo que o teste de Allen. Ele é realizado de modo semelhante e utiliza um oxímetro de pulso para determinar a perviedade arterial.[26]

Registro dos achados do sistema vascular periférico

"Extremidades quentes e sem edema. Ausência de varicosidades ou alterações por estase. Panturrilhas macias e indolores à palpação. Ausência de sopros femorais ou abdominais. Pulsos braquiais, radiais, femorais, poplíteos, pediosos dorsais e tibiais posteriores (TP) são 2+ e simétricos."

OU

"As extremidades estão pálidas abaixo do ponto médio da panturrilha, com perda de pelos notável. Rubor observado quando as pernas estão pendentes, porém sem edema ou ulceração. Sopros femorais bilaterais; sopros abdominais não auscultados. Pulsos braquial e radial 2+; pulsos femoral, poplíteo, pedioso dorsal e tibial posterior 1+."
(É mais útil e menos demorado registrar os pulsos em um formato de tabela):

Esses achados sugerem doença arterial periférica aterosclerótica.

	Radial	Braquial	Femoral	Poplíteo	Dorsal do pé	Tibial posterior
Direito	2+	2+	1+	1+	1+	1+
Esquerdo	2+	2+	1+	1+	1+	1+

PROMOÇÃO E ORIENTAÇÃO DA SAÚDE: EVIDÊNCIAS E RECOMENDAÇÕES

Tópicos importantes para promoção e orientação da saúde

■ Rastreamento de doença arterial periférica nos membros inferiores
■ Rastreamento de aneurisma da aorta abdominal

Rastreamento de doença arterial periférica nos membros inferiores

Epidemiologia. Estima-se que 200 milhões de pessoas no mundo todo tenham uma doença arterial periférica (DAP) aterosclerótica nos membros inferiores, embora apenas uma minoria apresente a claudicação clássica (dor na panturrilha ao esforço físico).[27] A prevalência aumenta com a idade, subindo de 8% em adultos de 65 a 75 anos de idade para 18% dos adultos de 75 anos ou mais.[28] A prevalência é maior em países de baixa e média rendas do que em países de alta renda. Os fatores de risco para DAP incluem idade ≥ 65 anos, fatores de risco para aterosclerose (diabetes melito, tabagismo, hiperlipidemia, hipertensão arterial sistêmica) e doença aterosclerótica conhecida em outra área vascular (artérias coronárias, carótidas, subclávias, renais ou mesentéricas ou aneurisma da aorta abdominal).[29]

Rastreamento. Como mencionado, a detecção de DAP é importante porque esse é um marcador de morbidade e mortalidade cardiovasculares e um prenúncio de declínio funcional. O risco de morte por infarto agudo do miocárdio e AVC triplica em adultos com DAP. A DAP pode ser detectada de modo não invasivo usando o índice tornozelo-braquial (ITB). O ITB é a razão das medidas de pressão arterial no pé e no braço. Valores menores que 0,90 são considerados anormais. O ITB é confiável, reprodutível e fácil de realizar no consultório. Embora a sensibilidade de um ITB anormal seja baixa (15 a 20%), a especificidade corresponde a 99% e o teste demonstra altos valores preditivos positivo e negativo (ambos > 80%).[30] A U.S. Preventive Services Task Force (USPSTF) não preconiza rastreamento de DAP porque constatou que as evidências disponíveis não são suficientes para estimar os benefícios relativos e os danos do teste de ITB (declaração I).[31] Contudo, a diretriz de prática do AHA/ACC sugere que o isso de ITB para rastreamento de DAP é razoável em pacientes com fatores de risco.[32,33]

Rastreamento de aneurisma da aorta abdominal

Epidemiologia. AAA é definido como diâmetro aórtico infrarrenal ≥ 3 cm. A prevalência populacional do AAA em adultos acima de 50 anos de idade varia de 3,9 a 7,2% em homens e de 1,0 a 1,3% em mulheres.[34] A consequência mais temida do AAA é a ruptura, que com frequência é fatal – a maioria dos pacientes morre antes de chegar a um hospital. As chances de ruptura e a mortalidade aumentam muito quando o diâmetro da aorta excede 5,5 cm. Os fatores de risco mais robustos para AAA são idade avançada, sexo masculino, tabagismo e história familiar; possíveis fatores de risco incluem história de outros aneurismas vasculares, maior altura, DAC, doença cerebrovascular, aterosclerose, hipertensão arterial e hiperlipidemia.

Rastreamento. Os AAAs podem ser detectados por ultrassonografia abdominal, que é um exame de rastreamento não invasivo, não dispendioso e exato (sensibilidade de 94 a 100%; especificidade de 98 a 100%). A sensibilidade da palpação não é suficiente para recomendá-la como rastreamento. Uma vez que os sintomas são raros e o rastreamento consegue reduzir a taxa de mortalidade relacionada a AAA em cerca de 50% durante 13 a 15 anos, a USPSTF faz uma recomendação de grau B para o rastreamento por ultrassonografia (US) abdominal, realizada uma vez em homens de 65 a 75 anos de idade que tenham fumado mais de 100 cigarros durante a vida.[35] Os médicos podem oferecer o rastreamento de modo seletivo a homens nessa faixa etária que nunca tenham fumado (grau C); as evidências são insuficientes em relação ao rastreamento de mulheres nessa faixa etária que já fumaram (declaração I). Contudo, a USPSTF desaconselha o rastreamento de mulheres que nunca tenham fumado (grau D).

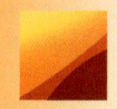

TABELA 17.1 Tipos de edema periférico

Aproximadamente um terço da água corporal total consiste em líquido extracelular; por sua vez, 25% deste correspondem ao plasma, e o restante é líquido intersticial. A filtração plasmática líquida parece ocorrer em toda a extensão do capilar. A pressão oncótica intersticial é notavelmente mais baixa que a pressão oncótica plasmática, e a drenagem linfática é importante no retorno do líquido intersticial à circulação. Várias condições clínicas comprometem essas forças, provocando edema, que é um acúmulo clinicamente evidente de líquido intersticial. As características depressíveis refletem a viscosidade do líquido do edema, com base principalmente em sua concentração de proteínas.[9,20] Quando a concentração proteica for baixa, como ocorre na insuficiência cardíaca, a depressão e a recuperação ocorrem em alguns segundos. No linfedema, os níveis de proteína são mais altos e edema não depressível é mais típico. A *síndrome de extravasamento capilar*, na qual há extravasamento de proteínas para o espaço intersticial, não está ilustrada abaixo, mas é observada em queimaduras, angioedema, picadas de cobras e reações alérgicas.

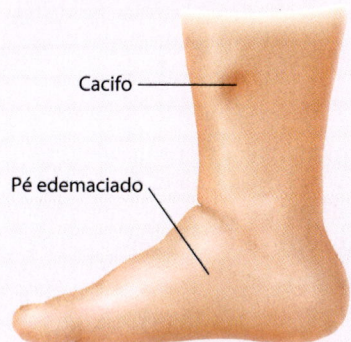

Cacifo

Pé edemaciado

Edema depressível

Edema consiste em tumefação mole, bilateral, palpável, decorrente do aumento do volume de líquido intersticial e retenção de sal e água, demonstrado por depressão após 1 a 2 s de pressão com o polegar sobre a superfície anterior das tíbias e os pés. Edema depressível ocorre em várias condições: quando as pernas estão sujeitas à ação da gravidade após a permanência prolongada na posição sentada ou ortostática, que promove aumento da pressão hidrostática nas veias e nos capilares; insuficiência cardíaca causando diminuição do débito cardíaco; síndrome nefrótica, cirrose ou desnutrição, que produzem um baixo nível de albumina e diminuição da pressão coloidosmótica intravascular; e alguns medicamentos.

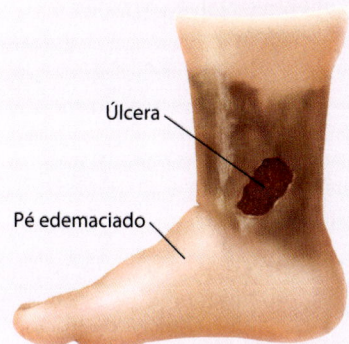

Úlcera

Pé edemaciado

Insuficiência venosa crônica

O edema é mole, com formação de cacifo após pressão e algumas vezes bilateral. Procure alterações de textura e espessamento da pele, especialmente próximo do tornozelo. Ulceração, pigmentação acastanhada e edema no pé são comuns. É causado por obstrução crônica e incompetência das válvulas no sistema venoso profundo. (Ver também Tabela 17.2, *Distúrbios vasculares periféricos dolorosos e diagnóstico diferencial*.)

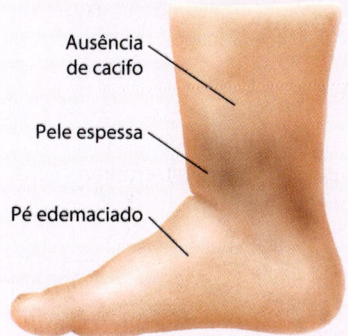

Ausência de cacifo

Pele espessa

Pé edemaciado

Linfedema

O edema inicialmente é mole e depressível e mais tarde torna-se indurado, firme e não depressível. A pele exibe espessamento acentuado; ulceração é rara. Não há pigmentação. O edema com frequência é bilateral nos pés e nos dedos dos pés. O linfedema é causado pelo acúmulo intersticial de líquido rico em proteínas, quando os canais linfáticos estão infiltrados ou obstruídos por tumor, fibrose ou inflamação, ou comprometidos pela dissecção de linfonodos axilares e/ou radiação.

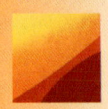

TABELA 17.2 Distúrbios vasculares periféricos dolorosos e diagnóstico diferencial

Condição	Processo	Localização da dor
Distúrbios arteriais		
Fenômeno de Raynaud: primário e secundário [29]	*Fenômeno de Raynaud, primário:* vasoconstrição episódica reversível nos dedos das mãos e dos pés, geralmente desencadeada por temperaturas frias (os capilares são normais); sem causa definida. *Fenômeno de Raynaud, secundário:* sintomas/sinais relacionados a doenças autoimunes – esclerodermia, lúpus eritematoso sistêmico, doença mista do tecido conjuntivo; crioglobulinemia; também, relacionados a lesão vascular ocupacional; medicamentos.	Porções distais de um ou mais dedos das mãos. A dor geralmente não é proeminente, a não ser que surjam úlceras nas pontas dos dedos das mãos; dormência e formigamento são comuns.
Doença arterial periférica	Doença aterosclerótica provocando obstrução das artérias periféricas e causando claudicação ao esforço (dor muscular aliviada pelo repouso) e dor atípica na perna; pode progredir para dor isquêmica em repouso.	Geralmente nos músculos da panturrilha, mas também ocorre na nádega, quadril, coxa ou pé, dependendo do nível da obstrução; a dor em repouso pode ser distal nos dedos dos pés ou no antepé.
Oclusão arterial aguda	Embolia ou trombose.	Dor distal, geralmente envolvendo o pé e a perna.
Distúrbios venosos (membro inferior)		
Flebite superficial e trombose venosa superficial	Envolve a inflamação de uma veia superficial (*flebite superficial*), algumas vezes com trombose venosa (*trombose venosa superficial*, quando o coágulo é confirmado por exame de imagem).	Dor e sensibilidade ao longo do trajeto de uma veia superficial, na maioria das vezes no sistema das veias safenas.
Trombose venosa profunda (TVP)	TVP e EP são distúrbios de doença tromboembólica venosa (TEV); TVPs são distais, limitadas às veias profundas da panturrilha, ou proximais, nas veias poplíteas, femorais ou ilíacas.	Classicamente, edema doloroso ou indolor na panturrilha com eritema; os sinais exibem pouca correlação com o local da trombose.
Insuficiência venosa crônica (profunda)	Forma mais grave de doença venosa crônica, com ingurgitamento venoso crônico decorrente de oclusão venosa ou incompetência das válvulas venosas.	Dor vaga e difusa da(s) perna(s), eritema cutâneo que progride lentamente para coloração acastanhada.

Cronologia	Fatores agravantes	Fatores atenuantes	Manifestações associadas
Relativamente breve (minutos), mas recorrente.	Exposição ao frio, perturbação emocional.	Ambiente quente.	*Primária*: alterações nítidas da cor dos dedos com palidez, cianose e hiperemia (vermelhidão); ausência de necrose. *Secundária*: mais grave, com isquemia, necrose e perda dos dedos; as alças capilares estão distorcidas
Pode ser breve, se aliviada por repouso; se houver *dor em repouso*, pode ser persistente e pior à noite.	Exercícios, como caminhadas; se houver *dor em repouso*, elevação da perna e repouso no leito.	O repouso geralmente promove melhora da dor em 1 a 3 min; a *dor em repouso* pode ser aliviada ao caminhar (aumento da perfusão), sentar com as pernas pendentes.	Fadiga local, dormência, progressão para pele fria, seca e glabra, alterações tróficas das unhas, pulsos diminuídos a ausentes, palidez com elevação, ulceração, gangrena.
Início súbito; os sintomas associados podem ocorrer sem dor.			Temperatura fria, dormência, fraqueza, ausência de pulsos distais.
Um episódio agudo durante dias ou mais.	Imobilidade, estase venosa e doença venosa crônica, procedimento venoso (como canulação IV), obesidade.	Cuidados de suporte, caminhadas; medidas indicadas por testes adicionais.	Induração local, eritema; se houver nódulos ou cordões palpáveis, considerar trombose venosa superficial ou profunda, ambas associadas a um risco significativo de TVP e EP.
Muitas vezes é difícil determinar em razão da ausência de sintomas; um terço das TVPs não tratadas na panturrilha estende-se em direção proximal.	Imobilização ou cirurgia recente, trauma no membro inferior, gravidez ou estado pós-parto, estado de hipercoagulação (p. ex., síndrome nefrótica, malignidade)	Tratamento antitrombótico e trombolítico.	Diâmetros assimétricos da panturrilha são mais diagnósticos que um cordão palpável ou dor no trígono femoral; alto risco de EP (50% com TVP proximal).
Crônica, aumenta com o passar do dia.	Permanecer em pé por um período prolongado, sentar com as pernas pendentes.	Elevação do membro, caminhadas.	Edema crônico, pigmentação, tumefação e, possivelmente ulceração, especialmente com idade avançada, gravidez, aumento do peso, história prévia ou trauma.

(continua)

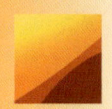

Condição	Processo	Localização da dor
Tromboangiite obliterante (*doença de Buerger*)	Doença oclusiva inflamatória não aterosclerótica de artérias e veias de tamanho pequeno a médio, em especial em fumantes; o trombo que causa a oclusão poupa a parede do vaso sanguíneo.	Com frequência dor nos dedos das mãos ou pés que progride para ulcerações isquêmicas.
Síndrome compartimental	Ocorre acúmulo de pressão decorrente de traumatismo ou sangramento em um dos quatro principais compartimentos musculares entre o joelho e o tornozelo; cada compartimento é envolvido por uma fáscia que limita a expansão para acomodar a pressão progressiva.	Dor opressiva e intensa nos músculos da panturrilha, em geral no compartimento tibial anterior, às vezes com coloração vermelho-escura na pele suprajacente.
Linfangite aguda	Infecção aguda, geralmente causada por *Streptococcus pyogenes* ou *Staphylococcus aureus*, com disseminação ascendente pelos canais linfáticos a partir de uma porta de entrada, como abrasão cutânea, úlcera ou mordida de cachorro.	Braço ou perna.
Diagnóstico diferencial (*basicamente de tromboflebite superficial aguda*)		
Celulite aguda	Infecção bacteriana aguda da pele e tecidos subcutâneos, na maioria das vezes causada por estreptococos beta-hemolíticos (erisipela) e *S. aureus*.	Braços, pernas ou outras partes.
Eritema nodoso	Lesões eritematosas elevadas, dolorosas, bilaterais, decorrentes de inflamação do tecido adiposo subcutâneo, observadas em condições sistêmicas como gravidez, sarcoidose, tuberculose, infecções estreptocócicas, doença intestinal inflamatória, medicamentos (contraceptivos orais).	Superfícies pré-tibiais anteriores das duas pernas; também pode ocorrer nas superfícies extensoras dos braços, nas nádegas e nas coxas.

Cronologia	Fatores agravantes	Fatores atenuantes	Manifestações associadas
Varia de dor breve e recorrente a dor crônica persistente.	Exercício.	Repouso; abandono do tabagismo.	Pode progredir para gangrena nas pontas dos dedos; pode estender-se proximalmente, com flebite migratória e nódulos dolorosos ao longo dos vasos sanguíneos; geralmente envolve pelo menos dois membros.
Várias horas, em casos agudos (a pressão tem de ser aliviada para evitar necrose); durante o exercício, em casos crônicos.	*Aguda:* esteroides anabólicos, complicação cirúrgica, lesão por esmagamento. *Crônica:* ocorre com o exercício.	*Aguda:* incisão cirúrgica para aliviar a pressão. *Crônica:* evitar exercício; gelo, elevação.	Sensações de formigamento e queimação na panturrilha; os músculos estão tensos à palpação; dormência, paralisia se não for aliviada.
Um episódio agudo, durando 1 dia ou mais.			Estria(s) vermelha(s) na pele, com dor, linfonodos aumentados e dolorosos à palpação e febre.
Um episódio agudo, durando dias ou mais.			Eritema, edema e calor. *Erisipela:* lesão elevada e bem-definida na pele; envolve a derme superior, linfáticos. *Celulite:* envolve a derme mais profunda, tecido adiposo; pode incluir linfonodos aumentados e dolorosos à palpação e febre.
Dor associada a várias lesões durante 2 a 8 semanas.			Lesões de 2 a 5 cm, inicialmente elevadas, de cor vermelha-viva que então muda para violácea ou vermelho-acastanhada; não há ulceração; muitas vezes com poliartralgia, febre, mal-estar.

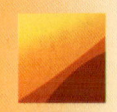

TABELA 17.3 Insuficiência arterial e venosa crônicas

Insuficiência arterial crônica (avançada)

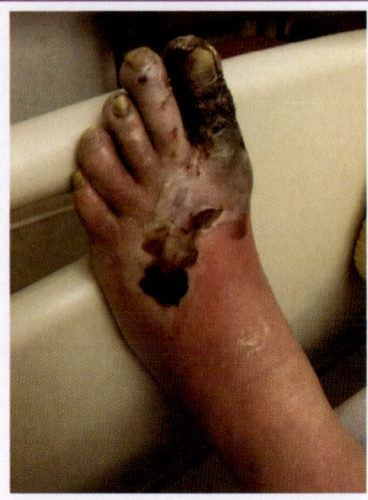

Insuficiência venosa crônica (avançada)

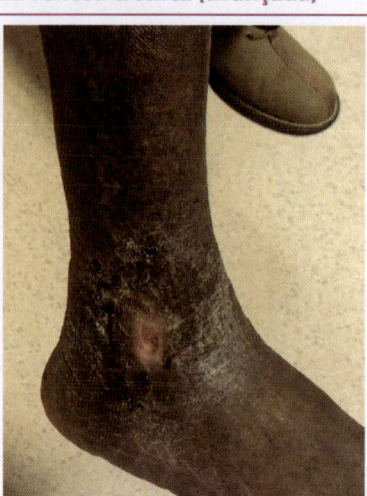

	Insuficiência arterial crônica (avançada)	Insuficiência venosa crônica (avançada)
Dor	Claudicação intermitente, progressão para dor em repouso.	Com frequência dolorosa.
Mecanismo	Isquemia tissular.	Estase venosa e hipertensão.
Pulsos arteriais	Diminuídos ou ausentes.	Normais, embora possa ser difícil palpá-los com o edema.
Cor	Pálida, especialmente com a elevação; vermelha escura com o membro pendente.	Normal, ou cianótica com o membro pendente; petéquias e mais tarde pigmentação castanha aparecem com a cronicidade.
Temperatura	Fria.	Normal.
Edema	Ausente ou leve; pode ocorrer quando o paciente tenta aliviar a dor em repouso abaixando o membro inferior	Existente, com frequência acentuado.
Alterações cutâneas	Alterações tróficas: pele fina, brilhante, atrófica; perda de pelos nos pés e nos dedos dos pés; unhas espessadas e estriadas.	Com frequência, pigmentação marrom perimaleolar, dermatite de estase e possível espessamento da pele e estreitamento da perna conforme ocorre a fibrose (tecido cicatricial).
Ulceração	Se existente, envolve os dedos dos pés ou pontos de traumatismo nos pés.	Se existente, ocorre nas laterais do tornozelo, sobretudo na face medial.
Gangrena	Pode ocorrer.	Não ocorre.

Fonte das fotografias: Cortesia de Daniel Han, MD.

TABELA 17.4 Úlceras comuns dos tornozelos e pés

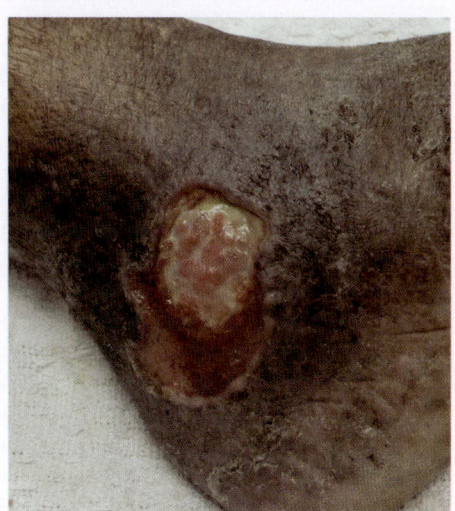

Insuficiência venosa crônica

Essa condição geralmente aparece no maléolo medial e, às vezes, o maléolo lateral. A úlcera contém tecido de granulação pequeno e doloroso e fibrina; necrose ou exposição dos tendões são raras. As bordas são irregulares, planas ou discretamente inclinadas. A dor afeta a qualidade de vida de 75% dos pacientes. Os achados associados incluem edema, pigmentação avermelhada e púrpura, varicosidades venosas, alterações eczematosas da dermatite de estase (eritema, descamação e prurido) e, às vezes, cianose do pé quando pendente. Gangrena é rara.

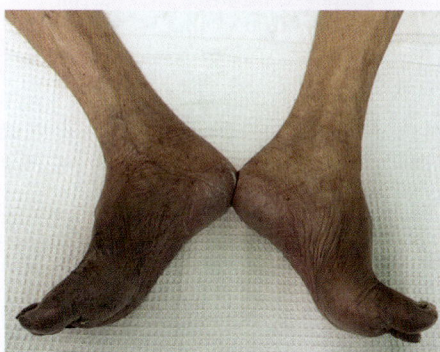

Insuficiência arterial

Essa condição ocorre nos dedos dos pés, nos pés ou, possivelmente, em áreas de traumatismo (p. ex., face anterior das pernas). A pele circundante não exibe calosidade ou excesso de pigmento, embora possa estar atrófica. A dor em geral é intensa, exceto quando mascarada por neuropatia. Pode ser acompanhada por gangrena, além de diminuição dos pulsos arteriais, alterações tróficas, palidez do pé à elevação e rubor escuro com a perna pendente.

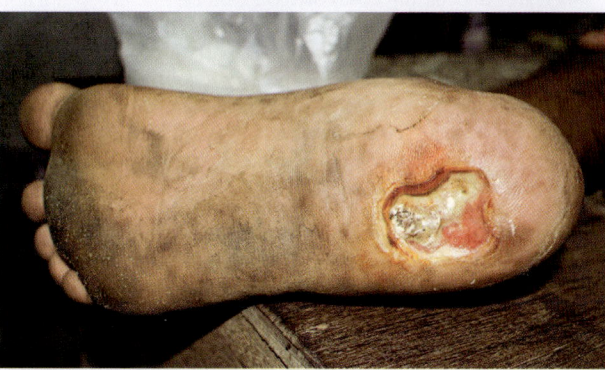

Úlcera neuropática

Essa condição ocorre em pontos de pressão de áreas com diminuição da sensibilidade; observada na neuropatia diabética, distúrbios neurológicos e na hanseníase. A pele circundante é calosa. Não há dor, por isso a úlcera pode passar despercebida. Em casos não complicados, não há gangrena. Os sinais associados incluem diminuição da sensibilidade e ausência do reflexo aquileu.

Fonte das fotografias: *Insuficiência venosa crônica* – Shutterstock fotografia de Casa nayafana; *Insuficiência arterial* – Shutterstock fotografia de Alan Nissa; *Úlcera neuropática* – Shutterstock fotografia de Zay Nyi Nyi.

REFERÊNCIAS BIBLIOGRÁFICAS

1. Mitchell RN. Chapter 11: Blood vessels. In: Kumar VK, Abbas AK, Aster JC, eds. In: *Robbins and Cotran Pathologic Basis of Disease*. 9th ed. Philadelphia, PA: Saunders/Elsevier; 2015.

2. Libby P. Mechanisms of disease: mechanisms of acute coronary syndromes and their implications for therapy. *N Engl J Med*. 2013;368(21):2004–2013.

3. Libby P. Chapter 291e: The pathogenesis, prevention, and treatment of atherosclerosis. In: Kasper DL, Fauci AS, Hauser SL, et al., eds. *Harrison's Principles of Internal Medicine*. 19th ed. New York: McGraw-Hill Education; 2015.

4. Ketelhuth DF, Hansson GK. Modulation of autoimmunity and atherosclerosis-common targets and promising translational approaches against disease. *Circ J*. 2015;79(5):924–933.

5. Levick JR, Michel CC. Microvascular fluid exchange and the revised Starling principle. *Cardiovasc Res*. 2010;87(2):198–210.

6. Woodcock TE, Woodcock TM. Revised Starling equation and the glycocalyx model of transvascular fluid exchange: an improved paradigm for prescribing intravenous fluid therapy. *Br J Anaesth*. 2012;108(3):384–394.

7. Reed RK, Rubin K. Transcapillary exchange: role and importance of the interstitial fluid pressure and the extracellular matrix. *Cardiovasc Res*. 2010;87(2):211–217.

8. Braunwald E, Loscalzo J. Chapter 50: Edema. In: Kasper DL, Fauci AS, Hauser SL, et al., eds. *Harrison's Principles of Internal Medicine*. 19th ed. New York: McGraw-Hill Education; 2015.

9. Grada AA, Phillips TJ. Lymphedema: diagnostic workup and management. *J Am Acad Dermatol*. 2017;77(6):995–1006.

10. Lin JS, Olson CM, Johnson ES, et al. The ankle-brachial index for peripheral artery disease screening and cardiovascular disease prediction among asymptomatic adults: a systematic evidence review for the U.S. Preventive Services Task Force. *Ann Intern Med*. 2013;159(5):333–341.

11. Rooke TW, Hirsch AT, Misra S, et al; American College of Cardiology Foundation Task Force; American Heart Association Task Force. Management of patients with peripheral artery disease (compilation of 2005 and 2011 ACCF/AHA Guideline Recommendations): a report of the American College of Cardiology Foundation/American Heart Association Task Force on Practice Guidelines. *J Am Coll Cardiol*. 2013;61(14):1555–1570.

12. McDermott MM. Lower extremity manifestations of peripheral artery disease: the pathophysiologic and functional implications of leg ischemia. *Circ Res*. 2015;116(9):1540–1550.

13. Kent KC. Clinical practice. Abdominal aortic aneurysms. *N Engl J Med*. 2014;371(22):2101–2108.

14. Hertzer NR. A primer on infrarenal abdominal aortic aneurysms. *F1000Res*. 2017;6:1549.

15. Gerhard-Herman MD, Gornik HL, Barrett C, et al. A2016 AHA/ACC guideline on the management of patients with lower extremity peripheral artery disease: a report of the American College of Cardiology/American Heart Association Task Force on Clinical Practice Guidelines. *J Am Coll Cardiol*. 2017;69(11):e71–e126.

16. Lurie J, Tomkins-Lane C. Management of lumbar spinal stenosis. *BMJ*. 2016;352:h6234.

17. Anderson FA Jr, Zayaruzny M, Heit JA, et al. Estimated annual numbers of US acute-care hospital patients at risk for venous thromboembolism. *Am J Hematol*. 2007;82(9):777–782.

18. Goodacre S, Sutton AJ, Sampson FC. Meta-analysis: The value of clinical assessment in the diagnosis of deep venous thrombosis. *Ann Intern Med*. 2005;143(2):129–139.

19. Kucher N. Clinical practice. Deep-vein thrombosis of the upper extremities. *N Engl J Med*. 2011;364(9):861–869.

20. McGee S. Chapter 52: Peripheral vascular disease; Chapter 54: Edema and deep vein thrombosis. *Evidence-based Physical Diagnosis*. 3rd ed. Philadelphia, PA: Elsevier; 2012: pp. 459–465, 470–476.

21. Shen JH, Chen HL, Chen JR, et al. Comparison of the Wells score with the revised Geneva score for assessing suspected pulmonary embolism: a systematic review and meta-analysis. *J Thromb Thrombolysis*. 2016;41(3):482–492.

22. Decousus H, Frappé P, Accassat S, et al. Epidemiology, diagnosis, treatment and management of superficial-vein thrombosis of the legs. *Best Pract Res Clin Haematol*. 2012;25(3):275–284.

23. Spandorfer J, Galanis T. In the clinic. Deep vein thrombosis. *Ann Intern Med*. 2015;162(9):ITC1.

24. Klein S, Hage JJ. Measurement, calculation, and normal range of the ankle-arm index: a bibliometric analysis and recommendation for standardization. *Ann Vasc Surg*. 2006;20(2):282–292.

25. Measuring and Understanding the Ankle Brachial Index (ABI). Stanford Medicine 25. Available at http://stanfordmedicine25.stanford.edu/the25/ankle.html. Accessed April 25, 2018.

26. Barbeau GR, Arsenault F, Dugas L, et al. Evaluation of the ulnopalmar arterial arches with pulse oximetry and plethysmography: comparison with the Allen's test in 1010 patients. *Am Heart J*. 2004;147(3):489–493.

27. Fowkes FG, Aboyans V, Fowkes FJ, et al. Peripheral artery disease: epidemiology and global perspectives. *Nat Rev Cardiol*. 2017;14(3):156–170.

28. Kalbaugh CA, Kucharska-Newton A, Wruck L, et al. Peripheral artery disease prevalence and incidence estimated from both outpatient and inpatient settings among medicare fee-for-service beneficiaries in the Atherosclerosis Risk in Communities (ARIC) Study. *J Am Heart Assoc*. 2017;6(5):e003796.

29. Gerhard-Herman MD, Gornik HL, Barrett C, et al. 2016 AHA/ACC guideline on the management of patients with lower extremity peripheral artery disease: executive summary: a report of the American College of Cardiology/American Heart Association Task Force on Clinical Practice Guidelines. *J Am Coll Cardiol*. 2017;69(11):1465–1508.

30. Guirguis-Blake J, Evans CV, Redmond N, et al. Screening for peripheral artery disease using the ankle-brachial index. Updated evidence report and systematic review for the U.S. Preventive Services Task Force. *JAMA*. 2018;320(2):184–196.

31. US Preventive Services Task Force; Curry SJ, Krist AH, et al. Screening for peripheral artery disease and cardiovascular disease risk assessment with the ankle-brachial index in adults: U.S. Preventive Services Task Force recommendation statement. *JAMA*. 2018;320(2):177–183.

32. Writing Committee Members; Gerhard-Herman MD, Gornik HL, et al. 2016 AHA/ACC Guideline on the Management of Patients with Lower Extremity Peripheral Artery Disease: Executive Summary. *Vasc Med*. 2017;22(3):NP1–NP43.

33. Rooke TW, Hirsch AT, Misra S, et al. Management of patients with peripheral artery disease (compilation of 2005 and 2011 ACCF/AHA Guideline Recommendations): a report of the American College of Cardiology Foundation/American Heart Association Task Force on Practice Guidelines. *J Am Coll Cardiol*. 2013;61(14):1555–1570.

34. Guirguis-Blake JM, Beil TL, Sender CA, et al. Ultrasonography screening for abdominal aortic aneurysm: a systematic evidence review for the U.S. Preventive Services Task Force. *Ann Intern Med*. 2014;160(5):321–329.

35. US Preventive Services Task Force; Owens DK, Davidson KW, et al. Screening for abdominal aortic aneurysm: US Preventive Services Task Force Recommendation Statement. *JAMA*. 2019;322(22):2211–2218.

Mamas e Axilas

ANATOMIA E FISIOLOGIA

Mama feminina

Anatomia. A mama feminina está situada junto à parede torácica anterior, estendendo-se para baixo a partir da clavícula e da costela II até a costela VI, e lateralmente do esterno até a linha axilar média. A mama fica acima do músculo *peitoral maior* e, em suas margens inferior e lateral, do músculo *serrátil anterior* (Figura 18.1).

O *tecido glandular* da mama é dividido em 15 a 20 segmentos, ou *lobos*, que convergem em um padrão radial como *ductos* e *seios lactíferos* antes de abrirem sobre a superfície da papila mamária (mamilo) e da aréola. Cada ducto lactífero drena um lobo, que é composto de 20 a 40 *lóbulos* menores, que consistem em glândulas tubuloalveolares secretoras de leite. Um tecido adiposo envolve a mama, predominantemente nas áreas superficiais e periféricas.

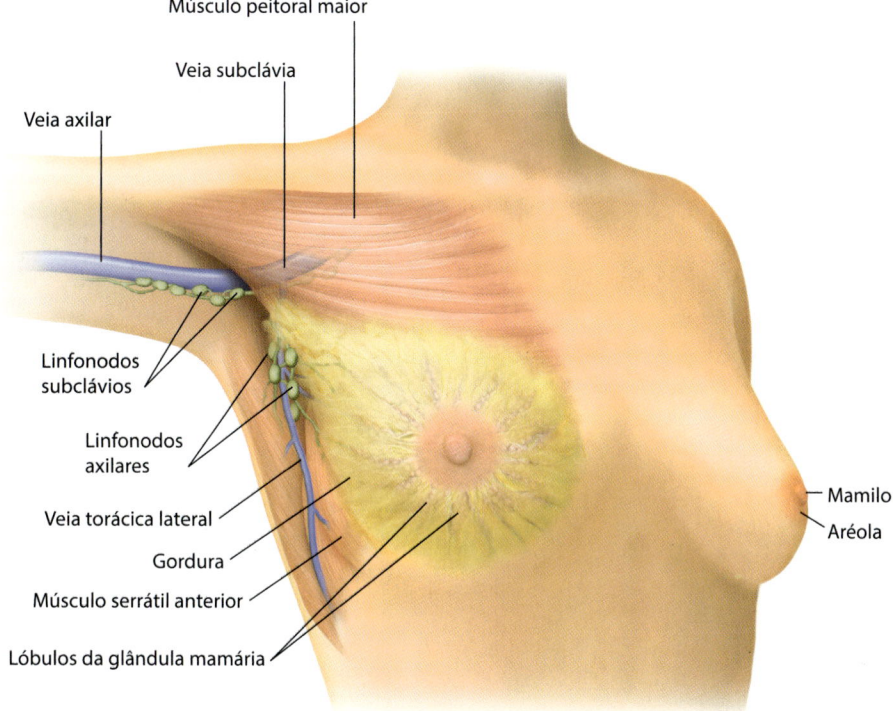

Músculo peitoral maior

Veia subclávia

Veia axilar

Linfonodos subclávios

Linfonodos axilares

Veia torácica lateral

Gordura

Músculo serrátil anterior

Lóbulos da glândula mamária

Mamilo

Aréola

Figura 18.1 Mama feminina.

A superfície da *aréola* tem elevações pequenas e arredondadas formadas por *glândulas sebáceas* (chamadas **glândulas de Montgomery**), glândulas sudoríparas e glândulas areolares acessórias (Figura 18.2). Alguns pelos costumam ser vistos na aréola. Durante a gravidez, as glândulas sebáceas produzem uma secreção oleosa que serve como lubrificante protetor para a aréola e o mamilo durante a lactação.

Existem duas camadas fasciais na mama. A *fáscia superficial* está situada profundamente na derme e a *fáscia profunda* é anterior ao músculo peitoral maior. A mama é fixada à pele por ligamentos suspensores da mama (**ligamentos de Cooper**), feixes fibrosos que percorrem a mama e apresentam uma inserção perpendicular à derme (Figura 18.3).[1]

Algumas vezes, um ou mais **mamilos supranumerários** adicionais estão localizados ao longo das linhas mamárias (Figura 18.4). Em geral, há apenas um pequeno mamilo e aréola, muitas vezes confundidos com um nevo comum. Podem ter caráter familiar e, na ausência de tecido glandular associado, há poucas evidências de associação com outras anomalias congênitas. Aqueles que contêm tecido glandular algumas vezes exibem maior pigmentação, tumefação, dor à palpação ou até mesmo lactação durante a puberdade, a menstruação ou a gravidez, e podem estar associados a outras anomalias congênitas, principalmente renais e torácicas.[2] O tratamento é recomendado se houver dúvida diagnóstica, preocupações cosméticas ou uma possível patologia.[3]

Para descrever os achados clínicos, a mama costuma ser dividida em quatro quadrantes, com base nas linhas horizontal e vertical que se cruzam no mamilo (Figura 18.5). Uma quinta área, o processo lateral da mama, às vezes chamada de *cauda de Spence*, estende-se lateralmente pela prega axilar anterior. Como alternativa, os achados podem ser localizados como as horas no visor de um relógio (p. ex., 3 horas) e a distância em centímetros do mamilo.

Fisiologia. A mama feminina é um tecido sensível a hormônios, que responde às alterações dos ciclos mensais e do envelhecimento. A mama adulta pode ser macia, mas, com frequência, parece granulosa, nodular ou encaroçada. Essa textura heterogênea corresponde à *nodularidade fisiológica* normal. Geralmente, é bilateral e pode ocorrer na mama toda ou apenas em algumas áreas. A nodularidade pode aumentar antes da menstruação, um período em que as mamas

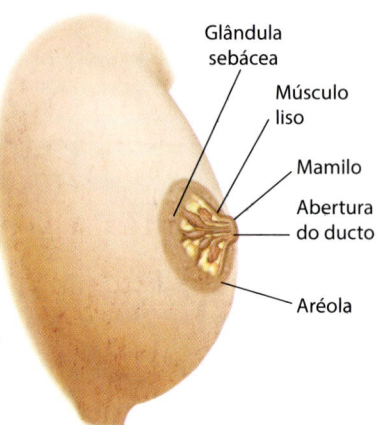

Figura 18.2 Mamilo e aréola.

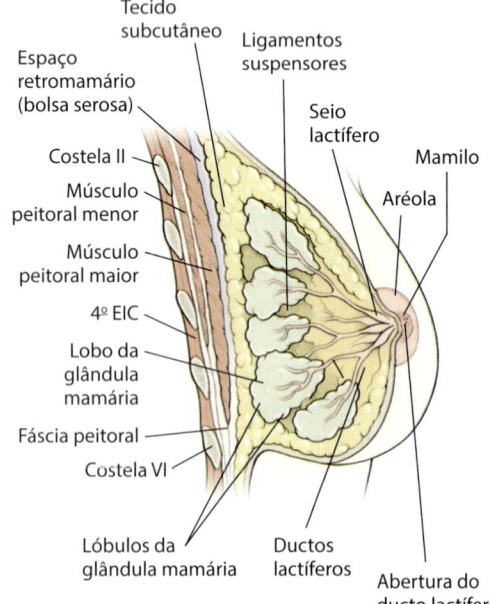

Figura 18.3 Corte sagital da mama feminina. (De Tank PW. *Grant's Dissector*. 15th ed. Wolters Kluwer Health/Lippincott Williams & Wilkins; 2013, Fig. 2-6.)

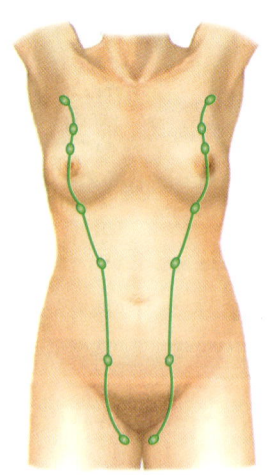

Figura 18.4 Linhas mamárias.

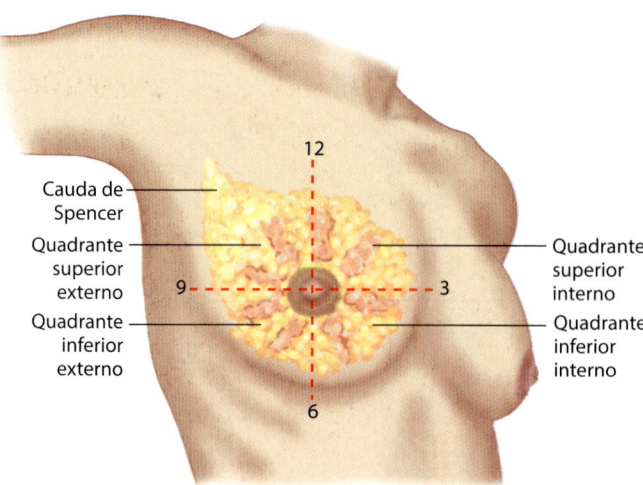

Figura 18.5 Quadrantes da mama e cauda de Spencer (processo lateral da mama).

com frequência ficam maiores e sensíveis ou até mesmo dolorosas. Além disso, a composição da mama varia com a idade, o estado nutricional, gravidez, o uso de hormônios exógenos, entre outros fatores. Após a menopausa, ocorre atrofia do tecido glandular e uma diminuição notável do número de lóbulos. Para alterações mamárias durante a adolescência e a gestação, ver Capítulo 25, *Crianças: Do Nascimento à Adolescência*, e o Capítulo 26, *Gestantes*.

Tanto o mamilo quanto a aréola contêm músculos lisos que se contraem para expelir o leite do sistema ductal durante a amamentação. Uma rica inervação sensorial, especialmente no mamilo, desencadeia a *descida do leite* após o estímulo neuro-hormonal da sucção do lactente. A estimulação tátil da área, incluindo o exame da mama, torna o mamilo menor, mais firme e mais ereto, e faz com que a aréola fique enrugada e franzida. Esses reflexos da musculatura lisa são normais e não devem ser confundidos com sinais de doença mamária.

Axila

A axila é uma estrutura piramidal, definida superiormente pela veia axilar, lateralmente pelo músculo latíssimo do dorso e medialmente pelo músculo serrátil anterior.[4] Três nervos importantes passam pela axila: o nervo toracodorsal, o nervo torácico longo e o nervo intercostobraquial. O *nervo toracodorsal* supre o músculo latíssimo do dorso, enquanto o *nervo torácico longo* inerva o músculo serrátil anterior. O *nervo intercostobraquial* é um nervo sensorial que inerva a pele da axila e da região medial superior do braço.[5]

Os linfonodos axilares estão dispostos em seis grupos (Figura 18.6)[5] e ficam situados ao longo da parede torácica, em geral no alto da axila, entre as pregas axilares anterior e posterior. Entre eles, os linfonodos centrais têm a maior probabilidade de serem palpáveis durante o exame físico.

A drenagem linfática da mama é muito importante na disseminação do carcinoma, e, em aproximadamente três quartos dos casos, ela ocorre para os linfonodos axilares.

- *Grupo anterior (peitoral)*: situados ao longo da margem inferior do músculo peitoral menor, atrás do músculo peitoral maior, esses linfonodos recebem vasos linfáticos dos quadrantes laterais da mama e vasos superficiais da parede abdominal anterolateral, acima do nível do umbigo

- *Grupo posterior (subescapular)*: localizados na frente do músculo subescapular, esses linfonodos recebem vasos linfáticos superficiais das costas, até o nível das cristas ilíacas

- *Grupo lateral (umeral ou profundo)*: dispostos ao longo da face medial da veia axilar, esses linfonodos recebem a maioria dos vasos linfáticos do membro superior (com exceção dos vasos superficiais, que drenam a parte lateral)

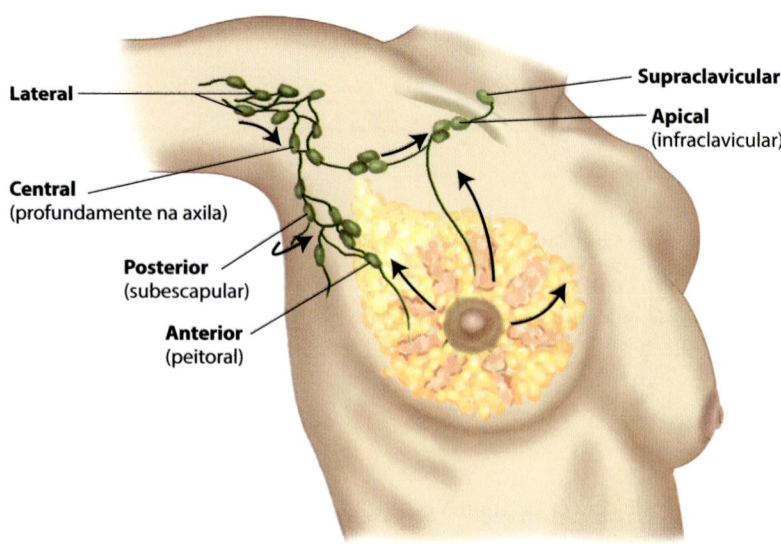

Figura 18.6 Direção do fluxo linfático.

- *Grupo central*: situados no centro da axila na gordura axilar, esses linfonodos recebem a linfa dos três grupos já descritos. Os linfonodos também estão localizados entre os músculos peitoral menor e peitoral maior, em uma área chamada de espaço de Rotter (**linfonodos de Rotter**)

- *Grupo apical (terminal)*: localizados no ápice da axila, na margem lateral da primeira costela, esses linfonodos recebem os vasos linfáticos eferentes de todos os outros linfonodos axilares. Os linfonodos apicais constituem a via final comum de todos os linfonodos axilares

- *Grupo infraclavicular (deltopeitoral)*: esses nodos não são estritamente linfonodos axilares, porque estão localizados fora da axila. Ficam situados no sulco entre os músculos deltoide e peitoral maior e recebem vasos linfáticos superficiais da superfície lateral da mão, antebraço e braço.

Mama masculina

A mama masculina consiste principalmente em um mamilo e uma aréola pequenos, acima de um disco fino de tecido mamário não desenvolvido, formado basicamente por ductos. Na ausência de estimulação por estrogênios e progesterona, não há ramificação ductal e desenvolvimento de lóbulos, e é difícil distinguir o tecido mamário masculino do músculo peitoral da parede torácica.[6]

Alguns homens desenvolvem um aumento das mamas benigno decorrente de **ginecomastia**, uma proliferação de tecido glandular palpável, geralmente definida como mais de 2 cm, ou *pseudoginecomastia*, um acúmulo de gordura subareolar. As causas de ginecomastia incluem aumento de estrogênios, diminuição de testosterona e efeitos colaterais de medicamentos.[7]

ANAMNESE: ABORDAGEM GERAL

Você pode pesquisar preocupações relacionadas às mamas durante a anamnese ou mais tarde, durante o exame físico. Pergunte se a paciente apresenta qualquer *caroço*, *dor* ou *secreção mamilar* nas mamas. Essas são as queixas mais comuns relacionadas às mamas. Se uma paciente apresentar uma queixa mamária, é importante determinar a natureza e a duração do problema. Se uma paciente relatar um caroço ou dor, pergunte a localização na mama, para que seu exame possa enfocar essa área. Sempre pergunte se o problema ocorre, ou piora, em determinados períodos do ciclo menstrual, uma vez que muitas queixas mamárias benignas estão relacionadas a alterações hormonais. Esse também pode ser um bom momento para ampliar os conhecimentos da paciente sobre as diretrizes de rastreamento.

Sintomas comuns ou relevantes

- Nódulos ou massas na mama
- Dor ou desconforto na mama
- Secreção mamilar

Caroços ou massas na mama

Caroços palpáveis ou nodularidade e aumento e sensibilidade pré-menstruais são comuns.[8] Se a paciente relatar um caroço ou uma massa, identifique a localização exata, há quanto tempo está presente, se existe história de trauma, se é doloroso e se há alguma mudança de tamanho ou variação no ciclo menstrual. Pergunte se houve alguma alteração do contorno da mama, depressão, tumefação ou enrugamento da pele acima das mamas. Questione também sobre alterações do mamilo, incluindo alterações da pele, prurido, vermelhidão ou descamação. Também é importante obter uma história familiar de câncer de mama e outros tipos de câncer e demais fatores de risco, como idade na menarca, idade no primeiro parto, idade na menopausa, biopsias mamárias anteriores e uso de medicamentos hormonais.

Caroços podem ser fisiológicos ou patológicos, variando de cistos e fibroadenomas ao câncer de mama.[9] Ver Tabela 18.1, *Massas mamárias comuns*, e a Tabela 18.2, *Sinais visíveis de câncer de mama*.

Dor ou desconforto na mama

Dor na mama isolada (**mastodínia** ou **mastalgia**) não é um sinal típico de câncer de mama. Determine se a dor é *difusa* (definida como aquela que envolve mais de 25% da mama) ou *focal* (envolvendo menos de 25% da mama), *cíclica* (dor que ocorre antes da menstruação e geralmente desaparece ao término do período menstrual) ou *acíclica* ou relacionada a medicamentos.[10]

Os medicamentos associados à dor nas mamas incluem terapia de reposição hormonal, psicotrópicos como inibidores seletivos da recaptação de serotonina e haloperidol, espironolactona e digoxina.[8]

Secreção mamilar

Pergunte à paciente a respeito de qualquer secreção dos mamilos e quando ela ocorre. É importante diferenciar uma *secreção fisiológica* de uma *secreção patológica*. A hipersecreção fisiológica é observada na gravidez, na lactação, na estimulação da parede torácica, no sono e em períodos de estresse. Se a secreção for espontânea, observe cor, quantidade e frequência de ocorrência.

É mais provável que a secreção mamilar seja patológica quando ela for sanguinolenta ou serosa, unilateral, espontânea, associada a massa e ocorrer em mulheres ≥ 40 anos de idade.[6] A *galactorreia* verdadeira, ou a secreção de um fluido contendo leite não relacionado à gravidez ou à lactação, na maioria das vezes é causada por hiperprolactinemia.[11,12]

EXAME FÍSICO: ABORDAGEM GERAL

Como em qualquer exame, você deve começar adotando uma abordagem respeitosa e gentil. O melhor momento para o exame das mamas em uma paciente que ainda menstrua é 5 a 7 dias *após* o início da menstruação, porque as mamas tendem a ficar tumefeitas e mais nodulares antes da menstruação devido à maior estimulação estrogênica. Para mulheres na pós-menopausa e para homens, qualquer momento é apropriado. Nódulos que aparecerem durante a fase pré-menstrual devem ser reavaliados após o início da menstruação.

Informe às pacientes que um exame adequado das mamas, em particular a inspeção, requer inicialmente a exposição total das duas mamas. Contudo, mais tarde, durante o exame, você pode cobrir uma das mamas enquanto examina a outra. Também é importante avisar as pacientes que você pedirá que assumam várias posições para permitir o exame adequado de áreas específicas da mama, incluindo o processo lateral da mama (cauda de Spencer), a periferia e a axila. Aquecer as mãos em água morna ou esfregando uma na outra também é um gesto simpático. É aconselhável adotar uma abordagem padronizada, especialmente na palpação, e usar um padrão de pesquisa sistemático para cima e para baixo, variando a pressão da palpação, e um movimento circular com as polpas dos dedos no exame da mama.[13,14]

TÉCNICAS DE EXAME

Principais componentes do exame das mamas e axilas

Em mulheres:
- Inspecionar as mamas em quatro perspectivas: braços ao lado, braços sobre a cabeça, braços pressionados contra os quadris e inclinada para frente (aspecto da pele, tamanho, simetria, contorno, características dos mamilos)
- Palpar as mamas (consistência, dor, nódulos, cor e consistência dos mamilos e quantidade de qualquer secreção)
- Inspecionar as axilas (erupção cutânea, irritação, infecção, pigmentação incomum)
- Palpar os linfonodos axilares (tamanho, forma, delimitação, mobilidade, consistência e qualquer sensibilidade).

Em homens:
- Inspecionar o mamilo e a aréola (nódulos, tumefação, ulceração)
- Palpar a aréola e o tecido mamário (nódulos)

Mama feminina

Inspeção. Inspecione as mamas e os mamilos com a paciente sentada e despida até a cintura (Figura 18.7). Um exame minucioso das mamas inclui uma inspeção cuidadosa para avaliar alterações cutâneas, simetria, contornos e retração em quatro perspectivas – braços ao lado, braços sobre a cabeça, braços pressionados contra os quadris e inclinada para frente. Ao examinar uma menina adolescente, avaliar o desenvolvimento das mamas de acordo com as escalas de maturidade sexual de Tanner (ver Capítulo 25, *Crianças: Do Nascimento à Adolescência*).

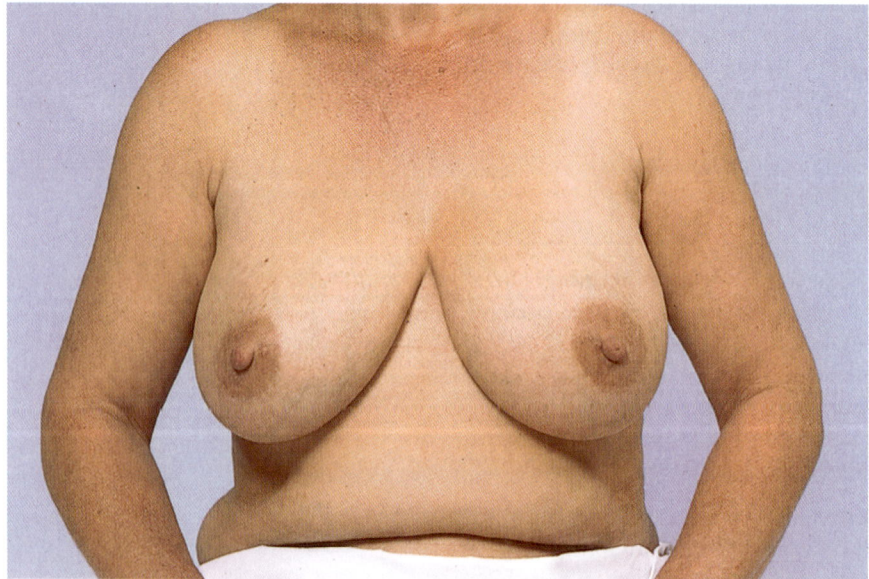

Figura 18.7 Inspeção com os braços ao lado.

Braços ao lado. Observar os aspectos clínicos relacionados a seguir.

- *Aspecto da pele*, incluindo:

  - Cor

  - Espessura da pele e prominência dos poros, que podem acompanhar uma obstrução linfática

- *Tamanho e simetria das mamas*. Algumas diferenças no tamanho das mamas e aréolas são comuns e geralmente normais

- *Contorno das mamas*. Pesquisar alterações como massas, depressões ou achatamento. Comparar um lado com o outro

- *Características dos mamilos*. Observar o tamanho e o formato, a direção para onde apontam, qualquer erupção cutânea ou ulceração ou qualquer secreção.

Uma vermelhidão sugere infecção local ou carcinoma inflamatório.

Espessamento e proeminência dos poros (**pele em casca de laranja**) sugerem câncer de mama.

O achatamento de uma mama normalmente convexa sugere câncer. Ver Tabela 18.2, *Sinais visíveis de câncer de mama*.

Uma assimetria decorrente de uma mudança na direção do mamilo sugere um câncer subjacente. Alterações eczematosas com erupção cutânea, descamação ou ulceração no mamilo, estendendo-se até a aréola, ocorrem na **doença de Paget da mama**, associada a um carcinoma ductal ou lobular subjacente. Ver Tabela 18.2, *Sinais visíveis de câncer de mama*.[16]

Em algumas ocasiões, o mamilo está *invertido*, apontando para dentro, deprimido abaixo da superfície areolar. Ele pode estar envolvido por pregas de pele areolar, como mostra a Figura 18.8, mas pode ser movido para fora de seu sulco. Em geral, essa é uma variação normal sem consequências clínicas, com exceção de uma possível dificuldade durante o aleitamento.

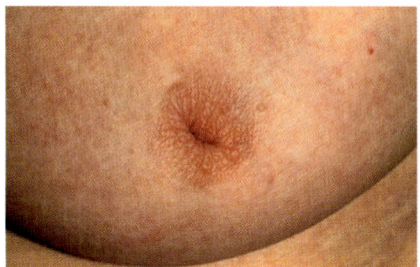

Figura 18.8 Mamilo invertido.

Um mamilo repuxado para dentro, fixado pelos ductos subjacentes, é um sinal de retração mamilar decorrente de um possível câncer subjacente. O mamilo retraído pode ser deprimido, plano, largo ou espessado.

Braços sobre a cabeça; mãos pressionadas contra os quadris; inclinação para frente. Para revelar uma depressão ou retração que possa ser invisível de outro modo, peça que a paciente levante os braços acima da cabeça (Figura 18.9) e, em seguida, pressione as mãos contra os quadris para contrair os músculos peitorais (Figura 18.10). Inspecione os contornos das mamas com atenção em cada posição. Se as mamas forem grandes ou pendulares, pode ser útil pedir que a paciente fique em pé e se incline para frente (Figura 18.11), apoiada no encosto da cadeira ou nas mãos do examinador.

Uma depressão ou retração da mama nessas posições sugere um câncer subjacente. Um câncer com feixes fibrosos fixados à pele e à fáscia acima dos músculos peitorais pode causar uma depressão da pele durante a contração muscular.

Às vezes, esses sinais acompanham condições benignas, como a necrose gordurosa pós-traumática ou uma ectasia do ducto mamário, mas sempre devem ser avaliados de modo mais profundo.

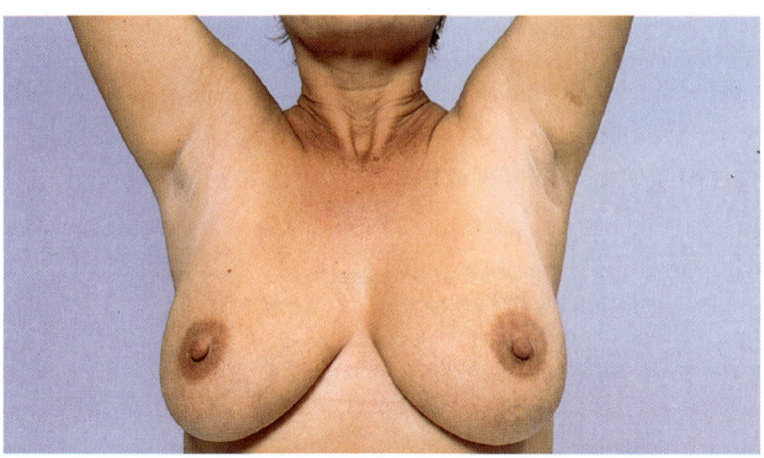

Figura 18.9 Inspeção com os braços acima da cabeça.

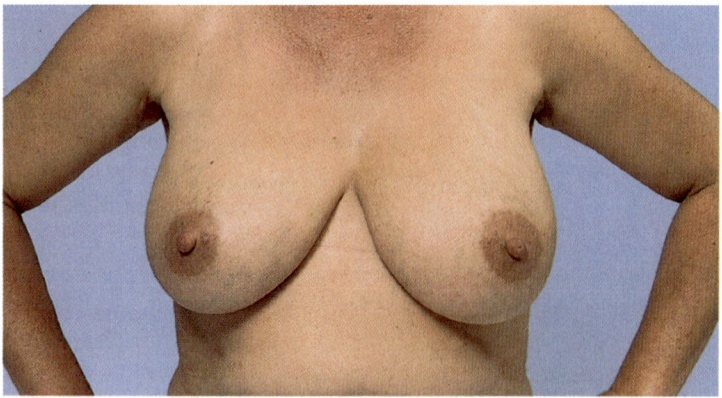

Figura 18.10 Inspeção com as mãos pressionadas contra os quadris.

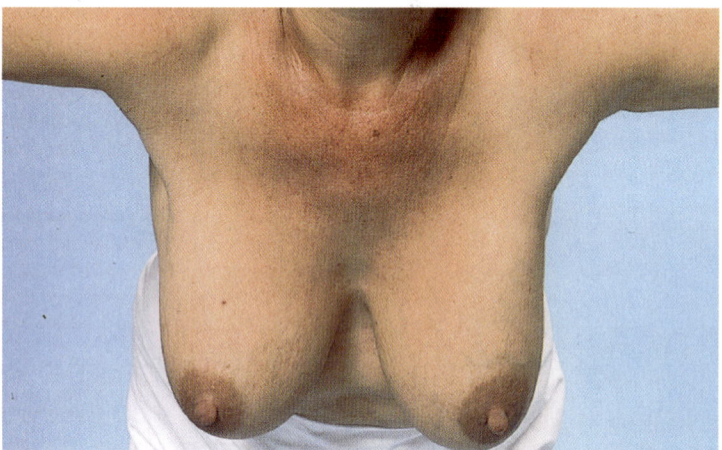

Figura 18.11 Inspeção durante inclinação para frente.

Essa posição pode revelar uma assimetria ou retração da mama, aréola ou mamilo que não seria visível de outro modo, sugerindo um câncer subjacente. Ver Tabela 18.2, *Sinais visíveis de câncer de mama*.

Palpação. É melhor realizar a palpação com a paciente em posição supina, consequentemente achatando o tecido mamário. Palpe a área retangular que se estende da clavícula até o sulco inframamário (a linha do sutiã) e da linha medioesternal até a linha axilar posterior, incluindo a axila, para garantir que você examine o processo lateral da mama.

Um exame minucioso demora pelo menos 3 minutos para cada mama. Use as *polpas* dos dedos indicador, médio e anular, mantendo os dedos discretamente flexionados. É importante ser *sistemático*. O *padrão em faixas verticais* mostrado na Figura 18.12 atualmente constitui a melhor técnica validada para a detecção de massas mamárias.[15] Palpar em *pequenos círculos concêntricos*, aplicando pressão leve, média e intensa a cada ponto examinado. Pressionar com mais firmeza para atingir os tecidos mais profundos quando a mama é grande. Examinar toda a mama, incluindo a periferia, o processo lateral da mama e a axila.

Ao pressionar um ponto profundo na mama, uma costela normal pode ser confundida com uma massa mamária dura.

Palpando a região mamária lateral. Para examinar a *porção lateral da mama*, peça que a paciente se deite sobre o quadril oposto, colocando a mão na testa, mas mantendo os ombros em contato com a mesa de exame. Isso deixa o tecido mamário lateral mais plano. Inicie a palpação na axila, movendo-se para baixo em uma linha reta até a linha do sutiã; em seguida, mova os dedos medialmente e palpe em uma faixa vertical para cima, do tórax à clavícula. Continue em faixas verticais sobrepostas até chegar ao mamilo e, então, reposicione a paciente para achatar a porção medial da mama.

Às vezes, os nódulos no processo lateral da mama (cauda de Spence) são confundidos com linfonodos axilares aumentados.

Palpação da região medial da mama. Para examinar a *região medial da mama*, solicita-se que a paciente deite com os ombros encostados na mesa de exame

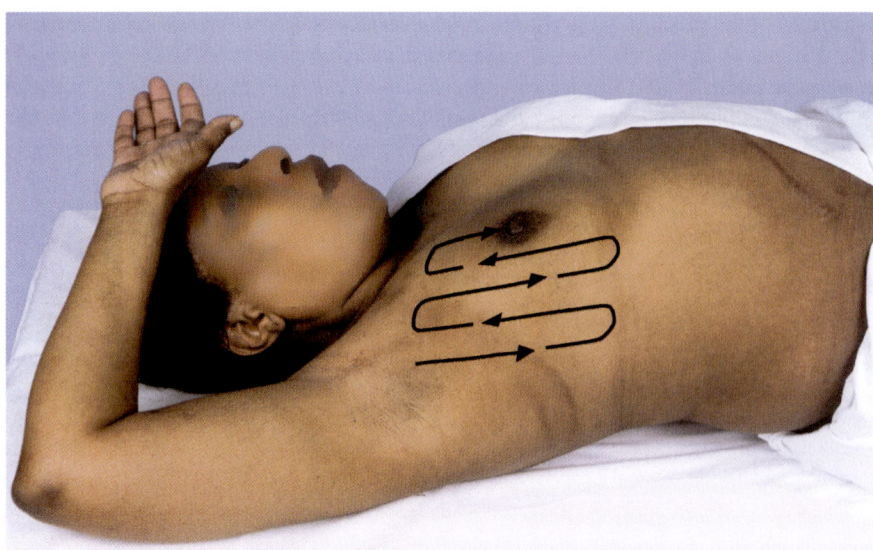

Figura 18.12 Padrão em faixas verticais, região lateral da mama.

e, em seguida, deslize o cotovelo dobrado até que esteja no nível do ombro (Figura 18.13). Palpar em uma linha reta descendente, do mamilo até a linha do sutiã e, então, de volta até a clavícula, continuando em feixes verticais sobrepostos até o ponto médio do esterno.

Examinar o tecido mamário com atenção para verificar:

■ *Consistência dos tecidos*. A consistência normal varia muito, dependendo das proporções de tecido glandular mais firme e gordura macia. Nodularidade fisiológica pode ocorrer, aumentando antes da menstruação. Observe a crista inframamária firme, que é uma prega transversal de tecido comprimido ao longo da margem inferior da mama, especialmente em mamas volumosas. Essa prega é, às vezes, confundida com um tumor

■ *Dor à palpação*, que pode ocorrer antes da menstruação

Cordões subareolares dolorosos à palpação sugerem ectasia de ductos mamários, uma condição benigna, mas algumas vezes dolorosa, que consistem em ductos dilatados com inflamação ao redor e, às vezes, massas associadas.

Verificar se existem cistos e áreas inflamadas; alguns cânceres são dolorosos.

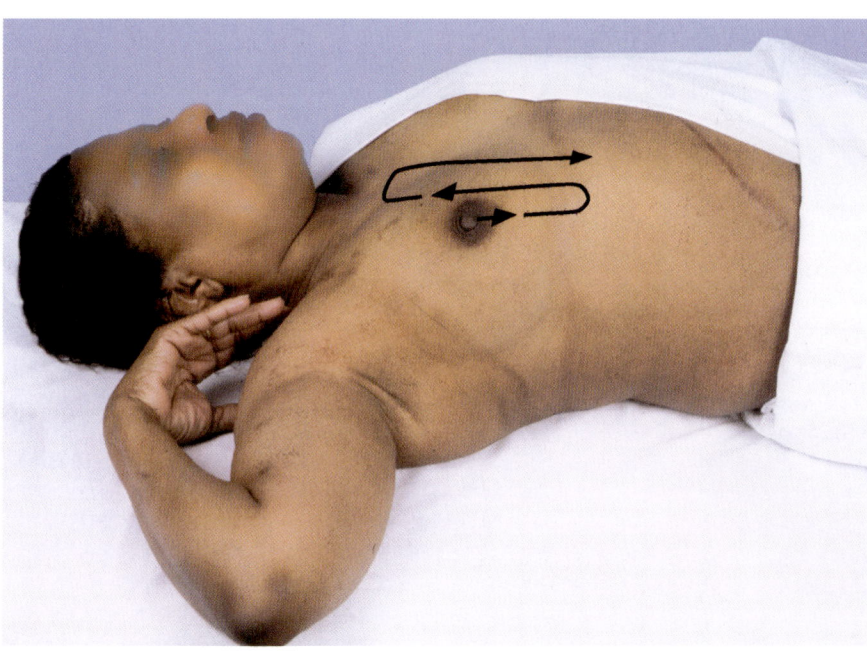

Figura 18.13 Padrão em faixas verticais, região medial da mama.

Ver Tabela 18.1, *Massas mamárias comuns.*

■ *Nódulos*. Palpe com cuidado qualquer nódulo ou massa que seja qualitativamente diferente ou maior que o resto do tecido mamário. Em algumas ocasiões, isso é chamado de massa dominante e pode ser patológica quando avaliada por mamografia, aspiração ou biopsia. Avaliar e descrever as características de qualquer nódulo:

- ■ *Localização* – por quadrante ou pelos ponteiros do relógio, com a distância do mamilo em centímetros

- ■ *Dimensões* – em centímetros

- ■ *Formato* – redondo ou cístico, discoide ou de contornos irregulares

- ■ *Consistência* – macio, firme ou endurecido

- ■ *Delimitação* – bem circunscrito ou não

Nódulos duros, irregulares e pouco circunscritos, fixados à pele ou aos tecidos subjacentes, são muito sugestivos de câncer.

- ■ *Dor à palpação*

- ■ *Mobilidade* – em relação à pele, fáscia peitoral e parede torácica. Com delicadeza, movimentar a mama próxima à massa e observar se há uma depressão. Em seguida, tentar mobilizar o nódulo ou a massa com o braço da paciente relaxado ao lado do corpo e novamente enquanto ela pressiona a mão contra o quadril.

Massa móvel que se torna fixa quando o braço relaxa está fixada às costelas e aos músculos intercostais; se estiver fixa quando a mão pressionar o quadril, está fixada à fáscia peitoral.

Palpar cada mamilo, observando sua elasticidade (Figura 18.14). Apenas se a paciente relatar secreção mamilar, tentar determinar sua origem comprimindo a aréola e colocando o dedo indicador em posições radiais ao redor do mamilo (Figura 18.15). Observar a secreção expelida por qualquer abertura dos ductos na superfície do mamilo. Observar a cor, a consistência e o volume de qualquer secreção e os locais exatos onde ela aparece.

Espessamento e perda de elasticidade do mamilo sugerem um câncer subjacente.

Secreção láctea não relacionada a gestação ou lactação anterior é conhecida como **galactorreia** não puerperal. As causas incluem hipertireoidismo, prolactinoma hipofisário e antagonistas dopaminérgicos, incluindo psicotrópicos e fenotiazinas.

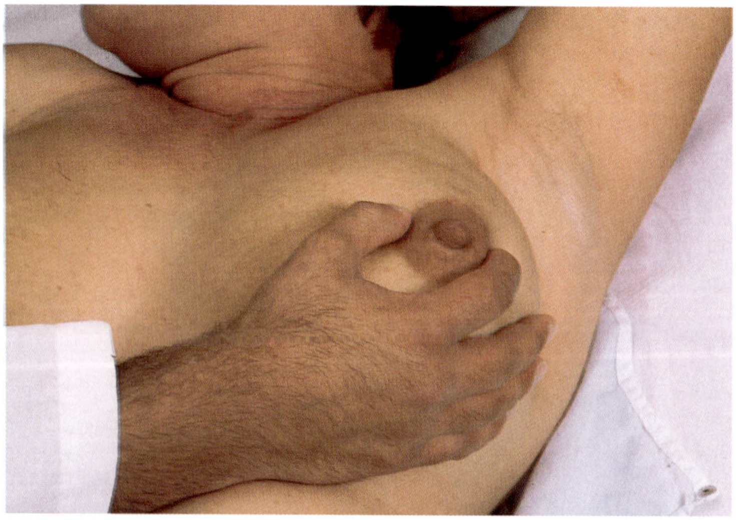

Axilas

Embora as axilas possam ser examinadas com a paciente deitada, aposição sentada é preferível.

Inspeção. Inspecionar a pele de cada axila, a procura de:

- ■ Erupção cutânea

- ■ Irritação

Figura 18.14 Palpação do mamilo.

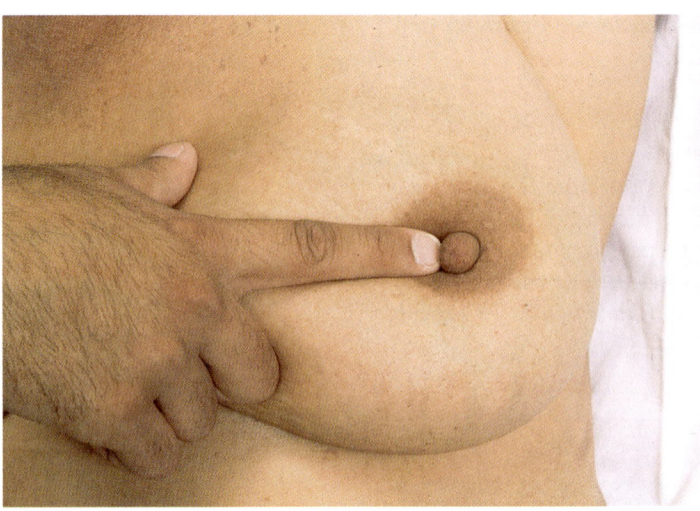

Figura 18.15 Compressão da aréola para pesquisar secreção mamilar.

■ Infecção

■ Pigmentação incomum.

Palpação

Axila esquerda. Usar a *mão direita* para examinar a axila esquerda. Pedir ao paciente para relaxar o braço para baixo e avise-o que o exame pode ser desconfortável. Apoiar o punho ou a mão esquerda do paciente com sua mão esquerda. Juntar os dedos da *mão direita* e palpar o mais alto que puder, na direção do ápice da axila (Figura 18.17). Colocar os dedos diretamente atrás dos músculos peitorais, apontando na direção do ponto médio da clavícula. Em seguida, pressionar na direção da parede torácica e deslizar os dedos para baixo, tentando palpar os linfonodos centrais contra a parede torácica. Entre os linfonodos axilares, os centrais são os que têm maior probabilidade de serem palpáveis. É comum palpar um ou mais linfonodos macios, pequenos (< 1 cm) e indolores. Observar as dimensões, o formato, os limites, a mobilidade, a consistência e a sensibilidade.

Linfadenopatia axilar pode ser o resultado de infecção da mão ou do braço, imunizações ou testes cutâneos recentes ou uma linfadenopatia generalizada. Examinar os linfonodos epitrocleares, localizados medialmente no cotovelo, e outros grupos de linfonodos.

Axila direita. Usar a *mão esquerda* para examinar a axila direita.

Se os linfonodos centrais parecerem grandes, duros ou dolorosos, ou se houver uma lesão suspeita nas áreas de drenagem para os linfonodos axilares, palpar os outros grupos de linfonodos axilares:

■ *Linfonodos anteriores (peitorais)* – segure a prega axilar anterior entre seu polegar e os dedos e, com os dedos, palpe a parte interna da borda do músculo peitoral

■ *Linfonodos laterais (umerais ou profundos)* – comece no alto da axila e sinta ao longo da parte superior do úmero

■ *Linfonodos posteriores (subescapulares)* – fique atrás do paciente e palpar a parte interna do músculo na prega axilar posterior

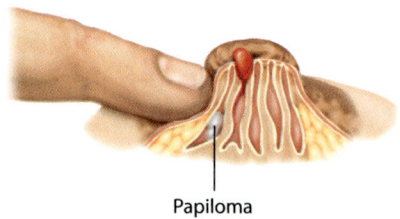

Papiloma

Figura 18.16 Papiloma intraductal.

Secreção sanguinolenta espontânea unilateral em um ou dois ductos justifica avaliação mais detalhada para papiloma intraductal, mostrado na Figura 18.16, carcinoma ductal *in situ* ou doença de Paget da mama. Secreções serosas esverdeadas, pretas ou não sanguinolentas, originadas em múltiplos ductos, em geral são benignas.[8,17,18]

Pode existir infecção da glândula sudorípara decorrente de oclusão folicular (*hidradenite supurativa*).

Pele da axila aveludada e intensamente pigmentada sugere **acantose nigricante** – associada com diabetes melito, obesidade, síndrome do ovário policístico e, raramente, distúrbios paraneoplásicos malignos.

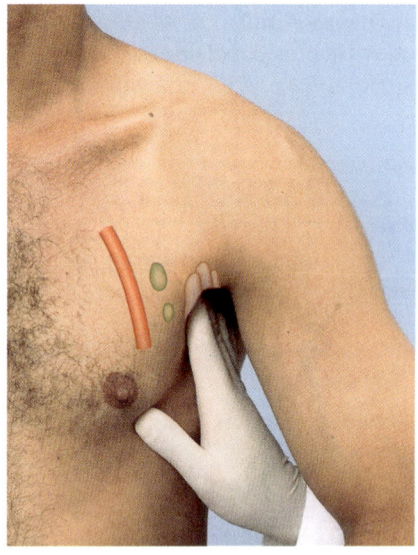

Figura 18.17 Palpação da axila esquerda.

Linfonodos grandes (≥ 1 a 2 cm) e firmes ou duros, emaranhados ou fixados à pele ou aos tecidos subjacentes sugerem malignidade.

■ *Linfonodos infraclaviculares (deltopeitorais) e supraclaviculares* – examinar também os linfonodos infraclaviculares e supraclaviculares.

Mama masculina

O exame da mama masculina pode ser breve, mas é importante. *Inspecionar os mamilos e as aréolas* a procura de nódulos, tumefação ou ulceração. *Palpar as aréolas e o tecido mamário* para detectar nódulos. Se a mama parecer aumentada (mais de 2 cm), diferencie o aumento gorduroso mole da obesidade (*pseudoginecomastia*) do disco firme e benigno de aumento glandular (*ginecomastia*). O tecido mamário na ginecomastia costuma ser doloroso.

A ginecomastia tem origem em um desequilíbrio dos estrogênios e androgênios, algumas vezes relacionado a medicamentos; não constitui um fator de risco para câncer de mama masculino. Uma massa dominante indolor dura, irregular, excêntrica ou ulcerada sugere câncer de mama.[6,19,20]

TÉCNICAS ESPECIAIS

Exame pós-mastectomia ou reconstrução mamária

A mulher mastectomizada deve ser submetida a exame cuidadoso.

Inspeção. Inspecionar a cicatriz de mastectomia e a axila de modo minucioso para avaliar massas, nodularidade incomum ou sinais de inflamação ou infecção. Linfedema pode ser encontrado na axila no braço em decorrência da interrupção da drenagem linfática pela cirurgia.

Palpação. Palpar ao longo da cicatriz com delicadeza – esses tecidos podem estar anormalmente sensíveis ou dormentes. Palpar o tecido mamário e as linhas de incisão limítrofes às áreas de aumento ou reconstrução da mama. Realizar movimentos circulares com dois ou três dedos da mão. Dar atenção especial ao quadrante superior externo e à axila. Verificar se há linfonodos aumentados.

Massas, nodularidade e alterações da cor ou inflamação, em especial na linha de incisão, sugerem recorrência do câncer de mama.

REGISTRO DOS ACHADOS

Observe que, no início, você pode usar sentenças mais longas para descrever seus achados; mais tarde, você será mais sucinto.

Registro dos achados de mamas e axilas

"Mamas simétricas e lisas, sem nódulos ou massas. Mamilos sem secreção." (A adenopatia axilar geralmente é incluída após Pescoço, na seção sobre Linfonodos.)

OU

"Mamas pendulares com alterações fibrocísticas difusas. Massa isolada, de consistência firme, com 1 × 1 cm, móvel e não dolorosa, com pele acima exibindo aspecto em casca de laranja na mama direita, quadrante superior externo, na posição de 11 horas, a 2 cm do mamilo."

Esses achados sugerem câncer de mama.

PROMOÇÃO DA SAÚDE E ORIENTAÇÃO: EVIDÊNCIAS E RECOMENDAÇÕES

Tópicos importantes para promoção da saúde e orientação

■ Rastreamento do câncer de mama

Câncer de mama em mulheres

Epidemiologia. O câncer de mama é o câncer mais diagnosticado no mundo e representa a principal causa de morte por câncer entre as mulheres.[21] Em 2015, 2,4 milhões de mulheres foram diagnosticadas com câncer de mama no mundo todo e mais de 500.000 mortes foram atribuídas a essa doença. Entre as mulheres nos EUA, o câncer de mama é o segundo mais comum, perdendo apenas para o câncer de pulmão como causa de morte por câncer.[22] Uma mulher nascida agora nos EUA tem um risco vitalício de desenvolver um câncer de mama invasivo de 12%, ou 1 em 8, e um risco vitalício de eventualmente morrer como resultado de um câncer de mama de 2,6%, ou 1 em 38.[23] Aproximadamente 80% dos novos diagnósticos de câncer de mama ocorrem após os 50 anos de idade, com uma idade mediana de 62 anos no momento do diagnóstico.[24] A probabilidade de receber um diagnóstico de câncer de mama aumenta com a idade (Boxe 18.1). As taxas de mortalidade por câncer de mama nos EUA vêm exibindo declínio acentuado desde o início da década de 1990.

Os fatores de risco mais importantes para o câncer de mama em mulheres são idade avançada, parentes de primeiro grau com diagnóstico de câncer de mama (especialmente dois ou mais, diagnosticados em idade precoce), mutações genéticas hereditárias, história pessoal de câncer de mama ou carcinoma ductal ou lobular *in situ*, lesões pré-cancerosas confirmadas por biopsia, mamas relativamente mais densas na mamografia, radiação em alta dose no tórax em idade jovem e altos níveis de hormônios endógenos.[24]

Várias ferramentas de avaliação do risco de câncer de mama podem ser usadas para ajudar as mulheres a determinar seu risco pessoal de desenvolvimento de câncer de mama (Boxe 18.2). Essas informações podem ser utilizadas para orientar decisões relativas ao momento de início do rastreamento para câncer de mama, frequência do rastreamento, exames de rastreamento que devem ser realizados e se intervenções preventivas devem ser consideradas. Uma das ferramentas mais usadas é a National Cancer Institute's Breast Cancer Risk Assessment Tool (também conhecida como o modelo de Gail), que incorpora idade, raça/etnia, história pessoal de câncer de mama ou carcinoma ductal ou lobular *in situ*, radiação torácica, mutações genéticas, parentes de primeiro grau

Boxe 18.1 Probabilidade de desenvolver um câncer de mama feminino invasivo por faixa etária[a,24]	
Idade atual (anos)	**Probabilidade em 10 anos (%)**
20	0,1 (1 em 1.567)
30	0,5 (1 em 220)
40	1,5 (1 em 68)
50	2,3 (1 em 43)
60	3,4 (1 em 29)
70	3,9 (1 em 25)
Risco vitalício	12,4 (1 em 8)

[a]A probabilidade refere-se a mulheres que estejam livres de câncer de mama no início da faixa etária.

Boxe 18.2 Calculadoras para avaliação do risco de câncer de mama
■ Modelo de Gail: http://www.cancer.gov/bcrisktool/   ■ Centers for Disease Control and Prevention, Division of Cancer Prevention and Controle – Ferramenta Know BRCA: https://www.knowbrca.org/

com câncer de mama, resultados de biopsias mamárias anteriores, idade na menarca e idade no primeiro parto.[25]

Prevenção. Os comportamentos saudáveis que podem reduzir o risco de câncer de mama incluem atividade física, consumo de dietas ricas em frutas e vegetais e limitação do consumo de álcool.[26] A U.S. Preventive Services Task Force (USPSTF) publicou uma recomendação de grau B indicando o uso de uma ferramenta para rastreamento de mulheres em relação a mutações do gene *BRCA*, se tiverem história familiar de câncer de mama, ovário, tuba uterina ou peritônio.[27] As mutações do gene *BRCA* representam até 10% de todos os cânceres de mama. Mulheres positivas com rastreamento positivo devem ser encaminhadas para aconselhamento genético e consideradas para testagem de *BRCA*. Mulheres com mutações de *BRCA* podem considerar estratégias de rastreamento mais intensivas (ver adiante) e mastectomia bilateral profilática ou quimioprofilaxia para prevenir um câncer de mama. Uma revisão de evidências constatou que a mastectomia bilateral foi associada a redução de 80 e 100% da incidência e da taxa de mortalidade do câncer de mama.[28] Mulheres com alto risco de câncer de mama também podem usar moduladores seletivos de receptor de estrogênio (MSREs), como tamoxifeno e raloxifeno, que são usados no tratamento do câncer de mama para reduzir seu risco de desenvolvimento de câncer de mama invasivo. Entretanto, o uso de MSREs também aumenta os riscos de eventos tromboembólicos e câncer do endométrio. Os inibidores da aromatase constituem outra classe de medicamentos usados para tratar o câncer de mama, que mostraram efetividade na prevenção do câncer de mama em mulheres de alto risco após a menopausa, mas seu uso não é aprovado atualmente pela agência norte-americana Food and Drug Administration (FDA) para essa indicação.[26] A USPSTF publicou uma recomendação de grau B encorajando os médicos a oferecerem quimioprevenção com outros MSREs ou inibidores da aromatase a mulheres com maior risco de câncer de mama que também apresentem um baixo risco de complicações decorrentes da medicação.[29] Os dados da National Health Interview Survey sugerem que a prevalência do uso de quimioprevenção em mulheres elegíveis nos EUA é excepcionalmente baixa, talvez como consequência das preocupações do médico e da paciente com efeitos colaterais.[30]

Rastreamento. As recomendações para rastreamento do câncer de mama variam de acordo com a idade e o risco de câncer de mama das mulheres. A mamografia é a principal modalidade de rastreamento para o câncer de mama. Achados preocupantes na mamografia podem ser avaliados com mais detalhes usando incidências mamográficas especiais, ultrassonografia das mamas, ressonância magnética (RM) ou tomossíntese mamária digital (TMD). A USPSTF resumiu os resultados de estudos que avaliaram os possíveis benefícios e danos da mamografia de rastreamento para mulheres de risco médio (ausência de câncer de mama ou lesão de alto risco anterior, ausência de mutações genéticas e ausência de história de radiação torácica em uma idade jovem).[31,32] O Boxe 18.3 mostra que os maiores benefícios em relação à mortalidade ocorrem em mulheres na faixa de 60 anos, enquanto mulheres na faixa dos 40 anos têm maior probabilidade de apresentar resultados falso-positivos. Estudos randomizados também relataram que o rastreamento foi associado a taxas de sobrediagnóstico ou diagnóstico excessivo (detecção de cânceres que não seriam clinicamente detectados em outras circunstâncias durante o período de vida de uma mulher) de 11 a 22%.

Com base nesses dados, a USPSTF publicou uma recomendação de grau B para rastreamento por mamografia bienal em mulheres de 50 a 74 anos de idade, uma recomendação de grau C (tomada de decisão individualizada) para mulheres entre 40 e 49 anos e uma recomendação de grau I (evidências insuficientes) para mulheres de 75 anos ou mais.[33] A USPSTF também concluiu que as evidências eram insuficientes para avaliar o uso de TMD como teste de rastreamento (grau I), assim como o uso adjunto de ultrassom de mamas, RM ou TMD em mulheres com mamas densas, porém mamografias normais em outros

Boxe 18.3 Vantagens e desvantagens da mamografia de rastreamento por faixa etária, mulheres de risco médio

Faixa etária (anos)	Morte por câncer de mama: risco relativo (IC 95%)	Mortes prevenidas durante 10 anos (IC 95%)[a]	Resultados falso-positivos (n)[a]	Biopsias mamárias (n)[a]
40 a 49	0,92 (0,75 a 1,02)	3 (0 a 9)	1.212	164
50 a 59	0,86 (0,68 a 0,97)	8 (2 a 17)	932	159
60 a 69	0,67 (0,51 a 1,28)	21 (11 a 32)	808	165
70 a 74	0,80 (0,51 a 1,28)	13 (0 a 32)	696	175
50 a 69	0,78 (0,68 a 0,95)	13 (6 a 20)	–	–

[a]Por 10.000 mulheres avaliadas durante 10 anos.
Fonte: Adaptado de Nelson HD *et al. Ann Intern Med.* 2016;164:244–255; Nelson HD. *et al. Ann Intern Med.* 2016;164:256–267.

aspectos. O Boxe 18.4 mostra as recomendações de rastreamento para câncer de mama em relação à mamografia, exame clínico das mamas e autoexame das mamas publicadas pela USPSTF,[33] pela American Cancer Society (ACS)[34] e pelo American College of Obstetricians and Gynecologists (ACOG).[35] Os médicos podem preferir realizar exames clínicos das mamas ou orientar as mulheres sobre a realização de autoexames das mamas quando elas correm risco muito elevado de câncer de mama. O autoexame das mamas, em combinação com esforços educativos para abordar o câncer de mama, também pode ser aconselhável para mulheres em situações de recursos limitados.

As evidências que orientam as práticas de rastreamento em mulheres de maior risco são limitadas. Especialistas sugerem que para mulheres com aumento moderado do risco decorrente de maior densidade mamária ou história familiar de um ou dois parentes com câncer de mama, seria razoável considerar o início do rastreamento em uma idade mais jovem, rastreamento anual e rastreamento com TMD.[26] Recomenda-se que mulheres com risco muito elevado devido a mutações genéticas realizem rastreamentos anuais, começando 10 anos do

Boxe 18.4 Recomendações para rastreamento do câncer de mama em mulheres de risco médio

Organização	Mamografia	Exame clínico das mamas	Autoexame das mamas
U.S. Preventive Services Task Force – mulheres de risco médio	50 a 74 anos – a cada 2 anos < 50 anos – individualizar o rastreamento com base em fatores específicos da paciente ≥ 75 anos – evidências insuficientes para avaliar o equilíbrio entre os benefícios e os prejuízos	Evidências insuficientes para avaliar os benefícios e prejuízos adicionais além da mamografia de rastreamento	Recomenda contra o ensino do autoexame das mamas, apoia o autoconhecimento das mamas
American Cancer Society – mulheres de risco médio (2015)	40 a 45 anos – rastreamento anual opcional 45 a 54 anos – rastreamento anual ≥ 55 anos – rastreamento bienal com opção de continuar os rastreamentos anuais Continuar o rastreamento se gozar de boa saúde e a expectativa de vida for ≥ 10 anos	Não recomendado	Não recomendado; encoraja o autoconhecimento das mamas
American College of Obstetricians and Gynecologists	Oferecer o rastreamento a partir dos 40 anos de idade O rastreamento deve ser realizado a cada 1 ou 2 anos, com base em um processo de tomada de decisão compartilhado Continuar o rastreamento até no mínimo 75 anos de idade	Pode ser oferecido no contexto de um processo de tomada de decisão compartilhada a cada 1 a 3 anos para mulheres de 25 a 39 anos de idade e anualmente para mulheres de 40 anos ou mais	Não recomendado, mas as mulheres devem ser aconselhadas sobre o autoconhecimento das mamas

Fontes: Siu AL, U.S. Preventive Services Task Force. *Ann Intern Med.* 2016;164:279–296; Oeffinger KC. *et al. JAMA.* 2015;314:1599–1614; *Obstet Gynecol....* 2017;130:241–243.

diagnóstico do parente mais jovem (mas não antes dos 30 anos), usando mamografia e RM.[36] Mulheres que tenham recebido radiação torácica são aconselhadas a iniciar o rastreamento anual com mamografia e RM 10 anos após o fim da radiação, mas não antes dos 30 anos de idade.

CÂNCER DE MAMA MASCULINO

O câncer de mama masculino representa menos de 1% dos casos de câncer de mama nos EUA – um número estimado de 2.550 novos casos era esperado em 2018, com apenas 480 mortes atribuídas a essa doença.[22] Os homens têm maior probabilidade de apresentar um estágio avançado que as mulheres, porque, em geral, não há suspeita do diagnóstico e o rastreamento não é recomendado para homens. Os fatores de risco incluem idade mais elevada, exposição à radiação, mutações no gene *BRCA*, síndrome de Klinefelter, distúrbios testiculares, uso de álcool, doença hepática, diabetes e obesidade.

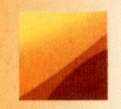

TABELA 18.1 Massas mamárias comuns

As três massas mamárias mais comuns são o *fibroadenoma* (um tumor benigno), *cistos* e *câncer de mama*. As características clínicas dessas massas são indicadas a seguir. Contudo, qualquer massa mamária deve ser avaliada com atenção e geralmente justifica investigação subsequente por ultrassonografia, aspiração, mamografia ou biopsia.

As massas ilustradas abaixo são grandes para fins de ilustração. As *alterações fibrocísticas*, não ilustradas, também costumam ser palpáveis como densidades nodulares, dispostas em um cordão, em mulheres de 25 a 50 anos de idade. Tendem a ser dolorosas espontaneamente ou à palpação. São consideradas benignas e não constituem fator de risco para o câncer de mama.

	Fibroadenoma	**Cistos**	**Câncer**
Idade usual (em anos)	15 a 25 anos, geralmente na puberdade e início da vida adulta, mas até 55 anos de idade	30 a 50 anos, regridem após a menopausa, exceto com terapia estrogênica	30 a 90 anos, mais comum acima de 50 anos de idade
Número	Geralmente único, podem ser múltiplos	Único ou múltiplos	Geralmente único, embora possa coexistir com outros nódulos
Formato	Redondo, discoide ou lobular; tipicamente pequeno (1 a 2 cm)	Redondos	Irregular ou estrelado
Consistência	Pode ser mole, geralmente firme	Mole a firme, em geral elástica	Firme ou dura
Delimitação	Bem delineado	Bem delineados	Não delineado com clareza em relação aos tecidos vizinhos
Mobilidade	Muito móvel	Móveis	Pode estar fixado à pele ou aos tecidos subjacentes
Dor	Geralmente não doloroso	Com frequência dolorosos à palpação	Geralmente não doloroso
Sinais de retração	Ausentes	Ausentes	Podem ser encontrados

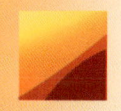

TABELA 18.2 Sinais visíveis de câncer de mama

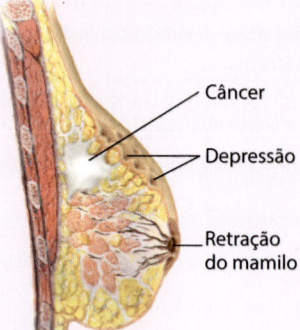

Câncer

Depressão

Retração
do mamilo

Sinais de retração

Conforme o câncer de mama progride, causa fibrose (tecido cicatricial). O encurtamento desse tecido provoca *depressão*, *alterações do contorno* e *retração ou desvio do mamilo*. Outras causas de retração incluem necrose gordurosa e ectasia do ducto mamário.

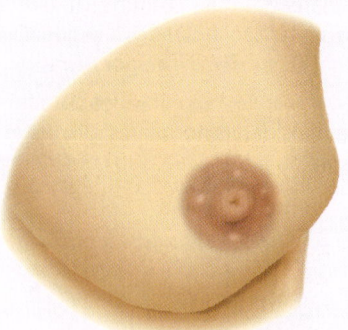

Contornos anormais

Procurar qualquer variação da convexidade normal de cada mama e comparar um lado com o outro. Mais uma vez, o posicionamento especial pode ser útil. Aqui é mostrado achatamento acentuado do quadrante inferior externo da mama esquerda.

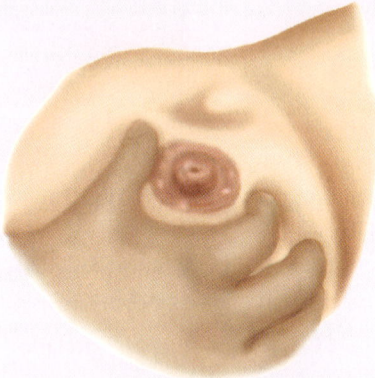

Depressão da pele

Procurar esse sinal com o braço da paciente em repouso, durante o posicionamento especial e ao mover ou comprimir a mama, como ilustrado aqui.

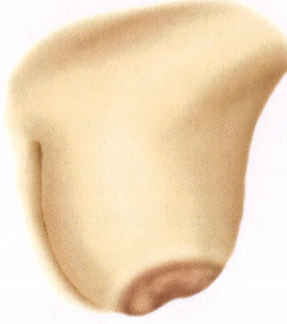

Retração e desvio do mamilo

Um mamilo retraído é achatado ou afundado, como ilustrado aqui. Também pode estar aumentado e parecer espessado. Quando o envolvimento exibe uma assimetria radial, o mamilo pode estar desviado ou apontar em uma direção diferente de seu equivalente normal, tipicamente na direção do câncer subjacente.

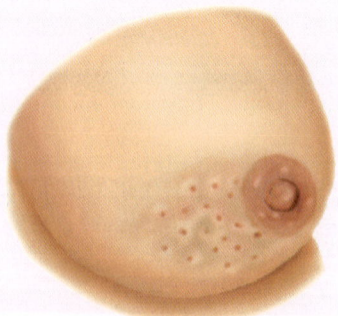

Edema da pele

O edema da pele é produzido pelo bloqueio linfático. A pele espessada com poros aumentados – o chamado *sinal da pele em casca de laranja* (*peau d'orange*). Com frequência, é observado inicialmente na porção inferior da mama ou aréola.

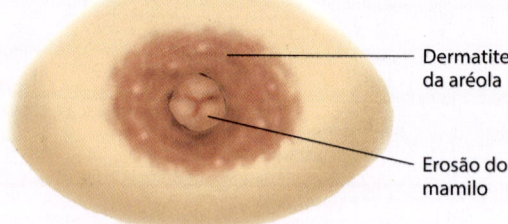

Dermatite
da aréola

Erosão do
mamilo

Doença de Paget do mamilo

Essa forma pouco comum de câncer de mama geralmente começa como uma lesão descamativa e semelhante a um eczema no mamilo, que pode apresentar exsudação, crostas ou erosão. Uma massa mamária pode ser encontrada. Suspeitar de doença de Paget quando houver dermatite persistente no mamilo e na aréola. Muitas vezes (> 60%) manifesta-se com um carcinoma subjacente *in situ* ou ductal ou lobular invasivo.

REFERÊNCIAS BIBLIOGRÁFICAS

1. Pandya S, Moore RG. Breast development and anatomy. *Clin Obstet Gynecol*. 2011;54(1):91–95.

2. Caouette-Laberge L, Borsuk D. Congenital anomalies of the breast. *Semin Plast Surg*. 2013;27(1):36–41.

3. Francone E, Nathan MJ, Murelli F, et al. Ectopic breast cancer: case report and review of the literature. *Aesthetic Plast Surg*. 2013;37(4):746–749.

4. Fayanju O, Margenthaler JA. Breast. In: Klingensmith ME, ed. *The Washington Manual of Surgery*. EBSCO Publishing; 2016.

5. Wai CJ. Axillary anatomy and history. *Curr Probl Cancer*. 2012;36(5):234–244.

6. Chau A, Jafarian N, Rosa M. Male breast: clinical and imaging evaluations of benign and malignant entities with histologic correlation. *Am J Med*. 2016;129(8):776–791.

7. Johnson RE, Murad MH. Gynecomastia: pathophysiology, evaluation, and management. *Mayo Clin Proc*. 2009;84(11):1010–1015.

8. Salzman B, Fleegle S, Tully AS. Common breast problems. *Am Fam Physician*. 2012;86(4):343–349.

9. Expert Panel on Breast Imaging, Moy L, Heller SL, et al. ACR appropriateness criteria palpable breast masses. *J Am Coll Radiol*. 2017;14(5S):S203–S224.

10. Expert Panel on Breast Imaging, Jokich PM, Bailey L, et al. ACR appropriateness criteria breast pain. *J Am Coll Radiol*. 2017;14(5S):S25–S33.

11. Expert Panel on Breast Imaging, Lee SJ, Trikha S, et al. ACR appropriateness criteria evaluation of nipple discharge. *J Am Coll Radiol*. 2017;14(5S):S138–S153.

12. Patel BK, Falcon S, Drukteinis J. Management of nipple discharge and the associated imaging findings. *Am J Med*. 2015;128(4):353–360.

13. Roussouw JE, Anderson GL, Prentice RL, et al. Risks and benefits of estrogen plus progestin in healthy postmenopausal women: principal results from the Women's Health Initiative randomized controlled trial. *JAMA*. 2002;288(3):321–333.

14. National Cancer Institute. Breast Cancer–Breast cancer treatment (updated April 8, 2015). Breast cancer prevention (updated February 27, 2015). Breast cancer screening (updated April 2, 2015). Available at http://www.cancer.gov/cancertopics/types/breast. Accessed April 25, 2018.

15. Barton MB, Elmore JG. Pointing the way to informed medical decision making: test characteristics of clinical breast examination. *J Natl Cancer Inst*. 2009;101(18):1223–1225.

16. Fenton JJ, Barton MB, Geiger AM, et al. Screening clinical breast examination: how often does it miss lethal breast cancer? *J Natl Cancer Inst Monogr*. 2005;(35):67–71.

17. American Cancer Society. *Breast Cancer Facts & Figures 2013–2014*. Atlanta, GA: American Cancer Society Inc; 2013. Available at http://www.cancer.org/acs/groups/content/@research/documents/document/acspc-042725.pdf. Accessed April 25, 2018.

18. National Cancer Institute. Genetics of breast and gynecologic cancers (updated April 3, 2015). Available at http://www.cancer.gov/cancertopics/pdq/genetics/breast-and-ovarian/HealthProfessional. Accessed April 25, 2018.

19. Key TJ. Endogenous oestrogens and breast cancer risk in premenopausal and postmenopausal women. *Steroids*. 2011;76(8):812–815.

20. Zeleniuch-Jacquotte A, Afanasyeva Y, Kaaks R, et al. Premenopausal serum androgens and breast cancer risk: a nested case-control study. *Breast Cancer Res*. 2012;14(1):R32.

21. Global Burden of Disease Cancer C, Fitzmaurice C, Allen C, et al. Global, regional, and national cancer incidence, mortality, years of life lost, years lived with disability, and disability-adjusted life-years for 32 Cancer Groups, 1990 to 2015: a systematic analysis for the global burden of disease study. *JAMA Oncol*. 2017;3(4):524–548.

22. Siegel RL, Miller KD, Jemal A. Cancer statistics, 2018. *CA Cancer J Clin*. 2018;68(1):7–30.

23. Howlader N, Noone AM, Krapcho M, et al. SEER Cancer Statistics Review, 1975–2014. Available at https://seer.cancer.gov/csr/1975_2014/.

24. American Cancer Society. Breast Cancer Facts & Figures 2017–2018. Available at: https://www.cancer.org/content/dam/cancer-org/research/cancer-facts-and-statistics/breast-cancer-facts-and-figures/breast-cancer-facts-and-figures-2017-2018.pdf. Accessed May 4, 2018.

25. National Cancer Institute. Breast Cancer Risk Assessment Tool. Available at https://www.cancer.gov/bcrisktool/. Accessed May 4, 2018.

26. Nattinger AB, Mitchell JL. Breast cancer screening and prevention. *Ann Intern Med*. 2016;164(11): ITC81–ITC96.

27. US Preventive Services Task Force, Owens DK, Davidson KW, et al. Preventive Services Task Force. Risk assessment, genetic counseling, and genetic testing for BRCA-related cancer in women: U.S. Preventive Services Task Force recommendation statement. *JAMA*. 2019;322(7): 652–665.

28. Nelson HD, Smith ME, Griffin JC, et al. Use of medications to reduce risk for primary breast cancer: a systematic review for the U.S. Preventive Services Task Force. *Ann Intern Med*. 2013;158(8):604–614.

29. U.S. Preventive Services Task Force, Owens DK, Davidson KW, et al. Medications use to reduce risk of breast cancer. U.S. Preventive Services Task Force Recommendation Statement. *JAMA*. 2019;322(9):857–867.

30. Waters EA, McNeel TS, Stevens WM, et al. Use of tamoxifen and raloxifene for breast cancer chemoprevention in 2010. *Breast Cancer Res Treat*. 2012;134(2):875–880.

31. Nelson HD, Fu R, Cantor A, et al. Effectiveness of breast cancer screening: systematic review and meta-analysis to update the 2009 U.S. Preventive Services Task Force Recommendation. *Ann Intern Med*. 2016;164(4):244–255.

32. Nelson HD, Pappas M, Cantor A, et al. Harms of breast cancer screening: systematic review to update the 2009 U.S. Preventive Services Task Force Recommendation. *Ann Intern Med*. 2016;164(4):256–267.

33. Siu AL; U.S. Preventive Services Task Force. Screening for breast cancer: U.S. Preventive Services Task Force Recommendation Statement. *Ann Intern Med*. 2016;164(4): 279–296.

34. Oeffinger KC, Fontham ET, Etzioni R, et al. Breast cancer screening for women at average risk: 2015 guideline update from the American Cancer Society. *JAMA*. 2015;314(15):1599–1614.

35. Practice bulletin no. 179 summary: breast cancer risk assessment and screening in average-risk women. *Obstet Gynecol*. 2017;130(1):241–243.

36. National Comprehensive Cancer Network. NCCN Guidelines Version 1.2018. Breast cancer screening and diagnosis. Available at https://www.nccn.org/professionals/physician_gls/pdf/breast-screening.pdf. Accessed May 5, 2018.

Abdome

ANATOMIA E FISIOLOGIA

O *abdome* está situado entre o tórax e a pelve e é limitado superiormente pela superfície inferior da cúpula diafragmática (aproximadamente no quinto espaço intercostal anterior), posteriormente pelas *vértebras lombares*, anterolateralmente pela parede flexível de múltiplas camadas de músculos e tendões laminares (músculos *reto do abdome*, *transverso do abdome*, *oblíquos interno* e *externo do abdome*) e inferiormente pela abertura superior da pelve, que consiste na *crista ilíaca*, *espinha ilíaca anterossuperior*, *ligamento inguinal*, *tubérculo púbico* e *sínfise púbica*. Tente visualizar esses pontos de referência anatômicos, mostrados na Figura 19.1.

A *cavidade abdominopélvica* está situada entre o diafragma torácico e o diafragma da pelve e contém duas cavidades contínuas: a *cavidade abdominal* e a *cavidade pélvica*. Essa grande cavidade aloja a maioria dos órgãos digestivos, o baço e partes do sistema urogenital (Figura 19.2). Vários órgãos costumam ser palpáveis, com exceção do estômago e grande parte do fígado e baço, que estão em uma posição alta na cavidade abdominal, perto do diafragma, onde são protegidos pelas costelas torácicas fora do alcance das mãos para palpação. O revestimento desta cavidade e sua reflexão sobre as vísceras constituem os peritônios *parietal* e *visceral*.

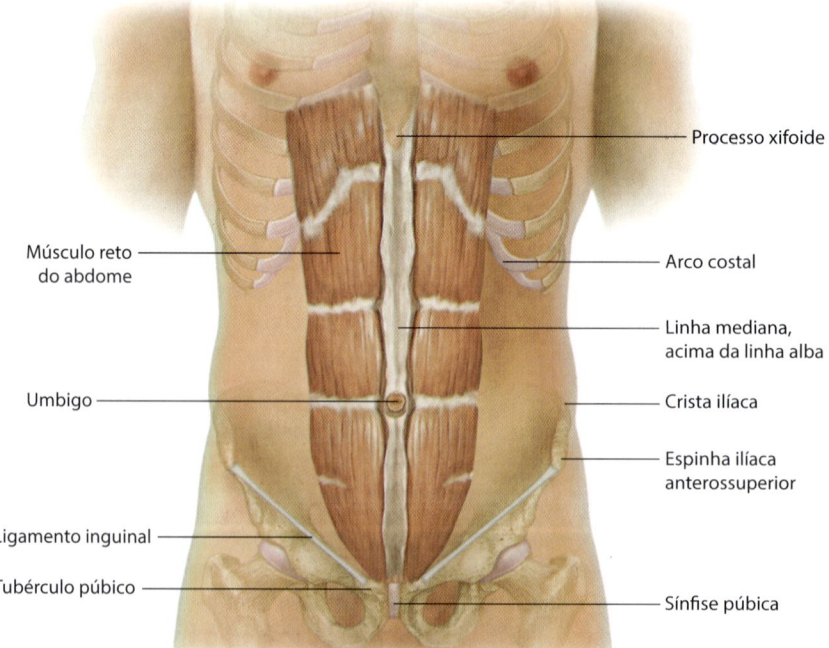

Figura 19.1 Pontos de referência do abdome.

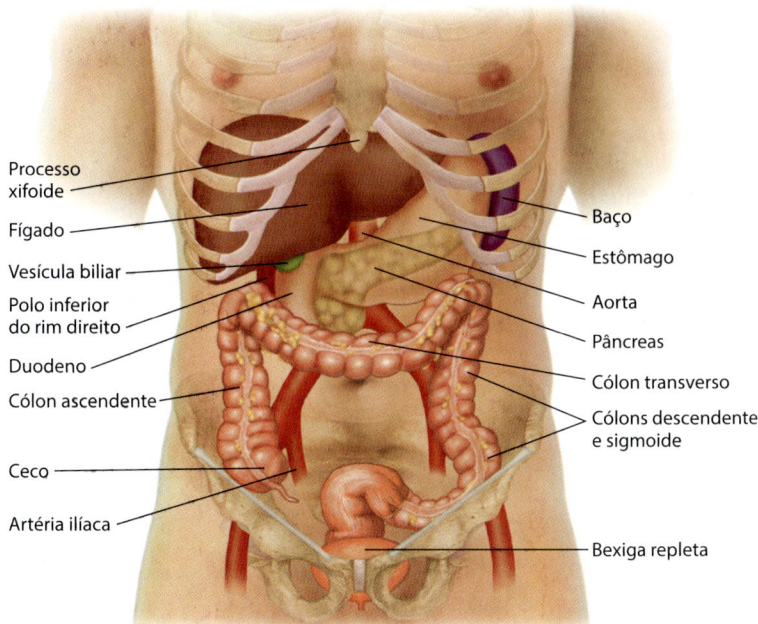

Figura 19.2 Vísceras abdominais *in situ*.

Cavidade abdominal e seu conteúdo

Para fins descritivos, o abdome geralmente é dividido por linhas imaginárias horizontal e vertical que cruzam o umbigo, formando os quadrantes superior direito, inferior direito, superior esquerdo e inferior esquerdo (Figura 19.3). O Boxe 19.1 apresenta as estruturas anatômicas localizadas em cada quadrante. Outro sistema divide o abdome em nove regiões. Os termos referentes a três delas são usados com frequência: *epigástrica*, *umbilical* e *hipogástrica* ou *suprapúbica* (Figura 19.4).

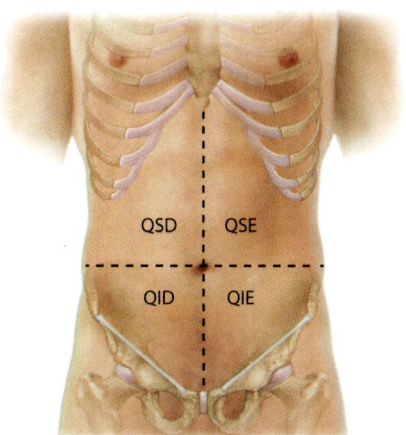

Figura 19.3 Quadrantes do abdome.

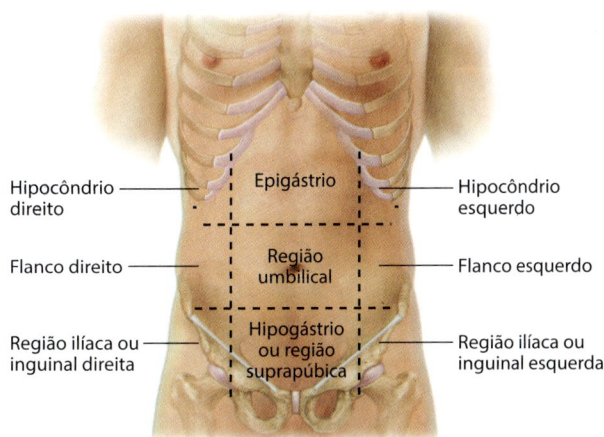

Figura 19.4 Regiões do abdome.

Boxe 19.1 Estruturas abdominais por quadrante	
Quadrante superior direito (QSD)	Fígado, vesícula biliar, piloro, duodeno, flexura direita do cólon e cabeça do pâncreas
Quadrante superior esquerdo (QSE)	Baço, flexura esquerda do cólon, estômago e corpo e cauda do pâncreas
Quadrante inferior esquerdo (QIE)	Cólon sigmoide, cólon descendente e ovário esquerdo
Quadrante inferior direito (QID)	Ceco, apêndice, cólon ascendente, íleo terminal e ovário direito

No *quadrante superior direito (QSD)*, a consistência macia do *fígado* dificulta a palpação pela parede abdominal. A margem inferior do fígado, a borda hepática, pode ser palpável na altura do arco costal direito. A *vesícula biliar*, que repousa na superfície inferior do fígado, e o *duodeno* mais profundamente não costumam ser palpáveis, exceto quando existe uma patologia. Na direção medial, o examinador encontra a caixa torácica e o *processo xifoide do esterno*, que protege o *estômago*. A *aorta abdominal* (denominada parte abdominal da aorta segundo a Terminologia Anatômica) pode apresentar pulsações visíveis e ser palpável na parte superior do abdome, ou epigástrio, em pacientes magros. Em um nível mais profundo, o polo inferior do rim direito e a ponta da costela XII (flutuante) podem ser palpáveis, especialmente em crianças e indivíduos magros com músculos abdominais relaxados.

No *quadrante superior esquerdo (QSE)*, o *baço* ocupa uma posição lateral e posterior ao estômago, logo acima do rim esquerdo, na linha axilar média esquerda. Sua margem superior está encostada na cúpula diafragmática. As costelas IX, X e XI protegem a maior parte do baço. A ponta do baço é palpável abaixo do arco costal esquerdo em uma pequena porcentagem de adultos (em contraste com um aumento esplênico facilmente palpável, ou *esplenomegalia*). Em pessoas saudáveis, o *pâncreas* não é detectado.

O *quadrante inferior esquerdo (QIE)* contém o *cólon sigmoide*. Algumas partes do cólon distal (cólons descendente e sigmoide) podem ser palpáveis, especialmente se houver fezes. Na parte inferior da linha mediana estão a *bexiga urinária*, que pode ser palpada quando distendida, e, nas mulheres, o *útero* e os *ovários*.

O *apêndice vermiforme* está localizado no quadrante inferior direito (QID) na base do *ceco*, a primeira parte do intestino grosso, onde a *parte terminal do íleo* entra no intestino grosso no *óstio ileal*. Em pessoas saudáveis, essas estruturas não são palpáveis (Figura 19.5).

Os *rins* ocupam uma posição posterior na cavidade abdominal, atrás do peritônio (*retroperitoneal*). As costelas protegem seus polos superiores (Figura 19.6). O *ângulo costovertebral* (ACV), formado pela borda inferior da costela XII e pelos processos transversos das vértebras lombares superiores, define onde pesquisar dor à punho-percussão renal, chamada de *sinal de Giordano*.

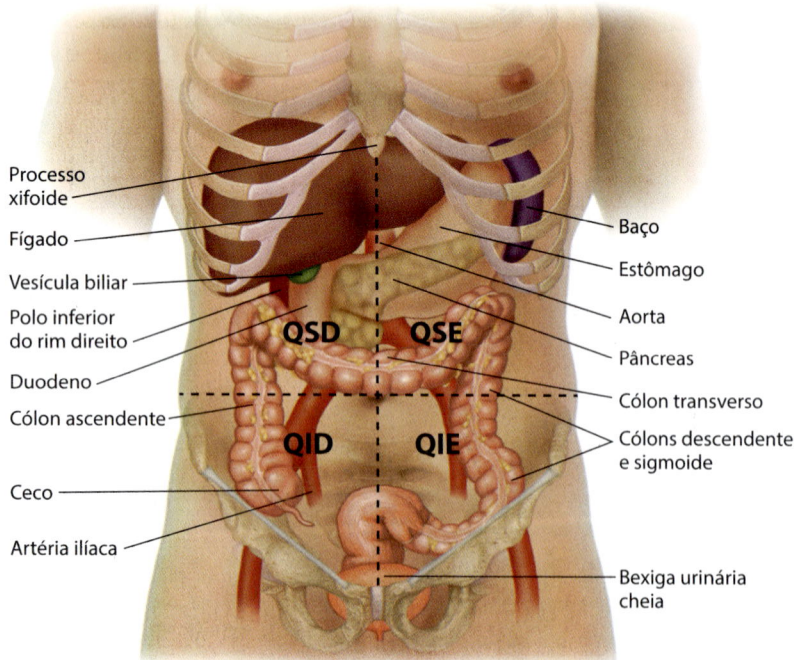

Figura 19.5 Quadrantes do abdome e estruturas subjacentes.

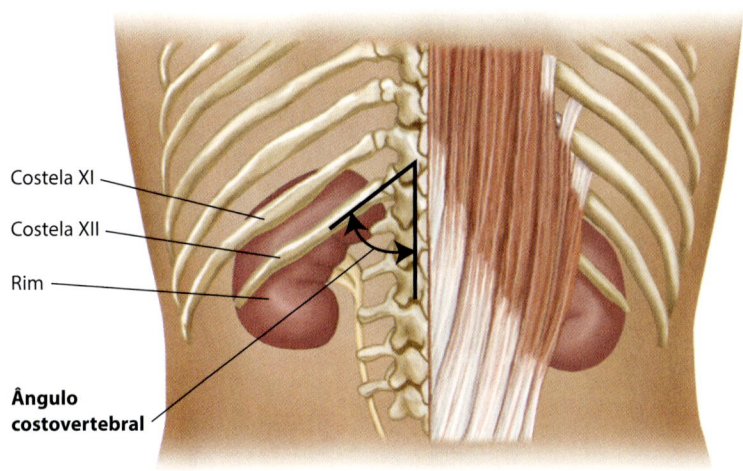

Costela XI

Costela XII

Rim

Ângulo costovertebral

Figura 19.6 Rins e ângulo costovertebral.

Cavidade pélvica e seu conteúdo

Contínua com a cavidade abdominal, porém com uma angulação posterior, está a *cavidade pélvica* afunilada, que contêm a parte terminal dos ureteres, a bexiga, os órgãos genitais pélvicos e, às vezes, alças dos intestinos delgado e grosso. Esses órgãos são protegidos parcialmente pela pelve ao redor.

A *bexiga urinária* é um reservatório oco, com fortes paredes de músculo liso compostas principalmente pelo *músculo detrusor*. Ela acomoda aproximadamente 400 a 500 mℓ de urina filtrada pelos rins para a pelve renal e os ureteres.

A expansão da bexiga estimula a inervação parassimpática em pressões relativamente baixas, resultando em contração do músculo detrusor e inibição (relaxamento) do *esfíncter interno da uretra*, também sob controle autônomo. A micção exige ainda o relaxamento do *músculo esfíncter externo da uretra*, composto por músculo estriado sob controle voluntário. A elevação da pressão desencadeia a urgência consciente de urinar, mas pode ser superada por elevação da pressão intrauretral, que impede a incontinência. A pressão intrauretral está relacionada ao tônus da musculatura lisa no músculo esfíncter interno da uretra, à espessura da mucosa uretral e, nas mulheres, a sustentação da bexiga urinária e da parte próxima da uretra por músculos e ligamentos pélvicos suficiente para manter as relações anatômicas apropriadas. O músculo estriado ao redor da uretra também pode ser contraído voluntariamente para interromper a micção (Figura 19.7).

O controle neurorregulatório da bexiga urinária funciona em vários níveis. Em lactentes, a bexiga urinária é esvaziada por mecanismos reflexos na medula espinal sacral. O controle voluntário da bexiga depende de centros superiores no encéfalo e de vias motoras e sensoriais que conectam o encéfalo e os arcos reflexos da medula espinal sacral. Quando a micção é inconveniente, os centros superiores no encéfalo conseguem inibir as contrações do músculo detrusor até que a capacidade da bexiga urinária, de aproximadamente 400 a 500 mℓ, seja ultrapassada. A integridade dos nervos sacrais que suprem a bexiga pode ser testada pela avaliação da sensibilidade perirretal e perineal nos dermátomos S2, S3 e S4.

Bexiga urinária distendida é palpável acima da sínfise púbica.

ANAMNESE: ABORDAGEM GERAL

A anamnese de pacientes que apresentam sintomas relacionados ao abdome exige uma abordagem sistemática. Muitas vezes, é aconselhável alinhar a anamnese com as estruturas na cavidade abdominopélvica, assim como suas camadas.

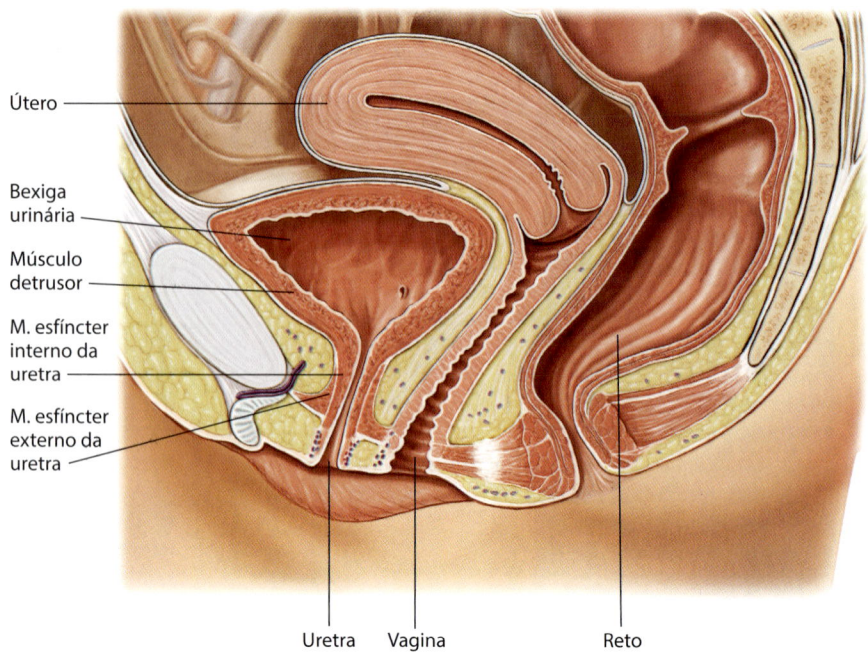

Útero

Bexiga urinária

Músculo detrusor

M. esfíncter interno da uretra

M. esfíncter externo da uretra

Uretra   Vagina   Reto

Figura 19.7 Anatomia pélvica feminina, corte sagital.

O questionamento deve levar em conta a localização anatômica das estruturas no abdome. É preciso esclarecer o significado de cada sintoma descrito pelo paciente. Por exemplo, o termo "queimação" pode significar dor decorrente de refluxo, mas também pode significar angina. "Cuspir sangue" pode indicar sangue originado do sistema digestório, mas também pode indicar sangue derivado das vias respiratórias superiores. Além disso, é preciso determinar o caráter agudo do início, os eventos desencadeantes, as características, a progressão e os fatores agravantes e aliviadores dos sintomas. Com o tempo, esta abordagem baseada nas estruturas anatômicas pode ser modificada com redução do número de perguntas e questionamento mais focado e relevante da queixa principal. Lembre-se de que leva tempo para obter a competência nessa pesquisa. Suas habilidades na anamnese e no exame físico, e o agrupamento dos achados, são determinantes importantes de um raciocínio clínico sólido e um diagnóstico diferencial sagaz.

Sinais/sintomas comuns ou relevantes

Distúrbios gastrintestinais	Distúrbios renais e urinários
■ Dor abdominal, aguda e crônica ■ Sintomas gastrintestinais associados, incluindo indigestão, náuseas, vômitos, incluindo sangue (hematêmese), perda do apetite (anorexia), saciedade precoce ■ Dificuldade para deglutir (disfagia) e/ou deglutição dolorosa (odinofagia) ■ Alteração da função intestinal ■ Diarreia ■ Constipação intestinal ■ Icterícia	■ Sintomas urinários, incluindo dor suprapúbica; disúria, urgência ou polaciúria; noctúria ou poliúria; incontinência urinária; hematúria ■ Dor no flanco e cólica ureteral

As queixas gastrintestinais (GI) são motivos muito comuns para visitas a consultórios médicos e prontos-socorros. Existem muitos sinais/sintomas relacionados à parte alta do sistema digestório, incluindo dor abdominal, refluxo, náuseas e vômitos com ou sem sangue, dificuldade ou dor à deglutição, perda do apetite e icterícia. A dor abdominal (incluindo cólicas e espasmos) foi responsável por mais de 15 milhões de consultas ambulatoriais e 12 milhões de visitas ao pronto-socorro em 2015.[1,2] Queixas relacionadas à parte baixa do sistema digestório também são comuns: dor, diarreia, constipação intestinal, alteração do ritmo intestinal e sangue nas fezes, que pode ser adicionalmente classificado como sangue vermelho-vivo ou vermelho-escuro e alcatroado (*melena*).

Muitos sintomas também têm origem no sistema geniturinário (GU): dificuldade para iniciar a micção, urgência e polaciúria, hesitação e diminuição do jato urinário em homens, alto volume urinário, micção frequente à noite (*noctúria*), incontinência, sangue na urina (*hematúria*) e dor no flanco e cólica decorrentes de cálculos renais ou infecção. Com frequência, estes são acompanhados por sintomas GI como dor abdominal, náuseas e vômitos.

Dor abdominal

A história da doença atual (HDA) talvez seja a parte mais importante da entrevista com o paciente que apresenta dor abdominal. Tente esclarecer os sinais/sintomas iniciais cuidadosamente e obter indícios diagnósticos a partir dos sintomas associados, como descrito no Boxe 19.2.[3] Uma anamnese cuidadosa por si só pode levar ao diagnóstico correto em 76% dos casos.[4]

Antes de explorar os sintomas comuns, é importante revisar os mecanismos e os padrões clínicos da dor abdominal. Existem três categorias gerais de dor abdominal:

Ver Tabela 19.1, *Dor abdominal.*

■ A dor *visceral* ocorre quando órgãos abdominais ocos, como os intestinos ou as vias biliares, contraem de modo anormalmente vigoroso ou são distendidos ou estirados (Figura 19.8). Órgãos sólidos, como o fígado, também podem se tornar dolorosos quando suas cápsulas são distendidas. A dor visceral é, tipicamente, inespecífica e difícil de localizar. Com frequência, é palpável próximo à linha mediana em níveis que variam de acordo com a estrutura envolvida, como ilustrado na Figura 19.8. A isquemia também estimula as fibras dolorosas viscerais. O caráter da dor visceral varia e pode ser corrosivo, em cólica ou surdo. Conforme a dor progride, podem surgir manifestações sistêmicas como sudorese, palidez, náuseas, vômitos e inquietação

Dor visceral no quadrante superior direito do abdome sugere distensão do fígado de encontro à sua cápsula, decorrente de diversas causas de hepatite, incluindo hepatite alcoólica, ou patologia biliar.

Dor visceral periumbilical pode sugerir estágio inicial de apendicite aguda como resultado da distensão de um apêndice vermiforme inflamado. Ela muda gradualmente para dor parietal no quadrante inferior direito decorrente da inflamação do peritônio parietal adjacente.

Se a dor for desproporcional aos achados físicos, suspeitar de isquemia mesentérica intestinal.

Boxe 19.2 Principais informações que devem ser obtidas na anamnese de um paciente com dor abdominal

- **Início:** A cronologia dos sinais/sintomas do paciente pode ajudar a determinar a probabilidade de uma causa emergente
- **Localização:** O conhecimento da posição das vísceras na cavidade abdominal é crucial para restringir o diagnóstico diferencial aos possíveis órgãos afetados. (Ver Figura 19.5.)
- **Característica:** A determinação do processo fisiopatológico subjacente à dor do paciente (*visceral* ou *somática*) ajuda a elucidar a causa. (Ver Tabela 19.1.)
- **Irradiação:** A ocorrência ou não de migração da dor pode ajudar a determinar a causa, em especial nos processos mórbidos que envolvem o fígado, as vias biliares e o apêndice vermiforme
- **Fatores paliativos, provocadores ou associados:** Auxiliam o diagnóstico diferencial. Os exemplos incluem alívio da dor com vômito, piora da dor com a alimentação, anorexia, febre, diarreia e constipação intestinal
- **História patológica pregressa (clínica, cirúrgica) e história social:** Fornecem indícios das possíveis causas. Os exemplos incluem episódios semelhantes de dor no passado, comorbidades como diabetes melito ou fibrilação atrial, uso de medicação (p. ex., anti-inflamatórios não esteroides [AINEs]), história pregressa de cirurgia abdominal, tabagismo e uso de substâncias psicoativas, história de infecções sexualmente transmissíveis (IST) e infertilidade

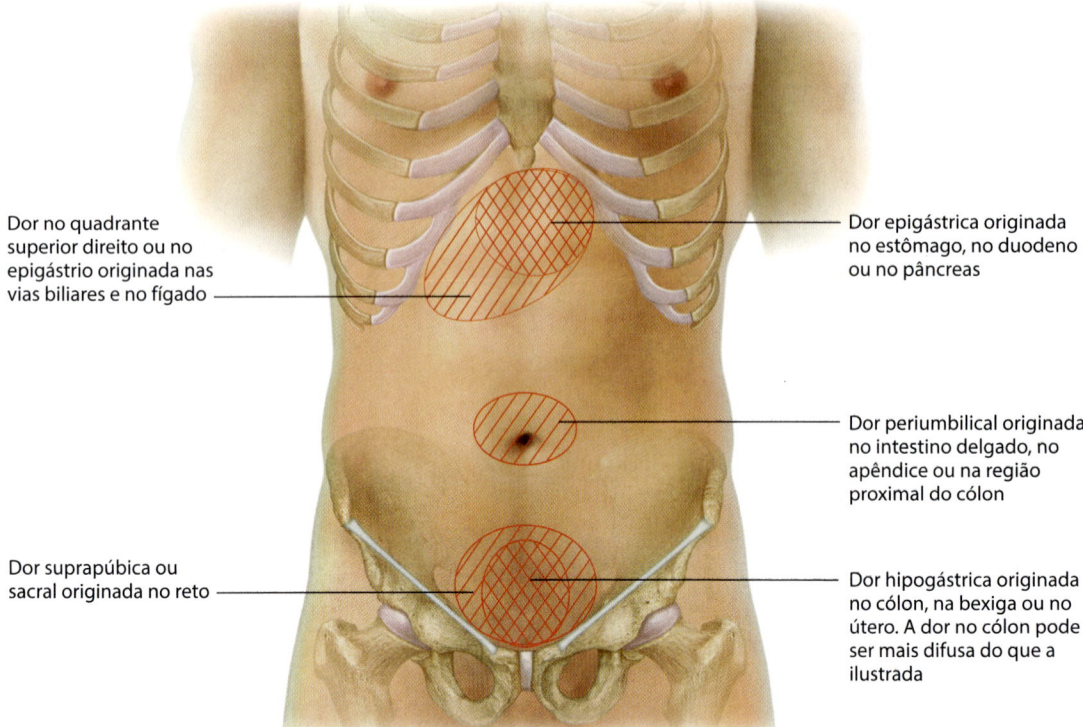

Dor no quadrante superior direito ou no epigástrio originada nas vias biliares e no fígado

Dor epigástrica originada no estômago, no duodeno ou no pâncreas

Dor periumbilical originada no intestino delgado, no apêndice ou na região proximal do cólon

Dor suprapúbica ou sacral originada no reto

Dor hipogástrica originada no cólon, na bexiga ou no útero. A dor no cólon pode ser mais difusa do que a ilustrada

Figura 19.8 Áreas de manifestação da dor visceral originada nas vísceras abdominais.

■ A dor *somática ou parietal* tem origem na inflamação do peritônio parietal, chamada de *peritonite*, que pode ser localizada ou difusa. É uma dor estável, contínua, que costuma ser mais intensa do que a dor visceral e tem localização mais precisa sobre a estrutura envolvida. Tipicamente, é agravada pelo movimento ou tosse. Pacientes com dor parietal preferem ficar deitados, imóveis

■ A dor *referida* é sentida em locais mais distantes, que são supridos aproximadamente nos mesmos níveis espinais que as estruturas afetadas. A dor referida muitas vezes se manifesta conforme a dor inicial se torna mais intensa e parece irradiar ou se deslocar do ponto inicial. A palpação no local da dor referida em geral não provoca dor.

Ao contrário da peritonite, pacientes com cólica causada por um cálculo renal movem-se com frequência, tentando encontrar uma posição confortável.

Dor de origem duodenal ou pancreática pode ser referida para o dorso; dor derivada das vias biliares pode ser referida para a região escapular direita ou torácica posterior esquerda.[3]

A dor decorrente de pleurisia ou infarto do miocárdio pode ser referida para a região epigástrica.

Dor originada no tórax, coluna vertebral ou pelve também pode ser referida no abdome, complicando ainda mais a avaliação da dor abdominal.

Estudos sugerem que neuropeptídeos como 5-hidroxitriptofano e a substância P medeiam os sintomas interconectados de dor, disfunção intestinal e estresse.[6]

Dor e desconforto na região abdominal alta e pirose. A prevalência de dor ou desconforto abdominal superior recorrente corresponde a aproximadamente 25% nos EUA e em outros países desenvolvidos.[4] Nos últimos anos, declarações de consenso das sociedades de especialistas esclareceram as definições e a classificação de vários sintomas abdominais, em particular os critérios de Roma IV, de 2016, para distúrbios gastrintestinais funcionais.[5] A compreensão da terminologia cuidadosamente definida ajuda a identificar a condição subjacente de um paciente. *Desconforto* é definido como sensação subjetiva negativa, mas não dolorosa. Pode incluir vários sintomas como distensão abdominal, náuseas, plenitude abdominal alta e pirose.

Dor ou desconforto agudo na região abdominal alta. Em pacientes com dor abdominal, as causas variam de condições benignas a potencialmente letais. Por isso, use o tempo necessário para obter uma história cuidadosa.

■ Primeiro, é preciso determinar como a dor começou. Houve algum evento desencadeante? Em seguida, é estabelecida a cronologia da dor. Ela á aguda ou crônica? A dor abdominal aguda tem muitos padrões. A dor começou de modo repentino ou gradual? Quando começou? Qual foi a sua duração? Qual é o padrão durante um período de 24 horas? Durante semanas ou meses? A doença é aguda ou crônica e recorrente?

Nos prontos-socorros, 40 a 45% dos pacientes apresentam dor inespecífica, mas 15 a 30% precisam de cirurgia, geralmente para apendicite, obstrução intestinal ou colecistite.[8]

■ Pedir que os pacientes *descrevam a dor em suas próprias palavras*. Pesquisar detalhes importantes: "Onde a dor começa?", "Ela se irradia ou desloca para outra parte?", "Como é a dor?" Apenas se o paciente tiver dificuldade para descrever a dor, deve-se oferecer várias opções: "Ela é lancinante ou surda, constante ou intermitente?", "O lugar ou as características da dor mudaram desde o início?"

■ Pedir então que o paciente *aponte o local da dor*. Nem sempre os pacientes conseguem descrever a localização da dor com clareza. O quadrante em que a dor estiver localizada ajuda a identificar os órgãos subjacentes que podem estar envolvidos. Se as roupas interferirem, repetir a pergunta durante o exame físico

Dor epigástrica pode ocorrer na doença de refluxo gastresofágico (DRGE), pancreatite e úlceras duodenais perfuradas. Dor no quadrante superior direito está associada a patologias das vias biliares e do fígado.

■ Pedir que o paciente classifique a *intensidade da dor* em uma escala de 1 a 10. Observe que nem sempre a intensidade ajuda a identificar a causa. A sensibilidade à dor abdominal varia muito e tende a diminuir em adultos mais velhos, mascarando condições abdominais agudas. As diferenças individuais nos limiares de dor e a acomodação à dor durante as atividades diárias também afetam as classificações de intensidade

■ Durante a exploração dos *fatores que agravam ou aliviam a dor*, prestar atenção especial à posição do corpo, associação com refeições, consumo de bebidas alcoólicas, medicamentos (incluindo ácido acetilsalicílico, AINEs e qualquer medicamento vendido sem receita), estresse e uso de antiácidos. Pergunte se a indigestão ou o desconforto estão relacionados ao esforço e são aliviados pelo repouso.

Observe que a angina decorrente de uma doença da artéria coronária na parede inferior pode se manifestar como "indigestão", mas é precipitada pelo esforço e aliviada pelo repouso. Ver Tabela 15.3, *Dor torácica*.

Dor ou desconforto crônico na região abdominal alta. *Dispepsia* é definida como dor ou desconforto crônico ou recorrente, centrado na região superior do abdome e caracterizado por dor ou queimação epigástrica (ou ambas) e plenitude pós-prandial ou saciedade precoce (ou ambas).[5,7] Observe que distensão abdominal, náuseas ou eructação podem ocorrer de modo isolado, mas também podem acompanhar outros distúrbios. Se essas condições ocorrerem isoladamente, não satisfazem os critérios para dispepsia.

A distensão abdominal pode ocorrer em um espectro de distúrbios, que variam de benignos a mais preocupantes, como intolerância à lactose, síndrome do cólon ou intestino irritável (SCI/SII), doença intestinal inflamatória (DII) e DRGE, até a apresentação inicial de malignidades.

Muitos pacientes com dor ou desconforto na região abdominal alta apresentam *dispepsia funcional*, ou *não ulcerosa*, definida como relato de 3 meses de desconforto inespecífico na região abdominal alta ou náuseas não atribuíveis a anormalidades estruturais ou úlcera péptica. Os sintomas geralmente são recorrentes e existem há mais de 6 meses.[3]

As causas multifatoriais incluem retardo do esvaziamento gástrico (20 a 40%), úlcera péptica com ou sem *Helicobacter pylori* (20 a 60%), úlcera péptica (até 15% se houver infecção por *H. pylori*) SCI e fatores psicossociais.[5]

Muitos pacientes com dor ou desconforto crônicos na região abdominal alta queixam-se de pirose, disfagia ou regurgitação.

Se os pacientes relatarem pirose e regurgitação associadas, mais de 1 vez/semana, a exatidão do diagnóstico de DRGE é superior a 90%.[5,9,10]

Esses sintomas ou uma lesão da mucosa à endoscopia constituem os critérios diagnósticos para DRGE. Os fatores de risco incluem redução do fluxo salivar, que aumenta a exposição da mucosa a ácidos devido à atenuação das ações de tamponamento do bicarbonato, obesidade, retardo do esvaziamento gástrico, alguns medicamentos, hérnia de hiato e aumento da pressão intra-abdominal.

Pirose é dor em queimação ou desconforto retrosternal ascendente, que ocorre semanalmente ou com mais frequência. Tipicamente é agravada pelo consumo de álcool etílico, chocolate, frutas cítricas, café, cebolas e hortelã ou posições como inclinação do tronco, fazer exercícios, levantar pesos ou decúbito dorsal.

A angina decorrente de isquemia da parede inferior do miocárdio ao longo do diafragma também pode se manifestar como pirose. Ver Tabela 15.3, *Dor torácica*.

Alguns pacientes com DRGE apresentam sinais/sintomas respiratórios atípicos, como dor torácica, tosse, sibilos e pneumonia por aspiração. Outros queixam-se de sintomas faríngeos como rouquidão, dor de garganta crônica e laringite.[10]

■ Alguns pacientes apresentam "sinais/sintomas de alarme", como:

   ■ Dificuldade para deglutir (*disfagia*)

   ■ Dor ao deglutir (*odinofagia*)

   ■ Vômitos recorrentes

   ■ Evidências de hemorragia digestiva

   ■ Saciedade precoce

   ■ Perda de peso

   ■ Anemia

   ■ Fatores de risco para câncer gástrico

   ■ Massa palpável

   ■ Icterícia sem dor.

Dor e desconforto na região abdominal baixa. A dor e o desconforto na região abdominal baixa podem ser agudos ou crônicos. Pedir para o paciente apontar o local da dor e caracterizar todos os seus aspectos, em associação aos achados no exame físico, é essencial para identificar as possíveis causas. Algumas dores agudas, em especial na região suprapúbica ou irradiadas a partir do flanco, podem ter origem no sistema geniturinário.

Dor aguda na região abdominal baixa. Os pacientes podem se queixar de dor aguda localizada no quadrante inferior direito. Descubra se ela é lancinante e contínua, ou intermitente e em cólicas, fazendo com que se curvem.

Quando os pacientes relatarem uma dor aguda no quadrante inferior esquerdo ou dor abdominal difusa, investigue sintomas associados, como febre e perda do apetite.

Um total de 30 a 90% dos pacientes com asma e 10% daqueles encaminhados a otorrinolaringologistas por causa de condições orofaríngeas apresentam sintomas semelhantes ao DRGE.

Pacientes que apresentem DRGE não complicada sem resposta ao tratamento empírico, idade superior a 55 anos e "sinais/sintomas de alarme" justificam endoscopia para avaliar a possibilidade de esofagite, estenoses pépticas, esôfago de Barrett ou câncer esofágico.

Dos pacientes com suspeita de DRGE, aproximadamente 50 a 85% não apresentam doença à endoscopia.[14,15]

Cerca de 10% dos pacientes com pirose crônica de longa duração apresentam *esôfago de Barrett*, uma alteração metaplásica do revestimento esofágico, que passa de epitélio escamoso normal para colunar. Nos indivíduos afetados, a displasia detectada na endoscopia aumenta o risco de câncer esofágico de 0,1 a 0,5% (sem displasia) para 6 a 19% por paciente-ano (displasia de alto grau).[14]

Dor no quadrante inferior direito ou uma dor que migra a partir da região periumbilical, combinada com náuseas, vômito e perda do apetite, levanta a suspeita de *apendicite*. Em mulheres, considere doença inflamatória pélvica (DIP), ruptura de folículo ovariano e gravidez ectópica.

A combinação dos achados do exame clínico com marcadores inflamatórios laboratoriais e exames de imagem (TC, ultrassom) reduz de modo acentuado os diagnósticos errôneos e cirurgias desnecessárias.[11-14]

Uma dor em cólica, que se irradia para o flanco ou para a virilha, acompanhada por sintomas urinários, pode ser sugestiva de *nefrolitíase* (cálculo renal).

Dor no quadrante inferior esquerdo, acompanhada por diarreia em um paciente com uma história de constipação intestinal, é sugestiva de *diverticulite*. Uma dor abdominal difusa inespecífica associada a distensão abdominal, náuseas, êmese e ausência de eliminação de flatos e/ou movimentos intestinais representa um sintoma de *obstrução intestinal*.

Pacientes com peritonite requerem intervenção cirúrgica de urgência. A *peritonite* é marcada por dor abdominal difusa e intensa, com defesa e rigidez ao exame. Os pacientes podem ou não apresentar uma **distensão** abdominal associada.

Dor crônica na região abdominal baixa. Se houver uma *dor crônica* nos quadrantes inferiores do abdome, pergunte sobre alterações do hábito intestinal e alternância entre diarreia e constipação intestinal.

Uma alteração do hábito intestinal com uma massa palpável constitui um alerta para câncer do cólon em estágio tardio.

Os critérios diagnósticos para SCI/SII consistem em um diagnóstico de exclusão e exigem dor intermitente por 12 semanas nos 12 meses anteriores, com alívio após a defecação, alteração da frequência de defecação ou alteração do formato das fezes (pastosas, líquidas, fragmentadas), relacionadas a irritantes luminais e de mucosa que alteram a motilidade, a secreção e a sensibilidade à dor.[15]

Dor abdominal e sintomas gastrintestinais associados

Os pacientes em geral vivenciam a dor abdominal em associação a outros sintomas. Comece com a pergunta "Como está seu apetite?" e, então, pesquise sinais/sintomas como *indigestão*, *náuseas*, *vômitos* e *anorexia*.

Indigestão. *Indigestão* é um termo comum para desconforto associado à alimentação e que pode ter muitos significados. Incentive seu paciente a ser mais específico.

Anorexia, náuseas e vômitos acompanham muitos distúrbios, que variam de benignos a mais insidiosos, incluindo gravidez, cetoacidose diabética, insuficiência adrenal, hipercalcemia, uremia, doença hepática, estados emocionais e reações adversas a medicamentos. Vômito induzido sem náuseas é mais indicativo de bulimia.

Náuseas e vômitos. A *náusea*, geralmente descrita como "sensação de enjoo no estômago", pode progredir para ânsia de vômito e vômito. *Ânsia de vômito* descreve um espasmo involuntário do estômago, diafragma e esôfago, que precede e culmina no *vômito*, a expulsão vigorosa do conteúdo gástrico pela boca.

Alguns pacientes não chegam a vomitar, mas seu conteúdo esofágico ou gástrico é eliminado sem náuseas ou ânsia de vômito, o que é chamado de *regurgitação*.

Regurgitação é uma manifestação comum de DRGE; contudo, também pode ser um sintoma inicial de estenose esofágica, divertículo de Zenker ou processo maligno esofágico ou gástrico.

Perguntar sobre episódios de vômito ou material regurgitado e inspecionar, se possível, observando a cor, o odor e o volume. Ajude o paciente a especificar o volume: uma colher de chá? Duas colheres de chá? Uma xícara?

Vômitos e náuseas associados com constipação intestinal ou **obstipação** (constipação intestinal grave com impossibilidade de eliminação de fezes e flatos) são indicativos de obstrução intestinal e justificam investigação subsequente com exames de imagem.

Pacientes com sintomas e dor espontânea e à palpação do abdome podem apresentar isquemia, que exige exames de imagem e avaliação cirúrgica urgentes.

Hematêmese. Pergunte especificamente se o vômito contém sangue e o volume. O suco gástrico é claro e mucoide. Pequenos volumes de bile amarelada ou esverdeada são comuns e não têm importância especial. Vômito marrom ou escuro com aspecto de "borra de café" sugere sangue alterado pelo ácido gástrico. A êmese sanguinolenta é chamada de *hematêmese*.

A hematêmese pode acompanhar varizes esofágicas ou gástricas, lacerações de Mallory-Weiss ou úlcera péptica.

Há desidratação decorrente do vômito prolongado ou perda sanguínea significativa? Os sinais/sintomas do paciente sugerem qualquer complicação do vômito, como aspiração para os pulmões, observada em pacientes debilitados, obnubilados ou idosos?

Os sintomas da perda sanguínea, como tontura ou síncope, dependem da velocidade e do volume do sangramento e são raros enquanto a perda sanguínea não ultrapassar 500 mℓ.

Anorexia. *Anorexia* é a perda ou ausência de apetite. Descubra se ela é causada por intolerância a determinados alimentos, medo de desconforto abdominal (ou "*medo da comida*") ou distorções da autoimagem. Pesquisar se há náuseas e vômitos associados.

Ver Capítulo 8, *Avaliação geral, sinais vitais e dor*.

Saciedade precoce. Os pacientes podem se queixar de uma plenitude abdominal desagradável após refeições leves ou moderadas, ou saciedade precoce, a incapacidade de ingerir uma refeição completa. Uma avaliação ou rememoração da dieta pode ser justificada.

Em caso de plenitude ou saciedade precoce, considerar gastroparesia diabética, medicamentos anticolinérgicos, obstrução do piloro e câncer gástrico.

Dificuldade para deglutir (disfagia) e/ou deglutição dolorosa (odinofagia)

Com menos frequência, os pacientes podem relatar dificuldade para deglutir como resultado de um comprometimento da passagem de alimentos sólidos ou líquidos da boca ao estômago, ou **disfagia**. O alimento parece ficar grudado ou "não descer", sugerindo distúrbios da motilidade ou anomalias estruturais. A sensação de bolo ou corpo estranho na garganta em repouso, que melhora ou desaparece com a deglutição, chamada *sensação de globo*, não é uma disfagia verdadeira.

Xerostomia (saliva insuficiente), que costuma ocorrer em homens e mulheres adultos de 70 anos de idade ou mais, pode provocar sensação de dificuldade para deglutir os alimentos. Veja os tipos de disfagia na Tabela 19.2, *Disfagia*.

Os indicadores de disfagia orofaríngea incluem retardo no início da deglutição, regurgitação pós-nasal ou tosse decorrente de aspiração e deglutição repetitiva para conseguir o esvaziamento. As causas podem ser *neurológicas* como um AVC, doença de Parkinson ou esclerose lateral amiotrófica; *musculares* como distrofia muscular ou miastenia *gravis*; ou *estruturais* como na estenose esofágica e divertículos hipofaríngeos (divertículo de Zenker). As causas geralmente são estruturais em adultos mais jovens e neurológicas/musculares em adultos mais velhos.[16]

Peça que o paciente aponte o local onde a disfagia ocorre.

A indicação de um ponto abaixo da incisura esternoclavicular sugere disfagia esofágica.

Pesquise que tipos de alimentos provocam sintomas: sólidos ou sólidos e líquidos? Estabeleça o momento. Quando a disfagia começa? Ela é intermitente ou persistente? Está progredindo? Se estiver, em que período de tempo? Existem outros sintomas e condições clínicas associadas?

No caso de alimentos sólidos, considerar causas estruturais como estenose esofágica, membrana ou estreitamento (*anel de Schatzki*) e neoplasia; no caso de sólidos e líquidos, um distúrbio da motilidade como *acalasia* é mais provável.

Há **odinofagia**, ou dor à deglutição?

Considerar ulceração esofágica decorrente da ingestão de ácido acetilsalicílico ou AINEs, ingestão de substâncias cáusticas, radiação ou infecção por *Candida*, citomegalovírus, herpes-vírus simples ou HIV.

Alterações da função intestinal

Para avaliar a função intestinal, comece com questões abertas: "Seu intestino está funcionando bem?", "Com que frequência você defeca por semana?", "Você tem alguma dificuldade?", "Você já percebeu alguma alteração no padrão ou aspecto das fezes?". A variação da frequência normal é enorme e pode corresponder a apenas três defecações por semana.

Alguns pacientes se queixam de eliminação excessiva de gases, ou *flatos*.

As causas incluem deglutição de ar excessiva e repetitiva (*aerofagia*), ingestão de leguminosas ou outros alimentos produtores de gás, deficiência intestinal de lactase e SCI/SII.

Diarreia

Diarreia é definida como eliminação de fezes pastosas ou líquidas, sem dor, durante ≥ 75% das defecações nos 3 meses anteriores, com o início dos sintomas no mínimo 6 meses antes do diagnóstico.[17,18] O volume fecal pode aumentar para mais de 200 g em 24 horas.

Ver Tabela 19.3, *Diarreia*.

■ Pergunte sobre a *duração*. A **diarreia aguda** é definida como diarreia que dura menos de 14 dias, a **diarreia persistente** dura de 14 a 30 dias e a **diarreia crônica** dura mais de 30 dias

Diarreia aguda, em especial quando associada a alimentos, em geral é causada por infecção.[19] A *diarreia crônica* tipicamente tem origem não infecciosa, como na DII (doença de Crohn e colite ulcerativa) ou alergia alimentar.

A *diarreia hospitalar* é uma subcategoria de diarreia aguda, que começa no hospital, geralmente após 72 horas, e tem menos de 2 semanas de duração. A causa mais comum é a *infecção por Clostridium difficile*.[20]

■ Perguntar sobre as *características da diarreia*, incluindo o volume, a frequência e a consistência

A eliminação frequente de fezes líquidas em grande volume é, em geral, originada no intestino delgado; evacuações em pequeno volume com tenesmo ou diarreia com muco, pus ou sangue ocorrem em condições inflamatórias retais.

■ Há muco, pus ou sangue? Existe tenesmo associado, uma urgência constante para defecar, acompanhada por dor, cólica e incontinência fecal?

■ A diarreia ocorre à noite?

A diarreia noturna geralmente é patológica.

■ As fezes são oleosas ou gordurosas? Espumosas? Têm odor fétido? Flutuam na superfície devido ao excesso de gases?

Um resíduo oleoso, às vezes espumoso ou flutuante, ocorre na *esteatorreia* (fezes diarreicas gordurosas) decorrente de má absorção no espru celíaco, insuficiência pancreática e supercrescimento bacteriano no intestino delgado.

■ Explore os aspectos associados que são importantes para identificar as possíveis causas. Estes incluem medicamentos atuais e alternativos, em particular antibióticos, viagem recente, padrões dietéticos, hábito intestinal basal e fatores de risco para comprometimento imunológico.

A diarreia é comum com o uso de penicilina e macrolídeos, antiácidos à base de magnésio, metformina e medicamentos fitoterápicos e alternativos.

Em pacientes com hospitalizações recentes ou uso de antibióticos ou naqueles imunocomprometidos, é importante considerar infecção por *C. difficile*.[20]

Constipação intestinal

Pergunte sobre as características das fezes identificadas pelos critérios de Roma IV,[5] que estipulam que a **constipação intestinal** deve ocorrer nos últimos 3 meses com início dos sintomas no mínimo 6 meses antes do diagnóstico e deve apresentar pelo menos duas das seguintes condições: menos de três defecações por semana, ≥ 25% ou mais defecações com esforço ou sensação de defecação incompleta, fezes em bolotas ou duras ou facilitação manual.[17,18]

Ver Tabela 19.4, *Constipação intestinal*.

Na *constipação intestinal primária* ou *funcional*, a causa não pode ser identificada a partir da anamnese e do exame físico. Os tipos incluem trânsito normal, trânsito lento, comprometimento da expulsão (decorrente de disfunção do assoalho pélvico) e causas combinadas. Na *obstipação secundária* ou *orgânica*, uma causa subjacente é identificada e pode incluir medicamentos, amiloidose, diabetes melito e distúrbios do sistema nervoso central.[21,22]

■ Verificar se o paciente realmente olha para as fezes e é capaz de descrever sua cor e volume

Fezes finas, em formato de lápis ocorrem na lesão obstrutiva com padrão de "maçã mordida" na parte distal do cólon.

■ Que medicamentos o paciente tentou? A medicação ou estresse desempenham algum papel? Há distúrbios sistêmicos associados?

Agentes anticolinérgicos, antidepressivos, bloqueadores do canal de cálcio, suplementos de cálcio e ferro e opioides podem causar constipação intestinal. Constipação intestinal também ocorre em pacientes com diabetes melito, hipotireoidismo, hipercalcemia, hipomagnesemia, esclerose múltipla, doença de Parkinson e esclerose sistêmica.

■ Em algumas ocasiões, não há eliminação de fezes ou flatos (*obstipação*)

Obstipação significa obstrução intestinal.

■ Pergunte sobre a cor das fezes. Há *melena*, ou fezes escuras alcatroadas, ou *hematoquezia*, fezes vermelhas ou avermelhadas? Determinar o volume e a frequência do sangramento

EXEMPLOS DE ANORMALIDADES

Ver Tabela 19.5, *Fezes enegrecidas e sanguinolentas.*

Melena pode aparecer com apenas 100 mℓ de sangue e ter origem na parte alta do sistema digestório; hematoquezia, se maior que 1.000 mℓ de sangue, costuma ser causada por hemorragia digestiva baixa, mas se o sangramento for maciço, a fonte pode ser alta.

■ O sangue está misturado com as fezes ou está na superfície? O sangue aparece como estrias no papel higiênico ou é mais copioso?

Sangue na superfície ou no papel higiênico pode indicar hemorroidas.

Icterícia

Icterícia é uma coloração amarelada da pele e escleras decorrente de aumento dos níveis de *bilirrubina*, um pigmento biliar derivado principalmente da degradação da hemoglobina. A icterícia costuma ser evidente quando a bilirrubina plasmática é > 3 mg/dℓ. A cor amarela pode exibir um tom esverdeado em pacientes com icterícia prolongada, devido à oxidação da bilirrubina em biliverdina.[23]

Normalmente, os hepatócitos conjugam a bilirrubina indireta (não conjugada) com os sais biliares, tornando a bile hidrossolúvel, para excretar a bilirrubina direta (conjugada) na bile. A bile é armazenada na vesícula biliar e secretada pelo ducto cístico no ducto colédoco durante a digestão de gorduras. O ducto colédoco também drena diretamente os ductos hepáticos do fígado. Mais distalmente, o ducto colédoco e os ductos pancreáticos convergem, esvaziando-se no duodeno na ampola hepatopancreática (ampola de Vater). Os mecanismos da icterícia são apresentados no Boxe 19.3.

Em pacientes com icterícia, prestar muita atenção aos sintomas associados e ao contexto em que a doença ocorre. Qual era a *cor da urina e das fezes* quando o paciente adoeceu? Quando o nível de bilirrubina direta aumenta no sangue, ela pode ser excretada na urina, deixando a urina castanho-amarelada escura ou cor de chá (coluria). A bilirrubina indireta não é hidrossolúvel e, por isso, não é excretada na urina. Há dor associada?

A carotenemia, a presença do pigmento alaranjado *caroteno* no sangue decorrente da ingestão de cenouras, manifesta-se como coloração amarelada da pele, sobretudo palmas das mãos e plantas dos pés, mas não nas escleras ou mucosas.[23]

Coluria indica comprometimento da excreção de bilirrubina para o tubo gastrintestinal.

Icterícia indolor sugere obstrução maligna dos ductos biliares, observada no carcinoma duodenal ou pancreático; icterícia dolorosa costuma ter origem infecciosa, como hepatite A e colangite.[23]

Boxe 19.3 Mecanismos de icterícia

■ Aumento da produção de bilirrubina
■ Diminuição da captação de bilirrubina pelos hepatócitos
■ Diminuição da capacidade de conjugação da bilirrubina no fígado
■ Diminuição da excreção de bilirrubina na bile, provocando a reabsorção da bilirrubina direta para o sangue

Bilirrubina predominantemente indireta ocorre nos três primeiros mecanismos, como na anemia hemolítica (aumento da produção) e na síndrome de Gilbert.

O comprometimento da excreção de bilirrubina direta é encontrado na hepatite viral, cirrose, cirrose biliar primária e colestase medicamentosa decorrente de medicamentos como contraceptivos orais, metiltestosterona e clorpromazina.

A icterícia *intra-hepática* pode ser *hepatocelular*, causada por danos aos hepatócitos, ou *colestática*, decorrente de comprometimento da excreção como resultado da lesão de hepatócitos ou dos ductos biliares intra-hepáticos.

A icterícia *extra-hepática* tem origem na obstrução dos ductos biliares extra-hepáticos, com mais frequência o ducto colédoco.

Cálculos biliares ou um carcinoma pancreático, duodenal ou colangiocarcinoma podem obstruir o ducto colédoco.

Pergunte também sobre a *cor das fezes*. Quando a excreção da bile no intestino é obstruída por completo, as fezes são de cor cinza ou clara (acolia) sem bile.

Acolia fecal pode ocorrer por um breve período na hepatite viral; é comum na icterícia obstrutiva.

Há prurido na pele sem outra explicação óbvia? Existe dor associada? Qual é seu padrão? Já foi recorrente no passado?

Prurido ocorre na icterícia colestática ou obstrutiva quando os níveis de bilirrubina estão muito elevados.[23]

Perguntar sobre os fatores de risco para doenças hepáticas (Boxe 19.4).

Sintomas urinários

As perguntas gerais incluem: "Você tem alguma dificuldade para urinar?", "Com que frequência você urina?", "Precisa se levantar à noite? Quantas vezes?", "Quanta urina você elimina de cada vez?", "Sente dor ou ardência?", "Você precisa se apressar para urinar?", "Você já teve extravasamento de urina? Ou já urinou nas roupas involuntariamente?". O paciente percebe quando a bexiga está cheia e quando a micção ocorre?

Ver Tabela 19.6, *Frequência urinária, noctúria e poliúria.*

A micção involuntária ou a falta de percepção de sua ocorrência sugerem déficits cognitivos ou neurossensoriais.

Pergunte às mulheres se uma tosse súbita, espirros ou riso causam perda de urina. Cerca de metade das mulheres jovens relata essa experiência, mesmo antes de terem filhos. Um extravasamento ocasional não é necessariamente significativo. Pergunte aos homens mais velhos: "Você tem dificuldades para começar a urinar?", "Você precisa ficar perto do vaso sanitário para urinar?", "Ocorreu alguma mudança na força ou tamanho do seu jato, ou na força necessária para urinar?", "Você hesita ou para de urinar no meio da micção?", "Ocorre gotejamento quando você termina?".

A incontinência de estresse surge com a diminuição da pressão intrauretral.

Esses problemas são comuns em homens com obstrução parcial da via de saída vesical decorrente de hiperplasia prostática benigna ou estenose uretral.

Dor suprapúbica. Os distúrbios do sistema urinário podem causar dor no abdome ou nas costas. Distúrbios da bexiga podem causar dor suprapúbica.

Na presença de uma infecção vesical, a dor na região inferior do abdome tipicamente é surda e semelhante a pressão. No caso de uma hiperdistensão súbita da bexiga, a dor costuma ser excruciante; em contraste, uma distensão crônica da bexiga com frequência é indolor.

A dor derivada de hiperdistensão súbita acompanha uma retenção urinária aguda.

A dor ao urinar acompanha uma *cistite* (infecção da bexiga), uretrite, infecções urinárias, cálculos na bexiga, tumores e, em homens, prostatite aguda. As mulheres relatam ardência interna na uretrite e ardência externa na vulvovaginite.

Disúria, urgência ou frequência. Uma infecção ou irritação da bexiga ou da uretra muitas vezes provoca dor à micção, em geral percebida como uma sensação de ardência. Alguns médicos chamam isso de *disúria*. As mulheres podem relatar desconforto uretral interno, descrito como uma pressão ou queimação externa por conta do fluxo de urina que passa pelos lábios irritados ou inflamados.

Boxe 19.4 Fatores de risco para doença hepática

- *Hepatite infecciosa*: viagens ou refeições em áreas com saneamento inadequado, ingestão de água ou alimentos contaminados (*hepatite A*); exposição parenteral ou das membranas mucosas a líquidos corporais infecciosos como sangue, soro, sêmen e saliva, especialmente por meio de contato sexual com um parceiro infectado ou uso de agulhas compartilhadas para injeção de drogas ilícitas (*hepatite B*); uso de drogas ilícitas injetáveis ou transfusão de sangue (*hepatite C*). A hepatite B também é endêmica em algumas regiões do mundo e pode ocorrer em pacientes sem fatores de risco
- *Esteato-hepatite não alcoólica* em pacientes com síndrome metabólica
- *Hepatite alcoólica* ou *cirrose alcoólica*: avaliar os pacientes com cuidado em relação a etilismo
- *Lesão hepática tóxica* decorrente de medicamentos, solventes industriais, toxinas ambientais ou alguns agentes anestésicos
- *Doença da vesícula biliar* ou *cirurgia prévia* que possa resultar em obstrução biliar extra-hepática
- *Distúrbios hereditários*, como história familiar de anemia hemolítica ou doença hepática, como hemocromatose, deficiência de α1-antitripsina, doença de Wilson

Os homens normalmente apresentam uma sensação de ardência na região proximal à glande do pênis. Em contraste, a dor prostática é sentida no períneo e, em algumas ocasiões, no reto.

Urgência. Outros sintomas urinários associados comuns incluem a *urgência*, um desejo anormalmente intenso e imediato de urinar, algumas vezes provocando micção involuntária ou incontinência de urgência, e *frequência*, ou micção anormalmente frequente. Pergunte sobre a presença de febre ou calafrios relacionados, sangue na urina ou qualquer dor no abdome, flanco ou nas costas (Figura 19.9). Homens com uma obstrução parcial do fluxo urinário muitas vezes relatam hesitação para iniciar o jato urinário, esforço para urinar, redução do calibre e da força do jato urinário ou gotejamento ao término da micção.[24]

Poliúria e noctúria. Outros dois termos descrevem alterações importantes nos padrões miccionais. *Poliúria* refere-se a um aumento significativo do volume urinário em 24 horas, definido de modo aproximado como acima de 3 ℓ. Ela deve ser distinguida da *frequência urinária*, que pode apresentar alto volume (*poliúria*) ou baixo volume (*oligúria*). *Noctúria* refere-se à frequência urinária que ocorre à noite, algumas vezes definida como o despertar do paciente mais de uma vez para urinar; os volumes urinários podem ser grandes ou pequenos. Esclareça a ingestão hídrica total diária do paciente e quanto dessa ingestão ocorre à noite.

Incontinência urinária. Até 30% dos adultos mais velhos manifestam uma preocupação com a *incontinência urinária*, uma perda involuntária da urina que pode ser socialmente restritiva e causar problemas de higiene.

Se o paciente relatar incontinência, pergunte se ocorre o extravasamento de pequenas quantidades de urina devido ao aumento da pressão intra-abdominal observada ao tossir, espirrar, rir ou levantar pesos. Ou, após uma urgência para urinar, ocorre perda involuntária de grandes quantidades de urina? Há sensação de plenitude vesical, extravasamento frequente ou eliminação de pequenas quantidades, porém com dificuldade para esvaziar a bexiga?

O controle vesical envolve mecanismos neurorreguladores e motores complexos. Várias lesões nervosas centrais ou periféricas que afetem S2 a S4 podem interferir com a micção normal. O paciente sente quando a bexiga está cheia? E quando a micção ocorre?

Além disso, o estado funcional do paciente pode afetar os comportamentos miccionais, mesmo que o sistema urinário esteja intacto. O paciente tem mobilidade? Está alerta? É capaz de responder aos estímulos para micção e chegar ao banheiro? O nível de alerta ou a micção são afetados por medicamentos?

Hematúria. A presença de sangue na urina, ou *hematúria*, é uma causa importante de preocupação. Quando visível a olho nu, é chamada de *hematúria macroscópica*; a urina pode parecer sanguinolenta. O sangue pode ser detectado apenas durante a análise microscópica, o que é conhecido como *hematúria microscópica*, quando menores quantidades de sangue podem conferir um tom rosado ou acastanhado à urina. Nas mulheres, tenha o cuidado de diferenciar o sangue menstrual de hematúria. Se a urina estiver avermelhada, pergunte sobre medicamentos que possam alterar a cor da urina. Teste a urina com uma fita indicadora e exame microscópico antes de diagnosticar uma hematúria.

Urgência sugere infecção urinária ou irritação decorrente de possíveis cálculos urinários. Polaciúria é comum na infecção urinária e na obstrução do colo vesical. Em homens, a micção dolorosa sem polaciúria ou urgência sugere uretrite. A associação com dor no flanco ou no dorso sugere pielonefrite.[25,26]

Ver Tabela 22.3, *Anormalidades da próstata*, no Capítulo 22, *Ânus, Reto e Próstata*.

As causas de poliúria incluem a alta ingestão de líquidos encontrada na polidipsia psicogênica e no diabetes mal controlado, a diminuição da secreção do hormônio antidiurético (ADH) no diabetes insípido central e a diminuição da sensibilidade renal ao ADH no diabetes insípido nefrogênico.

Ver Tabela 19.7, *Incontinência urinária*.

Existem cinco categorias gerais de incontinência. Na incontinência de *estresse*, o aumento da pressão abdominal faz com que a pressão vesical ultrapasse a resistência uretral – o tônus do esfíncter uretral é inadequado ou há pouca sustentação do colo vesical. Na incontinência de *urgência*, a urgência é seguida pelo extravasamento involuntário decorrente de contrações descontroladas do músculo detrusor que superam a resistência uretral. Na incontinência por *transbordamento*, distúrbios neurológicos ou obstrução anatômica causada pelos órgãos pélvicos ou pela próstata limitam o esvaziamento vesical até a bexiga ficar hiperdistendida.[27-29]

A incontinência *funcional* tem origem em um comprometimento cognitivo, problemas musculoesqueléticos ou imobilidade. Uma incontinência de estresse e de urgência combinada é chamada de incontinência *mista*.

A mioglobina derivada da rabdomiólise também pode tingir a urina de rosa na ausência de eritrócitos.

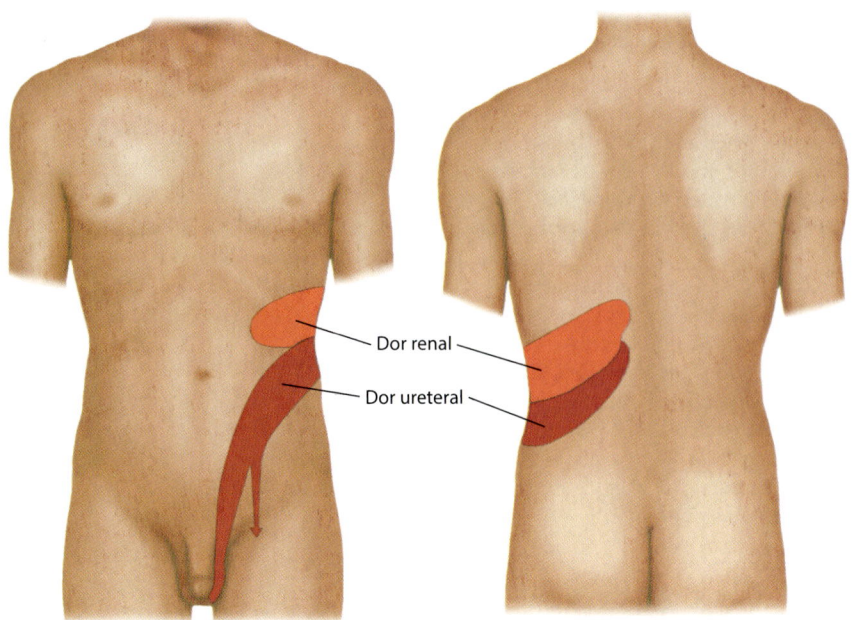

Figura 19.9 Irradiação da dor renal e ureteral.

Dor no flanco e cólica ureteral

Os distúrbios do sistema urinário também podem causar dor renal, com frequência relatada como dor no flanco, no arco costal posterior próximo ao ACV ou abaixo desse ponto. Pode haver irradiação na direção anterior, para o umbigo. A dor renal é uma dor visceral geralmente produzida pela distensão da cápsula renal, e em sua apresentação típica é surda, contínua e estável. A cólica ureteral é uma dor em cólica intensa e consideravelmente diferente, com irradiação ao redor do dorso até a região inferior do abdome e virilha ou possivelmente a parte superior da coxa, testículo ou lábios (Figura 19.9). A dor ureteral resulta da distensão súbita do ureter e da pelve renal. Pergunte sobre a associação com febre, calafrios ou hematúria.

Dor no flanco, febre e calafrios são sinais de pielonefrite aguda.

A cólica renal ou ureteral é causada pela obstrução súbita de um ureter, por exemplo, em decorrência de cálculos renais ou urinários ou coágulos sanguíneos.

EXAME FÍSICO: ABORDAGEM GERAL

Depois de ter entrevistado o paciente com atenção, reunir mais informações por meio do exame físico ajuda a restringir as possíveis causas a áreas e/ou sistemas orgânicos específicos. Um exame físico completo inclui a verificação dos sinais vitais do paciente e inspeção de outras áreas corporais, além do sistema digestório, em particular o sistema geniturinário, o sistema cardiopulmonar e a pele. Para começar, explique ao paciente as etapas do exame do abdome e garanta que você disponha de uma boa iluminação. O paciente deve estar com a bexiga vazia. Preste muita atenção durante a colocação de campos ou lençóis para expor o abdome, como ilustrado ao longo do capítulo e detalhado no Boxe 19.5.

Apresentações atípicas de dor abdominal podem ser observadas em pacientes idosos, que não apresentam resposta adequada.

Boxe 19.5 Sugestões para o exame do abdome

- Deixe o paciente confortável em decúbito dorsal, com um travesseiro sob a cabeça e talvez embaixo dos joelhos
- Peça que o paciente mantenha os braços ao lado do corpo. Quando os braços ficam acima da cabeça, a parede abdominal se estira e endurece, impedindo a palpação

(continua)

Boxe 19.5 Sugestões para o exame do abdome (*continuação*)

- *Cubra o paciente*. Coloque um campo ou lençol no nível da sínfise púbica e então exponha o abdome levantando as vestes do paciente até um ponto logo abaixo da linha do mamilo, acima do processo xifoide. A virilha deve estar visível, mas os órgãos genitais devem permanecer cobertos. Os músculos abdominais devem estar relaxados para otimizar todos os aspectos do exame, em especial a palpação
- Antes de começar, peça que o paciente aponte quais são as áreas de dor para que você possa examiná-las por último
- Aqueça as mãos, esfregando uma na outra ou colocando-as sob água morna
- Aborde o paciente com calma e evite movimentos rápidos e inesperados. Evite manter as unhas compridas, pois poderiam arranhar ou ferir a pele do paciente
- Posicione-se ao *lado direito* do paciente e prossiga de modo metódico com a inspeção, percussão e palpação. Visualize em sua mente cada órgão na região examinada. *Observe o rosto do paciente para detectar quaisquer sinais de dor ou desconforto*
- Se necessário, distraia o paciente com conversa ou perguntas. Se o paciente estiver assustado ou sentir cócegas, comece a palpação com a mão do paciente sob a sua. Após alguns momentos, deslize sua mão para baixo e palpe diretamente

TÉCNICAS DE EXAME

Principais componentes do exame abdominal

Abdome

- Observe o aspecto geral do paciente (atitude, sofrimento, cor, estado mental)
- Inspecione superfície, contornos e movimentos do abdome, incluindo a temperatura e cor da pele e a presença de cicatrizes e estrias
- Antes da palpação ou percussão, coloque o diafragma do seu estetoscópio em uma região abdominal e ausculte os ruídos intestinais (presença, características, sopros)
- Efetuar percussão leve nos quatro quadrantes do abdome (timpanismo, macicez, área de mudança)
- Palpar levemente com uma das mãos nos quatro quadrantes (massas, dor à palpação, defesa)
- Palpar profundamente com as duas mãos nos quatro quadrantes (borda hepática, massas, dor à palpação, pulsações)
- Verificar se há sinais de peritonite (defesa, rigidez, descompressão dolorosa)

Fígado

- Avaliar as dimensões do fígado ao longo da linha hemiclavicular (ou medioclavicular segundo a Terminologia Anatômica) direita por percussão
- Palpar e caracterizar a borda hepática (superfície, consistência, dor à palpação)

Baço

- Realizar a percussão para detectar aumento do baço no espaço de Traube
- Palpar a borda esplênica com o paciente em decúbito dorsal e em decúbito lateral direito

Rins

- Avaliar se há dor à punho-percussão do ângulo costovertebral (ACV), também conhecido como sinal de Giordano

Bexiga urinária

- Realizar a percussão da bexiga urinária (distensão, dor à percussão)

Técnicas especiais

- Realizar técnicas especiais, se indicadas (ascite, apendicite, colecistite, hérnia ventral, massa na parede abdominal)

Abdome

Inspeção. Primeiro, observar o aspecto geral do paciente. Um paciente que esteja pálido, confuso ou contorcendo-se com desconforto indica uma doença mais aguda em comparação a alguém que esteja deitado e quieto.

Posicionado ao lado direito do leito, *inspecionar a superfície, os contornos e os movimentos do abdome*. Observar se há protuberâncias ou peristaltismo. Tente também rebaixar seu ângulo de visão, inclinando-se ou abaixando para que você possa ter uma visão tangencial do abdome (Figura 19.10).

Observar especialmente:

- *Pele*, incluindo:

  - *Temperatura*. Verificar se a pele está quente ou fria e úmida

  - *Cor*. Observar se há equimoses, eritema ou icterícia

  - *Cicatrizes*. Descrever ou desenhar sua localização

  - *Estrias*. Estrias ou marcas de estiramento antigas de cor prateada são normais

    Estrias de cor rosa-violácea são características da síndrome de Cushing.

  - *Veias dilatadas*. Algumas pequenas veias podem ser visíveis em condições normais

    Veias dilatadas sugerem hipertensão portal decorrente de cirrose ou obstrução da veia cava inferior.

  - *Erupções cutâneas* ou *equimoses*

    Uma equimose na parede abdominal é observada na hemorragia intraperitoneal ou retroperitoneal.

  - *Umbigo*. Observe seu contorno e sua localização e qualquer inflamação ou saliência sugestiva de uma hérnia

    Ver Tabela 19.8, *Saliências localizadas na parede abdominal*.

- *Contorno do abdome*

  - O abdome é plano, arredondado, protuberante ou escafoide (acentuadamente côncavo ou escavado)?

    Ver Tabela 19.9, *Abdomes protuberantes*.

  - Os flancos são salientes ou há protuberâncias locais? Pesquise também as áreas inguinais e femorais

    Observar se há protrusão dos flancos por causa de ascite, abaulamento suprapúbico por causa de distensão vesical ou um útero gravídico e hérnias anteriores, femorais ou inguinais.

  - O abdome é simétrico?

    Assimetria sugere hérnia, visceromegalia ou uma massa.

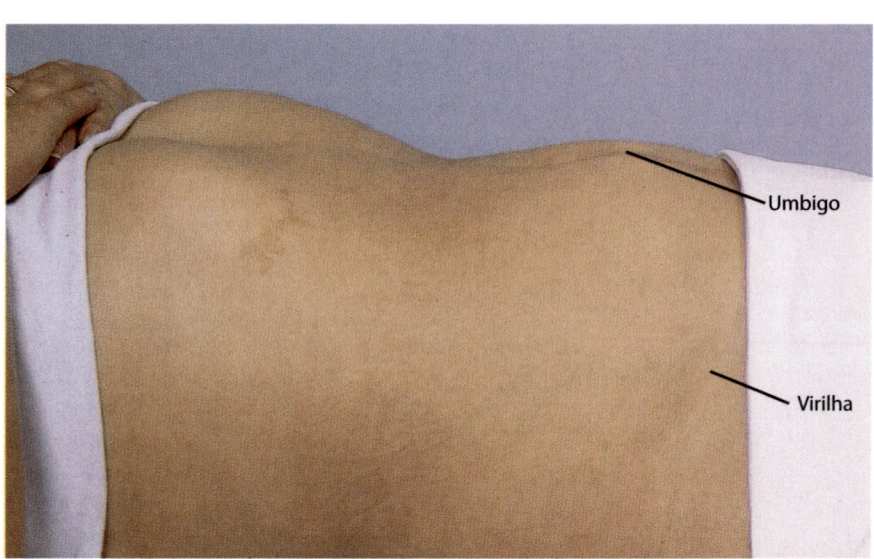

Figura 19.10 Inspeção dos contornos do abdome.

■ Há órgãos ou massas visíveis? Um fígado ou baço aumentado pode se estender até abaixo da caixa torácica

■ *Pulsações*. A pulsação aórtica normal com frequência é visível no epigástrio em pacientes magros.

Ausculta. Auscultar o abdome antes de realizar a percussão ou palpação, manobras que podem alterar as características dos ruídos intestinais. Coloque o diafragma do estetoscópio delicadamente sobre o abdome por no máximo 5 minutos. Auscultar os ruídos intestinais, que podem consistir em estalidos e gorgolejos e ocorrem em uma frequência estimada de 5 a 34 por minuto. A frequência nessa faixa é considerada indicativa de ruídos intestinais *normoativos*. Em algumas ocasiões, é possível ouvir gorgolejos ou ruídos prolongados de hiperperistaltismo de um "estômago roncando", chamados de *borborigmos*.

Uma vez que os ruídos intestinais são amplamente transmitidos pelo abdome, a ausculta em uma área, como o quadrante inferior direito, costuma ser suficiente. Embora a ausculta do abdome seja comum, seu uso pode ser limitado. As alterações dos ruídos intestinais detectadas na ausculta são, tipicamente, inespecíficas e não diagnósticas.[30,31]

Se uma massa abdominal pulsátil sugestiva de um AAA for observada no exame físico, a *ausculta sobre a massa* pode identificar fluxo turbulento (*sopros*) na aorta (Figura 19.11).

Atrito é incomum no exame do abdome, mas podem ocorrer sobre o fígado, o baço ou uma massa abdominal.

Percussão. A percussão ajuda a avaliar o volume e a distribuição dos gases no abdome, vísceras e massas sólidas ou cheias de líquidos e as dimensões do fígado e do baço.

Percutir o abdome com delicadeza nos quatro quadrantes para determinar a distribuição de *timpanismo* e *macicez*. O timpanismo normalmente é predominante por causa dos gases no sistema digestório, mas áreas dispersas de macicez derivada de líquidos e fezes também são comuns.

■ Observe qualquer área de macicez sugestiva de uma massa subjacente ou um órgão aumentado. Essa observação orientará a palpação subsequente

EXEMPLOS DE ANORMALIDADES

Verificar se há massa ou hérnias na região abdominal inferior.

Verificar se há aumento das pulsações em um aneurisma da aorta abdominal (AAA) ou aumento da pressão diferencial.

Uma frequência menor que 5 por minuto é considerada *hipoatividade* dos ruídos intestinais e > 34 por minuto é *hiperatividade* dos ruídos intestinais

Um total de 4 a 20% dos indivíduos saudáveis apresenta sopros abdominais.[32] Ver Tabela 19.10, *Ruídos abdominais*.

Atrito é auscultado no hepatoma, infecção gonocócica ao redor do fígado, infarto esplênico e carcinoma pancreático.

Abdome protuberante, totalmente timpânico, sugere obstrução intestinal ou íleo paralítico. Ver Tabela 19.9, *Abdomes protuberantes*.

Áreas de macicez caracterizam gravidez intrauterina, tumor ovariano, bexiga distendida, ascite volumosa ou fígado ou baço aumentados de tamanho.

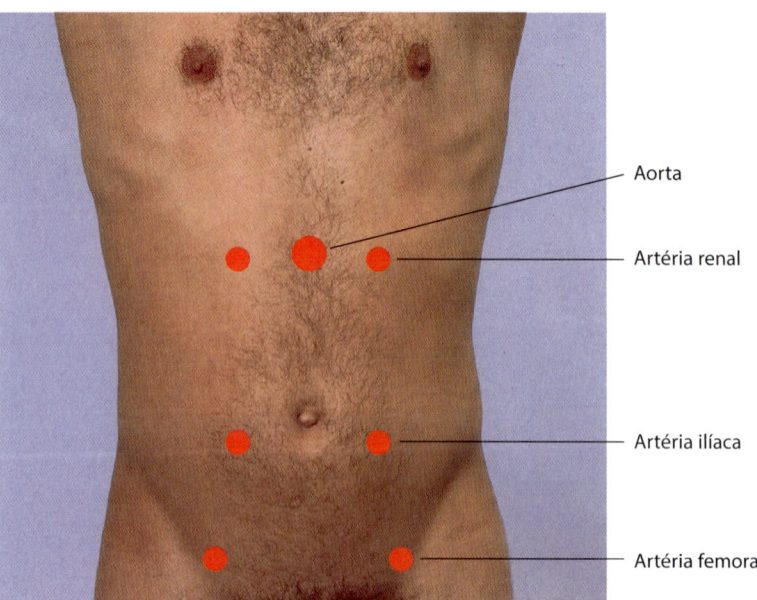

Aorta

Artéria renal

Artéria ilíaca

Artéria femoral

Figura 19.11 Áreas de ausculta abdominal para sopros.

■ Em cada lado de um abdome protuberante, observe onde o timpanismo abdominal muda para a macicez das estruturas posteriores sólidas

Macicez nos dois flancos exige investigação adicional de ascite.

■ Realizar percussão breve na região anteroinferior do tórax, acima dos arcos costais. À direita, é geralmente encontrada a macicez do fígado; à esquerda, o timpanismo acima da bolha de ar gástrica e a flexura esquerda do cólon.

Na condição rara de *situs inversus*, os órgãos estão invertidos – a bolha de ar à direita, a macicez hepática à esquerda.

Palpação

Palpação leve. Uma palpação delicada ajuda a detectar sensibilidade abdominal, resistência muscular e alguns órgãos e massas superficiais.

Mantendo a mão e o antebraço em um plano horizontal, com os dedos unidos e retos sobre a parede abdominal, palpe o abdome com um movimento leve e delicado para baixo. Quando movimentar sua mão para os diferentes quadrantes, levante-a um pouco acima da pele. Deslizando com suavidade, palpe os quatro quadrantes (Figura 19.12).

Identifique quaisquer órgãos, massas ou hérnias superficiais e qualquer área de sensibilidade ou maior resistência à palpação. Se uma resistência estiver presente, tente diferenciar uma defesa voluntária da **defesa involuntária** ou rigidez. A *defesa voluntária* em geral diminui com as técnicas descritas a seguir.

A defesa involuntária ou rigidez tipicamente persiste apesar dessas manobras, sugerindo **peritonite**.

■ Peça que o paciente flexione as extremidades inferiores na altura dos quadris para deixar os músculos abdominais menos tensos

■ Peça que o paciente respire com a boca aberta, com a mandíbula bem abaixada

■ Palpe depois de pedir que o paciente expire, o que geralmente relaxa os músculos abdominais.

Palpação profunda. A palpação profunda costuma ser necessária para delinear a borda hepática, os rins e as massas abdominais. Coloque uma das mãos sobre a outra para executar essa técnica. Mais uma vez, usando a superfície palmar dos seus dedos, efetue pressão para baixo nos quatro quadrantes (Figura 19.13). Identifique qualquer massa; observe sua localização, tamanho, forma, consistência, sensibilidade, pulsações e se há mobilidade com a respiração ou com a pressão exercida pela mão durante o exame. Correlacione seus achados na palpação com suas observações durante a percussão.

As massas abdominais podem ser classificadas de vários modos: fisiológicas (útero gravídico), inflamatórias (diverticulite), vasculares (um AAA), neoplásicas (câncer do cólon) ou obstrutivas (bexiga urinária distendida ou uma alça intestinal dilatada).

Avaliação de uma possível peritonite. A inflamação do peritônio parietal, ou peritonite, sinaliza um processo inflamatório intra-abdominal agudo que requer avaliação e investigação urgentes.[32] Os sinais de peritonite incluem um *sinal da tosse positivo, defesa involuntária, rigidez,* **sensibilidade de rebote** *e sensibilidade à percussão*.

Quando positivos, esses sinais praticamente duplicam a probabilidade de peritonite; a rigidez torna a peritonite quase quatro vezes mais provável.[39] As causas incluem qualquer processo inflamatório, infeccioso ou isquêmico intra-abdominal, como apendicite, diverticulite, colecistite, isquemia ou perfuração intestinal.

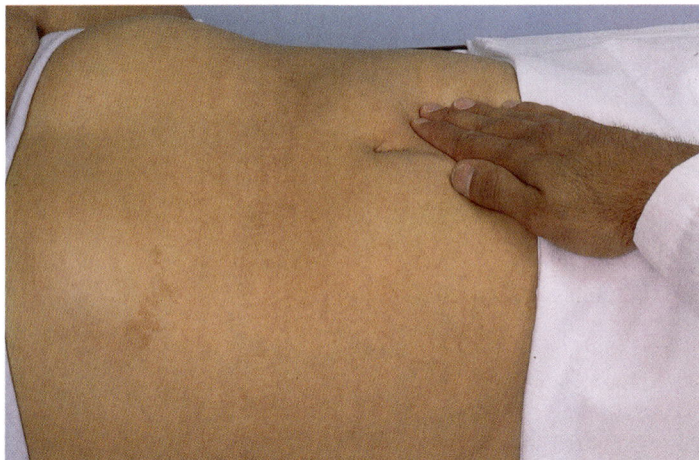

Figura 19.12 Usando uma das mãos para palpar levemente o abdome nos quatro quadrantes.

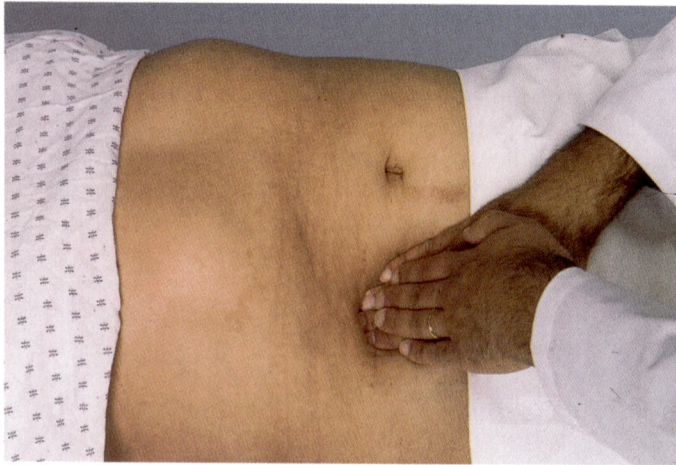

Figura 19.13 Usando duas mãos para palpação profunda do abdome nos quatro quadrantes.

Mesmo antes da palpação, peça ao paciente para tossir e identificar onde a tosse provoca dor. Em seguida, palpe com delicadeza, começando com um dedo e, então, com a mão, para localizar a área dolorosa. Enquanto estiver palpando, verifique a presença de sinais peritoneais de defesa, rigidez e sensibilidade de rebote (Boxe 19.6).

Fígado

Uma vez que a caixa torácica protege a maior parte do fígado, a avaliação direta é limitada. O tamanho e o formato do fígado podem ser estimados pela palpação e percussão. A pressão da mão durante a palpação ajuda a avaliar a superfície, a consistência e a sensibilidade hepáticas. A percussão ajuda a determinar o tamanho aproximado do fígado.

Na doença hepática crônica, a detecção de uma borda hepática aumentada e palpável abaixo das costelas é sugestiva de hepatomegalia e cirrose.[32]

Percussão. *Calcule o tamanho do fígado pela percussão.* Meça a extensão vertical da macicez hepática na linha clavicular média direita após a localização cuidadosa da linha clavicular média para melhorar a exatidão da medida (Figura 19.14). Use uma percussão leve a moderada, porque uma mais intensa pode fazer com que a dimensão do fígado seja subestimada.[33] Começando em um nível bem abaixo do umbigo no quadrante inferior direito (em uma área de timpanismo, não macicez), realize a percussão subindo na direção do fígado. Identifique a macicez da borda inferior na linha clavicular média (Figura 19.15).

As estimativas da extensão do fígado pela percussão apresentam uma correlação com a extensão real de 60 a 70%.

Em seguida, identifique a borda superior da macicez hepática. Começando na linha mamilar, efetue a percussão descendo pela linha clavicular média até a

---

Boxe 19.6 Sinais de peritonite

- *Defesa* é uma contração voluntária da parede abdominal, muitas vezes acompanhada por uma expressão facial de desagrado, que pode diminuir quando o paciente estiver distraído
- *Rigidez* é uma contração reflexa involuntária da parede abdominal decorrente de uma inflamação peritoneal, que persiste durante vários exames
- *Sensibilidade de rebote* refere-se à dor expressa pelo paciente após o examinador pressionar uma área dolorida para baixo e remover a mão repentinamente. Para avaliar a sensibilidade de rebote, pergunte ao paciente: "O que dói mais, quando aperto ou quando solto?" Pressione lentamente e com firmeza usando os dedos e, então, retire sua mão rapidamente. *A manobra é positiva se a retirada produzir dor.* Efetue a percussão com delicadeza para verificar a sensibilidade à percussão

Ver também Tabela 19.11, *Abdome doloroso.*

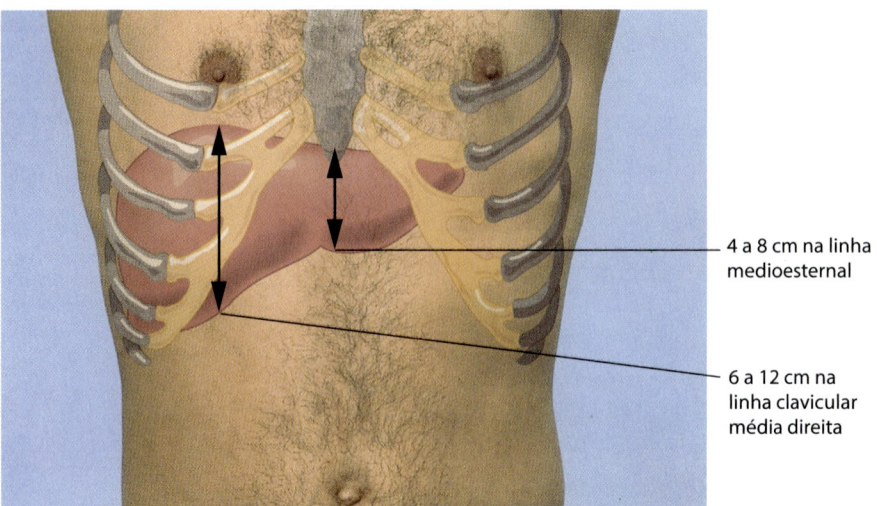

4 a 8 cm na linha
medioesternal

6 a 12 cm na
linha clavicular
média direita

Figura 19.14 Área de percussão para estimativa do tamanho do fígado ao longo da linha clavicular média direita.

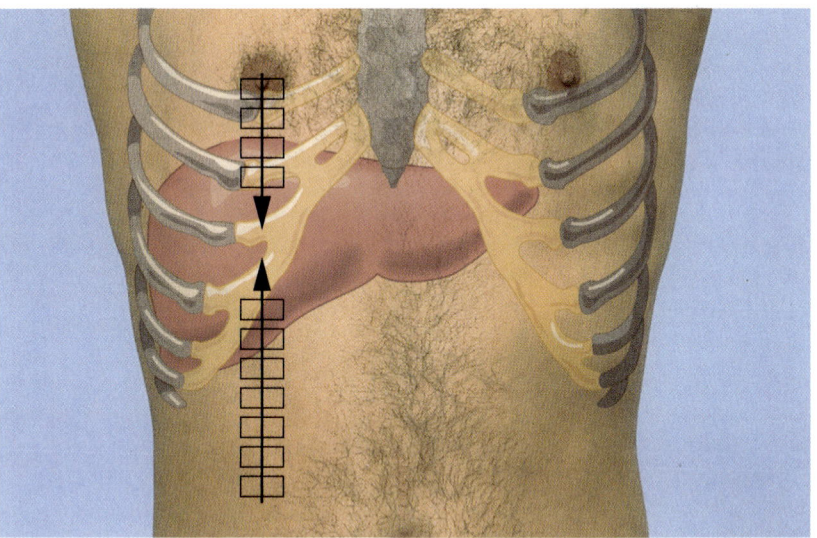

Figura 19.15 Percussão da macicez hepática.

ressonância pulmonar mudar para a macicez hepática (Figura 19.15). Se necessário, afaste com delicadeza a mama de uma paciente do sexo feminino para garantir que você comece em uma área de ressonância. Agora, meça a distância entre esses dois pontos em centímetros – essa é a extensão vertical da macicez hepática. Se o fígado parecer aumentado, verifique o contorno da borda inferior percutindo nas direções medial e lateral.

Palpação. *Palpe a borda hepática* abaixo do arco costal direito. Coloque sua mão direita sobre a região direita do abdome do paciente lateralmente ao músculo reto, com as pontas dos dedos (Figura 19.16). Isso tem o objetivo de impedir que o músculo reto seja confundido com o fígado subjacente e adjacente. Coloque também sua mão *bem abaixo do ponto onde a borda inferior do fígado seria esperada, que você já percutiu antes*. Se a palpação for iniciada muito perto do arco costal direito, há o risco de não se detectar a borda inferior de um fígado aumentado que se estenda até o quadrante inferior direito. Alguns examinadores posicionam os dedos para cima, na direção da cabeça do paciente, enquanto outros preferem uma posição um pouco mais oblíqua. Em qualquer caso, pressione para dentro e para cima com delicadeza.

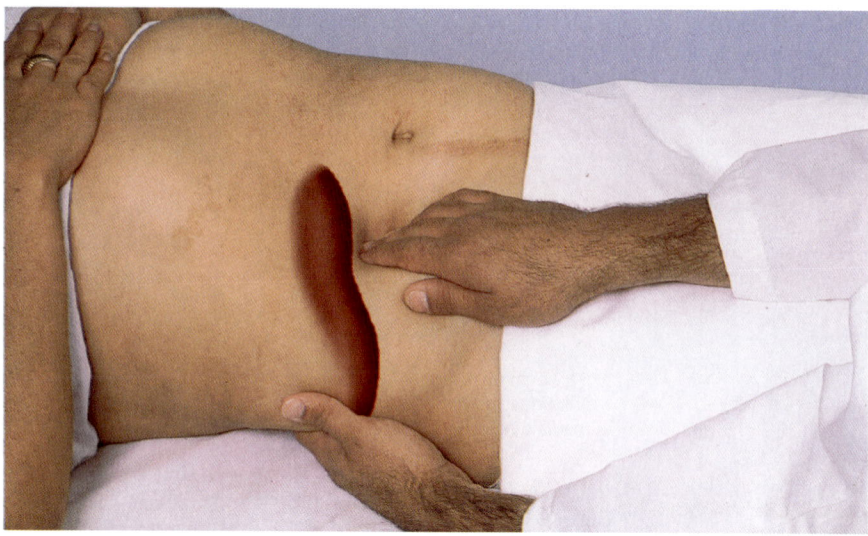

Figura 19.16 Palpação da borda hepática.

Peça que o paciente respire fundo. Tente sentir a borda hepática enquanto os pulmões cheios de ar e o diafragma empurram o fígado para baixo, de encontro a seus dedos. Quando palpável, a borda hepática normal é macia, com contorno definido e superfície lisa. Se você sentir a borda, diminua um pouco a pressão da mão durante a palpação para que o fígado possa deslizar abaixo dos seus dedos e você possa sentir sua superfície anterior. Observe a presença de sensibilidade (o fígado normal pode ser discretamente sensível).

Firmeza ou endurecimento do fígado, uma borda áspera ou arredondada e superfície irregular levantam a suspeita de doença hepática.

Durante a inspiração, o fígado é palpável aproximadamente 3 cm abaixo do arco costal direito, na linha clavicular média. Alguns pacientes respiram mais com o tórax do que com o diafragma. Pode ser útil pedir a esses pacientes que "respirem com o abdome", o que leva o fígado, assim como o baço e os rins, a uma posição palpável durante a inspiração.

Uma vesícula biliar obstruída e distendida pode se fundir ao fígado, formando uma massa oval firme abaixo da borda hepática, em uma área de macicez à percussão.

Para palpar a borda hepática, pode ser necessário adaptar a pressão exercida durante o exame à espessura e resistência da parede abdominal. Se não conseguir sentir a borda, posicione a mão usada para a palpação mais perto do arco costal e tente novamente. Uma borda hepática palpável *não* é um indicador confiável de hepatomegalia.

Ver Tabela 19.12, *Hepatomegalia: aparente e real.*

Siga a borda hepática lateral e medialmente. A palpação por meio dos músculos retos do abdome é especialmente difícil. Descreva a borda hepática e meça sua distância do arco costal direito na linha clavicular média.

Técnica das mãos em garra. A "técnica das mãos em garra" pode ser útil, especialmente quando o paciente é obeso. Fique em pé à direita do tórax do paciente. Coloque as duas mãos, uma ao lado da outra, no lado direito do abdome abaixo da borda de macicez hepática. Pressione os dedos para dentro e para cima, na direção do arco costal (Figura 19.17). Peça que o paciente respire fundo. A borda hepática, mostrada na Figura 19.18, pode ser palpada com as pontas dos dedos das duas mãos.

Baço

Quando o baço está aumentado, ele se expande anteriormente, para baixo e medialmente, muitas vezes substituindo o timpanismo do estômago e do cólon pela macicez de um órgão sólido. Nesse caso, ele se torna palpável abaixo do arco costal. A macicez à percussão sugere esplenomegalia, mas pode estar ausente quando o baço aumentado estiver acima do arco costal. Permaneça ao lado direito do paciente para continuar o exame.

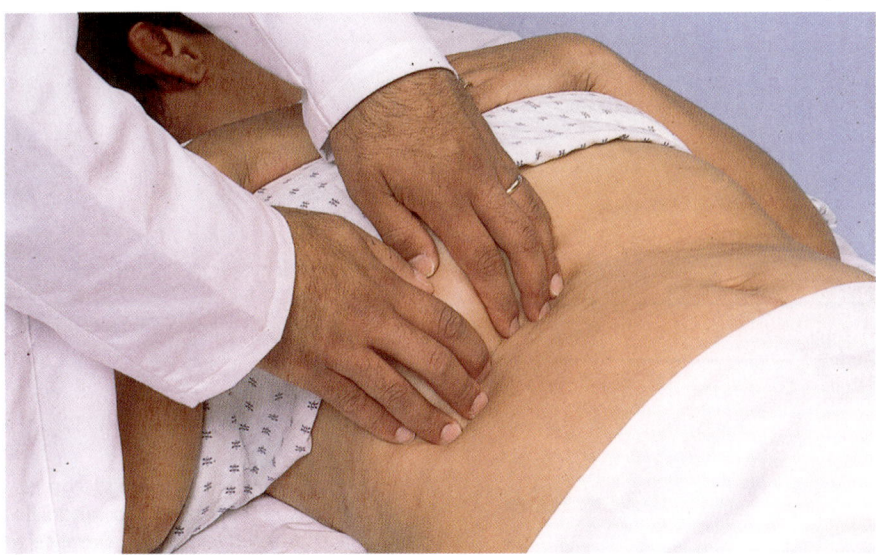

Figura 19.17 Técnica das mãos em garra para palpação da borda hepática.

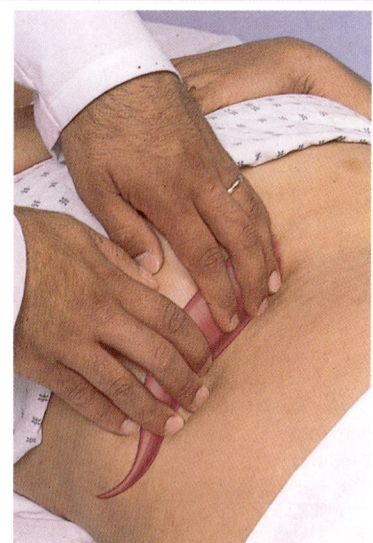

Figura 19.18 Aplicação da técnica das "mãos em garra" para palpar a borda hepática.

Percussão. Duas técnicas podem ajudar a detectar *esplenomegalia*, um aumento do baço:

■ *Percutir a parede torácica inferoanterior esquerda* aproximadamente da borda da macicez cardíaca na sexta costela até a linha axilar anterior e descendo até o arco costal, uma área chamada de *espaço de Traube (semilunar)*. Enquanto estiver percutindo o trajeto indicado pelas setas nas Figuras 19.19 e 19.20, você deve observar o timpanismo. Se o timpanismo for proeminente, em particular na parte lateral, uma esplenomegalia é improvável

■ *Pesquise o sinal de percussão esplênica (sinal de Castell)*. Realize a percussão no espaço intercostal mais baixo na linha axilar anterior esquerda (Figura 19.21). Essa área geralmente é timpânica. Em seguida, peça que o paciente realize uma inspiração profunda para permitir que os pulmões cheios de ar e o diafragma empurrem o baço e repita a percussão. Quando o tamanho do baço for normal, o som da percussão em geral continua timpânico apesar do deslocamento para baixo pelo diafragma.

Se um ou ambos os testes forem positivos, preste uma atenção especial à palpação do baço.

A percussão tem uma acurácia moderada para detectar esplenomegalia (sensibilidade de 60 a 80%; especificidade de 72 a 94%).[34]

Se a percussão revelar a presença de macicez, a palpação detecta corretamente uma esplenomegalia em mais de 80% das vezes.[34]

Líquidos ou sólidos no estômago ou no cólon também podem causar macicez no espaço de Traube.

Uma alteração do som à percussão de timpanismo para macicez durante a inspiração constitui um *sinal de percussão esplênica positivo*, mas esse sinal tem uma utilidade apenas moderada para a detecção de esplenomegalia (Figura 19.22).

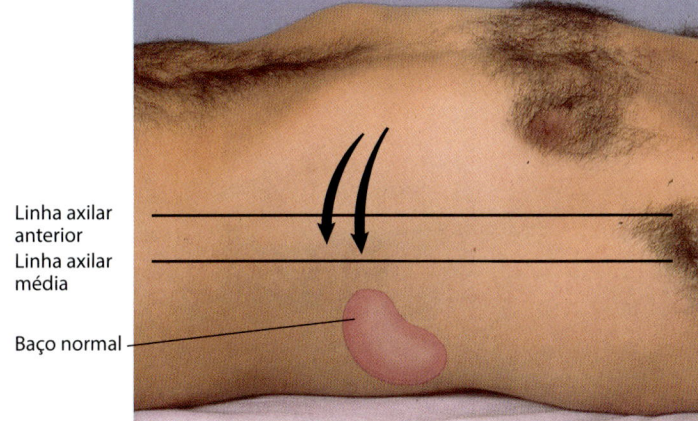

Figura 19.19 Área de percussão para detecção de esplenomegalia ao longo do espaço de Traube.

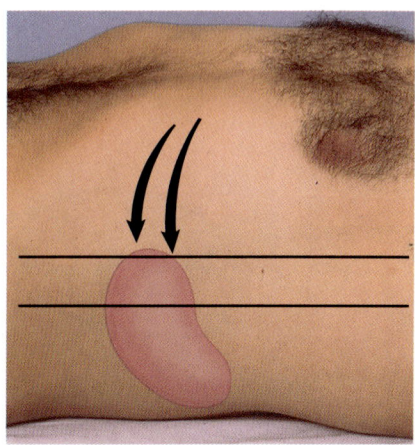

Figura 19.20 Área de percussão de macicez na esplenomegalia.

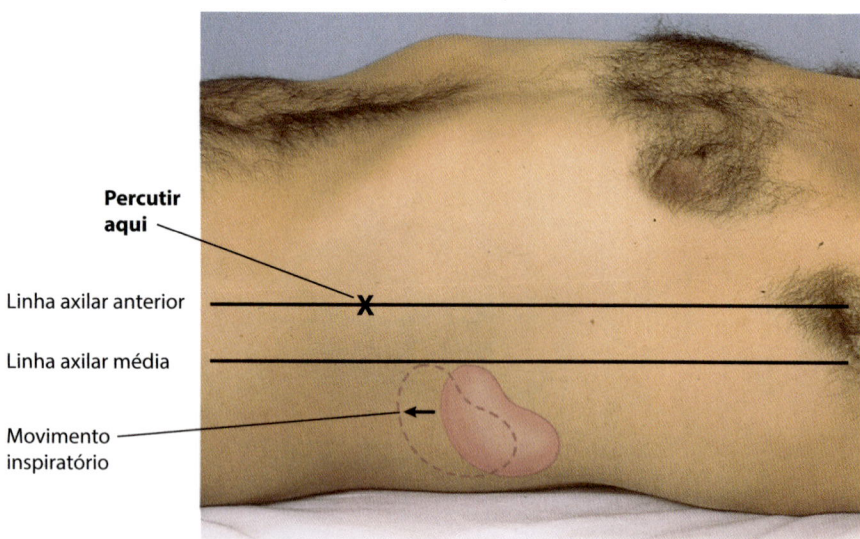

Percutir aqui

Linha axilar anterior

Linha axilar média

Movimento inspiratório

Figura 19.21 Timpanismo à percussão no espaço intercostal mais baixo, ao longo da linha axilar anterior esquerda durante a inspiração profunda (sinal de percussão esplênica negativo).

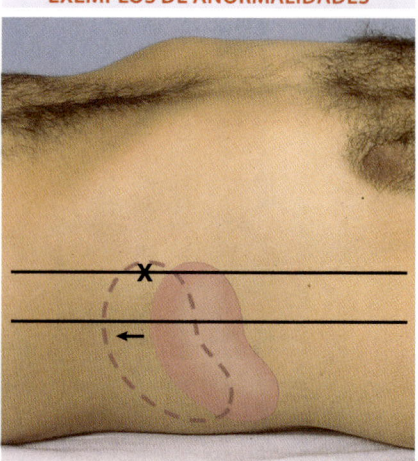

Figura 19.22 Macicez à percussão no espaço intercostal mais baixo, ao longo da linha axilar anterior esquerda, durante a inspiração profunda (sinal de percussão esplênica positivo).

Palpação. *Palpe a borda esplênica.* Para deixar a parede abdominal mais relaxada, o paciente deve manter os braços ao lado do corpo e, se necessário, flexionar os quadris e as pernas. Com a mão esquerda, envolva e segure o paciente de modo a apoiar e pressionar para a frente a parte inferior da caixa torácica esquerda e os tecidos moles adjacentes. Com a mão direita abaixo do arco costal esquerdo, pressione o baço para a frente. Comece a palpar em um ponto baixo o suficiente para detectar um baço aumentado. Se sua mão estiver muito próxima ao arco costal, você não conseguirá atingir um ponto mais alto, abaixo da caixa torácica. O examinador pode deixar de detectar uma esplenomegalia se começar a palpação em um ponto muito alto no abdome.

■ Peça ao paciente que inspire profundamente. Tente sentir a ponta ou a borda do baço quando ela descer de encontro às pontas dos seus dedos (Figura 19.23). Observe a presença de qualquer sensibilidade, avalie o contorno do baço e meça a distância entre o ponto mais baixo do baço e o arco costal esquerdo. Cerca de 5% dos adultos normais apresentam a ponta do baço palpável.

A ponta do baço, ilustrada na Figura 19.24, é palpável profundamente ao arco costal esquerdo.

Uma esplenomegalia é oito vezes mais provável quando o baço for palpável.[32] As causas incluem hipertensão portal, malignidades hematológicas, infecção pelo HIV, doenças infiltrativas como amiloidose e infarto ou hematoma esplênico.

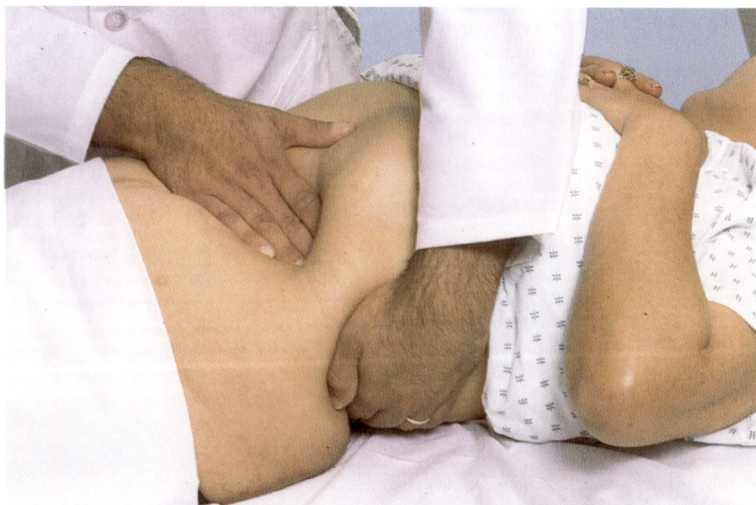

Figura 19.23 Palpação da borda esplênica.

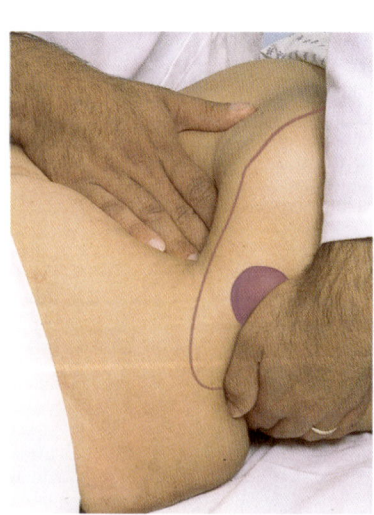

Figura 19.24 Ponta do baço (roxo) palpável abaixo do arco costal.

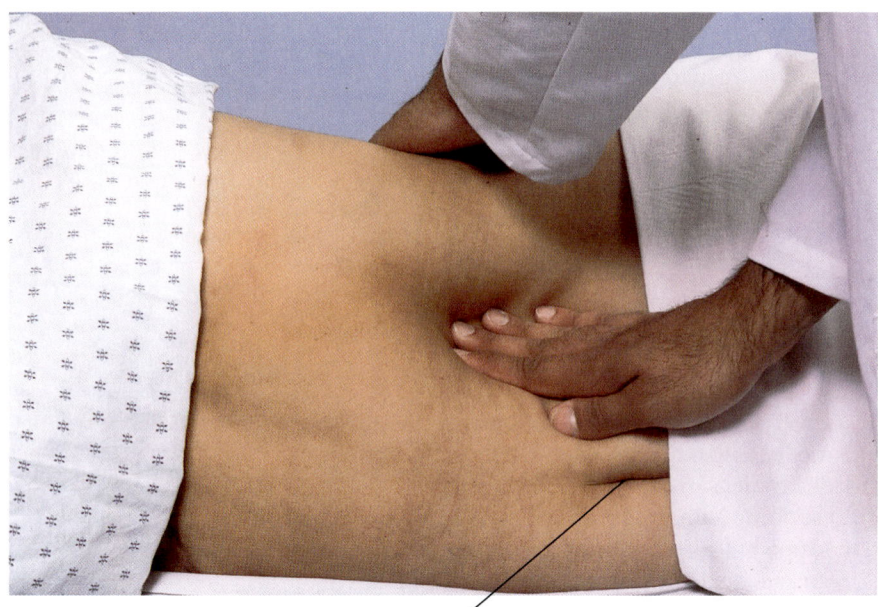

Umbigo

Figura 19.25 Palpação da borda esplênica com o paciente em decúbito lateral.

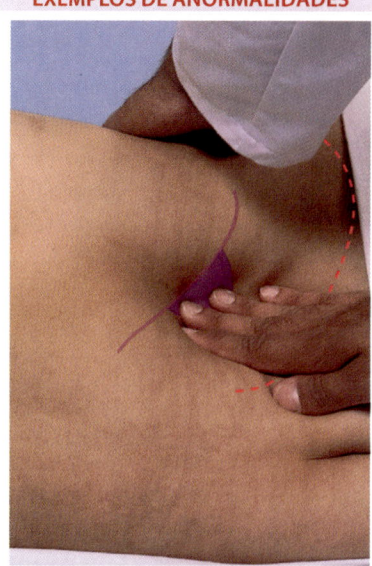

Figura 19.26 Borda de um baço maciçamente aumentado e palpável cerca de 2 cm abaixo da reborda costal direita durante a inspiração profunda.

■ Repita com o paciente em decúbito lateral, com os quadris e os joelhos parcialmente flexionados (Figura 19.25). Nessa posição, a gravidade pode trazer o baço para a frente e para a direita, até um local palpável (Figura 19.26).

Rins

Os rins são retroperitoneais e, em geral, não são palpáveis, a não ser que estejam muito aumentados.

Percussão. *Avaliar a sensibilidade à percussão acima do ACV*. Em pacientes com suspeita de cólica renal ou pielonefrite, a *sensibilidade no ACV* pode ser desencadeada como resultado da inflamação da cápsula renal. Comece explicando a manobra ao paciente. Posicione a palma de uma das mãos na região do ACV. Em seguida, feche a outra mão e dê um golpe sobre aquela que já está sobre o ACV usando a superfície ulnar do seu punho (Figura 19.27). Use força suficiente para causar um abalo ou um choque perceptível, mas indolor, na área.

Para evitar que o paciente tenha que mudar de posição, integre essa avaliação a seu exame da região posterior do tórax, pulmões ou dorso.

A dor associada à pressão ou punho-percussão fala a favor de pielonefrite se estiver associada a febre e disúria, mas também pode ser musculoesquelética.

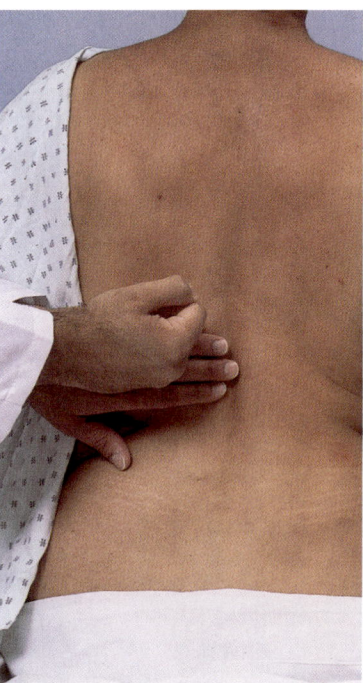

Figura 19.27 Punho-percussão para detectar sensibilidade do ângulo costovertebral (ACV).

Bexiga urinária

Normalmente, a bexiga urinária não é palpável, exceto quando estiver distendida acima da sínfise púbica.

Percussão. *Realize a percussão para detectar macicez e a altura da bexiga urinária* acima da sínfise púbica. O volume vesical deve corresponder a 400 a 600 mℓ antes que haja macicez.[32] À palpação, o ápice da bexiga distendida parece liso e redondo. Pesquise a presença de dor.

As causas da distensão vesical são obstrução decorrente de estenose uretral ou hiperplasia prostática, efeitos colaterais de medicamentos e distúrbios neurológicos, como AVC e esclerose múltipla.

Sensibilidade suprapúbica é comum na infecção da bexiga.

Aorta

Palpação. *Identifique as pulsações aórticas.* Pressione com firmeza profundamente no epigástrio, um pouco à esquerda da linha média, e identifique as pulsações da aorta. Em adultos acima de 50 anos de idade, avalie a largura da aorta pressionando profundamente a região superior do abdome com uma mão em cada lado da aorta (Figuras 19.28 a 19.30). Nesse grupo etário, a aorta normal não mede mais que 3 cm de largura (em média 2,5 cm, excluindo a espessura da pele e da parede abdominal). A detecção de pulsações é afetada pela circunferência abdominal e pelo diâmetro da aorta.

Os fatores de risco para AAA são idade ≥ 65 anos, história de tabagismo, sexo masculino e um parente de primeiro grau com uma história de reparo de AAA.[35]

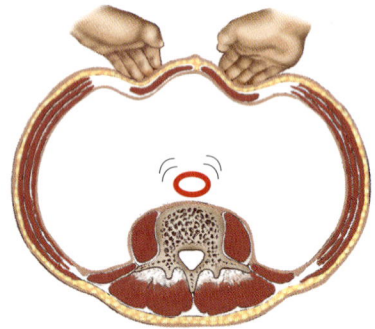

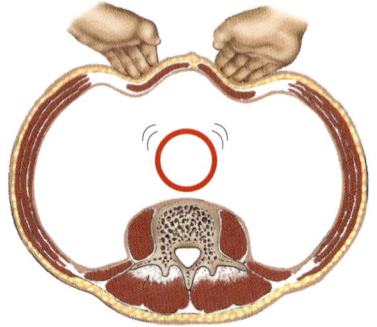

Uma massa periumbilical ou abdominal alta com pulsações expansíveis, medindo ≥ 3 cm de diâmetro, sugere um AAA. A sensibilidade da palpação aumenta conforme os AAAs aumentam: 29% com larguras de 3 a 3,9 cm, 50% com 4 a 4,9 cm, 76% com ≥ 5 cm, mas é preciso ter cautela ao palpar uma grande massa pulsátil. Considere a avaliação por ultrassom ou radiologia.[35,36]

Figura 19.28 Detecção de pulsações aórticas pela aplicação de uma pressão firme no epigástrio, corte transversal.

Figura 19.29 Identificação de uma expansão da aorta com a aplicação de uma pressão firme no epigástrio, corte transversal.

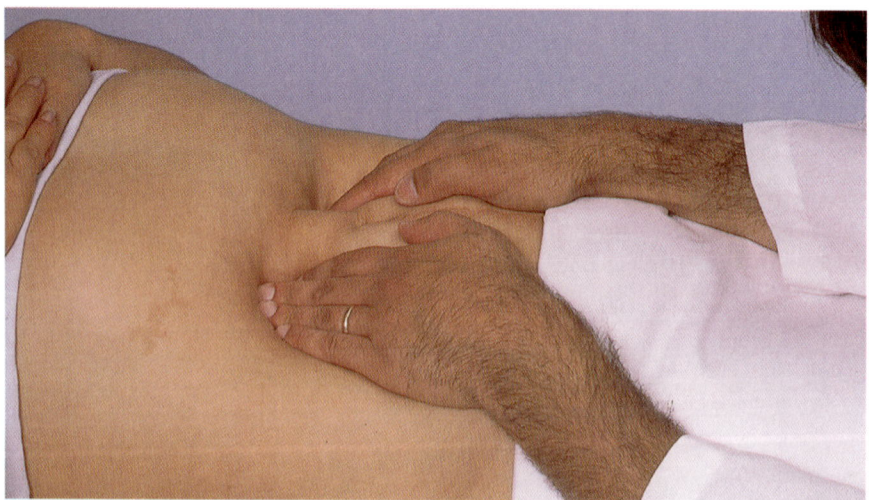

A dor pode ser um sinal de ruptura. A ruptura é 15 vezes mais provável em AAAs maiores que 4 cm do que em aneurismas menores e acarreta uma taxa de mortalidade de 85 a 90%.[35-37]

Figura 19.30 Palpação do epigástrio, nos dois lados da aorta.

TÉCNICAS ESPECIAIS

Existem técnicas de avaliação para ascite, apendicite, colecistite aguda, hérnia ventral e uma massa na parede abdominal.

Avaliação de uma possível ascite

Um abdome protuberante com flancos salientes levanta a suspeita de ascite, a complicação mais comum da cirrose.[38] Uma vez que o líquido ascítico normalmente afunda com a gravidade, enquanto as alças intestinais cheias de ar ficam acima, a macicez aparece nas regiões mais baixas do abdome. Existem duas técnicas de percussão comparativa para detecção de ascite:

■ *Percussão da área de timpanismo central para a área de macicez em um paciente em decúbito dorsal.* Comece com o paciente em decúbito dorsal e realize a percussão para detectar macicez de dentro para fora, em várias direções a partir da área central de timpanismo no abdome. Determine o limite entre o timpanismo e a macicez (Figura 19.31)

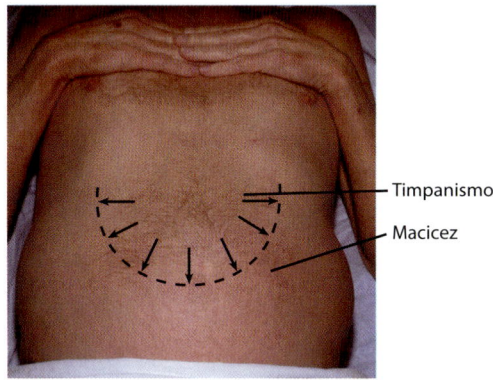

Figura 19.31 Área e direção de dentro para fora para delimitar a macicez decorrente de ascite à percussão.

A ascite reflete o aumento da pressão hidrostática na cirrose (a causa mais comum de ascite), insuficiência cardíaca, pericardite constritiva ou obstrução da veia cava inferior ou da veia hepática. Ela pode indicar uma diminuição da pressão osmótica na síndrome nefrótica, desnutrição ou câncer de ovário.

■ *Teste da macicez móvel.* Realize a percussão no limite entre timpanismo e macicez com o paciente em decúbito dorsal e, então, peça que ele se deite sobre um dos lados. Repita a percussão e a marcação das bordas. Em uma pessoa sem ascite, a borda entre timpanismo e macicez em geral permanece relativamente constante (Figura 19.32).

Um teste utilizado no passado para detectar um impulso transmitido pelo líquido ascítico de um flanco para o lado oposto (sinal do *piparote* ou da *onda líquida*) geralmente é negativo até que a ascite seja bastante evidente e, às vezes, o teste é positivo mesmo em pessoas sem ascite.

Na ascite, ocorre um desvio da macicez para o lado mais baixo, enquanto o timpanismo exibe um desvio para o topo. A sensibilidade desse teste corresponde a 83%, com uma especificidade de 56%.[38]

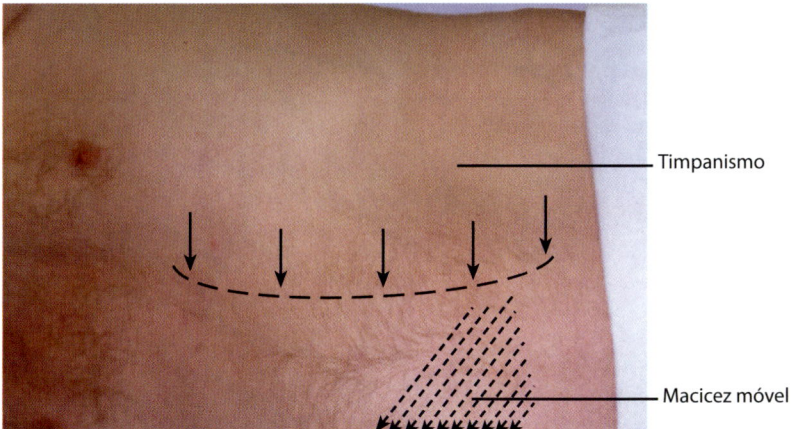

Figura 19.32 Área de percussão para macicez móvel com o paciente virado para o lado direito.

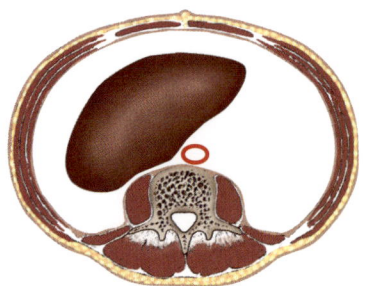

Figura 19.33 Observe o fígado aumentado, cercado por líquido ascítico.

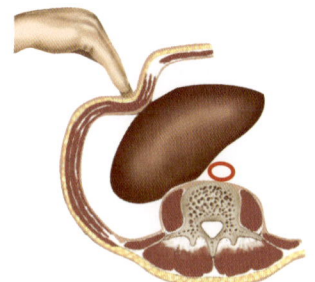

Figura 19.34 Deslocamento do líquido ascítico no rechaço, permitindo a palpação do fígado.

Identificação de um órgão ou massa em um abdome com ascite. Tente verificar o *rechaço* do órgão ou massa, exemplificado aqui por um fígado aumentado (Figura 19.33). Deixe os dedos das mãos unidos, firmes e estendidos, coloque-os sobre a superfície e faça um breve movimento penetrante diretamente na direção da estrutura pesquisada. Esse movimento rápido geralmente desloca o líquido, de modo que você consiga tocar rapidamente a superfície da estrutura com as pontas dos dedos, pela parede abdominal (Figura 19.34).

Avaliação de uma possível apendicite

Apendicite é uma causa comum de dor abdominal aguda, especialmente no quadrante inferior direito. Pesquise sinais de dor no ponto de McBurney, o sinal de Rovsing (dor indireta), o sinal do psoas e o sinal do obturador.

- Palpe com cuidado para detectar uma área de sensibilidade dolorosa local. Classicamente, o *ponto de McBurney* fica a 5 cm da espinha ilíaca anterossuperior em uma linha que vai desse processo ao umbigo (Figura 19.35)

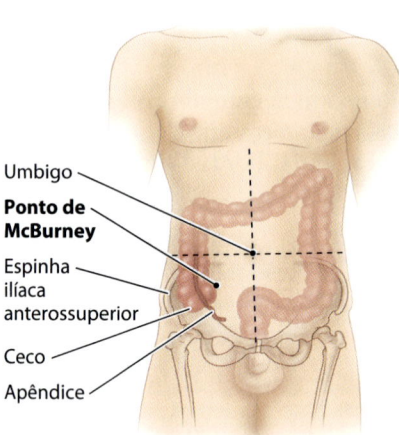

Umbigo

Ponto de McBurney

Espinha ilíaca anterossuperior

Ceco

Apêndice

Figura 19.35 Projeção superficial da pelve, ceco e apêndice, mostrando o ponto de McBurney. (De Honan L. *Focus on Adult Health: Medical-Surgical Nursing.* 2nd ed. Wolters Kluwer; 2019, Fig. 24-2.)

- Palpe a área dolorida para pesquisar defesa, rigidez e sensibilidade de rebote

- Palpe para pesquisar o **sinal de Rovsing** (*sensibilidade indireta*) e sensibilidade de rebote tardia. Com o paciente em decúbito dorsal, pressione o *quadrante inferior esquerdo* de modo profundo e uniforme. Então, retire os dedos rapidamente

Apendicite é duas vezes mais provável na presença de dor no quadrante inferior direito, sinal de Rovsing (dor indireta) e o sinal do psoas; é três vezes mais provável se houver dor no ponto de McBurney (**sinal de McBurney**).[39]

Uma dor localizada em qualquer ponto do quadrante inferior direito, mesmo no flanco direito, sugere *apendicite*.

Uma defesa voluntária inicial pode ser substituída por rigidez muscular involuntária e sinais de inflamação peritoneal. Também pode haver dor no quadrante inferior direito após a retirada rápida da mão ou sensibilidade de rebote tardia.

Dor no quadrante inferior direito durante compressão no lado esquerdo constitui um *sinal de Rovsing positivo*.

- Pesquise o *sinal do psoas*. Com o paciente em decúbito dorsal, coloque sua mão logo acima do joelho direito do paciente e peça que ele levante a coxa contra sua mão. Ou peça que o paciente se vire para o lado esquerdo. Em seguida, estenda a coxa e o quadril direito do paciente. A flexão da coxa no quadril provoca a contração do músculo psoas; a extensão causa seu estiramento

- Embora menos útil, pesquise o *sinal do obturador*. Flexione a coxa direita do paciente no quadril, com o joelho dobrado, e efetue uma rotação interna da perna no quadril. Essa manobra estira o músculo obturador interno. A rotação interna do quadril já foi descrita neste capítulo

- *Realize um exame retal e, em mulheres, um exame pélvico*. Essas manobras têm baixa sensibilidade e especificidade, mas podem identificar um apêndice inflamado com localização atípica na cavidade pélvica ou outras causas de dor abdominal.

O aumento da dor abdominal com qualquer uma dessas técnicas constitui um *sinal do psoas positivo*, sugerindo irritação do músculo psoas direito por um apêndice retrocecal inflamado.

Dor hipogástrica à direita constitui um *sinal do obturador positivo*, decorrente da irritação do músculo obturador interno direito por um apêndice inflamado localizado na pelve. Esse sinal tem uma sensibilidade muito baixa.

Dor retal no lado direito sugere apendicite, mas também pode ser causada por uma inflamação dos anexos ou da vesícula seminal.

Avaliação de uma possível colecistite aguda

Quando um paciente apresentar dor no quadrante superior direito com suspeita de colecistite aguda, mas não apresentar qualquer tipo de dor à palpação no quadrante superior direito, o teste para pesquisa do **sinal de Murphy** pode ser realizado.

Realize uma palpação profunda no quadrante superior direito, no local da dor. Peça que o paciente respire profundamente, o que força o fígado e a vesícula biliar para baixo, na direção dos dedos do examinador.

Uma interrupção abrupta do esforço inspiratório causada pela dor à palpação da vesícula biliar durante o exame constitui um *sinal de Murphy* positivo. Quando positivo, o sinal de Murphy triplica a probabilidade de colecistite aguda.[39] É importante observar que esse achado só é útil em um paciente que não apresente dor no quadrante superior direito durante a palpação regular.

Avaliação de hérnias ventrais

As hérnias ventrais são hérnias da parede abdominal, excluindo as hérnias inguinais. Se houver suspeita, mas uma hérnia umbilical ou incisional não puder ser visualizada, peça que o paciente levante as duas pernas acima da mesa de exame ou realize a manobra de Valsalva para aumentar a pressão intra-abdominal.

As hérnias inguinais e femorais são discutidas no Capítulo 20, *Genitália Masculina*, e no Capítulo 21, *Genitália Feminina*.

A protuberância de uma hernia costuma aparecer com essa ação, mas não deve ser confundida com uma *diástase dos retos*, que é uma lacuna benigna de 2 a 3 cm nos músculos retos do abdome, observada com frequência pacientes obesos e no pós-parto.

Hérnias inguinais, femorais ou escrotais estranguladas merecem uma avaliação cirúrgica imediata. Veja a discussão sobre hérnias escrotais estranguladas no Capítulo 20, *Genitália Masculina*.

Massas na parede abdominal

Às vezes, existem massas localizadas na parede abdominal em vez de no interior da cavidade abdominal. Peça que o paciente levante a cabeça e os ombros ou faça um esforço para baixo, retesando os músculos abdominais. Avalie a massa novamente.

Uma massa na parede abdominal continua palpável; uma massa intra-abdominal é mascarada pela contração muscular.

REGISTRO DOS ACHADOS

Observe que, no início, você pode usar sentenças mais detalhadas para descrever seus achados. Mais tarde, no entanto, você passará a usar frases mais diretas. O estilo a seguir contém frases apropriadas para a maioria dos registros.

Registro do exame abdominal

"O abdome é protuberante, flácido e não doloroso; sem massas palpáveis ou hepatoes-plenomegalia. O fígado se estende por 7 cm na linha clavicular média direita; a borda é lisa e palpável 1 cm abaixo do arco costal direito. Baço e rins não palpáveis. Sem dor no ângulo costovertebral (ACV)."

OU

"Abdome plano. Ruídos intestinais não auscultados. Abdome firme e em tábua, com maior sensibilidade, defesa e rebote no quadrante inferior direito. O fígado é percutido até 7 cm na linha clavicular média; borda não palpável. Baço e rins não palpáveis. Ausência de massas palpáveis. Ausência de dor no ACV. Sinal do psoas positivo."

Esses achados sugerem peritonite decorrente de uma possível apendicite.

PROMOÇÃO DA SAÚDE E ORIENTAÇÃO: EVIDÊNCIAS E RECOMENDAÇÕES

Tópicos importantes para promoção da saúde e orientação

- Hepatite viral
- Câncer do cólon

Hepatite viral

Hepatite A. Estima-se que 4.000 novos casos de infecção pelo vírus da hepatite A (HAV) tenham ocorrido em 2016.[40] A infecção por HAV raramente é fatal, não provoca hepatite crônica e as mortes em geral ocorrem apenas em indivíduos com outras doenças hepáticas. A transmissão do vírus ocorre principalmente de uma pessoa para outra, pela via fecal-oral, e pode ser reduzida pela lavagem das mãos com água e sabão após o uso do banheiro ou troca de fraldas e antes da preparação ou ingestão de alimentos.[41]

A vacinação contra hepatite A, recomendada inicialmente em 1996, está associada a uma diminuição de mais de 90% no número anual de casos de HAV relatados nos EUA. O Advisory Committee on Immunization Practices (ACIP) recomenda a vacinação contra hepatite A para todas as crianças de 1 ano de idade, pessoas com doenças hepáticas crônicas e grupos com maior risco de contrair o HAV – pessoas que viajam ou trabalham em países com altas taxas de infecção endêmica, homens que mantenham relações sexuais com outros homens, usuários de drogas injetáveis e ilícitas, indivíduos com um risco de infecção ocupacional e pessoas com distúrbios dos fatores de coagulação.[42] Durante um surto disseminado, indivíduos saudáveis que não tenham sido vacinados podem ser considerados para vacinação.

A profilaxia pós-exposição em indivíduos que não tenham recebido vacinação prévia consiste em uma dose única de imunoglobulina administrada assim que possível, idealmente dentro de 2 semanas. As recomendações de imunoglobulina são aplicáveis aos contatos pessoais próximos de indivíduos com infecção confirmada por HAV, colegas de trabalho de pessoas infectadas que manipulem alimentos e membros da equipe e frequentadores (e seus familiares próximos) de creches onde o HAV tenha sido diagnosticado em crianças, na equipe ou em familiares dos frequentadores. Além disso, a vacina contra hepatite A é recomendada se o indivíduo também tiver uma indicação para vacinação. A vacina isolada pode ser administrada a qualquer momento antes de uma viagem para áreas endêmicas.

Hepatite B.[*] A infecção pelo vírus da hepatite B (HBV) é uma ameaça de saúde mais séria que a hepatite A; a taxa de mortalidade na infecção aguda pode chegar a 1,5% e a infecção pelo HBV pode se tornar crônica.[40,43] O HBV é disseminado pelo sangue, sêmen ou outros fluidos corporais de uma pessoa infectada; contato sexual, uso de substâncias psicoativas injetáveis e transmissão perinatal representam as vias mais comuns. A maioria das infecções em adultos saudáveis é autolimitada, com eliminação do vírus e desenvolvimento de imunidade. Os Centers for Disease Control and Prevention (CDC) estimam que cerca de 21 mil novos casos de HBV tenham ocorrido nos EUA em 2016. O risco de infecção crônica pelo HBV é maior quando o sistema imunológico é imaturo; uma infecção crônica ocorre em até 90% dos lactentes infectados e 30% das crianças infectadas antes dos 6 anos de idade. A infecção crônica por HBV também se desenvolve com mais frequência em indivíduos imunossuprimidos ou diabéticos. Aproximadamente 15 a 25% das pessoas com infecção crônica pelo HBV morrem em decorrência de cirrose ou câncer do fígado, totalizando cerca de 2 mil mortes a cada ano nos EUA. A maioria das pessoas com infecção crônica é assintomática até o início da doença hepática avançada.

A infecção pelo HBV pode ser prevenida. A vacina contra o HBV, recomendada pela primeira vez no início da década de 1980, promoveu um declínio de 90% na incidência anual de novos casos relatados. O ACIP recomenda a vacinação universal para todos os lactentes a partir do nascimento, assim como para crianças sem vacinação prévia abaixo de 19 anos.[43] Para adultos, as recomendações de vacina são voltadas aos grupos de alto risco (Boxe 19.7). A infecção por HBV também pode ser tratada. A U.S. Preventive Services Task Force (USPSTF) concluiu que o tratamento antiviral em pacientes com HBV crônico poderia melhorar os resultados de saúde e a triagem recomendada para HBV em pessoas com alto risco de infecção (grau B), incluindo aquelas nascidas em países com alta prevalência endêmica de infecção por HBV, pessoas nascidas nos EUA não vacinadas cujos pais vieram de países com alta prevalência endêmica de infecção por HBV, indivíduos com HIV, usuários de drogas ilícitas injetáveis, homens que tenham relações sexuais com outros homens e contatos familiares imediatos ou parceiros sexuais de pessoas infectadas pelo HBV.[44] O CDC também recomenda a triagem de pessoas em hemodiálise ou que estejam recebendo um tratamento imunossupressor.[45] A USPSTF (grau A) e o ACIP recomendam a triagem de todas as gestantes.[43,46]

Hepatite C. O vírus da hepatite C (HCV) é o patógeno crônico de transmissão sanguínea mais prevalente nos EUA. Anticorpos contra o HCV são detectáveis em um pouco menos de 2% da população, embora a prevalência tenha aumentado de modo pronunciado nos grupos de alto risco.[47] Em 2016, o CDC estimou que pouco mais de 40 mil casos de infecção aguda por HCV tinham ocorrido nos EUA, com mais de 18 mil óbitos relacionados ao HCV.[40] O HCV é transmitido principalmente por exposição percutânea, em particular o uso de drogas ilícitas injetáveis, ferimentos por agulha ou exposição de mucosa a sangue positivo para HCV em profissionais de saúde, transfusão de sangue ou transplante de órgãos antes de 1992 e transfusão de fatores de coagulação antes de 1987. Outras causas incluem hemodiálise de longa duração, realização de uma tatuagem não regulamentada e crianças nascidas de uma mãe positiva para HCV; a transmissão sexual é pouco comum, embora ocorra entre indivíduos positivos para HIV, em especial entre homens que se relacionam sexualmente com outros homens. A hepatite C torna-se uma doença crônica em mais de 75% dos indivíduos infectados e constitui um importante fator de risco para o desenvolvimento subsequente de cirrose e carcinoma hepatocelular e para transplante decorrente de doença hepática em estágio terminal. Contudo, a maioria das pessoas com infecção crônica não sabe que está infectada.

---

[*]N.R.T.: No Brasil, a vacinação contra hepatite B é gratuita e fornecida pelo Ministério da Saúde. Ver https://sbim.org.br/calendarios-de-vacinacao e https://www.sbp.com.br/fileadmin/user_upload-d/23107b-DocCient-Calendario_Vacinacao_2021.pdf.

Boxe 19.7 Recomendações para vacinação contra hepatite B: grupos e contextos de alto risco

- *Contatos sexuais*, incluindo parceiros sexuais de indivíduos positivos para o antígeno superfície de hepatite B, pessoas com mais de um parceiro sexual nos últimos 6 meses, pessoas que procuram avaliação e tratamento para infecções sexualmente transmissíveis e homens que mantêm relações sexuais com outros homens
- *Indivíduos com exposição percutânea ou mucosa a sangue*, incluindo usuários de drogas ilícitas injetáveis, contatos familiares imediatos de pessoas positivas para o antígeno, residentes e equipes em instituições para pacientes com transtornos do desenvolvimento, trabalhadores da saúde, diabéticos e pacientes em diálise
- *Outros*, incluindo viajantes para áreas endêmicas, pessoas com doença hepática crônica e infecção pelo HIV, indivíduos que procuram proteção contra hepatite B e não reconhecem um fator de risco específico
- *Todos os adultos em contextos de alto risco*, como clínicas para infecções sexualmente transmissíveis, testes e programas de tratamento para HIV, programas de tratamento para abuso de drogas ilícitas e programas para usuários de drogas ilícitas injetáveis, instituições penitenciárias, programas para homens que se relacionam sexualmente com outros homens, serviços de hemodiálise crônica e programas para renal doença em estágio terminal e instituições para pessoas com transtornos do desenvolvimento

Fonte: Schillie S *et al. MMWR Morb Mortal Wkly Rep.* 2018;67(15):455–458.

Os exames de rastreamento de HCV são muito sensíveis. Os esquemas terapêuticos antivirais conseguem obter altas taxas de resposta virológica mantida (aviremia por 24 semanas ou mais após a conclusão do tratamento) e melhoram as evoluções clínicas. Como consequência, a USPSTF concluiu que o rastreamento de infecção por hepatite C oferece um benefício moderado para pessoas com alto risco de infecção, assim como aquelas nascidas entre 1945 e 1965 (grau B).[47]

Câncer colorretal

Epidemiologia. O câncer colorretal é o terceiro diagnóstico de câncer mais frequente em homens e mulheres (mais de 140.000 novos casos por ano no total) e a terceira principal causa de morte por câncer (cerca de 50.000 mortes) nos EUA.[48] Em geral, aproximadamente 80% dos novos casos e quase 90% das mortes ocorrem após os 55 anos de idade; a idade mediana no momento do diagnóstico é 67 anos e a idade mediana no momento da morte é de 73 anos.[49] O risco vitalício de receber um diagnóstico de câncer colorretal corresponde a aproximadamente 4%, enquanto o risco vitalício de morrer em decorrência de câncer colorretal é um pouco inferior a 2%.[50]

Prevenção. As taxas de incidência e mortalidade do câncer colorretal vêm diminuindo de modo gradual, mas estável, nos EUA nas últimas três décadas.[50] Essas tendências são atribuídas a mudanças na prevalência de fatores de risco, como diminuição do tabagismo; rastreamento maior, que previne o câncer e aumenta a detecção de cânceres curáveis em um estágio inicial; e melhores tratamentos.[51] Os fatores de risco mais importantes para o câncer colorretal são o avanço da idade, história pessoal de câncer colorretal, pólipos adenomatosos ou doença intestinal inflamatória (DII) de longa data e história familiar de neoplasia colorretal – sobretudo diagnósticos em vários parentes de primeiro grau, um único parente de primeiro grau diagnosticado antes dos 60 anos ou uma síndrome hereditária de câncer colorretal.[52] Embora o risco vitalício de câncer colorretal seja extremamente elevado em pacientes com síndromes hereditárias, cerca de 75% dos cânceres colorretais surgem em pessoas sem risco hereditário óbvio ou história familiar.[53]

Prevenção. A estratégia de prevenção mais efetiva consiste na pesquisa e remoção de pólipos adenomatosos pré-cancerosos. Estudos randomizados demonstraram que programas de rastreamento que utilizam pesquisa de sangue oculto nas fezes (PSOF) ou retossigmoidoscopia flexível reduzem o risco de desenvolvimento de câncer colorretal em aproximadamente 5 a 25%.[54,55] Atividade física, uso de AAS e outros AINEs e reposição hormonal combinada (estrogênio e progestina) na pós-menopausa também protegem contra o câncer colorretal.[52]

A USPSTF recomenda AAS em baixa dose para prevenção de doença cardiovascular e câncer colorretal em adultos selecionados de 50 a 59 anos de idade com aumento do risco de doença cardiovascular em 10 anos (recomendação de grau B).[49] Por outro lado, recomenda a tomada de decisão individualizada para adultos de 60 a 69 anos (grau C). O tratamento hormonal para quimioprevenção de câncer não é aconselhável; mulheres que receberam terapia combinada, na verdade, tiveram maior probabilidade de apresentar câncer colorretal em estágio avançado e exibiram risco de morte por câncer colorretal não significativo, porém maior do que outras mulheres que receberam placebo.[56] Além disso, a terapia hormonal está associada a maiores riscos de câncer de mama, eventos cardiovasculares e tromboembolismo venoso.[57-59] Não há evidências convincentes de que alterações dietéticas ou o uso de suplementos possam prevenir o câncer colorretal.[52]

Triagem. Os testes de triagem incluem pesquisa de sangue oculto nas fezes (PSOF), como testes imunoquímicos fecais e testes à base de guáiaco de alta sensibilidade, e aqueles que detectam DNA anormal nas fezes. Exames endoscópicos também são usados para fins de rastreamento, incluindo a colonoscopia, que visualiza todo o cólon e consegue remover pólipos, e a retossigmoidoscopia flexível, que visualiza os 60 cm distais do intestino. A colonografia por TC é usada para obter imagens do cólon. Qualquer achado anormal em exame de fezes, exame de imagem ou na retossigmoidoscopia flexível justifica investigação subsequente com colonoscopia. Estudos randomizados mostraram que os programas de rastreamento que utilizam PSOF ou retossigmoidoscopia flexível reduzem o risco de morte por câncer colorretal em aproximadamente 15 a 30%.[60]

Embora a colonoscopia seja o padrão ouro para exames complementares de rastreamento, não há evidências diretas de estudos randomizados de que a triagem com colonoscopia diminua a incidência ou a taxa de mortalidade por câncer colorretal. Além disso, nenhum estudo randomizado avaliou a efetividade do rastreamento com colonografia por TC ou testes de DNA fecal (que atualmente são combinados com testes imunoquímicos fecais).

Diretrizes. A USPSTF, a American Cancer Society e a U.S. MultiSociety Task Force on Colorectal Cancer publicaram diretrizes que endossam veementemente a triagem para câncer colorretal.[61-63] A USPSTF, que fornece uma recomendação de grau A para rastreamento de câncer colorretal em adultos de risco médio de 50 a 75 anos de idade, sugere múltiplas opções de rastreamento (Boxe 19.8). A realização de toque retal para PSOF não é recomendada para rastreamento de câncer colorretal.

Embora o rastreamento diminua a incidência e a taxa de mortalidade do câncer colorretal, apenas dois terços da população adulta dos EUA mantêm o rastreamento recomendado em dia, enquanto mais de um quarto nunca fez rastreamento.[64] A colonoscopia é o exame usado com mais frequência, embora as pessoas possam preferir outros exames, como PSOF, porque são mais seguros e sua realização é mais fácil.

Pessoas com maior risco, com base na história pessoal de neoplasia colorretal ou DII de longa data, ou história familiar de neoplasia colorretal, são aconselhadas a iniciar o rastreamento em uma idade mais jovem, em geral com colonoscopia, e realizar os exames com mais frequência que adultos de risco médio.[63]

Boxe 19.8 Rastreamento de câncer colorretal

Recomendações de rastreamento – U.S. Preventive Services Task Force, 2016
- **Adultos de 50 a 75 anos de idade – opções (recomendação de grau A)**
  - Exames de fezes
    - Teste imunoquímico fecal (FIT) anualmente
    - PSOF à base de guáiaco, de alta sensibilidade, anualmente
    - Testagem FIT-DNA a cada 1 ou 3 anos
  - Exames de visualização direta
    - Colonoscopia a cada 10 anos
    - Retossigmoidoscopia a cada 5 anos
    - Retossigmoidoscopia flexível a cada 10 anos, com FIT a cada 3 anos
  - Colonografia por TC a cada 5 anos
- **Adultos de 76 a 85 anos de idade – tomada de decisão individualizada (recomendação de grau C)**; as decisões devem levar em conta a expectativa de vida e o rastreamento anterior. Adultos sem rastreamento prévio podem se beneficiar
- **Adultos acima de 85 anos de idade – não realizar rastreamento (recomendação de grau D)**, porque "causas concomitantes de morte impedem um benefício em termos de taxa de mortalidade que supere os prejuízos"

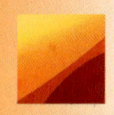

TABELA 19.1 Dor abdominal

Condição[65]	Processo	Localização	Característica
Doença de refluxo gastresofágico (DRGE)[10,66]	Exposição prolongada do esôfago ao ácido gástrico devido a comprometimento da motilidade esofágica ou relaxamento excessivo do esfíncter esofágico inferior; *Helicobacter pylori* pode ser encontrado	Tórax ou epigástrio	Pirose, regurgitação
Úlcera péptica e dispepsia[67,68]	Úlcera na mucosa do estômago ou duodeno > 5 mm, coberta por fibrina, estendendo-se através da camada muscular da mucosa; infecção por *H. pylori* ocorre em 90% das úlceras pépticas	Epigástrio, pode irradiar para o dorso	Variável: corrosão ou queimação epigástrica (dispepsia); também pode ser penetrante, surda ou semelhante à sensação de fome Sem sintomas em até 20% dos casos
Câncer gástrico	Adenocarcinoma em 90 a 95%, intestinal (adultos mais velhos) ou difusa (adultos mais jovens, pior prognóstico)	Cada vez mais na cárdia e na junção GE; também na parte distal do estômago	Variável
Apendicite aguda[11,12]	Inflamação aguda do apêndice vermiforme com distensão ou obstrução	Dor periumbilical pouco localizada, costuma migrar para o quadrante inferior direito	Leve, mas progressiva, possivelmente em cólica Estável e mais intensa
Colecistite aguda[8]	Inflamação da vesícula biliar, causada por obstrução persistente do ducto cístico por cálculo biliar em 90% dos casos	Quadrante superior direito ou epigástrio; pode irradiar para o ombro direito ou para a região interescapular	Dor vaga, estável, persistente
Cólica biliar	Obstrução intermitente do ducto cístico por um cálculo biliar	Epigástrio ou quadrante superior direito; pode irradiar para a escápula e ombro direitos	Dor intermitente que exibe resolução
Pancreatite aguda[3,69]	Ativação intrapancreática de tripsinogênio em tripsina e outras enzimas, provocando autodigestão e inflamação do pâncreas	Epigástrio, pode irradiar para o dorso ou outras áreas do abdome; 20% com sequelas graves de insuficiência do órgão	Em geral estável, progressiva, intensa

(*continua*)

TABELA 19.1 Dor abdominal (*continuação*)

Cronologia	Fatores agravantes	Fatores de alívio	Sinais/sintomas associados e contexto
Após as refeições, especialmente alimentos condimentados	Decúbito, inclinar-se, atividade física, doenças como esclerodermia e gastroparesia, substâncias como nicotina que relaxem o esfíncter esofágico inferior	Antiácidos, inibidores da bomba de prótons; abstenção de álcool, tabagismo, refeições gordurosas, chocolate, medicamentos selecionados como teofilina, bloqueadores do canal de cálcio	Sibilos, tosse crônica, dispneia, rouquidão, sensação de sufocação, disfagia, regurgitação, halitose, dor de garganta; aumenta o risco de esôfago de Barrett e câncer esofágico
Intermitente; úlcera duodenal é mais provável que úlcera gástrica ou dispepsia como causa de dor que (1) desperte o paciente à noite e (2) ocorra de modo intermitente ao longo de algumas semanas, desaparece durante meses e então retorna	Variável	Alimentos e antiácidos podem trazer alívio (menos provável em úlceras gástricas)	Náuseas, vômitos, eructação, distensão abdominal; pirose (mais comum na úlcera duodenal); perda de peso (mais comum na úlcera gástrica); dispepsia é mais comum em jovens (20 a 29 anos), úlcera gástrica acima de 50 anos e úlcera duodenal na faixa de 30 a 60 anos
A dor é persistente, lentamente progressiva; a duração da dor tipicamente é mais curta que na úlcera péptica	Com frequência alimentos, infecção por *H. pylori*	Não aliviada por alimentos ou antiácidos	Anorexia, náuseas, saciedade precoce, perda de peso e, às vezes, sangramento; mais comum na faixa de 50 a 70 anos de idade
Continua a piorar até intervenção/tratamento	Movimento ou tosse	Se desaparecer temporariamente, suspeitar de perfuração do apêndice	Anorexia, náuseas, possivelmente vômito, que tipicamente segue o início da dor; febre baixa
Início gradual; evolução mais longa que na cólica biliar	História pregressa de cólica biliar		Anorexia, náuseas, vômitos, febre; sem icterícia
Início rápido durante alguns minutos, dura de uma a várias horas e desaparece gradualmente; com frequência é recorrente	Grandes refeições gordurosas		Anorexia, náuseas, vômito
Início agudo, dor persistente	Movimento	Hidratação, repouso intestinal	Náuseas, vômitos, distensão abdominal, 80% com história pregressa de abuso de álcool etílico ou cálculos biliares

Condição[65]	Processo	Localização	Característica
Pancreatite crônica	Destruição irreversível do parênquima pancreático causada por inflamação recorrente	Epigástrio, irradiação para o dorso	Dor persistente de longa duração
Câncer pancreático[70,71]	Predominantemente adenocarcinoma (95%); 5% de sobrevida em 5 anos	Se o câncer estiver no corpo ou na cauda do pâncreas: epigástrio, em qualquer quadrante superior, muitas vezes com irradiação para o dorso	Estável, profunda, inespecífica
Diverticulite aguda[72]	Inflamação aguda de divertículos colônicos, bolsas protuberantes, geralmente no cólon sigmoide ou no cólon descendente	Quadrante inferior esquerdo, pelve	Pode ser em caráter de cólica no início, depois estável
Obstrução intestinal aguda	Obstrução da luz intestinal, na maioria das vezes causada por (1) aderências ou hérnias (intestino delgado) ou (2) câncer ou estenoses (cólon)	Dor abdominal generalizada, inespecífica, resultante de distensão	Espasmo, cólica
Isquemia mesentérica[73,74]	Oclusão do fluxo sanguíneo para o intestino delgado, decorrente de trombose arterial ou venosa, embolia cardíaca ou hipoperfusão	Vaga e inespecífica	Dor desproporcional aos achados no exame físico é característica da isquemia mesentérica

(continua)

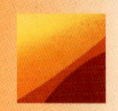 **TABELA 19.1 Dor abdominal** (*continuação*)

Cronologia	Fatores agravantes	Fatores de alívio	Sinais/sintomas associados e contexto
Evolução crônica ou recorrente	Álcool etílico, medicamentos, crises frequentes de pancreatite aguda	Nenhum	Insuficiência de enzimas pancreáticas, diarreia com fezes gordurosas (*esteatorreia*) e diabetes melito.
Dor persistente; doença inexoravelmente progressiva	Tabagismo, pancreatite crônica	Com frequência intratável	Icterícia sem dor, anorexia, perda de peso, intolerância à glicose, depressão
Início geralmente gradual		Analgesia, repouso intestinal, antibióticos	Febre, diarreia, sintomas urinários, anorexia
Progressiva, intermitente	Ingestão de alimentos ou líquidos	Repouso intestinal, hidratação	Ausência de eliminação de flatos ou fezes, náuseas, vômitos, distensão abdominal progressiva
Início geralmente abrupto, depois persistente	Doença tromboembólica subjacente, estados de baixo fluxo, condições de hipercoagulabilidade	Reposição volêmica	Vômitos, fezes sanguinolentas, abdome flácido e distendido, choque sistêmico

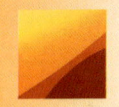

TABELA 19.2 Disfagia

Processo e condição	Cronologia	Fatores agravantes	Fatores de alívio	Sinais/sintomas associados e condições
Disfagia orofaríngea	Início agudo ou gradual e evolução variável, dependendo do distúrbio subjacente	Tentativas de iniciar o processo de deglutição		Aspiração para os pulmões ou regurgitação para o nariz com tentativas de deglutição; decorrente de transtornos motores que afetem os músculos faríngeos como AVC, paralisia bulbar ou outras condições neuromusculares
Disfagia esofágica				
Estenose mecânica				
Anéis e membranas na mucosa	Intermitente	Alimentos sólidos	Regurgitação do bolo alimentar	Geralmente nenhum
Estenose esofágica	Intermitente; pode se tornar lentamente progressiva	Alimentos sólidos	Regurgitação do bolo alimentar	História longa de pirose e regurgitação
Câncer esofágico	Pode ser intermitente no início; progressivo ao longo de meses	Alimentos sólidos, com progressão para líquidos	Regurgitação do bolo alimentar	Dor no tórax e no dorso e perda de peso, em especial no estágio tardio da evolução da doença
Distúrbios motores				
Espasmo esofágico difuso	Intermitente	Sólidos ou líquidos	Manobras descritas abaixo; às vezes nitroglicerina	Dor torácica que mimetiza angina do peito ou IAM e dura de minutos a horas; possivelmente pirose
Esclerodermia	Intermitente; pode exibir progressão lenta	Sólidos ou líquidos	Deglutição repetida; movimentos como retificar o dorso, levantar os braços ou manobra de Valsalva (fazer força para baixo contra glote fechada)	Pirose; outras manifestações de esclerodermia
Acalasia	Intermitente; pode exibir progressão	Sólidos ou líquidos		Regurgitação, com frequência à noite ao deitar, com tosse noturna; possivelmente dor torácica precipitada pela alimentação

TABELA 19.3 Diarreia

Condição	Processo	Características das fezes	Cronologia	Sinais/sintomas associados	Contexto, pessoas em risco
Diarreia aguda[75] (≤ 14 dias)					
Infecção secretora (não inflamatória)	Infecção por vírus, toxinas bacterianas pré-formadas (como *Staphylococcus aureus, Bacillus cereus, Clostridium perfringens, Escherichia coli* toxigênica, *Vibrio cholerae*), *Cryptosporidium, Giardia lamblia*, rotavírus	Líquidas, sem sangue, pus ou muco.	Duração de alguns dias, possivelmente mais; deficiência de lactase pode provocar um curso mais prolongado	Náuseas, vômitos, dor em cólica periumbilical, temperatura normal ou discretamente elevada	Com frequência, viagens, fonte alimentar comum ou epidemia
Infecção inflamatória	Colonização ou invasão da mucosa intestinal (*Salmonella* não tifoide, *Shigella, Yersinia, Campylobacter, E. coli* enteropática, *Entamoeba histolytica, C. difficile*)	Pastosas a líquidas, muitas vezes com sangue, pus ou muco	Uma doença aguda de duração variável	Dor em cólica na região abdominal inferior e, com frequência, urgência retal, tenesmo; febre	Viagens, alimentos ou água contaminados; relação sexual anal frequente
Diarreia medicamentosa	Ação de muitos medicamentos, como antiácidos contendo magnésio, antibióticos, agentes antineoplásicos e laxantes	Pastosas a líquidas	Aguda, recorrente ou crônica	Possivelmente náuseas; geralmente pouca dor, se ocorrer	Medicamentos prescritos ou de venda livre
Diarreia crônica (≥ 30 dias)					
Síndrome diarreica					
Síndrome do cólon ou do intestino irritável[14]	Alteração da motilidade ou secreção decorrente de irritantes na luz e mucosa que alteram a permeabilidade da mucosa, a ativação imunológica e o trânsito colônico, incluindo carboidratos mal digeridos, gorduras, excesso de ácidos biliares, intolerância ao glúten, sinalização enteroendócrina e alterações do microbioma	Pastosas; cerca de 50% com muco; volume pequeno a moderado. Fezes pequenas e duras com constipação intestinal Pode exibir um padrão misto	Pior pela manhã; raramente à noite	Dor em cólica na região abdominal inferior, distensão abdominal, flatulência, náuseas; urgência, dor aliviada pela defecação	Adultos jovens e de meia-idade, sobretudo mulheres

Condição	Processo	Características das fezes	Cronologia	Sinais/sintomas associados	Contexto, pessoas em risco
Impactação fecal/distúrbios da motilidade	Obstrução parcial por fezes impactadas, possibilitando apenas a passagem de fezes pastosas	Pastosas, pequeno volume	Variável	Dor abdominal em cólica, defecação incompleta	Adultos mais velhos imobilizados e pacientes institucionalizados; resultante de alguns medicamentos
Câncer do cólon sigmoide	Obstrução parcial por uma neoplasia maligna	Pode haver Estrias de sangue	Variável	Alteração do ritmo intestinal usual, dor em caráter de cólica na região abdominal inferior, constipação intestinal	Adultos de meia-idade e mais velhos, sobretudo acima de 55 anos

Doença intestinal inflamatória

Condição	Processo	Características das fezes	Cronologia	Sinais/sintomas associados	Contexto, pessoas em risco
Colite ulcerativa	Inflamação da mucosa, tipicamente com extensão proximal a partir do reto (*proctite*) até porções variáveis do cólon (*colite a pancolite*), com microulcerações e, quando crônica, pólipos inflamatórios	Frequente, líquida, sanguinolenta	Início tipicamente abrupto; com frequência recorrente, persistente e pode despertar à noite	Cólicas associadas com urgência, tenesmo, febre, fadiga, fraqueza, dor abdominal se complicada por megacólon tóxico; pode incluir episclerite, uveíte, artrite, eritema nodoso	Com frequência, adultos jovens, descendentes de judeus asquenaze; relacionada a uma alteração da resposta de linfócitos T CD4+ Th2; aumenta o risco de câncer do cólon
Doença de Crohn do intestino delgado (*enterite regional*) ou do cólon (*colite granulomatosa*)	Inflamação transmural crônica da parede intestinal, com padrão de áreas preservadas, envolvendo o íleo terminal e/ou o cólon proximal (e poupando o reto); pode causar estenoses	Pequenas, amolecidas a pastosas ou líquidas, com sangramento se houver colite, sintomas obstrutivos na presença de enterite	Início mais insidioso; crônica ou recorrente	Dor em cólica na região periumbilical, quadrante inferior direito (*enterite*) ou difusa (*colite*), com anorexia, febre e/ou perda de peso; abscessos e fístulas perianais ou perirretais; pode causar obstrução do intestino delgado ou grosso	Com frequência, adolescentes ou adultos jovens, mas também adultos de meia-idade; mais comum em descendentes de judeus asquenaze; relacionada a alteração da resposta de linfócitos T CD4+ auxiliares Th1 e 17; aumenta o risco de câncer do cólon

(continua)

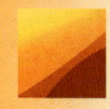

TABELA 19.3 Diarreia *(continuação)*

Condição	Processo	Características das fezes	Momento	Sinais/sintomas associados	Contexto, pessoas em risco
Diarreia volumosa					
Síndrome disabsortiva	Defeito no transporte de membrana ou absorção no epitélio intestinal (doença de Crohn, doença celíaca, ressecção cirúrgica); comprometimento da digestão luminal (insuficiência pancreática); defeitos epiteliais na borda em escova (intolerância à lactose)	Tipicamente, volumosas, moles, amarelas claras a cinza, pastosas, gordurosas ou oleosas e às vezes espumosas; odor particularmente fétido; geralmente flutua no vaso sanitário (*esteatorreia*)	Início da doença tipicamente insidioso	Anorexia, perda de peso, fadiga, distensão abdominal, com frequência dor em cólica na região abdominal inferior. Sinais/sintomas de deficiências nutricionais como sangramento (vitamina K), dor óssea e fraturas (vitamina D), glossite (vitamina B) e edema (proteína)	Variável, dependendo da causa
Diarreia osmótica					
■ Intolerância à lactose	Deficiência de lactase intestinal	Diarreia líquida em grande volume	Após a ingestão de leite e laticínios; aliviada pelo jejum	Dor abdominal em cólica, distensão abdominal, flatulência	Em > 50% dos afro-americanos, asiáticos, nativos americanos, hispânicos; em 5 a 20% dos caucasianos
■ Abuso de laxantes osmóticos	Uso habitual de laxantes, muitas vezes furtivo	Diarreia líquida em grande volume	Variável	Geralmente nenhum	Pessoas com anorexia nervosa ou bulimia nervosa
Diarreia secretora	Variável: infecção bacteriana, adenoma viloso secretor, má absorção de gorduras ou sais biliares, condições mediadas por hormônios (gastrina na *síndrome de Zollinger-Ellison*, peptídeo intestinal vasoativo)	Diarreia líquida em grande volume	Variável	Perda de peso, desidratação, náuseas, vômito e dor abdominal em cólica	Variável dependendo da causa

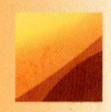

TABELA 19.4 Constipação intestinal

Condição	Processo	Sinais/sintomas associados e contexto
Atividades e hábitos de vida		
Momento ou ambiente inadequado para o reflexo de defecação	Ignorar a sensação de plenitude retal inibe o reflexo de defecação	Horários caóticos, ambientes não familiares, repouso no leito
Falsas expectativas sobre o ritmo intestinal	Expectativas sobre "regularidade" ou defecação mais frequente que norma da pessoa	Crenças, tratamentos e anúncios que promovem o uso de laxantes
Dieta pobre em fibras	Diminuição da massa fecal	Outros fatores como debilitação e medicamentos obstipantes podem contribuir
Síndrome do cólon ou do intestino irritável[14]	Alteração funcional da frequência de defecação ou do formato das fezes sem uma patologia conhecida; possivelmente decorrente de alterações das bactérias intestinais	Três padrões: diarreia predominante, constipação intestinal predominante ou misto. Sinais/sintomas há ≥ 6 meses e dor abdominal há ≥ 3 meses mais no mínimo 2 de 3 aspectos (melhora com defecação; início com alteração da frequência de defecação; início com alteração do formato e do aspecto das fezes)
Obstrução mecânica		
Câncer do reto ou cólon sigmoide	Estreitamento progressivo da luz intestinal decorrente de adenocarcinoma	Alteração do ritmo intestinal; com frequência diarreia, dor abdominal, sangramento, sangue oculto nas fezes; no câncer retal, tenesmo e fezes em forma de lápis; perda de peso
Impactação fecal	Uma massa fecal grande, firme, imóvel, com mais frequência no reto	Plenitude retal, dor abdominal e diarreia ao redor da impactação; comum em adultos debilitados, confinados ao leito e, com frequência, adultos mais velhos e pacientes institucionalizados
Outras lesões obstrutivas (como diverticulite, vólvulo, intussuscepção ou hérnia)	Estenose ou obstrução completa do intestino	Dor abdominal em caráter de cólica, distensão abdominal e, na intussuscepção, com frequência fezes em "geleia de groselha" (sangue vermelho-vivo e muco)
Lesões anais dolorosas	A dor pode causar espasmo do esfíncter externo e inibição voluntária do reflexo de defecação	Fissuras anais, hemorroidas dolorosas, abscessos perirretais
Medicamentos	Vários mecanismos	Opiáceos, anticolinérgicos, antiácidos contendo cálcio ou alumínio e muitos outros
Depressão	Um transtorno do humor	Fadiga, anedonia, transtorno do sono, perda de peso
Transtornos neurológicos	Interferência na inervação autônoma do intestino	Lesões da medula espinal, esclerose múltipla, doença de Hirschsprung e outras condições
Condições metabólicas	Interferência na motilidade intestinal	Gravidez, hipotireoidismo, hipercalcemia

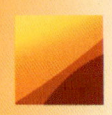

TABELA 19.5 Fezes enegrecidas e sanguinolentas

Condição	Causas selecionadas	Sinais/sintomas associados e contexto
Melena		
Refere-se à evacuação de fezes de consistência pastosa, alcatroadas	Gastrite, doença de refluxo gastresofágico, úlcera péptica (gástrica ou duodenal)	Geralmente desconforto epigástrico resultante de pirose, dismotilidade; se houver úlcera péptica, dor após as refeições (demora de 2 a 3 h na úlcera duodenal; pode ser assintomática)
A PSOF é positiva	Gastrite ou úlceras de estresse	
Envolve perda ≥ 60 mℓ de sangue no sistema digestório (menos em crianças), em geral derivada do esôfago, estômago ou duodeno com um tempo de trânsito de 7 a 14 h	Varizes esofágicas ou gástricas	Ingestão recente de álcool etílico, AAS ou outros anti-inflamatórios; traumatismo corporal recente, queimaduras graves, cirurgia ou elevação da pressão intracraniana
Com menos frequência, se o trânsito for lento, a perda sanguínea tem origem no jejuno, no íleo ou no cólon ascendente	Esofagite de refluxo, laceração de Mallory-Weiss na mucosa esofágica decorrente de ânsia de vômito e vômitos	Cirrose hepática ou outras causas de hipertensão porta
Em lactentes, a melena pode ser o resultado da deglutição do sangue durante o parto		Ânsia de vômito, vômito, com frequência ingestão recente de álcool etílico
Fezes enegrecidas		
Fezes enegrecidas por outras causas, com PSOF negativa; a alteração das fezes não tem importância patológica	Ingestão de ferro, sais de bismuto, alcaçuz ou até mesmo biscoitos de chocolate	Assintomática
Fezes com sangue vivo (*hematoquezia*)		
Em geral, origem no cólon, no reto ou no ânus; com muito menor frequência no jejuno ou íleo	Câncer do cólon	Muitas vezes há alteração do ritmo intestinal, perda de peso
	Hiperplasia ou pólipos adenomatosos	Muitas vezes sem outros sintomas
Hemorragia digestiva alta também pode causar fezes vermelhas, geralmente com grande perda de sangue (≥ 1 ℓ)	Divertículos do cólon	Frequentemente sem sintomas, a não ser que a inflamação cause diverticulite
O trânsito rápido leva a um tempo insuficiente para que o sangue fique preto em decorrência da oxidação do ferro na hemoglobina	Condições inflamatórias do cólon e do reto	
	Colite ulcerativa, doença de Crohn	Ver Tabela 19.3, *Diarreia*
	Diarreia infecciosa	Ver Tabela 19.3, *Diarreia*
	Proctite (várias causas, incluindo relação sexual anal)	Urgência retal, tenesmo (ver Tabela 19.3, *Diarreia*)
	Colite isquêmica	Dor abdominal baixa, às vezes febre ou choque em adultos mais velhos; abdome tipicamente flácido à palpação
	Hemorroidas	Sangue no papel higiênico, na superfície das fezes ou pingando no vaso sanitário, tipicamente indolor
	Fissura anal	Sangue no papel higiênico ou na superfície das fezes; dor anal à defecação
Fezes avermelhadas, mas não sanguinolentas	Ingestão de beterraba	Urina rosada, que geralmente precede a eliminação de fezes avermelhadas; decorrente do metabolismo inadequado da betacianina

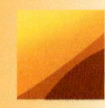

TABELA 19.6 Polaciúria, noctúria e poliúria

Condição	Mecanismos	Causas selecionadas	Sintomas associados
Polaciúria	Diminuição da capacidade da bexiga		
	Aumento da sensibilidade da bexiga à distensão em decorrência de inflamação	Infecção, cálculos, tumor ou corpo estranho na bexiga	Ardência à micção, urgência urinária, algumas vezes hematúria macroscópica
	Diminuição da elasticidade da parede vesical	Infiltração por tecido fibrótico ou tumor	Sinais/sintomas inflamatórios associados são comuns
	Diminuição da inibição cortical das contrações vesicais	Transtornos motores do sistema nervoso central, como AVC	Urgência urinária; sintomas neurológicos como fraqueza e paralisia
	Comprometimento do esvaziamento vesical com urina residual na bexiga		
	Obstrução mecânica parcial do colo vesical ou parte proximal da uretra	Na maioria das vezes, hiperplasia prostática benigna; também estenose uretral e outras lesões obstrutivas da bexiga ou próstata	Sinais/sintomas obstrutivos prévios: hesitação para iniciar o jato urinário, esforço miccional, redução do calibre e da força do jato e gotejamento durante ou no fim da micção
	Perda da inervação de S2–S4 para a bexiga	Doença neurológica afetando os nervos sacrais ou as raízes nervosas (p. ex., neuropatia diabética)	Fraqueza ou defeitos sensoriais
Noctúria _Com altos volumes_	Maioria dos tipos de poliúria		
	Diminuição da capacidade de concentração renal, com perda da queda normal do débito urinário noturno	Insuficiência renal crônica causada por diversas doenças	Possivelmente outros sinais/sintomas de insuficiência renal
	Ingestão excessiva de líquidos antes de deitar	Hábito, especialmente envolvendo álcool e café	
	Estados edematosos com retenção hídrica; o acúmulo diurno de um edema postural que é excretado à noite, quando o paciente está em decúbito dorsal	Insuficiência cardíaca, síndrome nefrótica, cirrose hepática com ascite, insuficiência venosa crônica	Edema e outros sinais/sintomas do distúrbio subjacente; o débito urinário durante o dia pode estar reduzido porque o líquido está acumulado nos tecidos corporais (ver Tabela 17.1, _Causas periféricas de edema_)

(continua)

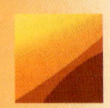

TABELA 19.6 Polaciúria, noctúria e poliúria *(continuação)*

Condição	Mecanismos	Causas selecionadas	Sinais/sintomas associados
Com baixos volumes	Polaciúria	Insônia	Variável
	Micção durante a noite sem urgência real, "pseudopolaciúria"		
Poliúria	Deficiência do hormônio antidiurético (diabetes insípido)	Distúrbio da neuro-hipófise e do hipotálamo	Sede e polidipsia, em geral intensa e persistente; noctúria
	Não responsividade renal ao hormônio antidiurético (diabetes insípido nefrogênico)	Várias doenças renais, incluindo nefropatia hipercalcêmica e hipopotassêmica; toxicidade de medicamentos (p. ex., lítio)	Sede e polidipsia, em geral intensa e persistente; noctúria
	Diurese osmótica		
	Eletrólitos, como sais de sódio	Grandes infusões de solução salina, diuréticos potentes, algumas doenças renais	Variável
	Não eletrólitos, como glicose	Diabetes melito não controlado	Sede, polidipsia e noctúria
	Ingestão excessiva de água	Polidipsia primária	A polidipsia tende a ser episódica; não há sede; geralmente não há noctúria

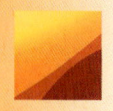

TABELA 19.7   Incontinência urinária[a]

Condição	Mecanismos	Sintomas	Sinais físicos
Incontinência urinária de estresse			
O esfíncter uretral está enfraquecido, de modo que elevações transitórias da pressão intra-abdominal levam a pressão vesical a níveis que ultrapassam a resistência uretral	Em mulheres, a fraqueza do assoalho pélvico e sustentação muscular e ligamentar inadequada do colo vesical e da parte proximal da uretra alteram o ângulo entre a bexiga e a uretra (ver Capítulo 21, *Genitália Feminina*) As causas incluem parto vaginal e cirurgia Condições locais que afetem o músculo esfíncter interno da uretra, como atrofia da mucosa pós-menopausa e infecção uretral também podem contribuir Em homens, incontinência de estresse pode ocorrer após cirurgia da próstata	Extravasamento momentâneo de pequenos volumes de urina ao tossir, rir e espirrar enquanto a pessoa está em posição ortostática A perda urinária não está relacionada a urgência consciente de urinar	A incontinência de estresse pode ser demonstrada, especialmente se o paciente for examinado antes de urinar e estiver em pé Vaginite atrófica pode ser evidente Não há distensão vesical
Incontinência urinária de urgência			
As contrações do músculo detrusor são mais intensas que o normal e superam a resistência uretral normal. A bexiga tipicamente é pequena	Diminuição da inibição cortical das contrações do músculo detrusor em decorrência de AVC, tumor encefálico, demência e lesões da medula espinal acima do nível sacral	Perda urinária involuntária precedida por urgência miccional. O volume tende a ser moderado	A bexiga pequena não é detectável durante o exame abdominal
	Hiperexcitabilidade das vias sensoriais, como ocorre em infecções vesicais, tumores e impactação fecal	Urgência, polaciúria e noctúria com volumes pequenos ou moderados Na presença de inflamação aguda, dor ao urinar	Quando a inibição cortical está diminuída, deficiências mentais ou sinais motores de doença do sistema nervoso central são comuns
	Perda de condicionamento dos reflexos miccionais, como ocorre na micção voluntária frequente com baixos volumes vesicais	Possivelmente uma "pseudoincontinência de estresse" – micção 10 a 20 s após um estresse como mudança de posição, subir ou descer escadas e possivelmente tossir, rir ou espirrar	Quando as vias sensoriais são hiperexcitáveis, existem sinais de problemas pélvicos locais ou impactação fecal

(continua)

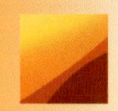

TABELA 19.7 Incontinência urinária^a *(continuação)*

Condição	Mecanismos	Sintomas	Sinais físicos
Incontinência urinária por transbordamento			
As contrações do músculo detrusor são insuficientes para superar a resistência uretral, causando retenção urinária. A bexiga tipicamente é flácida e grande, mesmo após esforço para urinar	Obstrução do óstio vesical, como ocorre na hiperplasia prostática benigna ou um tumor Fraqueza do músculo detrusor associada a doença dos nervos periféricos no nível de S2–S4 Comprometimento da sensibilidade da bexiga que interrompe o arco reflexo, como na neuropatia diabética	Quando a pressão intravesical supera a resistência uretral, ocorre incontinência com gotejamento contínuo ou intermitente Diminuição da força do jato urinário Podem existir sintomas prévios de obstrução urinária parcial ou outros sintomas de doença do nervo periférico	O exame costuma revelar uma bexiga aumentada, às vezes dolorosa à palpação Outros sinais incluem aumento da próstata, sinais motores de doença dos nervos periféricos, diminuição da sensibilidade (incluindo sensibilidade perineal) e reflexos diminuídos a ausentes
Incontinência urinária funcional			
O paciente é funcionalmente incapaz de chegar ao banheiro a tempo devido a comprometimento da saúde ou condições ambientais	Problemas de mobilidade resultantes de fraqueza, artrite, pouca visão ou outras condições Fatores ambientais como ambiente não familiar, distância do banheiro, grades protetoras no leito ou contenção física	Incontinência no trajeto até o banheiro ou apenas no início da manhã	A bexiga não é detectável ao exame físico. Procurar indícios físicos ou ambientais como causa provável
Incontinência urinária secundária a medicamentos			
Os medicamentos podem contribuir para qualquer tipo de incontinência descrito	Sedativos, antipsicóticos, anticolinérgicos, bloqueadores simpáticos e diuréticos potentes	Variável. Anamnese cuidadosa e revisão do prontuário são importantes	Variável

^aOs pacientes podem apresentar mais de um tipo de incontinência.

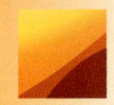

TABELA 19.8 Protrusões localizadas na parede abdominal

As protrusões localizadas na parede abdominal incluem *hérnias anteriores* (defeitos da parede através dos quais ocorre protrusão do tecido) e tumores subcutâneos como *lipomas*. As hérnias anteriores mais comuns são as umbilicais, incisionais e epigástricas. Hérnias e diástase dos retos em geral são mais evidentes quando o paciente está em decúbito dorsal e levanta a cabeça e os ombros.

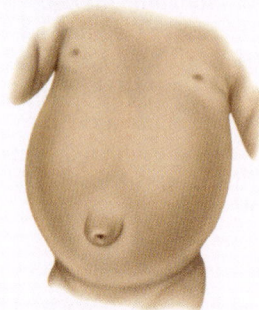

Hérnia umbilical
Uma protrusão através de um anel umbilical defeituoso. Quando ocorre em lactentes, o fechamento espontâneo costuma ocorrer em 1 ou 2 anos.

Diástase dos retos
Separação dos dois músculos retos do abdome, pela qual o conteúdo abdominal forma uma crista na linha mediana que tipicamente se estende do processo xifoide ao umbigo e é observada apenas quando o paciente eleva a cabeça e os ombros. Costuma ocorrer em pacientes com gestações repetidas, obesidade e doença pulmonar crônica. É clinicamente benigna.

Crista

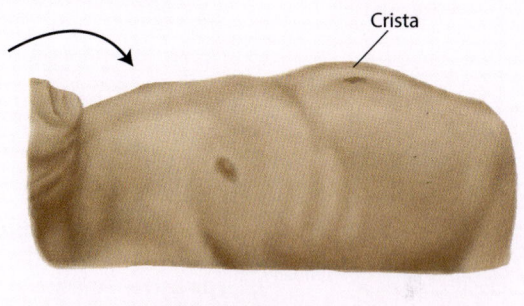

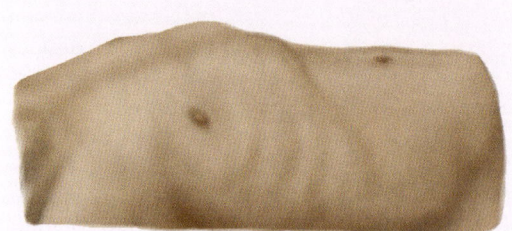

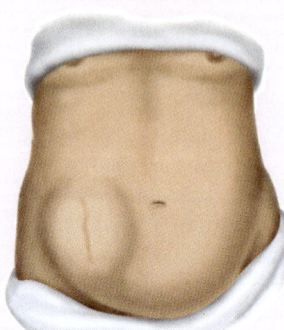

Hérnia incisional
Protrusão através de uma cicatriz cirúrgica. Palpar para detectar o comprimento e a largura do defeito na parede abdominal. Um defeito pequeno, através do qual uma grande hérnia tenha passado, acarreta um risco de complicações maior que um defeito grande.

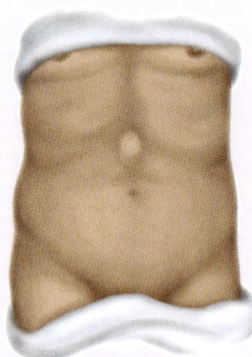

Hérnia epigástrica
Uma pequena protrusão na linha mediana, através de um defeito na linha alba, ocorre entre o processo xifoide e o umbigo. Com o paciente tossindo ou realizando a manobra de Valsalva, palpar a linha alba com a polpa dos dedos da mão.

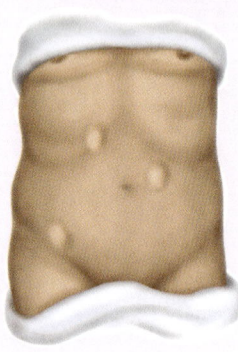

Lipomas
Tumores adiposos comuns e benignos, localizados em geral nos tecidos subcutâneos em quase todo o corpo, incluindo a parede abdominal. Grandes ou pequenos, costumam ser moles e, muitas vezes, lobulados. Pressione seu dedo para baixo, na margem de um lipoma. O tumor tipicamente escapa por baixo dos dedos e é bem delimitado, não redutível e geralmente indolor à palpação.

TABELA 19.9 Abdomes protuberantes

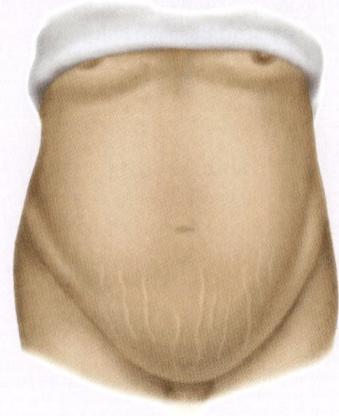

Tecido adiposo

O tecido adiposo é a causa mais comum de um abdome protuberante. A gordura provoca espessamento da parede abdominal, do mesentério e do omento. O umbigo parece afundado. *Pannus*, ou avental de tecido adiposo, pode se estender abaixo dos ligamentos inguinais. Levante-o para pesquisar inflamação nas dobras cutâneas ou até mesmo uma hérnia oculta.

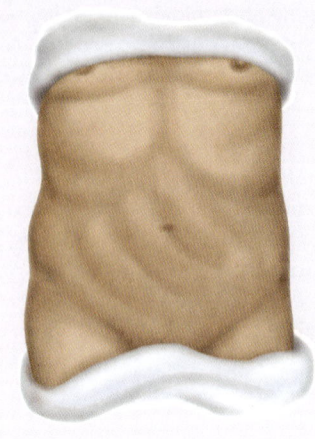

Gases

A distensão gasosa pode ser localizada ou generalizada; provoca um som timpânico à percussão. Determinados alimentos podem causar distensão leve decorrente da maior produção de gases intestinais. Causas mais sérias incluem obstrução intestinal e íleo adinâmico (paralítico). Observar a localização da distensão. A distensão é mais pronunciada na obstrução do cólon que do intestino delgado.

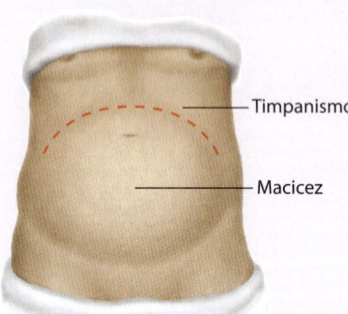

Timpanismo

Macicez

Tumor

Um grande tumor sólido, geralmente oriundo da pelve, é maciço à percussão. O intestino cheio de ar é deslocado para a periferia. As causas incluem tumores ovarianos e miomas uterinos. Algumas vezes, uma distensão acentuada da bexiga é confundida com um tumor desse tipo.

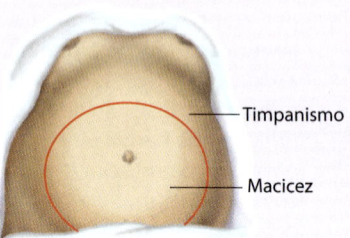

Timpanismo

Macicez

Gravidez

A gravidez é uma "massa" pélvica comum. Auscultar o coração fetal (ver Capítulo 26, *Gestantes*).

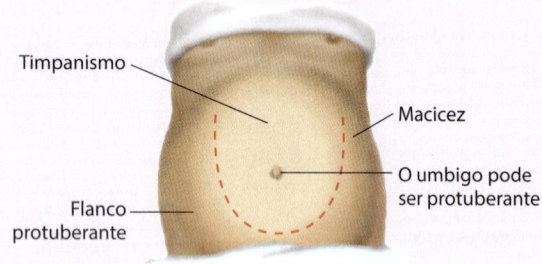

Timpanismo

Macicez

Flanco protuberante

O umbigo pode ser protuberante

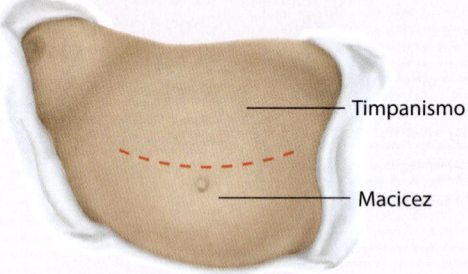

Timpanismo

Macicez

Líquido ascítico

O líquido ascítico procura o ponto mais baixo do abdome, resultando em flancos protuberantes e com macicez à percussão. O umbigo estar protruso. Colocar o paciente em decúbito lateral para detectar o deslocamento do nível líquido (macicez móvel). (Ver a seção *Avaliação de uma possível ascite* apresentada anteriormente.)

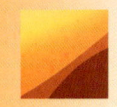

TABELA 19.10 Ruídos abdominais

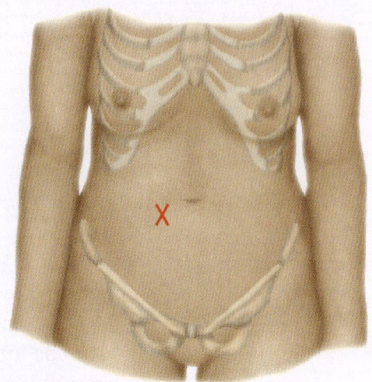

Ruídos intestinais

Os ruídos intestinais podem estar:

- *Aumentados*, como na diarreia ou na fase inicial de obstrução intestinal
- *Diminuídos*, e então ausentes, como no *íleo adinâmico* e na *peritonite*. Antes de decidir que não há ruídos intestinais, é preciso auscultar o ponto indicado por 2 min ou mais.

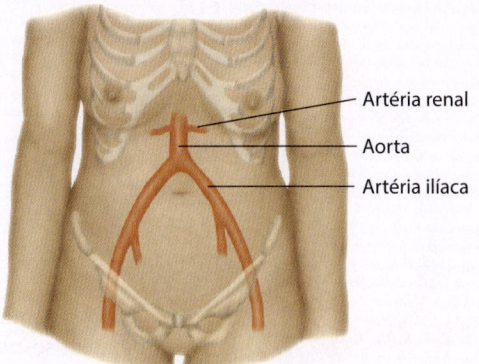

Artéria renal
Aorta
Artéria ilíaca

Sopros

Um *sopro hepático* sugere carcinoma do fígado ou cirrose. *Sopros arteriais* com componentes sistólicos e diastólicos sugerem oclusão parcial da aorta ou de grandes artérias. Esses sopros no epigástrio levantam a suspeita de estenose da artéria renal ou hipertensão renovascular.

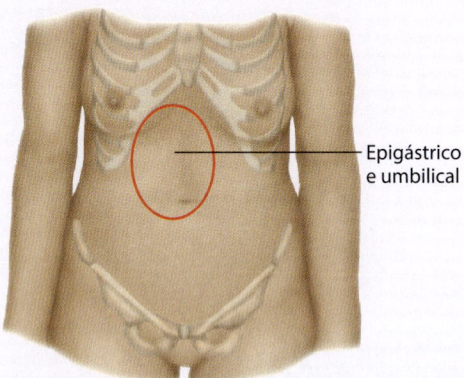

Epigástrico e umbilical

Zumbido (*hum*) venoso

Um zumbido venoso é um ruído raro, suave e sussurrante, com componentes sistólicos e diastólicos. Indica maior circulação colateral entre os sistemas venosos porta e sistêmico, como na cirrose hepática.

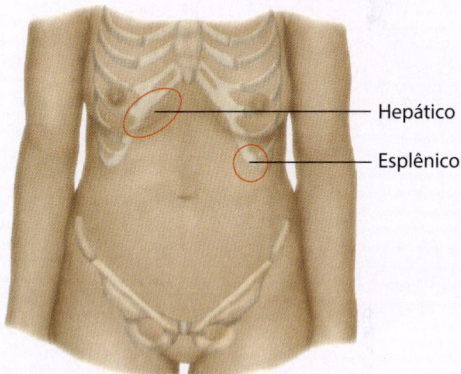

Hepático
Esplênico

Atrito

Atrito é um som áspero com variação respiratória. Indica inflamação da superfície peritoneal de um órgão, como no câncer hepático, peri-hepatite por *Chlamydia* ou gonococos, biopsia hepática recente ou infarto esplênico. Quando um sopro sistólico acompanha um atrito hepático, suspeitar de carcinoma do fígado.

TABELA 19.11 Abdome doloroso

Dor à palpação de origem parietal

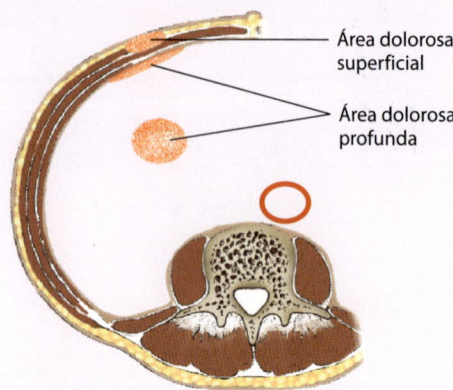

Área dolorosa
superficial

Área dolorosa
profunda

A dor à palpação pode ter origem na parede abdominal. Quando o paciente eleva a cabeça e os ombros, essa dor persiste, enquanto a dor causada por uma lesão mais profunda (protegida pelos músculos retesados) diminui.

Dor à palpação decorrente de doença torácica e pélvica

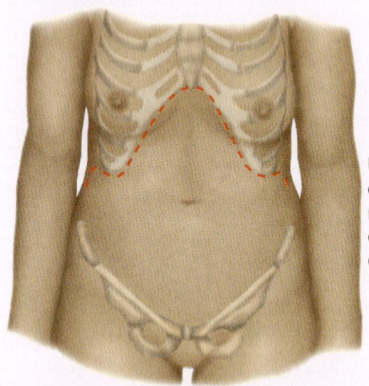

Unilateral
ou bilateral,
região superior
ou inferior
do abdome

Pleurisia aguda

Dor espontânea e dor à palpação do abdome podem resultar de inflamação pleural aguda. Quando unilateral, pode simular colecistite aguda ou apendicite. Descompressão dolorosa e rigidez da parede do abdome são menos comuns; sinais torácicos são comuns.

Dor à palpação de origem visceral

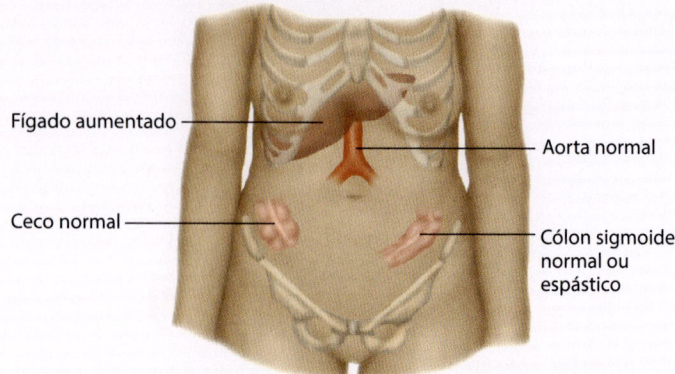

Fígado aumentado

Aorta normal

Ceco normal

Cólon sigmoide
normal ou
espástico

As estruturas mostradas podem ser dolorosas à palpação profunda. Geralmente o desconforto é do tipo surdo, sem rigidez muscular ou sensibilidade de rebote. Uma explicação para tranquilizar o paciente pode ser útil.

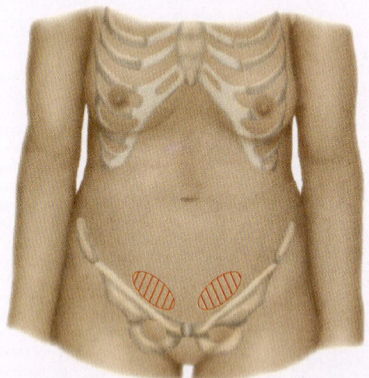

Salpingite aguda

Frequentemente bilateral, a Intensidade da dor à palpação na salpingite aguda (inflamação das tubas uterinas) é, geralmente, máxima logo acima dos ligamentos inguinais. As pacientes apresentam descompressão dolorosa e rigidez da parede do abdome. No exame pélvico, a mobilização do útero e do colo do útero causa dor.

Dor à palpação na inflamação peritoneal

A dor associada à inflamação peritoneal é mais intensa que a dor visceral. Rigidez muscular e descompressão dolorosa são achados comuns, mas não em todos os pacientes. Peritonite generalizada provoca dor intensa em todo o abdome, associada a rigidez muscular (abdome em tábua). Esses sinais à palpação, especialmente a rigidez abdominal, duplicam a probabilidade de.[39,76] As causas locais de inflamação peritoneal incluem:

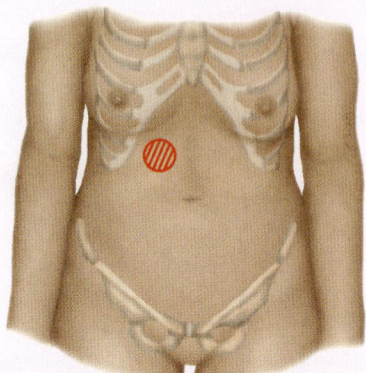

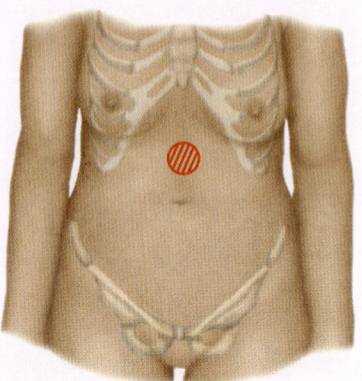

Colecistite aguda[8]

Os sinais têm intensidade máxima no quadrante superior direito. Pesquisar o sinal de Murphy (ver seção "Avaliação de uma possível colecistite aguda" apresentada anteriormente).

Pancreatite aguda

Na pancreatite aguda, dor à palpação do epigástrio, descompressão dolorosa e defesa localizada são comuns, mas a parede abdominal pode ser flácida.

Logo abaixo do ponto médio em uma linha imaginária que une o umbigo à espinha ilíaca anterossuperior (ponto de McBurney)

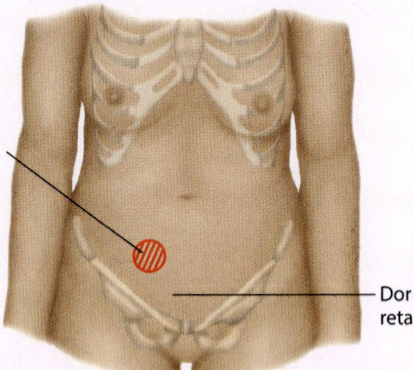

Dor à palpação retal à direita

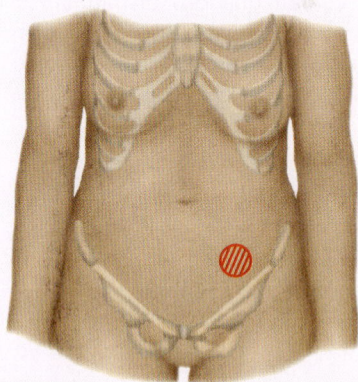

Apendicite aguda[11,12]

Sinais no quadrante inferior direito são típicos de apendicite aguda, mas podem não existir no início do quadro. A área típica de dor à palpação, o ponto de McBurney, está ilustrada. Examinar outras áreas do quadrante inferior direito, assim como o flanco direito.

Diverticulite aguda

A diverticulite aguda é um processo inflamatório confinado, em geral no quadrante inferior esquerdo, que envolve o cólon sigmoide. Se o cólon sigmoide for redundante, pode haver dor suprapúbica ou no lado direito. Pesquisar sinais de irritação peritoneal localizados e massa dolorosa subjacente. Microperfuração, abscesso e obstrução podem ocorrer.

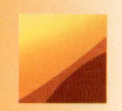 **TABELA 19.12 Hepatomegalia: aparente e verdadeira**

Fígado palpável não indica necessariamente hepatomegalia (fígado aumentado), mas, na maioria das vezes, é resultante de alteração da consistência – da maciez normal para firmeza anormal ou endurecimento, como na cirrose. As estimativas clínicas das dimensões do fígado devem ser baseadas na percussão e na palpação, embora essas técnicas sejam imperfeitas em comparação a ultrassonografia.

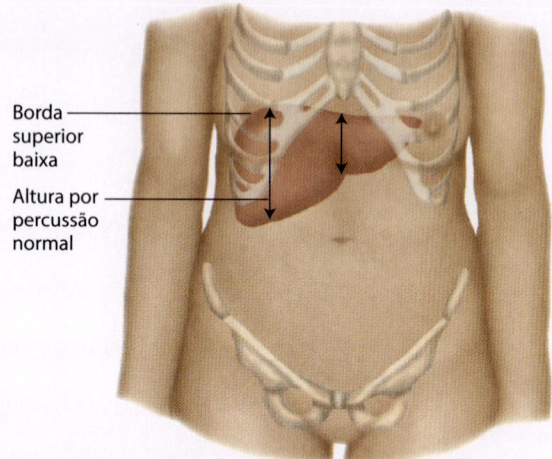

Borda superior baixa

Altura por percussão normal

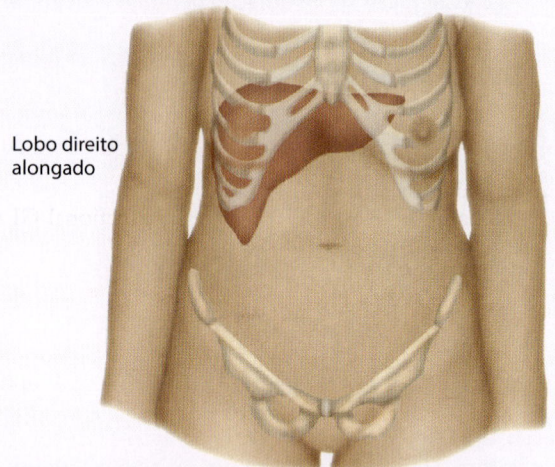

Lobo direito alongado

Deslocamento inferior do fígado por rebaixamento do diafragma

Este achado é comum quando o diafragma está retificado e rebaixado, como ocorre na DPOC. A borda hepática pode ser palpável bem abaixo do arco costal. A percussão, porém, revela borda superior baixa e a extensão vertical do fígado é normal.

Variações normais do formato do fígado

Em alguns indivíduos, o lobo direito do fígado pode ser alongado e facilmente palpável quando se projeta para baixo, na direção da crista ilíaca. Esse alongamento, algumas vezes chamado de *lobo de Riedel*, representa uma variação do formato, e não um aumento do volume ou tamanho do fígado.

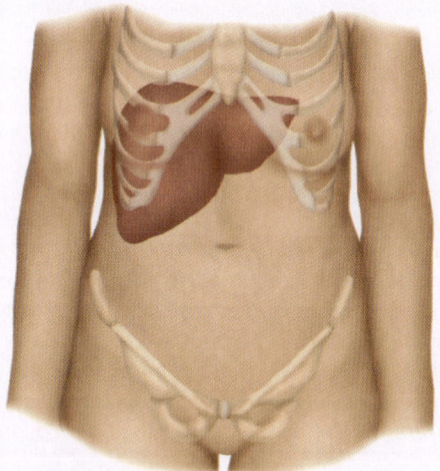

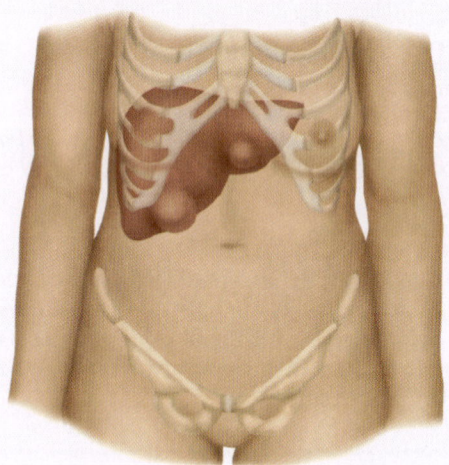

Fígado grande e liso

A cirrose pode produzir um fígado aumentado com uma borda firme e *indolor à palpação*. O fígado cirrótico também pode ser fibrótico e contraído. Muitas outras doenças provocam achados semelhantes, como hemocromatose, amiloidose e linfoma. Fígado aumentado com borda lisa e *dolorosa à palpação* sugere inflamação, como na hepatite, ou congestão venosa, observada na insuficiência cardíaca direita.

Fígado grande e irregular

Fígado aumentado de consistência firme ou endurecido com borda ou superfície irregular sugere carcinoma hepatocelular. Pode haver um ou mais nódulos. O fígado pode ou não ser doloroso à palpação.

REFERÊNCIAS BIBLIOGRÁFICAS

1. Rui P, Okeyode T. National Ambulatory Medical Care Survey: 2015 State and National Summary Tables. Available at http://www.cdc.gov/nchs/ahcd/ahcd_products.htm. Accessed July 7, 2018.

2. Rui P, Kang K. National Hospital Ambulatory Medical Care Survey: 2015 Emergency Department Summary Tables. Available at http://www.cdc.gov/nchs/data/ahcd/nhamcs_emergency/2015_ed_web_tables.pdf. Accessed July 7, 2018.

3. Schneider L, Büchler MW, Werner J. Acute pancreatitis with an emphasis on infection. *Infect Dis Clin North Am*. 2010;24(4):921–941,viii.

4. Natesan S, Lee J, Volkamer H, et al. Evidence-based medicine approach to abdominal pain. *Emerg Med Clin North Am*. 2016;34(2):165–190.

5. Drossman DA, Hasler WL. Rome IV-functional GI disorders: disorders of gut-brain interaction. *Gastroenterology*. 2016;150(6):1257–1261.

6. Ranji SR, Goldman LE, Simel DL, et al. Do opiates affect the clinical evaluation of patients with acute abdominal pain? *JAMA*. 2006;296(14):1764–1774.

7. Peterson MC, Holbrook JH, Von Hales D, et al. Contributions of the history, physical examination, and laboratory investigation in making medical diagnoses. *West J Med*. 1992;156(2):163–165.

8. Strasberg S. Clinical practice. Acute calculus cholecystitis. *N Engl J Med*. 2008;358(26):2804–2811.

9. Fletcher KC, Goutte M, Slaughter JC, et al. Significance and degree of reflux in patients with primary extraesophageal symptoms. *Laryngoscope*. 2011;121(12):2561–2565.

10. Shaheen NJ, Weinberg DS, Denberg TD. Upper endoscopy for gastroesophageal reflux disease: best practice advice from the clinical guidelines committee of the American College of Physicians. *Ann Intern Med*. 2012;157(11):808–816.

11. Howell JM, Eddy OL, Lukens TW, et al. Clinical policy: critical issues in the evaluation and management of emergency department patients with suspected appendicitis. *Ann Emerg Med*. 2010;55(1):71–116.

12. Andersson RE. The natural history and traditional management of appendicitis revisited: spontaneous resolution and predominance of prehospital perforations imply that a correct diagnosis is more important than an early diagnosis. *World J Surg*. 2007;31(1):86–92.

13. Andresson RE. Meta-analysis of the clinical and laboratory diagnosis of appendicitis. *Br J Surg*. 2004;91(1):28–37.

14. Camilleri M. Peripheral mechanisms in irritable bowel syndrome. *N Engl J Med*. 2012;367(17):1626–1635.

15. Lacy BE, Patel NK. Rome Criteria and a Diagnostic Approach to Irritable Bowel Syndrome. *J Clin Med*. 2017;6(11): pii: E99.

16. Roden DF, Altman KW. Causes of dysphagia among different age groups: a systematic review of the literature. *Otolaryngol Clin North Am*. 2013;46(6):965–987.

17. Schmulson MJ, Drossman DA. What is new in Rome IV. *J Neurogastroenterol Motil*. 2017;23(2):151–163.

18. Longstreth GF, Thompson WG, Chey WD, et al. Functional bowel disorders. *Gastroenterology*. 2006;130(5):1480–1491.

19. Cris,an IM, Dumitras,cu DL. Irritable bowel syndrome: peripheral mechanisms and therapeutic implications. *Clujul Med*. 2014;87(2):73–79.

20. Leffler DA, Lamont JT. Clostridium difficile infection. *N Engl J Med*. 2015;372(16):1539–1548.

21. Shah BJ, Rughwani N, Rose S. In the clinic. Constipation. *Ann Intern Med*. 2015;162(7):ITC-1.

22. Gallegos-Orozco JF, Foxx-Orenstein AE, Sterler SM, et al. Chronic constipation in the elderly. *Am J Gastroenterol*. 2012;107(1):18–25; quiz 26.

23. Novo C, Welsh F. Jaundice. *Surgery (Oxford)*. 2017;35(12): 675–681.

24. Sarma AV, Wei JT. Clinical practice. Benign prostatic hyperplasia and lower urinary tract symptoms. *N Engl J Med*. 2012;367(3):248–257.

25. Hooton TM. Clinical practice. Uncomplicated urinary tract infection. *N Engl J Med*. 2012;366(11):1028–1037.

26. Gupta K, Trautner B. In the clinic: urinary tract infection. *Ann Intern Med*. 2012;156(5):ITC3-1.

27. Bettez M, Tu le M, Carlson K, et al. 2012 update: guidelines for adult urinary incontinence collaborative consensus document for the Canadian Urological Association. *Can Urol Assoc J*. 2012;6(5):354–363.

28. Markland AD, Vaughan CP, Johnson TM 2nd, et al. Incontinence. *Med Clin North Am*. 2011;95(3):539–554, x–xi.

29. Holroyd-Leduc JM, Tannenbaum C, Thorpe KE, et al. What type of urinary incontinence does this woman have? *JAMA*. 2008;299(12):1446–1456.

30. Felder S, Margel D, Murrell Z, et al. Usefulness of bowel sound auscultation: a prospective evaluation. *J Surg Educ*. 2014;71(5):768–773.

31. Cope Z. *The Early Diagnosis of the Acute Abdomen*. London: Oxford University Press; 1972.

32. McGee S. Chapter 49: Palpation and percussion of the abdomen. In: *Evidence-based Physical Diagnosis*. 3rd ed. Philadelphia, PA: Saunders; 2012:428–440.

33. de Bruyn G, Graviss EA. A systematic review of the diagnostic accuracy of physical examination for the detection of cirrhosis. *BMC Med Inform Decis Mak*. 2001;1:6.

34. Grover SA, Barkun AN, Sackett DL. Does this patient have splenomegaly? *JAMA*. 1993;270(18):2218–2221.

35. Kent KC. Clinical practice. Abdominal aortic aneurysms. *N Engl J Med*. 2014;371(22):2101–2108.

36. Lederle F. In the clinic. Abdominal aortic aneurysm. *Ann Intern Med*. 2009;150(9):ITC5-1.

37. Draft Update Summary: Abdominal Aortic Aneurysm: Primary Care Screening. U.S. Preventive Services Task Force. November 2017. Available at https://www.uspreventiveservicestaskforce.org/Page/Document/UpdateSummaryDraft/abdominal-aortic-aneurysm-primary-care-screening. Accessed July 9, 2018.

38. Cattau EL Jr; Benjamin SB, Knuff TE, Castell DO. The accuracy of the physical examination in the diagnosis of suspected ascites. *JAMA*. 1982;247(8):1164–1166.

39. McGee S. Chapter 50: Abdominal pain and tenderness. In: *Evidence-based Physical Diagnosis*. 3rd ed. Philadelphia, PA: Saunders; 2012:441–452.

40. Centers for Disease Prevention and Control. Viral Hepatitis Surveillance—United States, 2016. 2018. Available at https://www.cdc.gov/hepatitis/statistics/2016surveillance/pdfs/2016HepSurveillanceRpt.pdf. Accessed July 9, 2018.

41. Centers for Disease Prevention and Control. Hepatitis A. General Information. Available at https://www.cdc.gov/hepatitis/hav/pdfs/hepageneralfactsheet.pdf. Accessed June 13, 2018.

42. Advisory Committee on Immunization Practices (ACIP), Fiore AE, Wasley A, et al. Prevention of hepatitis A through

active or passive immunization: recommendations of the Advisory Committee on Immunization Practices (ACIP). *MMWR Recomm Rep*. 2006;55(RR-7):1–23.

43. Schillie S, Harris A, Link-Gelles R, et al. Recommendations of the Advisory Committee on Immunization Practices for Use of a Hepatitis B Vaccine with a Novel Adjuvant. *MMWR Morb Mortal Wkly Rep*. 2018;67(15):455–458.

44. LeFevre ML. Screening for hepatitis B virus infection in nonpregnant adolescents and adults: U.S. Preventive Services Task Force recommendation statement. *Ann Intern Med*. 2014;161(1):58–66.

45. Weinbaum CM, Williams I, Mast EE, et al. Recommendations for identification and public health management of persons with chronic hepatitis B virus infection. *MMWR Recomm Rep*. 2008;57(RR-8):1–20.

46. U.S. Preventive Services Task Force, Owens DK, Davidson KW, et al. Screening for hepatitis B virus infection in pregnant women: U.S. Preventive Services Task Force reaffirmation recommendation statement. *JAMA*. 2019;322(4):349–354.

47. Moyer VA; U.S. Preventive Services Task Force. Screening for hepatitis C virus infection in adults: U.S. Preventive Services Task Force recommendation statement. *Ann Intern Med*. 2013;159(5):349–357.

48. Siegel RL, Miller KD, Jemal A. Cancer statistics, 2018. *CA Cancer J Clin*. 2018;68(1):7–30.

49. National Cancer Institute. Cancer Stat Facts: Colorectal Cancer. Available at https://seer.cancer.gov/statfacts/html/colorect.html. Accessed June 11, 2018.

50. Howlader N, Noone AM, Krapcho M, et al. SEER Cancer Statistics Review, 1975–2014. 2017. Available at https://seer.cancer.gov/csr/1975_2014/. Accessed June 11, 2018.

51. Edwards BK, Ward E, Kohler BA, et al. Annual report to the nation on the status of cancer, 1975–2006, featuring colorectal cancer trends and impact of interventions (risk factors, screening, and treatment) to reduce future rates. *Cancer*. 2010;116(3):544–573.

52. National Cancer Institute. Colorectal Cancer Prevention (PDQ®)-Health Professional Version. Available at https://www.cancer.gov/types/colorectal/hp/colorectal-prevention-pdq. Accessed June 11, 2018.

53. National Cancer Institute. Genetics of Colorectal Cancer (PDQ®)-Health Professional Version. Available at https://www.cancer.gov/types/colorectal/hp/colorectal-genetics-pdq#section/_1. Accessed June 11, 2018.

54. Holme O, Schoen RE, Senore C, et al. Effectiveness of flexible sigmoidoscopy screening in men and women and different age groups: pooled analysis of randomised trials. *BMJ*. 2017;356:i6673.

55. Holme O, Bretthauer M, Fretheim A, et al. Flexible sigmoidoscopy versus faecal occult blood testing for colorectal cancer screening in asymptomatic individuals. *Cochrane Database Syst Rev*. 2013;(9):CD009259.

56. Simon MS, Chlebowski RT, Wactawski-Wende J, et al. Estrogen plus progestin and colorectal cancer incidence and mortality. *J Clin Oncol*. 2012;30(32):3983–3990.

57. Chlebowski RT, Hendrix SL, Langer RD, et al. Influence of estrogen plus progestin on breast cancer and mammography in healthy postmenopausal women: The Women's Health Initiative Randomized Trial. *JAMA*. 2003;289(24): 3243–3253.

58. Manson JE, Hsia J, Johnson KC, et al. Estrogen plus progestin and the risk of coronary heart disease. *N Engl J Med*. 2003;349(6):523–534.

59. Cushman M, Kuller LH, Prentice R, et al. Estrogen plus progestin and risk of venous thrombosis. *JAMA*. 2004; 292(13):1573–1580.

60. Lin JS, Piper MA, Perdue LA, et al. Screening for colorectal cancer: updated evidence report and systematic review for the US Preventive Services Task Force. *JAMA*. 2016;315(23):2576–2594.

61. U.S. Preventive Services Task Force, Bibbins-Domingo K, Grossman DC, et al. Screening for Colorectal Cancer: US Preventive Services Task Force Recommendation Statement. *JAMA*. 2016;315(23):2564–2575.

62. Wolf AMD, Fontham ETH, Church TR, et al. Colorectal cancer screening for average-risk adults: 2018 guideline update from the American Cancer Society. *CA Cancer J Clin*. 2018;68(4):250–281.

63. Rex DK, Boland CR, Dominitz JA, et al. Colorectal cancer screening: recommendations for physicians and patients from the U.S. Multi-Society Task Force on colorectal cancer. *Am J Gastroenterol*. 2017;112(7):1016–1030.

64. Centers for Disease Prevention and Control. Quick Facts. Colorectal Cancer Screening in U.S. Behavioral Risk Factor Surveillance System—2016. 2016. Available at https://www.cdc.gov/cancer/colorectal/pdf/Quick-Facts-BRFSS-2016-CRC-Screening-508.pdf. Accessed June 11, 2018.

65. American College of Physicians. *Gastroenterology and Hepatology–Medical Knowledge Self-Assessment Program*. Philadelphia, PA: American College of Physicians; 2013.

66. Wilson J. In the clinic. Gastroesophageal reflux disease. *Ann Intern Med*. 2008;149:ITC2-1.

67. Talley NJ, Vakil NB, Moayyedi P, et al. American Gastroenterological Association technical review on the evaluation of dyspepsia. *Gastroenterology*. 2005;129(5):1756–1780.

68. Tack J, Talley NJ. Functional dyspepsia—symptoms, definitions and validity of the Rome III criteria. *Nat Rev Gastroenterol Hepatol*. 2013;10(3):134–141.

69. Fogel EL, Sherman S. ERCP for gallstone pancreatitis. *N Engl J Med*. 2014;370(2):150–157.

70. Ryan DP, Hong TS, Bardeesy N. Pancreatic adenocarcinoma. *N Engl J Med*. 2014;371(11):1039–1049.

71. Yadav D, Lowenfels AB. The epidemiology of pancreatitis and pancreatic cancer. *Gastroenterology*. 2013;144(6):1252–1261.

72. Katz LH, Guy DD, Lahat A, et al. Diverticulitis in the young is not more aggressive than in the elderly, but it tends to recur more often: systematic review and meta-analysis. *J Gastroenterol Hepatol*. 2013;28(8):1274–1281.

73. Acosta S. Mesenteric ischemia. *Curr Opin Crit Care*. 2015; 21(2):171–178.

74. Sise MJ. Acute mesenteric ischemia. *Surg Clin North Am*. 2014;94(1):165–181.

75. DuPont HL. Acute infectious diarrhea in immunocompetent adults. *N Engl J Med*. 2014;370(16):1532–1540.

76. Cartwright SL, Knudson MP. Evaluation of acute abdominal pain in adults. *Am Fam Physician*. 2008;77(7):971–978.

Genitália Masculina

Genitália

Recorde a anatomia da genitália masculina (Figura 20.1). O *corpo do pênis* é formado por três colunas de tecido vascular erétil: o *corpo esponjoso*, que contém a *uretra*, e dois *corpos cavernosos*. O corpo esponjoso estende-se do bulbo do pênis até a *glande* de formato cônico, com sua base expandida (*coroa da glande*). Em um pênis não circuncidado, a glande é coberta por uma prega de pele frouxa, semelhante a um capuz, denominada *prepúcio*, onde pode haver acúmulo de secreções da glande (**esmegma**). A uretra está localizada na linha mediana anterior do corpo do pênis; algumas vezes são detectadas anormalidades uretrais nessa região. A uretra desemboca no óstio externo da uretra (*meato* uretral), uma abertura em forma de fenda vertical localizada em uma posição um pouco anterior na extremidade da glande.

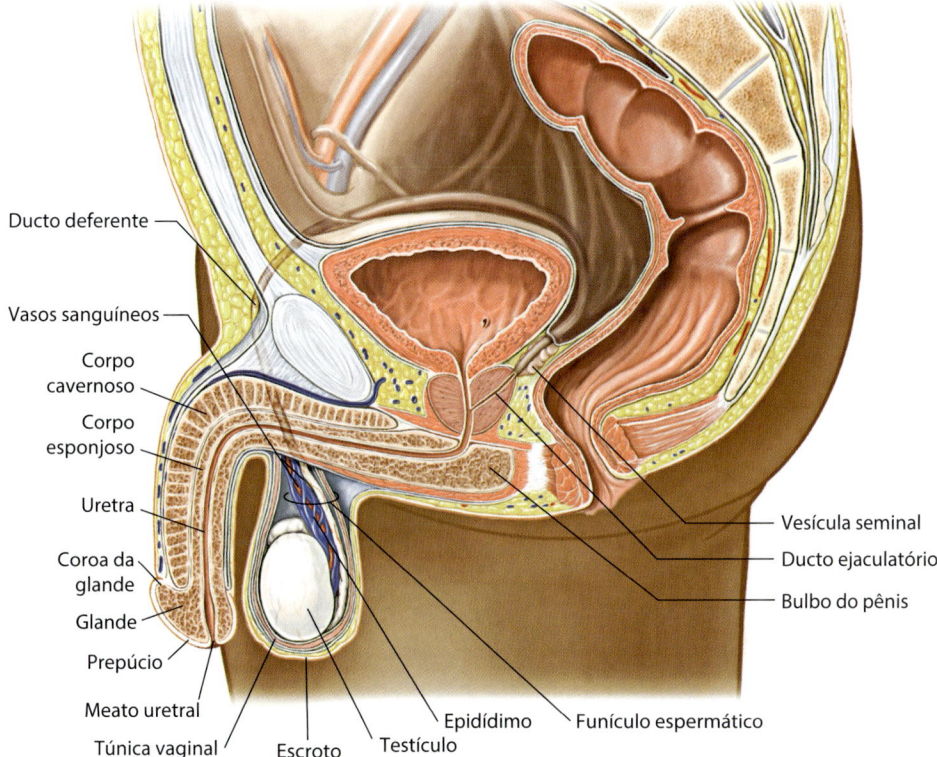

Ducto deferente

Vasos sanguíneos

Corpo cavernoso

Corpo esponjoso

Uretra

Coroa da glande

Glande

Prepúcio

Meato uretral

Túnica vaginal

Escroto

Testículo

Epidídimo

Funículo espermático

Vesícula seminal

Ducto ejaculatório

Bulbo do pênis

Figura 20.1 Anatomia da genitália masculina, corte sagital.

Os *testículos* consistem em um par de glândulas ovoides, compostas basicamente por túbulos seminíferos e tecido intersticial e cobertas por um revestimento fibroso externo, a *túnica albugínea*. Os testículos normalmente têm 1,5 a 2 cm de comprimento em meninos na pré-puberdade e de 4 a 5 cm após a puberdade. Há várias estruturas ao redor ou conectadas aos testículos. O *escroto* é uma bolsa frouxa de pele rugosa e *túnica dartos* (*músculo dartos*) subjacente. O escroto é dividido em dois compartimentos, cada um alojando um *testículo*. Cobrindo o testículo, exceto na superfície posterior, está a *túnica vaginal*, membrana serosa derivada do peritônio no abdome e arrastada até o escroto durante a descida dos testículos pelo anel inguinal profundo. A *lâmina parietal* da túnica vaginal reveste os dois terços anteriores do testículo, e a *lâmina visceral* reveste o escroto adjacente. Na superfície posterolateral de cada testículo está o *epidídimo*, uma estrutura mais macia, em forma de vírgula, que consiste em túbulos espiralados originados do testículo que se transformam no *ducto deferente*. O epidídimo normalmente é separado do testículo por um *sulco* palpável e fornece um reservatório para armazenamento, maturação e transporte de espermatozoides.

Durante a ejaculação, o *ducto deferente*, uma estrutura muscular firme semelhante a um cordão, transporta os espermatozoides da cauda do epidídimo ao longo de uma via relativamente circular até a uretra. O ducto ascende do escroto para a cavidade pélvica, pelo *canal inguinal* e, em seguida, forma uma alça anterior sobre o ureter até a próstata, atrás da bexiga. Lá, ele se funde à *vesícula seminal* para formar o *ducto ejaculatório*, que atravessa a próstata e desemboca na uretra. As secreções dos ductos deferentes, das vesículas seminais e da próstata contribuem para o *líquido seminal*. No escroto, cada ducto está intimamente associado aos vasos sanguíneos, nervos e fibras musculares. Essas estruturas constituem o *funículo espermático*.

Se o revestimento peritoneal permanecer como um canal aberto para o escroto, pode originar uma *hérnia inguinal indireta*.

As lâminas parietal e visceral criam um possível espaço virtual para acúmulo anormal de líquido em uma *hidrocele*.

Região inguinal

A *virilha* ou *região inguinal* está situada na junção entre a parte inferior do abdome e a coxa, em cada lado do púbis. Os pontos de referência básicos na região inguinal são a *espinha ilíaca anterossuperior* no osso ílio, o *tubérculo púbico* do ramo superior do púbis e o *ligamento inguinal* que passa entre eles, e são identificados com facilidade (Figura 20.2).

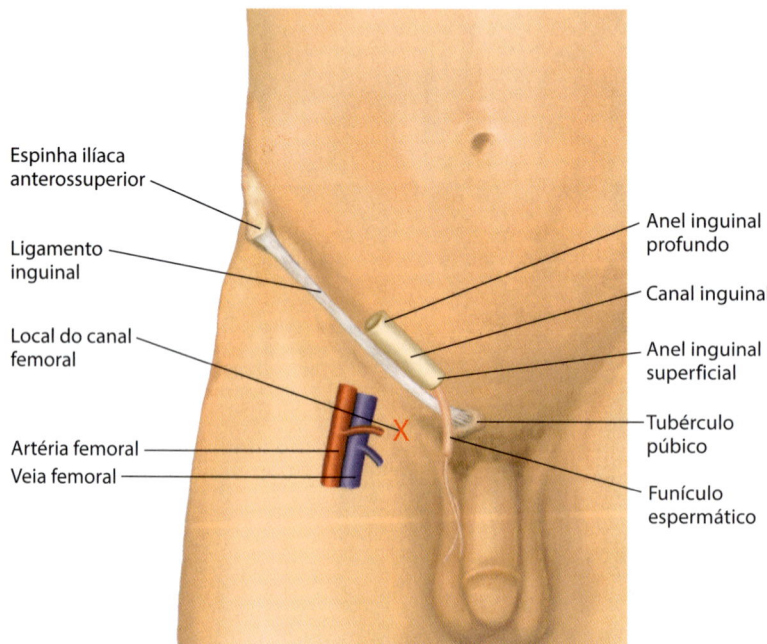

Espinha ilíaca anterossuperior

Ligamento inguinal

Local do canal femoral

Artéria femoral

Veia femoral

Anel inguinal profundo

Canal inguinal

Anel inguinal superficial

Tubérculo púbico

Funículo espermático

Figura 20.2 Pontos de referência anatômicos da região inguinal direita.

Quando as alças intestinais forçam passagem pelo canal inguinal, produzem *hérnias inguinais*. As **hérnias inguinais indiretas** desenvolvem-se no anel inguinal profundo, no ponto em que o funículo espermático sai do abdome. As **hérnias inguinais diretas** surgem em uma localização mais medial devido à fraqueza do assoalho do canal inguinal e estão associadas a esforço e levantamento de objetos pesados. Ver Tabela 20.5, *Trajeto, apresentação e diferenciação das hérnias na região inguinal*.

O *canal inguinal*, localizado em um ponto medial e quase paralelo ao *ligamento inguinal*, forma um túnel para a passagem do ducto deferente quando ele atravessa os músculos abdominais. A abertura interna do canal – o *anel inguinal profundo* – fica aproximadamente 1 cm acima do ponto médio do ligamento inguinal. O canal e o anel profundo não são palpáveis pela parede abdominal. A abertura externa do túnel – o *anel inguinal superficial* – é uma estrutura triangular semelhante a uma fenda, palpável logo acima e lateralmente ao tubérculo púbico.

O *canal femoral* está situado abaixo do ligamento inguinal. Embora esse canal não seja visível, é possível estimar sua localização colocando o dedo indicador direito, de baixo para cima, sobre a artéria femoral direita. O dedo médio do examinador estará então acima da veia femoral e o dedo anular ficará sobre o canal femoral.

As **hérnias femorais** se projetam nesse local e têm maior probabilidade de se manifestar como emergências por encarceramento ou estrangulamento intestinal.

A *artéria femoral* entra na coxa vindo por trás do ligamento inguinal como a artéria femoral comum. A *veia femoral*, que drena o sangue da extremidade inferior, termina na margem inferior do ligamento inguinal, onde se torna a veia ilíaca externa. A veia femoral está situada medialmente à artéria femoral, acompanhando-a na *bainha femoral* logo atrás do ligamento inguinal.

Circulação linfática

A drenagem linfática do pênis segue basicamente para os linfonodos inguinais profundos e inguinais superficiais. Os vasos linfáticos do escroto drenam os linfonodos inguinais superficiais. A drenagem linfática dos testículos é paralela à drenagem venosa: a veia testicular esquerda desemboca na veia renal esquerda e a veia testicular direita, na veia cava inferior. Os linfonodos lombares e pré-aórticos conectados no abdome não são detectáveis na clínica.

Ao encontrar uma lesão inflamatória ou suspeitar de uma lesão possivelmente maligna no pênis, escroto ou testículos, avalie com cuidado os linfonodos inguinais para detectar aumento ou dor. Ver Capítulo 17, *Sistema Vascular Periférico*, para uma discussão mais profunda sobre os linfonodos inguinais.

Desenvolvimento sexual masculino e função

O *hormônio liberador de gonadotrofina* (GnRH) do hipotálamo estimula a secreção hipofisária de *hormônio luteinizante* (LH) e *hormônio foliculoestimulante* (FSH). O LH age nas células de Leydig intersticiais para promover a síntese de *testosterona*, que é convertida em *5α-di-hidrotestosterona (5α-DHT)* nos tecidos-alvo. A 5α-DHT desencadeia o crescimento puberal da genitália masculina, próstata, vesículas seminais e características sexuais secundárias, como pelos faciais e corporais, crescimento musculoesquelético e aumento da laringe, com seu tom de voz grave associado. O FSH regula a produção de espermatozoides pelas células germinativas e células de Sertoli nos *túbulos seminíferos*.

A função sexual masculina depende de níveis normais de testosterona, do fluxo sanguíneo arterial da artéria ilíaca interna para a artéria pudenda interna e a artéria peniana e seus ramos, e da inervação neural intacta das vias alfa-adrenérgicas e colinérgicas. A ereção decorrente do ingurgitamento venoso dos corpos cavernosos é o resultado de dois tipos de estímulos. Gatilhos visuais, auditivos e eróticos desencadeiam um fluxo simpático dos centros encefálicos superiores para os níveis de T11 a L2 da medula espinal. A estimulação tátil dá início a impulsos sensoriais da genitália para os arcos reflexos de S2 a S4 e as vias parassimpáticas pelo nervo pudendo. Os dois conjuntos de estímulos aumentam os níveis de óxido nítrico e de monofosfato de guanosina cíclico, produzindo vasodilatação local.

ANAMNESE: ABORDAGEM GERAL

Pode ser desconfortável abordar o tópico da história da saúde sexual e genital de um paciente. Médicos e educadores reconhecem a importância de uma educação robusta em saúde sexual, mas, ainda assim, o treinamento e a experiência clínica são limitados.[1-5] É importante que o médico garanta que os pacientes se sintam à vontade para falar de sua história e seus sintomas de modo franco e honesto. Isso é conseguido abordando-se as questões de um modo respeitoso, objetivo e sensível, sem julgamentos. Sua habilidade e seu nível de conforto aumentarão com a repetição e a prática, então não desanime se isso for difícil no começo. Ter paciência consigo mesmo e com seus pacientes é crucial para desenvolver seu próprio estilo para romper a barreira do tópico de saúde sexual. Esse é um aspecto importante da entrevista com o paciente, independentemente de idade, orientação sexual, identidade de gênero, comorbidades, fatores socioeconômicos ou incapacidades.

Sintomas comuns ou relevantes

- Secreções ou lesões penianas e dor, edema ou lesões escrotais ou testiculares
- Infecções sexualmente transmissíveis (ver Capítulo 6, *Manutenção da Saúde e Rastreamento*)

Secreções ou lesões penianas e dor, edema ou lesões escrotais ou testiculares

Pergunte sobre qualquer secreção no pênis, gotejamento ou manchas nas roupas íntimas. Se houver secreção peniana, pesquisar o volume, a cor e a ocorrência de febre, calafrios, erupção cutânea ou sinais/sintomas associados.

A secreção peniana é amarela na gonorreia e branca na uretrite não gonocócica causada por *Chlamydia*. Ver Tabela 20.1, *Infecções sexualmente transmissíveis da genitália masculina*.

Erupção cutânea, tenossinovite, artrite monoarticular e até mesmo meningite, nem sempre com sintomas urogenitais, ocorrem na gonorreia disseminada.

Pergunte sobre úlceras ou excrescências no pênis.

Procure uma úlcera no caso de sífilis e herpes, e múltiplas verrugas genitais vegetantes no papilomavírus humano (HPV).

Pergunte sobre prurido intenso. Pesquisar escoriações causadas por coçadura.

Suspeite de escabiose ou pediculose pubiana em um paciente com queixa de prurido intenso e escoriações penianas ou púbicas.

Pergunte sobre aumento de volume ou dor no escroto ou nos testículos.

Procure aumento do volume escrotal na orquite por caxumba, edema escrotal e câncer testicular e dor na torção do testículo, epididimite e orquite.

Ver Tabela 20.2, *Anormalidades do pênis e do escroto*, e Tabela 20.3, *Anormalidades do testículo*.

Infecções sexualmente transmissíveis

Pesquise qualquer sintoma genital prévio ou história pregressa de infecção por herpes, gonorreia ou sífilis.

Homens envolvidos em comportamentos sexuais de alto risco (múltiplos parceiros ou parceiras sexuais, sexo sem proteção), usuários de drogas ilícitas ou que tenham história pregressa de infecções sexualmente transmissíveis (ISTs) correm maior risco de infecção pelo vírus da imunodeficiência humana (HIV) e outras ISTs.

As infecções de transmissão oral-peniana incluem gonorreia, clamídia, sífilis e herpes. Uma proctite sintomática ou assintomática pode ocorrer após relações anais.

Uma vez que as ISTs podem atingir outras áreas do corpo, explique ao paciente que "infecções sexualmente transmissíveis podem envolver qualquer orifício do corpo usado em relações sexuais. Por isso, é importante que eu saiba que tipos de relação sexual você praticou – anal, vaginal ou oral – nos últimos 3 meses".

Pergunte sobre sintomas como dor de garganta, diarreia, sangramento retal e prurido ou dor anal.

Uma vez que muitos indivíduos infectados não apresentam sintomas ou fatores de risco, pergunte a todos os pacientes "Você tem alguma preocupação em relação à infecção pelo HIV?" e discuta a necessidade da *testagem universal para HIV*.[6-10]

Rever as questões sobre saúde sexual na seção de história sexual do Capítulo 3, *Anamnese*.

Procure evidências de outras doenças sistêmicas, assim como outros sintomas como febre, disúria, erupções cutâneas, dores articulares (artralgias ou artrite) e conjuntivite.

Febre e disúria em um homem sugerem prostatite aguda, pielonefrite aguda, infecção gonocócica disseminada, sífilis ou infecção urinária pós-obstrutiva. Erupções cutâneas características podem ser encontradas na artrite reativa, gonococcemia e sífilis secundária. Dores articulares podem ser observadas na infecção gonocócica sistêmica disseminada. Conjuntivite sugere artrite reativa.

EXAME FÍSICO: ABORDAGEM GERAL

Muitos estudantes, no início do treinamento, ficam apreensivos em relação ao exame da genitália masculina. "Como o paciente vai reagir?", "Ele vai me deixar examiná-lo?", "E se ele tiver uma ereção durante o exame?" Explique ao paciente o que está envolvido naquela situação e repasse cada etapa do exame para que ele se sinta tranquilo e saiba o que esperar. Quando necessário, peça que um assistente acompanhe você. Em algumas ocasiões, se o paciente tiver uma ereção, explique que essa é uma resposta normal, termine seu exame e prossiga com uma atitude tranquila. Se o paciente recusar o exame, tente explorar o raciocínio que o levou à recusa.

Durante o exame genital, o paciente pode ficar em pé ou sentado, mas garanta que apenas as áreas examinadas fiquem expostas, para proporcionar maior conforto. Por exemplo, quando o paciente estiver em decúbito dorsal, as vestes devem cobrir o tórax e o abdome. Coloque um campo na altura da metade da coxa. Exponha a genitália e as regiões inguinais e certifique-se de usar luvas todas as vezes. Ao lidar com pacientes mais jovens, é importante avaliar sua classificação de maturidade sexual para documentar seus achados no exame com mais precisão.

Ver os estágios de maturidade sexual de Tanner no Capítulo 25, *Crianças: Do Nascimento à Adolescência*.

TÉCNICAS DE EXAME

Principais componentes do exame da genitália masculina

- Inspecione a pele, o prepúcio e a glande (úlceras, cicatrizes, nódulos, inflamação)
- Inspecione o meato uretral (secreção) e, se indicado, realize uma compressão ou "ordenha" do corpo do pênis
- Palpe o corpo do pênis (induração, dor)
- Inspecione o escroto, incluindo pele, pelos e contornos (lesão, aumento de volume, veias, massas salientes, assimetria)
- Palpe cada testículo, incluindo o epidídimo e o funículo espermático (existência, tamanho, forma, consistência, simetria, dor, massas, nódulos)
- Execute as técnicas especiais, quando houver indicação:
  - Avalie hérnias inguinais:
    - Inspecione para pesquisar uma protuberância inguinal regional
    - Palpe a procura de uma hérnia inguinal (direta ou indireta)
    - Palpe a procura de uma hérnia femoral
  - Avalie uma massa escrotal

Pênis

Inspeção. Inspecione o pênis, incluindo:

Ver Tabela 20.2, *Anormalidades do pênis e do escroto*.

■ *Pele*. Inspecione a pele nas superfícies anterior e posterior e na raiz do pênis, para pesquisar escoriações ou inflamação, levantando o pênis quando necessário

Escoriações pubianas ou genitais sugerem *pediculose pubiana* (piolhos pubianos ou chatos) ou, às vezes, escabiose nos pelos pubianos.

■ *Prepúcio*. Se presente, retraia o prepúcio ou peça ao paciente para fazê-lo. Essa etapa é essencial para a detecção de cancros e carcinomas. Pode haver um acúmulo normal de esmegma, um material esbranquiçado de aspecto caseoso, sob o prepúcio

Fimose é uma condição na qual um prepúcio estreito não pode ser retraído sobre a glande. Na **parafimose**, um prepúcio estreito, após sua retração, não pode voltar à posição original, com edema consequente.

■ *Glande*. Procure úlceras, cicatrizes, nódulos ou sinais de inflamação

Balanite é a inflamação da glande; *balanopostite* é a inflamação da glande e do prepúcio.

■ *Meato uretral*. Inspecione o local do meato uretral.

Hipospadia é um deslocamento anterior congênito do meato uretral no pênis, enquanto *epispádia* é um deslocamento posterior congênito.

Comprima a glande com delicadeza entre seu dedo indicador, acima, e o polegar, abaixo (Figura 20.3). Essa manobra deve abrir o meato uretral e possibilitar o achado de secreção espontânea. Normalmente, não há secreção.

Se o paciente relatar secreção uretral, mas você não conseguir vê-la, peça que ele comprima ou "ordenhe" o corpo do pênis da base até a glande, ou, então, faça você mesmo. Essa manobra pode expelir um pouco de secreção do meato uretral para um exame apropriado. Tenha à mão uma haste de algodão ou lâmina de vidro e materiais para cultura.

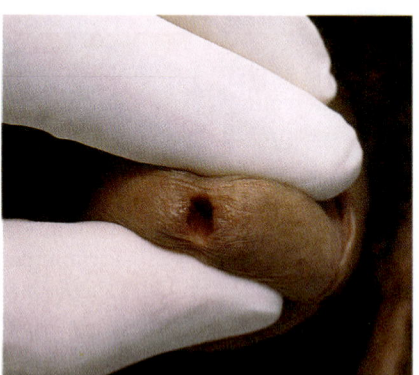

Figura 20.3 Compressão suave da glande para inspeção do meato uretral.

Secreção purulenta, turva ou amarela pode ser um sinal de uretrite gonocócica; secreção escassa branca ou transparente pode indicar uretrite não gonocócica. As características da secreção é um indicador útil, mas não é suficiente para diagnosticar um tipo específico de uretrite. O diagnóstico definitivo exige coloração de Gram e cultura.

Palpação. *Palpe o corpo do pênis* entre o polegar e os dois primeiros dedos, a procura de induração. Palpe qualquer anormalidade do pênis, observando induração ou dor.

Na superfície posterior do pênis, as placas da doença de Peyronie às vezes podem ser palpadas sob a pele, no lado direito ou esquerdo do corpo, nos corpos cavernosos.

As estenoses uretrais ocorrem com mais frequência na porção proximal da uretra, mas induração ou consistência firme ao longo da superfície anterior do pênis sugerem estenose uretral ou um possível carcinoma.

Se você retrair o prepúcio, devolve-o à posição original antes de prosseguir para o exame do escroto.

Escroto e conteúdo escrotal

Inspeção. Inspecione o escroto, incluindo:

Ver Tabela 20.2, *Anormalidades do pênis e do escroto.*

■ *Pele*. Levante o escroto para inspecionar a superfície posterior. Observe a presença de lesões ou cicatrizes. Inspecione a distribuição dos pelos pubianos

A inspeção pode revelar nevos escrotais, hemangiomas ou telangiectasias, assim como ISTs, incluindo condilomas ou úlceras causadas por HSV e cancroide (dolorosas) e sífilis e linfogranuloma venéreo (indolores), com linfadenopatia inguinal associada.[11]

■ *Contornos escrotais*. Verificar se há aumento de volume, nódulos, veias, massas salientes ou assimetria nos hemiescrotos esquerdo e direito

Escroto pouco desenvolvido, unilateral ou bilateral, sugere **criptorquidia**. As causas comuns do aumento do volume escrotal incluem hérnias inguinais indiretas, hidrocele, edema escrotal e, raramente, carcinoma testicular.

■ *Regiões inguinais*. Pesquisar eritema, escoriação ou adenopatia visível.

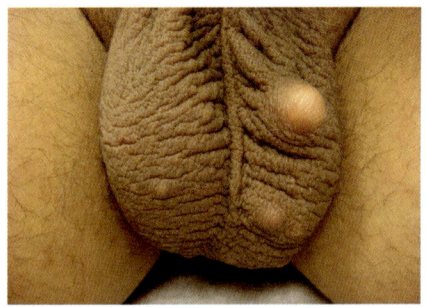

Figura 20.4 Cistos epidermoides benignos do escroto. (De Goodheart H, Gonzalez M. *Goodheart's Photoguide to Common Pediatric and Adult Skin Disorders.* 4th ed. Wolters Kluwer; 2016, Fig. 30-28.)

Palpação. Ao utilizar a técnica unimanual, *palpe cada testículo e epidídimo* entre o polegar e os dedos indicador e médio (Figura 20.5). Ao usar as duas mãos, apoie os dois polos do testículo nos polegares e nas pontas dos dedos das mãos. Palpe o conteúdo escrotal enquanto o desliza com delicadeza entre os dedos de uma das mãos para a outra, sem mudar a posição das mãos ao redor do escroto. Essa técnica é confortável para o paciente e permite um exame sutil, controlado e preciso. Os testículos devem ser firmes, mas não duros, posicionados na bolsa escrotal, simétricos e não dolorosos, e também não devem apresentar massas.[11]

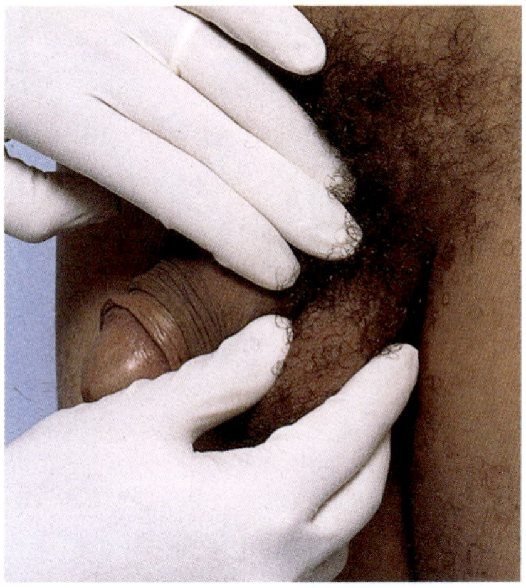

Figura 20.5 Palpação do testículo e epidídimo usando a técnica unimanual.

■ Em cada testículo, avalie as dimensões, o formato, a consistência e a ocorrência de dor; palpe para detectar quaisquer nódulos. A pressão no testículo normalmente provoca dor visceral profunda

■ Palpe o epidídimo na superfície posterior de cada testículo, sem aplicar pressão excessiva, pois isso pode causar desconforto. Normalmente, ele não deve ser doloroso. O epidídimo parece nodular e semelhante a um cordão e não deve ser confundido com um nódulo anormal

■ Palpe cada funículo espermático, incluindo o ducto deferente, entre o polegar e os outros dedos, do epidídimo até o anel inguinal superficial (Figura 20.6). O ducto deferente tem uma consistência discretamente rígida e tubular e é diferente dos vasos do funículo espermático.

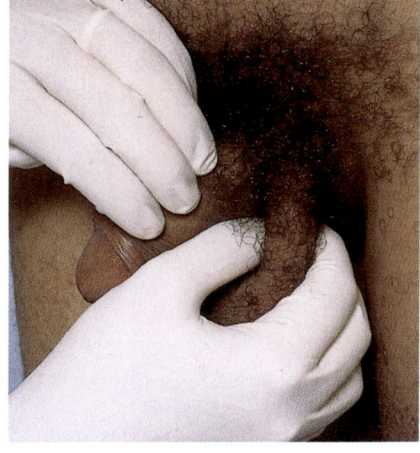

Figura 20.6 Palpação do funículo espermático.

EXEMPLOS DE ANORMALIDADES

Eritema e escoriação leve podem indicar infecção fúngica, que não é rara nessa região úmida.

Pode haver pápulas ou nódulos cupuliformes, brancos ou amarelos, formados pela oclusão de folículos cheios de resíduos de queratina provenientes da descamação do epitélio folicular. Esses cistos epidermoides são comuns, com frequência múltiplos e benignos (Figura 20.4).

Ver Tabela 20.3, *Anormalidades do testículo*, e Tabela 20.4, *Anormalidades do epidídimo e do funículo espermático.*

Uma tumefação dolorosa do escroto está presente na epidimite aguda, orquite aguda, **torção do testículo** e hérnias inguinais estranguladas.

Qualquer nódulo indolor no testículo levanta a possibilidade de câncer testicular, um câncer potencialmente curável com um pico de incidência entre 15 e 34 anos de idade. Lembre-se de que a drenagem linfática dos testículos é paralela ao fluxo venoso retroperitoneal da veia renal e da veia cava inferior, o principal local de envolvimento de linfonodos no câncer testicular.

O ducto deferente, na infecção crônica, parece espessado ou nodular. Uma estrutura cística no funículo espermático sugere hidrocele do funículo.

TÉCNICAS ESPECIAIS

Avaliação de hérnias inguinais

O risco vitalício de desenvolver uma *hérnia na região inguinal (hérnia inguinal* ou *femoral)* corresponde a cerca de 25% em homens, porém menos de 5% em mulheres. Aproximadamente 96% das hérnias na região inguinal são inguinais e 4% são femorais. Contudo, as hérnias femorais, que ocorrem com mais frequência em mulheres mais velhas (idade de apresentação mediana de 60 a 79 anos), causam maior proporção de cirurgias de emergência devido ao alto risco de aprisionamento dos conteúdos da hérnia no saco herniário (*encarceramento*), provocando isquemia e necrose (*estrangulamento*).[12]

O exame de hérnias na região inguinal é conduzido de modo mais adequado com o paciente em pé, mas também pode ser realizado com o paciente em decúbito dorsal. As técnicas de exame e o posicionamento das mãos do examinador são os mesmos nas duas posições.

As técnicas a seguir são aplicáveis à posição em pé, mas podem ser replicadas no decúbito dorsal, dependendo da preferência do examinador.

Inspeção. Sentado confortavelmente de frente para o paciente, com o paciente em pé e um assistente presente, se indicado, inspecione as regiões inguinais e a genitália a procura de protuberâncias e assimetria.

> Uma protuberância sugere uma hérnia na região inguinal. As hérnias inguinais em mulheres muitas vezes não apresentam uma protuberância visível.[12]
>
> Na maioria das vezes, as hérnias femorais surgem em um ponto inferior ao ligamento inguinal e medial à artéria femoral.[12]
>
> Ver Tabela 20.5, *Trajeto, apresentação e diferenciação das hérnias na região inguinal.*

Palpação. *Palpe a procura de hérnia inguinal*, usando as técnicas a seguir. Continue de frente para o paciente, que deve permanecer em pé e imóvel.

■ Para examinar uma hérnia inguinal em qualquer lado (Figura 20.7), coloque a ponta do dedo indicador de sua mão dominante na margem inferoanterior do escroto, superficialmente aos testículos, e mova os dedos e a mão para cima, na direção do anel inguinal superficial, invaginando a pele escrotal redundante abaixo do coxim gorduroso peripubiano, próximo à raiz do pênis

■ Siga o funículo espermático para cima até o ligamento inguinal. Encontre a abertura semelhante a uma fenda triangular do anel inguinal superficial logo acima e lateralmente ao tubérculo púbico. Palpe o anel inguinal superficial e seu assoalho. Peça para o paciente tossir. Pesquise protrusão ou massa distinta que se movimenta de encontro a seu dedo imóvel durante a tosse

> Uma protrusão perto do anel inguinal superficial sugere uma **hérnia inguinal direta**. Uma protrusão próxima ao anel inguinal profundo sugere uma **hérnia inguinal indireta**.
>
> Os especialistas observam que a distinção do tipo de hérnia é difícil, com sensibilidade e especificidade de 74% e de 96%, respectivamente. A ultrassonografia da região inguinal é muito útil nos casos clinicamente duvidosos.[13]
>
> Ver Tabela 20.5, *Trajeto, apresentação e diferenciação das hérnias na região inguinal.*

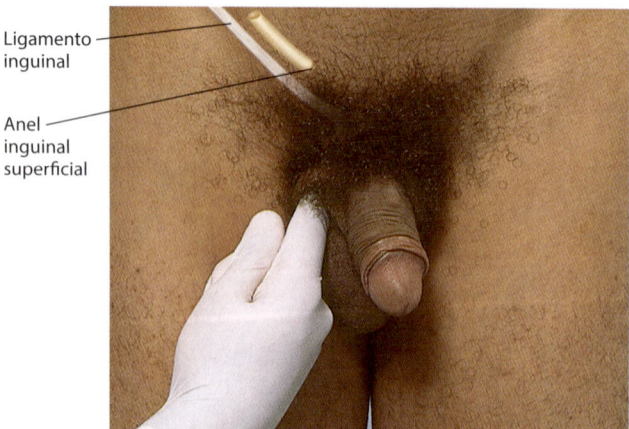

Ligamento inguinal

Anel inguinal superficial

Figura 20.7 Invaginação da pele escrotal redundante na direção do anel inguinal superficial para detectar uma hérnia inguinal à direita.

■ O anel superficial pode ser grande o suficiente para possibilitar palpação delicada em direção oblíqua ao longo do canal inguinal, na direção do anel inguinal profundo. Mais uma vez, peça para o paciente tossir. Verifique se uma protuberância desliza para baixo pelo canal inguinal e encosta na ponta do dedo

■ Use as mesmas técnicas, com o mesmo dedo dominante, para examinar os dois lados.

Se seus achados forem sugestivos de uma hérnia inguinal, mas ela não exibir um retorno espontâneo ao abdome quando o paciente se deita, tente reduzi-la delicadamente, exercendo uma pressão com seus dedos. Não tente essa manobra se a massa for dolorosa à palpação ou se o paciente relatar náuseas e vômitos.

As hérnias justificam avaliação cirúrgica, sobretudo quando são sintomáticas ou encarceradas.[14,15] A chance de encarceramento é baixa, estimada em 0,3 a 3% ao ano, e é 10 vezes mais comum nas hérnias indiretas.[13,16]

Uma hérnia é considerada *encarcerada* quando seu conteúdo não pode ser devolvido à cavidade abdominal. Uma hérnia é considerada *estrangulada* quando o suprimento sanguíneo para o conteúdo aprisionado está comprometido. Suspeite de estrangulamento se o paciente apresentar dor, náuseas e vômitos e considere intervenção cirúrgica.[17]

Ver Tabela 20.5, *Trajeto, apresentação e diferenciação das hérnias na região inguinal.*

■ Você consegue colocar seus dedos acima da massa no escroto?

Se você conseguir colocar seus dedos acima da massa, ela provavelmente não é uma hérnia e deve-se suspeitar de **hidrocele**.

■ Com o paciente na posição ortostática, palpe o funículo espermático cerca de 2 cm acima do testículo. Peça que o paciente prenda a respiração e "faça força para baixo", contra uma glote fechada, por aproximadamente 4 segundos (manobra de Valsalva)

Durante essa manobra, um aumento temporário do diâmetro do funículo espermático indica o enchimento das veias espermáticas anormalmente dilatadas que drenam o testículo, sugerindo **varicocele**.

■ Um aumento do volume escrotal também pode ser avaliado por *transiluminação*. Depois de escurecer a sala, segure uma fonte de luz intensa atrás do escroto, que demonstrará se a massa é cística (a luz é transmitida como um brilho vermelho) ou sólida (a luz é bloqueada pela massa).

A transiluminação da massa escrotal ajuda a diferenciar uma *hidrocele* de uma hérnia com conteúdo intestinal. Massas que contenham sangue ou tecido, como um testículo normal, um tumor ou a maioria das hérnias, não são transiluminadas.

Palpe para pesquisar uma hérnia femoral colocando seus dedos na superfície anterior da coxa, na região medial do canal femoral. Comece localizando o pulso femoral na porção superior da coxa e mova os dedos medialmente, na direção do tubérculo púbico. Novamente, peça ao paciente para tossir ou fazer força para baixo. Observe se houve aumento do volume ou dor.

Avalie uma possível massa escrotal. Para avaliar uma possível hérnia na região inguinal que se manifeste como uma massa escrotal, peça que o paciente se deite. Se a massa desaparecer, retornando naturalmente ao abdome (*redutível*), é provável que seja uma hérnia inguinal indireta. Muitas vezes, o paciente conta o que acontece com a protuberância ao deitar-se e pode ser capaz de demonstrar como ele mesmo realiza a redução.

Autoexame testicular

O câncer testicular não é comum. Aproximadamente 1 a cada 250 homens desenvolvem câncer testicular em algum momento da vida.[18] A U.S. Preventive Services Task Force (USPSTF) desaconselha o rastreamento de câncer testicular em homens adolescentes ou adultos assintomáticos (grau D).[19] Embora a American Cancer Society (ACS) não recomende o autoexame testicular (AET) como rotina para rastreamento, ela aconselha que os homens estejam atentos ao câncer testicular e procurem um médico imediatamente se encontrarem um nódulo no testículo. Contudo, o médico pode optar por ensinar o AET para aumentar a conscientização de saúde e os autocuidados do paciente, em especial em pacientes de alto risco. O Boxe 20.1 apresenta as instruções para AET.[20]

Em pacientes de alto risco, revisar os fatores de risco para carcinoma testicular: criptorquidia, que confere um alto risco de carcinoma testicular no testículo critorquídico, história de carcinoma no testículo contralateral, orquite por caxumba, hérnia inguinal, hidrocele na infância e história familiar positiva.

Boxe 20.1 Instruções ao paciente para autoexame testicular

O ideal é que esse exame seja realizado após um banho quente.[20,21] Assim, a pele escrotal estará quente e relaxada. É melhor realizar o exame enquanto estiver em pé

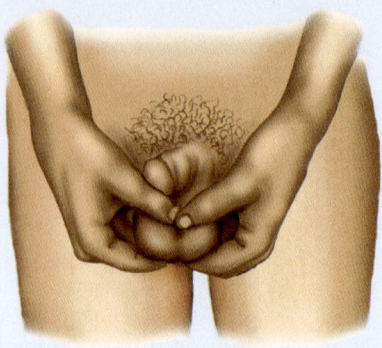

■ Em pé, diante do espelho, verifique se há aumento de volume na pele do escroto
■ Com o pênis afastado para o lado, palpe o escroto com delicadeza para localizar um testículo. Examine cada testículo separadamente
■ Use uma das mãos para estabilizar o testículo. Usando os dedos e o polegar da outra mão, palpe ou role o testículo entre os dedos com firmeza, mas de modo delicado. Sinta toda a superfície. Encontre o epidídimo. É uma estrutura tubular macia na parte de trás do testículo, que coleta e transporta os espermatozoides, e não é um nódulo anormal. Verifique o outro testículo e epidídimo do mesmo modo
■ Se encontrar um nódulo duro, um testículo ausente ou aumentado, um escroto edemaciado ou doloroso ou qualquer outra diferença que não pareça normal, procure imediatamente um profissional de saúde.

Como indicado pela American Cancer Society, "é normal que um testículo seja discretamente maior que o outro e que um deles esteja mais baixo que o outro. Você também deve saber que cada testículo normal tem um pequeno tubo espiralado (epidídimo), que pode parecer uma pequena protuberância na porção superior ou média da superfície externa do testículo. Testículos normais também têm vasos sanguíneos, tecidos de sustentação e tubos que transportam os espermatozoides. Alguns homens podem confundir essas estruturas com nódulos anormais. Se você tiver qualquer preocupação, pergunte a seu médico ou outro profissional de saúde".

REGISTRO DOS ACHADOS

Observe que, no início, você pode usar sentenças completas para descrever seus achados; mais tarde, você será mais sucinto. O estilo a seguir contém frases apropriadas para a maioria dos registros.

Registro dos achados da genitália masculina

"Pênis circuncidado. Ausência de secreção ou lesões penianas. Ausência de aumento de volume ou alteração da cor no escroto. Testículos localizados no escroto bilateralmente, lisos, sem massas. Epidídimo indolor à palpação. Ausência de hérnias inguinais ou femorais."

OU

"Pênis não circuncidado; prepúcio retraído com facilidade. Ausência de secreção ou lesões penianas. Ausência de aumento de volume ou alteração da cor no escroto. Testículos localizados no escroto bilateralmente; testículo direito liso; nódulo de 1 × 1 cm firme lateralmente no testículo esquerdo. É fixo e indolor à palpação. Epidídimo é indolor à palpação. Ausência de hérnias inguinais ou femorais."

Esses achados levantam a suspeita de *carcinoma testicular*.

PROMOÇÃO DA SAÚDE E ORIENTAÇÃO: EVIDÊNCIAS E RECOMENDAÇÕES

Tópicos importantes para promoção da saúde e orientação

■ Câncer testicular

Câncer testicular

Estima-se que 9.310 homens tenham recebido diagnóstico de câncer testicular em 2018 nos EUA, embora apenas cerca de 400 mortes por câncer testicular fossem esperadas.[16,21] Embora o câncer testicular seja raro, esse é o câncer diagnosticado com mais frequência em homens caucasianos de 20 a 34 anos de idade. O risco de diagnóstico em caucasianos é cinco vezes maior do que em homens negros e três vezes maior do que em asiáticos-americanos e indígenas americanos. Homens hispânicos/latinos exibem risco intermediário entre homens caucasianos e asiáticos-americanos.[19] Um fator de risco importante para o câncer testicular é a criptorquidia (ausência de descida do testículo), que confere um risco de câncer 3 a 17 vezes maior.[22] Outros fatores de risco incluem história familiar, síndrome de Klinefelter e infecção pelo HIV. Cerca de 70% dos cânceres testiculares são localizados no momento do diagnóstico; a maioria é curável, mesmo quando detectada em um estádio avançado. Em 2011, a USPSTF concluiu que é improvável que haja benefícios de saúde expressivos com o rastreamento, seja por exame clínico ou autoexame, e forneceu orientação contra o rastreamento de câncer testicular em homens adolescentes ou adultos assintomáticos (grau D).[18] Em contrapartida, a ACS respaldou o exame testicular como parte do exame físico geral.[23] A ACS não tem recomendação relativa ao AET regular, mas aconselha os homens a buscarem atendimento médico ao detectarem uma das seguintes condições: nódulo, tumefação ou aumento indolor do testículo, dor ou desconforto em um testículo ou no escroto, aumento ou dor nas mamas, sensação de peso ou dor surda na região abdominal baixa ou na região inguinal.[21]

Para rastreamento de ISTs, HPV e HIV e aconselhamento sobre práticas sexuais, ver Capítulo 6, *Manutenção da Saúde e Rastreamento.*

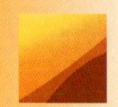

TABELA 20.1 Infecções sexualmente transmissíveis da genitália masculina

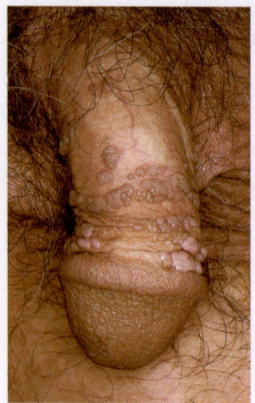

Verrugas genitais (condilomas acuminados)

- *Aspecto*: pápulas ou placas únicas ou múltiplas de formatos variáveis; podem ser redondas, acuminadas (pontiagudas) ou finas e delgadas. Podem ser elevadas, planas ou ter aspecto de couve-flor (verrucosas)
- *Microrganismo causal*: HPV, geralmente dos subtipos 6, 11; subtipos carcinogênicos raros, aproximadamente 5 a 10% de todas as verrugas anogenitais. *Incubação*: semanas a meses; o indivíduo infectado pode não ter verrugas visíveis
- Pode surgir no pênis, no escroto, na região inguinal, nas coxas, no ânus; geralmente assintomáticos, ocasionalmente causam prurido e dor
- Podem desaparecer sem tratamento.

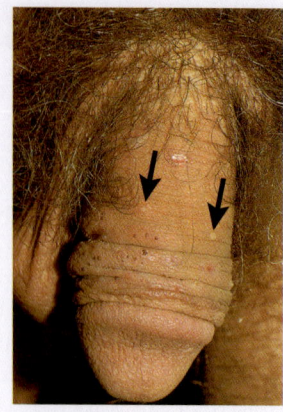

Herpes simples genital

- Aspecto: pequenas vesículas dispersas ou agrupadas, medindo de 1 a 3 mm, na glande ou no corpo do pênis. Surgem como erosões se a membrana das vesículas se romper
- *Microrganismo causal*: geralmente *herpes-vírus simples de tipo 2* (HSV-2) (90%), um vírus DNA de dupla fita. *Incubação*: 2 a 7 dias após a exposição
- O episódio primário pode ser assintomático; a recorrência costuma ser menos dolorosa e ter menor duração
- Associado com febre, mal-estar, cefaleia, artralgias, dor e edema locais, linfadenopatia
- Precisa ser distinguido do herpes-zóster genital (geralmente em pacientes mais velhos, com distribuição em dermátomos) e da candidíase.

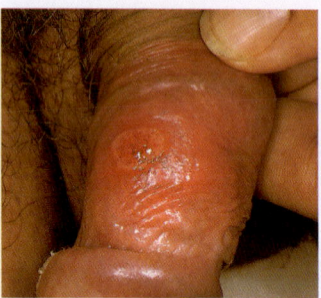

Sífilis primária

- *Aspecto*: pequena pápula vermelha que se torna um cancro, uma erosão indolor de até 2 cm de diâmetro. A base do cancro é limpa, vermelha, lisa e brilhante; as bordas são elevadas e induradas. O cancro cicatriza em 3 a 8 semanas
- *Microrganismo causal*: *Treponema pallidum*, uma espiroqueta. *Incubação*: 9 a 90 dias após a exposição
- Linfadenopatia inguinal pode se desenvolver dentro de 7 dias; os linfonodos têm consistência elástica, são indolores à palpação e são móveis
- 20-30% dos pacientes desenvolvem sífilis secundária enquanto o cancro ainda existe (sugere coinfecção pelo HIV)
- Distinguir de: herpes simples genital, cancroide, granuloma inguinal causado por *Klebsiella granulomatis* (raro nos EUA; quatro variantes, identificação muito difícil).

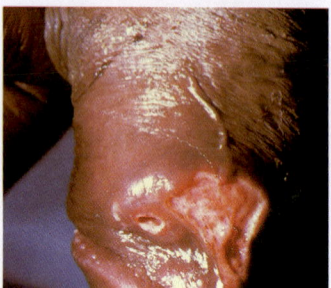

Cancroide

- *Aspecto*: inicialmente, uma pápula vermelha ou pústula, em seguida forma uma úlcera profunda e dolorosa com margens irregulares e não endurecidas; contém exsudato necrótico e apresenta base friável
- *Microrganismo causal*: *Haemophilus ducreyi*, um bacilo anaeróbico. *Incubação*: 3 a 7 dias após a exposição
- Adenopatia inguinal dolorosa; bubões supurativos em 25% dos pacientes
- Precisa ser diferenciado de: sífilis primária, herpes simples genital, linfogranuloma venéreo, granuloma inguinal causado por *Klebsiella granulomatis* (os dois últimos são raros nos EUA).

TABELA 20.2 Anormalidades do pênis e do escroto

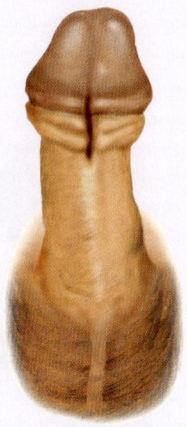

Hipospadia

Deslocamento congênito do meato uretral para a superfície inferior do pênis. O meato pode estar abaixo da coroa da glande, no ponto médio do corpo ou na junção do pênis e do escroto (penoscrotal).

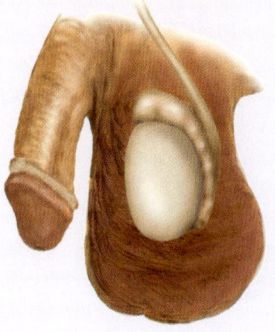

Edema escrotal

Edema depressível que torna a pele do escroto tensa; observado na insuficiência cardíaca, na insuficiência hepática ou na síndrome nefrótica.

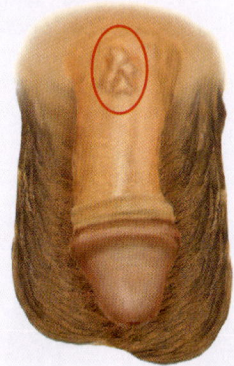

Doença de Peyronie

Placas endurecidas palpáveis e indolores à palpação são encontradas logo abaixo da pele, em geral ao longo do dorso do pênis. O paciente queixa-se de ereções encurvadas e dolorosas.

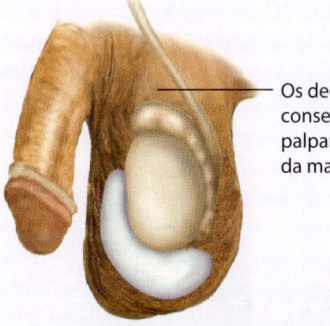

Os dedos conseguem palpar acima da massa

Hidrocele

Massa indolor à palpação e cheia de líquido no interior da túnica vaginal. Pode ser transiluminada e os dedos do examinador conseguem palpar acima da massa no escroto.

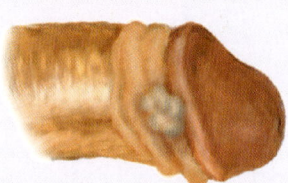

Carcinoma do pênis

Nódulo ou úlcera com induração que geralmente não é doloroso à palpação. Limitado quase completamente a homens não circuncidados, pode ser mascarado pelo prepúcio. Qualquer ferida peniana persistente é suspeita.

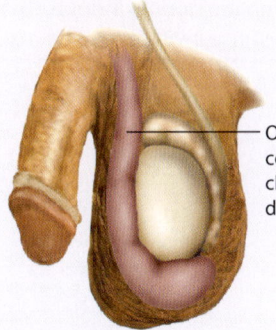

Os dedos não conseguem chegar acima da massa

Hérnia escrotal

Geralmente é uma hérnia inguinal indireta, que atravessa o anel inguinal superficial. Por isso, os dedos do examinador não conseguem chegar acima dela no escroto.

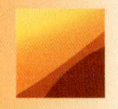

TABELA 20.3 Anormalidades do testículo

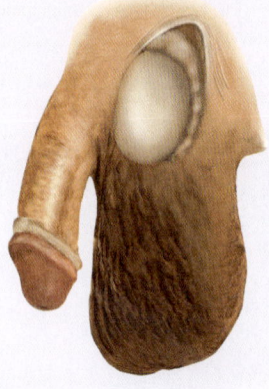

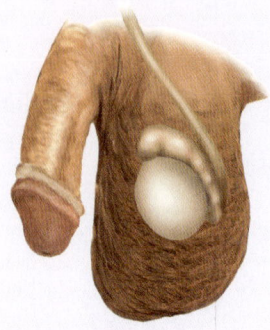

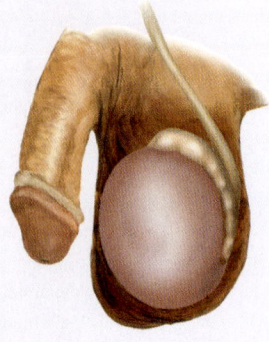

Criptorquidia

O testículo é atrofiado e situado fora do escroto no canal inguinal, no abdome ou próximo ao tubérculo púbico; também pode haver ausência congênita. Não há testículo ou epidídimo palpável no escroto, que está "vazio". Mesmo após correção cirúrgica, a criptorquidia aumenta de modo acentuado o risco de câncer testicular.[24]

Testículos pequenos

Em adultos, o testículo tem geralmente ≤ 3,5 cm de comprimento. Testículos pequenos e de consistência firme, em geral ≤ 2 cm, sugerem síndrome de Klinefelter. Testículos pequenos e moles, sugestivos de atrofia, são observados na cirrose, na distrofia miotônica, no uso de estrogênios e no hipopituitarismo; também podem ser encontrados após orquite grave.

Orquite aguda

O testículo exibe inflamação aguda, é doloroso espontaneamente, doloroso à palpação e edemaciado. É difícil distingui-lo do epidídimo. O escroto está avermelhado. Esse quadro é observado na caxumba e em outras infecções virais; geralmente é unilateral.

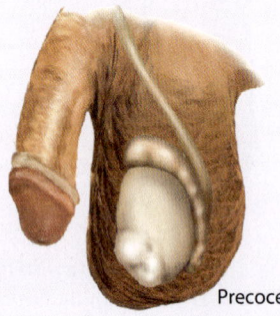

Precoce

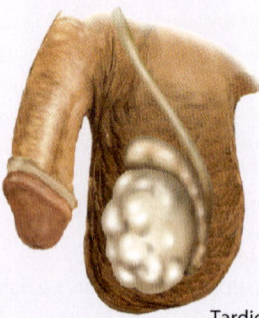

Tardio

Tumor testicular

Geralmente surge como um nódulo indolor. Qualquer nódulo no testículo justifica investigação de malignidade.

Conforme a neoplasia testicular cresce e se dissemina, ela parece substituir todo o órgão. O testículo tipicamente parece mais pesado que o normal.

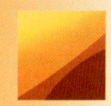

TABELA 20.4 Anormalidades do epidídimo e do funículo espermático

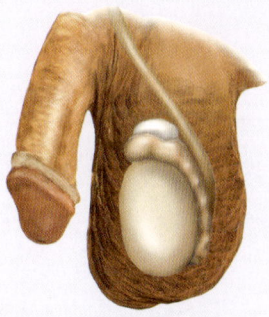

Espermatocele e cisto do epidídimo

Uma massa cística móvel e indolor, logo acima do testículo, sugere espermatocele ou cisto do epidídimo. As duas condições podem ser transiluminadas. A primeira contém espermatozoides e a última não, mas são clinicamente indistinguíveis.

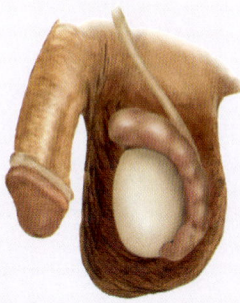

Epididimite aguda

Uma inflamação aguda do epidídimo faz com que ele fique endurecido, tumefeito e extremamente doloroso à palpação, dificultando sua diferenciação do testículo. O escroto está avermelhado e o ducto deferente inflamado. As causas incluem infecção por *Neisseria gonorrhoeae*, *Chlamydia trachomatis* (adultos mais jovens), *Escherichia coli* e *Pseudomonas* (adultos mais velhos), traumatismo e doença autoimune. À parte dos sintomas urinários, o exame de urina é, com frequência, negativo.

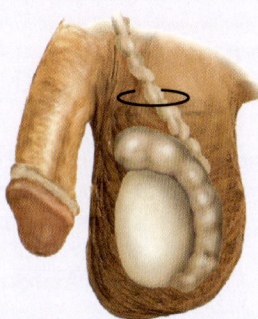

Epididimite tuberculosa

A inflamação crônica da tuberculose provoca aumento da consistência do epidídimo, que algumas vezes é doloroso à palpação, com espessamento ou nodularidade do ducto deferente.

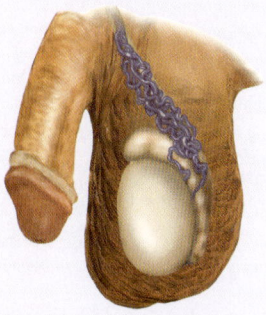

Varicocele do funículo espermático

Varicocele refere-se à varicosidade mediada pela gravidade das veias do funículo espermático, geralmente encontrada à esquerda. À palpação assemelha-se a "saco de vermes" no funículo espermático acima do testículo e, se proeminente, parece distorcer os contornos da pele escrotal. A varicocele colapsa no decúbito dorsal. Por isso, o exame deve ser realizado tanto em decúbito dorsal quanto em pé. Se a varicocele não colapsar quando o paciente está em decúbito dorsal, suspeitar de obstrução da veia testicular esquerda no abdome.

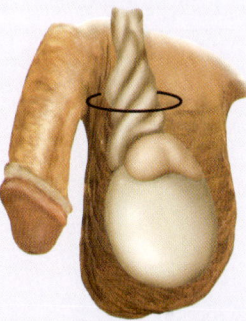

Torção do testículo

A torção ou rotação do testículo em torno do funículo espermático provoca dor espontânea aguda, dor à palpação e edema do testículo, que, com frequência, está retraído no alto do escroto. O reflexo cremastérico quase sempre está ausente no lado afetado em meninos ou homens com torção do testículo, embora possa ser difícil avaliá-lo durante episódios de dor aguda. Se a apresentação for tardia, o escroto torna-se vermelho e edematoso. Não há infecção urinária associada. A torção é mais comum em recém-nascidos e adolescentes, mas pode ocorrer em qualquer idade. É uma emergência cirúrgica devido à obstrução da circulação e exige avaliação cirúrgica urgente.

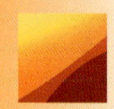
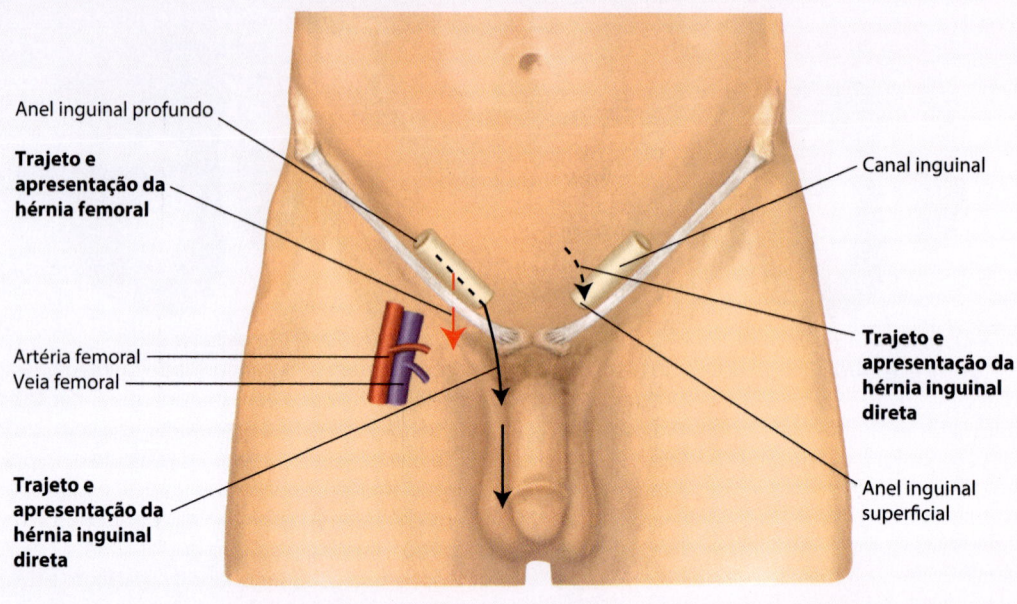

Anel inguinal profundo

Trajeto e apresentação da hérnia femoral

Canal inguinal

Artéria femoral

Veia femoral

Trajeto e apresentação da hérnia inguinal direta

Trajeto e apresentação da hérnia inguinal direta

Anel inguinal superficial

Hérnias inguinais

	Indiretas	**Diretas**	**Hérnias femorais**
	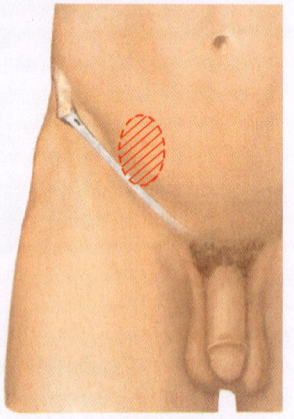		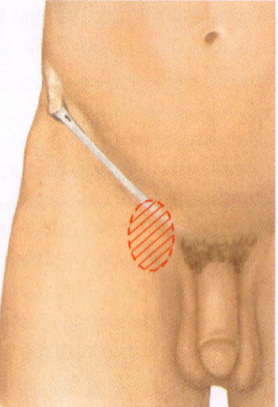
Frequência, idade e sexo	Mais comuns. Todas as idades e ambos os sexos. Frequentes em crianças; podem ocorrer em adultos.	Menos comuns. Geralmente em homens acima de 40 anos de idade; raras em mulheres.	São as menos comuns. Mais frequentes em mulheres do que em homens.
Ponto de origem	Acima do ligamento inguinal, próximo a seu ponto médio (anel inguinal profundo).	Acima do ligamento inguinal, próximo ao tubérculo púbico (perto do anel inguinal superficial).	Abaixo do ligamento inguinal; mais lateral do que uma hérnia inguinal. Pode ser difícil diferenciar dos linfonodos.
Trajeto *(Dedo do examinador no canal inguinal ao tossir ou fazer força)*	Frequentemente para o escroto. A hérnia desce pelo canal inguinal e encosta na ponta do dedo do examinador.	Raramente para o escroto. A hérnia se projeta anteriormente e empurra a superfície lateral do dedo do examinador para a frente.	Nunca para o escroto. O canal inguinal está vazio.

REFERÊNCIAS BIBLIOGRÁFICAS

1. Turner D, Driemeyer W, Nieder T, et al. How much sex do medical students need? A survey of the knowledge and interest in sexual medicine of medical students. *Psychother Psychosom Med Psychol*. 2014;64:452–457.

2. Lapinski J, Sexton P. Still in the closet: the invisible minority in medical education. *BMC Med Educ*. 2014;14:171.

3. Moll J, Krieger P, Moreno-Walton L, et al. The prevalence of lesbian, gay, bisexual, and transgender health education and training in emergency medicine residency programs: what do we know? *Acad Merg Med*. 2014;21:608–611.

4. Sack S, Drabant B, Perrin E. Communicating about sexuality: an initiative across the core clerkships. *Acad Med*. 2002;77:1159–1160.

5. Rutherford K, McIntyre J, Daley A, et al. Development of expertise in mental health service provision for lesbian, gay, bisexual and transgender communities. *Med Educ*. 2012;46:903–913.

6. Centers for Disease Control and Prevention. 2015 Sexually transmitted diseases treatment guidelines. Updated January 25, 2017. Available at https://www.cdc.gov/std/tg2015/default.htm. Accessed July 29, 2018.

7. Final recommendation statement: Chlamydia and gonorrhea: Screening. U.S. Preventive services task force. December 2016. Available at https://www.uspreventiveservicestaskforce.org/Page/Document/RecommendationStatementFinal/chlamydia-and-gonorrhea-screening. Accessed July 29, 2018.

8. Final update summary: Human Immunodeficiency Virus (HIV) Infection: Screening. U.S. Preventive services task force. September 2016. Available at https://www.uspreventiveservicestaskforce.org/Page/Document/UpdateSummaryFinal/human-immunodeficiency-virus-hiv-infection-screening. Accessed July 29, 2018.

9. Skarbinski J, Rosenberg E, Paz-Bailey G, et al. Human Immunodeficiency virus transmission at each step of the care continuum in the United States. *JAMA Intern Med*. 2015;175:588–596.

10. Meanley S, Gale A, Harmell C, et al. The role of provider interactions on comprehensive sexual healthcare among young men who have sex with men. *AIDS Educ Prev*. 2015;27:15–26.

11. Montgomery JS, Bloom DA. The diagnosis and management of scrotal masses. *Med Clin North Am*. 2011;95:235–244.

12. McIntosh A, Hutchinson A, Roberts A, et al. Evidence-based management of groin hernia in primary care—a systematic review. *Fam Pract*. 2000;17(5):442–447.

13. van den Berg JC, de Valois JC, Go PM, et al. Detection of groin hernia with physical examination, ultrasound, and MRI compared with laparoscopic findings. *Invest Radiol*. 1999;34(12):739–743.

14. Miserez M, Peeters E, Aufenacker T, et al. Update with level 1 studies of the European Hernia Society guidelines on the treatment of inguinal hernia in adult patients. *Hernia*. 2014;18:151–163.

15. Kraft BM, Kolb H, Kuckuk B, et al. Diagnosis and classification of inguinal hernias. *Surg Endosc*. 2003;17:2021–2024.

16. Siegel RL, Miller KD, Jemal A. Cancer statistics, 2018. *CA Cancer J Clin*. 2018;68(1):7–30.

17. Simons MP, Aufenacker T, Bay-Nielsen M, et al. European Hernia Society guidelines on the treatment of inguinal hernia in adult patients. *Hernia*. 2009;13:343–403.

18. U.S. Preventive Services Task Force. Screening for testicular cancer: U.S. Preventive Services Task Force reaffirmation recommendation statement. *Ann Intern Med*. 2011;154(7):483–486.

19. Noone AM, Howlader N, Krapcho M, et al., eds. *SEER Cancer Statistics Review*. Bethesda, MD: National Cancer Institute; 1975–2015. Available at https://seer.cancer.gov/csr/1975_2015/, based on November 2017 SEER data submission, posted to the SEER website, April 2018. Accessed July 29, 2018.

20. U.S. National Library of Medicine, National Institutes of Health. Medlineplus—Testicular self-exam. Updated August 26, 2017. Available at http://www.nlm.nih.gov/medlineplus/ency/article/003909.htm. Accessed July 29, 2018.

21. American Cancer Society. Key statistics for testicular cancer. Updated May 17, 2018. Available at https://www.cancer.org/cancer/testicular-cancer/about/key-statistics.html. Accessed July 29, 2018.

22. PDQ® Screening and Prevention Editorial Board. *PDQ Testicular Cancer Screening*. Bethesda, MD: National Cancer Institute. Updated March 7, 2018. Available at: https://www.cancer.gov/types/testicular/hp/testicular-screening-pdq. Accessed on July 29, 2018.

23. American Cancer Society. Available at https://www.cancer.org/cancer/testicular-cancer/detection-diagnosis-staging/detection.html. Updated May 17, 2018. Accessed on July 29, 2018.

24. Kolon TF, Herndon CD, Baker LA, et al; American Urological Association. Evaluation and treatment of cryptorchidism: AUA guideline. *J Urol*. 2014;192:337–345.

Genitália Feminina

ANATOMIA E FISIOLOGIA

Comece revisando a anatomia dos órgãos genitais externos femininos e a estrutura interna dos órgãos pélvicos femininos.

Vulva

Vulva (denominada pudendo feminino na Terminologia Anatômica) é o termo coletivo usado para descrever a parte externa da genitália feminina (Figura 21.1). Consiste no *monte do púbis*, um coxim adiposo recoberto por pelos acima da sínfise púbica, os *grandes lábios* (lábios maiores do pudendo segundo a Terminologia Anatômica), pregas arredondadas de tecido adiposo que formam os lábios externos da vagina, os *pequenos lábios* (lábios menores do pudendo segundo a Terminologia Anatômica), as pregas rosadas-avermelhadas mais delgadas ou lábios internos que se estendem anteriormente para formar o *prepúcio,* e o *clitóris*. Também inclui o *vestíbulo*, a fossa navicular entre os lábios menores que circunda a abertura da uretra, o *meato uretral* (óstio externo da uretra) anteriormente e a abertura da vagina, o *introito*, posteriormente. A abertura da vagina pode estar parcialmente ocluída por uma membrana, o *hímen*. O termo *períneo* refere-se ao tecido situado entre o introito e o ânus.

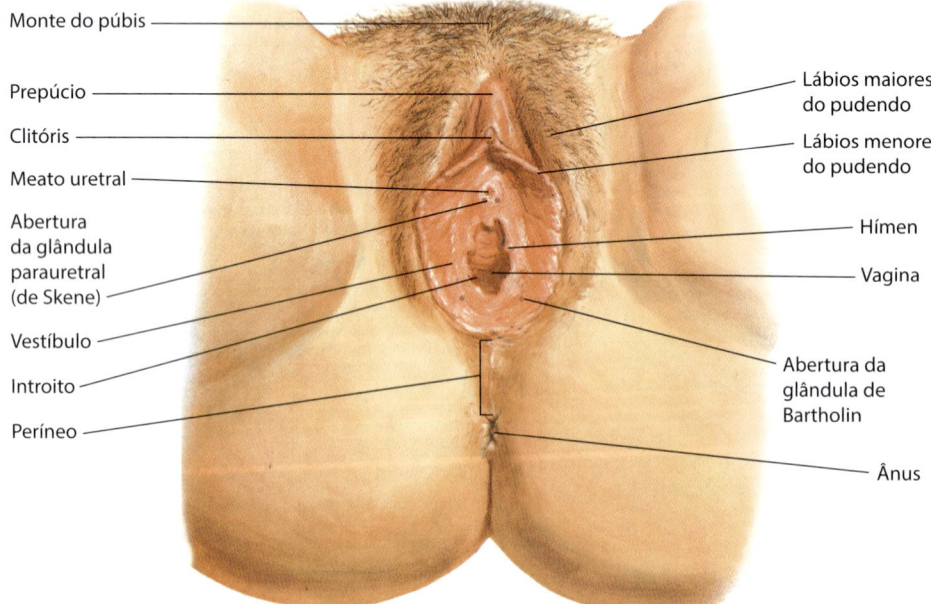

Figura 21.1 Genitália externa feminina na posição de litotomia.

As aberturas das *glândulas de Bartholin* (glândulas vestibulares maiores) estão localizadas posteriormente nos dois lados da abertura vaginal, mas não costumam ser visíveis (Figura 21.2). As glândulas em si estão em uma localização mais profunda. Em um ponto imediatamente posterior e adjacente ao meato uretral em cada lado estão as aberturas das *glândulas parauretrais (de Skene)*.

EXEMPLOS DE ANORMALIDADES
Ver Tabela 21.1, *Lesões da vulva*, e Tabela 21.2, *Abaulamentos e tumefações da vulva, da vagina e da uretra*.

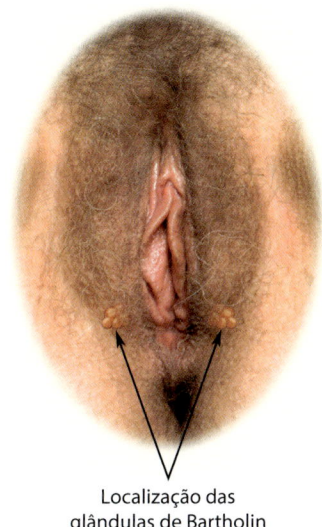

Localização das
glândulas de Bartholin

Figura 21.2 Glândulas de Bartholin.

Vagina

A *vagina* é um tubo musculomembranoso que se estende para cima e para trás, entre a bexiga urinária e uretra e o reto. Seu terço superior está em um plano horizontal e termina no *fórnice*, que é cupuliforme. A mucosa vaginal é disposta em pregas transversais, ou *rugas*.

O fórnice da vagina está situado em um ângulo quase reto em relação ao *colo do útero*, um órgão colagenoso cilíndrico e firme, com uma fenda ou depressão central, que é conectado ao *útero*, uma estrutura fibromuscular de paredes espessas que tem o formato de uma pera invertida (Figura 21.3). O colo do útero sofre protrusão para a vagina, dividindo a porção superior da vagina em três recessos, as partes *anterior*, *posterior* e *lateral do fórnice*.

Útero

A porção vaginal do colo do útero, a *ectocérvice*, é facilmente observada com o auxílio de um espéculo (Figura 21.4). Em seu centro há uma depressão redonda,

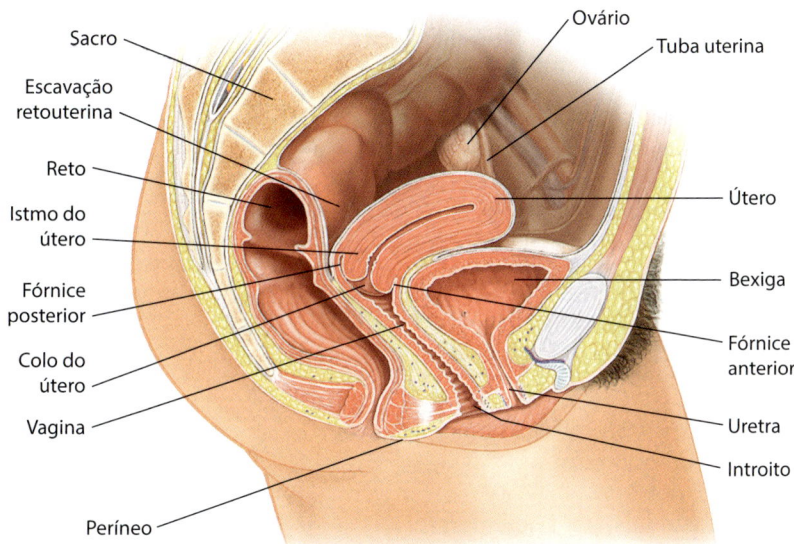

Sacro
Escavação retouterina
Reto
Istmo do útero
Fórnice posterior
Colo do útero
Vagina
Períneo

Ovário
Tuba uterina
Útero
Bexiga
Fórnice anterior
Uretra
Introito

Figura 21.3 Anatomia pélvica, vista sagital.

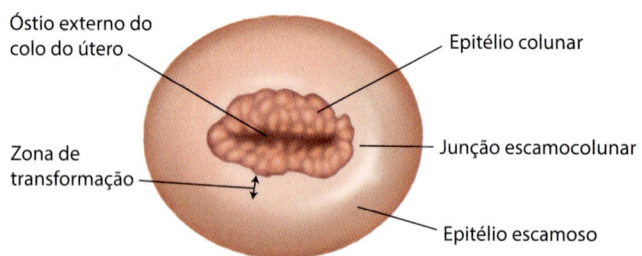

Óstio externo do colo do útero

Zona de transformação

Epitélio colunar

Junção escamocolunar

Epitélio escamoso

Figura 21.4 Epitélios cervicais e zona de transformação.

oval ou em forma de fenda, o *óstio externo* do colo do útero, que marca a abertura para o canal endocervical (canal do colo do útero). A ectocérvice é coberta por um *epitélio colunar* vermelho aveludado que cerca o óstio e reveste o canal endocervical e por um *epitélio escamoso* rosado e brilhante em continuidade com o revestimento vaginal. A *junção escamocolunar* forma o limite entre esses dois tipos de epitélio. Durante a puberdade, a faixa larga de epitélio colunar que envolve o óstio, chamado *ectrópio*, é gradualmente substituída por epitélio escamoso. A junção escamocolunar migra na direção do óstio, criando a *zona de transformação*.

O colo do útero está conectado ao *istmo*, ou a porção inferior do útero. Acima do istmo está o *corpo* do útero e a porção superior do útero, chamado *fundo*. As paredes uterinas contêm três camadas: o *perimétrio*, com seu revestimento seroso derivado do períneo; o *miométrio* de músculo liso distensível; e o *endométrio*, o revestimento interno aderente. A cavidade uterina é revestida pelo endométrio e conecta-se abaixo com o canal endocervical.

Anexos

O termo *anexos*, do latim *adnexa*, que significa "apêndices", refere-se aos ovários, tubas uterinas e seus tecidos de sustentação. As duas tubas uterinas bilaterais estão inseridas no fundo uterino. A *tuba uterina* tem uma extremidade semelhante a um leque, as *fímbrias*, que se estende até o *ovário* em cada lado do útero e recolhe o *oócito* da cavidade peritoneal periovariana para conduzi-lo até a cavidade uterina (Figura 21.5).

Os dois *ovários* são glândulas de formato amendoado, que exibem uma variação de tamanho considerável, mas, em média, medem aproximadamente $3,5 \times 2 \times 1,5$ cm da vida adulta à menopausa. Os ovários são palpáveis durante o exame pélvico em cerca de metade das mulheres durante os anos reprodutivos. Normalmente, as tubas uterinas não são palpáveis.

Os ovários têm duas funções básicas: a produção de oócitos e a secreção de hormônios, incluindo estrogênios, progesterona e testosterona. O aumento da secreção hormonal durante a puberdade estimula o crescimento do útero e de seu revestimento endometrial, o aumento da vagina, espessamento do epitélio vaginal, e o desenvolvimento de *características sexuais secundárias*, incluindo as mamas e os pelos pubianos.

A área localizada atrás do útero tem a configuração de um fundo de saco e é chamada de *escavação retouterina (fundo de saco de Douglas)*. É possível palpar essa área durante o exame retovaginal.

A pelve maior, protegida pelas asas do osso ílio, contém as vísceras abdominais baixas e, então, se estreita inferiormente na pelve menor, que cerca a cavidade pélvica e o períneo. A anatomia e a inervação da pelve e dos órgãos pélvicos são complexas, mas envolvem vários sintomas e distúrbios comuns, por isso, examine o texto e as figuras a seguir com atenção.[1,2]

A junção escamocolunar na zona de transformação é a área de risco para uma subsequente displasia, onde são colhidas as amostras para o *esfregaço de Papanicolaou*.

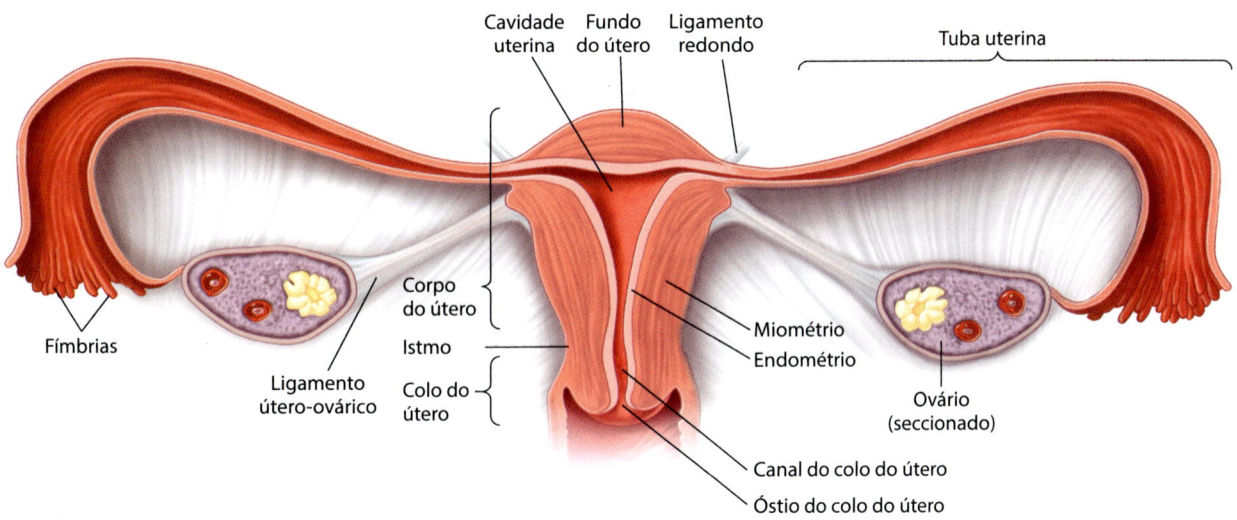

Figura 21.5 Útero e anexos, vista transversal anterior.

Assoalho pélvico

Os órgãos pélvicos são sustentados por uma faixa de tecidos composta de músculos, ligamentos e fáscia visceral da pelve, chamado *assoalho pélvico*, que ajuda a sustentar os órgãos pélvicos acima da abertura inferior da pelve (Figura 21.6). Os músculos do assoalho pélvico também auxiliam na função sexual (*orgasmo*), na continência urinária e fecal e na estabilização das articulações conectadas. O assoalho pélvico consiste no diafragma da pelve e na membrana do períneo (fáscia inferior do diafragma da pelve).

- O *diafragma da pelve* separa a cavidade pélvica do períneo e consiste no *músculo levantador do ânus* e nos *músculos isquiococcígeos*, que se fixam à superfície interna da pelve menor

- A *membrana do períneo* é uma lâmina triangular de tecido fibromuscular que contém os músculos bulboesponjoso e isquiocavernoso, o corpo do períneo transverso superficial e o músculo esfíncter externo do ânus. Essa membrana cobre o *trígono anterior* que fixa a uretra, a vagina e o corpo do períneo aos ramos isquiopúbicos

A fraqueza dos músculos do assoalho pélvico pode causar dor, incontinência urinária, incontinência fecal e prolapso dos órgãos pélvicos, que pode produzir uma *cistocele* (prolapso da bexiga para a vagina), *retocele* (prolapso do reto para a vagina) ou *enterocele* (prolapso do intestino para a vagina).

Ver Tabela 21.2, *Abaulamentos e tumefações da vulva, vagina e uretra.*

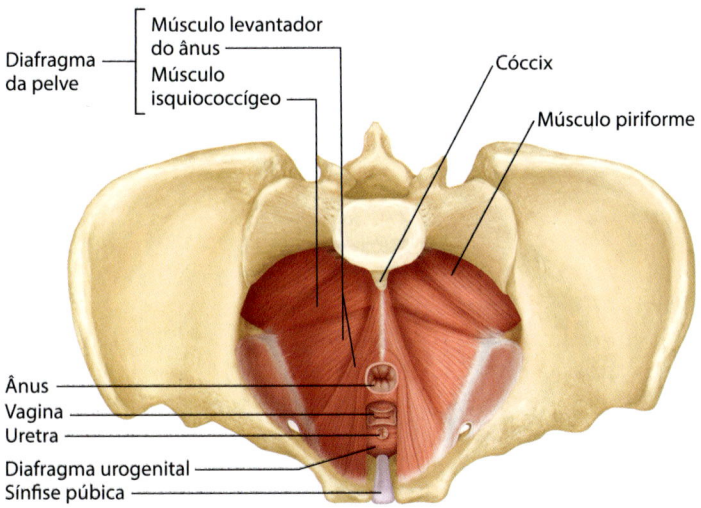

Figura 21.6 Pelve e assoalho pélvico, vista superior.

- A uretra, a vagina e o anorrcto passam por uma abertura em forma de chave no centro do diafragma da pelve, o *hiato urogenital (levantador)*

- Inferiormente ao diafragma da pelve, está a terceira estrutura de sustentação, o *diafragma urogenital profundo*. Esse diafragma inclui o músculo esfíncter externo da uretra, a uretra e o músculo transverso profundo do períneo, que fornece suporte e segue da porção inferior do ísquio até a linha média. Observe as estruturas do *trígono posterior*, principalmente o músculo esfíncter externo do ânus, que envolve o reto e o músculo esfíncter interno do ânus

- O diafragma da pelve é inervado pelas raízes nervosas sacrais S3 a S5. A membrana do períneo e o diafragma urogenital são supridos pelo nervo pudendo.

A perda da sustentação da uretra contribui para a incontinência de estresse. A fraqueza do corpo do períneo decorrente do parto predispõe a retoceles e enteroceles.

Circulação linfática

A linfa da vulva e da porção inferior da vagina drena para os linfonodos inguinais. A linfa dos órgãos genitais internos, incluindo a porção superior da vagina, segue para os linfonodos pélvicos e abdominais, que não são palpáveis.

ANAMNESE: ABORDAGEM GERAL

Adote uma abordagem sistemática cada vez que pesquisar a história obstétrica e ginecológica de uma paciente. É importante obter a história em um ambiente tranquilo e privativo, porque conversas sobre questões obstétricas e ginecológicas podem ser difíceis para algumas mulheres. A história deve ser obtida com a paciente totalmente vestida, em particular se esse for seu primeiro contato com ela. Idealmente, a paciente deve ser entrevistada sozinha, a não ser que ela solicite especificamente a presença de um cuidador, amigo ou parente. Também podem ser feitas exceções para crianças, adolescentes e mulheres com comprometimentos cognitivos. Contudo, mesmo nessas circunstâncias, é desejável que a paciente tenha algum tempo para conversar com você em particular. Para aumentar o nível de conforto de uma paciente, deve-se fazer perguntas abertas e de um modo acrítico. Talvez você queira rever as habilidades de comunicação e interpessoais eficientes descritas no Capítulo 2, *Entrevista, Comunicação e Habilidades Interpessoais*.

Sintomas comuns ou relevantes

- Menarca e menstruação
- Sangramento anormal
- Menopausa
- Dor pélvica – aguda e crônica
- Sintomas vulvovaginais
- Infecções sexualmente transmissíveis (ISTs) (ver Capítulo 6, *Manutenção da Saúde e Rastreamento*)
- História sexual (ver Capítulo 3, *Anamnese*)
- Gravidez (ver Capítulo 26, *Gestantes*)

Perguntas sobre a *menarca*, *menstruação* e *menopausa* oferecem uma oportunidade de explorar as preocupações da paciente e sua atitude em relação a seu corpo. Aprenda a descrever os padrões menstruais, usando os termos no Boxe 21.1.

Menarca e menstruação

Apesar das variações mundiais e na população dos EUA, a idade mediana na menarca permanece relativamente estável – entre 12 e 13 anos – em populações bem nutridas nos países desenvolvidos.[3,4] As meninas adolescentes nos EUA em

Boxe 21.1 História menstrual – definições úteis

- **Menarca** – início das menstruações
- **Dismenorreia** – dor à menstruação, geralmente como uma contração uterina, dor surda ou sensação de cólica na região inferior do abdome ou pelve
- **Síndrome pré-menstrual (SPM)** – um conjunto de sintomas emocionais, comportamentais e físicos que ocorre 5 dias antes da menstruação por três ciclos consecutivos
- **Amenorreia** – ausência de menstruação
- **Sangramento uterino anormal** – sangramento entre as menstruações; inclui sangramento pouco frequente, excessivo, prolongado ou pós-menopausa
- **Menopausa** – ausência de menstruação por 12 meses consecutivos, ocorrendo geralmente entre 48 e 55 anos de idade
- **Sangramento pós-menopausa** – sangramento que ocorre 6 meses ou mais após o fim das menstruações

geral começam a menstruar entre 9 e 16 anos de idade e costuma demorar ≥ 1 ano até que os **ciclos menstruais** adotem um padrão regular. Fatores ambientais, incluindo condições socioeconômicas, nutrição e acesso a cuidados de saúde preventivos, podem influenciar o momento e a progressão da puberdade.[5] O intervalo entre os ciclos varia aproximadamente de 24 a 32 dias; o fluxo menstrual dura de 3 a 7 dias.

Para obter a história menstrual, pergunte à paciente sua idade na **menarca**, quando suas menstruações começaram. Pergunte quando ocorreu a *data da última menstruação (DUM)* e, se possível, a menstruação anterior a essa, chamada de *data da menstruação anterior (DMA)*. Qual é a frequência dos ciclos, medida pelo intervalo entre o primeiro dia de dois ciclos sucessivos? São regulares ou irregulares? Quanto tempo duram? Qual é a intensidade do fluxo? Ele está mais leve ou mais intenso que o habitual? Qual é sua cor? O fluxo pode ser avaliado de um modo aproximado pelo número de absorventes usados diariamente. Uma vez que as mulheres têm definições diferentes de fluxo intenso, moderado ou leve, pergunte à paciente se o absorvente costuma ficar encharcado ou apenas manchado. Além disso, ela usa um absorvente interno e um externo ao mesmo tempo? Ela apresenta algum sangramento entre os ciclos? Ou após a relação sexual?

As datas dos ciclos menstruais anteriores fornecem indicações de uma possível gravidez ou irregularidades menstruais.

Dismenorreia. A **dismenorreia**, ou dor durante a menstruação, é relatada por quase metade das pacientes. Pergunte se a paciente sente algum desconforto ou dor antes ou durante as menstruações. Em caso positivo, como é a dor e quanto tempo dura? Ela interfere nas atividades habituais? Há outros sintomas associados? A dismenorreia pode ser *primária*, sem uma causa orgânica, ou *secundária*, com uma causa orgânica.

A dismenorreia primária é causada por aumento da produção de prostaglandinas durante a fase lútea do ciclo menstrual, quando os níveis de estrogênios e progesterona declinam.

As causas de dismenorreia secundária incluem endometriose, **adenomioses** (endometriose nas camadas musculares do útero), **doença inflamatória pélvica (DIP)** e **pólipos endometriais**.

Síndrome pré-menstrual. A **síndrome pré-menstrual (SPM)** inclui sintomas emocionais e comportamentais como depressão, explosões de raiva, irritabilidade, ansiedade, confusão, crises de choro, transtorno do sono, pouca concentração e isolamento social.[6] Pergunte sobre sinais como distensão abdominal e ganho de peso, edema das mãos e dos pés e dor generalizada. *Os critérios diagnósticos* são sinais e sintomas nos 5 dias antes da menstruação por, no mínimo, três ciclos consecutivos, término dos sinais e sintomas dentro de 4 dias após o início da menstruação e interferência com as atividades diárias.

Amenorreia. **Amenorreia** refere-se à ausência de menstruação. A ausência do início de menstruações é a *amenorreia primária*; a parada das menstruações depois de estarem estabelecidas é a *amenorreia secundária*. Gravidez, lactação e menopausa são causas fisiológicas de amenorreia secundária.

Outras causas de amenorreia secundária incluem baixo peso corporal decorrente de qualquer condição, incluindo desnutrição, anorexia nervosa, estresse, doença crônica e disfunção do eixo hipotálamo-hipófise-ovariano.

Sangramento anormal

Pergunte sobre qualquer *sangramento anormal*. "Você tem menstruações nas quais o sangramento é mais intenso ou a duração é mais longa que o normal (**menorragia**)?", "Você tem sangramento, em maior ou menor volume, entre as menstruações (**metrorragia**)?", "Você tem uma combinação dessas duas coisas (**menometrorragia**)?" O termo **sangramento uterino anormal** engloba vários desses padrões (Boxe 21.2).

Menopausa

A **menopausa** ocorre tipicamente entre 48 e 55 anos de idade, com um pico na idade mediana de 51 anos. É definida como a interrupção da menstruação por 12 meses, progredindo por vários estágios de sangramento cíclico errático. Esses estágios de duração de ciclo variável, com frequência acompanhados por sintomas vasomotores como ondas de calor, rubor e sudorese, representam a *perimenopausa*. Os ovários deixam de produzir estradiol e progesterona e os níveis estrogênicos caem de modo significativo, embora a síntese de testosterona ainda persista em algum grau.[7] A secreção hipofisária de hormônio luteinizante e hormônio foliculoestimulante gradualmente vai se tornando muito elevada. Baixos níveis de estradiol permanecem detectáveis devido à conversão de esteroides suprarrenais no tecido adiposo periférico.

Durante a transição para a menopausa, as mulheres podem apresentar mudanças de humor, alterações da autoimagem, ondas de calor (fogacho) decorrentes de alterações vasomotoras, perda óssea acelerada, aumentos no colesterol total e de lipoproteína de baixa densidade e atrofia vulvovaginal, com ressecamento vaginal, disúria e dispareunia. Estudos sugerem que apenas os sintomas vasomotores, sintomas vaginais e dificuldade para dormir estão relacionados de modo constante à menopausa. Sintomas urinários podem ocorrer na ausência de infecção, devido à atrofia da uretra e do trígono da bexiga.

Pergunte a uma mulher de meia-idade ou mais velha se ela parou de menstruar. "Quando?" Continue com "Como você se sente (ou sentiu) com o fato de não menstruar mais?", "Como isso afetou sua vida de um modo positivo ou negativo?", "Houve algum sintoma associado a essa transição para a menopausa?"

Sempre pergunte sobre sangramento leve ou intenso após a menopausa, porque isso pode ser um sinal precoce de câncer.

Dor pélvica – aguda e crônica

Dor pélvica aguda em meninas adolescentes e mulheres que menstruem requer atenção imediata. O diagnóstico diferencial é amplo, mas inclui condições potencialmente fatais, como gravidez ectópica, **torção ovariana** e apendicite.

Enquanto identifica o início, o momento e as características da dor e sintomas associados, você deve considerar causas infecciosas, gastrintestinais (GI) e urinárias. Não se esqueça de perguntar sobre ISTs, inserção recente de um dispositivo intrauterino (DIU) e qualquer sintoma no parceiro sexual. Um exame pélvico cuidadoso, com atenção aos sinais vitais, e um teste de gravidez ajudam a restringir o diagnóstico e orientar os exames subsequentes.

As causas variam conforme o grupo etário e incluem gravidez, infecção ou câncer do colo do útero ou vagina, hiperplasias ou pólipos cervicais ou endometriais, fibroides, distúrbios hemorrágicos e contracepção ou terapia de reposição hormonal.

As mulheres podem perguntar sobre compostos alternativos e fitoterápicos para alívio dos sintomas relacionados à menopausa. A maioria foi pouco estudada, sem comprovação de benefícios. A reposição estrogênica alivia os sintomas, mas acarreta outros riscos à saúde.[8] Relativamente poucos medicamentos demonstraram efeito sobre os sintomas.

Algumas mulheres deixam de menstruar antes dos 40 anos de idade. Essa "menopausa precoce" (**insuficiência ovariana prematura**) é caracterizada por manifestações semelhantes à menopausa, como ondas de calor, ausência de menstruações e ressecamento vaginal. A idade média de início é 27 anos.

As causas de **sangramento pós-menopausa** incluem câncer do endométrio, terapia de reposição hormonal (TRH) e pólipos uterinos e cervicais.

A causa mais comum de dor pélvica aguda é a DIP, seguida por ruptura de um cisto ovariano e apendicite.[9] ISTs e inserção recente de um DIU são sinalizadores de DIP. Sempre descarte uma **gravidez ectópica** primeiro, com testes séricos ou urinários e, se possível, um ultrassom.[10,11]

Considere também *mittelschmerz* (dor leve tipicamente unilateral que dura algumas horas a alguns dias e surge na metade do ciclo em decorrência da ovulação), ruptura de um cisto ovariano ou **abscesso tubo-ovariano**.

Boxe 21.2 Padrões de sangramento anormal

- Polimenorreia, ou intervalos menores que 21 dias entre as menstruações
- Oligomenorreia, ou sangramento infrequente
- Menorragia, ou fluxo excessivo
- Metrorragia, ou sangramento intermenstrual
- Sangramento pós-coito

Ao contrário da secreção menstrual verme-lho-escura normal, a menorragia tende a ser vermelho-vivo e pode incluir "coágulos" (que não são coágulos de fibrina verdadeiros).

O sangramento pós-coito sugere pólipos ou câncer do colo uterino e, em mulheres mais velhas, vaginite atrófica.

Dor pélvica crônica refere-se a uma dor que dura mais de 6 meses e não responde ao tratamento.[12] Representa cerca de 10% dos encaminhamentos ambulatoriais a ginecologistas e 20% das histerectomias.[13,14] Os fatores de risco são idade avançada, cirurgia ou trauma pélvico anterior, paridade e parto, condições clínicas (obesidade, diabetes, esclerose múltipla, doença de Parkinson), medicamentos (anticolinérgicos, bloqueadores alfa-adrenérgicos) e aumento crônico da pressão intra-abdominal (doença pulmonar obstrutiva crônica, constipação intestinal crônica, obesidade).[1] Explore as causas ginecológicas, urológicas, GI, musculoesqueléticas e neurológicas.[13] O Pelvic Pain Assessment Form International Pelvic Pain Society, que inclui questões de rastreamento para depressão e abuso físico e sexual, assim como um mapa da dor preenchido pelas mulheres, é um recurso útil.[14] Também pode ser uma boa ideia pedir que a mulher mantenha um diário da dor, registrando quaisquer alterações nas condições situacionais, dietéticas ou sazonais.

A **endometriose**, decorrente do fluxo menstrual retrógrado e extensão do revestimento uterino fora do útero, afeta 50 a 60% das mulheres e meninas com dor pélvica.[15] Outras causas incluem DIP, adenomiose e **fibroides**, que são tumores na parede uterina ou nas superfícies submucosas ou subserosas originados das células musculares lisas do miométrio.

A dor pélvica crônica é um sinal de alerta para abuso sexual. Considere também o espasmo do assoalho pélvico decorrente de dor miofascial com pontos de gatilho ao exame.

Sinais/sintomas vulvovaginais

Os sintomas vulvovaginais mais comuns são *corrimento vaginal* e *prurido*. Se a paciente relatar um corrimento, pergunte sobre a quantidade, cor, consistência e odor. Pergunte sobre quaisquer *feridas* ou *nódulos* localizados na área da vulva. São dolorosos? Uma vez que a compreensão das pacientes dos termos anatômicos varia muito, esteja preparado para tentar expressões alternativas como "Você sente coceira (ou outros sintomas) perto de sua vagina? E entre suas pernas? E no local onde sai a urina?"

Ver Tabela 21.1, *Lesões da vulva*, e Tabela 21.3, *Corrimento vaginal*.

EXAME FÍSICO: ABORDAGEM GERAL

Muitos estudantes, profissionais de saúde e pacientes podem ficar ansiosos durante os exames pélvicos. Isso é normal. Pedir a permissão da paciente para realizar o exame demonstra cortesia, respeito e a expectativa de que o exame seja colaborativo. Uma explicação sobre as etapas do que está prestes a ser feito também será bem recebida. Por exemplo: "Vou olhar com muito cuidado a parte externa de sua vagina para observar se há alguma anormalidade; depois, vou usar um espéculo para olhar dentro de sua vagina e enxergar o colo do útero." "Agora, vou colher amostras para o esfregaço de Papanicolaou e testes de gonorreia e clamídia." "Agora, vou remover o espéculo para sentir o útero e os ovários, colocando dois dedos em sua vagina e uma das mãos em seu abdome para comprimir com muito cuidado o útero e os ovários entre minhas mãos." Ajudar a paciente a relaxar é essencial para um exame adequado. *Sempre use luvas*, tanto durante o exame quanto ao manusear o equipamento e amostras. Planeje com antecedência, para ter disponíveis equipamento e meios de cultura necessários.

Para pacientes com menos de 21 anos de idade, um exame pélvico só deve ser realizado quando indicado pela história médica. Nenhuma evidência justifica o exame pélvico de rotina em uma paciente saudável e assintomática antes dos 21 anos de idade, embora seja reconhecido que uma patologia pélvica pode ser identificada pelo exame pélvico em uma paciente assintomática. Para pacientes com menos de 21 anos que apresentem queixas como distúrbios menstruais,

Boxe 21.3 Sugestões para um exame bem-sucedido da genitália feminina	
Paciente	**Examinador**
■ Evitar relação sexual, duchas ou uso de supositórios vaginais por 24 a 48 h antes do exame ■ Esvaziar a bexiga antes do exame ■ Adotar decúbito dorsal, com a cabeça e os ombros elevados e os braços ao lado ou cruzados sobre o tórax para aumentar o contato visual e reduzir o tensionamento dos músculos abdominais	■ Obter permissão; selecionar uma assistente ■ Explicar cada etapa do exame com antecedência ■ Cobrir a paciente da metade do abdome até os joelhos; ajustar o lençol entre os joelhos para possibilitar o contato visual com a paciente ■ Evitar movimentos súbitos ou inesperados ■ Escolher um espéculo do tamanho correto ■ Aquecer o espéculo com água corrente ■ Monitorar o grau de conforto do exame, observando o rosto da paciente e obtendo respostas verbais ■ Utilizar uma técnica excelente, porém delicada, especialmente ao inserir o espéculo

corrimento vaginal ou dor pélvica, um exame pélvico pode ser necessário. Examinadores do sexo masculino devem ser acompanhados por uma assistente do sexo feminino. Examinadoras do sexo feminino também devem ser auxiliadas se a paciente apresentar alguma alteração física ou emocional ou se houver necessidade de ajuda para o exame. O Boxe 21.3 fornece sugestões para que pacientes e médicos realizem um exame eficiente.

Posicionamento

Cubra a paciente adequadamente e ajude-a a assumir a posição de litotomia. Coloque um calcanhar de cada vez nos estribos. A paciente pode ficar confortável usando meias ou sapatos em vez de ficar descalça. Em seguida, peça que ela deslize para baixo, na direção da extremidade da mesa de exame, até que suas nádegas estejam posicionadas discretamente além da borda. As coxas da paciente devem ficar em flexão, abdução e rotação externa nos quadris. Certifique-se de que a cabeça da paciente esteja apoiada em um travesseiro.

Equipamento de exame

Reúna o equipamento a seguir e reveja os suprimentos e procedimentos de sua instituição antes de colher culturas e outras amostras. Você vai precisar de:

■ Uma boa fonte de luz móvel

■ Um espéculo vaginal de tamanho apropriado

■ Lubrificante hidrossolúvel

■ Equipamento para coleta de esfregaço de Papanicolaou, culturas bacteriológicas e sondas de DNA ou outros materiais para testes diagnósticos, como hidróxido de potássio e soro fisiológico.

Os espéculos vaginais são feitos de metal ou de plástico e apresentam dois formatos básicos, designados como Pedersen e Graves (Figura 21.7). Ambos estão disponíveis nos tamanhos pequeno, médio e grande. O espéculo de Pedersen médio em geral é mais confortável para mulheres sexualmente ativas. O *espéculo de Pedersen* de lâmina estreita é melhor para pacientes com introito pequeno, como uma mulher virgem ou idosa. Os espéculos de Graves são melhores para mulheres multíparas com prolapso vaginal.

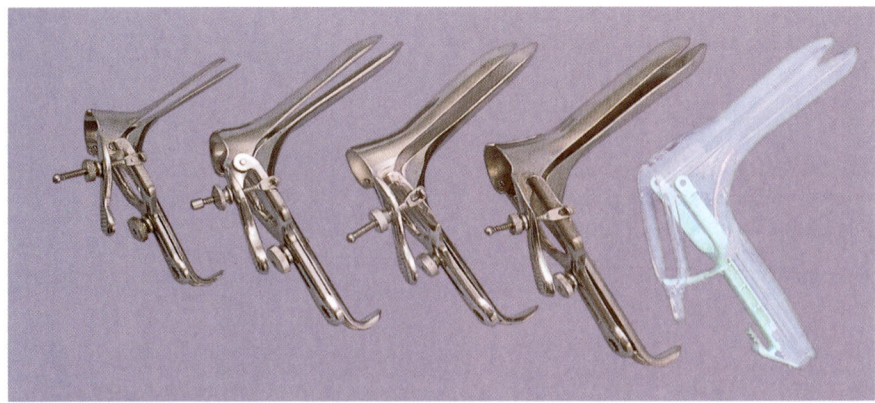

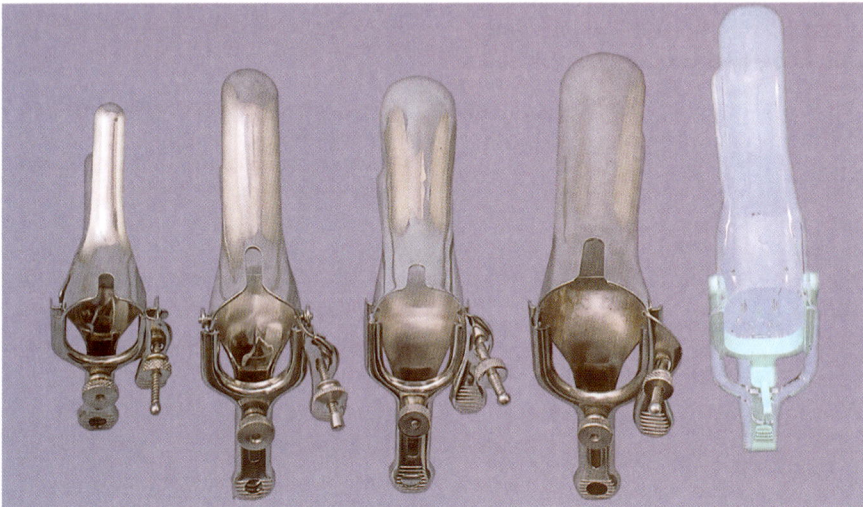

Figura 21.7 Espéculos, da esquerda para a direita: Pedersen de metal pequeno, Pedersen de metal médio, Graves de metal médio, Graves de metal grande e Pedersen de plástico grande.

Antes de usar um espéculo, pratique o modo de abrir e fechar suas lâminas, travar as lâminas na posição aberta e soltá-las novamente.

As instruções neste capítulo são aplicáveis a um espéculo de metal; elas podem ser adaptadas facilmente para um espéculo de plástico, manipulando-o antes do uso. Ao usar um espéculo de plástico, avise a paciente que ele tipicamente faz um ruído de clique alto e pode haver pinçamento quando ele é travado ou liberado, causando desconforto.

TÉCNICAS DE EXAME

Principais componentes do exame da genitália feminina

- Realizar exame externo:
  - Avaliar a maturidade sexual (se adolescente)
  - Inspecionar o monte do púbis, os lábios do pudendo e o períneo (inflamação, ulceração, corrimento, tumefação, nódulos ou quaisquer lesões)
- Realizar exame interno:
  - Inspecionar o colo do útero (cor, posição, características da superfície, ulcerações, nódulos, massas, sangramento, secreções)
  - Inspecionar a vagina (massas, lesões, secreção anormal ou sangramento)

(continua)

Principais componentes do exame da genitália feminina (*continuação*)
■ Realizar um exame bimanual:
■ Palpar o colo do útero (posição, forma, consistência, regularidade, mobilidade, dor à palpação)
■ Palpar o útero (tamanho, forma, consistência, mobilidade, dor à palpação ou massas)
■ Palpar os ovários (tamanho, forma, consistência, mobilidade, dor à palpação)
■ Avaliar os músculos do assoalho pélvico (força e dor à palpação)
■ Realizar um exame retovaginal (se indicado)

Exame externo

Avaliar a maturidade sexual de uma paciente adolescente. Os pelos pubianos podem ser avaliados durante o exame abdominal ou pélvico. Observe suas características e distribuição e classifique-os de acordo com os estágios de Tanner, descritos no Capítulo 25, *Crianças: do Nascimento à Adolescência*.

Examine a genitália externa. Posicione-se confortavelmente e avise a paciente que você vai tocar sua área genital. Inspecione o monte do púbis, os lábios e o períneo. Separe os lábios maiores e inspecione:

- Lábios menores

- Clítóris

- Meato uretral

- Abertura vaginal, ou introito

Observar a presença de inflamação, ulceração, corrimento, tumefação ou nódulos. Palpe qualquer lesão.

- Se a paciente relatar uma tumefação labial, examine as glândulas de Bartholin. Introduza seu dedo indicador na vagina próximo à porção posterior do introito (Figura 21.8). Posicione seu polegar fora da parte posterior do lábio maior. Palpe um lado de cada vez, nas posições de aproximadamente "4 horas" e "8 horas", entre o indicador e o polegar, pesquisando a presença de tumefação ou dor. Observe qualquer exsudato originado da abertura do ducto da glândula. Se presente, faça uma cultura do material.

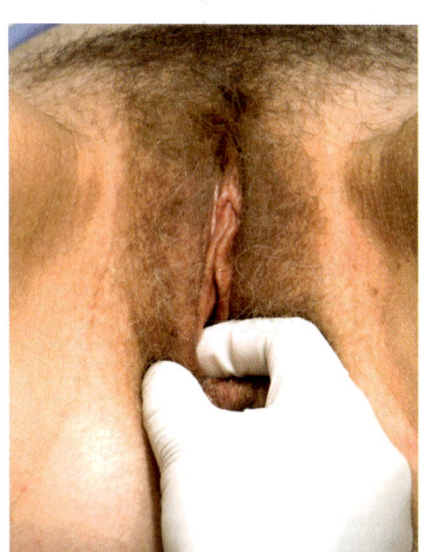

Figura 21.8 Palpação da glândula de Bartholin.

Exame interno

Inserção do espéculo. Selecione um espéculo de tamanho e forma apropriados e umedeça-o com água morna. (Lubrificantes ou géis interferem nos estudos citológicos e nas culturas bacterianas ou virais, por isso devem ser usados com parcimônia.) *Avise a paciente que você está prestes a inserir o espéculo e que aplicará uma pressão para baixo.*

A puberdade tardia é, com frequência, familiar ou relacionada a doenças crônicas. Também pode refletir distúrbios do hipotálamo, da adeno-hipófise ou dos ovários.

Escoriações ou pequenas maculopápulas vermelhas e pruriginosas sugerem pediculose pubiana, na maioria das vezes encontrados nas bases dos pelos pubianos.

Aumento do clítóris é observado nos distúrbios endócrinos masculinizantes.

Pesquisar carúncula uretral, prolapso da mucosa uretral e dor na cistite intersticial.

Para descrições de infecção por HSV, doença de Behçet, cancro sifilítico e cisto epidermoide, ver Tabela 21.1, *Lesões da vulva*.

A glândula de Bartholin pode exibir infecção aguda ou crônica, provocando uma tumefação. Ver Tabela 21.2, *Abaulamentos e tumefações da vulva, vagina e uretra*.

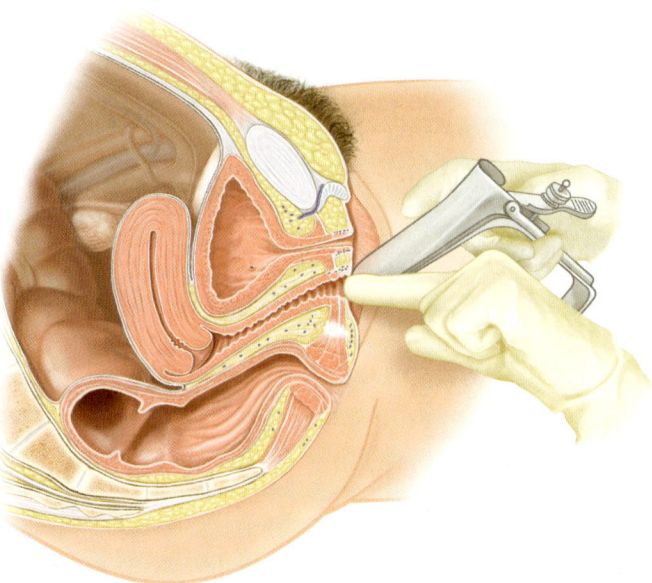

Figura 21.9 Inserção delicada do espéculo vaginal.

Com delicadeza, separe os lábios menores e introduza o espéculo fechado e inclinado para baixo a aproximadamente 30°, na direção do colo do útero (Figura 21.9). Alguns médicos alargam cuidadosamente o introito vaginal, lubrificando um dedo com água morna e aplicando uma pressão para baixo em sua margem inferior e, em seguida, palpe a localização do colo do útero para inserir o espéculo em uma angulação mais precisa.

Inspeção do colo do útero. Após a introdução do espéculo na vagina, remova os dedos de sua outra mão do introito. Gire o espéculo para uma posição horizontal, mantendo a pressão posteriormente, e introduza-o em seu comprimento total (Figura 21.10). Em seguida, abra o espéculo devagar para visualizar o colo do útero. Não abra as lâminas do espéculo prematuramente. Gire e ajuste o espéculo até que ele envolva o colo do útero e permita sua visualização completa (Figura 21.11). Fixe o espéculo na posição aberta, apertando o parafuso. Posicione a fonte luminosa até que possa enxergar nitidamente o colo do útero.

Ver Tabela 21.4, Variações na superfície do colo do útero, Tabela 21.5, Formas do óstio do colo do útero, e Tabela 21.6, Anormalidades do colo do útero.

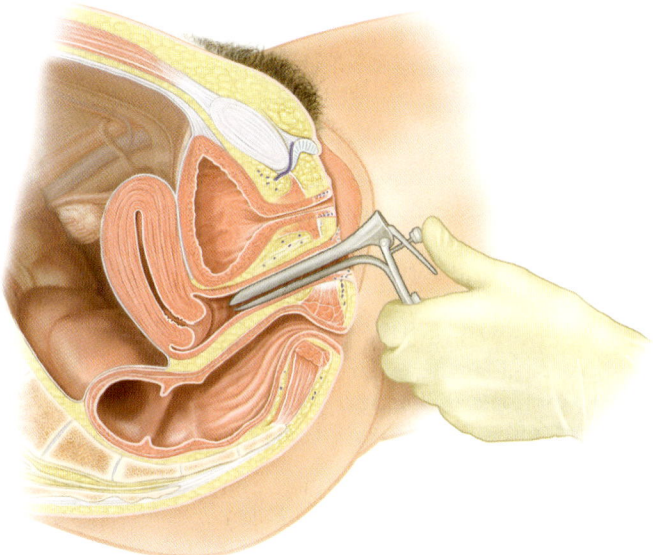

Figura 21.10 Inserção do espéculo em seu comprimento total.

Secreção amarelada no algodão endocervical com frequência representa uma cervicite mucopurulenta por *Chlamydia trachomatis*, *Neisseria gonorrhoeae* ou *herpes simples*. Lesões verrucosas elevadas, friáveis ou lobuladas são observadas nos condilomas ou no câncer do colo do útero.

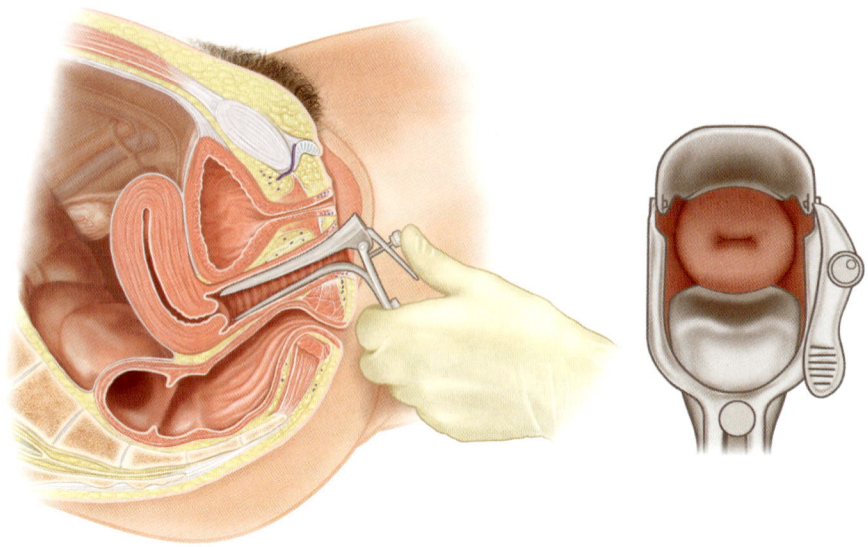

Figura 21.11 Visualização do colo do útero.

Quando o útero estiver em retroversão, o colo do útero apontará em uma direção mais anterior que a ilustrada. Se tiver dificuldade para encontrar o colo do útero, recue o espéculo ligeiramente para reposicioná-lo em um trajeto diferente. Se uma secreção obscurecer a visualização, limpe-a delicadamente com um chumaço de algodão.

Observe a cor do colo do útero, sua posição e as características da superfície e qualquer ulceração, nódulo, massa, sangramento ou secreção. Inspecione o óstio do colo do útero para detectar secreção.

Inspeção da vagina. Recue o espéculo lentamente, enquanto observa as paredes da vagina. Quando o espéculo liberar o colo do útero, solte o parafuso e mantenha o espéculo na posição aberta com o polegar. Inspecione as paredes vaginais a procura de massas, lesões, secreção anormal ou sangramento. Verifique se há protrusões na parede da vagina. Remova a lâmina superior ou inferior do espéculo (ou use um espéculo de lâmina única) e peça que a paciente faça força para baixo para que você possa avaliar a localização do relaxamento da parede vaginal ou o grau do prolapso uterino.

O uso de escova cervical e citologia em meio líquido é cada vez mais comum e também pode ser empregado para teste de clamídia e gonorreia.

Ao fim da inspeção, o espéculo é fechado delicadamente e removido.

Procurar deslocamento lateral do colo do útero em pacientes com endometriose que envolva os ligamentos uterossacrais.

Ver Tabela 21.3, *Corrimento vaginal*.

Corrimento vaginal com frequência acompanha a infecção por *Candida*, *Trichomonas vaginalis* e vaginose bacteriana. O diagnóstico depende de exames laboratoriais porque a sensibilidade e a especificidade das características do corrimento são baixas.[16,17] O câncer vaginal é raro; a exposição intrauterina a dietilestilbestrol (DES) e a infecção por HPV são fatores de risco.

O uso da lâmina inferior como um afastador enquanto a paciente faz força para baixo ajuda a expor defeitos da parede anterior da vagina como cistoceles. Do mesmo modo, o uso da lâmina superior ajuda a expor retoceles. Ver Tabela 21.2, *Abaulamentos e tumefações da vulva, vagina e uretra*.

Obtenção de amostras para citologia cervical (esfregaços de Papanicolaou)
Citologia cervical. Obtenha uma amostra da endocérvice e outra da ectocérvice, ou uma amostra combinada usando um pincel cervical ou "escova" (Boxe 21.4). Para melhores resultados, a paciente não deve estar menstruada. Ela deve evitar relações sexuais e o uso de duchas, absorventes internos, espumas ou cremes contraceptivos e supositórios vaginais por 48 horas antes do exame. No caso de mulheres sexualmente ativas com idade menor ou igual a 26 anos, assim como outras mulheres assintomáticas com maior risco de infecção, planejar culturas cervicais de rotina para *Chlamydia*.[18]

Boxe 21.4 Obtenção do esfregaço de Papanicolauo: opções para coleta de amostras

Escova cervical

Muitos médicos empregam um pincel de plástico com uma franja semelhante a uma escova na ponta para colher uma única amostra que contenha tanto células epiteliais escamosas quanto colunares. Gire a ponta da escova no óstio do colo do útero, em um círculo completo no sentido horário e, em seguida, coloque a amostra diretamente no líquido conservante para que o laboratório possa preparar a lâmina (citologia em meio líquido).

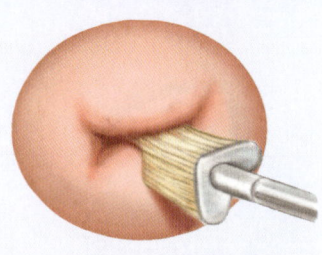

Como alternativa, esfregue cada lado da escova na lâmina de vidro. Coloque a lâmina imediatamente em solução ou borrife com um fixador, como descrito a seguir.

Raspagem cervical

Coloque a extremidade mais longa do raspador no óstio do colo do útero. Pressione, gire e raspe fazendo um círculo completo e garantindo que a *zona de transformação* e a *junção escamocolunar* sejam incluídas. Espalhe a amostra em uma lâmina de vidro. Deposite a lâmina em um local seguro, de fácil acesso. Observe que a realização da raspagem cervical primeiro reduz o número de hemácias, que às vezes aparecem após a rotação da escova endocervical.

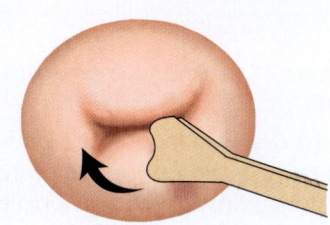

Escova endocervical

Posicione a escova endocervical no óstio do colo do útero. Gire-a entre o polegar e o indicador, nos sentidos horário e anti-horário. Remova a escova e esfregue a lâmina de vidro pincelando em movimentos delicados para evitar a destruição de qualquer célula. Coloque a lâmina imediatamente em uma solução de éter-álcool ou borrife-a imediatamente com um fixador especial.

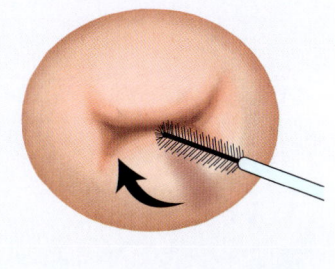

Observe que, em gestantes, um aplicador com ponta de algodão, umedecido com soro fisiológico, é aconselhado em vez da escova endocervical.

Realização do exame bimanual. Lubrifique os dedos indicador e médio de sua mão enluvada, e, *permanecendo em pé, introduza seus dedos lubrificados na vagina*, mais uma vez exercendo pressão basicamente no sentido posterior. Seu polegar deve estar abduzido, com o anular e o dedo mínimo flexionados na direção da palma (Figura 21.12). Uma pressão para dentro no períneo com os dedos flexionados causa pouco ou nenhum desconforto e permite o posicionamento correto dos dedos para palpação. Observe quaisquer lesões ou dor na parede vaginal, incluindo a região da uretra e a bexiga localizada anteriormente.

■ *Palpe o colo do útero*, observando sua posição, forma, consistência, regularidade, mobilidade e sensibilidade. Normalmente, o colo do útero pode ser mobilizado um pouco sem provocar dor. Palpar os fórnices ao redor do colo do útero e verificar se há nodularidade, imobilidade e dor à palpação nessa área

Fezes no reto podem simular uma massa retovaginal, mas, ao contrário de uma massa maligna, em geral é criada uma reentrância com a pressão digital. O exame retovaginal confirma a diferenciação.

Dor à mobilização do colo do útero e/ou dor à palpação dos anexos são típicas de DIP, gravidez ectópica e apendicite.

Nodularidade, imobilidade e dor nos fórnices podem ser causadas por endometriose.

■ *Palpe o útero*. Coloque sua outra mão sobre a região inferior do abdome, logo acima da sínfise púbica. Enquanto eleva o colo do útero e o útero com sua mão pélvica, pressione a mão abdominal para baixo e internamente, tentando prender o útero entre as duas mãos (ver Figura 21.12). Observe tamanho, forma, consistência e mobilidade, e identifique qualquer dor ou massa

EXEMPLOS DE ANORMALIDADES
Ver Tabela 21.7, *Posições do útero*, e Tabela 21.8, *Anormalidades do útero*.

Aumento do útero sugere gravidez, miomas uterinos (fibroides) ou malignidade.

Nódulos nas superfícies uterinas sugerem miomas.

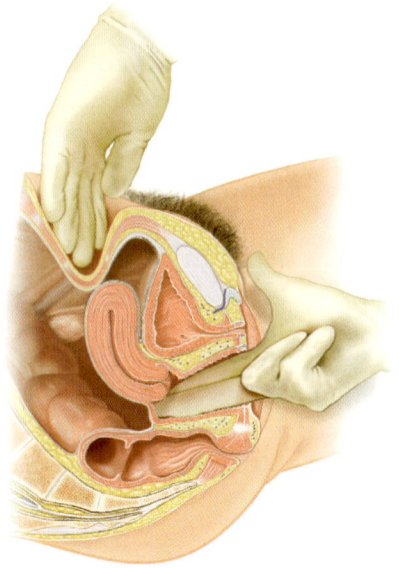

Figura 21.12 Realização do exame bimanual.

Se você não conseguir sentir o útero com uma dessas manobras, ele pode estar inclinado posteriormente. Deslize os dedos pélvicos para o fórnice posterior e sinta o útero criando uma protuberância nas pontas dos seus dedos. Uma parede abdominal obesa ou pouco relaxada também impedirá que você sinta o útero, mesmo que ele esteja em uma localização anterior.

Ver retroversão e retroflexão do útero.

■ *Palpe cada ovário*. Coloque uma mão sobre o quadrante inferior direito do abdome e a outra mão no fórnice lateral direito (Figura 21.13). Pressione sua mão abdominal para baixo e para dentro, tentando empurrar as estruturas dos anexos na direção da mão na pelve. Tente identificar o ovário direito ou qualquer massa nos anexos adjacentes. Movendo ligeiramente as mãos, deslizando as estruturas dos anexos entre seus dedos, se possível, e observe tamanho, forma, consistência, mobilidade e dor. Repita o procedimento no lado esquerdo.

Nos 3 a 5 anos seguintes a menopausa, os ovários atrofiam e não costumam ser palpáveis. Após a menopausa, investigar um ovário palpável a procura de possível cisto ovariano ou câncer do ovário. Dor pélvica, distensão abdominal, aumento de tamanho do abdome e sintomas urinários são mais comuns em mulheres com câncer do ovário.[19]

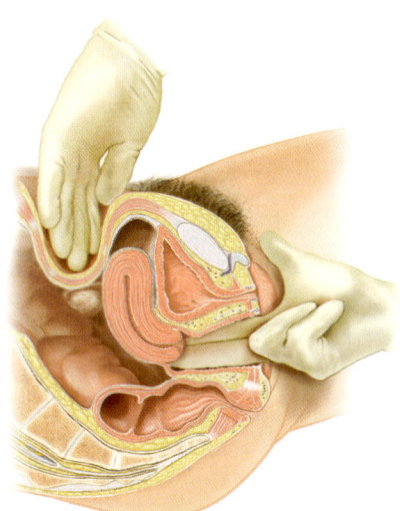

Figura 21.13 Palpação dos ovários.

Os ovários normais são relativamente dolorosos à palpação. Geralmente são palpáveis em mulheres magras e relaxadas, mas é difícil ou impossível palpá-los em mulheres obesas ou tensas.

As massas anexiais também podem ter origem em um abscesso tubo-ovariano, salpingite ou inflamação das tubas uterinas decorrente de DIP ou gravidez ectópica. Deve-se distinguir essas massas de um mioma uterino. Ver Tabela 21.9, *Massas anexiais*.

Avaliação da força e dor à palpação dos músculos do assoalho pélvico. Peça que a paciente contraia a musculatura ao redor dos seus dedos pelo máximo de tempo e com a maior intensidade que puder. Compressão firme dos dedos do examinador durante 3 segundos ou mais indica força plena. Em seguida, com os dedos ainda posicionados contra as paredes vaginais inferiormente, peça para a paciente tossir várias vezes ou fazer força para baixo (*manobra de Valsalva*). Verificar se há extravasamento de urina com o aumento da pressão abdominal. Verificar se há recrutamento excessivo da musculatura abdominal ou contração dos músculos adutores ou glúteos.

Fraqueza muscular pode surgir com o envelhecimento, partos vaginais e condições neurológicas e contribui para o extravasamento de urina na incontinência de estresse durante um aumento da pressão abdominal. O recrutamento excessivo com contração, dor na parede vaginal e dor referida indicam dor pélvica decorrente de espasmo do assoalho pélvico, cistite intersticial, vulvodínia e espasmo uretral.

Em pacientes com dor pélvica ou sensibilidade na parede vaginal, palpe os músculos externos do assoalho pélvico no sentido horário para identificar pontos de gatilho.

Dor à palpação de pontos-gatilho nesses músculos acompanha o espasmo do assoalho pélvico e a disfunção do assoalho pélvico decorrente de traumatismo, cistite intersticial e fibromialgia. Os distúrbios do assoalho pélvico, encontrados em cerca de 25% de todas as mulheres e ≥ 30% das mulheres mais velhas, incluem incontinência urinária e fecal, prolapso de órgãos pélvicos e outras anormalidades sensoriais e de esvaziamento nas partes baixas dos sistemas digestório e urinário.[2]

Realização de um exame retovaginal, se indicado. O exame retovaginal (Figura 21.14) tem os seguintes propósitos principais: palpar um útero retrovertido, as pregas retouterinas, a escavação retouterina e os anexos e avaliar patologias pélvicas.

Nodularidade e espessamento das pregas retouterinas ocorrem na endometriose, além de dor com a movimentação do útero.

Após retirar seus dedos do exame bimanual, troque as luvas e lubrifique seus dedos, se necessário. Lentamente, reintroduza o dedo indicador na vagina e o dedo médio no reto. Peça que a paciente faça força para baixo enquanto você faz isso, para relaxar o esfíncter anal. Avise que isso pode estimular uma urgência de evacuar, mas isso não acontecerá. Aplique pressão contra as paredes anterior e lateral com os dedos usados no exame e uma pressão para baixo com a mão no abdome.

Verificar se há massas na *ampola do reto*. Se um teste de sangue fecal estiver planejado, troque as luvas para evitar a contaminação do material fecal com qualquer sangue provocado na coleta do esfregaço de Papanicolaou. Após o exame, limpe a genitália externa e o reto ou ofereça à paciente vários pedaços de papel absorvente descartável macio para que ela mesma possa fazer isso.

Ver Capítulo 22, *Ânus, Reto e Próstata*.

Hérnias

As hérnias da região inguinal ocorrem em mulheres, assim como em homens, mas são muito menos comuns. As técnicas de exame são basicamente as mesmas empregadas para homens. A mulher também deve ficar em posição ortostática para ser examinada. Entretanto, para sentir uma hérnia inguinal indireta, palpe nos lábios maiores e para cima, até um ponto imediatamente lateral aos tubérculos púbicos.

As hérnias inguinais indiretas representam o tipo de hérnia mais comum em mulheres. As hérnias femorais ocupam a segunda posição.

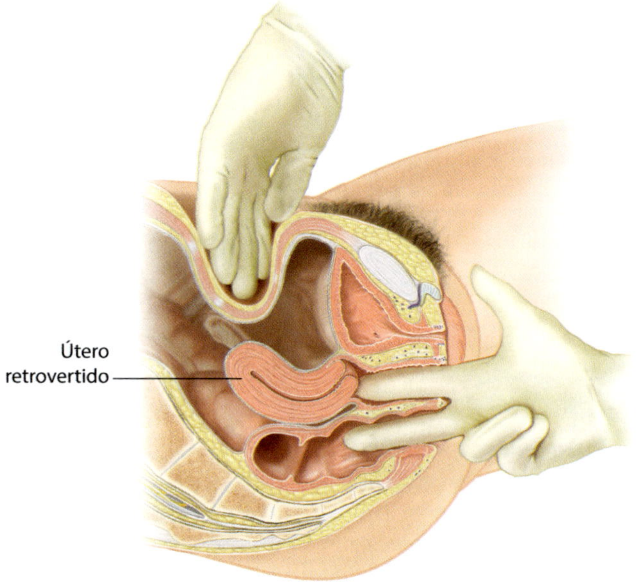

Útero retrovertido

Figura 21.14 Exame da área retovaginal.

TÉCNICAS ESPECIAIS

Avaliação de uretrite

Para avaliar uma possível uretrite ou inflamação das glândulas parauretrais, introduza o dedo indicador na vagina e ordenhe a uretra delicadamente, de dentro para fora (Figura 21.15). Observar se há secreção no meato uretral ou próxima a ele. Se houver, coletar o material e enviar para cultura.

As causas de uretrite incluem infecção por *C. trachomatis* e *N. gonorrhoeae*.

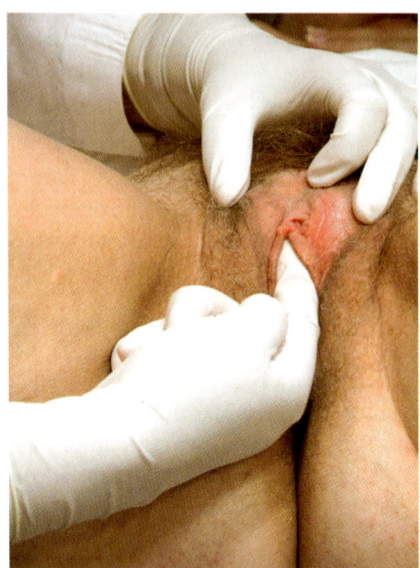

Figura 21.15 Ordenha da uretra.

REGISTRO DOS ACHADOS

Observe que, no início, você pode usar sentenças mais longas para descrever seus achados; mais tarde, você será mais sucinto.

Registro dos achados da genitália feminina

"Ausência de adenopatia inguinal. Genitália externa sem eritema, lesões ou massas. Mucosa vaginal rósea. Colo do útero indicativo de paridade, róseo e sem secreção. Útero anterior, na linha média, liso e não aumentado. Ausência de dor em anexos. Esfregaço de Papanicolaou obtido. Parede retovaginal íntegra. Ampola do reto sem massas. Fezes marrons e negativas para sangue fecal."

OU

"Adenopatia inguinal bilateral firme e arredondada. Genitália externa sem eritema ou lesões. Mucosa vaginal e colo do útero revestidos por secreção homogênea branca e delgada, com um leve odor de peixe. Após limpeza do colo do útero com algodão, nenhuma secreção visível no óstio do colo do útero. Útero na linha média; ausência de massas anexiais. Ampola do reto sem massas. Fezes marrons e negativas para sangue fecal. pH do corrimento vaginal > 4,5."

Esses achados são compatíveis com vaginose bacteriana.

PROMOÇÃO DA SAÚDE E ORIENTAÇÃO: EVIDÊNCIAS E RECOMENDAÇÕES

Tópicos importantes para promoção da saúde e orientação

- Câncer do colo do útero
- Menopausa e terapia de reposição hormonal
- Câncer do ovário

Câncer do colo do útero

Epidemiologia. No mundo todo, o câncer do colo do útero é o quarto câncer mais frequentemente diagnosticado em mulheres e a quarta principal causa de morte por câncer.[23] Contudo, a incidência e a taxa de mortalidade desse tipo de câncer são muito menores em países desenvolvidos. Nas mulheres dos EUA, o câncer do colo do útero não está entre os 10 tipos de câncer diagnosticados com mais frequência ou as 10 principais causas de morte por câncer.[24] O risco vitalício de receber um diagnóstico de câncer do colo do útero nos EUA corresponde a aproximadamente 1 em 160, enquanto o risco vitalício de morte por câncer do colo do útero é inferior a 1 em 400. O papilomavírus humano (HPV), em particular os tipos 16 e 18, é encontrado em virtualmente todos os casos de câncer do colo do útero. O HPV é transmitido sexualmente e múltiplos parceiros sexuais e o início da atividade sexual em idade mais jovem são fatores de risco para o desenvolvimento de câncer do colo do útero.[25] Outros fatores de risco importantes incluem rastreamento inadequado com o esfregaço de Papanicolaou, imunossupressão, uso de longa duração de contracepção oral, coinfecção por *Chlamydia trachomatis*, câncer do colo do útero prévio ou lesão pré-cancerosa de alto grau, tabagismo, exposição intrauterina a dietilestilbestrol (DES) e mais de três gestações a termo anteriores.

Prevenção e rastreamento do câncer do colo do útero. A vacinação contra o HPV oferece a oportunidade de prevenir o câncer do colo do útero e lesões pré-cancerosas. O Advisory Committee on Immunization Practices (ACIP) recomenda a vacinação contra HPV para o sexo feminino desde 2006 e para o sexo masculino desde 2011.[26] Nos EUA, a única vacina contra HPV disponível atualmente é a vacina nonavalente (9valente), contra infecções por HPV que causam câncer do colo do útero, de vulva, de vagina, do ânus e da orofaringe, assim como a maioria das verrugas anogenitais.

Recomendações para vacina contra HPV.[a] O ACIP recomenda a vacinação de rotina para meninas e meninos a partir de 11 ou 12 anos de idade, respectivamente, embora a primeira administração da vacina possa ocorrer aos 9 anos.[27] Para pessoas vacinadas antes dos 15 anos de idade, a recomendação consiste em duas doses da vacina contra HPV dentro de 6 a 12 meses. Para pessoas que recebem a primeira vacinação entre 15 e 26 anos de idade e pessoas imunocomprometidas de 9 a 26 anos, a recomendação corresponde a três doses da vacina contra HPV (0, 1 a 2 e 6 meses). A vacinação também é recomendada para todas as pessoas até 26 anos que não tenham sido adequadamente vacinadas no passado.[27] O ACIP também recomenda que os médicos considerem uma discussão sobre a vacinação contra HPV para adultos de 27 a 45 anos de idade que não tenham sido vacinados de modo adequado e corram o risco de adquirir novas infecções por HPV. Mulheres vacinadas ainda devem realizar a rastreamento para câncer do colo do útero (Boxe 21.5) e reconhecer que o uso de preservativos não elimina o risco de infecção do colo do útero por HPV.

Rastreamento. Um rastreamento cervical difuso e organizado usando o esfregaço de Papanicolaou contribuiu para um declínio significativo da incidência e da mortalidade por câncer do colo do útero desde a década de 1960. Os esfregaços de Papanicolaou são capazes de identificar lesões pré-cancerosas de alto risco ou cânceres iniciais que possam ser subsequentemente avaliados e tratados por ginecologistas.[28] Em 2018, a U.S. Preventive Services Task Force (USPSTF) publicou as diretrizes para rastreamento de câncer do colo do útero para mulheres de risco médio (ver Boxe 21.5).[29] As diretrizes definem risco médio como a ausência de história

---

[a]N.R.T.: Em 19 de março de 2021, o Ministério da Saúde ampliou o grupo que tem direito a receber a vacina contra o HPV gratuitamente. Agora, mulheres imunossuprimidas com até 45 anos podem tomar as doses. A vacinação contra HPV está incluída no Calendário Vacinal fornecido gratuitamente pelo SUS. Para mais informações, acessar https://www.sbp.com.br/fileadmin/user_upload/23107b-DocCient-Calendario_Vacinacao_2021.pdf, no site da Sociedade Brasileira de Pediatria.

Boxe 21.5 Diretrizes atuais para rastreamento do câncer do colo do útero em mulheres de risco médio: USPSTF, ACS/ASCCP/ASCP e ACOG[29,30,32]

Variáveis	Recomendação
Idade para início do rastreamento	21 anos
Método e intervalo de rastreamento	21 a 65 anos de idade: citologia a cada 3 anos ou 21 a 29 anos de idade: citologia a cada 3 anos 30 a 65 anos de idade: citologia mais teste de HPV (para tipos de HPV de alto risco ou oncogênicos) a cada 5 anos; testagem de HPV isolada (25 ou 30 anos de idade)
Idade para fim do rastreamento	Idade > 65 anos, supondo três resultados negativos consecutivos na citologia ou dois resultados negativos consecutivos na citologia mais teste de HPV nos 10 anos anteriores ao fim do rastreamento, com o teste mais recente realizado nos 5 anos anteriores
Rastreamento após histerectomia com remoção do colo do útero	Não é recomendado

de lesão cervical pré-cancerosa de alto grau ou câncer do colo do útero, ausência de imunocomprometimento e ausência de exposição intrauterina a DES. A USPSTF forneceu uma recomendação de grau A para a rastreamento de mulheres de 21 a 65 anos de idade. Mulheres de 21 a 29 anos devem ser examinadas a cada 3 anos, apenas com citologia. Mulheres de 30 a 65 anos podem ser examinadas a cada 3 anos apenas com citologia, a cada 5 anos apenas com teste para os tipos de HPV de alto risco ou a cada 5 anos com os dois testes juntos. O rastreamento é desaconselhado para mulheres com idade inferior a 21 anos, mulheres de risco médio acima de 65 anos com rastreamento prévio adequado e mulheres submetidas à histerectomia com remoção do colo do útero (grau D). Um painel de especialistas multidisciplinar sugeriu que a testagem primária para HPV de alto risco pode ser feita isoladamente a partir de 25 anos.[30] O American College of Physicians não encontrou evidências que respaldem a rastreamento apenas com exames pélvicos de rotina em mulheres adultas assintomáticas de risco médio (diferentemente do rastreamento para câncer do colo do útero ou exames fundamentados nos sintomas).[31]

Menopausa e terapia de reposição hormonal

A menopausa promove alterações psicológicas e fisiológicas que variam de oscilações do humor a ondas de calor (fogacho), ressecamento vaginal e perda óssea. Por muitos anos, a terapia de reposição hormonal (TRH) com estrogênios orais ± progestina foi recomendada para sinais/sintomas da menopausa e proteção contra a perda óssea e eventos de doença cardiovascular. Contudo, o Women's Health Initiative, um grande estudo randomizado e controlado que investigou o uso da TRH pós-menopausa, constatou que a administração dos hormônios aumentava os riscos de doença cardiovascular e câncer de mama.[33] A USPSTF desaconselha o uso de estrogênios isolados (para mulheres histerectomizadas) ou o uso combinado de estrogênio e progestina para prevenção de condições crônicas após a menopausa (recomendações D).[34] Entretanto, a recomendação da USPSTF não aborda o uso da TRH para os sinais/sintomas da menopausa. O American College of Obstetricians and Gynecologists (ACOG) aconselha a tomada de decisão individualizada em relação ao uso de TRH para os sinais/sintomas da menopausa, com base na intensidade dos sintomas e na razão risco-benefício para a mulher.[35] As doses devem ser baixas, prescritas no início da menopausa e pelo menor período aceitável.

Câncer do ovário

Um diagnóstico de câncer do ovário era previsto em mais de 22.000 mulheres nos EUA em 2019, causando aproximadamente 14.000.[36] O câncer do ovário é a quinta principal causa de morte por câncer nas mulheres nos EUA. O câncer do ovário está associado a síndromes cancerosas hereditárias, como mutações nos genes *BRCA1* ou *BRCA2*, que aumentam os riscos de câncer de mama e do ovário.[37] Mulheres com histórias familiares preocupantes devem ser encaminhadas para aconselhamento genético. Mulheres com uma mutação de *BRCA* detectada podem ser aconselhadas a efetuar rastreamento para câncer do ovário por meio de ultrassonografia transvaginal, exame pélvico ou teste sérico do antígeno CA-125. Contudo, nenhum desses métodos de rastreamento se mostrou efetivo na redução da taxa de mortalidade por câncer do ovário. A quimioprevenção ou a cirurgia profilática, porém, poderiam reduzir o risco de câncer do ovário em mulheres com uma mutação de *BRCA*. Enquanto isso, a USPSTF mantém uma recomendação contra qualquer tipo de rastreamento para câncer do ovário em mulheres assintomáticas de risco médio (grau D).[38]

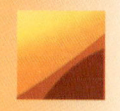

TABELA 21.1 Lesões da vulva

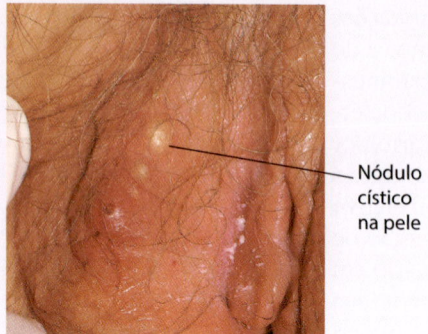

Nódulo cístico na pele

Cisto epidermoide

Um nódulo cístico firme, pequeno e redondo nos lábios do pudendo sugere um cisto epidermoide. Este é amarelado. Procure o ponto escuro que marca a abertura bloqueada da glândula.

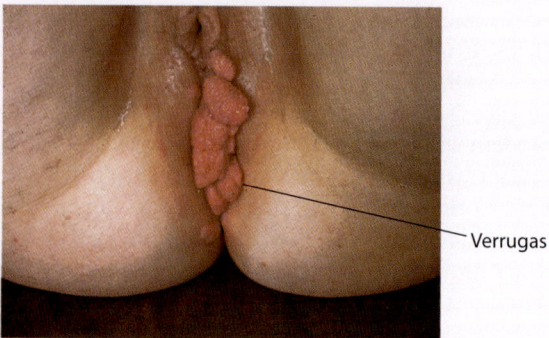

Verrugas

Verruga venérea (*condiloma acuminado*)

Lesões verrucosas nos lábios do pudendo e no vestíbulo são, muitas vezes, condilomas acuminados decorrentes de infecção pelo *papilomavírus humano*.

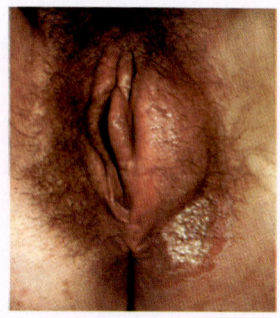

Cancro sifilítico

Essa úlcera firme e indolor da sífilis primária é formada cerca de 21 dias após a exposição ao *Treponema pallidum*. Ela pode permanecer oculta e não detectada na vagina e cicatriza, independentemente de tratamento, em 3 a 6 semanas.

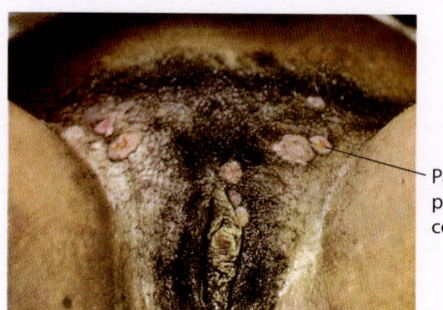

Pápulas planas de cor cinza

Sífilis secundária (*Condiloma plano*)

Lesões elevadas grandes, redondas ou ovais, com a parte superior plana, de cor cinza ou branca, indicam condilomas planos. Essas lesões são contagiosas e, junto com erupção cutânea e úlceras nas mucosas da boca, da vagina ou do ânus, são manifestações da sífilis secundária.

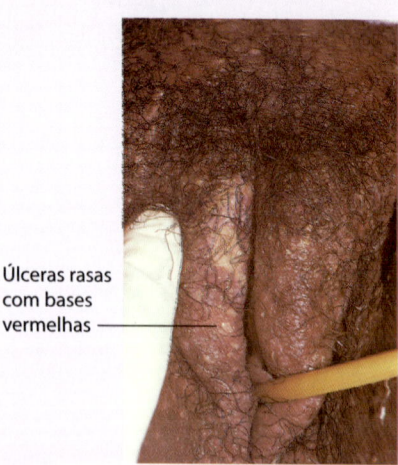

Úlceras rasas com bases vermelhas

Herpes genital

Pequenas úlceras rasas e dolorosas com bases vermelhas levantam a suspeita de infecção genital por HSV-1 ou HSV-2. As úlceras podem demorar 2 a 4 semanas para cicatrizar. Surtos recorrentes de vesículas localizadas, e posteriormente úlceras, são comuns.

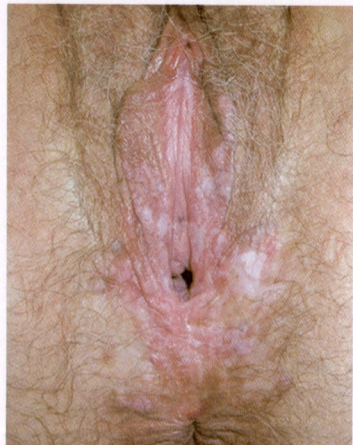

Carcinoma da vulva

Uma lesão vulvar vermelha, ulcerada ou elevada, em uma mulher idosa pode ser um carcinoma vulvar, em geral um carcinoma espinocelular originado nos lábios do pudendo.

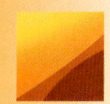

TABELA 21.2 Abaulamentos e tumefações da vulva, da vagina e da uretra

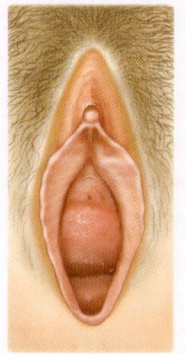

Cistocele

Uma cistocele é uma protrusão dos dois terços superiores da parede anterior da vagina, juntamente com a bexiga acima dela. É causada pelo enfraquecimento dos tecidos de sustentação anteriores.

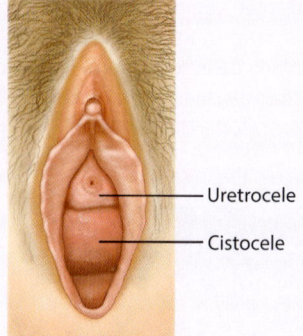

— Uretrocele
— Cistocele

Cistouretrocele

Quando toda a parede anterior da vagina, juntamente com a bexiga e a uretra, produz uma protuberância, existe cistouretrocele. Algumas vezes um sulco define a borda entre a uretrocele e a cistocele, mas nem sempre é encontrado.

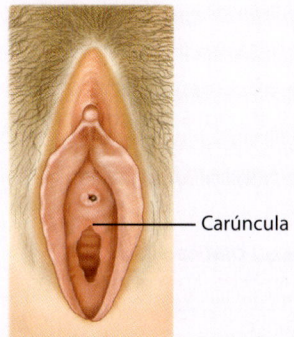

— Carúncula

Carúncula uretral

Uma carúncula uretral é um pequeno tumor benigno de cor vermelha, visível na região posterior do meato uretral. Ocorre principalmente após a menopausa e, em geral, não causa sintomas. Em algumas ocasiões, um carcinoma da uretra é confundido com uma carúncula. Palpar a uretra pela vagina a procura de espessamento, nodularidade ou dor e palpar para detectar linfadenopatia inguinal.

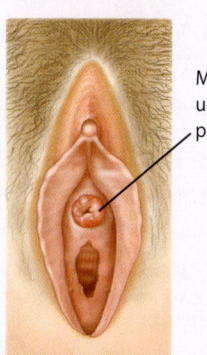

Mucosa uretral prolapsada

Prolapso da mucosa uretral

A mucosa uretral prolapsada forma um anel vermelho tumefeito ao redor do meato uretral. Isso geralmente ocorre antes da menarca ou após a menopausa. Identifique o meato uretral no centro da tumefação para estabelecer esse diagnóstico.

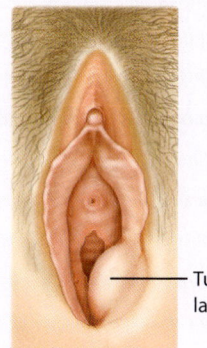

Tumefação labial

Infecção da glândula de Bartholin

As causas de infeção da glândula de Bartholin incluem traumatismo, gonococos, anaeróbios como bacteroides e peptostreptococos e *C. trachomatis*. Agudamente, a glândula tem o aspecto de um abscesso tenso, quente e muito doloroso à palpação. Verificar se há pus drenando do ducto ou eritema ao redor da abertura do ducto. Cronicamente, é percebido um cisto indolor à palpação, que pode ser grande ou pequeno.

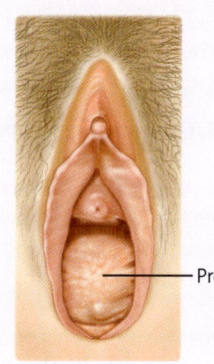

— Protuberância

Retocele

Retocele é uma herniação do reto para a parede posterior da vagina, produzida por fraqueza ou defeito na fáscia visceral da pelve.

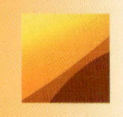

TABELA 21.3 Corrimento vaginal

O corrimento causado por uma infecção vaginal tem de ser distinguido de um corrimento fisiológico. Um corrimento fisiológico é transparente ou branco, pode conter grumos brancos de células epiteliais e não é fétido. Para diferenciar corrimentos vaginais dos cervicais, use um grande chumaço de algodão para limpar o colo do útero. Se não houver secreção cervical no óstio, suspeite de uma origem vaginal e considere as causas a seguir. Observe que o diagnóstico de cervicite ou vaginite depende da coleta e da análise cuidadosas de amostras laboratoriais apropriadas.[16,17]

	Vaginite por *Trichomonas*	Vaginite por *Candida*	Vaginose bacteriana
	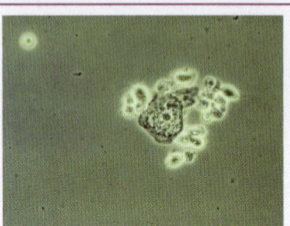		
Causa	*Trichomonas vaginalis*, um protozoário; muitas vezes, mas nem sempre, adquirido por contato sexual	*Candida albicans*, uma levedura (supercrescimento da flora vaginal normal); muitos fatores predisponentes, incluindo antibioticoterapia	Supercrescimento bacteriano, provavelmente decorrente de bactérias anaeróbicas; muitas vezes transmitidas pelo contato sexual
Corrimento	Verde-amarelado ou cinza, possivelmente espumoso; muitas vezes profuso e acumulado no fórnice da vagina; pode ter odor fétido	Branco e com aspecto coalhado; pode ser fino, mas tipicamente é espesso; não é tão profuso quanto na infecção por *Trichomonas*; não tem odor fétido	Cinza ou branco, fino, homogêneo, com odor fétido; reveste as paredes vaginais; em geral não é profuso, pode ser mínimo
Outros sinais/sintomas	Prurido (embora geralmente não tão intenso quanto na infecção por *Candida*); disuria (decorrente da inflamação da pele ou uma possível uretrite); dispareunia	Prurido; dor vaginal; Disuria (decorrente de inflamação da pele); dispareunia	Odor genital desagradável, semelhante a peixe ou bolor; ocorrência relatada após a relação sexual
Vulva e mucosa vaginal	O vestíbulo e os lábios menores do pudendo podem estar eritematosos; a mucosa vaginal pode estar difusamente avermelhada, com pequenas manchas vermelhas granulosas ou petéquias no fórnice posterior; em casos leves, a mucosa parece normal	A vulva e até a pele ao redor com frequência estão inflamadas e, às vezes, tumefeitas em graus variáveis; a mucosa vaginal geralmente está avermelhada, com áreas irregulares de secreção branca pegajosa; a mucosa pode sangrar quando essas áreas são raspadas; em casos leves, a mucosa parece normal	A vulva e a mucosa vaginal geralmente têm aspecto normal
Avaliação laboratorial	Pesquise *Trichomonas* em uma preparação a fresco com soro fisiológico	Examine uma preparação de hidróxido de potássio (KOH) para pesquisar as hifas ramificadas de *Candida*	Procurar *células indicadoras* (células epiteliais com bordas pontilhadas) em uma preparação a fresco com soro fisiológico; pesquisar odor de peixe após a aplicação de KOH ("teste das aminas"); testar as secreções vaginais para pH > 4,5

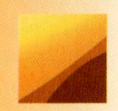

TABELA 21.4 Variações na superfície do colo do útero

Dois tipos de epitélio revestem o colo do útero: (1) um epitélio escamoso róseo e brilhante, que lembra o epitélio vaginal, e (2) um epitélio colunar aveludado vermelho escuro, que é contínuo com o revestimento endocervical. Os dois se encontram na junção escamocolunar. Quando essa junção está no óstio do colo do útero ou em seu interior, apenas o epitélio escamoso é visto. Um anel de epitélio colunar com frequência é visível em graus variáveis ao redor do óstio – o resultado de um processo normal que acompanha o desenvolvimento fetal, a menarca e a primeira gravidez.[a]

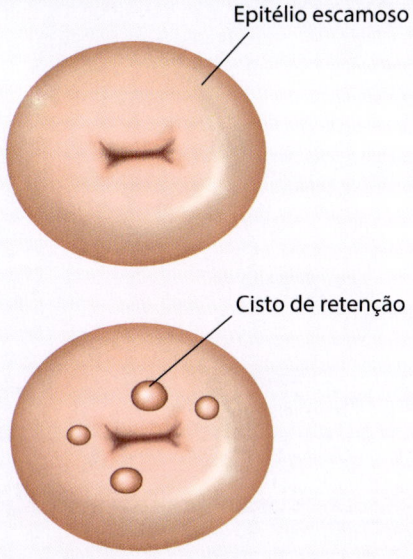

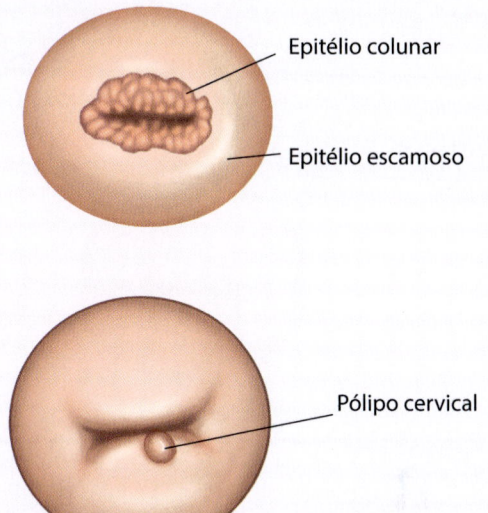

Quando a estimulação estrogênica aumenta durante a adolescência, todo ou parte do epitélio colunar é transformado em epitélio escamoso por um processo chamado metaplasia. Essa alteração pode bloquear as secreções do epitélio colunar e causar *cistos de retenção*, também chamados *cistos de Naboth*. Eles são vistos como nódulos translúcidos na superfície do colo do útero e não têm importância patológica.

Um pólipo cervical geralmente surge no canal endocervical, tornando-se visível quando se projeta através do óstio do colo do útero. É vermelho-vivo, mole e relativamente frágil. Quando apenas a ponta é observada, a diferenciação clínica de um pólipo originado no endométrio não é possível. Os pólipos são benignos, mas podem sangrar.

[a]Outros termos para o epitélio colunar visível na ectocérvice são *ectrópio*, *ectopia* e *eversão*.

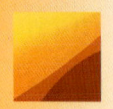

TABELA 21.5 Formas do óstio do colo do útero

Normal

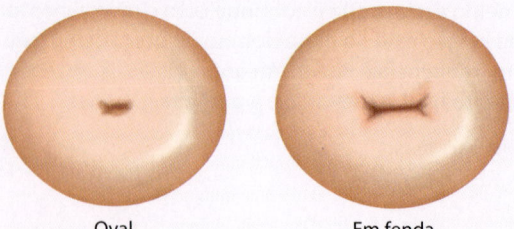

Oval

Em fenda

Tipos de lacerações pelo parto

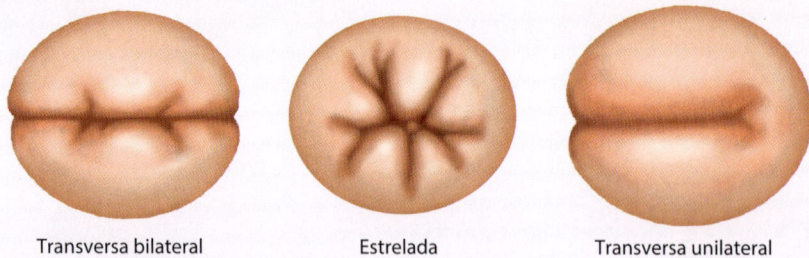

Transversa bilateral

Estrelada

Transversa unilateral

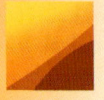

TABELA 21.6 Anormalidades do colo do útero

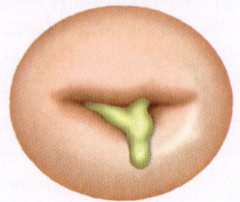

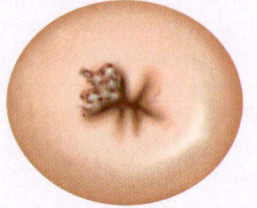

Cervicite mucopurulenta

Na cervicite mucopurulenta a paciente apresenta corrimento amarelo purulento que drena pelo óstio do colo do útero; geralmente causada por infecção por *C. trachomatis*, *N. gonorrhoeae* ou HSV. Essas são infecções sexualmente transmissíveis e podem ocorrer sem sinais ou sintomas.

Carcinoma do colo do útero

O carcinoma do colo do útero começa em uma área de metaplasia. Em seus estádios iniciais, não pode ser distinguido de um colo do útero normal. Nos estágios mais tardios, é observada uma lesão grande e irregular, semelhante a uma couve-flor. Relações sexuais precoces e frequentes, múltiplos parceiros, tabagismo e infecção pelo papilomavírus humano aumentam o risco de câncer do colo do útero.

Exposição fetal a dietilestilbestrol (DES)

Filhas de mulheres que usaram DES durante a gravidez correm risco muito maior de várias anormalidades, incluindo (1) epitélio colunar cobrindo a maior parte ou todo o colo do útero, (2) adenose vaginal (ou seja, extensão desse epitélio para a parede vaginal) e (3) um colarinho ou uma crista circular de tecido de formatos variáveis, entre o colo do útero e a vagina. Muito menos comum é um carcinoma da porção superior da vagina, raro em outras circunstâncias.

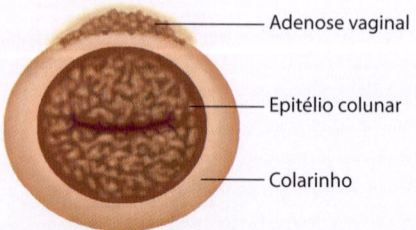

Adenose vaginal

Epitélio colunar

Colarinho

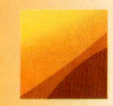

TABELA 21.7 Posições do útero

Retroversão e retroflexão são, em geral, as variantes normais.

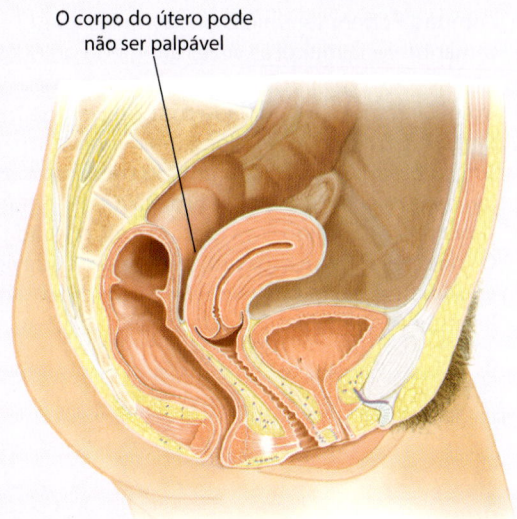

O corpo do útero pode
não ser palpável

Retroversão moderada

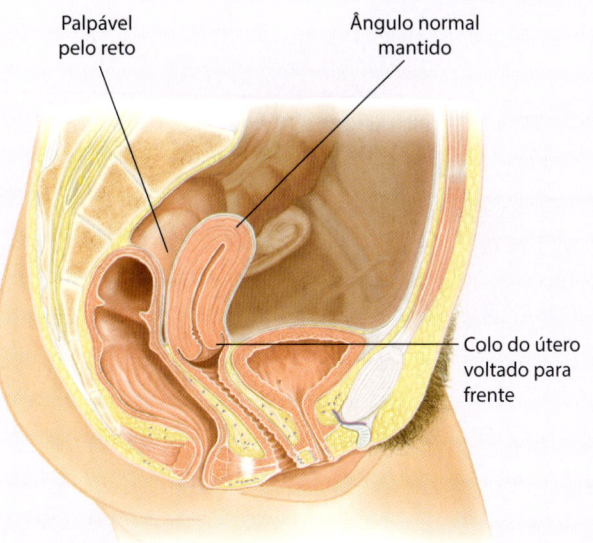

Palpável
pelo reto

Ângulo normal
mantido

Colo do útero
voltado para
frente

Retroversão acentuada

Retroversão do útero

Retroversão do útero refere-se à inclinação de todo o útero para trás, incluindo o corpo e o colo do útero. É uma variante comum, que ocorre em aproximadamente 20% das mulheres. As indicações iniciais ao exame pélvico são um colo do útero voltado para frente e um corpo uterino que não pode ser percebido pela mão abdominal. Na ***retroversão moderada***, o corpo não é palpável por nenhuma das mãos. Na ***retroversão acentuada***, é possível sentir o corpo posteriormente, pelo fórnice posterior ou pelo reto. Um útero retrovertido normalmente é móvel e assintomático. Algumas vezes, um útero desse tipo é fixo e imóvel, mantido no lugar por condições como endometriose ou DIP.

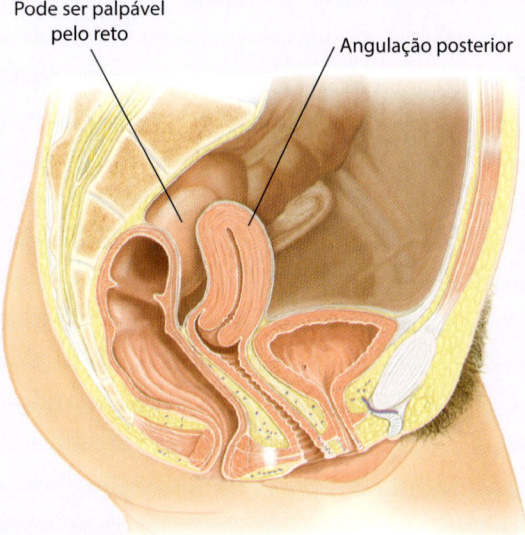

Pode ser palpável
pelo reto

Angulação posterior

Retroflexão do útero

Retroflexão do útero refere-se a angulação posterior do corpo do útero em relação ao colo do útero. O colo do útero mantém sua posição habitual. O corpo do útero muitas vezes é palpado através do fórnice posterior ou do reto.

TABELA 21.8 Anormalidades do útero

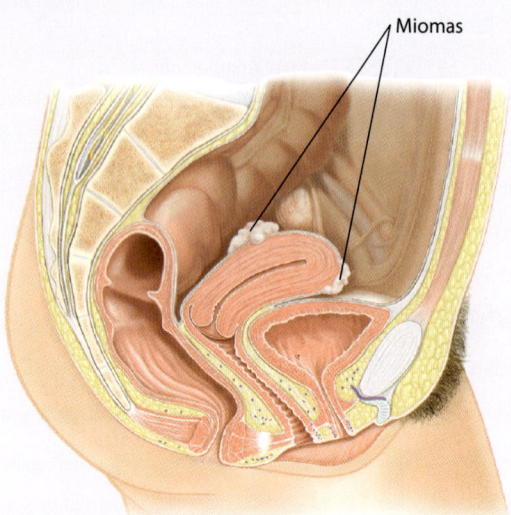

Miomas

Miomas do útero (fibroides)

Os miomas são tumores uterinos benignos muito comuns. Podem ser únicos ou múltiplos e seu tamanho varia muito, às vezes atingindo grandes proporções. À palpação, são nódulos firmes e irregulares, em continuidade com a superfície uterina. Em algumas ocasiões, um mioma com uma projeção lateral é confundido com uma massa ovariana; um nódulo que se projeta posteriormente pode ser confundido com útero em retroflexão. Os miomas submucosos projetam-se para a cavidade endometrial e não são palpáveis, embora possam levantar suspeitas devido ao aumento do útero.

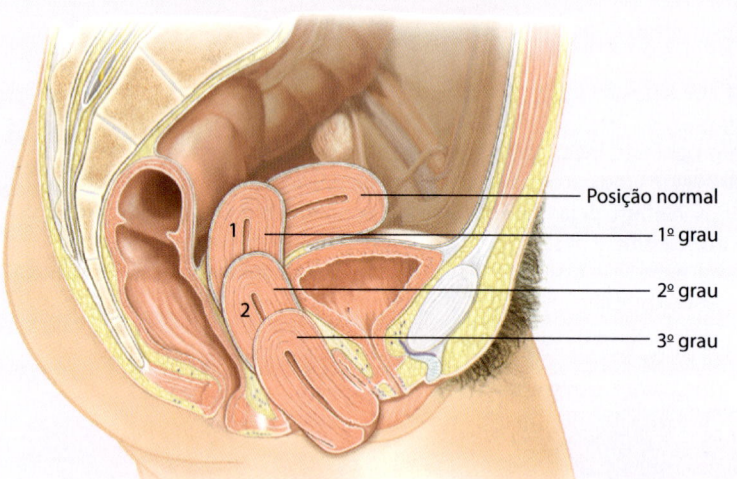

Posição normal
1º grau
2º grau
3º grau

Prolapso uterino

O prolapso uterino é resultante de fraqueza das estruturas de sustentação do assoalho pélvico e, muitas vezes, está associado a cistocele e retocele. Em estágios progressivos, o útero torna-se retrovertido e desce pelo canal vaginal para o exterior:

- No *prolapso de 1º grau*, o colo do útero ainda está na vagina
- No *prolapso de 2º grau*, o colo do útero está no introito
- No *prolapso de 3º grau (procidência)*, o colo do útero e a vagina estão fora do introito.

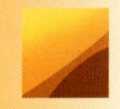

TABELA 21.9 Massas anexiais

As massas anexiais resultam tipicamente de distúrbios das tubas uterinas ou dos ovários. Três exemplos – muitas vezes de difícil diferenciação – são descritos a seguir. Observe que uma doença inflamatória dos intestinos (como diverticulite), carcinoma do cólon e um mioma uterino pedunculado podem simular uma massa anexial.

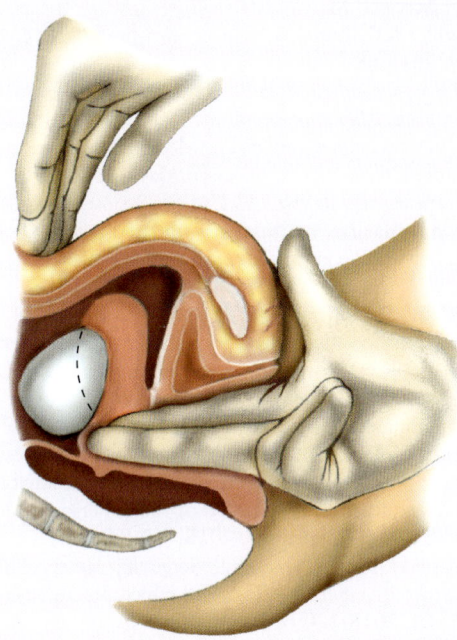

Cistos ovarianos e câncer do ovário

Os cistos e tumores ovarianos constituem massas anexiais em um ou em ambos os lados. Mais tarde, podem se estender para fora da pelve. Os cistos tendem a ser lisos e compressíveis, enquanto os tumores são mais sólidos e, com frequência, nodulares. Cistos não complicados não são, em geral, dolorosos à palpação.

Massas císticas móveis e pequenas (≤ 6 cm de diâmetro) em uma mulher jovem costumam ser benignos e muitas vezes desaparecem após o ciclo menstrual seguinte. O diagnóstico da síndrome do ovário policístico é baseado na exclusão de vários distúrbios endócrinos e no achado de duas das três características indicadas: disfunção ovulatória, excesso de androgênios (hirsutismo, acne, alopecia, elevação da testosterona sérica) e confirmação de ovários policísticos por ultrassonografia. Cerca de metade das mulheres afetadas é obesa, mais de 40% apresentam a síndrome metabólica e aproximadamente 40% exibem comprometimento da tolerância à glicose ou diabetes melito.[20,21]

O câncer do ovário é relativamente raro e geralmente se apresenta em um estágio avançado. As manifestações clínicas incluem dor pélvica, distensão abdominal, aumento do tamanho do abdome e sintomas urinários; muitas vezes, há uma massa ovariana palpável.[19] Atualmente, não existem exames de rastreamento confiáveis. História familiar importante de câncer de mama ou ovário é um fator de risco importante, mas ocorre em apenas 5% dos casos.

Gravidez ectópica, incluindo ruptura

A gravidez ectópica é resultante da implantação do ovo fertilizado fora da cavidade endometrial, principalmente na tuba uterina (90% dos casos).[12,13] Uma gravidez ectópica ocorre em 1 a 2% das gestações no mundo todo e continua sendo uma causa importante de morbidade e morte maternas. As apresentações clínicas variam de subaguda (cerca de 80 a 90% dos casos) a choque decorrente de ruptura e hemorragia intraperitoneal (10 a 30% dos casos). Dor abdominal, dor à palpação dos anexos e sangramento uterino anormal são as manifestações clínicas mais comuns. Em mais da metade das gestações ectópicas, há uma massa anexial palpável que tipicamente é grande, fixa e pouco definida, às vezes com aderência do omento ou do intestino delgado ou grosso. Em casos mais leves, existe história pregressa de amenorreia ou outros sintomas de gravidez.

Os fatores de risco incluem lesão tubária decorrente de DIP, gravidez ectópica prévia, cirurgia tubária anterior, idade superior a 35 anos, presença de um DIU, subfertilidade (alteração da integridade tubária) e técnicas de reprodução assistida.

Doença inflamatória pélvica

A DIP é causada pela "ascensão espontânea de micróbios do colo do útero ou da vagina para o endométrio, as tubas uterinas e as estruturas adjacentes".[22] Oitenta e cinco por cento dos casos envolvem ISTs ou vaginose bacteriana, que afetam as tubas uterinas (salpingite) ou as tubas uterinas e os ovários (salpingo-ooforite), principalmente N. gonorrhoeae e C. trachomatis. A manifestação típica da doença aguda é a dor à palpação dos anexos, do colo do útero e do útero. Entretanto, o diagnóstico é impreciso – apenas 75% apresentam confirmação de patógenos na laparoscopia tubária. Se a condição não for tratada, pode ocorrer um abscesso tubo-ovariano; 18% das pacientes tratadas relatam infertilidade após 3 anos. A infecção das tubas uterinas e dos ovários também pode ocorrer após o parto ou uma cirurgia ginecológica.

REFERÊNCIAS BIBLIOGRÁFICAS

1. Johnson CT, Hallock JL, Bienstock JL, et al., eds. Chapter 26: Anatomy of the female pelvis. *Johns Hopkins Manual of Gynecology and Obstetrics*. 5th ed. Philadelphia, PA: Wolters Kluwer/Lippincott Williams & Wilkins; 2015:338.

2. Tarnay CM. Chapter 42: Urinary incontinence and pelvic floor disorders. In: DeCherney AH, Nathan L, Laufer N, Roman AS, eds. *CURRENT Diagnosis & Treatment: Obstetrics & Gynecology*. 11th ed. New York: McGraw-Hill; 2013. Available at http://accessmedicine.mhmedical.com.eresources.mssm.edu/content.aspx?bookid=498&sectionid=41008634. Accessed April 28, 2018.

3. Chumlea WC, Schubert CM, Roche AF, et al. Age at menarche and racial comparisons in U.S. girls. *Pediatrics*. 2003;111:110–113.

4. Finer LB, Philbin JM. Trends in ages at key reproductive transitions in the United States, 1951–2010. *Womens Health Issues*. 2014;24:e271–e279.

5. Kaplowitz P. Pubertal development in girls: secular trends. *Curr Opin Obstet Gynecol*. 2006;18(5):487–491.

6. Freeman EW, Sammel MD, Lin H, et al. Clinical subtypes of premenstrual syndrome and responses to sertraline treatment. *Obstet Gynecol*. 2011;118:1293–1300.

7. Pachman DR, Jones JM, Loprinzi CL. Management of menopause-associated vasomotor symptoms: current treatment options, challenges and future directions. *Int J Womens Health*. 2010;2:123–135.

8. North American Menopause Society. Estrogen and progestogen use in postmenopausal women: 2010 position statement of the North American menopause society. *Menopause*. 2010;17:242–255.

9. Hatzichristou D, Rosen RC, Derogatis LR, et al. Recommendations for the clinical evaluation of men and women with sexual dysfunction. *J Sex Med*. 2010;7(1 Pt 2):337–348.

10. Platano G, Margraf J, Alder J, et al. Psychosocial factors and therapeutic approaches in the context of sexual history taking in men: a study conducted among Swiss general practitioners and urologists. *J Sex Med*. 2008;5:2533–2556.

11. Kruszka PS, Kruszka SJ. Evaluation of acute pelvic pain in women. *Am Fam Physician*. 2010;82:141–147.

12. Orazulike NC, Konje JC. Diagnosis and management of ectopic pregnancy. *Women's Health (Lond)*. 2013;9:373–385.

13. Barnhart KT. Ectopic pregnancy. *N Engl J Med*. 2009;361:379–387.

14. International Pelvic Pain Society. History and physical. Pelvic pain assessment form. Available at http://www.pelvicpain.org/Professional/Documents-and-Forms.aspx. Accessed May 5, 2018.

15. Shin JH, Howard FM. Management of chronic pelvic pain. *Curr Pain Headache Rep*. 2011;15:377–385.

16. Wilson JF. In the clinic: vaginitis and cervicitis. *Ann Intern Med*. 2009;151:ITC3–1:ITC3–15; Quiz ITC3–16.

17. Eckhert LO. Acute vulvovaginitis. *N Engl J Med*. 2006;355:1244–1252.

18. Centers for Disease Control and Prevention. 2015 STD treatment guidelines. Updated January 25, 2017. Available at https://www.cdc.gov/std/tg2015/default.htm. Accessed April 27, 2018.

19. Jayson GC, Kohn EC, Kitchener HC, et al. Ovarian cancer. *Lancet*. 2014;384(9951):1376–1388.

20. Legro RS, Arslanian SA, Ehrmann DA, et al. Diagnosis and treatment of polycystic ovary syndrome: an Endocrine Society clinical practice guideline. *J Clin Endocrinol Metab*. 20(1398):4565.

21. Ehrmann LA. Polycystic ovary syndrome. *N Engl J Med*. 2005;96:593.

22. Brunham RC, Gottlieb SL, Paavonen J. Pelvic inflammatory disease. *N Engl J Med*. 2015;372:2039–2048.

23. Bruni L, Barrionuevo-Rosas L, Albero G, et al. Human papillomavirus and related diseases in the world. Summary report 27 July 2017. Accessed May 2, 2018.

24. Siegel RL, Miller KD, Jemal A. Cancer statistics, 2018. *CA Cancer J Clin*. 2018;68: 7–30.

25. Centers for Disease Control and Prevention. Inside Knowledge: Get the Facts About Gynecologic Cancer. Available at URL: https://www.cdc.gov/cancer/knowledge/provider-education/cervical/risk-factors.htm. Accessed May 2, 2018.

26. Meites E, Kempe A, Markowitz LE. Use of a 2-dose schedule for human papillomavirus vaccination—updated recommendations of the advisory committee on immunization practices. *MMWR Morb Mortal Wkly Rep*. 2016;65:1405–1408.

27. Meites E, Szilagyi PG, Chesson HW, et al. Human papillomavirus vaccination for adults: updated recommendations of the advisory committee on immunization practices. *MMWR*. 2019;68(32):698–702.

28. Sawaya GF, Kulasingam S, Denberg TD, et al; Clinical Guidelines Committee of American College of Physicians. Cervical cancer screening in average-risk women: Best practice advice from the clinical guidelines committee of the American college of physicians. *Ann Intern Med*. 2015;162:851–859.

29. Curry SJ, Krist AH, Ownes DK, et al. Screening for cervical cancer: U.S. Preventive Services Task Force recommendation statement. *JAMA*. 2018;320:674–686.

30. Huh WK, Ault KA, Chelmow D, et al. Use of primary high-risk human papillomavirus testing for cervical cancer screening: interim clinical guidance. *J Low Genit Tract Dis*. 2015;19:91–96.

31. Qaseem A, Humphrey LL, Harris R, et al. Clinical Guidelines Committee of the American College of Physicians. Screening pelvic examination in adult women: a clinical practice guideline from the American College of Physicians. *Ann Intern Med*. 2014;161: 67–72.

32. Saslow D, Solomon D, Lawson HW, et al. American cancer society, American society for colposcopy and cervical pathology, and American society for clinical pathology screening guidelines for the prevention and early detection of cervical cancer. *CA Cancer J Clin*. 2012;62:147–172.

33. Rossouw JE, Anderson GL, Prentice RL, et al. Risks and benefits of estrogen plus progestin in healthy postmenopausal women: principal results From the Women's Health Initiative randomized controlled trial. *JAMA*. 2002;288:321–333.

34. Grossman DC, Curry SJ, Owens DK, et al. Hormone therapy for the primary prevention of chronic conditions in postmenopausal women: U.S. Preventive services task force recommendation statement. *JAMA*. 2017;318:2224–2233.

35. ACOG Committee Opinion No. 565: Hormone therapy and heart disease. *Obstet Gynecol*. 2013;121:1407–1410.

36. Siegel RL, Miller KD, Jemal A. Cancer statistics, 2019. *CA Cancer J Clin*. 2019;69(1):7–34.

37. National Cancer Institute. BRCA Mutations: Cancer Risk and Genetic Testing. 2018. Available at https://www.cancer.gov/about-cancer/causes-prevention/genetics/brca-fact-sheet. Accessed March 2, 2019.

38. Grossman DC, Curry SJ, Owens DK, et al. Screening for ovarian cancer: U.S. Preventive services task force recommendation statement. *JAMA*. 2018;319(6):588–594.

Ânus, Reto e Próstata

ANATOMIA E FISIOLOGIA

O *cólon sigmoide* termina no *reto*, a parte mais distal do tubo gastrintestinal (GI) baixo, que se estende da *junção retossigmoide* no *promontório da base do sacro*, anteriormente à vértebra S III, até a *junção anorretal*. Em seguida, o reto se une ao curto segmento do *canal anal* (Figura 22.1).

O *ânus* se estende, em um sentido proximal para distal, do anel anorretal até linha anocutânea. A **linha anocutânea** é a junção da pele pilosa e da pele glabra na superfície externa do ânus. Além dessa linha, estendendo-se externamente, está a *pele perianal*, também conhecida como *margem anal*. O *músculo esfíncter externo do ânus* é do tipo esquelético, que está sob controle voluntário. O *músculo esfíncter interno do ânus* é uma extensão da camada muscular lisa externa do reto e está sob controle involuntário. O *anel anorretal* pode ser palpado acima do músculo esfíncter externo do ânus.

Observe com cuidado a angulação do canal anal, em uma linha que segue aproximadamente entre o ânus e o umbigo. Ao contrário do reto, o canal apresenta numerosos nervos sensitivos somáticos e o direcionamento inadequado do dedo ou de um instrumento causará dor.

Uma linha serrilhada, que marca a mudança de pele para mucosa, estabelece o limite entre o canal anal e o reto (Figura 22.2). Essa *junção anorretal*, muitas vezes

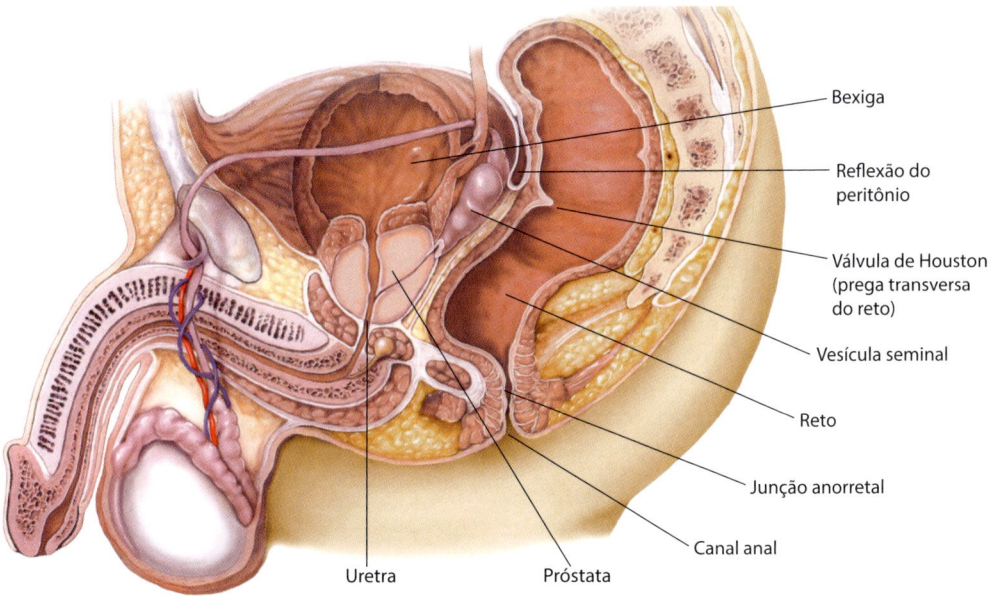

Bexiga

Reflexão do peritônio

Válvula de Houston (prega transversa do reto)

Vesícula seminal

Reto

Junção anorretal

Canal anal

Uretra   Próstata

Figura 22.1 Ânus, reto e próstata, vista sagital.

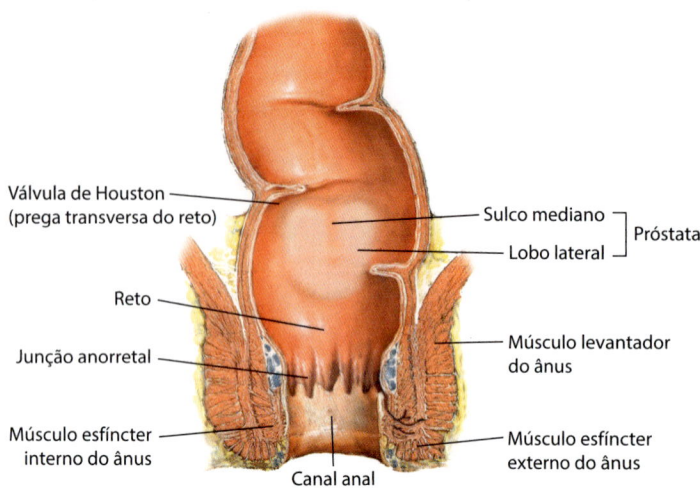

Figura 22.2 Ânus e reto, vista coronal mostrando a parede anterior.

chamada de *linha pectinada* ou **linha denteada**, também representa o limite entre a inervação somática e visceral e constitui o ponto onde o epitélio colunar de transição está adjacente ao epitélio escamoso distal. Ela pode ser vista com facilidade durante uma anoscopia ou endoscopia, mas não é palpável.

No sexo masculino, a próstata envolve a uretra e está situada próxima à via de saída vesical. A próstata é pequena durante a infância, mas entre a puberdade e cerca de 20 anos de idade, praticamente quintuplica seu tamanho (até aproximadamente o tamanho de uma castanha). O volume da próstata aumenta ainda mais quando a glândula sofre hiperplasia com a idade. A **base da próstata** é a parte superior larga, voltada para cima, perto da superfície inferior da bexiga. A maior parte dessa superfície está em continuidade direta com a parede da bexiga (normalmente palpável durante o exame). O **ápice da próstata** é a porção inferior pontiaguda da glândula, que faz contato com a fáscia superior do diafragma urogenital.

A próstata é dividida em vários lobos. A principal porção da próstata, os *lobos laterais* direito e esquerdo, está situada contra a parede anterior do reto, onde é palpável, como uma estrutura arredondada, em forma de coração, medindo aproximadamente 2,5 cm de comprimento. Esses lobos são separados por um *sulco mediano* raso, também palpável. A porção posteromedial dos lobos laterais, que pode ser palpada pelo reto durante um exame, em geral é referida como o *lobo posterior*. Vale mencionar que não é possível examinar os lobos *anterior* e *mediano* da próstata, porque não fazem contato com a parede do reto. As *vesículas seminais*, estruturas em forma de orelhas de coelho, localizadas acima da próstata, também não costumam ser palpáveis.

No sexo feminino, o colo do útero geralmente é palpável pela parede anterior do reto.

A parede do reto contém três pregas internas, chamadas *válvulas de Houston (pregas transversas do reto)*. Algumas vezes, é possível sentir a mais baixa delas, em geral do lado esquerdo do paciente. A maior parte do reto, que é acessível ao toque, não apresenta uma superfície peritoneal, com exceção da porção anterior do reto, que pode ser alcançada com a ponta do dedo durante o exame.

Pode haver dor em decorrência de inflamação peritoneal ou nodularidade se houver metástases peritoneais.

ANAMNESE: ABORDAGEM GERAL

De modo semelhante ao resto do tubo GI, a anamnese de pacientes que apresentam sintomas relacionados às regiões retossigmóidea e anal exige uma abordagem sistemática. É essencial pensar nas possibilidades diagnósticas para os sintomas enquanto é feita a anamnese do paciente. Algumas perguntas podem não ser respondidas de imediato devido à natureza sensível de algumas etiologias, em especial aquelas relacionadas à história e práticas sexuais. Além dos sintomas gastrintestinais baixos, em homens, pesquise sintomas relativos à próstata.

Ver Capítulo 19, Abdome.

Devido à sua conexão integral com a função urinária masculina, as principais questões relativas à saúde da próstata envolvem os hábitos urinários. Enfoque os sintomas urinários relacionados à obstrução, irritação ou sangue na urina (*hematúria*). Uma grande variedade de processos mórbidos prostáticos ou urológicos pode causar esses sintomas, mas é importante delinear a queixa específica do paciente. Os sintomas obstrutivos incluem dificuldade para iniciar ou manter um jato urinário, jato fraco ou sensação de que a bexiga está cheia de urina logo após a micção (esvaziamento vesical incompleto). Os sintomas urinários irritativos incluem disúria, polaciúria e urgência urinária. Também é importante avaliar com que frequência o paciente desperta à noite para urinar e avaliar o grau de incômodo causado pelos sintomas urinários.

Sinais/sintomas comuns ou relevantes

- Alteração do ritmo intestinal; sangue nas fezes
- Dor à defecação; sangramento ou dor retal
- Verrugas ou fissuras anais
- Jato urinário fraco
- Alterações dos hábitos urinários (polaciúria, urgência, intermitência) (ver Capítulo 19, *Abdome*)
- Ardência à micção (*disúria*) (ver Capítulo 19, *Abdome*)
- Sangue na urina (*hematúria*) (ver Capítulo 19, *Abdome*)

Alteração do ritmo intestinal

Pergunte sobre qualquer alteração da frequência da defecação, tamanho ou calibre das fezes, diarreia ou constipação intestinal, ou qualquer coloração anormal das fezes. Reveja a discussão desses sintomas no Capítulo 19, *Abdome*, assim como as questões sobre sangue nas fezes, que variam de fezes pretas alcatroadas (*melena*) a fezes sanguinolentas (*hematoquezia*) ou sangue vermelho-vivo eliminado pelo reto. Pergunte também muco nas fezes.

Ver Tabela 19.4, Constipação intestinal, e Tabela 19.5, Fezes enegrecidas e sanguinolentas.

Alteração do calibre das fezes, especialmente fezes finas semelhantes a um lápis, é um sinal de alerta para um câncer do cólon. Sangue nas fezes pode ser derivado de pólipos, hemorroidas, sangramento GI ou carcinoma; muco pode acompanhar um adenoma viloso, infecções intestinais, doença intestinal inflamatória (DII) ou síndrome do cólon ou do intestino irritável (SCI/SII).

Não se esqueça de perguntar sobre história pessoal ou familiar de pólipos colônicos ou câncer colorretal. Há história familiar ou pessoal de DII?

Respostas afirmativas a essas questões indicam maior risco de câncer colorretal e necessidade de exames adicionais (ver Capítulo 19, Abdome).

Dor à defecação

Há dor durante a defecação? Prurido? Qualquer sensibilidade extrema no ânus ou reto? Existe secreção mucopurulenta ou sangramento? Alguma ulceração? O paciente pratica relações sexuais anais receptivas?

Dor anorretal, tenesmo ou secreção e/ou sangramento sugerem uma proctite. As causas incluem DII, infecções sexualmente transmissíveis (ISTs) – como gonorreia, clamídia, linfogranuloma venéreo, infecção por HSV ou cancros de sífilis primária (ver Tabela 20.1, Infecções sexualmente transmissíveis da genitália masculina) –, traumatismo decorrente de relação sexual anal receptiva, infecção bacteriana e radioterapia.

Verrugas e fissuras anais

Há uma história de verrugas anais ou fissuras anais?

Jato urinário fraco

Em homens, analise o padrão miccional. O paciente tem dificuldade para iniciar ou conter o jato urinário? O fluxo é fraco? Ele apresenta jato intermitente durante a micção? E micção frequente, sobretudo à noite? Há sangue na urina?

Além disso, em homens, pergunte se houve o início súbito de sintomas urinários irritativos (polaciúria, urgência, dor à micção), dor perineal e dor lombar, mal-estar, febre ou calafrios?

Verrugas genitais podem ser produzidas pelo papilomavírus humano (HPV) ou condiloma plano na sífilis secundária. **Fissuras anais** são encontradas na proctite e na doença de Crohn.

Esses sintomas geniturinários sugerem uma hiperplasia prostática benigna (HPB), especialmente em homens acima de 70 anos de idade.[1]

O escore de sintomas da American Urological Association (AUA) ajuda a quantificar a gravidade da HPB e orientar as decisões relativas à conduta.[2]

Câncer de próstata avançado pode causar sintomas urinários e lombalgia.

Hematúria pode ser causada por HPB, urolitíase, infecções urinárias ou câncer de próstata, bexiga ou rim.

Esses sintomas sugerem prostatite aguda.

EXAME FÍSICO: ABORDAGEM GERAL

Antes de iniciar o exame, é importante informar o paciente que você vai examinar a região anorretal, porque esse exame gera constrangimento e desconforto. Em homens, o exame da próstata prolonga algo que já não é bem recebido. Ao decidir se um exame anorretal e prostático é justificado, é importante levar em conta a história clínica e a idade. Em pacientes jovens sem queixas urinárias relacionadas à próstata, o exame anorretal e prostático raramente está indicado. Em pacientes mais velhos, que apresentem sinais/sintomas compatíveis com HPB, um exame da próstata deve fazer parte do exame físico normal.

Embora o exame do reto e da próstata possa causar desconforto, raramente é doloroso. Portanto, essa parte do exame físico exige comunicação efetiva e constante sobre o que está prestes a acontecer, assim como os resultados esperados do exame. Não deixe de avisar os pacientes sobre o que eles poderão sentir – incluindo pressão, umidade em função do lubrificante, um possível desconforto e o movimento lento e delicado de seu dedo durante o toque retal.

TÉCNICAS DE EXAME

Principais componentes do exame anorretal e de próstata

- Posicionar o paciente adequadamente para o exame (decúbito lateral é preferido)
- Inspecionar as regiões sacrococcígea e perianal (lesão, úlcera, inflamação, erupção cutânea, escoriação)
- Inspecionar o ânus (lesão, massa, soluções de continuidade na pele)
- Realização do toque retal:
  - Avaliar o tônus do esfíncter anal
  - Palpar o canal anal e a superfície retal (massa, dor, soluções de continuidade na mucosa, nódulo, irregularidade, induração)
  - Palpar a próstata (tamanho, formato, mobilidade, consistência, nódulo, dor)

Paciente com próstata

Escolha uma das várias *posições adequadas para o paciente* para a realização do exame, com sugestões do paciente, quando necessário. Em geral, o decúbito lateral (Figura 22.3), com os quadris e os joelhos parcialmente flexionados, é satisfatório e possibilita boa visualização das regiões perianal e sacrococcígea. Alguns médicos pedem que o paciente fique em pé e inclinado para frente, com a parte superior do corpo apoiada na mesa de exame e os quadris flexionados, embora essa posição seja menos cortês. Em qualquer posição, o dedo usado no exame não consegue atingir toda a extensão do reto.

Peça que o paciente fique em decúbito lateral esquerdo, com as nádegas próximas à borda da mesa de exame, perto de você. Flexão parcial dos quadris e joelhos do paciente, especialmente na perna de cima, estabiliza a posição e melhora a visibilidade. Cubra o paciente adequadamente e ajuste a luz para garantir uma boa visualização da área perirretal e anal. Após calçar as luvas, afaste as nádegas:

- *Inspecione as áreas sacrococcígea e perianal* a procura de lesões, úlceras, inflamação, erupção cutânea ou escoriações. A pele perianal em adultos normalmente é mais pigmentada e um pouco mais grosseira que a pele das nádegas. Palpe qualquer área anormal, observando massas ou dor

As lesões anais e perianais incluem **hemorroidas** sintomáticas, abscessos perianais/**fístulas anais**, anorretais, erupção cutânea, plicomas, fissuras anais e **condilomas** (verrugas) anais. Uma fenda ou laceração linear sugere fissura anal causada por fezes volumosas e duras, DII ou ISTs. Considere **prurido anal** se houver tumefação, espessamento ou fissura da pele perianal com escoriações.

- *Examine o ânus e o reto* e *realize um toque retal.* Inspecione primeiro o ânus, observando quaisquer lesões externas, massas ou áreas de solução de continuidade na pele. Lubrifique seu dedo indicador enluvado e explique ao paciente que você realizará um toque retal. O paciente sentirá um pouco de pressão, mas não deve sentir dor. Coloque a ponta de seu dedo enluvado e lubrificado sobre o ânus (Figura 22.4A). O esfíncter inicialmente contrairá e, conforme ele for relaxando gradualmente, introduza a ponta do dedo com delicadeza no canal anal (Figura 22.4B). Prossiga na direção do umbigo. Palpe toda a circunferência, procurando massas, áreas dolorosas ou lacerações da mucosa

Uma massa flutuante dolorosa com vermelhidão e induração acima é sugestiva de um abscesso perirretal/perianal. Esses pacientes podem ou não apresentar sinais sistêmicos de infecção associados, como febre ou calafrios. Um abscesso crônico com drenagem persistente por uma abertura externa na superfície cutânea representa uma fístula perirretal. As fístulas podem exsudar sangue, pus ou muco feculento. Esses pacientes devem ser encaminhados a um especialista apropriado para avaliação mais detalhada.

- *Peça ao paciente que contraia o músculo esfíncter externo do ânus* para avaliar o tônus muscular. Normalmente, os músculos do esfíncter anal envolvem seu dedo sem folga. O tônus de repouso inicial reflete a integridade do músculo esfíncter interno do ânus

Uma contração do esfíncter pode ocorrer com ansiedade, inflamação ou tecido cicatricial. A frouxidão do esfíncter ocorre em doenças neurológicas, como lesões da medula no nível de S2 a S4, e sinaliza possíveis alterações do esfíncter urinário e do músculo detrusor. Considere um teste da sensibilidade perianal.

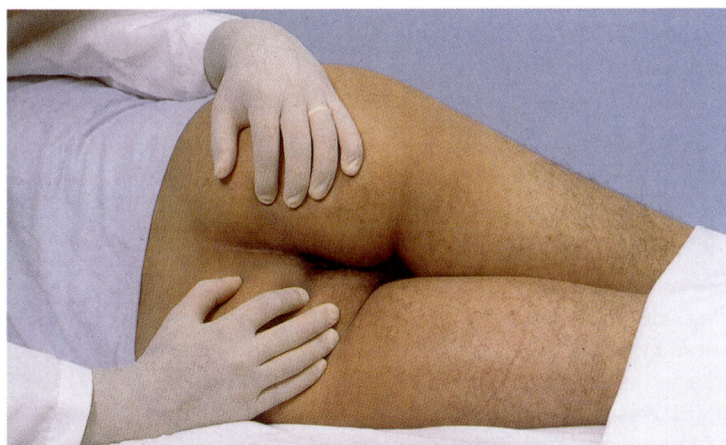

Figura 22.3 Posicionamento do paciente em decúbito lateral esquerdo para exame anorretal.

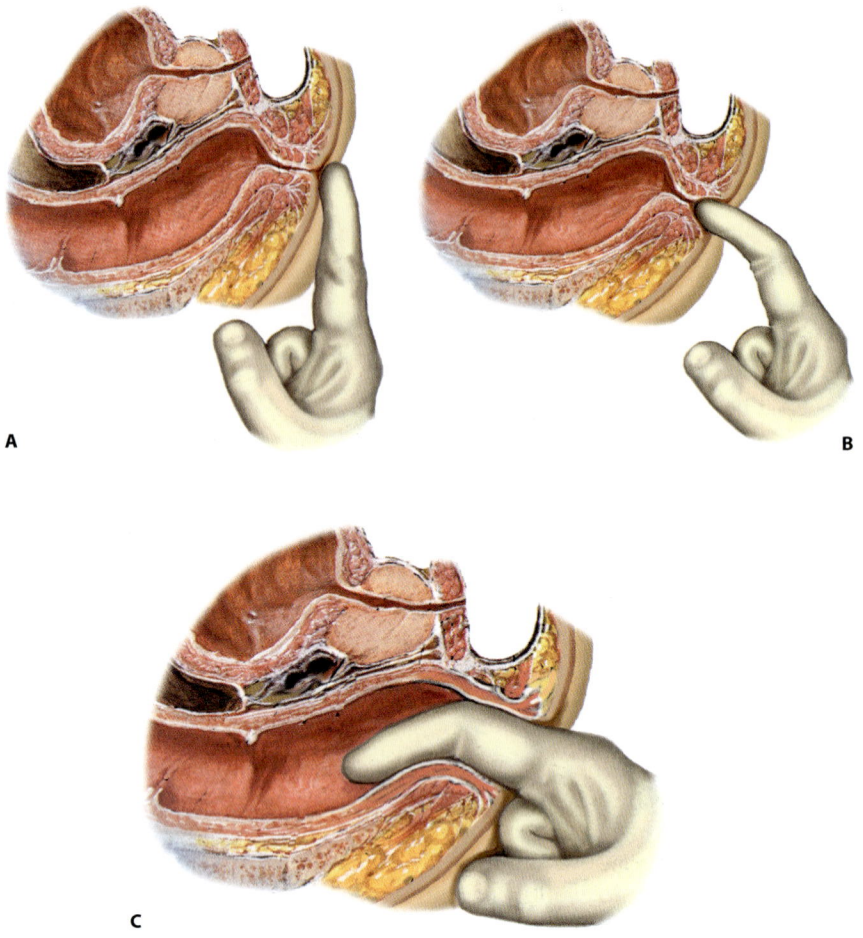

Figura 22.4 Exame digital retal. **A.** Posicionamento do dedo indicador enluvado e lubrificado sobre o ânus. **B.** Inserção gradual do dedo do examinador no ânus quando o esfíncter relaxa. **C.** Palpação da superfície retal (vista sagital).

Às vezes, uma dor intensa impede a inserção do dedo e o exame interno. Não aplique força. Em vez disso, posicione seus dedos nos dois lados do ânus, alargue o orifício com delicadeza e peça que o paciente faça força para baixo:

■ *Palpe a superfície retal*. Introduza seu dedo no reto até onde for possível. Gire sua mão no sentido horário para palpar o máximo possível da superfície retal no lado direito do paciente e, então, gire em sentido anti-horário para palpar a superfície posterior e o lado esquerdo do paciente (ver Figura 22.4C). Observe qualquer massa com bordas irregulares que levante a suspeita de um câncer retal (Figura 22.5), nódulos, irregularidades ou induração. Para alcançar uma possível lesão, afaste seu dedo da superfície retal, peça que o paciente faça força para baixo e palpe novamente

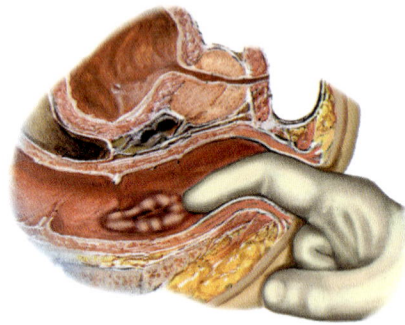

Figura 22.5 Câncer retal palpável.

Ver Tabela 22.1, *Anormalidades do ânus, da pele circundante e do reto.*

■ *Palpe a próstata*. Gire sua mão ainda mais em sentido anti-horário para que o dedo possa examinar a superfície posterior da próstata (Figura 22.6A). Afaste-se um pouco seu corpo do paciente, pois assim fica mais fácil para sentir essa área. Informe o paciente que o exame da próstata pode estimular uma sensação urgência para urinar.

Deslize seu dedo cuidadosamente sobre a próstata, identificando os lobos laterais e a depressão do **sulco mediano** entre eles (Figura 22.6B). Observe o tamanho, a forma, a mobilidade e a consistência da próstata, e identifique qualquer nódulo ou dor. A próstata normal é elástica e não dolorosa, sem evidências de fixação nos tecidos vizinhos. Observe qualquer assimetria, como diferenças na consistência ou no tamanho entre cada lobo. Se possível,

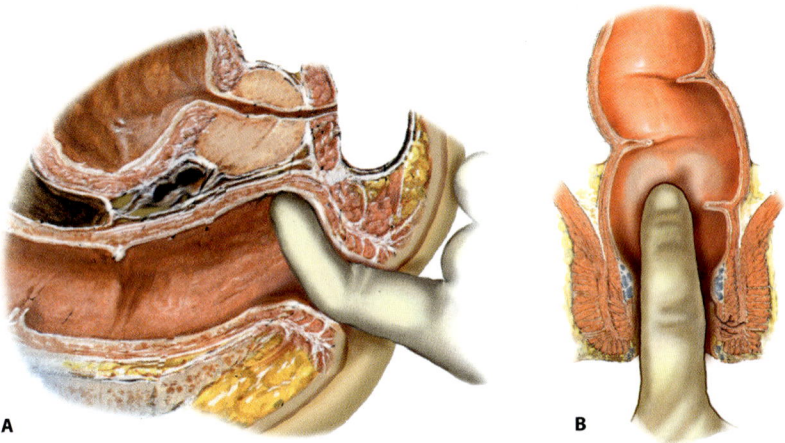

A   **B**

Figura 22.6 Exame da próstata. **A.** Palpação da superfície posterior da próstata (vista sagital). **B.** Palpação dos lobos laterais e sulco mediano da próstata (vista coronal mostrando a parede anterior do reto).

EXEMPLOS DE ANORMALIDADES

Ver Tabela 22.2, *Anormalidades da próstata.*

Os achados incluem uma "prateleira" retal de metástases peritoneais ou dor decorrente de inflamação peritoneal.

estenda seu dedo por cima da próstata até a região das vesículas seminais e da cavidade peritoneal e deslize pela parede anterior. Observe se há nódulos ou dor. Isso pode ser difícil em pacientes com próstata aumentada.

Retire seu dedo delicadamente e limpe a área anal ou forneça papel absorvente ao paciente. Observe o aspecto de qualquer material fecal presente em sua luva.

Paciente sem próstata (mulheres ou homens com prostatectomia)

Em geral, o reto é examinado após o exame da genitália feminina, enquanto a mulher está na posição de litotomia. Essa posição permite que a condução do exame bimanual, com delineamento de uma possível massa anexal ou pélvica e teste da integridade da parede retovaginal, e pode ajudar a palpar um câncer em posição alta no reto.

Se apenas o exame retal for necessário, a posição lateral é satisfatória e permite melhor visualização das regiões perianal e sacrococcígea. Use as mesmas técnicas de exame empregadas para homens. Observe que o colo do útero é palpado com facilidade pela parede anterior do reto. Às vezes, um útero retrovertido também é palpável. Não confunda nenhum desses achados, ou um tampão vaginal, com uma massa suspeita.

Para homens prostatectomizados, use as posições e técnicas de exame já descritas em "Paciente com próstata".

Ver técnicas de exame no Capítulo 21, *Genitália Feminina.*

REGISTRO DOS ACHADOS

Observe que, no início, você pode usar sentenças completas para descrever seus achados; mais tarde, você usará frases mais objetivas.

Registro dos achados de ânus, reto e próstata

"Ausência de lesões ou fissuras perirretais. Tônus do esfíncter externo intacto. Ampola do reto sem massas. Próstata lisa, simétrica e indolor, com sulco mediano palpável. (Ou, em uma paciente do sexo feminino, colo do útero indolor.) Fezes marrons; ausência de sangue fecal."

(continua)

Registro dos achados de ânus, reto e próstata (*continuação*)

OU

"Região perirretal inflamada; ausência de ulcerações, verrugas ou secreção. Exame do esfíncter externo, ampola do reto ou próstata impossível devido a espasmo do esfíncter externo, e inflamação e sensibilidade pronunciadas do canal anal."

Esses achados sugerem proctite de causa infecciosa.

OU

"Ausência de lesões ou fissuras perirretais. Tônus do esfíncter externo intacto. Ampola do reto sem massas. Lobo lateral esquerdo da próstata com um nódulo firme e duro, medindo 1 × 1 cm, próximo ao ápice; lobo lateral direito liso; sulco mediano apagado. Fezes marrons; ausência de sangue fecal."

Esses achados levantam a suspeita de um câncer de próstata.

PROMOÇÃO DA SAÚDE E ORIENTAÇÃO: EVIDÊNCIAS E RECOMENDAÇÕES

Tópicos importantes para promoção da saúde e orientação

■ Câncer de próstata

Câncer de próstata

Epidemiologia. O câncer de próstata é o tipo não diagnosticado com mais frequência nos EUA e a segunda maior causa de morte por câncer em homens.[3] A American Cancer Society estimou que, em 2018, haveria 164.900 novos casos de câncer de próstata e 29.430 mortes por câncer de próstata. O risco vitalício global de receber um diagnóstico de câncer de próstata corresponde a aproximadamente 1 em 9, enquanto risco de morte por câncer de próstata é menor que 1 em 30.[4] Idade, etnia e história familiar são os fatores de risco mais relevantes para câncer de próstata. O câncer de próstata é raro antes dos 40 anos de idade; contudo, as taxas de incidência começam a aumentar rapidamente após os 50 anos e a idade mediana ao diagnóstico corresponde a 66 anos. Homens afro-americanos apresentam as maiores taxas de incidência e mortalidade por câncer de próstata nos EUA e, em comparação a homens caucasianos, têm maior probabilidade de desenvolver a doença antes dos 50 anos, com cânceres em estágio avançado. Uma história familiar de câncer de próstata está associada a um maior risco de câncer, em particular quando vários parentes de primeiro grau receberam o diagnóstico e/ou o câncer do parente apresentou início precoce (≤ 55 anos de idade).[5] Embora as evidências sejam menos convincentes, outros possíveis fatores de risco incluem exposição ao agente laranja (dioxina) em veteranos da guerra do Vietnã, dietas ricas em gorduras animais, obesidade, tabagismo e exposição ao cádmio.[6] No entanto, a hiperplasia prostática benigna (HPB), um achado comum em homens mais velhos, não é um fator de risco para câncer de próstata.

Para prevenção e rastreamento do câncer colorretal, ver Capítulo 19, *Abdome*. Para aconselhamento sobre infecções sexualmente transmissíveis, ver Capítulo 6, *Manutenção da Saúde e Rastreamento*.

Prevenção. Não há evidências convincentes de que qualquer modificação do estilo de vida, como o consumo de dietas ricas em frutas e vegetais ou o aumento da atividade física, possa prevenir o câncer de próstata. Do mesmo modo, não há evidências de que a quimioprevenção com suplementos dietéticos, como o antioxidante vitamina E ou o micronutriente selênio, possa prevenir o câncer.[7] Embora a quimioprevenção com medicamentos como os inibidores da 5α-redutase (5-ARIs) finasterida e dutasterida reduza a incidência do câncer de próstata, não há evidências de que possam reduzir a mortalidade por câncer de próstata.[8,9] A Food and Drug Administration (FDA) nos EUA desaconselha o uso desses medicamentos para quimioprevenção.[10]

Rastreamento. O exame do *antígeno prostático específico* (PSA) no sangue é o principal teste para rastreamento do câncer de próstata. Contudo, foram levantadas preocupações relativas ao sobrediagnóstico – a detecção de cânceres que não seriam identificados em outras circunstâncias durante o tempo de vida de um homem. Além disso, por muitos anos, a maioria dos homens com um câncer de baixo risco foi submetida a tratamentos possivelmente desnecessários, como cirurgia e radioterapia, que podem provocar complicações nocivas.[11] Embora o rastreamento fosse recomendado por algumas organizações profissionais desde o início da década de 1990, os primeiros resultados de estudos randomizados e controlados sobre o rastreamento só foram publicados em 2009.[12,13] O European Randomized Study of Screening for Prostate Cancer (ERSPC) avaliou mais de 160 mil homens de 55 a 69 anos distribuídos aleatoriamente em sete países europeus para a realização apenas de rastreamento por PSA a cada 2 a 4 anos ou a conduta usual. Após 13 anos de acompanhamento, os pesquisadores constataram que o rastreamento reduziu o risco relativo de morte por câncer de próstata em 20%.[14] A redução absoluta do risco foi um pouco maior que 1 em 1.000, significando que cerca de 800 homens precisariam ser submetidos a rastreamento para prevenir uma morte por câncer de próstata. O rastreamento no ERSPC foi associada a um risco 57% maior de receber um diagnóstico de câncer de próstata. Um estudo conduzido nos EUA, o Prostate, Lung, Colorectal, and Ovarian Cancer Screening Trial (PLCO) examinou mais de 75 mil homens de 50 a 74 anos de idade que foram designados aleatoriamente para a realização anual de teste de PSA e toque retal ou a conduta habitual. O estudo não encontrou um benefício em termos de taxa de mortalidade por câncer de próstata com o rastreamento, embora os pacientes rastreados corressem um risco 12% maior de diagnóstico de câncer.[15] Entretanto, a validade dos resultados do PLCO foi questionada porque muitos participantes já tinham realizado rastreamento antes do início do estudo, a maioria dos homens do grupo de controle também realizou rastreamento durante o estudo e apenas uma fração dos homens com PSA anormal foi submetida a uma biopsia. Esses fatores criaram vieses no sentido de não detectar um benefício do rastreamento.

Recomendações. As principais organizações profissionais, incluindo a U.S. Preventive Services Task Force, a American Cancer Society (ACS) e a American Urological Association (AUA) publicaram diretrizes nos últimos anos, que estão resumidas no Boxe 22.1.[16-18]

Tomada de decisão compartilhada. A *tomada de decisão compartilhada* é um processo no qual médicos e pacientes trabalham juntos para tomar decisões relacionadas à saúde, com base na melhor evidência disponível e nas preferências e nos valores do paciente. Os profissionais são encorajados a favorecer a tomada de decisão compartilhada porque as decisões relativas ao rastreamento do câncer de próstata requerem a consideração de vantagens e desvantagens sobre os possíveis riscos e benefícios. No entanto, pode ser difícil apoiar os pacientes na tomada de decisão compartilhada devido ao tempo limitado de que o profissional dispõe para discutir essas questões. Uma estratégia, recomendada pela ACS, consiste em usar materiais auxiliares para a decisão do paciente, que podem ser fornecidos antes de uma visita clínica.[17] Os materiais auxiliares para decisão são ferramentas educativas que apresentam os fatos sobre o câncer de próstata, discutem as opções de rastreamento e tratamento (incluindo os possíveis riscos e benefícios), trazem à tona os valores e as preferências do paciente em relação aos possíveis resultados e oferecem orientações para conversas sobre rastreamento com um profissional. Estudos mostraram que o uso de materiais auxiliares para decisão aumenta a conhecimento, reduz as incertezas relacionadas à tomada de decisões e aumenta o envolvimento no processo de tomada de decisão, embora o efeito sobre a realização dos exames seja variável.[19] O Boxe 22.2 apresenta alguns materiais auxiliares para decisão sobre rastreamento de câncer de próstata que estão disponíveis para o público.

Boxe 22.1 Diretrizes para rastreamento do câncer de próstata			
	United States Preventive Services Task Force (2018)	**American Cancer Society (2012)**	**American Urological Association (2013)**
Tomada de decisão compartilhada	Sim	Sim (considerar o uso de material auxiliar para decisão)	Sim
Idade para começar a oferecer rastreamento			
Risco médio	55	50 anos	55 anos
Alto risco	Nenhuma recomendação	40 a 45 anos	40 anos
Idade para deixar de oferecer rastreamento	69	Expectativa de vida < 10 anos	Expectativa de vida < 10 anos
Exames de rastreamento	PSA	PSA toque retal (opcional)	PSA toque retal (opcional)
Frequência do rastreamento	Nenhuma recomendação	Anual (bienal quando PSA for < 2,5 ng/mℓ)	A cada 2 anos pode ser preferível
Critérios de encaminhamento para biopsia	Nenhuma recomendação	PSA ≥ 4 ng/mℓ toque retal anormal Avaliação de risco individualizada para níveis de PSA de 2,5 a 4 ng/mℓ	Sem um nível específico de PSA, considerar o uso de biomarcadores, exames de imagem e calculadoras de risco para orientar as decisões sobre biopsia

PSA: antígeno prostático específico.

Boxe 22.2 Materiais auxiliares para decisão sobre rastreamento do câncer de próstata

Testing for Prostate Cancer. American Cancer Society (ACS): http://www.cancer.org/acs/groups/content/@editorial/documents/document/acspc-024618.pdf[a]

Prostate Cancer Screening. Centers for Disease Control and Prevention 2018 (ver também os sites para afro-americanos e hispano-americanos): https://www.cdc.gov/cancer/prostate/basic_info/index.htm[a]

Prostate Cancer Screening. Should you get a PSA test? Mayo Clinic: http://www.mayoclinic.org/diseases-conditions/prostate-cancer/in-depth/prostate-cancer/art-20048087[a]

Decision Aid Tool: Cancer Screening with PSA Testing. American Society of Clinical Oncology: https://www.asco.org/sites/new-www.asco.org/files/content-files/practice-and-guidelines/documents/2012-psa-pco-decision-aid.pdf[a]

Instituto Nacional do Câncer: https://www.inca.gov.br/tipos-de-cancer/cancer-de-prostata[b]

Sociedade Brasileira de Urologia: https://portaldaurologia.org.br/publico/noticias/nota-oficial-2018-rastreamento-do-cancer-de-prostata/[b]

Sociedade Brasileira de Urologia: https://portaldaurologia.org.br/medicos/noticias/aconselhamento-para-o-diagnostico-precoce-do-cancer-de-prostata/[b]

[a]Acessado em 2 de março de 2019.
[b]N.R.T.: Site correspondente no Brasil.

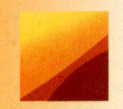

TABELA 22.1 Anormalidades do ânus, da pele circundante e do reto

Cisto pilonidal e trajeto fistuloso

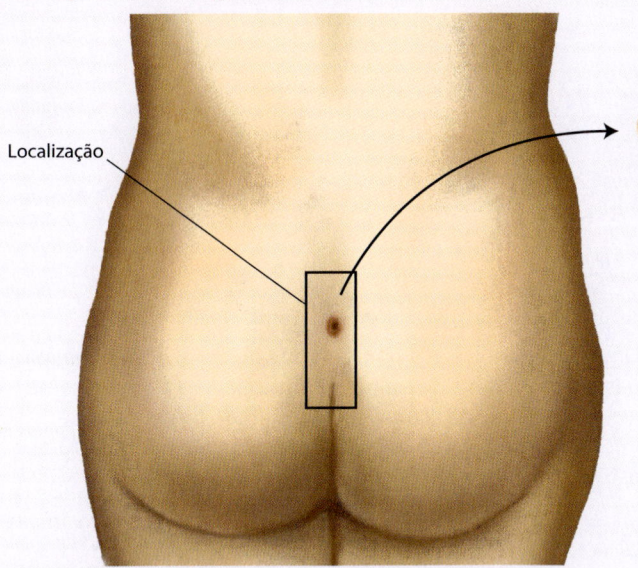

Localização

Um cisto pilonidal é uma anormalidade relativamente comum, provavelmente congênita, localizada na fenda interglútea, na linha média. Procure a abertura de uma fístula, algumas vezes com um pequeno tufo de pelos circundado por um halo eritematoso. Os cistos pilonidais geralmente são assintomáticos, exceto por discreta drenagem, mas pode ocorrer formação de abscessos e fístulas secundários.

Hemorroidas externas (*trombosadas*)

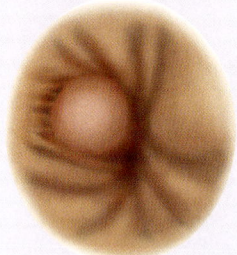

Hemorroidas externas são veias hemorroidárias dilatadas, originadas abaixo da linha pectinada e cobertas por pele. Raramente provocam sintomas, a não ser que ocorra trombose. A trombose causa dor local aguda, que piora à defecação e ao sentar-se. Uma massa ovoide dolorosa, edemaciada e azulada é visível na margem anal.

Hemorroidas internas (*prolapsadas*)

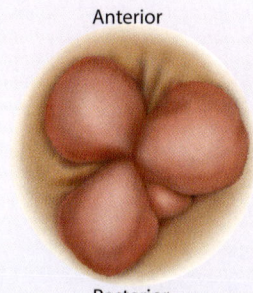

Anterior

Posterior

Hemorroidas internas são dilatações dos coxins vasculares normais, localizados acima da linha pectinada, geralmente impalpáveis. As hemorroidas internas podem causar sangramento vermelho-vivo, em particular durante a defecação. Também podem prolapsar pelo canal anal e aparecer como massas protuberantes, avermelhadas e úmidas, tipicamente localizadas em uma ou mais das posições ilustradas.

Prolapso retal

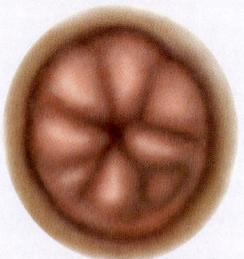

Durante o esforço para defecação, a mucosa retal, com ou sem sua parede muscular, prolapsa através do ânus, projetando-se através da linha anocutânea. Um prolapso que envolva apenas a mucosa é relativamente pequeno e exibe pregas com aspecto radiado, como na ilustração. Quando toda a parede intestinal está envolvida, o prolapso é maior e coberto por pregas circulares em disposição concêntrica.

(continua)

Fissura anal

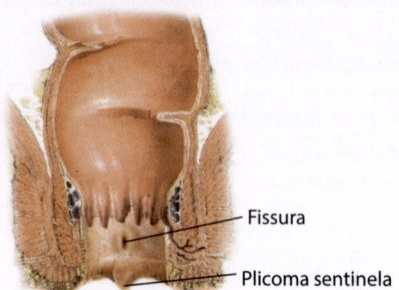

Fissura

Plicoma sentinela

Uma fissura é uma laceração/ulceração muito dolorosa do anoderma, encontrada com mais frequência em localização posterior na linha média e, com menor frequência anterior na linha média. Seu eixo longo é longitudinal. Pode haver um plicoma "sentinela" tumefeito logo abaixo dela. A separação delicada das margens anais pode revelar a borda inferior da fissura. O esfíncter é espástico; o exame é doloroso. Um exame sob anestesia pode ser necessário para caracterizar por completo a lesão.

Fístula anorretal

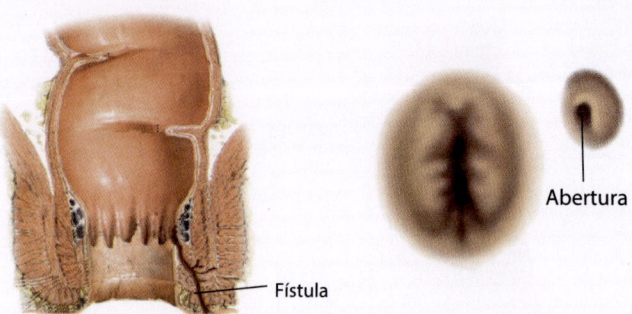

Abertura

Fístula

Uma fístula anorretal é uma conexão anormal que se origina nas glândulas anais até uma abertura externa na pele (como mostrado aqui). As fístulas são o resultado de abscessos/infecções anorretais prévias. Procure uma ou mais aberturas fistulosas na pele ao redor do ânus.

Pólipos retais

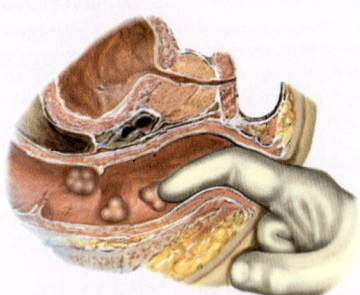

Os pólipos do reto são relativamente comuns. Apresentando tamanho e número variáveis, podem ser pedunculados ou sésseis. Têm consistência mole e pode ser difícil ou impossível palpá-los, mesmo quando estão ao alcance do dedo do examinador. Endoscopia e biopsia são necessárias para diferenciar lesões benignas e malignas.

Câncer do reto

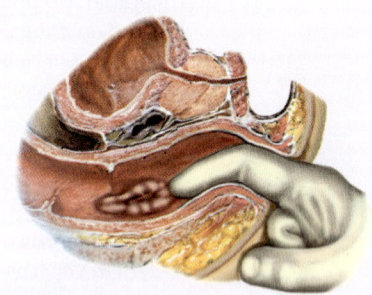

Aqui está ilustrada a borda firme, nodular e enrolada de um câncer ulcerado.

Prateleira retal

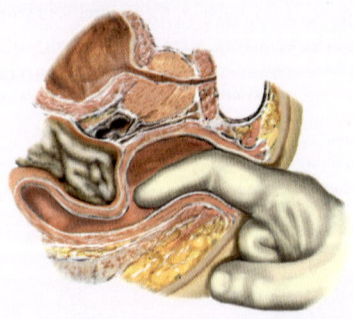

Metástases peritoneais disseminadas de qualquer origem podem estar presentes na área da reflexão do peritônio, anteriormente ao reto. Uma "prateleira" retal nodular firme a dura pode ser palpada com a ponta do dedo do examinador. Nas mulheres, essa prateleira de tecido metastático ocorre na escavação retouterina, atrás do colo do útero e do útero.

TABELA 22.2 Anormalidades da próstata

Próstata normal

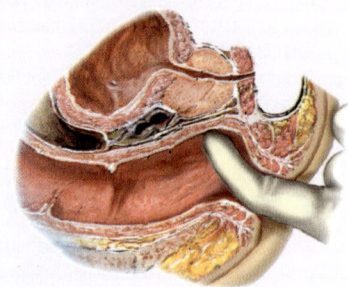

Quando palpada pela parede anterior do reto, a próstata normal é uma estrutura arredondada, em forma de coração, de aproximadamente 2,5 cm de comprimento. O sulco mediano pode ser palpado entre os dois lobos laterais. Apenas a superfície posterior da próstata é palpável. Lesões anteriores e centrais, incluindo aquelas que causam obstrução da uretra, não são detectáveis no exame físico porque não estão em contato com a parede do reto.

Prostatite

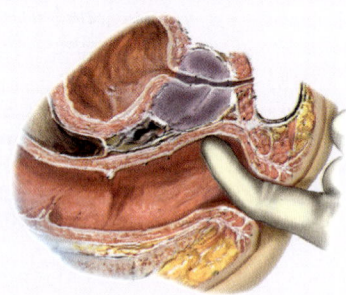

A prostatite bacteriana aguda, ilustrada aqui, é manifestada com febre e sintomas urinários como polaciúria, urgência, disúria, micção incompleta e, às vezes, dor lombar. À palpação, a glândula é dolorosa, edemaciada, "pastosa" e quente. Examine-a com delicadeza, porque o paciente pode apresentar dor espontânea e dor à palpação extremas. Mais de 80% das infecções são causadas por microrganismos aeróbicos Gram-negativos como *Escherichia coli* e espécies de *Enterococcus* e *Proteus*. Em homens com menos de 35 anos, considere a transmissão sexual de *Neisseria gonorrhoeae* e *Chlamydia trachomatis*.

A prostatite bacteriana crônica está associada a infecções urinárias recorrentes, em geral pelo mesmo microrganismo. Os homens podem ser assintomáticos ou apresentar sintomas de disúria ou dor pélvica leve. À palpação, a próstata pode estar normal, sem dor ou edema. As culturas do líquido prostático com frequência revelam infecção por *E. coli*.

Pode ser difícil distinguir essas condições da síndrome de dor pélvica crônica, uma entidade mais comum observada em até 80% dos homens que relatam sintomas obstrutivos ou irritativos à micção, mas não apresentam evidências de infecção prostática ou urinária. Os achados no exame físico não são previsíveis, mas o exame é necessário para pesquisar induração ou assimetria da próstata que possa sugerir processos mais agudos, hiperplasia prostática benigna (HPB) ou carcinoma.

Hiperplasia prostática benigna

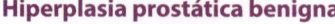
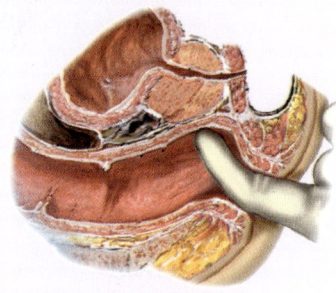

HPB é um aumento não maligno da próstata, relacionado à idade, encontrado em mais de 50% dos homens aos 50 anos. Os sintomas são causados tanto pela contração da musculatura lisa na próstata e no colo da bexiga quanto pela compressão da uretra pelo tecido prostático hipertrofiado. Os sintomas podem ser irritativos (urgência, polaciúria, noctúria) e/ou obstrutivos (diminuição do jato, esvaziamento incompleto, esforço) e são encontrados em mais de um terço dos homens aos 65 anos de idade. A glândula afetada pode ter tamanho normal ou estar simetricamente aumentada, lisa e firme, embora discretamente elástica; pode haver obliteração do sulco mediano e uma protrusão mais notável para a luz retal. Devido à natureza limitada do exame digital retal, a intensidade dos sintomas pode não apresentar correlação com os achados no exame.

Câncer de próstata

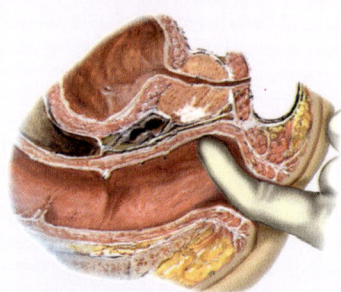

Um câncer de próstata é sugerido por uma área de tecido endurecido na glândula, como um nódulo duro ou uma área de consistência firme bem-definida. Conforme o câncer aumenta, torna-se irregular e pode se estender além dos limites da glândula. O sulco mediano pode estar apagado. Áreas endurecidas na próstata nem sempre são malignas. Também podem ser causadas por cálculos prostáticos, inflamação crônica e outras condições.

REFERÊNCIAS BIBLIOGRÁFICAS

1. McVary KT. BPH: epidemiology and comorbidities. *Am J Manag Care*. 2006;12(5 Suppl):S122–S128.

2. Barry MJ, Fowler FJ Jr, O'Leary MP, et al. The American Urological Association symptom index for benign prostatic hyperplasia. The Measurement Committee of the American Urological Association. *J Urol*. 1992;148(5):1549–1557; discussion 1564.

3. Siegel RL, Miller KD, Jemal A. Cancer statistics, 2018. *CA Cancer J Clin*. 2018;68(1):7–30.

4. Howlader N, Noone AM, Krapcho M, eds., et al. SEER Cancer Statistics Review, 1975–2014, National Cancer Institute. Bethesda, MD, 2017. Available at https://seer.cancer.gov/csr/1975_2014/.

5. National Cancer Institute. Available at https://www.cancer.gov/types/prostate/hp/prostate-genetics-pdq. Accessed June 3, 2018.

6. National Cancer Institute. Available at https://www.cancer.gov/types/prostate/hp/prostate-prevention-pdq#section/_17. Accessed June 3, 2018.

7. Lippman SM, Klein EA, Goodman PJ, et al. Effect of selenium and vitamin E on risk of prostate cancer and other cancers: the Selenium and Vitamin E Cancer Prevention Trial (SELECT). *JAMA*. 2009;301(1):39–51.

8. Thompson IM, Goodman PJ, Tangen CM, et al. The influence of finasteride on the development of prostate cancer. *N Engl J Med*. 2003;349(3):215–224.

9. Andriole GL, Bostwick DG, Brawley OW, et al. Effect of dutasteride on the risk of prostate cancer. *N Engl J Med*. 2010;362(13):1192–1202.

10. Theoret MR, Ning YM, Zhang JJ, et al. The risks and benefits of 5alpha-reductase inhibitors for prostate-cancer prevention. *N Engl J Med*. 2011;365(2):97–99.

11. Cooperberg MR, Carroll PR. Trends in Management for Patients With Localized Prostate Cancer, 1990–2013. *JAMA*. 2015;314(1):80–82.

12. Schroder FH, Hugosson J, Roobol MJ, et al. Screening and prostate-cancer mortality in a randomized European study. *N Engl J Med*. 2009;360(13):1320–1328.

13. Andriole GL, Crawford ED, Grubb RL 3rd, et al. Mortality results from a randomized prostate-cancer screening trial. *N Engl J Med*. 2009;360(13):1310–1319.

14. Schroder FH, Hugosson J, Roobol MJ, et al. Screening and prostate cancer mortality: results of the European Randomised Study of Screening for Prostate Cancer (ERSPC) at 13 years of follow-up. *Lancet*. 2014;384(9959):2027–2035.

15. Pinsky PF, Prorok PC, Yu K, et al. Extended mortality results for prostate cancer screening in the PLCO trial with median follow-up of 15 years. *Cancer*. 2017;123(4):592–599.

16. US Preventive Services Task Force, Grossman DC, Curry SJ, et al. Screening for Prostate Cancer: US Preventive Services Task Force Recommendation Statement. *JAMA*. 2018;319(18):1901–1913.

17. Wolf AM, Wender RC, Etzioni RB, et al. American Cancer Society guideline for the early detection of prostate cancer: update 2010. *CA Cancer J Clin*. 2010;60(2):70–98.

18. Carter HB, Albertsen PC, Barry MJ, et al. Early detection of prostate cancer: AUA Guideline. *J Urol*. 2013;190(2):419–426.

19. Stacey D, Legare F, Lewis K, et al. Decision aids for people facing health treatment or screening decisions. *Cochrane Database Syst Rev*. 2017;4:CD001431.

20. Madsen FA, Bruskewitz RC. Clinical manifestations of benign prostatic hyperplasia. *Urol Clin North Am*. 1995;22(2):291–298.

Sistema Musculoesquelético

ANATOMIA E FISIOLOGIA

Articulações

Para avaliar a função articular, é importante estar familiarizado com os tipos de articulações e o modo como estão interconectadas, ou articuladas, e o papel das bolsas para facilitar o movimento articular (Boxe 23.1). As articulações sinoviais, cartilagíneas e fibrosas constituem os três principais tipos de articulações e cada uma possibilita graus variáveis de movimento.

Articulações sinoviais. Os ossos dessas articulações não se tocam e as articulações têm *ampla mobilidade* dentro dos limites dos ligamentos circundantes (Figura 23.1). Os ossos são cobertos pela *cartilagem articular*, composta por uma matriz de colágeno contendo íons e água, que possibilita uma mudança de formato em resposta a pressão ou cargas, e separados por uma *cavidade sinovial* que amortece o movimento articular. Uma *membrana sinovial* reveste a cavidade sinovial e secreta uma pequena quantidade de um líquido lubrificante viscoso chamado *líquido sinovial*. Esse líquido também fornece nutrição à cartilagem articular adjacente, que é relativamente avascular. A membrana forma uma bolsa nas bordas, antes da sua fixação às margens da cartilagem articular, para acomodar o movimento articular. Envolvendo a articulação, há uma *cápsula articular* fibrosa, que é reforçada e, em alguns casos, exibe continuidade com ligamentos que se estendem de um osso para outro.

Muitas das articulações que examinaremos são *articulações sinoviais*, ou móveis (Boxe 23.2). O formato das superfícies articulares das articulações sinoviais, assim como os tecidos moles circundantes, determina a direção e a extensão do movimento articular. Pessoas mais jovens e mulheres tendem a apresentar maior frouxidão dos tecidos moles, o que produz maior amplitude do movimento ("articulação dupla"). Enquanto estiver aprendendo a examinar o sistema

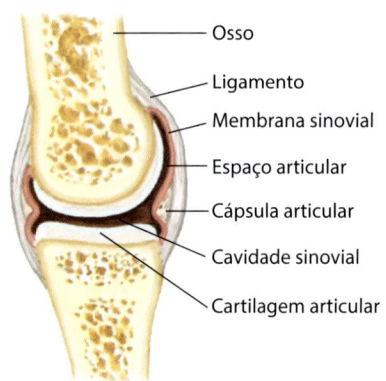

Figura 23.1 Articulação sinovial.

Osso
Ligamento
Membrana sinovial
Espaço articular
Cápsula articular
Cavidade sinovial
Cartilagem articular

Boxe 23.1	**Tipos de articulações**	
Tipo de articulação	**Amplitude de movimento**	**Exemplos**
Sinovial	Grande mobilidade	Joelho, ombro
Cartilagínea	Discreta mobilidade	Corpos vertebrais da coluna, sínfise púbica, sínfise manubriesternal
Fibrosa	Imóvel	Suturas do crânio

Boxe 23.2 Tipos de articulações sinoviais

Tipo de articulação sinovial	Formato da articulação	Movimento	Exemplos
Esferoidal	Superfície convexa em uma cavidade côncava	Grande amplitude – flexão, extensão, abdução, adução, rotação, circundução	Ombro, quadril
Gínglimo	Achatada, planar	Movimento em um plano; flexão, extensão	Articulações interfalângicas das mãos e pés; cotovelo
Condilar	Convexa ou côncava	Movimento de duas superfícies articulares não dissociáveis	Joelho; articulação temporomandibular

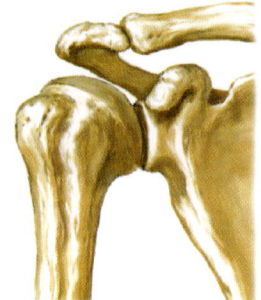

Figura 23.2 Articulação esferoidal.

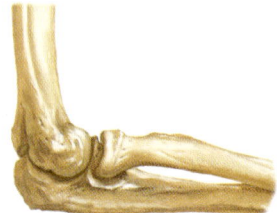

Figura 23.3 Articulação em gínglimo.

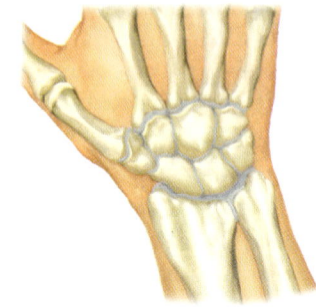

Figura 23.4 Articulações condilares.

musculoesquelético, enfoque a relação entre a anatomia da articulação e seu movimento. O conhecimento da anatomia articular subjacente e do movimento permitido ajuda na avaliação de possíveis diagnósticos, especialmente distúrbios degenerativos ou um possível trauma.

Articulações esferoidais. As articulações esferoidais têm uma configuração de "esfera em um soquete" – uma superfície convexa arredondada que se articula com uma cavidade côncava e cupuliforme, permitindo grande amplitude de movimento de rotação, como no ombro e quadril (Figura 23.2).

Articulações em gínglimo. As articulações em gínglimo são achatadas, planas ou discretamente curvas, permitindo apenas um movimento deslizante em um único plano, como na flexão e extensão do cotovelo (Figura 23.3).

Articulações condilares. Articulações condilares, como a articulação do punho, têm superfícies articulares convexas ou côncavas (Figura 23.4). Essas articulações permitem flexão, extensão, rotação e movimento no plano coronal.

Articulações cartilagíneas. Discos fibrocartilaginosos separaram as superfícies ósseas dessas articulações, que permitem uma pequena magnitude de movimento (Figura 23.5). Os exemplos incluem as articulações intervertebrais, a sínfise púbica e a sínfise manubriesternal. As superfícies dos ossos em cada lado da articulação são cobertas por cartilagem hialina. A fibrocartilagem nessas articulações é compressível e pode ajudar a absorver o impacto em uma articulação. Um exemplo é o *núcleo pulposo* no centro de cada disco intervertebral, que ajuda na movimentação da coluna vertebral em todos os planos e atua como amortecedor de impactos em toda a coluna.

Articulações fibrosas. As articulações fibrosas, como as suturas do crânio, apresentam camadas interpostas de tecido fibroso ou cartilagem que mantêm os ossos unidos (Figura 23.6). Os ossos estão quase em contato direto, *impossibilitando movimento apreciável.*

Bolsas

As *bolsas* são estruturas saculares sinoviais com o formato aproximado de um disco, que facilitam a ação da articulação e possibilitam que os músculos adjacentes ou músculos e tendões deslizem uns sobre os outros durante o movimento com menor fricção. Podem estar situadas entre a pele e a superfície convexa de um osso ou articulação, como ocorre na bolsa pré-patelar ou em áreas em que ocorra atrito entre tendões ou músculos e ossos, ligamentos ou outros músculos e tendões, como na bolsa subacromial do ombro.

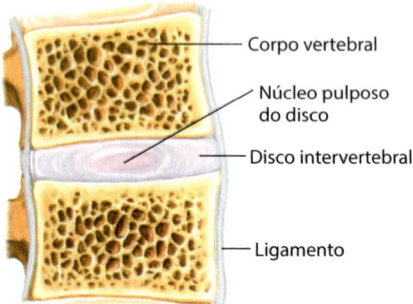

- Corpo vertebral
- Núcleo pulposo do disco
- Disco intervertebral
- Ligamento

Figura 23.5 Articulação cartilagínea.

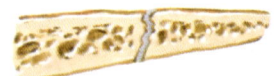

Figura 23.6 Articulação fibrosa.

O conhecimento das estruturas de tecido mole, ligamentos, tendões e bolsas ajuda na avaliação de distúrbios inflamatórios, lesões traumáticas e lesões por esforço repetitivo.

Estruturas articulares e extra-articulares

As articulações e seus elementos anatômicos costumam ser agrupados como estruturas articulares ou extra-articulares para orientar o raciocínio em relação às possibilidades diagnósticas. As *estruturas articulares* incluem a cápsula articular e a cartilagem articular, a sinóvia e o líquido sinovial, ligamentos intra-articulares e o osso justarticular. As *estruturas extra-articulares* incluem os **ligamentos** periarticulares (feixes de fibras colágenas semelhantes a cordões, que conectam um osso a outro), **tendões** (feixes de fibras colágenas que conectam um músculo ao osso), bolsas, músculos, fáscias, osso não articular, nervos e a sobrejacente.

A patologia das estruturas articulares tipicamente envolve edema e dor na articulação, crepitação, instabilidade, "travamento" ou deformidade e limita as *amplitudes do movimento (ADMs) ativa e passiva* em decorrência de rigidez, bloqueio mecânico ou dor.[1]

Patologias que envolvam as estruturas extra-articulares raramente causam edema intra-articular, instabilidade ou deformidade da articulação; costumam envolver "dor localizada ou focal em regiões adjacentes às estruturas articulares" e limitam *apenas a ADM ativa.*[1]

ANAMNESE: ABORDAGEM GERAL

Apesar das nítidas diferenças nas estruturas do sistema musculoesquelético, as articulações compartilham componentes básicos semelhantes.[2] Todas essas estruturas – ossos, ligamentos, cartilagens, sinóvia, tendões e músculos circundantes, bolsas associadas, vasos sanguíneos, nervos, gordura e pele – podem ser lesadas por compressão ou distensão ou comprometidas por infecção ou câncer. Uma anamnese cuidadosa deve pesquisar os aspectos característicos da lesão de cada uma dessas estruturas musculoesqueléticas.

Além disso, a avaliação de uma queixa musculoesquelética exige conhecimentos sólidos da anatomia e do modo como essas estruturas anatômicas funcionam e se relacionam entre si. Aprenda a visualizar a anatomia subjacente da articulação. A visualização ajuda a determinar as perguntas que devem ser feitas durante a anamnese e as técnicas de exame e manobras que deverão ser realizadas em seguida para confirmar seu raciocínio sobre os possíveis diagnósticos.

A idade também pode fornecer indícios sobre as causas da dor articular.[1] Se a *idade for < 60 anos*, considerar lesões por esforço repetitivo ou uso excessivo, artrite induzida por cristais, artrite reumatoide (AR), artrite psoriática, artrite reativa e artrite infecciosa. Se a *idade for > 60 anos*, pesquisar osteoartrite (OA), gota e pseudogota, polimialgia reumática (PMR), fratura osteoporótica e artrite séptica bacteriana.

Sintomas comuns ou relevantes

- Dor articular
- Dor cervical
- Dor lombar

Dor articular

Dor articular é uma das principais queixas de pacientes que procuram atendimento médico. Comece perguntando: "Você sente dor articular?" Peça que o paciente aponte o local da dor. Durante a anamnese do paciente, é preciso esclarecer meticulosamente os atributos de cada sintoma, incluindo o contexto, as associações e a cronologia. Em casos de dor e muitos outros sintomas, é essencial compreender essas características essenciais, resumidas como os sete atributos de um sintoma (Boxe 23.3).

Localização. Pergunte ao paciente quais articulações são dolorosas. Peça que o paciente aponte a dor, idealmente com um dedo, se possível. Se a dor estiver localizada em apenas uma articulação, ela é **monoarticular**. A dor articular também pode envolver duas a quatro articulações (**oligoarticular** ou **pauciarticular**) ou mais de quatro (**poliarticular**). Muitas vezes, o tamanho e o tipo das articulações envolvidas fornecem indícios diagnósticos importantes.

Dor muscular generalizada é denominada **mialgia**. **Artralgia** é uma dor articular sem evidências de artrite.

Ver os sete atributos da dor no Capítulo 3, *Anamnese.*

Dor monoarticular sugere lesão, artrite monoarticular ou causas extra-articulares como tendinite, bursite ou lesão dos tecidos moles.

Uma artrite oligoarticular (pauciarticular) pode ser o resultado de infecção (p. ex., gonorreia ou febre reumática, doença do tecido conjuntivo e OA), entre outras causas.

As causas de poliartrite incluem condições virais ou inflamatórias, decorrentes de AR, lúpus eritematoso sistêmico (LES) ou psoríase.[3]

EXEMPLOS DE ANORMALIDADES

As espondiloartropatias (p. ex., artrite psoriá-tica) em geral envolvem a coluna vertebral, incluindo as articulações sacroilíacas e arti-culações médias a grandes, como os ombros, quadris, joelhos e tornozelos. O envolvimen-to de articulações menores, como os punhos, dedos das mãos e dos pés, é mais compatível com AR e LES.

Boxe 23.3 Sugestões para a avaliação de dor articular

- Peça que o paciente *"aponte o local da dor"*, idealmente com um dedo, se possível. Isso pode economizar um tempo considerável porque muitos pacientes têm dificul-dade para definir a localização da dor com palavras
- Esclareça e registre quando a dor começou e o mecanismo exato de lesão até onde o paciente se lembrar, sobretudo se houver relato de traumatismo
- Determine se a dor é *articular* ou *extra-articular*, *aguda* (geralmente dias a semanas) ou *crônica* (geralmente meses a anos), *inflamatória* ou *não inflamatória*, e *localizada (monoarticular)* ou *difusa (poliarticular)*
- Esclareça os atributos de cada sintoma, incluindo o contexto, as associações e a cro-nologia
- É fundamental caracterizar a dor usando os sete atributos de um sintoma: *localiza-ção, característica, magnitude ou intensidade, cronologia, início, fatores agravantes ou aliviadores e manifestações associadas*

Se a dor for poliarticular, determine se há um *padrão de envolvimento*. A dor mi-gra de uma articulação para outra ou se espalha de modo estável de uma para várias articulações? O envolvimento é *simétrico* (afetando articulações semelhan-tes nos dois lados do corpo) ou *assimétrico* (afetando articulações diferentes em lados diferentes)? É *intermitente* ou *constante* (variando de leve, moderada e/ou intensa)?

Há *irradiação* ou deslocamento para outra parte? Uma dor originada nas peque-nas articulações das mãos e dos pés, em geral, apresenta uma localização mais definida que a dor em articulações maiores.

A febre reumática e a artrite gonocócica exi-bem um padrão de disseminação migratória. Na AR, o padrão é aditivo e progressivo, com envolvimento simétrico. O envolvimento geralmente é *assimétrico* na artrite psoriá-tica, reativa e associada à doença intestinal inflamatória (DII).

A dor na articulação do quadril é particular-mente enganadora, uma vez que, em casos típicos, a dor verdadeira da articulação do quadril é irradiada para a virilha, embora também possa causar dor no joelho. A dor sacral/sacroilíaca com frequência é sentida nas nádegas e a dor trocantérica decorrente de bursite ou tendinite pode ocorrer na su-perfície lateral da coxa.

Característica. Como é a dor? Pergunte: "Você consegue descrever a dor (com que ela parece)?" Os pacientes podem descrever a dor de muitas maneiras dife-rentes, incluindo uma dor surda, lancinante ou tensa. Devido à natureza com-plexa da anatomia articular, a característica da dor muitas vezes não indica pos-sibilidades diagnósticas específicas quando comparada aos outros atributos dos sintomas, como o início/relação temporal e o local/padrão de envolvimento.[4]

Intensidade. Qual é a gravidade da dor? Peça uma classificação da intensidade em uma escala de 1 a 10. Em geral, as dores articulares de causas inflamatórias são consideravelmente mais intensas que os tipos não inflamatórios. Diferentes mecanismos parecem estar envolvidos – interleucinas e fator de necrose tumoral na dor articular inflamatória e prostaglandinas, quimiocinas e fatores do cresci-mento na dor não inflamatória.[3]

Os distúrbios inflamatórios têm muitas cau-sas[1]: infecciosas (p. ex., *Neisseria gonorrhoeae* ou *Mycobacterium tuberculosis*), induzidas por cristais (gota, pseudogota), imunológicas (AR, LES), reativas (febre reumática, artrite reativa) ou idiopáticas.

Nos distúrbios não inflamatórios, considerar traumatismo (p. ex., laceração do manguito rotador no ombro), uso excessivo (bursite, tendinite), alterações degenerativas (OA) ou fibromialgia.

Início e relação temporal. O início é especialmente importante. Quando a dor co-meçou (ou começa)? Quanto tempo dura? Com que frequência aparece? Há quanto tempo a dor está presente? A dor apresentou uma progressão lenta ou oscilou entre períodos de melhora e piora? Há variação ao longo do dia e de que modo?

A dor ou o desconforto surgiu rapidamente dentro de algumas horas como resultado de um evento específico ou insidiosamente ao longo de semanas a meses sem uma causa óbvia? *A dor articular aguda* tipicamente dura dias a semanas; a *dor crónica* dura meses a anos.

Pergunte também em que situações a dor ocorre e como a dor surgiu. Inclua fatores ambientais, atividades pessoais, reações emocionais e outras circunstâncias que possam ter contribuído para a ocorrência da dor. Houve uma lesão aguda ou uma lesão por movimento repetitivo da mesma parte do corpo? Se a dor for causada por traumatismo, determinar com detalhes o *mecanismo de lesão* ou a série de eventos específicos que causou a dor articular.

Fatores que causam remissão ou exacerbação.
Pergunte o que provoca um agravamento ou alívio da dor. Quais são os efeitos do exercício ou da atividade física, repouso, medicamentos e fisioterapia? Pode ser útil quantificar a alteração da intensidade, se houver, usando a mesma escala de classificação de 1 a 10 empregada para descrevê-la no início.

Manifestações associadas

Inflamação. Pergunte sobre os quatro sinais cardinais da inflamação – *edema, calor* e *rubor*, além da *dor*. Vários desses sinais são avaliados de modo mais adequado durante o exame, mas muitas vezes os pacientes podem orientá-lo para os pontos de inflamação e dor. Pergunte ao paciente se a dor é acompanhada por alguma outra manifestação. Pergunte também sobre febre ou calafrios.

Limitação do movimento e rigidez. A **rigidez** musculoesquelética refere-se à percepção de tensão ou resistência ao movimento. Pesquisar qualquer padrão de rigidez, se presente. É pior pela manhã, mas melhora aos poucos com a atividade? Ou há um **"fenômeno de gel"** intermitente, ou seja, breves períodos de rigidez diurna após inatividade, que geralmente duram de 30 a 60 minutos e, então, voltam a piorar com o movimento?

Para avaliar uma *diminuição* ou *limitação do movimento*, pergunte sobre alterações na atividade causadas por problemas com a articulação envolvida, por exemplo, na capacidade de andar, ficar em pé, inclinar-se, sentar, levantar-se de uma posição sentada, segurar algo com os dedos ou com a mão inteira, virar uma página, girar a maçaneta de uma porta ou abrir um pote. Atividades comuns como pentear os cabelos, escovar os dentes, comer, vestir-se e tomar banho também podem ser afetadas.

Sintomas constitucionais associados e manifestações sistêmicas em outros sistemas orgânicos.
Alguns problemas articulares apresentam *sintomas constitucionais* associados, como febre, calafrios, erupção cutânea, fadiga, anorexia, perda de peso e fraqueza. Alguns distúrbios articulares exibem manifestações sistêmicas em outros sistemas orgânicos, que podem fornecer indicações importantes para o diagnóstico. Preste atenção aos sintomas, sinais e distúrbios associados a essas condições. Pergunte sobre qualquer história familiar de distúrbios articulares ou musculares.

Dor cervical

A dor cervical é uma queixa comum, mas é essencial diferenciar uma dor cervical que exija estabilização imediata da dor provocada por causas musculoesqueléticas mais comuns. Se o paciente relatar um trauma cervical, decorrente de um acidente automobilístico, por exemplo, pergunte sobre a dor no pescoço e considere as regras de decisão clínica para identificar o risco de lesão da coluna vertebral cervical. Dor persistente após um trauma fechado ou uma colisão quase sempre justifica uma avaliação mais detalhada.

A dor cervical em geral é autolimitada, sem necessidade de tratamento, mas é importante perguntar sobre irradiação para o braço ou a região escapular, fraqueza no braço, dormência ou parestesias que possam indicar compressão da medula espinal ou de um dos nervos espinais.[11]

Ver Tabela 23.3, *Dor cervical.*

A dor radicular indica compressão e/ou irritação do nervo espinal. Qualquer nível pode ser afetado, mas os níveis de C6 e C7 são os mais comuns. Ao contrário da dor lombar, a compressão foraminal decorrente de alterações degenerativas na articulação é mais comum (70 a 75%) que a herniação discal (20 a 25%).[12]

Dor lombar

No mínimo 60% dos adultos apresentam dor lombar ao menos uma vez na vida, com a prevalência e a incapacidade relacionada, atingindo um pico entre 35 e 55 anos de idade. Comece perguntando: "Onde você sente a dor nas costas?" Usando questões abertas, obtenha um quadro claro e completo do problema, em especial localização, irradiação da dor, posições específicas que provocam exacerbação e qualquer história pregressa de trauma.

Ver Tabela 23.4, *Dor lombar.*

A maioria das diretrizes classifica a dor lombar em três grupos: inespecífica (> 90%), aprisionamento da raiz nervosa com radiculopatia ou estenose do canal vertebral (aproximadamente 5%) e dor decorrente de uma doença subjacente específica (1 a 2%).[13,14]

A *dor lombar inespecífica* geralmente é causada por lesões musculoligamentares e processos degenerativos relacionados à idade dos discos intervertebrais e facetas articulares.

Observe que o termo "dor lombar inespecífica" é preferível a "entorse ou distensão lombar".

Determine se a dor está localizada *na linha média* (sobre os processos espinhosos das vértebras) ou *fora da linha média* (nos músculos paravertebrais ao redor da coluna vertebral).

No caso de uma *dor nas costas na linha média*, os diagnósticos podem incluir: lesão musculoligamentar, herniação discal, doença discal degenerativa, doença degenerativa das facetas articulares da coluna vertebral, fratura ou colapso vertebral e, raramente, metástases na medula espinal ou abscesso epidural. Em casos de *dor fora da linha média*, avaliar distensão muscular, dor miofascial (pontos de gatilho), sacroileíte, síndrome dolorosa do trocanter maior e artrite no quadril, assim como condições renais como pielonefrite ou cálculos.

Há irradiação para as nádegas ou para a extremidade inferior? Existe associação com dormência, parestesia ou fraqueza?

A **dor ciática** é uma dor nos glúteos e região posterior das pernas, geralmente causada por compressão das raízes nervosas nos níveis de L4–S1 (ver os achados neurológicos relacionados mais adiante). Até 85% dos casos estão associados a um distúrbio discal, em geral nos níveis de L4–L5 ou L5–S1.[15] Uma dor associada a manobras de flexão da coluna vertebral para frente, elevação da perna esticada ou tocar as pontas dos pés, manobra de Valsalva ou ao espirrar, é sugestiva de doença discal subjacente. Uma dor na perna que melhora com a flexão lombar para frente ocorre na estenose do canal vertebral.

> ## Boxe 23.4 Sinais de alerta para dor lombar decorrente de doença sistêmica subjacente
>
> - Idade < 20 anos ou > 50 anos
> - História de câncer
> - Perda de peso inexplicada, febre ou deterioração da saúde geral
> - Dor com duração superior a 1 mês ou que não responde ao tratamento
> - Dor à noite ou presente em repouso
> - História de uso de drogas ilícitas intravenosas, dependência química ou imunossupressão
> - Presença de infecção ativa ou infecção pelo vírus da imunodeficiência humana (HIV)
> - Tratamento de longa duração com esteroides
> - Anestesia em sela
> - Incontinência urinária ou fecal
> - Sintomas neurológicos ou déficit neurológico progressivo
> - Fraqueza na extremidade inferior

Além das questões sobre qualquer limitação do movimento e rigidez, é importante perguntar sobre a presença de disfunção vesical ou intestinal associada. Pesquise qualquer outra manifestação associada que possa constituir um sinal de advertência ou sinal de alerta para uma doença sistêmica subjacente grave (Boxe 23.4).[14]

Considerar a síndrome da cauda equina decorrente de uma herniação discal ou tumor na linha média, no nível de S2–S4, se houver disfunção intestinal ou vesical (geralmente com retenção urinária ou incontinência paradoxal), especialmente em associação à anestesia em sela ou dormência perineal. Obtenha exames de imagem e avaliação cirúrgica imediatamente.[13]

EXAME FÍSICO: ABORDAGEM GERAL

Durante a entrevista, o paciente falou de sua capacidade de realizar as atividades normais da vida diária. Tenha em mente o nível de função basal do paciente enquanto estiver realizando o exame musculoesquelético. Durante a avaliação geral, você determinou o aspecto geral do paciente, as proporções corporais e a facilidade de movimento. Agora visualize a anatomia subjacente das articulações e lembre-se dos elementos pertinentes da história, por exemplo, o mecanismo de lesão se houver traumatismo e a evolução temporal dos sintomas e da limitação funcional específica. Lembre-se de que o formato anatômico de cada articulação determina sua ADM.

O grau de detalhamento necessário para o exame das articulações varia muito. No exame de rastreamento de um paciente sem queixas musculoesqueléticas, é suficiente inspecionar e observar o tronco e as extremidades para detectar qualquer anormalidade visível. Você também pode preferir avaliar uma ADM ativa completa em cada articulação. Contudo, em um paciente com queixas musculoesqueléticas específicas, é importante realizar um exame musculoesquelético minucioso para delinear a extensão dessas anormalidades.[16]

Ao iniciar seu exame, lembre-se de ser sistemático. A abordagem pode ser dividida em três seções gerais: inspeção visual, palpação e avaliação do movimento articular (olhar, sentir e mover).[17] É mais fácil lembrar dessa abordagem sistemática usando o mnemônico *IPROMS* (como na expressão "*I promise...*" [eu prometo], em inglês), que inclui inspeção, palpação das estruturas ósseas e estruturas relacionadas nas articulações e tecidos moles, amplitude do movimento (*range of motion*) e **manobras especiais** para testar movimentos específicos.

1. Inspeção: *olhar* – avalie visualmente quaisquer sinais de deformidade, edema, cicatrizes, inflamação ou atrofia muscular.

2. Palpação: *sentir* – use pontos de referência anatômicos na superfície para localizar os locais de dor ou coleção de líquidos.

3. **Amplitude do movimento:** faça o paciente mover ativamente as articulações envolvidas e, em seguida, mova-as passivamente na condição de examinador.

4. **Manobras especiais:** *mover* – realize manobras de estresse (se indicadas) para avaliar a estabilidade da articulação e a integridade dos ligamentos, tendões e bolsas, em especial na presença de dor ou traumatismo.

Além disso, avalie qualquer área de inflamação, em particular dor, edema, calor e rubor, e, sempre que possível, avalie a integridade neurológica e vascular da região com uma verificação da sensibilidade, força e pulsos.

Inspeção

Durante a inspeção, avaliar (*olhar*) a **simetria do envolvimento articular**. A alteração das articulações ocorre nos dois lados do corpo ou a alteração está presente em apenas uma ou duas articulações?

Observar a presença de qualquer *deformidade* ou *mau alinhamento dos ossos ou articulações*.

O envolvimento agudo de apenas uma articulação sugere trauma, artrite séptica ou artrite induzida por cristais. A AR típica é poliarticular e simétrica.[8,18–20]

Um mau alinhamento pode ocorrer na contratura de Dupuytren, pernas tortas (*joelho varo*) ou pernas em tesoura (*joelho valgo*), por exemplo.

Use a inspeção para avaliar os *tecidos circundantes*, observando alterações na pele, nódulos subcutâneos, atrofia muscular e a localização de alguma dor, se presente.

Palpação

Use a palpação para *sentir* não apenas as estruturas musculoesqueléticas afetadas, mas também os principais pontos de referência anatômicos nas proximidades. Isso ajuda a orientar a visualização da anatomia subjacente das articulações. Também é particularmente útil quando o movimento é limitado, já que o formato anatômico das articulações determina sua ADM.

Observe também a presença de **crepitação**, um ruído ou uma sensação de trituração audível ou palpável durante a movimentação de tendões ou ligamentos sobre os ossos ou áreas de perda de cartilagem. Ela pode ocorrer em articulações não dolorosas e tem maior importância quando associada a sinais ou sintomas.

Procure nódulos subcutâneos na AR ou na febre reumática, derrames no traumatismo e crepitação sobre articulações inflamadas na OA ou bainhas tendíneas inflamadas na tenossinovite.

Inspecione e palpe também qualquer articulação com sinais de *inflamação* (Boxe 23.5).

Boxe 23.5 Avaliação dos quatro sinais de inflamação

- **Edema:** um edema palpável pode envolver: (1) a membrana sinovial, que pode parecer amolecida ou pastosa à palpação; (2) derrame decorrente do excesso de líquido sinovial no espaço articular; (3) estruturas de tecido mole, como bolsas, tendões e bainhas tendíneas

- **Calor:** use os dorsos dos dedos para comparar a articulação envolvida com a articulação contralateral não afetada ou com tecidos próximos, se as duas articulações estiverem envolvidas

- **Rubor:** o rubor da pele sobrejacente é o sinal menos comum de inflamação próxima às articulações e em geral é observado em articulações mais superficiais como os dedos das mãos ou dos pés e os joelhos

- **Dor ou hipersensibilidade:** tente identificar a estrutura anatômica específica que está dolorida

Uma consistência amolecida ou pastosa palpável da membrana sinovial indica sinovite, que, com frequência, é acompanhada por derrame. Um líquido articular palpável está presente no derrame. Dor sobre a bainha tendínea é observada na tendinite.

Um aumento do calor pode ser observado na artrite, tendinite, bursite e osteomielite.

Dor e calor difusos sobre um espessamento sinovial sugerem artrite ou infecção; dor focal sugere ferimento e traumatismo.

Rubor sobre uma articulação dolorosa sugere inflamação aguda da articulação ou sinóvia, como na artrite séptica, induzida por cristais ou reumatoide.

Amplitude do movimento

Existem duas fases de **amplitude do movimento: ativa** (pelo paciente) e **passiva** (pelo examinador).

Se um paciente sentir dor nas articulações, *mova-as* delicadamente ou deixe que o próprio paciente demonstre os movimentos, mostrando como eles lidam com a condição.

Teste a ADM ativa e passiva e manobras para demonstrar *limitações da ADM* ou *instabilidade articular* decorrente de uma hipermobilidade dos ligamentos articulares, chamada **frouxidão ligamentar**.

Manobras especiais

Algumas manobras ou movimentos especiais são realizados durante o exame musculoesquelético para avaliar os mecanismos subjacente ao sintoma do paciente, geralmente dor, ou uma anormalidade estrutural subjacente, como frouxidão articular ou fraqueza. Mais uma vez, uma compreensão sólida das estruturas anatômicas é fundamental. Se você conduzir uma manobra projetada para reproduzir a dor, avise o paciente com antecedência e realize-a com cuidado. Enquanto estiver realizando a manobra cuidadosamente e o sintoma for reproduzido ou o achado estrutural for observado, visualize de que modo as estruturas subjacentes contribuem para o que o paciente está sentindo ou o que você está observando.

As manobras especiais em articulações específicas, que podem ajudar a identificar condições patológicas comuns, serão descritas nas seções relacionadas a seguir.

Outras técnicas de exame

Teste a *força muscular* para ajudar na avaliação da função articular e confirme se a *sensibilidade* é normal e se os *pulsos distais* são adequados.

EXEMPLOS DE ANORMALIDADES

Em casos de lesões das articulações nas quais exista uma preocupação com fraturas, considere uma radiografia antes de tentar a movimentação.

Uma diminuição da ADM está presente na artrite, articulações com derrame, articulações com inflamação tissular ou fibrose periarticular ou fixação óssea (*anquilose*).

Para essas técnicas, ver Capítulo 24, *Sistema Nervoso*, e Capítulo 17, *Sistema Vascular Periférico*.

EXAME DAS ARTICULAÇÕES REGIONAIS

As próximas seções seguem uma sequência da cabeça aos pés, começando com a mandíbula e as articulações das extremidades superiores e terminando com os tornozelos e os pés. Cada seção inclui uma visão geral das características anatômicas e funcionais únicas da articulação e as técnicas de exame específicas para aquela articulação (IPROMS) – inspeção, palpação de estruturas ósseas e de tecido mole –, ADM (o arco de movimento articular mensurável em um único plano) e manobras especiais para testes da função e estabilidade articular.

Articulação temporomandibular

A articulação temporomandibular (ATM) é a articulação mais ativa do corpo, abrindo e fechando até 2 mil vezes/dia (Figuras 23.7 e 23.8). É formada pela fossa e pelo tubérculo articular do osso temporal e o processo condilar da mandíbula. Fica situada a meio caminho entre o meato acústico externo e o arco zigomático.

Um disco fibrocartilaginoso amortece as ações do processo condilar da mandíbula contra a membrana sinovial e a cápsula das superfícies articulares do osso temporal. Portanto, esta é uma *articulação condilar sinovial*. Os principais músculos que efetuam a abertura da boca são os *pterigóideos laterais* (Figura 23.9). O fechamento da boca é realizado pelos músculos inervados pelo nervo craniano V, o nervo trigêmeo, incluindo o *masseter*, o *temporal* e os *pterigóideos mediais*.

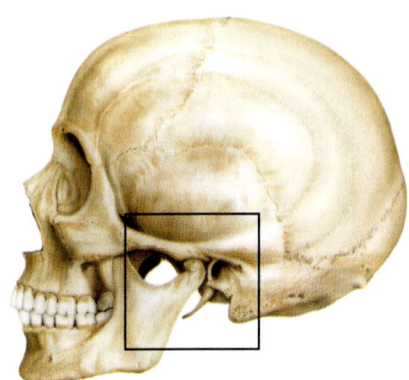

Figura 23.7 Área da articulação temporomandibular em um crânio adulto.

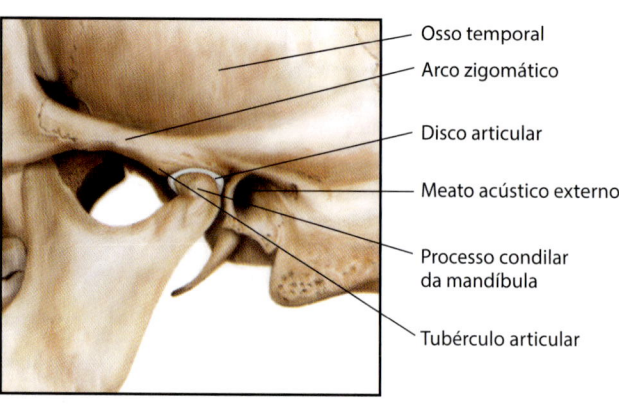

Osso temporal
Arco zigomático
Disco articular
Meato acústico externo
Processo condilar da mandíbula
Tubérculo articular

Figura 23.8 Articulação temporomandibular, detalhe.

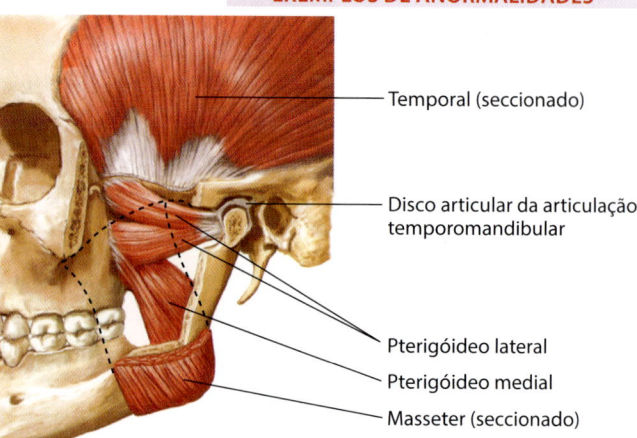

Temporal (seccionado)
Disco articular da articulação temporomandibular
Pterigóideo lateral
Pterigóideo medial
Masseter (seccionado)

Figura 23.9 Músculos da ATM.

Técnicas de exame

Principais componentes do exame da articulação temporomandibular

- Inspecionar a face e a ATM (edema, rubor)
- Palpar os músculos da mastigação (músculos masseter, temporal, pterigóideos)
- Avaliar a amplitude do movimento: abertura e fechamento, protrusão e retração, movimentos laterais ou de um lado para o outro

Inspeção. Inspecionar a simetria da face. Inspecionar a ATM para detectar edema ou rubor. Um edema pode aparecer como uma saliência arredondada em um ponto imediatamente anterior ao meato acústico externo.

Uma assimetria facial é encontrada com frequência nos distúrbios da ATM. Esses distúrbios podem ter muitas etiologias. Tipicamente, há dor unilateral crônica ao mastigar, travar a mandíbula ou ranger os dentes, em geral acompanhada por cefaleia.[21,22] Dor à mastigação também pode correr na nevralgia do trigêmeo e na arterite temporal.

Palpação. Para localizar e palpar a articulação, coloque as pontas dos dedos indicadores imediatamente à frente do trago em cada orelha e peça que o paciente abra a boca (Figura 23.10). As pontas dos dedos devem deslizar para os espaços articulares com a abertura da boca. Observe se há edema ou dor. Um estalido ou clique pode ser sentido ou ouvido em pessoas normais e não é necessariamente um sinal de patologia.

Crepitação ou clique palpável ocorre na má oclusão, lesão do menisco ou edema sinovial decorrente de trauma.

Palpe os *músculos da mastigação* (ver Figura 23.9):

- *Masseteres*, externamente no ângulo da mandíbula

- *Músculos temporais*, externamente durante contração e relaxamento da mandíbula

- *Músculos pterigóideos*, internamente entre os pilares tonsilares na mandíbula (difícil palpação)

Na síndrome da ATM, há dor e sensibilidade acentuada à palpação.

Amplitude do movimento. A ATM exibe movimentos de deslizamento e gínglimo em suas porções superior e inferior, respectivamente. A trituração ou mastigação consiste basicamente em movimentos de deslizamento nos compartimentos superiores.

A amplitude de movimento (ADM) da ATM é tripla: peça ao paciente para demonstrar a *abertura* e o *fechamento*, a *protrusão* e a *retração* (projetando a mandíbula para frente) e o movimento *lateral*, ou *de um lado para outro* (Boxe 23.6). Normalmente, quando a boca está bem aberta, é possível introduzir três dedos entre os incisivos. Durante a protrusão normal da mandíbula, os dentes inferiores podem ser posicionados à frente dos dentes superiores.

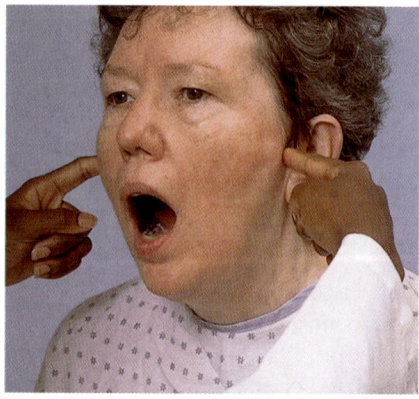

Figura 23.10 Palpação da ATM pedindo que a paciente abra e feche a boca.

Boxe 23.6 Amplitude do movimento da articulação temporomandibular

Movimento da mandíbula	Músculos primários que afetam o movimento	Instruções para o paciente
Abertura	Cabeça inferior do músculo pterigóideo lateral, ventre anterior do músculo digástrico, músculo milo-hióideo	"Abra bem sua boca."
Fechamento	Músculos masseter, temporais anterior e médio e pterigóideo medial, cabeça superior do músculo pterigóideo lateral	"Feche a boca."
Protrusão	Pterigóideo lateral	"Mova a mandíbula empurrando-a para frente (projetando-a)."
Retração (retrusão)	Temporal médio e posterior	"Mova sua mandíbula puxando-a em sua direção."
Lateral (laterotrusão)	Temporal médio e posterior ipsilateral, cabeça inferior do pterigóideo lateral contralateral	"Mova a mandíbula de um lado para o outro."

Edema, dor e diminuição da ADM indicam inflamação ou artrite da ATM.

Pacientes que não conseguirem fechar a boca podem ter deslocado a ATM, o que pode acontecer com uma abertura extrema da boca. Mais raramente, uma luxação da ATM pode ser causada por traumatismo.

Articulação do ombro

A mobilidade do ombro é derivada de uma complexa estrutura interconectada de três articulações, três grandes ossos e três grupos musculares principais, muitas vezes referidos como a *cintura escapular*. Essas estruturas são vistas como **estabilizadores dinâmicos**, que são capazes de movimentação, ou **estabilizadores estáticos**, incapazes de movimentação (Boxe 23.7).

As estruturas ósseas do ombro incluem o úmero, a clavícula e a escápula (Figura 23.11). A escápula é ancorada ao esqueleto axial apenas pela articulação esternoclavicular e os músculos inseridos, muitas vezes chamados de *articulação escapulotorácica*, porque a articulação esternoclavicular não é uma articulação verdadeira.

Identifique o *manúbrio*, a *articulação esternoclavicular* e a *clavícula*. Identifique também a *extremidade do acrômio*, o *tubérculo maior do úmero* e o *processo coracoide*, que são pontos de referência importantes da anatomia do ombro.

Existem três articulações diferentes no ombro:

■ *Articulação glenoumeral (*articulação do ombro, segundo a Terminologia Anatômica*)*. Nessa articulação, a cabeça do úmero articula-se com uma cavidade

Boxe 23.7 Estabilizadores da cintura escapular

■ *Estabilizadores dinâmicos*: consistem basicamente nos *músculos SITS do manguito rotador* (**S**upraespinal, **I**nfraespinal, redondo menor [*Teres minor, em latim*] e **S**ubescapular), que movem o úmero e comprimem e estabilizam a cabeça do úmero na cavidade glenoidal. Outros músculos, como o bíceps braquial, o latíssimo do dorso e o peitoral maior, também atuam na estabilização do ombro
■ *Estabilizadores estáticos*: são as estruturas ósseas e ligamentares da cintura escapular, incluindo o lábio glenoidal, a cápsula articular e os ligamentos glenoumerais. O *lábio* é um anel fibrocartilaginoso que envolve a cavidade glenoidal e aprofunda sua concavidade, fornecendo maior estabilidade à cabeça do úmero. O manguito rotador e os ligamentos glenoumerais reforçam a cápsula articular e aumentam a estabilidade da articulação

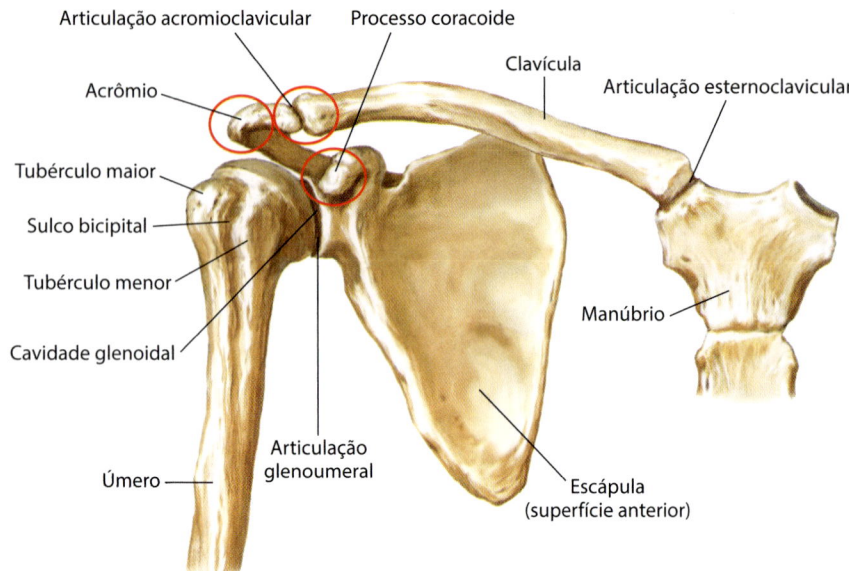

Figura 23.11 Anatomia do ombro direito.

rasa, a cavidade glenoidal da escápula. Essa articulação está situada em um plano profundo e normalmente não é palpável. É uma articulação esferoidal, que possibilita o amplo arco de movimento do braço

■ *Articulação esternoclavicular*. A extremidade medial convexa da clavícula articula-se com a concavidade oca da porção superior do esterno

■ *Articulação acromioclavicular*. A extremidade lateral da clavícula articula-se com o acrômio na escápula.

Três grupos musculares são fixados ao ombro:

Os distúrbios do manguito rotador são a causa mais comum de dor no ombro nos serviços de atenção primária.

■ O *grupo escapuloumeral* (Figura 23.12) estende-se da escápula ao úmero e inclui os músculos que têm inserção direta no úmero, a saber, os *músculos SITS do manguito rotador*:

  ■ *Músculo supraespinal*: tem origem na região posterior da escápula, superiormente à espinha da escápula, e segue acima da articulação glenoumeral; sua inserção ocorre no tubérculo maior

  ■ *Músculos infraespinal* e *redondo menor*: originados na porção posterior da escápula, inferiormente à espinha da escápula, cruzam a articulação glenoumeral posteriormente; a inserção ocorre no tubérculo maior

  ■ *Subescapular* (Figura 23.13): tem origem na superfície anterior da escápula e cruza a articulação anteriormente; é inserido no tubérculo menor.

O grupo escapuloumeral realiza a abdução, rotação interna e externa do ombro (daí o nome *manguito rotador*), além de rebaixar e girar a cabeça do úmero (Figura 23.12).

■ O *grupo axioescapular* fixa a escápula ao tronco e inclui os músculos trapézio, romboide, serrátil anterior e levantador da escápula (Figura 23.12). Esses músculos giram a escápula e empurram o ombro para trás

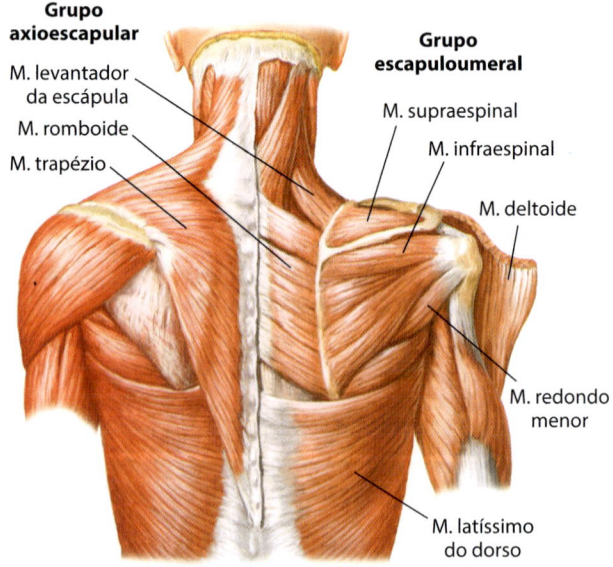

Figura 23.12 Grupos musculares axioescapular e escapuloumeral.

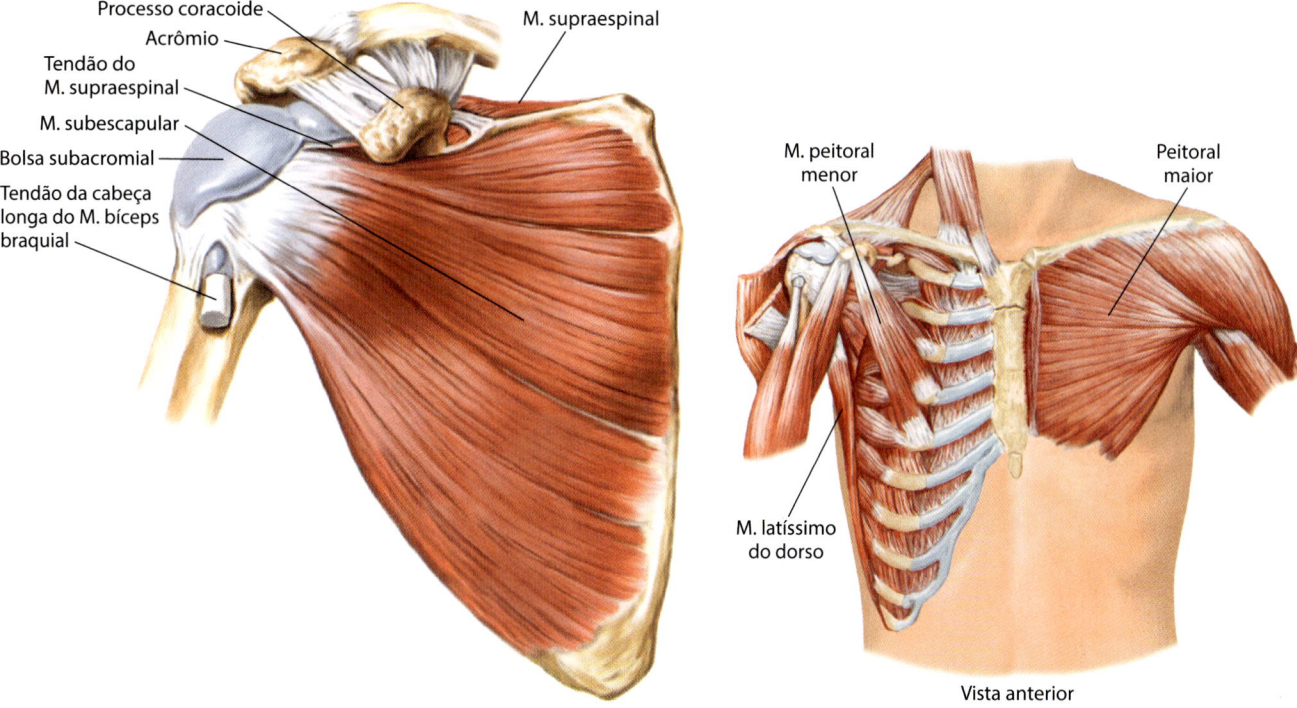

Figura 23.13 Vista anterior do ombro direito.

Figura 23.14 Grupo muscular axioumeral.

■ O *grupo axioumeral* fixa o úmero ao tronco e inclui os músculos peitoral maior, peitoral menor e latíssimo do dorso (Figura 23.14). Esses músculos efetuam a rotação interna do ombro e adução do úmero.

Os músculos *bíceps braquial* e *tríceps braquial*, que conectam a escápula aos ossos do antebraço ao longo do úmero, também estão envolvidos na movimentação do ombro, em especial na flexão anterógrada (M. bíceps braquial) e extensão (M. tríceps braquial).

Outras estruturas. Ao redor da articulação glenoumeral existe uma cápsula articular fibrosa formada pelas inserções tendíneas do manguito rotador e outras estruturas capsulares. O ajuste frouxo da cápsula possibilita a separação dos ossos do ombro e contribui para sua grande amplitude de movimento. A cápsula é revestida por uma membrana sinovial com duas evaginações – a *bolsa subescapular* e a *bainha sinovial do tendão da cabeça longa do músculo bíceps braquial*. O tendão da cabeça longa do M. bíceps braquial percorre o sulco bicipital, entre os tubérculos maior e menor do úmero (Figura 23.13).

A principal bolsa do ombro é a *bolsa subacromial* (às vezes associada à *bolsa subdeltóidea*), situada entre os tendões do manguito rotador e o acrômio da escápula, a articulação acromioclavicular, o sulco bicipital e o músculo deltoide. A abdução do ombro comprime essa bolsa. Normalmente, o tendão do músculo supraespinal e a bolsa subacromial não são dolorosos.

Se as superfícies das bolsas estiverem inflamadas (bursite subacromial/subdeltóidea), pode haver dor logo abaixo da extremidade do acrômio, dor à abdução e rotação, e o movimento é feito com dificuldade.

Técnicas de exame

Principais componentes do exame da articulação do ombro

■ Inspecionar o ombro e a cintura escapular (cíngulo do membro superior segundo a Terminologia Anatômica) anteriormente, e as escápulas e os músculos relacionados posteriormente (tumefação, deformidade, atrofia, fasciculações, posicionamento anormal)

■ Palpar a articulação esternoclavicular, a clavícula, a articulação acromioclavicular, o processo coracoide, o tubérculo maior, o tendão do músculo bíceps braquial, as bolsas subacromial e subdeltóidea e os músculos SITS palpáveis abaixo

(continua)

Principais componentes do exame da articulação do ombro
(continuação)

- Avaliar a amplitude do movimento: flexão e extensão, abdução e adução, rotação interna e externa
- Realizar manobras especiais (se indicadas): teste do arco doloroso, teste de Neer, teste de Hawkins, *"lag test"* para rotação interna, *"lag test"* para rotação externa, teste de queda do braço, teste de resistência à rotação externa e teste da "lata vazia"

Inspeção. Inspecionar o ombro e a cintura escapular anteriormente e, depois, as escápulas e os músculos relacionados posteriormente.

Verificar se há tumefação, deformidade, atrofia muscular ou **fasciculações** (tremores finos dos músculos) ou posicionamento anormal.

Procurar tumefação da cápsula articular anteriormente ou protuberância na bolsa subacromial sob o músculo deltoide. Examinar todo o membro superior à procura de mudança de cor, alteração da pele ou contornos ósseos não usuais.

Quando os músculos do ombro parecerem atrofiados, pesquise a presença de escápula alada. Peça que o paciente estenda os dois braços e empurre sua mão ou uma parede (Figura 23.15). Observe as escápulas. Normalmente, elas ficam situadas próximas ao tórax.

Palpação. Comece palpando os contornos ósseos e as estruturas do ombro; em seguida, palpe qualquer área de dor.

- Começando medialmente, na *articulação esternoclavicular*, siga a clavícula com seus dedos na direção lateral até a *articulação acromioclavicular*

A escoliose pode causar elevação de um ombro. Com o deslocamento anterior do ombro, a superfície lateral arredondada do ombro parece retificada.[23]

Atrofia dos músculos supraespinal e infraespinal com maior proeminência da espinha da escápula pode aparecer 2 a 3 semanas após uma laceração do manguito rotador. Foi constatado que a atrofia infraespinal apresenta uma razão de verossimilhança (RV) positiva de 2 para doença do manguito rotador, o que faz deste um achado importante para pesquisa de laceração do manguito.[24]

Tumefação decorrente do acúmulo de líquido sinovial é rara e deve ser considerável antes que a cápsula da articulação glenoumeral apresente um aspecto distendido. É mais fácil detectar uma tumefação na articulação acromioclavicular, já que esta é mais superficial.

Na escápula alada, a borda medial da escápula projeta-se para trás (Figura 23.16), levantando a suspeita de fraqueza dos músculos trapézio ou serrátil anterior (observada na distrofia muscular) ou lesão do nervo torácico longo. Em indivíduos muito magros, as escápulas podem parecer "aladas" mesmo quando a musculatura está intacta.

Ver Tabela 23.5, *Dor nos ombros.*

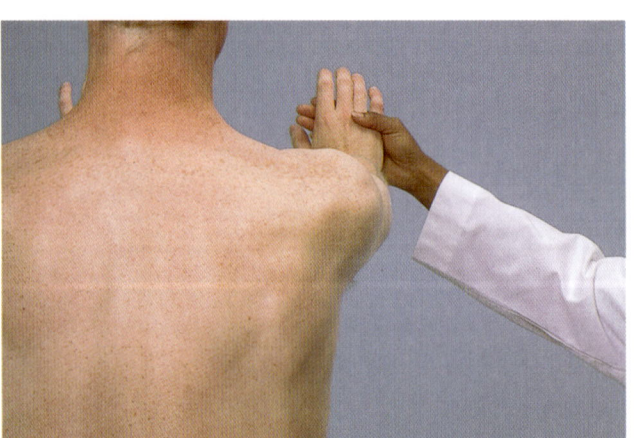

Figura 23.15 Teste para escápula alada.

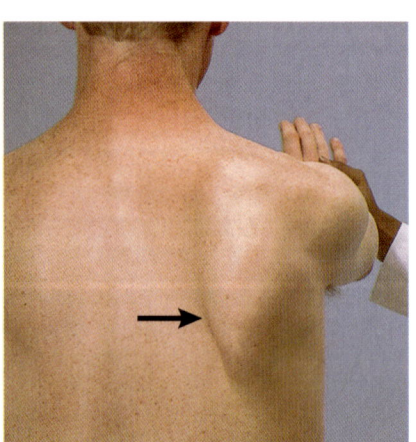

Figura 23.16 Escápula alada.

■ Por trás, siga a espinha da escápula na direção lateral e superior até ela se transformar no acrômio, o ponto mais alto do ombro (Figura 23.17A). A superfície superior é áspera e discretamente convexa. Identifique a extremidade anterior do acrômio

■ Com o dedo indicador acima do acrômio, logo atrás da sua extremidade, faça uma pressão medial com o polegar para encontrar a crista discretamente elevada que marca a extremidade distal da clavícula na *articulação acromioclavicular* (indicada pela seta na Figura 23.17). Mova o polegar em uma direção medial e descendente por uma distância curta até a proeminência óssea seguinte, o *processo coracoide* (ver Figura 23.17B) da escápula

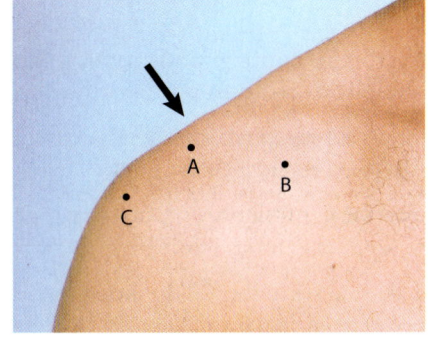
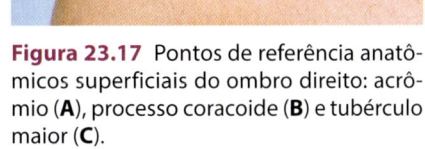
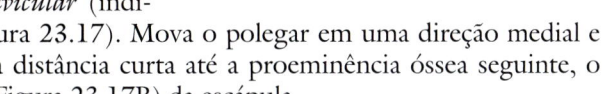

Figura 23.17 Pontos de referência anatômicos superficiais do ombro direito: acrômio (**A**), processo coracoide (**B**) e tubérculo maior (**C**).

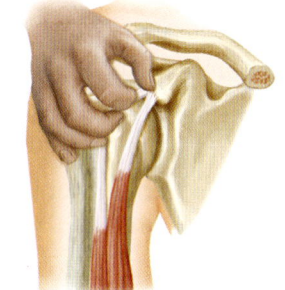

Figura 23.18 Palpação do tendão do bíceps ao longo do sulco bicipital no ombro direito.

■ Com o polegar no processo coracoide, deixe os dedos descerem até a superfície lateral do úmero para palpar o *tubérculo maior* (ver Figura 23.17C), onde os músculos SITS estão inseridos

■ Em seguida, para palpar o *tendão do músculo bíceps braquial* no *sulco bicipital* intertubercular do ombro direito, mantenha o polegar no processo coracoide e os dedos na superfície lateral do úmero (Figura 23.18). Remova o dedo indicador e posicione-o na metade do caminho entre o processo coracoide e o tubérculo maior na superfície anterior do braço. Ao verificar a presença de dor no tendão, pode ser útil rolar o tendão sob as pontas dos dedos. Você também pode fazer uma rotação externa da articulação glenoumeral, localizar o músculo distalmente perto do cotovelo e seguir o músculo e seu tendão na direção proximal até o sulco intertubercular

■ Para examinar a *bolsa subacromial/subdeltóidea* e os *músculos SITS*, comece com extensão passiva do úmero, levantando o cotovelo posteriormente, o que provoca uma rotação dessas estruturas, fazendo com que fiquem localizadas anteriormente ao acrômio. Palpe com cuidado acima das bolsas subacromial e subdeltóidea (Figuras 23.19 e 23.20).

Ver também tendinite bicipital na Tabela 23.5, *Dor nos ombros.*

Dor localizada indica bursite subacromial ou subdeltóidea, alterações degenerativas ou depósitos de cálcio no manguito rotador. Uma tumefação pode sugerir uma laceração da bolsa que se comunica com a cavidade articular.

Dor nas inserções dos músculos SITS e incapacidade de abduzir o braço acima do nível do ombro ocorrem em entorses, lacerações e rupturas de tendões do manguito rotador, na maioria das vezes do supraespinal.

Ver Tabela 23.5, *Dor nos ombros.*

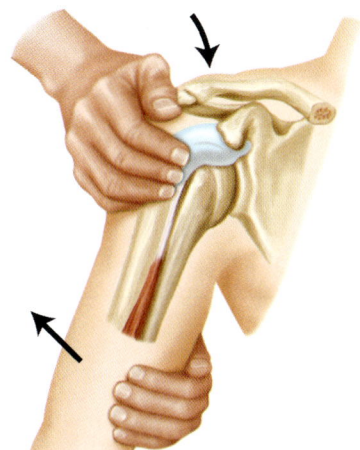

Figura 23.19 Extensão do úmero direito posteriormente para palpar as inserções dos músculos SITS e as bolsas.

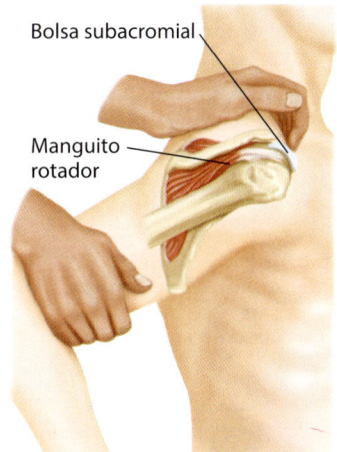

Figura 23.20 Palpação da bolsa subacromial.

Bolsa subacromial

Manguito rotador

Os músculos SITS subjacentes palpáveis são:

- Supraespinal: diretamente abaixo do acrômio, também pode ser seguido a partir do ventre muscular acima da espinha da escápula posteriormente

- Infraespinal: com localização posterior ao supraespinal, também pode ser seguido a partir do ventre muscular abaixo da espinha da escápula

- Redondo menor: com localização posterior e inferior ao supraespinal, de difícil palpação

- Subescapular: inserido anteriormente, da superfície medial do úmero até o tubérculo menor; uma rotação externa é necessária para a palpação indireta pelos músculos sobrejacentes

- A cápsula articular fibrosa e os tendões largos e planos do manguito rotador estão localizados de modo tão próximo que devem ser examinados simultaneamente. Edema na cápsula e na membrana sinovial muitas vezes é detectado com mais facilidade olhando-se o ombro de cima para baixo. Palpe a cápsula e a membrana sinovial abaixo das superfícies anterior e posterior do acrômio à procura de lesão ou artrite.

Dor e derrame sugerem sinovite da articulação glenoumeral. Se as margens da cápsula e a membrana sinovial forem palpáveis, um derrame moderado a grande está presente. Não é possível detectar sinovite mínima à palpação.

Amplitude do movimento. Os seis movimentos fundamentais da cintura escapular são flexão, extensão, abdução, adução e rotação interna e externa.

Restrição da ADM ocorre na bursite, capsulite, lacerações ou entorses do manguito rotador e tendinite.

Em pé, de frente para o paciente, observe o movimento suave enquanto o paciente realiza as manobras apresentadas no Boxe 23.8. Aprenda quais são os músculos específicos responsáveis por cada movimento. Observe as instruções claras e simples que desencadeiam a resposta solicitada do paciente.

Observe que, para testar o movimento glenoumeral puro, o paciente deve levantar os braços até o nível do ombro a 90°, com as palmas voltadas para baixo. Para testar o movimento escapulotorácico, o paciente deve virar as palmas para cima e levantar os braços em mais 60°. Os últimos 30° testam a combinação dos movimentos glenoumeral e escapulotorácico.

Boxe 23.8 Amplitude do movimento da articulação do ombro

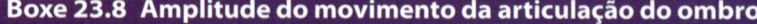
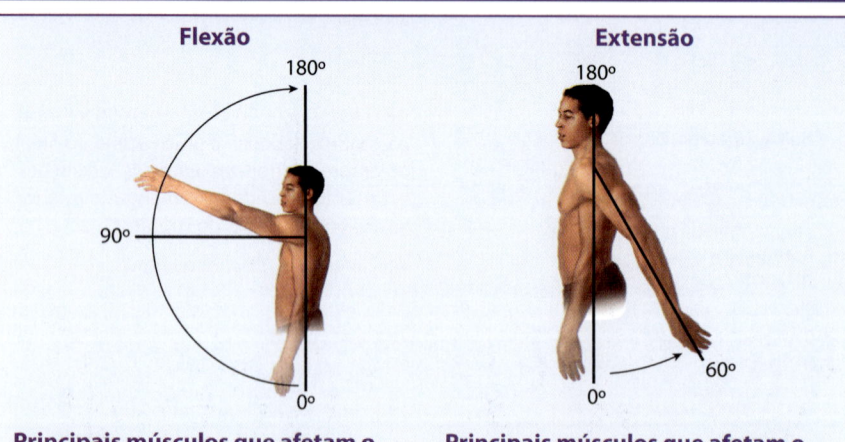

Flexão	Extensão
180°	180°
90°	
0°	0° / 60°

Principais músculos que afetam o movimento

Deltoide anterior, peitoral maior (parte clavicular), coracobraquial, bíceps braquial

Principais músculos que afetam o movimento

Latíssimo do dorso, redondo maior, deltoide posterior, tríceps braquial (cabeça longa)

Instruções para o paciente

"Levante seus braços na sua frente e acima da cabeça."

Instruções para o paciente

"Levante seus braços atrás de você."

Boxe 23.8 Amplitude do movimento da articulação do ombro (*continuação*)

Abdução

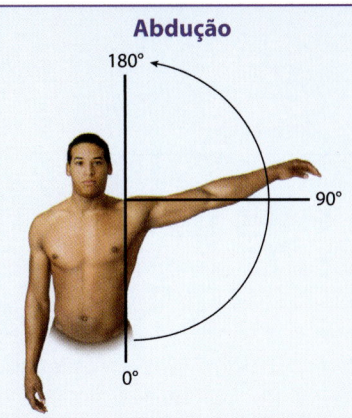

Adução

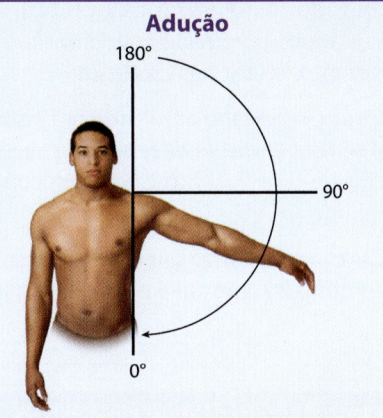

Principais músculos que afetam o movimento

Supraespinal, deltoide médio, serrátil anterior (por rotação da escápula para cima)

Instruções para o paciente

"Levante os braços para os lados e acima da cabeça."

Principais músculos que afetam o movimento

Peitoral maior, coracobraquial, latíssimo do dorso, redondo maior, subescapular

Instruções para o paciente

"Cruze os braços na frente do corpo."

Rotação interna

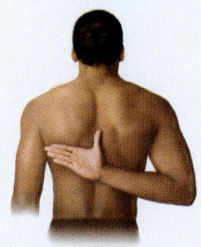

Rotação externa

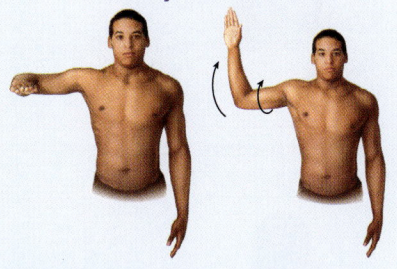

Principais músculos que afetam o movimento

Subescapular, deltoide anterior, peitoral maior, redondo maior, latíssimo do dorso

Instruções para o paciente

"Coloque uma das mãos nas costas e tente tocar sua escápula."

Identificar o processo espinhoso mais alto que o paciente consegue alcançar na linha média.

Principais músculos que afetam o movimento

Infraespinal, redondo menor, deltoide posterior, supraespinal (especialmente com o braço acima da cabeça)

Instruções para o paciente

"Levante o braço até o nível do ombro; dobre o cotovelo e vire o antebraço na direção do teto."

OU

"Coloque uma das mãos atrás do pescoço ou da cabeça como se estivesse escovando os cabelos."

Manobras especiais. Embora a realização dessas manobras exija supervisão e prática, elas aumentam a probabilidade de identificar patologias do ombro. Existem mais de 150 manobras diferentes para testar a função do ombro (Boxe 23.9), mas poucas foram adequadamente estudadas. Cinco manobras que apresentam as melhores razões de verossimilhança (RVs) e os intervalos de confiança mais estreitos são recomendadas atualmente: um teste de provocação de dor, três testes de força e um teste combinado.[24-26] Nos testes combinados, o paciente manifesta dor ou fraqueza durante a manobra.

■ Teste de provocação de dor: *teste do arco doloroso* (bolsa subacromial e manguito rotador). Esse teste tem uma RV positiva de 3,7, o valor mais alto entre todas as manobras voltadas para o manguito rotador. Também tem a melhor RV negativa (0,36) para descartar distúrbios do manguito rotador. Outros testes de provocação de dor comuns são os testes de *Neer* e o de *Hawkins*, embora suas RVs positivas sejam < 2 e, portanto, sejam menos diagnósticas

■ Testes de força: *"lag test" para rotação interna* (subescapular), *"lag test" para rotação externa* (supraespinal e infraespinal) e *teste de queda do braço* (supraespinal). Esses testes apresentam RVs positivas de RVs 7,2, 5,6 e 3,3, respectivamente

■ Teste combinado: *teste de resistência à rotação externa* (infraespinal). Esse teste tem uma RV positiva de 2,6. Outro teste combinado comum é o *teste da "lata vazia"*.

Boxe 23.9 Manobras especiais para exame da articulação do ombro

Estrutura[23–26]	Manobra/ tipo de teste	
Articulação acromioclavicular	*Teste do cruzamento ou teste de adução cruzada.* Efetuar a adução do braço do paciente, cruzando o tórax.	Dor à adução constitui um teste positivo, com uma RV positiva de 3,7. Dor à palpação e à compressão da articulação acromioclavicular tem RV baixa e, portanto, não têm utilidade para o diagnóstico.[23]
Rotação geral do ombro	*Teste de coçar de Apley.* Peça que o paciente toque a escápula oposta usando os dois movimentos ilustrados a seguir 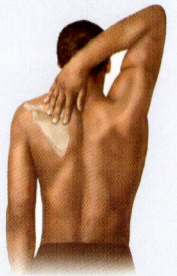 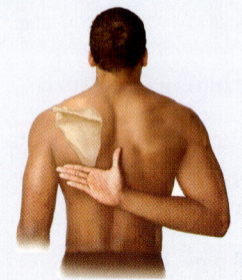 Testa a abdução e a rotação externa. Testa a adução e a rotação interna.	Dor durante essas manobras sugere um distúrbio do manguito rotador ou capsulite adesiva.
Manguito rotador *Testes de provocação de dor*	*Teste do arco doloroso.* Abduzir totalmente o braço do paciente de 0 a 180°. 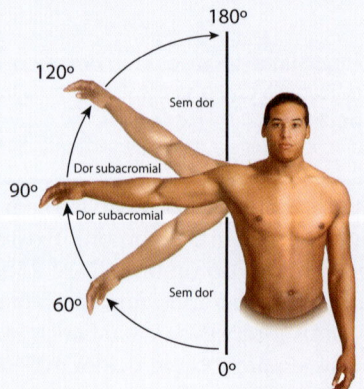	Dor no ombro de 60 a 120° constitui um *teste positivo* para compressão (pinçamento) subacromial/tendinite do manguito rotador, com uma RV positiva de 3,7 e uma RV negativa útil de 0,36.

Boxe 23.9 Manobras especiais para exame da articulação do ombro (*continuação*)

Estrutura[23-26]	Manobra/ tipo de teste		
	Sinal de compressão de Neer. Faça pressão sobre a escápula para impedir o movimento escapular com uma das mãos e levante o braço do paciente com a outra. Essa manobra causa a compressão do tubérculo maior do úmero contra o acrômio.	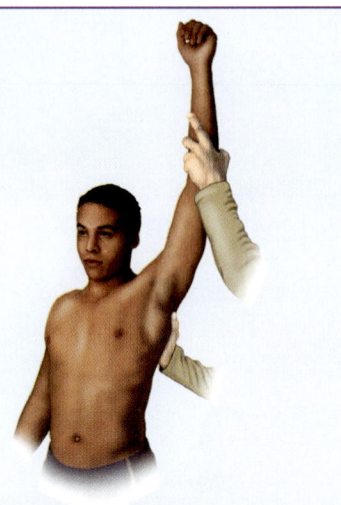	Dor durante essa manobra constitui um *teste positivo* para compressão (pinçamento) subacromial/tendinite do manguito rotador, com uma RV positiva de aproximadamente 1 a 1,6. A compressão dos músculos e tendões do manguito rotador (na maioria das vezes, o tendão do músculo supraespinal) entre a cabeça do úmero e o acrômio causa "*sinais de compressão*" ou dor durante o movimento do ombro.
	Sinal de compressão de Hawkins. Flexione o ombro e o cotovelo do paciente em 90° com a palma voltada para baixo. Em seguida, com uma das mãos no antebraço e a outra no braço, efetue a rotação interna do braço. Isto comprime o tubérculo maior contra o tendão do supraespinal e o ligamento coracoacromial.	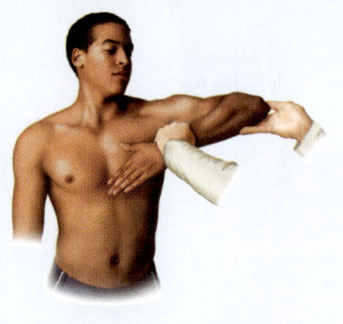	Dor durante essa manobra constitui um *teste positivo* para compressão (pinçamento) do músculo supraespinal/tendinite do manguito rotador, com uma RV positiva de aproximadamente 1,5. Quando não forem encontrados os sinais de Hawkins e Neer, a RV negativa de 0,1 é útil.
Testes de força	*"Lag test" para rotação externa.* Com o braço do paciente flexionado em 90° com a palma para cima, gire o braço em uma rotação externa completa e peça que o paciente mantenha o braço nessa posição.	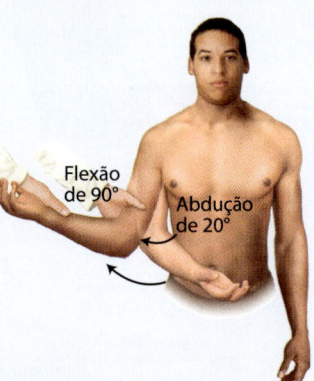 Flexão de 90° Abdução de 20°	A incapacidade do paciente de manter a rotação externa constitui um *teste positivo* para distúrbios dos músculos supraespinais e infraespinais, com uma RV positiva de 7,2.

(*continua*)

Boxe 23.9 Manobras especiais para exame da articulação do ombro (*continuação*)

Estrutura[23–26]	Manobra/ tipo de teste		

"Lag test" para rotação interna. Em pé atrás do paciente, traga o dorso da mão para trás, na região lombar, com o cotovelo flexionado em 90°. Em seguida, segure o punho e levante a mão afastando-a das costas, o que produz uma rotação interna no ombro. Peça que o paciente mantenha a mão nessa posição depois que você soltar o punho.

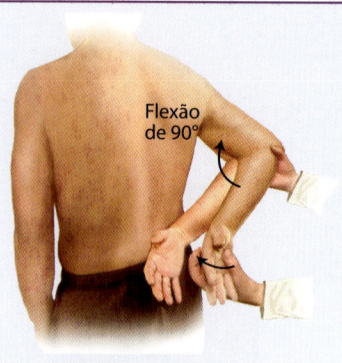

Flexão de 90°

A incapacidade do paciente de manter a mão nessa posição constitui um *teste positivo* para um distúrbio subescapular, com RV positiva de 5,6 a 6,2 e uma excelente RV negativa de 0,04.

Teste de queda do braço. Peça que o paciente realize uma abdução completa do braço até o nível do ombro, a 90°, e abaixe-o lentamente. Observe que a abdução acima do nível do ombro, de 90 a 120°, reflete a ação do músculo deltoide.

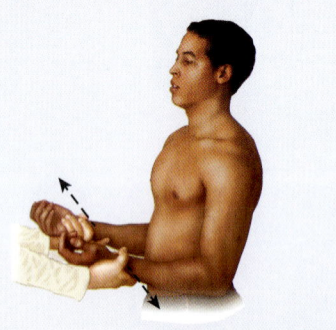

Fraqueza durante essa manobra constitui um *teste positivo* para uma laceração supraespinal do manguito rotador ou tendinite bicipital, com RV positiva de 3,3.

Testes combinados

Teste de resistência à rotação externa. Peça que o paciente realize a adução e flexão do braço a 90°, com os polegares voltados para cima. Estabilize o cotovelo com uma das mãos e aplique pressão em um ponto proximal ao punho do paciente, enquanto o paciente empurra o punho para fora, em rotação externa.

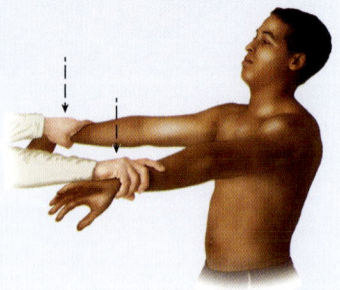

Dor ou fraqueza durante essa manobra constitui um teste positivo para um distúrbio infraespinal, com RV positiva de 2,6 e RV negativa de 0,49. Uma limitação da rotação externa indica doença da articulação do ombro ou capsulite adesiva.

Teste da "lata vazia". Eleve os braços a 90° e efetue rotação interna dos braços com os polegares voltados para baixo, como se estivesse esvaziando uma lata. Peça que o paciente resista quando você aplicar pressão para baixo nos braços.

A incapacidade do paciente de manter o braço totalmente abduzido no nível do ombro ou controlar o abaixamento do braço constitui *teste positivo* para laceração supraespinal do manguito rotador, com RV positiva de 1,3.

Articulação do cotovelo

O cotovelo ajuda a posicionar a mão no espaço e estabiliza a ação de alavanca do antebraço. A articulação do cotovelo é formada pelo úmero e os dois ossos do antebraço, o rádio e a ulna (Figura 23.21). Identifique os epicôndilos medial e lateral do úmero e o olécrano da ulna.

Esses ossos têm três articulações: a *articulação umeroulnar*, a *articulação umerorradial* e a *articulação radioulnar*. Todas as três compartilham uma grande cavidade articular comum e um extenso revestimento sinovial.

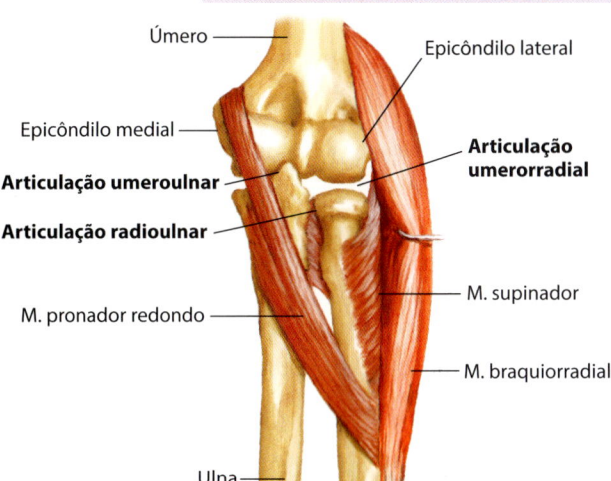

Figura 23.21 Anatomia da superfície anterior do cotovelo esquerdo.

Os músculos que atravessam o cotovelo incluem o *bíceps braquial* e o *braquiorradial* (flexão), o *braquial*, o *tríceps braquial* (extensão), o *pronador redondo* (pronação) e o *supinador* (supinação).

Observe a localização da *bolsa do olécrano* entre o olécrano e a pele (Figura 23.22). A bolsa normalmente não é palpável, mas pode apresentar edema e ser dolorosa quando inflamada. O *nervo ulnar* segue posteriormente no sulco do nervo ulnar entre o epicôndilo medial e o olécrano. O nervo radial fica adjacente ao epicôndilo lateral. Na superfície ventral do antebraço, o *nervo mediano* está em um ponto imediatamente medial à artéria braquial na fossa cubital.

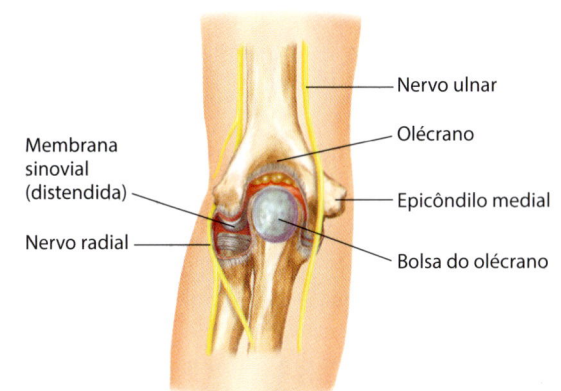

Figura 23.22 Vista posterior do cotovelo revelando o olécrano e a bolsa.

Técnicas de exame

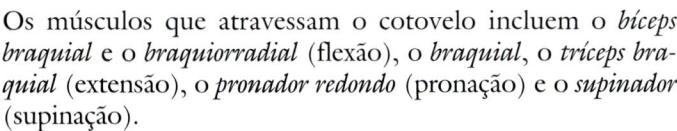

Principais componentes do exame da articulação do cotovelo

- Inspecionar os contornos do cotovelo, incluindo as superfícies extensoras da ulna e o olécrano (nódulos ou tumefação)
- Palpar o olécrano e os epicôndilos medial e lateral (dor, calor, deslocamento)
- Avaliar a amplitude do movimento: flexão e extensão, pronação e supinação
- Realizar manobras especiais (se indicadas): teste de Cozen, teste de Mill e teste de Maudsley (epicondilite lateral)

Inspeção. Apoie o antebraço do paciente com sua mão oposta de modo que o cotovelo fique flexionado em aproximadamente 70°. Identifique os epicôndilos medial e lateral e o olécrano da ulna. Inspecione os contornos do cotovelo, incluindo a superfície extensora da ulna e o olécrano. Observe a presença de qualquer nódulo ou tumefação.

Ver Tabela 23.6, *Tumefação ou dor no cotovelo.*

Uma tumefação acima do olécrano levanta a suspeita de bursite do olécrano. Inflamação no líquido sinovial sugere artrite.

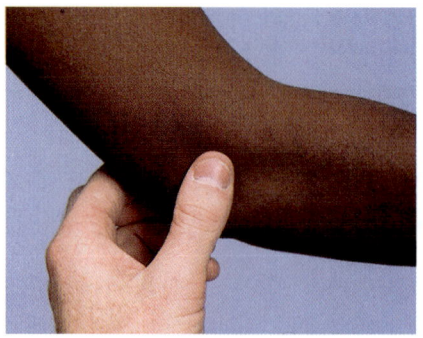

Figura 23.23 Palpação dos epicôndilos para pesquisa de dor.

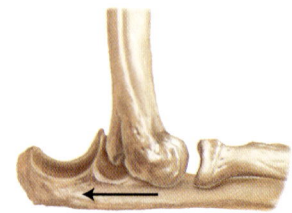

Figura 23.24 Luxação posterior do cotovelo.

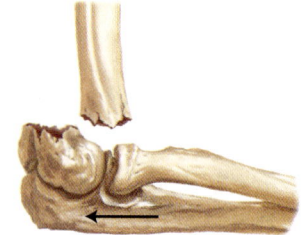

Figura 23.25 Fratura supracondilar do cotovelo.

Palpação. Palpar o olécrano e fazer pressão sobre os epicôndilos para pesquisar dor (Figura 23.23).

Palpar os sulcos entre os epicôndilos e o olécrano, onde a sinóvia pode ser examinada com mais facilidade. Normalmente, a sinóvia e as bolsas do olécrano não são palpáveis.

O *nervo ulnar*, de função sensitiva, pode ser palpado posteriormente entre o olécrano e o epicôndilo medial.

Procurar calor na pele ou ao redor da articulação, que pode sugerir infecção ou inflamação subjacente.

Observe qualquer deslocamento (luxação) do olécrano (Figuras 23.24 e 23.25).

Algum grau de dor distal ao epicôndilo é comum na *epicondilite lateral* (cotovelo de tenista) e menos comum na *epicondilite medial* (cotovelo de golfista).

O olécrano está deslocado posteriormente na luxação posterior do cotovelo e na fratura supracondilar.

Amplitude do movimento. A ADM inclui *flexão* e *extensão* no cotovelo e *pronação* e *supinação* do antebraço, que também movimentam o punho e a mão (Figura 23.26). Observe os músculos específicos responsáveis por cada movimento e as instruções para o paciente (Boxe 23.10).

Preste atenção a qualquer estalido ou crepitação que possa sugerir artrite subjacente, corpo livre intra-articular ou possível lesão da cabeça do rádio.

Após uma lesão, a preservação da ADM ativa e da extensão total do cotovelo torna muito improvável a presença de fratura, derrame intra-articular ou hemartrose.[27,28]

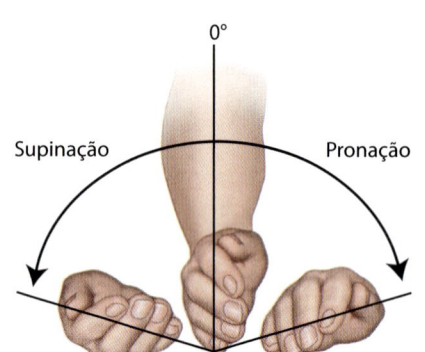

0°

Supinação   Pronação

Figura 23.26 Supinação e pronação do cotovelo.

Boxe 23.10 Amplitude do movimento da articulação do cotovelo		
Movimento do cotovelo	**Músculos primários que afetam o movimento**	**Instruções para o paciente**
Flexão	Bíceps braquial, braquial, braquiorradial	"Dobre o cotovelo."
Extensão	Tríceps braquial, ancôneo	"Estique o cotovelo."
Supinação	Bíceps braquial, supinador	"Vire as palmas das mãos para cima, como se estivesse carregando uma tigela de sopa."
Pronação	Pronador redondo, pronador quadrado	"Vire as palmas das mãos para baixo."

Manobras especiais. Muitas vezes, os pacientes podem se queixar de dor na proeminência óssea do epicôndilo lateral ou nas proximidades, com irradiação frequente para o antebraço. Já foram descritos vários testes que reproduzem essa dor ao longo do epicôndilo lateral, e uma dessas manobras é o *teste de Cozen* (Figura 23.27).[29] Estabilize o cotovelo do paciente e palpe o epicôndilo lateral. Em seguida, peça que o paciente realize uma pronação e extensão do punho contra uma resistência. A dor deve ser reproduzida na superfície lateral do cotovelo. Outras manobras para reprodução da dor incluem o estiramento passivo dos extensores do punho (*teste de Mill*) e a extensão do dedo médio contra uma resistência, com o punho estendido (*teste de Maudsley*).[30]

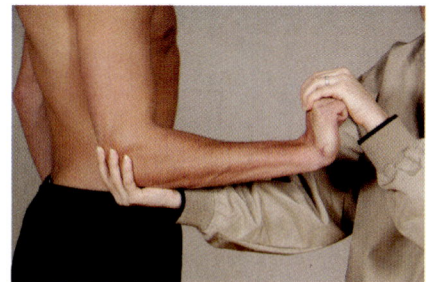

Figura 23.27 Pesquisar epicondilite lateral ou "cotovelo de tenista" (teste de Cozen). (De Anderson MK. *Foundations of Athletic Training: Prevention, Assessment, and Management.* 6. ed. Wolters Kluwer; 2017, Fig. 18-11a.)

EXEMPLOS DE ANORMALIDADES

A reprodução dos sintomas é característica da epicondilite lateral. Uma infecção[31] e artrites inflamatórias ou degenerativas[32] também podem produzir sinais clínicos que mimetizam a epicondilite lateral.

Articulações do punho e das mãos

Os punhos e as mãos formam uma unidade complexa de pequenas articulações extremamente ativas, usadas de modo quase contínuo durante as horas de vigília. Há pouca proteção do tecido mole suprajacente, aumentando a vulnerabilidade a traumatismos e incapacidade.

O punho inclui a *porção distal do rádio* e da *ulna* e oito pequenos *ossos carpais* (Figura 23.28). No punho, identifique as extremidades ósseas do rádio e da ulna.

■ As articulações do punho incluem a *articulação radiocarpal* ou *articulação do punho*, a *articulação radioulnar distal* e as *articulações intercarpais* (Figura 23.29). A cápsula articular, o disco articular e a membrana sinovial do punho unem o rádio à ulna e aos ossos carpais proximais. No dorso do punho,

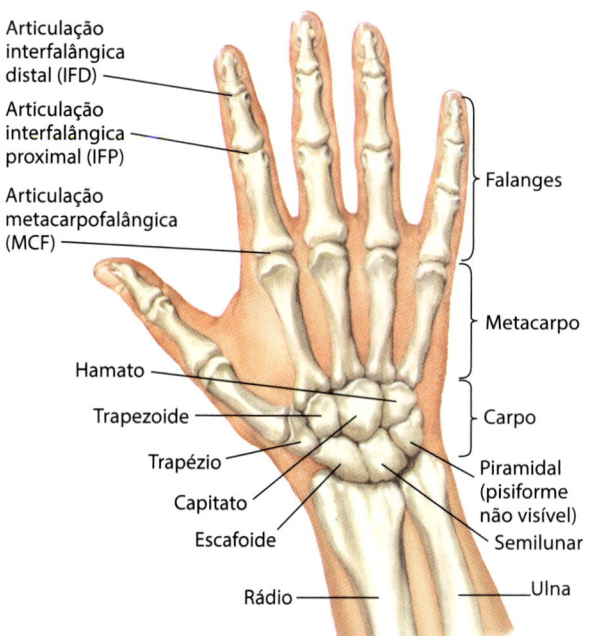

Figura 23.28 Anatomia do punho e mão direitos.

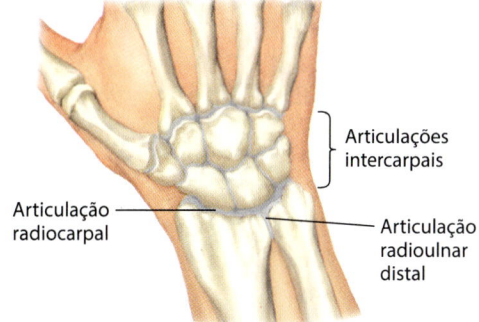

Figura 23.29 Articulações do punho direito.

localize o sulco da *articulação radiocarpal*. Essa articulação proporciona a maior parte da flexão e extensão no punho porque a ulna não se articula diretamente com os ossos carpais.

Identifique os *ossos carpais*, distalmente à articulação do punho, cada um dos cinco *ossos metacarpais* e as *falanges proximais, médias e distais*. Observe que o polegar tem apenas duas falanges.

As numerosas articulações do punho e da mão promovem a destreza incomum das mãos. As articulações da mão incluem as *articulações metacarpofalângicas* (MCFs), as *articulações interfalângicas proximais* (IFPs) e as *articulações interfalângicas distais* (IFDs).

Flexione os dedos encontre o sulco que marca a articulação MCF de cada dedo (Figura 23.30). Ele apresenta uma localização distal às articulações MCF e é sentido com mais facilidade em cada lado do tendão extensor.

A flexão do punho tem origem em dois músculos carpais localizados nas superfícies radial e ulnar. Dois músculos radiais e um ulnar promovem a punho extensão. A supinação e a pronação são produzidas pela contração dos músculos do antebraço.

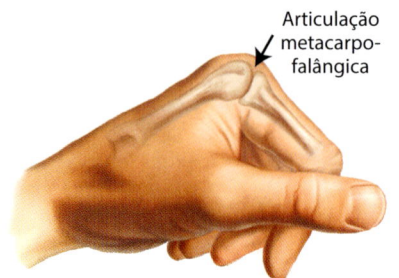

Figura 23.30 Articulações metacarpofalângicas.

O polegar é acionado por três músculos que formam a eminência tenar e permitem a flexão, abdução e oposição. Os músculos extensores têm origem no antebraço e chegam ao polegar ao longo da borda radial. O movimento dos dedos depende da ação dos tendões de músculos flexores e extensores no antebraço.

Os músculos intrínsecos da mão, que se fixam aos ossos metacarpais, estão envolvidos na flexão (*lumbricais*), abdução (*interósseos dorsais*) e adução (*interósseos palmares*) dos dedos.

As estruturas de tecido mole, incluindo tendões, bainhas tendíneas e músculos, são especialmente importantes para a movimentação do punho e da mão. Seis tendões extensores e dois tendões flexores passam pelo punho e pela mão até suas inserções nos dedos. Em boa parte de seu trajeto, esses tendões percorrem *bainhas* semelhantes a túneis, em geral palpáveis apenas quando existe edema ou inflamação.

Conheça bem as estruturas do *túnel do carpo*, um canal abaixo da superfície palmar do punho e região proximal da mão (Figura 23.31). O canal contém a bainha e os tendões flexores para o polegar e demais dedos, assim como o *nervo mediano*.

Mantendo os tendões e a bainha tendínea no lugar, existe um ligamento transversal, o *retináculo dos músculos flexores*. O nervo mediano está situado no retináculo dos músculos flexores e a bainha tendínea. O nervo mediano é responsável pela sensibilidade da palma da mão e superfície palmar da maior parte do polegar, dedos indicador e médio e metade do dedo anular. Também inerva os músculos responsáveis pela flexão, abdução e oposição do polegar.

Aprenda também a distribuição da inervação do punho e das mãos pelos nervos mediano, radial e ulnar (Figuras 23.32 e 23.33).

EXEMPLOS DE ANORMALIDADES

Alterações degenerativas na primeira articulação carpometacarpal do polegar são mais comuns em mulheres.

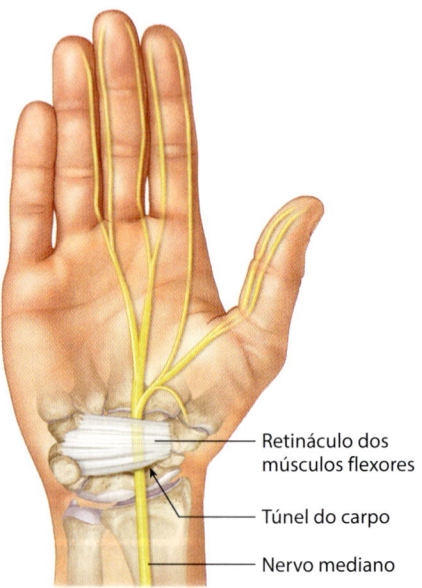

Retináculo dos músculos flexores

Túnel do carpo

Nervo mediano

Figura 23.31 Túnel do carpo da mão direita.

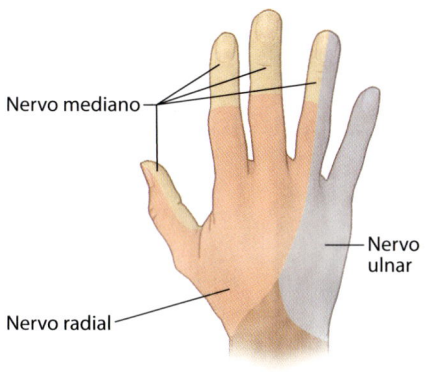

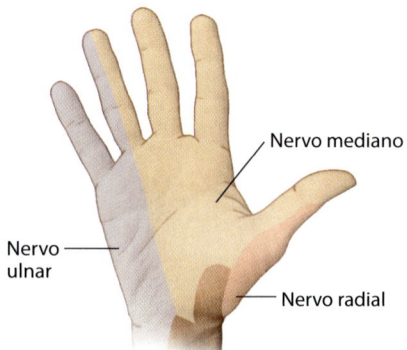

Figura 23.32 Inervação periférica da mão direita (vista dorsal).

Figura 23.33 Inervação periférica da mão direita (vista palmar).

Técnicas de exame

Principais componentes do exame da articulação do punho e da mão

- Inspecionar a posição das mãos durante o movimento e em repouso; inspecionar os ossos do punho, da mão e dos dedos (tumefação, deformidades, angulação), as eminências tenar e hipotenar (atrofia) e os tendões dos músculos flexores (espessamento, contraturas)
- Palpar a porção distal do rádio e da ulna, o processo estiloide do rádio e a tabaqueira anatômica (dor), os ossos carpais (dor, hipermobilidade), os ossos metacarpais e as falanges proximais, médias e distais, as articulações do punho, MCFs e IFPs (edema, consistência pastosa, dor)
- Avaliar a amplitude do movimento. *Punho*: flexão e extensão, abdução (desvio radial) e adução (desvio ulnar). *Dedos* (MCF, IFP, IFD): flexão e extensão, abdução e adução. Polegar: flexão e extensão, abdução e adução, oposição
- Realizar manobras especiais (se indicadas): força de preensão manual, testes para tenossinovite do polegar (teste de Finkelstein) e neuropatia por aprisionamento do nervo (sensibilidade, abdução e oposição do polegar, sinal de Tinel, sinal de Phalen)

Inspeção. Inspecione a posição das mãos durante o movimento, que deve ser suave e natural. Quando os dedos estiverem relaxados, devem permanecer em discreta flexão; as bordas das unhas devem ser paralelas.

Inspecione com atenção as superfícies palmar e dorsal do punho e das mãos, procurando edema sobre as articulações ou sinais de traumatismo.

Observe qualquer deformidade dos ossos do punho, mão ou dedos, assim como qualquer angulação.

A ocorrência de defesa durante o movimento sugere lesão. Uma lesão do tendão flexor provoca um alinhamento anormal do dedo.

Edema difuso é comum na artrite ou na infecção. Tumefação local pode sugerir um cisto sinovial ou espessamento focal de um tendão ou uma bainha tendínea, como o observado na *tenossinovite dos tendões flexores* (dedo em gatilho). Lacerações, punções, marcas de injeção, queimaduras ou eritema são resultantes de trauma. Ver Tabela 23.7, *Artrite nas mãos*, e Tabela 23.8, *Tumefações e deformidades das mãos.*

Nódulos de Heberden (nódulos dorsolaterais duros nas articulações IFD) e *nódulos de Bouchard* (nódulos dorsolaterais duros nas articulações IFP) são achados comuns na OA. Na AR, pesquise uma deformidade simétrica nas articulações IFP, MCF e do punho. Nos estágios mais avançados, é possível encontrar uma subluxação MCF e desvio ulnar. É interessante observar que as articulações IFD tendem a ser menos afetadas na AR.

Observe os contornos da palma, a saber, as *eminências tenar* e *hipotenar*.

Observe qualquer espessamento dos tendões flexores ou contraturas em flexão nos dedos.

Palpação. No punho, palpe a porção distal do rádio e da ulna nas superfícies lateral e medial (Figura 23.34). Palpe o sulco de cada articulação do punho com os polegares no dorso do punho e os outros dedos abaixo dele. Observe a presença de qualquer tumefação, consistência pastosa ou dor.

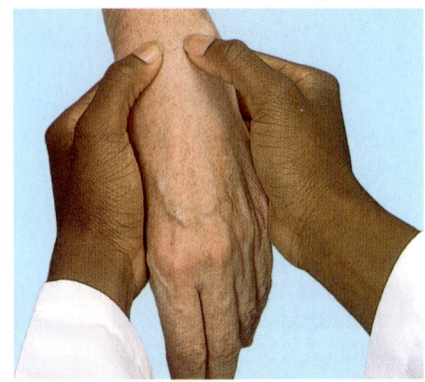

Figura 23.34 Palpação da articulação do punho esquerdo.

Palpe o *processo estiloide do rádio* e a *tabaqueira anatômica*, uma depressão oca imediatamente distal ao processo estiloide do rádio formada pelos músculos abdutor e extensor do polegar (Figura 23.35). A "tabaqueira" é mais visível com a abdução do polegar.

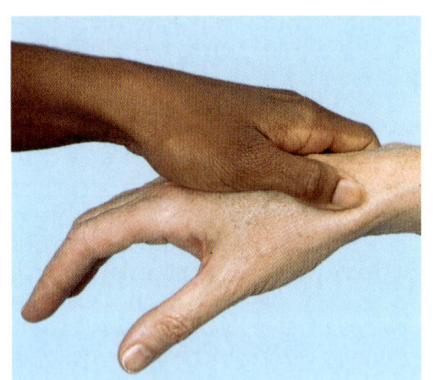

Figura 23.35 Palpação da tabaqueira anatômica.

Palpe os ossos carpais, situados distalmente à articulação do punho, e então cada um dos ossos metacarpais e as falanges proximais, médias e distais (Figura 23.36). Tente mover os ossos carpais em relação uns aos outros. Deve haver pouco ou nenhum movimento.

Comprima as articulações MCF apertando a mão em cada lado entre o polegar e os dedos. Como alternativa, use seu polegar para palpar cada articulação MCF em um ponto imediatamente distal e em cada lado dos tendões extensores, enquanto seu dedo indicador sente a cabeça dos ossos metacarpais na palma da mão. Observe a presença de qualquer tumefação, consistência pastosa ou dor.

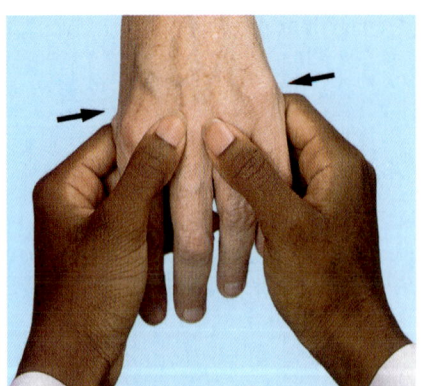

Figura 23.36 Palpação das articulações MCF da mão esquerda.

EXEMPLOS DE ANORMALIDADES

A atrofia tenar pode ocorrer quando há compressão do nervo mediano decorrente da síndrome do túnel do carpo (sensibilidade < 50%; especificidade > 82 a 99%).[33] Na compressão do nervo ulnar, há atrofia hipotenar.

As contraturas em flexão de Dupuytren ocorrem nos dedos médio, anular e mínimo e são causadas pelo espessamento da fáscia palmar. Como já mencionado, dedos em gatilho são causados por tenossinovite estenosante.[34]

Dor na porção distal do rádio após uma queda levanta a suspeita de uma fratura de Colles. Desnivelamentos ósseos também podem sugerir fratura.

Na AR, com frequência há edema e/ou dor bilateral e persistente.

Dor nos tendões dos músculos extensor e abdutor do polegar, no processo estiloide do rádio, ocorre na tenossinovite de De Quervain e na tenossinovite gonocócica. Ver Tabela 23.9, *Infecções da bainha tendínea, do espaço palmar e dos dedos*.

Dor na "tabaqueira anatômica" com o punho em desvio ulnar e dor no tubérculo do escafoide levantam a suspeita de fratura oculta do escafoide.[35] O suprimento sanguíneo inadequado aumenta o risco de necrose avascular óssea do escafoide, o que faz com que esse diagnóstico seja imprescindível.

A movimentação excessiva de qualquer osso carpal, especialmente quando dolorosa, pode sugerir frouxidão ou ruptura ligamentar subjacente, que pode ser causada por trauma.

As MCFs costumam estar pastosas ou doloridas na AR, mas raramente são envolvidas pela OA. Dor à compressão também ocorre na artrite pós-traumática. Dor focal após traumatismo pode sugerir uma fratura subjacente.

Agora, examine o polegar e os demais dedos. Palpe as superfícies medial e lateral de cada articulação IFP entre seu polegar e o dedo indicador, mais uma vez pesquisando tumefação, consistência pastosa, aumento ósseo ou dor. Usando as mesmas técnicas, examine as articulações IFD (Figura 23.37).

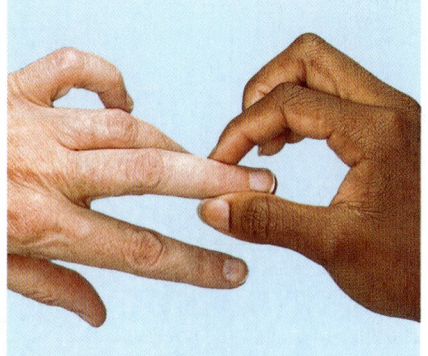

Figura 23.37 Palpação das articulações IFD.

Palpe ao longo dos tendões inseridos no polegar e demais dedos, procurando por dor, eritema ou inflamação. Examine qualquer espessamento focal.

Amplitude do movimento: articulação do punho. Os músculos específicos responsáveis por cada movimento são descritos no Boxe 23.11. Durante seu exame, forneça orientações claras que incentivem o paciente a seguir suas instruções de modo adequado para garantir o exame de toda a ADM ativa. Para técnicas de teste da força muscular no punho, consulte o Capítulo 24, *Sistema Nervoso*.

Nódulos de Bouchard nas IFPs constituem um sinal clássico de OA. Os nódulos de Heberden, que são mais comuns que os nódulos de Bouchard, são tumefações ósseas semelhantes que se desenvolvem nas IFDs de pacientes com OA (Figura 23.38).

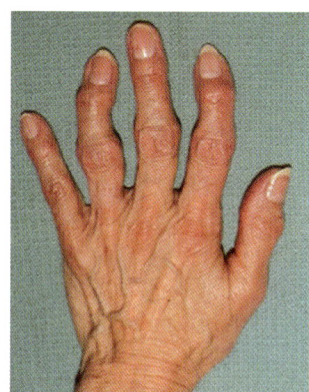

Figura 23.38 Nódulos de Heberden (IFDs) e nódulos de Bouchard (IFPs) em um paciente com osteoartrite clássica na mão. (Modificada de Ballantyne JC, *et al. Bonica's Management of Pain*. 5. ed. Wolters Kluwer; 2019, Fig. 34-3.)

Dor e edema ocorrem na *tenossinovite*, ou inflamação das bainhas tendíneas. A tenossinovite de De Quervain envolve os tendões dos músculos extensor e abdutor do polegar quando cruzam o processo estiloide do rádio no primeiro compartimento dorsal do punho.

Ver Tabela 23.9, *Infecções da bainha tendínea, do espaço palmar e dos dedos*.

Artrite, tenossinovite e contratura de Dupuytren prejudicam a ADM (Figuras 23.39 e 23.40). Ver Tabela 23.8, *Tumefações e deformidades das mãos*.

Boxe 23.11 Amplitude do movimento da articulação do punho		
Movimento do punho	**Músculos primários que afetam o movimento**	**Instruções para o paciente**
Flexão	Flexor radial do carpo, flexor ulnar do carpo	"Com as palmas das mãos voltadas para baixo, aponte seus dedos na direção do solo."
Extensão	Extensor ulnar do carpo, extensor radial longo do carpo, extensor radial curto do carpo	"Com as palmas das mãos voltadas para baixo, aponte seus dedos para o teto."
Adução (desvio ulnar)	Flexor ulnar do carpo Extensor ulnar do carpo	"Com as palmas das mãos voltadas para baixo, mova seus dedos na direção da linha média."
Abdução (desvio radial)	Flexor radial do carpo Extensor radial longo e radial curto do carpo Contribuição ocasional do abdutor longo do polegar	"Com as palmas das mãos voltadas para baixo, afaste seus dedos da linha média."

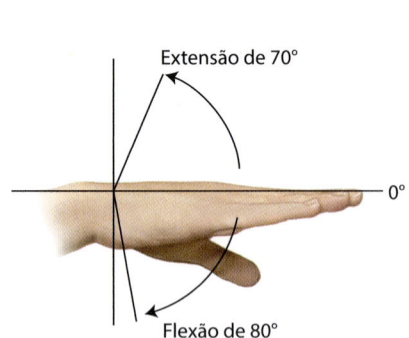

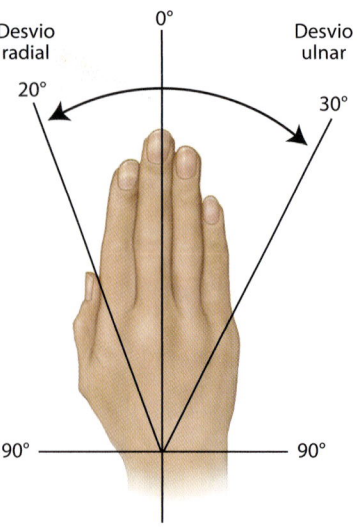

Figura 23.39 Flexão e extensão do punho.

Figura 23.40 Abdução (desvio radial) e adução (desvio ulnar) do punho.

Ver a discussão sobre pronação e supinação, que também envolvem o punho e a mão.

Amplitude do movimento: dedos e polegar. Avaliar flexão, extensão, abdução e adução dos dedos.

- *Flexão* e *extensão* (Figura 23.41). Para testar os músculos lumbricais e flexor dos dedos, peça ao paciente: "Dobre seus dedos e o polegar na palma de sua mão, fechando o punho." Para testar a *extensão* dos músculos extensores dos dedos, peça ao paciente: "Estique os dedos e o polegar." Nas MCFs, os dedos podem se estender além da posição neutra.

Teste a flexão e a extensão das articulações IFP e IFD. Os dedos devem abrir e fechar com facilidade.

- *Abdução* e *adução* (Figura 23.42). Peça que o paciente afaste os dedos (abdução dos interósseos dorsais) e aproxime-os outra vez (adução dos interósseos palmares). Verifique se o movimento é suave e coordenado

- No *polegar*, avaliar *flexão*, *extensão*, *abdução*, *adução* e *oposição*. Cada um desses movimentos é executado por um músculo relacionado do polegar.

Peça ao paciente para mover o polegar cruzando a palma da mão e tocar na base do dedo mínimo para testar a *flexão* (Figura 23.43) e, então, mover o polegar novamente pela palma, afastando-o dos dedos, para testar a *extensão* (Figura 23.44).

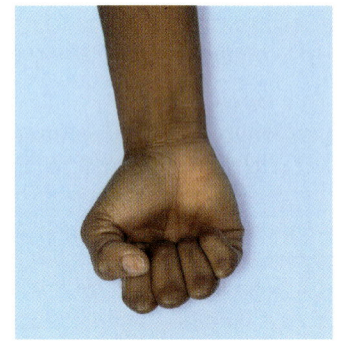

Figura 23.41 Teste de flexão dos dedos.

Procurar comprometimento do movimento ou deformidade da mão na artrite, dedo em gatilho e contratura de Dupuytren, como já discutido.

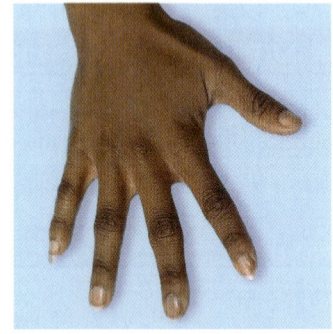

Figura 23.42 Teste de abdução dos dedos.

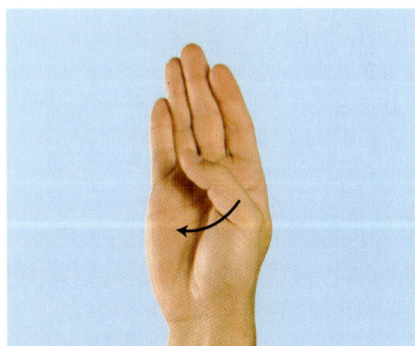

Figura 23.43 Teste de flexão do polegar. (Modificada de Moore KL, *et al. Clinically Oriented Anatomy*. 8. ed. Wolters Kluwer; 2018, Fig. 3-76.)

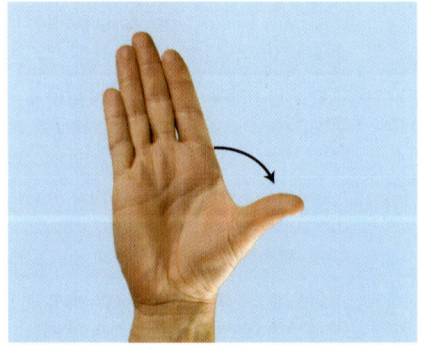

Figura 23.44 Teste de extensão do polegar. (Modificada de Moore KL, *et al. Clinically Oriented Anatomy*. 8. ed. Wolters Kluwer; 2018, Fig. 3-76.)

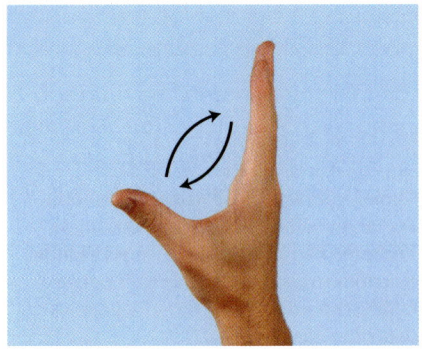

Figura 23.45 Teste de abdução e adução do polegar. (Modificada de Moore KL, *et al. Clinically Oriented Anatomy*. 8. ed. Wolters Kluwer; 2018, Fig. 3-76.)

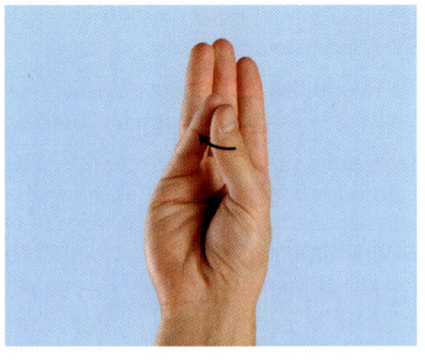

Figura 23.46 Teste de oposição do polegar. (Modificada de Moore KL, *et al. Clinically Oriented Anatomy*. 8. ed. Wolters Kluwer; 2018, Fig. 3-76.)

■ Em seguida, peça que o paciente coloque os dedos e o polegar na posição neutra, com a palma da mão para cima; então, faça o paciente mover o polegar afastando-o da palma para avaliar a *abdução* e, em seguida, voltar para testar a *adução* (Figura 23.45). Para testar a *oposição*, ou os movimentos do polegar cruzando a palma da mão, peça que o paciente toque a ponta de cada um dos outros dedos com o polegar (Figura 23.46).

Manobras especiais

Força de preensão manual. Peça que o paciente segure seus dedos indicador e médio com a maior firmeza possível (Figura 23.47). Essa manobra testa a função das articulações do punho, flexores do dedo e músculos intrínsecos e articulações da mão. Sempre é importante determinar se a fraqueza está relacionada a dor ou a uma incapacidade real de realizar a ação desejada.

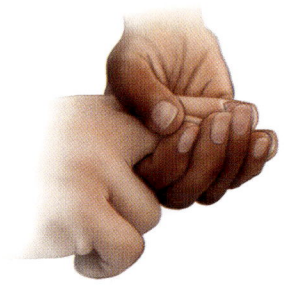

Figura 23.47 Teste da força de preensão manual.

Diminuição da força de preensão constitui um teste positivo para fraqueza dos músculos flexores dos dedos e/ou músculos intrínsecos da mão. Também pode ser o resultado de uma artrite inflamatória ou degenerativa, síndrome do túnel do carpo, epicondilite, radiculopatia cervical e outros distúrbios nervosos do braço e da mão.

Fraqueza à preensão mais dor no punho costumam ocorrer na tenossinovite de De Quervain.

Teste de tenossinovite. Peça que o paciente segure o polegar de encontro à palma da mão e, então, mova o punho na direção da linha média em desvio ulnar (*teste de Finkelstein*), como mostra a Figura 23.48.

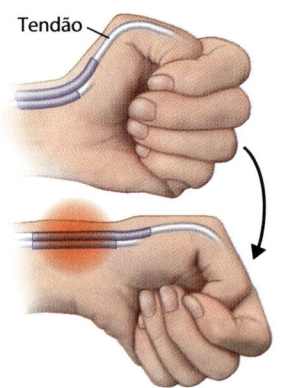

Tendão

Figura 23.48 Teste de tenossinovite do polegar (teste de Finkelstein).

Um exame completo do punho e da mão envolve testes detalhados da força muscular e da sensibilidade, descritos no Capítulo 24, *Sistema Nervoso*.

Dor durante essa manobra identifica a tenossinovite de De Quervain ("polegar do *gamer*") decorrente de inflamação dos tendões e bainhas tendíneas dos músculos abdutor longo do polegar e extensor curto do polegar.

Testes para neuropatia por compressão do nervo (abdução e oposição do polegar, sinal de Tinel, sinal de Phalen). Quando houver queixas de dormência noturna nas mãos ou do braço (*parestesias*), derrubar objetos, incapacidade de abrir tampas de potes, dor vaga no punho ou até mesmo no antebraço e dormência nos três primeiros dedos da mão, testar a *síndrome do túnel do carpo*, a neuropatia compressiva mais comum, que envolve a compressão do nervo mediano. Tenha em mente que,

Trabalhos manuais repetitivos e forçados, com extensão prolongada do punho (como digitação) e separação de correspondência, vibração, exposição ao frio, anatomia do punho, gravidez, AR, diabetes e hipotireoidismo são fatores de risco para a síndrome do túnel do carpo.

embora os três primeiros dedos costumem estar envolvidos, os pacientes podem relatar o envolvimento de toda a mão.

Avalie de modo geral a inervação sensitiva do punho e da mão pelos nervos mediano, radial e ulnar (ver Figuras 23.32 e 23.33). Você pode testar a sensibilidade do seguinte modo:

- Polpa do dedo indicador – nervo mediano

> Diminuição da sensibilidade no território do nervo mediano é um sinal comum da síndrome do túnel do carpo (sensibilidade epicrítica e discriminação de dois pontos < 50%; especificidade > 85%; RV positiva para hipoalgesia de 3,1).[35,36]

- Polpa do dedo mínimo – nervo ulnar

- Espaço interdigital dorsal do polegar e dedo indicador – nervo radial.

Para testar a *abdução do polegar*, peça que o paciente levante o polegar reto, afastando-o da palma da mão em um ângulo de 90° enquanto você aplica uma resistência para baixo (Figura 23.49). Você também pode testar a *oposição do polegar* pedindo que o paciente toque a ponta do dedo mínimo com o polegar enquanto você aplica uma pressão para fora, contra a base do polegar.

> Fraqueza à abdução ou oposição do polegar constitui um *teste positivo*. O músculo abdutor longo do polegar é suprido apenas pelo nervo mediano. O oponente do polegar também é suprido apenas pelo nervo mediano.[35,37]

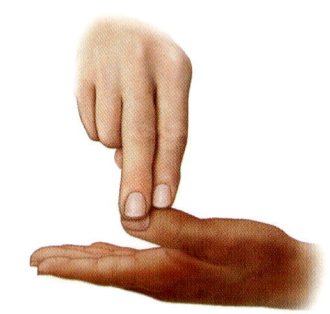

Figura 23.49 Teste para síndrome do túnel do carpo (abdução do polegar).

O *sinal de Tinel* é pesquisado por meio de percussão delicada e repetida ao longo do trajeto do nervo mediano no túnel do carpo, como mostrado na Figura 23.50.

> Dor lancinante, dor surda ou agravamento da dormência na distribuição do nervo mediano constituem um teste positivo (sensibilidade de 23 a 60%; especificidade de 64 a 91%; RV ≤ 1,5).[36]

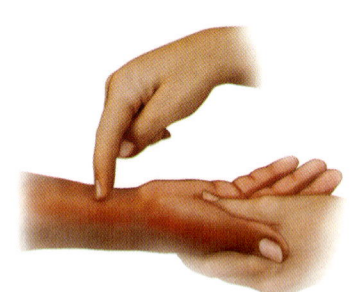

Figura 23.50 Pesquisar síndrome do túnel do carpo (sinal de Tinel).

Para testar o *sinal de Phalen*, peça que o paciente mantenha os punhos em flexão total, com justaposição do dorso de cada mão entre si, durante 60 segundos com os cotovelos totalmente estendidos (Figura 23.51). Ou, então, peça que o paciente pressione os dorsos das mãos entre si para formar ângulos retos. Essas manobras comprimem o nervo mediano.

> Dormência e formigamento na distribuição do nervo mediano dentro de 60 segundos constitui um teste positivo (sensibilidade de 10 a 91%; especificidade de 33 a 86%; RV ≤ 1,5).[36] É importante observar que pode não haver necessidade de 60 segundos completos para que o paciente apresente sintomas.
>
> Os sinais de Tinel e de Phalen não indicam de modo confiável um eletrodiagnóstico positivo de doença no túnel do carpo.[37]

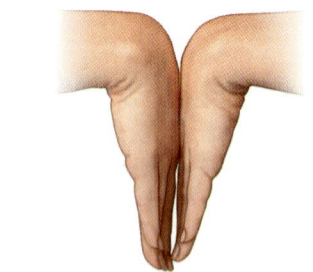

Figura 23.51 Teste para síndrome do túnel do carpo (sinal de Phalen).

Coluna vertebral

A coluna vertebral é a estrutura de suporte central do tronco e do dorso. As *curvaturas côncavas* da coluna vertebral cervical e lombar e as *curvaturas convexas* da coluna vertebral torácica e sacrococcígea ajudam a distribuir o peso da parte superior do corpo para a pelve e extremidades inferiores e amortecem o impacto de concussão da deambulação ou corrida.

A complexa mecânica do dorso reflete a ação coordenada de:

■ Vértebras e discos intervertebrais

■ Um sistema interconectado de ligamentos entre as vértebras anteriores e vértebras posteriores, ligamentos entre os processos espinhosos e ligamentos entre as lâminas de duas vértebras adjacentes

■ Grandes músculos superficiais, músculos intrínsecos mais profundos e músculos da parede abdominal.

A coluna vertebral contém 24 vértebras apoiadas no sacro e no cóccix (Boxe 23.12). Uma vértebra típica contém locais de articulação, sustentação do peso e fixações musculares, assim como forames para as raízes dos nervos espinais e nervos periféricos. Anteriormente, o *corpo vertebral* é responsável pela sustentação do peso. O *arco vertebral*, de localização posterior, envolve a medula espinal. Reveja a localização dos processos e forames vertebrais, com atenção particular a:

■ O *processo espinhoso*, com projeção posterior na linha média, e dois *processos transversos* (onde ocorre a fixação dos músculos) na junção do *pedículo* e da *lâmina*

■ *Processos articulares* – dois em cada lado da vértebra, um voltado para cima e outro voltado para baixo, na junção dos pedículos e das lâminas, muitas vezes chamados de *facetas articulares*

■ O *forame vertebral,* que envolve a medula espinal; o *forame intervertebral*, formado pelos processos articulares inferior e superior de vértebras adjacentes, que criam um canal para a saída das raízes dos nervos espinais; e o *forame transversário* para artéria vertebral, apenas nas vértebras cervicais.

Boxe 23.12 Vértebras cervicais e lombares representativas

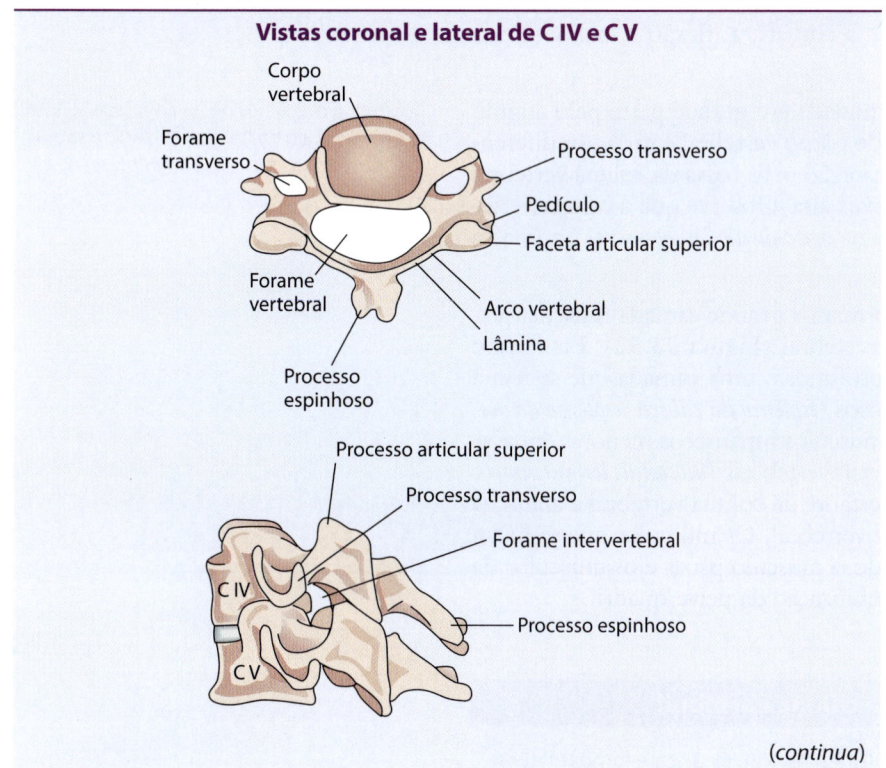

Vistas coronal e lateral de C IV e C V

Corpo vertebral

Forame transverso

Processo transverso

Pedículo

Faceta articular superior

Forame vertebral

Arco vertebral

Lâmina

Processo espinhoso

Processo articular superior

Processo transverso

Forame intervertebral

Processo espinhoso

C IV

C V

(continua)

Boxe 23.12 Vértebras cervicais e lombares representativas (*continuação*)

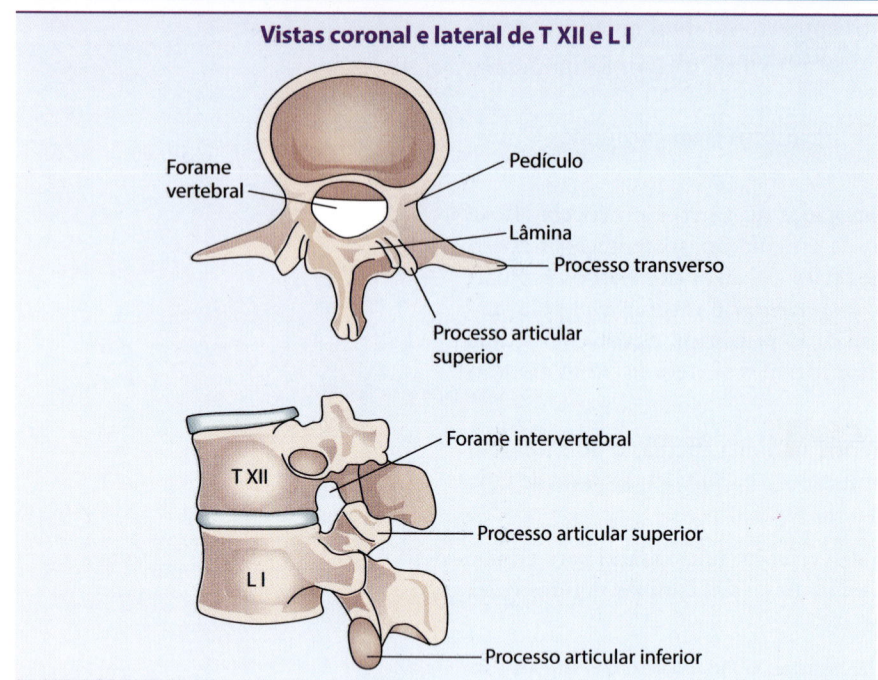

Vistas coronal e lateral de T XII e L I

Forame vertebral

Pedículo

Lâmina

Processo transverso

Processo articular superior

Forame intervertebral

T XII

Processo articular superior

L I

Processo articular inferior

A proximidade da medula espinal e das raízes dos nervos espinais a seu envoltório vertebral ósseo e aos discos intervertebrais faz com que sejam especialmente vulneráveis à herniação discal, compressão decorrente de alterações degenerativas nas vértebras e facetas e traumatismo.

A coluna vertebral conta com articulações cartilagíneas discretamente móveis entre os corpos vertebrais e entre as facetas articulares. Entre os corpos vertebrais estão os *discos intervertebrais,* que consistem em um núcleo central mucoide e macio chamado de *núcleo pulposo,* que é rodeado por um tecido fibroso resistente chamado de *anel fibroso.* Os discos intervertebrais amortecem a movimentação entre as vértebras e permitem a curvatura, flexão e inclinação da coluna vertebral.

A flexibilidade da coluna vertebral é determinada em grande parte pelo ângulo das facetas articulares em relação ao plano do corpo vertebral e varia nos diferentes níveis da coluna vertebral, sendo que a porção mais baixa da coluna vertebral geralmente é menos móvel que a porção mais alta. Observe que a coluna vertebral forma uma angulação posterior aguda na *articulação lombossacral* e torna-se imóvel.

O estresse mecânico nessa angulação contribui para o risco de herniação discal e subluxação/deslizamento (*espondilolistese*) de L V em relação a S I.

Os músculos *trapézio* e *latíssimo do dorso* formam a grande camada muscular externa, que se fixa a cada lado da coluna vertebral (Figura 23.52). Eles ficam acima de duas camadas musculares mais profundas: uma camada que se fixa à cabeça, ao pescoço e aos processos espinhosos (*esplênio da cabeça, esplênio do pescoço* e *eretor da espinha*), e uma camada de músculos intrínsecos menores entre as vértebras. Um grande grupo de músculos paravertebrais (*iliocostal, longuíssimo* e *espinal*) segue verticalmente ao longo do restante da coluna vertebral e ajuda na estabilização, extensão e rotação da coluna vertebral. Os músculos que se fixam à superfície anterior das vértebras, incluindo o músculo psoas e os músculos da parede abdominal, auxiliam na flexão e estabilização da pelve/quadril.

Técnicas de exame

Principais componentes do exame da coluna vertebral

■ Inspecionar a postura; inspecionar as curvaturas cervical, torácica e lombar lateralmente e inspecionar a coluna vertebral na posição ortostática, o alinhamento dos ombros, cristas ilíacas e as pregas glúteas posteriormente

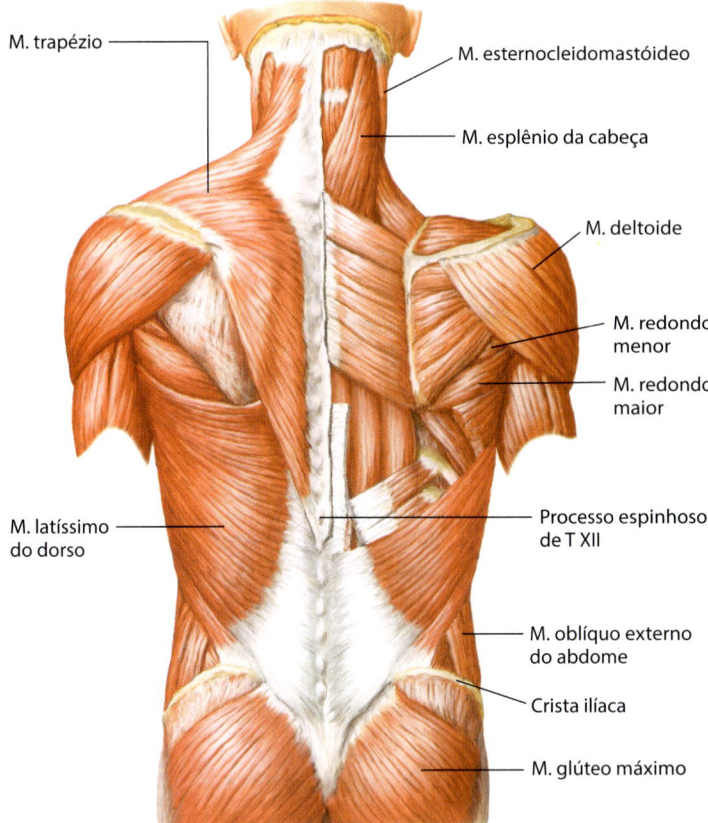

M. trapézio

M. esternocleidomastóideo

M. esplênio da cabeça

M. deltoide

M. redondo menor

M. redondo maior

Processo espinhoso de T XII

M. latíssimo do dorso

M. oblíquo externo do abdome

Crista ilíaca

M. glúteo máximo

Figura 23.52 Músculos do dorso.

Principais componentes do exame da coluna vertebral (*continuação*)

- Palpar os processos espinhosos vertebrais, facetas articulares, articulação sacroilíaca, cristas ilíacas e espinha ilíaca posterossuperior (dor), músculos paravertebrais (dor, espasmo) e vértebras lombossacrais (desnivelamento ou deslizamento)
- Avaliar a amplitude do movimento. *Coluna vertebral cervical*: flexão e extensão, rotação e inclinação lateral. *Coluna vertebral toracolombossacral*: flexão e extensão, rotação e inclinação lateral
- Realizar manobra especial (se indicada): radiculopatia cervical (teste de Spurling)

Inspeção. Inspecione a *postura* do paciente ao entrar na sala, incluindo a posição do pescoço e do tronco. Avalie se o paciente apresenta posição retificada da cabeça, pescoço e dorso, movimentos do pescoço suaves e coordenados e facilidade na marcha.

Cubra o paciente ou forneça uma vestimenta adequada que exponha todo o dorso para uma inspeção completa. Se possível, o paciente deve ficar em pé, com os pés juntos e os braços ao lado do corpo. A cabeça deve estar na linha mediana do corpo, no mesmo plano que o sacro, e os ombros e a pelve devem estar nivelados.

Observando o paciente por trás, identifique as seguintes estruturas (Figura 23.53):

- Processos espinhosos, em geral mais proeminentes em C VII e T I, e mais evidentes com a flexão para frente
- Músculos paravertebrais em cada lado da linha média
- Cristas ilíacas (uma linha imaginária traçada acima da superfície posterior das cristas ilíacas deve cruzar o processo espinhoso de L IV)
- Espinha ilíaca posterossuperior, geralmente marcada por depressões na pele.

Rigidez de nuca pode indicar artrite, distensão muscular ou outra patologia subjacente que deve ser pesquisada. Em alguns casos, há queixa de cefaleia.

Um desvio lateral e rotação da cabeça são observados no torcicolo, com frequência decorrente da contração do músculo esternocleidomastóideo.

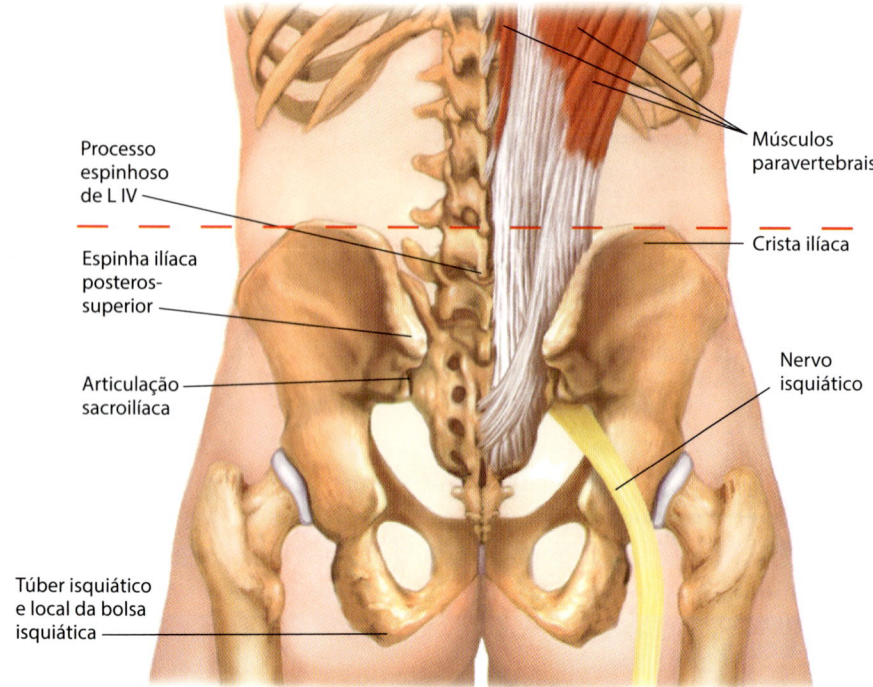

Processo espinhoso de L IV

Espinha ilíaca posteros-superior

Articulação sacroilíaca

Túber isquiático e local da bolsa isquiática

Músculos paravertebrais

Crista ilíaca

Nervo isquiático

Figura 23.53 Anatomia da região lombar.

Inspecione o paciente observando-o de lado e por trás. Avalie as curvaturas da coluna vertebral e os aspectos discutidos no Boxe 23.13. Observe a existência ou não das curvaturas. Observe também qualquer desvio da coluna vertebral em relação à linha média. Observe qualquer área de proeminência anormal que possa indicar uma curvatura excessiva ou **escoliose** subjacente.

Boxe 23.13 Inspeção da coluna vertebral

Visualização do paciente

Pelo lado
Inspecionar as curvaturas cervical, torácica e lombar.

Concavidade cervical

Convexidade torácica

Concavidade lombar

Acentuação da cifose torácica pode ocorrer com o envelhecimento, conforme os discos intervertebrais perdem altura.

Boxe 23.13 Inspeção da coluna vertebral (*continuação*)

Visualização do paciente

Por trás

Inspecionar a coluna vertebral na posição ortostática (uma linha imaginária deve descer de C VII até a fenda interglútea). Inspecionar o alinhamento dos ombros, as cristas ilíacas e as pregas cutâneas abaixo das nádegas (pregas glúteas).

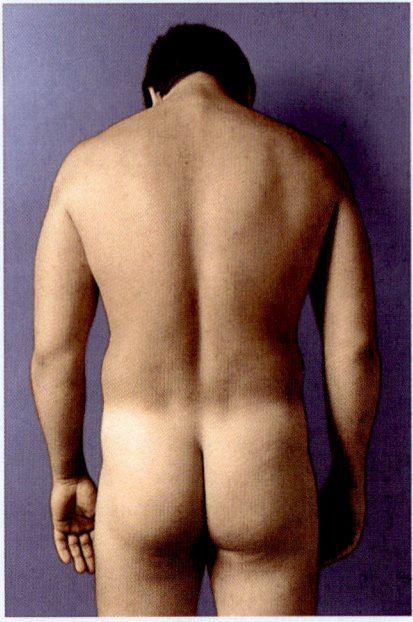

Inspecionar quaisquer marcas, acrocórdons ou massas na pele.

Na escoliose, a curvatura lateral e rotatória da coluna vertebral traz a cabeça de volta à linha mediana do corpo. A escoliose costuma se tornar evidente durante a adolescência, antes do aparecimento dos sintomas.

Desigualdade da altura do ombro ocorre na escoliose, na deformidade de Sprengel da escápula decorrente da fixação de um osso extra ou uma faixa entre a porção superior da escápula e C VII, e na escápula alada causada pela perda da inervação do músculo serrátil anterior pelo nervo torácico longo e fraqueza contralateral do trapézio.

Desigualdade de altura nas cristas ilíacas, ou inclinação pélvica, ocorre em casos de comprimento desigual dos membros inferiores, escoliose e abdução ou adução dos quadris. Verifique se a desigualdade de comprimento desaparece quando um bloco é colocado sob o membro mais curto. Uma "reclinação" do dorso para um lado é observada quando há herniação de um disco lombar.

Nevos, manchas com coloração em vinho-do-porto, áreas pilosas e lipomas muitas vezes podem ser encontrados sobre defeitos ósseos como aqueles encontrados na espinha bífida.

Manchas café com leite (áreas de pele com alteração da cor), acrocórdons e tumores fibrosos são comuns na neurofibromatose.

Palpação. Sentado ou em pé, palpe os *processos espinhosos* de cada vértebra com seu polegar.

No pescoço, palpe as *facetas articulares* situadas entre as vértebras cervicais, 1 a 2 cm ao lado dos processos espinhosos de C II a C VII. Essas articulações estão localizadas profundamente ao músculo trapézio e podem não ser palpáveis se os músculos do pescoço não estiverem relaxados.

Na região lombar baixa, palpe com atenção para pesquisar "desnivelamentos" vertebrais, verificando se um processo espinhoso parece exibir uma proeminência (ou recesso) anormal em relação à vertebra acima. Identifique qualquer dor.

Palpe a região da *articulação sacroilíaca*, geralmente identificada pela depressão acima da espinha ilíaca posterossuperior a vários centímetros de distância da linha média, no nível da fenda interglútea.

Dor vertebral gera preocupação com fratura, luxação, infecção subjacente ou artrite.

Dor nas vértebras C I e C II na AR levanta a suspeita de possível subluxação com compressão alta da medula espinal no nível cervical e requer avaliação subsequente. Dor ocorre na artrite, especialmente nas facetas articulares entre C V e C VI, mas também pode ocorrer devido a hipersensibilidade dos músculos acima.

Contudo, na maioria das vezes, a dor nessa área indica tensão muscular ou fascial que pode estar relacionada a má postura, traumatismo (distensão cervical ou "lesão em chicote", for exemplo), carga excessiva nos músculos (observada algumas vezes em levantadores de peso) ou alteração da mecânica subjacente causada por doenças como OA.

Desnivelamentos ocorrem na *espondilolistese*, ou deslizamento de uma vértebra para frente, que pode comprimir a medula espinal.

Dor na articulação sacroilíaca é comum na sacroileíte e na espondilite anquilosante.[38]

Palpe os *músculos paravertebrais* para pesquisar dor e espasmo. Na presença de espasmo, os músculos exibem firmeza e nodularidade e podem ser visíveis.

Pesquise qualquer outra área sugerida pelos sintomas do paciente. Verifique se há irradiação da dor para as nádegas, o períneo ou os membros inferiores.

Amplitude do movimento: coluna vertebral cervical. O pescoço é a porção mais móvel da coluna vertebral, notável por suas sete vértebras que sustentam o peso da cabeça de 4,5 a 7 kg. A *flexão* e a extensão ocorrem basicamente entre o crânio e a primeira vértebra cervical, conhecida como atlas. A *rotação* ocorre principalmente em C I-C II, o áxis. Por fim, *inclinação lateral* ocorre principalmente em C II-C VII.

Estude os músculos específicos responsáveis por cada movimento e as instruções relacionadas ao paciente (Boxe 23.14). Preste muita atenção a qual desses movimentos, se for o caso, reproduz os sintomas do paciente, onde os sintomas ocorrem e as características dos sintomas.

Amplitude do movimento: coluna vertebral toracolombossacral. No Boxe 23.15, observe os músculos responsáveis por cada movimento e as instruções para o paciente.

Espasmos ocorrem em distúrbios musculares degenerativos e inflamatórios, uso excessivo, contração prolongada resultante de uma postura anormal e ansiedade.

Uma herniação dos discos intervertebrais, mais comum em L V-S I ou L IV-L V, pode causar dor nos processos espinhosos, articulações intervertebrais, músculos paravertebrais, incisura isquiática maior e nervo isquiático (ver Figura 23.53).

Avalie todos os casos de lombalgia para detectar uma possível compressão da cauda equina, a causa mais grave de dor, devido ao risco de paralisia dos membros ou disfunção vesical/intestinal.

Ver Tabela 23.4, *Dor lombar.*

Limitação da ADM pode ser causada por rigidez decorrente de artrite, dor por traumatismo e espasmo muscular.

Uma limitação da ADM em geral indica OA subjacente. Contudo, uma limitação da ADM de início súbito em um paciente justifica exames de imagem, em particular após traumatismo.

Pesquisar possível compressão da medula espinal ou raiz nervosa no nível cervical se houver quaisquer queixas ou achados de dor, dormência ou fraqueza no pescoço, ombro ou braço. Ver Tabela 23.3, *Dor cervical.*

Boxe 23.14 Amplitude do movimento da coluna vertebral cervical		
Movimento	**Músculos primários que afetam o movimento**	**Instruções para o paciente**
Flexão	Esternocleidomastóideo, escaleno e músculos pré-vertebrais	"Encoste seu queixo no tórax."
Extensão	Esplênio da cabeça, esplênio do pescoço e pequenos músculos intrínsecos do pescoço	"Olhe para o teto."
Rotação	Esternocleidomastóideo e pequenos músculos intrínsecos do pescoço	"Olhe sobre um ombro e depois sobre o outro."
Inclinação lateral	Escalenos e pequenos músculos intrínsecos do pescoço	"Encoste sua orelha no ombro."

Boxe 23.15 Amplitude do movimento da coluna vertebral toracolombossacral

Movimento	Músculos primários que afetam o movimento	Instruções para o paciente
Flexão 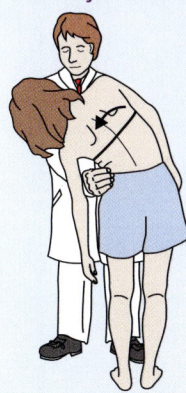	Psoas maior, psoas menor e quadrado do lombo; músculos abdominais fixados às superfícies anteriores das vértebras, como os músculos oblíquos interno e externo e reto do abdome	"Incline-se para frente e tente tocar as pontas dos dedos do pé." Observe a suavidade e a simetria do movimento, a ADM e a curvatura na região lombar. Conforme a flexão prosseguir, a concavidade lombar deve ficar plana.
Extensão	Músculos intrínsecos profundos do dorso, como o eretor da espinha, grupos transverso-espinais, iliocostal, longuíssimo e espinal	"Incline-se para trás o máximo possível." Apoie o paciente colocando sua mão na espinha ilíaca posterossuperior, com os dedos voltados para a linha média.
Rotação	Músculos abdominais e músculos intrínsecos do dorso	"Vire de um lado para outro." De frente, estabilize a pelve do paciente colocando uma das mãos no quadril e a outra no ombro oposto. Em seguida, vire o tronco puxando o ombro para frente e empurrando o quadril para trás. Repita essas manobras no lado oposto.
Inclinação lateral	Músculos abdominais e músculos intrínsecos do dorso	"Incline-se para o lado flexionando a cintura." Estabilize a pelve do paciente colocando sua mão no quadril. Repita no lado oposto.

Uma deformidade do tórax durante a inclinação para frente, em especial quando houver desigualdade na altura das escápulas, sugere escoliose.

A persistência da lordose lombar sugere diminuição da ADM na coluna vertebral lombar e também sugere espasmo muscular ou espondilite anquilosante.[38]

Redução da mobilidade da coluna é comum na OA e na espondilite anquilosante. Também pode ser o resultado de defesa se o paciente estiver prevendo a dor e não conseguir ou não estiver disposto a se mover para posições dolorosas.

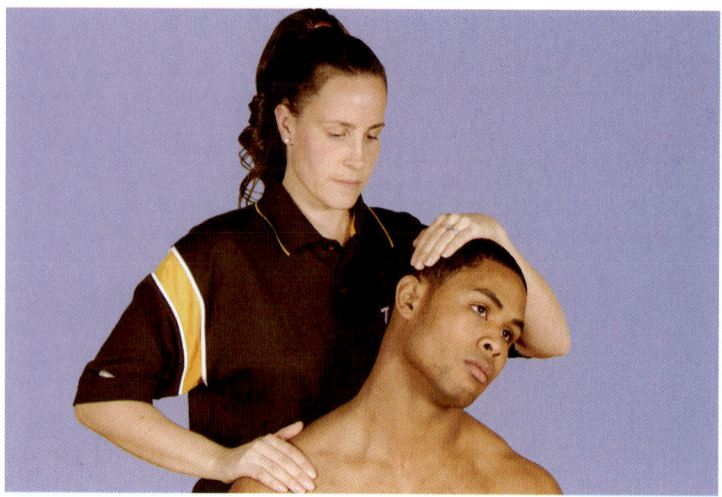

Figura 23.54 Posicionamento da cabeça e pescoço do paciente para testar uma compressão da raiz nervosa cervical (teste de Spurling). (De Anderson MK. *Foundations of Athletic Training: Prevention, Assessment, and Management*. 5. ed. Wolters Kluwer Health/Lippincott Williams & Wilkins; 2013, Fig. 11-22.)

Se essas manobras provocarem dor espontânea ou à palpação anormal, em particular com irradiação para a perna, realize um teste neurológico cuidadoso dos membros inferiores.

As possíveis causas incluem OA da coluna vertebral lombar ou quadris, distensão ou entorse dos músculos paravertebrais na região lombar, compressão da raiz nervosa lombossacral, compressão da medula espinal no nível lombossacral ou lesão expansiva. Uma infecção no quadril, reto ou pelve também pode causar sintomas. Ver Tabela 23.4, *Dor lombar*.

Também é possível avaliar as pequenas facetas articulares da medula espinal fazendo o paciente executar uma rotação de um lado para o outro e extensão posterior. Se isso reproduzir a dor do paciente, suspeitar de uma patologia subjacente das facetas articulares.

Ver o teste de elevação da perna estendida no Capítulo 24, *Sistema Nervoso*. Embora útil, esse teste não é patognomônico de herniação discal.[39-41]

Manobra especial. Para pesquisar *compressão da raiz nervosa cervical* (*teste de Spurling*), peça que o paciente olhe sobre o ombro e depois para o teto. Em seguida, posicione-se atrás do paciente e, com cuidado, aplique uma pressão para baixo na cabeça do paciente e verifique se a manobra reproduz a dor cervical com irradiação para o mesmo lado da cabeça virada (Figura 23.54). Em seguida, use uma tração delicada após esse teste para liberar a pressão.

O teste de Spurling é positivo se o paciente sentir dor que desce pelo braço do mesmo lado para o qual a cabeça está virada e indica envolvimento da raiz nervosa cervical. Sua sensibilidade varia de moderada a alta (38 a 97%), mas a especificidade é alta (89 a 100%).[42]

Articulação do quadril

A articulação do quadril está inserida profundamente na pelve e é notável por sua força, estabilidade e grande ADM. A estabilidade da articulação do quadril, essencial para a sustentação do peso, é derivada do encaixe profundo da cabeça do fêmur no acetábulo, sua forte cápsula articular fibrosa, e os músculos poderosos que cruzam a articulação com inserção abaixo da cabeça do fêmur, fornecendo uma ação de alavanca para o movimento do fêmur.

A articulação do quadril está situada abaixo do terço médio do ligamento inguinal, porém em um plano mais profundo. É uma articulação esferoidal. Observe como a cabeça arredondada do *fêmur* se articula com a cavidade cupuliforme do *acetábulo*. Devido aos músculos sobrejacentes e à sua profundidade, a articulação do quadril não pode ser palpada com facilidade. Relembre os ossos da pelve – o *ílio*, o *ísquio* e o *púbis* – e a conexão inferior na *sínfise púbica* e posterior com o *sacro*. Perceba que o *acetábulo* é uma confluência dos três ossos da pelve.

Na *superfície anterior do quadril*, localize as seguintes estruturas ósseas (Figura 23.55):

- Crista ilíaca no nível de L IV
- Tubérculo ilíaco
- Espinha ilíaca anterossuperior
- Trocanter maior
- Tubérculo púbico
- Sínfise púbica.

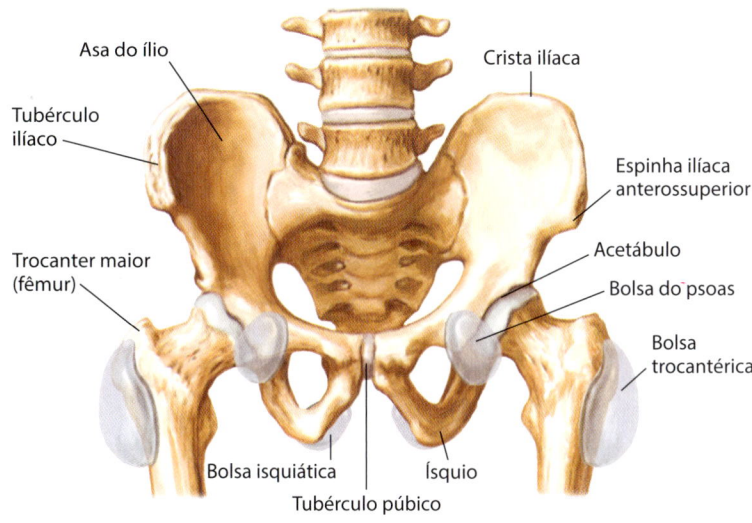

Figura 23.55 Anatomia da pelve, vista anterior.

Na *superfície posterior do quadril*, localize as seguintes estruturas (Figura 23.56):

- Espinha ilíaca posterossuperior no nível de S II
- Trocanter maior
- Túber isquiático
- Articulação sacroilíaca.

A vértebra S II está localizada aproximadamente no nível da espinha ilíaca posterossuperior (linha tracejada vermelha na Figura 23.56).

Quatro potentes *grupos musculares* movimentam o quadril. Visualize esses grupos quando estiver examinando os pacientes e lembre-se de que, para mover o fêmur ou qualquer osso em determinada direção, o músculo deve cruzar a linha articular.

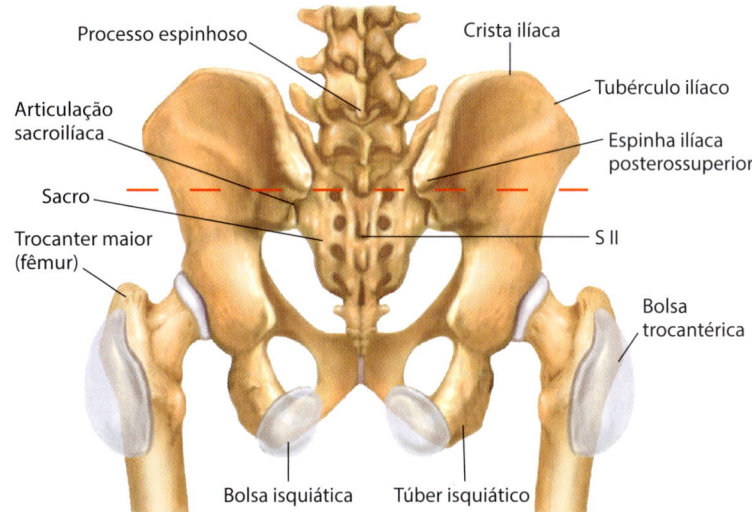

Figura 23.56 Anatomia da pelve, vista posterior.

O *grupo flexor* tem uma localização anterior e flexiona o quadril (Figura 23.57). O principal músculo flexor do quadril é o *iliopsoas*, uma confluência dos músculos *ilíaco* e *psoas* que têm origem na crista ilíaca e na coluna vertebral lombar, respectivamente, e estendem-se até o trocanter menor.

O *grupo extensor* está em situação posterior e estende a coxa (Figura 23.58). O *glúteo máximo* é o principal músculo extensor do quadril. Ele forma uma faixa que segue de sua origem na porção medial da pelve até sua inserção abaixo do trocanter. Os *músculos isquiotibiais*, o *adutor magno* e o *glúteo médio* também podem ajudar na extensão do quadril.

O *grupo adutor* é medial e traciona a coxa na direção do corpo (Figura 23.59). Os músculos desse grupo têm origem nos ramos do púbis e do ísquio e inserção na superfície posteromedial do fêmur.

O *grupo abdutor* é lateral e estende-se da crista ilíaca até o trocanter maior, tracionando a coxa para longe do corpo (Figura 23.60). Esse grupo inclui os músculos *glúteo médio* e *glúteo mínimo*. Esses músculos ajudam a estabilizar a pelve durante a fase de apoio da marcha.

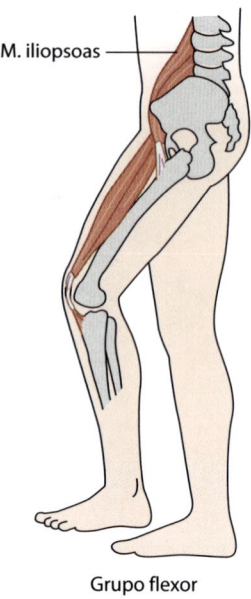

M. iliopsoas

Grupo flexor

Figura 23.57 Grupo muscular flexor do quadril.

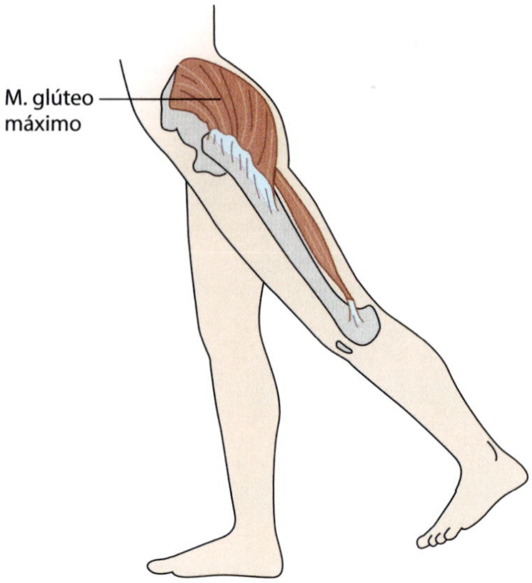

M. glúteo máximo

Grupo extensor

Figura 23.58 Grupo muscular extensor do quadril.

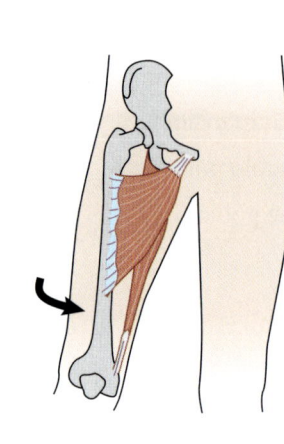

Grupo adutor

Figura 23.59 Grupo muscular adutor do quadril.

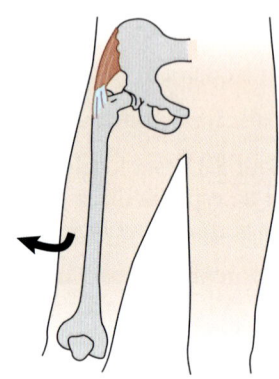

Grupo abdutor

Figura 23.60 Grupo muscular abdutor do quadril.

Uma *cápsula articular* forte e densa, que se estende do acetábulo até o colo do fêmur, envolve e reforça a articulação do quadril. A cápsula é reforçada por três ligamentos sobrejacentes e revestida por membrana sinovial.

Existem três bolsas principais no quadril. Em um ponto anterior à articulação está a *bolsa do psoas* (também chamada de *bolsa iliopectínea* ou *bolsa do iliopsoas*), acima da cápsula articular e do músculo psoas. Em seguida, encontre a proeminência óssea lateral à articulação do quadril chamada *trocanter maior* do fêmur. A *bolsa trocantérica*, grande e multilocular, está situada na superfície posterolateral. A *bolsa isquiática* (ou *isquioglútea*), nem sempre presente, fica abaixo do *túber isquiático* e ajuda a acomodar o peso na posição sentada. Observe sua proximidade com o nervo isquiático, como mostra a Figura 23.64 mais adiante.

Técnicas de exame

Principais componentes do exame da articulação do quadril

- Inspecionar a marcha (apoio, balanço, largura da base, desvio da pelve, extensão do passo e flexão do joelho) e inspecionar a coluna vertebral lombar (lordose, espasmo), os membros inferiores (simetria de comprimento) e as superfícies anterior e posterior do quadril (atrofia, contusão)
- Palpar os *pontos de referência anteriores*: crista ilíaca, tubérculo ilíaco, espinha ilíaca anterossuperior, trocanter maior do fêmur e tubérculo púbico. Palpar os *pontos de referência posteriores*: espinha ilíaca posterossuperior, trocanter maior lateralmente, túber isquiático e articulação sacroilíaca. Palpar o ligamento inguinal (protuberâncias, nódulos, dor), a bolsa do psoas, a bolsa trocantérica e a bolsa isquioglútea (dor)
- Avaliar a amplitude do movimento: flexão e extensão, abdução e adução, rotação interna e externa
- Realizar manobras especiais (se indicadas): distensão da virilha (teste de Faber ou teste de Patrick) e deformidade de flexão (teste de Kendall ou Thomas)

Inspeção. A inspeção do quadril começa com a observação cuidadosa da marcha do paciente ao entrar na sala.

Observe as duas fases da marcha:

- *Apoio* – quando o pé está no solo e sustentando o peso (60% do ciclo normal da marcha) (Figura 23.61)

A maioria dos problemas do quadril aparece durante a fase de apoio com sustentação do peso.

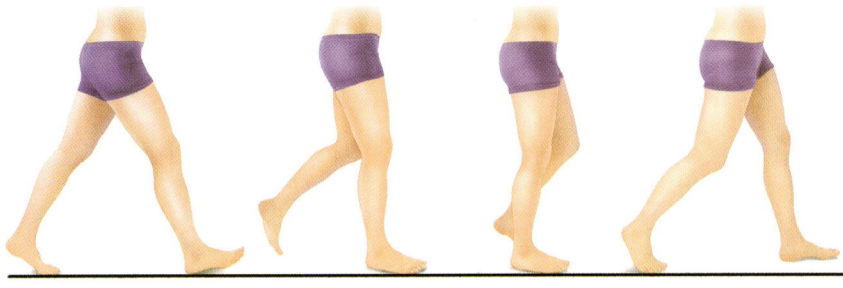

Toque do calcanhar   Apoio completo do pé   Apoio médio   Saída

Figura 23.61 Fase de apoio da marcha.

■ *Balanço* – quando o pé se move para frente e não sustenta peso (40% do ciclo normal da marcha).

Inspecione a largura da base na marcha, assim como o desvio da pelve, a extensão do passo e a flexão do joelho (Figura 23.62). A largura da base deve corresponder a 5 a 10 cm de um calcanhar para o outro. A marcha normal tem um ritmo suave e contínuo, obtido em parte pela contração dos músculos abdutores do membro que estiver sustentando o peso. A contração dos abdutores estabiliza a pelve e ajuda a manter o equilíbrio, impedindo a descida do quadril oposto durante o apoio em um único membro. O joelho deve apresentar uma discreta flexão durante toda a fase de apoio, exceto quando o calcanhar toca o solo para contrabalançar o movimento no tornozelo e durante a saída dos dedos, imediatamente antes do início da fase de balanço.

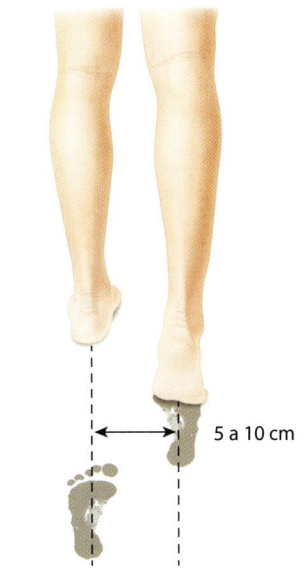

5 a 10 cm

Figura 23.62 Inspeção da largura da base durante a deambulação.

Uma base alargada sugere pouco equilíbrio, que pode ser o resultado de fraqueza no membro inferior, distúrbios cerebelares ou osteoartrite, entre outras causas. Dor durante a sustentação do peso ou percussão do calcanhar pelo examinador ocorre nas fraturas por estresse do colo do fêmur.[43,44]

Fraqueza dos músculos abdutores, artrite, comprimento desigual dos membros inferiores ou subluxação crônica do quadril podem causar a descida da pelve no lado oposto e produzir o que parece ser uma *marcha anserina*, também conhecida como *marcha de Trendelenburg*.

A ausência de flexão do joelho ou dorsiflexão do pé torna a perna funcionalmente mais longa e interrompe o padrão suave da marcha. A adaptação usual a essa condição consiste na circundução da perna mais longa (rodar a perna para o lado), mas também se pode observar o efeito *"vaulting"* (ficar em pé nas pontas dos dedos no pé que estiver na fase de apoio durante a fase de balanço no lado afetado para permitir maior espaço livre).

A perda da lordose pode ocorrer no espasmo paravertebral, enquanto uma lordose excessiva pode indicar deformidade em flexão do quadril, espondilolistese ou compensação de uma alteração no centro de gravidade, como a observada em indivíduos obesos ou portadores de cifose grave.

Encurtamento do membro inferior e rotação externa são comuns na fratura do colo do fêmur

Inspecione a porção lombar da coluna vertebral para determinar o grau de lordose.

Com o paciente em decúbito dorsal, avalie a simetria no comprimento dos membros inferiores. (Para medir o comprimento do membro inferior, ver a seção *Técnicas especiais*, mais adiante.)

Inspecione as superfícies anterior e posterior do quadril para detectar quaisquer áreas de atrofia muscular ou contusão. A articulação está situada em um plano muito profundo para a detecção de edema.

Palpação. Palpe os pontos de referência superficiais anteriores e posteriores do quadril. Palpe as estruturas do seguinte modo.

Pontos de referência anteriores. Identifique a crista ilíaca na margem superior da pelve, no nível de L IV. Siga a curva anterior para baixo e localize o *tubérculo ilíaco*, que marca o ponto mais amplo da crista. Continue seguindo para baixo até a *espinha ilíaca anterossuperior*. Coloque seus polegares sobre as espinhas ilíacas anterossuperiores e mova os dedos para baixo e para os lados, a partir dos tubérculos ilíacos até o *trocanter maior* do fêmur. Em seguida, mova seus polegares medial e obliquamente até o *tubérculo púbico*, que está situado no mesmo nível do trocanter maior.

Pontos de referência posteriores. Palpe a *espinha ilíaca posterossuperior* diretamente abaixo das depressões visíveis, logo acima das nádegas (pode ser difícil encontrá-la em pacientes com sobrepeso ou obesos). Colocando o polegar e o indicador esquerdos sobre a espinha ilíaca posterossuperior, localize em seguida o *trocanter maior* lateralmente, com os dedos no nível da prega glútea, e coloque o polegar medialmente no *túber isquiático*. A *articulação sacroilíaca* nem sempre é palpável, mas pode estar dolorosa. Observe que uma linha imaginária ao longo da espinha ilíaca posterossuperior cruza a articulação em S II, como ilustrado na Figura 23.56.

Com o paciente em decúbito dorsal, peça que coloque o calcanhar da perna examinada sobre o joelho oposto. Em seguida, palpe ao longo do *ligamento inguinal*, que se estende da espinha ilíaca anterossuperior até o tubérculo púbico (Figura 23.63).

Dor na articulação sacroilíaca sugere sacroileíte.

Protuberâncias ao longo do ligamento sugerem uma hérnia inguinal ou, às vezes, um aneurisma, embora sua palpação possa ser difícil se não for significativo.

Linfonodos aumentados indicam infecção na pelve ou na extremidade inferior.

As causas de dor na virilha podem incluir tendinite/tendinopatia dos tendões dos músculos adutores ou iliopsoas, sinfisite púbica, hérnias femorais ou inguinais, sinovite da articulação do quadril, artrite, bursite ou um possível abscesso no psoas.

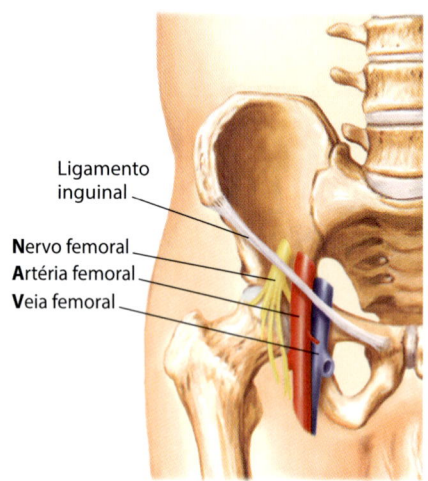

Ligamento inguinal

Nervo femoral
Artéria femoral
Veia femoral

Figura 23.63 O ligamento inguinal e NAVEL.

O nervo, a artéria e a veia femoral dividem o ligamento inguinal acima, com os linfonodos em uma posição medial. O mnemônico **NAVEL** pode ajudar a lembrar da sequência, de lateral para medial, de **N**ervo–**A**rtéria–**V**eia–**E**spaço vazio–**L**infonodo.

Dor focal sobre o trocanter indica síndrome dolorosa do trocanter maior, que raramente é causada por bursite e pode indicar tendinopatia do glúteo médio. Dor na superfície posterolateral do trocanter maior ocorre na tendinite localizada, espasmo muscular por dor no quadril referida e tendinite do trato iliotibial.

Dor anterior ou inguinal, tipicamente em uma localização profunda na articulação do quadril e com irradiação para o joelho, indica uma patologia intra-articular. Dor irradiada para as nádegas ou para a região trocantérica posterior sugere causas extra-articulares.[42]

As causas intra-articulares incluem OA, osteonecrose da cabeça do fêmur, impacto femoroacetabular, lacerações do lábio do acetábulo e fratura por estresse do colo do fêmur. As causas extra-articulares incluem distensão muscular ou tendinopatia dos tendões dos músculos glúteo médio ou iliopsoas, distúrbios sacroilíacos e radiculopatia lombar.[43–45]

Se o quadril for doloroso, palpe a *bolsa do psoas* abaixo do ligamento inguinal. Com o paciente repousando em decúbito lateral e o quadril em flexão e rotação interna, palpe a *bolsa trocantérica* situada acima do trocanter maior (Figura 23.64). Tenha em mente que a inflamação dessa bolsa é rara e a dor nessa área com frequência é secundária a uma lesão das estruturas tendíneas na região. Normalmente, a *bolsa isquioglútea*, sobre o túber isquiático, não é palpável se não estiver inflamada (Figura 23.65).

Pesquise dor à palpação na *bursite isquioglútea* ou "nádega do tecelão"; decorrente do nervo isquiático adjacente, que pode mimetizar ciatalgia.

Amplitude do movimento. Avaliar a ADM do quadril e os músculos específicos responsáveis por cada movimento. Relembre as instruções para o paciente (Boxe 23.16). Os valores normais para *flexão*, *abdução* e *adução* do quadril correspondem a 120°, 45° e 20°, respectivamente.

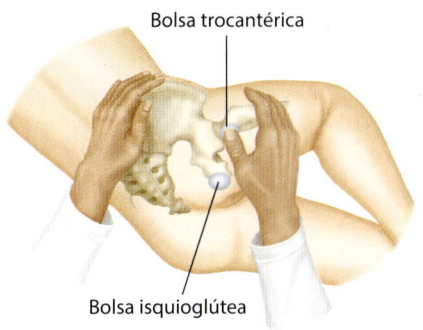

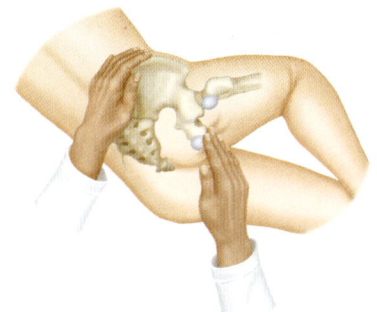

Figura 23.64 Palpação da bolsa trocantérica.

Figura 23.65 Palpação da bolsa isquioglútea.

Boxe 23.16 Amplitude do movimento da articulação do quadril

Movimento do quadril	Músculos primários que afetam o movimento	Instruções para o paciente
Flexão	Iliopsoas e reto femoral (especialmente com o joelho em extensão)	"Aproxime seu joelho do peito e empurre-o contra o abdome."
Extensão	Glúteo máximo, glúteo médio, adutor magno e isquiotibiais (especialmente com o joelho em extensão)	"Deite-se de bruços, dobre seu joelho e levante-o." OU "Deitado de costas, afaste a perna da linha média e deixe-a pendurada na lateral da mesa."
Abdução	Glúteo médio e glúteo mínimo, tensor da fáscia lata (TFL)	"Deitado de costas, afaste sua perna da linha média."
Adução	Adutor curto, adutor longo, adutor magno, pectíneo e grácil	"Deitado de costas, dobre o joelho e mova sua perna na direção da linha média."
Rotação externa	Obturadores interno e externo, quadrado femoral, gêmeos superior e inferior	"Deitado de costas, dobre o joelho e mova a perna e o pé, cruzando a linha média."
Rotação interna	Glúteo médio e mínimo, TFL, e algum auxílio dos adutores	"Deitado de costas, dobre o joelho e mova a perna e o pé, afastando-os da linha média."

Flexão. Com o paciente em decúbito dorsal, coloque sua mão sob a coluna vertebral lombar do paciente. Peça para ele dobrar um joelho de cada vez na direção do tórax e puxá-lo com firmeza contra o abdome (Figura 23.66). Observe que o quadril consegue flexionar ainda mais quando o joelho é flexionado, porque os músculos isquiotibiais estarão relaxados. Quando o dorso do paciente encostar em sua mão, indicando o nivelamento normal da lordose lombar, a flexão adicional é produzida pela própria articulação do quadril. Enquanto a coxa estiver sendo segurada contra o abdome, inspecione o grau de flexão no quadril e joelho.

Extensão. Com o paciente em decúbito ventral, estenda a coxa de encontro a você, em uma direção posterior. Como alternativa, posicione cuidadosamente o paciente em decúbito dorsal perto da borda da mesa e estenda a perna posteriormente.

Uma deformidade em flexão pode ser mascarada por acentuação, em vez de nivelamento, da lordose lombar e inclinação pélvica anterior quando o paciente estende a coluna vertebral como mecanismo de compensação.

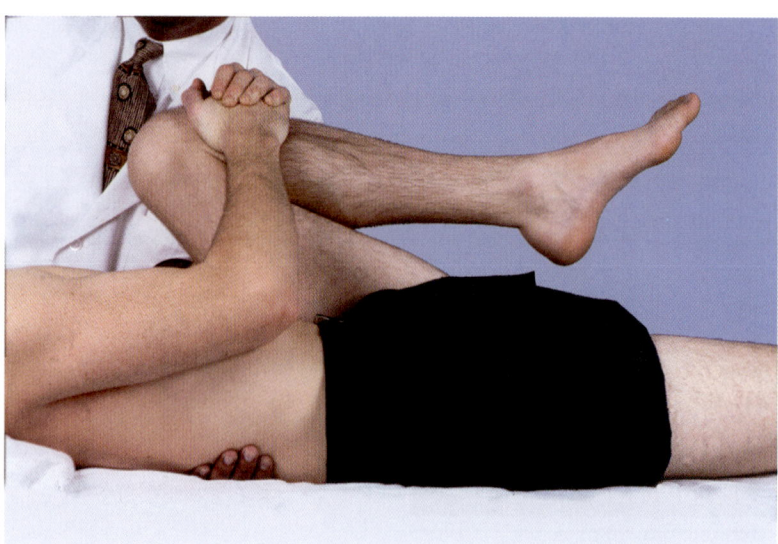

Figura 23.66 Teste de flexão do quadril com nivelamento da lordose lombar contra a mão do examinador.

Abdução. Estabilize a pelve pressionando a espinha ilíaca anterossuperior oposta para baixo com uma das mãos. Com a outra mão, segure o tornozelo e realize a abdução da perna estendida até sentir a espinha ilíaca se mover (Figura 23.67). Esse movimento marca o limite da abdução do quadril.

Restrição da abdução e rotação interna e externa é comum na OA do quadril. A RV para resistência à rotação externa em decorrência de dor pode chegar a 32,6.[10,46] Em geral, dor à rotação interna e externa indica uma patologia na articulação do quadril (intra-articular), uma vez que esses movimentos são produzidos por um movimento significativo da cabeça do fêmur contra o acetábulo.

Adução. Com o paciente em decúbito dorsal, estabilize a pelve, segure um tornozelo e mova a perna, cruzando medialmente o corpo e a extremidade oposta (Figura 23.68).

Rotação externa e interna. Flexione a perna a 90° no quadril e no joelho, estabilize a coxa com uma das mãos, segure o tornozelo com a outra e gire a perna – *medialmente para testar a rotação externa no quadril* (Figura 23.69) e *lateralmente para rotação interna*. Embora pareça confuso no início, é o movimento da cabeça do fêmur no acetábulo que identifica esses movimentos.

Dor à flexão e adução máxima e rotação interna, ou à abdução e rotação externa com extensão total, pode indicar uma laceração do lábio do acetábulo ou impacto femoroacetabular.[43,44]

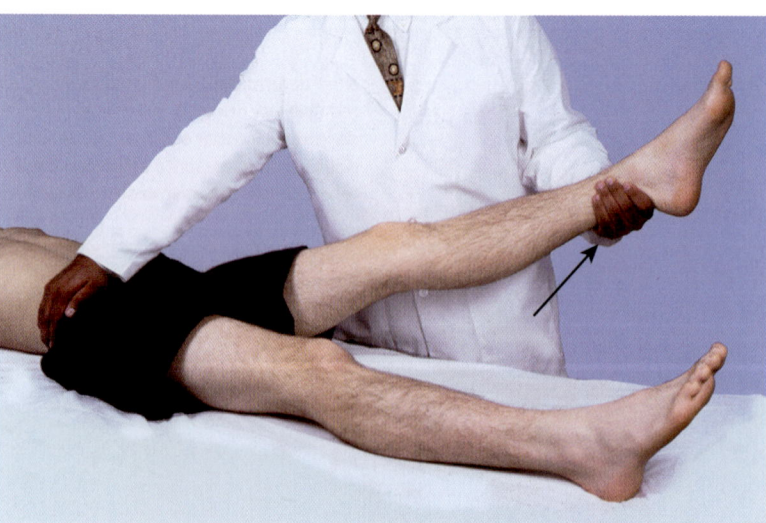

Figura 23.67 Teste de abdução do quadril esquerdo.

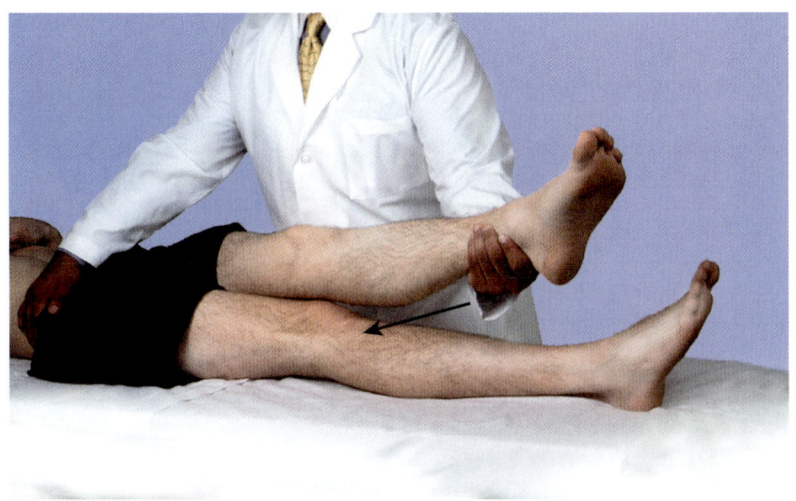

Figura 23.68 Teste de adução do quadril esquerdo.

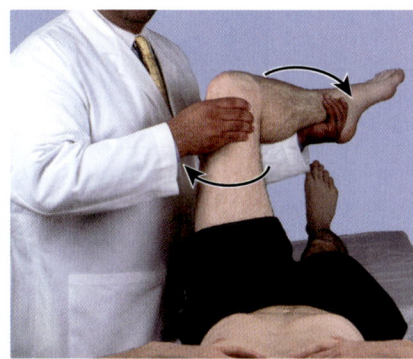

Figura 23.69 Teste de rotação externa do quadril esquerdo.

Manobras especiais. Muitas vezes, o examinador precisa ajudar o paciente com a movimentação do quadril.

Teste de distensão da virilha. Quando houver suspeita de distensão da virilha como resultado de abdução forçada e súbita do quadril, provocada em lesões esportivas que exijam movimentos laterais ou de pivô, uma dor reprodutível pode ser testada com o teste *FABER (Flexão, Abdução e Rotação Externa – derivado do inglês Flexion, ABduction, External Rotation)* ou *teste de Patrick*. Com o paciente em decúbito dorsal, posicione a perna em 90° de flexão e realize uma rotação externa e abdução, de modo que o tornozelo ipsilateral repouse distalmente ao joelho da perna contralateral (Figura 23.70).

Teste para deformidade em flexão do quadril. Isso pode ser avaliado usando o *teste de Kendall*. Comece com o paciente sentado com a metade das coxas além da borda da mesa de exame. Em seguida, peça que o paciente deite e flexione a perna não envolvida de encontro ao tórax, segurando-a o suficiente para nivelar o dorso na mesa. O outro joelho deve estar na borda da mesa e livre para ser flexionado. Normalmente, com a região lombar e o sacro planos sobre a mesa, a superfície posterior da coxa deve tocar a mesa, e o joelho apresenta flexão passiva.

Metanálises sugerem que não existe um teste único capaz de discriminar uma patologia específica do quadril.[43,44,47]

Um teste positivo ocorre quando a dor é desencadeada com a resistência à adução, o que pode indicar uma patologia do quadril ou da articulação sacroilíaca.

Quando houver uma deformidade em flexão do quadril, o quadril afetado levanta da mesa quando o quadril oposto é flexionado. Isso ocorre porque o quadril afetado não permite a extensão total do quadril e não consegue manter contato com a mesa como resultado (Figura 23.71).

Quando a perna flexionada na extremidade da mesa apresenta extensão além de 90°, o teste é sugestivo de encurtamento do reto femoral. Se a perna estendida for capaz de realizar uma flexão de 90° ou mais, mas a coxa permanecer fora da mesa, o resultado é sugestivo de tensão do iliopsoas.

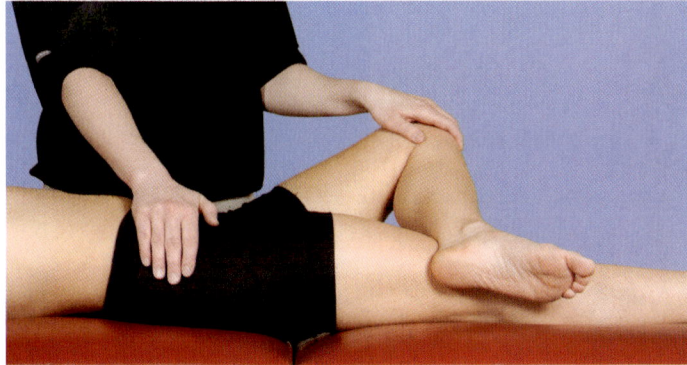

Figura 23.70 Teste para distensão da virilha (teste FABER ou teste de Patrick). (De Anderson MK. *Foundations of Athletic Training: Prevention, Assessment, and Management.* 6. ed. Wolters Kluwer; 2017, Fig. 16-19.)

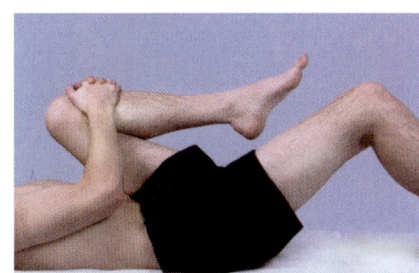

Figura 23.71 Teste positivo para deformidade em flexão do quadril direito (teste de Kendall).

Articulação do joelho

A articulação do joelho é a maior articulação do corpo. É uma articulação em gínglimo que envolve três ossos: o *fêmur*, a *tíbia* e a *patela* (ou *rótula*), com três superfícies articulares, duas entre o fêmur e a tíbia e uma entre o fêmur e a patela. Observe como os dois côndilos arredondados do fêmur repousam no *platô tibial* relativamente plano.

A articulação do joelho em si não conta com uma estabilidade inerente e, por isso, depende de um complexo de ligamentos e tendões que mantêm a articulação do fêmur e da tíbia no lugar. Essa característica, além da ação de alavanca do fêmur sobre a tíbia e a ausência de acolchoamento da gordura ou músculo sobrejacente, pode predispor o joelho à lesão.

Aprenda os pontos de referência ósseos do joelho e ao seu redor. Eles vão orientar o exame dessa complexa articulação (Figura 23.72).

- Superfície medial: identifique o *tubérculo do adutor*, o *epicôndilo medial* do fêmur e o *côndilo medial* da tíbia

- Superfície anterior: identifique a *patela*, que repousa na superfície articular anterior do fêmur, a meio caminho entre os epicôndilos, inserida no tendão do músculo quadríceps. Esse tendão continua abaixo da articulação do joelho como o *ligamento da patela*, que é inserido distalmente na *tuberosidade da tíbia*

- Superfície lateral: encontre o *epicôndilo lateral* do fêmur, o *côndilo lateral* da tíbia e a cabeça da fíbula.

Duas *articulações tibiofemorais* condilares são formadas pelas curvaturas convexas dos côndilos medial e lateral do fêmur quando se articulam com os côndilos côncavos da tíbia. A terceira superfície articular é a *articulação patelofemoral*. A patela desliza no sulco da superfície anterior distal do fêmur, chamado *sulco troclear*, durante a flexão e a extensão do joelho.

Problemas com a excursão patelar, por exemplo, em pacientes com sulcos mais rasos, podem provocar artrite, dor na superfície anterior do joelho e luxação patelar em casos graves.

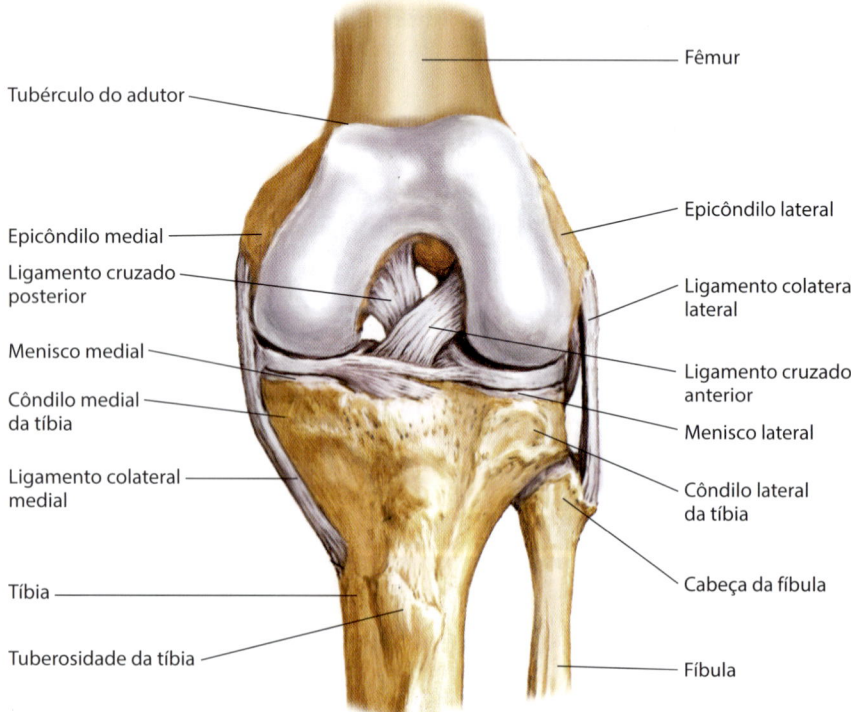

Tubérculo do adutor

Epicôndilo medial

Ligamento cruzado posterior

Menisco medial

Côndilo medial da tíbia

Ligamento colateral medial

Tíbia

Tuberosidade da tíbia

Fêmur

Epicôndilo lateral

Ligamento colateral lateral

Ligamento cruzado anterior

Menisco lateral

Côndilo lateral da tíbia

Cabeça da fíbula

Fíbula

Figura 23.72 Anatomia do joelho esquerdo, vista anterior.

EXEMPLOS DE ANORMALIDADES

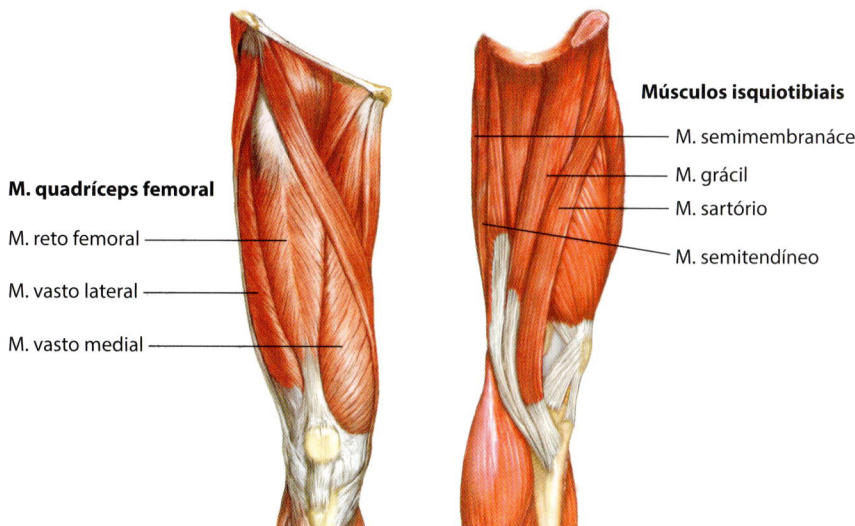

Figura 23.73 Músculo quadríceps femoral – vista anterior do membro inferior direito.

Figura 23.74 Músculos isquiotibiais – vista posterior da extremidade inferior direita.

Grupos musculares potentes movimentam e sustentam o joelho. É importante lembrar que esses dois grupos musculares também têm componentes que passam pela articulação do quadril e, por isso, atuam na flexão e extensão do quadril, como mencionado na última seção.

- O músculo *quadríceps femoral* é composto por quatro ventres musculares que efetuam a extensão do joelho e cobrem as superfícies anterior, medial e lateral da coxa (Figura 23.73)

Em mulheres, a contração do músculo quadríceps femoral exerce, com frequência, tração mais lateral (ângulo Q), que altera a excursão patelar, contribuindo para dor na superfície anterior do joelho

- Os *músculos isquiotibiais* ficam na superfície posterior da coxa e flexionam o joelho (Figura 23.74).

Os meniscos e dois importantes pares de ligamentos, os colaterais e os cruzados, são cruciais para a estabilidade do joelho. Aprenda a localização dessas estruturas (Figura 23.75; veja também a Figura 23.72).

- Os *meniscos mediais e laterais* amortecem a ação do fêmur sobre a tíbia. Esses discos fibrocartilaginosos em forma crescente acrescentam uma superfície cupuliforme ao platô tibial relativamente plano. Normalmente é difícil palpá-los especificamente
- O *ligamento colateral medial (LCM)*, que não é palpado com facilidade devido a seu formato largo e plano, é um ligamento que conecta o epicôndilo medial do fêmur ao côndilo medial da tíbia. A porção medial do LCM também é fixada ao menisco medial.
- O *ligamento colateral lateral (LCL)* conecta o epicôndilo lateral do fêmur e a cabeça da fíbula. O LCM e o LCL proporcionam estabilidade medial e lateral à articulação do joelho
- O *ligamento cruzado anterior (LCA)* segue em uma direção oblíqua da porção medial anterior da tíbia até o côndilo lateral do fêmur, impedindo que a tíbia deslize para frente no fêmur
- O *ligamento cruzado posterior (LCP)* segue da superfície *posterior* da tíbia e o menisco lateral até o côndilo medial do fêmur, impedindo que a tíbia deslize para trás no fêmur.

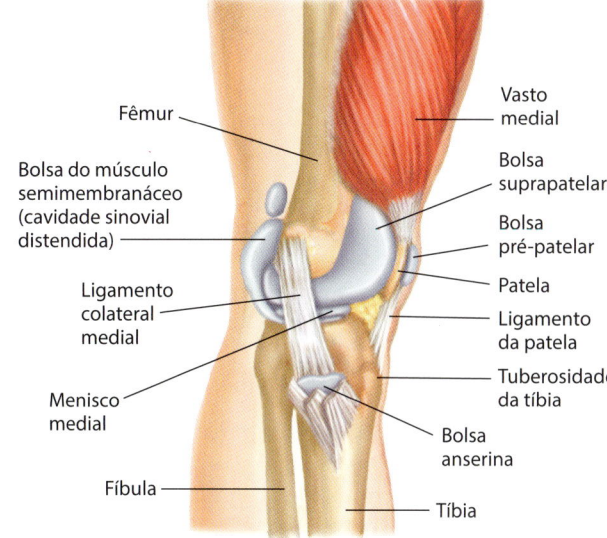

Figura 23.75 Meniscos e ligamentos do joelho esquerdo – vista medial.

Você não conseguirá palpar o LCA e o LCP, pois estão localizados transversalmente na articulação do joelho. Eles são cruciais para a estabilidade anteroposterior do joelho.

Inspecione as concavidades que, em geral, são evidentes e localizadas em um ponto adjacente e superior em cada lado da patela, conhecidas como *espaço infrapatelar* (Figura 23.76). Ocupando essas áreas está a cavidade sinovial do joelho, uma das maiores cavidades articulares do corpo. O espaço também contém o *corpo adiposo infrapatelar* (também conhecido como *corpo adiposo de Hoffa*) e a *bolsa infrapatelar*.

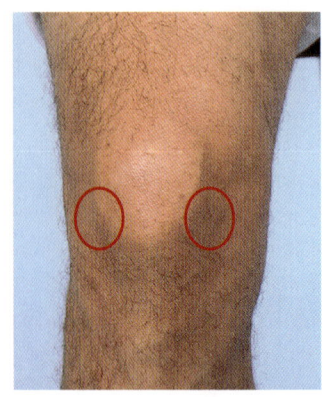

Figura 23.76 Espaços infrapatelares do joelho direito, ocupados pela cavidade sinovial.

Essa cavidade inclui uma extensão 6 cm acima da margem superior da patela, situada acima e profundamente ao músculo quadríceps, chamada *recesso suprapatelar*. Esse recesso também é adjacente ao *corpo adiposo suprapatelar* e à *bolsa suprapatelar*. A cavidade articular cobre as superfícies anterior, medial e lateral do joelho, assim como os côndilos do fêmur e da tíbia posteriormente.

Várias *bolsas* estão localizadas próximas ao joelho. A *bolsa pré-patelar* está situada entre a patela e a pele sobrejacente. A *bolsa anserina* fica 1 a 2 cm abaixo da articulação do joelho na superfície medial, em um ponto proximal e medial em relação às fixações dos músculos isquiotibiais mediais na porção proximal da tíbia. Ela não pode ser palpada devido a esses tendões localizados acima. Em seguida, identifique a grande *bolsa do músculo semimembranáceo,* que se comunica com a cavidade articular, também nas superfícies posterior e medial do joelho.

Embora a sinóvia não seja palpável em condições normais, essas áreas podem ficar edemaciadas e dolorosas na presença de inflamação ou lesão da articulação.

Técnicas de exame

> **Principais componentes do exame da articulação do joelho**
>
> - Inspecionar a marcha (flexão do joelho) e inspecionar o joelho, incluindo as depressões ao redor da patela (alinhamento, contorno, tumefação) e os músculos quadríceps (atrofia, contusão)
> - Palpar a articulação tibiofemoral (dor, cristas). *Compartimento medial*: côndilo medial do fêmur, tubérculo do adutor, porção medial do platô tibial e LCM. *Compartimento lateral*: côndilo lateral do fêmur, porção lateral do platô tibial e LCL. *Compartimento patelofemoral*: patela, ligamento da patela, tuberosidade da tíbia, bolsa pré-patelar, bolsa anserina e fossa poplítea
> - Avaliar a amplitude do movimento: flexão e extensão
> - Realizar manobras especiais (se indicadas): teste de McMurray (menisco), teste de abdução ou valgo (LCM), teste de adução ou varo (LCL), sinal da gaveta anterior ou teste de Lachman (LCA) e sinal da gaveta posterior (LCP). Derrames: sinal do abaulamento, sinal do balão e rechaço patelar

Aprenda a examinar as seguintes estruturas: meniscos mediais e laterais, LCL e LCM, LCA e LCP e o ligamento da patela. O LCA e LCP não são palpáveis, mas são testados por manobras especiais. A palpação e testes dessas estruturas são especialmente úteis para o diagnóstico no contexto de atenção primária.

Inspeção. Inspecione se a *marcha* apresenta um fluxo rítmico suave quando o paciente entrar na sala. O joelho deve estar estendido na fase de toque do calcanhar e levemente flexionado em todas as outras fases do apoio e balanço.

Verifique o alinhamento e os contornos dos joelhos. Observe se há atrofia dos músculos quadríceps.

Colapso ou "falseio" do joelho na fase de toque do calcanhar sugere fraqueza do quadríceps ou excursão patelar anormal.

Pernas arqueadas (**joelho varo**) e *pernas em tesoura* (**joelho valgo**) são comuns. Uma atrofia do quadríceps pode indicar fraqueza da cintura pélvica em adultos mais velhos.

Inspecione as depressões normais ao redor da patela; a perda desses espaços pode ser um sinal de edema na articulação do joelho e no recesso suprapatelar. Observe qualquer outra tumefação no joelho ou ao seu redor, e qual estrutura pode estar relacionada.

Palpação. Peça que o paciente sente na borda da mesa de exame com os joelhos pendurados e relaxados em flexão. Nessa posição, os pontos de referência ósseos são mais visíveis e os músculos, tendões e ligamentos estão mais relaxados, facilitando sua palpação. Preste muita atenção a qualquer área dolorosa. Dor é uma queixa comum em problemas do joelho e a localização da estrutura responsável pela dor com a maior precisão possível é importante para uma avaliação correta e para restringir seu diagnóstico diferencial.

■ Palpe a *articulação tibiofemoral*. De frente para o joelho, coloque seus polegares nas depressões de tecido mole em cada lado do *ligamento da patela*. Identifique o sulco da articulação tibiofemoral. Observe que, nessa posição de flexão, o polo inferior da patela geralmente está situado na linha articular tibiofemoral. Ao pressionar seus polegares para baixo, você conseguirá sentir a borda do platô tibial. Siga-o nas direções medial e lateral até ser detido pela convergência do fêmur e da tíbia. Movendo seus polegares para cima, na direção da linha média, até o alto da patela, é possível seguir a superfície articular do fêmur de encontro à tíbia e identificar as margens da articulação, que deve ser palpada para pesquisar dor.

Observe a presença de qualquer crista óssea irregular ao longo das margens da articulação.

■ Palpe o *menisco medial*. Pressione a depressão de tecido mole medial ao longo da borda superior do platô tibial, com a tíbia posicionada em uma discreta rotação interna. Coloque o joelho em discreta flexão e palpe o menisco lateral ao longo da linha articular lateral

■ Palpe o *compartimento articular medial* (Figura 23.77) da articulação tibiofemoral com o joelho flexionado em aproximadamente 90° na mesa de exame. Preste muita atenção a qualquer área de dor ou sensibilidade excessiva. Medialmente, mova seus polegares para cima e palpe o *côndilo medial do fêmur*. O *tubérculo do adutor* fica posterior ao *côndilo medial do fêmur*. Mova os polegares para baixo e palpe a região *medial do platô tibial*.

Ainda na porção medial, palpe ao longo da linha articular e identifique o *LCM*, que conecta o epicôndilo medial do fêmur ao côndilo medial e à superior superfície medial da tíbia (em flexão, o trajeto pode ser mais posterior que o previsto). Palpe ao longo desse ligamento largo e plano, de sua origem até a inserção.

EXEMPLOS DE ANORMALIDADES

Edema acima da patela ocorre na bursite pré-patelar (joelho da dona de casa). Um edema sobre o tubérculo da tíbia sugere bursite infrapatelar ou, se for mais medial, da bolsa anserina.

Um aumento ósseo nas bordas articulares, deformidade de joelho varo e rigidez durante ≤ 30 min são achados típicos na OA (RVs de 11,8, 3,4 e 3, respectivamente).[48] Crepitação também é comum, mas não é diagnóstica.

Uma laceração do menisco medial pode se manifestar com dor focal na linha articular e é comum após traumatismos, exigindo avaliação adicional imediata.[49] É importante reconhecer que indivíduos com OA podem desenvolver lacerações crônicas do menisco relacionadas à anormalidade da biomecânica e da carga no joelho.

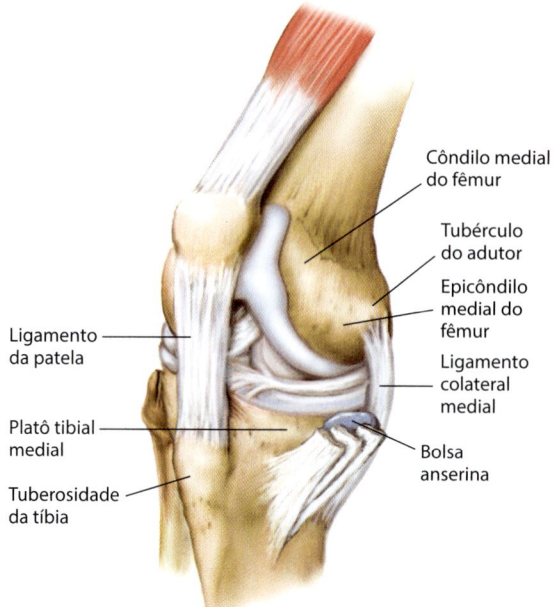

Côndilo medial do fêmur

Tubérculo do adutor

Epicôndilo medial do fêmur

Ligamento colateral medial

Ligamento da patela

Platô tibial medial

Tuberosidade da tíbia

Bolsa anserina

Figura 23.77 ■ Estruturas do compartimento medial do joelho direito.

■ Agora, palpe o *compartimento articular lateral* da articulação tibiofemoral na mesma posição, mais uma vez prestando atenção a qualquer área de dor ou hipersensibilidade. Lateralmente ao ligamento da patela, mova seus polegares para cima para palpar o *côndilo lateral do fêmur* e para baixo para palpar a região *lateral do platô tibial*. Quando o joelho está em flexão, o epicôndilo do fêmur ocupa uma posição lateral ao côndilo da tíbia.

Além disso, na superfície lateral, peça que o paciente cruze uma das pernas de modo que o tornozelo repouse no joelho oposto e encontre o *LCL*, um cordão firme que vai do epicôndilo lateral do fêmur até a cabeça da fíbula.

Uma sensação dolorosa no LCM após uma lesão levanta a suspeita de laceração do LCM. Lesões do LCL são menos frequentes. Quando um desses ligamentos for lesado, pesquise lesões em outros ligamentos e tecidos moles do joelho que também costumam ser afetados.

■ Em seguida, palpe o *compartimento articular patelofemoral*. Localize a patela e siga o ligamento da patela no sentido distal até palpar a tuberosidade da tíbia. Peça que o paciente estenda o joelho para garantir que o ligamento da patela esteja intacto.

Dor no tendão ou incapacidade de estender o joelho sugere uma laceração parcial ou completa do ligamento da patela.

Com o paciente em decúbito dorsal e o joelho estendido, comprima a *patela* contra o fêmur subjacente e, com delicadeza, movimente-a na direção medial e lateral para pesquisar crepitação e dor. Peça que o paciente contraia o quadríceps enquanto a patela se move distalmente no sulco troclear. Verifique a ocorrência de um movimento de deslizamento suave (*teste do rangido patelar*).

Dor e crepitação surgem na presença de aspereza na superfície inferior da patela quando ela se articula com o fêmur. Uma dor semelhante pode ocorrer ao subir ou descer escadas ou se levantar de uma cadeira.

Dor à compressão e ao movimento patelar durante a contração do quadríceps ocorre na condromalácia. Dois de três achados conferem a maior certeza diagnóstica para a síndrome dolorosa patelofemoral: dor à contração do quadríceps, dor ao agachar e dor à palpação da margem patelar posteromedial ou lateral.[50,51]

■ Palpe qualquer espessamento ou tumefação no *recesso suprapatelar* e ao longo das margens da patela (Figura 23.78). Comece 10 cm acima da borda superior da patela, bem acima do recesso, e sinta os tecidos moles entre seu polegar e os outros dedos. Observe se há dor muscular. Mova sua mão no sentido distal em etapas progressivas, tentando identificar qualquer líquido ou edema no recesso, se presente. Continue a palpação ao longo dos lados da patela. Observe a presença de dor ou aumento do calor

Uma tumefação ao redor da patela pode indicar espessamento sinovial ou derrame na articulação do joelho (Figura 23.79).

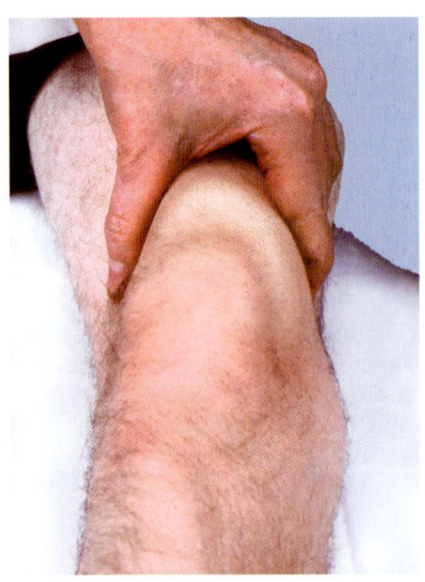

Figura 23.78 Palpação da bolsa suprapatelar do joelho esquerdo.

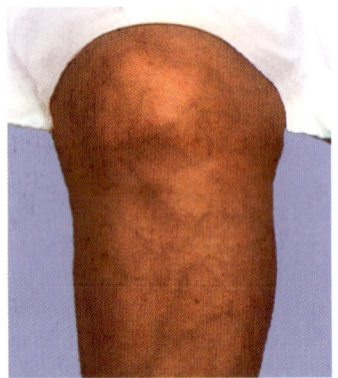

Figura 23.79 Derrame na articulação do joelho.

Espessamento, consistência pastosa ou calor em geral ocorre na sinovite. Derrames não dolorosos são comuns na OA.

A bursite pré-patelar costuma ser desencadeada com o ato repetitivo de ajoelhar.

A bursite anserina pode ser encontrada na corrida, deformidade de joelho valgo ou OA.

■ Verifique outras três bolsas para pesquisar uma consistência pastosa ou tumefação. Palpe a *bolsa pré-patelar*. Palpe sobre a *bolsa anserina* na superfície posteromedial do joelho, entre o LCM e os tendões inseridos na porção medial do platô tibial. Na superfície posterior, com a perna estendida, verifique a superfície medial da *fossa poplítea*.

Um cisto poplíteo ou "cisto de Baker" pode ser o resultado da distensão da bolsa do gastrocnêmio e semimembranáceo em decorrência de artrite subjacente ou traumatismo.

Ver as técnicas de exame para avaliação macroscópica de derrames na articulação do joelho, mais adiante.

Boxe 23.17 Amplitude do movimento da articulação do joelho

Movimento do joelho	Músculos primários que afetam o movimento	Instruções para o paciente
Flexão	Grupo isquiotibial: bíceps femoral, semitendíneo e semimembranáceo	"Dobre o joelho."
Extensão	Quadríceps femoral: reto femoral, vasto medial, vasto lateral e vasto intermédio	"Estenda a perna."

Crepitação durante a flexão e extensão pode indicar OA patelofemoral, um provável precursor da OA do joelho.[50]

Amplitude do movimento. Em seguida, avalie a ADM do joelho. Consulte os músculos específicos responsáveis por cada movimento e as instruções para o paciente no Boxe 23.17.

Manobras especiais. Muitas vezes, você precisará testar a estabilidade ligamentar e a integridade dos meniscos mediais e laterais, do LCM e LCL, do ligamento da patela e do LCA e LCP, em particular quando houver uma história de trauma ou dor no joelho (Boxe 23.18).[48,52-55] Sempre examine os dois joelhos e compare os achados.

Lacerações do LCA são notavelmente mais frequentes em mulheres, o que é atribuído à frouxidão ligamentar relacionada aos ciclos estrogênicos a às diferenças na anatomia e no controle neuromuscular. Atualmente, programas de prevenção de lesões do LCA são comuns, em especial para mulheres jovens que praticam esportes escolares ou universitários especialmente vulneráveis a esse tipo de lesão.

Um estalido ou um clique palpável ao longo da linha articular medial ou lateral constitui um teste positivo para laceração da porção posterior do menisco medial (RV positiva de 4,5).[48] A laceração pode deslocar o tecido do menisco, causando "travamento" na extensão total do joelho ou movimentação do tecido solto, causando o clique.

Boxe 23.18 Manobras especiais para exame do joelho

Estrutura	Manobra
Menisco medial e menisco lateral 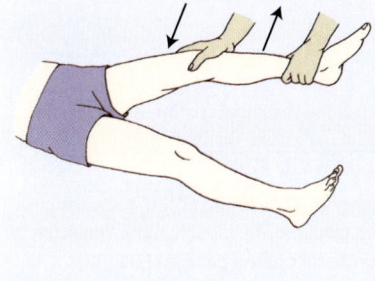	**Teste de McMurray.** Com o paciente em decúbito dorsal, segure o calcanhar e flexione o joelho. Posicione sua outra mão sobre a articulação do joelho com os dedos e o polegar ao longo da linha articular medial. A partir do calcanhar, faça uma rotação externa da perna e empurre a superfície lateral para aplicar um estresse em valgo à superfície medial da articulação. Ao mesmo tempo, estenda a perna devagar em rotação externa. A mesma manobra com uma rotação interna do pé produz estresse no menisco lateral. Se um estalido for sentido ou ouvido na linha articular durante a flexão e extensão do joelho, ou se for observada dor ao longo da linha articular, deve-se efetuar uma avaliação mais detalhada do menisco para pesquisar uma laceração.
Ligamento colateral medial (LCM)	**Teste do estresse em abdução (ou valgo).** Com o paciente em decúbito dorsal e o joelho discretamente flexionado, mova a coxa lateralmente cerca de 30° na direção da borda da mesa. Coloque uma das mãos na superfície lateral do joelho para estabilizar o fêmur e a outra mão ao redor da superfície medial do tornozelo. Empurre o joelho na direção medial e puxe o tornozelo lateralmente para abrir a articulação do joelho na porção medial (*estresse em valgo*). Palpe para verificar se há um alargamento excessivo da articulação e ausência de um ponto final, que podem indicar que o ligamento já não está intacto.

A presença de dor ou de uma lacuna na linha articular medial constitui um teste positivo para lesão do LCM (sensibilidade de 79 a 89%; especificidade de 49 a 99%).[48]

(continua)

Boxe 23.18 Manobras especiais para exame do joelho (*continuação*)

Estrutura	Manobra
Ligamento colateral lateral (LCL) 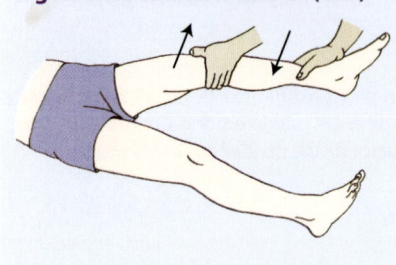	**Teste do estresse em adução (ou varo).** Com a coxa e o joelho na mesma posição, mude a sua posição para que possa colocar uma das mãos na superfície medial do joelho e a outra ao redor da superfície lateral do tornozelo. Empurre o joelho na direção lateral e puxe o tornozelo medialmente para abrir a articulação do joelho na porção lateral (*estresse em varo*). Palpe para verificar se há um alargamento excessivo da articulação e ausência de um ponto final, que podem indicar que o ligamento já não está intacto.
Ligamento cruzado anterior (LCA) **Observação:** em todos os testes do LCA, também devem ser realizados testes do LCP. Isso ocorre porque uma laceração do LCP permitirá que a tíbia deslize para trás em relação ao fêmur. Como resultado, um teste da gaveta anterior ou um teste de Lachman pode parecer positivo, mas, na verdade, refletirá a tração da tíbia para frente, para a posição normal, no contexto de uma laceração do LCP. 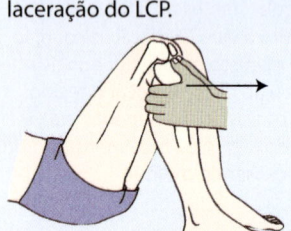	**Sinal da gaveta anterior.** Com o paciente em decúbito dorsal, quadris flexionados, joelhos flexionados em 90° e os pés apoiados por completo na mesa, coloque suas mãos ao redor do joelho com os polegares na linha articular medial e lateral e os outros dedos nas inserções medial e lateral dos músculos isquiotibiais. Sente-se sobre o pé do paciente para garantir que ele não se mova durante a manobra. Tracione a tíbia para frente e observe se ela desliza para frente (como uma gaveta) por baixo do fêmur. Compare o grau de movimento anterógrado com o joelho oposto. O joelho deve exibir um ponto final firme, com movimentação mínima. A ausência de um ponto final firme com movimentação excessiva pode indicar que o LCA já não está intacto.
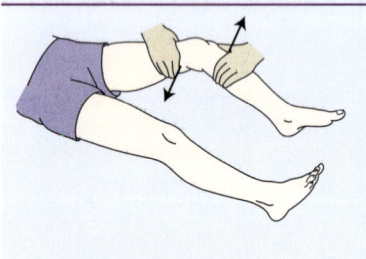	**Teste de Lachman.** Posicionar o joelho em 15° de flexão e uma leve rotação externa. Segurar a porção distal do fêmur na superfície lateral com uma das mãos e a porção proximal da tíbia na superfície medial com a outra. Coloque o polegar da mão que está apoiada na tíbia sobre a linha articular e faça um movimento forçado e simultâneo, puxando a tíbia para frente e o fêmur para trás. Calcule o grau de excursão anterógrada. Deve haver um ponto final firme em qualquer movimento anterógrado. A ausência de um ponto final firme com movimentação excessiva pode indicar que o LCA não está intacto.
Ligamento cruzado posterior (LCP) 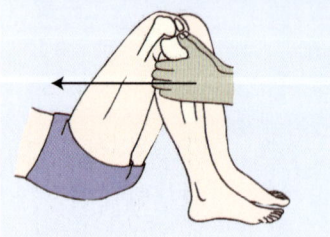	**Sinal da gaveta posterior.** Posicione o paciente e coloque suas mãos nas posições descritas para o teste da gaveta anterior. Sente-se sobre o pé do paciente para minimizar a movimentação do pé. Empurre a tíbia posteriormente e observe o grau de movimento retrógrado no fêmur. O movimento posterior e a excursão da tíbia em relação ao fêmur devem ser mínimos. Um movimento excessivo sugere insuficiência ou laceração do LCP.

A presença de dor ou de uma lacuna na linha articular lateral constitui um teste positivo para lesão do LCL (menos comum que lesões do LCM).

Alguns graus de movimento anterógrado são normais se estiverem presentes do mesmo modo no lado oposto.

Um impulso para frente, mostrando os contornos da porção superior da tíbia, constitui um teste positivo, ou sinal da gaveta anterior, com uma RV positiva de 11,5 para laceração do LCA.[48]

As lesões do LCA são causadas por hiperextensão do joelho, pancadas diretas no joelho e torção ou queda sobre um quadril ou joelho estendido.

O teste de Lachman é mais sensível para uma laceração do LCA que o sinal da gaveta anterior. Uma excursão anterógrada significativa constitui um teste positivo para laceração do LCA (RV positiva de 17).[48]

Se a porção proximal da tíbia se deslocar para trás, o teste é positivo para lesão do LCP (RV positiva de 97,8).[48]

Lacerações isoladas do LCP são menos comuns, geralmente causadas por uma pancada direta na porção proximal da tíbia.

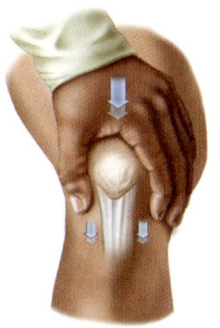

Ordenhar para baixo

Figura 23.80 Sinal do abaulamento – Etapa 1: deslocar ("ordenhar") o líquido do recesso suprapatelar para baixo.

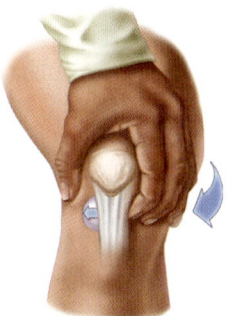

Aplicar pressão medial

Figura 23.81 Sinal do abaulamento – Etapa 2: forçar o líquido para a região lateral aplicando pressão sobre a superfície medial do joelho.

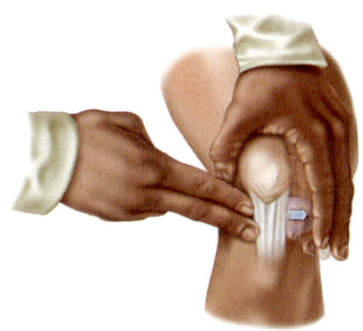

Percutir e observar a onda líquida

Figura 23.82 Sinal do abaulamento – Etapa 3: percutir o abaulamento formado pelo líquido acumulado na margem lateral da patela.

Técnicas especiais: testes para derrames na articulação do joelho

Aprenda a aplicar três testes para calcular a quantidade aproximada de líquido na articulação do joelho: o sinal do abaulamento, o sinal do balão e o rechaço patelar.

Sinal do abaulamento (para derrames pequenos). Com o joelho estendido, coloque a mão esquerda sobre o joelho e aplique pressão sobre o recesso suprapatelar para deslocar ou "ordenhar" o líquido para baixo (Figura 23.80). Desça a peça superfície medial do joelho e aplique pressão para forçar o líquido para a região lateral (Figura 23.81). Efetue a percussão do joelho logo atrás da margem lateral da patela com a mão direita (Figura 23.82).

Sinal do balão (para derrames maiores). Coloque o polegar e o indicador da mão direita em cada lado da patela; com a mão esquerda, comprima o recesso suprapatelar contra o fêmur (Figura 23.83). Palpe o líquido ejetado ou o "balão" formado nos espaços próximos à patela abaixo de seu polegar e indicador direitos.

Rechaço patelar (para derrames maiores). Para avaliar grandes derrames, você também pode comprimir a bolsa suprapatelar e "rechaçar" ou empurrar a patela com firmeza contra o fêmur (Figura 23.84). Observe o retorno do líquido para a bolsa suprapatelar e sinta o movimento da patela no interior do derrame subjacente.

Um abaulamento na superfície medial entre a patela e o fêmur constitui um teste positivo para derrame.

Uma onda líquida palpável constitui um teste positivo ou "sinal do balão". Uma onda líquida palpável que retorna para o recesso suprapatelar confirma um derrame maior, presente nas fraturas do joelho (RV de 2,5).[48]

Uma onda líquida palpável que retorna ao recesso também constitui um teste positivo para um derrame maior.

Um estalido patelar palpável também pode ocorrer com a compressão, mas produz mais resultados falso-positivos.

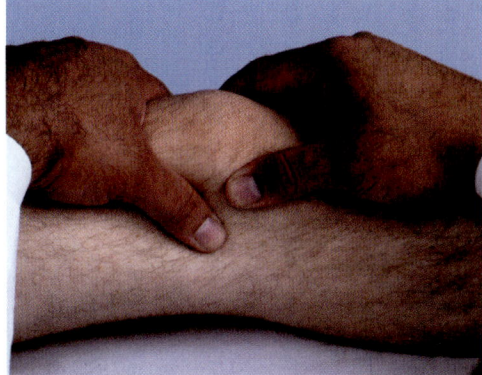

Figura 23.83 Deslocamento do líquido do recesso suprapatelar para baixo durante compressão dos dois lados do joelho para observar o sinal do "balonamento" da patela (sinal do balão).

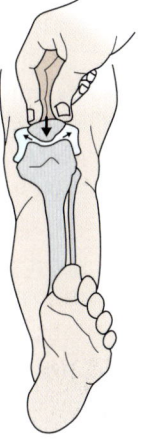

Figura 23.84 Empurrão firme (rechaço) da patela contra o fêmur em um joelho cheio de líquido.

Articulação do tornozelo e do pé

O peso total do corpo é transmitido pelo tornozelo até o pé. O tornozelo e o pé devem equilibrar o corpo e absorver o impacto do toque do calcanhar e da marcha. Apesar do amplo acolchoamento ao longo dos dedos dos pés, da planta do pé e do calcanhar e da existência de ligamentos estabilizadores nos tornozelos, o tornozelo e o pé são locais frequentes de entorses e lesões ósseas.

O tornozelo é uma articulação em gínglimo formada pela *tíbia*, pela *fíbula* e pelo *tálus*. A tíbia e a fíbula agem como um encaixe, com a tíbia e a fíbula envolvendo o tálus e estabilizando o movimento de um lado para outro.

As principais articulações do tornozelo são a *articulação tibiotalar*, entre a tíbia e o tálus, e a *articulação talocalcânea (subtalar)* (Figura 23.85).

Observe os principais pontos de referência do tornozelo: o *maléolo medial*, a proeminência óssea na extremidade distal da tíbia, e o *maléolo lateral*, na extremidade distal da fíbula. Alojado abaixo do tálus e projetando-se posteriormente está o *calcâneo*, ou o osso do calcanhar.

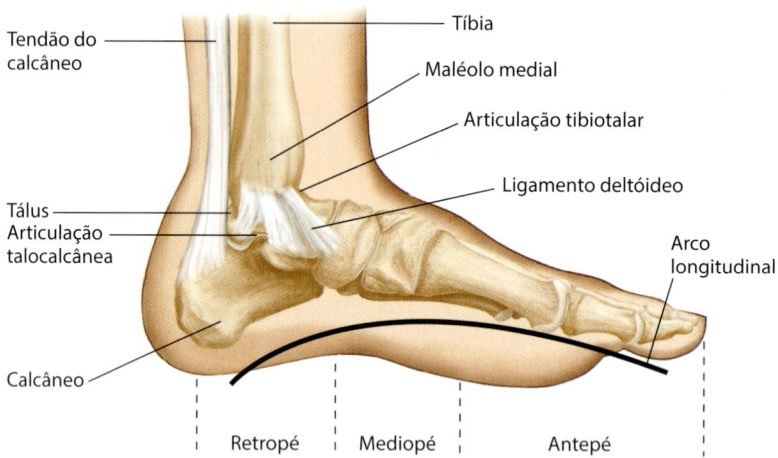

Figura 23.85 Anatomia do tornozelo esquerdo, vista medial.

Uma linha imaginária, o *arco longitudinal*, estende-se por todo o pé, do calcâneo no retropé, ao longo dos ossos tarsais do mediopé (ver ossos cuneiformes, navicular e cuboide na Figura 23.86) até os ossos metatarsais e dedos dos pés no antepé. As *cabeças dos metatarsais* são palpáveis na porção almofadada da planta do pé. No antepé, identifique as *articulações metatarsofalângicas*, proximais aos espaços entre os dedos dos pés e as *articulações IFP e IFD* dos dedos dos pés.

O movimento na articulação do tornozelo é limitado à dorsiflexão e flexão plantar. A *flexão plantar* é executada pelos músculos gastrocnêmio, sóleo e plantar, com os músculos tibial posterior e flexores dos dedos desempenhando papéis auxiliares. O forte *tendão do calcâneo* fixa os músculos gastrocnêmio e sóleo à porção posterior do calcâneo. Os músculos *dorsiflexores* incluem o músculo tibial anterior e os músculos extensores dos dedos. Eles estão situados de modo proeminente na superfície anterior, ou *dorso*, do tornozelo, na frente dos maléolos.

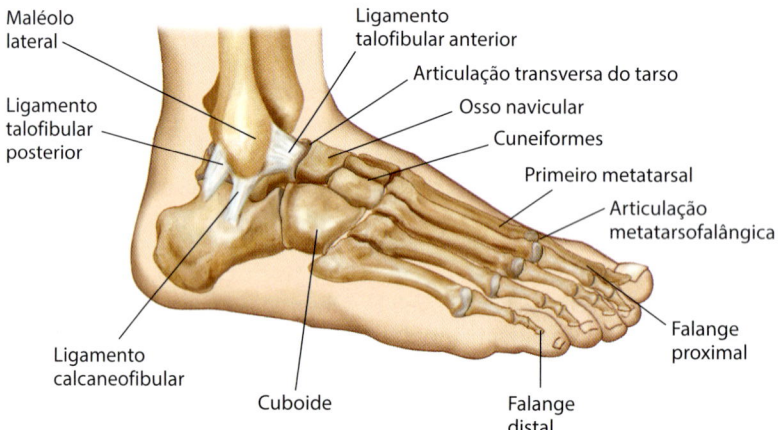

Figura 23.86 Anatomia do tornozelo direito, vista lateral.

Os músculos do *compartimento lateral* são responsáveis pela *eversão* do pé e incluem o fibular longo e o fibular curto, que passam abaixo do maléolo lateral e movem o pé para fora.

Os músculos do *compartimento medial* do pé são responsáveis pela *inversão* do pé (o calcanhar se inclina para dentro) e incluem os músculos tibial posterior e tibial anterior. O músculo tibial posterior passa logo atrás do maléolo medial com os músculos extensores dos dedos.

Vários ligamentos se estendem de cada maléolo até o pé.

- Medialmente, o *ligamento deltóideo* de formato triangular se espalha desde a superfície inferior do maléolo medial até o tálus e os ossos tarsais proximais, propiciando proteção contra o estresse decorrente da eversão (o calcanhar inclina-se para fora)

- Lateralmente, os três ligamentos são menos substanciais, com maior risco de lesão por inversão. Estes incluem o *ligamento talofibular anterior* (que, em geral, apresenta o maior risco), o *ligamento calcaneofibular* e o *ligamento talofibular posterior* (ver Figura 23.85).

A fáscia plantar está inserida no tubérculo medial do calcâneo.

Técnicas de exame

Principais componentes do exame da articulação do tornozelo e do pé

- Inspecionar o tornozelo e o pé (deformidades, nódulos, tumefação, calosidades, cornos cutâneos)
- Palpar a articulação do tornozelo (consistência pastosa, edema, dor), o tendão do calcâneo (nódulos, dor), o osso calcâneo, a fáscia plantar (esporões, dor), os ligamentos mediais e laterais do tornozelo, o maléolo medial e lateral (dor, edema, equimoses), as articulações metatarsofalângicas (MTF) (dor), os ossos metatarsais (dor, anormalidades), os músculos gastrocnêmio e sóleo (defeitos, dor, tumefação)
- Avaliar a amplitude do movimento: flexão (flexão plantar) e extensão (dorsiflexão), inversão e eversão
- Realizar manobras especiais (se indicadas). *Testes da integridade articular*: tibiotalar, subtalar ou talocalcânea, talocrural, transversa do tarso e metatarsofalângica. Teste da integridade do tendão do calcâneo

Inspeção. Observar todas as superfícies dos tornozelos e pés, a procura de deformidades, nódulos, tumefações, calosidades ou cornos cutâneos.

Palpação. Com seus polegares, palpe a superfície anterior de cada *articulação do tornozelo*, observando a presença de consistência pastosa, tumefação ou dor (Figura 23.87).

Palpar ao longo do *tendão do calcâneo* a procura de nódulos e dor.

Palpar o *calcanhar*, especialmente as porções posterior e inferior do calcâneo, e a fáscia plantar para pesquisar dor.

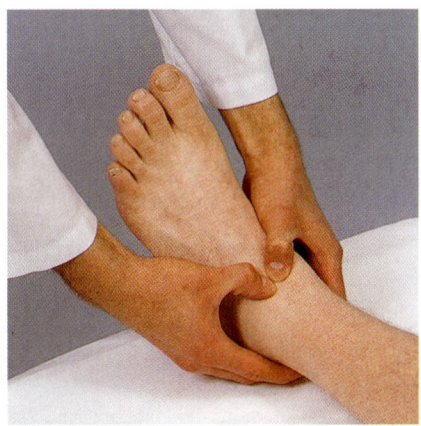

Figura 23.87 Palpação da superfície anterior da articulação do tornozelo esquerdo.

Palpar para pesquisar dor nos *ligamentos mediais* e *laterais do tornozelo* e no *maléolo medial* e *lateral*, especialmente em casos de traumatismo. Em casos de traumatismo, as extremidades distais da tíbia e fíbula também devem ser palpadas.

Ver Tabela 23.10, *Anormalidades dos pés*, e Tabela 23.11, *Anormalidades dos dedos dos pés e das plantas dos pés*.

Dor à palpação localizada costuma ocorrer na artrite, na lesão ligamentar, na lesão óssea ou na infecção.

Procurar nódulos reumatoides, que podem ser encontrados ao longo do tendão do calcâneo. Espessamento focal e dor no tendão do calcâneo são comuns na tendinite, bursite ou laceração parcial do tendão do calcâneo decorrente de traumatismo.

Esporões ósseos são comuns no calcâneo e podem não ser patológicos.

Dor focal no calcanhar, no ponto de fixação da fáscia plantar, é típica da fasciite plantar. Os fatores de risco incluem aspectos anatômicos (pronação excessiva, pé plano), uso de calçados inadequados, uso excessivo e treinamento excessivo com passadas muito longas (overstriding) em exercícios prolongados onde haja impacto do calcanhar. Á existência ou não de um esporão no calcanhar não altera o diagnóstico.[56]

A maioria das entorses do tornozelo envolve inversão do pé e lesão dos ligamentos laterais mais fracos (talofibular anterior e calcaneofibular), com dor, tumefação e equimose na região sobrejacente.

Após um traumatismo, dor na região maleolar mais dor à palpação óssea nas superfícies posteriores dos maléolos (ou acima do osso navicular ou base do quinto metatarsal) ou incapacidade de apoiar o peso durante quatro passos levantam a suspeita de fratura do tornozelo, justificando uma radiografia (o que é conhecido como as regras de Ottawa para tornozelos e pés).[56–58]

Palpar as articulações metatarsofalângicas (MTF) para pesquisar dor (Figura 23.88). Comprimir a porção anterior do pé entre o polegar e os outros dedos. Pressionar a região proximal das cabeças do primeiro e do quinto ossos metatarsais.

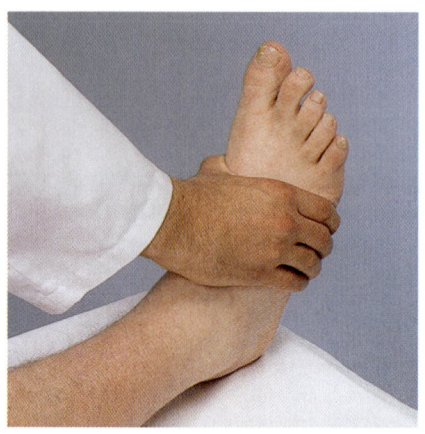

Figura 23.88 Palpação das articulações metatarsofalângicas.

Observe também se há dor à palpação e movimentação excessiva com a compressão da tíbia e fíbula, no sentido de aproximá-las, que indica lesão da porção inferior do ligamento tibiofibular anterior e entorse alta no tornozelo.

Dor à palpação da região posterior do maléolo medial ocorre na tendinite tibial posterior. Isso também ocorre ao longo do maléolo lateral na tendinite do fibular longo ou do fibular curto.

Inflamação aguda com dor e eritema na primeira articulação MTF é comum na gota.

Palpar as cabeças dos cinco ossos metatarsais e os sulcos entre eles com seu polegar e indicador (Figura 23.89). O examinador deve colocar o polegar no dorso do pé do paciente e o dedo indicador na superfície plantar. Movimentar as cabeças dos metatarsais em relação umas às outras, verificando se há maior frouxidão e dor à mobilização.

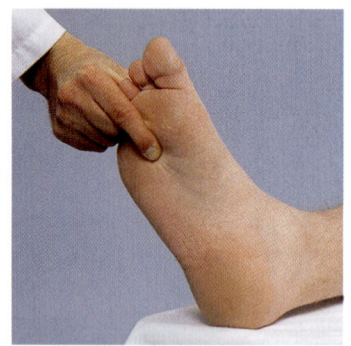

Figura 23.89 Palpação das cabeças dos metatarsais e sulcos.

Dor espontânea e à palpação (*metatarsalgia*) ocorre em traumatismos, artrite e comprometimento vascular.

Dor nas cabeças do terceiro e do quarto metatarsais, na superfície plantar, levanta a suspeita de um neuroma de Morton.

Anormalidades da porção anterior do pé, como hálux valgo, metatarsalgia e neuroma de Morton, são mais comuns em pessoas que usam sapatos de salto alto e sapatos estreitos ou de bico fino.

Palpar os músculos *gastrocnêmio* e *sóleo* na região posterior da perna. Seu tendão comum, o tendão do calcâneo (*tendão de Aquiles*, é palpável a partir do terço inferior da panturrilha até sua inserção no calcâneo.

Um defeito nos músculos, dor e edema podem indicar uma ruptura do tendão do calcâneo.

Dor e espessamento do tendão, algumas vezes com processo ósseo posterolateral do calcâneo protuberante, sugerem inflamação do tendão do calcâneo.

Amplitude do movimento. Avaliar a flexão e a extensão na articulação tibiotalar (tornozelo). No pé, avaliar a inversão e a eversão nas articulações talocalcânea e transversa do tarso. Em condições normais, o tornozelo deve apresentar cerca de 20° de dorsiflexão e aproximadamente 50° de flexão plantar em relação à posição neutra. O pé exibe cerca de 35° de inversão e 25° de eversão em relação à posição neutra (Boxe 23.19).

Manobras especiais. Realize as seguintes manobras para determinar a integridade articular.

Teste de integridade da articulação do tornozelo (tibiotalar). Efetuar dorsiflexão e flexão plantar do pé no tornozelo.

A dor durante a movimentação do tornozelo e do pé ajuda a localizar uma possível artrite.

Boxe 23.19 Amplitude do movimento da articulação do tornozelo e do pé

Movimento do tornozelo e do pé	Músculos primários que afetam o movimento	Instruções para o paciente
Flexão do tornozelo (flexão plantar)	Gastrocnêmio, sóleo, plantar, e tibial posterior	"Aponte o pé para o chão."
Extensão do tornozelo (dorsiflexão)	Tibial anterior, extensor longo dos dedos e extensor longo do hálux	"Aponte o pé para o teto."
Inversão	Tibial posterior e tibial anterior	"Vire a planta do pé para dentro, na direção da sua linha média."
Eversão	Fibular longo e fibular curto	"Vire a planta do pé para fora ou para longe da sua linha média."

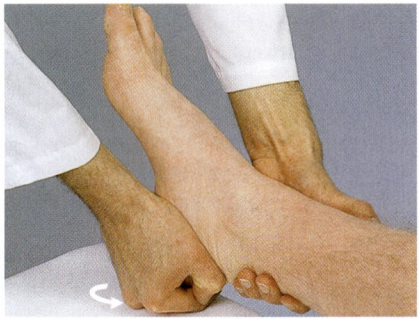

Figura 23.90 Teste de integridade da articulação talocalcânea (subtalar) por inversão do calcanhar.

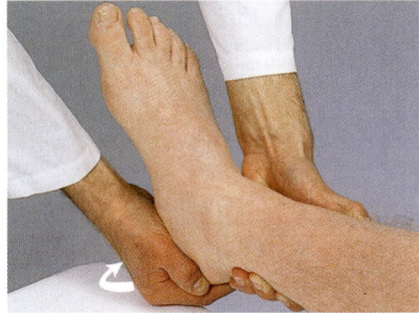

Figura 23.91 Teste de integridade da articulação talocalcânea (subtalar) por eversão do calcanhar.

Teste de integridade da articulação talocalcânea (subtalar). Estabilizar o tornozelo com uma das mãos, segure o calcanhar com a outra e realizar inversão e eversão do pé, virando o calcanhar para dentro e para fora em uma manobra chamada *teste de inclinação talar* (Figuras 23.90 e 23.91).

Movimento excessivo sugere frouxidão decorrente de lesão ligamentar.

Teste de integridade da articulação talocrural. Segurar a porção anterior da perna com uma das mãos e a parte posterior do calcanhar com a outra. Nessa posição, tente tracionar o calcanhar para frente sob a tíbia. Você deve sentir um ponto de parada rígido.

Movimentação excessiva ou a ausência de um ponto final rígido sugere lesão do ligamento talofibular anterior.

Teste de integridade da articulação transversa do tarso. Estabilizar o calcanhar e realizar inversão e eversão da porção anterior do pé (Figuras 23.92 e 23.93).

Observar com atenção quais movimentos são mais desconfortáveis para o paciente. Uma articulação artrítica com frequência causa dor durante a movimentação em qualquer direção, enquanto uma entorse ligamentar provoca dor durante o estiramento do ligamento. Por exemplo, muitas vezes entorse do tornozelo causa dor com a inversão e a flexão plantar do pé, enquanto a eversão com flexão plantar é relativamente não dolorosa.

Teste de integridade das articulações metatarsofalângicas. Mova a falange proximal de cada dedo do pé para cima e para baixo.

Dor sugere sinovite aguda. Instabilidade ocorre na sinovite crônica e na deformidade do dedo em garra.

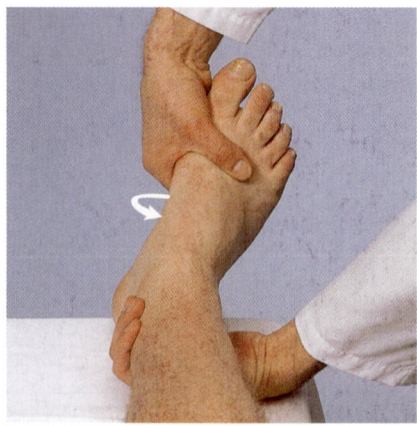

Figura 23.92 Teste de integridade da articulação transversa do tarso por inversão da porção anterior do pé.

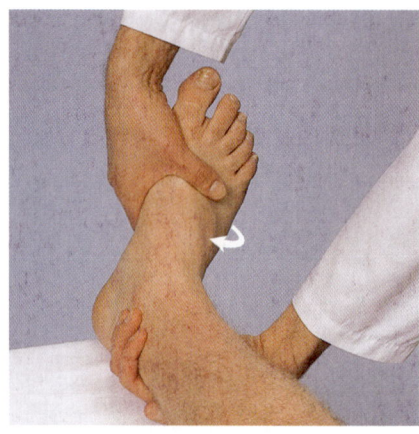

Figura 23.93 Teste de integridade da articulação transversa do tarso por eversão da porção anterior do pé.

Teste de integridade do tendão do calcâneo (tendão de Aquiles). Para testar a integridade, posicionar o paciente em decúbito ventral com o joelho e o tornozelo flexionados a 90° ou, como alternativa, pedir que o paciente ajoelhe sobre uma cadeira. Comprimir a panturrilha e observar a flexão plantar no tornozelo.

A ausência de flexão plantar constitui um teste positivo para ruptura do tendão do calcâneo. Dor aguda intensa como um "tiro de espingarda" com equimose desde a panturrilha até o calcanhar e marcha com pés planos com ausência da "saída dos dedos" também ocorrem.

TÉCNICAS ESPECIAIS

Mensuração do comprimento dos membros inferiores

Para medir o comprimento dos membros inferiores, o paciente deve estar relaxado em decúbito dorsal com os membros inferiores estendidos e alinhados simetricamente. Usando uma fita métrica, medir a distância entre a espinha ilíaca anterossuperior e o maléolo medial (Figura 23.94). A fita deve cruzar o joelho em sua superfície medial.

O comprimento medido dos membros inferiores é o mesmo na escoliose, apesar da aparente discrepância no comprimento dos membros inferiores.

Descrição de limitação do movimento articular

Usar um *goniômetro* para medir a ADM em graus. Nas Figuras 23.95 e 23.96, as linhas vermelhas mostram a ADM do paciente e as linhas pretas mostram a amplitude normal.

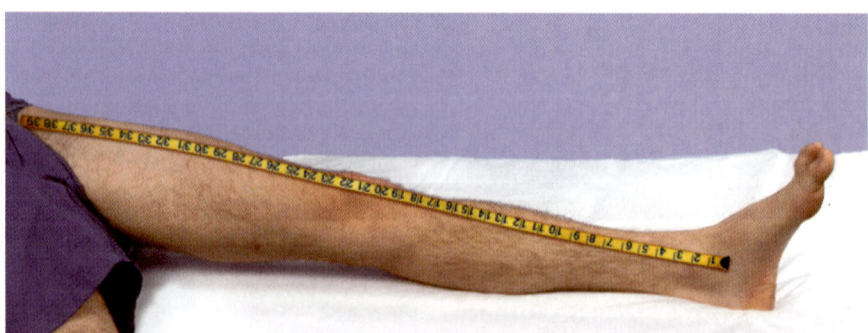

Figura 23.94 Mensuração do comprimento do membro inferior, desde a espinha ilíaca anterossuperior até o maléolo medial.

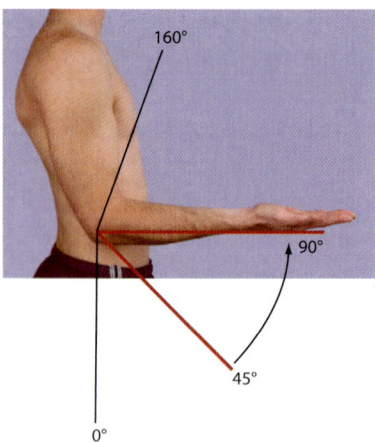

Figura 23.95 Amplitude do movimento de flexão cotovelo normal (*preto*) e medida no paciente (*vermelho*).

As observações podem ser descritas de vários modos. Os números entre parênteses mostram descrições abreviadas.

A. O cotovelo apresenta flexão de 45 a 90° (45° → 90°)

ou

O cotovelo apresenta deformidade em flexão de 45° e pode ser flexionado adicionalmente até 90° (45° → 90°).

B. Supinação no cotovelo = 30° (0° → 30°)

Pronação no cotovelo = 45° (0° → 45°)

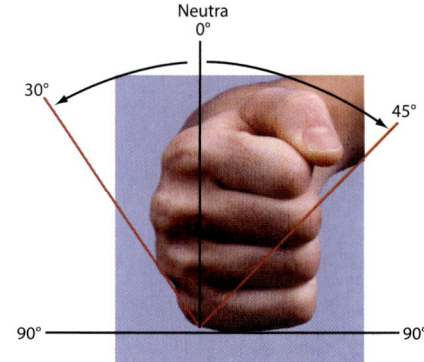

EXEMPLOS DE ANORMALIDADES

Figura 23.96 Amplitude do movimento de pronação e supinação do cotovelo normal (*preto*) e medida no paciente (*vermelho*).

REGISTRO DOS ACHADOS

É importante usar termos anatômicos específicos para a estrutura e a função de condições articulares individuais para tornar o registro dos achados musculoesqueléticos mais expressivo e informativo. Descrever a localização precisa da patologia ou dor e quais movimentos específicos reproduzem a patologia do paciente.

Registro dos achados do sistema musculoesquelético

"Amplitude do movimento total em todas as articulações dos membros superiores e inferiores. Sem evidências de edema ou deformidade."

OU

"Amplitude do movimento total em todas as articulações. Mãos com nódulos de Heberden nas articulações IFD, nódulos de Bouchard nas articulações IFP. Dor leve à flexão, extensão e rotação dos dois quadris. Amplitude do movimento total nos joelhos, com crepitação moderada. Ausência de derrame, porém com aumento ósseo ao longo da linha articular tibiofemoral bilateralmente. Hálux valgo na primeira articulação MTF nos dois pés."

Esses achados sugerem OA.

OU

"Joelho direito com derrame moderado e dor à palpação do menisco medial ao longo da linha articular. Frouxidão moderada do LCA no teste de Lachman. Frouxidão moderada com observação de lacuna na articulação no teste de estresses do LCM. LCP e LCL intactos no teste de estresse – ausência de sinal da gaveta posterior ou dor ao estresse em varo. Ligamento da patela intacto, sem dor, com o paciente capaz de estender a perna sem dificuldade. Tendões dos músculos isquiotibiais indolores à palpação. Boa amplitude do movimento, sem dor significativa no quadril e no tornozelo. Ausência de outras deformidades ou edema."

Esses achados sugerem laceração do menisco medial, LCM e LCA, possivelmente decorrente de lesão esportiva ou traumatismo, e exige avaliação imediata.

Lembre-se de que a força deve ser avaliada em todas as articulações de interesse e documentada como parte de seu exame. O teste de força é abordado separadamente (para uma descrição das técnicas, ver Capítulo 24, *Sistema Nervoso*).

PROMOÇÃO DA SAÚDE E ORIENTAÇÃO: EVIDÊNCIAS E RECOMENDAÇÕES

Tópicos importantes para promoção e orientação da saúde

- Dor lombar
- Osteoporose
- Prevenção de quedas

A integridade do sistema musculoesquelético envolve muitos aspectos de um estilo de vida saudável – nutrição, aptidão física, peso ideal e prevenção de lesões.

Cada articulação tem vulnerabilidades específicas a traumatismos e desgaste. Permanecer ativo, alimentar-se bem, evitar a obesidade e aprender a lidar com a doença de modo independente quando ela surgir são fatores que ajudam a proteger e preservar o bom funcionamento das articulações e músculos e prevenir ou adiar o início de artrite, dorsalgia crônica e osteoporose, que são metas importantes do programa Healthy People 2020.[59]

Lombalgia

A prevalência vitalícia estimada da dor lombar na população dos EUA corresponde a mais de 80%.[13] Os distúrbios da coluna estão entre os motivos mais frequentes de consultas ambulatoriais em adultos e foi estimado que os custos econômicos anuais atribuídos ao diagnóstico e tratamento da dor lombar e perda de produtividade nos EUA ultrapassam 100 bilhões de dólares.[60,61]

A maioria dos pacientes com dor lombar aguda melhora dentro de 6 semanas; contudo, cerca de um terço dos pacientes pode apresentar dor persistente de intensidade moderada 1 ano depois, alguns com incapacidade substancial.[62] As diretrizes clínicas enfatizam as abordagens não farmacológicas para pacientes com sintomas de dor lombar aguda inespecífica, incluindo tranquilização, manutenção da atividade, calor, massagem, acupuntura e terapias de manipulação da coluna vertebral.[62] Os tratamentos farmacológicos recomendados incluem anti-inflamatórios não esteroides (AINEs) e relaxantes musculares. Os fatores associados a desfechos insatisfatórios incluem crenças incorretas de que a dor lombar representa uma condição clínica grave, comportamentos de tolerância mal adaptativos (evitar o trabalho, movimento ou outras atividades por medo de causar lesões no dorso), múltiplos achados não orgânicos ao exame físico, transtornos psiquiátricos, saúde geral precária, altos níveis de comprometimento funcional basal e baixa satisfação laboral.[13,63]

Os tratamentos apropriados para lombalgia crônica incluem aqueles prescritos para lombalgia aguda, assim como exercícios dirigidos ao dorso, programas de reabilitação multidisciplinares, redução de estresse baseada na consciência plena (*mindfulness*) e terapia comportamental.[62] O American College of Physicians (ACP) cita evidências que respaldam o uso de duloxetina e tramadol como tratamentos farmacológicos de segunda linha, observando, porém, que os opioides devem ser usados com cautela devido a seus efeitos adversos e risco de abuso.[64] O tratamento da dor radicular lombossacral aguda depende da causa subjacente e da extensão dos déficits neurológicos.

Ver Tabela 23.4, *Lombalgia*, para causas graves de lombalgia, incluindo ciatalgia ou claudicação neurogênica, fratura por compressão, malignidade, espondilite anquilosante e infecções, incluindo osteomielite.

Estudos mostram que fatores psicossociais, atualmente chamados de "bandeiras amarelas", afetam de modo importante a evolução da dor lombar.[59] Perguntar sobre ansiedade, depressão e estresse no trabalho. Investigar enfrentamento mal adaptativo, medos ou crenças inapropriadas ou tendência à somatização.

Osteoporose

A osteoporose, caracterizada por uma diminuição acentuada da densidade mineral óssea (DMO), é um problema de saúde comum nos EUA – 10,3% dos adultos acima de 50 anos de idade têm osteoporose no colo do fêmur ou na coluna vertebral lombar, incluindo 15,4% das mulheres e 4,3% dos homens.[65,66] A prevalência aumenta com a idade e varia por raça/etnia: adultos mexicanos-americanos (13,4%) e caucasianos não hispânicos (10,2%) apresentam a prevalência mais elevada, enquanto negros não hispânicos (4,9%) apresentam a mais baixa. Metade de todas as mulheres na pós-menopausa sofrem uma fratura relacionada à osteoporose durante a vida, 25% desenvolvem deformidades vertebrais e 15% sofrem fraturas do colo do fêmur que aumentam o risco de dor crônica, incapacidade, perda da independência e morte.[67]

A cada ano nos EUA, mais de 2 milhões de fraturas são atribuídas à osteoporose, provocando mais de 400.000 hospitalizações e quase 200.000 internações em clínicas de repouso.[68] No ano seguinte a uma fratura do colo do fêmur, mais da metade dos pacientes torna-se menos independente e entre 20% e 30%

morrem.[65] Embora a maioria das fraturas osteoporóticas ocorra em mulheres, homens acima de 60 anos apresentam um risco vitalício de fratura de 1 em 4 e têm maior probabilidade que as mulheres de morrer no ano seguinte a uma fratura do colo do fêmur.[69] Estima-se que mais de 40% dos adultos com idade ≥ 50 anos tenham *osteopenia*, definida como uma DMO menor que a normal, que não satisfaz os critérios para osteoporose, representando mais de 40 milhões de pessoas, incluindo cerca de 17 milhões de homens.[70] A maioria das fraturas por fragilidade na verdade ocorre em adultos osteopênicos. O Boxe 23.20 mostra os fatores de risco comuns para osteoporose.

Recomendações de rastreamento. A U.S. Preventive Services Task Force (USPSTF) fornece uma recomendação de grau B justificando o rastreamento de osteoporose em mulheres ≥ 65 anos de idade e mulheres mais jovens cujo risco de fratura em 10 anos seja igual ou superior ao risco médio de uma mulher caucasiana de 65 anos de idade.[65] A USPSTF constatou que as evidências relativas aos riscos e benefícios em homens são insuficientes (declaração I) para a recomendação do rastreamento de rotina. Contudo, a National Osteoporosis Foundation (NOF) recomenda rastreamento de todos os homens de 70 anos de idade ou mais e rastreamento seletivo de homens de 50 a 69 anos de acordo com os perfis de fatores de risco.[68]

Mensuração da densidade óssea. A resistência do osso à fratura depende das características do osso, da densidade óssea e das dimensões gerais do osso. Como não existe uma medida direta da resistência do osso à fratura, a DMO, que é responsável por aproximadamente 70% da resistência do osso à fratura, é usada como um substituto razoável. O exame da coluna vertebral lombar e do colo do fêmur por absorciometria de raios X de dupla energia (DEXA) representa o padrão ideal para a mensuração da DMO, diagnosticando a osteoporose e orientando decisões terapêuticas. A mensuração da DMO do colo do fêmur por DEXA é considerada o melhor preditor de fratura do colo do fêmur.

Os critérios de classificação da Organização Mundial da Saúde (OMS) para *escores T* e *escores Z*, medidos em desvios padrão (DPs), são usados no mundo todo (Boxe 23.21). Uma diminuição da DMO de 1,0 DP está associada a um risco duas vezes maior de fratura por fragilidade.

A classificação por densitometria óssea também inclui escores Z que representam comparações com controles de idade equivalente. Essas medidas são úteis para determinar se a perda óssea é causada por uma doença ou condição subjacente.

A massa óssea atinge seu máximo aos 30 anos de idade. A perda óssea decorrente do declínio de estrogênios e testosterona relacionado à idade é rápida no início, então diminui a velocidade e torna-se contínua.

Boxe 23.20 Fatores de risco para osteoporose

- Pós-menopausa
- Idade ≥ 50 anos
- Fratura por fragilidade prévia
- Baixo índice de massa corporal
- Baixo cálcio dietético
- Deficiência de vitamina D
- Tabagismo e etilismo pesado
- Imobilização
- Atividade física inadequada
- Osteoporose em um parente de primeiro grau, em particular com história de fratura por fragilidade
- Condições clínicas como tireotoxicose, espru celíaco, DII, cirrose, doença renal crônica, transplante de órgãos, diabetes melito, HIV, hipogonadismo, mieloma múltiplo, anorexia nervosa e distúrbios reumatológicos e autoimunes
- Medicamentos como corticosteroides orais e inalatórios em alta dose, anticoagulantes (uso a longo prazo), inibidores da aromatase para câncer de mama, metotrexato, alguns anticonvulsivantes, agentes imunossupressores, inibidores da bomba de prótons (uso a longo prazo) e terapia de privação androgênica para câncer de próstata

---

Boxe 23.21 Critérios de densidade óssea da Organização Mundial da Saúde

■ **Osteoporose:** escore T < −2,5 (> 2,5 DPs abaixo da média para adultos jovens)
■ **Osteopenia:** escore T entre −1 e −2,5 (1 a 2,5 DPs abaixo da média para adultos jovens)

Avaliação do risco de fratura. A USPSTF recomenda o uso da calculadora Fracture Risk Assessment (FRAX®). A calculadora FRAX® fornece um risco de fratura osteoporótica em 10 anos com base em idade, gênero, peso, altura, história de fratura do colo do fêmur em um dos genitores, uso de glicocorticoides, AR ou condições associadas à osteoporose secundária, tabagismo atual, etilismo pesado e, quando disponível, a DMO do colo do fêmur. A calculadora FRAX® também fornece o risco de fratura do colo do fêmur em 10 anos. O *site* para obter a ferramenta de cálculo FRAX® é https://www.sheffield.ac.uk/FRAX/. A calculadora FRAX® foi validada para mulheres negras/afro-americanas, hispânicas e asiáticas nos EUA e calcula riscos de fratura específicos para o continente e o país.

A USPSTF recomenda o uso de um *limiar de risco para fratura osteoporótica em 10 anos de 8,4%* ao considerar o rastreamento da DMO em mulheres de 50 a 64 anos de idade. As decisões sobre o rastreamento de mulheres nessa faixa etária devem levar em conta a menopausa, o julgamento clínico e as preferências e os valores das pacientes.[65]

Tratamento da osteoporose

Cálcio e vitamina D. O *cálcio* é um mineral essencial para o desenvolvimento, o crescimento e a manutenção dos ossos, assim como para a função muscular e vascular, transmissão nervosa e secreção hormonal.[71] Menos de 1% do cálcio corporal total é necessário para promover as funções metabólicas; mais de 99% do cálcio está armazenado nos ossos e nos dentes. O corpo depende do tecido ósseo, e não da ingestão dietética, para manter as concentrações de cálcio estáveis no sangue, nos músculos e no líquido intracelular. Os ossos sofrem remodelagem constante, produzida pelo depósito e pela reabsorção de cálcio; com o envelhecimento, a reabsorção excede o depósito, o que contribui para a osteoporose.

Os seres humanos adquirem a *vitamina D* via exposição à luz solar, alimentos e suplementos dietéticos.[72] A vitamina D da pele e da dieta é metabolizada no fígado a 25-hidroxivitamina D (25[OH]D), o melhor determinante dos níveis de vitamina D. A 25[OH]D sérica é metabolizada em seguida nos rins a 1,25-di-hidroxivitamina D (1,25[OH]$_2$D), a forma mais ativa da vitamina D. Sem a vitamina D, menos de 25% do cálcio dietético é absorvido. O paratormônio (PTH) aumenta a absorção de cálcio nos túbulos renais e estimula a conversão de 25[OH]D em 1,25[OH]$_2$D. O PTH também ativa os osteoblastos, que depositam a nova matriz óssea, e estimula indiretamente os osteoclastos, que dissolvem a matriz óssea.

Em 2010, o Institute of Medicine (IOM), atualmente conhecido como National Academy of Medicine, publicou suas recomendações para ingestão dietética de cálcio e vitamina D (Boxe 23.22).[73] O relatório do IOM concluiu que níveis séricos de 25[OH]D de 20 ng/mℓ são suficientes para manter a saúde óssea e advertiram sobre os possíveis efeitos adversos de níveis acima de 50 ng/mℓ. O IOM encontrou evidências insuficientes para estabelecer as exigências nutricionais de vitamina D em relação a doença cardiovascular, câncer, diabetes, infecções, distúrbios imunológicos e outras condições extraesqueléticas. Além disso, a USPSTF encontrou evidências insuficientes para determinar se os benefícios compensam os prejuízos do rastreamento de deficiência de vitamina D em adultos assintomáticos (declaração I).[74]

Uma fratura de baixo impacto prévia decorrente de queda da própria altura ou menos constitui o maior risco para fratura subsequente.

Boxe 23.22 Ingestão dietética recomendada de cálcio e vitamina D para adultos (Institute of Medicine, 2010)[73]		
Grupo etário	**Cálcio (elementar) mg/d**	**Vitamina D UI/dia**
19 a 50 anos	1.000	600
51 a 70 anos		
Mulheres	1.200	600
Homens	1.000	600
71 anos ou mais	1.200	800

A USPSTF fez recomendações sobre a suplementação de vitamina D e cálcio para a prevenção primária de fraturas. Foi concluído que as evidências eram insuficientes para avaliar os benefícios e os prejuízos da suplementação em mulheres na pré-menopausa ou homens vivendo na comunidade (declaração I). Embora, de modo similar, não houvesse evidências relativas à suplementação em mulheres na pós-menopausa, a USPSTF desaconselhou o uso de suplementos diários com menos de 400 unidades internacionais de vitamina D3 ou menos de 1.000 mg de cálcio (grau D).[68] A USPSTF observou que a suplementação combinada de vitamina D e cálcio está associada a risco aumentado de cálculos renais.

Há duas formas principais de suplementos de cálcio, o carbonato de cálcio e o citrato de cálcio.[71] Os suplementos contêm quantidades variáveis de cálcio elementar. O carbonato de cálcio é mais barato e deve ser consumido com alimentos. O citrato de cálcio é absorvido com mais facilidade por indivíduos com níveis reduzidos de ácido gástrico e pode ser ingerido com ou sem alimentos. A absorção do cálcio depende da dose total consumida de uma vez – a absorção diminui com doses mais altas. Pacientes que estejam recebendo doses diárias ≥ 1.000 mg devem dividir a quantidade em duas ou mais doses durante o dia. Os suplementos de vitamina D estão disponíveis em duas formas, D2 (ergocalciferol) e D3 (colecalciferol); a vitamina D3 aumenta os níveis séricos de 25(OH)D mais efetivamente do que a vitamina D2.[71]

Agentes antirreabsortivos, anabólicos e antiligante de RANK. Os *agentes antirreabsortivos* inibem a atividade dos osteoclastos e retardam a remodelagem óssea, permitindo melhor mineralização da matriz óssea e estabilização da microarquitetura trabecular.[59,75] Os agentes usados atualmente incluem bisfosfonatos e moduladores seletivos do receptor de estrogênio (MSREs). Os bisfosfonatos são considerados o tratamento de primeira linha para osteoporose. Estudos randomizados controlados por placebo mostraram que os bisfosfonatos reduzem de modo significativo os riscos de fraturas vertebrais, não vertebrais e do colo do fêmur em mulheres na pós-menopausa, enquanto os MSREs demonstraram uma redução das fraturas vertebrais. Não há dados de estudos sobre o tratamento em homens. Os bisfosfonatos foram relacionados à rara ocorrência de osteonecrose da mandíbula e fraturas atípicas do fêmur e MSREs aumentam o risco de eventos tromboembólicos. Os estrogênios já não são considerados tratamento de primeira linha devido aos riscos associados de câncer de mama e trombose vascular. A calcitonina já não é um dos tratamentos preferidos porque é considerada relativamente inefetiva e foi associada a aumento geral do risco de malignidade.

Agentes anabólicos como a teriparatida, um análogo do PTH, estimulam a formação de osso agindo de modo primário sobre os osteoblastos, mas exigem administrações subcutâneas diárias e monitoramento para hipercalcemia.[68,75] PTH é reservado para pacientes com osteoporose grave (escores T < −3,5 ou < −2,5 com uma fratura por fragilidade) ou que não respondam ou não tolerem outros

Ver Capítulo 21, *Genitália Feminina*, para uma discussão sobre a terapia de reposição hormonal.

tratamentos. Estudos randomizados e controlados por placebo mostraram que o tratamento com PTH promove redução significativa das fraturas vertebrais e não vertebrais radiográficas em mulheres osteoporóticas após a menopausa. Os efeitos colaterais incluem cãibras nas pernas, tontura e náuseas.

O *inibidor do ligante do receptor ativador de NFkB (RANKL)* denosumabe é um anticorpo monoclonal que se liga aos receptores de RANKL e bloqueia a atividade dos osteoclastos.[68,75] Estudo randomizados controlados por placebo mostraram que denosumabe, que é administrado por via subcutânea duas vezes por ano, promove redução significativa das fraturas radiográficas vertebrais, não vertebrais e do colo do fêmur em mulheres osteoporóticas após a menopausa. Os efeitos colaterais incluem discreto desconforto gastrintestinal alto e aumento do risco de infecção. A descontinuação de denosumabe está associada a uma perda óssea rápida.

Prevenção de quedas

Quase um terço dos adultos acima de 65 anos de idade relatou um episódio de queda em 2014, mas menos da metade relatou o ocorrido a um profissional de saúde.[76,77] As quedas representam a principal causa de lesões fatais e não fatais de adultos mais velhos e totalizaram mais de 50 bilhões de dólares em custos médicos em 2015.[77,78] Os fatores de risco para quedas incluem envelhecimento, comprometimento da marcha e do equilíbrio, hipotensão postural, perda de força muscular, uso de medicação, comorbidades, depressão, comprometimento cognitivo, riscos ambientais e déficits visuais.

A USPSTF faz uma recomendação de grau B para a prescrição de exercícios físicos ou fisioterapia para adultos com 65 anos de idade ou mais que vivem na comunidade e correm risco de queda.[78] A USPSTF recomenda a tomada de decisão personalizada (grau C) em relação a *intervenções multifatoriais para prevenção de quedas* para adultos com 65 anos de idade ou mais vivendo na comunidade.[78] Estas começam com uma avaliação abrangente dos fatores de risco de queda modificáveis, seguida pela oferta de intervenções multidisciplinares apropriadas (Boxe 23.23).[79,80] A USPSTF desaconselha a suplementação diária de vitamina D para prevenção de quedas (grau D).

Boxe 23.23 Iniciativa *Stopping Elderly Accidents, Deaths, and Injuries* (STEADI): principais aspectos para a prática clínica[79-81]

- Avaliar o risco de queda de todos os adultos mais velhos vivendo na comunidade
  - "Você caiu no último ano?", "Em caso positivo, quantas vezes?", "Você se machucou?"
  - "Você se sentiu instável ao ficar em pé ou andar?"
  - "Você se preocupa com a possibilidade de sofrer uma queda?"
- Realizar avaliação da marcha, força e equilíbrio dos pacientes usando o teste *Timed Get Up and Go* se eles responderem sim a qualquer questão
- *Identificar os adultos mais velhos de alto risco*, ou seja, aqueles que apresentam distúrbios da marcha, da força ou do equilíbrio e relatem pelo menos duas quedas ou pelo menos uma queda com ferimentos
- Em *adultos idosos de alto risco*, conduzir uma avaliação de risco multifatorial, incluindo:
  - Leitura da brochura *Stay Independent* (disponível em https://www.cdc.gov/steadi/pdf/STEADI-Brochure-StayIndependent-508.pdf)
  - Relato de quedas e revisão da medicação
  - Exame físico, incluindo avaliação da acuidade visual, tontura/hipotensão postural, avaliação cognitiva, inspeção dos pés e uso de calçados e uso de auxílios para mobilidade
- Implementar intervenções individualizadas, incluindo fisioterapia e acompanhamento em 30 dias

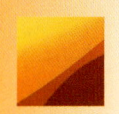

TABELA 23.1 Padrões de dor articular e periarticular

Condição	Processo	Locais comuns	Padrão de disseminação	Início	Progressão e duração
Artrite reumatoide[3,7,8]	Inflamação crônica das *membranas sinoviais* com erosão secundária da cartilagem e do osso adjacentes e lesão dos ligamentos e tendões	Mãos – inicialmente pequenas articulações (articulações IFP e MCF), pés (articulações MTF), punhos, joelhos, cotovelos, tornozelos	Simétrico e aditivo: progride para outras articulações enquanto persiste nas articulações iniciais	Em geral insidioso; genes do antígeno leucocitário humano (HLA) e não relacionados a HLA são responsáveis por > 50% do risco de doença; envolve citocinas pró-inflamatórias	Geralmente crônica (em > 50%), com remissões e exacerbações
Osteoartrite (*doença articular degenerativa*)[10]	Degeneração e perda progressiva da *cartilagem* articular decorrente de estresse mecânico, com lesão do osso subjacente e neo-osteogênese nas margens da cartilagem	Joelhos, quadris, mãos (articulações distais, às vezes IFP), coluna vertebral cervical e lombar, punhos (primeira articulação carpometacarpal); também articulações previamente lesadas ou doentes	Aditivo; porém, pode envolver apenas uma articulação	Em geral insidioso; a genética pode ser responsável por mais de > 50% do risco de doença; lesões repetitivas e obesidade aumentam o risco; intervenção cirúrgica também é um fator de risco	Progressão lenta com exacerbações temporárias após períodos de uso excessivo
Artrite gotosa[6,82] *Gota aguda*	Reação inflamatória a microcristais de urato monossódico	Base do hálux (a primeira articulação MTF), dorso dos pés, tornozelos, joelhos e cotovelos	Ataques iniciais geralmente confinados a uma articulação	Súbito; frequentemente à noite; com frequência após lesão, cirurgia, jejum ou ingestão excessiva de alimentos ou álcool	Ataques ocasionais isolados durando dias a 2 semanas; podem se tornar mais frequentes e mais graves, com sintomas persistentes
Gota tofácea crônica	Múltiplos depósitos locais de urato de sódio nas articulações e outros tecidos (*tofos*), com ou sem inflamação	Pés, tornozelos, punhos, dedos das mãos e cotovelos	Aditivo, não tão simétrico quanto a AR	Desenvolvimento gradual de cronicidade, com ataques repetidos	Sintomas crônicos com exacerbações agudas
Polimialgia reumática[9]	Doença de etiologia incerta em pessoas acima de 50 anos de idade, especialmente mulheres; há sobreposição com a arterite de células gigantes	Músculos do quadril, da cintura escapular e do pescoço; simétrica		Insidioso ou abrupto, aparecendo até mesmo da noite para o dia	Crônica, mas em última análise autolimitada
Síndrome de fibromialgia[5,8]	Dor musculoesquelética difusa e pontos dolorosos. Síndrome de sensibilidade dolorosa central que pode envolver sinalização aberrante e amplificação da dor	Múltiplos "pontos dolorosos" específicos e simétricos, muitas vezes não reconhecidos até que sejam examinados; especialmente no pescoço, nos ombros, nas mãos, na região lombar e nos joelhos	Oscilações imprevisíveis ou agravamento em resposta a imobilidade, uso excessivo ou exposição ao frio	Variável	Crônica, com exacerbações e remissões

(continua)

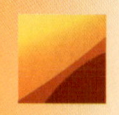 **TABELA 23.1 Padrões de dor articular e periarticular** *(continuação)*

	Sinais/sintomas associados			
Edema	**Rubor, calor e dor à palpação**	**Rigidez**	**Limitação do movimento**	**Sinais/sintomas gerais**
Edema frequente do tecido sinovial nas articulações ou bainhas tendíneas; também nódulos subcutâneos	Dor à palpação, em geral com calor, mas raramente há rubor	Proeminente, em geral durante uma hora ou mais pela manhã, também após inatividade	Ocorre com frequência; afetada por contraturas articulares e subluxação, bursite e tendinopatia associadas	Fraqueza, fadiga, perda de peso e febre baixa são comuns
Pequenos derrames articulares podem ser encontrados, sobretudo nos joelhos; também há aumento ósseo	Possivelmente dolorosa à palpação, com pouca frequência há calor e raramente há rubor Inflamação pode acompanhar exacerbações e progressão da doença	Frequente, mas breve (em geral de 5 a 10 min), pela manhã e após inatividade	Ocorre com frequência	Geralmente ausentes
Ocorre na articulação envolvida e ao seu redor, geralmente em homens (apresentam níveis séricos mais elevados de urato); com frequência poliarticular nas fases mais avançadas da doença	Extremamente doloroso à palpação, calor e rubor	Não evidente	O movimento é limitado basicamente pela dor	Pode haver febre; considerar também artrite séptica
Ocorre na forma de tofos nas articulações, nas bolsas e nos tecidos subcutâneos; procurar tofos nas orelhas e nas superfícies extensoras	Dor, calor e rubor podem ocorrer durante as exacerbações	Presente	Presente	Possível febre; os pacientes também podem desenvolver insuficiência renal e cálculos renais
Tumefação e edema ocorrem no dorso das mãos, dos punhos, dos pés	Músculos frequentemente dolorosos à palpação, mas sem calor ou rubor	Proeminente, especialmente pela manhã	A dor restringe o movimento, em particular nos ombros	Mal-estar, depressão, anorexia, perda de peso e febre, mas sem fraqueza verdadeira
Não há	Múltiplos "pontos-gatilho" dolorosos específicos e simétricos, com frequência não reconhecidos até o exame	Presente, especialmente pela manhã – muitas vezes confundida com condições inflamatórias	Ausente, embora a rigidez seja maior nos pontos extremos do movimento	Transtorno do sono, em geral com fadiga ao despertar; ocorre sobreposição com depressão e outras síndromes dolorosas

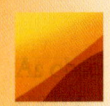

TABELA 23.2 Manifestações sistêmicas dos distúrbios musculoesqueléticos

Distúrbio musculoesquelético	Manifestação sistêmica associada
Lúpus eritematoso sistêmico	Erupção cutânea em "asa de borboleta" nas bochechas (malar)
Artrite psoriática	Placas descamativas, especialmente nas superfícies extensoras e depressões ungueais
Dermatomiosite	Heliotropo na pálpebra superior
Artrite gonocócica	Pápulas, pústulas ou vesículas com bases eritematosas nas extremidades distais
Doença de Lyme (eritema migratório crônico)	"Anel" eritematoso expansivo ou lesão em "olho de boi" no início da doença
Sarcoidose, doença de Behçet (eritema nodoso)[83,84]	Nódulos subcutâneos dolorosos, especialmente na região pré-tibial
Vasculite	Púrpura palpável
Doença do soro, reação medicamentosa	Urticária
Artrite reativa (muitas vezes com uretrite e/ou uveíte)	Erosões ou descamação no pênis e pápulas descamativas e crostas nas solas dos pés e palmas das mãos
Artrite da rubéola	Erupção cutânea maculopapular
Dermatomiosite, esclerose sistêmica	Alterações capilares ungueais
Osteoartropatia hipertrófica	Baqueteamento das unhas
Artrite reativa, síndrome de Behçet,[83,84] espondilite anquilosante	Hiperemia conjuntival, sensação de queimação e prurido ocular (conjuntivite), dor ocular e borramento visual (uveíte)
AR, DII, vasculite	Esclerite
Febre reumática aguda ou artrite gonocócica	Dor de garganta precedente
AR (em geral indolor); doença de Behçet	Ulceração oral
AR; esclerose sistêmica	Pneumonite; doença pulmonar intersticial
DII, esclerodermia, artrite reativa decorrente de *Salmonella*, *Shigella*, *Yersinia*, *Campylobacter*	Diarreia, dor abdominal, cólicas
Artrite reativa, artrite gonocócica	Uretrite
Doença de Lyme com envolvimento do SNC	Alteração do estado mental, fraqueza facial ou em outras regiões, alterações sensoriais, dor radicular

DII, doença intestinal inflamatória; AR, artrite reumatoide; SNC, sistema nervoso central.

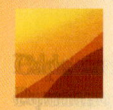

TABELA 23.3 Cervicalgia

Padrões	Possíveis causas	Sinais físicos
Cervicalgia mecânica		
Dor vaga nos músculos paravertebrais cervicais e ligamentos com espasmo muscular associado, rigidez e tensão na região superior do dorso e ombro, durando até 6 semanas. Ausência de irradiação associada, parestesias ou fraqueza. Cefaleia pode estar presente.	Mecanismo pouco compreendido, possivelmente por contração muscular mantida no contexto de fraqueza e biomecânica inadequada. Associada a postura incorreta, estresse, sono insuficiente, posicionamento inadequado da cabeça durante atividades como uso de computador, assistir à televisão e dirigir.	Dor à palpação da musculatura local, dor ao movimento. Sem déficits neurológicos. Possíveis pontos-gatilho na fibromialgia. Torcicolo se houver postura cervical anormal prolongada e espasmo muscular.
Cervicalgia mecânica – Lesão em chicote/distensão cervical[11,12]		
Dor cervical mecânica com dor paracervical vaga e rigidez, em geral começando no dia seguinte à lesão. Cefaleia occipital, tontura, mal-estar e fadiga podem ocorrer. Síndrome da lesão em chicote crônica se os sintomas duraram mais de 6 meses (20 a 40% das lesões).	Entorse ou distensão musculoligamentar decorrente de lesão por hiperflexão/hiperextensão forçada do pescoço, como em colisões na parte posterior de um automóvel.	Dor paracervical localizada, diminuição da amplitude do movimento cervical, fraqueza percebida nas extremidades superiores. Causas de compressão da medula cervical, como fratura, herniação, traumatismo cranioencefálico ou alteração da consciência, devem ser excluídas.
Radiculopatia cervical – decorrente de compressão da raiz nervosa[11,12]		
Dor aguda em queimação ou alfinetadas no pescoço e um braço, com parestesia e/ou fraqueza associadas que seguem um padrão neurológico (dermátomos/miótomos).	Disfunção do nervo espinal cervical, raízes nervosas ou ambos, decorrente de compressão foraminal do nervo espinal (cerca de 75%) ou herniação de disco intervertebral cervical (cerca de 25%). Raramente causada por tumor, siringe ou esclerose múltipla. Os mecanismos podem envolver hipoxia da raiz nervosa e do gânglio da raiz dorsal e liberação de mediadores inflamatórios.	A raiz nervosa de C7 é afetada com mais frequência (45 a 60%), com fraqueza no tríceps e flexores e extensores dos dedos. O envolvimento da raiz nervosa de C6 também é comum, com fraqueza nos músculos bíceps, braquiorradial, extensores do punho.
Mielopatia cervical – decorrente de compressão da medula espinal cervical[11,12]		
Cervicalgia com fraqueza e parestesia bilaterais nos membros superiores e inferiores, muitas vezes com polaciúria. Incoordenação manual, parestesias palmares e alterações da marcha podem ser sutis. A flexão do pescoço costuma exacerbar os sintomas.	Em geral causada por espondilose cervical, definida como doença discal degenerativa cervical, decorrente de esporões, espessamento degenerativo do ligamento amarelo e/ou herniação discal; também provocada por estenose cervical decorrente de osteófitos, ossificação do ligamento amarelo e AR. Uma grande herniação discal central ou paracentral também pode comprimir a medula.	Hiper-reflexia; clônus no punho, no joelho ou no tornozelo; reflexo extensor plantar (sinal de Babinski positivos); sinal de Hoffman positivo; distúrbios da marcha. O *sinal de Lhermitte* também pode ser observado: flexão do pescoço com sensação de choque elétrico, que se irradia para baixo pela coluna vertebral. A confirmação de mielopatia cervical justifica imobilização urgente do pescoço e avaliação neurocirúrgica.

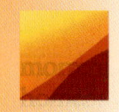

TABELA 23.4 Lombalgia

Padrões	Possíveis causas	Sinais físicos
Lombalgia mecânica[13–15,61,85] Dor vaga na região lombossacral; pode irradiar para as nádegas ou a superfície posterior da coxa. Indica uma anormalidade anatômica ou funcional na ausência de doença neoplásica, infecciosa ou inflamatória. Geralmente aguda (< 3 meses), idiopática, benigna e autolimitada. Representa 97% das queixas de lombalgia sintomática. Relação comum com o trabalho, ocorrendo em pacientes de 30 a 50 anos. Os fatores de risco incluem levantamento de grandes pesos, condicionamento físico inadequado e obesidade.	Com frequência, tem origem em lesões de músculos e ligamentos (cerca de 70%) no contexto de fraqueza subjacente e biomecânica inadequada. Pode representar doença de disco intervertebral ou facetária relacionada à idade (cerca de 4%). As causas também incluem herniação discal (cerca de 4%), estenose do canal vertebral (cerca de 3%), fraturas por compressão (cerca de 4%) e espondilolistese (2%).	Dor à palpação dos músculos paravertebrais ou nas facetas articulares, dor à mobilização do dorso, desaparecimento da lordose lombar normal. Os achados motores, sensitivos e reflexos estão normais. Na osteoporose, pesquisar cifose torácica, dor à percussão sobre um processo espinhoso ou fraturas na coluna vertebral torácica ou do colo do fêmur.[86]
Ciatalgia (dor radicular lombar)[13,15,23] Dor lancinante, com frequência abaixo do joelho, frequentemente na parte lateral da perna (L5) ou superfície posterior da panturrilha (S1). Tipicamente acompanha dor lombar, muitas vezes com parestesias e fraqueza associadas. Movimentos de inclinação do corpo, espirros, tosse e esforço durante a defecação podem piorar a dor. A irritação do nervo isquiático pelo músculo piriforme é chamada *síndrome do piriforme*.	A dor ciática apresenta sensibilidade por volta de 95% e especificidade de cerca de 88% para herniação discal. Geralmente causada por uma herniação do disco intervertebral com compressão ou tração da raiz nervosa em pessoas de 50 anos ou mais. As raízes de L5 e S1 estão envolvidas em aproximadamente 95% das hérnias de disco; compressão da raiz ou da medula espinal resultante de condições neoplásicas em menos de 1% dos casos. Um tumor ou herniação discal na linha mediana pode causar disfunção intestinal ou vesical com fraqueza da perna, chamada de *síndrome da cauda equina* (S2 a S4) porque comprime a cauda equina.	Atrofia da panturrilha, fraqueza na dorsiflexão do tornozelo, ausência do reflexo aquileu, teste de elevação cruzada da perna estendida positivo (dor na perna afetada quando a perna saudável é testada). Pode haver diminuição ou exacerbação dos reflexos, dependendo do nível da herniação, embora diminuição seja mais comum. Um teste de elevação da perna estendida negativo torna o diagnóstico improvável. A elevação da perna estendida ipsilateral tem sensibilidade aproximada de 65 a 98%, mas não é específica, por volta de 10 a 60%. Na síndrome do piriforme a manifestação típica é dor acentuada sobre o músculo piriforme na nádega no ponto de passagem do nervo isquiático ou nas proximidades. Os sintomas podem ser reproduzidos com o teste *FAIR* ou algumas vezes *FADIR* (do inglês, **F**lexion, **AD**duction, **I**nternal **R**otation – *flexão, adução, rotação interna*)

(continua)

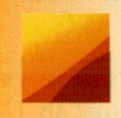

TABELA 23.4 **Lombalgia** (*continuação*)

Padrões	Possíveis causas	Sinais físicos
Estenose do canal vertebral lombar[87,88] Claudicação neurogênica com dor e/ou fadiga glútea e/ou do membro inferior, que podem ocorrer com ou sem dor nas costas. A dor é provocada pela extensão lombar (como ao subir uma ladeira) devido a uma redução do espaço na coluna vertebral lombar decorrente de alterações degenerativas no canal vertebral. A RV positiva é > 6 se a dor estiver ausente na posição sentada, melhorar com a inclinação para frente ou estiver presente nas duas nádegas e pernas. A RV positiva é < 4 se a marcha apresentar base alargada e o teste de Romberg for anormal.	Produzida por doença degenerativa hipertrófica de uma ou mais facetas vertebrais e espessamento do ligamento amarelo, causando estenose do canal vertebral, de localização central ou nos recessos laterais. Mais comum após os 60 anos de idade.	A postura pode exibir flexão anterógrada para reduzir os sintomas, com fraqueza no membro inferior e hiporreflexia. Dor na coxa ocorre tipicamente após 30 s de extensão lombar. A elevação da perna estendida geralmente é negativa.
Rigidez dorsal crônica[38,89]	Espondilite anquilosante, uma poliartrite inflamatória, mais comum em homens com menos de 40 anos de idade. A hiperostose idiopática difusa (*HOID*) afeta mais homens que mulheres, em geral ≥ 50 anos de idade. OA também é possível.	Os achados dependem da etiologia subjacente. Diminuição da amplitude do movimento na coluna vertebral (flexão, extensão, rotação).
Dor nas costas noturna, não aliviada pelo repouso[13]	Considerar malignidades metastáticas para a coluna vertebral, como câncer de próstata, mama, pulmão, tireoide e rim e mieloma múltiplo.	Desaparecimento da lordose lombar normal, espasmo muscular, limitação da flexão anterior e lateral. Imobilidade lateral da coluna vertebral, em particular na região torácica, que melhora com o exercício. Dor à percussão sobre a coluna vertebral.
Dor referida com origem abdominal ou pélvica Geralmente dor profunda e vaga; o nível varia com a fonte. Representa cerca de 2% dos casos de dor lombar.	Úlcera péptica, pancreatite, câncer de pâncreas, prostatite crônica, endometriose, aneurisma dissecante da aorta, tumor retroperitoneal e outras causas.	Varia com a fonte. Pode haver dor localizada à compressão de vértebras. Os movimentos da coluna vertebral não são dolorosos e a amplitude do movimento não é afetada. Procurar sinais do distúrbio primário.

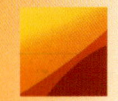

TABELA 23.5 Dor nos ombros

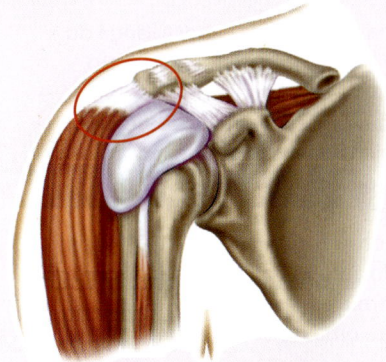

Tendinite do manguito rotador (síndrome do impacto)

O movimento repetido do ombro, como de arremessos ou natação, pode causar edema e hemorragia seguidos por inflamação, na maioria das vezes envolvendo o tendão do músculo supraespinal. Pode surgir dor aguda, recorrente ou crônica, com frequência agravada pela atividade. Os pacientes relatam fisgadas dolorosas agudas, rangido e fraqueza quando levantam o braço acima da cabeça. Quando o tendão do músculo supraespinal está envolvido, *a dor é máxima logo abaixo da extremidade do acrômio*. Em adultos mais velhos, osteófitos na superfície inferior do acrômio contribuem para os sintomas.

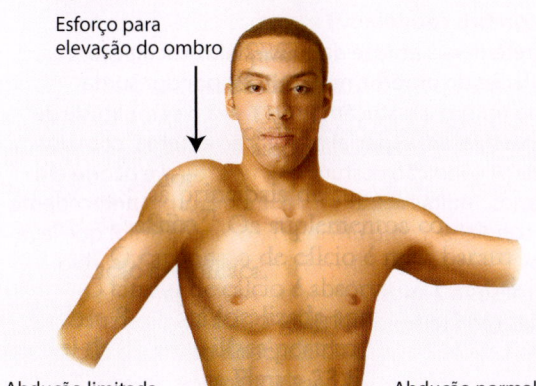

Esforço para
elevação do ombro

Abdução limitada   Abdução normal

Laceração do manguito rotador

Os músculos e tendões do manguito rotador comprimem a cabeça do úmero em uma cavidade glenoidal côncava e fortalecem os movimentos do braço – o músculo subescapular na rotação interna, o músculo supraespinal na elevação e os músculos infraespinal e redondo menor na rotação externa. Uma lesão decorrente de queda, traumatismo ou impacto repetido contra o acrômio e o ligamento coracoacromial pode causar uma laceração parcial ou de toda a espessura dos tendões do manguito rotador, especialmente em pacientes mais velhos. Os pacientes queixam-se de dor crônica no ombro, dor noturna ou fisgadas e rangido ao levantar o braço acima da cabeça. A fraqueza ou laceração dos tendões em geral começa no tendão do supraespinal e progride nas direções posterior e anterior. Procurar atrofia dos músculos deltoide, supraespinal ou infraespinal, relacionada à má utilização causada pela dor ou à retração no contexto de uma laceração completa. Palpar anteriormente sobre o tubérculo maior do úmero para pesquisar um defeito da fixação muscular e abaixo do acrômio para detectar crepitação durante a rotação do braço. Na laceração completa, a abdução ativa e a flexão anterógrada na articulação glenoumeral (articulação do ombro) estão muito comprometidas, resultando em elevação do ombro característica quando o paciente tenta levantar o braço e um teste da "queda do braço" positivo ao tentar abaixar o braço.

Tendinite calcificada

A tendinite calcificada é um processo degenerativo do tendão associada a lesão tendínea crônica com cicatrização inadequada, que provoca o depósito de sais de cálcio. O tendão do músculo supraespinal costuma estar envolvido. Podem ocorrer episódios agudos e incapacitantes de dor no ombro, em geral em pacientes ≥ 30 anos de idade e especialmente em mulheres. O braço é mantido próximo e ao lado do corpo e todos os movimentos são muito limitados pela dor. A dor à palpação é máxima sob a extremidade do acrômio quando há envolvimento do supraespinal. A bolsa subacromial/subdeltóidea, que fica situada acima do tendão do supraespinal, também pode estar inflamada. Também pode ocorrer dor crônica e menos intensa.

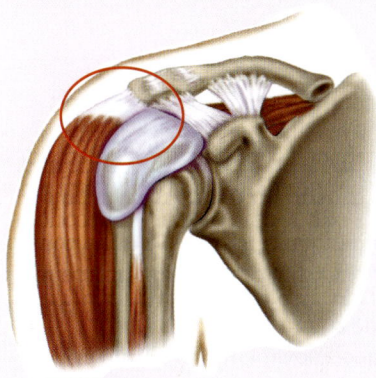

(continua)

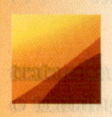

TABELA 23.5 Dor nos ombros *(continuação)*

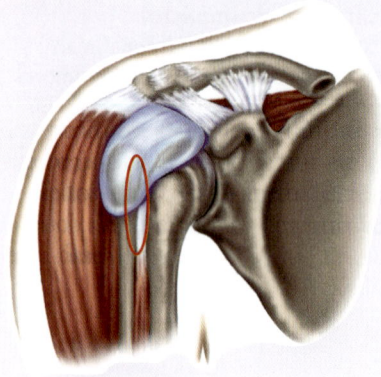

Tendinite bicipital

A inflamação do tendão e da bainha tendínea da cabeça longa do músculo bíceps braquial causa dor na região anterior do ombro, semelhante e muitas vezes coexistindo com uma tendinite do manguito rotador. As duas condições podem envolver lesão por pinçamento. A dor é máxima no sulco bicipital. Efetuar a rotação externa e a abdução do braço para diferenciar essa área da dor subacromial encontrada na tendinite supraespinal. Com o braço do paciente ao lado do corpo e o cotovelo flexionado em 90°, pedir que o paciente realize supinação do antebraço contra resistência. Piora da dor no sulco bicipital confirma essa condição. A dor durante flexão anterógrada do ombro contra uma resistência com o cotovelo estendido ("teste de Speed") também é característica.

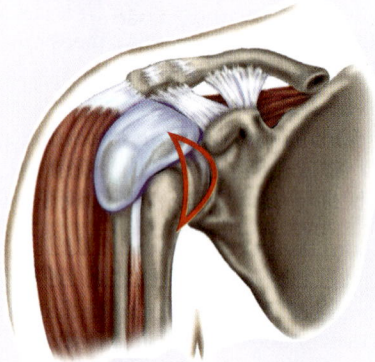

Capsulite adesiva (ombro congelado)

A capsulite adesiva refere-se à fibrose da cápsula da articulação glenoumeral (articulação do ombro), manifestada por dor surda constante e difusa no ombro e restrição progressiva da amplitude do movimento ativa e passiva, em especial na rotação externa, com dor à palpação localizada. A condição costuma ser unilateral e ocorre em pessoas de 40 a 60 anos. Muitas vezes, existe um distúrbio antecedente do ombro ou outra condição (como um infarto do miocárdio) que leve a diminuição do movimento dos ombros. A resolução do distúrbio pode demorar de 6 meses a 2 anos. Exercícios de alongamento e injeções de esteroides são úteis.

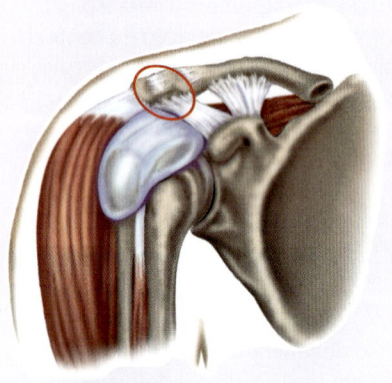

Artrite acromioclavicular

A artrite acromioclavicular é relativamente comum, em geral causada por lesão direta prévia da cintura escapular com alterações degenerativas resultantes. A dor é localizada sobre a articulação acromioclavicular. Os pacientes relatam dor com a movimentação da escápula e abdução do braço. O teste de adução cruzada do braço pode ser positivo.

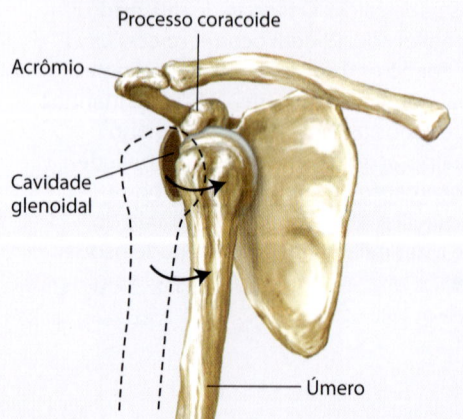

Processo coracoide

Acrômio

Cavidade glenoidal

Úmero

Luxação anterior do úmero

A instabilidade do ombro decorrente de subluxação ou luxação anterior do úmero resulta, em geral, de queda ou movimento de arremesso forçado. Episódios recorrentes podem se tornar comuns, a menos que sejam tratados ou o movimento precipitante seja evitado. O ombro parece "escorregar para fora da articulação" durante a abdução e a rotação externa do braço, causando um teste de apreensão positivo para instabilidade anterior quando o examinador coloca o braço nessa posição. Qualquer movimento do ombro pode causar dor e os pacientes seguram o braço em uma posição neutra. A superfície lateral arredondada do ombro parece retificada. As luxações também podem ser inferiores, posteriores (relativamente raras) e multidirecionais.

TABELA 23.6 Tumefação ou dor à palpação no cotovelo

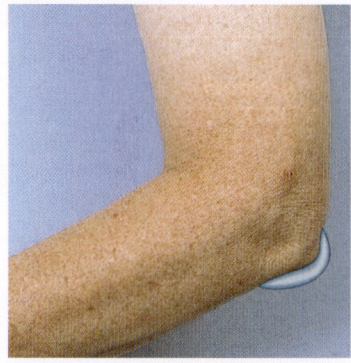

Bursite do
olécrano

Bursite do olécrano

Edema e inflamação da bolsa do olécrano podem ser causados por traumatismo, gota ou artrite reumatoide (AR). A tumefação é superficial ao olécrano e pode atingir 6 cm de diâmetro. Considerar aspiração para diagnóstico e alívio sintomático.

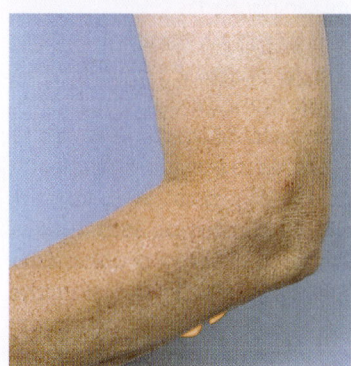

Nódulos
reumatoides

Nódulos reumatoides

Nódulos subcutâneos podem se desenvolver em pontos de pressão ao longo da superfície extensora da ulna em pacientes com AR ou febre reumática aguda. A consistência é firme e são indolores. Não estão fixados à pele sobrejacente, mas podem estar fixados ao periósteo subjacente. Podem ocorrer na região da bolsa do olécrano, mas com frequência sua localização é mais distal.

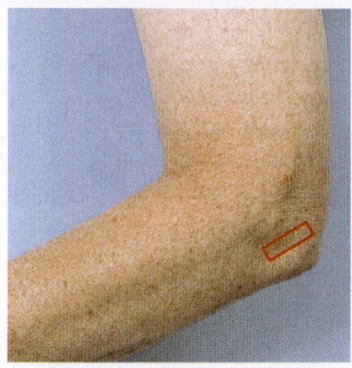

Artrite

Artrite do cotovelo

Inflamação ou líquido sinovial é mais facilmente palpada nos sulcos entre o olécrano e os epicôndilos em cada lado. Palpar à procura de edema de consistência pastosa ou mole ou flutuante e dor à palpação. As causas incluem AR, gota e pseudogota, osteoartrite e trauma. Os pacientes relatam dor, rigidez e restrição do movimento.

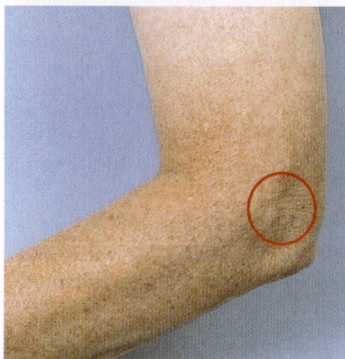

Epicondilite

Epicondilite

A *epicondilite lateral* (cotovelo de tenista) ocorre após movimentos repetitivos de extensão do punho ou pronação-supinação do antebraço. Dor espontânea e à palpação pode ocorrer em uma localização 1 cm distal ao epicôndilo lateral e, possivelmente, nos músculos extensores próximos. Na maioria das vezes, a dor é causada por tendinose crônica do extensor radial curto do carpo. Quando o paciente tenta estender o punho contra uma resistência, a dor aumenta.

A *epicondilite medial* (cotovelo do golfista ou do jogador de beisebol) ocorre após movimentos repetitivos de flexão do punho como o arremesso. A dor é máxima em um ponto imediatamente lateral e distal ao epicôndilo medial. A flexão do punho contra uma resistência aumenta a dor. Na maioria das vezes, a dor é causada por tendinose do músculo pronador redondo ou do músculo flexor radial do carpo.

TABELA 23.7 Artrite nas mãos

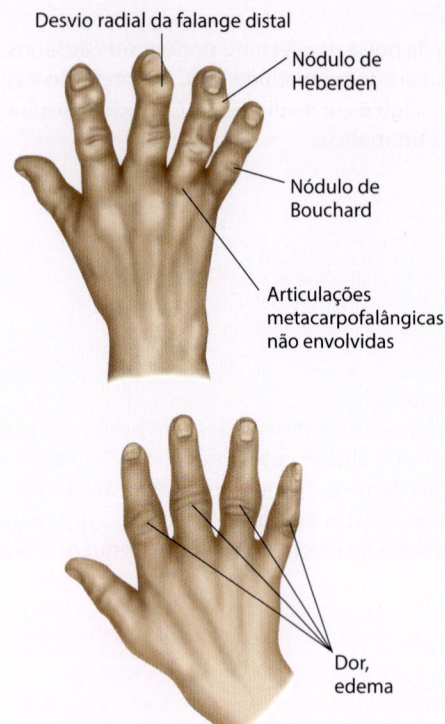

Desvio radial da falange distal

Nódulo de Heberden

Nódulo de Bouchard

Articulações metacarpofalângicas não envolvidas

Dor, edema

Osteoartrite (doença articular degenerativa)

Nódulos de Heberden nas superfícies dorsolaterais das articulações interfalângicas distais (IFD) decorrentes do crescimento ósseo excessivo na osteoartrite (OA). Geralmente duros e indolores, ocorrem em adultos de meia-idade ou mais velhos e, com frequência, estão associados a alterações artríticas em outras articulações. Podem ocorrer deformidades em flexão e desvio. Os *nódulos de Bouchard* nas articulações interfalângicas proximais (IFP) são menos comuns. As articulações metacarpofalângicas (MCF) geralmente são poupadas.

Artrite reumatoide aguda

Articulações dolorosas espontaneamente e à palpação e rígidas na AR, em geral com envolvimento simétrico nos dois lados do corpo. As articulações IFD, MCF e do punho são afetadas com mais frequência. Observar o edema fusiforme nas articulações IFP na doença aguda.

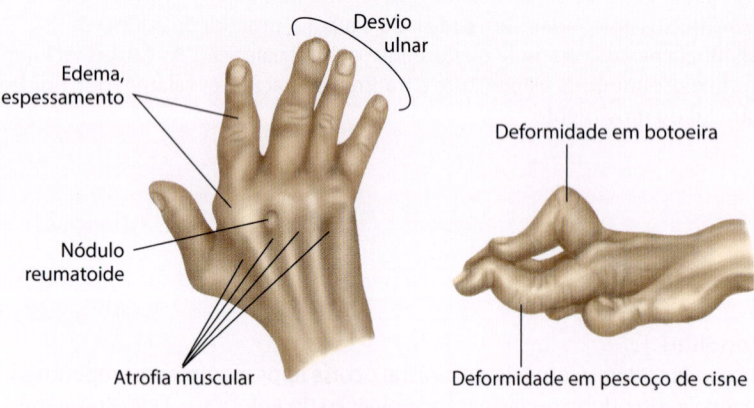

Edema, espessamento

Desvio ulnar

Deformidade em botoeira

Nódulo reumatoide

Atrofia muscular

Deformidade em pescoço de cisne

Artrite reumatoide crônica

Na doença crônica, observar o edema e o espessamento das articulações MCF e IFP. A amplitude do movimento torna-se limitada e os dedos das mãos apresentam desvio ulnar. Os músculos interósseos estão atrofiados. Os dedos podem exibir deformidades em *"pescoço de cisne"* (hiperextensão das articulações IFP com flexão fixa das articulações IFD) relacionadas à destruição inflamatória das articulações e ligamentos de sustentação. A *deformidade em botoeira* é menos comum (flexão persistente da articulação IFP com hiperextensão da articulação IFD). Nódulos reumatoides são observados no estágio agudo ou crônico.

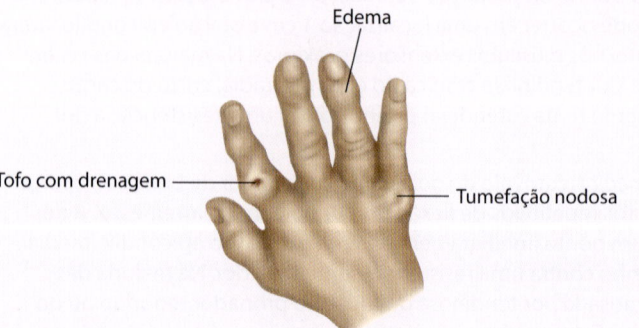

Edema

Tofo com drenagem

Tumefação nodosa

Gota tofácea crônica[3]

Depósitos de cristais de urato, muitas vezes com inflamação circundante, causam deformidades nos tecidos subcutâneos, bolsas, cartilagens e ossos subcondrais que mimetizam a artrite reumatoide (AR) e a OA. O envolvimento articular é, em geral, menos simétrico que na AR. Inflamação aguda pode ocorrer. Tumefações nodosas ao redor das articulações ulceram e secretam uratos brancos calcáreos.

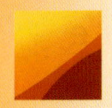

TABELA 23.8 Tumefações e deformidades das mãos

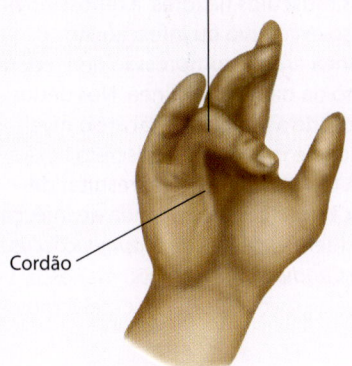

Contração em flexão

Cordão

Contratura de Dupuytren

O primeiro sinal de uma contratura de Dupuytren é uma faixa espessa acima do tendão do músculo flexor do anular e possivelmente do dedo mínimo, perto da prega palmar distal. Mais tarde, a pele nessa área fica enrugada e um cordão fibrótico espesso surge entre a palma da mão e o dedo. A extensão do dedo é limitada, mas a flexão costuma ser normal. Contratura em flexão dos dedos da mão pode se desenvolver gradualmente.

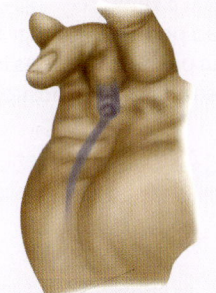

Dedo em gatilho

O dedo em gatilho é causado por um nódulo indolor em um tendão flexor na palma da mão, perto da cabeça do metacarpal. O nódulo é grande demais para entrar com facilidade na bainha tendínea durante a extensão dos dedos da mão a partir de uma posição fletida. Com um esforço adicional ou auxílio, o dedo é estendido e flexionado com um estalo palpável e audível quando o nódulo entra abruptamente na bainha tendínea. Observar, escutar e palpar o nódulo quando o paciente flexionar e estender os dedos das mãos.

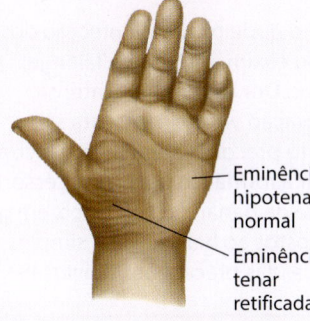

Eminência
hipotenar
normal

Eminência
tenar
retificada

Atrofia tenar

Atrofia tenar sugere um distúrbio do nervo mediano como a síndrome do túnel do carpo. Atrofia hipotenar sugere um distúrbio do nervo ulnar.

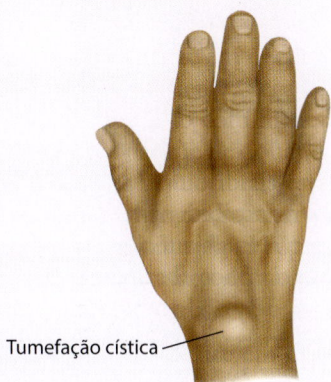

Tumefação cística

Cisto sinovial

Os cistos sinoviais são tumefações císticas, redondas e geralmente indolores ao longo das bainhas tendíneas ou das cápsulas articulares, com frequência no dorso do punho. O cisto contém líquido sinovial originado de erosão ou laceração da cápsula articular ou bainha tendínea e retido na cavidade cística. A flexão do punho torna os cistos sinoviais mais proeminentes, se existentes no dorso do punho, com a extensão tendendo a ocultá-los. Os cistos sinoviais também podem surgir nas mãos, nos tornozelos e nos pés. Podem desaparecer espontaneamente.

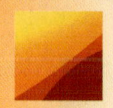

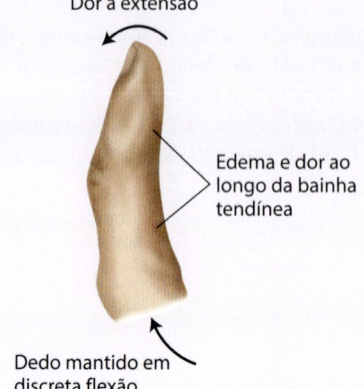

Dor à extensão

Edema e dor ao longo da bainha tendínea

Dedo mantido em discreta flexão

Tenossinovite aguda

A inflamação das bainhas tendíneas dos músculos flexores, a tenossinovite aguda, pode ocorrer após lesão local, uso excessivo ou infecção. Ao contrário da artrite, não há dor espontânea e/ou à compressão nem edema na articulação, e, sim, ao longo do trajeto da bainha tendínea. Nos dedos das mãos, isso ocorre frequentemente desde a falange distal até o nível da articulação metacarpofalângica. O dedo é mantido em discreta flexão, já que sua extensão é muito dolorosa. A tenossinovite pode resultar de inflamação relacionada a lesão ou irritação da bainha, ou ainda de infecção. Os agentes infecciosos responsáveis incluem espécies de *Staphylococcus* e *Streptococcus*, gonorreia disseminada e *Candida albicans*.

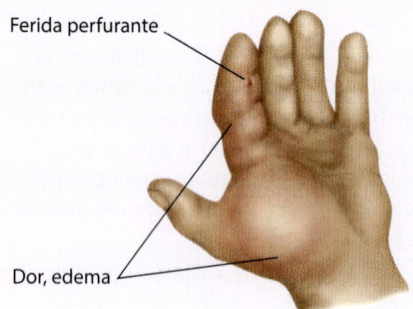

Ferida perfurante

Dor, edema

Tenossinovite aguda e envolvimento do espaço tenar

Uma tenossinovite infecciosa dos dedos da mão pode se estender da bainha tendínea para os espaços fasciais adjacentes na palma da mão. As infecções do dedo indicador e do espaço tenar estão ilustradas. O diagnóstico e tratamento precoces são importantes.

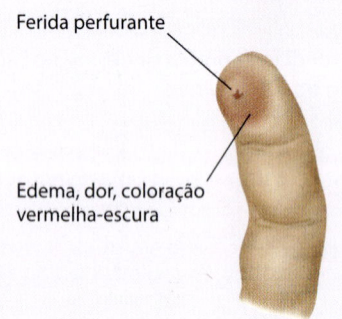

Ferida perfurante

Edema, dor, coloração vermelha-escura

Abscesso na polpa digital

Um ferimento na ponta de um dedo da mão pode provocar infecção dos espaços fasciais fechados da polpa distal ou coxim adiposo da falange, em geral causada por *Staphylococcus aureus*. Dor espontânea intensa, dor à compressão localizada, edema e coloração vermelha-escura são características. O diagnóstico e o tratamento precoces, geralmente incisão e drenagem, são importantes para prevenir a formação de um abscesso. Se houver vesículas, considerar a possibilidade de panarício herpético, em geral encontrado em profissionais da saúde expostos ao herpes-vírus simples (HSV) na saliva humana (raro quando são usadas precauções universais).

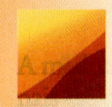

TABELA 23.10 Anormalidades dos pés

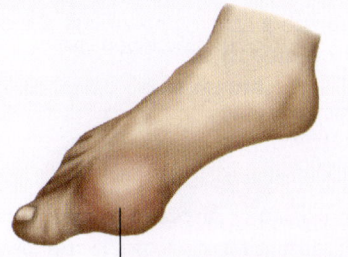

Calor, rubor, dor à compressão, tumefação

Artrite gotosa aguda

A articulação metatarsofalângica do hálux é o local inicial em 50% dos episódios de artrite gotosa aguda. É caracterizada por tumefação dolorosa espontaneamente e à compressão, quente e vermelha-escura, que se estende além da margem da articulação. Pode ser facilmente confundida com celulite. O tornozelo, as articulações tarsais e o joelho também são envolvidos com frequência.

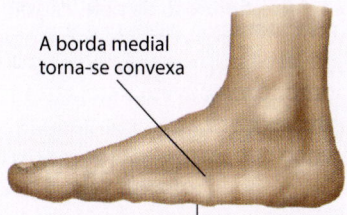

A borda medial torna-se convexa

A planta do pé toca o chão

Pé plano

Os sinais de pé plano podem ser evidentes apenas quando o paciente fica em posição ortostática, ou podem se tornar permanentes. O arco longitudinal é retificado, de modo que a planta dos pés se aproxima ou chega a tocar no chão. A concavidade normal na porção medial do pé torna-se convexa. Pode haver dor no maléolo medial e ao longo da superfície plantar medial do pé. Edema pode ocorrer anteriormente aos maléolos. Os pés planos podem ser uma variante normal ou ser decorrentes de disfunção do tendão do músculo tibial posterior, observada na obesidade, no diabetes melito e em lesão prévia do pé. Inspecionar os sapatos a procura de desgaste excessivo na porção interna da planta do pé e do calcanhar.

Hálux valgo

No hálux valgo, ocorre desvio lateral do hálux e aumento da cabeça do primeiro metatarsal em sua superfície medial, formando uma bolsa ou joanete. Essa bolsa pode se tornar inflamada. As mulheres têm 10 vezes mais probabilidade de serem afetadas que os homens.

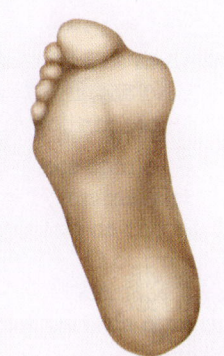

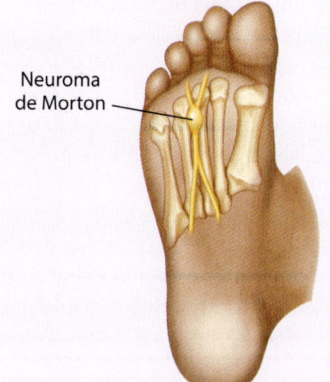

Neuroma de Morton

Neuroma de Morton

Pesquisar dor na superfície plantar, entre as cabeças do terceiro e do quarto metatarsais, decorrente de fibrose perineural do nervo digital comum causada por irritação repetitiva do nervo (e não um neuroma verdadeiro). Verificar se há dor irradiada para os dedos dos pés quando o interespaço plantar é comprimido pelo examinador com uma mão e os metatarsais são apertados com a outra mão. Os sintomas incluem hiperestesia, dormência, dor e queimação desde as cabeças dos metatarsais até o terceiro e o quarto dedos do pé.

TABELA 23.11 Anormalidades dos dedos dos pés e das plantas dos pés

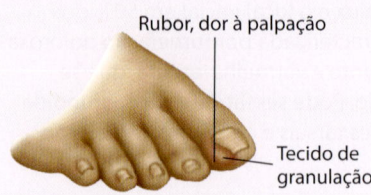

Rubor, dor à palpação

Tecido de granulação

Onicocriptose (unha encravada)

A borda afiada de uma unha do pé pode penetrar e ferir a prega ungueal lateral, provocando inflamação e infecção. O resultado é uma prega ungueal dolorosa, avermelhada e redundante, algumas vezes com tecido de granulação e secreção purulenta. O hálux costuma ser afetado com mais frequência.

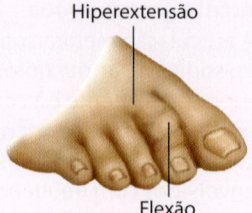

Hiperextensão

Flexão

Dedo em martelo

Geralmente envolvendo o segundo dedo do pé, o dedo em martelo é caracterizado por hiperextensão na articulação metatarsofalângica com flexão na articulação interfalângica proximal (IFP). Com frequência, um corno cutâneo se desenvolve no ponto de pressão acima da articulação IFP.

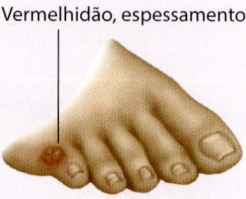

Vermelhidão, espessamento

Corno cutâneo

Um corno cutâneo é um espessamento cônico e doloroso da pele, causado pela pressão recorrente sobre pele normalmente delgada. O ápice do cone aponta para dentro e causa dor. Os cornos cutâneos tipicamente ocorrem sobre proeminências ósseas, como o quinto dedo do pé. Quando localizados em áreas úmidas como os pontos de compressão entre o quarto e o quinto dedos do pé, são chamados de *cornos cutâneos moles*.

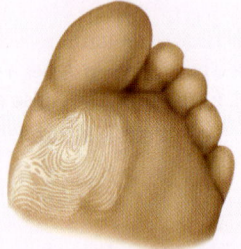

Calosidade

Como o corno cutâneo, uma calosidade (ou calo) é uma área de pele muito espessada que se desenvolve em uma região de pressão recorrente. Ao contrário do corno cutâneo, a calosidade envolve uma área de pele normalmente espessa, como a planta do pé, e costuma ser indolor. Se um calo for doloroso, deve-se suspeitar de verruga plantar subjacente.

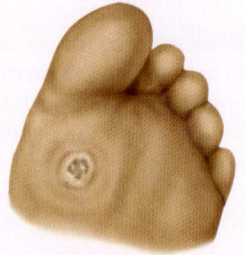

Verruga plantar

Uma verruga plantar é uma lesão hiperceratótica causada pelo papilomavírus humano, localizada na planta do pé. Pode ser semelhante a um calo. Procurar os pequenos pontos escuros característicos que conferem um aspecto pontilhado à verruga. As linhas cutâneas normais terminam na borda da verruga. Ela é dolorosa se for movida lateralmente, enquanto um calo é doloroso quando há pressão direta.

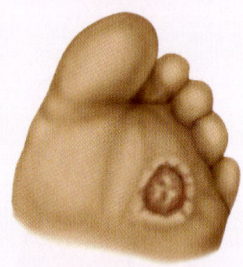

Úlcera neuropática

Quando a sensibilidade dolorosa está diminuída ou ausente, como na neuropatia diabética, úlceras neuropáticas podem surgir em pontos de pressão nos pés. Embora sejam, com frequência, profundas, infectadas e de evolução arrastada, são indolores por causa do comprometimento sensorial que costuma provocar sua formação. Osteomielite subjacente e amputação podem ocorrer. A detecção precoce da perda de sensibilidade usando um filamento* de náilon constitui o padrão no atendimento a pessoas diabéticas.

*N.R.T.: A sensibilidade pode ser testada com monofilamento de Semmes-Weinstein de gramas variados, cujo objetivo é avaliar a sensibilidade tátil dos pacientes com possível lesão nos nervos. A avaliação é feita com um estesiômetro de náilon, o qual é aplicado suavemente em cerca de cinco pontos de pressão nos pés e/ou nas mãos do paciente.

REFERÊNCIAS BIBLIOGRÁFICAS

1. Cush JJ. Chapter 363: Approach to articular and musculoskeletal disorders. In: Jameson JL, Fauci AS, Kasper DL, et al., eds. *Harrison's Principles of Internal Medicine*. 20th ed. New York: McGraw-Hill Education/Medical; 2018.

2. Souza TA. *Differential Diagnosis for the Chiropractor: Protocols and Algorithms*. 5th ed. Burlington, MA: Jones & Bartlett Learning; 2014.

3. American College of Physicians. Approach to the patient with rheumatic disease. In: Collier V, ed. *Rheumatology. Medical Knowledge Self-Assessment Program (MKSAP) 17*. Philadelphia, PA: American College of Physicians; 2015.

4. Pujalte GG, Albano-Aluquin SA. Differential diagnosis of polyarticular arthritis. *Am Fam Physician*. 2015;92(1):35–41.

5. Carpenter CR, Schuur JD, Everett WW, et al. Evidence-based diagnostics: adult septic arthritis. *Acad Emerg Med*. 2011;18(8):781–796.

6. Mead T, Arabindoo K, Smith B. Managing gout: there's more we can do. *J Fam Pract*. 2014;63(12):707–713.

7. Anderson J, Caplan L, Yazdany J, et al. Rheumatoid arthritis disease activity measures: American College of Rheumatology recommendations for use in clinical practice. *Arthritis Care Res (Hoboken)*. 2012;64(5):640–647.

8. Davis JM 3rd, Matteson EL; American College of Rheumatology; European League Against Rheumatism. My treatment approach to rheumatoid arthritis. *Mayo Clin Proc*. 2012;87(7):659–673.

9. Dejaco C, Singh YP, Perel P, et al. 2015 Recommendations for the management of polymyalgia rheumatica: a European League Against Rheumatism/American College of Rheumatology collaborative initiative. *Arthritis Rheumatol*. 2015;67(10):2569–2580.

10. Gelber AC. In the clinic. Osteoarthritis. *Ann Intern Med*. 2014;161(1):ITC1–16.

11. Bono CM, Ghiselli G, Gilbert TJ, et al; North American Spine Society. An evidence-based clinical guideline for the diagnosis and treatment of cervical radiculopathy from degenerative disorders. *Spine J*. 2011;11(1):64–72.

12. Onks CA, Billy G. Evaluation and treatment of cervical radiculopathy. *Prim Care*. 2013;40(4):837–848, vii–viii.

13. Chou R. In the clinic. Low back pain. *Ann Intern Med*. 2014;160(11):ITC6–1.

14. Rozenberg S, Foltz V, Fautrel B. Treatment strategy for chronic low back pain. *Joint Bone Spine*. 2012;79(6):555–559.

15. Ropper AH, Zafonte RD. Sciatica. *N Engl J Med*. 2015;372(13):1240–1248.

16. Wilson CH. Chapter 164: The musculoskeletal examination. In: Walker HK, Hall WD, Hurst JW, eds. *Clinical Methods: The History, Physical, and Laboratory Examinations*. 3rd ed. Boston: Butterworths; 1990. Available at https://www.ncbi.nlm.nih.gov/books/NBK272/. Accessed November 8, 2018.

17. Monrad SU, Zeller JL, Craig CL, et al. Musculoskeletal education in US medical schools: lessons from the past and suggestions for the future. *Curr Rev Musculoskelet Med*. 2011;4(3):91–98.

18. Singh JA, Furst DE, Bharat A, et al. 2012 update of the 2008 American College of Rheumatology recommendations for the use of disease-modifying antirheumatic drugs and biologic agents in the treatment of rheumatoid arthritis. *Arthritis Care Res (Hoboken)*. 2012;64(5):625–639.

19. Aletaha D, Neogi T, Silman AJ, et al. 2010 Rheumatoid arthritis classification criteria: an American College of Rheumatology/European League Against Rheumatism collaborative initiative. *Arthritis Rheum*. 2010;62(9):2569–2581.

20. Nagy G, van Vollenhoven RF. Sustained biologic-free and drug-free remission in rheumatoid arthritis, where are we now? *Arthritis Res Ther*. 2015;17:181.

21. Durham J, Newton-John TR, Zakrzewska JM. Temporomandibular disorders. *BMJ*. 2015;350:h1154.

22. Schiffman E, Ohrbach R, Truelove E, et al. Diagnostic Criteria for Temporomandibular Disorders (DC/TMD) for clinical and research applications: recommendations of the International RDC/TMD Consortium Network and Orofacial Pain Special Interest Group. *J Oral Facial Pain Headache*. 2014;28(1):6–27.

23. McGee S. Chapter 55: Examination of the musculoskeletal system—the shoulder. In: *Evidence-based Physical Diagnosis*. 3rd ed. St. Louis, MO: Saunders; 2012.

24. Whittle S, Buchbinder R. In the clinic. Rotator cuff disease. *Ann Intern Med*. 2015;162(1):ITC1–15.

25. Hermans J, Luime JJ, Meuffels DE, et al. Does this patient with shoulder pain have rotator cuff disease?: The Rational Clinical Examination systematic review. *JAMA*. 2013;310(8):837847.

26. Hanchard NC, Lenza M, Handoll HH, et al. Physical tests for shoulder impingements and local lesions of bursa, tendon or labrum that may accompany impingement. *Cochrane Database Syst Rev*. 2013;(4):CD007427.

27. Appleboam A, Reuben AD, Benger JR, et al. Elbow extension test to rule out elbow fracture: multicentre prospective validation and observational study of diagnostic accuracy in adults and children. *BMJ*. 2008;337:a2428.

28. Darracq MA, Vinson DR, Panacek EA. Preservation of active range of motion after acute elbow trauma predicts absence of elbow fracture. *Am J Emerg Med*. 2008;26(7):779–782.

29. Ahmad Z, Siddiqui N, Malik SS, et al. Lateral epicondylitis: a review of pathology and management. *Bone Joint J*. 2013;95-B(9):1158–1164.

30. McCallum SD, Paoloni JA, Murrell GA. Five-year prospective comparison study of topical glyceryl trinitrate treatment of chronic lateral epicondylosis at the elbow. *Br J Sports Med*. 2011;45(5):416–420.

31. Jones M, Kishore M, Redfern D. Propionibacterium acnes infection of the elbow. *J Shoulder Elbow Surg*. 2011;20(5):e22–e25.

32. Kotnis NA, Chiavaras MM, Harish S. Lateral epicondylitis and beyond: imaging of lateral elbow pain with clinical-radiologic correlation. *Skeletal Radiol*. 2012;41(4):369–386.

33. Kleopa KA. In the clinic. Carpal tunnel syndrome. *Ann Intern Med*. 2015;163(5):ITC1–1.

34. Kenney RJ, Hammert WC. Physical examination of the hand. *J Hand Surg Am*. 2014;39(11):2324–2334; quiz 2334.

35. Sauvé PS, Rhee PC, Shin AY, et al. Examination of the wrist: radial-sided wrist pain. *J Hand Surg Am*. 2014;39(10):2089–2092.

36. McGee S. Chapter 62: Disorders of the nerve roots, plexuses. In: *Evidence-based Physical Diagnosis*. 3rd ed. St. Louis, MO: Saunders; 2012.

37. D'Arcy CA, McGee S. Does this patient have carpal tunnel syndrome? The rational clinical examination. *JAMA*. 2000;283(23):3110–3117.

38. Raychaudhuri SP, Deodhar A. The classification and diagnostic criteria of ankylosing spondylitis. *J Autoimmun*. 2014;48–49:128–133.

39. Al Nezari NH, Schneiders AG, Hendrick PA. Neurological examination of the peripheral nervous system to diagnose lumbar spinal disc herniation with suspected radiculopathy: a systematic review and meta-analysis. *Spine J*. 2013;13(6):657–674.

40. Scaia V, Baxter D, Cook C. The pain provocation-based straight leg raise test for diagnosis of lumbar disc herniation, lumbar radiculopathy, and/or sciatica: a systematic review of clinical utility. *J Back Musculoskelet Rehabil*. 2012;25(4):215–223.

41. Iversen T, Solberg TK, Romner B, et al. Accuracy of physical examination for chronic lumbar radiculopathy. *BMC Musculoskelet Disord*. 2013;14:206.

42. Thoomes EJ, van Geest S, van der Windt DA, et al. Value of physical tests in diagnosing cervical radiculopathy: a systematic review. *Spine J*. 2018;18(1):179–189.

43. Frank RM, Slabaugh MA, Grumet RC, et al. Hip pain in active patients: what you may be missing. *J Fam Pract*. 2012;61(12):736–744.

44. Suarez JC, Ely EE, Mutnal AB, et al. Comprehensive approach to the evaluation of groin pain. *J Am Acad Orthop Surg*. 2013;21(9):558–570.

45. Karrasch C, Lynch S. Practical approach to hip pain. *Med Clin N Am*. 2014;98(4):737–754.

46. Reiman MP, Goode AP, Hegedus EJ, et al. Diagnostic accuracy of clinical tests of the hip: a systematic review with meta-analysis. *Br J Sports Med*. 2012;47(14):893–902.

47. Prather H, Harris-Hayes M, Hunt DM, et al. Reliability and agreement of hip range of motion and provocative physical examination tests in asymptomatic volunteers. *PM R*. 2010;2(10):888–895.

48. McGee S. Chapter 57: Examination of the musculoskeletal system—the knee. In: *Evidence-based Physical Diagnosis*. 4th ed. St. Louis, MO: Saunders; 2018.

49. Smith BE, Thacker D, Crewesmith A, et al. Special tests for assessing meniscal tears within the knee: a systematic review and meta-analysis. *Evid Based Med*. 2015;20(3):88–97.

50. Morelli V, Braxton TM Jr. Meniscal, plica, patellar, and patellofemoral injuries of the knee: updates, controversies and advancements. *Prim Care*. 2013;40(2):357–382.

51. Schiphof D, van Middelkoop M, de Klerk BM, et al. Crepitus is a first indication of patellofemoral osteoarthritis (and not of tibiofemoral osteoarthritis). *Osteoarthritis Cartilage*. 2014;22(5):631–638.

52. Lester JD, Watson JN, Hutchinson MR. Physical examination of the patellofemoral joint. *Clin Sports Med*. 2014;33(3):403–412.

53. Knutson T, Bothwell J, Durbin R. Evaluation and management of traumatic knee injuries in the emergency department. *Emerg Clin North Am*. 2015;33(2):345–362.

54. Karrasch C, Gallo RA. The acutely injured knee. *Med Clin North Am*. 2014;98(4):719–736, xi.

55. Young C. In the clinic. Plantar fasciitis. *Ann Intern Med*. 2012;156(1 Pt 1):ITC1-15.

56. Papaliodis DN, Vanushkina MA, Richardson NG, et al. The foot and ankle examination. *Med Clin North Am*. 2014;98(2):181–204.

57. Tiemstra JD. Update on acute ankle sprains. *Am Fam Phys*. 2012;85(12):1170–1176.

58. Clauw DJ. Fibromyalgia: a clinical review. *JAMA*. 2014;311(15):1547–1555.

59. U.S. Department of Health and Human Services. Office of Disease Prevention and Health Promotion. Healthy People 2020. Arthritis, Osteoporosis, and Chronic Back Conditions. Available at http://www.healthypeople.gov/2020/topics-objectives/topic/Arthritis-Osteoporosis-and-Chronic-Back-Conditions. Accessed November 25, 2018.

60. Rui P, Okeyode T. National Ambulatory Medical Care Survey: 2015 State and National Summary Tables. 2015. Available at http://www.cdc.gov/nchs/ahcd/ahcd_products.htm. Accessed November 25, 2018.

61. Davis MA, Onega T, Weeks WB, et al. Where the United States spends its spine dollars: expenditures on different ambulatory services for the management of back and neck conditions. *Spine (Phila Pa 1976)*. 2012;37(19):1693–1701.

62. Qaseem A, Wilt TJ, McLean RM, et al; Clinical Guidelines Committee of the American College of Physicians. Noninvasive treatments for acute, subacute, and chronic low back pain: a clinical practice guideline from the American College of Physicians. *Ann Intern Med*. 2017;166(7):514–530.

63. Chou R, Shekelle P. Will this patient develop persistent disabling low back pain? *JAMA*. 2010;303(13):1295–1302.

64. Chou R, Deyo R, Friedly J, et al. Systemic pharmacologic therapies for low back pain: a systematic review for an American College of Physicians Clinical Practice Guideline. *Ann Intern Med*. 2017;166(7):480–492.

65. U.S. Preventive Services Task Force; Curry SJ, Krist AH, et al. Screening for osteoporosis to prevent fractures: U.S. Preventive Services Task Force recommendation statement. *JAMA*. 2018;319(24):2521–2531.

66. Ensrud KE, Crandall CJ. Osteoporosis. *Ann Intern Med*. 2017;167(3):ITC17–ITC32.

67. U.S. Preventive Services Task Force. Screening for osteoporosis: U.S. Preventive Services Task Force recommendation statement. *Ann Intern Med*. 2011;154(5):356–364.

68. Cosman F, de Beur SJ, LeBoff MS, et al. Clinician's guide to prevention and treatment of osteoporosis. *Osteoporos Int*. 2014;25(10):2359–2381.

69. Nguyen ND, Ahlborg HG, Center JR, et al. Residual lifetime risk of fractures in women and men. *J Bone Miner Res*. 2007;22(6):781–788.

70. Wright NC, Looker AC, Saag KG, et al. The recent prevalence of osteoporosis and low bone mass in the United States based on bone mineral density at the femoral neck or lumbar spine. *J Bone Miner Res*. 2014;29(11):2520–2526.

71. Office of Dietary Supplements, National Institutes of Health. Calcium. Dietary Supplement Fact Sheet. 2018. Available at http://ods.od.nih.gov/factsheets/Calcium-Health Professional/. Accessed June 6, 2015.

72. Office of Dietary Supplements, National Institutes of Health. Vitamin D. Fact Sheet for Health Professionals. 2018. Available at http://ods.od.nih.gov/factsheets/VitaminD-HealthProfessional/. Accessed June 6, 2015.

73. Ross AC, Manson JE, Abrams SA, et al. The 2011 report on dietary reference intakes for calcium and vitamin D from the Institute of Medicine: what clinicians need to know. *J Clin Endocrinol Metab*. 2011;96(1):53–58.

74. LeFevre ML; U.S. Preventive Services Task Force. Screening for vitamin D deficiency in adults: U.S. Preventive Services Task Force recommendation statement. *Ann Intern Med*. 2015;162(2):133–140.

75. Qaseem A, Forciea MA, McLean RM, et al; Clinical Guidelines Committee of the American College of Physicians.

Treatment of low bone density or osteoporosis to prevent fractures in men and women: a clinical practice guideline update from the American College of Physicians. *Ann Intern Med.* 2017;166(11):818–839.

76. Bergen G, Stevens MR, Burns ER. Falls and fall injuries among adults aged >/=65 years—United States, 2014. *MMWR Morb Mortal Wkly Rep.* 2016;65(37):993–998.

77. Centers for Disease Control and Prevention. Costs of falls among older adults. 2016. Available at https://www.cdc.gov/homeandrecreationalsafety/falls/fallcost.html. Accessed November 26, 2018.

78. Grossman DC, Curry SJ, et al. Interventions to prevent falls in community-dwelling older adults: U.S. Preventive Services Task Force recommendation statement. *JAMA.* 2018;319(16):1696–1704.

79. Stevens JA, Phelan EA. Development of STEADI: a fall prevention resource for health care providers. *Health Promot Pract.* 2013;14(5):706–714.

80. Centers for Disease Control and Prevention. About CDC's STEADI (Stopping Elderly Accidents, Deaths, & Injuries) Tool Kit. Updated July 1, 2015. Available at http://www.cdc.gov/steadi/about.html. Accessed November 26, 2018.

81. Rubenstein LZ, Vivrette R, Harker JO, et al. Validating an evidence-based, self-rated fall risk questionnaire (FRQ) for older adults. *J Safety Res.* 2011;42(6):493–499.

82. Neogi T. Gout. *New Engl J Med.* 2011;364(5):443–452.

83. Davatchi F. Behçet's disease. *Int J Rheum Dis.* 2014;17(4):355–357.

84. Hatemi G, Yaziel Y, Yazici H. Behçet's syndrome. *Rheum Dis Clin North Am.* 2013;39(2):245–261.

85. Balague F, Mannion AF, Pellise F, et al. Non-specific low back pain. *Lancet.* 2012;379(9814):482–491.

86. Golub AL, Laya MB. Osteoporosis: screening, prevention, and management. *Med Clin North Am.* 2015;99(3):587–606.

87. Kreiner DS, Shaffer WO, Baisden JL, et al. An evidence-based clinical guideline for the diagnosis and treatment of degenerative lumbar spinal stenosis (update). *Spine J.* 2013;13(7):734–743.

88. Suri P, Rainville J, Kalichman L, et al. Does this older adult with lower extremity pain have the clinical syndrome of lumbar spinal stenosis? *JAMA.* 2010;304(23):2628–2636.

89. Assassi S, Weisman MH, Lee M, et al. New population-based reference values for spinal mobility measures based on the 2009–2010 National Health and Nutrition Examination Survey. *Arthritis Rheumatol.* 2014;66(9):2628–2637.

Sistema Nervoso

ANATOMIA E FISIOLOGIA

A localização acurada das lesões no sistema nervoso exige o conhecimento de sua anatomia e organização.

O sistema nervoso pode ser dividido em sistema nervoso central (SNC) e sistema nervoso periférico (SNP). O *sistema nervoso central* compreende o encéfalo e a medula espinal. O *sistema nervoso periférico* inclui os nervos espinais que saem da medula espinal, os nervos periféricos e os músculos.

Sistema nervoso central

Encéfalo. O encéfalo é uma vasta rede de células nervosas, chamadas neurônios, interconectadas pelos *axônios* – longas fibras isoladas que conduzem os impulsos de um neurônio para o outro (Figura 24.1). A maior parte do encéfalo é chamada de *cérebro* e é dividida em duas metades chamadas *hemisférios cerebrais*. Cada hemisfério cerebral é subdividido nos *lobos frontal, parietal, temporal e occipital*.

O tecido encefálico pode ser cinzento ou branco. A *substância cinzenta* consiste em agregados de corpos celulares de neurônios. Ela reveste as superfícies dos hemisférios cerebrais, formando o *córtex cerebral*. A *substância branca* consiste nos axônios neuronais que são revestidos com mielina. As *bainhas de mielina*, que produzem a cor branca, possibilitam a transmissão mais rápida dos impulsos nervosos.

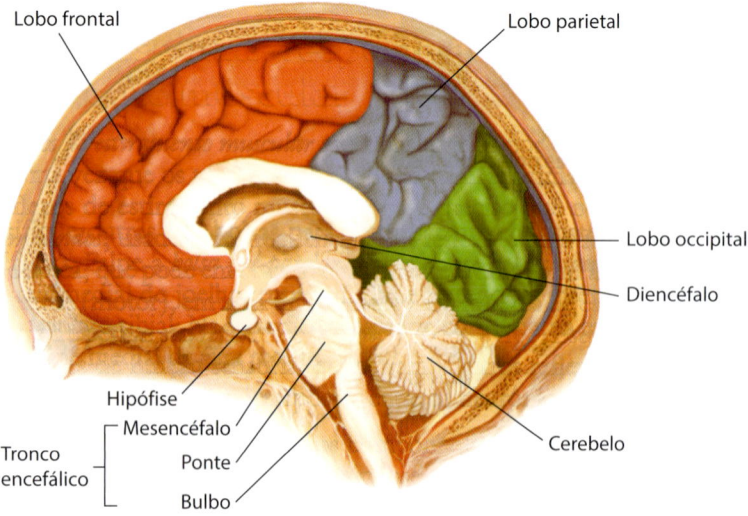

Figura 24.1 Metade direita do encéfalo, vista medial.

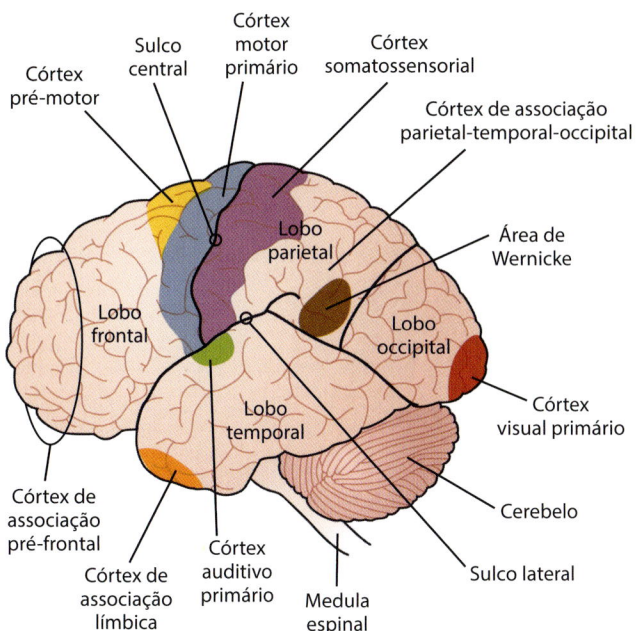

Figura 24.2 Regiões do córtex cerebral e funções selecionadas. (De Rhoades RA, Bell DR. *Medical Physiology: Principles for Clinical Medicine*. 5th ed. Wolters Kluwer; 2018, Fig. 7-12.)

Cada região do córtex cerebral tem uma função especializada (Figura 24.2). A compreensão da fala, por exemplo, é controlada por uma porção do lobo temporal posterior e superior no hemisfério dominante (geralmente o esquerdo).

Situados profundamente no encéfalo, há agrupamentos adicionais de substância cinzenta. Esses incluem os *núcleos da base*, que afetam o movimento, e a superfície inferior dos lobos frontais (*diencéfalo*), que inclui o tálamo e o hipotálamo. O *tálamo* processa os impulsos sensoriais e transmite-os para o córtex cerebral. O *hipotálamo* mantém a homeostase e regula a temperatura, a frequência cardíaca e a pressão arterial. Também afeta o sistema endócrino e governa comportamentos emocionais como a raiva e o impulso sexual. Os hormônios secretados pelo hipotálamo atuam diretamente na hipófise. A *cápsula interna* é uma estrutura de substância branca na qual as fibras mielinizadas do córtex cerebral convergem e descem para o tronco encefálico. A principal via motora descendente, o *trato corticospinal*, passa pela cápsula interna.

O *tronco encefálico* conecta a porção superior do encéfalo com a medula espinal e tem três seções: o *mesencéfalo*, a *ponte* e o *bulbo* (ver Figura 24.1). A consciência depende da interação entre os hemisférios cerebrais intactos e uma estrutura na superfície inferior dos lobos frontais (*diencéfalo*) e a porção superior do tronco encefálico, o *sistema ativador (estimulador) reticular*. O *cerebelo*, que está situado na base do encéfalo, coordena todos os movimentos e ajuda a manter o corpo ereto no espaço (ver Figura 24.2).

Medula espinal. A parte inferior do tronco encefálico (*bulbo*) conecta-se diretamente com a *medula espinal*. Como o encéfalo, a medula espinal contém substâncias cinzenta e branca. A substância cinzenta consiste em agregados de corpos celulares neuronais; observe o aspecto de borboleta dos núcleos de substância cinzenta e seus *cornos anteriores* e *posteriores* (Figura 24.3). As porções externas são compostas por tratos de substância branca, que transmitem os sinais entre o encéfalo e o SNP.

Como mostra a Figura 24.4, a medula espinal é envolvida pela *coluna vertebral* óssea e termina na altura da primeira ou segunda vértebra lombar (L1, L2). A medula fornece uma série de relés segmentares com a periferia, servindo como um condutor para o fluxo de informação de e para o encéfalo. Os sinais motores

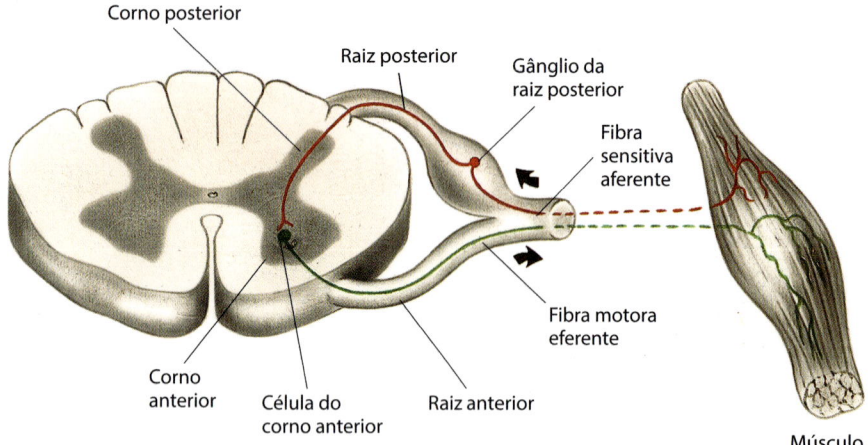

Figura 24.3 Corte transversal da medula espinal e arco reflexo espinal.

deixam a medula pelas *raízes nervosas anteriores*, e os sinais sensoriais são transmitidos pelas *raízes nervosas posteriores*. As raízes nervosas unem-se para formar os *nervos espinais*, que, por sua vez, formam os *nervos periféricos*.

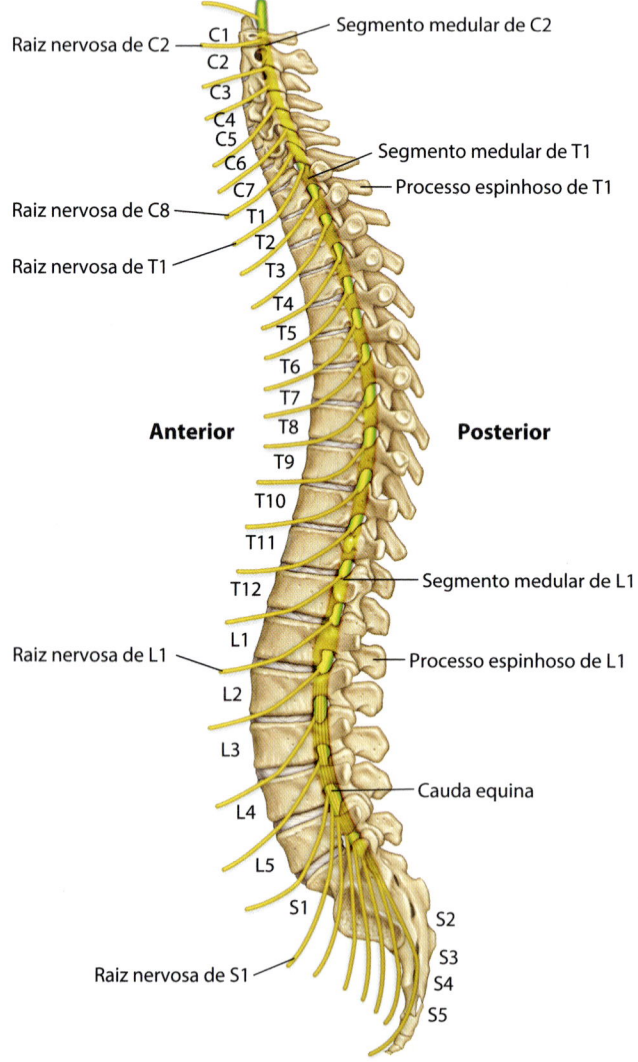

Figura 24.4 Medula espinal, vista lateral.

A medula espinal é dividida em segmentos relacionados aos pares de nervos espinais existentes: *cervical*, de C1 a C8; *torácica*, de T1 a T12; *lombar*, de L1 a L5; *sacral*, de S1 a S5; e *coccígea*. A medula espinal é mais espessa no segmento cervical, que contém os tratos nervosos de e para os membros superiores e inferiores. Observe que a medula espinal não é tão longa quanto o canal vertebral. As raízes lombares e sacrais percorrem a distância intraespinal mais longa e espalham-se como um rabo de cavalo depois do fim da medula espinal em L1-L2, dando origem ao termo *cauda equina*.

Sistema nervoso periférico

O *sistema nervoso periférico* (SNP) inclui os *nervos cranianos* (NCs) e os *nervos periféricos,* que se projetam para coração, órgãos viscerais, pele e membros. Tanto o sistema nervoso somático quanto o sistema nervoso autônomo dependem do SNP. O *sistema nervoso somático* regula os movimentos musculares e a resposta a sensações de tato e dor; o *sistema nervoso autônomo* conecta os órgãos internos para controlar funções automáticas, como a digestão e a manutenção da pressão arterial. O sistema nervoso autônomo consiste no *sistema nervoso simpático*, que mobiliza os órgãos e suas funções em momentos de estresse e estimulação, e o *sistema nervoso parassimpático*, que conserva a energia e os recursos nos momentos de repouso e relaxamento.[3]

Nervos cranianos. Os 12 pares de *nervos cranianos* (NCs) emergem da abóbada craniana pelos forames e canais do crânio até estruturas da cabeça e pescoço. São numerados de modo sequencial com numerais romanos no sentido rostral para caudal, conforme seu ponto de origem no encéfalo e tronco encefálico (Boxe 24.1). Os NCs III a XII têm origem no tronco encefálico de modo análogo aos outros nervos periféricos, como ilustrado na Figura 24.5. Os NCs I e II, na verdade, são tratos de substância branca que emergem como extensões diretas do encéfalo. Alguns NCs são limitados a funções motoras e/ou sensoriais gerais, enquanto outros são especializados, atuando no olfato (I), visão (II) ou audição (VIII).

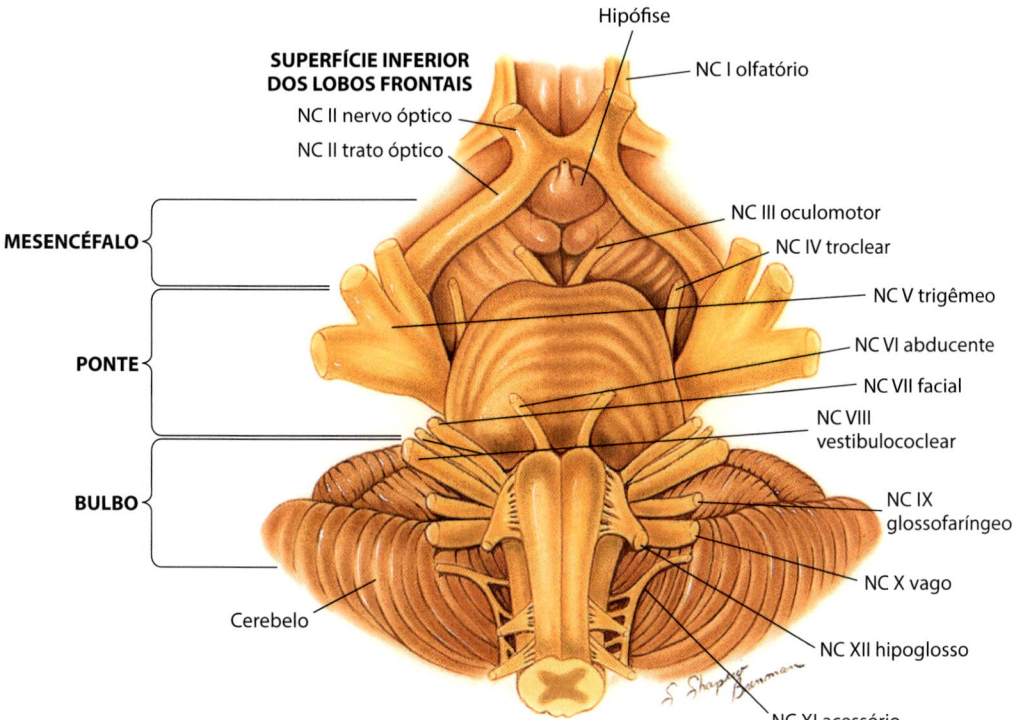

Figura 24.5 Nervos cranianos, superfície inferior do encéfalo.

Boxe 24.1 Nervos cranianos

Nº	Nome	Função
I	Olfatório	Sentido do olfato
II	Óptico	Visão
III	Oculomotor	Constrição pupilar, abertura do olho (elevação da pálpebra) e maioria dos movimentos extraoculares 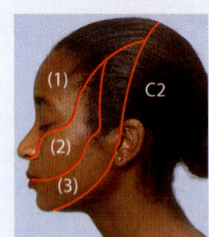
IV	Troclear	Rotação interna e para baixo do olho
V	Trigêmeo	*Motor* – músculos temporal e masseter (movimento de cerrar a mandíbula), pterigóideo lateral (lateralização da mandíbula)

Músculo temporal

Músculo masseter

C2 = nível da vértebra cervical 2

Sensitivo – facial. O nervo tem três divisões: (1) oftálmico, (2) maxilar e (3) mandibular

Nº	Nome	Função
VI	Abducente	Desvio lateral do olho
VII	Facial	*Motor* – movimentos da face, incluindo expressão facial, fechamento do olho e fechamento da boca *Sensitivo* – paladar para substâncias salgadas, doces, azedas e amargas nos dois terços anteriores da língua e sensibilidade na orelha
VIII	Vestibulococlear	Audição (ramo coclear) e equilíbrio (ramo vestibular)
IX	Glossofaríngeo	*Motor* – faringe; *sensitivo* – porções posteriores do tímpano e meato acústico externo, faringe e porção posterior da língua, incluindo paladar (sabores salgados, doces, azedos, amargos)
X	Vago	*Motor* – palato, faringe e laringe *Sensitivo* – faringe e laringe
XI	Acessório	*Motor* – músculos esternocleidomastóideo e trapézio

Músculo esternocleidomastóideo

Músculo trapézio

Nº	Nome	Função
XII	Hipoglosso	*Motor* – língua

Nervos periféricos. Os nervos espinais e periféricos transmitem os impulsos de e para a medula espinal. Um total de 31 pares de nervos espinais está ligado à medula espinal: 8 *cervicais, 12 torácicos, 5 lombares, 5 sacrais e 1 coccígeo*. Cada nervo tem uma *raiz anterior (ventral)*, que contém fibras motoras, e uma *raiz posterior (dorsal)*, que contém fibras sensitivas. As raízes anterior e posterior unem-se para formar um nervo espinal curto, com menos de 5 mm de comprimento. As fibras dos nervos espinais misturam-se umas às outras em plexos localizados fora da medula, de onde emergem os nervos periféricos. A maioria dos nervos periféricos contém tanto fibras sensitivas (*aferentes*) quanto motoras (*eferentes*).

Vias motoras

O sistema motor primário, que controla o movimento voluntário, é chamado sistema *corticospinal* ou *piramidal*. É mais fácil imaginá-lo como um sistema de duas partes, que consiste em *neurônios motores superiores* e *neurônios motores inferiores*. Os corpos celulares dos neurônios motores superiores estão situados na faixa motora do córtex cerebral (Figura 24.6). Seus axônios enviam projeções para os neurônios motores inferiores por meio de um feixe de substância branca chamado

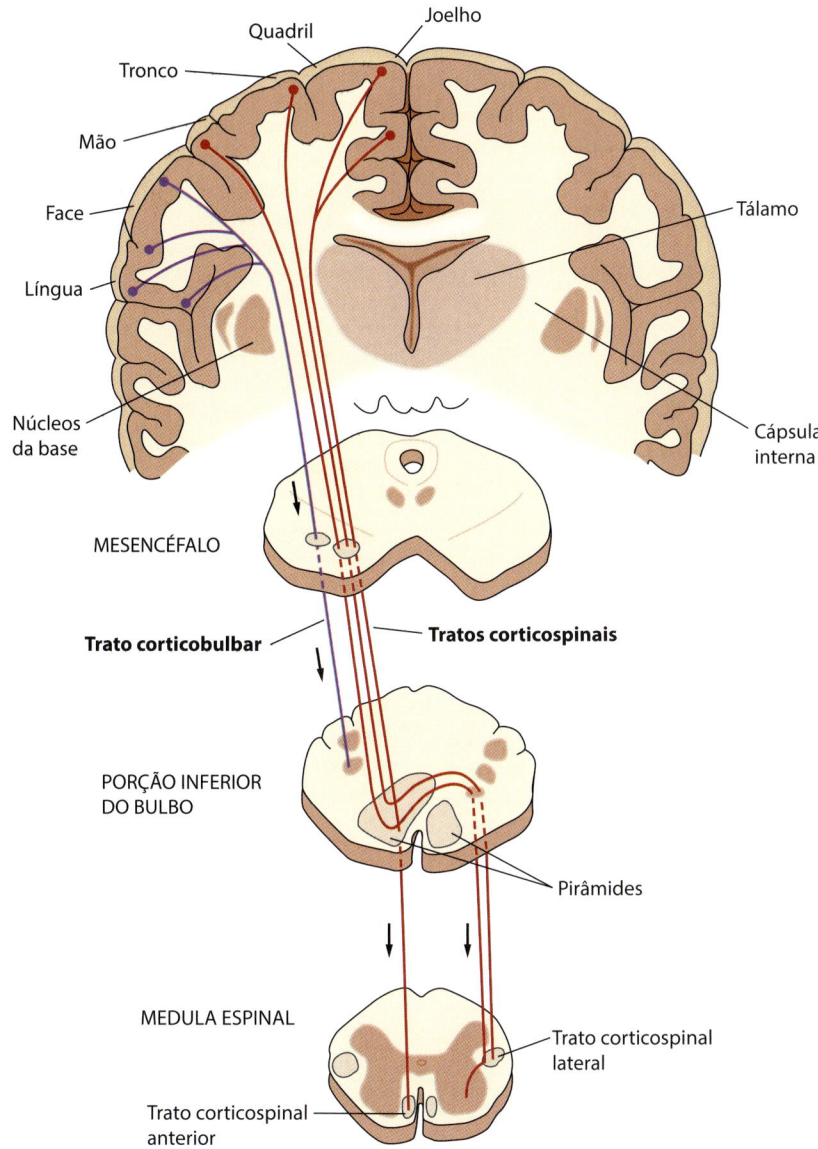

Figura 24.6 Vias motoras: tratos corticospinal e corticobulbar.

trato corticospinal. As fibras motoras seguem até o tronco encefálico pela cápsula interna, localizada profundamente no encéfalo. Na porção inferior do bulbo, os tratos corticospinais formam uma estrutura anatômica que lembra uma pirâmide – daí o nome alternativo, *tratos piramidais*. Na junção do bulbo com a parte cervical da medula espinal, a maioria dessas fibras apresenta uma *decussação*, ou seja, cruzam para o lado oposto do bulbo. Por causa desse cruzamento, o lado direito do encéfalo controla os movimentos do lado esquerdo do corpo e *vice-versa*.

Após o cruzamento, as fibras do trato corticospinal continuam a descer pela medula espinal para estabelecer sinapses com os neurônios motores inferiores. Os corpos celulares dos neurônios motores inferiores estão situados nos cornos anteriores da medula espinal e, por isso, também são chamados de *células do corno anterior*. Contudo, alguns neurônios motores inferiores que controlam a função motora dos nervos cranianos estão no tronco encefálico. O *trato corticobulbar* refere-se aos axônios dos neurônios motores inferiores que se projetam para esses neurônios motores inferiores. Os axônios dos neurônios motores inferiores transmitem os impulsos pelos nervos cranianos ou pelas raízes anteriores da medula espinal e dos nervos espinais até os nervos periféricos. Esses impulsos terminam na *junção neuromuscular*, que medeia a contração muscular.

O Boxe 24.2 descreve três sistemas que controlam a função motora. Os tratos corticospinais têm um efeito inibitório sobre os neurônios motores inferiores; uma lesão do neurônio motor superior ou do trato corticospinal provoca um *aumento do tônus muscular* e *hiper-reflexia* porque há desinibição dos neurônios motores inferiores. Em contraste, uma lesão do neurônio motor inferior causa *diminuição do tônus muscular* e *hiporreflexia*; *atrofia* e *fasciculações* também podem ser observadas. Os sinais característicos do neurônio motor superior (aumento do tônus muscular e hiper-reflexia) e os sinais do neurônio motor inferior (diminuição do tônus muscular, hiporreflexia, fasciculações e atrofia) podem ser demonstrados no exame neurológico para ajudar a distinguir as duas possibilidades.

Outros dois sistemas não controlam o movimento diretamente, mas ajudam a modular os efeitos do sistema do trato corticospinal. Os *núcleos da base* são coleções de substância cinzenta de localização profunda nos hemisférios cerebrais. Sua atividade ajuda a facilitar o movimento voluntário desejado e inibir movimentos indesejáveis. O *cerebelo* na base do encéfalo ajuda a coordenar o movimento e a controlar a postura, integrando estímulos visuais, proprioceptivos e vestibulares ao plano motor desejado.

Vias sensoriais

Os impulsos sensoriais originam a sensação consciente, possibilidade a localização do corpo no espaço e ajudam a regular funções autônomas internas, como pressão arterial, frequência cardíaca e respiração.

Um complexo sistema de receptores sensitivos transmite os impulsos gerados na pele, membranas mucosas, músculos, tendões e vísceras, que percorrem

Fraqueza pode ser causada por lesão dos neurônios motores superiores ou suas projeções (o trato corticospinal) ou por lesão dos neurônios motores inferiores ou suas projeções (nervos cranianos, raízes dos nervos espinais ou nervos periféricos).

As vias motoras superiores dependem de neurônios motores inferiores intactos para executar o movimento. Uma lesão dos neurônios motores inferiores provoca paralisia ou fraqueza dos segmentos afetados, mesmo que as vias motoras superiores estejam intactas. Quando existe lesão ou destruição do trato corticospinal, suas funções são reduzidas ou perdidas abaixo do nível da lesão. O membro afetado fica fraco ou paralisado e movimentos habilidosos, complicados ou delicados são realizados de forma insuficiente em comparação aos movimentos grosseiros.

Quando houver uma lesão dos sistemas do neurônio motor superior acima de seu cruzamento no bulbo, o comprometimento motor se desenvolve no lado *oposto* ou *contralateral*. Com uma lesão abaixo do cruzamento, o comprometimento motor ocorre do *mesmo lado* do corpo, ou *ipsilateral*.

Doenças do sistema dos núcleos da base ou do sistema cerebelar não causam paralisia, mas podem ser incapacitantes.

Boxe 24.2 Controle da função motora

- **Trato corticospinal (piramidal).** Os tratos corticospinais medeiam o movimento voluntário e integram os movimentos habilidosos, complicados ou delicados, estimulando algumas ações musculares selecionadas e inibindo outras. Eles estabelecem sinapses com os neurônios motores inferiores na medula espinal, que medeiam o movimento diretamente. Uma lesão do sistema do trato corticospinal causa *fraqueza*
- **Sistema dos núcleos da base.** Esse sistema complexo ajuda a manter o tônus muscular normal e controlar os movimentos corporais, em especial movimentos automáticos grosseiros, como a deambulação. Uma lesão dos núcleos da base pode causar *rigidez, alentecimento do movimento* (**bradicinesia**), *movimentos involuntários e/ou perturbações da postura e da marcha*
- **Sistema cerebelar.** O cerebelo recebe estímulos sensoriais e motores e coordena a atividade motora, mantém o equilíbrio e ajuda a controlar a postura. Uma lesão do sistema cerebelar pode *comprometer a coordenação* (a chamada **ataxia**), a *marcha*, o *equilíbrio* e *diminuir o tônus muscular*. O cerebelo também ajuda a coordenar os movimentos oculares e a fala, por isso, outros sinais, como *nistagmo* ou *disartria*, podem ser observados

projeções periféricas até os gânglios das raízes dorsais (posteriores), onde uma segunda projeção dos gânglios direciona os impulsos centralmente para a medula espinal (Figura 24.7). Os impulsos sensoriais seguem então até o córtex sensorial do encéfalo por uma de duas vias: o *trato espinotalâmico*, que consiste

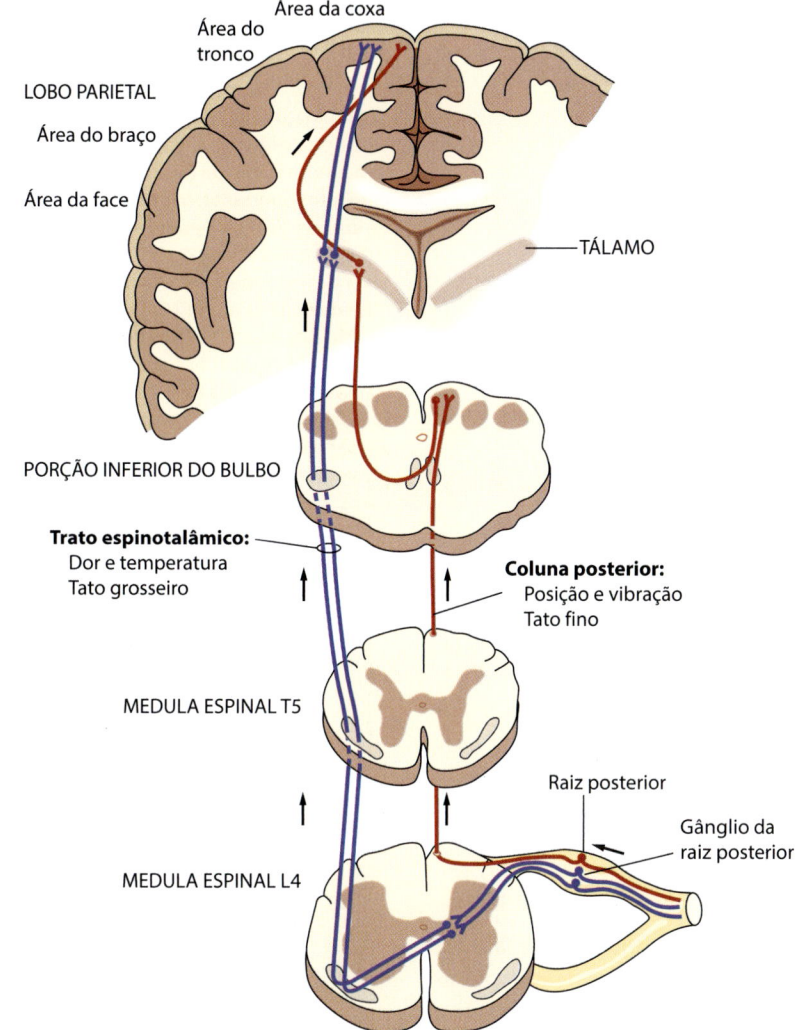

Figura 24.7 Vias sensoriais: trato espinotalâmico e colunas posteriores.

em neurônios sensitivos menores, com axônios não mielinizados ou finamente mielinizados, e as *colunas posteriores*, que contêm neurônios maiores com mielinização intensa dos axônios.[4]

O componente periférico do *trato espinotalâmico* de pequenas fibras tem origem nas terminações nervosas livres da pele, que registram dor, temperatura e tato grosseiro. No espaço de um ou dois segmentos espinais após sua entrada na medula espinal, essas fibras passam para o corno posterior e estabelecem sinapses com neurônios de segunda ordem. Em seguida, os axônios desses neurônios de segunda ordem cruzam para o lado oposto e seguem para cima até o tálamo.

No *sistema da coluna posterior*, as projeções periféricas de grandes fibras dos *gânglios das raízes dorsais* transmitem as sensações de vibração, propriocepção, cinestesia, pressão e tato fino de receptores de posição cutâneos e articulares para os gânglios das raízes dorsais. As projeções centrais seguem para cima nas colunas posteriores até os neurônios sensitivos de segunda ordem, no bulbo do mesmo lado do corpo. Os axônios que se projetam desses neurônios de segunda ordem cruzam para o lado oposto no nível do bulbo e continuam até o tálamo.

No nível do tálamo, são percebidas as características gerais da sensação (p. ex., dor, frio, agradável, desagradável), mas não as distinções finas. Para a percepção completa, um terceiro grupo de neurônios sensitivos envia impulsos do tálamo até o córtex sensorial do encéfalo. Aqui, a localização dos estímulos é determinada e são efetuadas discriminações de ordem superior.

Dermátomos. Um *dermátomo* é a faixa de pele inervada pela raiz sensitiva de um único nervo espinal. O conhecimento e o teste dos dermátomos são importantes para localizar uma lesão em um segmento específico da medula espinal. Veja os mapas dos dermátomos mais adiante.

Pacientes diabéticos com neuropatia de pequenas fibras relatam dores agudas, em queimação ou lancinantes nos pés, enquanto aqueles com neuropatia de grandes fibras relatam dormência e formigamento ou até mesmo a ausência completa de sensibilidade.[5,6]

Ver Tabela 24.1, *Distúrbios do sistema nervoso central e periférico.*

Lesões em diferentes pontos das vias sensoriais produzem diferentes tipos de perda sensorial. Uma lesão no córtex sensorial pode não prejudicar a percepção de dor, tato e posição, por exemplo, mas compromete a discriminação mais fina. Um paciente com esse tipo de lesão não consegue perceber o tamanho, a forma ou a textura de um objeto pelo tato e, portanto, não consegue identificá-lo. A perda da propriocepção e vibração, com preservação das outras sensações, fala a favor de uma doença das colunas posteriores. A perda de toda a sensibilidade da cintura para baixo, associada à paralisia e aos reflexos hiperativos nas pernas, indica uma lesão transversal grave da medula espinal. Os tatos grosseiro e fino muitas vezes são preservados apesar da lesão parcial da medula espinal, pois os impulsos originados em um lado do corpo ascendem pelos dois lados da medula.

Reflexos espinais: resposta ao estiramento muscular

Os *reflexos de estiramento muscular* são transmitidos por estruturas do SNC e do SNP. Uma vez que os tendões não são as estruturas primárias envolvidas, o termo reflexos de estiramento muscular é mais preciso que o termo *reflexos tendinosos profundos*, usado com frequência. Um reflexo é uma resposta involuntária estereotípica, que pode envolver apenas dois neurônios, um aferente (sensitivo) e um eferente (motor), em uma única sinapse. Os reflexos de estiramento muscular nos braços e pernas são *reflexos monossinápticos* desse tipo. Estes ilustram a unidade mais simples de função sensorial e mostram. Outros reflexos são *polissinápticos*, envolvendo interneurônios interpostos entre os neurônios sensitivos e motores.

Para que o reflexo ocorra, todos os componentes do arco reflexo devem estar intactos: fibras nervosas sensitivas, sinapse na medula espinal, fibras nervosas motoras, junção neuromuscular e fibras musculares. A percussão do tendão ativa fibras sensitivas especiais no músculo parcialmente estirado, desencadeando um

Boxe 24.3 Reflexos de estiramento muscular	
Reflexo tricipital	Cervical 6, 7
Reflexo braquiorradial (supinador)	Cervical 5, 6
Reflexo bicipital	Cervical 5, 6
Reflexo patelar	Lombar 2, 3, 4
Reflexo aquileu	Sacral 1

impulso sensitivo, que é transmitido para a medula espinal por um nervo periférico. A fibra sensitiva estimulada estabelece uma sinapse direta com a célula do corno anterior, que inerva o mesmo músculo. Quando o impulso cruza a junção neuromuscular, o músculo contrai-se subitamente, completando o arco reflexo.

Uma vez que cada reflexo de estiramento muscular envolve segmentos espinais específicos, junto com suas fibras sensitivas e motoras, um reflexo anormal ajuda a localizar uma lesão patológica. Aprenda os níveis segmentares dos reflexos de estiramento muscular, que são apresentados no Boxe 24.3, em ordem decrescente de C6-C7 a S1.

ANAMNESE: ABORDAGEM GERAL

Em muitos sistemas de órgãos, a anamnese fornece os indícios essenciais para o diagnóstico. Embora isso também ocorra no sistema nervoso, o exame neurológico possibilita a avaliação de todos os níveis de função do sistema nervoso em um grau único. Com a prática, é possível fazer a anamnese e realizar um exame neurológico minucioso e, ao mesmo tempo, eficiente, que permita a detecção da grande variedade de doenças neurológicas.

Quando houver suspeita de doença neurológica, duas questões complementares devem orientar sua avaliação: (1) Qual é a localização da lesão (ou lesões) responsável no sistema nervoso? (2) Qual é a fisiopatologia subjacente que explica os sintomas e os achados neurológicos do paciente?

Essas questões não são respondidas separadamente, mas de modo contínuo conforme você aprende mais sobre o paciente a partir de suas respostas espontâneas durante a entrevista. É importante pensar nessas duas questões porque diferentes processos fisiopatológicos podem afetar as mesmas estruturas e produzir sintomas semelhantes. Muitos profissionais acham difícil chegar a um diagnóstico neurológico por meio desse processo, e isso requer prática.

A avaliação do sistema nervoso começa com os primeiros momentos da consulta com o paciente e continua durante toda a entrevista. Se você suspeitar de uma anormalidade do estado mental do paciente, pode ser necessário seguir diretamente para um teste formal do estado mental, descrito no Capítulo 9, *Cognição, Comportamento e Estado Mental*. Se houver um comprometimento importante, por exemplo, desorientação espacial ou em relação a outras pessoas, a história pode não ser confiável e você vai precisar de outros observadores para obter as informações essenciais.

O *padrão de sintomas* com frequência ajuda na localização. Se o paciente se queixar de fraqueza, por exemplo, identifique se apenas um ou os dois lados do corpo são afetados. Identifique se a fraqueza ocorre nos músculos proximais, nos músculos distais ou em ambos. Sempre pergunte sobre outros sintomas neurológicos, mesmo que não sejam relatados espontaneamente pelo paciente. Um paciente que se queixa de dificuldade para caminhar e quedas pode não perceber que uma dormência nos pés poderia estar relacionada, por exemplo.

Ver Capítulo 9, *Cognição, Comportamento e Estado Mental*, sobre técnicas para conduzir um exame formal do estado mental.

Lembre-se de que lesões em diferentes níveis do sistema nervoso podem causar os mesmos sintomas. Por exemplo, uma fraqueza distal na perna pode ser causada por lesões no encéfalo, tronco encefálico, medula espinal, raiz do nervo espinal, nervo periférico e músculos. Além disso, uma doença neurológica pode ter efeitos positivos, negativos ou ambos. Pode haver *fenômenos irritativos*, como sensação de "agulhadas e alfinetadas" (*parestesia*), **mioclonia** ou convulsões focais com movimento involuntário do membro em um lado do corpo. Em contraste, algumas partes do sistema nervoso, como o lobo parietal, são *relativamente silenciosas* – lesões extensas podem existir sem causar sintomas.

A *evolução temporal* dos sintomas de um paciente pode fornecer indicações sobre a fisiopatologia. O início súbito de uma dificuldade para falar, por exemplo, pode sugerir um AVC, enquanto um agravamento progressivo da fala ao longo de alguns meses pode sugerir um tumor encefálico. Lembre-se de que os sintomas podem ser passageiros, como no ataque isquêmico transitório (AIT) ou em um ataque de esclerose múltipla. Pode ser menos provável que os pacientes relatem espontaneamente sintomas que já não existem; perguntas específicas sobre sintomas pregressos podem ajudar a elucidar melhor a evolução temporal e levar a um diagnóstico mais acurado.

Sintomas comuns ou relevantes

- Cefaleia
- Tontura ou atordoamento
- Fraqueza (generalizada, proximal ou distal)
- Dormência ou sensibilidade anormal ou ausente
- Desmaio e sensação de desmaio (pré-síncope e síncope)
- Convulsões
- Tremores ou movimentos involuntários

Outros sintomas comuns que podem envolver o sistema nervoso são abordados com mais detalhes nas próximas seções:
- Confusão (ver Capítulo 9, *Cognição, Comportamento e Estado Mental*)
- Perda de memória (ver Capítulo 9, *Cognição, Comportamento e Estado Mental*)
- Dificuldade para falar (ver Tabela 24.2, *Transtornos da fala*)
- Perda da visão ou diplopia (ver Capítulo 12, *Olhos*)
- Dificuldade de deambulação (ver Tabela 24.3, *Anormalidades da marcha e da postura*)

Cefaleia

A cefaleia é um dos sintomas mais comuns na prática clínica, com uma prevalência vitalícia de 30% na população geral.[7,8] Entre os tipos de cefaleia, a cefaleia tensional é a predominante, afetando metade de todos os indivíduos durante suas vidas.[9] Causas neurológicas como hemorragia subaracnóidea, meningite ou lesões expansivas são especialmente nefastas. As cefaleias em geral são classificadas como *primárias* (sem uma doença subjacente identificada) ou *secundária* (com uma doença subjacente identificada). Contudo, toda cefaleia justifica uma avaliação cuidadosa de causas secundárias potencialmente fatais, como meningite, hemorragia subaracnóidea ou lesão expansiva.

A obtenção de uma história abrangente é crucial porque, com frequência, o exame físico de pacientes com cefaleia é normal. Na verdade, qualquer achado anormal ao exame gera uma preocupação com cefaleia secundária e sempre deve incentivar uma avaliação adicional.

A abordagem à cefaleia é semelhante à abordagem para avaliação de dor em outras partes do corpo. Faça perguntas sobre a localização, a característica, a intensidade, o início e a evolução temporal da cefaleia. Ela é unilateral ou bilateral? É intensa, com início súbito? Estável ou pulsátil? Contínua ou intermitente? Existe uma aura? A cefaleia é "típica" ou há alguma coisa diferente?

As cefaleias primárias incluem enxaqueca, cefaleia tensional, em salvas, cefalalgias autônomas trigeminais e cefaleias crônicas diárias; as *cefaleias secundárias* são causadas por condições estruturais, sistêmicas ou infecciosas subjacentes, como meningite ou hemorragia subaracnóidea, e são potencialmente fatais.[10-12]

Ver Tabela 24.4, *Cefaleias primárias* e Tabela 24.5, *Cefaleias secundárias e neuralgias cranianas*.

A apresentação clássica de uma hemorragia subaracnóidea é descrita como "a pior dor de cabeça da minha vida" com início instantâneo.[13-15] Cefaleia intensa e rigidez de nuca acompanham a meningite.[16-18] Uma cefaleia surda, que aumenta ao tossir e espirrar, em especial quando é recorrente na mesma localização, ocorre em lesões expansivas causadas por tumores ou abscessos encefálicos.[19,20]

Exacerbação ou alívio dos sintomas. Identifique qualquer fator que provoque exacerbação ou alívio, por exemplo, a cefaleia piora ao tossir, espirrar ou com movimentos súbitos da cabeça, que podem alterar a dinâmica da pressão intracraniana?

Sintomas iniciais e associados. Os três atributos mais importantes da cefaleia são sua *intensidade*, o *padrão cronológico* e os *sintomas associados*. A cefaleia é intensa e tem início súbito? Ela se intensifica ao longo de muitas horas? É episódica? Ou é crônica ou recorrente? Houve alguma alteração recente no padrão? A cefaleia reaparece no mesmo horário todos os dias? Há outros sintomas, em particular fraqueza ou dormência em um braço ou perna?

Procure sinais importantes (sinais de alerta) indicativos de cefaleias que requerem investigação imediata, como início súbito, início após 50 anos de idade e sintomas associados, como febre e rigidez de nuca (Boxe 24.4).[11,27-29] Pesquisar papiledema e sinais neurológicos focais.[26]

Pergunte sobre sintomas associados como diplopia, alterações visuais, fraqueza ou perda da sensibilidade. Há febre, rigidez de nuca ou um foco paramenígeo como uma infecção de orelha, orofaringe ou seio da face que possa sugerir uma meningite?[30]

Pergunte sobre náuseas e vômitos.

Há um pródromo de sentimentos não usuais, como euforia, desejo de ingerir determinados alimentos, fadiga ou tontura?

O paciente relata aura com sintomas neurológicos, como alteração visual, dormência ou fraqueza?

Uma apresentação atípica da enxaqueca usual de um paciente pode levantar a suspeita de AVC, especialmente em mulheres que utilizam contraceptivos hormonais.[21-24]

A cefaleia da enxaqueca muitas vezes é precedida por uma aura ou pródromo, e é muito provável quando existem três das cinco características descritas pelo acrônimo "POUND": pulsátil (do inglês, *Pulsatile*) ou latejante; duração de 1 dia (*One-day duration*) ou duração de 4 a 72 horas se não tratada; Unilateral; Náuseas ou vômitos; incapacitante (*Disabling*) ou intensa o suficiente para causar interrupção das atividades diárias.[24,25]

Se a cefaleia for intensa, de início súbito, considerar hemorragia subaracnóidea ou meningite.[26]

A enxaqueca e a cefaleia tensional são episódicas e tendem a atingir um pico ao longo de várias horas. Cefaleias novas e persistentes, de intensidade progressiva, levantam a preocupação com tumor, abscesso ou lesão expansiva.

Náuseas e vômitos são comuns na enxaqueca, mas também ocorrem em tumores encefálicos e hemorragia subaracnóidea.

Aproximadamente 60 a 70% dos pacientes com enxaqueca apresentam um pródromo sintomático antes do início. Cerca de um terço tem uma aura visual, como as fotopsias de cintilação (*flashes* de luz), espectros de fortificação (arcos luminosos em ziguezague) e escotomas (áreas de perda visual com visão normal ao redor).

Observe que, devido ao maior risco de AVC isquêmico e doença cardiovascular, a Organização Mundial da Saúde (OMS) aconselha as mulheres com enxaquecas acima de 35 anos de idade e as mulheres que sofrem de enxaquecas com aura a evitar o uso de contraceptivos à base de estrogênios-progestina.[31-34]

Cefaleias súbitas, atingindo sua intensidade máxima em alguns minutos, ocorrem em 70% dos pacientes com hemorragia subaracnóidea e são precedidas por cefaleia sentinela decorrente de extravasamento vascular para o espaço subaracnóideo.[26]

Boxe 24.4 Sinais de advertência para cefaleia

- Frequência ou intensidade progressiva durante um período de 3 meses
- Início súbito ou "a pior dor de cabeça da minha vida"
- Início recente após 50 anos de idade
- Agravamento ou alívio com mudança de posição
- Precipitada por manobra de Valsalva ou esforço
- Sinais associados de febre, sudorese noturna ou perda de peso
- Presença de câncer, infecção pelo HIV ou gravidez
- Traumatismo cranioencefálico (TCE) recente
- Mudança do padrão em relação a cefaleias anteriores
- Ausência de cefaleia semelhante no passado
- Associação com papiledema, rigidez de nuca ou déficits neurológicos focais

Pergunte se o ato de tossir ou espirrar ou uma mudança da posição da cabeça afetam a cefaleia. Se a posição da cabeça afetar a cefaleia, pergunte se ela aumenta ao inclinar o corpo para frente ou ao se deitar.

Há uso excessivo de analgésicos, ergotaminas ou triptanas?

Pergunte sobre a história familiar.

Após sua avaliação aberta usual, peça que o paciente aponte a área de dor ou desconforto.

Tontura ou atordoamento

Como você aprendeu no Capítulo 13, *Orelhas e Nariz*, *tontura* e *atordoamento* são queixas comuns, relativamente vagas, que requerem uma história e exames neurológicos mais específicos, com ênfase na detecção de nistagmo e sinais neurológicos focais. Especialmente em pacientes mais velhos, pergunte sobre o uso de medicação.

O paciente relata fraqueza ou sente que está prestes a cair ou desmaiar (*pré-síncope*)? Ou sente instabilidade e perda do equilíbrio (*desequilíbrio* ou *ataxia*)? Ou há *vertigem*, uma sensação de rotação subjetiva do paciente ou do ambiente? Na vertigem verdadeira, estabeleça a evolução temporal dos sintomas, que ajuda a distinguir os diferentes tipos de distúrbios vestibulares periféricos. Embora essas distinções sejam úteis, é preciso lembrar que os pacientes podem ter dificuldade para descrever seus sintomas e distinguir essas categorias de tontura.

Fraqueza

Queixas de fraqueza podem ter significados diferentes, incluindo fadiga, apatia, sonolência ou perda real da força. Uma fraqueza motora verdadeira pode ter origem em lesões que afetem o SNC, um nervo periférico, a junção neuromuscular ou um músculo. A evolução temporal e a localização são especialmente relevantes. O início é súbito, gradual ou subagudo, ou crônico durante um período?

Que regiões do corpo estão envolvidas? A fraqueza é generalizada ou focal, na face ou em um membro? Ela envolve um lado do corpo ou os dois lados? Quais movimentos são afetados? Enquanto ouve a narrativa do paciente, identifique os seguintes padrões:

EXEMPLOS DE ANORMALIDADES

Manobras de Valsalva e inclinação para frente podem aumentar a dor da sinusite aguda. Manobras de Valsalva e ficar deitado podem aumentar uma dor causada por lesões expansivas devido à alteração da pressão intracraniana.

Medicamentos para cefaleia por uso excessivo podem ser a causa da cefaleia se ela existir por ≥ 15 dias por mês durante 3 meses e reverter para < 15 dias por mês com a descontinuação da medicação.[35]

Herança genética existe em 30 a 50% dos pacientes com enxaqueca.[24,36]

Cefaleia unilateral ocorre na enxaqueca e na cefaleia em salvas.[10,24] Cefaleias tensionais em geral surgem nas áreas temporais; a cefaleia em salvas pode ser retro-orbital.

Atordoamento, fraqueza nas pernas ou sensação de estar prestes a desmaiar sugerem pré-síncope decorrente de estimulação vasovagal, hipotensão ortostática, arritmia ou efeitos colaterais de medicamentos para pressão arterial e outras condições.

Ver Tabela 16.3, *Síncope e distúrbios semelhantes*, no Capítulo 16, *Sistema Cardiovascular*.

A vertigem com frequência reflete doença vestibular, em geral decorrente de condições periféricas na orelha interna, como a vertigem postural benigna, labirintite ou doença de Ménière.[37]

Ver Tabela 13.1, *Tontura e vertigem*, no Capítulo 13, *Orelhas e Nariz*, para a distinção de sintomas e da evolução temporal.

Se houver sinais ou sintomas de localização como visão dupla (*diplopia*), dificuldade para articular as palavras (*disartria*) ou problemas com a marcha ou o equilíbrio (*ataxia*), investigue as causas centrais de vertigem.

Ataxia, diplopia e disartria levantam a suspeita de AIT ou AVC *vertebrobasilar*.[38-43] Considere também um tumor da fossa posterior e enxaqueca com aura no tronco encefálico.

Ver Tabela 24.6, *Tipos de AVC*.

O início abrupto de déficits motores e sensoriais ocorre no *AIT* e no *AVC*.[38-43] Um desenvolvimento progressivo, mas rápido, de fraqueza nos membros inferiores, seguida por fraqueza dos membros superiores, sugere a síndrome de Guillain-Barré.[44] Uma progressão crônica, mais gradual, da fraqueza pode ser observada nos tumores em expansão ou na esclerose lateral amiotrófica (ELA).

Uma fraqueza focal ou assimétrica pode ter causas centrais (lesões isquêmicas, trombóticas ou expansivas) e periféricas, que variam de lesão do nervo a distúrbios da junção neuromuscular e miopatias.

- *Proximal* – no ombro e/ou cintura pélvica, por exemplo
- *Distal* – nas mãos e/ou nos pés
- *Simétrico* – nas mesmas áreas nos dois lados do corpo
- *Assimétrico* – os tipos de fraqueza incluem focal, em uma parte da face ou do membro; *monoparesia*, em um membro; *paraparesia*, nos dois membros inferiores; *hemiparesia*, em um lado do corpo.

Para identificar uma *fraqueza proximal*, pergunte sobre dificuldades com movimentos como pentear o cabelos, apanhar um objeto em uma prateleira, levantar de uma cadeira ou subir escadas. A fraqueza piora com a repetição e melhora com o repouso (sugerindo miastenia *gravis*)? Existem alterações sensoriais ou outros sintomas associados?

Uma fraqueza proximal do membro, quando simétrica e com preservação da sensibilidade, ocorre em miopatias decorrentes do uso de álcool, medicamentos, como glicocorticoides, e distúrbios musculares inflamatórios, como polimiosite e dermatomiosite. No distúrbio da junção neuromuscular miastenia *gravis*, há fraqueza proximal que piora com o esforço (fatigabilidade), com frequência associada a *sintomas bulbares*, como diplopia, ptose, disartria e disfagia.[45,46]

Para identificar uma *fraqueza distal*, pergunte sobre a força da mão ao abrir um pote, usar tesouras ou abotoar as roupas ou problemas de tropeços ao caminhar.

Fraqueza bilateral e predominantemente distal, muitas vezes com perda da sensibilidade, sugere uma polineuropatia, como no diabetes melito.

Dormência ou sensibilidade anormal ou ausente

Se houver um relato de dormência, peça que o paciente seja mais preciso. Ocorre formigamento como "alfinetadas", conhecido como *parestesia*, distorção das sensações (*disestesias*) ou uma redução ou ausência completa da sensibilidade?

As alterações da sensibilidade podem surgir em vários níveis: uma compressão nervosa local, ou "*pinçamento*", pode causar dormência na mão, nas distribuições específicas dos nervos mediano, ulnar ou radial; uma compressão da raiz nervosa pode causar perda sensorial no dermátomo em decorrência de esporões ósseos vertebrais ou hérnias discais; lesões centrais produzidas por um AVC ou esclerose múltipla podem causar hemianestesia.

Nas disestesias, o tato leve ou a sensibilidade epicrítica, por exemplo, pode causar uma sensação de irritação ou queimação. Dor em queimação ocorre nas neuropatias sensitivas dolorosas decorrentes de condições como diabetes melito.[47,48]

Estabeleça o padrão da perda sensorial. Existe distribuição "em meia e luva" (nos pés e nas mãos)? Os déficits sensoriais ocorrem em áreas irregulares, sem relação com os dermátomos, em mais de um membro?

Um padrão de perda sensorial nos pés e, em seguida, nas mãos ocorre nas polineuropatias, em particular como resultado de diabetes melito; múltiplas áreas irregulares de perda da sensibilidade em diferentes membros sugere mononeurite múltipla, observada na vasculite e na artrite reumatoide.

Desmaio e sensação de desmaio (pré-síncope e síncope)

Relatos de síncope ou desmaio são comuns e justificam uma anamnese meticulosa para orientar a conduta e uma possível internação hospitalar.[49]

Comece determinando se o paciente realmente perdeu a consciência. O paciente ouviu algum ruído externo ou vozes durante o episódio, sentiu um atordoamento ou fraqueza, mas, na verdade, não chegou a perder a consciência, como é o caso na *quase síncope* ou *pré-síncope*? Ou o paciente realmente apresentou uma perda completa da consciência, um sintoma mais grave que representa uma *síncope* verdadeira, definida como uma perda súbita e temporária da consciência e do tônus postural decorrente de hipoperfusão global transitória do encéfalo?

As causas incluem condições "neurocardiogênicas" – como a síncope vasovagal, síndrome de taquicardia postural, síncope do seio carotídeo e hipotensão ortostática – e doenças cardíacas causadoras de arritmias, em especial taquicardia ventricular e bradiarritmias.[50] AVC ou AIT são causas improváveis de síncope, embora AVCs que afetem o sistema ativador reticular possam comprometer a consciência.

Convulsões podem ser confundidas com síncope, porém o comprometimento da consciência na convulsão é causado por disparos neuronais desorganizados e não por hipoperfusão do tecido encefálico.

Solicite uma descrição completa do evento. O que o paciente estava fazendo quando o episódio ocorreu? O paciente estava em pé, sentado ou deitado? Houve algum gatilho ou sintomas de advertência? Quanto tempo o episódio durou? Ainda era possível ouvir vozes? Uma questão importante: o início e o fim foram lentos ou rápidos? Houve palpitações? Existe uma história de doença cardíaca?

História pregressa de doença cardíaca tem sensibilidade de mais de 95% para uma causa cardíaca (com especificidade de aproximadamente 45%).[49]

Na síncope vasovagal, a causa mais comum, pesquisar pródromos de náuseas, diaforese e palidez desencadeados por um evento amedrontador ou desagradável, e, então, hipotensão de mediação vagal, em geral com início e fim lentos. Na síncope decorrente de arritmias, o início e o fim costumam ser súbitos, refletindo a perda e a recuperação da perfusão cerebral.

Tente entrevistar alguma testemunha. Considere a possibilidade de uma convulsão, com base nos aspectos descritos na próxima seção, especialmente se o início for abrupto e sem sinais de advertência.

Convulsões

Os pacientes podem relatar "crises" ou episódios de perda da consciência que levantam a suspeita de uma *convulsão*, uma descarga elétrica excessiva súbita dos neurônios corticais. As convulsões podem estar relacionadas a um distúrbio genético, sintomático, com uma causa identificável, ou podem ser idiopáticas. Uma anamnese cuidadosa é importante para descartar outras causas de perda da consciência e convulsões sintomáticas agudas que tenham explicações discerníveis.

Ver Tabela 24.7, *Transtornos convulsivos.*

Se houver mais de uma convulsão, considerar a *epilepsia*, definida como duas ou mais convulsões que não são provocadas por outras doenças ou circunstâncias.[51,52] A incidência de epilepsia nos EUA corresponde a 3%. Existem muitas formas genéticas de epilepsia, que são mais comuns em lactentes e crianças; o exame neurológico pode estar normal. Em adultos mais velhos, a epilepsia pode ter uma causa estrutural, por exemplo, um tumor encefálico. Em mais de 60 a 70% dos pacientes afetados, nenhuma causa é identificada. Nem sempre a epilepsia envolve perda da consciência, dependendo do tipo.

As causas comuns de convulsões sintomáticas agudas incluem TCE, uso de álcool, cocaína e outras substâncias psicoativas, abstinência alcoólica, benzodiazepínicos e barbitúricos, agravos metabólicos decorrentes de hiper ou hipoglicemia ou baixos níveis de cálcio ou sódio, AVC agudo e meningite ou encefalite.[53]

As convulsões costumam ser classificadas como focais ou generalizadas, de acordo com a localização do foco convulsivo inicial no córtex. Se possível, pergunte a uma testemunha como o paciente estava antes, durante e após o episódio. Houve algum movimento convulsivo dos braços e das pernas? Houve incontinência vesical ou fecal? Ou ainda sonolência ou comprometimento da memória após o evento, sugerindo um estado pós-ictal?

Atividade motora tônico-clônica, incontinência vesical ou fecal e alteração do nível de consciência após um episódio convulsivo (*estado pós-ictal*) caracterizam as convulsões generalizadas. Ao contrário da síncope, podem ocorrer mordidas da língua ou contusões nos membros.

Pergunte sobre a idade de início, a frequência, alteração da frequência ou padrão de sintomas e uso de medicamentos, álcool ou substâncias psicoativas. Verificar se há relato de traumatismo cranioencefálico (TCE).

As síndromes epilépticas generalizadas começam habitualmente na infância ou adolescência; convulsões com início na vida adulta geralmente são parciais.

Tremores ou movimentos involuntários

O *tremor*, "um movimento oscilatório rítmico de uma parte do corpo, resultante da contração de grupos musculares opostos", é o transtorno do movimento mais comum.[54,55] Pode ser um achado isolado ou fazer parte de um distúrbio neurológico. Pergunte sobre tremor, abalos ou movimentos corporais que o paciente pareça incapaz de controlar. O tremor ocorre em repouso? Ele piora com movimentos intencionais voluntários ou posturas mantidas?

Ver Tabela 24.8, *Tremores e movimentos involuntários.*

Um tremor em repouso de baixa frequência e unilateral, rigidez, bradicinesia e instabilidade postural são típicos da doença de Parkinson.[56,57] O *tremor essencial* é um tremor de alta frequência bilateral dos membros superiores, que ocorre tanto com a movimentação do membro quanto com a manutenção da postura e desaparece quando o membro é relaxado; tremores da cabeça, voz e pernas também podem ocorrer.[55]

Esses sintomas são diferentes da síndrome das pernas inquietas, que acomete 6 a 12% da população nos EUA, descrita como sensação desagradável nas pernas, especialmente à noite, que piora com o repouso e melhora com a movimentação do(s) membros(s) sintomático(s).[58,59]

As causas reversíveis da síndrome das pernas inquietas incluem gravidez, doença renal e deficiência de ferro.[60]

EXAME FÍSICO: ABORDAGEM GERAL

Enquanto entrevista o paciente, lembre-se do duplo objetivo de sua avaliação: localização das lesões e identificação da fisiopatologia subjacente aos sintomas do paciente. Mais uma vez, essas questões são respondidas de modo contínuo, conforme você aprende sobre o paciente com base nos achados neurológicos. Enquanto você estiver adquirindo as habilidades necessárias para o exame do sistema nervoso, é importante testar seus achados em relação aos observados por seus professores e neurologistas para refinar sua experiência clínica. Ao conduzir o exame neurológico, é aconselhável adotar uma rotina ou sequência fixa no exame para minimizar a omissão de um de seus componentes importantes. Independentemente de você estar realizando um exame abrangente ou um exame de rastreamento, organize seu raciocínio em cinco categorias: (1) estado mental, fala e linguagem, (2) nervos cranianos (NCs), (3) sistema motor, (4) sistema sensorial e (5) reflexos.

O exame neurológico começa assim que o paciente entra na sala. Uma anormalidade da marcha, por exemplo, pode fornecer indicações importantes para o diagnóstico neurológico, antes mesmo do início da anamnese. Enquanto conversa, você pode detectar uma afasia – uma dificuldade para produzir ou compreender a linguagem. Ao observar o comportamento natural do paciente, você pode perceber uma fraqueza em um lado da face durante a fala ou um tremor intermitente nas mãos enquanto elas repousam no colo do paciente.

O padrão dos déficits identificados ao exame pode ser especialmente útil para determinar o local da lesão. Por exemplo, se houver fraqueza, ela é simétrica ou afeta apenas um lado do corpo? A fraqueza é limitada à distribuição de um único nervo periférico ou, então, de apenas uma raiz nervosa espinal? Comece agrupando seus achados em padrões de distúrbios centrais ou periféricos. Lembre-se de que os sinais associados do neurônio motor superior ou neurônio motor inferior podem ajudar. Por exemplo, pesquise fasciculações ou atrofia além da fraqueza, sugerindo um distúrbio periférico, ou uma hiper-reflexia sugestiva de um distúrbio central.

Em muitas condições neurológicas, o exame neurológico pode ser normal, como ocorre quando um paciente se recupera de crises epilépticas ou de um AIT. Em algumas doenças neurológicas como a enxaqueca, os achados normais são esperados – achados anormais desencadeariam um alarme e avaliação subsequente. Em alguns casos, sintomas na ausência de achados devem causar preocupação, como em um AIT.

Os detalhes em um exame neurológico adequado variam muito. Em pacientes saudáveis, seu exame será relativamente breve, como descrito no Screening Neurologic Examination recomendado pela American Academy of Neurology (Boxe 24.5). Se o paciente apresentar queixas neurológicas ou se você detectar achados anormais, seu exame deve ser mais abrangente. Reconheça que os neurologistas usam muitas outras técnicas em situações específicas.

Boxe 24.5 American Academy of Neurology: diretrizes para um exame neurológico de rastreamento

Um exame neurológico de rastreamento suficiente para detectar doenças neurológicas importantes deve ser realizado em todos os pacientes, mesmo aqueles sem queixas neurológicas.[61] Embora a sequência do exame de rastreamento possa variar, ele deve abranger os principais componentes do exame completo: estado mental, nervos cranianos (NCs), sistema motor (força, marcha e coordenação), sensibilidade e reflexos. Um exemplo de um exame de rastreamento é apresentado aqui.

Estado mental (nível de alerta, adequação das respostas, orientação no tempo e no espaço)

Nervos cranianos
- Acuidade visual
- Reflexo luminoso pupilar
- Movimentos oculares
- Audição
- Força facial (sorriso, fechamento dos olhos)
- Fala

Função motora
- Força (abdução do ombro, flexão/extensão do cotovelo, extensão do punho, abdução do dedo, flexão do quadril, flexão/extensão do joelho, dorsiflexão do tornozelo)

Reflexos
- Reflexos tendinosos profundos (bicipital, patelar, aquileu)
- Respostas plantares

Sensibilidade (uma modalidade nos dedos dos pés – pode ser tato leve, dor, temperatura, vibração ou propriocepção)
Coordenação (movimentos finos dos dedos das mãos, teste dedo-nariz ou dedo-queixo)
Marcha (casual e em *tandem*)

Observação: Se houver motivo para suspeitar de doença neurológica com base na história do paciente ou nos resultados de qualquer componente do exame de rastreamento, um exame mais completo pode ser necessário

Fonte: Safdieh JE *et al. Neurology*. 2019;92(13):619–626.

Quando tiver desenvolvido mais habilidade na realização do exame neurológico, você integrará o exame neurológico a outras partes do exame para ter maior eficiência. Avalie o estado mental e a fala do paciente durante a entrevista, mesmo que vá conduzir testes mais detalhados mais tarde durante o exame neurológico.

Avalie os NCs quando estiver examinando a cabeça e o pescoço e qualquer anormalidade neurológica nos braços e pernas enquanto avalia os sistemas vascular periférico e musculoesquelético. O Capítulo 4, *Exame Físico*, fornece uma descrição desse tipo de abordagem integrada. Entretanto, pense a respeito, descreva e registre seus achados em termos do sistema nervoso como um todo.

Ver Boxe 4.8, *Exame físico: sequência e posicionamento sugeridos*, no Capítulo 4, *Exame Físico*.

TÉCNICAS DE EXAME

Principais componentes do exame do sistema nervoso

- Avaliar o estado mental: nível de alerta, função de linguagem (fluência, compreensão, repetição e nomeação), memória (de curto e longo prazos), cálculo, processamento visuoespacial, raciocínio abstrato
- Testar os nervos cranianos:
  - Testar o sentido do olfato (I)
  - Testar a acuidade em cada olho (II)
  - Inspecionar o fundo de olho com um oftalmoscópio (edema de disco, margens borradas, palidez, aumento da escavação) (II)
  - Testar os campos visuais por confrontação (defeitos do campo visual) (II)

Principais componentes do exame do sistema nervoso (*continuação*)

- ■ Inspecionar o tamanho e o formato das pupilas (tamanho, assimetria) (II, III)
- ■ Testar as reações pupilares à luz (II, III)
- ■ Verificar a constrição pupilar, convergência e acomodação do cristalino (II, III)
- ■ Testar os movimentos extraoculares (assimetria, fraqueza, paralisia, nistagmo) (III, IV, VI)
- ■ Palpar os músculos temporal e masseter (fraqueza motora) (V)
- ■ Testar a sensibilidade na face (perda sensorial) (V)
- ■ Inspecionar a face (assimetria, queda da pálpebra, movimentos anormais) (VII)
- ■ Testar os músculos da expressão facial: levantar as sobrancelhas, franzir a testa, fechar os olhos com firmeza contra uma resistência, mostrar os dentes, sorrir, inflar as bochechas (assimetria) (VII)
- ■ Avaliar a audição geral com o teste do sussurro (VIII)
- ■ Determinar perda auditiva usando testes de diapasão (testes de Rinne e Weber, se indicados) (VIII)
- ■ Avaliar a deglutição e o movimento do palato/úvula (IX, X)
- ■ Avaliar a fala (articulação, qualidade da voz) (V, VII, IX, X, XII)
- ■ Testar a força dos músculos trapézio ou esternocleidomastóideo contra uma resistência (fraqueza, assimetria) (XI)
- ■ Inspecionar e testar os movimentos da língua (desvio, atrofia, fasciculações) (XII)
- ■ Avaliar o sistema motor para pesquisar movimentos involuntários, volume muscular, tônus muscular (resistência à manipulação passiva, desvio pronador)
  - ■ Testar a força muscular:
    - ■ Abdução do ombro (C5, C6 – deltoide)
    - ■ Flexão do cotovelo (C5, C6 – bíceps e braquiorradial)/extensão (C6, C7, C8 – tríceps)
    - ■ Flexão/extensão do punho (C6, C7, C8, nervo radial – extensor radial longo e curto do carpo, extensor ulnar do carpo)
    - ■ Extensão do dedo (C7, C8, nervo radial – extensor dos dedos)/abdução (C8, T1, nervo ulnar – primeiro interósseo dorsal e abdutor do dedo mínimo)
    - ■ Abdução do polegar (C8, T1, nervo mediano – abdutor curto do polegar)
    - ■ Flexão do quadril (L2, L3, L4 – iliopsoas)/extensão (S1 – glúteo máximo)
    - ■ Flexão do joelho (L5, S1, S2 – músculos isquiotibiais/extensão (L2, L3, L4 – quadríceps femoral)
    - ■ Dorsiflexão do tornozelo (L4, L5 – tibial anterior)/flexão plantar (S1 – gastrocnêmio, sóleo)
  - ■ Avaliar a coordenação:
    - ■ Movimentos rápidos alternados
    - ■ Movimentos rápidos alternados do braço
    - ■ Batidas rápidas dos dedos
    - ■ Movimentos ponto a ponto
      - ■ Teste do dedo-nariz
      - ■ Teste do calcanhar-canela
    - ■ Marcha
      - ■ Caminhada casual
      - ■ Caminhar nas pontas dos pés e nos calcanhares
      - ■ Calcanhar em linha reta encostando a ponta dos dedos no calcanhar (*tandem*)
  - ■ Avaliar a propriocepção (teste de Romberg)
- ■ Avaliar o sistema sensorial para tato leve, dor, temperatura, propriocepção, vibração e sensibilidade discriminativa (estereognosia)
- ■ Pesquisar os reflexos de estiramento muscular:
  - ■ Reflexo bicipital (C5, C6)
  - ■ Reflexo tricipital (C6, C7)
  - ■ Reflexo braquiorradial (C5, C6)
  - ■ Reflexo do quadríceps (patelar) (L2, L3, L4)
  - ■ Reflexo aquileu (tornozelo; principalmente S1)
- ■ Pesquisar os reflexos de estimulação cutânea ou superficial (reflexo abdominal, resposta plantar, reflexo anal)

Nervos cranianos

O exame dos NCs pode ser resumido como descrito a seguir (Boxe 24.6).

Nervo craniano I – olfatório. *Teste o sentido do olfato* apresentando ao paciente odores familiares e não irritantes. Em primeiro lugar, verifique se cada passagem nasal está patente, comprimindo um lado do nariz e pedindo que o paciente respire pela outra. Em seguida, peça que o paciente feche os dois olhos. Oclua uma narina e teste o olfato na outra com substâncias como café, sabonete ou baunilha. Evite odores desagradáveis como amônia, que podem estimular o NC V. Peça que o paciente identifique cada odor. Teste o olfato do outro lado. Normalmente, o paciente percebe os odores em cada lado e consegue identificá-los corretamente.

Perda do olfato ocorre em condições sinusais, TCE, tabagismo, envelhecimento, uso de cocaína e *doença de Parkinson*.

Nervo craniano II – óptico. Teste a acuidade visual em cada olho.

Ver Capítulo 12, *Olhos*, para uma discussão mais detalhada sobre as técnicas para exame da acuidade visual e dos campos visuais, pupilas e fundo do olho usando um oftalmoscópio.

Inspecionar o fundo do olho com o oftalmoscópio, prestando atenção especial aos discos do nervo óptico.

Inspecionar com cuidado cada disco para detectar edema e margens borradas (papiledema), palidez (atrofia óptica) e aumento da escavação fisiológica (glaucoma).

Teste os campos visuais por confrontação. Teste cada olho separadamente. Quando se queixam de perda parcial da visão, algumas vezes os pacientes não conseguem diferenciar uma perda visual que afeta um único olho de um *defeito do campo visual*, que afeta os dois olhos. Em pacientes com AVC, por exemplo, o teste dos dois olhos pode revelar um defeito do campo visual, como a *hemianopsia homônima*. Se apenas um olho for testado, esse achado seria ignorado. Pelo menos uma vez, apresente estímulos simultaneamente nos lados esquerdo e direito da face para pesquisar **extinção**.

Ver Tabela 12.2, *Defeitos do campo visual*. Procure os defeitos pré-quiasmáticos, ou anteriores, observados no glaucoma, êmbolos retinianos, neurite óptica (pouca acuidade visual), hemianopsias bitemporais decorrentes de defeitos no quiasma óptico, geralmente causados por um tumor hipofisário, e hemianopsias homônimas ou quadrantanopsias em lesões pós-quiasmáticas, em geral nos lobos occipital, temporal ou parietal, com achados associados de AVC (acuidade visual normal).[62]

Nervos cranianos II e III – óptico e oculomotor. *Inspecione o tamanho e o formato das pupilas* e compare os dois lados. A **anisocoria**, uma diferença > 0,4 mm no diâmetro de uma pupila em comparação à outra, é encontrada em até 38% dos indivíduos saudáveis. Teste as *reações da pupila à luz*.

Ver Tabela 12.6, *Anormalidades pupilares*. Se uma pupila demonstrar pouca reação à luz ou uma anisocoria piorar com a luz, a pupila grande apresenta uma anormalidade da constrição pupilar, observada na paralisia do NC III. Considere um aneurisma intracraniano se o paciente estiver consciente e uma herniação transtentorial em um paciente comatoso.

Boxe 24.6	Resumo: nervos cranianos I–XII
I	Olfato
II	Acuidade visual, campos visuais e fundo de olho
II, III	Reflexo luminoso pupilar
III, IV, VI	Movimentos extraoculares
V	Sensibilidade facial (sensitivo) e movimentos da mandíbula (motor)
V, VII	Reflexo corneano
VII	Movimentos e força facial
VIII	Audição
IX, X	Deglutição e movimento do palato, reflexo do vômito
V, VII, X, XII	Voz e fala
XI	Movimentos do ombro e pescoço (rotação da cabeça, elevação do ombro)
XII	Simetria, posição e movimento da língua

Verifique também a *resposta de proximidade*, que testa a constrição pupilar (músculo esfíncter da pupila), a convergência (músculo reto medial) e a acomodação do cristalino (músculo ciliar).

Nervos cranianos III IV e VI – oculomotor, troclear e abducente. Teste os *movimentos extraoculares* nas seis direções cardinais do olhar e pesquise uma perda dos movimentos conjugados em qualquer uma das seis direções. Verifique a convergência dos olhos. Pergunte aos pacientes se apresentam **diplopia** durante o teste. Pergunte qual direção do olhar piora a diplopia e inspecione os olhos com atenção para detectar um desvio assimétrico do movimento. Determine se a diplopia é *monocular* ou *binocular* pedindo que o paciente cubra um dos olhos, e depois o outro.

Identifique **nistagmo**, um movimento espasmódico involuntário dos olhos com componentes rápido e lento. Observe a direção do olhar em que ele aparece, o plano do nistagmo (*horizontal*, *vertical*, *rotatório* ou *misto*) e a direção dos *componentes rápido e lento*. A nomenclatura do nistagmo é baseada na direção do componente rápido (p. ex., nistagmo de batimento à esquerda). Peça que o paciente fixe a visão em um objeto distante e observe se o nistagmo aumenta ou diminui.

Pesquise **ptose** (queda das pálpebras superiores) observando em que ponto do olho a pálpebra desce em relação à íris e à pupila (Figura 24.8). Uma discreta diferença na amplitude das fissuras palpebrais constitui uma variação do normal em aproximadamente um terço dos pacientes.

Nervo craniano V – trigêmeo

Motor. Enquanto palpa os músculos temporal e masseter alternadamente, *peça ao paciente para fechar a boca com firmeza* (Figuras 24.9 e 24.10). Observe a força da contração muscular. Peça que o paciente abra a boca e movimente a mandíbula de um lado para o outro.

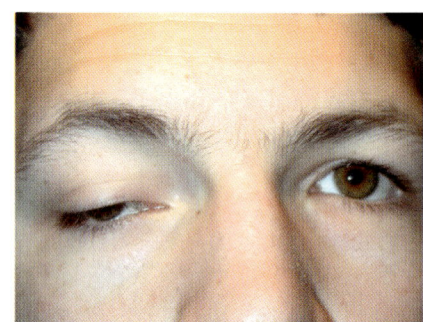

Figura 24.8 Ptose da pálpebra superior direita decorrente de paralisia do NC III. (De Savino PJ, Danesh-Meyer HV. *Neuro-Ophthalmology*. 3rd ed. Wolters Kluwer; 2019, Fig. 10-1a.)

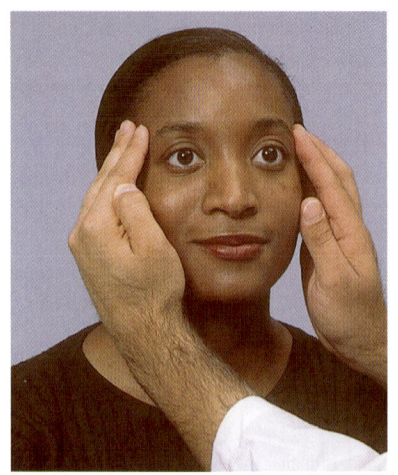

Figura 24.9 Palpação dos músculos temporais.

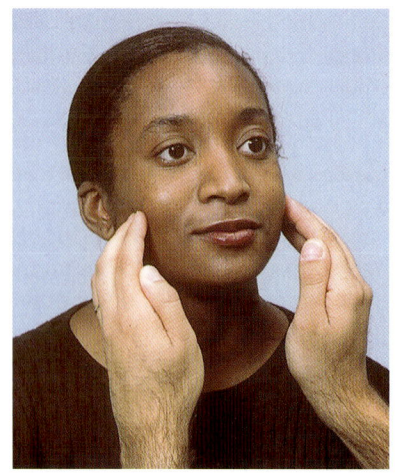

Figura 24.10 Palpação dos músculos masseteres.

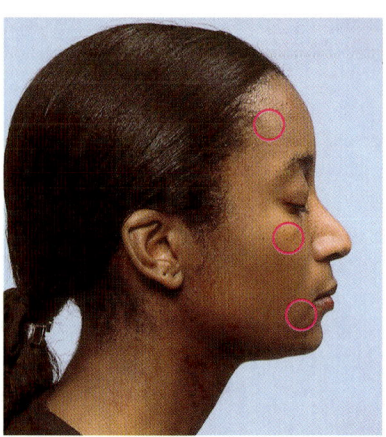

Figura 24.11 Áreas para teste da sensibilidade nas três divisões do NC V.

Sensorial. Após explicar o que pretende fazer, teste a sensibilidade em cada uma das três divisões do NC V em cada lado, usando as áreas indicadas por um círculo na Figura 24.11. Os olhos do paciente devem estar fechados. Teste o *tato leve* usando um chumaço de algodão. Peça que o paciente responda sempre que você tocar a pele. Teste a sensibilidade *dolorosa* usando um objeto pontiagudo adequado, como um alfinete. Você pode criar uma lasca de madeira afiada quebrando ou torcendo uma haste de algodão. Para evitar a transmissão de infecções, use um novo objeto para cada paciente. Durante o teste, substitua ocasionalmente a ponta afiada pela extremidade arredondada para estimulação de contraste. Solicite que o paciente informe se o estímulo é "pontiagudo" ou "arredondado" e compare os lados. Se detectar uma perda sensorial, confirme testando a *sensibilidade térmica*. Dois tubos de teste, preenchidos com água quente e gelada, representam os estímulos tradicionais. Você também pode usar um diapasão, que geralmente é frio, e aquecê-lo ou esfriá-lo com água corrente. Enxugue-o e, em seguida, encoste-o na pele, pedindo que o paciente identifique se o objeto é "quente" ou "frio".

Uma perda sensorial isolada ocorre em distúrbios do nervo periférico, incluindo lesões do nervo trigêmeo (NC V).

Nervo craniano VII – facial. *Inspecione a face* em repouso e durante a conversa com o paciente. Observe qualquer assimetria, com frequência visível nos sulcos nasolabiais, e procurar tiques ou outros movimentos anormais.

Peça ao paciente para:

1. Levantar as duas sobrancelhas.

2. Franzir a testa.

3. Fechar os dois olhos com força para que você não consiga abri-los. Teste a força muscular tentando abrir os olhos do paciente, como ilustrado na Figura 24.12.

4. Mostrar os dentes das arcadas superior e inferior.

5. Sorrir.

6. Inflar as duas bochechas.

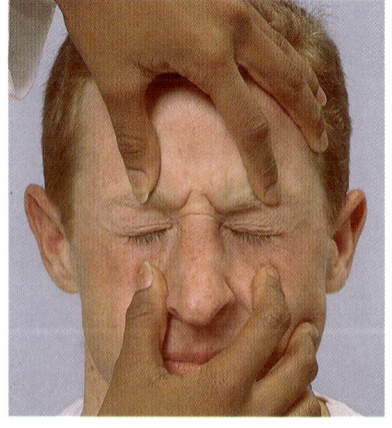

Figura 24.12 Teste de força da musculatura ocular.

Apagamento do sulco nasolabial e queda da pálpebra inferior sugerem fraqueza facial.

Uma lesão periférica do NC VII, como a observada na paralisia de Bell, afeta as regiões superior e inferior da face; uma lesão central afeta principalmente a porção inferior. Perda do paladar, hiperacusia e aumento ou diminuição do lacrimejamento também podem ocorrer na paralisia de Bell.[65]

Ver Tabela 24.10, *Tipos de paralisia facial.*

Na paralisia facial unilateral, a boca desce no lado paralisado quando o paciente sorri ou faz uma careta.

Nervo craniano VIII – vestibulococlear. *Avaliar a audição geral usando o teste do sussurro.* Peça que o paciente repita números sussurrados em uma orelha enquanto você bloqueia ou esfrega seus dedos junto à orelha contralateral.

Se houver perda auditiva, determine se a perda é *condutiva*, decorrente de comprometimento da "transmissão aérea pela orelha", ou *sensorineural*, causada por lesão do ramo coclear do NC VIII. Teste a *condução aérea e óssea* usando o teste de Rinne e a *lateralização* usando o teste de Weber.

Nervos cranianos IX e X – glossofaríngeo e vago. *Ouça a voz do paciente.* É rouca ou tem uma característica anasalada?

Há dificuldade na deglutição?

Peça ao paciente para dizer "ah" ou bocejar enquanto você observa os *movimentos do palato mole e da faringe.* Em condições normais, o palato mole apresenta uma elevação simétrica, a úvula permanece na linha média e cada lado da porção posterior da faringe move-se medialmente, como uma cortina. Uma úvula discretamente curva, observada em algumas ocasiões como uma variação normal, não deve ser confundida com um desvio da úvula causado por uma lesão de NC IX ou X.

Nervo craniano XI – acessório. Em pé, atrás do paciente, procure atrofia ou fasciculações nos músculos trapézios e compare os dois lados entre si. **Fasciculações** são pequenas contrações espasmódicas irregulares que afetam pequenos grupos de fibras musculares. *Peça que o paciente eleve os dois ombros contra suas mãos* (Figura 24.14). Observe a força e a contração dos trapézios.

Peça que o paciente vire a cabeça de um lado para outro contra a sua mão (Figura 24.15).

Observe a contração do músculo esternocleidomastóideo (ECM) no lado oposto e observe a força do movimento contra sua mão.

Nervo craniano XII – hipoglosso. Ouça como o paciente articula as palavras. Essa ação depende dos NCs V, VII, IX e X, assim como do XII. Inspecione a língua do paciente enquanto ela repousa no assoalho da boca. Procure atrofia ou fasciculações. Alguns movimentos grosseiros são normais. Em seguida, com a protrusão da língua do paciente, pesquise assimetria, atrofia ou desvio da linha média. Peça que o paciente mova a língua de um lado para o outro e observe

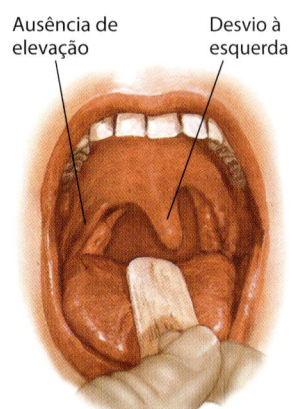

Ausência de elevação

Desvio à esquerda

Figura 24.13 Uma fraqueza do palato à direita provoca um desvio da úvula para a esquerda (lado não afetado).

Ver teste do sussurro para acuidade auditiva no Capítulo 13, *Orelhas e Nariz.*

O teste do sussurro é sensível (> 90%) e específico (> 80%) para avaliar a existência de perda auditiva.[66]

Ver as técnicas dos testes de Weber e Rinne no Capítulo 13, *Orelhas e Nariz*, e na Tabela 13.4, *Padrões de perda auditiva.*

Excesso de cerume, otosclerose e *otite média* causam perda auditiva condutiva; a *presbiacusia* do envelhecimento em geral é decorrente de perda auditiva sensorineural.

Distúrbios que afetem a função vestibular do NC VIII podem provocar nistagmo. Ver o teste de estimulação calórica em pacientes comatosos mais adiante. Testes específicos da função vestibular do NC VIII raramente são usados em outras situações, inclusive no exame neurológico típico.

Vertigem com perda auditiva e nistagmo são típicos da doença de Ménière.

Ver Tabela 13.1, *Tontura e vertigem* no Capítulo 13, *Orelhas e Nariz*, e a Tabela 24.9, *Nistagmo.*

Rouquidão ocorre na paralisia da prega vocal; voz anasalada na paralisia do palato.

Dificuldade de deglutição sugere fraqueza da faringe ou palato.

O palato não se eleva quando existe lesão bilateral do NC X. Na paralisia unilateral, um lado do palato não consegue se elevar e, junto com a úvula, é puxado na direção do lado normal (Figura 24.13). Para testar o reflexo do vômito, ver a descrição adiante.

Na paralisia do músculo trapézio, o ombro desce e a escápula é deslocada em uma direção inferior e lateral.

Um paciente em decúbito dorsal com fraqueza bilateral dos músculos ECM tem dificuldade para levantar a cabeça do travesseiro.

Para articulação inadequada das palavras, ou *disartria*, ver Tabela 24.2, *Transtornos da fala.* Atrofia e fasciculações da língua podem ser encontradas em pacientes com esclerose lateral amiotrófica e uma história de poliomielite.

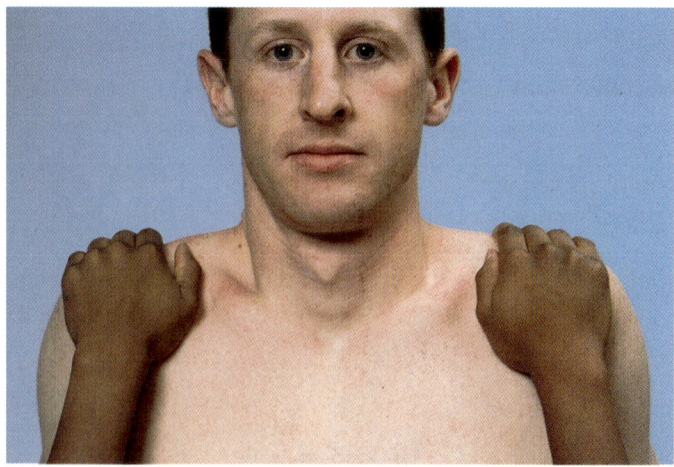

Figura 24.14 Teste de força do trapézio.

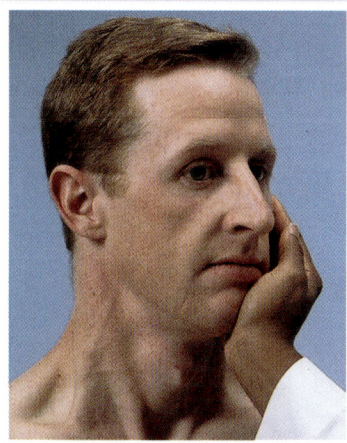

Figura 24.15 Teste de força do esterno-cleidomastóideo.

a simetria do movimento. Em casos duvidosos, peça que o paciente empurre a língua contra a parte interna de cada bochecha alternadamente enquanto você realiza a palpação externa para verificar a força.

Com a protrusão, a língua desvia para o lado fraco. Ela sofre um desvio com afastamento do lado da lesão cortical e na direção do lado de uma lesão do NC XII.

Sistema motor

Ao avaliar o sistema motor, enfoque a posição do corpo, movimentos involuntários, características dos músculos (volume, tônus e força) e coordenação.

Você pode usar essa sequência para avaliar a função motora de modo geral ou verificar cada componente nos braços, nas pernas e no tronco. Se detectar uma anormalidade, identifique o(s) músculo(s) envolvido(s) e determine se a origem é central ou periférica. Aprenda quais nervos inervam os principais grupos musculares.

Posição do corpo. Observe a posição do corpo do paciente durante o movimento e em repouso.

Posições anormais alertam para condições como monoparesia ou hemiparesia decorrente de AVC. Ver Tabela 24.11, *Posturas corporais anormais.*

Movimentos involuntários. Preste atenção a movimentos involuntários como tremores, tiques, coreia ou fasciculações. A observação de sua localização, característica, frequência, ritmo e amplitude pode ajudar a caracterizar o tipo de movimento. Observe sua relação com a postura, atividade, fadiga, emoções e distração.

Pacientes com doença de Parkinson podem apresentar um tremor lento, de "rolar pílula" em repouso. Ver Tabela 24.8, *Tremores e movimentos involuntários.*

Volume muscular. Inspecione o tamanho e os contornos dos músculos. Os músculos parecem planos ou côncavos, sugerindo perda do volume muscular decorrente de **atrofia** ou perda de massa? Nesse caso, o processo é unilateral ou bilateral? Proximal ou distal?

A atrofia é um sinal de patologia do neurônio motor inferior e pode ser observada em doenças do neurônio motor, doenças que afetem as raízes nervosas que saem da medula espinal (radiculopatia) ou neuropatia periférica.

Ao pesquisar atrofia, preste atenção em particular às mãos, aos ombros, às coxas e às panturrilhas. Os espaços entre os ossos metacarpais, onde ficam situados os músculos interósseos dorsais, devem estar cheios ou apenas discretamente deprimidos (Figura 24.16). As eminências tenar e hipotenar das mãos devem ser cheias e convexas (Figura 24.17). Atrofia leve dos músculos da mão ocorre no envelhecimento normal (Figuras 24.18 e 24.19).

A formação de um sulco entre os ossos metacarpais e a retificação das eminências tenar e hipotenar (observado nas lesões dos nervos mediano e ulnar, respectivamente), sugerem atrofia.

Hipertrofia é um aumento do volume muscular com força normal ou aumentada. Na forma de distrofia muscular de Duchenne, músculos fracos podem exibir pseudo-hipertrofia, um aumento aparente do volume muscular causado por um aumento de gordura e tecido conjuntivo, que substituem o músculo.

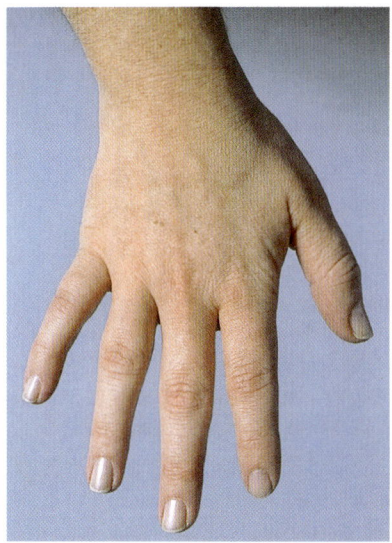 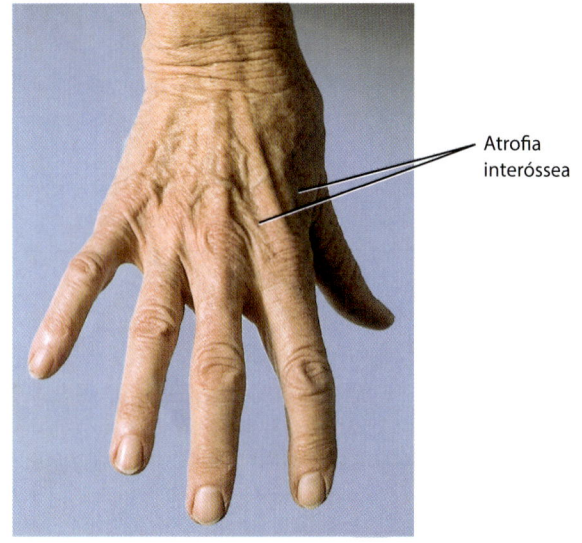

Atrofia
interóssea

Figura 24.16 Ausência de atrofia interóssea – mulher de 44 anos de idade.

Figura 24.17 Atrofia interóssea – mulher de 84 anos de idade.

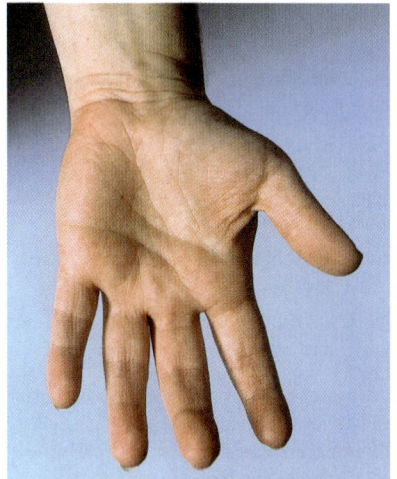 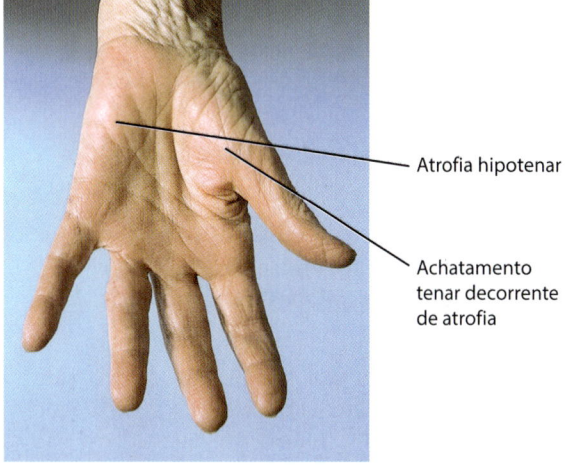

Atrofia hipotenar

Achatamento
tenar decorrente
de atrofia

Figura 24.18 Ausência de atrofia hipotenar – mulher de 44 anos de idade.

Figura 24.19 Atrofia hipotenar – mulher de 84 anos de idade.

Pesquise fasciculações, outro sinal de patologia do neurônio motor inferior, em músculos atrofiados. A percussão dos músculos com um martelo de reflexo pode estimular fasciculações se estas não forem observadas em repouso.

Fasciculações com atrofia e fraqueza muscular sugerem doença do neurônio motor periférica. Doenças dos músculos em si (*miopatia*) também podem causar atrofia, mas não causam fasciculações. Algumas vezes, uma lesão do trato corticospinal pode causar uma atrofia leve devido à menor utilização do músculo.

Tônus muscular. Quando um músculo normal com um suprimento nervoso intacto é relaxado voluntariamente, ele mantém uma discreta tensão residual conhecida como *tônus muscular*. Isso é avaliado mais facilmente ao sentir a resistência do músculo ao estiramento passivo. Incentive o paciente a relaxar. Segure uma das mãos com a sua e, enquanto apoia o cotovelo, flexione e estenda os dedos, punhos e cotovelos do paciente, e aplique uma amplitude do movimento moderada ao ombro. Com a prática, você poderá combinar essas ações em um único movimento contínuo. Em cada lado, observe o tônus muscular – a resistência oferecida a seus movimentos. Pacientes tensos podem demonstrar maior resistência. Com a prática, você aprenderá a sensação de resistência normal.

Diminuição da resistência sugere uma doença do SNP ou cerebelo, ou os estágios agudos de uma lesão da medula espinal. Ver Tabela 24.12, *Distúrbios do tônus muscular*.

Se você suspeitar de diminuição da resistência, segure o antebraço e chacoalhe a mão solta para frente e para trás. Em condições normais, a mão move-se livremente para frente e para trás, mas não fica completamente flácida.

Se a resistência estiver aumentada, determine se ela varia enquanto você move o limbo ou persiste ao longo da amplitude de movimento e se persiste nas duas direções, por exemplo, durante a flexão e a extensão. Varie a velocidade na qual você move o membro. Pesquise qualquer contração espasmódica na resistência.

Para avaliar o tônus muscular nas pernas, apoie a coxa do paciente com uma das mãos, segure o pé com a outra e, então, flexione e estenda o joelho e o tornozelo do paciente em cada lado. Observe a resistência à movimentação do membro (ver Figuras 24.30 e 24.31 mais adiante).

Teste do desvio pronador. Solicite que o paciente sustente os dois braços retos, esticados para frente, com as palmas para cima (Figura 24.20). Normalmente, os pacientes sustentam bem essa posição.

Em seguida, oriente o paciente a manter os braços abertos e os olhos fechados, e *empurre os braços rapidamente para baixo*. Os braços normalmente retornam à posição horizontal sem interrupções. Essa resposta requer força muscular, coordenação e uma boa propriocepção.

Força muscular. A força normal varia muito, por isso seu padrão de normalidade deve considerar fatores como idade, sexo e treinamento muscular. O lado dominante do paciente costuma ser discretamente mais forte que o lado não dominante, embora possa ser difícil detectar as diferenças. Tenha essa diferença em mente ao comparar os lados.

Relaxamento acentuado indica hipotonia ou flacidez muscular, em geral decorrente de um distúrbio do sistema motor periférico.

Espasticidade é um aumento do tônus dependente da velocidade, que piora nos extremos da amplitude do movimento. A resistência aumenta com movimentos mais rápidos. A espasticidade é observada em doenças centrais que afetem o trato corticospinal.

Rigidez é um aumento do tônus, que permanece igual durante toda a amplitude do movimento e não é dependente da velocidade.

A rigidez é observada em distúrbios centrais que afetam os núcleos da base, como a *doença de Parkinson*.

O desvio pronador ocorre quando um antebraço e a palma da mão ficam voltados para dentro e para baixo (Figura 24.21) e é sensível e específico para uma lesão do trato corticospinal no hemisfério contralateral.

Um desvio do braço para baixo com flexão dos dedos e cotovelo também pode ser observado.[67-70] Na perda da propriocepção, os braços exibem um desvio para o lado ou para cima, às vezes com movimentos contorcidos das mãos; o paciente pode não reconhecer o deslocamento e quando solicitado, corrige a posição de modo inadequado.

Na incoordenação cerebelar, o braço sobe além da posição original e, então, volta.

Um comprometimento da força ou fraqueza recebe o nome de *paresia*. A ausência de força constitui uma *paralisia*, ou *plegia*. **Hemiparesia** refere-se à fraqueza em um lado do corpo. *Hemiplegia* refere-se à paralisia de um lado do corpo. *Paraplegia* significa paralisia das pernas. *Quadriplegia* significa paralisia dos quatro membros.

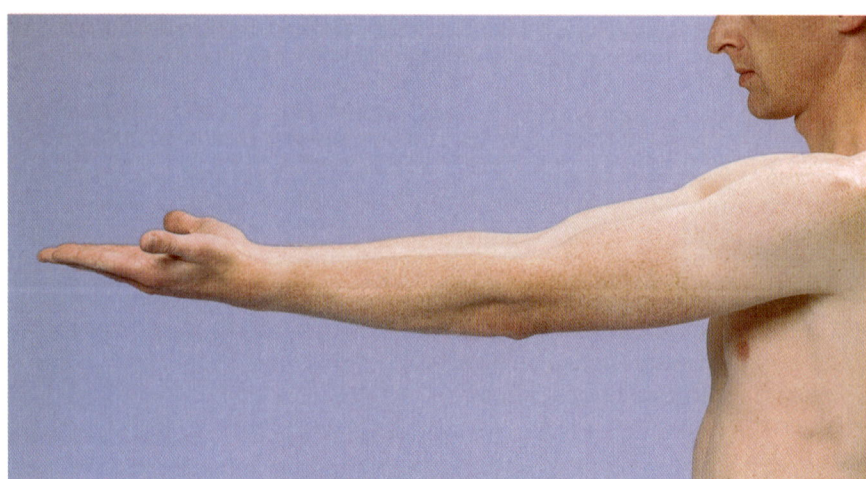

Figura 24.20 Teste do desvio pronador.

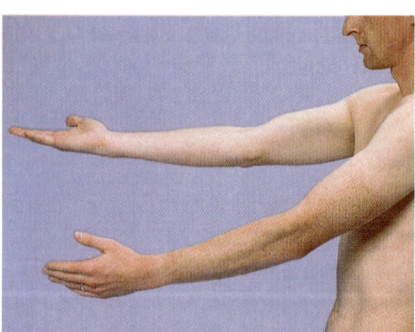

Figura 24.21 Teste do desvio pronador positivo no lado esquerdo.

Boxe 24.7 Escala para classificação da força muscular

A força muscular é classificada em uma escala de 0 a 5:

5. Movimento ativo contra resistência total sem fadiga evidente. Esta é a força muscular normal.
4. Movimento ativo contra a gravidade e alguma resistência
3. Movimento ativo contra a gravidade
2. Movimento ativo da parte do corpo com a eliminação da gravidade (movimento planar)
1. Estremecimento quase indetectável ou traço de uma contração
0. Nenhuma contração muscular detectada

Fonte: Medical Research Council. *Aids to the examination of the peripheral nervous system*. London: Bailliere Tindall, 1986. Usado com permissão do Medical Research Council.

Teste a força muscular pedindo que o paciente resista ativamente a seu movimento (Boxe 24.7). Lembre-se de que um músculo é mais forte quando está mais curto, e mais fraco quando mais longo. Dê a vantagem ao paciente enquanto tenta superar a resistência e avalie a força real do músculo. Alguns pacientes podem ceder durante os testes de força muscular em decorrência de dor, pouca compreensão do teste, um esforço de ajudar o examinador, transtorno conversivo ou simulação.

Se os músculos estiverem muito fracos para superar a resistência, teste-os outra vez apenas contra a gravidade ou com eliminação da gravidade. Por exemplo, quando o antebraço estiver repousando em uma posição de pronação, a dorsiflexão do punho pode ser testada contra a gravidade. Quando o antebraço estiver no ponto médio entre pronação e supinação, a extensão no punho pode ser testada com eliminação da gravidade. Por fim, se o paciente não conseguir mover a parte do corpo, observe ou palpe para detectar uma contração muscular fraca.

Muitos médicos fazem outras distinções, acrescentando sinais de mais ou menos para a extremidade mais forte dessa escala. Desse modo, 4+ indica força adequada, mas não completa, enquanto 5– significa um traço de fraqueza.

Os métodos de teste dos principais grupos musculares individuais são descritos no texto a seguir. Um exame neurológico de rastreamento não precisa testar todos os músculos ilustrados aqui. Para todos os músculos, use seus próprios grupos musculares comparáveis para garantir que esteja avaliando a força de modo correto e razoável.

Além disso, não se esqueça de isolar o grupo muscular que pretende testar. Por exemplo, ao testar a flexão e extensão do cotovelo, você deve apoiar a parte superior do braço do paciente para que os músculos do ombro não precisem realizar qualquer trabalho.

As inervações pelas raízes espinais e os músculos afetados são mostrados entre parênteses. Para localizar as lesões na medula espinal ou no SNP com mais precisão, veja os testes especializados adicionais em textos de neurologia.

Teste a abdução do ombro (C5, C6 – deltoide). Peça que o paciente levante o braço do lado do corpo até o nível do ombro. Em seguida, empurre a parte superior do braço do paciente para baixo com firmeza, com o ombro abduzido (Figura 24.22). Os dois braços podem ser testados ao mesmo tempo para ajudar na comparação entre os lados.

Teste a flexão do cotovelo (C5, C6 – bíceps e braquiorradial) *e a extensão* (C6, C7, C8 – tríceps) pedindo que o paciente faça movimentos de puxar (Figura 24.23) e empurrar (Figura 24.24) contra sua mão.

Teste a extensão do punho (C6, C7, C8, nervo radial – extensor radial longo do carpo e extensor radial curto do carpo, extensor ulnar do carpo) pedindo que o paciente feche o punho e ofereça resistência enquanto você pressiona para baixo (Figura 24.25). Ou peça que o paciente estenda os antebraços com os dedos retos e as palmas das mãos para cima e, então, empurre as palmas para baixo.

Ver Tabela 24.1, *Distúrbios do sistema nervoso central e periférico.*

Uma fraqueza dos músculos extensores do punho e do dedo é observada em lesões periféricas do nervo radial e na hemiplegia da doença do SNC observada no AVC ou na esclerose múltipla.

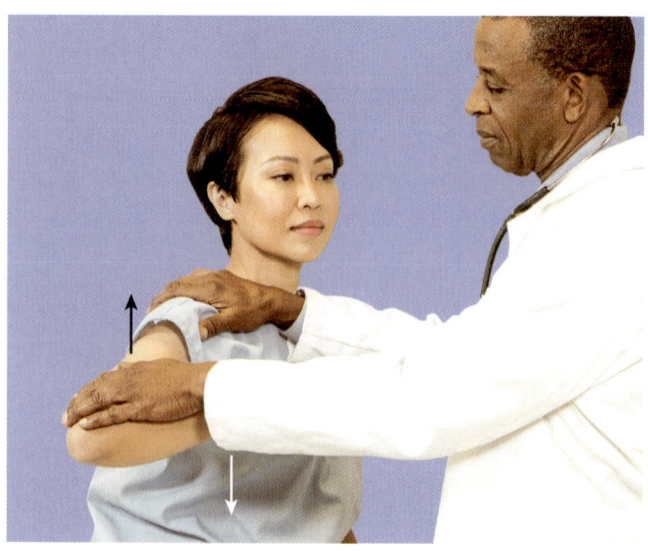

Figura 24.22 Teste de abdução do ombro (C5, C6 – deltoide).

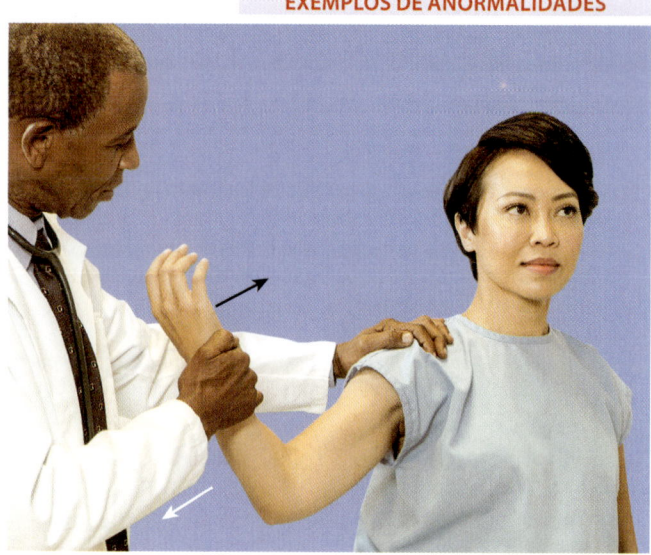

Figura 24.23 Teste de flexão do cotovelo (C5, C6 – bíceps, braquiorradial).

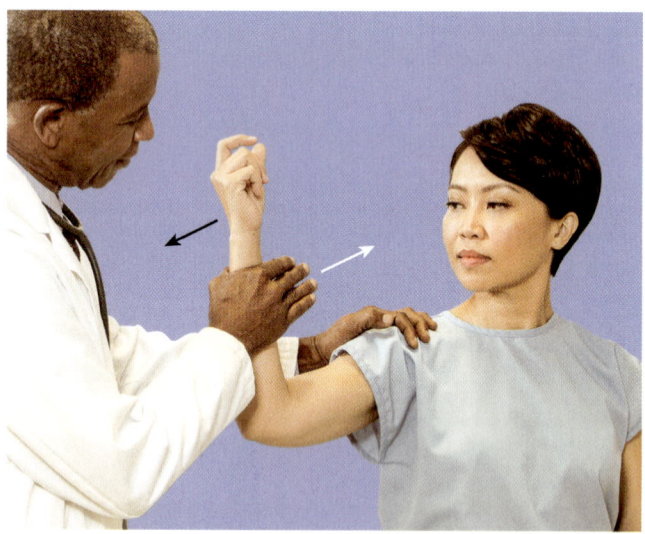

Figura 24.24 Teste de extensão do cotovelo (C6, C7, C8 – tríceps).

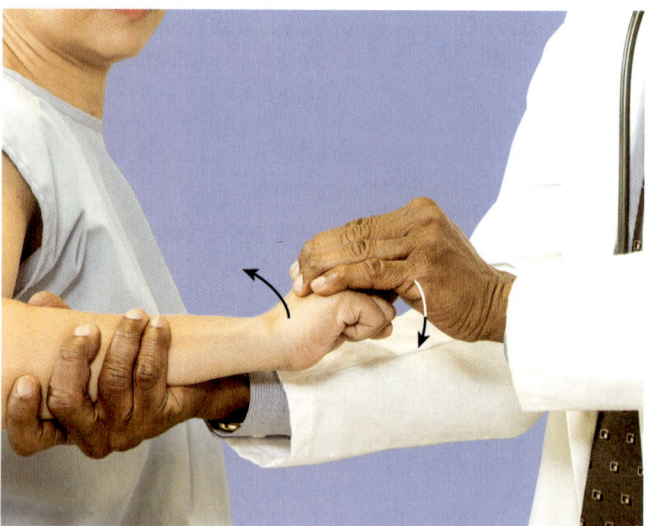

Figura 24.25 Teste de extensão do punho (C6, C7, C8, nervo radial – extensor radial longo do carpo e extensor radial curto do carpo, extensor ulnar do carpo).

Teste a extensão do dedo (C7, C8, nervo radial – extensor dos dedos). Segure o antebraço ou a palma da mão do paciente com uma das mãos. Use os dedos de sua outra mão para empurrar para baixo os dedos esticados do paciente (Figura 24.26).

Teste a abdução do dedo (C8, T1, nervo ulnar – primeiro interósseo dorsal e abdutor do dedo mínimo). Posicionar a mão do paciente com a palma para baixo ou de lado, com os dedos abertos. Oriente o paciente a não deixar que você mova qualquer dedo enquanto tenta uni-los à força (Figura 24.27).

Teste a abdução do polegar (C8, T1, nervo mediano – abdutor curto do polegar). Coloque o antebraço em uma posição de supinação completa. Peça que o paciente aponte o polegar reto para cima, na direção do dedo. Tente empurrar o polegar para baixo, na direção da palma da mão (Figura 24.28).

Teste a flexão do quadril (L2, L3, L4 – iliopsoas). Com o paciente sentado ou em decúbito dorsal, coloque sua mão sobre a região média da coxa do paciente e peça que ele levante a perna contra sua mão (Figura 24.29).

Uma abdução fraca do dedo ocorre nos distúrbios do nervo ulnar.

Pesquise uma abdução fraca do polegar nos distúrbios do nervo mediano como a síndrome do túnel do carpo (ver Capítulo 23, *Sistema Musculoesquelético*).

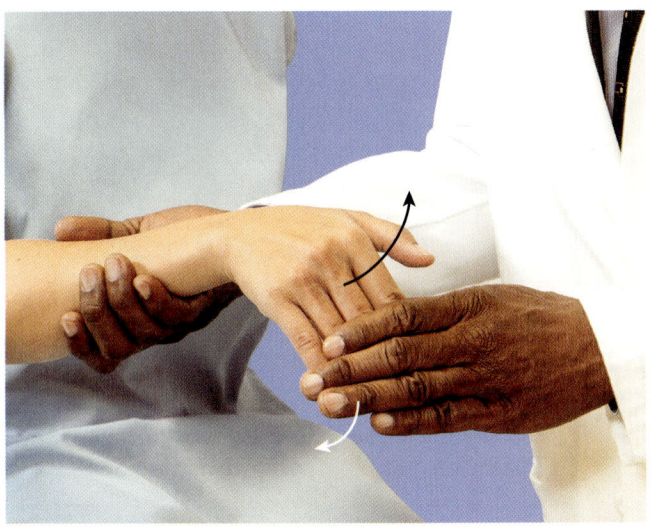

Figura 24.26 Teste de extensão do dedo (C7, C8, nervo radial – extensor dos dedos).

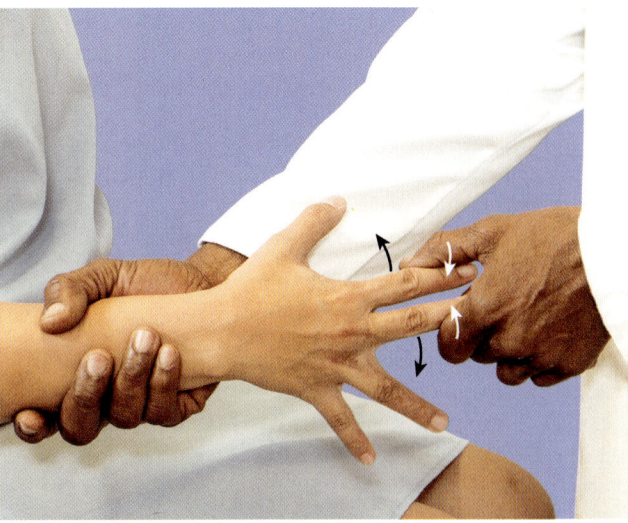

Figura 24.27 Teste de abdução do dedo (C8, T1, nervo ulnar – primeiro interósseo dorsal e abdutor do dedo mínimo).

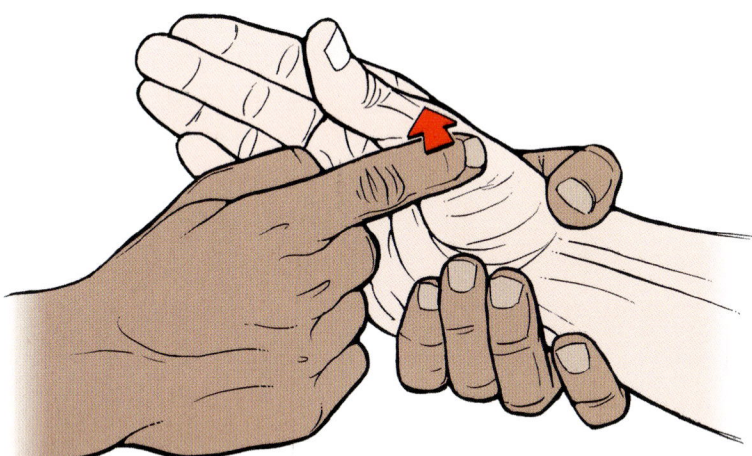

Figura 24.28 Teste de abdução do polegar (C8, T1, nervo mediano – abdutor curto do polegar). (Imagem de MediClip, copyright © 2003 Lippincott Williams & Wilkins. Todos os direitos reservados.)

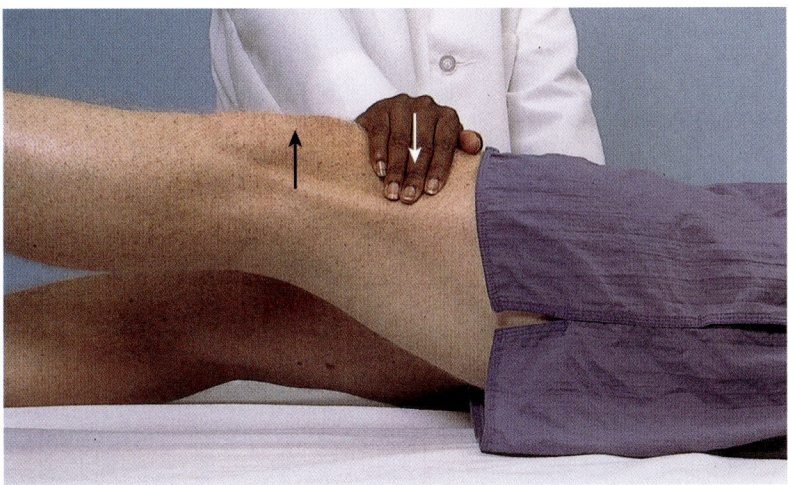

Figura 24.29 Teste de flexão do quadril (L2, L3, L4 – iliopsoas).

Teste a adução dos quadris (L2, L3, L4 – adutores). Coloque suas mãos com firmeza no leito, entre os joelhos do paciente. Peça que o paciente aproxime as duas pernas.

Teste a abdução dos quadris (L4, L5, S1 – glúteo médio e mínimo). Coloque suas mãos com firmeza na superfície externa dos joelhos do paciente. Peça que o paciente afaste as duas pernas contra suas mãos. Para testar contra a gravidade, faça o paciente deitar-se de lado e levantar a perna localizada acima.

Teste a extensão dos quadris (S1 – glúteo máximo). Faça o paciente deitar-se de bruços e levantar a perna da cama. Empurre para baixo na superfície posterior da coxa.

Teste a extensão do joelho (L2, L3, L4 – quadríceps). Com o paciente em decúbito dorsal, apoie o joelho em flexão e peça ao paciente para estender a perna contra sua mão (Figura 24.30). O quadríceps é um dos músculos mais fortes do corpo, então espere uma resposta vigorosa. Essa manobra também pode ser realizada com o paciente sentado.

Teste a flexão do joelho (L5, S1, S2 – músculos isquiotibiais). Com o paciente em decúbito dorsal, posicione a perna do paciente de modo que o joelho fique flexionado, com o pé repousando no leito. Solicite que o paciente mantenha o pé abaixado enquanto você tenta esticar a perna (Figura 24.31).

EXEMPLOS DE ANORMALIDADES
Uma fraqueza simétrica dos músculos proximais sugere miopatia; uma fraqueza simétrica dos músculos distais sugere polineuropatia ou distúrbios dos nervos periféricos.

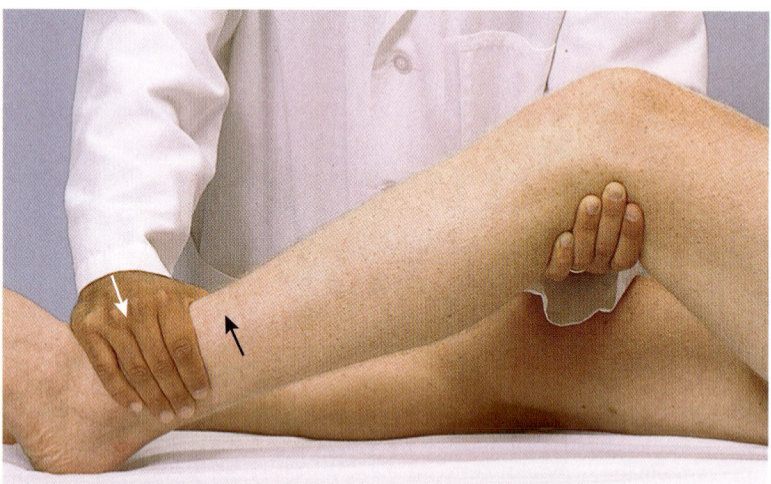

Figura 24.30 Teste de extensão do joelho (L2, L3, L4 – quadríceps).

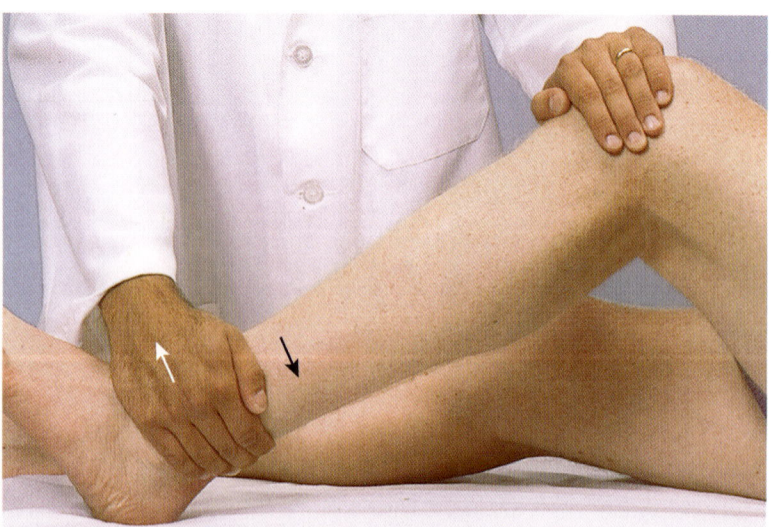

Figura 24.31 Teste de flexão do joelho (L5, S1, S2 – músculos isquiotibiais).

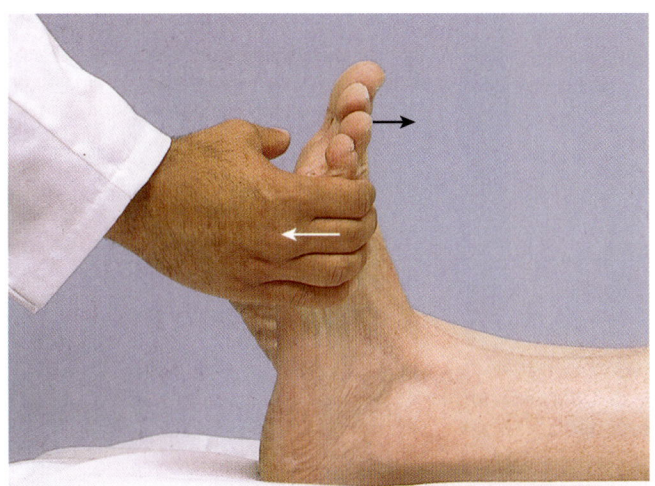

Figura 24.32 Teste de dorsiflexão do pé (L4, L5 – tibial anterior).

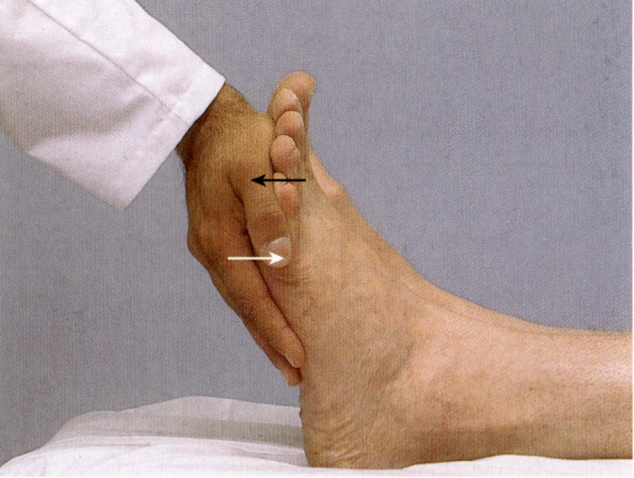

Figura 24.33 Teste de flexão plantar (S1 – gastrocnêmio, sóleo).

Teste a dorsiflexão do pé (L4, L5 – tibial anterior) e *flexão plantar* (S1 – gastrocnêmio, sóleo) no tornozelo pedindo que o paciente puxe para cima (Figura 24.32) e empurre para baixo (Figura 24.33) contra sua mão. Andar sobre os calcanhares e nas pontas dos pés também avalia a dorsiflexão do pé e a flexão plantar, respectivamente.

Coordenação. A coordenação do movimento muscular exige que quatro áreas do sistema nervoso funcionem de um modo integrado:

- Sistema motor, para força muscular
- Sistema vestibular, para equilíbrio e para coordenação dos movimentos oculares, cefálicos e corporais
- Sistema sensorial, para a propriocepção

Na doença cerebelar, pesquisar nistagmo, disartria, hipotonia e ataxia.

Ataxia refere-se à perda de controle de movimentos voluntários coordenados

- Sistema cerebelar para integrar as informações apresentadas anteriormente e produzir um movimento rítmico normal e postura estável.

Para avaliar a coordenação, observe enquanto o paciente realiza:

- Movimentos rápidos alternados
- Movimentos de ponto a ponto
- Marcha e postura.

Movimentos rápidos alternados
Braços. Mostre ao paciente como bater uma das mãos na coxa, levantar a mão, virá-la e bater no mesmo local com o dorso da mão. Solicite que o paciente repita esses movimentos alternados o mais rápido possível (Figura 24.34).

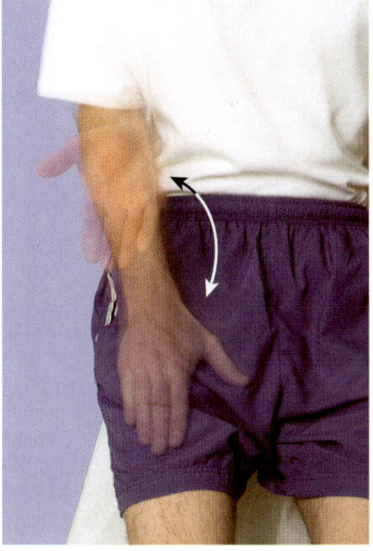

Na doença cerebelar, em vez de alternados com rapidez, esses movimentos são lentos, irregulares e desajeitados, uma anormalidade chamada **disdiadococinesia**.

Observe a velocidade, o ritmo e a continuidade dos movimentos. Repita com a outra mão. A mão não dominante pode exibir um desempenho um pouco pior.

Figura 24.34 Teste de coordenação com movimentos rápidos alternados do braço.

Mostre ao paciente como bater na articulação distal do polegar com a ponta do dedo indicador, novamente o mais rápido possível (Figura 24.35). Mais uma vez, observe a velocidade, o ritmo e a continuidade dos movimentos. O lado não dominante costuma ter um desempenho um pouco pior.

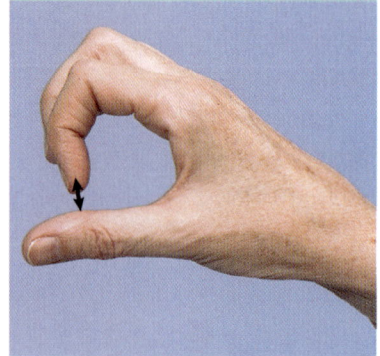

Figura 24.35 Teste de coordenação com batidas rápidas do dedo.

A doença cerebelar causa imprecisão nas batidas do dedo, com um ritmo irregular. Uma fraqueza do neurônio motor superior e doença dos núcleos da base também podem prejudicar esses movimentos, mas não do mesmo modo. Os movimentos serão lentos e de baixa amplitude.

Pernas. Peça que o paciente encoste alternadamente a porção acolchoada da planta de cada pé em sua mão ou no chão, o mais rápido possível. Observe qualquer lentidão ou incoordenação. Em condições normais, o desempenho dos pés não é tão bom quanto o das mãos.

Movimentos de ponto a ponto

Teste dedo-nariz. Peça que o paciente toque seu dedo indicador e, então, o próprio nariz alternadamente várias vezes. Mova seu dedo para que o paciente precise mudar a direção e estender totalmente o braço para alcançar seu dedo. Observe a precisão e a continuidade do movimento e verificar se há tremor.

Na doença cerebelar, os movimentos são desajeitados, instáveis e apresentam uma variação inadequada de sua velocidade, força e direção. Se o dedo do paciente não atingir ou ultrapassar o seu dedo, isso recebe o nome de **dismetria**. Um tremor intencional pode aparecer no fim do movimento. Ver Tabela 24.8, *Tremores e movimentos involuntários.*

Agora, mantenha seu dedo em um só local para que o paciente possa alcançá-lo com um dedo e o braço completamente estendido. Peça que o paciente alterne os movimentos de tocar o próprio nariz e tocar seu dedo várias vezes. Após várias repetições, peça que o paciente feche os dois olhos e tente várias outras vezes. Repita do outro lado. Em condições normais, o paciente toca o dedo do examinador com sucesso, com os olhos abertos ou fechados. Com os olhos fechados, o paciente precisa depender da propriocepção e da função do labirinto da orelha interna e do cerebelo para orientar o movimento corretamente.

Se a precisão do movimento piorar de modo expressivo com os olhos fechados, isso indica uma perda da propriocepção, também chamada *ataxia sensorial.*

Teste calcanhar-canela. Com o paciente em decúbito dorsal, peça que ele coloque um calcanhar no joelho oposto, descendo-o então pela canela até o hálux (Figura 24.36). Observe a continuidade e a precisão desse movimento. A repetição com os olhos do paciente fechados testa a propriocepção. Repita no outro lado.

Na doença cerebelar, o calcanhar pode ultrapassar o joelho (*dismetria*) e, então, oscilar de um lado para o outro ao descer pela canela (*tremor intencional*). Se a propriocepção estiver ausente, o calcanhar é levantado até uma posição muito alta e o paciente tenta olhar. O desempenho é insatisfatório com os olhos fechados.

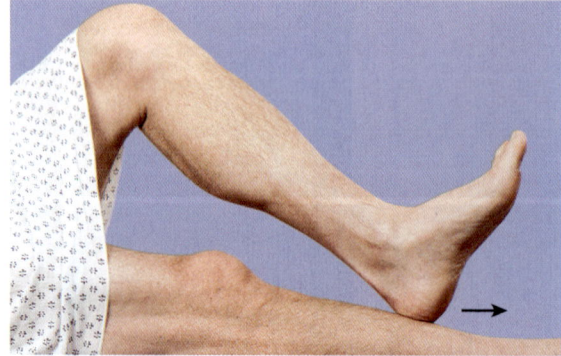

Figura 24.36 Teste de coordenação com o teste calcanhar-canela. (De Weber JR, Kelley JH. *Health Assessment in Nursing.* 6th ed. Wolters Kluwer; 2018, Fig. 25-22.)

Marcha. Peça que o paciente que:

■ *Levante-se de uma posição sentada* sem usar os braços como impulso. (Isso pode ser garantido fazendo o paciente cruzar os braços sobre o tórax.)

■ *Atravesse a sala* ou ande em um corredor, vire e retorne. Observe a postura, o apoio, o equilíbrio, o balanço dos braços e os movimentos das pernas. Normalmente, o equilíbrio está intacto, o balanço dos braços é simétrico ao lado do corpo e as voltas são suaves

■ *Caminhe em linha reta, encostando os dedos do pé no calcanhar* – a chamada *marcha em tandem* (Figura 24.37)

■ *Caminhe nas pontas dos pés e, em seguida, sobre os calcanhares* – essas manobras testam a flexão plantar e a dorsiflexão dos tornozelos, além do equilíbrio.

Teste de Romberg. Esse é basicamente um teste de propriocepção. Inicialmente, o paciente deve ficar em pé com os pés juntos e olhos abertos e então fechar os olhos por cerca de 30 segundos sem apoio. Observe se o paciente é capaz de manter uma postura ereta. Normalmente qualquer oscilação é mínima.

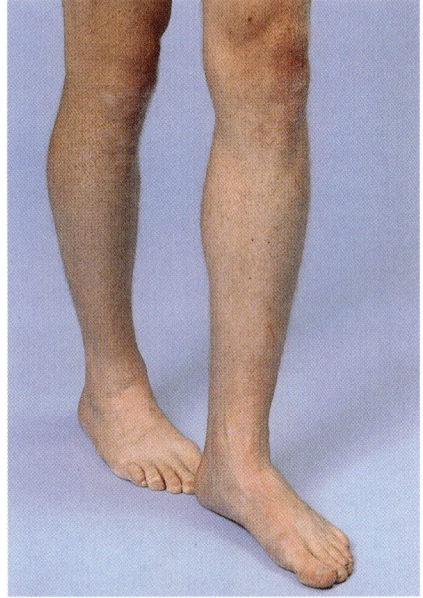

Figura 24.37 Teste da marcha em *tandem* (calcanhar-dedos dos pés).

Sistema sensorial

Para avaliar o sistema sensorial, você deve testar vários tipos de sensibilidade:

■ Dor e temperatura (trato espinotalâmicos)

■ Posição e vibração (colunas posteriores)

■ Tato leve (ambas as vias)

■ Sensações discriminativas, que dependem de algumas das sensações indicadas anteriormente, mas também envolvem o processamento pelo córtex sensorial.

Avalie o paciente com cuidado para estabelecer o padrão de qualquer perda sensorial, que pode ajudar a determinar se a lesão subjacente é central ou periférica. A perda sensorial é bilateral ou unilateral? É simétrica? Que modalidades estão envolvidas? O padrão encontrado pode sugerir uma distribuição por dermátomos, uma polineuropatia ou uma síndrome medular.

Correlacione qualquer achado anormal à atividade motora e reflexa para estabelecer o local da lesão causadora. O diagnóstico físico correto de muitas condições com comprometimento da sensibilidade requer tempo e prática.

Anormalidades da marcha aumentam o risco de quedas.

Uma dificuldade de levantar de uma cadeira sugere fraqueza proximal (extensores do quadril), fraqueza do quadríceps (extensor do joelho) ou ambas. Ver Boxe 27.7, *Teste "Get Up and Go" cronometrado*, no *Capítulo 27, Adultos mais Velhos.*

Uma marcha descoordenada, de base larga, cambaleante e instável é atáxica. A ataxia é observada na doença cerebelar, perda da propriocepção e intoxicação. Pacientes com a doença de Parkinson andam devagar, com uma postura inclinada para frente, em passos curtos e arrastados e com balanço mínimo dos braços. Ver Tabela 24.3, *Anormalidades da marcha e da postura.*

A caminhada em *tandem* pode revelar uma ataxia que não seja óbvia em outras situações.

A caminhada na ponta dos pés e sobre os calcanhares pode revelar uma fraqueza distal da perna. A incapacidade de andar sobre os calcanhares constitui um teste sensível para lesão do trato corticospinal.

Na *ataxia sensorial* decorrente de uma perda da propriocepção, a visão compensa a perda sensorial. O paciente permanece em pé razoavelmente bem com os olhos abertos, mas perde o equilíbrio quando são fechados, um sinal de Romberg positivo. Na *ataxia cerebelar*, o paciente tem dificuldade para ficar em pé com os pés juntos, independentemente de os olhos estarem abertos ou fechados.

Ver Tabela 24.1, *Distúrbios do sistema nervoso central e periférico.*

Algumas síndromes medulares produzem achados sensoriais cruzados, tanto ipsilaterais quanto contralaterais à lesão da medula espinal. Consulte livros especializados para uma discussão mais aprofundada.

Padrões de teste. Uma vez que o teste sensorial é cansativo para muitos pacientes e pode produzir resultados não confiáveis, realize o exame do modo mais eficiente possível. Você não precisa testar todas as modalidades em todos os pacientes. Enfoque as áreas que apresentem dormência ou dor, anormalidades motoras ou de reflexos, sugerindo uma lesão da medula espinal ou do SNP e alterações tróficas como sudorese ausente ou excessiva, pele atrófica ou ulceração cutânea.

Um mapeamento sensorial meticuloso ajuda a estabelecer o nível de uma lesão da medula espinal, ou se uma lesão periférica está localizada em uma raiz nervosa, um nervo periférico importante ou um de seus ramos. Talvez você precise repetir o teste em outro momento para confirmar as anormalidades.

Os seguintes padrões de teste ajudam a identificar déficits sensoriais com exatidão e eficácia (Boxe 24.8).

Antes de cada teste descrito a seguir, mostre ao paciente o que pretende fazer e explique como você deseja que o paciente responda. Os olhos do paciente devem ficar fechados durante o teste.

Dor. Use a porção pontiaguda de uma haste de algodão quebrada ou outra ferramenta adequada. Em alguns momentos, substitua a ponta pela extremidade arredondada. Pergunte ao paciente: "É pontiagudo ou arredondado?" Ou, ao fazer comparações: "A sensação é igual a esta?" Aplique a pressão mais leve necessária para que o estímulo produza a sensação desejada; evite perfurações intensas que causem sangramento. Para prevenir a transmissão de qualquer infecção, descarte o objeto com segurança após o uso. Não o utilize novamente em outra pessoa.

Analgesia refere-se à ausência de sensibilidade dolorosa, *hipalgesia* refere-se à diminuição da sensibilidade à dor e *hiperalgesia* refere-se ao aumento da sensibilidade dolorosa.

Temperatura. O teste cutâneo de temperatura costuma ser omitido se a sensibilidade dolorosa estiver normal. Se houver algum déficit sensorial, use um diapasão aquecido ou resfriado por água corrente. Encoste na pele e peça que o paciente identifique se está "quente" ou "frio".

Boxe 24.8 Orientações para a detecção de déficits sensoriais

- *Comparar áreas simétricas* nos dois lados do corpo, incluindo braços, pernas e tronco
- *Variar o ritmo do teste* para que o paciente não responda simplesmente a seu ritmo repetitivo
- Quando uma área de perda sensorial ou hipersensibilidade for detectada, *mapear seus limites* em detalhes. Estimular primeiro um ponto com diminuição da sensibilidade e, então, em etapas progressivas, até o paciente relatar uma mudança para a sensibilidade normal

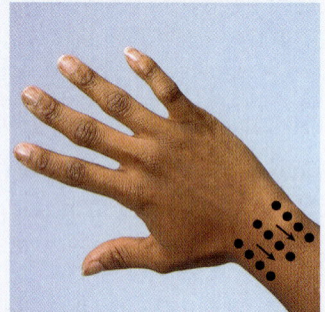

Um padrão de perda sensorial em metade do corpo sugere uma lesão no hemisfério cerebral contralateral; um nível sensorial (quando uma ou mais modalidades sensoriais estão reduzidas abaixo de um dermátomo, em um ou em ambos os lados) sugere uma lesão raquimedular.

Aqui, toda a sensibilidade da mão está perdida. O teste em uma direção cada vez mais proximal revela um retorno gradual à sensibilidade normal no punho. Esse padrão não se encaixa em uma distribuição de nervo periférico ou dermátomo. Se bilateral, sugere a perda sensorial "em luva" ou "em meia e luva" da polineuropatia, muitas vezes observada no diabetes melito.

Uma perda sensorial distal e simétrica sugere uma *polineuropatia*. Você pode não detectar esses achados se não comparar a sensibilidade distal com a proximal.

- Para as sensibilidades *dolorosa e térmica* e o *tato*, *comparar as áreas distais com as proximais* nos membros. Pesquise pontos de estimulação dispersos para examinar a maioria dos dermátomos e os principais nervos periféricos (ver Figuras 24.41 a 24.44). Um padrão sugerido inclui:
  - os dois ombros (C5)
  - superfícies internas e externas dos antebraços (C6 e T1)
  - polegares e dedos mínimos (C6 e C8)
  - região anterior das coxas (L3)
  - tornozelo, no maléolo medial (L4)
  - dorso do pé (L5)
  - quinto dedo do pé (S1)
  - superfície medial de cada nádega (S3)
- Para a percepção *vibratória* e *propriocepção*, testar primeiro os dedos das mãos e dos pés. Se estiverem normais, pode-se supor com segurança que as áreas mais proximais também estejam normais

Tato leve. Com um chumaço de algodão, toque a pele com leveza, evitando qualquer pressão. Peça que o paciente responda quando sentir o toque e compare uma região com outra. Evitar testar a pele calejada, que em geral é relativamente insensível.

Vibração. Use um diapasão de frequência relativamente baixa de 128 Hz. Bata as hastes na palma da sua mão e coloque a base com firmeza sobre a articulação interfalângica distal de um dos dedos da mão do paciente e, então, sobre a articulação interfalângica do hálux (Figura 24.38). Pergunte o que o paciente sente. Se não tiver certeza se o paciente está sentindo a pressão ou a vibração, peça que ele informe quando a vibração parar. Em seguida, toque no diapasão para interromper a vibração e confirme essa mudança com o paciente. Se a percepção vibratória estiver comprometida, prossiga para proeminências ósseas mais proximais (p. ex., punho, cotovelo, maléolo medial, canela, patela, espinha ilíaca anterossuperior e clavículas).

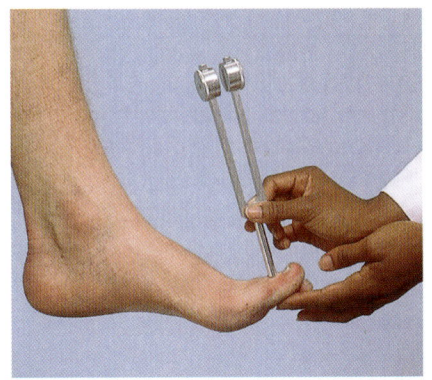

Figura 24.38 Teste da percepção vibratória.

Propriocepção (percepção da posição das articulações). Segure o hálux do paciente, *pinçando-o pelos lados* entre seu polegar e o dedo indicador e, então, afaste-o dos outros dedos do pé (Figura 24.39). Isso impede que outros estímulos táteis afetem o teste. Demonstre os movimentos "para cima" e "para baixo" enquanto move o hálux do paciente em direções claramente ascendentes ou descendentes. Em seguida, com os olhos do paciente fechados, peça que o paciente diga "para cima" ou "para baixo" enquanto você move o hálux em um pequeno arco.

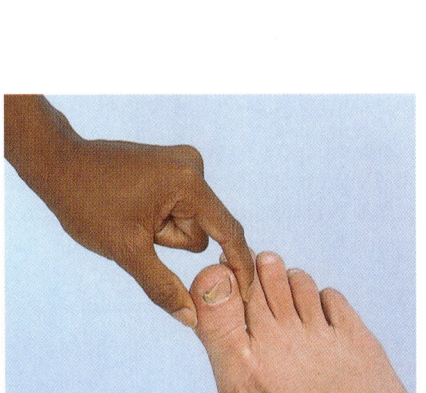

Figura 24.39 Teste de propriocepção articular.

Mova o dedo várias vezes em cada lado. Se houver um comprometimento da propriocepção, prossiga na direção proximal para testar a articulação do tornozelo. De um modo semelhante, teste a posição nos dedos das mãos, seguindo na direção proximal, se indicado, até as articulações metacarpofalângicas, punho e cotovelo.

Sensações discriminativas. Muitas outras técnicas testam a capacidade do córtex sensorial de correlacionar, analisar e interpretar as sensações. Uma vez que as sensações discriminativas dependem do tato e da propriocepção, são úteis apenas quando essas sensações estiverem intactas ou apenas discretamente comprometidas.

Avalie um paciente com *estereognosia* e prossiga para outros métodos, se indicados. Os olhos do paciente devem permanecer fechados durante todos esses testes.

■ *Estereognosia*. Estereognosia refere-se à capacidade de identificar um objeto pelo tato. Coloque um objeto familiar na mão do paciente, como uma moeda, um grampo de papel, uma chave, um lápis ou um chumaço de algodão, e peça que o paciente diga o que é. Em condições normais, o paciente manipula o objeto com destreza e consegue identificá-lo corretamente dentro de 5 segundos. Pedir que o paciente diferencie "cara" e "coroa" em uma moeda representa um teste sensível da estereognosia

■ *Identificação de número (grafestesia)*. Se uma artrite ou outras condições impedirem que o paciente manipule um objeto com a destreza necessária para identificá-lo, teste a capacidade de identificar números. Com a ponta arredondada de um lápis ou uma caneta, desenhe um grande número na palma da mão do paciente (Figura 24.40). Normalmente, uma pessoa consegue identificar a maioria desses números

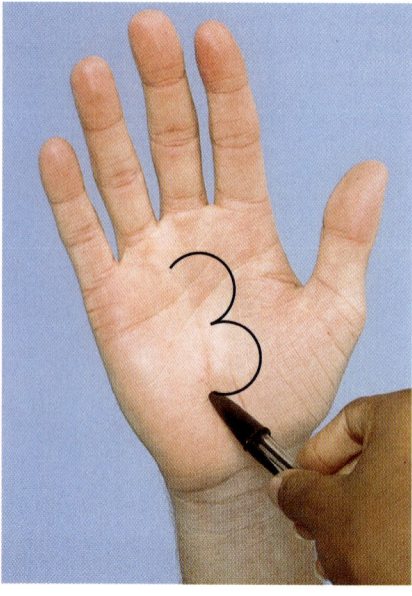

Figura 24.40 Teste de discriminação usando a identificação de número (grafestesia).

A incapacidade de reconhecer números, ou da *grafestesia*, indica uma lesão do córtex sensorial.

■ *Localização de ponto*. Toque um ponto na pele do paciente por um breve momento. Em seguida, peça que o paciente abra os dois olhos e aponte o local que foi tocado. Em condições normais, a pessoa consegue fazer isso corretamente

Lesões do córtex sensorial prejudicam a capacidade de localizar os pontos com exatidão.

■ *Extinção*. Toque cada braço individualmente e depois toque áreas correspondentes nos dois braços, ao mesmo tempo. Pergunte onde o paciente sente seu toque em cada estímulo. Normalmente, os dois estímulos são percebidos. A face e as pernas também podem ser testadas da mesma maneira.

Na negligência sensorial, os estímulos em um lado do corpo são ignorados, mesmo quando as modalidades sensoriais primárias estão intactas. Com a extinção na estimulação dupla simultânea, os pacientes identificam corretamente um estímulo tátil se o lado afetado for tocado individualmente, mas relatam o estímulo apenas no lado não afetado se os dois lados forem tocados ao mesmo tempo.

Lesões do hemisfério cerebral causam extinção no dimídio contralateral, especialmente lesões no lobo parietal direito ou núcleos da base à direita.

Dermátomos. Um *dermátomo* é a faixa de pele inervada pela raiz sensitiva de um único nervo espinal. O conhecimento dos dermátomos ajuda a localizar as lesões neurológicas em um nível específico da medula espinal, em particular em lesões da medula espinal. Os padrões de dermátomos e nervos periféricos estão ilustrados nas Figuras 24.41 a 24.44, que refletem as normas internacionais recomendadas pela American Spinal Injury Association.[72] Os níveis dos dermátomos são mais variáveis entre os indivíduos do que esses diagramas sugerem. Eles se sobrepõem em suas margens superiores e inferiores e também discretamente na linha média. Não tente memorizar todos os dermátomos. Em vez disso, concentre-se em aprender os dermátomos sombreados em verde na Figura 24.42.

Em uma lesão da medula espinal, todos os dermátomos abaixo do nível da lesão podem ser afetados. A perda sensorial pode estar localizada em vários segmentos *abaixo* da lesão espinal, por motivos que não são bem compreendidos.

A percussão para determinar o nível de dor vertebral pode ser útil. Na radiculopatia, a lesão de uma raiz nervosa espinal causa perda sensorial limitada àquele dermátomo.

Reflexos de estiramento muscular

A estimulação dos *reflexos de estiramento muscular* requer o manuseio especial do martelo de reflexo. Selecione um martelo de reflexo de peso adequado e aprenda os diferentes usos da extremidade pontiaguda e da extremidade plana. Por exemplo, a extremidade pontiaguda é útil para atingir áreas menores, como o seu dedo posicionado sobre o tendão do bíceps.

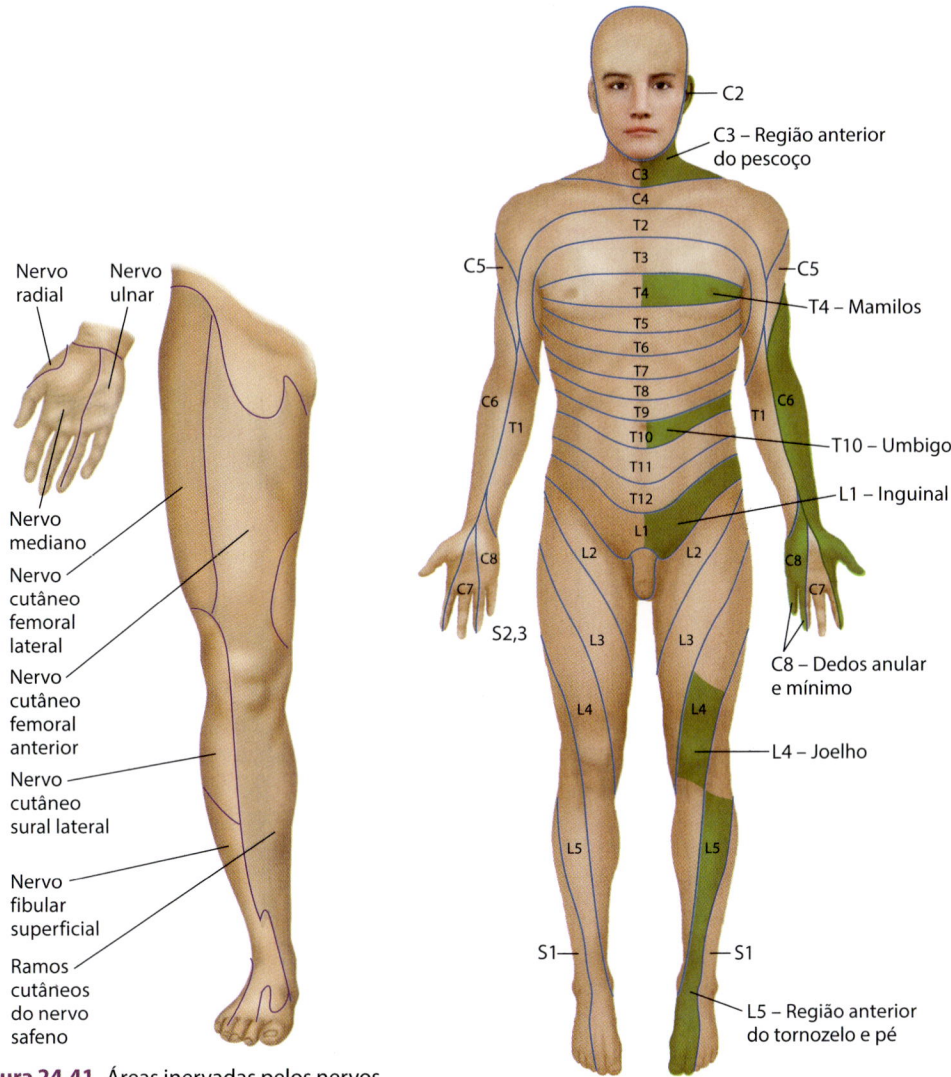

Figura 24.41 Áreas inervadas pelos nervos periféricos (superfície anterior do membro inferior direito).

Figura 24.42 Dermátomos inervados pelas raízes posteriores.

Teste os reflexos do seguinte modo:

■ Incentive o paciente a relaxar e, então, posicione os membros de modo adequado e simétrico.

Segure o martelo de reflexo de modo frouxo entre seu polegar e o dedo indicador para que ele possa oscilar livremente em um arco dentro dos limites estabelecidos pela palma de sua mão e pelos outros dedos (Figura 24.45).

■ Com o punho relaxado, atinja o tendão de modo enérgico usando um movimento rápido do punho. Deixe o martelo fazer o serviço. Seu golpe deve ser *rápido e direto*, sem hesitação.

Observe a velocidade, a força e a amplitude da resposta reflexa e classifique a resposta usando a escala apresentada no Boxe 24.9. Sempre compare a resposta de um lado com o outro. Em geral, os reflexos são classificados em uma escala de 0 a 4.[73]

A resposta reflexa depende, em parte, da força de sua batida no tendão. Use apenas força suficiente para provocar uma resposta bem definida. Um aumento, diminuição ou até mesmo ausência de reflexos, quando simétricos, pode ser normal. As diferenças entre os lados são mais definitivas para detectar doença e, em geral, podem ser detectadas com mais facilidade que alterações simétricas nos dois lados.

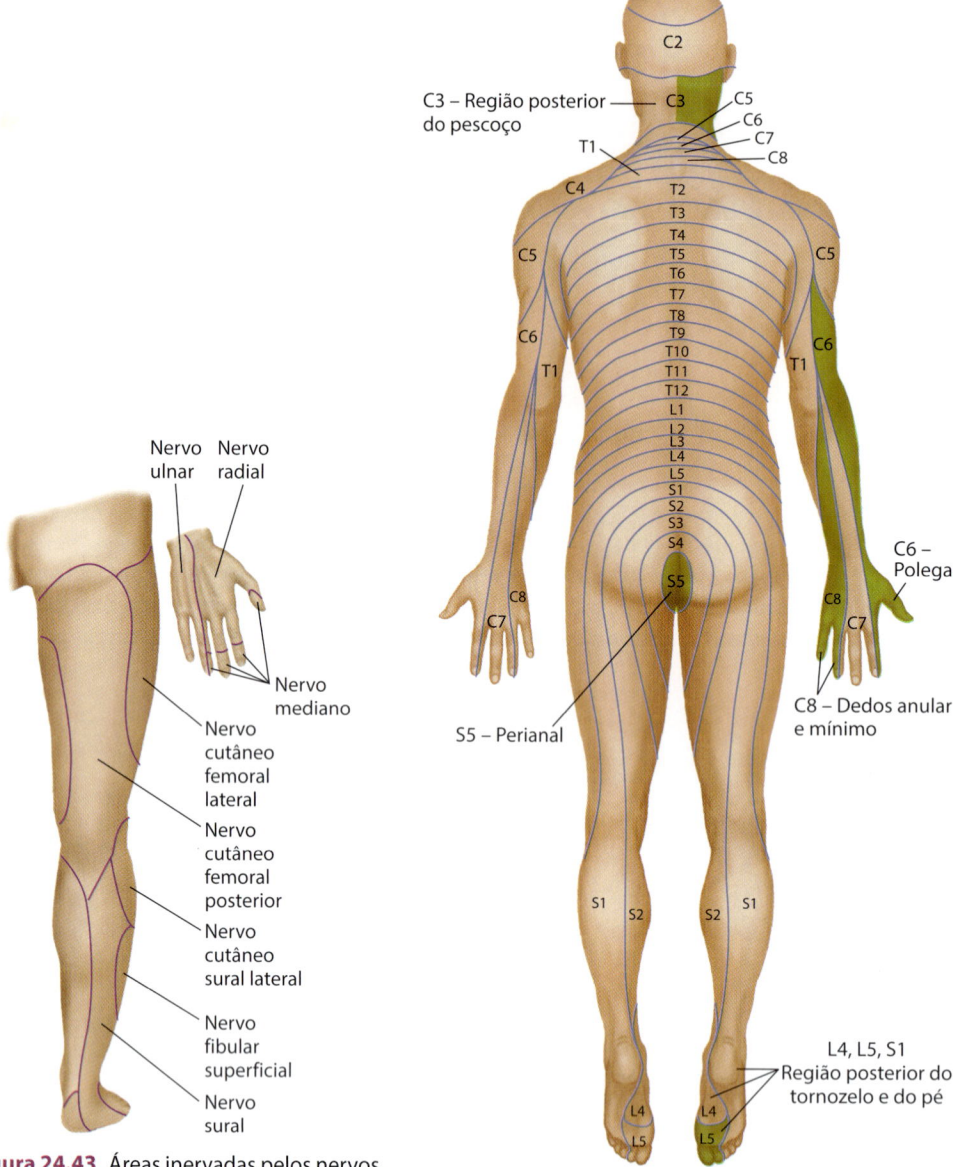

Figura 24.43 Áreas inervadas pelos nervos periféricos (superfície posterior do membro inferior direito).

Figura 24.44 Dermátomos inervados pelas raízes posteriores.

Se um reflexo parecer diminuído ou ausente, use um *reforço*, uma técnica que envolve a contração isométrica de outros músculos por até 10 segundos e pode aumentar a atividade reflexa. Se houver necessidade de reforço para obter um reflexo, classifique a resposta como "1". Para reforçar os reflexos do braço, peça ao paciente para ranger os dentes ou apertar os dois joelhos um contra o outro. Se os reflexos da perna estiverem diminuídos ou ausentes, peça que o paciente feche os dedos e puxe as mãos em sentidos opostos contra a outra. Avise o paciente antes de você golpear o ligamento da patela ou o tendão do calcâneo (Figura 24.46).

Reflexo bicipital (C5, C6). O cotovelo do paciente deve estar parcialmente flexionado, com o antebraço em pronação e as palmas para baixo. Coloque seu polegar ou outro dedo com firmeza sobre o tendão do bíceps. Aplique o golpe com o martelo de reflexo diretamente pelo seu dedo, na direção do tendão do bíceps (Figuras 24.47 e 24.48).

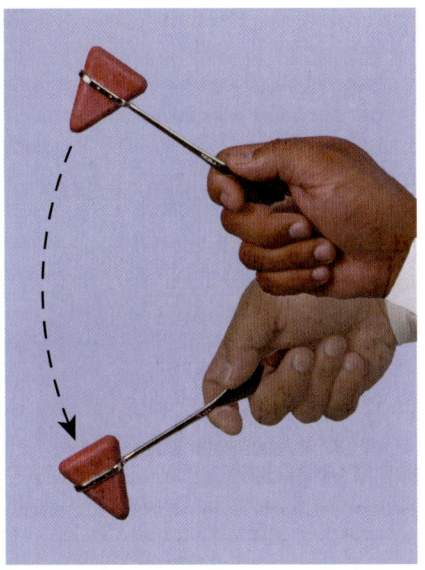

Figura 24.45 Uso adequado de um martelo de reflexo: efetuando um golpe com uma oscilação enérgica e relaxada.

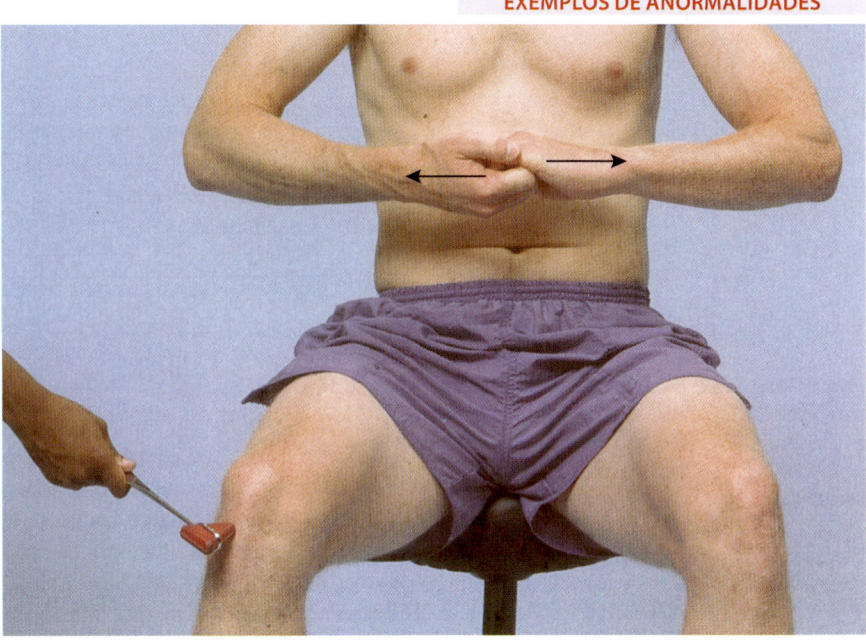

Figura 24.46 Reforço do reflexo do quadríceps (patelar).

Boxe 24.9 Escala para classificação dos reflexos

4	Muito enérgico, com clônus (oscilações rítmicas entre flexão e extensão)
3	Mais enérgico que a média; possivelmente, mas não necessariamente, indicativo de doença
2	Médio; normal
1	Um pouco diminuído ou exige reforço
0	Reflexo ausente

Reflexos hiperativos (hiper-reflexia) ocorrem em lesões do SNC que afetam o trato corticospinal descendente. Procure achados associados relacionados ao neurônio motor superior, como fraqueza, espasticidade e/ou a sinal de Babinski positivo.

Reflexos hipoativos ou ausentes (hiporreflexia) ocorrem em lesões do SNP que afetem as raízes dos nervos espinais, o plexo braquial ou lombossacral ou os nervos periféricos. Procure achados associados relacionados ao neurônio motor inferior, como fraqueza, atrofia e/ou fasciculações.

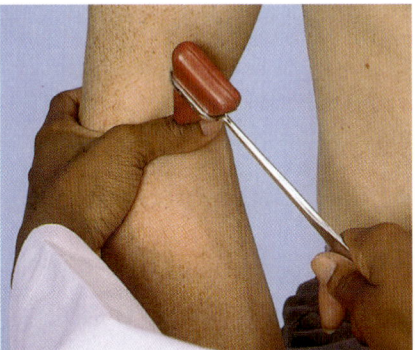

Figura 24.47 Reflexo bicipital (C5, C6) – paciente sentado.

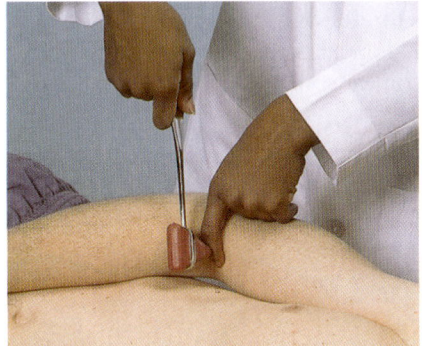

Figura 24.48 Reflexo bicipital (C5, C6) – paciente em decúbito dorsal.

Observe a flexão do cotovelo e pesquise e palpe a contração do músculo bíceps.

Reflexo tricipital (C6, C7). O paciente pode estar sentado ou em decúbito dorsal. Flexione o braço do paciente no nível do cotovelo, com a palma da mão voltada para o corpo, e empurre-o discretamente na direção do tórax. Atinja o tendão do tríceps com um golpe direto atrás e logo acima do cotovelo (Figuras 24.49 e 24.50). Observe a contração do músculo tríceps e a extensão do cotovelo.

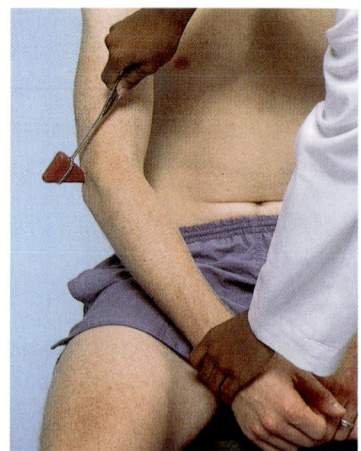

Figura 24.49 Reflexo tricipital (C6, C7) – paciente sentado.

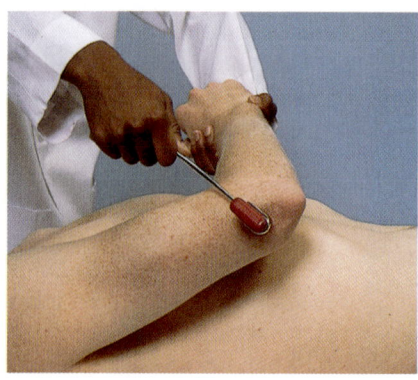

Figura 24.50 Reflexo tricipital (C6, C7) – paciente em decúbito dorsal.

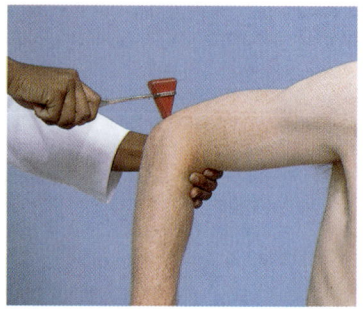

Figura 24.51 Reflexo tricipital (C6, C7) – paciente sentado, com o cotovelo apoiado.

Se tiver dificuldade para fazer o paciente relaxar, tente apoiar a parte superior do braço. Peça que o paciente deixe o braço mole, como se estivesse "secando no varal". Em seguida, golpeie o tendão do tríceps (Figura 24.51).

Reflexo braquiorradial (C5, C6). A mão do paciente deve repousar no abdome ou no colo, com o antebraço em pronação parcial. Atinja o rádio com a extremidade pontiaguda ou plana do martelo de reflexo, cerca de 5 a 10 cm acima do punho (Figura 24.52). Observe a flexão do cotovelo e a supinação do antebraço.

Reflexo do quadríceps (patelar) (L2, L3, L4). O paciente pode estar sentado ou deitado, desde que o joelho esteja flexionado. Golpeie o ligamento da patela com energia, logo abaixo da patela (Figura 24.53). Observe a contração do quadríceps com extensão do joelho. O posicionamento de sua mão na coxa do paciente permite que você sinta esse reflexo.

Há duas opções para examinar o paciente em decúbito dorsal. Quando os dois joelhos são apoiados juntos, é possível avaliar pequenas diferenças entre os reflexos dos quadríceps, testando repetidamente um reflexo e depois o outro (Figura 24.54). Se o apoio das duas pernas for desconfortável para você ou para o paciente, coloque seu braço de apoio sob a perna do paciente (Figura 24.55). Alguns pacientes acham mais fácil relaxar com esse método.

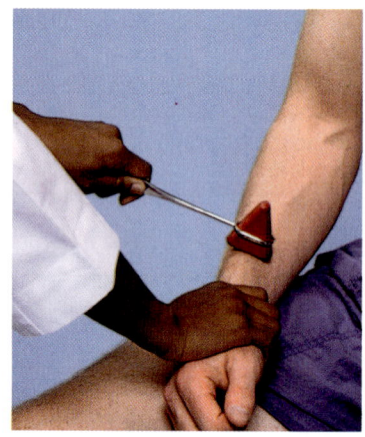

Figura 24.52 Reflexo braquiorradial (C5, C6).

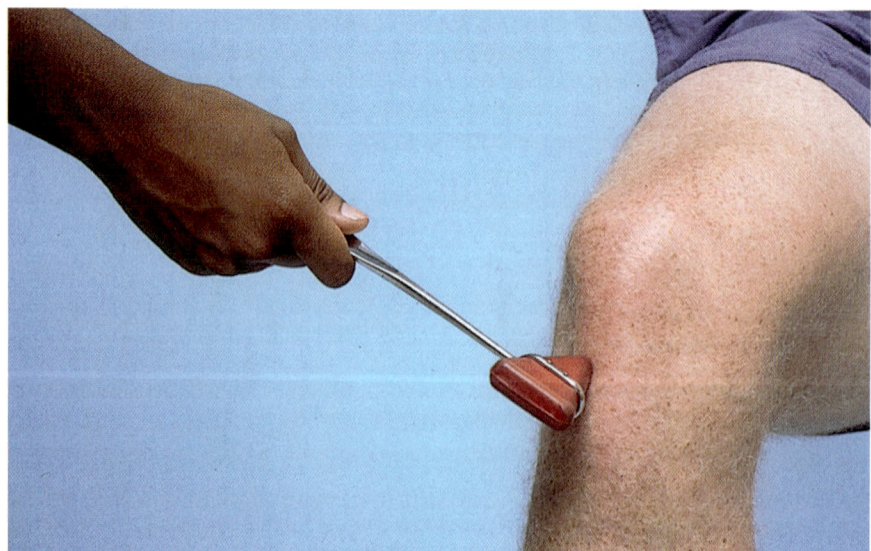

Figura 24.53 Reflexo do quadríceps/patelar (L2, L3, L4) – paciente sentado.

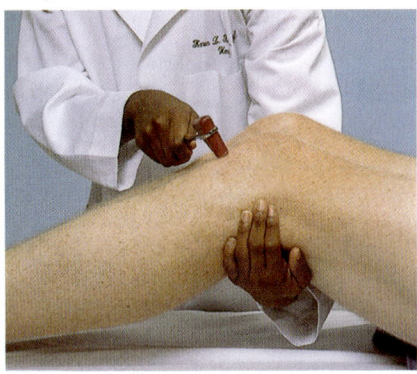

Figura 24.54 Reflexo do quadríceps/patelar (L2, L3, L4) – paciente em decúbito dorsal com as duas pernas apoiadas.

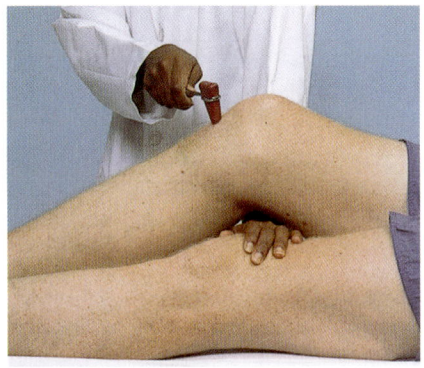

Figura 24.55 Reflexo do quadríceps/patelar (L2, L3, L4) – paciente em decúbito dorsal com uma perna apoiada.

Reflexo aquileu (tornozelo) (principalmente S1). Se o paciente estiver sentado, efetuar uma dorsiflexão parcial do pé no tornozelo. Convença o paciente a relaxar. Golpeie o tendão do calcâneo e observe e palpe a flexão plantar no tornozelo (Figura 24.56). Observe também a velocidade do relaxamento após a contração muscular.

Quando o paciente estiver deitado, flexione uma perna no quadril e no joelho efetuando uma rotação externa de modo que a parte inferior da perna repouse na canela oposta. Em seguida, efetue uma dorsiflexão do pé no tornozelo e golpeie o tendão do calcâneo (Figura 24.57).

Clônus. Se os reflexos parecerem hiperativos, pesquisar **clônus** no tornozelo. Apoie o joelho em uma posição de flexão parcial. Com a outra mão, efetue a dorsiflexão e a flexão plantar do pé algumas vezes enquanto encoraja o paciente a relaxar e, então, efetue uma dorsiflexão súbita do pé, mantendo-o em dorsiflexão (Figura 24.58). Procure e palpe oscilações rítmicas entre a dorsiflexão e a flexão plantar. Em condições normais, o tornozelo não reage a esse estímulo e permanece em dorsiflexão. Pode haver alguns batimentos clônicos se o paciente estiver tenso ou tiver se exercitado.

A fase de relaxamento mais lenta dos reflexos no *hipotireoidismo* muitas vezes é detectada com mais facilidade durante o reflexo aquileu.

Um clônus mantido indica uma doença do SNC que afeta o trato corticospinal. Clônus tem de existir para que um reflexo seja classificado como grau 4.

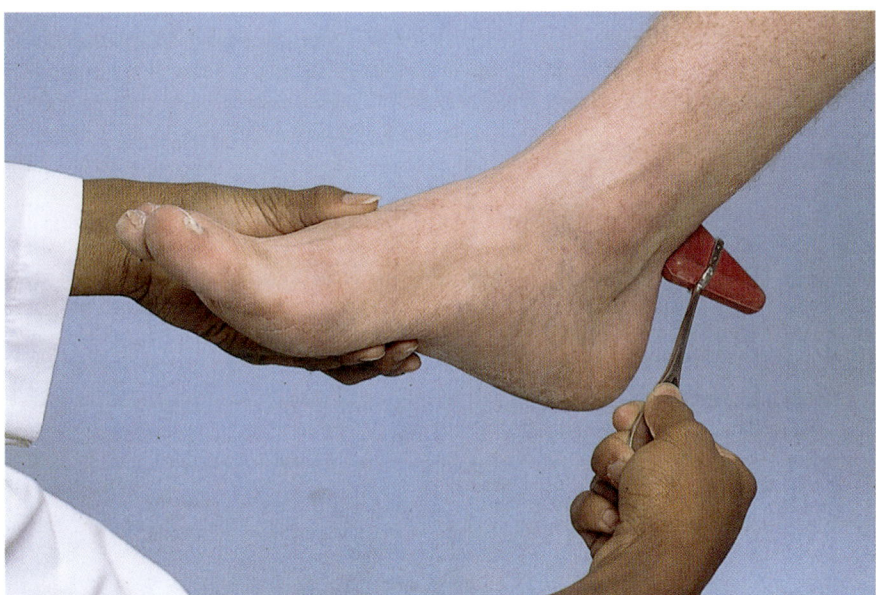

Figura 24.56 Reflexo aquileu/do tornozelo (S1) – paciente sentado.

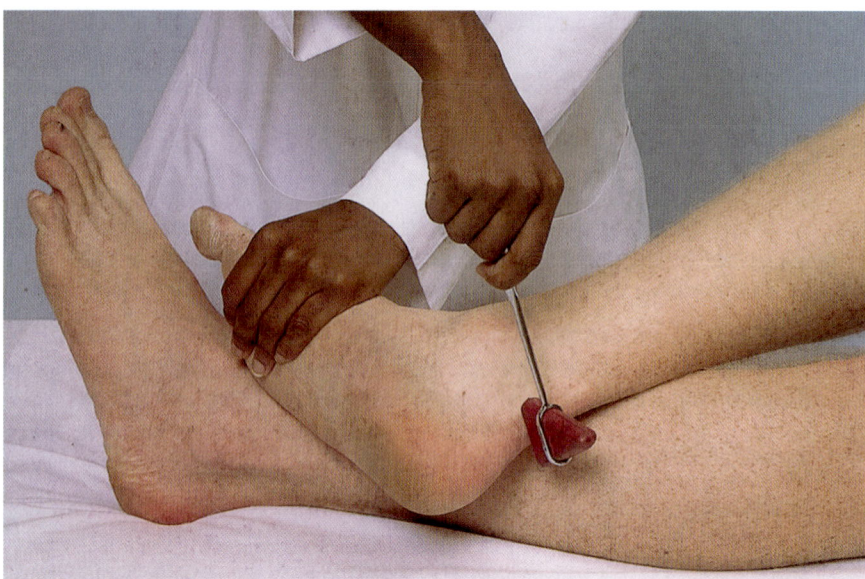

Figura 24.57 Reflexo aquileu/do tornozelo (S1) – paciente em decúbito dorsal.

Outras articulações podem exibir clônus. Um deslocamento súbito da patela para baixo, por exemplo, pode desencadear clônus patelar no joelho estendido. A disseminação de reflexos para grupos musculares adjacentes também pode indicar hiper-reflexia, por exemplo, a flexão dos dedos em resposta ao teste de reflexo bicipital.

Reflexos de estimulação cutânea ou superficial

Reflexos abdominais. Teste os reflexos abdominais tocando cada lado do abdome com leveza, mas de modo vigoroso, acima (T8, T9, T10) e abaixo (T10, T11, T12) do umbigo nas direções ilustradas (Figura 24.59). Use uma chave, a extremidade de madeira de um aplicador com ponta de algodão ou o cabo do seu martelo de reflexo. Observe a contração dos músculos abdominais e o movimento do umbigo na direção do estímulo. Se os reflexos abdominais forem mascarados por obesidade ou cirurgia abdominal prévia, afaste o umbigo do

Os reflexos abdominais podem estar ausentes tanto nos distúrbios centrais quanto dos nervos periféricos.

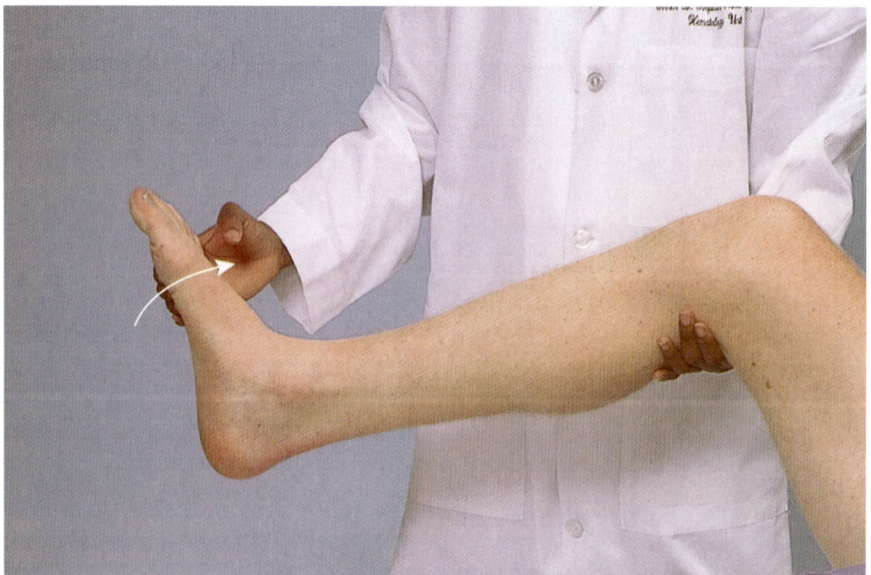

Figura 24.58 Teste de clônus no tornozelo.

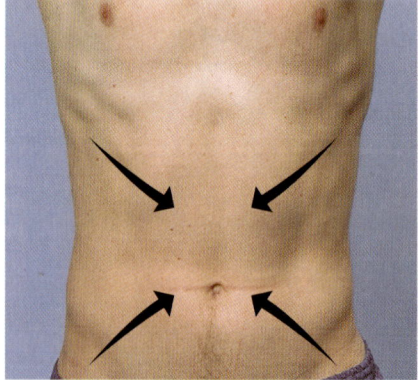

Figura 24.59 Direção do tato leve durante o teste dos reflexos abdominais.

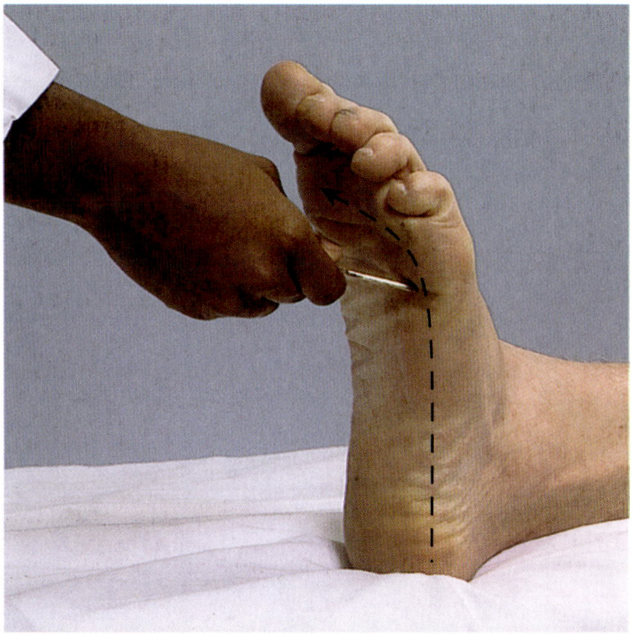

Figura 24.60 Teste da resposta plantar.

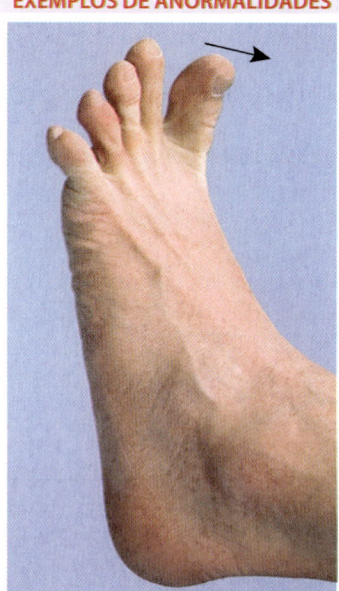

EXEMPLOS DE ANORMALIDADES

Figura 24.61 Resposta plantar anormal (resposta de *Babinski*). Observe a dorsiflexão do hálux.

paciente do local testado com seu dedo e sinta a contração muscular. Pode ser difícil estimular os reflexos abdominais. Uma assimetria (entre os lados esquerdo e direito ou acima e abaixo do umbigo) é mais convincente.

Resposta plantar (trato corticospinal). Usando uma chave ou a extremidade de madeira de um aplicador, percorra a superfície lateral da sola do pé, do calcanhar até a porção metatarsal, terminando em uma curva que cruze o metatarso (Figura 24.60). Use o estímulo mais leve necessário para provocar uma resposta, mas aumente a firmeza, se necessário. Observe com atenção o movimento do hálux, normalmente em flexão plantar.

Alguns pacientes afastam-se desse estímulo flexionando o quadril e o joelho. Segure o tornozelo, se necessário, para concluir sua observação. Algumas vezes, é difícil distinguir um afastamento de uma resposta de Babinski.

Reflexo anal (anocutâneo). Usando a extremidade quebrada de um aplicador, toque levemente o ânus nos dois lados. Observe a contração reflexa do músculo esfíncter externo do ânus. A detecção da contração reflexa é facilitada colocando-se um dedo enluvado no ânus durante o teste digital.

A dorsiflexão do hálux constitui uma *resposta de Babinski positiva* (Figura 24.61), originada de uma lesão no SNC que afeta o trato corticospinal (sensibilidade de aproximadamente 50%; especificidade de 99%).[74] A resposta de Babinski pode ser temporariamente positiva em estados de inconsciência decorrentes de intoxicação por substâncias psicoativas ou álcool e durante o período pós-ictal (após uma convulsão).

A dorsiflexão do hálux pode ser acompanhada pela separação dos outros dedos do pé, conhecida como uma resposta de Babinski positiva.

A perda do reflexo anal (anocutâneo) sugere uma lesão no arco reflexo de S2-S3-S4, observada em lesões da cauda equina.

TÉCNICAS ESPECIAIS

Sinais de irritação meníngea

Realize essas manobras sempre que suspeitar de inflamação meníngea decorrente de meningite ou hemorragia subaracnóidea.

Uma inflamação no espaço subaracnóideo causa resistência a um movimento que cause estiramento dos nervos espinais e das meninges.

Embora esses sinais de irritação meníngea tenham baixa especificidade, a especificidade aumenta se existirem outros sinais e sintomas sugestivos de meningite (febre, cefaleia de início recente).[75]

Rigidez da nuca. Em primeiro lugar, verifique se existe lesão ou fratura das vértebras cervicais ou da medula espinal cervical. No contexto de um traumatismo, isso geralmente requer avaliação radiológica. Em seguida, com o paciente em decúbito dorsal, coloque suas mãos atrás da cabeça do paciente e flexione o pescoço para frente, se possível até o queixo tocar no tórax. Normalmente, o pescoço é flexível e o paciente consegue inclinar a cabeça e pescoço para frente com facilidade.

A sensibilidade dessas manobras é reduzida em pacientes muito idosos ou muito jovens, naqueles que tenham recebido analgesia e em pacientes com meningite viral.

Rigidez de nuca (resistência à flexão) é encontrada em cerca de 84% dos pacientes com meningite bacteriana aguda e 21 a 86% dos pacientes com hemorragia subaracnóidea.[76] Ocorre de modo mais confiável em inflamações graves das meninges, mas sua exatidão diagnóstica geral é baixa.[77]

Sinal de Brudzinski. Enquanto flexiona o pescoço, observe os quadris e os joelhos em reação à sua manobra. Em condições normais, eles devem permanecer relaxados e imóveis.

A flexão dos quadris e dos joelhos constitui um *sinal de Brudzinski positivo*.

Sinal de Kernig. Flexione a perna do paciente no quadril e no joelho; em seguida, estenda a perna lentamente esticando o joelho (Figura 24.62). Algum desconforto atrás do joelho durante a extensão completa é normal, mas não deve haver dor.

Dor e maior resistência à extensão do joelho constituem um *sinal de Kernig positivo*.

A frequência dos sinais de Brudzinski e Kernig em pacientes com meningite tem uma variação relatada de 5 a 60%.[76] A sensibilidade e a especificidade relatadas para os sinais de Brudzinski e Kernig correspondem a cerca de 5 e 95% em grupos de estudo limitados, mas são usados em sistemas de classificação emergentes e merecem uma investigação mais sistemática.[77,78]

A meningite pode ocorrer em idosos na ausência desses sinais e, naqueles sem meningite, o sinal de Kernig foi positivo em 12%, e o sinal de Brudzinski foi positivo em 8%.[79,80]

O mecanismo desse sinal é semelhante a um teste de elevação da perna estendida positivo. Uma irritação ou compressão de uma raiz nervosa lombar ou sacral ou do nervo isquiático causa dor radicular ou ciática com irradiação para a perna quando o nervo é estirado pela extensão da perna.

Manobra de acentuação da cefaleia (MAC). Faça o paciente virar a cabeça de um lado para o outro (como se estivesse dizendo "não") em uma velocidade de 2 a 3 vezes por segundo. O teste é positive se essa manobra piorar a cefaleia.

Embora MAC positiva aumente muito a possibilidade de meningite, um resultado negativo não consegue descartar meningite aguda.[81]

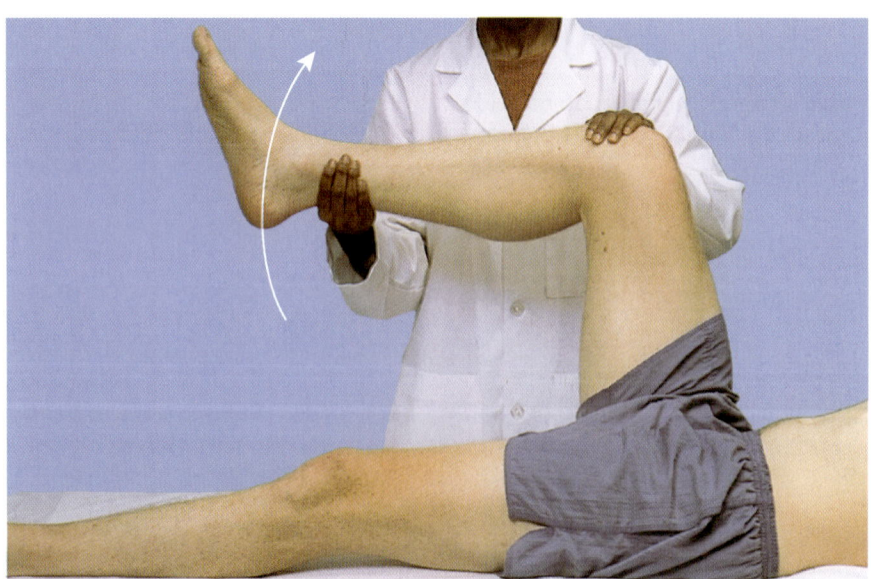

Figura 24.62 Teste do sinal de Kernig.

Radiculopatia lombossacral: elevação da perna estendida

Se o paciente tiver lombalgia com irradiação para a coxa e perna, em geral chamada de *ciática* quando ocorre na distribuição do nervo isquiático, teste a elevação da perna estendida, um lado de cada vez. Posicione o paciente em decúbito dorsal. Levante a perna estendida e relaxada do paciente, flexionando a coxa na altura do quadril (Figura 24.63). Alguns examinadores elevam primeiro o membro inferior do paciente com o joelho flexionado e então estendem o membro inferior.

Avalie o grau de elevação em que a dor ocorre, as características e a distribuição da dor e os efeitos da dorsiflexão do pé. Uma tensão ou um desconforto nas nádegas ou nos músculos isquiotibiais é comum durante essas manobras e não deve ser interpretada como "irradiação da dor" ou um teste positivo.

Se positivo, não deixe de examinar as funções motora e sensorial e os reflexos nos níveis lombossacrais.

Ver Tabela 23.4, *Dor lombar.*

A compressão da raiz do nervo espinal quando ele passa pelo forame vertebral causa uma radiculopatia dolorosa com fraqueza muscular associada e perda sensorial no dermátomo, com frequência decorrente de uma hérnia de disco. Mais de 95% das herniações discais na coluna vertebral lombar ocorrem em L4-L5 ou L5-S1, onde a coluna vertebral exibe uma angulação posterior aguda. Pesquise perda muscular ipsilateral na perna ou fraqueza na dorsiflexão do tornozelo, que tornam o diagnóstico cinco vezes mais provável.[82]

Dor com irradiação para a perna ipsilateral constitui um *teste de elevação da perna estendida positivo* para *radiculopatia lombossacral*. A dorsiflexão do pé intensifica ainda mais a dor na perna na *radiculopatia lombossacral* e/ou *neuropatia isquiática*. O aumento da dor quando o membro inferior contralateral saudável é elevado constitui um *sinal de elevação da perna estendida cruzada positivo*. Essas manobras causam o estiramento das raízes nervosas afetadas e do nervo isquiático.

A sensibilidade e a especificidade de um teste positivo de elevação da perna estendida ipsilateral para radiculopatia lombossacral em pacientes com dor ciática são relativamente baixas, com uma RV de apenas 1,5. Para a elevação da perna estendida cruzada, a RV é maior, de 3,4.[82]

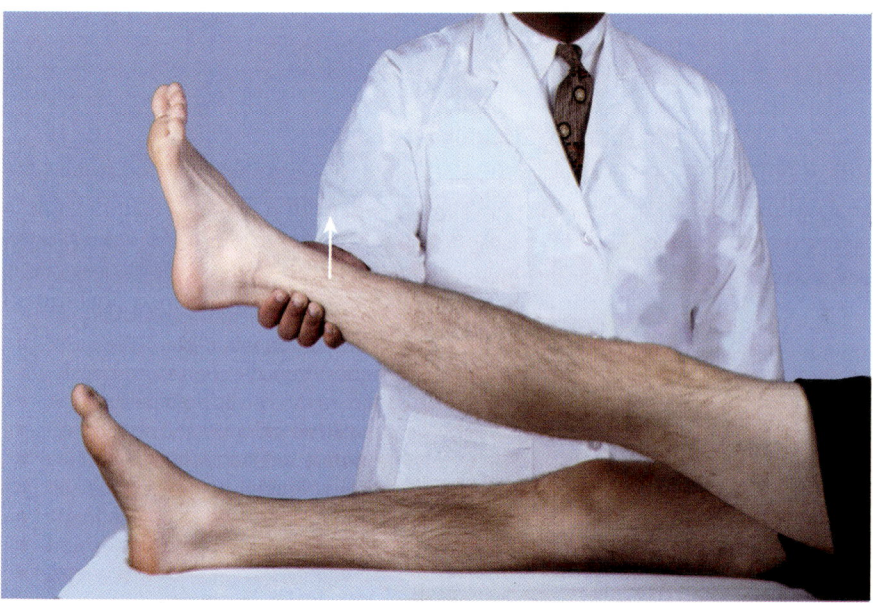

Figura 24.63 Teste de radiculopatia lombossacral com elevação da perna estendida.

Asterixe (tremor adejante)

Peça que o paciente imite um movimento de "parar o trânsito", estendendo os dois braços, com os punhos em dorsiflexão e os dedos separados (Figura 24.64). Verificar se há tremor adejante anormal no punho. Observe por 30 segundos, encorajando o paciente a manter essa posição.

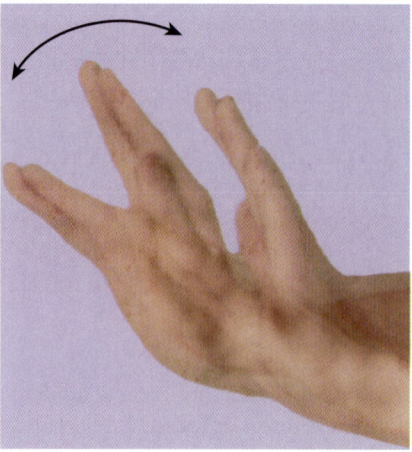

Figura 24.64 Teste de asterixe.

Uma perda súbita e breve do tônus muscular, manifestada como flexão não rítmica das mãos e dedos e seguida por recuperação, indica asterixe e sugere encefalopatia metabólica, como a observada na doença hepática, uremia e hipercapnia.

O **asterixe** é causado por uma anormalidade da função dos centros motores diencefálicos que regulam o tônus muscular agonista e antagonista e mantém a postura.[83]

Avaliação do paciente comatoso

Coma, um estado de comprometimento da vigília e da consciência, indica um evento com possível risco à vida, que afeta os dois hemisférios, o tronco encefálico ou ambos. Uma avaliação correta da gravidade da agressão e sua causa subjacente é fundamental.[84-88] Embora a vigília e a consciência estejam interrelacionadas, "uma alteração em uma delas nem sempre está associada a uma alteração semelhante na outra".[89]

A *vigília* (condição de estar desperto) depende do sistema ativador reticular ascendente do tronco encefálico, que se projeta pelo tálamo para várias áreas corticais que "processam, integram e fornecem contexto às informações fornecidas, consequentemente gerando a consciência. A lesão de uma dessas áreas ou de suas conexões pode provocar um comprometimento da consciência". A sequência usual de história, exame físico e avaliação laboratoriais não é aplicável. Em vez disso, você deve:

- Primeiramente, avaliar e estabilizar os ABC (do inglês *airway, breathing, circulation*) ou vias respiratórias, respiração e circulação

- Avaliar o nível de consciência do paciente

- Conduzir um exame neurológico. Identifique qualquer achado focal ou assimétrico e determine se a causa do comprometimento da consciência é estrutural ou metabólica

Ver Tabela 24.13, *Coma metabólico e estrutural.*

- Obter informações de parentes, amigos ou testemunhas para estabelecer a velocidade de início e a duração da inconsciência, quaisquer sintomas de advertência, fatores precipitantes ou episódios anteriores, além do aspecto e comportamento pré-mórbidos do paciente. Qualquer história de distúrbios médicos e mentais no passado também é importante.

Durante seu exame, lembre-se de duas ações importantes que NÃO devem ser feitas (Box 24.10).

Boxe 24.10 "Nãos" durante a avaliação do paciente comatoso

- *Não* dilate as pupilas, que servem como uma indicação importante da causa do coma (estrutural *versus* metabólica) e podem alertar para síndromes de herniação cerebral com risco à vida
- *Não* flexione o pescoço se houver alguma dúvida sobre traumatismo na cabeça ou pescoço. Imobilize a coluna cervical e obtenha imagens antes para descartar fraturas das vértebras cervicais que possam comprimir e lesar a medula espinal

Ver Tabela 24.14, *Pupilas em pacientes comatosos.*

EXEMPLOS DE ANORMALIDADES
Ver Tabela 15.4, *Anormalidades da frequência e ritmo respiratório.*

Vias respiratórias, respiração e circulação. Uma lesão encefálica suficientemente importante para causar coma pode comprometer a função respiratória e circulatória. Verifique rapidamente a coloração e o padrão respiratório do paciente. Inspecione a região posterior da faringe e ausculte sobre a traqueia para detectar estridor e garantir que as vias respiratórias estejam livres. Se as respirações forem lentas ou superficiais, ou se as vias respiratórias estiverem obstruídas por secreções, avalie as opções para manter a patência das vias respiratórias enquanto a coluna vertebral cervical estiver sendo estabilizada.

Avalie os outros sinais vitais: pulso, pressão arterial e temperatura. Se houver hipotensão ou hemorragia, estabeleça um acesso intravenoso e inicie a administração de líquidos intravenosos. (A conduta subsequente e exames laboratoriais em emergências estão além do escopo deste texto.)

Avaliação neurológica do paciente comatoso

Nível de consciência. O nível de consciência reflete basicamente a capacidade de vigília, ou de permanecer acordado, do paciente. Os testes enfocam a quantidade de estimulação necessária para acordar o paciente, assim como a atividade que o paciente consegue manter. Pense nisso como o exame do estado mental em um paciente comatoso.

Cinco níveis clínicos de consciência são apresentados no Boxe 24.11, com as técnicas de exame relacionadas. Aumente os estímulos de maneira gradual, dependendo da resposta do paciente. Ao examinar pacientes com uma alteração do nível de consciência, descreva e registre com exatidão tudo o que for visto e ouvido. O uso impreciso de termos como letargia, obnubilação, estupor ou coma pode ser enganador para outros examinadores.

Respirações. Observe a frequência, o ritmo e o padrão da respiração. Uma vez que existe uma sobreposição das estruturas neurais que governam a respiração no córtex e no tronco encefálico com aquelas que controlam a consciência, anormalidades respiratórias ocorrem com frequência no coma.

Ver Tabela 15.4, *Anormalidades da frequência e ritmo respiratório.*

Reflexos do tronco encefálico. É possível avaliar a maioria dos nervos cranianos no paciente comatoso observando-se o paciente e testando os reflexos do tronco encefálico (Boxe 24.12). A existência ou a ausência desses reflexos fornece informações sobre a saúde do tronco encefálico, ajuda a localizar causas estruturais de coma e orienta o prognóstico.

Determinar o prognóstico após o coma é complexo e complicado pelo uso de hipotermia terapêutica. As metas de pesquisa incluem exame clínico, padrões no EEG, biomarcadores séricos e técnicas de imagem. O exame neurológico cuidadoso continua sendo a base do prognóstico, especialmente após 72 horas.[91]

Boxe 24.11 Manobras para teste do nível de consciência (vigília) e resposta esperada do paciente		
Nível	**Manobras para teste da vigília**	**Resposta esperada do paciente**
Alerta	Fale com o paciente usando um tom de voz normal	O paciente alerta abre os olhos, olha para o interlocutor e responde de modo completo e apropriado aos estímulos (vigília intacta)
Letargia	Fale com o paciente em *voz alta*. Por exemplo, chame o paciente pelo nome ou pergunte: "Como você está?"	O paciente letárgico parece sonolento, mas abre os olhos e olha para o interlocutor, responde às perguntas e, então, adormece
Obnubilação	Aplique estímulos *táteis*, sacudindo o paciente levemente como se estivesse despertando uma pessoa adormecida	O paciente obnubilado abre os olhos e olha para o examinador, mas responde com muita lentidão e mostra-se um pouco confuso. O nível de alerta e o interesse no ambiente estão diminuídos
Estupor	Aplique um *estímulo doloroso* (Figura 24.65). Por exemplo, belisque um tendão, friccione o esterno ou role um lápis pelo leito ungueal. (Não há necessidade de estímulos mais intensos!)	O paciente estuporoso acorda do sono apenas após estímulos dolorosos. As respostas verbais são lentas ou ausentes. O paciente volta a um estado não responsivo quando o estímulo termina. Há uma percepção mínima de si mesmo ou do ambiente
Coma	Aplique estímulos dolorosos repetidos no tronco e extremidades	Um paciente comatoso permanece sem despertar, com os olhos fechados. Não há uma resposta evidente a necessidades internas ou estímulos externos

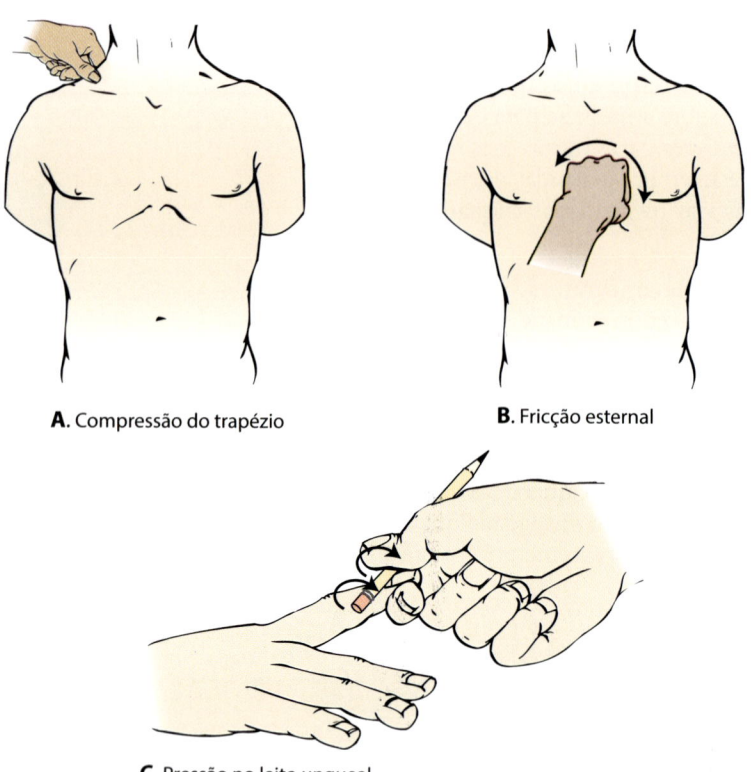

A. Compressão do trapézio

B. Fricção esternal

C. Pressão no leito ungueal

Figura 24.65 Manobras para testar a vigília. **A.** Compressão do trapézio. **B.** Fricção esternal. **C.** Pressão no leito ungueal. (Modificada de Morton PG, Fontaine DK. *Critical Care Nursing*. 11th ed. Wolters Kluwer; 2018, Fig. 36-5.)

Boxe 24.12 Avaliação dos nervos cranianos em um paciente comatoso	
Manobra para exame	**Nervos cranianos testados**
Reflexo luminoso pupilar	II, III
Posição e movimento ocular	III, IV, VI
Reflexo oculocefálico	III, IV, VI, VIII
Reflexo oculovestibular com estimulação calórica	III, IV, VI, VIII
Reflexo corneano	V, VII
Assimetria facial, caretas em resposta a estímulos dolorosos	VII
Reflexo do vômito	IX, X

Reflexo luminoso pupilar (NCs II, III). Observe o tamanho e a igualdade entre as pupilas e teste sua reação à luz. A reação à luz, ou sua ausência, é um dos sinais mais importantes para diferenciar causas estruturais e metabólicas de coma. A reação à luz costuma permanecer intacta no coma metabólico.

Posição e movimento ocular (NCs II IV, VI). Observe a posição dos olhos e das pálpebras em repouso. *Pesquise um desvio horizontal dos olhos para um lado (preferência do olhar).* Quando as vias oculomotoras estão intactas, os olhos estão voltados diretamente para frente.

Ver Tabela 24.14, *Pupilas em pacientes comatosos.*

Lesões estruturais decorrentes de AVC, abscesso ou massa tumoral podem provocar assimetria das pupilas e perda da reação à luz.

Nas lesões estruturais hemisféricas, os olhos "olham para a lesão" no hemisfério afetado. Em uma lesão pontina unilateral ou uma convulsão que afete um hemisfério, os olhos "olham para longe" do lado afetado.

Reflexo oculocefálico (NCs III, IV, VI, VIII). O *reflexo oculocefálico* ajuda a avaliar a função do tronco encefálico em um paciente comatoso. Mantendo as pálpebras superiores abertas para que você possa observar os olhos, vire a cabeça rapidamente, primeiro para um lado e, então, para o outro (Figura 24.66). Certifique-se de que o paciente não tenha uma lesão no pescoço antes de realizar esse teste.

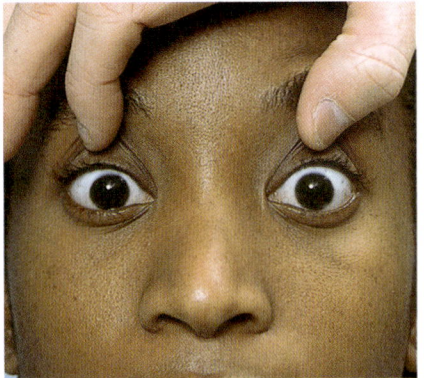

Figura 24.66 Teste do reflexo oculocefálico (NCs III, IV, VI, VIII).

Em um paciente comatoso com um tronco encefálico intacto, quando a cabeça é virada em uma direção, os olhos movem-se para o lado oposto (*movimentos de olhos de boneca*), como mostra a Figura 24.67.

Reflexo oculovestibular com estimulação calórica (NCs III, IV, VI, VIII). Se o reflexo oculocefálico estiver ausente e um teste adicional da função do tronco encefálico for necessário, teste o *reflexo oculovestibular.* Observe que esse teste geralmente não é realizado em pacientes em vigília.

Verifique se os tímpanos estão intactos e se os meatos acústicos externos estão desobstruídos. Eleve a cabeça do paciente em 30° para realizar o teste do modo correto. Coloque uma toalha ou uma cuba sob a orelha para recolher a água que possa ser derramada. Com uma seringa grande, injete água gelada por um pequeno cateter inserido no meato acústico externo (mas sem causar obstrução). Observe o desvio dos olhos no plano horizontal. Podem ser necessários até 120 mℓ de água gelada para desencadear uma resposta. Em um paciente comatoso com o *tronco encefálico intacto*, os olhos são desviados *na direção* da orelha irrigada. Repetir no lado oposto, aguardando de 3 a 5 minutos, se necessário, até a primeira resposta desaparecer.

Reflexo corneano (NC V, VII). Teste o *reflexo corneano.* Evitando as pestanas, toque a córnea levemente (não apenas a conjuntiva) com um chumaço de algodão (Figura 24.69). Inspecione se ocorre de os dois olhos piscarem, o que é a reação normal a esse estímulo. Em um paciente comatoso, pode ser necessário segurar

Em um paciente comatoso com ausência dos movimentos de olhos de boneca, os olhos continuam voltados para frente, sem movimento em relação à posição da cabeça. Isso levanta a suspeita de uma lesão no mesencéfalo ou na ponte (Figura 24.68).

A ausência de resposta à estimulação indica uma lesão do tronco encefálico.

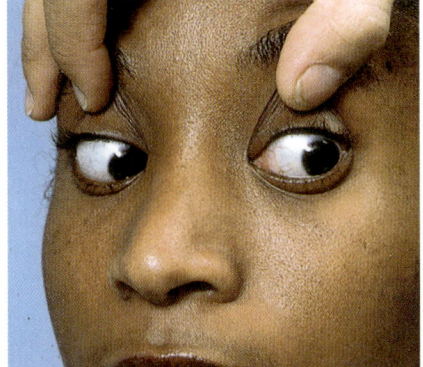

Figura 24.67 Reflexo oculocefálico intacto. Observe o movimento dos olhos para a esquerda quando a cabeça é virada para a direita (movimento de olhos de boneca).

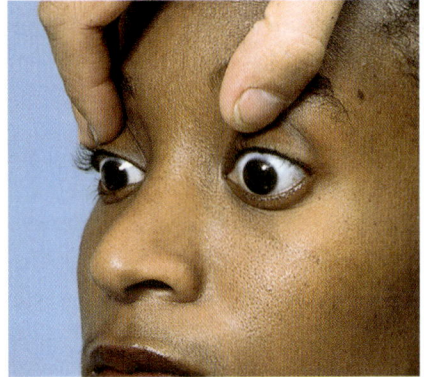

Figura 24.68 Reflexo oculocefálico ausente. Observe a perda do movimento dos olhos para a esquerda com a cabeça virada para a direita.

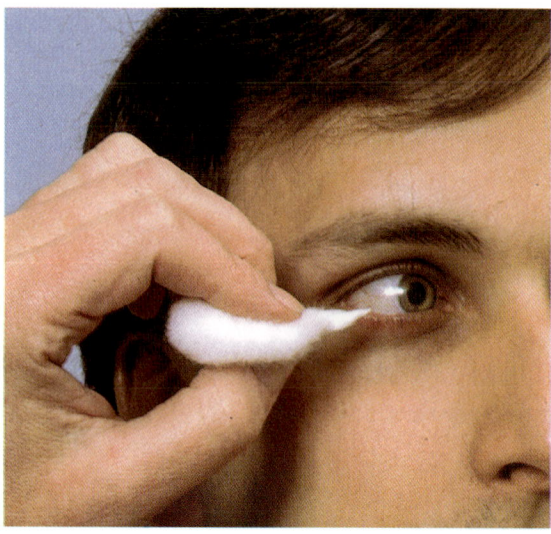

Figura 24.69 Teste do reflexo corneano (NCs V, VII).

as pálpebras abertas. A porção sensorial desse reflexo é realizada pelo NC V e a resposta motora, pelo NC VII nos dois lados.

Os reflexos corneanos também podem ser avaliados no paciente desperto e podem ser úteis se os testes sensoriais não parecerem confiáveis. Peça que o paciente olhe para o alto e para longe de você e aproxime-se pelo lado oposto, fora da linha de visão do paciente. Se o paciente estiver apreensivo, pode ser útil tocar primeiramente na conjuntiva. Lentes de contato podem interferir nesse teste.

Reflexo do vômito (NC IX, X). Esse reflexo consiste na elevação da língua e do palato mole e constrição dos músculos da faringe. Usando um aplicador com ponta de algodão, estimule levemente a parte de trás da garganta em cada lado e observe o reflexo do vômito. O reflexo do vômito também pode ser testado em pacientes despertos, mas pode estar diminuído em muitos indivíduos saudáveis durante a vigília.

A ausência unilateral desse reflexo sugere uma lesão do NC IX e talvez do NC X.

Observe a postura e os movimentos do paciente. Se não houver movimento espontâneo, pode ser necessário aplicar um estímulo doloroso (ver Figura 24.65). Classifique o padrão de movimento resultante como:

■ *Normal-evitativo* – o paciente empurra o estímulo intencionalmente ou se afasta

■ *Estereotipado* – o estímulo evoca respostas posturais anormais do tronco e membros

■ *Paralisia flácida ou ausência de resposta* – a ausência de resposta em um lado sugere uma lesão do trato corticospinal.

Teste o tônus muscular segurando cada antebraço, perto do punho, e levantando o braço até uma posição vertical. Observe a posição da mão, que geralmente apresenta apenas uma discreta flexão no punho (Figura 24.70).

Em seguida, abaixe o braço até cerca de 30 ou 45 cm acima da cama e deixe-o cair. Observe a queda. Um braço normal cai de um modo relativamente lento.

Apoie os joelhos flexionados do paciente. Em seguida, estenda uma perna de cada vez na altura do joelho e deixe a perna cair (Figura 24.72). Compare a velocidade de cada perna ao cair.

Flexione as duas pernas de modo que os calcanhares repousem no leito e solte-as. A perna normal retorna lentamente à sua posição estendida original.

O reflexo de piscar está ausente nos dois olhos em lesões do NC V e no mesmo lado que a fraqueza nas lesões do NC VII.

Ausência de piscamento e perda auditiva sensorineural ocorrem no *neuroma acústico.*

Ver Tabela 24.11, *Posturas corporais anormais.* Duas respostas estereotipadas predominam no coma: a rigidez de decorticação e a rigidez de descerebração

A hemiplegia no infarto cerebral agudo costuma ser flácida no início. A mão flácida desce, formando um ângulo reto no punho (Figura 24.71).

Um braço flácido cai com rapidez, como uma pedra.

Na hemiplegia aguda, a perna flácida cai com maior rapidez.

Na hemiplegia aguda, a perna fraca cai rapidamente até a extensão, com rotação externa no quadril.

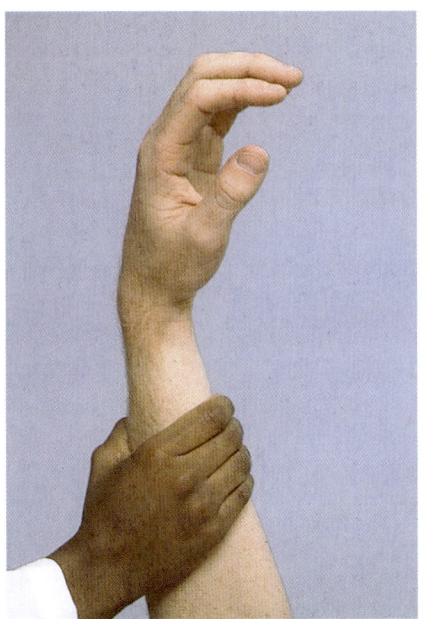

Figura 24.70 Teste de tônus muscular no braço.

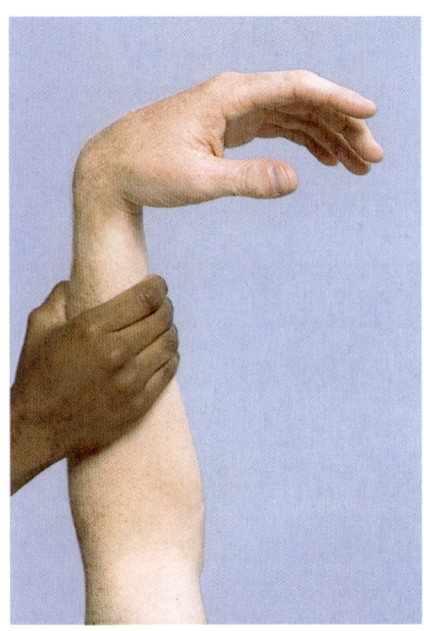

Figura 24.71 Tônus do braço flácido. Observe o punho flexionado.

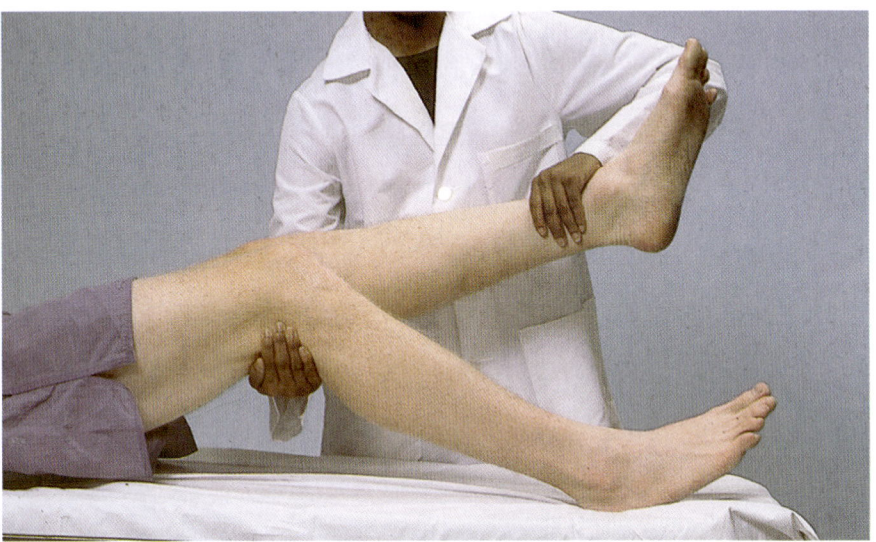

Figura 24.72 Teste de tônus muscular na perna.

Outros exames. A coordenação e a marcha não podem ser testadas. O exame sensorial pode ser limitado à resposta a estímulos dolorosos. Os reflexos podem ser testados do mesmo modo que em pacientes conscientes. Pesquise sinais de irritação meníngea, se indicado.

Enquanto prossegue com o exame físico, inclua as seguintes avaliações

- Procurar odores incomuns

- Inspecionar anormalidades da pele, incluindo cor, umidade, evidências de distúrbios hemorrágicos, marcas de agulha e outras lesões

- Inspecionar e palpar o couro cabeludo e o crânio a procura de sinais de traumatismo

Sinais de irritação meníngea levantam a suspeita de meningite ou hemorragia subaracnóidea.

Considerar álcool, insuficiência hepática ou uremia.

Pesquisar icterícia, cianose ou coloração vermelha-cereja do envenenamento por monóxido de carbono.

Procurar contusões, lacerações ou tumefações.

- Examinar os fundos dos olhos com atenção

- Inspecionar as orelhas e o nariz e examinar a boca e a garganta.

Examinar com atenção para detectar papiledema, um importante sinal de elevação da pressão intracraniana

Sangue ou líquido cerebrospinal no nariz ou nas orelhas sugere uma fratura do crânio; otite média sugere um possível abscesso encefálico. Ferimento na língua sugere uma convulsão.

REGISTRO DOS ACHADOS

Observe que, no início, você pode usar sentenças mais longas e completas para descrever seus achados; mais tarde, você será mais sucinto. O estilo a seguir contém frases apropriadas para a maioria dos registros. Observe os cinco componentes do exame e registro do sistema nervoso.

Registro dos achados do sistema nervoso

"***Estado mental:*** alerta, relaxado e cooperativo. Processo mental coerente. Orientado em relação a pessoas, espaço e tempo. Discurso fluente, obedece a comandos. Teste cognitivo detalhado adiado. ***Nervos cranianos:*** I – não testado; II a XII – intactos. ***Motor:*** volume e tônus muscular normais. Força 5/5 em todo o corpo. Ausência de desvio pronador. Cerebelar – movimentos rápidos alternados (MRAs), movimentos dedo-nariz, calcanhar-canela intactos. Marcha com apoio e passadas normais. ***Sensorial:*** sensibilidade *epicrítica*, tato leve, propriocepção e percepção vibratória intactos. Romberg – mantém o equilíbrio com os olhos fechados. ***Reflexos:*** 2+ e simétricos com reflexos plantares descendentes."

OU

"***Estado mental:*** o paciente está alerta e tenta responder às questões, mas tem dificuldade para encontrar as palavras. ***Nervos cranianos:*** I – não testado; II – acuidade visual intacta; campos visuais íntegros; II, III – pupilas iguais e reativas à luz. III, IV, VI – movimentos extraoculares intactos; V – força dos músculos temporal e masseter intacta, reflexos corneanos presentes; VII – queda proeminente da face à direita e apagamento do sulco nasolabial direito, movimentos faciais intactos à esquerda; VIII – audição de voz sussurrada intacta bilateralmente; IX, X – reflexo do vômito intacto; XI – força dos músculos esternocleidomastóideo e trapézio 5/5; XII – língua na linha média. ***Motor:*** volume normal. Espasticidade no braço direito e perna direita. Força nos músculos bíceps braquial, tríceps braquial, iliopsoas, glúteos, quadríceps femoral, isquiotibiais, flexor e extensor do tornozelo 3/5 à direita; força nos grupos musculares equivalentes à esquerda 5/5. Desvio pronador à direita. Marcha – teste impossível. Cerebelar – teste impossível à direita devido à fraqueza do braço e da perna à direita; MRAs, dedo → nariz, calcanhar → canela intactos à esquerda. ***Sensorial:*** diminuição da sensibilidade epicrítica à direita na face, no braço e na perna; intacta à esquerda. Estereognosia e discriminação de dois pontos não testadas. Romberg – teste impossível devido à fraqueza na perna direita. ***Reflexos*** (podem ser registrados de dois modos):

	Bicipital	Tricipital	Braq	Patelar	Aquileu	Plantar	
Direita	++++	++++	++++	++++	++++	↑	**OU**
Esquerda	++	++	++	++	+	↓	

Esses achados levantam a suspeita de infarto cerebral no hemisfério esquerdo na distribuição da artéria cerebral média esquerda, com hemiparesia no lado direito.

PROMOÇÃO DA SAÚDE E ORIENTAÇÃO: EVIDÊNCIAS E RECOMENDAÇÕES

Tópicos importantes para promoção da saúde e orientação

- Prevenção de doença vascular cerebral
- Rastreamento de estenose da artéria carótida assintomática
- Rastreamento de neuropatia periférica
- Vacinação contra herpes-zóster (ver Capítulo 6, *Manutenção da Saúde e Rastreamento*)
- Detecção dos "três Ds": *delirium*, demência e depressão (ver Capítulo 9, *Cognição, Comportamento e Estado Mental*)

Prevenção de doença vascular cerebral

A acidente vascular cerebral (AVC) é uma lesão aguda do encéfalo, que pode ser causada por isquemia cerebrovascular (bloqueio dos vasos sanguíneos para o encéfalo) ou hemorragia (ruptura do vaso sanguíneo). Os subtipos de AVC isquêmico incluem: (1) cardioembólico (p. ex., decorrente de fibrilação atrial); (2) ateroembólico em grandes vasos (p. ex., decorrente de estenose da artéria carótida); (3) doença de pequenos vasos (também chamada de infartos lacunares, relacionados à hipertensão arterial sistêmica e ao diabetes melito); (4) outros, incluindo dissecção da artéria cervical ou um estado de hipercoagulabilidade; ou (5) criptogênico, quando nenhuma causa é encontrada. Os subtipos de AVC hemorrágico incluem: (1) intraparenquimatoso; (2) subaracnóideo, que pode ser aneurismático ou não aneurismático; (3) subdural; ou (4) epidural. A trombose do seio venoso da dura-máter também pode provocar um infarto do tecido encefálico, com frequência hemorrágico. Cerca de 87% de todos os AVCs são resultantes de isquemia, 10% de hemorragia intracerebral e 3% de hemorragia subaracnóidea.[92]

Quase 800 mil pessoas nos EUA sofrem um AVC a cada ano e mais de 600 mil casos ocorrem como primeiros eventos durante a vida. O AVC é a quarta principal causa de morte nos EUA, matando cerca de 140 mil pessoas por ano. O risco de AVC aumenta com a idade, embora, em 2009, quase um terço dos pacientes hospitalizados com AVC tivesse idade inferior a 65 anos.[93] Em comparação aos homens, as mulheres apresentam maior risco vitalício de AVC e mais mulheres morrem em decorrência de um AVC anualmente. Essas disparidades são parcialmente atribuídas ao fato de que as mulheres apresentam maior expectativa de vida. Afro-americanos apresentam um risco acentuadamente maior de um primeiro AVC isquêmico e mortalidade por AVC em comparação a caucasianos. O AVC é a principal causa de incapacidade a longo prazo e os custos totais anuais do AVC nos EUA são estimados em 34 bilhões de dólares.

Os prejuízos causados pelo AVC costumam ser piores, porque as pessoas não reconhecem os sinais de advertência do AVC e demoram para buscar atendimento médico. A terapia trombolítica é mais eficiente para prevenir lesão neurológica permanente quando administrada dentro de 4,5 horas após o início dos sintomas.[94] As terapias interventivas (p. ex., recuperação do coágulo) também são muito usadas atualmente se os pacientes procurarem rapidamente por atendimento. A American Heart Association/American Stroke Association incentiva as pessoas a buscarem atendimento médico imediato se apresentarem os seguintes sinais após um AVC (Boxe 24.13).[95]

Boxe 24.13 Sinais de advertência de AVC da AHA/ASA[96]

- Início súbito de dormência ou fraqueza da face, do braço ou da perna
- Início súbito de confusão, dificuldade para falar ou compreender
- Início súbito de dificuldade visual em um ou nos dois olhos
- Início súbito de dificuldade de deambulação, tontura ou perda de equilíbrio ou coordenação
- Início súbito de cefaleia intensa

Um dos fatores de risco mais importantes para AVC é o AIT, um episódio de disfunção neurológica que exibe resolução dentro de 24 horas.[92] Após um AIT, 3 a 10% dos pacientes sofrem um AVC dentro de 2 dias e 9 a 17% dentro de 90 dias. Em geral, cerca de 15% dos AVCs são precedidos por um AIT. O risco de AVC a curto prazo após um AIT é maior em indivíduos de 60 anos de idade ou mais e naqueles acometidos por diabetes, sintomas focais de fraqueza ou comprometimento da fala e duração dos sintomas superior a 10 minutos.

O Boxe 24.14 mostra os fatores de risco para AVC que podem ser modificados, muitos dos quais também são fatores de risco para doença arterial coronariana.[92,96,97] As discussões sobre o rastreamento e as intervenções comportamentais para esses fatores de risco aparecem em outras partes do livro.

Boxe 24.14 Fatores de risco para AVC – prevenção primária de AVC isquêmico

Fatores de risco passíveis de modificação	
Hipertensão	A hipertensão constitui o principal fator de risco modificável para AVC isquêmico e hemorrágico. A redução farmacológica da pressão arterial reduz de modo significativo o risco de AVC, em particular entre afro-americanos e idosos
Diabetes	O risco de AVC praticamente dobra com diabetes e 16% dos pacientes diabéticos com idade superior a 65 anos morrem por AVC. Um bom controle da pressão arterial e a prescrição de estatinas reduz o risco de AVC em diabéticos, embora o benefício do controle glicêmico seja incerto
Fibrilação atrial	A fibrilação atrial aumenta o risco de AVC isquêmico em aproximadamente 5 vezes, mas pode variar até 20 vezes entre os pacientes, dependendo da idade, do gênero e de condições clínicas como diabetes, doença vascular, hipertensão, insuficiência cardíaca congestiva e eventos cerebrovasculares prévios. Agentes antiplaquetários e anticoagulantes podem reduzir o risco de AVC isquêmico. Ao considerar a terapia antitrombótica, os especialistas recomendam a estratificação do risco individual em grupos de risco alto, moderado e baixo para equilibrar o risco de AVC com o risco de sangramento. Contudo, todos os pacientes com fibrilação atrial devem receber no mínimo ácido acetilsalicílico (exceto quando contraindicada) e todos, exceto aqueles se "baixo risco", teriam um benefício com a progressão para anticoagulação (exceto quando contraindicada)
Dislipidemia	As associações entre os níveis sanguíneos de colesterol e a incidência de AVC são incongruentes, embora vários estudos tenham constatado que um alto nível de colesterol total constitui um fator de risco para AVC isquêmico. O tratamento com estatinas reduz o risco de todos os AVCs em cerca de 20% para pacientes com um quadro estabelecido ou risco de doença cardiovascular aterosclerótica
Tabagismo	O tabagismo está associado a um risco de AVC duas a quatro vezes maior em comparação a indivíduos que nunca fumaram ou ex-fumantes que deixaram de fumar há mais de 10 anos. O fim do tabagismo diminui rapidamente o risco de AVC, mas nunca até o nível de indivíduos que nunca fumaram
Inatividade física	Maiores níveis de atividade física estão correlacionados a uma redução do risco de AVC
Doença renal crônica	Uma baixa taxa de filtração glomerular está associada a um maior risco de AVC
Peso	A obesidade (índice de massa corporal > 30 kg/m^2) está associada a um aumento de 64% do risco de AVC isquêmico. O efeito da redução do peso sobre o risco de AVC não foi bem avaliado

Boxe 24.14 Fatores de risco para AVC – prevenção primária de AVC isquêmico (*continuação*)

Fatores de risco passíveis de modificação	
Dieta e nutrição	O maior consumo de carnes vermelhas, sódio ou bebidas açucaradas ou adoçadas artificialmente foi associado a um maior risco de AVC. Inversamente, a maior ingestão dietética de nozes, óleo de oliva, peixe, frutas e vegetais está associada a uma redução do risco de AVC
Uso de álcool	O consumo intenso de álcool, levando à hipertensão, estado de hipercoagulabilidade, fibrilação atrial e redução do fluxo sanguíneo cerebral, constitui um fator de risco para AVC isquêmico e hemorrágico. Contudo, foi observado que o consumo leve ou moderado de álcool tem um efeito protetor contra o risco de AVC total e isquêmico
Doença da artéria carótida	A prevalência estimada de uma estenose da artéria carótida clinicamente importante na população dos EUA acima dos 65 anos de idade corresponde a 1%. O tratamento médico, incluindo estatinas, agentes antiplaquetários, tratamento de diabetes e hipertensão e abandono do hábito de tabagismo, pode reduzir o risco de AVC em indivíduos com estenose da artéria carótida assintomática. A endarterectomia tem o papel mais importante em pacientes sintomáticos (AIT ou AVC); portanto, os especialistas recomendam a endarterectomia da carótida apenas para pacientes assintomáticos selecionados com estenose da artéria carótida > 60% (desde que o cirurgião e o centro apresentem riscos perioperatórios para AVC e mortalidade muito baixos)
Doença falciforme	Um AVC em idade precoce é uma manifestação comum da doença falciforme (DF); a prevalência corresponde a 11% por volta dos 20 anos de idade. Transfusões periódicas de hemácias podem reduzir o risco de AVC nesses pacientes
Apneia do sono obstrutiva	A apneia do sono é um fator de risco independente para AVC, em particular nos homens. O risco de AVC aumenta com a progressão da gravidade da apneia do sono, medida pelo número de eventos respiratórios (cessação ou redução do fluxo aéreo) por hora. A apneia do sono costuma ser tratada com pressão positiva contínua nas vias respiratórias (CPAP), embora sua eficácia para redução do risco de AVC seja desconhecida

Rastreamento para estenose da artéria carótida assintomática

O ultrassom duplex da carótida é capaz de detectar com exatidão e segurança uma estenose significativa (60 a 99%) da artéria carótida e é muito usado para a avaliação de indivíduos sintomáticos. Embora a estenose da artéria carótida assintomática acarrete um risco de AVC, ela responde apenas por uma pequena proporção dos casos de AVC isquêmico. Com base em uma revisão sistemática, a United States Preventive Services Task Force (USPSTF) desaconselhou o rastreamento para estenose da artéria carótida assintomática na população adulta geral (grau D).[98] Estudos mostraram que a endarterectomia carotídea reduziu o risco de AVC em pacientes assintomáticos com pelo menos 50 a 60% de estenose da artéria carótida. Contudo, a redução absoluta do risco geral estimada em 5 anos para AVC ou morte foi pequena e houve um risco de 2 a 3% de AVC perioperatório e morte.[97] Além disso, a USPSTF não encontrou evidências de que o rastreamento por ultrassonografia reduzisse o risco de AVC ipsilateral.

Rastreamento de neuropatia periférica diabética

O diabetes melito (DM) causa vários tipos de neuropatia periférica.[99] Muitos pacientes com DM não sabem que têm neuropatia porque não detectam a perda sensorial, uma vez que a condição não é dolorosa para eles, mas ainda correm risco de ulceração e ferimentos que podem piorar e exigir amputação. Portanto, o rastreamento de neuropatia é imperativo. A neuropatia mais comum é a polineuropatia distal simétrica (PNDS), que exibe progressão lenta, com frequência assintomática, e constitui um fator de risco para ulceração, artropatia e amputação. A PNDS é responsável por cerca de 75% das neuropatias diabéticas;

as outras incluem disfunção autônoma, mononeuropatias e polirradiculopatias. A prevalência estimada de PNDS corresponde aproximadamente 20% em pacientes com diabetes melito do tipo 1 (DM1) de longa duração e até 50% em pacientes com diabetes melito do tipo 2 (DM2) de longa duração. Pacientes com PNDS sintomática podem relatar dormência, formigamento, pouco equilíbrio ou dor em queimação, em facada ou semelhante a um choque elétrico nos membros inferiores. A manutenção de controle glicêmico rigoroso pode prevenir ou adiar o início da neuropatia, em especial em pacientes com DM1. Isoladamente, o controle glicêmico rigoroso tem eficácia apenas modesta para pacientes com DM2.[99] A American Diabetes Association recomenda o exame de rotina dos pés de pacientes diabéticos, procurando neuropatia por meio de testes de temperatura ou sensibilidade tátil, propriocepção, reflexos no tornozelo, percepção de vibração (usando um diapasão de 128 Hz) e tato leve na região plantar (com um monofilamento de 10 g), assim como a pesquisa de laceração cutânea, circulação inadequada e anormalidades musculoesqueléticas.[6,100]

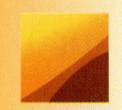

TABELA 24.1 Distúrbios dos sistemas nervosos central e periférico

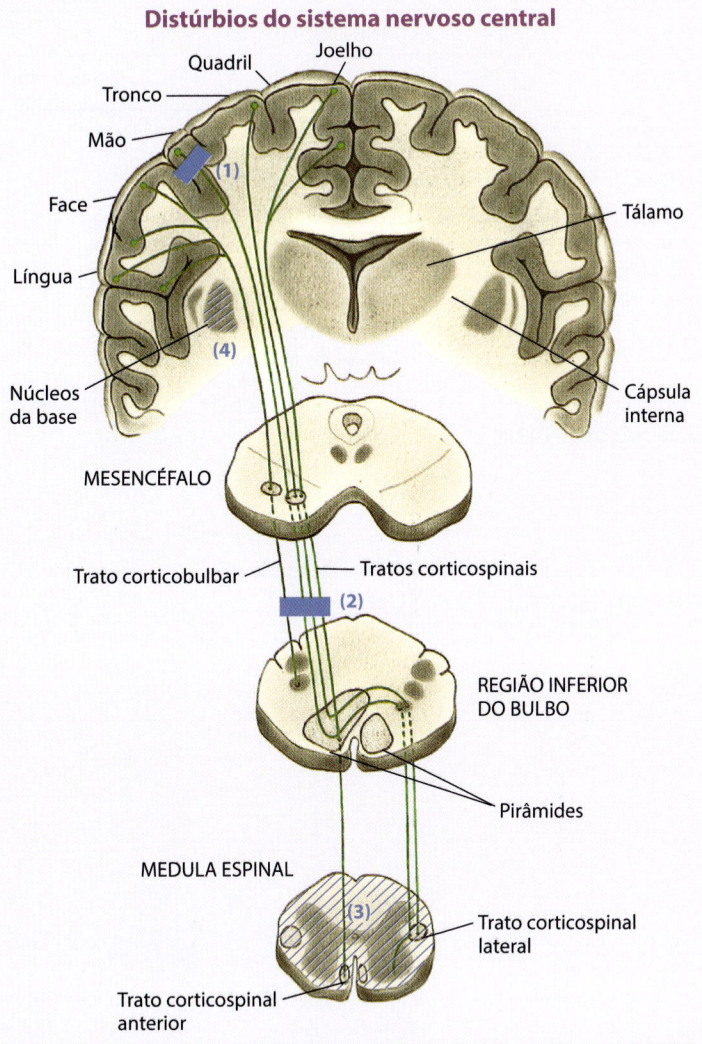

Distúrbios do sistema nervoso central

Quadril — Joelho
Tronco
Mão
(1)
Face
Língua
(4)
Núcleos da base
MESENCÉFALO
Tálamo
Cápsula interna
Trato corticobulbar — Tratos corticospinais
(2)
REGIÃO INFERIOR DO BULBO
Pirâmides
MEDULA ESPINAL
(3)
Trato corticospinal lateral
Trato corticospinal anterior

Achados típicos				
Local da lesão	**Motores**	**Sensoriais**	**Reflexos tendinosos profundos**	**Exemplos de causa**
Córtex cerebral (1)	Fraqueza corticospinal contralateral crônica e espasticidade; a flexão é mais forte que a extensão no braço, a flexão plantar é mais forte que a dorsiflexão no pé, a perna apresenta rotação externa no quadril	Perda sensorial contralateral na face, membros e tronco no mesmo lado dos déficits motores	↑	AVC cortical
Tronco encefálico (2)	Fraqueza e espasticidade como mencionado anteriormente, além de déficits de NCs como diplopia (decorrente de fraqueza dos músculos extraoculares) e disartria	Variável dependendo do nível do tronco encefálico	↑	AVC no tronco encefálico, placa de EM

(continua)

	Achados típicos			
Local da lesão	Motores	Sensoriais	Reflexos tendinosos profundos	Exemplos de causa
Medula espinal (3)	Fraqueza e espasticidade como indicado anteriormente, mas com frequência afetando os dois lados (quando a lesão raquimedular é bilateral), causando paraparesia ou quadriparesia, dependendo do nível da lesão	Déficit sensorial em dermátomos no tronco em um ou nos dois lados, no nível da lesão, e perda sensorial por lesão do trato abaixo do nível da lesão		Traumatismo, tumor na medula espinal
Substância cinzenta subcortical: núcleos da base (4)	Alentecimento do movimento (bradicinesia), rigidez e tremor	Sensibilidade não afetada	Normal ou ↓	Parkinsonismo
Cerebelar (não ilustrado)	Hipotonia, ataxia, nistagmo, disdiadococinesia e dismetria	Sensibilidade não afetada	Normal ou ↓	AVC cerebelar, tumor encefálico

	Achados típicos			
Local da lesão	Motores	Sensoriais	Reflexos tendinosos profundos	Exemplos de causa

Distúrbios do sistema nervoso periférico

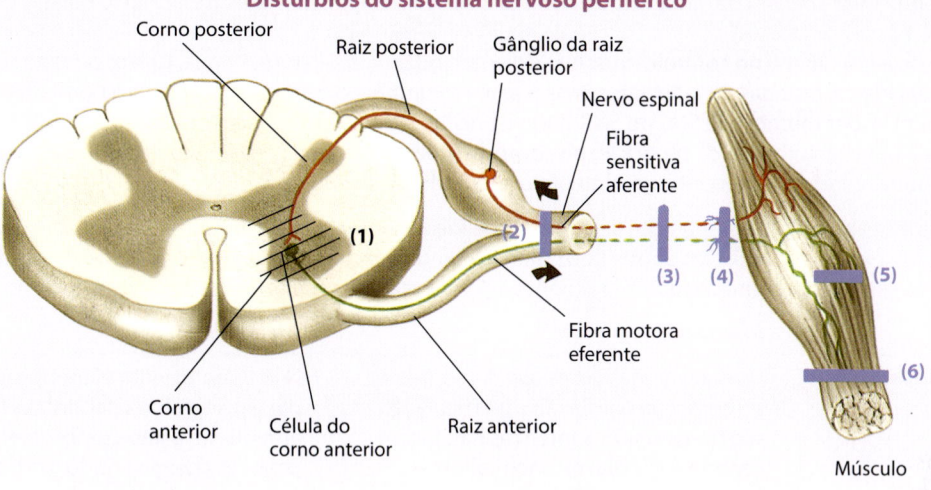

Local da lesão	Motores	Sensoriais	Reflexos tendinosos profundos	Exemplos de causa
Célula do corno anterior (1)	Fraqueza e atrofia em um padrão segmentar ou focal; fasciculações	Sensibilidade intacta	↓	Poliomielite, esclerose lateral amiotrófica
Raízes e nervos espinais (2)	Fraqueza e atrofia em um padrão de inervação pela raiz, às vezes com fasciculações	Déficits sensoriais no dermátomo correspondente	↓	Herniação de disco cervical ou lombar
Nervo periférico – mononeuropatia (3)	Fraqueza e atrofia na distribuição de um nervo periférico, às vezes com fasciculações	Perda sensorial no padrão daquele nervo	↓	Traumatismo, compressão (p. ex., síndrome do túnel do carpo)
Nervo periférico – polineuropatia (4)	Fraqueza e atrofia mais distal que proximal, às vezes com fasciculações	Déficits sensoriais, geralmente em uma distribuição em "meia e luva"	↓	Polineuropatia periférica do alcoolismo, diabetes melito
Junção neuromuscular (5)	Fatigabilidade maior que fraqueza	Sensibilidade intacta	Normal	Miastenia *gravis*
Músculo (6)	Fraqueza geralmente mais proximal que distal; sem fasciculações	Sensibilidade intacta	Normal ou ↓	Distrofia muscular

TABELA 24.2 Transtornos da fala

Os transtornos da fala são divididos em três grupos que afetam: (1) a fonação da voz, (2) a articulação das palavras e (3) a produção e compreensão da linguagem

- *Afonia* refere-se à perda da voz que acompanha as doenças que afetam a laringe ou sua inervação. *Disfonia* refere-se a um comprometimento menos grave do volume, das características ou do timbre da voz. Por exemplo, uma pessoa pode estar rouca ou conseguir falar apenas com sussurros. As causas incluem laringite, tumores da laringe e paralisia unilateral da prega vocal (NC X)
- *Disartria* refere-se a um defeito no controle muscular do aparelho fonador (lábios, língua, palato ou faringe). As palavras podem ser anasaladas, arrastadas ou indistintas, mas o aspecto simbólico central da linguagem permanece intacto. As causas incluem lesões motoras do SNC ou SNP, parkinsonismo e doença cerebelar
- *Afasia* refere-se a uma perturbação da produção ou compreensão da linguagem. Na maioria das vezes, é causada por lesões no hemisfério cerebral dominante, geralmente o esquerdo

Os dois tipos comuns de afasia são comparados a seguir: (1) de *Wernicke*, uma afasia fluente (receptiva) e (2) de *Broca*, uma afasia não fluente (ou expressiva). Existem outros tipos menos comuns de afasia, que são distinguidos pelas diferentes respostas nos testes específicos mencionados. Geralmente, há indicação de uma consulta neurológica.

	Afasia de Wernicke	Afasia de Broca
Características da fala espontânea	Fluente; muitas vezes rápida, volúvel e sem esforço. A inflexão e a articulação são boas, mas as sentenças não fazem sentido e as palavras são malformadas (*parafasias*) ou inventadas (*neologismos*). O significado da fala pode ser totalmente incompreensível	Não fluente; lenta e interrompida, com poucas palavras e esforço laborioso. A inflexão e a articulação estão comprometidas, mas as palavras fazem sentido, com substantivos, verbos transitivos e adjetivos importantes. Com frequência, pequenos termos gramaticais são omitidos
Compreensão das palavras	Comprometida	Razoável a boa
Repetição	Comprometida	Comprometida
Nomeação	Comprometida	Comprometida, embora o paciente reconheça objetos
Compreensão da leitura	Comprometida	Razoável a boa
Escrita	Comprometida	Comprometida
Local da lesão	Região posterossuperior do lobo temporal	Região posteroinferior do lobo frontal

Embora seja importante reconhecer a afasia precocemente na interação com um paciente, integrar essas informações ao exame neurológico para gerar o diagnóstico diferencial.

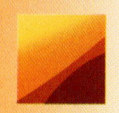

TABELA 24.3 Anormalidades da marcha e da postura

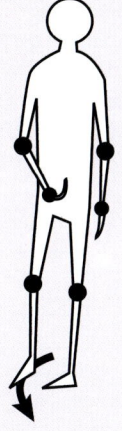

Hemiparesia espástica

Observada em lesões do trato corticospinal que causem controle insatisfatório dos músculos flexores durante a fase de balanço (p. ex., decorrente de AVC)

- O braço afetado permanece flexionado, imóvel, mantido ao lado do corpo, com flexão do cotovelo, punho e articulações interfalângicas
- Os músculos extensores da perna afetados estão espásticos; os tornozelos estão em flexão plantar e invertidos
- Os pacientes podem arrastar os dedos do pé, mover a perna rígida em um círculo para fora e para frente (*circundução*) ou inclinar o tronco para o lado contralateral para liberar a perna afetada durante a deambulação

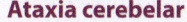

Hemiparesia espástica

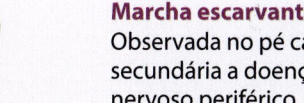

Marcha escarvante

Observada no pé caído, geralmente secundária a doenças do sistema nervoso periférico

- Os pacientes arrastam ou levantam demais os pés, com os joelhos flexionados, e abaixam os pés com uma pancada no chão, como se estivessem subindo uma escada
- Os pacientes não conseguem andar sobre os calcanhares
- A marcha pode envolver uma ou as duas pernas
- Há fraqueza do músculo tibial anterior e dos músculos extensores dos dedos

Marcha escarvante

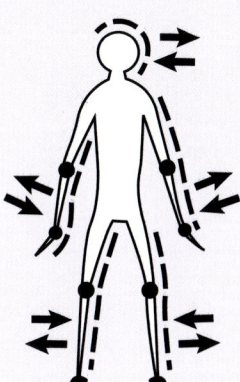

Ataxia cerebelar

Observada na doença do cerebelo ou dos tratos associados

- A marcha é cambaleante e instável, com os pés bem afastados e dificuldade excessiva ao virar
- Os pacientes não conseguem manter a posição ortostática estável com os pés juntos, independentemente de manterem os olhos abertos ou fechados
- Existem outros sinais cerebelares, como dismetria, nistagmo e tremor intencional

Marcha em tesoura

Observada em doenças da medula espinal, causando espasticidade bilateral do membro inferior, incluindo espasmo dos músculos adutores

- A marcha é rígida. Os pacientes avançam cada perna lentamente e as coxas tendem a cruzar uma na frente da outra a cada passo
- Os passos são curtos
- Os pacientes parecem estar andando na água e pode haver oscilação compensatória do tronco para longe da perna projetada
- A marcha em tesoura é observada em todos os distúrbios marcados pela espasticidade, principalmente na paralisia cerebral

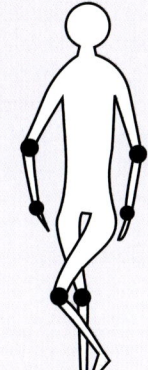

Marcha parkinsoniana

Observada nos defeitos dos núcleos da base da doença de Parkinson

- A postura é inclinada para frente, com flexão da cabeça, braços, quadris e joelhos
- Os pacientes demoram para começar a deambular
- Os passos são curtos e arrastados, com aceleração involuntária (*festinação*)
- O balanço dos braços está diminuído e os pacientes viram o corpo de modo rígido – "em bloco"
- O controle postural é inadequado (*anteropulsão* ou *retropulsão*)

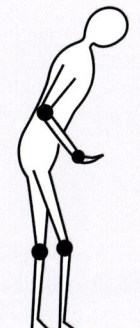

Marcha parkinsoniana

Ataxia sensorial

Observada na perda de propriocepção nas pernas decorrente de polineuropatia ou lesão da coluna posterior

- A marcha é instável e de base ampla (com os pés bem afastados)
- Os pacientes impulsionam os pés para frente e para fora e, os trazê-los para baixo, encostam primeiro os calcanhares e depois os dedos, fazendo um ruído de batida dupla
- Os pacientes olham o chão para se orientarem enquanto caminham
- Quando os olhos estão fechados, os pacientes não conseguem manter a posição ortostática e estável com os pés juntos (sinal de Romberg positivo) e a marcha tona-se mais cambaleante

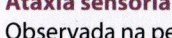

Ataxia sensorial

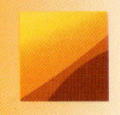

TABELA 24.4 Cefaleias primárias

As cefaleias são classificadas como *primárias*, sem uma patologia subjacente, ou *secundária*, com uma causa subjacente importante, muitas vezes exigindo atenção urgente. As cefaleias secundárias têm maior probabilidade de ocorrer após os 50 anos de idade, com um início súbito e intenso, e devem ser descartadas antes de um diagnóstico de cefaleia primária.[3] Aproximadamente 90% das cefaleias são primárias e são divididas em quatro categorias: cefaleia tensional, enxaqueca, em salvas e crônica diária. As características da cefaleia tensional, enxaqueca e cefaleia em salvas são destacadas a seguir. *Cefaleia crônica diária* não constitui um diagnóstico, e, sim, uma categoria que inclui cefaleias preexistentes que foram transformadas em formas mais pronunciadas de enxaquecas, cefaleias tensionais crônicas e cefaleias por uso excessivo de medicação, ocorrendo mais de 15 dias em 1 mês durante mais de 3 meses.[16] Os fatores de risco incluem obesidade, > 1 episódio de cefaleia por semana, ingestão de cafeína, uso excessivo de medicamentos para cefaleia por > 10 dias em 1 mês, como analgésicos, derivados do ergot e triptanas, e transtornos do sono e do humor.

	Tensional	Enxaqueca	Em salvas
Processo	Processo incerto – possível intensificação da sensibilidade dolorosa no SNC. Há dor à palpação dos músculos pericranianos; etiologia também incerta	Disfunção neuronal, com possível origem no tronco encefálico, envolvendo baixos níveis de serotonina, depressão cortical difusa e ativação trigemino-vascular; tipos: com aura; sem aura; variantes	Processo incerto – possível ativação hipotalâmica e, então, trigemino-autônoma
Prevalência vitalícia	Cefaleia mais comum (40%); prevalência ao redor de 50%	10% das cefaleias; prevalência de 18% em adultos nos EUA; afeta cerca de 15% das mulheres, 6% dos homens	< 1%, mais comum em homens
Localização	Geralmente bilateral; pode ser generalizada ou localizada na nuca e região superior do pescoço ou na região frontotemporal	Unilateral em aproximadamente 70% dos casos; bifrontal ou global em cerca de 30%	Unilateral, geralmente atrás ou ao redor do olho ou na têmpora
Características e intensidade	Dor estável, com sensação de pressão ou aperto, não latejante; intensidade leve a moderada	Dor latejante ou constante; intensidade moderada a grave; precedida por aura em até 30% dos casos	Lancinante, contínua, intensa; intensidade grave
Cronologia			
Início	Gradual	Relativamente rápido, atingindo um pico em 1 a 2 h	Abrupto; atinge o pico em minutos
Duração	30 min a 7 dias	4 a 72 h	15 min a 3 h
Evolução	Episódica; pode ser crônica	Recorrente – geralmente mensal, mas semanal em cerca de 10%; pico de incidência no início à metade da adolescência	Episódica, agrupada no tempo, com vários episódios diários durante 4 a 8 semanas e, então, alívio por 6 a 12 meses

	Tensional	Enxaqueca	Em salvas
Sintomas associados	Algumas vezes com fotofobia, fonofobia, sensibilidade no couro cabeludo; náuseas ausente	Pródromo: náuseas, vômitos, fotofobia, fonofobia; aura em 30%, visual (cintilações, linhas em ziguezague) ou motora (parestesias da mão, braço ou face ou disfunção da linguagem)	Sintomas autônomos unilaterais: lacrimejamento, rinorreia, miose, ptose, edema palpebral, infecção da conjuntiva
Gatilhos/fatores que agravam ou pioram	Tensão muscular contínua, como ao dirigir ou digitar, estresse, perturbação do sono	Álcool, alguns alimentos ou estresse podem provocar; também menstruação, grandes altitudes; agravada por ruídos e luz forte	Durante a crise, a sensibilidade ao álcool pode aumentar
Fatores que aliviam	Possivelmente massagem, relaxamento	Quarto escuro e silencioso, sono; às vezes, há alívio temporário com a compressão da artéria envolvida	

Fontes: Headache Classification Committee of the International Headache Society (IHS). *Cephalalgia*. 2013;33(9):629–808; Lipton RB *et al*. *Neurology*. 2004;63:427; Sun-Edelstein C *et al*. *Cephalalgia*. 2009;29:445; Lipton RB *et al*. *Headache*. 2001;41:646; Fumal A, Schoenen J. *Lancet Neurol*. 2008;7:70; Nesbitt AD, Goadsby PJ. *BMJ*. 2012;344:e2407.

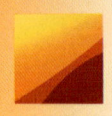

TABELA 24.5 Cefaleias secundárias e neuralgias cranianas

Tipo	Processo	Localização	Característica e intensidade
Cefaleias secundárias			
Rebote de analgésicos	Retirada da medicação	Padrão da cefaleia anterior	Variável
Cefaleias decorrentes de distúrbios oculares			
■ *Erros de refração (hipermetropia e astigmatismo, mas não miopia)*	Provavelmente contração mantida dos músculos extraoculares e possivelmente dos músculos frontal, temporal e occipital	Ao redor e sobre os olhos; pode irradiar para a região occipital	Estável, constante, surda
■ *Glaucoma agudo*	Aumento súbito da pressão intraocular	Dor em um olho e ao redor	Estável, contínua, com frequência intensa
Cefaleia decorrente de sinusite	Inflamação da mucosa dos seios paranasais	Geralmente nos seios frontais acima dos olhos ou no seio maxilar	Constante ou latejante, intensidade variável; considerar uma possível enxaqueca
Meningite	Infecção viral ou bacteriana das meninges que envolvem o encéfalo e a medula espinal	Generalizada	Estável ou latejante, muito intensa
Hemorragia subaracnóidea	Sangramento de um aneurisma cerebral sacular; raramente decorrente de malformação AV, aneurisma micótico	Generalizada	Muito intensa, "a pior da minha vida"
Tumor encefálico	Lesão expansiva, causando deslocamento ou tração de artérias e veias sensíveis à dor ou pressão nos nervos	Variável, incluindo os lobos do encéfalo, cerebelo, tronco encefálico	Dor constante, estável, surda, pior ao despertar e melhor após várias horas

Cronologia			Sintomas associados	Fatores que agravam ou provocam	Fatores que aliviam
Início	**Duração**	**Evolução**			
Variável	Depende do padrão anterior da cefaleia	Depende da frequência de "minirretiradas"	Depende do padrão anterior da cefaleia	Febre, monóxido de carbono, hipoxia, abstinência de cafeína, outros gatilhos para cefaleia	Depende da causa
Gradual	Variável	Variável	Fadiga ocular, sensação de "areia" nos olhos, hiperemia conjuntival	Uso prolongado dos olhos, em particular no trabalho	Repouso dos olhos
Com frequência rápido	Variável, pode depender do tratamento	Variável, depende do tratamento	Borramento visual, náuseas e vômitos; halos em volta das luzes, hiperemia conjuntival	Algumas vezes, provocada por colírios midriáticos	
Variável	Em geral diária, por várias horas de cada vez, persistindo até o tratamento	Com frequência diária, em um padrão repetitivo	Dor à palpação local, congestão nasal, secreção e febre	Pode ser agravada por tosse, espirros ou movimentos da cabeça	Descongestionantes nasais, antibióticos
Relativamente rápido, em geral < 24 h; pode ter início súbito	Variável, geralmente dias	Viral: geralmente < 1 semana; bacteriana: persiste até o tratamento	Febre, rigidez de nuca, fotofobia, alteração do estado mental	–	Antibióticos imediatos até diagnóstico de etiologia bacteriana ou viral
Início súbito; pode durar menos de 1 min	Variável, geralmente dias	Varia de acordo com a gravidade da manifestação e o nível de consciência; pior se houver coma inicial	Náuseas, vômitos, perda da consciência, dor cervical. Possíveis sintomas cervicais prévios causados por "extravasamentos sentinelas"	Novo sangramento, ↑ pressão intracraniana, edema cerebral	Tratamentos especializados
Variável	Muitas vezes breve; depende da localização e velocidade de crescimento	Intermitente, mas a intensidade pode progredir durante um período de dias	Convulsões, hemiparesia, perdas de campo, alterações da personalidade. Também náuseas, vômitos, alteração visual, alteração da marcha	Pode ser agravada por tosse, espirro ou movimentação súbita da cabeça	Tratamentos especializados

(continua)

 **TABELA 24.5 Cefaleias secundárias e neuralgias cranianas** *(continuação)*

Tipo	Processo	Localização	Característica e intensidade
Arterite de células gigantes (temporal)	Vasculite linfocítica transmural, geralmente envolvendo células gigantes multinucleadas, que compromete a lâmina elástica interna de artérias de grande calibre	Localizada perto da artéria envolvida, na maioria das vezes, a artéria temporal em indivíduos acima de 50 anos, mulheres > homens (razão de 2:1)	Latejante, generalizada, persistente; muitas vezes intensa
Cefaleia pós-concussão	Ocorre após lesão traumática do encéfalo por aceleração-desaceleração. Pode envolver lesão axonal, autorregulatória cerebrovascular, neuroquímica	Com frequência, mas nem sempre, localizada na área lesada	Surda, desconforto, constante; pode exibir características de cefaleia tensional e enxaqueca
Neuralgias cranianas			
Neuralgia do trigêmeo (NC V)	Compressão vascular do NC V, geralmente próximo à entrada na ponte, provocando desmielinização focal, secreção aberrante. Há uma lesão causadora intracraniana em 10% dos casos.	Bochecha, mandíbula, lábios ou gengiva; divisões do nervo trigêmeo 2 e 3 > 1	Semelhante a choque elétrico, pontada, queimação; intensa

Observações: as células desta tabela estão em branco quando as categorias não forem aplicáveis ou realmente úteis para avaliar o problema.

Fontes: Headache Classification Committee of the International Headache Society (IHS). *Cephalalgia*. 2013;33(9):629–808; Schwedt TJ *et al. Lancet Neurol*. 2006;5:621; Van de Beek D *et al. N Engl J Med*. 2004;351:1849; Salvarini C *et al. Lancet*. 2008;372:234; Smetana GW, Shmerling RH. *JAMA*. 2002;287:92; Ropper AH, Gorson KC. *N Engl J Med*. 2007;356:166; American College of Physicians. Neurology–*MKSAP* 16. Philadelphia.

Cronologia			Sintomas associados	Fatores que agravam ou provocam	Fatores que aliviam
Início	Duração	Evolução			
Gradual ou rápido	Variável	Recorrente ou persistente durante semanas a meses	Dor à palpação sobre a artéria temporal, couro cabeludo adjacente, febre (em cerca de 50%), fadiga, perda de peso; nova cefaleia (cerca de 60%), claudicação mandibular (cerca de 50%), perda visual ou cegueira (cerca de 15 a 20%), polimialgia reumática (cerca de 50%)	Movimento do pescoço e ombros	Geralmente esteroides
Dentro de 7 dias até 3 meses após a lesão	Semanas a 1 ano	Tende a diminuir com o tempo	Sonolência, pouca concentração, confusão, perda de memória, borramento visual, tontura, irritabilidade, inquietação, fadiga	Esforço físico e mental, estiramento, inclinação do corpo, excitação emocional, álcool	Repouso; medicação
Abrupto, paroxístico	Cada ataque dura segundos, mas reaparece em intervalos de segundos a minutos	Pode haver recorrência diária durante semanas a meses e então desaparecer; pode ser crônica e progressiva	Exaustão pela dor recorrente	Tocar certas áreas na porção inferior da face ou boca, mastigar, falar, escovar os dentes	Medicação; descompressão neurovascular

TABELA 24.6 Tipos de AVC

A avaliação de um AVC exige anamnese cuidadosa e exame físico detalhado e deve enfocar três questões fundamentais: Que área do encéfalo e território vascular relacionado explicam os achados do paciente? O AVC é isquêmico ou hemorrágico? Se for isquêmico, o mecanismo é trombose ou embolia? O AVC é uma emergência clínica e o tempo é essencial. As respostas a essas questões são cruciais para a evolução do paciente e para o uso de terapias antitrombóticas.

No *AVC isquêmico agudo*, a lesão isquêmica no encéfalo começa com um cerne de perfusão muito baixa e morte celular em geral irreversível. Esse cerne é cercado por uma *penumbra isquêmica* de células metabolicamente alteradas, mas ainda potencialmente viáveis, dependendo da restauração do fluxo sanguíneo e da duração da isquemia. Uma vez que a maior parte da lesão irreversível ocorre nas primeiras 3 a 6 h após o início dos sintomas, obter a reperfusão o mais cedo possível possibilita os melhores desfechos, com recuperação em até 50% dos pacientes tratados dentro de 3 h em alguns estudos.

O desempenho clínico no diagnóstico de AVC melhora com o treinamento e a experiência. A compreensão da fisiopatologia do AVC demanda dedicação, supervisão de especialistas para aprimorar as técnicas de exame neurológico e perseverança. *Este breve resumo tem o objetivo de estimular o estudo e a prática subsequentes.* A acurácia do exame clínico pode ser obtida e é mais importante que nunca para determinar o tratamento do paciente.[53,55,56,101] Reveja a discussão sobre os fatores de risco e a prevenção primária do AVC.

Características clínicas e territórios vasculares do AVC

Achado clínico	Território vascular	Comentários adicionais
Fraqueza da perna contralateral	*Circulação anterior* – artéria cerebral anterior (ACA)	As artérias carótidas internas são responsáveis pela circulação anterior, fornecendo fluxo sanguíneo para as artérias cerebrais anterior e média
Fraqueza contralateral na face, braço > perna, perda sensorial, perda de campo visual, apraxia, afasia (ACM esquerda) ou negligência (ACM direita)	*Circulação anterior* – artéria cerebral média (ACM)	Maior leito vascular para AVC e, por isso, é o território afetado com mais frequência
Déficit motor ou sensorial contralateral sem sinais corticais (como afasia ou negligência)	*Circulação subcortical*[a] – ramos lenticuloestriados profundos da ACM	*Infartos lacunares* subcorticais de pequenos vasos na cápsula interna, tálamo ou tronco encefálico. São observadas cinco síndromes clássicas: AVC motor puro (hemiplegia/hemiparesia), AVC sensorial puro (hemianestesia), hemiparesia atáxica, síndrome de disartria/mão desajeitada e AVC sensorimotor misto
Perda de campo visual contralateral	*Circulação posterior* – artéria cerebral posterior (ACP)	As artérias vertebrais pareadas unem-se para formar a artéria basilar, que supre a circulação posterior. Um infarto bilateral da ACP causa cegueira cortical, mas a reação pupilar à luz é preservada
Disfagia, disartria, desvio da língua/palato e/ou ataxia com déficits sensoriais/motores cruzados (= face ipsilateral com corpo contralateral)	*Circulação posterior* – ramos das artérias vertebral ou basilar que suprem o tronco encefálico	
Déficits oculomotores e/ou ataxia com déficits sensoriais/motores cruzados	*Circulação posterior* – artéria basilar	Oclusão completa da artéria basilar – "síndrome do encarceramento" com consciência intacta, mas incapacidade de falar e quadriplegia

[a]Aprenda a diferenciar envolvimento cortical do envolvimento subcortical. As síndromes subcorticais ou lacunares não afetam a função cognitiva superior, a linguagem ou os campos visuais.

Fonte: Reproduzida, com autorização, de Medical Knowledge Self-Assessment Program, 14th edition (MKSAP 14), *Neurology*. Philadelphia, PA: American College of Physicians; 2006:52–68. Copyright 2006, American College of Physicians.

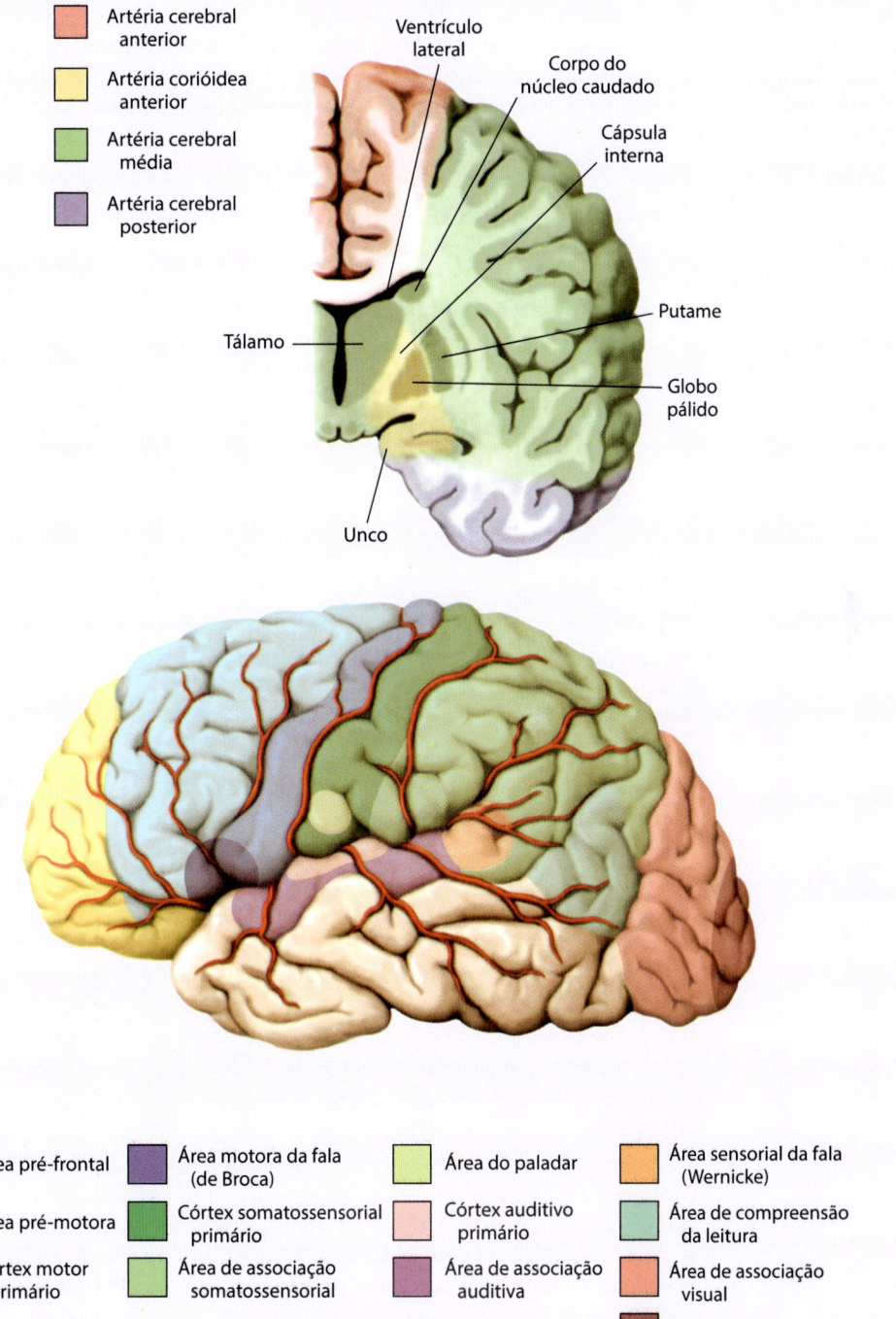

Artéria cerebral anterior

Artéria corióidea anterior

Artéria cerebral média

Artéria cerebral posterior

Ventrículo lateral

Corpo do núcleo caudado

Cápsula interna

Putame

Tálamo

Globo pálido

Unco

Área pré-frontal

Área motora da fala (de Broca)

Área do paladar

Área sensorial da fala (Wernicke)

Área pré-motora

Córtex somatossensorial primário

Córtex auditivo primário

Área de compreensão da leitura

Córtex motor primário

Área de associação somatossensorial

Área de associação auditiva

Área de associação visual

Córtex visual

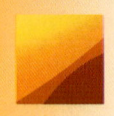

TABELA 24.7 Transtornos convulsivos

As convulsões foram reclassificadas em 2010 como *focais* ou *generalizadas* para refletir melhor a ciência médica atual. As causas subjacentes devem ser identificadas como genéticas, estruturais/metabólicas ou desconhecidas. As complexidades do esquema de reclassificação são exploradas de modo mais adequado, consultando-se o relatório da International League Against Epilepsy (ILAE) Commission on Classification and Terminology, 2005–2009, e referências mais detalhadas. Esta tabela apresenta apenas os conceitos básicos do relatório da ILAE.

Convulsões focais

Convulsões focais "são conceitualizadas como aquelas originadas em redes limitadas a *um hemisfério*".

- Podem exibir localização bem-definida ou distribuição mais ampla
- Convulsões focais podem ter origem em estruturas subcorticais
- Para cada tipo de convulsão, o início da crise é *constante* de uma convulsão para outra, com padrões de propagação preferencial que podem envolver o hemisfério contralateral. Em alguns casos, porém, há mais de uma rede e mais de um tipo de convulsão, mas cada tipo de convulsão tem um local de início constante
- A distinção entre parcial simples e parcial complexa foi eliminada, mas os médicos são encorajados a reconhecer e descrever qualquer "comprometimento da consciência/vigília ou outros aspectos de alteração cognitiva, localização e progressão dos eventos convulsivos"

Tipo	Manifestações clínicas	Estado pós-ictal
Convulsões focais sem comprometimento da consciência		
Com sintomas motores e autônomos observáveis		
■ Jacksoniana	Movimentos tônicos e depois clônicos, com início unilateral na mão, no pé ou na face e propagação para outras partes do corpo no mesmo lado	Consciência normal
■ Outras convulsões motoras	Rotação da cabeça e dos olhos para um lado ou movimentos tônicos e clônicos de um braço ou perna sem a propagação jacksoniana	Consciência normal
■ Com sintomas autônomos	Uma "sensação esquisita" no epigástrio, náuseas, palidez, rubor, sensação de desmaio	Consciência normal
Com fenômenos sensoriais ou psíquicos subjetivos	Dormência, formigamento, alucinações visuais, auditivas ou olfatórias simples como luzes piscantes, zumbidos ou odores	Consciência normal
	Ansiedade ou medo, sensação de familiaridade (*déjà vu*) ou irrealidade, estados oníricos, medo ou fúria, experiências de *flashback*, alucinações mais complexas	Consciência normal
Convulsões focais com comprometimento da consciência	A convulsão pode ou não começar com os sintomas autônomos ou psíquicos descritos anteriormente; há comprometimento da consciência e a pessoa parece confusa. Os automatismos incluem comportamentos motores automáticos como mastigar, estalar os lábios, perambular e desabotoar as roupas; também comportamentos mais complicados que exigem habilidade, como dirigir um carro	O paciente pode ter lembrança de sintomas autônomos ou psíquicos iniciais (que são chamados de *aura*), mas exibe amnésia para o restante da convulsão. Pode haver confusão temporária e cefaleia
Convulsões focais que se tornam generalizadas	As convulsões parciais que se tornam generalizadas lembram as convulsões tônico-clônicas (ver adiante); o paciente pode não se lembrar do início focal	Como na convulsão tônico-clônica, descrita adiante; dois atributos indicam uma convulsão parcial que se tornou generalizada: (1) a lembrança de uma *aura* e (2) um déficit neurológico *unilateral* durante o período pós-ictal

Convulsões generalizadas e convulsões não epilépticas

Convulsões generalizadas "são conceitualizadas como aquelas que se originam em algum ponto, com envolvimento rápido, de redes de distribuição bilateral, que incluem estruturas corticais e subcorticais, mas não incluem necessariamente o córtex inteiro".

- A localização e a lateralização *não são constantes* de uma convulsão para a outra
- Convulsões generalizadas podem ser assimétricas
- Podem começar com movimentos corporais, comprometimento da consciência ou ambos
- Se o início de convulsões tônico-clônicas ocorrer após os 30 anos de idade, suspeitar de uma convulsão parcial que se tornou generalizada ou de uma convulsão generalizada causada por um distúrbio tóxico ou metabólico

Causas tóxicas e metabólicas incluem abstinência alcoólica ou outros medicamentos sedativos, uremia, hipoglicemia, hiperglicemia, hiponatremia, toxicidade de medicamentos e meningite bacteriana.

Problema	Manifestações clínicas	Estado pós-ictal (*pós-convulsivo*)
Convulsões generalizadas		
Tônico-clônicas (grande mal)[a]	O paciente perde a consciência subitamente, às vezes com um grito, e o corpo exibe rigidez extensora tônica. A respiração para e o paciente fica cianótico. Uma fase clônica de contração muscular rítmica ocorre em seguida. A respiração retorna e, muitas vezes, é ruidosa, com salivação excessiva. Podem ocorrer ferimentos, mordidas da língua e incontinência urinária	Confusão, sonolência, fadiga, cefaleia, dor muscular e, algumas vezes, persistência temporária de déficits neurológicos bilaterais como reflexos hiperativos e respostas de Babinski. O paciente apresenta amnesia sobre a convulsão e a aura
Ausência	Um lapso de consciência breve e repentino, com eventos momentâneos de piscadelas, olhar fixo ou movimentos dos lábios e mãos, mas sem queda. Os dois subtipos são: *ausência típica* – dura < 10 s e termina abruptamente; *ausência atípica* – pode durar > 10 s	Não há lembrança de aura. Na ausência típica, ocorre retorno rápido ao normal; na ausência atípica, há alguma confusão pós-ictal
Mioclônica	Contrações espasmódicas súbitas, breves e rápidas, envolvendo o tronco ou os membros. Entretanto, existem muitas causas possíveis de mioclonia e nem sempre ela é causada por convulsão	Variável
Atônicas mioclônicas (ataque de queda)	Perda súbita da consciência com queda, mas sem movimentos. Podem ocorrer ferimentos	Rápido retorno ao normal ou um breve período de confusão
Convulsões não epilépticas (anteriormente chamadas de pseudoconvulsões)		
Podem mimetizar convulsões, mas são decorrentes de um transtorno conversivo (designado como "transtorno de sintoma neurológico funcional" no *DSM-5*)	Os movimentos podem ser complexos e com frequência não seguem um padrão neuroanatômico. Às vezes, pode ser difícil diferenciá-las de uma convulsão epiléptica sem um EEG. Não é raro que um paciente apresente tanto convulsões epilépticas quanto não epilépticas	Variável

[a]Convulsões febris que lembram convulsões tônico-clônicas breves ocorrem em lactentes e crianças pequenas. Costumam ser benignas, mas também podem ser a primeira manifestação de um transtorno convulsivo.

Fonte: Adaptada de Berg AT *et al. Epilepsia*. 2010;51(4):676–685. Copyright © 2010 International League Against Epilepsy. Reproduzida, com autorização, de John Wiley & Sons, Inc.

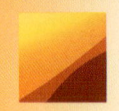

TABELA 24.8 Tremores e movimentos involuntários

Tremores

Tremores são movimentos oscilatórios rítmicos, que podem ser subdivididos de um modo geral em três grupos: tremores de repouso (ou estáticos), tremores posturais e tremores intencionais.

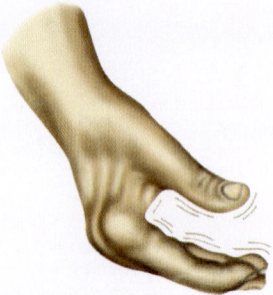

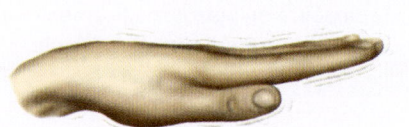

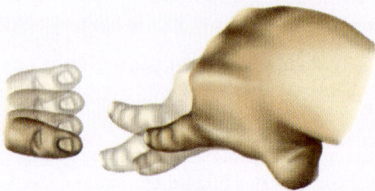

Tremores de repouso (estáticos)

Esses tremores são mais proeminentes em repouso e podem diminuir ou desaparecer com o movimento voluntário. A ilustração mostra o tremor comum e relativamente lento (cerca de 5/segundo) de "rolar pílula" do parkinsonismo

Tremores posturais

Esses tremores aparecem quando a parte afetada mantém uma postura ativamente. Os exemplos incluem o tremor fino e rápido do hipertireoidismo, tremores por ansiedade e fadiga e o tremor essencial benigno (e muitas vezes familiar)

Tremores intencionais

Os tremores intencionais, ausentes em repouso, aparecem com o movimento e pioram quando o membro se aproxima do alvo. São observados em distúrbios que afetam o cerebelo ou seus tratos relacionados, como esclerose múltipla ou AVC

Movimentos involuntários

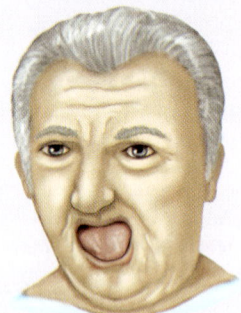

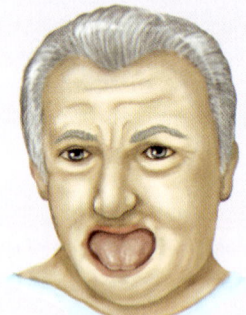

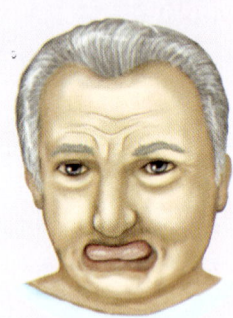

Discinesias orofaciais

As discinesias orofaciais são movimentos arrítmicos, bizarros e repetitivos, que envolvem principalmente a face, boca, mandíbula e língua: caretas, projeção dos lábios, protrusão da língua, abertura e fechamento da boca e desvios da mandíbula. Os membros e o tronco são envolvidos com menos frequência. Esses movimentos podem representar uma complicação tardia de medicamentos antipsicóticos ou antieméticos como fenotiazinas, a chamada discinesia *tardia*. Também ocorrem em psicoses de longa duração, em alguns idosos e em algumas pessoas edêntulas

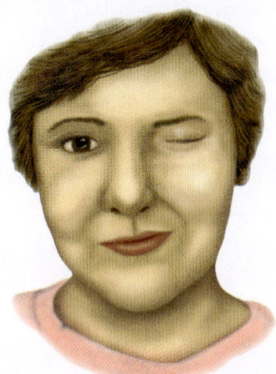

Tiques

Tiques são movimentos coordenados breves, repetitivos e estereotipados que ocorrem em intervalos irregulares. Os exemplos incluem piscadelas repetitivas, caretas e elevação dos ombros. As causas incluem a síndrome de Tourette e efeitos tardios de medicamentos como fenotiazinas

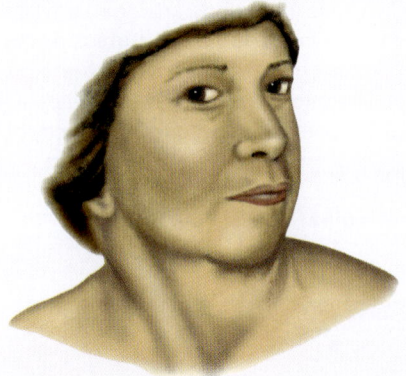

Distonia

A distonia causa movimentos irregulares que lembram a atetose ou um tremor. Estes costumam ser acompanhados por posturas anormais que limitam o movimento voluntário e, às vezes, podem ser dolorosas. Exemplos incluem a cãibra do escritor, blefarospasmo e, como ilustrado, o torcicolo espasmódico.

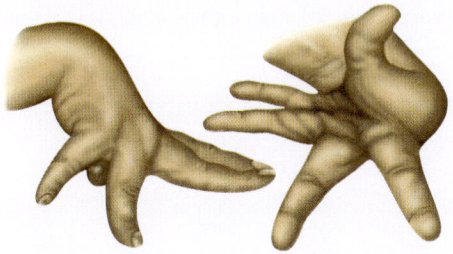

Atetose

Os movimentos atetoides são mais lentos e mais contorcidos do que os movimentos coreiformes e têm maior amplitude. Na maioria das vezes, envolvem a face e as extremidades distais. Com frequência, a atetose está associada à espasticidade. As causas incluem paralisia cerebral

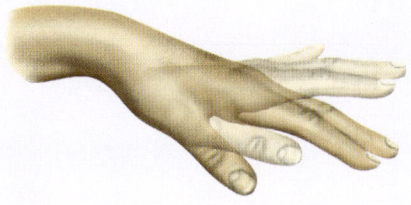

Coreia

Os movimentos coreiformes são breves, rápidos, espasmódicos, irregulares e imprevisíveis. Ocorrem em repouso ou interrompem os movimentos coordenados normais. Ao contrário dos tiques, raramente se repetem. Face, cabeça, porções inferiores dos braços e mãos costumam ser envolvidos. As causas incluem a coreia de Sydenham (com febre reumática) e a doença de Huntington

TABELA 24.9 Nistagmo

Nistagmo é uma oscilação rítmica dos olhos, análoga a um tremor em outras partes do corpo. Tem várias causas, incluindo o comprometimento da visão no início da vida, distúrbios do labirinto e do sistema cerebelar e toxicidade de medicamentos. O nistagmo ocorre quando uma pessoa observa um objeto que se move com rapidez (p. ex., um trem em movimento). Estude as três características do nistagmo descritas nesta tabela para poder identificar corretamente o tipo de nistagmo. Em seguida, consulte livros de neurologia para conhecer os diagnósticos diferenciais.

Direção do olhar em que o nistagmo aparece

Exemplo: nistagmo com o olhar lateral direito

Nistagmo presente (olhar lateral direito)

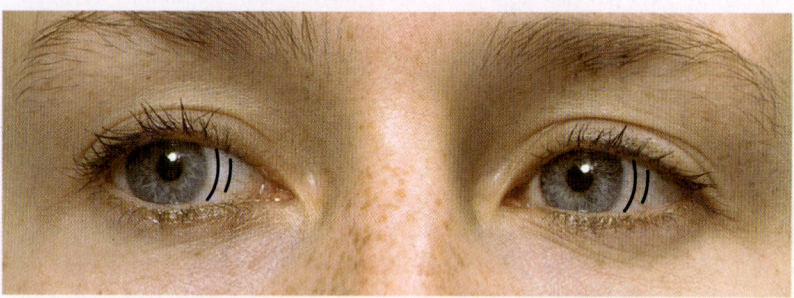

Embora o nistagmo possa ocorrer em todas as direções do olhar, ele pode aparecer ou ser mais acentuado apenas com o desvio dos olhos (p. ex., para o lado ou para cima). No olhar lateral extremo, a pessoa normal pode exibir alguns batimentos semelhantes ao nistagmo. Evite fazer as avaliações nessas posições extremas e *pesquise o nistagmo apenas no campo de visão binocular plena*

Nistagmo não presente (olhar lateral esquerdo)

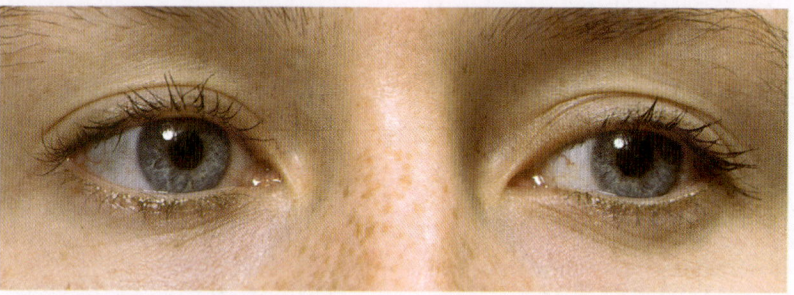

Direção das fases rápida e lenta

Exemplo: nistagmo de batimento à esquerda – espasmo rápido à esquerda em cada olho, seguido por desvio lento para a direita

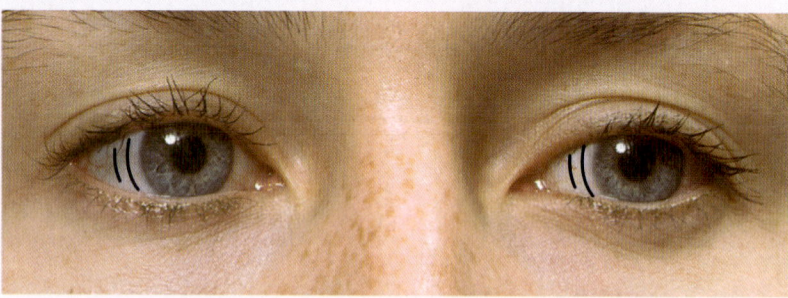

Em geral, o *nistagmo* apresenta movimentos lentos e rápidos, mas é *definido por sua fase rápida*. Por exemplo, se os olhos apresentarem um espasmo rápido para a esquerda do paciente e voltarem lentamente para a direita, costuma-se dizer que o paciente tem um *nistagmo de batimento à esquerda*. Em algumas ocasiões, o nistagmo consiste apenas em oscilações grosseiras, sem os componentes rápido e lento, e é descrito como *pendular*

Plano dos movimentos

Nistagmo horizontal

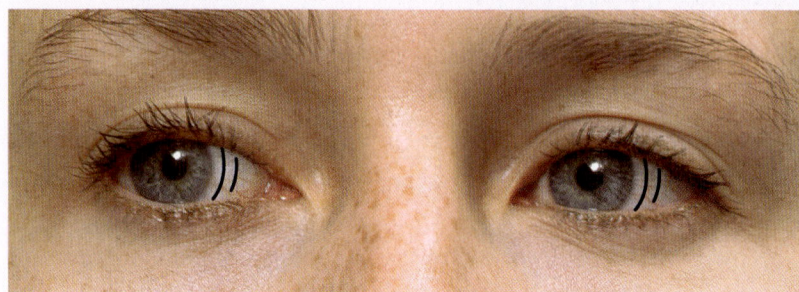

O movimento do nistagmo pode ocorrer em um ou mais planos, a saber: horizontal, vertical ou rotatório. É o plano dos movimentos, e não a direção do olhar, que define essa variável

Nistagmo vertical

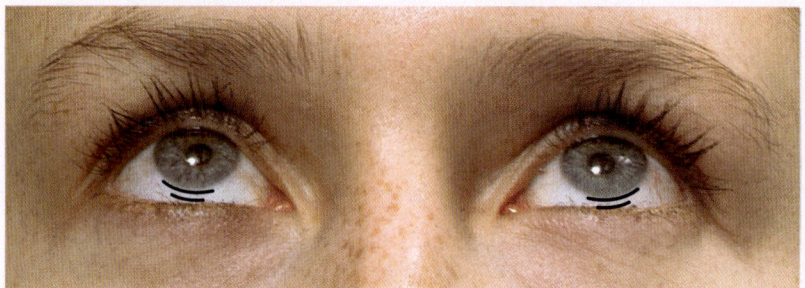

Nistagmo rotatório

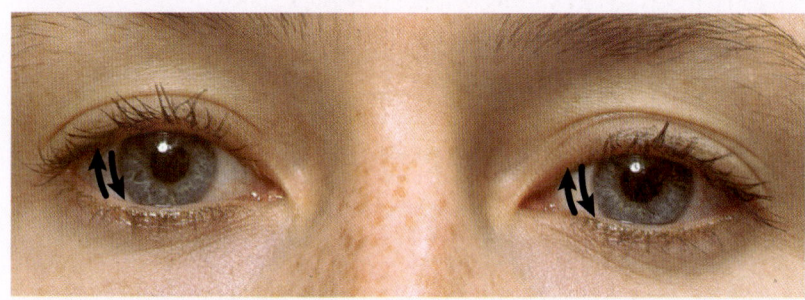

TABELA 24.10 Tipos de paralisia facial

Uma fraqueza ou paralisia facial pode ocorrer como resultado de (1) uma lesão periférica do NC VII, o nervo facial, em qualquer ponto de sua origem na ponte até a periferia na face; ou (2) uma lesão central envolvendo o sistema do neurônio motor superior entre o córtex e a ponte. Uma lesão periférica do NC VII, exemplificada aqui pela paralisia de Bell, é comparada a uma lesão central, exemplificada por um infarto no hemisfério cerebral esquerdo. Essas condições podem ser distinguidas por seus diferentes efeitos sobre a porção superior da face.

A porção inferior da face normalmente é controlada por neurônios motores superiores localizados em apenas um lado do córtex – o lado oposto. *Uma lesão dessas vias no hemisfério esquerdo, como ocorre em um AVC, enfraquece a porção inferior direita da face*. A porção superior, porém, é controlada por vias originadas nos dois lados do córtex. Embora os neurônios motores superiores à esquerda tenham sido destruídos, outros à direita permanecem e a porção superior direita da face continua a funcionar relativamente bem.

NC VII – lesão periférica	**NC VII – lesão central**
Uma lesão periférica do NC VII paralisa todo o lado direito da face, incluindo a testa	Uma lesão central do NC VII paralisa a porção inferior da face, mas a inervação cortical da testa é preservada

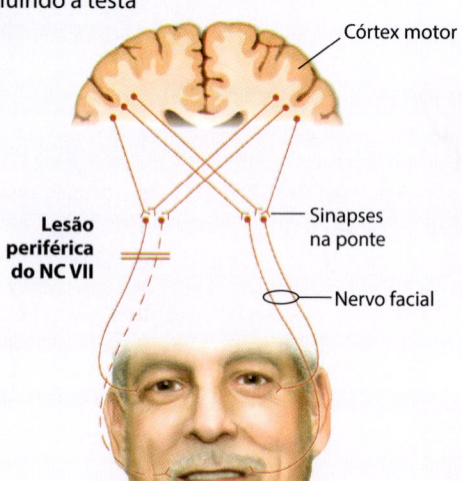

Córtex motor

Lesão periférica do NC VII

Sinapses na ponte

Nervo facial

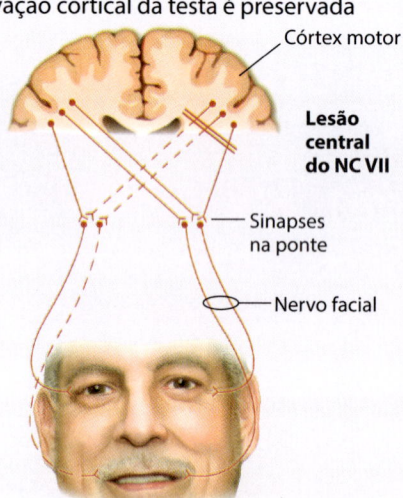

Córtex motor

Lesão central do NC VII

Sinapses na ponte

Nervo facial

Fechamento do olho

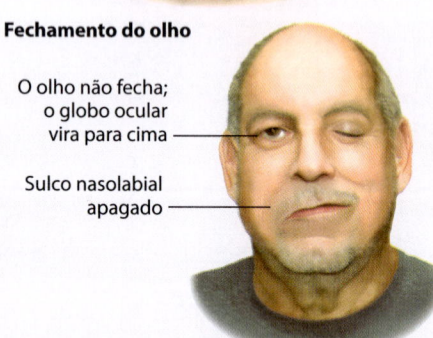

O olho não fecha; o globo ocular vira para cima

Sulco nasolabial apagado

Fechamento do olho

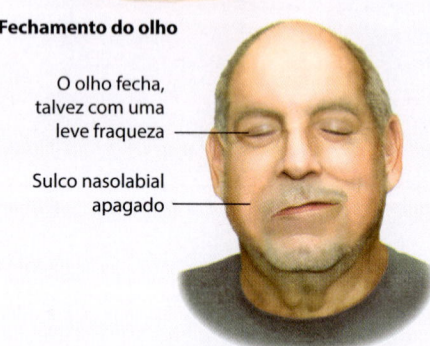

O olho fecha, talvez com uma leve fraqueza

Sulco nasolabial apagado

Elevação das sobrancelhas

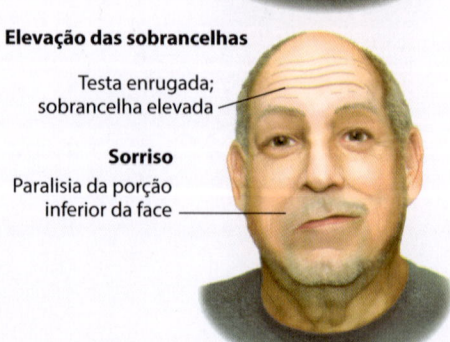

Testa enrugada; sobrancelha elevada

Sorriso

Paralisia da porção inferior da face

Elevação das sobrancelhas

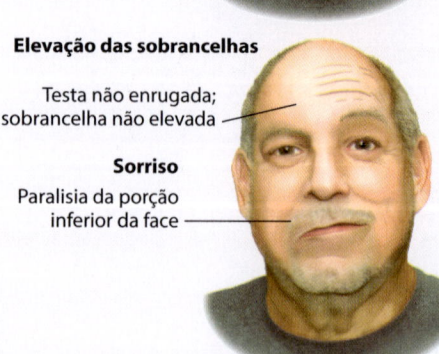

Testa não enrugada; sobrancelha não elevada

Sorriso

Paralisia da porção inferior da face

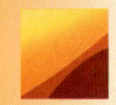

TABELA 24.11 Posturas corporais anormais

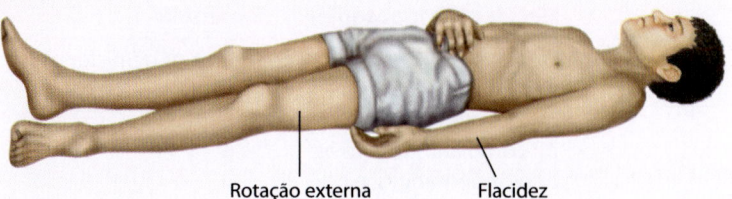

Rotação externa   Flacidez

Hemiplegia (inicial)

Uma lesão unilateral súbita do encéfalo envolvendo o trato corticospinal pode produzir uma *hemiplegia* (paralisia em um lado), que é flácida no início do quadro. A espasticidade surgirá mais tarde (ver a seguir). O braço e a perna paralisados ficam flácidos. Quando elevados e, então soltos sobre o leito, caem de modo frouxo e sem tônus. Os movimentos espontâneos ou respostas a estímulos nocivos ficam limitados ao lado oposto. A perna pode apresentar uma rotação externa. Um lado da porção inferior da face pode estar paralisado e a bochecha naquele lado fica inflada durante a expiração

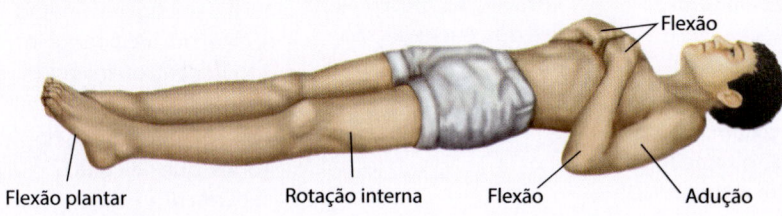

Flexão

Flexão plantar   Rotação interna   Flexão   Adução

Rigidez de decorticação (resposta flexora anormal)

Na *rigidez de decorticação*, as porções superiores dos braços permanecem flexionadas junto ao corpo, com cotovelos, punhos e dedos flexionados. As pernas ficam posicionadas em flexão e rotação interna. Os pés exibem flexão plantar. Quando observada bilateralmente em um paciente comatoso, essa postura implica uma lesão destrutiva, afetando os tratos corticospinais nos hemisférios cerebrais ou muito perto deles. Essa postura também pode ser encontrada unilateralmente em um paciente na fase de recuperação crônica após uma lesão do trato corticospinal (hemiplegia espástica crônica), por exemplo, após um AVC

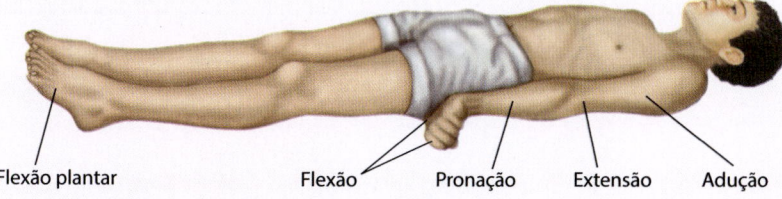

Flexão plantar   Flexão   Pronação   Extensão   Adução

Rigidez de descerebração (resposta extensora anormal)

Na *rigidez de descerebração*, as mandíbulas ficam travadas e o pescoço estendido. Os braços estão aduzidos e estendidos rigidamente nos cotovelos, com os antebraços em pronação, punhos e dedos flexionados. As pernas mantêm extensão rígida nos joelhos, com os pés em flexão plantar. Essa postura pode ocorrer espontaneamente ou apenas em resposta a estímulos externos como luz, ruído ou dor. É causada por uma lesão no diencéfalo, no mesencéfalo ou na ponte, embora também possa ser provocada por distúrbios metabólicos graves, como hipoxia ou hipoglicemia

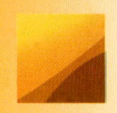

TABELA 24.12 Distúrbios do tônus muscular

	Espasticidade	Rigidez	Flacidez (ou hipotonia)	Paratonia
Local da lesão	Sistemas do neurônio motor superior ou do trato corticospinal	Sistema dos núcleos da base	Qualquer ponto do sistema do neurônio motor inferior, da célula do corno anterior até os nervos periféricos, e na doença cerebelar	Ambos os hemisférios, em geral nos lobos frontais
Descrição	O aumento do tônus muscular (*hipertonia*) depende da velocidade. O tônus aumenta quando o movimento passivo é rápido e diminui quando o movimento passivo é lento. O tônus também é maior nos extremos do arco de movimento. Durante um movimento passivo rápido, a hipertonia inicial pode desaparecer subitamente conforme o membro relaxa. Essa "parada" espástica com relaxamento é conhecida como "resistência em canivete"	Um aumento da resistência que persiste por todo o arco de movimento, independentemente da velocidade do movimento, é chamado de *rigidez em cano de chumbo*. Durante a flexão e a extensão do punho ou do antebraço, um espasmo superposto semelhante a uma catraca é chamado de *rigidez em roda denteada* e pode ser decorrente de um tremor subjacente	A perda do tônus muscular (*hipotonia*) causa frouxidão ou flacidez do membro. Os membros afetados podem ser hiperextensíveis ou instáveis. Os músculos flácidos, em geral, são fracos	Alterações súbitas e irregulares do tônus acompanham a amplitude passiva do movimento. Uma perda súbita do tônus, que aumenta a facilidade do movimento, é chamada de *paratonia facilitadora*, ou *mitgehen* ("movendo com"). Um aumento súbito do tônus, que dificulta o movimento, é chamado de *paratonia opositora*, ou *gegenhalten* ("resistência")
Causa comum	AVC, em especial no estágio tardio ou crônico	Parkinsonismo	Síndrome de Guillain-Barré; também na fase inicial de uma lesão da medula espinal (choque espinal) ou AVC	Demência

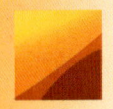

TABELA 24.13 Coma metabólico e estrutural

Embora existam muitas causas de coma, a maioria pode ser classificada como estrutural ou metabólica. Os achados variam muito em pacientes individuais; as características apresentadas representam diretrizes gerais, e não critérios diagnósticos estritos. Lembre-se de que transtornos mentais podem mimetizar o coma.

	Tóxico – metabólico	Estrutural
Fisiopatologia	Envenenamento dos centros responsáveis pela vigília ou depleção de substratos essenciais	Uma lesão destrói ou comprime as áreas responsáveis pela vigília no tronco encefálico, de modo direto ou secundário a lesões expansivas mais distantes
Aspectos clínicos		
■ Padrão respiratório	Se regular, pode ser normal ou hiperventilação Se irregular, geralmente Cheyne-Stokes	Irregular, especialmente respiração de Cheyne-Stokes ou atáxica Também com padrões estereotipados selecionados como respiração "apnêustica" (parada respiratória involuntária na posição inspiratória) ou hiperventilação central
■ Dimensões e reação pupilares	Iguais, reativas à luz. Se *puntiformes* em decorrência de opiáceos ou colinérgicos, pode ser necessária uma lupa para observar a reação	Desiguais ou não reativas à luz (fixas) *Posição média, fixa* – sugere compressão do mesencéfalo
	Podem não ser reativas se estiverem *fixas* e *dilatadas* em decorrência de anticolinérgicos ou hipotermia	*Dilatadas, fixas* – sugere compressão de NC III causada por herniação
■ Nível de consciência	Muda *após* a alteração das pupilas	Muda *antes* da alteração das pupilas
Exemplos de causa	Uremia, insuficiência hepática, hiperglicemia, hipoglicemia, álcool etílico, substâncias psicoativas, hipotireoidismo, anoxia, isquemia, meningite, encefalite, hipertermia, hipotermia	Hemorragia epidural, subdural ou intracerebral; grande infarto cerebral; tumor, abscesso; infarto, tumor ou hemorragia do tronco encefálico; infarto, hemorragia, tumor ou abscesso cerebelar

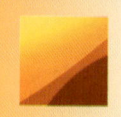

TABELA 24.14 Pupilas em pacientes comatosos

As dimensões, a congruência e as reações da pupila à luz são sinais importantes para determinar a causa do coma e a região encefálica comprometida. É preciso lembrar que anormalidades pupilares não relacionadas precedem o coma, por exemplo, pelo uso de colírios mióticos para glaucoma ou colírios midriáticos para exame do fundo de olho (não recomendados ao avaliar um paciente comatoso).

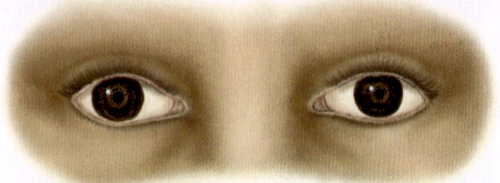

Pupilas pequenas e puntiformes

Pupilas bilateralmente pequenas (1 a 2,5 mm) sugerem lesão das vias simpáticas no hipotálamo ou encefalopatia metabólica, insuficiência difusa da função cerebral, que pode ter muita droga, inclusive medicamentos. As reações à luz costumam ser normais.

Pupilas puntiformes (< 1 mm) sugerem hemorragia pontina ou os efeitos de morfina, heroína ou outros narcóticos. As reações à luz podem ser observadas com uma lupa

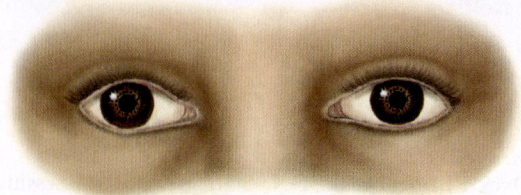

Pupilas fixas na posição média

Pupilas na *posição média ou discretamente dilatadas* (4 a 6 mm) e *fixas com estímulo luminoso* sugerem uma lesão estrutural do mesencéfalo

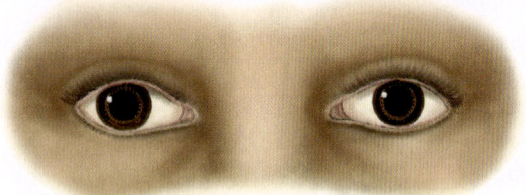

Midríase bilateral

Pupilas fixas e dilatadas bilateralmente podem ser causadas por anoxia grave e seus efeitos simpatomiméticos, como ocorre após uma parada cardíaca. Também podem ser o resultado de agentes com efeitos atropínicos, como fenotiazinas ou antidepressivos tricíclicos. *Pupilas grandes e reativas bilateralmente* podem ser decorrentes de cocaína, anfetamina, LSD ou outros agonistas do sistema nervoso simpático

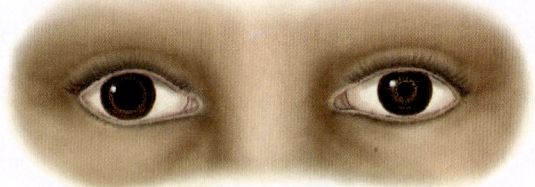

Midríase unilateral

Uma pupila *fixa* e *dilatada* representa um sinal de advertência para herniação do lobo temporal, causando compressão do nervo oculomotor (NC III) e do mesencéfalo. Midríase unilateral pode ser observada em pacientes diabéticos pacientes em decorrência de um infarto do NC III

REFERÊNCIAS BIBLIOGRÁFICAS

1. Wright BL, Lai JT, Sinclair AJ. Cerebrospinal fluid and lumbar puncture: a practical review. *J Neurol*. 2012;259:1530–1545.

2. Straus SE, Thorpe KE, Holroyd-Leduc J. How do I perform a lumbar puncture and analyze the results to diagnose bacterial meningitis? *JAMA*. 2006;296:2012–2022.

3. National Institute of Neurologic Disorders and Stroke, National Institutes of Health. Spinal cord injury: hope through research. Updated February 8, 2017. Available at https://www.ninds.nih.gov/Disorders/Patient-Caregiver-Education/Hope-Through-Research/Spinal-Cord-Injury-Hope-Through-Research. Accessed July 3, 2018.

4. Chad DA, Stone JH, Gupta R. Case 14–2011: A woman with asymmetric sensory loss and paresthesias. *N Engl J Med*. 2011;364:1856–1865.

5. Dyck PJ, Herrmann DN, Staff NP, et al. Assessing decreased sensation and increased sensory phenomena in diabetic polyneuropathies. *Diabetes*. 2013;62:3677–3686.

6. Kanji JN, Anglin RE, Hunt DL, et al. Does this patient with diabetes have large-fiber peripheral neuropathy? *JAMA*. 2010;303:1526–1532.

7. Lipton RB, Bigal ME, Diamond M, et al. Migraine prevalence, disease burden, and the need for preventative therapy. *Neurology*. 2007;68:343–349.

8. Hazard E, Munakata J, Bigal ME, et al. The burden of migraine in the United States: current and emerging perspectives on disease management and economic analysis. *Value Health*. 2009;12(1):55–64.

9. Hale N, Paauw DS. Diagnosis and treatment of headache in the ambulatory care setting: a review of classic presentations and new considerations in diagnosis and management. *Med Clin North Am*. 2014;98:505–527.

10. Lipton RB, Bigal ME, Steiner TJ, et al. Classification of primary headaches. *Neurology*. 2004;63:427–435.

11. Headache Classification Committee of the International Headache Society (IHS) The International Classification of Headache Disorders, 3rd edition. *Cephalalgia*. 2018;38(1):1–211.

12. Hainer B, Matheson E. Approach to acute headache in adults. *Am Fam Physician*. 2013;87:682–687.

13. D'Souza S. Aneurysmal subarachnoid hemorrhage. *J Neurosurg Anesthesiol*. 2015;27:222–240.

14. Mortimer AM, Bradley MD, Stoodley NG, et al. Thunderclap headache: diagnostic considerations and neuroimaging features. *Clin Radiol*. 2013;68:e101–e113.

15. Dill E. Thunderclap headache. *Curr Neurol Neurosci Rep*. 2014;14:437.

16. Bhimraj A. Acute community-acquired bacterial meningitis in adults: an evidence-based review. *Cleve Clin J Med*. 2012;79:393–400.

17. Brouwer MC, Tunkel AR, van de Beek D. Epidemiology, diagnosis, and antimicrobial treatment of acute bacterial meningitis. *Clin Microbiol Rev*. 2010;23:467–492.

18. Logan SA, MacMahon E. Viral meningitis. *BMJ*. 2008;336(7634):36–40.

19. Omuro A, DeAngelis LM. Glioblastoma and other malignant gliomas: a clinical review. *JAMA*. 2013;310:1842–1850.

20. Brouwer MC, Tunkel AR, McKhann GM, et al. Brain abscess. *N Engl J Med*. 2014;371:447–456.

21. Bushnell C, McCullough L. Stroke prevention in women: synopsis of the 2014 American Heart Association/American Stroke Association guideline. *Ann Intern Med*. 2012;160:853–857.

22. Sacco S, Ornello R, Ripa P, et al. Migraine and hemorrhagic stroke: a meta-analysis. *Stroke*. 2012;44:3032–3038.

23. Sacco S, Ricci S, Degan D, et al. Migraine in women: the role of hormones and their impact on vascular diseases. *J Headache Pain*. 2012;13:177–189.

24. MacGregor EA. Migraine. *Ann Intern Med*. 2017;166(7):ITC49–ITC64.

25. Detsky ME, McDonald DR, Baerlocher MO, et al. Does this patient with headache have a migraine or need neuroimaging? *JAMA*. 2006;296:1274–1283.

26. Schwedt TJ, Matharu MS, Dodick DW. Thunderclap headache. *Lancet Neurol*. 2006;5:621–631.

27. Sun-Edelstein C, Bigal ME, Rapoport AM. Chronic migraine and medication overuse headache: clarifying the current International Headache Society classification criteria. *Cephalalgia*. 2009;29:445–452.

28. Fumal A, Schoenen J. Tension-type headache: current research and clinical management. *Lancet Neurol*. 2008;7:70–83.

29. Olesen J, Steiner T, Bousser MG, et al. Proposals for new standardized general diagnostic criteria for the secondary headaches. *Cephalalgia*. 2009;29:1331–1336.

30. De Luca GC, Bartleson JD. When and how to investigate the patient with headache. *Semin Neurol*. 2010;30:131–144.

31. World Health Organization. Implementation guide for the medical eligibility criteria and selected practice recommendations for contraceptive use guidelines. Geneva: World Health Organization; 2018. Available at http://apps.who.int/iris/bitstream/handle/10665/272758/9789241513579-eng.pdf?ua=1. Accessed July 3, 2018.

32. Spector JT, Kahn SR, Jones MR, et al. Migraine headache and ischemic stroke risk: an updated meta-analysis. *Am J Med*. 2010;123:612–624.

33. Harris M, Kaneshiro B. An evidence-based approach to hormonal contraception and headaches. *Contraception*. 2009;80:417–421.

34. Kurth T, Slomke MA, Kase CS, et al. Migraine, headache, and the risk of stroke in women: a prospective study. *Neurology*. 2005;64:1020–1026.

35. Dodick DW. Clinical practice. Chronic daily headache. *N Engl J Med*. 2006;354:158–165.

36. Gardner K. Genetics of migraine: an update. *Headache*. 2006;46:S19–S24.

37. Wipperman J. Dizziness and vertigo. *Prim Care*. 2014;41:115–131.

38. Siket MS, Edlow JA. Transient ischemic attack: reviewing the evolution of the definition, diagnosis, risk stratification, and management for the emergency physician. *Emerg Med Clin North Am*. 2012;30:745–770.

39. Cucchiara B, Kasner SE. In the clinic. Transient ischemic attack. *Ann Intern Med*. 2011;154:ITC11–15.

40. Karras C, Aitchison R, Aitchison P, et al. Adult stroke summary. *Dis Mon*. 2013;59:210–216.

41. Nouh A, Remke J, Ruland S. Ischemic posterior circulation stroke: a review of anatomy, clinical presentations, diagnosis, and current management. *Front Neurol*. 2014;5:30.

42. Ishiyama G, Ishiyama A. Vertebrobasilar infarcts and ischemia. *Otolaryngol Clin North Am*. 2011;44:415–435.

43. Runchey S, McGee S. Does this patient have a hemorrhagic stroke? Clinical findings distinguishing hemorrhagic stroke from ischemic stroke. *JAMA*. 2010;303:2280–2286.

44. Yuki N, Hartung H-P. Guillain-Barré Syndrome. *N Engl J Med*. 2012;366:2294–2304.

45. Baggi F, Andreetta F, Maggi L, et al. Complete stable remission and autoantibody specificity in myasthenia gravis. *Neurology*. 2013;80:188–195.

46. Spillane J, Higham E, Kullmann DM. Myasthenia gravis. *BMJ*. 2012;345:e8497.

47. Yoo M, Sharma N, Pasnoor M, et al. Painful diabetic peripheral neuropathy: presentations, mechanisms, and exercise therapy. *J Diabetes Metab*. 2013;Suppl 10:005.

48. Gilron I, Baron R, Jensen T. Neuropathic pain: principles of diagnosis and treatment. *Mayo Clin Proc*. 2015;90:532–545.

49. Benditt DG, Adkisson WO. Approach to the patient with syncope: venues, presentations, diagnoses. *Cardiol Clin*. 2013;31:9–25.

50. Low PA, Tomalia VA. Orthostatic hypotension: mechanisms, causes, management. *J Clin Neurol*. 2015;11:220–226.

51. Berg AT, Berkovic SF, Brodie MJ, et al; Commission on Classification and Terminology of the International League Against Epilepsy. A proposed diagnostic scheme for people with epileptic seizures and with epilepsy: report of the ILAE Task Force on Classification and Terminology, 2005–2009. *Epilepsia*. 2010;51:676–685. Available at http://onlinelibrary.wiley.com/doi/10.1111/j.1528-1167.2010.02522.x/full. Accessed July 3, 2018.

52. French JA, Pedley TA. Clinical practice. Initial management of epilepsy. *New Engl J Med*. 2008;359:166–176.

53. American College of Physicians. Epilepsy syndromes and their diagnosis. In: *Neurology, Medical Knowledge Self-Assessment Program (MKSAP) 15*. Philadelphia, PA: American College of Physicians; 2006:74.

54. Elias WJ, Shah BB. Tremor. *JAMA*. 2014;311:948–954.

55. Benito-Leon J. Essential tremor: a neurodegenerative disease? *Tremor Other Hyperkinet Mov (NY)*. 2014;4:252.

56. Connolly BS, Lang AE. Pharmacological treatment of Parkinson disease, a review. *JAMA*. 2014;311:1670–1683.

57. Jankovic J. Parkinson's disease: clinical features and diagnosis. *J Neurol Neurosurg Psychiatry*. 2008;79:368–376.

58. Wijemanne S, Jankovic J. Restless legs syndrome: clinical presentation diagnosis and treatment. *Sleep Med*. 2015;16:678–690.

59. Silber MH, Becker PM, Earley C, et al. Willis-Ekbom Disease Foundation revised consensus statement on the management of restless legs syndrome. *Mayo Clin Proc*. 2013;88:977–986.

60. American Academy of Neurology. Neurology clerkship core curriculum guidelines. See also Appendix 2: Guidelines for a Screening Neurologic Examination. Available at https://www.aan.com/siteassets/home-page/tools-and-resources/academic-neurologist–researchers/clerkship-and-course-director-resources/neurology-clerkship-core-curriculum-guidelines.new.pdf. Accessed July 4, 2018.

61. McGee S. Ch 56, Visual field testing. In: *Evidence-Based Physical Diagnosis*. 3rd ed. Philadelphia, PA: Saunders; 2012:513–520.

62. McGee S. Ch 20, The pupils. In: *Evidence-Based Physical Diagnosis*. 3rd ed. Philadelphia, PA: Saunders; 2012: 176–178.

63. McGee S. Ch 57, Nerves of the eye muscles. In: *Evidence-Based Physical Diagnosis*. 3rd ed. Philadelphia, PA: Saunders; 2012:521–531.

64. Zandian A, Osiro S, Hudson R, et al. The neurologist's dilemma: a comprehensive clinical review of Bell's palsy, with emphasis on current management trends. *Med Sci Monit*. 2014;20:83–90.

65. McGee S. Ch 22, Hearing. In: *Evidence-Based Physical Diagnosis*. 3rd ed. Philadelphia, PA: Elsevier Saunders; 2012:190.

66. Darcy P, Moughty AM. Images in clinical medicine. Pronator drift. *N Engl J Med*. 2013;369:e20.

67. Daum C, Aybek S. Validity of the "drift without pronation" sign in conversion disorder. *BMC Neurol*. 2013;13:31.

68. Stone J, Carson A, Duncan R, et al. Which neurological diseases are most likely to be associated with "symptoms unexplained by organic disease." *J Neurol*. 2012;259:33–38.

69. Stone J, Carson A, Sharpe M. Functional symptoms and signs in neurology: assessment and diagnosis. *J Neurol Neurosurg Psychiatry*. 2005;76(Suppl 1):i2–i12.

70. Stabler SP. Clinical practice. Vitamin B12 deficiency. *N Engl J Med*. 2013;368:149–160.

71. Kirshblum SC, Burns SP, Biering-Sorensen F, et al. International Standards for Neurological Classification of Spinal Cord Injury (Revised 2011). *J Spinal Cord Med*. 2011;34: 535–546.

72. Hallett M. NINDS myotatic reflex scale. *Neurology*. 1993; 43:2723.

73. Isaza Jaramillo SP, Uribe Uribe CS, García Jimenez FA, et al. Accuracy of the Babinski sign in the identification of pyramidal tract dysfunction. *J Neurol Sci*. 2014;343:66–68.

74. Forgie SE. The history and current relevance of the eponymous signs of meningitis. *Pediatr Infect Dis J*. 2016;35(7): 749–751.

75. McGee S. Ch 24, Meninges. In: *Evidence-Based Physical Diagnosis*. 3rd ed. Philadelphia, PA: Elsevier Saunders; 2012:210–214.

76. Thomas KE, Hasbun R, Jekel J, et al. The diagnostic accuracy of Kernig's sign, Brudzinski's sign, and nuchal rigidity in adults with suspected meningitis. *Clin Infect Dis*. 2002;35:46–52.

77. Ward MA, Greenwood TM, Kumar DR, et al. Josef Brudzinski and Vladimir Mikhailovich Kernig: signs for diagnosing meningitis. *Clin Med Res*. 2010;8:13–17.

78. Geiseler PJ, Nelson KE. Bacterial meningitis without clinical signs of meningeal irritation. *South Med J*. 1982;75:448–450.

79. Puxty JA, Fox RA, Horan MA. The frequency of physical signs usually attributed to meningeal irritation in elderly patients. *J Am Geriatr Soc*. 1983;31:590–592.

80. Afhami S, Dehghan Manshadi SA, Rezahosseini O. Jolt accentuation of headache: can this maneuver rule out acute meningitis? *BMC Research Notes*. 2017;10:540.

81. McGee S. Ch 62, Disorders of nerve roots, plexuses. In: *Evidence-Based Physical Diagnosis*. 3rd ed. Philadelphia, PA: Elsevier Saunders; 2012:607–609.

82. Mendizabal M, Silva MO. Asterixis. *N Engl J Med*. 2010; 363:e14.

83. Edlow JA, Rabinstein A, Traub SJ, et al. Diagnosis of reversible causes of coma. *Lancet*. 2014;384(9959):2064–2076.

84. Moore SA, Wijdicks EF. The acutely comatose patient: clinical approach and diagnosis. *Semin Neurol*. 2013;33: 110–120.

85. Wijdicks EF. *The Comatose Patient*. 2nd ed. New York: Oxford University Press; 2014.

86. Henry TR, Ezzeddine MA. Approach to the patient with transient alteration of consciousness. *Neurol Clin Pract*. 2012;2:179–186.

87. Pope JV, Edlow JA. Avoiding misdiagnosis in patients with neurological emergencies. *Emerg Med Int*. 2012;2012: 949275.

88. Brown EN, Lydic R, Schiff ND. General anesthesia, sleep, and coma. *N Engl J Med*. 2010;363:2638–2650.

89. Teasdale G, Jennett B. Assessment of coma and impaired consciousness. A practical scale. *Lancet*. 1974;304(7872):81–84.

90. Sandroni C, Geocadin RG. Neurological prognostication after cardiac arrest. *Curr Opin Crit Care*. 2015;21:209–214.

91. Sandroni C, Cariou A, Cavallaro F, et al. Prognostication in comatose survivors of cardiac arrest: an advisory statement from the European Resuscitation Council and the European Society of Intensive Care Medicine. *Resuscitation*. 2014;85:1779–1789.

92. Centers for Disease Control and Prevention. Stroke. 2018. Available at https://www.cdc.gov/stroke/index.htm. Accessed July 4, 2018.

93. Powers WJ, Rabinstein AA, Ackerson T, et al. 2018 Guidelines for the early management of patients with acute ischemic stroke: a guideline for healthcare professionals from the American heart association/American stroke association. *Stroke*. 2018;49:e46–e110.

94. American Heart Association/American Stroke Association. Stroke warning signs. Available at https://www.strokeassociation.org/STROKEORG/WarningSigns/Stroke-Warning-Signs-and-Symptoms_UCM_308528_SubHomePage.jsp. Accessed July 4, 2018.

95. Meschia JF, Bushnell C, Boden-Albala B, et al. Guidelines for the primary prevention of stroke: a statement for healthcare professionals from the American Heart Association/American Stroke Association. *Stroke*. 2014;45:3754–3832.

96. Jonas DE, Feltner C, Amick HR, et al. Screening for asymptomatic carotid artery stenosis: a systematic review and meta-analysis for the U.S. Preventive Services Task Force. *Ann Intern Med*. 2014;161:336–346.

97. LeFevre ML; U.S. Preventive Services Task Force. Screening for asymptomatic carotid artery stenosis: U.S. Preventive Services Task Force recommendation statement. *Ann Intern Med*. 2014;161:356–362.

98. Pop-Busui R, Boulton AJ, Feldman EL, et al. Diabetic neuropathy: a position statement by the American Diabetes Association. *Diabetes Care*. 2017;40:136–154.

99. American Diabetes Association. Standards of Medical Care in Diabetes—2016. *Diabetes Care*. 2016;39(Supplement 1):S1–S112.

100. Kernan WN, Ovbiagele B, Black HR, et al. Guidelines for the prevention of stroke in patients with stroke and transient ischemic attack: a guideline for healthcare professionals from the American Heart Association/American Stroke Association. *Stroke*. 2014;45:2160–2236.

Crianças: do Nascimento à Adolescência

Peter G. Szilagyi, MD, MPH

Conteúdo do capítulo

- Princípios gerais do desenvolvimento infantil
- Monitoramento do desenvolvimento
- Principais componentes da promoção da saúde
- Seções
  - Recém-nascidos e lactentes
  - Pré-escolares e crianças em idade escolar
  - Adolescentes
- Organização da seção:
- Anamnese: abordagem geral
- Monitoramento do desenvolvimento
  - Desenvolvimento físico
  - Desenvolvimento cognitivo e da linguagem
  - Desenvolvimento social e emocional
- Exame físico: abordagem geral
- Técnicas de exame
- Registro dos achados
- Promoção da saúde e orientação: evidências e recomendações

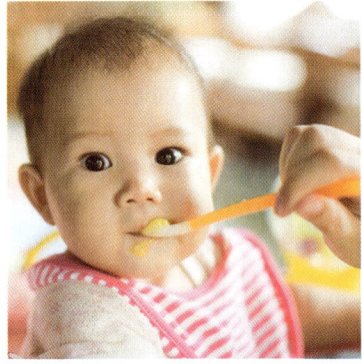

Figura 25.1 Os lactentes têm capacidades surpreendentes.

Este capítulo destaca as avaliações clínicas para cada grupo etário pediátrico: recém-nascidos ou neonatos (0 a 30 dias de vida), lactentes (1 mês a 1 ano), crianças pré-escolares (1 a 5 anos), crianças em idade escolar (6 a 11 anos) e adolescentes (12 a 18 anos), como mostram as Figuras 25.1 a 25.3. O capítulo começa com os princípios gerais do desenvolvimento e os principais componentes da promoção da saúde. Cada grupo etário é abordado em seguida, em seções separadas com discussões relevantes sobre a anamnese, o monitoramento do desenvolvimento, as técnicas de exame e a promoção e a orientação da saúde.

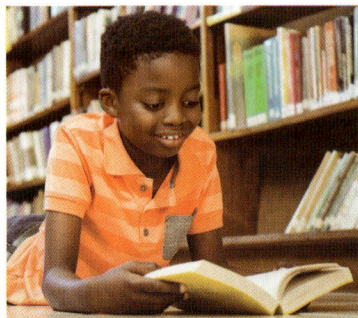

Figura 25.2 Um impulso por independência aparece nas crianças em idade escolar.

Os examinadores inexperientes costumam se sentir intimidados quando se aproximam de um bebê pequeno ou uma criança incomodada, especialmente sob o olhar vigilante de pais ansiosos. Ao examinar lactentes e crianças, a sequência deve variar de acordo com a idade e o nível de conforto da criança. *As manobras menos invasivas são realizadas primeiro e manobras possivelmente angustiantes são feitas perto do fim do exame*. Por exemplo, ausculta do coração e dos pulmões no início e exame das orelhas e da boca e a palpação do abdome perto do fim. *Se a criança relatar dor em uma área, esta deve ser examinada por último*. Embora isso seja difícil no início, você passará a gostar de quase todas as consultas pediátricas.

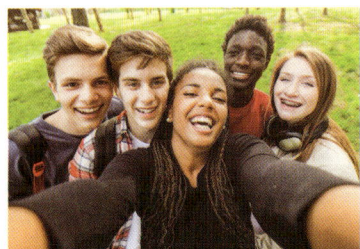

Figura 25.3 As interações sociais passam a ser importantes na adolescência.

Boxe 25.1 Quatro princípios do desenvolvimento infantil

1. O desenvolvimento infantil tem uma trajetória previsível
2. A variação do desenvolvimento normal é enorme
3. Vários fatores físicos, sociais e ambientais, assim como doenças, podem afetar o desenvolvimento e a saúde das crianças
4. O nível de desenvolvimento da criança afeta o modo de conduzir a anamnese e o exame físico

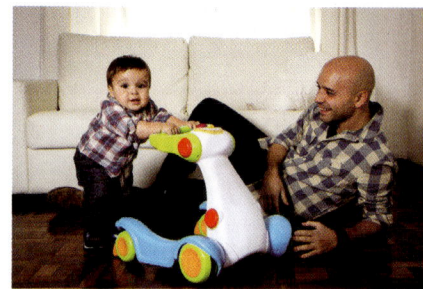

Figura 25.4 Os pais podem melhorar o desenvolvimento de seus filhos por meio de brincadeiras. (Usada com permissão de Shutterstock. Por Marcos Mesa Sam Wordley.)

PRINCÍPIOS GERAIS DO DESENVOLVIMENTO INFANTIL

A infância é um período de crescimento físico, cognitivo e social notável – com certeza, o maior na vida de uma pessoa. Em alguns anos, o peso das crianças aumenta 20 vezes, elas adquirem linguagem e raciocínio sofisticado, desenvolvem interações sociais complexas e progridem para adultos maduros (Figura 25.4 e Boxe 25.1). A compreensão do desenvolvimento físico, cognitivo e social normal das crianças facilita a realização de entrevistas e exames físicos efetivos e constitui a base para distinguir os achados normais dos anormais.[1-3]

■ **Princípio 1:** *O desenvolvimento infantil segue um trajeto previsível* governado pelo amadurecimento do encéfalo. É possível medir marcos específicos para a idade e usá-los para caracterizar o desenvolvimento como normal ou anormal (ou seja, típico ou atípico). Uma vez que a consulta e o exame físico ocorrem em um ponto específico no tempo, é necessário determinar onde a criança se situa na trajetória de desenvolvimento. Os marcos são atingidos em uma ordem previsível. *A perda de marcos do desenvolvimento é sempre preocupante*

■ **Princípio 2:** *A variação do desenvolvimento normal (típico) é enorme*. As crianças amadurecem em velocidades diferentes. O desenvolvimento físico, cognitivo e social de cada criança deve estar situado em uma ampla variação de desenvolvimento

■ **Princípio 3:** *Vários fatores físicos, sociais e ambientais, assim como doenças, podem afetar o desenvolvimento e a saúde das crianças*. Por exemplo, doenças crônicas, abuso infantil e experiências adversas na infância (EAIs) podem causar anormalidades físicas detectáveis ou alterar a velocidade e o curso do desenvolvimento. Além disso, *crianças com incapacidades físicas ou cognitivas podem não seguir a trajetória de desenvolvimento esperada para a idade específica* (Figura 25.5).

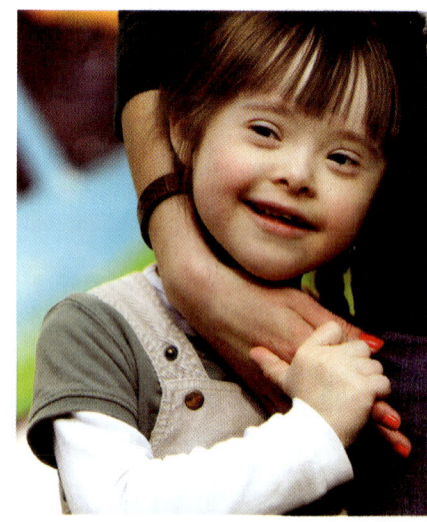

Figura 25.5 O desenvolvimento infantil é afetado por muitos fatores, incluindo a genética (esta criança tem síndrome de Down).

■ **Princípio 4:** *O nível de desenvolvimento da criança afeta o modo de conduzir a anamnese e o exame físico*. Por exemplo, a entrevista com uma criança de 5 anos tem diferenças fundamentais em relação à entrevista com um adolescente. A ordem e o estilo diferem do exame de adultos. Antes da anamnese e do exame físico, tente verificar o nível de desenvolvimento aproximado da criança e adapte sua avaliação a esse nível. Uma compreensão do desenvolvimento infantil típico ajuda a realizar essas tarefas.[4]

MONITORAMENTO DO DESENVOLVIMENTO

O desenvolvimento de uma criança segue uma trajetória previsível. O progresso ocorre por marcos, de modo organizado, e essas funções são obtidas em um processo sequencial claro. A avaliação do desenvolvimento é o processo de mapear o estado de uma criança em comparação a outras de idade semelhante. As informações sobre o desenvolvimento e o comportamento da criança são obtidas de múltiplas fontes, que podem envolver a observação direta do comportamento da criança, assim como preocupações verbalizadas pelos pais ou outras pessoas.[5–7]

Em geral, os pediatras avaliam quatro domínios cruciais do desenvolvimento: *físico*, incluindo *habilidades motoras grosseiras e finas; cognitivo (ou resolução de problemas); linguagem (comunicação) e socioemocional.*

Desenvolvimento físico

O *desenvolvimento físico* engloba as *habilidades motoras grossas e finas*. Exemplos de habilidades motoras grossas incluem andar, sentar ou passar de uma posição para outra. A manipulação de objetos com as mãos para comer, desenhar ou brincar é um exemplo de habilidade motora fina.[8,9] Os marcos nesses dois domínios do desenvolvimento são os mais familiares para pais e cuidadores. Qualquer atraso na obtenção de um marco do desenvolvimento físico costuma motivar uma consulta médica em virtude da preocupação dos pais.

Desenvolvimento cognitivo

O *desenvolvimento cognitivo* é uma medida da capacidade de uma criança resolver problemas usando a intuição, a percepção e o raciocínio verbal e não verbal.[7] Também envolve a capacidade de a criança reter informações e aplicá-las, quando apropriado.[8,9]

Desenvolvimento da linguagem

O *desenvolvimento da linguagem* consiste na capacidade de uma criança articular, receber e expressar informações. Também envolve modos de comunicação não verbal como acenar com as mãos ou com a cabeça. A criança desenvolve essas habilidades por meio de sua capacidade de reunir palavras para expressar um pensamento, que também pode ser influenciada pela sua interação com o ambiente.[8,9]

Desenvolvimento social e emocional

O *desenvolvimento social e emocional* engloba a capacidade de uma criança estabelecer e manter relacionamentos. Também mede sua responsividade à presença de outras pessoas. Envolve a formação de habilidades de autoajuda em várias atividades da vida diária, como a alimentação, o ato de se vestir e o uso de toalete.[8,9]

A American Academy of Pediatrics (AAP) recomenda o uso de instrumentos de triagem/rastreamento padronizados para avaliar esses domínios do desenvolvimento.[10] Esses instrumentos de triagem devem ser usados como auxiliares em um exame do desenvolvimento abrangente e são práticos para uso em ambientes clínicos, com sensibilidade e especificidade razoáveis na identificação de atrasos no desenvolvimento. Vários instrumentos de triagem do desenvolvimento foram amplamente testados e validados em muitas nações, incluindo o *Ages and Stages Questionnaire* (ASQ),[11] o *Early Language Milestone Scale* (ELM Scale-2),[12,13] a *Modified Checklist for Autism in Toddlers* (MCHAT),[13] a *Parents' Evaluation of Developmental Status* (PEDS)[14] e a *Survey of Well-being of Young Children* (SWYC).[15]

Os pediatras devem usar esses instrumentos padronizados periodicamente durante as consultas de puericultura preventivas porque têm um desempenho melhor que o exame físico do médico para identificar atrasos no desenvolvimento, que muitas vezes podem ser sutis e difíceis de determinar devido ao amplo espectro do desenvolvimento normal em crianças. Suspeitas de atrasos justificam um exame mais detalhado.

Se uma criança cooperativa não tiver um bom resultado em itens de um instrumento de triagem padronizado, um atraso no desenvolvimento é possível, exigindo avaliação e testagem mais precisas.

Quociente de desenvolvimento

Uma medida normativa do desenvolvimento é o quociente de desenvolvimento:[16]

$$\text{Quociente de desenvolvimento} = \frac{\text{Idade de desenvolvimento}}{\text{Idade cronológica}} \times 100$$

Quocientes de desenvolvimento:

- \> 85 = Normal

- 70 a 85 = Possivelmente atrasado; acompanhamento necessário

- \< 70 = Atrasado

O desenvolvimento de um lactente ou uma criança é avaliado por meio de escalas padronizadas para cada tipo de desenvolvimento. A cada criança são atribuídos um quociente de desenvolvimento motor grosseiro, um quociente de desenvolvimento motor fino, um quociente de desenvolvimento cognitivo, e assim por diante. É importante lembrar que essas estimativas nunca constituem uma avaliação perfeita do desenvolvimento ou potencial de uma criança porque ambos mudam com o passar do tempo (ver no Boxe 25.2 um exemplo de sua aplicação).[17]

Boxe 25.2 Exemplos de casos de quocientes de desenvolvimentos motor grosseiro ou fino

Desenvolvimento motor grosseiro	Desenvolvimento motor fino
Um lactente com 12 meses de vida que começa a ficar em pé com apoio (idade de desenvolvimento grosseiro de 9 meses), anda com apoio (10 meses) e quando seguram suas duas mãos (10 meses) apresenta uma idade de desenvolvimento motor de 10 meses.	Lactente com 12 meses de vida consegue transferir objetos de uma mão para a outra (idade de desenvolvimento motor fino de 6 meses), esfregar objetos na palma da mão (7 meses) e puxar objetos (7 meses). Não consegue segurar blocos na mão e não apresenta movimento de pinça do polegar e dedos das mãos (8 a 9 meses).

O quociente de desenvolvimento motor grosseiro da criança é:

$$\left(\frac{10}{12} \times 100\right) = 83$$

Essa criança está na zona intermediária, provavelmente terá uma boa evolução sem intervenção, mas demanda acompanhamento atento.

Apresenta reflexos primitivos normais (a maioria ausente), aumento do tônus, postura em tesoura das pernas quando é levantado, espasticidade e atrasos na parte motora grosseira de um instrumento de triagem do desenvolvimento padronizado.

O quociente de desenvolvimento motor fino dessa criança é:

$$\left(\frac{7}{12} \times 100\right) = 58$$

Esse lactente apresenta atraso no desenvolvimento motor fino e tem sinais de *paralisia cerebral*.

PRINCIPAIS COMPONENTES DA PROMOÇÃO DA SAÚDE

Benjamin Franklin declarou que *"um grama de prevenção vale um quilo de cura"*. Essa citação é particularmente útil para crianças e adolescentes porque a prevenção e a promoção da saúde em uma idade precoce conseguem promover melhores desfechos de saúde por décadas (Figuras 25.6 a 25.8). Os pediatras dedicam muito tempo às consultas de promoção da saúde e atividades de promoção da saúde.

Várias organizações nacionais e internacionais desenvolveram diretrizes para promoção da saúde em crianças.[18–20] Os conceitos atuais para promoção da saúde incluem a detecção e a prevenção de doenças, assim como a promoção ativa do bem-estar das crianças e suas famílias, abrangendo a saúde física, cognitiva, emocional e social.

Cada interação com a criança e a família representa uma oportunidade para a promoção da saúde. Da anamnese até o exame físico, pense em suas interações como uma oportunidade para duas tarefas importantes: a detecção de problemas clínicos e a promoção da saúde. Aproveite o exame para oferecer orientações apropriadas para a idade sobre o desenvolvimento da criança. Ofereça sugestões sobre leitura, conversas, atividades musicais e modos para otimizar as oportunidades para o desenvolvimento motor grosseiro e fino. Aconselhe os pais sobre os futuros estágios de desenvolvimento e estratégias para estimular o desenvolvimento de seus filhos. Os pais são os principais agentes de promoção da saúde para crianças, e suas orientações serão implementadas por meio deles.

A AAP publica diretrizes para *consultas de supervisão da saúde* e os principais componentes apropriados para a idade dessas consultas (acessar www.healthychildren.org). Lembre-se de que crianças e adolescentes que apresentem uma doença crônica ou circunstâncias familiares ou ambientais de alto risco provavelmente necessitarão de consultas mais frequentes e promoção da saúde mais intensiva. As principais questões e estratégias de promoção da saúde, personalizadas para os grupos etários específicos, são encontradas ao longo deste capítulo.

Incorpore as explicações de seus achados físicos à promoção da saúde. Oriente sobre as alterações esperadas com a maturação ou sobre como os comportamentos de saúde podem afetar os achados físicos (p. ex., a prática de exercícios físicos pode reduzir a pressão arterial e prevenir a obesidade). Não se esqueça de demonstrar a relação entre estilos de vida saudáveis e a saúde física. Por exemplo, dê aos pais uma cópia dos resultados de índice de massa corporal (IMC) do filho, além de orientações sobre alimentação saudável[a] e a prática de exercícios.

As imunizações na infância[b] constituem uma base para a promoção da saúde e são aclamadas como a realização clínica em saúde pública mais importante em todo o mundo. O esquema de imunização infantil é atualizado todos os anos. Nos EUA as atualizações são amplamente publicadas e difundidas em *sites* dos Centers for Disease Control and Prevention (CDC) (acessar www.cdc.gov) e da AAP.[21,22]

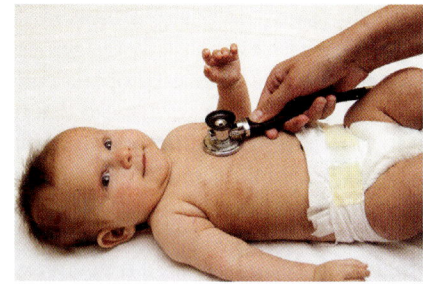

Figura 25.6 Médico examinando um lactente. (Usada com permissão de Shutterstock. Por Olha Birieva.)

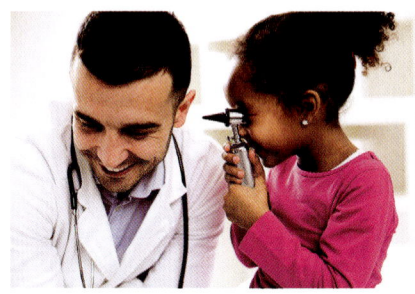

Figura 25.7 Médico com uma criança de 3 anos de idade. (Usada com permissão de Shutterstock. Por didesign021.)

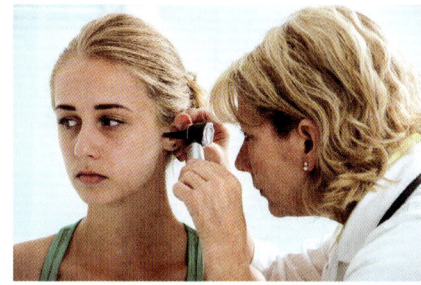

Figura 25.8 Médica com uma adolescente. (Usada com permissão de Shutterstock. Por Alexander Raths.)

---

[a]N.R.T.: Ver Manual de Alimentação: orientações para alimentação do lactente ao adolescente, na escola, na gestante, na prevenção de doenças e segurança alimentar/Sociedade Brasileira de Pediatria. Departamento Científico de Nutrologia. 4ª ed. São Paulo: SBP, 2018. 172 p.

[b]N.R.T.: Ver Calendário Vacinal da Sociedade Brasileira de Imunização (SBIM) em https://sbim.org.br/calendarios-de-vacinacao.

Procedimentos de triagem específicos para a idade são realizados em idades específicas. Estes incluem: triagem genética e metabólica do recém-nascido,[c] triagem auditiva[d] e de cardiopatia congênita crítica (oximetria) do recém-nascido e (se apropriado) verificação dos níveis séricos de bilirrubina no recém-nascido, triagem de parâmetros do crescimento e do desenvolvimento e triagem comportamental/de saúde mental em todas as idades, triagem de pressão arterial após 3 anos de idade, triagem de IMC após os 2 anos de idade e triagem visual e auditiva em idades importantes. Além disso, os especialistas em saúde atualmente recomendam a triagem regular de condições de pobreza e fatores de risco social porque esses determinantes sociais afetam muito a saúde da criança. Os instrumentos de triagem padronizados estão sendo cada vez mais usados para ajudar os médicos a identificar anormalidades e riscos. Além disso, os procedimentos de triagem recomendados para todas as crianças em determinadas idades ou para pacientes de alto risco específicos (dependendo do teste) incluem exames para detectar envenenamento por chumbo, anemia, exposição a tuberculose, dislipidemia e infecções sexualmente transmissíveis. Existe uma variação mundial nas recomendações para exames de triagem; as recomendações da AAP são fornecidas em https://www.aap.org/en-us/Documents/periodicity_schedule.pdf.

A orientação antecipatória é um componente importante da consulta pediátrica.[19] As principais áreas abrangem uma grande variedade de tópicos, de saúde clínica à saúde do desenvolvimento, social e emocional (Boxe 25.3).

Boxe 25.3 Principais componentes da promoção da saúde em pediatria

1. Obtenção de marcos do desenvolvimento apropriados para a idade da criança
   - Físicos (maturação, crescimento, puberdade)
   - Motores (habilidades motoras grossas e finas)
   - Cognitivos (marcos do desenvolvimento, linguagem, desempenho acadêmico)
   - Emocionais (autorregulação, humor, autoeficiência, autoestima, independência)
   - Social (competência social, responsabilidade pessoal, integração com a família e a comunidade, interações com colegas)
2. Consultas de supervisão da saúde
   - Avaliação periódica da saúde física, do desenvolvimento, socioemocional e oral
   - Consultas mais frequentes para crianças com necessidades de saúde especiais
3. Integração dos achados no exame físico à promoção da saúde
4. Imunizações
5. Procedimentos de triagem
6. Saúde oral

---

[c]N.R.T.: Atualmente, o Programa Nacional de Triagem Neonatal (PNTN – teste do pezinho) realizado pelo SUS engloba as seguintes doenças: o hipotireoidismo congênito; a fenilcetonúria; a anemia falciforme; a fibrose cística (também conhecida como mucoviscidose); a hiperplasia suprarrenal congênita e deficiência de biotinidase. Em maio de 2021. foi aprovada no Senado o Projeto de Lei (PL) n° 5.043/2020, que altera o Estatuto da Criança e do Adolescente (Lei n° 8.069, de 13 de julho de 1990), para aperfeiçoar o PNTN.

[d]N.R.T.: A triagem auditiva neonatal (TAN) deve ser realizada, preferencialmente, nos primeiros dias de vida (24 a 48 horas) na maternidade, e, no máximo, durante o primeiro mês de vida, a não ser em casos quando a saúde da criança não permite a realização dos exames. No caso de nascimentos que ocorram em domicílio, fora do ambiente hospitalar, ou em maternidades sem triagem auditiva, a realização do teste deverá ocorrer no primeiro mês de vida. Ver Diretrizes de atenção da triagem auditiva neonatal em https://bvsms.saude.gov.br/bvs/publicacoes/diretrizes_atencao_triagem_auditiva_neonatal.pdf.

Boxe 25.3 Principais componentes da promoção da saúde em pediatria (*continuação*)

7. Orientação antecipatória [19,21]
   - Hábitos saudáveis
   - Nutrição e alimentação saudável
   - Segurança e prevenção de lesões
   - Atividade física
   - Desenvolvimento sexual e sexualidade
   - Responsabilidade pessoal, eficiência e autoestima saudável
   - Relacionamentos familiares (interações, pontos fortes, suportes)
   - Estratégias de criação positivas
   - Leitura em voz alta para a criança
   - Saúde emocional e mental
   - Saúde oral
   - Reconhecimento de doenças
   - Sono
   - Tempo de tela
   - Prevenção de comportamentos arriscados
   - Escola e vocação
   - Relacionamentos com colegas
   - Interações na comunidade
8. Parceria entre o profissional de saúde, a criança/adolescente e a família

RECÉM-NASCIDOS E LACTENTES

O primeiro ano de vida, a fase de lactente, é dividido no período neonatal (os primeiros 28 dias) e no período pós-neonatal (29 dias a 1 ano).

ANAMNESE: ABORDAGEM GERAL

A consulta do recém-nascido, que geralmente é realizada nas primeiras 12 a 24 horas após o parto, é uma oportunidade crucial para o profissional de saúde se envolver com a família, aprender sobre a família e o ambiente do recém-nascido, compreender os principais aspectos da gravidez, criar um vínculo com a família e observar as interações da família com o recém-nascido. Também é um momento para demonstrar as capacidades dos recém-nascidos e as interações de modelo de papel com o recém-nascido. Lembre-se de que, embora os pais estejam eufóricos com o nascimento do recém-nascido, eles também estarão exaustos, ansiosos em relação à saúde do bebê e cheios de dúvidas sobre os cuidados e a criação do recém-nascido. É essencial abordar quaisquer preocupações dos pais e empatizar com suas ansiedades e dúvidas naturais.

A visita inicial pode ser difícil porque há muito a aprender sobre o recém-nascido e os pais. Médicos experientes aprendem a combinar a anamnese com a orientação antecipatória, de modo que a coleta da história pareça uma conversa com os novos pais. Um médico empático, calmo e solícito pode ser uma fonte incrível de orientação e conforto para os pais e ajuda a criar um vínculo importante entre os pais e os médicos. As partes importantes da anamnese são mostradas no Boxe 25.4.

Boxe 25.4 Principais componentes da anamnese na consulta do recém-nascido[18]

Dúvidas e preocupações dos pais
- Dúvidas sobre o recém-nascido, o lar, a evolução pré-natal ou o parto
- Preocupações com aspectos físicos do recém-nascido
- Preocupações e dúvidas sobre os cuidados com o recém-nascido

História pré-natal, trabalho de parto e nascimento
- História gestacional, complicações, diagnósticos pré-natais
- Saúde física e mental materna e paterna
- Uso materno de tabaco, álcool e substâncias psicoativas
- Experiência ou complicações no trabalho de parto e no parto propriamente dito
- Gestações anteriores e irmãos

Evolução neonatal antes da consulta
- Saúde e bem-estar da mãe e outros familiares
- Planos para aleitamento natural ou uso de mamadeiras (ou ambos)

História neonatal
- Evolução geral, aspectos específicos de interesse
- Crenças culturais

História familiar
- História completa, se o tempo permitir

História social
- Determinantes sociais (situação de vida, preocupações com alimentação, moradia, serviços públicos, relacionamento dos genitores, adultos que cuidam do recém-nascido, suporte familiar, violência doméstica, preocupações financeiras)
- Uso de álcool, tabaco, substâncias psicoativas (mesmo fora da gravidez)
- Qualquer preocupação social dos pais
- Irmãos, outros parentes, babá

Observação do comportamento e atividade do recém-nascido pelos pais
- O que o recém-nascido consegue fazer até aquele momento
- Nível de atividade, apego

Alimentação e nutrição
- Tipo de alimentação, como a alimentação está acontecendo
- Detalhes da alimentação (aleitamento materno ou mamadeira)

Sono, defecação, micção
- Frequência e cor das fezes e da urina
- Duração do sono, adormecer

Segurança
- Assento de segurança para automóveis
- Sono seguro

Orientação antecipatória sobre os cuidados com o recém-nascido
- Prevenção de doenças
- Vestimenta, proteção contra calor, animais de estimação, segurança no ambiente doméstico
- Cuidados com o corpo do recém-nascido (umbigo, pênis, incluindo a decisão sobre circuncisão etc.)
- Próximas consultas, quando telefonar para orientação

Fonte: Adaptado de Bright Futures.

MONITORAMENTO DO DESENVOLVIMENTO

Desenvolvimento físico

Os recém-nascidos têm habilidades surpreendentes, como fixar o olhar e acompanhar rostos humanos. O desenvolvimento neurológico progride da direção central para periférica. Portanto, recém-nascidos aprendem a controlar a cabeça antes de controlarem o corpo e o uso de braços e pernas antes do uso das mãos e dos dedos (Figura 25.9).

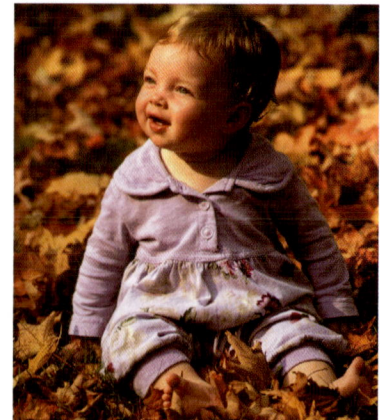

Figura 25.9 Sentar é um dos marcos do desenvolvimento entre lactentes.

Boxe 25.5 Marcos do desenvolvimento: nascimento a 12 meses			
Idade	**Motor grosseiro**	**Motor fino**	**Linguagem**	**Socioemocional**
1 mês	Levanta o queixo quando em decúbito ventral Vira a cabeça em decúbito ventral	Punhos fechados	Faz ruídos guturais Sobressalto com ruídos	Distingue a voz dos pais Acompanha a face dos pais
4 meses	Senta com apoio Sustenta a cabeça Rola de decúbito ventral para dorsal	Mãos predominantemente abertas Tenta alcançar objetos	Ri em voz alta Para de chorar com uma voz calmante	Sorriso social
6 a 7 meses	Senta com o auxílio das mãos Proteção lateral Pula quando é segurada	Transfere objetos de uma mão para outra Tenta alcançar com uma mão Come um biscoito sem ajuda	Balbucia, sons de consoantes Entende a palavra "não"	Aprecia seu reflexo no espelho Olha de um objeto para um dos pais e novamente para o objeto quando quer ajuda
9 meses	Fica em pé com apoio Anda com as mãos no chão Começa a engatinhar	Preensão em pinça Bate dois cubos um no outro	Diz "mamã" de modo inespecífico Imita sons Orientado para o nome	Segue um ponto Gosta de brincar de "esconde-achou" Desenvolve ansiedade em relação a estranhos
12 meses	Fica em pé sem apoio Começa a dar os primeiros passos	Rabisca Segura um giz de cera Faz uma torre com dois cubos	Diz uma palavra com significado Aponta para pedir objetos Obedece a comandos de uma etapa com gestos	Mostra objetos para os pais com o propósito de compartilhar

Fontes: Scharf R *et al. Pediatr Rev.* 2016;37(1); Gerber RJ *et al. Pediatr Rev.* 2010;31(7):267–277; Wilks T *et al. Pediatr Rev.* 2010;31(9):364–367; Gerber RJ *et al. Pediatr Rev.* 2011;32(12):533–536.

O crescimento físico durante o primeiro ano de vida é mais rápido do que em qualquer outra idade (Boxe 25.5).[23] Com 1 ano de idade, o peso do lactente deve ter triplicado, e a altura deve ter aumentado 50% em relação ao peso e à altura registrados ao nascimento.

A atividade, a exploração e a manipulação do ambiente contribuem para o aprendizado. Aos 3 meses de vida, lactentes típicos erguem a cabeça e batem palmas. Aos 6 meses, conseguem rolar, estendem o braço para alcançar objetos, viram-se na direção de vozes e, possivelmente, sentam com apoio. Com o aumento da coordenação periférica, os lactentes tentam alcançar objetos, conseguem transferi-los de uma mão para a outra, engatinham, ficam em pé quando há sustentação e brincam de bater e agarrar objetos. Com 1 ano de idade, ficam em pé e até mesmo tentam andar (Figura 25.10).[24]

Desenvolvimento cognitivo e da linguagem

A exploração estimula uma maior compreensão de si mesmo e do ambiente. Os lactentes tentam alcançar objetos e aprendem os princípios de causa e efeito (p. ex., balançar um chocalho produz som), permanência do objeto e o uso de brinquedos. Aos 9 meses, imitam sons, mostram-se orientados em relação ao próprio nome e podem reconhecer o examinador como um estranho merecedor de uma cooperação cautelosa. Os lactentes buscam conforto nos pais durante o exame físico; manipulam ativamente objetos que estejam ao alcance, como o estetoscópio do examinador. O desenvolvimento da linguagem prossegue de sons inespecíficos aos 2 meses para balbucio aos 6 meses e a articulação de uma a três palavras com 1 ano de idade.[25]

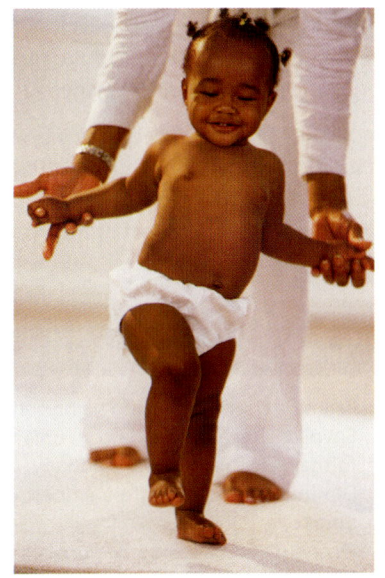

Figura 25.10 As crianças dão, com frequência, seus primeiros passos após 1 ano de idade.

Se os lactentes não apresentarem linguagem e sons apropriados para a idade, investigar déficit auditivo.

Desenvolvimento social e emocional

A compreensão de si mesmo e da família também amadurece. Com 1 mês de vida, os lactentes conseguem reconhecer a voz dos pais e acompanham o movimento de um rosto; aos 4 meses sorriem de volta para as pessoas. As tarefas sociais incluem a formação de vínculos, apego aos cuidadores e a confiança de que os cuidadores atenderão às suas necessidades.

Os temperamentos variam. Alguns lactentes são previsíveis, adaptáveis e respondem de modo positivo a novos estímulos; outros, nem tanto e exibem resposta intensa ou negativa. Uma vez que o ambiente afeta o desenvolvimento social, observe as interações do lactente com os cuidadores. O desenvolvimento cognitivo e socioemocional de um lactente muitas vezes é avaliado junto com o exame neurológico completo.

Um lactente ou uma criança com 1 a 3 anos de idade cujo desenvolvimento de habilidades apresente um platô ou ocorra fora da sequência precisa ser investigado à procura de incapacidade de desenvolvimento subjacente como *autismo* ou *paralisia cerebral*.

EXAME FÍSICO: ABORDAGEM GERAL

Recém-nascidos

O primeiro exame pediátrico é realizado imediatamente após o parto pelo obstetra ou pelo pediatra. O exame dos recém-nascidos imediatamente após o parto é importante para determinar a condição geral, o estado de desenvolvimento, anormalidades no desenvolvimento gestacional e quaisquer anormalidades congênitas. Um exame pediátrico completo em geral é realizado nas primeiras 24 horas após

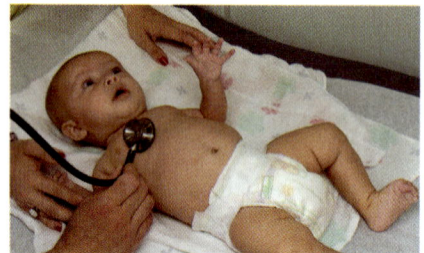

Figura 25.11 O exame físico começa logo após o nascimento.

o nascimento (Figura 25.11). Esse exame pode revelar doenças de origem cardíaca, respiratória ou neurológica. Ausculte a porção anterior do tórax com um estetoscópio, palpe o abdome e inspecione a cabeça, a face, a cavidade oral, os membros, a genitália e o períneo.

Os exames físicos subsequentes do recém-nascido ocorrem em intervalos regulares ou quando ele estiver doente. Se possível, realize o exame físico na frente dos pais para que possam interagir com você e fazer perguntas (Boxe 25.6). Esta é uma excelente oportunidade para orientar os pais sobre o filho e o que ele consegue fazer.

Consultar a seção *"Técnicas de exame: recém-nascidos"* para a descrição de um exame físico completo.

Algumas anormalidades no exame físico são, na verdade, identificadas pelos pais, que podem ter percebido uma anormalidade no recém-nascido. Por isso, pedir que os pais expressem quaisquer preocupações ou dúvidas pode ajudar a identificar anormalidades sutis. Alguns exemplos incluem marcas de nascença (nevos melanocíticos congênitos), pólipos cutâneos, assimetrias, depressões ao longo da parte inferior da coluna vertebral ou movimentos anormais.

Boxe 25.6 Dicas para o exame de recém-nascidos

- Examine o recém-nascido na presença dos pais
- Envolva o recém-nascido com uma fralda/cueiro flanelado e retire a roupa dele conforme o exame for progredindo
- Diminua a luz ambiente e embale o recém-nascido para encorajar a abertura dos olhos
- Observe a alimentação, se possível, sobretudo o aleitamento materno
- Demonstre manobras calmantes aos pais (p. ex., envolver o recém-nascido com uma manta ou cueiro flanelado)
- Observe e ensine os pais sobre as transições quando o recém-nascido desperta
- Uma sequência típica para o exame do recém-nascido:
  - Observação cuidadosa antes (e durante) o exame
  - Coração
  - Pulmões
  - Cabeça, pescoço e clavículas

EXEMPLOS DE ANORMALIDADES

<table>
<tr><td colspan="2">

Boxe 25.6 Dicas para o exame de recém-nascidos (*continuação*)

- Orelhas e boca
- Quadris
- Abdome e sistema geniturinário
- Membros inferiores, membros superiores, dorso
- Olhos, sempre que houver abertura espontânea ou no fim do exame
- Pele, conforme o exame for prosseguindo
- Sistema neurológico

</td></tr>
</table>

Estudos conduzidos pelo Dr. T. Berry Brazelton e outros demonstraram a grande variedade de capacidades dos recém-nascidos (Boxe 25.7).[26] Os pais ficarão encantados com essas aptidões. Algumas delas podem ser demonstradas durante o exame físico. Por exemplo, você pode mostrar como o recém-nascido se acalma quando você fala com ele usando um tom de voz suave e como acompanha os movimentos do seu rosto para frente e para trás enquanto você fala com ele e sorri.

Os pais podem ter dúvidas sobre a aparência física do recém-nascido; por isso, informar os achados normais durante o exame é tranquilizador. Observe a interação dos pais com o recém-nascido e reforce comportamentos parentais positivos. Se a mãe estiver preocupada com a técnica de amamentação, observe quão boa é a pegada do mamilo/aréola do recém-nascido e se ela suga adequadamente. A amamentação é fisiológica e psicologicamente ideal, mas muitas mães precisam de ajuda e apoio no início. Mostre empatia em relação ao estresse normal da amamentação. A detecção precoce de dificuldades e a orientação antecipatória podem promover e manter a amamentação.

Os recém-nascidos são mais responsivos 1 a 2 horas após a alimentação, quando não estão saciados demais e sonolentos, nem muito famintos. Comece com o recém-nascido envolto em um cueiro e confortável. Então, para que a estimulação e o despertar sejam graduais, vá despindo o recém-nascido conforme o exame prosseguir. Se o recém-nascido ficar agitado, com a permissão dos pais, use uma chupeta ou uma mamadeira com fórmula (se não estiver sendo amamentado) ou deixe o bebê sugar seu dedo enluvado. Volte a cobrir o recém-nascido o suficiente para concluir as partes do exame que exigem que ele esteja tranquilo.

Movimentos assimétricos dos braços ou pernas (se persistentes e substanciais) sugerem déficits neurológicos centrais ou periféricos, tocotraumatismo (como fratura de clavícula ou lesão do plexo braquial) ou anomalias congênitas.

<table>
<tr><td colspan="2">

Boxe 25.7 O que um recém-nascido consegue fazer

</td></tr>
<tr><td colspan="2">

Elementos principais [26]

</td></tr>
<tr><td colspan="2">

Os recém-nascidos usam os cinco sentidos. Por exemplo, eles olham para rostos humanos e viram a cabeça na direção da voz de um dos pais.

Os recém-nascidos são indivíduos únicos. Existem diferenças acentuadas em termos de temperamento, personalidade, comportamento e aprendizado.

Os recém-nascidos estabelecem interação dinâmica com os cuidadores – uma via de mão dupla!

</td></tr>
<tr><td colspan="2">

Exemplos de comportamentos complexos do recém-nascido

</td></tr>
<tr><td>Habituação</td><td>Capacidade de anular estímulos negativos (p. ex., um som repetitivo) de modo seletivo e progressivo</td></tr>
<tr><td>Apego</td><td>Um processo dinâmico e recíproco de interação e formação de vínculo com o cuidador</td></tr>
<tr><td>Regulação de estado</td><td>Capacidade de modular o nível de vigília em resposta a diferentes graus de estimulação (p. ex., autoconsolo)</td></tr>
<tr><td>Percepção</td><td>Capacidade de observar rostos, virar na direção de vozes, acalmar-se ao ouvir música, acompanhar objetos coloridos, responder ao toque e reconhecer aromas familiares</td></tr>
</table>

Recém-nascidos que não demonstrem esses comportamentos podem apresentar uma condição neurológica, abstinência de substâncias psicoativas ou medicamentos ou uma doença grave, como infecção.

Lactentes

Comece com o lactente sentado ou deitado no colo de um dos pais (Figura 25.12). Se o lactente estiver cansado, com fome ou doente, peça a mãe ou ao pai para segurá-lo de encontro ao tórax. Garanta que brinquedos apropriados, um cobertor ou outros objetos familiares estejam próximos. Pode ser necessário alimentar um lactente faminto antes de iniciar o exame (Boxe 25.8).

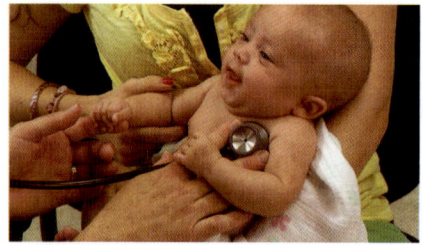

Figura 25.12 Comece o exame com o lactente ainda no colo de um dos pais.

A observação atenta de um lactente desperto, sentado no colo de um dos pais, pode revelar possíveis anormalidades do tônus, condições com coloração anormal da pele, icterícia ou cianose, agitação ou distúrbios respiratórios. Observe as interações pais-lactente. Observe o afeto do pai ou da mãe ao falar sobre a criança. Observe como o pai ou a mãe seguram, movimentam, vestem e confortam o lactente. Avalie e faça comentários sobre interações positivas, como o orgulho óbvio no rosto da mãe na Figura 25.13.

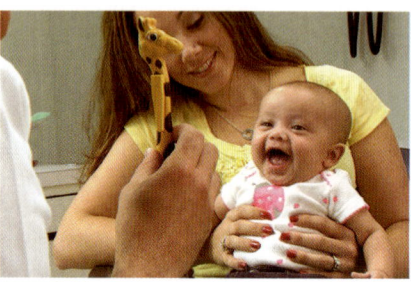

Figura 25.13 Os lactentes podem se divertir durante o exame do desenvolvimento.

Os lactentes não fazem objeções à remoção de suas roupas. Para que você e o ambiente continuem secos, é aconselhável deixar a fralda no lugar durante o exame e removê-la apenas para examinar a genitália, o ânus e os quadris.

Use métodos apropriados ao grau de desenvolvimento, como distração e brincadeiras, para examinar o lactente. Uma vez que os lactentes prestam atenção a uma coisa de cada vez, é relativamente fácil distrair a criança enquanto o exame estiver sendo realizado. Você pode usar um objeto em movimento, uma luz piscante, um brinquedo, um jogo de escondeu-achou (para lactentes mais velhos), cócegas ou algum tipo de ruído.

Muitas condições neurológicas podem ser diagnosticadas durante essa parte geral do exame. Por exemplo, é possível detectar hipotonia, condições associadas a irritabilidade ou sinais de paralisia cerebral (ver exame neurológico a seguir).

A observação da comunicação do lactente com os pais pode revelar anormalidades como *atraso no desenvolvimento*, *atraso da linguagem*, *déficits auditivos* ou *apego inadequado aos pais*. Do mesmo modo, essas observações podem identificar padrões de criação mal adaptativos que podem ser causados por *depressão materna* ou *suporte social inadequado*.

Se você não conseguir distrair o lactente ou despertar o interesse de um lactente acordado por um objeto, seu rosto ou um som, considere um possível *déficit visual* ou *auditivo*.

Boxe 25.8 Dicas para o exame de lactentes

■ Aproxime-se do lactente gradualmente, usando um brinquedo ou um objeto como distração

■ Realize o máximo possível do exame com o lactente ainda no colo dos pais

■ Fale com o lactente em um tom de voz suave ou imite os sons dele para chamar a atenção

■ Se o lactente estiver irritadiço, verifique se ele está bem alimentado antes de continuar

■ Pergunte a um dos pais sobre os pontos fortes do lactente para obter informações úteis sobre o desenvolvimento e a criação

■ Não espere conduzir um exame da cabeça aos pés em uma ordem específica. Trabalhe com o que o lactente permitir e deixe o exame da boca e orelha para o fim

TÉCNICAS DE EXAME: RECÉM-NASCIDOS/LACTENTES

Avaliação ao nascimento

Escala de Apgar. A escala de Apgar é uma avaliação do recém-nascido imediatamente após o parto.[22] Seus cinco componentes classificam a recuperação neurológica do recém-nascido do estresse do parto e a adaptação cardiopulmonar imediata à vida extrauterina. Cada recém-nascido é classificado 1 e 5 minutos após o nascimento (Boxe 25.9). A pontuação é baseada em uma escala de 3 pontos (0, 1 ou 2) para cada componente. As pontuações totais variam de 0 a 10. A classificação continua em intervalos de 5 minutos até que a pontuação seja > 7. Se a pontuação na escala de Apgar aos 5 minutos for 8 ou mais, prossiga para um exame mais completo.[23]

Idade gestacional e peso ao nascimento. Classifique os recém-nascidos de acordo com sua idade gestacional de maturidade e peso ao nascimento (Boxe 25.10). Essas classificações ajudam a prever distúrbios clínicos e morbidade.[22] Algumas diretrizes de prática clínica abordam os possíveis desafios enfrentados por recém-nascidos antes de uma determinada idade gestacional ou abaixo de um peso específico.

A idade gestacional (IG) é baseada em sinais neuromusculares específicos e características físicas que mudam com a maturidade gestacional. O Sistema de Pontuação de Ballard[24] (Ballard Scoring System) estima a idade gestacional com uma margem de erro de 2 semanas, mesmo em recém-nascidos extremamente prematuros. O Sistema de Pontuação de Ballard completo, com instruções para a avaliação da maturidade neuromuscular e física, está incluído na Figura 25.14.

Boxe 25.9 Pontuação na escala de Apgar

Sinal clínico	Pontuação atribuída		
	0	**1**	**2**
Frequência cardíaca	Ausente	< 100	> 100
Esforço respiratório	Ausente	Lento e irregular	Bom; forte
Tônus muscular	Flácido	Alguma flexão nos braços e pernas	Movimento ativo
Irritabilidade reflexa[a]	Nenhuma responsa	Caretas	Choro vigoroso, espirro ou tosse
Cor	Azulada, pálida	Corpo róseo, extremidades azuladas	Totalmente róseo

Pontuação Apgar em 1 min		Pontuação Apgar em 5 min	
8 a 10	Normal	8 a 10	Normal
5 a 7	Algum grau de depressão do sistema nervoso	0 a 7	Alto risco de disfunção subsequente no sistema nervoso central e outros sistemas de órgãos
0 a 4	Depressão grave, exigindo reanimação imediata		

[a]Reação à sucção das narinas com seringa de bulbo.

Exemplo de cálculo da pontuação Apgar para um recém-nascido com hipoxia:

Frequência cardíaca = 110 [2]

Esforço respiratório = lento, irregular [1]

Tônus muscular = alguma flexão dos braços e pernas [1]

Irritabilidade reflexa = careta [1]

Cor = azulada, pálida [0]

Pontuação de Apgar = 5

Boxe 25.10 Classificação por idade gestacional e peso ao nascimento

Classificação por idade gestacional	Idade gestacional
Pré-termo	< 37 semanas
Pré-termo tardio	34 a 36 semanas
A termo	37 a 41 semanas
Pós-termo	> 42 semanas
Classificação por peso ao nascimento	Peso
Peso ao nascimento extremamente baixo	< 1.000 g
Peso ao nascimento muito baixo	< 1.500 g
Peso ao nascimento baixo	< 2.500 g
Peso ao nascimento normal	≥ 2.500 g

Uma classificação útil (Boxe 25.11) é derivada da idade gestacional e do peso ao nascimento na curva de crescimento intrauterino.

Cada uma dessas categorias tem uma taxa de mortalidade diferente, maior para recém-nascidos pré-termo PIG e GIG e menor para recém-nascidos AIG e a termo.

Avaliação geral. Durante o primeiro dia de vida, os recém-nascidos devem passar por um exame completo. Aguarde 1 ou 2 horas após uma alimentação, quando o recém-nascido estiver mais responsivo, e peça que os pais permaneçam no quarto. Siga a sequência mostrada no Boxe 25.6.

Observe o recém-nascido despido. Observe a cor, o tamanho, as proporções corporais, o estado nutricional e a postura do recém-nascido, assim como as incursões respiratórias e os movimentos da cabeça e dos membros. A maioria dos recém-nascidos a termo normais mantêm uma posição simétrica quando deitados, com os membros semiflexionados e as pernas parcialmente abduzidas no quadril.

Observe a atividade motora espontânea do recém-nascido, com alternância de flexão e extensão nos braços e pernas. Os dedos das mãos costumam estar flexionados com o punho fechado no início, mas podem ser estendidos em movimentos posturais lentos. Você observará breves tremores do corpo e das extremidades durante o choro vigoroso, mesmo em repouso.

Boxe 25.11 Classificações de recém-nascidos

Categoria	Abreviação	Percentil
Pequeno para a idade gestacional	PIG	< 10°
Apropriado para a idade gestacional	AIG	10° a 90°
Grande para a idade gestacional	GIG	> 90°

EXEMPLOS DE ANORMALIDADES

Recém-nascidos pré-termo correm risco de complicações a curto prazo (principalmente respiratórias e cardiovasculares), assim como sequelas a longo prazo (p. ex., neurodesenvolvimentais).

Recém-nascidos pré-termo tardios correm risco considerável de complicações relacionadas à prematuridade, porém menos que os recém-nascidos pré-termo.

Recém-nascidos pós-termo correm risco aumentado de mortalidade ou morbidade perinatal (em comparação com recém-nascidos a termo), como asfixia e aspiração de mecônio.

Recém-nascidos pré-termo têm maior propensão à síndrome da angústia respiratória, apneia, persistência do canal arterial (PCA) com *shunt* da esquerda para a direita e infecção.

Fetos com *apresentação pélvica completa* (pelvipodálica) mantêm os joelhos flexionados no útero; na *apresentação pélvica incompleta*, os joelhos ficam estendidos no útero. Nos dois casos, os quadris estão flexionados.

Tremores em repouso até o quarto dia de vida indicam doença do sistema nervoso central com várias causas possíveis, que variam de asfixia a abstinência de substâncias psicoativas.

Fetos GIG podem apresentar dificuldades durante o parto. Filhos de mulheres diabéticas são, com frequência, GIG e podem exibir anormalidades metabólicas pouco após o nascimento, assim como anomalias congênitas.

Uma complicação comum nos recém-nascidos GIG é a hipoglicemia, que pode provocar agitação, irritabilidade, cianose ou outros distúrbios.

Embora nenhuma etiologia seja observada em muitos recém-nascidos PIG, as causas conhecidas incluem fatores fetais, placentários e maternos. O tabagismo materno está associado a recém-nascidos PIG. Recém-nascidos PIG correm risco de hipoglicemia.

A Nova Pontuação de Ballard para determinação da idade gestacional em semanas

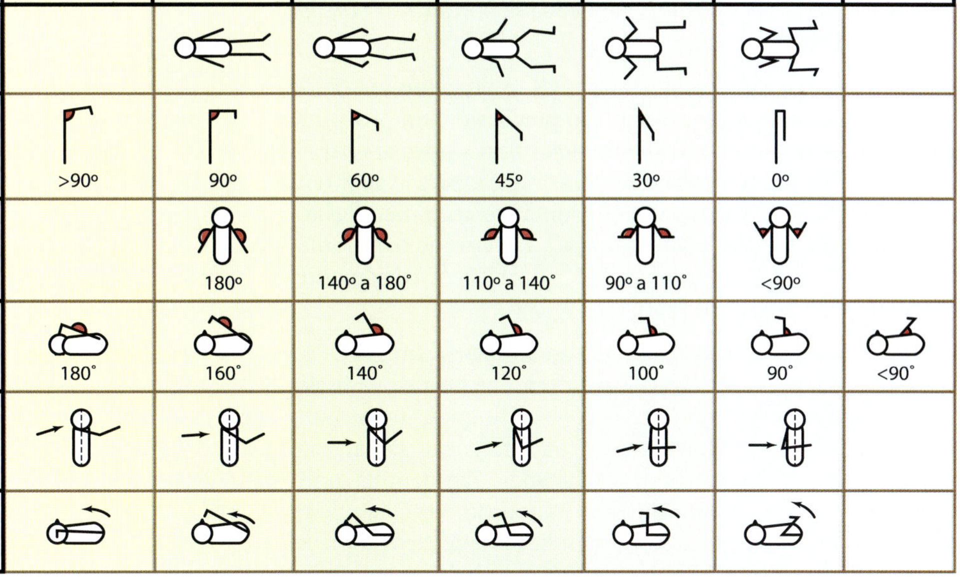

Maturidade neuromuscular

	−1	0	1	2	3	4	5
Postura							
Ângulo do punho	>90°	90°	60°	45°	30°	0°	
Retração do braço		180°	140° a 180°	110° a 140°	90° a 110°	<90°	
Ângulo poplíteo	180°	160°	140°	120°	100°	90°	<90°
Sinal do xale							
Calcanhar-orelha							

Maturidade física

	−1	0	1	2	3	4	5
Pele	Pegajosa, friável, transparente	Vermelha gelatinosa, translúcida	Macia, rosada, veias visíveis	Descamação e/ou erupção superficial, poucas veias	Áreas pálidas com fissuras, veias raras	Apergaminhadas, fissuras profundas, sem vasos	Coriácea, fissurada, enrugada
Lanugo (lanugem)	Nenhum	Escasso	Abundante	Rarefação	Áreas glabras	A maior parte glabra	
Superfície plantar	Calcanhar – dedo do pé 40 a 50 mm: −1 < 40 mm: −2	> 50 mm sem pregas	Marcas vermelhas pálidas	Apenas prega transversa anterior	Pregas nos 2/3 anteriores	Pregas em toda a sola	
Mamas	Imperceptíveis	Pouco perceptíveis	Aréola plana, sem broto	Aréola pontilhada, broto de 1 a 2 mm	Aréola elevada, broto de 3 a 4 mm	Aréola completa, broto de 5 a 10 mm	
Olhos/orelhas	Pálpebras fundidas Frouxamente: −1 Firmemente: −2	Pálpebras abertas, aurícula plana, permanece dobrada	Aurícula discretamente curva, mole, retorno lento	Aurícula bem curva; retorno lento, mas estável	Formada e firme, retorno instantâneo	Cartilagem espessa, orelha rígida	
Genitália masculina	Escroto plano e liso	Escroto vazio, rugas tênues	Testículos na porção superior do canal, rugas raras	Testículos descendo, poucas rugas	Testículos descidos, rugosidade adequada	Testículos pendulares, rugas profundas	
Genitália feminina	Clitóris proeminente, lábios do pudendo planos	Clitóris proeminente, lábios menores do pudendo pequenos	Clitóris proeminente, aumento dos lábios menores do pudendo	Lábios maiores e menores do pudendo igualmente proeminentes	Lábios maiores do pudendo grandes, lábios menores do pudendo pequenos	Lábios maiores do pudendo cobrem o clitóris e os lábios menores	

Classificação da maturidade

Pontuação	Semanas
−10	20
−5	22
0	24
5	26
10	28
15	30
20	32
25	34
30	36
35	38
40	40
45	42
50	44

Figura 25.14 A soma de todas as pontuações em todos os itens de maturidade neuromuscular e física fornece uma estimativa da idade gestacional em semanas, usando a escala de classificação da maturidade na parte inferior esquerda da figura. (Redesenhada de Ballard JL *et al*. *J Pediatr*. 1991;119(3):417–423. Copyright © 1991 Elsevier. Com autorização.)

Crescimento somático. Tabelas no *site* da Organização Mundial da Saúde (OMS) (https://www.who.int/childgrowth/standards) mostram as normas para altura, peso, IMC (a partir dos 2 anos de idade) e circunferência craniana. Compare as proporções corporais com as normas específicas para a idade porque *elas mudam bastante conforme as crianças crescem.*

A mensuração do crescimento é um dos indicadores mais importantes da saúde do lactente. Os desvios podem fornecer uma indicação precoce de um problema subjacente. Compare os parâmetros de crescimento aos valores normais para a idade e sexo, assim como medidas anteriores da mesma criança, para avaliar tendências. Confirme as anormalidades do crescimento somático com medidas repetidas para compensar um possível erro na mensuração. Determine os parâmetros do crescimento com cuidado usando uma técnica constante e, idealmente, as mesmas balanças para medir a altura e o peso.

As ferramentas mais importantes para a avaliação do crescimento somático são os gráficos de crescimento publicados pelo National Center for Health Statistics (www.cdc.gov/nchs)[27] e também pela OMS (https://www.who.int/childgrowth/standards).[28] Todos os gráficos incluem altura, peso e circunferência craniana até 36 meses de vida e altura e peso para crianças de 2 a 18 anos. Também há gráficos disponíveis que indicam o peso por comprimento, assim como o IMC. Esses gráficos de crescimento têm linhas de percentis que indicam a porcentagem de crianças normais acima e abaixo da medida da criança por idade cronológica. A comparação com os padrões normais é essencial porque a velocidade de crescimento normalmente é menor durante o segundo ano de vida que durante o primeiro. Há gráficos de crescimento especiais disponíveis para recém-nascidos prematuros (corrigidos pelo nível de prematuridade).

A AAP, os National Institutes of Health (NIH) e o CDC atualmente recomendam que os médicos utilizem os gráficos de crescimento internacionais da OMS de 2006 para crianças de 0 a 23 meses de vida.[27] Os gráficos de crescimento do CDC devem ser usados nos EUA para avaliar o crescimento em crianças de 2 a 19 anos de idade.

Comprimento. Em crianças com menos de 2 anos de idade, meça o comprimento do corpo colocando a criança em decúbito dorsal em um quadro ou bandeja de medida, como mostra a Figura 25.15. A mensuração direta do lactente usando uma fita métrica não é acurada, a não ser que um assistente segure a criança mantendo-a imóvel, com os quadris e os joelhos estendidos. As curvas de velocidade de crescimento são úteis para crianças mais velhas, especialmente aquelas com suspeita de distúrbios endócrinos.

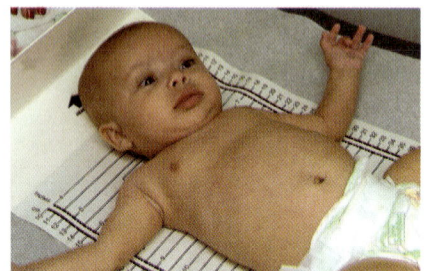

Figura 25.15 A medida acurada do comprimento demanda auxílio cuidadoso.

Peso corporal. Deve-se pesar os lactentes diretamente em uma balança específica. Os lactentes devem ser pesados sem roupas ou usando apenas a fralda. É particularmente importante usar a mesma balança empregada em avaliações anteriores, se possível.

Variações maiores que dois desvios padrões para a idade ou acima do 95º percentil ou abaixo do 5º percentil são indicações para avaliação mais detalhada. Esses desvios podem ser os primeiros e únicos indicadores de várias doenças crônicas da infância (ver exemplos em https://www.who.int/childgrowth/standards).

Também há gráficos de crescimento disponíveis para crianças com condições específicas como a síndrome de Down ou a síndrome de Turner.

Embora muitos lactentes saudáveis cruzem os percentis nos gráficos de crescimento, uma alteração súbita ou significativa do crescimento pode indicar uma doença sistêmica provocada por vários sistemas orgânicos possíveis ou ganho de peso excesso inadequado, em geral por superalimentação.

As anormalidades que podem causar um desvio das normas de crescimento normais incluem doenças crônicas da infância ou prematuridade.

Uma redução da velocidade de crescimento, revelada por queda do percentil de altura em uma curva de crescimento, pode indicar uma condição crônica da infância.

Muitos tipos de condições crônicas da infância podem causar reduções do comprimento ou da altura. Algumas das mais importantes incluem distúrbios neurológicos, renais, cardíacos, gastrintestinais e endócrinos.

O *atraso de crescimento* é definido como: (a) crescimento < 5º percentil para a idade; (b) queda maior que dois quartis em 6 meses ou (c) peso/comprimento < 5º percentil. As causas incluem condições psicossociais e familiares e uma variedade de distúrbios gastrintestinais, neurológicos, cardíacos, endócrinos, renais e outras doenças.

Circunferência craniana. A circunferência craniana deve ser sempre medida durante os primeiros 2 anos de vida, mas essa medida pode ser útil em qualquer idade para avaliar o crescimento da cabeça (Figura 25.16). A circunferência craniana em lactentes reflete a velocidade de crescimento do crânio e do encéfalo.

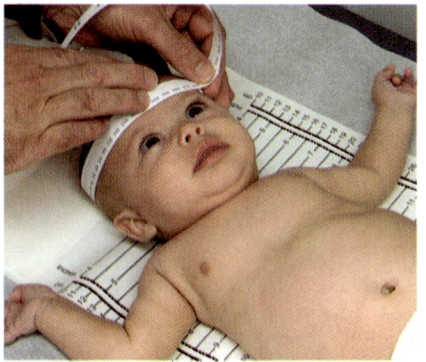

Figura 25.16 A circunferência craniana é essencial no primeiro ano de vida.

Sinais vitais. Meça os sinais vitais do lactente – pressão arterial, pulso, frequência respiratória e temperatura. Os pediatras também avaliam a dor com regularidade, usando escalas de dor padronizadas. Outra medida que pode ser útil é o tempo de enchimento capilar.

Pressão arterial. Os níveis de pressão arterial sistólica (PAS) aumentam gradualmente ao longo da infância. Por exemplo, a PAS normal em meninos corresponde a aproximadamente 70 mmHg ao nascimento, 85 mmHg com 1 mês de vida e 90 mmHg aos 6 meses.

Embora seja difícil aferir de modo acurado a pressão arterial de lactentes (Figura 25.17), isso é importante para alguns lactentes de alto risco. As medidas de pressão arterial devem ser realizadas como rotina após os 3 anos de idade. Uma braçadeira automática representa uma alternativa ao esfigmomanômetro manual. Com qualquer método, o uso de uma braçadeira de tamanho adequado para a idade e o posicionamento correto são cruciais para a aferição acurada da pressão arterial.

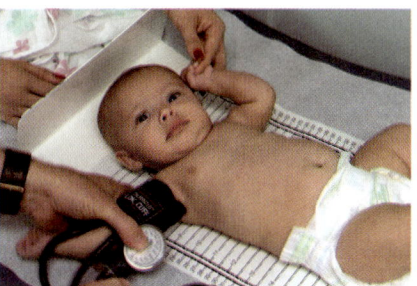

Figura 25.17 É necessária prática para aferir acuradamente a pressão arterial nos primeiros anos de vida.

Você vai precisar de suas habilidades de distração ou brincadeiras para aferir a PA de lactentes. Com alguma prática, é possível acalmar e distrair os lactentes e aferir a PA ao mesmo tempo.

A AAP atualizou suas diretrizes para triagem/rastreamento e manejo da pressão arterial elevada em crianças e adolescentes, embora essas diretrizes abordem crianças de 1 ano de idade ou mais.[29] Os valores normais da PA no período neonatal e para lactentes com idade inferior a 1 ano tendem a ser extrapolados a partir de estudos de crianças com 1 ano de idade ou mais e estudos relativamente pequenos sobre a pressão arterial em recém-nascidos.

Pulso. A frequência cardíaca dos lactentes é mais sensível aos efeitos de doenças, exercício e emoções que a de adultos (Boxe 25.12).

Pode ser difícil obter uma medida de pulso acurada em um lactente que esteja se contorcendo. Palpe as artérias femorais na região inguinal ou as artérias braquiais na fossa cubital ou ausculte o coração.

EXEMPLOS DE ANORMALIDADES

Uma cabeça pequena é chamada de *microcefalia*, que pode ser familiar ou decorrente de anormalidades cromossômicas, infecções congênitas, distúrbios metabólicos maternos e agravos neurológicos. A microcefalia também pode ser o resultado do fechamento prematuro das suturas.

Uma cabeça anormalmente grande (> 95º percentil ou 2 desvios padrões acima da média) é denominada *macrocefalia*, que pode ser provocada por hidrocefalia, hemorragia intracraniana ou causas raras como um tumor encefálico ou síndromes hereditárias. A *megaloencefalia* familiar (cabeça grande) é uma condição familiar benigna.

Ver a avaliação da intensidade da dor no Capítulo 8, *Avaliação Geral, Sinais Vitais e Dor*.

Ver mais detalhes sobre o tamanho e a posição da braçadeira do esfigmomanômetro para crianças adiante.

As causas de hipertensão arterial sistêmica persistente em recém-nascidos incluem doenças da artéria renal (estenose, trombose), malformações congênitas renais e coarctação da aorta.

Embora a taquicardia sinusal possa ser extremamente rápida, uma frequência de pulso rápida demais para contar (geralmente > 220/minuto em lactentes) indica taquicardia supraventricular paroxística (TSVP).

Boxe 25.12 Frequência cardíaca em crianças saudáveis, do nascimento até 1 ano[30]		
Idade	Frequência cardíaca média (por minuto)	Variação (1º ao 99º percentil) por minuto
Nascimento–1 mês	140	90 a 165
1 a 6 meses	130	80 a 175
6 a 12 meses	115	90 a 170

EXEMPLOS DE ANORMALIDADES

Bradicardia pode ser decorrente da ingestão de medicamentos, hipoxia, condições intracranianas ou neurológicas ou, raramente, arritmias cardíacas como bloqueio atrioventricular (BAV).

Ver Tabela 25.1, *Anormalidades do ritmo cardíaco e da pressão arterial.*

Frequência respiratória. Como ocorre com a frequência cardíaca, a frequência respiratória em lactentes exibe maior variação e é mais sensível a doenças, exercício e emoções que em adultos ou crianças mais velhas. A frequência de incursões respiratórias por minuto varia entre 30 e 68 nos recém-nascidos (1º e 99º percentis) e entre 25 e 60 por minuto em lactentes de 6 a 12 meses de vida.[30]

A frequência respiratória pode apresentar uma variação considerável em recém-nascidos de um momento para o outro, alternando períodos de respiração rápida e lenta (a chamada *"respiração periódica"*). O padrão respiratório deve ser observado por no mínimo 60 segundos para avaliar tanto a frequência quanto o padrão. A frequência respiratória durante o sono é mais confiável. As frequências respiratórias durante um sono ativo podem ser até 10 incursões respiratórias por minuto mais rápidas, em comparação ao sono tranquilo. Em lactentes e crianças com 1 a 3 anos de idade, a respiração diafragmática é predominante; a excursão torácica é mínima.

Os pontos de corte normalmente aceitos para definir taquipneia são > 60/minuto do nascimento até os 2 meses e > 50/minutos de 2 a 12 meses.

Frequências respiratórias extremamente rápidas e superficiais são observadas em recém-nascidos com doença cardíaca cianótica e *shunt* da direita para a esquerda, acidose metabólica e doenças pulmonares e podem ser observadas em lactentes com doenças neurológicas.

A febre pode aumentar as frequências respiratórias em lactentes em até 10 incursões respiratórias por minuto para cada grau centígrado de febre.

Taquipneia e aumento do esforço respiratório em um lactente podem ser sinais de condições que afetam as vias respiratórias superiores e doenças que acometem as vias respiratórias inferiores, como bronquiolite ou pneumonia.

Temperatura. A temperatura corporal em lactentes e crianças é menos constante que em adultos. A temperatura retal média é mais elevada no primeiro ano de vida e em crianças com 1 a 3 anos de idade, geralmente acima de 37,2°C. A temperatura corporal flutua ao longo do dia com a atividade física vigorosa e a temperatura ambiente. Dois desvios padrões acima da média para recém-nascidos (0 a 30 dias de vida) correspondem a 38,0°C;[31] por isso, os pediatras em geral definem febre em um lactente abaixo de 3 meses de vida como uma temperatura acima de 38,0°C.

Como febre é tão comum em lactentes e crianças, é necessário aferir acuradamente a temperatura corporal quando houver suspeita de infecção. A temperatura retal é a mais acurada para lactentes. Os registros de temperatura axilar e cutânea por fita térmica não são acurados para lactentes e crianças. As temperaturas no canal auditivo são acuradas.

Febre (> 38°C) em lactentes com menos de 2 a 3 meses de vida pode ser um sinal de infecção ou doença grave e constitui uma emergência. Lactentes de menos de 3 meses de vida com uma possível doença febril podem apresentar infecção bacteriana grave, e suas temperaturas devem ser avaliadas usando um termômetro retal.

O uso excessivo de cobertas nos lactentes pode elevar a temperatura da pele, mas não a temperatura central, embora as leituras de temperatura devam ser repetidas em um lactente que esteja excessivamente agasalhado.

A técnica para aferir a temperatura retal é relativamente simples. Um método está ilustrado na Figura 25.18. Coloque o lactente em decúbito ventral, separe as nádegas com o polegar e o dedo indicador de uma das mãos e com a outra introduza delicadamente um termômetro retal bem lubrificado até uma profundidade de 2 a 3 cm. Mantenha o termômetro no local por no mínimo 2 minutos.

Instabilidade térmica (temperatura alta ou baixa) em um recém-nascido pode ser provocada por sepse, anormalidade metabólica ou outras condições graves. Lactentes mais velhos raramente manifestam instabilidade térmica.

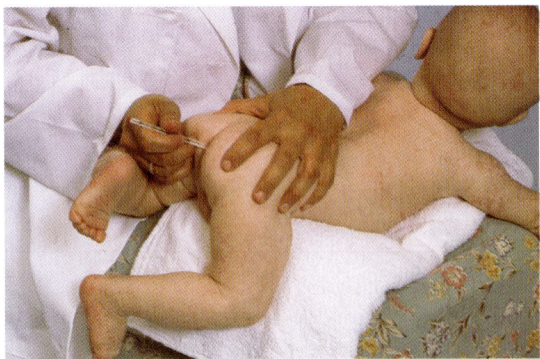

Figura 25.18 Termômetros retais são os mais acurados para lactentes.

Tempo de enchimento capilar. Embora não seja um sinal vital, o *tempo de enchimento capilar* (TEC) pode ser uma medida útil como "sinal de alerta", indicando uma condição possivelmente séria em lactentes e crianças pequenas adoentadas. Tem uma alta especificidade, embora sua sensibilidade seja variável e muitas vezes baixa como ferramenta para ajudar a discernir a gravidade da condição em uma criança doente.[32]

Pressione o dedo do lactente ou da criança por 5 segundos exercendo uma pressão moderada e use um relógio para cronometrar os segundos necessários até que o dedo recupere sua cor original. Normalmente, o TEC é menor que 2 segundos em recém-nascidos com mais de 1 semana de vida, e um TEC superior a 3 a 4 segundos é considerado prolongado.

Pele

Inspeção. Examine com atenção a pele do recém-nascido ou lactente para identificar marcas normais e possivelmente anormais. As fotos nas páginas anteriores demonstram marcas normais. A pele do recém-nascido tem *textura* e *aspecto* característicos e singulares. A textura é macia e suave porque ela é mais fina que a pele das crianças mais velhas. Nos primeiros 10 minutos após o nascimento, um recém-nascido normal evolui de discreta *cianose* ("azulada") para uma coloração rósea. Alguns prematuros apresentarão um aspecto intensamente *eritematoso* (vermelho).

O recém-nascido apresenta pelos finos e macios chamados *lanugo* (ou lanugem) por todo o corpo, em especial nos ombros e nas costas. Esses pelos caem nas primeiras semanas de vida. O lanugo é proeminente em recém-nascidos prematuros. A espessura dos fios de cabelo exibe variação considerável entre os recém-nascidos e não prevê o crescimento subsequente do cabelo. Todo o cabelo original cai em alguns meses e é substituído por novos fios de cabelo, às vezes de cor diferente.

Inspecione o recém-nascido com atenção a procura de várias condições cutâneas comuns. Ao nascimento, um material branco caseoso, chamado *vérnix caseoso*, composto por água, proteínas e lipídios, recobre o corpo e forma uma barreira contra maceração e infecção e umedece o feto para a passagem pelo canal de parto. Alguns recém-nascidos apresentam edema nas mãos, nos pés, nas pernas, no púbis e no sacro, que desaparece em alguns dias. Descamação superficial da pele muitas vezes é percebida 24 a 36 horas após o nascimento, sobretudo em recém-nascidos pós-termo (> 40 semanas de gestação) e pode durar de 7 a 10 dias.

Observe qualquer sinal de traumatismo decorrente do processo do parto (tocotraumatismo) e uso de fórceps ou vácuo-extrator; esses sinais desaparecem, mas devem incentivar um exame neurológico cuidadoso.

Alterações vasomotoras. Alterações vasomotoras na derme e no tecido subcutâneo – uma resposta ao resfriamento ou exposição crônica ao calor radiante – podem provocar um aspecto mosqueado, reticulado, pontilhado e azulado (*cutis marmorata*), sobretudo no tronco, nos braços e nos membros inferiores. Essa resposta

TEC prolongado em um recém-nascido/lactente ou uma criança pequena adoentada constitui um "sinal de alerta" inespecífico para uma condição possivelmente séria, como desidratação, infecção urinária e outras infecções graves.

Alguns recém-nascidos com policitemia exibem uma coloração "rubra" ou violácea.

Tanto eritema tóxico como melanose pustulosa podem ter um aspecto semelhante à erupção cutânea vesiculopustulosa patológica causada pelo herpes-vírus simples (HSV) ou de uma infecção cutânea por *Staphylococcus aureus*.

Tufos pilosos na linha mediana do dorso, na região lombossacral da coluna vertebral, sugerem um possível defeito da medula espinal.

ao frio pode durar meses em lactentes normais. *Cutis marmorata* é uma condição vascular comum e benigna, frequente em recém-nascidos prematuros, nos quais a pele exibe um padrão vascular mosqueado, reticulado, avermelhado/azulado ou violáceo que é temporário e desaparece sem aviso.

Pigmentação. A quantidade de melanina na pele dos recém-nascidos varia, afetando a *pigmentação*. Alguns recém-nascidos cuja pele acaba se tornando escura apresentam pele mais clara inicialmente, exceto nos leitos ungueais, na genitália e nas dobras da orelha, que são mais escuras ao nascimento. Uma pigmentação escura ou azulada nas nádegas e na região lombar é comum em recém-nascidos de ascendência africana, asiática, hispânica e mediterrânea. Essas áreas, chamadas de *melanocitose dérmica congênita* (ou *mancha mongólica*), são o resultado de células pigmentadas nas camadas profundas da pele, tornam-se menos perceptíveis com a idade e geralmente desaparecer durante a infância. *Documente essas áreas pigmentadas para evitar preocupações com equimoses mais tarde.*

Lesões pigmentadas castanho-claras (< 1 a 2 cm ao nascimento) são manchas café com leite. Lesões isoladas não são importantes, mas lesões múltiplas com bordas delimitadas podem sugerir neurofibromatose.

Ver Tabela 25.2, *Erupções cutâneas e achados dermatológicos comuns em recém-nascidos e lactentes.*

Cianose. Observe o lactente com cuidado a procura de cianose. O reconhecimento de graus mínimos de cianose exige cuidado. Observe as mucosas internas do corpo (ou seja, dentro da boca, a língua ou as conjuntivas) além de avaliar a cor da pele. *Acrocianose*, um tom azulado nas mãos e pés quando expostos ao frio, é muito comum em recém-nascidos nos primeiros dias e pode reaparecer durante os primeiros meses de vida. Existe *cianose central* se, além das mãos e dos pés, os lábios, a língua e os tecidos sublinguais também estiverem envolvidos.

Se a acrocianose não desaparecer em 8 horas ou com o aquecimento, cardiopatia congênita cianótica deve ser considerada.

Ver a discussão sobre cianose central adiante.

Algumas vezes, uma alteração notável da cor (*discromia de arlequim*) aparece em recém-nascidos, com cianose transitória em uma metade do corpo ou membro, supostamente em decorrência de instabilidade vascular temporária.

Icterícia. A icterícia "fisiológica" normal, que ocorre em metade de todos os recém-nascidos, aparece no 2° ou 3° dia, atinge um pico por volta do 5° dia e geralmente desaparece em 1 semana (embora possa persistir por mais tempo em recém-nascidos que recebem leite materno). A icterícia neonatal parece progredir da cabeça para os dedos dos pés, com icterícia mais intensa na porção superior do corpo e coloração amarelada menos intensa nos membros inferiores.

Um tipo comum e não patológico de icterícia durante as duas primeiras semanas é a icterícia do aleitamento materno, que deve desaparecer por completo ao redor de 10 a 14 dias de vida. Uma icterícia persistente exige avaliação. O exame físico não é capaz de prever o nível de bilirrubina de modo confiável.

Icterícia nas primeiras 24 horas após o parto pode ser causada pela doença hemolítica do recém-nascido, que é sempre patológica. Icterícia de aparecimento tardio ou que persista além de 2 a 3 semanas deve levantar a suspeita de obstrução biliar ou doença hepática.

Examine com atenção e toque a pele do recém-nascido para avaliar o nível de icterícia. A icterícia é visualizada com mais facilidade à luz diurna natural em vez da luz artificial. Para detectar icterícia, aplique pressão à pele (Figura 25.19) para esmaecer a cor rósea ou marrom normal. "Esmaecimento" amarelado indica icterícia.

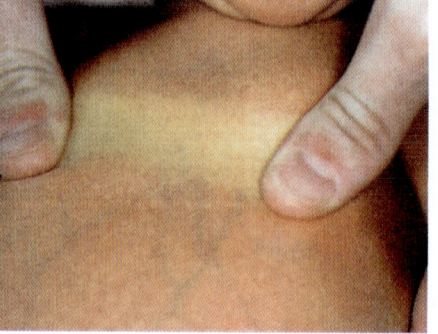

Figura 25.19 A pressão para esmaecer a cor vermelha da pele possibilita um melhor reconhecimento do tom amarelado da pele normal (**à esquerda**) ou de icterícia (**à direita**). (De Fletcher M. *Physical Diagnosis in Neonatology.* Lippincott-Raven; 1998.)

Marcas vasculares. Uma *marca vascular* comum e benigna é a "mancha salmão" (também conhecida como nevo simples, "nevos flâmeos", nevo telangiectásico ou hemangioma capilar). Essas manchas planas, irregulares, de coloração rosa-claro são observadas com mais frequência na região posterior do pescoço ("bicada da cegonha"), pálpebras superiores, testa ou lábio superior ("beijo de anjo"). Essas manchas não são nevos verdadeiros, mas são produzidas por capilares. Com frequência, desaparecem até o final do primeiro ano de idade e são cobertas pela linha de implantação do cabelo.

Palpação. Palpe a pele do recém-nascido ou do lactente para avaliar o grau de hidratação, ou turgor cutâneo. Role uma prega de pele frouxamente aderida na parede abdominal entre o polegar e o dedo indicador para determinar sua consistência. A pele em recém-nascidos/lactentes bem hidratados volta à posição normal imediatamente após ser liberada. Uma demora no retorno constitui um fenômeno chamado turgor cutâneo diminuído e, em geral, ocorre em crianças com desidratação importante.

Você deve ser capaz de identificar quatro condições dermatológicas comuns em recém-nascidos – *miliária rubra*, *eritema tóxico*, *melanose pustulosa* e *milia*[c] – que são mostradas a seguir. Nenhuma delas tem importância clínica (Boxe 25.13).

Cabeça. A cabeça do recém-nascido parece grande em relação ao corpo; representa um quarto do comprimento do corpo e um terço do peso corporal; essas proporções mudam e na idade adulta a cabeça representa um oitavo do comprimento do corpo e aproximadamente um décimo do peso corporal.

Uma lesão escura violácea unilateral, ou "mancha em vinho do porto", na distribuição do ramo oftálmico do nervo trigêmeo pode ser um sinal da *síndrome de Sturge-Weber*, que está associada a convulsões, hemiparesia, glaucoma e retardo mental.

Edema significativo das mãos e dos pés em uma recém-nascida pode sugerir a síndrome de Turner. Outras características, como pescoço alado, reforçariam este diagnóstico.

Desidratação é comum em lactentes. As causas usuais são ingestão insuficiente ou perda excessiva de líquido decorrente de diarreia.

Alargamento da fontanela posterior pode ocorrer no hipotireoidismo congênito.

Retardo do fechamento das fontanelas costuma ser uma variante normal, mas pode ser decorrente de hipotireoidismo, megalocefalia, aumento da pressão intracraniana ou raquitismo.

Boxe 25.13 Achados cutâneos em recém-nascidos

Achado/descrição	Achado/descrição
Condições não patológicas comuns	
Acrocianose	Icterícia
Essa coloração azulada em geral aparece nas palmas das mãos e plantas dos pés. *Cardiopatia congênita cianótica pode manifestar-se como acrocianose intensa, que persiste apesar do aquecimento.*	A icterícia fisiológica ocorre durante os dias 2 a 5 de vida e progride da cabeça aos dedos dos pés conforme atinge um pico. *Icterícia extrema pode indicar um processo hemolítico ou doença biliar ou hepática.*

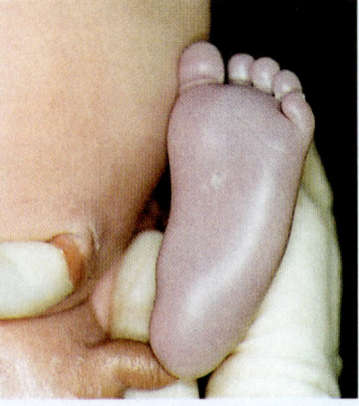

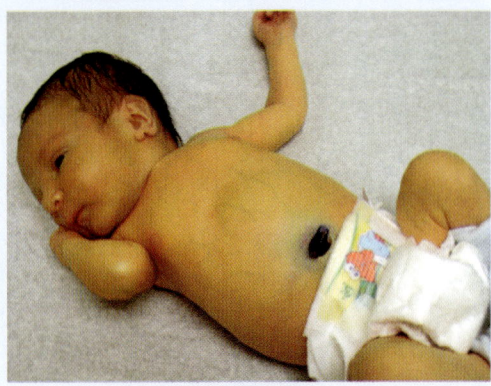

(continua)

---

[c]N.R.T.: *Milia* são pequenos cistos de queratina decorrentes da obstrução do ducto pilossebáceo ou do ducto sudoríparo écrino.

Boxe 25.13 Achados cutâneos em recém-nascidos (*continuação*)

Achado/descrição

Achado/descrição

Erupções cutâneas benignas comuns
Miliária rubra
Pápulas eritematosas dispersas, vesículas ou pústulas, geralmente na face, no pescoço e no tronco, são causadas pela obstrução das glândulas sudoríparas; essa condição desaparece espontaneamente em algumas semanas.

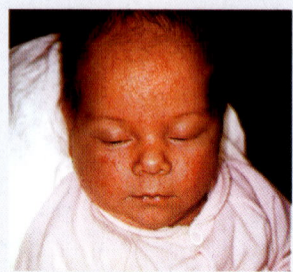

Eritema tóxico
Geralmente aparecendo aos 2 a 3 dias de vida, essa erupção cutânea consiste em máculas eritematosas com pústulas puntiformes centrais sobre uma base eritematosa, espalhadas de modo difuso em todo o corpo. Essas lesões têm etiologia desconhecida, mas desaparecem 1 semana após o nascimento.

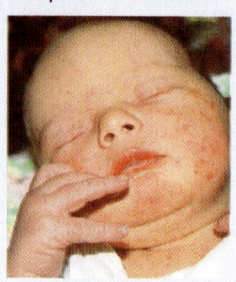

Melanose pustulosa neonatal transitória
Observada com mais frequência em recém-nascidos negros, a erupção cutânea se manifesta ao nascimento como uma combinação de pústulas, escamas e máculas hiperpigmentadas. As pústulas e as escamas desaparecem por volta de 2 semanas, deixando para trás máculas hiperpigmentadas que desaparecem após alguns meses.

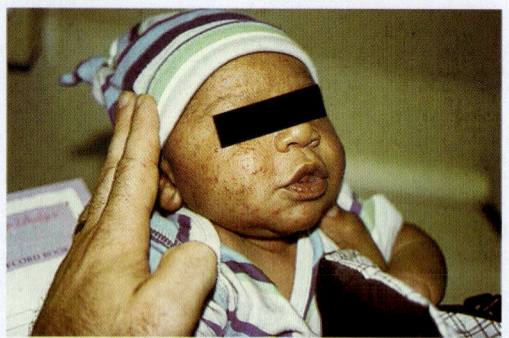

Milia
Pápulas peroláceas, brancas, do tamanho de cabeças de alfinete, sem eritema circundante, no nariz (como visto aqui), queixo e testa, resultantes da retenção de sebo nas aberturas das glândulas sebáceas. Embora algumas vezes sejam encontrados por ocasião do nascimento, milia em geral aparece nas primeiras semanas de vida e desaparece ao longo de algumas semanas.

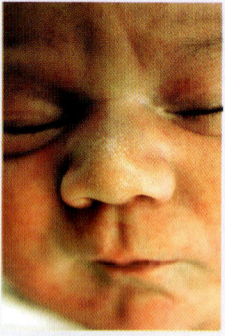

Marcas de nascença benignas
Placa palpebral
Essa marca de nascença em geral desaparece durante o primeiro ano de vida.

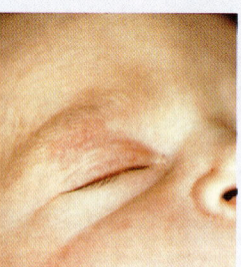

Mancha salmão
Também chamada de "bicada da cegonha" ou "beijo de anjo", essa marca rosada esmaece gradualmente com a idade.

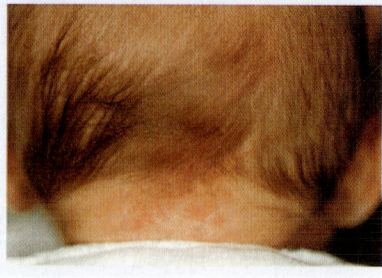

Boxe 25.13 Achados cutâneos em recém-nascidos (*continuação*)

Achado/descrição	Achado/descrição
Manchas café com leite	**Melanocitose dérmica congênita**
Essas lesões pigmentadas castanhas claras geralmente têm bordas e são uniformes. São observadas em mais de 10% dos recém-nascidos negros. *Se houver mais de cinco manchas café com leite, considerar o diagnóstico de neurofibromatose (ver Tabela 25.2, Erupções cutâneas e achados dermatológicos comuns em recém-nascidos e lactentes).*	Essas lesões são mais comuns em recém-nascidos de pele escura. É importante observá-las para que não sejam confundidas com equimoses.
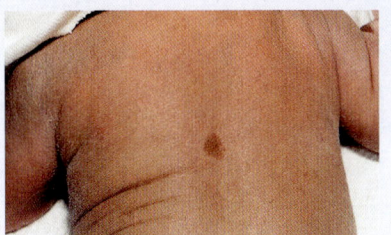	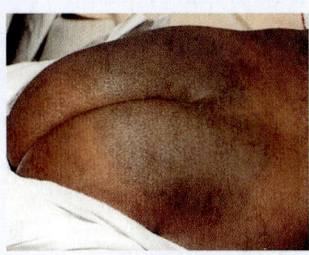

Fonte da fotografia: Icterícia – De Chung EK *et al. Visual Diagnosis and Treatment in Pediatrics.* 3rd ed. Wolters Kluwer; 2015, Fig. 7-7.

Suturas e fontanelas. Espaços de tecido membranoso, chamados *suturas*, separam os ossos do crânio uns dos outros. As áreas onde ocorre a intersecção das principais suturas nas porções anterior e posterior do crânio são conhecidas como *fontanelas (ou fontículos)*. A *fontanela anterior* tem 4 a 6 cm de diâmetro ao nascimento. Em cerca de 80% dos lactentes, a fontanela anterior fecha até os 18 meses de vida e, em aproximadamente 90%, até os 22 meses.[33] A *fontanela posterior* tem 1 a 2 cm ao nascimento e, em geral, fecha até os 2 meses. A sobreposição dos ossos do crânio nas suturas ao nascimento, conhecida como *cavalgamento*, é causada pela passagem da cabeça pelo canal de parto; desaparece em 2 dias.

Examine as *suturas* e as *fontanelas* com atenção (Figura 25.20). À palpação, as suturas assemelham-se a cristas e as fontanelas parecem concavidades macias.

Uma fontanela tensa e protrusa é observada em recém-nascidos/lactentes com *pressão intracraniana elevada*, que pode ser causada por *sangramento, infecções do sistema nervoso central, doenças neoplásicas* ou *hidrocefalia.*

Ver Tabela 25.5, *Anormalidades da cabeça.*

O fechamento precoce das fontanelas pode ser provocado pelo desenvolvimento de *microcefalia* ou *craniossinostose* ou por algumas *anormalidades metabólicas.*

Fontanela anterior

Fontanela posterior

Sutura lambdóidea

Sutura sagital

Sutura coronal

Sutura metópica

Figura 25.20 Suturas e fontanelas.

Examine as fontanelas com atenção, porque refletem a *pressão intracraniana*. Palpe a fontanela quando o recém-nascido/lactente estiver tranquilo, sentado ou mantido na posição vertical. Os médicos palpam, com frequência, as fontanelas no início do exame. Nos recém-nascidos/lactentes normais, a fontanela anterior é macia e plana. Uma fontanela anterior protrusa com aumento da pressão intracraniana é observada quando o recém-nascido/lactente chora ou vomita. As pulsações da fontanela refletem o pulso periférico e, em geral, são completamente normais (e com frequência os pais perguntam sobre isso).

Aprenda a palpar a fontanela porque uma fontanela protrusa é motivo de preocupação com aumento da pressão intracraniana, e fontanela deprimida sugere desidratação.

Inspecione as veias do couro cabeludo com atenção a procura de dilatação.

Simetria craniana e circunferência craniana. Avalie com cuidado a *simetria craniana* (Figura 25.21). A cabeça de um recém-nascido prematuro é relativamente longa no diâmetro occipitofrontal e estreita no diâmetro bitemporal (*dolicocefalia*). Geralmente, o formato do crânio normaliza em 1 a 2 anos.

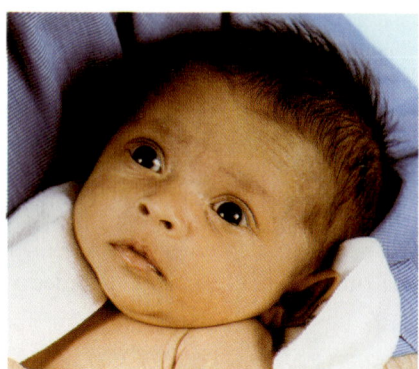

Figura 25.21 O formato e a simetria do crânio devem ser avaliados.

Várias condições podem causar assimetria; algumas são benignas, enquanto outras refletem uma patologia subjacente. Verificar se há tumefação assimétrica da cabeça. Uma estratégia útil consiste em inspecionar a cabeça do recém-nascido/lactente olhando-se de cima; depois segurá-lo e examinar o formato do crânio por trás.

Assimetria da abóbada craniana (*plagiocefalia posicional*) ocorre quando um recém-nascido/lactente permanece deitado sobre o mesmo lado a maior parte do tempo, produzindo um achatamento da região parieto-occipital do lado inferior e uma proeminência na região frontal no lado ipsilateral. Desaparece quando o recém-nascido/lactente se torna mais ativo e passa menos tempo em uma posição e a simetria quase sempre é restaurada.

Curiosamente, a tendência atual de fazer com que os recém-nascidos durmam em decúbito dorsal para reduzir o risco de síndrome da morte súbita do lactente (SMSL) resultou em mais casos de plagiocefalia posicional (Figura 25.22). Essa condição pode ser prevenida pelo reposicionamento frequente (permitir algum "tempo de bruços" quando o recém-nascido/lactente estiver acordado).

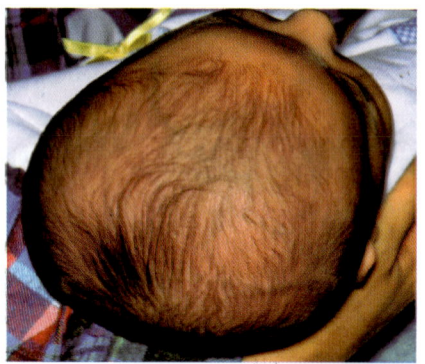

Figura 25.22 Uma avaliação cuidadosa pode revelar plagiocefalia.

A circunferência craniana é aferida para detectar uma cabeça de tamanho anormalmente grande (*macrocefalia*) ou uma cabeça de tamanho pequeno (*microcefalia*), que podem indicar um distúrbio subjacente que afete o encéfalo.

Palpe ao longo das linhas de sutura. Uma crista óssea elevada em uma sutura sugere craniossinostose.

Palpe o crânio do recém-nascido/lactente com cuidado. Os ossos cranianos em geral parecem "moles" ou flexíveis; normalmente se tornam mais firmes com o aumento da idade gestacional.

EXEMPLOS DE ANORMALIDADES

Fontanela anterior deprimida é um sinal de *desidratação*.

Dilatação das veias no couro cabeludo é indicativa de *aumento da pressão intracraniana* de longa duração.

Um tipo comum de tumefação localizada do couro cabeludo é o *céfalo-hematoma*, causado por hemorragia subperiosteal decorrente do tocotraumatismo. Essa tumefação não cruza as linhas de sutura e desaparece em 3 semanas.

Ver Tabela 25.5, *Anormalidades da cabeça.*

O couro cabeludo do recém-nascido pode exibir aumento de volume na região occipitoparietal. Isso é chamado de *bossa serossanguínea* (*caput succedaneum*) e é causado por distensão capilar e extravasamento de sangue e líquidos resultantes do efeito de vácuo observado com a ruptura do saco amniótico. Essa tumefação *tipicamente cruza as linhas de sutura* e desaparece em 1 a 2 dias.

A *plagiocefalia* também pode refletir patologias como *torcicolo* decorrente de lesão do músculo esternocleidomastóideo ao nascimento ou *ausência de estimulação* do recém-nascido/lactente.

O fechamento prematuro das suturas cranianas causa *craniossinostose* e um formato craniano anormal. A sinostose da *sutura sagital* causa uma cabeça estreita devido à ausência de crescimento dos ossos parietais.

Na craniotabes, os ossos cranianos parecem elásticos. Craniotabes pode resultar de elevação da pressão intracraniana, como ocorre na *hidrocefalia*, distúrbios metabólicos, como raquitismo, e infecções como a sífilis congênita.

Examine o queixo – um queixo anormalmente pequeno é chamado de *micrognatia* ou *micrognatismo ou hipoplasia mandibular*.

Micrognatia também pode fazer parte de uma síndrome, como a síndrome de Pierre Robin.

Simetria facial. Verifique a simetria do rosto dos recém-nascidos/lactentes.

Assimetria da face pode refletir paralisia do nervo facial. Se observada ao nascimento, pode ser decorrente de distúrbios congênitos ou tocotraumatismo; início no primeiro ano de vida resulta de infecção ou outras causas.

Examine a face para ter uma impressão global da *fácies*; é útil comparar com os rostos dos pais. A avaliação sistemática de um recém-nascido/lactente com *fácies* de aspecto anormal pode identificar síndromes hereditárias específicas.[34] O Boxe 25.14 descreve as etapas para avaliação da fácies.

Sinal de Chvostek. Efetue a percussão de uma bochecha à outra para pesquisar o *sinal de Chvostek*, que está presente em algumas perturbações metabólicas e algumas vezes em lactentes normais. Realize a percussão no alto da bochecha, logo abaixo do osso zigomático na frente da orelha, usando a ponta do dedo indicador ou médio.

Um sinal de Chvostek positivo produz caretas faciais causadas por contrações repetidas dos músculos faciais. O sinal de Chvostek é observado em casos de *tetania hipocalcêmica, tétano e tetania decorrente de hiperventilação*.

Olhos

Inspeção. Os recém-nascidos mantêm os olhos fechados, exceto durante breves períodos de vigília. Se você tentar separar as pálpebras, elas vão se contrair ainda mais. Luzes fortes fazem os lactentes piscar, por isso use uma iluminação suave. Desperte o bebê com delicadeza e apoie o lactente na posição sentada; em geral os olhos se abrirão.

Um recém-nascido que realmente não consiga abrir um olho (mesmo quando acordado e alerta) pode apresentar *ptose congênita*. As causas podem incluir tocotraumatismo e paralisia do terceiro nervo craniano.

Para examinar os olhos de lactentes e crianças novas, use alguns truques para estimular a cooperação. Pequenos brinquedos coloridos com sons são úteis como dispositivos de fixação para o exame dos olhos.

Hemorragias subconjuntivais são comuns em recém-nascidos após um parto vaginal.

Os recém-nascidos podem observar seu rosto e seguir uma luz brilhante se forem examinados durante um período em que estejam alertas. Alguns recém-nascidos conseguem seguir seu rosto e virar a cabeça em 90° para cada lado.

Boxe 25.14 Avaliação de um recém-nascido ou uma criança com fácies possivelmente anormal

Examine a anamnese com atenção, em especial:
- História familiar
- Gravidez
- História perinatal

Observe anormalidades em outras partes do exame físico, em particular:
- Crescimento
- Desenvolvimento
- Outros aspectos somáticos dismórficos

Realize medidas (e representações gráficas de percentis), em especial:
- Circunferência craniana
- Altura
- Peso

Considere os três mecanismos da dismorfogênese facial:
- Deformações decorrentes da restrição intrauterina
- Perturbações causadas por bandas amnióticas ou tecido fetal
- Malformações decorrentes de anormalidades intrínsecas da face/cabeça ou encéfalo

Examine os pais e os irmãos:
- A semelhança com um dos pais pode ser tranquilizadora (p. ex., uma cabeça grande), mas também pode indicar um distúrbio familiar.

Tente determinar se as características faciais se enquadram em uma síndrome reconhecível, comparando com:
- Referências (incluindo medidas) e imagens de síndromes
- Tabelas/bases de dados de combinações de características

A maioria das síndromes do desenvolvimento e genéticas com fácies anormal também apresentam outras anormalidades em outros sistemas orgânicos.

Um lactente com hipotireoidismo congênito pode apresentar traços faciais grosseiros e outras características faciais anormais (ver Tabela 25.6, *Fácies diagnósticas em lactentes e crianças*).

Uma criança com formato ou comprimento anormal das fissuras palpebrais:
- Inclinadas para cima (*síndrome de Down*)
- Inclinadas para baixo (*síndrome de Noonan*)
- Curtas (efeitos do álcool no feto)

Ver Tabela 25.6, *Fácies diagnósticas em lactentes e crianças*.

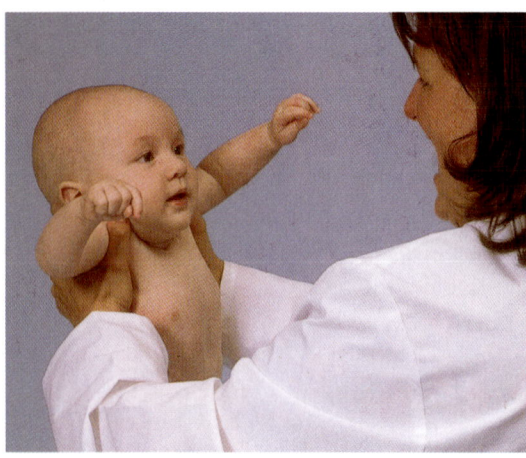

Figura 25.23 Avalie com cuidado a direção do olhar e os movimentos oculares.

Examine os *movimentos oculares* dos lactentes. Segure o bebê na posição vertical, apoiando a cabeça. Gire lentamente enquanto segura o lactente. Isso costuma promover a abertura dos olhos da criança, permitindo o exame das escleras, pupilas, íris e dos movimentos extraoculares (Figura 25.23). Os olhos da criança fixam-se na direção na qual você estiver girando. Quando a rotação parar, os olhos miram a direção oposta, após alguns movimentos nistagmoides.

Durante os primeiros 10 dias de vida, os olhos podem se fixar em uma direção se apenas a cabeça for virada, sem mover o corpo (*reflexo dos olhos de boneca*).

Durante os primeiros meses de vida, alguns lactentes apresentam estrabismo intermitente (*estrabismo convergente alternante intermitente* ou *esotropia*) ou um desvio lateral dos olhos (*estrabismo divergente alternante intermitente ou exotropia*). Em geral, isso desaparece.

Procure anormalidades ou problemas congênitos na *esclera* e nas *pupilas*. Hemorragias subconjuntivais são comuns em recém-nascidos e desaparecem dentro de 2 semanas. Os olhos de muitos recém-nascidos são edematosos como resultado do processo do parto.

Observe as reações pupilares pela resposta à luz ou cubra um olho de cada vez com sua mão, descobrindo-o em seguida. Embora possa haver uma assimetria inicial no tamanho das pupilas, com o tempo devem ser iguais em termos de tamanho e reação à luz.

Inspecione a íris com cuidado para detectar anormalidades.

Examine a *conjuntiva* para detectar edema ou vermelhidão. A maioria dos berçários de recém-nascido utilizam uma pomada ocular com antibiótico para ajudar a prevenir uma infecção gonocócica dos olhos. Algumas vezes isso pode causar um edema temporário ao redor dos olhos.

Não é possível medir a acuidade visual de recém-nascidos ou lactentes. Os reflexos visuais podem ser usados para avaliar a visão indiretamente: constrição pupilar direta e consensual em resposta à luz, piscadela em resposta à luz brilhante (*reflexo de piscamento óptico*) e piscada em resposta ao movimento rápido de um objeto na direção dos olhos.

Durante o primeiro ano de vida, a acuidade visual aumenta conforme a capacidade de focalização melhora (Boxe 25.15). Os lactentes atingem os marcos visuais mostrados aqui. A ausência de progresso ao longo desses marcos do desenvolvimento visual pode indicar um *retardo da maturidade visual*.

Reflexo de piscamento acústico. O *reflexo de piscamento acústico* é observado quando os olhos do lactente piscam em resposta a um som nítido e repentino. Pode ser produzido estalando os dedos ou usando um sino, um *pager* ou outro dispositivo que emita sons a aproximadamente 30 centímetros da orelha do lactente. Preste atenção para não criar uma corrente de ar que possa fazer o lactente piscar (Boxe 25.16). Pode ser difícil desencadear esse reflexo durante os primeiros 2 ou 3 dias de vida. Após ser desencadeado várias vezes dentro de um breve período, o reflexo desaparece, um fenômeno conhecido como *habituação*. Esse teste bruto da audição certamente não é diagnóstico. A maioria dos recém-nascidos nos EUA são submetidos a triagens auditivas, que são obrigatórias na maioria dos estados.

Exame oftalmoscópico. Um exame oftalmoscópico completo é difícil nos primeiros meses de vida, mas pode ser necessário se forem observadas anormalidades neurológicas. Em situações normais, a córnea pode ser visualizada em +20 dioptrias, o cristalino, em +15 dioptrias, e o fundo de olho, em 0 dioptria.

O glaucoma congênito pode causar turvação da córnea.

Para o exame oftalmoscópico, com o recém-nascido acordado e com os olhos abertos, examine o *reflexo vermelho da retina (fundo de olho)* ajustando o oftalmoscópio em 0 dioptria e visualizando a pupila a uma distância de aproximadamente 25 centímetros. Normalmente, uma cor vermelha ou alaranjada é refletida do fundo de olho pela pupila.

Um reflexo escuro pode ser provocado por catarata, retinopatia da prematuridade ou outros distúrbios. Um reflexo retiniano branco (*leucocoria*) é anormal e deve levantar a suspeita de catarata, descolamento da retina, coriorretinite ou retinoblastoma.

A oclusão do reflexo vermelho pelo cristalino pode representar uma catarata.

Boxe 25.15 Marcos visuais em lactentes

Nascimento[35]	Pisca, pode observar rostos
1 mês	Fixa o olhar em objetos
1½–2 meses	Movimentos coordenados dos olhos
3 meses	Olhos convergem, o lactente estende o braço na direção de um estímulo visual
12 meses	Acuidade ao redor de 20/60 a 20/80

Boxe 25.16 Sinais de que um lactente consegue ouvir

Idade	Sinal
0 a 2 meses	Resposta de susto e piscada com ruído súbito Acalma-se com voz ou música suave
2 a 3 meses	Alteração dos movimentos corporais em resposta ao som Alteração da expressão facial com sons familiares Vira os olhos e a cabeça na direção do som
3 a 4 meses	Vira-se para ouvir vozes e conversas
6 a 7 meses	Desenvolvimento adequado da linguagem

Problemas perinatais que aumentam o risco de *déficits auditivos* incluem peso ao nascimento < 1.500 g, anoxia, tratamento com medicamentos potencialmente ototóxicos, infecções congênitas, hiperbilirrubinemia grave e meningite.

Quando não existe rastreamento auditivo universal, muitas crianças com *déficits auditivos* não são diagnosticadas até os 2 anos de idade. Os indícios de déficits auditivos incluem a preocupação dos pais em relação à audição, atraso na fala e ausência dos indicadores do desenvolvimento da audição mostrados aqui.

Examine a área do disco do nervo óptico como faria em um adulto. Em lactentes, é difícil visualizar o disco do nervo óptico, mas sua cor é mais clara e há menos pigmentação macular. O reflexo luminoso na fóvea pode não ser visível.

Podem ocorrer pequenas hemorragias retinianas em recém-nascidos normais.

Orelhas. O exame físico das orelhas dos lactentes permite a detecção de anormalidades como problemas estruturais, otite média e perda auditiva. Os objetivos são determinar a posição, o formato e as características da orelha e detectar anormalidades. Observe a posição da orelha em relação aos olhos.

Uma linha imaginária que cruza os cantos internos e externos dos olhos deve cruzar a orelha ou aurícula; se a orelha estiver abaixo dessa linha, o lactente tem orelhas de implantação baixa. Desenhe essa linha imaginária na face da criança ilustrada na Figura 25.23 e observe como ela cruza a orelha.

Exame otoscópico. O exame otoscópico do recém-nascido consegue detectar apenas a patência do *meato acústico externo* porque o vérnix caseoso acumulado obscurece a membrana timpânica nos primeiros dias de vida.

Uma pequena prega cutânea, fenda ou depressão imediatamente anterior ao trago representa um remanescente da *primeira fenda branquial* e em geral não tem significado clínico. Contudo, algumas vezes também pode estar associada a doença renal e perda auditiva adquirida se houver uma história familiar de perda auditiva.

O meato acústico externo do lactente é dirigido para baixo quando observado externamente; portanto, puxe a aurícula para baixo e para fora com delicadeza, não para cima, para visualizar melhor o tímpano. Quando a membrana timpânica estiver visível, observe que o reflexo da luz é difuso; ele não se tornará cônico até que se passem vários meses.

Nariz e seios paranasais. Os lactentes são *respiradores nasais obrigatórios* e têm dificuldade para respirar pela boca. O componente mais importante do exame do nariz de um lactente é o *teste da patência das vias nasais*. Ele pode ser realizado ocluindo-se delicadamente uma narina de cada vez enquanto a boca do lactente é mantida fechada. Geralmente isso não causa estresse porque a maioria dos lactentes respira pelo nariz. Não oclua as duas narinas ao mesmo tempo, pois isso causará uma angústia considerável.

Inspecione o nariz para garantir que o septo nasal esteja na linha média.

Ao nascimento, os seios paranasais maxilares e etmoidais estão presentes, mas são pequenos, e a pneumatização ocorre com o tempo. A palpação dos seios paranasais de recém-nascidos não tem utilidade.

Boca e faringe. Use a inspeção com um abaixador de língua e uma lanterna e a palpação para inspecionar a boca e a faringe (Figura 25.24). Um dos pais pode ajudar, estabilizando a cabeça e os braços do lactente. A boca do recém-nascido é edêntula e a mucosa alveolar é lisa, com bordas finamente serrilhadas. Algumas vezes, cistos de retenção semelhantes a pérolas são observados ao longo dos processos alveolares e é fácil confundi-los com dentes; eles desaparecem dentro de 1 ou 2 meses. Petéquias são encontradas com frequência no palato mole após o nascimento.

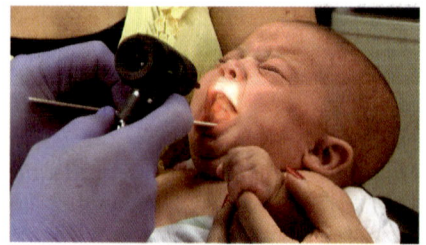

Figura 25.24 Os pais podem ajudar na avaliação oral.

Papiledema é raro em lactentes porque as fontanelas e as suturas abertas acomodam qualquer aumento da pressão intracraniana, poupando os discos do nervo óptico.

Hemorragias extensas podem sugerir anoxia grave, hematoma subdural, hemorragia subaracnóidea ou traumatismo. Após o período neonatal, hemorragias retinianas podem ser um sinal de traumatismo não acidental (abuso infantil).

Orelhas pequenas, deformadas ou de implantação baixa podem indicar defeitos congênitos associados, especialmente doença renal.

Ver as técnicas para uso do otoscópio mais adiante.

Otite média aguda pode ocorrer em lactentes.

As vias nasais de recém-nascidos podem estar obstruídas na *atresia dos cóanos*. Em casos graves, a obstrução nasal pode ser avaliada tentando-se passar um tubo de alimentação nº 8 por cada narina até a região posterior da faringe. Geralmente isso é realizado na sala de parto para avaliar atresia dos cóanos ou outras fontes de obstrução unilateral ou bilateral.

Em raras ocasiões, são observados dentes supranumerários. Em geral, estes são dismórficos e são eliminados dentro de alguns dias, mas costumam ser removidos para prevenir a aspiração.

Palpe a porção superior do palato duro para garantir que esteja intacto. As *pérolas de Epstein*, minúsculos cistos de retenção mucosos arredondados, de cor branca ou amarelada, ficam localizadas ao longo da linha média na região posterior do palato duro. Desaparecem dentro de alguns meses.

Uma fissura congênita da linha média do palato constitui uma *fenda palatina*.

Os lactentes produzem pouca saliva durante os primeiros 3 meses. Lactentes mais velhos produzem muita saliva e babam com frequência.

Língua. *Inspecione a língua.* O frênulo tem uma dimensão varável; às vezes se estende até a ponta e em outras é curto, limitando a protrusão da língua (*anquiloglossia* ou *língua presa*).

Uma língua proeminente e protraída pode indicar hipotireoidismo congênito, síndrome de Down ou síndrome de Beckwith-Wiedemann.

Se associada a hipoglicemia e onfalocele, uma macroglossia provavelmente indica a síndrome de *Beckwith-Wiedemann*.

Muitas vezes você encontrará um material esbranquiçado cobrindo a língua. Se esse revestimento consistir em leite, pode ser removido com facilidade por limpeza ou raspagem. Use um abaixador de língua ou seu dedo enluvado para remover o revestimento. Se usar um abaixador de língua, tenha cuidado para não atingir uma região profunda na boca do lactente, ou você desencadeará o reflexo do vômito.

A candidíase oral (*sapinho*) é comum em lactentes. As placas brancas são difíceis de eliminar e apresentam uma base eritematosa. São encontradas na mucosa bucal, palato e língua. Ver Tabela 25.7, *Anormalidades dos olhos, orelhas e boca.*

Cistos podem ser observados na língua ou na boca. Os cistos do ducto tireoglosso podem abrir na região posterior da língua ou, com mais frequência, no pescoço.

Dentes. Embora exista um *padrão de erupção dentária* previsível, há uma grande variação na idade em que os dentes aparecem. Uma regra básica é que uma criança terá 1 dente para cada mês de vida entre 6 e 26 meses, até um máximo de 20 dentes primários.

Dentes natais são aqueles que estão presentes ao nascimento. Em geral, representam apenas erupções precoces dos dentes normais, mas podem fazer parte de síndromes hereditárias.

É mais fácil observar a faringe do lactente durante o choro. Não introduza um abaixador de língua até mais de dois terços da língua para evitar um reflexo do vômito intenso. Os lactentes não têm um tecido linfoide proeminente, por isso você provavelmente não visualizará as tonsilas, cujo tamanho aumenta conforme as crianças crescem.

Ouça as características do *choro da criança.* Lactentes normais exibem um choro vigoroso.

Um estridor de início recente que aparece após o nascimento pode ser decorrente de infecções como crupe, um corpo estranho ou refluxo gastresofágico.

Um estridor inspiratório que começa ao nascimento sugere uma anormalidade congênita. Ver Tabela 25.8, *Anormalidades do choro em lactentes.*

Pescoço. Palpe os *linfonodos do pescoço* e verifique se há alguma massa adicional como *cistos congênitos* (Figura 25.25). Uma vez que o pescoço dos lactentes é curto, é melhor palpar o pescoço com a criança em decúbito dorsal, enquanto crianças mais velhas são examinadas com mais facilidade quando sentadas. Verifique a posição da cartilagem tireóidea e da traqueia.

Os cistos da fenda branquial têm o aspecto de pequenas depressões ou aberturas localizadas anteriormente à porção média do músculo esternocleidomastóideo. Podem estar associados a um trato do seio paranasal.

Cistos pré-auriculares e dos seios paranasais são depressões comuns, do tamanho de uma cabeça de alfinete, geralmente em uma localização anterior à hélice da orelha. Com frequência são bilaterais e podem estar associados a déficits auditivos e distúrbios renais.

Os cistos do ducto tireoglosso ficam localizados na linha média do pescoço, logo acima da cartilagem tireóidea. Essas pequenas massas firmes e móveis sobem com a protrusão da língua ou a deglutição e, em geral, são detectadas após os 2 anos de idade.

O *torcicolo congênito*, ou "pescoço torto", é causado por um sangramento no músculo esternocleidomastóideo decorrente do processo de estiramento durante o parto ou do posicionamento no útero. Uma massa fibrosa firme é sentida no interior do músculo 2 a 3 semanas após o nascimento e geralmente desaparece ao longo de meses.

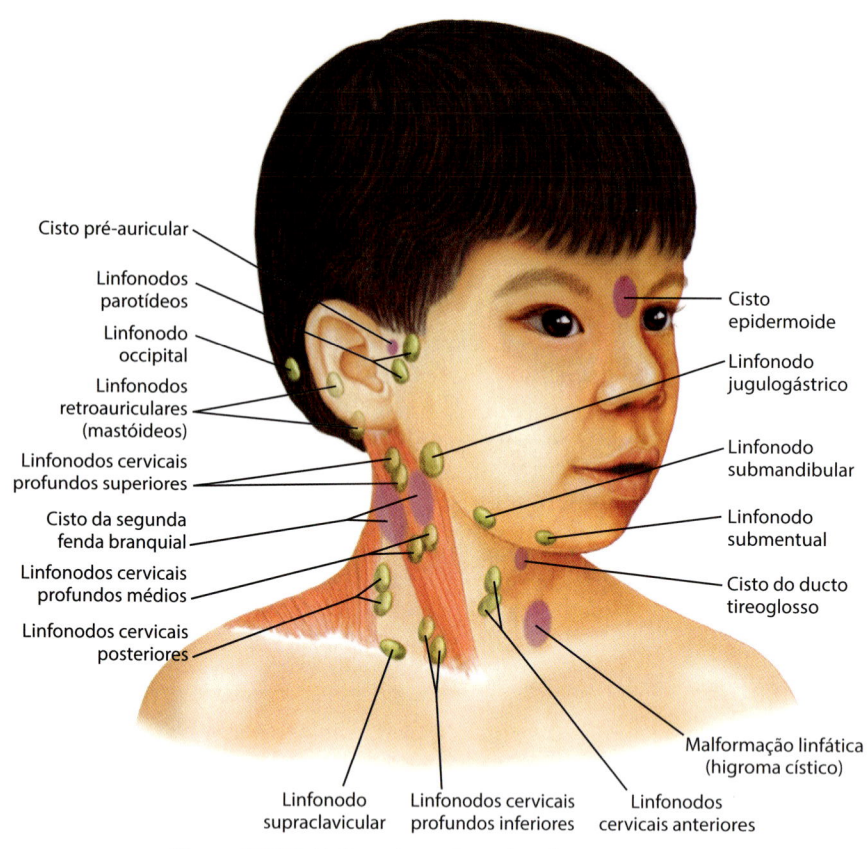

Cisto pré-auricular
Linfonodos parotídeos
Linfonodo occipital
Linfonodos retroauriculares (mastóideos)
Linfonodos cervicais profundos superiores
Cisto da segunda fenda branquial
Linfonodos cervicais profundos médios
Linfonodos cervicais posteriores

Cisto epidermoide
Linfonodo jugulogástrico
Linfonodo submandibular
Linfonodo submentual
Cisto do ducto tireoglosso
Malformação linfática (higroma cístico)

Linfonodo supraclavicular
Linfonodos cervicais profundos inferiores
Linfonodos cervicais anteriores

Figura 25.25 Linfonodos e cistos da cabeça e pescoço.

Em recém-nascidos, palpe as *clavículas* e procure evidências de fratura. Se presentes, você pode perceber uma interrupção do contorno do osso, dor, crepitação no local da fratura e pode observar uma limitação do movimento do braço no lado afetado.

Uma fratura da clavícula pode ocorrer durante o parto, em particular durante um parto com extração difícil do braço ou do ombro.

Tórax e pulmões. O *tórax* do lactente é mais arredondado que o de adultos. A parede torácica fina tem pouca musculatura; por isso, os sons pulmonares e cardíacos são transmitidos com bastante clareza. A caixa torácica óssea e cartilaginosa é mole e maleável. Muitas vezes a ponta do processo xifoide apresenta uma protrusão anterior, imediatamente abaixo da pele.

Dois tipos de anormalidades da parede torácica observados na infância incluem tórax escavado e tórax carinado.

Inspeção. *Avalie as incursões respiratórias* e os *padrões respiratórios* com atenção. Os recém-nascidos, em especial os prematuros, exibem períodos de frequência normal (30 a 40 por minuto) alternados com incursões respiratórias que podem chegar a parar por 5 a 10 segundos. Esse padrão alternante de incursões respiratórias rápidas e lentas é chamado de "respiração periódica". A respiração periódica é um dos motivos pelos quais é melhor aferir a frequência respiratória durante 60 segundos.

Apneia é a cessação da respiração por mais de 20 segundos. Em geral é acompanhada por bradicardia e pode indicar uma doença respiratória, doença do sistema nervoso central ou, raramente, uma condição cardiopulmonar.

Não tenha pressa para usar o estetoscópio. Em vez disso, observe o lactente com atenção, como ilustrado na Figura 25.26, que demonstra os locais de retração entre lactentes. A inspeção é mais fácil quando o lactente não estiver chorando; portanto, trabalhe com os pais para acomodar a criança.

Observe durante 30 a 60 segundos o aspecto geral, a frequência respiratória, a cor, o componente nasal da respiração, ruídos respiratórios audíveis e o esforço respiratório (Boxe 25.17). Uma vez que os lactentes são respiradores nasais obrigatórios, observe seu nariz durante a respiração. Verifique se há *batimentos da asa do nariz*. Observe a respiração do lactente com a boca fechada ou durante o aleitamento para avaliar a patência nasal. Ouça os ruídos respiratórios; observe a presença de quaisquer *roncos*, *sibilos audíveis* ou a ausência de ruídos respiratórios *(obstrução)*.

Batimentos da asa do nariz, roncos, retrações e sibilos são sinais de angústia respiratória.

Em recém-nascidos e lactentes jovens, batimentos da asa do nariz podem ser o resultado de infecções respiratórias altas, com subsequente obstrução de suas pequenas narinas, mas também podem ser causados por *pneumonia* ou outras infecções respiratórias graves.

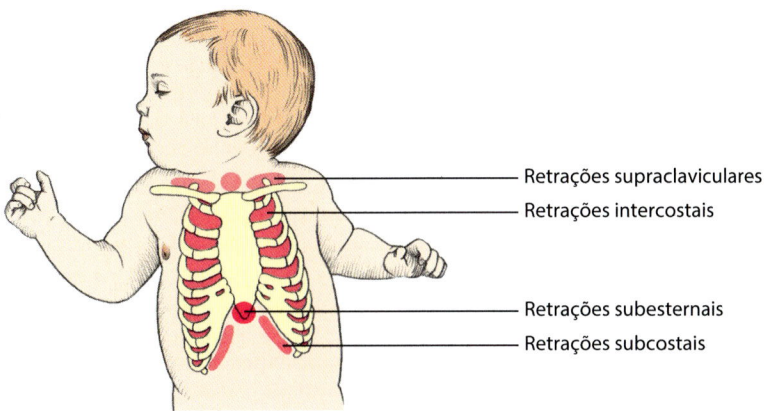

Retrações supraclaviculares

Retrações intercostais

Retrações subesternais

Retrações subcostais

Figura 25.26 Localizações anatômicas das retrações (retrações torácicas).

Observe três aspectos na respiração do lactente: *frequência respiratória (ou seja, taquipneia)*, *ruídos respiratórios audíveis* e *esforço respiratório*. Eles são particularmente relevantes para avaliar doenças das vias respiratórias superiores e inferiores. Qualquer uma das anormalidades apresentadas no Boxe 25.17 deve gerar preocupação com uma patologia respiratória subjacente.

Em lactentes saudáveis, as costelas não se movem muito durante a respiração tranquila. Qualquer movimento externo é produzido pela descida do diafragma, que comprime o conteúdo abdominal e, por sua vez, desvia as costelas inferiores para fora.

A *retração torácica* é o movimento da pele para dentro entre as costelas durante a inspiração. O movimento do diafragma afeta mais a respiração, com pouca assistência dos músculos torácicos. Como mencionado na tabela anterior, quatro tipos de retração podem ser observados em lactentes: supraesternal, intercostal, subesternal e subcostal.

Uma combinação de sinais respiratórios, como batimentos da asa do nariz mais roncos e taquipneia, pode indicar infecções das vias respiratórias inferiores, definidas como infecções abaixo das pregas vocais. Os exemplos incluem bronquiolite e pneumonia.

O movimento assimétrico do tórax pode indicar uma lesão expansiva.

Uma doença pulmonar em crianças novas causa aumento da respiração abdominal e pode provocar retrações.

Head bobbing (movimentação da cabeça para cima e para baixo) também pode ser observado em lactentes com angústia respiratória grave.

Boxe 25.17 Observação da respiração	
Tipo de avaliação	**Patologia observável específica**
Aspecto geral	Incapacidade de alimentar-se ou sorrir Não consegue ser consolado
Frequência respiratória	Taquipneia, apneia
Cor	Palidez ou cianose
Componente nasal da respiração	Batimentos da asa do nariz (aumento das duas narinas durante a inspiração)
Ruídos respiratórios audíveis	Roncos (ruídos expiratórios breves e repetitivos) Sibilos (ruídos expiratórios musicais) Estridor (ruídos inspiratórios agudos) Obstrução (ausência de ruídos respiratórios)
Esforço respiratório	Batimentos da asa do nariz (movimentação excessiva das narinas) Roncos (ruídos expiratórios) Retrações (depressão do tórax): Supraclavicular (tecido mole acima das clavículas) Intercostal (retração da pele entre as costelas) Subesternal (no processo xifoide) Subcostal (logo abaixo do rebordo costal)

Um estridor agudo representa uma condição possivelmente grave; as causas incluem laringotraqueobronquite (crupe), epiglotite, traqueíte bacteriana, corpo estranho, hemangioma ou um anel vascular.

Em lactentes, um aumento do esforço respiratório mais achados anormais à ausculta são os melhores sinais para *considerar* pneumonia. O melhor sinal para *descartar* pneumonia é a ausência de taquipneia.

O *paradoxo toracoabdominal*, ou *respiração paradoxal*, é o movimento do tórax para dentro e o movimento do abdome para fora durante a inspiração (respiração abdominal). Este é um *achado normal em recém-nascidos (mas não em lactentes mais velhos)*. Persiste durante o sono ativo, ou de movimentos rápidos dos olhos (REM), mesmo quando já não é observado durante a vigília ou o sono tranquilo devido ao menor tônus muscular do sono ativo. Quando a força muscular aumenta e a complacência da parede torácica diminui com a idade, a respiração abdominal já não deve ser notada. Se observada, pode indicar uma doença respiratória.

Palpação. Embora seja difícil em lactentes, você pode tentar avaliar o frêmito tátil pela *palpação*. Coloque sua mão sobre o tórax do lactente quando ele estiver chorando ou emitindo sons. Coloque a mão ou as pontas dos dedos em cada lado do tórax e sinta a simetria das vibrações transmitidas. A percussão não é útil em lactentes, exceto em casos extremos. O tórax do lactente é hiper-ressonante e é difícil detectar anormalidades à palpação ou percussão.

Ausculta. Os ruídos respiratórios dos lactentes são mais altos e mais ásperos que os de adultos porque o estetoscópio está mais próximo da origem dos sons. Muitas vezes é difícil distinguir os sons das vias respiratórias superiores transmitidos dos sons originados no tórax (Boxe 25.18). Os sons das vias respiratórias superiores tendem a ser altos, com transmissão simétrica por todo o tórax, e mais altos quando o estetoscópio é movido na direção do pescoço. Em geral, esses são ruídos inspiratórios grosseiros. Os ruídos das vias respiratórias inferiores são mais altos sobre o local da patologia, com frequência são assimétricos e em geral ocorrem durante a expiração. Você também pode colocar o estetoscópio logo acima da boca e nariz da criança para diferenciar os ruídos das vias respiratórias superiores e inferiores.

Em geral, os sons expiratórios têm origem em uma fonte intratorácica, enquanto os ruídos inspiratórios podem ter origem em uma via respiratória extratorácica como a traqueia ou uma fonte intratorácica. Durante a expiração, o diâmetro das vias respiratórias intratorácicas diminui porque as forças radiais do pulmão circundante não "seguram" as vias respiratórias abertas, como ocorre durante a inspiração. Maiores taxas de fluxo durante a inspiração produzem um fluxo turbulento, produzindo ruídos apreciáveis.

As características dos *ruídos respiratórios*, como vesiculares e broncovesiculares, e dos ruídos pulmonares *adventícios*, como crepitação, sibilos e roncos, são as

EXEMPLOS DE ANORMALIDADES

Uma obstrução das vias respiratórias ou uma doença respiratória inferior em lactentes pode provocar o *sinal de Hoover*, ou respiração paradoxal (em gangorra), em que o abdome se move para fora enquanto o tórax se move para dentro durante a inspiração.

Uma respiração paradoxal pode ser observada em crianças com *fraqueza muscular* com vários anos de idade.

Em virtude da excelente transmissão sonora no tórax, qualquer anormalidade do frêmito tátil ou da percussão sugere patologia grave, como uma grande consolidação pneumônica.

Ruídos bifásicos implicam uma obstrução grave decorrente de estreitamento de vias respiratórias intratorácicas ou obstrução grave por estreitamento de vias respiratórias extratorácicas

Infecções respiratórias altas não são graves em lactentes, mas podem produzir ruídos inspiratórios altos que muitas vezes são transmitidos para o tórax.

Boxe 25.18 Diferenciação de ruídos das vias respiratórias superiores e inferiores em lactentes		
Técnica	**Vias respiratórias superiores**	**Vias respiratórias inferiores**
Comparar os sons do nariz/estetoscópio	Mesmos sons	Geralmente sons diferentes
Auscultar a aspereza dos sons	Áspero e alto	Variável
Observar a simetria (esquerda/direita)	Simétrico	Em geral assimétrico
Comparar os sons em diferentes locais (mais altos ou mais baixos)	Os sons são mais altos quando o estetoscópio é movido para cima no tórax	Em geral os sons são mais altos na parte inferior do tórax, na direção do abdome
Inspiratórios *versus* expiratórios	Quase sempre inspiratórios	Geralmente tem uma fase expiratória
Segurar o estetoscópio sobre a boca do lactente	Os sons inspiratórios continuam altos	Geralmente mais silencioso que a ausculta do tórax

Uma diminuição dos ruídos respiratórios em um lado do tórax de um recém-nascido sugere lesões unilaterais (p. ex., hérnia diafragmática congênita ou pneumotórax).

mesmas observadas em adultos, exceto que sua diferenciação pode ser mais difícil em lactentes e muitas vezes ocorrem juntos.

Sibilos e roncos são comuns em lactentes. Os *sibilos*, muitas vezes audíveis sem o estetoscópio, ocorrem com mais frequência que em adultos em razão do menor tamanho da árvore traqueobrônquica. Os *roncos* refletem a obstrução das vias respiratórias maiores, ou brônquios. A *crepitação* (estertores) consiste em sons descontínuos, próximos ao fim da inspiração; em geral é causada por distúrbios pulmonares e é muito menos provável que represente uma insuficiência cardíaca em lactentes que em adultos. Tende a ser mais grosseira que em adultos.

Sibilos costumam ocorrer em lactentes como resultado de asma e, com menos frequência, bronquiolite.

Roncos ocorrem em lactentes com infecções respiratórias altas.

Crepitação pode ser auscultada na pneumonia e na bronquiolite.

Coração

Inspeção. Antes de examinar o coração, observe o lactente com atenção a procura de cianose. Pesquise principalmente *cianose central*, que consiste no envolvimento dos lábios, língua e tecidos sublinguais, além das mãos e pés (Boxe 25.19). A melhor área para pesquisar cianose central é a língua e a mucosa orais, não os leitos ungueais, os lábios ou as extremidades. A acrocianose no recém-nascido, que poupa a mucosa oral, foi discutida anteriormente.

A cianose central é sempre anormal porque muitas anormalidades cardíacas congênitas, assim como doenças respiratórias, manifestam-se por cianose.[36] Ver Tabela 25.10, *Cianose em crianças*, e Tabela 25.11, *Sopros cardíacos congênitos*.

Uma coloração rósea de morango é normal, enquanto qualquer nuance de vermelho framboesa sugere dessaturação e exige avaliação urgente. A distribuição da cianose deve ser avaliada. O resultado da oximetria confirmará a dessaturação.

Em geral, as causas cardíacas de cianose central envolvem *shunt* da direita para a esquerda que ocorre em várias lesões cardíacas congênitas.

Observe os *sinais de saúde geral* da criança. O estado nutricional, a responsividade, a irritabilidade e a fadiga do lactente são indicações que podem ser úteis na avaliação de doença cardíaca. Observe que, muitas vezes, recém-nascidos/lactentes com cardiopatia apresentam manifestações não cardíacas (Boxe 25.20).

A combinação de taquipneia, taquicardia e hepatomegalia em lactentes sugere insuficiência cardíaca.

Observe a frequência e o padrão respiratório para ajudar a distinguir o grau de morbidade e doenças cardíacas *versus* pulmonares. Um aumento do esforço respiratório é esperado nas doenças pulmonares, enquanto na doença cardíaca pode haver taquipneia sem aumento do esforço respiratório (chamada "taquipneia tranquila") até que a insuficiência cardíaca passe a ser significativa.

Boxe 25.19 Causas cardíacas de cianose central em lactentes e crianças

Idade de início	Possível causa cardíaca
Imediatamente ao nascimento ou após alguns dias	Transposição das grandes artérias Atresia da valva pulmonar Estenose da valva pulmonar grave Possível malformação de Ebstein Outras condições (em geral dentro de alguns dias): 　Retorno venoso pulmonar anômalo total 　Síndrome do coração esquerdo hipoplásico 　Tronco arterial (às vezes) 　Variantes de ventrículo único
Semanas, meses ou anos de vida	Todas as condições acima mais: 　Doença pulmonar vascular com *shunt* atrial, ventricular ou 　de grandes vasos (*shunt* da direita para a esquerda)

Boxe 25.20 Achados não cardíacos comuns em lactentes com doença cardíaca

Alimentação inadequada	Taquipneia	Aspecto geral insatisfatório
Atraso de crescimento	Hepatomegalia	Fraqueza
Irritabilidade	Baqueteamento	Fadiga

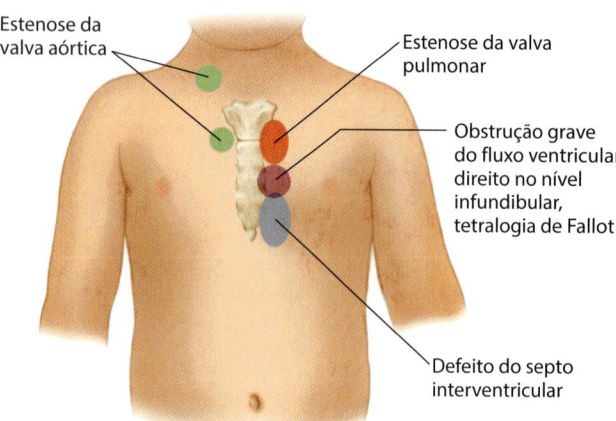

Estenose da valva aórtica

Estenose da valva pulmonar

Obstrução grave do fluxo ventricular direito no nível infundibular, tetralogia de Fallot

Defeito do septo interventricular

Figura 25.27 Locais de frêmitos em lactentes e crianças.

Palpação. A palpação da parede torácica possibilita a avaliação das alterações de volume no coração. Por exemplo, um precórdio hiperdinâmico reflete uma grande alteração de volume.

O *ponto de impulso máximo cardíaco (PIM)* ou *ictus cordis*, nem sempre é palpável em lactentes e é afetado pelos padrões respiratórios, enchimento gástrico e posição do lactente. Em geral, está situado em um espaço intercostal acima do observado em adultos durante os primeiros anos de vida porque o coração está mais horizontal no tórax.

Uma *elevação "ondulante"* na borda esternal esquerda sugere *aumento do esforço do ventrículo direito*, enquanto o mesmo tipo de movimento perto do ápice sugere o mesmo para o ventrículo esquerdo.

Os *frêmitos* são palpáveis quando a turbulência no coração ou nos grandes vasos é transmitida para a superfície. O conhecimento das estruturas do precórdio ajuda a localizar a origem do frêmito. É mais fácil sentir os frêmitos com a palma da mão ou a base dos dedos, em vez das pontas dos dedos. Os frêmitos têm caráter vibratório, relativamente grosseiro. A Figura 25.27 mostra os locais de frêmitos que ocorrem em lactentes e crianças como resultado de várias anormalidades cardíacas.

A persistência do canal arterial (PCA) está associada a precórdio hiperdinâmico e amplitude aumentada dos pulsos distais.

Pulsações torácicas visíveis e palpáveis sugerem um estado hiperdinâmico decorrente de aumento da taxa metabólica ou bombeamento ineficiente resultante de um *defeito cardíaco* subjacente.

Ausculta. O *ritmo cardíaco* pode ser avaliado com mais facilidade em lactentes pela ausculta do coração que pela palpação dos pulsos periféricos; em crianças mais velhas o ritmo pode ser avaliado de qualquer modo (ver Boxe 25.18).

Lactentes e crianças costumam apresentar uma arritmia sinusal normal, com a frequência cardíaca aumentando durante a inspiração e diminuindo na expiração, às vezes de modo abrupto. Este achado normal pode ser identificado por sua natureza repetitiva e sua correlação com a respiração (Boxe 25.21).

A arritmia anormal mais comum em lactentes é a taquicardia supraventricular (TSV). Ela pode ocorrer em qualquer idade e algumas vezes é detectada ao exame. A criança pode parecer saudável, pálida ou moderadamente doente. A frequência cardíaca é constante e regular a aproximadamente 220 batimentos por minuto (bpm) ou mais. A TSV em crianças mais velhas é, mais provavelmente, paroxística, com episódios e duração e frequência variáveis.

Muitos recém-nascidos e algumas crianças mais velhas apresentam extrassístoles atriais ou ventriculares que são descritas como "falhas" dos batimentos. Em geral, podem ser erradicadas pelo aumento da frequência sinusal intrínseca por meio de exercícios como o choro em lactentes ou saltos em uma criança mais velha, embora também possam ser mais frequentes no período pós-exercício. Em uma criança totalmente saudável, em geral são benignas e raramente persistem.

Bulhas cardíacas muito hipofonéticas sugerem *derrame pericárdico.*

Bulhas cardíacas. É muito difícil avaliar as bulhas cardíacas em lactentes porque são rápidas e muitas vezes obscurecidas pelos ruídos respiratórios ou outros sons. Mesmo assim, tente avaliar as bulhas cardíacas B_1 e B_2 de modo cuidadoso e sistemático. Normalmente elas são nítidas. Em geral é possível auscultar os componentes da segunda bulha (B_2) separadamente na base, mas elas devem se fundir em um som único durante a expiração profunda.

Arritmias patológicas em crianças podem ser decorrentes de *lesões estruturais cardíacas,* mas também podem ter outras causas como ingestão de fármacos, anormalidades metabólicas, distúrbios endócrinos, infecções graves e estados pós-infecciosos ou distúrbios da condução sem doença cardíaca estrutural.

Boxe 25.21 Características das variantes normais do ritmo cardíaco em crianças

Características	Extrassístoles atriais (ESAs) ou Extrassístoles ventriculares (ESVs)	Arritmias sinusais normais
Idade mais comum	Recém-nascidos (pode ocorrer a qualquer momento)	Após o primeiro ano de vida Durante toda a infância
Correlação com a respiração	Não	Sim: aumenta na inspiração, diminui na expiração
Efeito do exercício sobre a taquicardia	Erradicada pelo exercício Pode ser mais frequente após exercícios	Desaparece
Característica do ritmo	Falha ou omissão de um batimento Ocorrência irregular	Gradualmente mais rápido com a inspiração Muitas vezes subitamente mais lento à expiração
Número de batimentos	Geralmente batimentos anormais únicos	Vários batimentos, em geral em ciclos repetitivos
Gravidade	Geralmente benigna	Benigna (por definição)

Embora as extrassístoles ventriculares muitas vezes ocorram em lactentes saudáveis, podem acompanhar uma doença cardíaca subjacente, em particular miocardiopatias e cardiopatias congênitas. Distúrbios eletrolíticos ou metabólicos também são causas possíveis.

Tente detectar um desdobramento de B_2 por exame de um lactente que esteja completamente quieto ou adormecido. Esse desdobramento costuma ser tranquilizador, embora existam as exceções indicadas a seguir.

Além de tentar detectar o desdobramento de B_2, verifique a intensidade dos componentes A_2 e P_2. O primeiro componente da segunda bulha na base, o componente aórtico, normalmente é mais alto que o pulmonar, ou segundo componente (Figura 25.28).

Um componente pulmonar mais alto que o normal, sobretudo quando for mais alto que o componente aórtico, sugere hipertensão pulmonar ou comunicação interatrial (CIA).

Desdobramento persistente de B_2 pode indicar sobrecarga de volume no ventrículo direito, como ocorre no defeito do septo interatrial, ou lesões cardíacas associadas a hipertensão pulmonar.

Pode ocorrer uma *terceira bulha cardíaca*, que consiste em um som mais grave no início da diástole, mais bem auscultada na borda inferior esquerda do esterno ou no ápice; essa bulha reflete o enchimento ventricular rápido. É auscultada com frequência em crianças e é normal. Uma quarta bulha cardíaca (B_4), que não costuma ser auscultada em crianças, consiste em um som de baixa frequência no fim da diástole, que ocorre logo antes da primeira bulha cardíaca.

Uma terceira bulha cardíaca de alta intensidade, ou galope, constitui um sinal de patologia subjacente.

A *quarta bulha cardíaca* representa diminuição da complacência ventricular, sugerindo insuficiência cardíaca.

Também é possível detectar um *galope aparente* (um desdobramento amplo de B_2 que é variável) na vigência de frequência e ritmo cardíacos normais. Isso ocorre com frequência em crianças normais e não representa uma patologia.

Um *ritmo de galope verdadeiro* (ao contrário do desdobramento amplo de B_2 que produz um galope aparente) – taquicardia mais B_3 ou B_4 audível, ou ambos – é patológico e indica *insuficiência cardíaca (função ventricular inadequada)*.

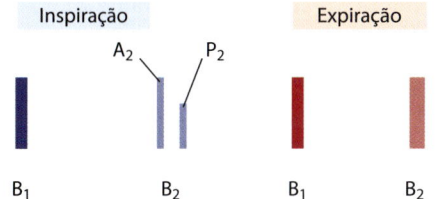

Figura 25.28 Bulhas cardíacas saudáveis em lactentes.

Sopros cardíacos. Um dos aspectos mais complexos do exame cardíaco em crianças é a avaliação dos *sopros cardíacos*. Além de auscultar uma criança que esteja se contorcendo e talvez não seja cooperativa, uma dificuldade importante consiste em distinguir os sopros benignos comuns daqueles que são incomuns ou patológicos.

Caracterize os sopros cardíacos em lactentes e crianças observando sua localização específica (p. ex., parte alta da borda esternal esquerda, não apenas borda esternal esquerda), cronologia, intensidade e características. Se cada sopro for delineado por completo, em geral é possível um diagnóstico clínico; exames complementares como ECG, radiografias de tórax e ecocardiografia podem ser necessárias para confirmação e melhor caracterização.

Muitas (mas nem todas) crianças com malformações cardíacas graves apresentam outros sinais e sintomas além de um sopro cardíaco, que podem ser obtidos em uma anamnese ou exame cuidadosos. Muitas apresentam sinais e sintomas não cardíacos, incluindo evidências de defeitos genéticos, que são indícios úteis para o diagnóstico.

A maioria das crianças, se não todas, apresentarão um ou mais *sopros cardíacos funcionais*, ou *benignos*, antes de chegar à idade adulta.[37–39] É importante identificar os sopros funcionais por suas características específicas, e não por sua intensidade. Você aprenderá a reconhecer os sopros funcionais comuns em lactentes e crianças que, na maioria das circunstâncias, não necessitam de avaliação. Uma regra básica importante é que, por definição, *sopros benignos não apresentam achados anormais associados* e as crianças crescem normalmente.

O Boxe 25.22 caracteriza dois sopros cardíacos benignos em lactentes de acordo com suas localizações e principais características.

O achado de manifestações não cardíacas que costumam acompanhar uma doença cardíaca em crianças aumenta muito a possibilidade de que um sopro seja patológico.

Alguns *sopros patológicos de cardiopatias congênitas* já existem por ocasião do nascimento. Outros só se tornam evidentes mais tarde, dependendo de sua gravidade, da diminuição da resistência vascular pulmonar após o parto ou de alterações associadas ao crescimento da criança. A Tabela 25.11, *Sopros cardíacos congênitos*, mostra exemplos de sopros patológicos na infância.

Boxe 25.22 Dois sopros benignos comuns em lactentes

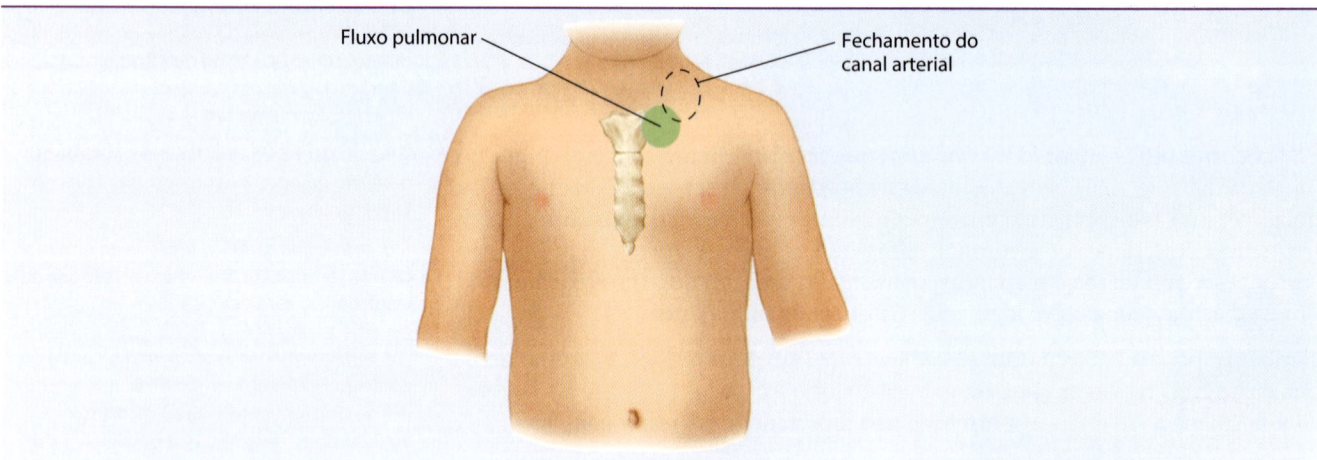

Idade típica	Nome	Características	Descrição e localização
Recém-nascido	*Fechamento do canal arterial*		Sopro sistólico rude, de ejeção (crescente), torna-se contínuo quando ocorre o fechamento do PCA
			Parte superior da borda esternal esquerda
Recém-nascido a 1 ano	*Sopro do fluxo pulmonar periférico*		Suave, de ejeção, sistólico
			Parte superior da borda esternal esquerda, com irradiação para s campos pulmonares e axilas

Em alguns lactentes, é possível detectar um sopro de ejeção suave na axila e do dorso. Isso representa uma estenose pulmonar periférica benigna, que é causada em parte pelo crescimento intrauterino inadequado da artéria pulmonar (quando há pouco fluxo sanguíneo pulmonar) e pelo ângulo agudo da curvatura da artéria pulmonar para trás. Na ausência de qualquer achado físico sugestivo de outras doenças subjacentes, esse *sopro da estenose pulmonar periférica* (que é comum) pode ser considerado benigno e em geral desaparece por volta de 1 ano.

Ao detectar um sopro em uma criança, observe os atributos descritos no Capítulo 16, *Sistema Cardiovascular*, para ajudar a diferenciar os *sopros patológicos* dos benignos. A avaliação dos sopros cardíacos que refletem uma cardiopatia estrutural subjacente é mais fácil se você tiver bons conhecimentos sobre a anatomia intratorácica e as alterações cardíacas funcionais que ocorrem após o nascimento e se você compreender a base fisiológica dos sopros cardíacos. A compreensão dessas alterações fisiológicas pode ajudar a distinguir sopros patológicos de cardíacos benignos em crianças (Boxe 25.23).

Sistema vascular periférico. Os principais ramos da aorta podem ser avaliados pelo exame dos *pulsos periféricos*. Todos os pulsos de um recém-nascido devem ser avaliados no momento do exame neonatal. Em recém-nascidos e lactentes, *é mais fácil sentir o pulso da artéria braquial na fossa cubital que o pulso da artéria radial no punho*. As duas artérias temporais devem ser avaliadas em uma posição imediatamente anterior à orelha.

Palpe os pulsos femorais que estão situados na linha média, logo abaixo da prega inguinal, entre a crista ilíaca e a sínfise púbica. Leve o tempo que precisar para pesquisar os pulsos femorais; sua detecção é difícil em recém-nascidos gorduchos, que estejam se contorcendo. Use as polpas dos dedos indicador e médio

Um sopro de fluxo pulmonar em um recém-nascido com outros sinais de doença tem maior probabilidade de ser patológico. As doenças podem incluir a síndrome de Williams, síndrome da rubéola congênita e síndrome de Alagille. Essas condições exibem estenose da artéria pulmonar e são diferentes da estenose pulmonar periférica benigna.

Um recém-nascido com um sopro cardíaco e cianose central provavelmente apresenta uma cardiopatia congênita e precisa de avaliação cardíaca urgente.

A ausência ou diminuição dos pulsos femorais é indicativa de *coarctação da aorta*. Se não for possível detectar os pulsos femorais, meça a pressão arterial em um membro inferior e nos dois membros superiores. Em condições normais, a pressão arterial no membro inferior é discretamente maior que nos membros superiores. Se a PA for igual ou menor no membro inferior, é provável que exista coarctação.

As características de sopros cardíacos patológicos específicos em crianças são descritas na Tabela 25.11, *Sopros cardíacos congênitos*.

Boxe 25.23 Base fisiológica de sopros cardíacos patológicos selecionados

Alteração da resistência vascular pulmonar

■ Sopros cardíacos que dependem de redução pós-natal da resistência vascular pulmonar, possibilitando o fluxo turbulento do circuito sistêmico de alta pressão para o circuito pulmonar de menor pressão, e não são audíveis até que essa redução ocorra. Exceto em recém-nascidos prematuros, os sopros decorrentes de CIA ou PCA algumas vezes não são auscultados nos primeiros dias de vida e, em geral, tornam-se audíveis após 1 semana a 10 dias.

Lesões obstrutivas

■ Lesões obstrutivas, como estenose das valvas pulmonar e aórtica, são causadas pela passagem do fluxo sanguíneo normal por duas pequenas valvas. Não dependem de queda da resistência vascular pulmonar. São audíveis ao nascimento

Diferenças no gradiente de pressão

■ Os sopros decorrentes de regurgitação da valva atrioventricular são audíveis ao nascimento devido ao gradiente de alta pressão entre o ventrículo e o átrio

Alterações associadas ao crescimento das crianças

■ Alguns sopros não seguem os padrões descritos anteriormente, mas se tornam audíveis devido a alterações do fluxo sanguíneo normal que ocorrem com o crescimento. Por exemplo, embora seja um defeito obstrutivo, a estenose da valva aórtica pode não ser audível até que ocorra um crescimento considerável e com frequência não é detectado até a vida adulta, embora uma anormalidade congênita da valva seja a responsável. Do mesmo modo, o sopro do fluxo pulmonar em um defeito do septo interatrial pode não ser auscultado por 1 ano ou mais porque a complacência do ventrículo direito aumenta gradualmente e o *shunt* torna-se maior, produzindo enfim um sopro causado pelo excesso do fluxo sanguíneo por uma valva pulmonar normal juntas para ampliar ao máximo a possibilidade de encontrar o pulso. Se você flexionar primeiro as coxas do lactente sobre o abdome, isso pode superar a flexão reflexa que ocorre quando você estende as pernas.

Palpe os pulsos nos membros inferiores usando o dedo indicador ou médio. Pode ser difícil sentir os pulsos dorsal do pé e tibial posterior (Figura 25.29), a não ser que exista alguma anormalidade envolvendo escoamento aórtico. Os pulsos normais devem exibir uma elevação nítida e devem ser firmes e bem localizados.

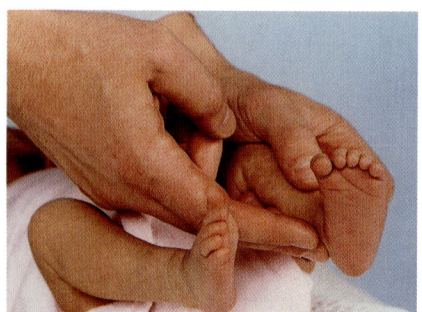

Figura 25.29 Palpação dos pulsos arteriais no membro inferior.

Um pulso fraco ou filiforme, de difícil palpação, pode refletir uma disfunção miocárdica e insuficiência cardíaca, em particular quando associado a um grau anormal de taquicardia.

Embora os pulsos nos pés de recém-nascidos e lactentes muitas vezes sejam fracos, várias condições podem causar pulsos cheios, como persistência do canal arterial ou tronco arterial.

Como já discutido, a *pressão arterial* de lactentes e crianças deve ser medida com atenção (usando um manguito de pressão arterial de tamanho apropriado para lactentes) como parte do exame cardíaco.

Mamas. As mamas dos recém-nascidos, tanto do sexo masculino quanto do sexo feminino, costumam estar aumentadas devido ao efeito de estrogênios maternos; esse achado pode durar vários meses. As mamas também podem estar ingurgitadas com um líquido branco, coloquialmente conhecido como "leite de bruxa", que pode durar 1 ou 2 semanas.

Na telarca prematura, o desenvolvimento das mamas ocorre, na maioria das vezes entre 6 meses e 2 anos. Não há outros sinais de puberdade ou anormalidades hormonais presentes.

Abdome

Inspeção. Inspecione o abdome com o lactente em decúbito dorsal (e, idealmente, dormindo). O abdome do lactente é protuberante como resultado da musculatura abdominal pouco desenvolvida. Você perceberá com facilidade os vasos sanguíneos na parede abdominal e o peristaltismo intestinal.

Inspecione o *cordão umbilical* do recém-nascido para detectar anormalidades. Normalmente, há duas artérias umbilicais de paredes espessas e uma veia umbilical maior, porém de paredes finas, em geral localizada na posição de 12 horas.

Uma única artéria umbilical pode estar associada a anomalias congênitas ou pode constituir uma anomalia isolada.

O umbigo no recém-nascido pode apresentar uma porção cutânea longa (*umbigo cutâneo*), recoberta por pele, e uma porção amniótica (*umbigo amniótico*) que é coberta por uma substância gelatinosa firme. A porção amniótica seca se desprende dentro de 2 semanas, enquanto a porção cutânea sofre retração para se nivelar com a parede abdominal.

Um granuloma umbilical na base do umbigo consiste no desenvolvimento de um tecido de granulação rosa formado durante o processo de cicatrização.

Inspecione a região ao redor do umbigo para pesquisar eritema ou edema. O processo de cicatrização normal do coto umbilical produz uma umidade externa, às vezes de odor fétido, no ponto de cicatrização. Contudo, a pele abdominal ao redor do umbigo deve ter a mesma cor que o abdome da criança.

Uma infecção do coto umbilical (*onfalite*) é caracterizada por edema periumbilical e eritema.

As *hérnias umbilicais* são detectáveis com algumas semanas de idade. A maioria desaparece até 1 ano e quase todas até os 5 anos. As hérnias umbilicais em lactentes são causadas por um defeito da parede abdominal e podem ficar bastante protuberantes com o aumento da pressão intra-abdominal (p. ex., durante o choro).

Em alguns lactentes, você perceberá uma *diástase dos músculos retos*. Isso envolve a separação dos dois músculos retos do abdome, causando uma crista na linha média que é mais aparente quando o lactente contrai os músculos abdominais. É uma condição benigna na maioria dos casos, com resolução no início da infância.

Ausculta. A ausculta do abdome de um bebê tranquilo é fácil. É possível ouvir uma orquestra de sons intestinais musicais tilintantes ao colocar o estetoscópio sobre o abdome do lactente.

Um aumento do tom ou da frequência dos ruídos intestinais é encontrado na gastrenterite. Uma obstrução intestinal em geral produz um abdome silencioso.

EXEMPLOS DE ANORMALIDADES

Percussão e palpação. É possível percutir o abdome de um lactente do mesmo modo que em adultos, mas você pode perecer que os sons são mais timpânicos devido à propensão do lactente a deglutir ar. A percussão é útil para determinar o tamanho dos órgãos e massas abdominais.

Um abdome silencioso, timpânico, distendido e doloroso sugere peritonite.

É fácil palpar o abdome de um lactente porque os lactentes gostam de ser tocados. Uma técnica útil para relaxar o lactente consiste em manter as pernas flexionadas nos joelhos e quadris com uma das mãos e palpar o abdome com a outra.

Uma chupeta pode acalmar o lactente nessa posição.

Ao palpar o fígado, comece com delicadeza na parte baixa do abdome, seguindo para cima com seus dedos. Essa técnica ajuda a identificar um fígado muito aumentado que se estenda para baixo até a pelve. Com um exame cuidadoso, é possível sentir a borda hepática na maioria dos lactentes, 1 a 3 cm abaixo do rebordo costal direito.

Em recém-nascidos, as causas de hepatomegalia incluem hepatite, doenças de depósito, congestão vascular e apresentação tardia de obstrução biliar.

Uma técnica para avaliação do tamanho do fígado em lactentes consiste em percussão e ausculta simultâneas.[40] Realize a percussão e ausculte ao mesmo tempo, observando uma alteração do som ao percutir o fígado ou além dele (Boxe 25.24).

O *baço*, assim como o fígado, é palpado com facilidade na maioria dos lactentes. Ele é mole, com uma borda definida e projeta-se para baixo como uma língua sob o rebordo costal esquerdo. O baço é móvel e raramente se estende por mais de 1 a 2 cm abaixo do rebordo costal esquerdo.

Uma esplenomegalia pode ser decorrente de infecções, anemias hemolíticas, distúrbios infiltrativos, doenças inflamatórias ou autoimunes e hipertensão portal.

Palpe as *outras estruturas abdominais*. Com frequência você observará pulsações no epigástrio, causadas pela aorta. Ela pode ser sentida à palpação profunda, à esquerda da linha média. Raramente, pode ser possível palpar os rins dos lactentes colocando-se com cuidado os dedos de uma das mãos na frente e os da outra mão atrás de cada rim. O colo descendente é uma massa que lembra uma linguiça no quadrante inferir esquerdo.

Massas abdominais anormais em lactentes podem estar associadas aos rins (p. ex., hidronefrose), bexiga (p. ex., obstrução uretral), intestinos (p. ex., fezes na doença de Hirschsprung ou intussuscepção) e tumores.

Quando tiver identificado as estruturas normais no abdome do lactente, use a palpação para identificar as massas anormais.

Na estenose pilórica, a palpação profunda no quadrante superior direito ou na linha média pode revelar uma "azeitona", ou uma massa pilórica firme de 2 cm. Enquanto o lactente estiver sendo alimentado, é possível ver as ondas peristálticas passando pelo abdome. A condição se manifesta em lactentes de aproximadamente 4 a 6 semanas de idade.

Genitália masculina. *Inspecione* a genitália masculina com o lactente em decúbito dorsal, observando o aspecto do pênis, testículos e escroto.

O *prepúcio* cobre completamente a *glande do pênis*. Ele não é retrátil ao nascimento, embora você possa conseguir retraí-lo o suficiente para visualizar o meato uretral externo.

O prepúcio torna-se gradualmente mais frouxo ao longo de meses a anos e passa a ser retrátil. A taxa de circuncisões diminuiu nas últimas décadas na América do Norte e varia ao redor do globo, dependendo das práticas culturais. Embora a AAP, o CDC e outros especialistas declarem que os benefícios para a saúde da circuncisão de recém-nascidos do sexo masculino (redução do risco de HIV e outras infecções sexualmente transmissíveis) superem os riscos, a AAP afirma

Hipospadia refere-se à localização anormal do meato uretral em algum ponto ao longo da superfície ventral da glande ou do corpo do pênis (ver Tabela 25.13, *Sistema geniturinário masculino*). O prepúcio é formado de modo incompleto na porção ventral.

Boxe 25.24 Dimensões do fígado em recém-nascidos a termo saudáveis	
Por palpação e percussão[41]	Média: 5,9 ± 0,7 cm
Projeção abaixo do rebordo costal direito	Média: 2,5 ± 1,0 cm

que os benefícios não são suficientes para recomendar a circuncisão universal de recém-nascidos e, portanto, recomenda que a decisão final ainda deve ser tomada pelos pais com base em suas crenças religiosas, éticas e culturais.[42]

Inspecione o *corpo do pênis*, observando qualquer anormalidade na superfície ventral. Verifique se o pênis parece reto.

Uma curvatura fixa para baixo no pênis constitui uma *corda venérea*; essa condição pode acompanhar uma hipospadia. Um micropênis é um pênis normalmente estruturado, com comprimento < 1,9 cm.

Inspecione o *escroto* observando a rugosidade, que deve estar presente por volta de 40 semanas de gestação. Um edema escrotal pode estar presente por vários dias após o nascimento devido ao efeito dos estrogênios maternos.

Palpe os testículos na bolsa escrotal, prosseguindo para baixo do anel inguinal externo até o escroto. Se sentir um testículo em posição alta no canal inguinal, ordenhe-o com delicadeza para baixo até o escroto. Os testículos do recém-nascido devem medir cerca de 10 mm de largura e 15 mm de comprimento e devem estar situados na bolsa escrotal a maior parte do tempo.

A ausência de descida dos testículos (*criptorquidia*) ocorre em aproximadamente 30% em lactentes prematuros, 3% em recém-nascidos a termo e 1% com a idade de 1 ano. Em recém-nascidos com criptorquidia, o escroto com frequência parece subdesenvolvido e tenso; a palpação revela a ausência de conteúdo escrotal (ver Tabela 25.13, *Sistema geniturinário masculino*).

Examine os testículos para pesquisar tumefações no saco escrotal e sobre o anel inguinal. Se você detectar uma tumefação no saco escrotal, tente diferenciá-la do testículo. Observe se o tamanho muda quando o lactente chora, aumentando a pressão abdominal. Verifique se seus dedos conseguem alcançar acima da massa, aprisionando-a no saco escrotal. Aplique uma pressão suave para tentar reduzir o tamanho da massa e observe a presença de dor. Observe se há transiluminação (Figura 25.30).

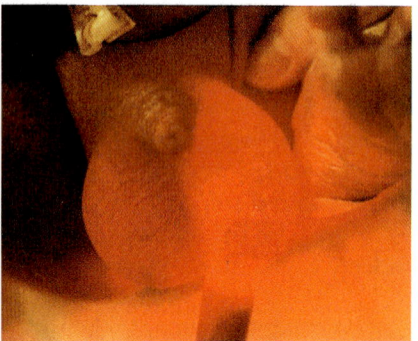

Figura 25.30 Transiluminação de uma hidrocele. (De Fletcher M. *Physical Diagnosis in Neonatology*. Lippincott-Raven; 1998.)

Duas massas escrotais comuns em recém-nascidos são hidroceles e hérnias inguinais; as duas coexistem com frequência e ambas são mais comuns no lado direito. Uma hidrocele fica localizada acima do testículo e do funículo espermático e pode ser comunicante (ou seja, redutível) ou não comunicante (ou seja, não redutível). Pode exibir transiluminação (ver Figura 25.30). A maioria desaparece até os 18 meses. As hérnias são separadas dos testículos, geralmente são redutíveis e não costumam exibir transiluminação. Não apresentam resolução. Algumas vezes é observado um espessamento do funículo espermático (chamado de sinal da seda).

Genitália feminina. Familiarize-se com a anatomia da genitália feminina de lactentes. Examine a genitália feminina com a lactente em decúbito dorsal.

Em uma menina recém-nascida, a genitália é proeminente à inspeção em virtude dos efeitos dos estrogênios maternos (que diminuem durante o primeiro ano).

Os *lábios maiores* e *menores* têm uma cor rosa pálida em lactentes de pele clara e podem ser hiperpigmentados em lactentes de pele escura. Durante as primeiras semanas de vida, muitas vezes há um corrimento vaginal branco leitoso, que pode ser manchado de sangue e é o resultado dos efeitos da descontinuação hormonal; isso não deve causar preocupação.

A *genitália ambígua*, envolvendo a masculinização da genitália externa feminina, é uma condição rara causada por distúrbios endócrinos como a *hiperplasia adrenal congênita*.

Examine as diferentes estruturas de modo sistemático, incluindo o tamanho do *clitóris*, a cor e o tamanho dos lábios maiores e quaisquer erupções cutâneas, contusões ou lesões externas (Figura 25.31).

Aderências labiais ocorrem com frequência, tendem a ser finas como um papel e em geral desaparecem sem tratamento. As aderências unem os lábios menores entre si na linha média.

Em seguida, separe os lábios maiores no ponto médio com o polegar de cada mão, ou como ilustrado nas Figuras 25.82 e 25.83 mais adiante. Inspecione o *meato uretral* e os lábios menores. Avalie o *hímen* que, em meninas recém-nascidas e lactentes, é uma estrutura avascular espessada com um orifício central que cobre o óstio da vagina. Você deve observar um *óstio da vagina*, embora o hímen seja espesso e redundante. Observe a presença de qualquer secreção.

Um hímen imperfurado pode ser observado ao nascimento.

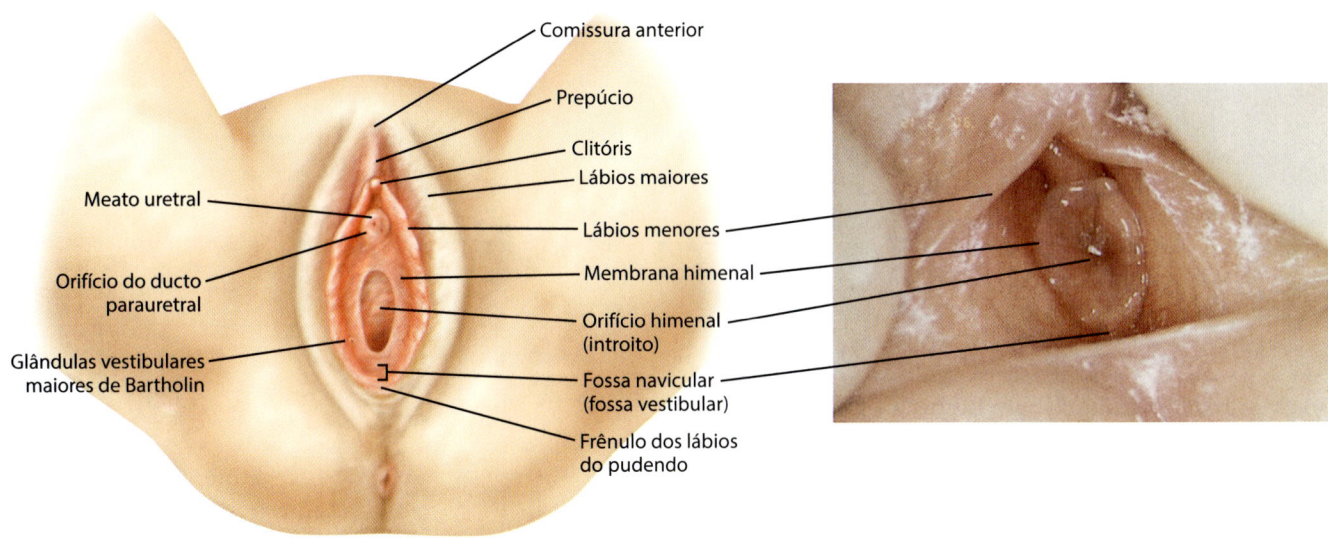

Menina pré-puberal

Menina recém-nascida

Figura 25.31 Hímen altamente estrogenizado de uma recém-nascida com espessamento e hipertrofia do tecido himenal.

Reto e ânus. Em geral, um exame digital retal não é realizado em lactentes ou crianças, a não ser que haja dúvidas sobre a patência do ânus ou uma massa abdominal. Nesses casos, flexione os quadris do lactente e dobre as pernas até encostarem na cabeça. Use o dedo mínimo enluvado e lubrificado para realizar o exame.

Uma causa comum de sangue nas fezes de lactentes é uma *fissura anal*, uma laceração na superfície do ânus que pode ser observada a olho nu.

Sistema musculoesquelético. Ocorrem alterações significativas no sistema musculoesquelético nos lactentes. Grande parte do lactente enfoca a detecção de anormalidades congênitas, em particular nas mãos, coluna vertebral, quadris, pernas e pés.

Combine o exame musculoesquelético com o exame neurológico e do desenvolvimento. Também vale a pena recordar o mnemônico IPROMS (como no inglês, "*I promise...*") para avaliação do sistema musculoesquelético, que inclui inspeção (*inspection*), palpação (*palpation*) de estruturas ósseas e articulares relacionadas e das estruturas de tecido mole, avaliação da amplitude do movimento (*range of motion*) e manobras especiais (*special maneuvers*) para testar movimentos específicos.

Ver a discussão sobre a abordagem ao exame musculoesquelético no Capítulo 23, *Sistema Musculoesquelético*.

A inspeção pode revelar deformidades macroscópicas como nanismo, anormalidades congênitas das extremidades ou dedos e bandas amnióticas que restringem uma extremidade.

As *mãos do recém-nascido* estão fechadas. Devido ao reflexo de preensão palmar (ver a discussão sobre o sistema nervoso adiante), você precisa ajudar o lactente a estender os dedos. Inspecione os dedos com atenção, observando qualquer defeito.

Pólipos cutâneos, remanescentes de dedos, *polidactilia* (dedos extranumerários) ou *sindactilia* (dedos unidos) são defeitos congênitos observados ao nascimento.

Palpe ao longo da clavícula, observando quaisquer nódulos, dor ou crepitação; esses achados podem indicar uma fratura que podem ocorrer durante um parto difícil.

Inspecione a *coluna vertebral* com atenção, em especial para detectar defeitos importantes. Observe anormalidades sutis, incluindo manchas pigmentadas, áreas pilosas ou depressão profundas.

Defeitos importantes da coluna vertebral, como meningomielocele, costumam ser detectados por ultrassom antes do nascimento e, se presentes dentro de aproximadamente 1 cm da linha média, podem estar situados acima das aberturas externas de tratos sinusais que se estendem até o canal vertebral. Não tente sondar os tratos sinusais devido ao risco de infecção.

A espinha bífida oculta (um defeito dos corpos vertebrais) pode estar associada a defeitos da medula espinal, que podem causar uma disfunção neurológica grave.

Palpe a coluna vertebral na região lombossacral, observando qualquer deformidade das vértebras.

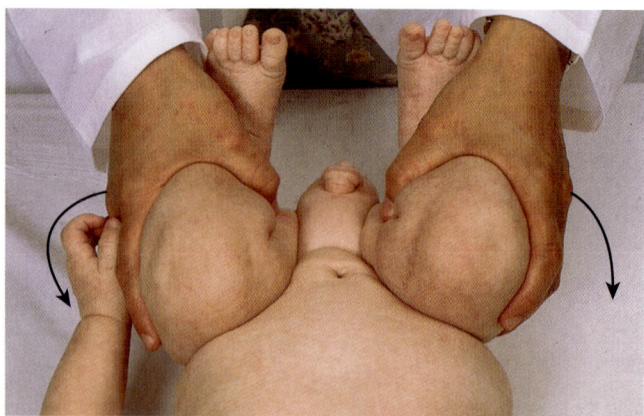

Figura 25.32 Teste de Ortolani, vista superior.

Examine com cuidado os *quadris* de recém-nascidos e lactentes em cada exame para pesquisar sinais de luxação.[43,44] Todos os bebês devem ser submetidos a exames seriados do quadril até que estejam andando. Duas manobras especiais costumam ser realizadas para detectar uma instabilidade do quadril. Uma delas testa a presença de uma luxação posterior do quadril (*teste de Ortolani*) e a outra testa a possibilidade de subluxação ou luxação de um quadril intacto, mas instável (*teste de Barlow*). Os testes de Ortolani e Barlow geralmente são realizados juntos, em qualquer sequência.

Teste de Ortolani. Certifique-se de que o recém-nascido esteja relaxado para executar essas técnicas. No *teste de Ortolani*, o recém-nascido é colocado em decúbito dorsal com as pernas voltadas para o examinador (Figura 25.32). Flexione as pernas formando ângulos retos nos quadris e nos joelhos, colocando seus dedos indicadores sobre o trocanter maior de cada fêmur e seus polegares sobre o trocanter menor (Figura 25.33). Realize uma abdução simultânea dos quadris nos dois lados até que a superfície lateral de cada joelho encoste na mesa de exame (Figura 25.34).

Barlow Test. No *teste de Barlow*, coloque suas mãos na mesma posição usada no teste de Ortolani. Puxe a perna para frente (Figura 25.35) e realize uma adução com força posterior, ou seja, pressione na direção oposta descendo os polegares na direção da mesa e para fora, aplicando a pressão posteriormente (Figura 25.36). Sinta qualquer movimentação lateral da cabeça do fêmur. Em condições normais, não há movimento e os quadris parecem "estáveis".

É importante detectar *displasia do quadril*, porque o tratamento precoce tem excelentes desfechos.

Um ruído suave de "clique", auscultado durante essas manobras, não comprova a *luxação do quadril*, mas deve incentivar um exame cuidadoso.

Se houver displasia do quadril, você sentirá um "golpe" quando a cabeça do fêmur, que está situada posteriormente ao acetábulo, encaixar no acetábulo. Um movimento palpável da cabeça do fêmur que retorna ao lugar de origem constitui um *sinal de Ortolani positivo*.

Um sinal de Barlow positivo não estabelece um diagnóstico de displasia do quadril, mas indica frouxidão e um potencial para luxação do quadril; o lactente deve ser acompanhado com atenção, ou deve-se realizar um ultrassom ou encaminhar a criança a um especialista. A sensação da cabeça do fêmur deslizando para o lábio posterior do acetábulo constitui um *sinal de Barlow positivo*. Se você sentir esse movimento de deslocamento, realize a abdução do quadril pressionando de volta para dentro com os dedos indicador e médio e sinta o movimento da cabeça do fêmur quando ela retorna para o acetábulo no quadril.

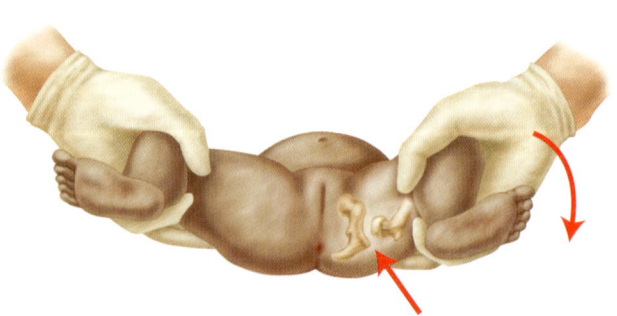

Figura 25.33 Teste de Ortolani, posição inicial.

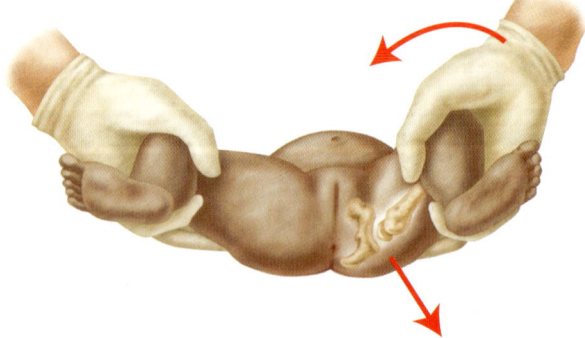

Figura 25.34 Teste de Ortolani, posição final.

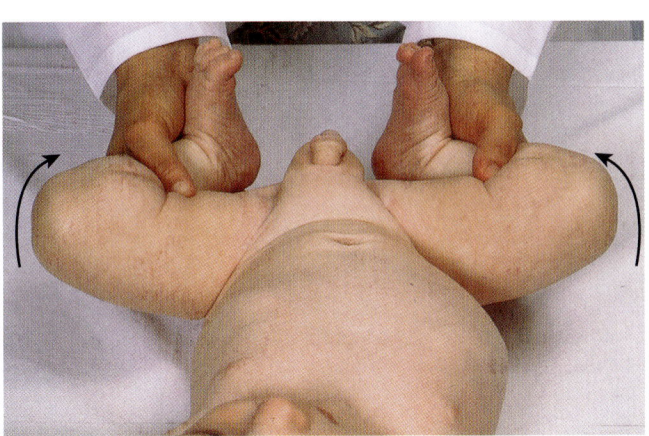

Figura 25.35 Teste de Barlow, vista superior.

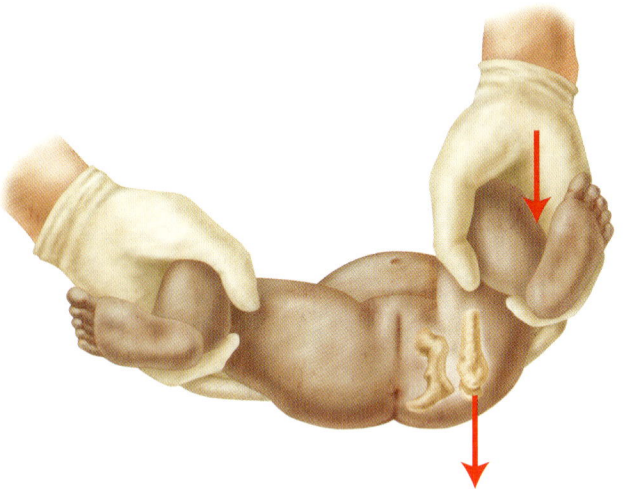

Figura 25.36 Teste de Barlow, direção da força.

Crianças acima de 3 meses de vida podem demonstrar um sinal de Ortolani ou Barlow negativo e mesmo assim apresentar uma *luxação do quadril* devido ao estiramento dos músculos e ligamentos do quadril; nessas crianças, uma limitação da abdução levanta a preocupação com uma displasia do quadril.

Teste um encurtamento femoral usando o *sinal de Galeazzi* ou *Allis*. Coloque os pés juntos (com o joelho flexionado e o sacro plano sobre a mesa) e observe qualquer diferença na altura dos joelhos.

Examine as *pernas e os pés* do recém-nascido ou lactente para detectar anormalidades do desenvolvimento. Avalie a simetria, curvatura e torção das pernas. Não deve haver discrepâncias no comprimento das pernas. É comum que os lactentes normais apresentem assimetria nas pregas cutâneas das coxas, mas se você detectar uma assimetria, não deixe de realizar os testes de instabilidade porque luxações do quadril muitas vezes estão associadas a esse achado.

Uma curvatura intensa dos joelhos pode ser normal, mas também pode ser decorrente de raquitismo ou *doença de Blount*. A causa mais comum de curvatura é uma torção tibial (ver a seguir).

A maioria dos recém-nascidos tem *pernas arqueadas*, refletindo sua posição intrauterina encurvada.

Alguns lactentes normais exibem uma torção da tíbia para dentro ou para fora em seu eixo longitudinal. Os pais podem manifestar preocupação com uma inclinação dos dedos dos pés para dentro ou para fora e uma marcha desajeitada, que costumam ser normais. *A torção da tíbia costuma exibir correção espontânea durante o segundo ou terceiro ano de vida, após meses de sustentação do peso.*[43]

Uma torção patológica da tíbia ocorre apenas em associação a *deformidades dos pés ou dos quadris.*

Examine os pés dos recém-nascidos e lactentes. *Ao nascimento, os pés podem parecer deformados porque mantém sua posição intrauterina*, muitas vezes virados para dentro (Figura 25.37). Você deve ser capaz de corrigir os pés para uma posição neutra e até mesmo para uma posição de correção excessiva (Figura 25.38). Esfregue ou percorra a borda externa para ver se o pé assume uma posição normal.

Deformidades reais dos pés não retornam à posição neutra, mesmo com a manipulação.

O pé de um recém-nascido normal tem várias características benignas que podem causar uma preocupação inicial. O pé do recém-nascido parece plano devido a um coxim gorduroso plantar. Muitas vezes há inversão do pé, com elevação da margem externa. Outros lactentes exibem uma adução do antepé sem inversão, chamada de *metatarso aduzido*, que requer um acompanhamento atento. Outros ainda apresentam uma adução de todo o pé. Por fim, a maioria das crianças que começam a andar exibem algum grau de pronação durante os estágios iniciais da sustentação do peso, com eversão do pé.

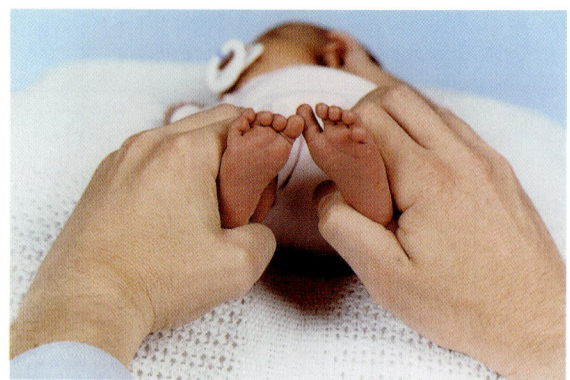

Figura 25.37 Avaliação do alinhamento dos pés.

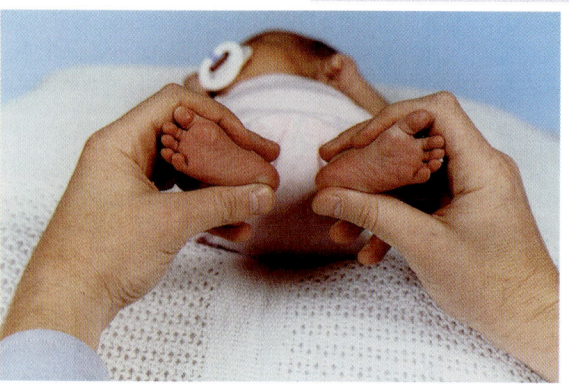

Figura 25.38 Avaliação do alinhamento, com rotação para uma posição de correção excessiva.

Em todas essas variantes normais, a posição anormal pode ser corrigida com facilidade, inclusive ultrapassando a linha média. Todas tendem a exibir resolução dentro de 1 ou 2 anos.

Sistema nervoso. O exame do sistema nervoso em lactentes inclui técnicas altamente específicas para esse grupo etário em particular. Ao contrário de muitas anormalidades neurológicas em adultos que produzem achados localizados assimétricos, as anormalidades neurológicas em lactentes muitas vezes se apresentam como anormalidades de desenvolvimento, como a incapacidade de realizar tarefas apropriadas para a idade. Portanto, os exames neurológico e do desenvolvimento devem ser conduzidos ao mesmo tempo. Uma anormalidade do desenvolvimento deve incentivar uma atenção especial ao exame neurológico.

O rastreamento neurológico de todos os recém-nascidos deve incluir uma avaliação do estado mental, da função motora geral, tônus, choro, reflexos tendinosos profundos e reflexos primitivos. Um exame mais detalhado da função dos nervos cranianos e da função sensorial está indicado se houver suspeita de qualquer anormalidade na anamnese ou no rastreamento.[45]

O exame neurológico pode revelar uma doença extensa, mas não detecta déficits funcionais específicos ou lesões muito pequenas.

Estado mental. Avalie o *estado mental* dos recém-nascidos observando as atividades neonatais discutidas no Boxe 25.7. Lembre-se de testar o recém-nascido durante os períodos de alerta. Uma descrição detalhada da avaliação do desenvolvimento é apresentada a seguir.

Função motora e tônus. Avalie o tônus motor dos recém-nascidos e lactentes, primeiro pela observação cuidadosa de sua posição em repouso e testes da resistência à movimentação passiva.

Além disso, avalie o *tônus* enquanto movimenta cada articulação maior por toda sua amplitude do movimento, observando a presença de espasticidade ou flacidez. Segure o lactente (Figura 25.39) para determinar se o tônus está normal, aumentado ou diminuído. Uma criança com tônus normal apresenta uma resposta normal à suspensão vertical, como na figura, e não

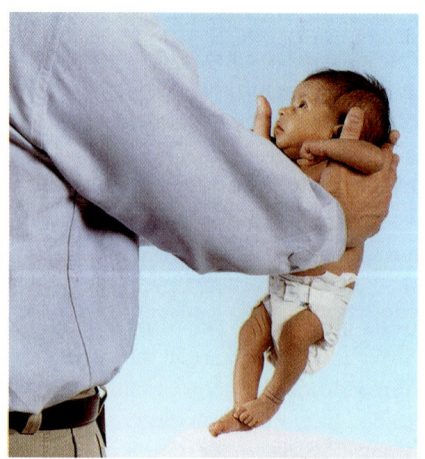

Figura 25.39 Avaliação do tônus motor.

A deformidade congênita grave do pé mais comum é talipe equinovaro ou *pé torto*.

Ver Tabela 25.14, *Achados musculoesqueléticos comuns em crianças jovens*.

Os sinais de doença neurológica grave em lactentes incluem irritabilidade extrema, assimetria persistente da postura, extensão persistente das extremidades, rotação constante da cabeça para um lado, extensão acentuada da cabeça, pescoço e extremidades (*opistótono*), flacidez intensa, resposta à dor limitada e, às vezes, convulsões.

Comportamentos neonatais sutis como tremores finos, irritabilidade e autorregulação inadequada podem indicar *abstinência de nicotina ou opioides*.

Uma irritabilidade persistente no recém-nascido pode ser um sinal de *dano neurológico* ou pode refletir uma variedade de *anormalidades metabólicas*, *infecciosas* ou *constitucionais* ou condições ambientais como *abstinência de medicamentos ou substâncias psicoativas*.

Recém-nascidos com hipotonia costumam ficar deitados em uma posição de rã, com os braços flexionados e as mãos próximas às orelhas. Um lactente hipotônico quase escorregaria das mãos do examinador na Figura 25.39. A hipotonia pode ser causada por uma série de anormalidades do sistema nervoso central e distúrbios da unidade motora.

"escorrega pelas mãos" sem o examinador segurar o dorso do lactente. *Tanto um aumento quanto uma diminuição do tônus podem indicar doenças intracranianas*, embora esse tipo de doença geralmente seja acompanhado por vários outros sinais.

Função sensorial. A *função sensorial* do recém-nascido pode ser testada apenas de modo limitado. Teste a sensação dolorosa dando um peteleco na palma da mão ou na sola do pé do lactente. Observe a retirada do membro, estimulação e alteração da expressão facial. Não use um alfinete para testar a dor.

Nervos cranianos. Os *nervos cranianos* do recém-nascido ou lactente podem ser testados. O Boxe 25.25 apresenta estratégias úteis.

Reflexos tendinosos profundos. Os *reflexos tendinosos profundos* estão presentes em recém-nascidos, mas sua estimulação pode ser difícil e sua intensidade pode variar porque as vias corticospinais são imaturas. A presença exagerada ou ausência desses reflexos tem pouco significado diagnóstico, a não ser que essa response seja diferente dos resultados observados em testes anteriores ou sejam observadas respostas extremas ou muito assimétricas.

Se houver alteração da expressão facial ou choro após um estímulo doloroso, mas não a retirada do membro, uma fraqueza ou *paralisia* podem estar presentes.

Anormalidades nos nervos cranianos podem sugerir uma lesão intracraniana como hemorragia ou uma malformação congênita (ou ainda problemas no sistema nervoso periférico).

Um aumento progressivo dos reflexos tendinosos profundos durante o primeiro ano de vida pode indicar uma doença do sistema nervoso central como paralisia cerebral, especialmente se associado a um aumento do tônus. Outro padrão de apresentação comum consiste em hipotonia central seguida por um aumento progressivo do tônus.

Boxe 25.25 Estratégias para avaliação dos nervos cranianos em recém-nascidos e lactentes		
Nervo craniano		**Estratégia**
I	Olfatório	Muito difícil de testar
II	Acuidade visual	Faça o lactente observar seu rosto e pesquise uma resposta facial e acompanhamento.
II, III	Resposta à luz	Escureça a sala e levante o lactente até a posição sentada para abrir os olhos.
		Use luz e teste o *reflexo de piscamento óptico* (piscar em resposta à luz).
		Use a luz do otoscópio (sem o espéculo) para avaliar as respostas pupilares.
III IV, VI	Movimentos extraoculares	Observe como o lactente acompanha seu rosto sorridente (ou uma luz brilhante) e se os olhos se movem juntos.
V	Motor	Teste o reflexo fundamental.
		Teste o reflexo de sucção (observe o lactente sugar a mama, a chupeta ou mamadeira) e a força de sucção.
VII	Facial	Observe o lactente enquanto chora e sorri; preste atenção à simetria da face.
VIII	Acústico	Teste o reflexo de piscamento acústico (os dois olhos piscam em resposta a um som alto).
		Observe o acompanhamento em resposta ao som.
IX, X	Deglutição	Observe a coordenação durante a deglutição.
	Vômito	Teste o reflexo do vômito.
XI	Acessório	Observe a simetria dos ombros.
XII	Hipoglosso	Observe a coordenação da sucção, deglutição e movimento da língua.
		Pince as narinas com os dedos; observe a abertura reflexa da boca com a ponta da língua na linha média.

Uma paralisia do nervo facial congênita pode ser causada por tocotraumatismo ou defeitos do desenvolvimento.

Uma *disfagia*, ou dificuldade de deglutição, algumas vezes pode ser decorrente de uma lesão dos nervos cranianos IX, X e XII.

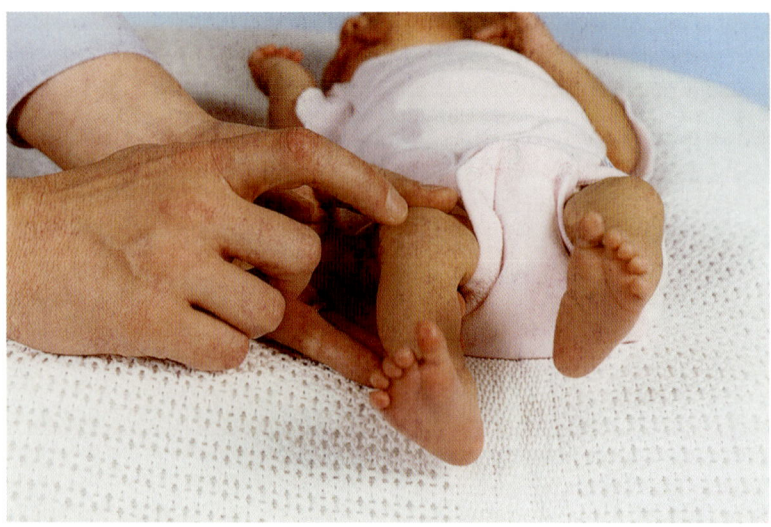

Figura 25.40 Avaliação dos reflexos tendinosos profundos com o dedo.

Use as mesmas técnicas empregadas em adultos para estimular os reflexos tendinosos profundos. Você pode usar seu dedo indicador ou médio no lugar do martelo de reflexo, como mostra a Figura 25.40.

A estimulação dos reflexos tricipital, braquiorradial e abdominal é difícil antes dos 6 meses de vida. O *reflexo anal* ou "*contração anal*" está presente ao nascimento e é importante pesquisá-lo se houver suspeita de uma lesão da medula espinal. Esse reflexo consiste na contração do músculo esfíncter externo do ânus quando o examinador toca a pele próxima ao ânus.

Em recém-nascidos, uma *resposta de Babinski positiva* à estimulação plantar (dorsiflexão do hálux e abertura dos outros dedos em leque) pode ser estimulada e pode persistir por vários meses.

Para estimular com mais facilidade o reflexo aquileu de um lactente, segure o maléolo do lactente com uma das mãos e efetue uma dorsiflexão súbita do tornozelo (Figura 25.41). Você pode observar uma flexão plantar rítmica e rápida do pé do recém-nascido (*clônus calcâneo*) em resposta a essa manobra. Até 10 batimentos são normais em recém-nascidos e lactentes jovens; esse é o *clônus calcâneo não sustentado*.

Como em adultos, reflexos assimétricos sugerem uma lesão dos nervos periféricos ou do segmento espinal ou podem ser decorrentes de uma lesão intracraniana.

A ausência do reflexo anal sugere perda da inervação do músculo esfíncter externo, causada por uma anormalidade da medula espinal como uma anomalia congênita (p. ex., espinha bífida), um tumor ou uma lesão.

Quando as contrações são contínuas (clônus calcâneo *sustentado*), deve-se suspeitar de doença do sistema nervoso central.

Um recém-nascido irritável e inquieto que apresente tremores, hipertonia e reflexos hiperativos pode estar apresentando uma abstinência de substâncias psicoativas decorrente do uso de substâncias pela mãe durante a gravidez. A *síndrome de abstinência neonatal* é produzida pelo uso materno de opioides durante a gestação. Além dos sinais já descritos, o recém-nascido também pode apresentar sinais autonômicos, assim como alimentação inadequada e convulsões.

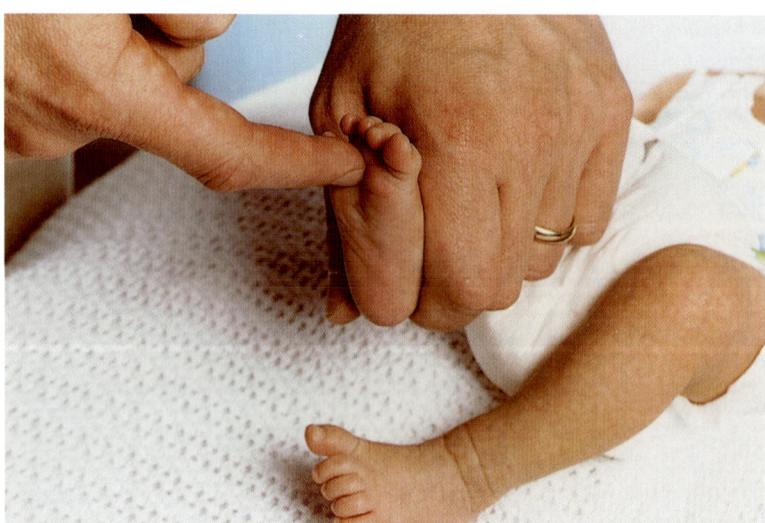

Figura 25.41 Avaliação do reflexo aquileu.

Reflexos primitivos. Examine o desenvolvimento do sistema nervoso central de recém-nascidos e lactentes pela avaliação dos *automatismos infantis*, chamados *reflexos primitivos*. Estes se desenvolvem durante a gestação, geralmente podem ser demonstrados ao nascimento e desaparecem em idades definidas. Anormalidades desses reflexos primitivos sugerem uma doença neurológica e justificam uma investigação mais profunda.[46]

Os reflexos primitivos mais importantes estão ilustrados no Boxe 25.26.

EXEMPLOS DE ANORMALIDADES

Deve-se suspeitar de uma *anormalidade neurológica* ou *do desenvolvimento* se os reflexos primitivos:

■ Estiverem ausentes na idade apropriada
■ Continuarem presentes por mais tempo que o normal
■ Forem assimétricos
■ Estiverem associados a posturas ou movimentos espasmódicos

Boxe 25.26 Reflexos primitivos

Reflexo primitivo		Manobra	Idades	
Reflexo de preensão palmar		Coloque seu dedo na mão do lactente e faça pressão contra as superfícies palmares. O lactente flexionará todos os dedos para segurar o dedo do examinador.	Nascimento a 3 a 4 meses	A persistência do reflexo de preensão palmar após 4 a 6 meses sugere uma disfunção do trato piramidal. A persistência da mão fechada após 2 meses sugere uma lesão do sistema nervoso central, especialmente se os dedos estiverem sobrepostos ao polegar.
Reflexo de preensão plantar		Toque a sola do pé, na base dos dedos. Os dedos se curvam.	Nascimento a 6 a 8 meses	A persistência do reflexo de preensão plantar após 8 meses sugere uma disfunção do trato piramidal.
Reflexo fundamental		Toque a pele perioral nos cantos da boca. O lactente abre a boca, vira a cabeça na direção do lado estimulado e faz movimentos de sucção.	Nascimento a 3 a 4 meses	A ausência do reflexo fundamental indica doença generalizada grave ou do sistema nervoso central.
Reflexo de Moro (reflexo do sobressalto)		Segure o lactente em decúbito dorsal, apoiando a cabeça, o dorso e as pernas. Abaixe abruptamente todo o corpo em cerca de 30 centímetros. Os braços exibem abdução e extensão, as mãos abrem e as pernas são flexionadas. O lactente pode chorar.	Nascimento a 4 meses	A persistência após os 4 meses sugere uma doença neurológica (p. ex., paralisia cerebral); a persistência após os 6 meses é ainda mais sugestiva. Uma resposta assimétrica sugere fratura da clavícula ou úmero ou lesão do plexo braquial.
Reflexo tônico cervical assimétrico		Com o lactente em decúbito dorsal, vire a cabeça para um lado, segurando a mandíbula sobre o ombro. O braço e a perna no lado para o qual a cabeça está virada apresentam extensão, enquanto o braço e a perna exibem flexão no lado oposto. Repita no outro lado.	Nascimento a 2 a 3 meses	A persistência após os 3 meses sugere um desenvolvimento assimétrico do sistema nervoso central e algumas vezes prevê o desenvolvimento de paralisia cerebral.

(continua)

Boxe 25.26 Reflexos primitivos (*continuação*)

Reflexo primitivo		Manobra	Idades	
Reflexo de encurvamento do tronco (Galant)		Apoie o lactente em decúbito ventral com uma das mãos e toque um lado do dorso a 1 cm da linha média, dos ombros até as nádegas. A coluna vertebral curva-se para o lado estimulado.	Nascimento a 3 a 4 meses	A ausência sugere uma lesão ou dano transversal da medula espinal. A persistência pode indicar um atraso do desenvolvimento.
Reflexo de Landau		Suspenda o lactente em decúbito ventral com uma das mãos. A cabeça levanta e a coluna é endireitada.	Nascimento a 6 meses	A persistência pode indicar um atraso do desenvolvimento.
Reflexo do paraquedas		Suspenda o lactente em decúbito ventral e lentamente abaixe a cabeça na direção de uma superfície. Os braços e as pernas se estendem de um modo protetor.	8 meses e não desaparece	Um atraso no aparecimento pode prever futuros atrasos no desenvolvimento motor voluntário.
Reflexo de apoio positivo		Segure o lactente envolvendo o tronco e abaixe-o até que os pés toquem uma superfície plana. Os quadris, joelhos e tornozelos se estendem, o lactente fica em pé, apoiando o peso parcialmente, oscilando após 20 a 30 s.	Nascimento ou 2 meses até 6 meses	A ausência do reflexo sugere hipotonia ou flacidez. Uma extensão fixa com adução das pernas (em tesoura) sugere espasticidade decorrente de uma doença neurológica, como paralisia cerebral.
Reflexos de posicionamento e marcha		Segure o lactente na vertical, como no reflexo de apoio positivo. Faça com que a sola de um pé encoste na mesa. O quadril e o joelho daquele pé apresentam flexão e o outro pé dá um passo para frente. Ocorrem passos alternados.	Nascimento (melhor após 4 dias; a idade de desaparecimento é variável)	A ausência de posicionamento pode indicar paralisia. Recém-nascidos com apresentação pélvica no parto podem não demonstrar um reflexo de posicionamento.

Boxe 25.27 Anormalidades detectadas com a observação de brincadeiras

Comportamental*	Social ou ambiental
Interação pais-criança insuficiente	Estresse, depressão dos pais
Rivalidade entre irmãos	Risco de abuso ou negligência
Pouca disciplina por parte dos pais	
"Temperamento difícil"	**Neurológico**
	Fraqueza
Desenvolvimento	Postura anormal
	Espasticidade
Atraso motor grosseiro	Incoordenação
Atraso motor fino	Problemas de atenção, hiperatividade
Atraso da linguagem (expressiva ou receptiva)	Características autistas
Atraso em tarefas sociais ou emocionais	Anormalidades musculoesqueléticas

*Observação: O comportamento da criança durante a consulta pode não representar o comportamento típico, nas suas observações podem servir como um ponto de partida para a conversa com os pais.

Avaliação do desenvolvimento. Observando e brincando com o lactente, é possível realizar um exame de desenvolvimento para rastreamento e uma avaliação da aquisição de habilidades motoras grossas e (para lactentes mais velhos) finas (Boxe 25.27). Lactentes que demonstrem um atraso no desenvolvimento podem apresentar anormalidades ao exame neurológico porque boa parte do exame é baseado em normas específicas para a idade.

Especificamente, pesquise fraqueza observando a criança sentada, em pé e as transições. Observe a postura na posição sentada ou em pé. Avalie o desenvolvimento motor fino em lactentes mais velhos de um modo semelhante, combinando o exame neurológico e do desenvolvimento. Os principais marcos incluem o desenvolvimento da preensão em pinça, a capacidade de manusear objetos e tarefas mais precisas, como construir uma torre de cubos ou rabiscar. O desenvolvimento motor fino e grosseiro progride na direção proximal para distal.

Além disso, uma vez que algumas anormalidades neurológicas produzem déficits ou retardos do desenvolvimento cognitivo e social, é possível avaliar os domínios do desenvolvimento cognitivo e social-emocional do lactente enquanto você realiza um exame neurológico e do desenvolvimento abrangente.

Consulte os marcos do desenvolvimento no Boxe 25.5 e os itens em um instrumento de rastreamento do desenvolvimento padronizado para aprender quais tarefas de desenvolvimento específicas para a idade devem ser avaliadas.

Existem muitas causas de atrasos do desenvolvimento, mas muitas vezes nenhuma causa é identificada. As etiologias incluem *pré-natais* (genética, sistema nervoso central, hipotireoidismo congênito), perinatais (pré-termo, asfixia, infecção, trauma) e *pós-natais* (trauma, infecção, toxinas, abuso).

Um atraso no desenvolvimento em mais de um domínio (p. ex., motor mais cognitivo) sugere uma doença mais grave.

REGISTRO DOS ACHADOS

O formato do prontuário clínico é o mesmo para crianças e adultos. Embora a sequência do exame físico possa variar, transcreva seus achados clínicos na mesma ordem do prontuário manuscrito tradicional ou em formato eletrônico.

No início você pode usar sentenças para descrever seus achados; mais tarde usará frases. O estilo mostrado aqui contém frases apropriadas para a maioria dos registros. Ao ler esse registro, você notará alguns achados típicos. Tente testar seus conhecimentos. Veja se consegue interpretar esses achados. Você também perceberá as modificações necessárias para acomodar os relatos dos pais.

Uma vez que a estrutura e a sequência do registro da história e exame físico de recém-nascidos ou lactentes reflete o registro para crianças novas, use o exemplo mostrado na respectiva seção. Os principais elementos da história apresentados no Boxe 25.4 podem ser usados como orientação para registrar a história.

PROMOÇÃO E ORIENTAÇÃO DA SAÚDE: EVIDÊNCIAS E RECOMENDAÇÕES

A AAP e o grupo Bright Futures[19] recomendam consultas de supervisão da saúde para lactentes com menos de 1 ano nas seguintes idades: ao nascimento, com 3 a 5 dias, 1 mês e aos 2, 4, 6, 9 e 12 meses (Figura 25.42). Este é o chamado *Cronograma de Periodicidade do Lactente*. As consultas de supervisão da saúde fornecem oportunidades para responder às perguntas dos pais, avaliar o crescimento e o desenvolvimento do lactente, realizar um exame físico completo e fornecer orientação antecipatória. A orientação antecipatória apropriada para a idade inclui hábitos e comportamentos saudáveis, competência social dos cuidadores, técnicas de criação, relacionamentos familiares e interações na comunidade.

As visitas regulares fornecem uma oportunidade de traçar uma trajetória para o desenvolvimento saudável e efetivo. Os lactentes geralmente ficam bem durante essas visitas, aumentando a qualidade da experiência. Os pais costumam ser receptivos a sugestões sobre a promoção da saúde, que podem ter influências importantes a longo prazo sobre a criança e a família. São necessárias habilidades de entrevista robustas ao discutir as estratégias para otimizar a saúde e o bem-estar dos lactentes. Ajuste o conteúdo ao nível de desenvolvimento apropriado do lactente. Como um exercício, reveja os componentes básicos de uma visita de supervisão de saúde para uma criança de 6 meses de vida no Boxe 25.28.

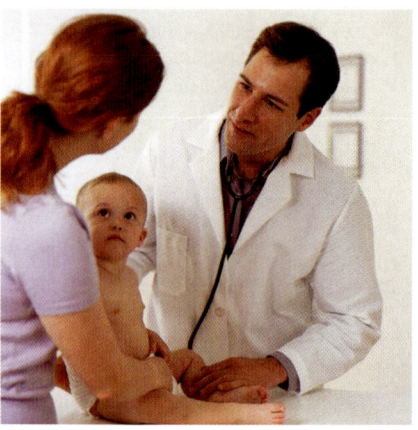

Figura 25.42 A supervisão de saúde regular tem muitas finalidades.

PRÉ-ESCOLARES E CRIANÇAS EM IDADE ESCOLAR – ANAMNESE: ABORDAGEM GERAL

As crianças geralmente são acompanhadas por um dos pais ou um cuidador (Figura 25.43). Mesmo quando sozinhas na sala de exame, com frequência estão procurando cuidados de saúde por solicitação dos pais (Figura 25.44). Na verdade, um dos pais normalmente está aguardando na sala de espera. Ao entrevistar uma criança, você deve considerar as necessidades e os pontos de vista da criança e dos cuidadores.

Boxe 25.28 Componentes de uma visita de supervisão de saúde para uma criança de 6 meses de idade

Discussões com os pais
- Abordar as preocupações/dúvidas dos pais
- Fornecer orientação
- Obter a história social
- Avaliar o desenvolvimento, a nutrição, o sono, a eliminação, segurança, saúde oral, relacionamentos familiares, estressores, crenças dos pais, fatores da comunidade

Avaliação do desenvolvimento
- Usar um instrumento de desenvolvimento padronizado para medir os marcos
- Avaliar os marcos pela história
- Avaliar os marcos pelo exame

Exame físico
- Realizar um exame cuidadoso, incluindo os parâmetros do crescimento com os percentis para a idade

Testes de rastreamento
- Visão e audição (por exame)
- Rastreamento de fatores de risco sociais

Imunizações
- Ver o cronograma (*site* da AAP ou do CDC)

Orientação antecipatória

Hábitos e comportamentos saudáveis
- Prevenção de ferimentos e doenças
- Usar assento para crianças, observar da criança com possibilidade de rolar, cuidado com andadores, venenos, exposição ao tabaco
- Nutrição
- Amamentação ou uso de mamadeira, suplementação de ferro com vitamina D, se necessário, sólidos, nenhum suco, prevenção de engasgo, alimentação excessiva
- Saúde oral
- Não oferecer mamadeira na cama, flúor, escovação dos dedos

Interação pais-lactente
- Promoção do desenvolvimento (conversa, leitura, canto, música, brincadeira)

Relacionamentos familiares
- Tempo para cuidar de si; babás

Interação na comunidade
- Creche, recursos

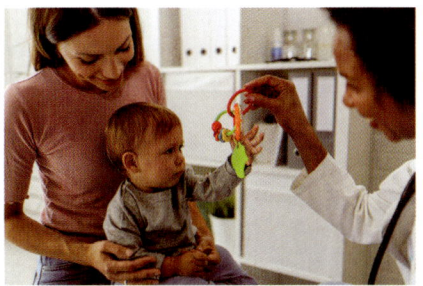

Figura 25.43 Uma pediatra examinando um menino acompanhado por sua mãe. (Usada com permissão de Shutterstock. Por Lordn.)

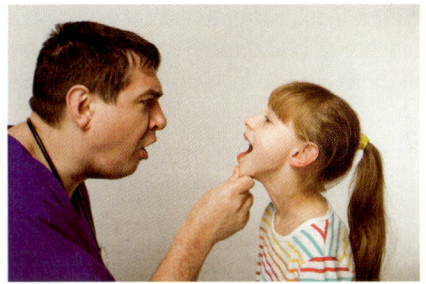

Figura 25.44 Exame da garganta de uma criança. (Usada com permissão de Shutterstock. Por Business plus.)

Estabelecendo um bom relacionamento

Comece a entrevista cumprimentando e estabelecendo uma boa relação com cada pessoa presente (Figura 25.45). Refira-se à criança pelo nome em vez de simplesmente dizer "ele" ou "ela." Existem vários tipos de famílias – incluindo famílias tradicionais, pais/mães solteiros, pais separados/divorciados, mistas, pais do mesmo sexo, famílias por parentesco, lares temporários e famílias adotivas; por isso, esclareça o papel ou a relação de todos os adultos e crianças. "Então, você é a avó do Jimmy?" "Por favor, pode me ajudar explicando o parentesco do Jimmy com todos aqui?" Dirija-se aos pais como "Sr. Smith" ou "Sra. Smith", e não pelos primeiros nomes ou como "Mãe" ou "Pai". Quando a estrutura familiar não estiver imediatamente clara, você pode evitar constrangimentos perguntando diretamente sobre outros membros. "Quem mais mora na casa?" "Quem é o pai do Jimmy?" "Vocês vivem juntos?" Não suponha que simplesmente porque os pais estão separados, apenas um deles tenha um envolvimento ativo na vida da criança.

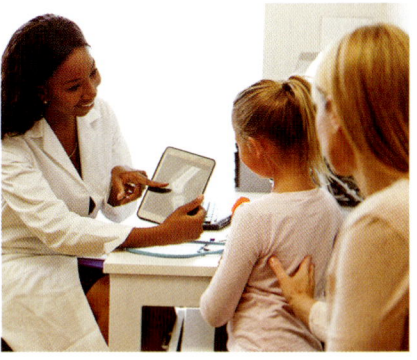

Figura 25.45 O estabelecimento de uma boa relação permite uma avaliação mais eficiente.

Use sua experiência pessoal com crianças para orientar seu modo de interagir em um contexto de serviço de saúde. Para estabelecer uma boa relação, converse com as crianças em seu próprio nível. Fazer contato ocular em seu nível, participar de brincadeiras e conversar sobre seus interesses são boas estratégias. Pergunte às crianças sobre suas roupas, brinquedos, livros ou programas de televisão favoritos ou seu acompanhante adulto de um modo entusiástico, mas gentil. Passar algum tempo no início da entrevista acalmando e criando uma conexão com uma criança ansiosa pode deixar tanto a criança quanto o cuidador mais à vontade.

Trabalhando com as famílias

Uma dificuldade que surge quando várias pessoas estão presentes é decidir a quem fazer as perguntas. Embora em algum momento você precise obter informações com a criança e com o pai ou mãe, é útil começar com a criança.

Questões abertas e simples como "Você está doente? Fale mais sobre isso", seguidas por perguntas mais específicas, com frequência fornecem grande parte dos dados clínicos. Os pais podem então confirmar a informação, acrescentar detalhes que forneçam mais contexto e identificar outros problemas que precisem ser abordados. Algumas vezes, as crianças sentem vergonha de começar, mas assim que um dos pais iniciar a conversa, volte a dirigir as perguntas à criança. Caracterize os atributos dos sintomas como faria para adultos.

"Sua mãe me contou que você tem dor de estômago. Fale um pouco sobre ela."
"Mostre para mim onde você sente dor. Com o que ela se parece?"
"Ela é rápida como uma alfinetada ou dói o tempo todo?"
"Ela fica no mesmo lugar ou muda de local?"
"O que ajuda a fazer a dor sumir? O que faz a dor piorar?"
"O que você acha que está causando isso?"

A presença de membros da família permite que você observe como interagem com a criança. A criança pode conseguir ficar sentada e tranquila ou pode estar agitada irrequieta. Observe como os pais estabelecem, ou deixam de estabelecer, limites quando necessário.

Múltiplos interesses

Cada pessoa na sala, incluindo o médico, pode ter uma ideia diferente sobre a natureza do problema e que o que precisa ser feito (Figura 25.46).

Descubra o máximo possível desses pontos de vista e interesses. Parentes que não estejam presentes (p. ex., a um pai ou avô ausente) também podem ter preocupações. Pergunte também sobre essas preocupações. *"Se o pai da Suzie estivesse aqui hoje, que dúvidas ou preocupações ele teria?" "Sra. Jones, já discutiu essa questão com sua mãe ou outra pessoa?" "O que ela acha disso?"*

Por exemplo, a Sra. Gonzalez traz MaryAnn para avaliar uma dor abdominal porque está preocupada que MaryAnn possa ter uma úlcera e também hábitos alimentares inadequados. MaryAnn não está preocupada com a dor na barriga, mas está incomodada com as mudanças em seu corpo e por estar engordando. O Sr. Gonzalez acha que a lição de casa de MaryAnn não está recebendo atenção suficiente. Você, como médico, precisa equilibrar essas preocupações com o que você observa como uma menina saudável de 12 anos de idade no início da puberdade, com uma dor abdominal funcional leve e preocupação com um possível desenvolvimento de obesidade.

Seus objetivos devem incluir descobrir as preocupações de cada pessoa e ajudar a família a ser realista em relação à variação de "normalidade".

A família como recurso

Em geral, os familiares fornecem a maior parte dos cuidados e são seus aliados naturais na promoção da saúde da criança. Permanecer aberto a uma grande variedade de comportamentos dos pais ajuda a estabelecer essa aliança. A criação de uma criança reflete práticas culturais, socioeconômicas e familiares. É importante respeitar a tremenda variação nessas práticas. Uma boa estratégia consiste em *enxergar os pais como especialistas no cuidado de seus filhos e a si mesmo como um consultor*. Isso demonstra respeito pelos cuidados dos pais e reduz muito a probabilidade de que os pais não valorizem ou ignorem seus conselhos. Os pais enfrentam muitos desafios para criar os filhos, por isso os profissionais devem fornecer suporte, não críticas. Comentários como *"Por que você não trouxe a criança antes?"* ou *"Por que você fez isso?"* não melhoram sua relação com os pais.

Afirmações que reconheçam o trabalho duro dos pais e elogiem seus sucessos são sempre apreciados. *"Sr. Chang, o senhor está fazendo um trabalho esplêndido com Brian. Ser pai requer muito trabalho e o comportamento do Brian aqui hoje mostra claramente seus esforços. Podemos ter algumas sugestões para o senhor no fim da consulta."* Ou, para a criança, *"Brian, você tem sorte de ter um pai tão maravilhoso"*.

Interesses ocultos

Como ocorre com adultos, a queixa principal pode não estar relacionada ao motivo real pelo qual os pais trouxeram a criança para uma consulta (Figura 25.47). A queixa pode ser uma ponte para preocupações que talvez não pareçam um motivo legítimo para consultar o médico. Crie uma atmosfera de confiança que permita que os pais sejam francos sobre suas preocupações, fazendo perguntas facilitadoras como:

"Você tem qualquer outra preocupação sobre o Randy?"
"Há alguma outra coisa que você gostaria de me contar ou perguntar hoje?"

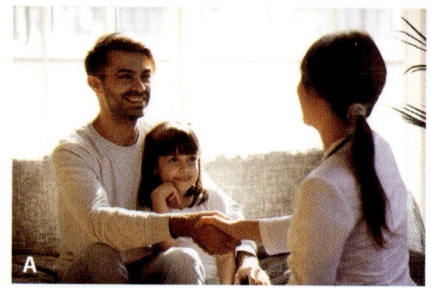
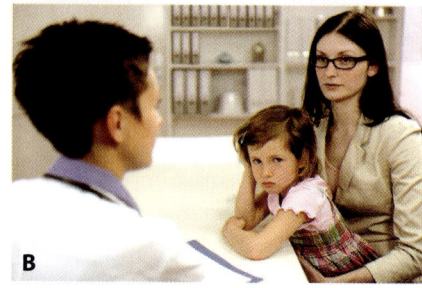
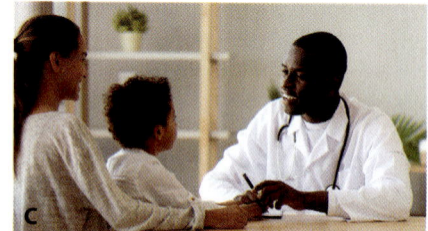

Figura 25.46 O médico, os pais e o paciente às vezes têm interesses diferentes. (Usada com permissão de Shutterstock. **A.** Por fizkes. **B.** Por mangostock. **C.** Por fizkes.)

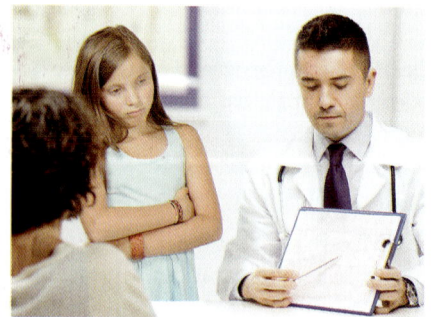

Figura 25.47 Pais engajados podem revelar interesses ocultos.

MONITORAMENTO DO DESENVOLVIMENTO: PRIMEIRA INFÂNCIA – 1 A 4 ANOS

Desenvolvimento físico

Após a fase de lactente, a velocidade do crescimento físico diminui aproximadamente pela metade. *Após 2 anos, as crianças ganham 2 a 3 kg e crescem 5 cm por ano.* As mudanças físicas são impressionantes, caracterizadas por uma constituição mais esbelta, porém mais musculosa.

As habilidades motoras grossas e finas também se desenvolvem com rapidez. Quase todas as crianças andam aos 15 meses, correm bem aos 2 anos e conseguem pedalar um triciclo e pular aos 4 anos. As habilidades motoras finas desenvolvem-se por meio do amadurecimento neurológico e das brincadeiras (Figura 25.48). Uma criança de 18 meses de vida que rabisca, passa a desenhar linhas aos 2 anos e, mais tarde, aos 3 anos de idade copia um círculo; crianças de 4 anos de idade conseguem desenhar uma pessoa simples com duas partes do corpo e podem começar a copiar letras maiúsculas simples.

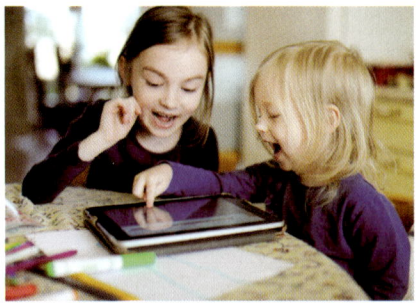

Figura 25.48 O desenvolvimento das habilidades motoras finas ocorre junto com a cognição.

Desenvolvimento cognitivo e da linguagem

As crianças passam do aprendizado sensorimotor (pelo tato e observação) para o pensamento simbólico, resolução de problemas simples, rememoração de canções e envolvimento em brincadeiras imitativas. A linguagem se desenvolve em uma velocidade extraordinária. Uma criança de 18 meses de vida com um vocabulário de 10 a 20 palavras transforma-se em uma criança que, aos 2 anos, articula sentenças de duas a três palavras e conversa bem aos 3 anos. Por volta dos 4 anos, crianças pré-escolares formam sentenças complexas. Contudo, elas continuam sendo pré-operacionais – ou seja, sem processos de raciocínio lógico mantido. Você pode pedir que uma criança acima de 3 anos de idade faça um desenho ou copie objetos e então discutir seus desenhos para testar simultaneamente a coordenação motora fina, a cognição e a linguagem.

Desenvolvimento social e emocional. Depois que começam a andar, crianças evoluem rapidamente de uma brincadeira de faz de conta inicial até uma brincadeira na maior parte paralela, chegando enfim à imitação dos adultos, realmente fingindo e imaginando. Os novos interesses intelectuais só são superados por um impulso de independência emergente (Figura 25.49). Uma vez que as crianças nessa faixa etária são impulsivas e têm pouca autorregulação, crises de birra são comuns. A autorregulação é uma tarefa do desenvolvimento importante com uma ampla variação da normalidade (Boxe 25.29).

Diferencie atrasos isolados em um aspecto do desenvolvimento (p. ex., coordenação ou linguagem) de atrasos mais generalizados que ocorrem em vários componentes. Esses últimos têm maior probabilidade de refletir distúrbios neurológicos globais como uma *incapacidade cognitiva* que pode ter muitas etiologias.

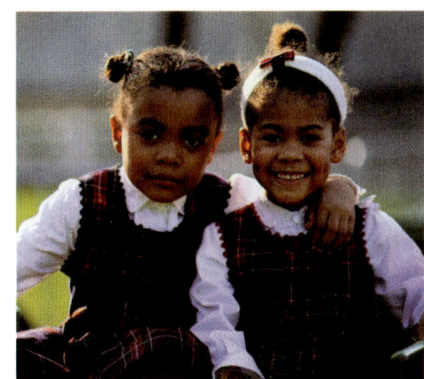

Figura 25.49 As personalidades individuais emergem à medida que o intelecto aumenta.

Boxe 25.29 Marcos do desenvolvimento: 1 a 5 anos				
Idade	**Motor grosseiro**	**Motor fino**	**Linguagem**	**Social-emocional**
12 meses	Fica em pé sem ajuda Começa a dar os primeiros passos	Rabisca Segura um giz de cera Constrói uma torre com dois cubos	Diz uma palavra com significado Aponta para pedir objetos Obedece a comandos de uma etapa com gestos	Mostra os objetos aos pais para compartilhar

(continua)

Boxe 25.29 Marcos do desenvolvimento: 1 a 5 anos (*continuação*)

Idade	Motor grosseiro	Motor fino	Linguagem	Social-emocional
15 meses	Inclina-se para apanhar brinquedos Sobe nos móveis Corre com as pernas rígidas	Usa uma colher, derramando um pouco Coloca 10 cubos em uma vasilha Vira as páginas de um livro	Usa 3 a 5 palavras Linguagem com jargão maduro Aponta para uma parte do corpo	Mostra empatia Dá abraços quando lhe pedem
18 meses	Desce as escadas sentado Corre bem	Constrói uma torre de quatro cubos Imita um traço vertical	Usa 10 a 25 palavras Aponta para três partes do corpo Aponta para si mesmo e para pessoas conhecidas	Envolve-se em brincadeiras de faz de conta
24 meses	Desce as escadas segurando o corrimão, com os dois pés em um degrau Chuta uma bola	Imita uma linha horizontal Abre uma maçaneta Suga por um canudo	Usa sentenças de duas palavras Usa mais de 50 palavras Tem inteligibilidade de 50% Refere a si mesmo pelo nome	Brincadeira paralela
30 meses	Sobe escadas segurando, alternando os pés Salta sem sair do lugar	Constrói uma torre de oito cubos Consegue lavar as mãos e escovar os dentes com ajuda	Refere a si mesmo usando o pronome correto Entende os verbos (dormir, comer, brincar) Entende preposições	Imita as ações dos adultos (cozinhar, falar ao telefone, limpar)
3 anos	Sobe escadas sem segurar, alternando os pés Pedala um triciclo	Copia um círculo Insere pequenas contas em um cordão Desenha uma pessoa de duas partes	Usa sentenças de 3 palavras Tem inteligibilidade de 75% Compreende as negativas Sabe o próprio gênero	Começa a compartilhar brincadeiras imaginativas Sente medo de coisas imaginárias
4 anos	Equilibra-se em um pé por 8 s Arremessa uma bola alta Apanha uma bola que retorna	Copia um quadrado Vai ao banheiro sozinho Desenha uma pessoa de 4 a 6 partes	Fala com 100% de inteligibilidade Obedece a comandos de três etapas Entende adjetivos	Tem um amigo preferido Dá nome aos sentimentos Brinca em grupo
5 anos	Desce escadas, alternando os pés Salta sobre um pé Pula	Copia um triângulo Corta usando uma tesoura Escreve o primeiro nome	Fala em sentenças de 6 a 8 palavras, sabe contar até 10, conhece as cores Sabe números de telefone Conta uma história com início, meio e fim definidos Gosta de fazer rimas	Tem um grupo de amigos Pede desculpas pelos erros

Fontes: Scharf R *et al. Pediatr Rev.* 2016;37(1); Gerber RJ *et al. Pediatr Rev.* 2010;31(7):267–277; Wilks T *et al. Pediatr Rev.* 2010;31(9):364–367; Gerber RJ *et al. Pediatr Rev.* 2011;32(12):533–536.

MONITORAMENTO DO DESENVOLVIMENTO: SEGUNDA INFÂNCIA – 5 A 10 ANOS

A segunda infância é um período de crescimento e desenvolvimento ativo (Boxe 25.30). A *exploração orientada por objetivos*, a *maior capacidade física e cognitiva* e *realizações por tentativa e erro* marcam este estágio.

Boxe 25.30 Tarefas do desenvolvimento durante a segunda infância

Tarefa	Características	Necessidades nos cuidados de saúde
Física	Maior força e coordenação	Pesquisa dos pontos fortes, avaliação de problemas
	Competência em várias tarefas e atividades	Envolvimento dos pais Suporte na presença de incapacidades Orientação antecipatória: segurança, exercícios, nutrição, sono
Cognitiva	"Operacional concreto": foco no presente	Ênfase nas consequências a curto prazo
	Obtenção de conhecimentos e habilidades, autoficiência	Suporte; pesquisa de habilidades e desempenho acadêmico
Social	Obtenção de um bom "ajuste" com a família, amigos, escola	Avaliação, suporte, aconselhamento sobre interações, incluindo relações com os colegas
	Autoestima mantida	Suporte, ênfase nos pontos fortes
	Evolução da identidade pessoal	Compreensão, aconselhamento, suporte

Desenvolvimento físico

As crianças crescem de um modo estável, porém mais lento. A força e a coordenação aumentam dramaticamente com a maior participação em atividades (Figura 25.50). Também é nesse momento que as crianças com incapacidades físicas ou doenças crônicas passam a perceber suas limitações.

Desenvolvimento cognitivo e da linguagem

As crianças passam para a fase "*operacional concreta*" – são capazes de uma lógica limitada e aprendizado mais complexo. Permanecem presas no presente, com pouca capacidade de entender as consequências ou abstrações. A escola, a família e o ambiente influenciam muito o aprendizado (Figura 25.51). Uma tarefa importante do desenvolvimento é a *autoeficácia*, ou a crença da criança em sua capacidade de ter sucesso em diferentes situações. A linguagem torna-se cada vez mais complexa.

Nas crianças em idade escolar, o melhor teste para o desenvolvimento é seu desempenho acadêmico. Você pode obter os registros escolares ou os resultados de testes psicológicos, eliminando a necessidade de realizar um teste formal do desenvolvimento de uma criança mais velha pelo médico. Um atraso ou distúrbio do desenvolvimento no início da infância pode provocar dificuldades escolares, assim como problemas sociais, comportamentais e emocionais.

Desenvolvimento social e emocional

As crianças tornam-se cada vez mais independentes, iniciando atividades e apreciando suas realizações. As realizações são essenciais para a autoestima e para o desenvolvimento de um "ajuste" nas principais estruturas sociais – família, escola e grupos de atividade com colegas. Culpa e baixa autoestima também podem surgir. A contribuição da família e do ambiente para a autoimagem da criança é enorme. O desenvolvimento moral continua simples e concreto, com um senso claro de "certo e errado".

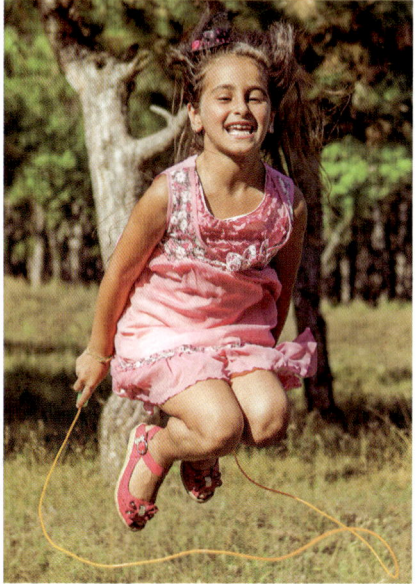

Figura 25.50 A capacidade física progride rapidamente no início da infância.

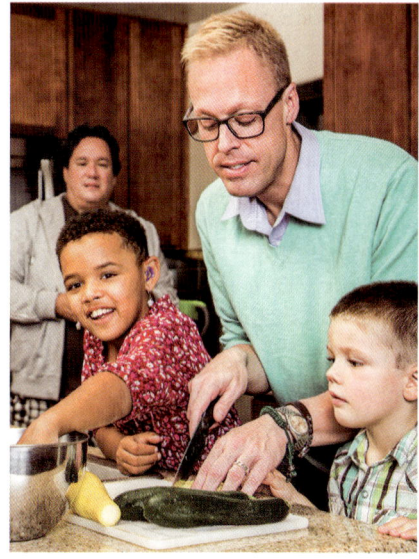

Figura 25.51 O desenvolvimento cognitivo de uma criança é moldado pelos relacionamentos familiares.

EXAME FÍSICO: ABORDAGEM GERAL

Um aspecto importante do exame das crianças é que os pais geralmente estão observando e participando da interação, o que fornece a oportunidade de observar a interação pais-criança. Observe se a criança exibe comportamentos apropriados para a idade.

Avalie a "adequação do ajuste" entre os pais e a criança. Embora algumas interações anormais possam ser o resultado do ambiente não pouco natural da sala de exame, outras podem ser uma consequência de problemas de interação. Uma observação atenta das interações da criança com os pais e de brincadeiras não estruturadas da criança na sala de exame pode revelar *anormalidades no desenvolvimento físico, cognitivo e social ou problemas no relacionamento entre os pais e a criança* e também fornecem oportunidades para uma educação gentil e orientação antecipatória.

As crianças pequenas normais às vezes ficam apreensivas com o examinador. Algumas não são cooperativas, mas a maioria se tranquiliza em algum momento. Se esse comportamento continuar ou não for apropriado para o desenvolvimento, pode haver uma *anormalidade do comportamento ou do desenvolvimento subjacente.* Crianças mais velhas, em idade escolar, têm maior autocontrole e experiência prévia com médicos e, em geral, cooperam com o exame.

Avaliação de crianças mais novas

Um desafio no exame de crianças desse grupo etário é evitar uma objeção física, uma criança chorosa ou pais angustiados. O sucesso nessa empreitada é um dos aspectos da "arte da medicina" na prática pediátrica.

Ganhe a confiança da criança e afaste possíveis temores que ela possa ter já no início do encontro. Sua abordagem deve variar de acordo com as circunstâncias da consulta. Por exemplo, você pode começar a consulta com um pré-escolar oferecendo um brinquedo limpo ou presenteando a criança com um livro. Uma consulta de supervisão da saúde permite um melhor relacionamento que uma visita em que a criança esteja doente.

A criança deve permanecer vestida durante a entrevista para minimizar sua apreensão. Isso também permite uma interação mais natural e a observação da criança enquanto brinca, interage com os pais, tira e veste as roupas.

Crianças de 9 a 15 meses podem apresentar *ansiedade em relação a estranhos*, um medo de pessoas desconhecidas que é normal durante o desenvolvimento. Isso sinaliza a crescente percepção da criança de que o estranho é novo. Essas crianças não devem ser abordadas com rapidez e pode ser interessante evitar o contato ocular direto com a criança no início. Brincadeiras podem ajudar a criança a aceitar o médico. Garanta que ela permaneça placidamente sentada no colo de um dos pais durante a maior parte do exame e que o pai ou a mãe estejam próximos enquanto a criança estiver na mesa de exame.

Envolva as crianças em uma conversa apropriada para a idade. Faça perguntas simples sobre sua doença ou brinquedos. Elogie sua aparência ou seu comportamento, conte uma história ou proponha um jogo simples (Figura 25.52). Se a criança for tímida, desvie sua atenção para os pais e deixe a criança se abrir aos poucos. Além disso, às vezes os pais estão ansiosos. Se você ajudar os pais a relaxar ou pedir que ajudem lendo para a criança ou brincando com ela, isso pode ajudar a descontrair todas as pessoas na sala de exame.

Com algumas exceções, o exame físico não requer o uso da mesa de exame; ele pode ser realizado com a criança no colo de um dos pais. O segredo é conquistar a cooperação da criança. Para crianças novas que resistirem à retirada das roupas, exponha apenas a parte do corpo que será examinada. Ao examinar irmãos,

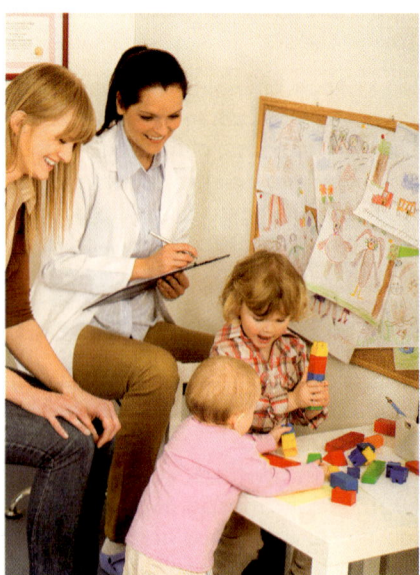

Figura 25.52 Às vezes, envolver as crianças em brincadeiras faz parte da avaliação.

comece com a criança mais velha, que tem mais probabilidade de cooperar e dar um bom exemplo. Aproxime-se da criança de um modo agradável. Explique cada etapa que for executando. Continue a conversar com a família para fornecer uma distração.

Planeje o exame de modo a começar com os procedimentos menos desconfortáveis e terminar com os mais desconfortáveis, em geral aqueles que envolvem a garganta e as orelhas. Comece com as partes que podem ser realizadas com a criança sentada, como o exame dos olhos ou a palpação do pescoço. Deitar pode fazer a criança se sentir vulnerável, então mude as posições com cuidado. Quando a criança estiver em decúbito dorsal, comece com o abdome, deixando a garganta e as orelhas ou a genitália para o fim. Você pode precisar da ajuda de um dos pais para restringir a criança durante o exame das orelhas ou da garganta; contudo, o uso de uma contenção formal é inadequado. *Paciência, distração, brincadeiras, flexibilidade na ordem do exame e uma abordagem cuidadosa, mas firme e gentil, são essenciais para o sucesso no exame de uma criança nova* (Figura 25.53).

Avaliação de crianças mais velhas

O exame de crianças em idade escolar costuma apresentar menos dificuldades. Embora algumas delas tenham lembranças desagradáveis de encontros anteriores com médicos, a maioria das crianças responde bem quando o examinador está em sintonia com seu nível de desenvolvimento.

Muitas crianças nessa idade sentem vergonha (Figura 25.54). Uma abordagem inteligente consiste em fornecer aventais para o exame e manter as roupas íntimas o máximo de tempo possível. Considere a possibilidade de sair da sala enquanto a criança troca de roupa, com o auxílio dos pais. Algumas crianças podem preferir que irmãos do sexo oposto saiam também, mas a maioria prefere que um dos pais (de qualquer sexo) permaneça na sala. *Os pais de crianças com menos de 11 anos devem permanecer com elas.* Obedeça à política do seu local de trabalho em relação a acompanhantes.

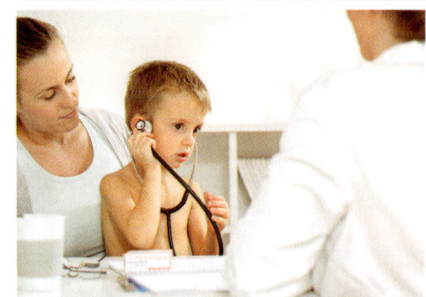

Figura 25.53 Familiarizar a criança com o equipamento e os procedimentos pode reduzir a ansiedade dos pequenos.

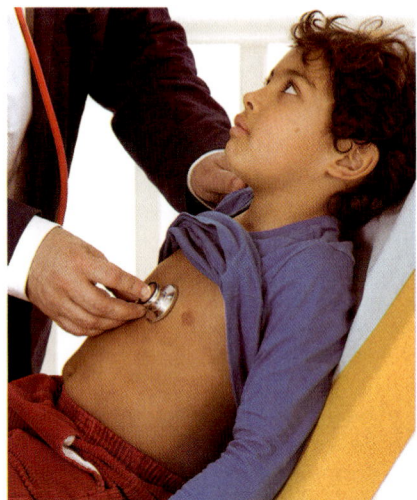

Figura 25.54 Os médicos devem estar cientes de que as crianças mais velhas começam a sentir vergonha.

TÉCNICAS DE EXAME

Nesse ponto, a ordem do exame começa a seguir aquela usada para adultos (Boxe 25.31). Examine as áreas dolorosas por último e avise as crianças com antecedência sobre a área que você estiver prestes a examinar. Se a criança resistir a uma parte do exame, você pode voltar a ela no final.

Tranquilize os pais explicando que a resistência ao exame é apropriada ao desenvolvimento. Alguns pais envergonhados criticam a criança, piorando o problema. Envolva os pais no exame. Descubra quais técnicas e abordagens funcionam melhor e deixam você mais à vontade.

Crescimento somático

A Figura 25.55 mostra os padrões de crescimento somático em crianças.

Altura. Em crianças acima de 2 anos, meça a altura em pé, idealmente usando estadiômetros montados na parede. Faça a criança ficar em pé encostando os calcanhares, as costas e a cabeça na parede ou na parte de trás do estadiômetro. Se estiver usando um marcador como uma régua fixado à parede, coloque uma placa ou superfície plana sobre a cabeça da criança, formando um ângulo reto com a régua. Balanças com um anexo para mensuração da altura em pé não oferecem muita precisão. Após os 2 anos de idade, as crianças devem crescer no mínimo 5 cm por ano. Durante a puberdade, a velocidade de crescimento aumenta.

Uma *baixa estatura*, definida como altura abaixo do 5º percentil, pode ser uma variante normal ou causada por distúrbios endócrinos ou outras doenças. As variantes normais incluem baixa estatura familiar e retardo constitucional. As doenças crônicas incluem deficiência do hormônio do crescimento, outras doenças endócrinas, doença gastrintestinal, doença renal ou metabólica e síndromes hereditárias genéticas.

Boxe 25.31 Dicas para o exame de crianças novas (1 a 4 anos de idade)

Estratégias de exame úteis

- Peça a ajuda dos pais para facilitar o exame (p. ex., removendo as roupas, segurando a criança no colo). Tente permanecer ao nível dos olhos da criança
- Use um tom de voz tranquilizador durante todo o exame
- Deixe a criança ver e tocar os instrumentos que você utilizará no exame
- Examine primeiro o brinquedo ou bichinho de pelúcia da criança, ou até mesmo os pais, e então a criança (Figura A)
- Deixe a criança fazer partes do exame (p. ex., mover o estetoscópio). Então volte para "*examinar os lugares que esquecemos*" (Figura B)
- Se a criança empurrar você para longe, peça que ela "*segure sua mão*". Então peça que a criança "*ajude você*" no exame
- *Não peça para examinar uma determinada parte do corpo porque você fará o exame de qualquer modo.* Em vez disso, pergunte à criança qual orelha ou que parte do corpo ela gostaria que você examinasse primeiro
- Transforme o exame em um jogo! Por exemplo: "Vamos ver se a sua língua é grande!" ou "Será que o Elmo está na sua orelha? Vamos ver!"
- Algumas crianças novas acreditam que, se não puderem vê-lo, então você não está lá. Realize o exame enquanto a criança fica em pé no colo de um dos pais, olhando para ele ou ela
- Dê à criança um livro apropriado para sua idade e envolva a criança na leitura
- Se uma criança de 2 anos de idade estiver segurando alguma coisa nas duas mãos (como abaixadores de língua), é mais difícil lutar ou oferecer resistência
- Se você não conseguir consolar a criança, faça uma pausa para que ela descanse

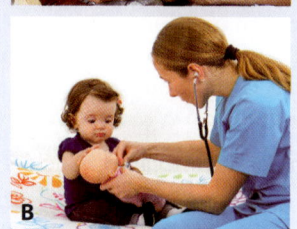

Usada com permissão de Shutterstock. **A.** Por SeventyFour. **B.** Por Ocskay Bence.

Brincadeiras e objetos auxiliares úteis

- "Apagar" a luz do otoscópio
- Encostar o estetoscópio em seu próprio nariz dizendo "bipe"
- Fazer bonecos com abaixadores de língua
- Usar os brinquedos da própria criança para brincar
- Chacoalhar suas chaves para testar a audição
- Dirigir a luz do otoscópio para a ponta do seu dedo (ou do dedo da criança) para mostrar que não dói, "acendendo a luz", e então examine as orelhas da criança com ele
- Use brinquedos e livros apropriados para a idade
- Prenda um brinquedo divertido ao estetoscópio para torná-lo menos assustador

Observação: Não se esqueça de limpar os brinquedos e seu estetoscópio entre os pacientes.

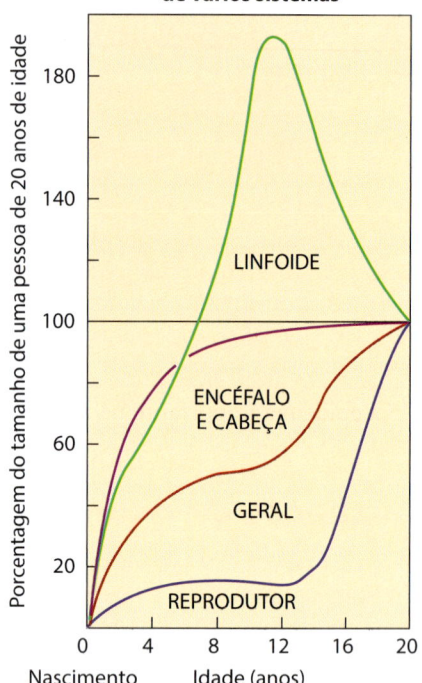

EXEMPLOS DE ANORMALIDADES

Padrões de crescimento de vários sistemas

Figura 25.55 Padrões de crescimento de vários sistemas.

Peso. Crianças que consigam ficar em pé devem ser pesadas vestindo um avental (ou com as roupas e sem sapatos) em uma balança antropométrica. Use as mesmas balanças em consultas sucessivas para otimizar a comparabilidade.

Circunferência craniana. Em geral, a circunferência craniana é medida até os 24 meses de vida. Depois disso, a medida da circunferência craniana pode ser útil se houver uma suspeita de algum distúrbio genético ou do sistema nervoso central.

Índice de massa corporal para a idade. Atualmente existem gráficos para a avaliação do IMC em crianças, específicos para o sexo e a idade (Boxe 25.32). O IMC em crianças está associado à gordura corporal, relacionada a riscos de saúde subsequentes em termos de obesidade.

As etiologias de uma ingestão calórica insuficiente que cause crescimento inadequado incluem distúrbios psicossociais, gastrintestinais e endócrinos. Essas condições com frequência causam crescimento pôndero-estatural inadequado.

Boxe 25.32 Interpretação do IMC em crianças

Grupo	IMC para idade
Baixo peso	< 5º percentil
Peso saudável	5º–85º percentil
Sobrepeso	85º–95º percentil
Obesidade	≥ 95° percentil

As medidas de IMC são úteis para a detecção precoce de obesidade em crianças acima de 2 anos de idade. Os gráficos de crescimento por IMC para crianças levam em conta as diferenças por sexo e idade. No momento, a obesidade constitui uma epidemia importante na infância e em geral começa antes de 6 a 8 anos de idade. As consequências da obesidade infantil incluem hipertensão arterial sistêmica, diabetes melito, síndrome metabólica e baixa autoestima. A obesidade infantil *muitas vezes leva à obesidade em adultos* e *redução da expectativa de vida*. É útil fornecer os resultados de IMC da criança as pais (ou mostrar o gráfico), além de informações sobre o impacto de uma alimentação saudável e da atividade física.

Sinais vitais

Pressão arterial. A hipertensão durante a infância é mais comum do que se acreditava no passado e é importante reconhecer, confirmar e tratar adequadamente essa condição.

As crianças apresentam uma elevação da pressão arterial durante o exercício, choro e ansiedade. O procedimento para a aferição da pressão arterial foi explicado e demonstrado em outras partes do texto. A maioria das crianças é cooperativa durante a aferição da pressão arterial. Se a pressão arterial estiver elevada inicialmente, as leituras podem ser repetidas no fim do exame. Deixe a braçadeira no braço (desinflada) e repita a aferição mais tarde. Leituras elevadas sempre devem ser confirmadas por mensurações subsequentes.

Uma braçadeira de tamanho adequado é essencial para determinações corretas da pressão arterial em crianças. Selecione a braçadeira de pressão arterial como faria para adultos. O comprimento do manguito deve envolver 80 a 100% da circunferência do braço da criança. A razão entre a largura da braçadeira e a circunferência do braço deve variar de 0,45 a 0,55 (Figura 25.56). *Uma braçadeira mais estreita produz uma leitura falsamente elevada da pressão arterial*, enquanto uma *braçadeira mais larga produz uma diminuição* e pode interferir no posicionamento adequado do diafragma do estetoscópio sobre a artéria.

Em crianças, como em adultos, o *primeiro som de Korotkoff* indica a pressão arterial sistólica (PAS) e o ponto em que os *sons de Korotkoff desaparecem* constitui a *pressão arterial diastólica* (PAD). Às vezes, especialmente em crianças pequenas com aumento da gordura corporal, os sons de Korotkoff não são auscultados com facilidade. Continue tentando em uma sala silenciosa. Se necessário, você pode usar a palpação para determinar a PAS, lembrando que o valor obtido é aproximadamente 10 mmHg mais baixo por palpação que pela ausculta.

A maioria das crianças com obesidade exógena também é alta para sua idade. Crianças com obesidade de causas endócrinas tendem a ser baixas.

A obesidade infantil é uma epidemia importante: 32% das crianças nos EUA têm um IMC acima do 85º percentil e 17% têm um IMC no 95º percentil ou acima.[30]

A morbidade a longo prazo da obesidade infantil abrange muitos sistemas de órgãos, incluindo os sistemas cardiovascular, endócrino, renal, musculoesquelético, digestório e psicológico. Prevenção, detecção precoce e manejo agressivo são necessários.

Uma causa muito comum de hipertensão aparente é a ansiedade ou a "hipertensão do jaleco". A "causa" mais frequente de uma elevação da pressão arterial em crianças provavelmente é a *realização incorreta do exame*, muitas vezes decorrente de um manguito de tamanho incorreto.

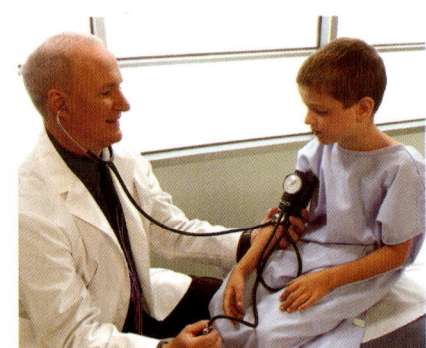

Figura 25.56 O monitoramento da pressão arterial na infância pode ser difícil.

Em crianças, como em adultos, as leituras de pressão arterial obtidas na coxa são aproximadamente 10 mmHg mais altas que as aferidas no braço. Se forem iguais ou menores, deve-se suspeitar de *coarctação da aorta*.

Hipertensão arterial transitória em crianças pode ser causada por alguns medicamentos comuns na infância, incluindo aqueles usados no tratamento de asma (p. ex., prednisona) e TDAH (p. ex., metilfenidato).

Boxe 25.33 Definições atualizadas de categorias e estágios de pressão arterial[29]

	Para crianças de 1 a < 13 anos de idade	Para crianças ≥ 13 anos de idade
PA normal	< 90º percentil	< 120/< 80 mmHg
PA elevada	≥ 90º percentil a < 95º percentil ou 120/80 mmHg a < 95º percentil (o que for menor)	120/< 80 a 129/< 80 mmHg
Estágio 1 de HTN	≥ 95º percentil a < 95º percentil + 12 mmHg ou 130/80 a 139/89 mmHg (o que for menor)	130/80 a 139/89 mmHg
Estágio 2 de HTN	≥ 95º percentil + 12 mmHg ou ≥ 140/90 mmHg (o que for menor)	≥ 140/90 mmHg

Em 2017, o AAP Subcommittee para rastreamento e manejo da elevação da pressão arterial em crianças definiu a pressão arterial como normal, elevada e alta como descrito a seguir, com aferições em pelo menos três ocasiões separadas (Boxe 25.33).[29]

Crianças hipertensas devem ser amplamente avaliadas para determinar a causa. Em lactentes e crianças mais novas, com frequência é possível encontrar uma causa específica. Contudo, uma proporção cada vez maior de crianças mais velhas e adolescentes apresenta hipertensão essencial ou primária. Em todos os casos é importante repetir as aferições para reduzir a possibilidade de que a elevação seja um reflexo da ansiedade. Algumas vezes, mensurações repetidas na escola oferecem um modo de obter leituras em um ambiente mais descontraído. *Com frequência, hipertensão e obesidade coexistem na infância*. É importante não *rotular falsamente* uma criança ou adolescente como hipertensa devido ao estigma associado, possíveis limitações nas atividades e possíveis efeitos colaterais do tratamento.

Pulso. A frequência cardíaca média e as faixas normais são mostradas no Boxe 25.34. A frequência cardíaca deve ser medida durante um intervalo de 60 segundos.

Frequência respiratória. A frequência de incursões respiratórias por minuto varia de 20 a 40 na primeira infância e 15 a 25 durante a segunda infância, atingindo os níveis de adultos aos 15 anos de idade.[30]

Em crianças novas, observe os movimentos da parede torácica durante dois intervalos de 30 segundos ou durante 1 minuto, de preferência antes que sejam estimuladas. A ausculta direta do tórax ou a colocação do estetoscópio na frente da boca também são úteis para contar as incursões respiratórias, mas pode ocorrer uma elevação falsa se a criança ficar agitada. Em crianças mais velhas, use a mesma técnica empregada para adultos.

O padrão mais aceito para taquipneia em crianças acima de 1 ano de idade corresponde a uma frequência respiratória > 40 incursões respiratórias por minuto.

Temperatura. Em crianças, os registros de temperatura no meato acústico externo são preferíveis porque podem ser obtidas com rapidez e essencialmente sem desconforto.

Boxe 25.34 Frequência cardíaca média de crianças em repouso[30]

Idade (anos)	Frequência média (mediana)	Variação (1º ao 99º percentil)
1 a 2	110 a 120	88 a 155
2 a 6	100 a 110	65 a 140
6 a 10	75 a 90	52 a 130

EXEMPLOS DE ANORMALIDADES

As causas de *hipertensão mantida*[29] na infância incluem hipertensão primária (sem uma etiologia subjacente) e hipertensão secundária (que tem uma etiologia subjacente). As causas de hipertensão secundária incluem obesidade, doença renal, endócrina e neurológica, causas vasculares, substâncias psicoativas ou medicamentos e causas psicológicas.

A epidemia de obesidade infantil também provocou um aumento da prevalência de hipertensão na infância.[29]

O melhor achado físico isolado para *descartar pneumonia* é a ausência de taquipneia.

Crianças abaixo de 3 anos de idade, que pareçam estar muito doentes e febris, devem ser avaliadas para pesquisar sepse, infecção urinária, pneumonia ou outra infecção grave.

A bradicardia sinusal corresponde a uma frequência cardíaca < 100 bpm em lactentes e crianças novas e < 60 bpm em crianças acima dos 3 anos.

Pele

Após o primeiro ano de vida de uma criança, as técnicas de exame são as mesmas empregadas para adultos.

Ver Capítulo 10, *Pele, Cabelos e Unhas*. Ver também Tabela 25.4, *Lesões dermatológicas comuns durante a infância*.

Cabeça

Ao examinar a cabeça e o pescoço, personalize seu exame conforme o estágio de crescimento e desenvolvimento da criança.

Antes mesmo de tocar na criança, observe com atenção a forma da cabeça, sua simetria e a presença de fácies anormal. Uma fácies anormal pode não ser aparente até mais tarde na infância; por isso, examine com atenção a face e a cabeça de todas as crianças.

Ver Tabela 25.6, *Fácies diagnósticas em lactentes e crianças*, que mostra diversas fácies diagnósticas na infância que refletem anormalidades cromossômicas, defeitos endócrinos, doenças crônicas e outros distúrbios.

A síndrome alcoólica fetal pode causar fácies anormal, microcefalia e atraso no desenvolvimento.

Olhos

Os dois componentes mais importantes do exame dos olhos em crianças novas são determinar se o olhar é conjugado ou simétrico e testar a acuidade visual em cada olho.

Olhar conjugado. Use os métodos descritos para adultos no Capítulo 7 para avaliar o olhar conjugado, ou a posição e alinhamento dos olhos, e a função dos músculos extraoculares. O teste do reflexo luminoso corneano e o teste de cobertura são particularmente úteis em crianças novas (Figuras 25.57 e 25.58).

A *anisometropia* (olhos com erros de refração significativamente diferentes) pode provocar ambliopia, ou redução da visão em um olho normal em outros aspectos. A ambliopia pode produzir um "olho preguiçoso", com redução permanente da acuidade visual se a correção não for precoce.

O *estrabismo* (ver Tabela 25.7, *Anormalidades dos olhos, orelhas e boca*) em crianças requer tratamento por um oftalmologista porque também pode provocar ambliopia. As formas comuns de estrabismo em crianças envolvem um desvio horizontal: nasal ("eso") ou temporal ("exo"). Um estrabismo latente ("foria") ocorre quando você interrompe a fixação, enquanto um estrabismo manifesta ("tropia") está presente sem interrupção.

Realize o teste de cobertura como se fosse um jogo, fazendo a criança nova observar seu nariz ou dizer se você está sorrindo ou não enquanto cobre um dos olhos da criança. Ao descobri-lo, observe se ocorre algum desvio no olho. Repita no outro olho. O estrabismo latente é indicado pelo movimento de um dos olhos ao ser descoberto.

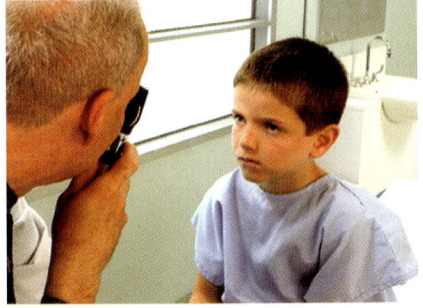

Figura 25.57 Teste do reflexo luminoso corneano.

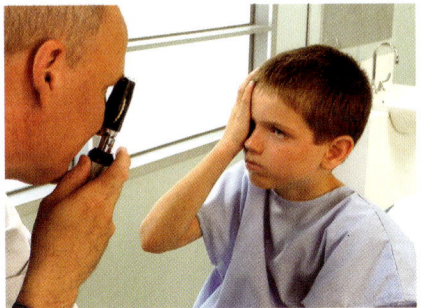

Figura 25.58 Teste de cobertura.

Boxe 25.35 Acuidade visual

Idade	Acuidade
3 meses	Os olhos convergem, o lactente tenta alcançar um objeto
12 meses	Aproximadamente 20/200
Menos de 4 anos	20/40
4 anos ou mais	20/30

Acuidade visual. Pode não ser possível medir a *acuidade visual* de crianças com menos de 3 anos de idade que não consigam identificar figuras em um gráfico ocular. Para essas crianças, o exame mais simples consiste em avaliar a preferência de fixação cobrindo os olhos alternadamente; a criança com visão normal não fará objeções, mas uma criança com pouca visão em um dos olhos resistirá a ter o olho saudável coberto. É importante lembrar que, se você ou os pais tiverem qualquer dúvida sobre a acuidade visual, é melhor encaminhar a criança a um optometrista ou oftalmologista porque esse aspecto do exame físico tem pouca sensibilidade (Boxe 25.35). Em todos os testes de acuidade visual, é importante que os dois olhos apresentem os mesmos resultados devido ao risco de ambliopia.

A acuidade visual em crianças de 4 anos ou mais em geral pode ser testada formalmente usando um gráfico ocular com uma variedade de optótipos (caracteres ou símbolos).[47] Uma criança que não conheça as letras ou números pode ser testada de modo confiável usando figuras, símbolos ou o gráfico "E". Usando o gráfico "E", a maioria das crianças coopera dizendo em que direção o "E" está apontando.

Campos visuais. Embora muitas vezes seja difícil, os *campos visuais* podem ser examinados em lactentes e crianças novas, com a criança sentada no colo de um dos pais. Deve-se testar um olho de cada vez, com o outro olho coberto. Segure a cabeça da criança na linha média enquanto traz um objeto como um brinquedo para o campo de visão, vindo por trás da criança. O método em geral é o mesmo empregado para adultos, exceto que você precisará transformar isso em um jogo para seu paciente.

Orelhas

O exame do *meato acústico externo* e da *membrana timpânica* pode ser difícil em crianças novas, que são sensíveis e sentem medo porque não conseguem observar o procedimento. Com um pouco de prática, porém, é possível dominar

Qualquer diferença na acuidade visual entre os olhos (p. ex., 20/20 à esquerda e 20/30 à direita) é anormal aos 5 anos de idade (Figuras 25.59 e 25.60).

Uma *redução da acuidade visual* é mais provável em crianças que nasceram prematuramente e naquelas com outros distúrbios neurológicos ou do desenvolvimento.

O distúrbio visual mais comum na infância é a *miopia*, que pode ser facilmente detectada usando essa técnica de exame.

Algumas crianças desenvolvem anormalidades na visão de perto, que podem provocar dificuldades de leitura, cefaleias e problemas escolares, assim como diplopia.

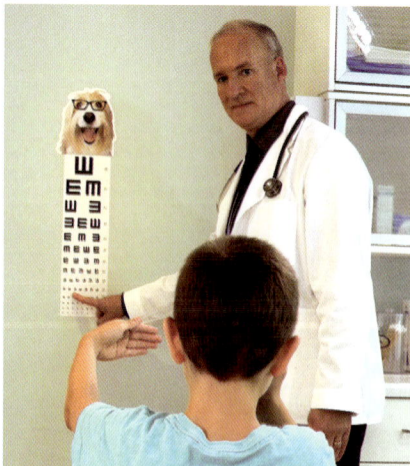

Figura 25.59 Teste da acuidade visual com um gráfico simples.

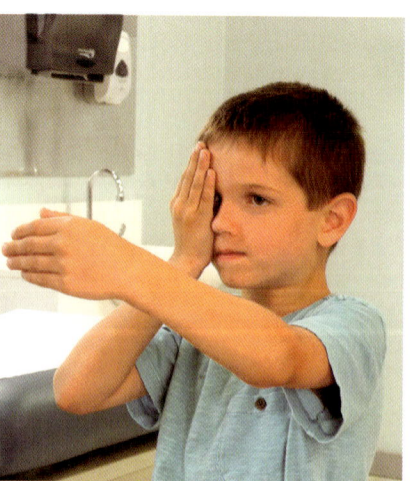

Figura 25.60 Teste cada olho e observe a diferença na acuidade.

EXEMPLOS DE ANORMALIDADES

Na presença de otite externa (mas não otite média), o movimento da concha da orelha provoca dor.

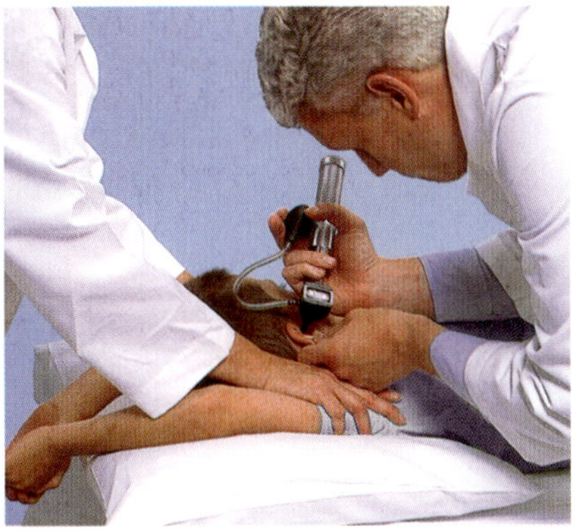

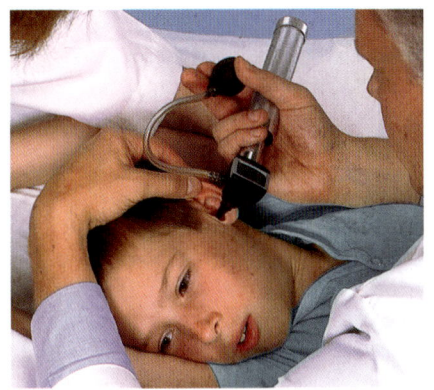

Figura 25.61 As reações ao otoscópio são reduzidas ao segurar os braços da criança com delicadeza.

Figura 25.62 Posição das mãos para o uso padrão do otoscópio.

essa técnica. Infelizmente, *muitas crianças novas precisam ser contidas por um breve período durante o exame; por esse motivo pode ser preferível deixá-lo para o fim*.

Pergunte qual é a preferência dos pais em relação ao posicionamento da criança para o exame. Há duas posições comuns: a criança deitada e contida ou, se a criança não estiver muito temerosa, é possível examinar as orelhas com a criança sentada no colo de um dos pais.

Se a criança for mantida em decúbito dorsal, peça que o pai ou a mãe segure os braços estendidos (Figuras 25.61 e 25.62) ou ao lado do corpo para limitar os movimentos. Segure a cabeça e puxe a concha da orelha (aurícula) para cima com uma das mãos enquanto segura o otoscópio com a outra.

Se a criança estiver no colo de um dos pais, as pernas da criança devem ficar entre as pernas do pai ou mãe. O pai ou mãe pode ajudar envolvendo o corpo da criança com um braço e usando o outro braço para estabilizar a cabeça (com a mão posicionada na testa da criança).

Exame otoscópico. Transforme o exame otoscópico em um jogo, como encontrar um objeto imaginário na orelha da criança ou conversar de modo brincalhão para diminuir os temores (Boxe 25.36). Pode ser útil colocar o espéculo do otoscópio no meato acústico externo de uma orelha e retirá-lo em seguida para que a criança se acostume com o procedimento antes do exame real. Também é útil mostrar à criança que o espéculo não machuca, deixando a criança tocá-lo e iluminando o seu próprio dedo.

Boxe 25.36 Sugestões para a condução do exame otoscópico

- Usar o melhor ângulo do otoscópio
- Usar o maior espéculo possível
  - Um espéculo maior permite uma melhor visualização da membrana timpânica e é menos doloroso porque não é inserido tão profundamente quanto um espéculo menor
  - Um espéculo pequeno pode não proporcionar uma vedação para a otoscopia pneumática
- Ao usar um otoscópio pneumático, não aplicar muita pressão ou a criança pode chorar
- Inserir o espéculo no meato acústico externo até 0,6 a 1,2 centímetro
- Em primeiro lugar, encontrar os pontos de referência
  - Cuidado – algumas vezes o meato acústico externo parece a membrana timpânica
- Observar se a membrana timpânica está anormal
- Remover o cerume se estiver bloqueando a visão, usando um dos seguintes métodos:
  - Lavagem das orelhas
  - Curetas plásticas especiais
  - Hastes de algodão com pontas pequenas umedecidas, se a oclusão não for total
  - Instrumentos especiais que também podem ser comprados

Movimente e puxe a *concha da orelha* com delicadeza antes ou durante o exame otoscópico. Realize uma inspeção cuidadosa da região atrás da orelha, sobre o processo mastoide. Atualmente, muitos consultórios usam um timpanômetro, que mede a complacência da membrana timpânica e ajuda a diagnosticar um derrame na orelha média.

Muitos estudantes têm dificuldade para visualizar a membrana timpânica de uma criança. Em crianças novas, o meato acústico externo dirige-se para cima e para trás, quando observado externamente, e a *orelha deve ser tracionada para cima, para fora e para trás, de modo a permitir uma melhor visualização*. Pressione a cabeça da criança com uma das mãos e, com a mesma mão, puxe a orelha. Posicione o otoscópio com a outra mão.

Existem dois modos de segurar o otoscópio:

O primeiro é o método geralmente usado em adultos, com o cabo do otoscópio voltado em direção superior ou lateral enquanto você puxa a orelha para cima. Enquanto segura o otoscópio com o cabo voltado para baixo, tracione a orelha para cima. Estabilize a mão de encontro à cabeça da criança e puxe a orelha para cima com essa mão, enquanto segura o otoscópio com a outra (ver Figuras 25.61 e 25.62).

O segundo método, com o cabo do otoscópio voltado para baixo, na direção dos pés da criança, é preferido por muitos pediatras devido ao ângulo do meato acústico externo em crianças (Figuras 25.63 e 25.64).

Otoscopia pneumática. Você pode usar um *otoscópio pneumático* para melhorar a exatidão do diagnóstico de otite média em crianças (Figura 25.65). Ele possibilita a avaliação da mobilidade da membrana timpânica quando você aumenta e diminui a pressão no meato acústico externo ao apertar o bulbo de borracha do otoscópio pneumático.

Na presença de uma mastoidite aguda, a orelha externa pode se projetar para frente e para fora e a área sobre o processo mastoide fica vermelha, edemaciada e dolorosa.

Algumas vezes, a otite média aguda causa ruptura da membrana timpânica, com achado de pus no meato acústico externo. Nesses casos, em geral não será possível visualizar a membrana timpânica.

A *otite média aguda* é uma condição comum na infância. Uma criança sintomática tipicamente apresenta uma membrana timpânica vermelha e protrusa, com reflexo luminoso opaco ou ausente e diminuição do movimento na otoscopia pneumática. Também pode ser observado material purulento por trás da membrana timpânica. Ver Tabela 25.7, *Anormalidades dos olhos, orelhas e boca*. O sintoma mais útil para estabelecer o diagnóstico é a dor, se combinada com os sinais descritos.[48–50]

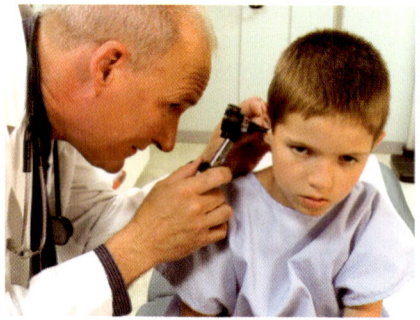

Figura 25.63 Uma tração delicada da orelha para cima proporciona uma melhor visualização na otoscopia em muitas crianças.

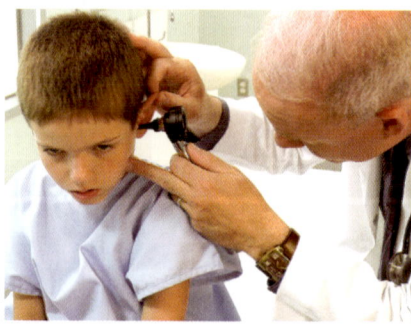

Figura 25.64 Tração superior da orelha, cabo voltado para baixo, para avaliação da orelha esquerda.

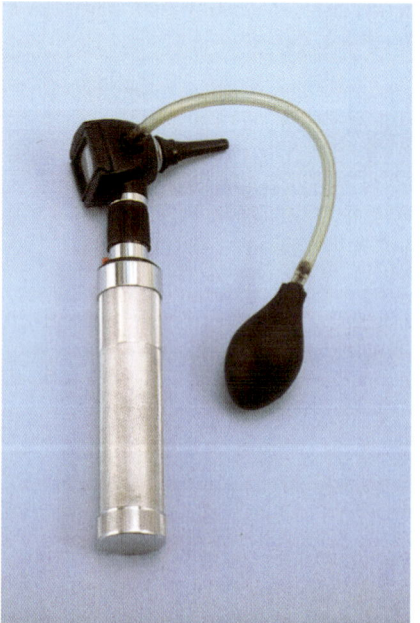

Figura 25.65 Otoscópio pneumático.

Primeiro, verifique se há vazamentos no otoscópio pneumático, colocando o dedo na ponta do espéculo e apertando o bulbo. Observe a pressão no bulbo. Em seguida, introduza o espéculo, obtendo uma vedação adequada; isso é essencial porque a ausência de vedação pode produzir um achado falso-positivo (ausência de movimento da membrana timpânica). É importante observar que esse processo exige que o paciente permaneça imóvel.

Quando o ar é introduzido no meato acústico externo normal, a membrana timpânica e seu reflexo luminoso movem-se para dentro. Quando o ar é removido, a membrana timpânica move-se para fora. Esse movimento de vaivém rápido e sutil da membrana timpânica foi comparado à ação do vento na vela de um barco.

Se a membrana timpânica não apresentar um movimento perceptível com a introdução de uma pressão positiva ou negativa, é provável que a criança tenha um derrame na orelha média (ou a técnica foi inadequada).

Uma criança com otite média aguda pode se encolher pela dor decorrente da pressão do ar.

Teste auditivo. Você pode testar a audição de um modo geral em crianças muito novas usando o teste do sussurro. Fique atrás da criança (para que ela não possa ler seus lábios), cubra o meato acústico externo da criança em um lado e friccione o trago, usando um movimento circular. Sussurre letras, números ou uma palavra e peça para a criança repetir; teste a outra orelha em seguida. Essa técnica pode exibir uma sensibilidade e especificidade semelhantes ao teste formal,[51] mas a técnica é muito variável dependendo do examinador.

Um teste auditivo formal é necessário para a detecção correta de déficits auditivos em crianças jovens e, atualmente, crianças de apenas 6 meses de vida podem ser submetidas a testes auditivos comportamentais. Quando a criança tiver idade suficiente para cooperar, use um método para teste auditivo formal (Boxe 25.37).

A AAP recomenda que *todas as crianças acima de 4 anos realizem um teste de rastreamento acústico em escala total usando um equipamento padronizado* (Figuras 25.66 e 25.67).[19] Embora um teste auditivo normal ao nascimento seja tranquilizador, a perda auditiva pode ser adquirida conforme as crianças envelhecem e a perda auditiva pode ter um efeito dramático na linguagem e desenvolvimento da criança. Se for utilizado um teste de rastreamento acústico, é preciso verificar toda a faixa acústica, incluindo a faixa da fala (500 a 8.000 Hz). O Boxe 25.37 mostra uma classificação das faixas auditivas.

EXEMPLOS DE ANORMALIDADES

Uma *perda auditiva temporária*, durante vários meses, pode acompanhar uma otite média com derrame.

O movimento da membrana timpânica está ausente em um derrame na orelha média (otite média com derrame).

Crianças que não apresentarem bons resultados nessas manobras de rastreamento ou demonstrarem um atraso da linguagem devem realizar um teste audiométrico. Essas crianças podem ter *déficit auditivos* ou distúrbios do processamento auditivo central.

Até 15% das crianças em idade escolar apresentam no mínimo uma *perda auditiva leve*, enfatizando a importância do rastreamento auditivo antes da idade escolar.[51]

Os tipos de perda auditiva observados em crianças são: perda auditiva *condutiva*, *neurossensorial* e *condutiva/neurossensorial* mista.

As causas de *perda auditiva condutiva* incluem anormalidades congênitas, anormalidades dos ossículos, impactação de cerume, trauma, otite média e perfuração da membrana timpânica.

As causas de *perda auditiva neurossensorial* incluem condições genéticas, infecções congênitas, medicamentos ototópicos, traumatismo e algumas infecções como meningite.

Boxe 25.37 Faixas auditivas nos testes de rastreamento acústico formais	
Audição normal	0 a 20 dB
Perda auditiva leve	21 a 40 dB
Perda auditiva moderada	41 a 60 dB
Perda auditiva grave	61 a 90 dB
Perda auditiva profunda	> 90 dB

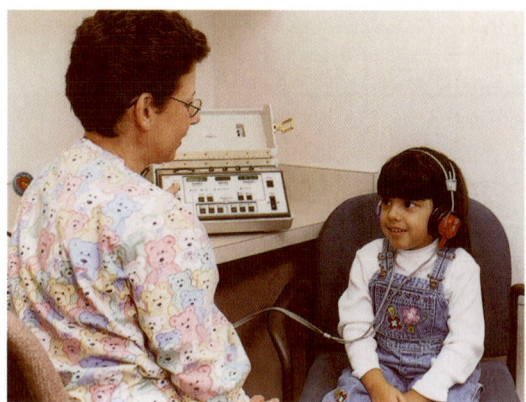

Figura 25.66 Um equipamento de teste padronizado possibilita aferição mais precisa.

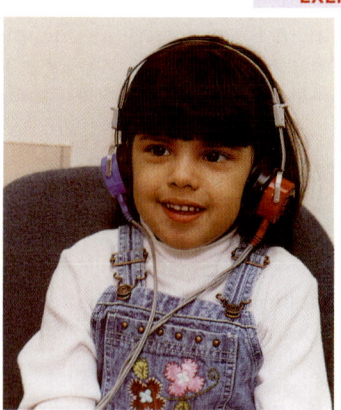

Figura 25.67 As crianças apreciam, com frequência, o teste de rastreamento acústico em toda a escala.

Nariz e seios paranasais

Inspecionar a porção anterior do nariz usando um espéculo grande no otoscópio. Inspecionar as mucosas nasais, observando sua cor e condição. Verificar se existe desvio do septo nasal ou pólipos (Figura 25.68).

Os seios paranasais se desenvolvem em idades variáveis (Boxe 25.38).[52] Os seios paranasais de crianças mais velhas podem ser palpados ou percutidos como em adultos, para pesquisa de dor.[53] A transiluminação dos seios

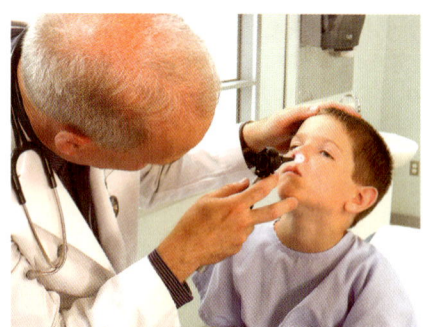

Figura 25.68 Inspeção nasal em crianças.

paranasais de crianças pequenas tem sensibilidade e especificidade insatisfatórias para o diagnóstico de sinusite ou de líquido nos seios paranasais.

Mucosa nasal pálida e edemaciada é encontrada em crianças com *rinite alérgica*.

Rinite purulenta é comum em infecções virais.

Secreção nasal unilateral, purulenta, de odor fétido pode ser decorrente de um corpo estranho. Crianças pré-escolares novas tendem a introduzir objetos nos orifícios corporais.

Os pólipos nasais são tumores benignos de coloração cinzenta/amarela no interior das narinas.

Crianças com (1) rinorreia purulenta por mais de 10 dias, (2) evolução com piora ou (3) sintomas intensos, febre alta e rinorreia purulenta por mais de 3 dias podem ter *sinusite*. Essas crianças também se queixam de cefaleia e dor de garganta e é possível observar dor à percussão ou palpação sobre os seios paranasais.[54]

Boca e faringe

Em crianças ansiosas ou muito novas, é prudente deixar o exame da boca e da faringe para um momento mais próximo ao fim porque pode ser necessária a contenção pelos pais. Em geral é mais prático examinar as orelhas e depois a boca. Uma criança nova cooperativa pode se sentir mais confortável sentada no colo de um dos pais. Crianças saudáveis têm maior probabilidade de cooperar com esse exame que crianças doentes, especialmente se a criança doente vir o abaixador de língua ou tiver uma experiência prévia com culturas da garganta.

Boxe 25.38 Idade de pneumatização dos seios paranasais em crianças	
Seio paranasal	**Idade de pneumatização**
Etmoidal	Nascimento
Maxilar	Nascimento a vários anos
Esfenoidal	5 a 6 anos
Frontal	7 a 8 anos (continua até a adolescência)

EXEMPLOS DE ANORMALIDADES

Boxe 25.39 Como fazer uma criança abrir a boca (ou, "Por favor diga *ahhh*")

- Transforme o exame em um jogo
  - "Agora vamos ver o que tem na sua boca."
  - "Você consegue pôr toda a sua língua para fora?"
  - "Aposto que você não consegue abrir sua boca bem grande!"
  - "Deixe-me ver o lado de dentro dos seus dentes."
  - "Você consegue imitar um cachorro arfando em 1 dia quente?"
- Não mostre um depressor de língua, exceto quando realmente for necessário
- Demonstre o procedimento primeiro em um irmão mais velho (ou em um dos pais)
- Elogie com entusiasmo quando a criança abrir a boca um pouco e incentive-a a abrir ainda mais

---

A Figura 25.69 demonstra como conseguir que as crianças abram a boca. Uma criança capaz de dizer "ahhh" em geral oferece uma visualização suficiente (embora breve) da região posterior da faringe, tornando o abaixador de língua desnecessário (Boxe 25.39).

Faringe. Se o uso de um abaixador de língua for necessário, empurre para baixo e puxe discretamente para frente enquanto a criança diz "ahhh", tomando cuidado para não colocar o depressor em um local muito posterior, estimulando o reflexo do vômito. Às vezes, crianças novas e ansiosas precisam ser contidas e travam os dentes, fechando bem os lábios. Nesses casos, deslize o abaixador de língua com cuidado entre os dentes e a bochecha no plano vertical até a porção posterior da linha da gengiva. Em seguida, vire o abaixador de língua para a posição horizontal na direção da língua e empurre para baixo. Essas técnicas possibilitam empurrar a língua para baixo ou estimular o reflexo do vômito (reflexo faríngeo), que deve permitir um rápido vislumbre da região posterior da faringe e das tonsilas. Um planejamento cuidadoso e o auxílio dos pais são necessários.

Dentes. Examine os *dentes* para determinar a cronologia e a sequência de erupção, o número, as características, a condição e a posição. Anormalidades do esmalte podem refletir uma doença local ou general.

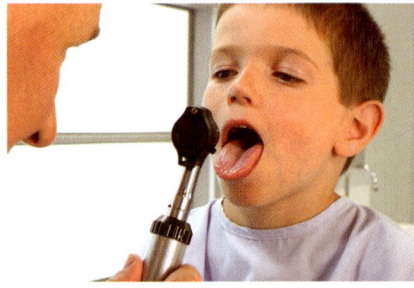

Figura 25.69 As crianças em geral imitam bem o suficiente para possibilitar a inspeção da região posterior da boca.

As cáries dentárias constituem o problema de saúde mais comum em crianças. São particularmente prevalentes em populações que vivem em áreas de pobreza e podem causar problemas em curto e longo prazos.[55] As cáries são passíveis de prevenção e tratamento odontológico.

As cáries dentárias são causadas pela atividade bacteriana. As cáries são mais prováveis em crianças pequenas que mantêm o aleitamento prolongado com mamadeira ("cáries da mamadeira").

Ver Tabela 25.9, *Anormalidades dos dentes, da faringe e do pescoço,* para os diferentes estágios das cáries.

Inspecione os dentes superiores com atenção, como ilustrado na Figura 25.70. Essa é uma localização comum de *cáries na primeira infância*. A técnica mostrada na Figura 25.70 chama-se "elevação do lábio" e pode ajudar a visualizar cáries dentárias.

Visualize a parte interna dos dentes superiores, fazendo a criança olhar para o teto com a boca aberta.

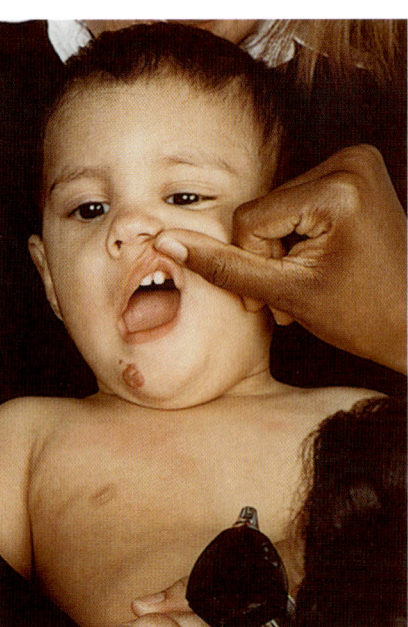

Figura 25.70 Elevação do lábio para pesquisa de cáries dentárias.

Boxe 25.40 Tipos de dentes e idade de erupção

Tipo de dente	Idade de erupção aproximada[47]	
	Dentição primária (meses)	Dentição permanente (anos)
Incisivo central	5 a 8	6 a 8
Incisivo lateral	5 a 11	7 a 9
Caninos	24 a 30	11 a 12
Primeiros pré-molares	–	10 a 12
Segundos pré-molares	–	10 a 12
Primeiros molares	16 a 20	6 a 7
Segundos molares	24 a 30	11 a 13
Terceiros molares	–	17 a 22

O Boxe 25.40 apresenta o padrão comum de erupção dentária. Em geral, os dentes inferiores irrompem um pouco antes que os superiores.

Pesquise anomalias na posição dos dentes. Estas incluem má oclusão, protrusão maxilar (*sobremordida*) e protrusão mandibular (*submordida*). É possível demonstrar as duas últimas pedindo que a criança morda com força enquanto você ou a criança afasta os lábios. Normalmente, os dentes inferiores ficam contidos no arco formado pelos dentes superiores.

Língua. Inspecione a *língua* com atenção, inclusive a superfície inferior (Figura 25.71). A maioria das crianças ficará feliz em mostrar a língua para você e movê-la de um lado para o outro.

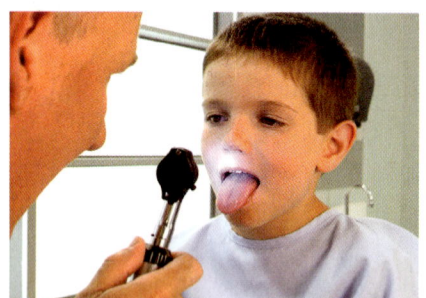

Figura 25.71 Inspecione todas as partes da língua.

Algumas crianças novas apresentam um frênulo curto. Faça a criança encostar a língua no céu da boca para diagnosticar essa condição que, com frequência, não exige tratamento, a não ser que interfira com a alimentação ou a fala.

Tonsilas. Observe o tamanho, a posição, a simetria e o aspecto das tonsilas. O pico de crescimento do tecido tonsilar ocorre entre 2 e 10 anos (ver Figura 25.55). O tamanho das tonsilas exibe variação considerável em crianças e costuma ser classificado como a porcentagem da largura da porção posterior da orofaringe (p. ex., redução da abertura < 25%, de 50% etc.). As tonsilas em crianças muitas vezes parecem ser mais obstrutivas do que realmente são.

As tonsilas em crianças geralmente apresentam criptas profundas em suas superfícies, que muitas vezes exibem concreções brancas ou partículas de alimentos projetando-se das profundezas. Esses achados não indicam doença.

Pesquise indícios de uma fenda palatina submucosa como uma fissura na margem posterior do palato duro ou uma úvula bífida. Como a mucosa está intacta, é fácil deixar de observar o defeito subjacente, mas ele requer um encaminhamento ao otorrinolaringologista.

EXEMPLOS DE ANORMALIDADES

As *manchas* nos dentes podem ser intrínsecas ou extrínsecas. Manchas intrínsecas podem ser decorrentes do uso de tetraciclina antes dos 8 anos (manchas amarelas, cinza ou castanhas). Outros exemplos de manchas intrínsecas encontradas são as "manchas verdes" em dentes de crianças com doença hepática e a fluorose (mancha branca) causada pela ingestão excessiva de flúor na primeira infância. Preparações contendo ferro (manchas pretas) e flúor (manchas brancas) são exemplos de manchas extrínsecas. As manchas extrínsecas podem ser removidas; as intrínsecas não (ver Tabela 25.9, *Anormalidades dos dentes, faringe e pescoço*).

Um atraso na erupção dos dentes pode ser decorrente de várias condições, como *distúrbios genéticos envolvendo alteração do complexo craniofacial ou doenças sistêmicas.*

Má oclusão e mau alinhamento dos dentes podem ser decorrentes do hábito de chupar o polegar, uso excessivo de chupeta, uma condição hereditária ou perda prematura dos dentes primários.

Língua geográfica é uma condição benigna, porém crônica, na qual uma porção da língua apresenta um aspecto áspero incomum (parecendo um mapa). A porção de aspecto anormal pode variar ao longo do tempo e acredita-se que seja um processo inflamatório benigno. Algumas crianças com língua geográfica também apresentam língua fissurada, que, em geral, é benigna e notável por suas fissuras pequenas.[56]

Anormalidades comuns incluem a *língua saburrosa* em infecções virais e a *língua em framboesa* produzida por infecção estreptocócica (ver a seguir) ou escarlatina.

Crianças com um quadro grave de "língua presa" podem ter um impedimento da fala.

Na *faringite estreptocócica* tipicamente são encontrados exsudatos brancos ou amarelos nas tonsilas ou na porção posterior da faringe, uma úvula vermelha viva e petéquias no palato; ver Tabela 25.9, *Anormalidades dos dentes, faringe e pescoço*.[57]

Um *abscesso peritonsilar* é sugerido por eritema e protrusão assimétrica de uma tonsila, dor, dificuldade para abrir a boca (trismo) e deslocamento lateral da úvula.

Boxe 25.41 Alterações da voz – indicações de anormalidades subjacentes

Alteração da voz	Possível anormalidade
Voz hipernasal	Fenda palatina submucosa
Voz anasalada mais ronco	Hipertrofia de adenoide
Rouquidão mais tosse	Infecção viral (crupe)
Voz "abafada"	Tonsilite

Muito raramente, a criança apresenta dor de garganta e dificuldade para deglutir saliva e está sentada em uma posição rígida de "tripé" por causa da obstrução da garganta. Não abra a boca dessa criança porque ela pode ter epiglotite aguda, ou uma obstrução de outra causa, e o exame da garganta pode induzir engasgo e obstrução da laringe.

Observe as características da voz da criança. Algumas anormalidades podem provocar uma alteração do tom e da qualidade da voz (Boxe 25.41).

A epiglotite aguda atualmente é rara nos EUA devido à imunização contra *Haemophilus influenzae* tipo B.

A traqueíte bacteriana pode causar obstrução das vias respiratórias.

Uma *tonsilite* pode ser causada por bactérias, como *Streptococcus* ou *Staphylococcus*, ou vírus. A voz "abafada" é acompanhada por um aumento das tonsilas com exsudatos.

A epidemia de obesidade infantil trouxe muitas crianças que roncam e apresentam *apneia do sono obstrutiva*.

Você pode perceber um odor anormal no hálito que possa ajudar a estabelecer um diagnóstico específico.

Halitose (mau hálito) em uma criança pode ser causada por uma infecção respiratória superior, da faringe ou da boca, corpo estranho no nariz, sinusite, doença dentária e refluxo gastresofágico.

Pescoço. Após a fase de lactente, as técnicas para exame do pescoço são as mesmas usadas para adultos. Uma linfadenopatia é incomum em lactentes, mas é muito comum na infância. O sistema linfático da criança atinge seu ponto máximo de crescimento aos 12 anos e os linfonodos cervicais ou tonsilares exibem seu tamanho máximo entre 8 e 16 anos (ver Figura 25.55).

A vasta maioria dos linfonodos aumentados em crianças é decorrente de infecções (principalmente virais, mas às vezes bacterianas) e não de doença maligna, embora esta última seja uma preocupação para muitos pais. É importante diferenciar linfonodos normais dos anormais ou de cistos congênitos do pescoço.

A Figura 25.25 demonstra as localizações anatômicas típicas dos linfonodos e cistos congênitos do pescoço.

Verifique a *mobilidade do pescoço*. É importante garantir que o pescoço de todas as crianças seja flexível e possa ser movimentado com facilidade em todas as direções. Isso é particularmente importante quando o paciente estiver sustentando a cabeça de um modo assimétrico e quando houver suspeita de uma doença do sistema nervoso central como meningite.

Em crianças, a presença de *rigidez da nuca* é um indicador mais confiável de irritação meníngea que o *sinal de Brudzinski* ou o *sinal de Kernig*. Para detectar uma rigidez da nuca em crianças mais velhas, peça que a criança sente sobre a mesa de exame com as pernas estendidas. Em condições normais, as crianças devem conseguir sentar-se com as costas eretas e encostar o queixo no tórax. Crianças mais novas podem ser persuadidas a flexionar o pescoço fazendo com que acompanhem um pequeno brinquedo ou um feixe de luz. Também é possível testar a rigidez da nuca com a criança deitada sobre a mesa de exame, como mostra a Figura 25.72. Quase todas as crianças com rigidez da nuca exibem um mal-estar extremo e irritabilidade e são difíceis de examinar. Em muitos países, a incidência de meningite bacteriana diminuiu drasticamente devido às vacinações.

Uma *linfadenopatia* costuma ser causada por infecções virais ou bacterianas (ver Tabela 25.9, *Anormalidades dos dentes, faringe e pescoço*).

Malignidade é mais provável se o linfonodo *tiver > 2 cm, for duro ou estiver fixado à pele ou aos tecidos subjacentes* (ou seja, imóvel) e *for acompanhado por sinais sistêmicos graves* como perda de peso.

Em crianças novas, pode ser difícil diferenciar linfonodos cervical posteriores baixos de *linfonodos supraclaviculares (que são sempre anormais e levantam a suspeita de uma malignidade abdominal)*.

Rigidez da nuca é uma resistência acentuada ao movimento da cabeça em qualquer direção. Sugere uma irritação meníngea decorrente de meningite, sangramento, tumor ou outras causas. Essas crianças são extremamente irritáveis e difíceis de consolar e podem apresentar uma *"irritabilidade paradoxal"* – aumento da irritabilidade quando é segurada no colo.

Na presença de uma irritação meníngea, a criança pode assumir a *posição de tripé* e não consegue assumir uma posição totalmente ereta para realizar a manobra queixo-tórax.

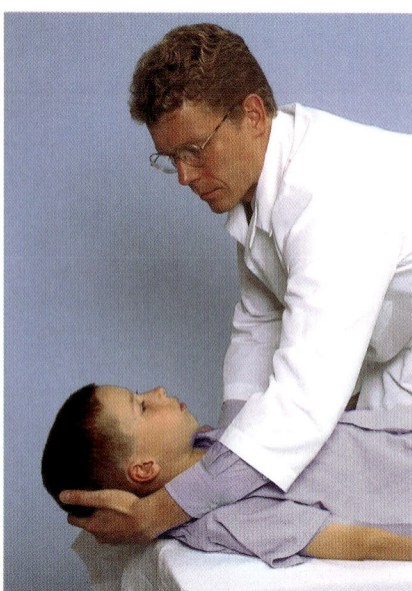

Figura 25.72 Inspeção do pescoço para pesquisar uma rigidez da nuca.

Tórax e pulmões

Quando as crianças são mais velhas, o exame do pulmão torna-se semelhante ao realizado em adultos. A cooperação é fundamental.

A ausculta em geral é mais fácil quando é quase imperceptível para a criança (p. ex., quando estiver no colo de um dos pais). Se uma criança nova parecer ter medo do estetoscópio, deixe que ela brinque com ele antes de tocar o tórax da criança.

Determine a proporção relativa do tempo usado na inspiração *versus* expiração. *A razão normal corresponde a aproximadamente 1:2.* Inspirações ou expirações prolongadas fornecem indícios da localização da doença. O grau de prolongamento e esforço, ou "esforço respiratório", estão relacionados à gravidade da doença.

Quando se pede a crianças mais novas que "*respire fundo*", elas geralmente prendem a respiração, o que complica ainda mais a ausculta. É mais fácil deixar os pré-escolares respirarem normalmente. Demonstre às crianças mais velhas como respirar de um modo adequado, profundo e silencioso. Transforme isso em um jogo. Para realizar uma manobra de expiração forçada, peça que a criança assopre as velas em um bolo de aniversário imaginário ou use um cata-vento (Figura 25.73).

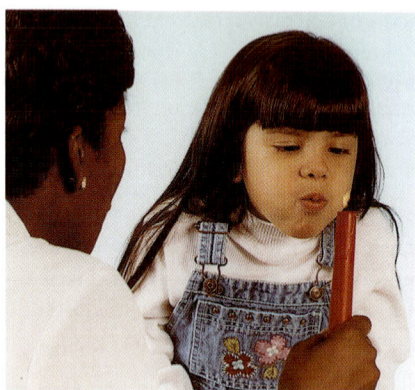

Figura 25.73 Êxito ao solicitar que uma criança realize uma expiração forçada.

Crianças mais velhas em geral são cooperativas durante o exame respiratório e podem até mesmo executar as manobras para avaliar frêmitos ou auscultar alterações de egofonia. Conforme as crianças crescem, a avaliação por observação discutida na página anterior, como a avaliação do esforço respiratório, batimentos da asa do nariz e grunhidos, torna-se menos útil para avaliar patologias

EXEMPLOS DE ANORMALIDADES
Ver Tabela 25.15, *Poder da prevenção: doenças prevenidas por vacinas.*

Na presença de uma *obstrução das vias respiratórias superiores*, como ocorre na crupe, a inspiração é prolongada e acompanhada por outros sinais como estridor, tosse ou roncos.

Na presença de uma *obstrução das vias respiratórias inferiores*, como acontece na asma, a expiração é prolongada e com frequência acompanhada por sibilos (assim como tosse).

Uma *pneumonia* em crianças novas em geral se manifesta com febre, taquipneia, dispneia e aumento do esforço respiratório.

Infecções respiratórias altas causadas por vírus em crianças novas apresentam os mesmos sinais observados em adultos; as crianças em geral têm um bom aspecto, sem sinais respiratórios inferiores.

A *asma na infância* é uma condição extremamente comum no mundo todo. Crianças com asma aguda exibem gravidade variável e muitas vezes apresentam maior esforço respiratório. Sibilos expiratórios e prolongamento da fase expiratória, causados por broncospasmo reversível, podem ser ouvidos sem o estetoscópio e são evidentes à ausculta. Os sibilos costumam ser acompanhados por roncos inspiratórios causados por congestão das vias respiratórias superiores.[58] Crises de asma ocorrem com frequência em infecções virais.

respiratórias. A palpação, a percussão e a ausculta passam a ter maior importância em um exame cuidadoso do tórax e pulmões.

As crianças em angústia respiratória podem adotar uma "*posição de tripé*", na qual inclinam-se para frente em uma tentativa de aumentar a perviedade das vias respiratórias (Figura 25.74). Essa mesma posição também pode ser causada por obstrução faríngea.

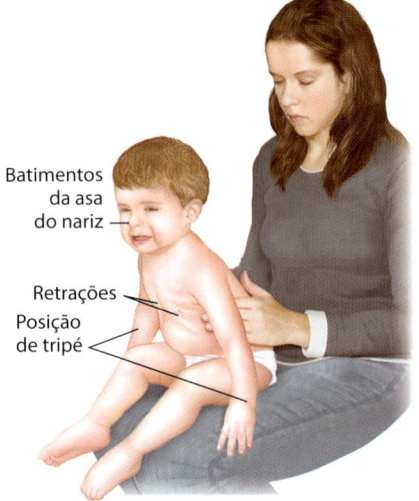

Batimentos da asa do nariz

Retrações

Posição de tripé

Figura 25.74 Uma criança em angústia respiratória.

Crianças que exibam esses sinais de angústia respiratória devem ser tratadas em caráter de emergência. As possíveis causas incluem obstrução das vias respiratórias superiores (como epiglotite ou traqueíte bacteriana), infecções bacterianas ou virais das vias respiratórias inferiores e obstrução por corpo estranho.

Coração

O exame do coração e do sistema vascular em lactentes e crianças é semelhante ao de adultos. Contudo, os medos da criança ou sua incapacidade de cooperar pode dificultar o exame, enquanto o desejo de brincar tornará o exame mais fácil e mais produtivo (Figura 25.75). Use seu conhecimento sobre o estágio de desenvolvimento de cada criança e algumas técnicas úteis (Boxe 25.42).

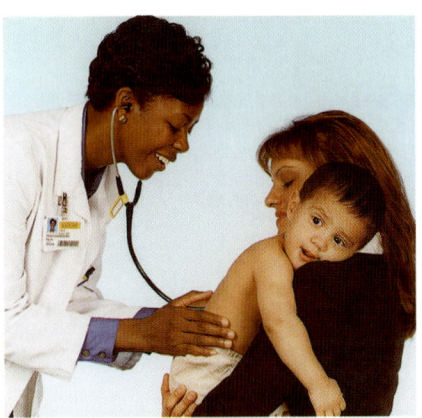

Figura 25.75 É mais fácil examinar crianças mais novas quando são seguradas por um dos pais. Você pode até levar seu estetoscópio escondido até a região anterior do tórax.

Anormalidades gerais detectadas ao exame podem sugerir uma maior probabilidade de doença cardíaca congênita como, por exemplo, na síndrome de Down ou síndrome de Turner.

Boxe 25.42 Técnicas para otimizar seu exame cardíaco em crianças pequenas

- Crianças com 2 a 4 anos
  - Examinar primeiro o braço da criança ou o braço de um dos pais com o estetoscópio
  - Deixar a criança tocar no estetoscópio e brincar um pouco com ele
  - Examinar a criança enquanto ela estiver no colo dos pais e fazer com que os pais virem a criança, deixando-a de frente para você
  - Dar à criança algum objeto para segurar em cada mão, fazendo com que seja mais difícil a criança empurrar o examinador
  - Deixar a criança assistir a um vídeo em um smartphone ou um tablet (com o volume baixo)
  - Conversar sem parar para prender a atenção da criança, fazendo pausas breves para ouvir (elas podem esquecer que o examinador está auscultando)
- Crianças com 5 a 10 anos
  - Explicar o que você pretende fazer
  - Lembrar a criança que o estetoscópio pode estar frio
  - Dizer "shhh" delicadamente com um sorriso, pedindo que a criança fique quieta
  - Pedir que a criança respire normalmente

Sopros benignos. Pré-escolares e crianças em idade escolar com frequência apresentam sopros benignos (Boxe 25.43). O mais comum (*sopro de Still*) é um sopro vibratório, de qualidade musical, de graus I–II/VI, protossistólico a mesossistólico com múltiplos sobretons, localizado sobre a porção média ou inferior da borda esternal esquerda; também pode ser auscultado sobre as artérias carótidas. A compressão da artéria carótida geralmente faz com que o sopro precordial desapareça. Esse sopro é extremamente variável e pode ser acentuado por um aumento do débito cardíaco, como ocorre na febre ou no exercício. O sopro diminui quando a criança passa do decúbito dorsal para a posição sentada ou ortostática; inversamente, muitas vezes o som é mais alto quando a criança se deita, se você tiver começado o exame com a criança sentada.[38]

EXEMPLOS DE ANORMALIDADES
Ver o Boxe 25.43, *Localização e características dos sopros cardíacos benignos em crianças.*

Boxe 25.43 Localização e características dos sopros cardíacos benignos em crianças

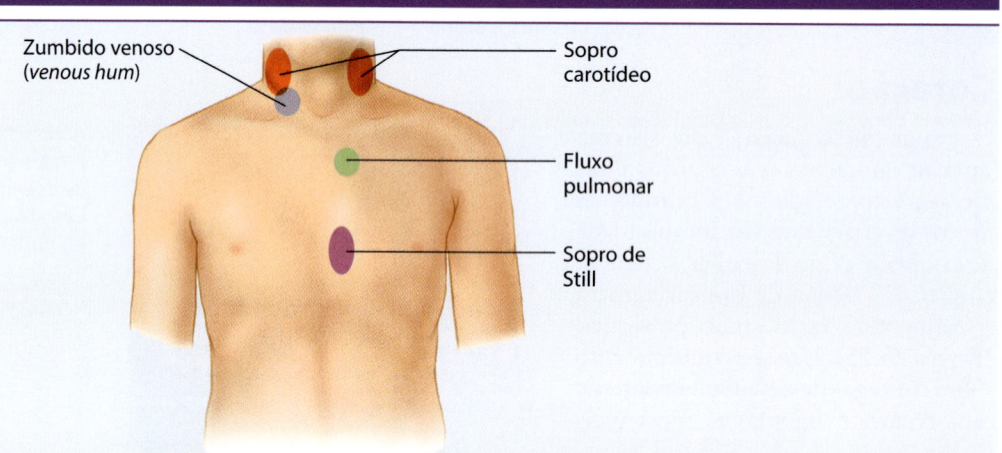

Idade típica	Nome	Características	Descrição e localização
Pré-escolar ou início da idade escolar	Sopro de Still		Graus I–II/VI, musical, vibratório Múltiplos sobretons Protossistólico a mesossistólico Porção média/inferior da margem esternal esquerda Com frequência também um sopro carotídeo
Pré-escolar ou início da idade escolar	Zumbido venoso		Suave, surdo, contínuo Mais alto na diástole Logo acima ou abaixo da clavícula Pode ser eliminado por manobras
Pré-escolar e posterior	Sopro carotídeo		Início e metade da sístole Em geral mais alto à esquerda Eliminado por compressão da carótida
Pré-escolar e idade escolar	Sopro por fluxo pulmonar	B₁ B₂	Grau 2 a 3, sistólico, crescendo–decrescendo Mais alto na área de ausculta pulmonar Rude, não vibratório A intensidade aumenta em decúbito dorsal

Em crianças pré-escolares ou em idade escolar, é possível detectar um zumbido venoso (*venous hum*). Este é um som suave, surdo e contínuo, mais alto na diástole, auscultado imediatamente acima ou abaixo da clavícula (Figura 25.76). Pode ser eliminado por completo com manobras que afetem o retorno venoso, como decúbito dorsal, mudar a posição da cabeça ou comprimir a veia jugular tem as mesmas características que os ruídos respiratórios e por isso com frequência é ignorado.[38]

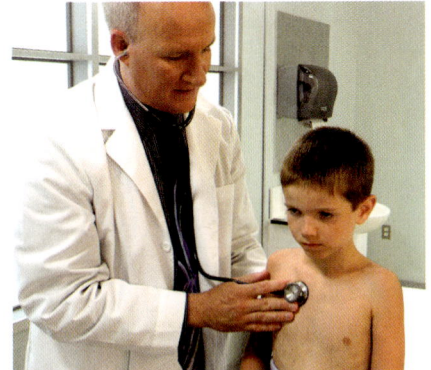

Figura 25.76 Ausculta do zumbido venoso.

O sopro auscultado na área da artéria carótida ou logo acima das clavículas é conhecido como *sopro carotídeo*. Trata-se de um sopro protossistólico e mesossistólico, discretamente áspero. Em geral é mais alto à esquerda e pode ser auscultado sozinho ou em combinação com o sopro de Still. Pode ser erradicado por completo pela compreensão da artéria carótida (Figura 25.77).

O *sopro por fluxo pulmonar* tipicamente está localizado na margem superior esquerda do esterno. É um sopro sistólico de graus I–II/VI, suave, em crescendo-decrescendo. A segunda bulha

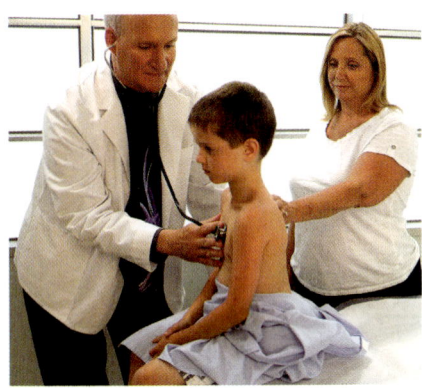

Figura 25.77 Compressão da artéria carótida durante a ausculta de um sopro.

cardíaca é normal (ou seja, não é anormalmente hiperfonética). Como no sopro de Still, também é mais alto quando a criança está deitada. É mais silencioso quando o paciente senta e prende a respiração.

Pressão arterial nos membros. Aferir a pressão arterial nos dois braços e em um dos membros inferiores uma vez para pesquisar *coarctação da aorta*. A pressão arterial é aferida apenas no braço direito depois de ser descartada a possibilidade de coarctação.

Abdome

Crianças com 1 a 3 anos de idade, incluindo aquelas que ainda estão começando a andar, costumam apresentar abdomes protuberantes, mais evidentes quando estão em pé. O exame pode seguir a mesma ordem indicada para adultos, exceto que talvez seja necessário distrair a criança durante o exame.

A maioria das crianças sente cócegas quando você coloca sua mão em seu abdome para *palpação*. Essa reação tende a desaparecer, em particular se você distrair a criança com conversas e colocar sua mão inteira nivelada com a superfície abdominal por alguns momentos antes de examinar. Em crianças que sejam particularmente sensíveis e contraiam os músculos abdominais, você pode começar colocando a mão da criança sob a sua. Mais adiante você poderá remover a mão da criança e palpar o abdome sem dificuldade. Palpe a *borda hepática* e meça suas dimensões como faria em adultos usando técnicas de percussão. As dimensões do fígado esperadas na percussão são mostradas no Boxe 25.44.

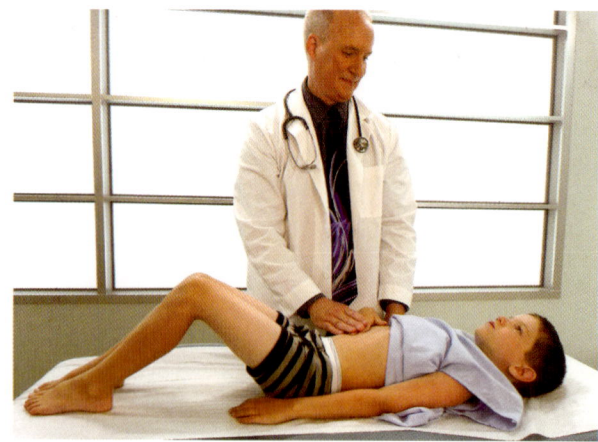

Figura 25.78 Posicione a criança como indicado para palpar o abdome.

Boxe 25.44 Dimensões esperadas do fígado de crianças por percussão

	Dimensão média do fígado estimada (cm)	
Idade em anos	Meninos	Meninas
2	3,5	3,6
3	4,0	4,0
4	4,4	4,3
5	4,8	4,5
6	5,1	4,8
8	5,6	5,1
10	6,1	5,4

Tente flexionar os joelhos e os quadris para relaxar a parede abdominal da criança, como mostrado na Figura 25.78. Comece com uma palpação leve em todas as áreas, e em seguida mais profunda, deixando o local de possível patologia para o fim.

O *baço*, como o fígado, pode ser palpável em algumas crianças. Ele também tem consistência mole, com uma borda definida, e projeta-se para baixo como uma língua sob o rebordo costal esquerdo. O baço é móvel e raramente estende-se por mais de 1 a 2 cm abaixo do rebordo costal.

Palpe as outras *estruturas abdominais*. Com frequência você observará pulsações no epigástrio causadas pela aorta. São percebidas com mais facilidade à esquerda da linha média, durante a palpação profunda.

A palpação para pesquisa de dor abdominal em uma criança mais velha é a mesma empregada para adultos; contudo, as causas de dor abdominal em geral são diferentes, abrangendo um amplo espectro de doenças agudas e crônicas. A localização da dor pode ajudar a indicar com mais precisão quais estruturas abdominais mais provavelmente estão causando a dor abdominal.

EXEMPLOS DE ANORMALIDADES

Muitas crianças apresentam dor abdominal decorrente de *gastrenterite aguda*. Apesar da dor, seu exame físico é relativamente normal, com exceção de um aumento dos sons intestinais à ausculta e uma leve sensibilidade à palpação.

A epidemia de obesidade infantil produziu muitas crianças com abdomes extremamente obesos. Isso torna o exame mais difícil, mas as etapas para exame do abdome são as mesmas.

Uma *hepatomegalia* é incomum em crianças novas. Pode ser causada por fibrose cística, parasitas, esteatose hepática, hepatite e tumores.

Se a hepatomegalia for acompanhada por esplenomegalia, hipertensão portal, doenças de depósito, infecções crônicas e malignidade devem ser consideradas.

Várias doenças podem causar *esplenomegalia*, incluindo infecções, distúrbios hematológicos como anemias hemolíticas, distúrbios infiltrativos e doenças inflamatórias ou autoimunes, assim como uma congestão decorrente de hipertensão portal.

Dor abdominal crônica ou recorrente é relativamente comum em crianças. Alguns distúrbios funcionais que causam dor abdominal incluem síndrome do colo irritável, dispepsia funcional e síndrome de dor abdominal funcional da infância. Outras causas em crianças incluem gastrite ou úlcera, refluxo gastresofágico, constipação intestinal e doença intestinal inflamatória.

Uma *massa abdominal* detectada à palpação pode representar fezes decorrentes de constipação intestinal, uma distensão da bexiga ou uma condição grave como um tumor.

Em uma criança com *abdome agudo*, como ocorre em uma apendicite aguda, pesquise rigidez involuntária, sensibilidade de rebote, o sinal de Rovsing ou um sinal do psoas ou do obturador positivo.[59] Gastrenterite, constipação intestinal e obstrução gastrintestinal são outras possíveis etiologias de dor abdominal aguda.

Genitália masculina. Um acompanhante apropriado como um dos pais deve estar presente durante o exame genital. Inspecione o pênis. O tamanho em crianças antes da puberdade tem pouco significado, a não ser que seja anormalmente grande ou pequeno. Em meninos obesos, o coxim gorduroso sobre a sínfise púbica pode obscurecer o pênis.

A *palpação* do escroto e dos testículos de um menino novo pode causar uma retração do testículo para cima, na direção do canal inguinal (*reflexo cremastérico*), e como consequência parecer criptorquídico. Examine o menino quando ele estiver relaxado porque a ansiedade estimula o reflexo cremastérico. Faça o menino deitar-se e, com as mãos aquecidas, *palpe a região inferior do abdome, seguindo para baixo na direção do escroto, ao longo do canal inguinal. Isso reduzirá a retração dos testículos* para o canal. Se for possível detectar o testículo no escroto, ele terá descido, mesmo que passe muito tempo no canal inguinal. Um testículo retrátil pode ser levado ao escroto e permanece lá, enquanto um testículo criptorquídico pode ser levado ao escroto, mas rapidamente volta ao canal inguinal.

Um testículo doloroso requer consulta e tratamento urgentes.

O reflexo cremastérico pode ser estimulado roçando-se com delicadeza a superfície medial da coxa para cima e para baixo. O testículo no lado estimulado movimenta-se para cima.

Examine o canal inguinal como faria em adultos, observando qualquer tumefação que possa refletir uma hérnia inguinal. Se desejável, faça o menino aumentar a pressão abdominal fingindo que está enchendo um balão ou enchendo as bochechas de ar com os lábios fechados e soprando; observe se uma saliência no canal inguinal aumenta com a manobra de Valsalva.

Genitália feminina

Um acompanhante apropriado como um dos pais deve estar presente durante o exame. O exame genital pode provocar ansiedade em crianças mais velhas e nos pais. Mesmo assim, sua realização é importante para detectar anormalidades e tranquilizar os pais no caso de achados normais ao exame.

Dependendo do estágio de desenvolvimento da criança, explique que partes do corpo você vai verificar e que isso faz parte do exame de rotina.

Após a fase de lactente, os lábios maiores e menores são mais planos e a membrana himenal torna-se delgada, translúcida e vascular, com as bordas facilmente identificáveis.

O exame genital de crianças é o mesmo para todas as faixas etárias, do fim da fase de lactente até a adolescência. Use uma abordagem calma e gentil, incluindo uma explicação apropriada para o estágio de desenvolvimento enquanto realiza o exame. Uma fonte de luz forte é essencial. A maioria das crianças pode ser examinada em decúbito dorsal, com as pernas na posição de rã.

Se a criança parecer relutante, pode ser útil pedir que um dos pais se sente sobre a mesa de exame com a criança; como alternativa, o exame pode ser realizado com a criança sentada no colo de um dos pais. Não use estribos, pois estes podem assustar a criança. A Figura 25.79 demonstra uma menina de 5 anos de idade sentada no colo da mãe, com a mãe segurando seus joelhos abertos.

Examine a genitália de um modo eficiente e sistemático. Inspecione a genitália externa para avaliar os pelos pubianos, o tamanho do clitóris, a cor e o tamanho dos lábios maiores e a presença de erupção cutânea, contusões ou outras lesões.

EXEMPLOS DE ANORMALIDADES

Na *puberdade precoce*, o pênis e os testículos estão aumentados com sinais de alterações puberais. Outras alterações puberais também ocorrem. São decorrentes de andrógenios e podem ser causadas por múltiplas condições, incluindo tumores adrenais ou hipofisários.

Uma *criptorquidia* pode ser observada nessa idade e requer correção cirúrgica. Deve ser diferenciada de um testículo retrátil.

Massa escrotal indolor em um menino jovem em geral é decorrente de hidrocele ou de uma hérnia inguinal não encarcerada. Outras causas raras incluem varicocele ou tumor.

As possíveis causas de um *testículo doloroso* incluem infecções como epididimite ou orquite, torção do testículo ou torção do apêndice do testículo.

Hérnias inguinais em meninos mais velhos têm a mesma apresentação que em homens adultos, com tumefação no canal inguinal, em particular após uma manobra de Valsalva.

O aparecimento de pelos pubianos antes dos 7 anos de idade deve ser considerado como *adrenarca precoce* e requer uma avaliação para determinar a causa.

Uma erupção cutânea nos genitais externos pode ser produzida por irritação física, transpiração e infecções por *Candida* ou bacterianas, incluindo infecções estreptocócicas.

Prurido e eritema vulvovaginais podem ser causados por irritantes externos, banhos de espuma, atividade masturbatória, oxiúros ou outras infecções como *Candida* ou infecções sexualmente transmissíveis.

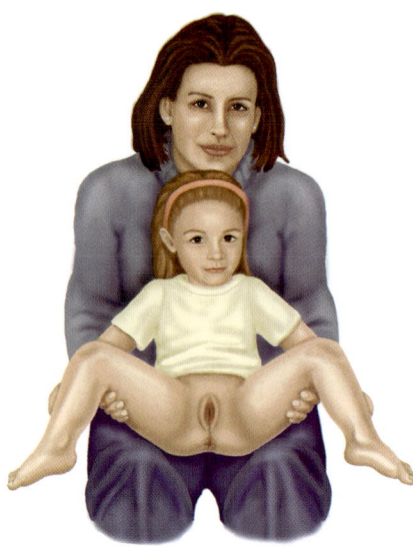

Figura 25.79 O posicionamento da mãe atrás da filha tem um efeito calmante.

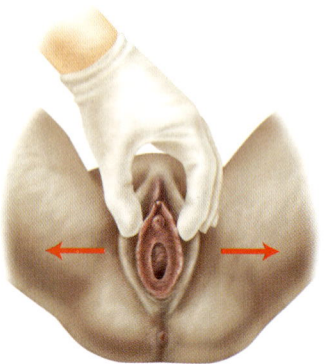

Figura 25.80 Separe os lábios para avaliar as estruturas genitais.

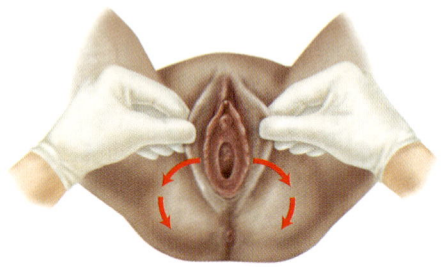

Figura 25.81 Uso do polegar e do indicador para examinar as estruturas internas.

Um *corrimento vaginal* no início da infância pode ser causado por *irritação perineal* (p. ex., banhos de espuma ou sabonetes), *corpo estranho, vulvovaginite inespecífica, Candida, oxiúros* ou uma *infecção sexualmente transmissível* decorrente de abuso sexual.

A *puberdade precoce* pode induzir menstruação em uma menina nova.

Um corrimento purulento, profuso, de odor fétido e manchado com sangue deve ser avaliado quanto à presença de *infecção, corpo estranho* ou *traumatismo*.

Em seguida, visualize as estruturas separando os lábios com seus dedos, como mostra a Figura 25.80. Você também pode segurar os lábios entre o polegar e o dedo indicador de cada mão, separando os lábios maiores com uma tração lateral delicada na direção do examinador para observar as estruturas internas, como mostra a Figura 25.81. *Aderências labiais*, ou fusão dos lábios menores, podem ser encontradas em meninas pré-puberais. Esses são achados normais e podem representar uma variante normal.

O achado de sangramento vaginal é preocupante e exige avaliação subsequente.

Observar a condição dos lábios menores, uretra, hímen e porção proximal da vagina. Se você não conseguir visualizar as bordas do hímen, peça que a criança respire fundo para relaxar os músculos abdominais.

Outra técnica útil (que só deve ser realizada por um examinador pediátrico experiente, como durante um exame para detectar um possível abuso sexual) consiste em colocar a menina em posição genupeitoral, como nas Figuras 25.82 e 25.83. Essas manobras costumam abrir o hímen. Examinadores experientes também podem usar gotas de soro fisiológico para deixar as bordas do hímen menos pegajosas.

Evite tocar as bordas himenais porque o hímen é extremamente sensível sem os efeitos protetores dos hormônios. Examine para pesquisar secreções, aderências labiais, lesões, estrogenização (indicando o início da puberdade), variações himenais (como hímen imperfurado ou septado, que são raros) e a higiene.

Infelizmente, o *abuso sexual* é muito comum em todas as partes do mundo. Até um quinto das mulheres relatam alguma história de abuso sexual quando crianças; embora muitos desses casos não envolvam um trauma físico grave, isso ocorre em outros.[60]

Abrasões ou sinais de trauma da genitália externa podem ter causas benignas, como masturbação, irritantes ou trauma acidental, mas também devem trazer à tona a possibilidade de abuso sexual.

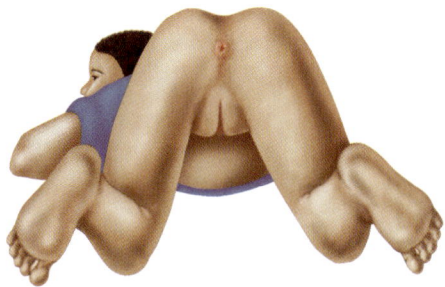

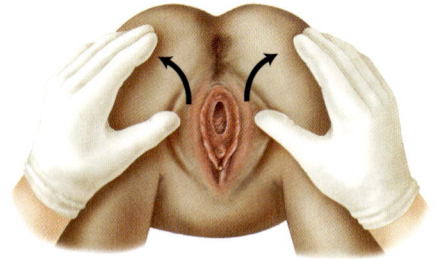

Figura 25.82 Posição na técnica mais avançada para visualização do hímen.

Figura 25.83 Uso dos polegares para separar os lábios e abrir o hímen.

Um corrimento fino e branco (leucorreia) pode estar presente. Um exame especular da vagina e do colo do útero está contraindicado em uma criança pré-puberal, a não ser que haja suspeita de traumatismo grave ou corpo estranho; esse exame deve ser realizado por um especialista.

Ver Tabela 25.12, *Sinais físicos de abuso sexual.*

O hímen normal em lactentes e meninas novas pode apresentar várias configurações, mostradas no Boxe 25.45. O exame físico pode revelar saliências, sulcos e pregas no hímen, que podem ser variantes normais. O tamanho do óstio da vagina pode variar com a idade e com a técnica de exame. Por isso, não há uma correlação entre o tamanho do óstio vaginal e a ocorrência ou não de agressão sexual à paciente.

Boxe 25.45 Configurações normais do hímen em meninas pré-puberais e adolescentes

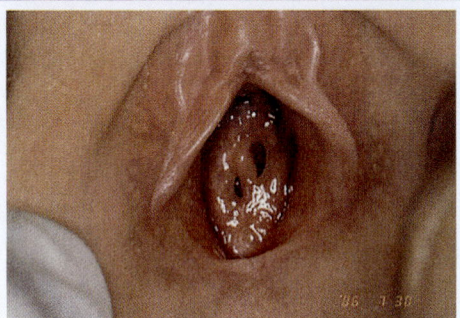

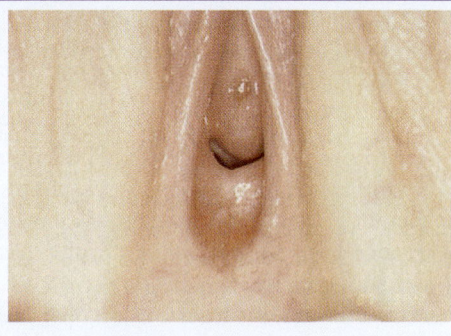

Menina de 6 anos de idade com um hímen septado causando dois orifícios. É necessária uma tração para visualizar as duas aberturas.

Menina de 7 anos de idade com um hímen em forma de crescente. Os himens em crescente não envolvem o óstio da vagina, mas em vez disso cercam a parte inferior do óstio da vagina e estendem-se para as margens posterior e lateral do anel himenal.

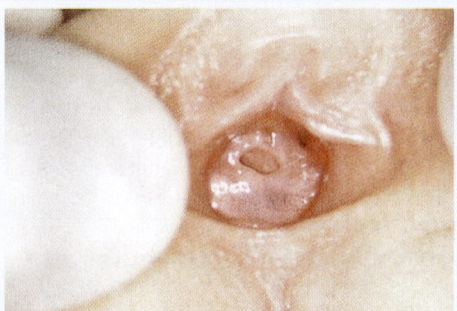

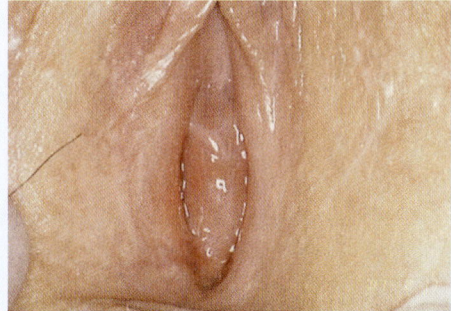

Menina de 2 anos de idade com um hímen anular, visível com a tração dos lábios. Anular significa que o hímen envolve o óstio em um padrão circunferencial.

Menina de 9 anos de idade com tecido labial redundante sugestivo de um efeito estrogênico. Uma tração maior ou a posição genupeitoral revelam um orifício normal. Se não for possível localizar um orifício, considerar a possibilidade de um hímen imperfurado.

(continua)

Boxe 25.45 Configurações normais do hímen em meninas pré-puberais e adolescentes (*continuação*)

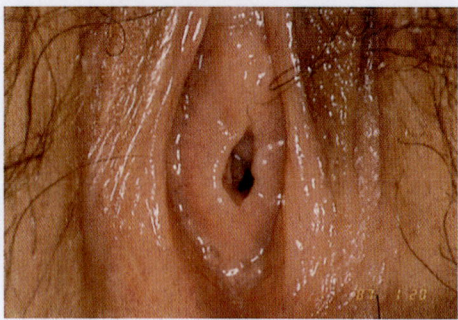

Menina de 12 anos de idade com hímen anular e influência hormonal da puberdade, produzindo um tecido róseo espessado.

Fonte das fotos: Reece R, Ludwig S, eds. *Child Abuse: Medical Diagnosis and Management*. 2nd ed. Lippincott Williams & Wilkins; 2001.

O exame físico pode revelar sinais sugestivos de *abuso sexual* e o exame é particularmente importante se houver indícios suspeitos na história.

Menos em casos de abuso conhecido, a maioria dos exames não apresenta alterações dignas de nota; um exame genital normal não descarta abuso sexual.

Se as bordas himenais forem lisas e sem interrupção na metade inferior, o hímen provavelmente é normal (mas não descarta abuso, uma vez que o hímen, como a maioria dos outros tecidos, pode cicatrizar em 7 a 10 dias). Alguns achados físicos, porém, sugerem a possibilidade de abuso sexual e exigem uma avaliação mais completa por um especialista na área.

Como demonstrado na Tabela 25.12, *Sinais físicos de abuso sexual*, sinais físicos fortemente sugestivos de *abuso sexual* incluem lacerações, equimoses e cicatrizes recentes do hímen, ausência de tecido himenal nas posições de 3 a 9 horas enquanto a paciente estiver em decúbito dorsal e transecções himenais cicatrizadas. Outros sinais como secreção purulenta e lesões herpéticas também são preocupantes.

Reto e ânus

O exame retal não faz parte da rotina, as deve ser realizado sempre que houver suspeita de doença intra-abdominal, pélvica ou perirretal. O exame de crianças novas pode ser realizado com a criança em decúbito lateral ou em posição de litotomia. Para muitas crianças jovens, a posição de litotomia é menos ameaçadora e mais fácil de realizar. Faça a criança deitar de costas com os joelhos e os quadris flexionados e as pernas abduzidas. Cubra a criança da cintura para baixo. Tranquilize a criança com frequência durante o exame e peça que ela respire pela boca para relaxar. Afaste as nádegas e observe o ânus. Você pode usar seu dedo indicador enluvado e lubrificado, mesmo em crianças pequenas. Palpe o abdome com a outra mão, tanto para distrair a criança quanto para observar as estruturas abdominais entre suas mãos. A próstata não é palpável em meninos novos.

Pólipos cutâneos anais estão presentes na doença intestinal inflamatória, mas com mais frequência representam um achado incidental quando localizados na linha média.

A observação de dor ao exame retal de uma criança em geral indica uma causa infecciosa ou inflamatória, como um *abscesso* ou *apendicite*.

Uma dilatação anal reflexa sugere a possibilidade de abuso sexual envolvendo o reto e requer um exame mais completo por um especialista.

Sistema musculoesquelético

Em crianças mais velhas, as anormalidades das extremidades superiores são raras na ausência de ferimentos.

Crianças novas podem adquirir o chamado "*cotovelo de babá*" ou subluxação da cabeça do rádio decorrente de uma lesão por tração. Essas crianças mantêm os braços ligeiramente flexionados nos cotovelos.

A criança jovem normal apresenta uma maior concavidade lombar e menor convexidade torácica em comparação aos adultos e com frequência tem um abdome protuberante.

Observe a criança em pé e caminhando descalça. Peça que a criança toque os dedos dos pés, levante-se de uma posição sentada, corra por uma distância curta e apanhe objetos no chão. Você detectará a maioria das anormalidades se observar com atenção, pela frente e por trás.

A causa de uma claudicação aguda na infância costuma ser um traumatismo ou ferimento, embora muitas etiologias sejam possíveis, incluindo infecção do osso, articulação ou músculo e também malignidade. Em uma criança obesa, considerar um *deslizamento epifisário da cabeça do fêmur*.

EXEMPLOS DE ANORMALIDADES

Um arqueamento intenso das pernas (*joelho varo*) ainda pode representar uma curvatura fisiológica que exibe resolução espontânea. Um arqueamento extremo ou unilateral pode ser causado por condições patológicas, como *raquitismo* ou tíbia vara (*doença de Blount*).

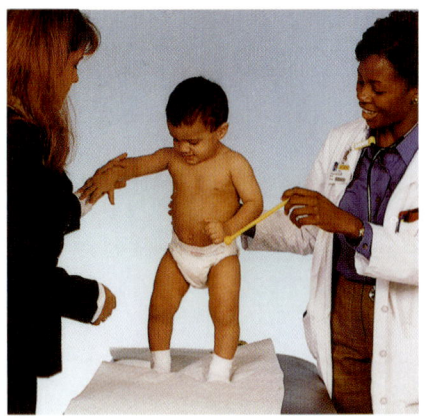

Figura 25.84 Pernas arqueadas são normais no início da infância.

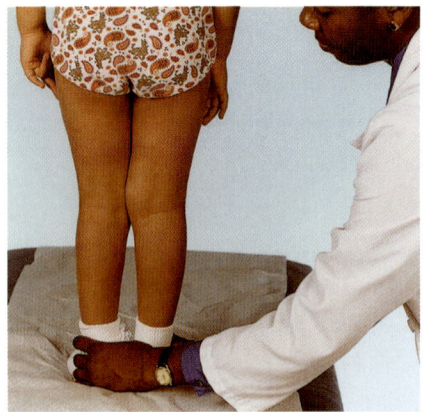

Figura 25.85 O joelho valgo não é incomum na infância.

No início da infância, ocorre uma progressão comum e normal de arqueamento das pernas (Figura 25.84), que começa a desaparecer aproximadamente aos 18 meses de vida, com frequência seguido por uma transição para joelho valgo.

O *padrão de joelho valgo* (Figura 25.85) em geral é máximo por volta dos 3 anos e apresenta correção gradual até os 7 anos de idade.

A presença de torção tibial pode ser avaliada de vários modos[43]; um método é mostrado na Figura 25.86. Posicione a criança em decúbito ventral na mesa de exame, com os joelhos flexionados em 90°. Observe o eixo coxa-pé. Em geral, há uma rotação interna ou externa de 0 a 10°, observada pelo desvio de um pé em uma direção. Um ângulo coxa-pé negativo indica torção tibial. Verifique a posição dos maléolos – eles devem ser simétricos.

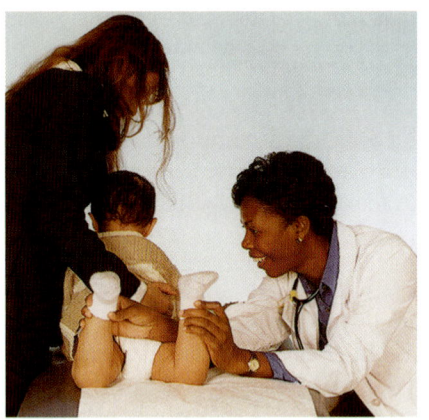

Figura 25.86 Verificação de torção tibial.

A patologia do membro inferior mais comum na infância é o ferimento por acidentes. As fraturas são relativamente comuns em crianças jovens devido ao desenvolvimento incompleto dos ossos e placas de crescimento e lesões frequentes durante as brincadeiras. Lesões articulares, entorses e distensões são comuns em crianças novas.

Uma claudicação crônica na infância pode ser causada pela *doença de Blount*, *distúrbios do quadril* como necrose avascular do quadril, discrepância no comprimento das pernas, distúrbios espinais ou, em raros casos, uma malignidade.

Uma torção medial do fêmur (ou anteversão femoral) é uma torção do fêmur para dentro, causando rotação dos pés para dentro em criança após os 3 a 4 anos de idade; tende a exibir resolução até 8 a 10 anos, embora muitos adultos também apresentem algum grau de rotação interna.

Inspecione qualquer criança que consiga ficar em pé para pesquisar escoliose usando as técnicas descritas adiante.

Determine se há *encurtamento da perna*, que pode acompanhar doenças do quadril, comparando a distância da espinha ilíaca anterossuperior até o maléolo medial em cada lado. Confirme que os quadris estejam nivelados. Endireite a criança tracionando as pernas com delicadeza e então compare os níveis dos maléolos mediais entre si. Faça uma pequena marca com caneta sobre os maléolos proeminentes e encoste um no outro para obter uma medida direta.

Peça que a criança fique em pé, com a postura ereta, e coloque suas mãos horizontalmente sobre as cristas ilíacas, por trás. Pequenas discrepâncias podem ser observadas. Se for observada uma discrepância e houver suspeita de discrepância no comprimento das pernas, com uma crista ilíaca mais alta que a outra, coloque um livro sob a perna mais curta – se isso igualar as cristas ilíacas, uma discrepância no comprimento das pernas é provável.

Pesquise uma doença grave do quadril com fraqueza associada do músculo glúteo médio. Observe por trás quando a criança transfere o peso de uma perna para outra (Figuras 25.87 e 25.88). Uma pelve que se mantém nivelada quando o peso é transferido de um pé para o outro constitui um *sinal de Trendelenburg negativo*.[61] Na presença de um sinal positivo anormal em doenças graves do quadril, *a pelve se inclina na direção do quadril não afetado* (a musculatura do quadril não mantém o quadril nivelado, provocando uma queda na perna que não estiver sustentando o peso) durante o apoio do peso no lado afetado (*sinal de Trendelenburg positivo*).

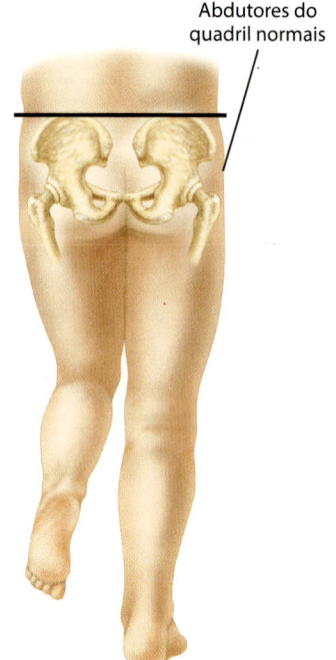

Abdutores do quadril normais

Figura 25.87 Sinal de Trendelenburg negativo.

EXEMPLOS DE ANORMALIDADES

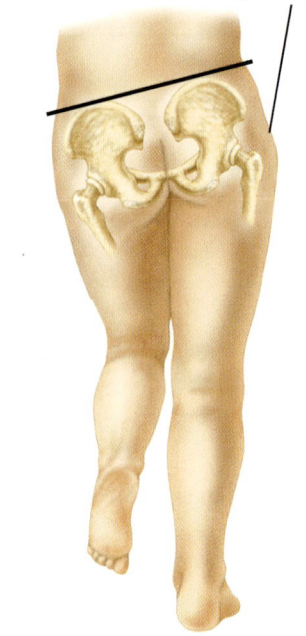

Abdutores do quadril fracos

Figura 25.88 Sinal de Trendelenburg positivo.

Sistema nervoso

Após a fase de lactente, o exame neurológico inclui os componentes avaliados em adultos. Combine a avaliação neurológica e do desenvolvimento; transforme o exame em um jogo com a criança para avaliar o desenvolvimento e o desempenho neurológico ideal.

Use uma ferramenta de rastreamento do desenvolvimento validada para crianças pré-escolares. As crianças geralmente gostam desse componente, e você também pode gostar. Muitas condições neurológicas em crianças são acompanhadas por anormalidades do desenvolvimento. Você pode pedir a crianças acima de 3 anos de idade que desenhem ou copiem objetos e depois conversar sobre os desenhos para testar simultaneamente a coordenação motora fina, a cognição e a linguagem.

Crianças com *diplegias espásticas* muitas vezes apresentam hipotonia quando lactentes e, mais tarde, tônus excessivo com espasticidade, postura ou marcha em tesoura e às vezes punhos fechados no início da infância.

Problemas na interação social, comunicação verbal e não verbal, interesses limitados e comportamentos repetitivos podem ser sinais de *autismo*.

Diferencie atrasos isolados em um aspecto do desenvolvimento (p. ex., coordenação ou linguagem) de atrasos mais generalizados em diversos componentes. Os últimos têm maior probabilidade de refletir distúrbios neurológicos globais como *incapacidades cognitivas*, que podem ter muitas etiologias.

Sensação. O exame sensorial pode ser realizado usando um chumaço de algodão ou fazendo cócegas na criança. O melhor é que a criança esteja com os olhos fechados durante o exame. Não use alfinetes.

Marcha, força e coordenação. Observe a marcha da criança enquanto ela está andando e, idealmente, correndo. Observe a presença de assimetrias, fraqueza, tropeços indevidos ou incoordenação.

Siga os marcos do desenvolvimento para testar manobras apropriadas, como andar encostando os dedos do pé no calcanhar (Figura 25.89), pular e saltar. Use um brinquedo para testar a coordenação e a força dos membros superiores.

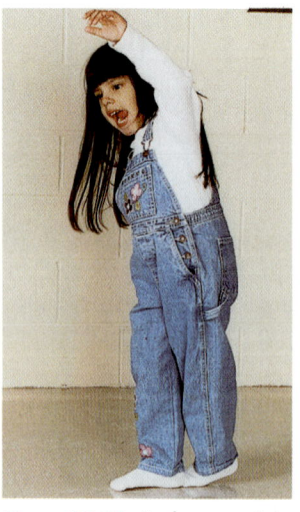

Figura 25.89 Andar encostando os dedos do pé no calcanhar constitui um marco no desenvolvimento da coordenação.

Se houver uma preocupação relativa à força da criança, faça com que ela se deite no chão e depois levante, observando os estágios com atenção. A maioria das crianças normais senta-se inicialmente, então flexiona os joelhos e estende os braços para o lado, empurrando o chão para ficar em pé.

A preferência por uma das mãos costuma ser demonstrada por volta dos 2 anos de idade, embora muitas crianças pré-escolares utilizem preferencialmente uma ou outra mão para diferentes tarefas. Se uma criança mais nova exibir uma preferência nítida por uma das mãos, pesquise uma fraqueza no membro superior não preferido.

Reflexos tendinosos profundos. Os reflexos tendinosos profundos podem ser testados do mesmo modo que em adultos. Primeiro, demonstre o uso do martelo de reflexo na mão da criança, garantindo a ela que não haverá dor. As crianças adoram sentir suas pernas balançarem durante o teste dos reflexos patelares. Faça a criança manter os olhos fechados durante algumas partes desse exame porque a tensão prejudicará os resultados.

Função cerebelar. O exame cerebelar pode ser realizado usando o teste dedo-nariz e o teste de movimentos rápidos alternados das mãos ou dos dedos (Figuras 25.90 e 25.91). Crianças acima de 5 anos devem ser capazes de diferenciar esquerda e direita; desse modo, você pode pesquisar tarefas de discriminação direita-esquerda como faria em pacientes adultos.

Nervos cranianos. Os nervos cranianos podem ser avaliados com facilidade usando estratégias apropriadas para o desenvolvimento, mostradas no Boxe 25.46.

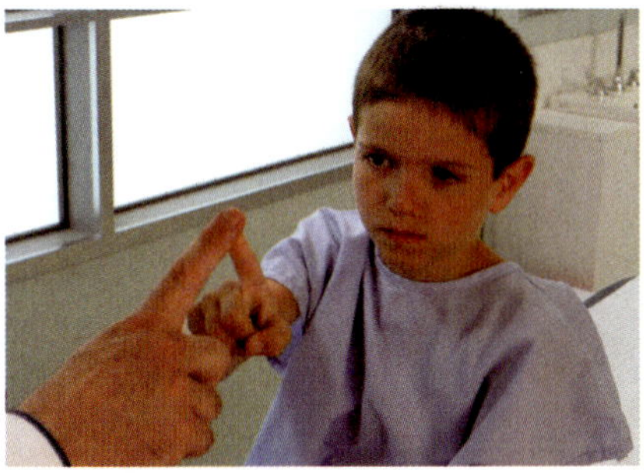

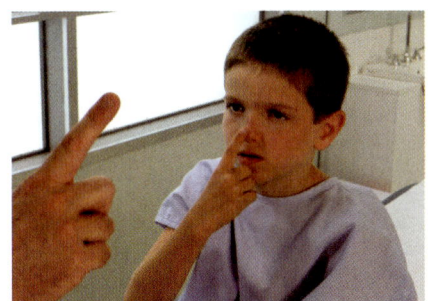

Figura 25.90 Teste dedo-nariz – primeiro faça a criança tocar seu dedo.

Figura 25.91 Em seguida, peça que a criança toque o próprio nariz.

| EXEMPLOS DE ANORMALIDADES |

Em crianças que apresentem incoordenação na marcha, diferencie causas ortopédicas como deformidades posturais do quadril, joelho ou pé de anormalidades neurológicas como *paralisia cerebral*, *ataxia* ou *condições neuromusculares*.

Em algumas formas de *distrofia muscular* com fraqueza da musculatura da cintura pélvica, as crianças levantam para ficar em pé rolando para decúbito ventral e emburrando o chão com os braços, enquanto as pernas permanecem estendidas (*sinal de Gower*).

Crianças com *paralisia cerebral* leve podem apresentar um discreto aumento do tônus e hiper-reflexia.

Algumas crianças com *transtorno de déficit de atenção-hiperatividade (TDAH)* terão dificuldade para cooperar durante o exame neurológico e do desenvolvimento devido a problemas de concentração. Essas crianças costumam apresentar altos níveis de energia, inquietação e uma história de dificuldade na escola ou em situações estruturadas. Outras condições como ansiedade podem ter manifestações semelhantes, por isso uma história e exame físico completos são justificados.

Sinais neurológicos de localização são raros em crianças, mas podem ser causados por *trauma*, *tumor encefálico*, *hemorragia intracraniana* ou *infecção*. Crianças com um aumento da pressão intracraniana podem desenvolver anormalidades do nervo craniano, assim como papiledema e alteração do estado mental.

Boxe 25.46 Estratégias para avaliação dos nervos cranianos em crianças novas		
Nervo craniano		**Estratégia**
I	Olfatório	Teste possível em crianças mais velhas.
II	Acuidade visual	Usar a tabela de Snellen após os 3 anos de idade.
		Testar os campos visuais do mesmo modo que em adultos. Um dos pais pode precisar segurar a cabeça da criança.

(continua)

Boxe 25.46 Estratégias para avaliação dos nervos cranianos em crianças novas (*continuação*)

Nervo craniano		Estratégia
III IV, VI	Movimentos extraoculares	Faça a criança acompanhar uma luz ou um objeto (de preferência um brinquedo). Um dos pais pode precisar segurar a cabeça da criança.
V	Motor	Faça um jogo com um chumaço de algodão para testar a sensibilidade. Peça que a criança trave os dentes ou engula alguma comida.
VII	Facial	Pedir que a criança "faça caretas" ou imite as caretas do examinador (incluindo a movimentação das sobrancelhas) e observar a simetria e os movimentos faciais.
VIII	Acústico	Realizar um teste auditivo após os 4 anos de idade. Sussurrar uma palavra ou um comando atrás da orelha da criança e pedir que ela repita.
IX, X	Deglutição e vômito	Pedir que a criança "ponha toda a língua para fora" ou diga "ah". Observar o movimento da úvula e do palato mole. Testar o reflexo do vômito.
XI	Acessório	Pedir que a criança empurre sua mão com a cabeça. Pedir que a criança levante os ombros enquanto você empurra para baixo com as mãos "para ver a sua força".
XII	Hipoglosso	Pedir que a criança "*ponha toda a língua par fora*".

Crianças com *meningite, encefalite ou abscesso cerebral* podem exibir anormalidades dos nervos cranianos, embora também apresentem alteração da consciência e outros sinais.

Embora uma *paralisia do nervo facial* possa ser congênita, em geral ela é causada por infecção ou trauma.

REGISTRO DOS ACHADOS

O formato do prontuário clínico é o mesmo para crianças e adultos. Embora a sequência do exame físico possa variar, transcreva seus achados clínicos na mesma ordem do prontuário manuscrito tradicional ou em formato eletrônico.

No início você pode usar sentenças para descrever seus achados; mais tarde usará frases. O estilo mostrado aqui contém frases apropriadas para a maioria dos registros. Ao ler esse registro, você notará alguns achados típicos. Tente testar seus conhecimentos. Veja se consegue interpretar esses achados. Você também perceberá as modificações necessárias para acomodar os relatos dos pais de crianças novas, em vez da própria criança.

Registro do exame pediátrico

19/04/2020

Eli é um menino ativo de 26 meses de vida, acompanhado por seu pai, Matthew Nolan, que está preocupado com seu desenvolvimento e comportamento.

Fonte e confiabilidade: Pai.

Queixa principal: Desenvolvimento lento e comportamento difícil.

História da doença atual: Eli parece estar exibindo um desenvolvimento mais lento que sua irmã mais velha. Ele usa apenas palavras isoladas e frases simples, raramente combina palavras e parece frustrado por não conseguir se comunicar. As pessoas entendem menos de um quarto de sua fala. O desenvolvimento físico parece normal para a mãe: ele consegue arremessar uma bola, chutar, rabiscar e se vestir bem. Não sofreu nenhum traumatismo cefálico, não apresenta doenças crônicas, convulsões, nem houve regressão nos marcos do desenvolvimento.

O pai de Eli também está preocupado com seu comportamento. Eli é extremamente teimoso, tem crises de birra com frequência, irrita-se com facilidade (especialmente com a irmã mais velha), arremessa objetos, morde e agride fisicamente as pessoas quando não consegue o que deseja. Seu comportamento parece pior quando está próximo ao pai, que relata que ele fica "bem" na creche. Ele passa de uma atividade para outra, sendo incapaz de permanecer sentado para ler ou envolver-se em um jogo. É importante observar que algumas vezes ele é afetuoso e gosta de colo. Estabelece contato ocular e brinca normalmente com seus brinquedos. Não exibe movimentos incomuns.

Eli é muito seletivo em relação à alimentação; come uma grande quantidade alimentos processados e poucos alimentos de outro tipo. Não come frutas ou vegetais e bebe grandes quantidades de suco e refrigerante. Seu pai já tentou de tudo para fazer com que ele coma alimentos saudáveis, sem resultados.

A família está passando por um grande estresse no último ano porque o pai de Eli está desempregado. Embora no momento Eli tenha cobertura em um plano de saúde, seus pais não têm nenhum tipo de seguro.

Eli dorme a noite toda.

Medicamentos. Um complexo multivitamínico diário.

História pregressa

Gestação. Sem intercorrências. O pai reduziu o consumo de tabaco para meio maço por dia e consumiu álcool algumas vezes. Nega o uso de fármacos ou substâncias psicoativas ou infecções.

Período neonatal. Nasceu de parto vaginal com 40 semanas; recebeu alta hospitalar em 2 dias. Peso ao nascimento de 2,5 kg. O pai não sabe informar por que Eli era pequeno ao nascimento.

Doenças. Apenas doenças corriqueiras; nenhuma hospitalização.

Acidentes. Precisou de suturas no ano passado devido a uma laceração facial secundária a uma queda na rua. Eli não perdeu a consciência e não houve sequelas.

Cuidados preventivos. Eli realiza avaliações preventivas regulares. Há cerca de 6 meses, sua médica regular disse que Eli estava um pouco atrasado em alguns marcos do desenvolvimento e sugeriu uma creche que ela conhecia e considerava excelente, assim como maior atenção dos pais a leitura, conversa, brincadeira e estimulação. As imunizações estão em dia. Seu nível de chumbo estava um pouco elevado no ano passado e o pai relatada que ele tem "pouco sangue". Sua médica recomendou suplementos de ferro e alimentos ricos em ferro, mas Eli não come esses alimentos.

História familiar

Forte história familiar de diabetes (dois avós, nenhum com diabetes na infância) e hipertensão. Nenhuma história familiar de doenças do desenvolvimento infantil, psiquiátricas ou crônicas.

Histórico do desenvolvimento: sentou aos 6 meses, engatinhou aos 9 meses e andou aos 13 meses. Falou as primeiras palavras ("mamãe" e "carro") com aproximadamente 1 ano.

(continua)

Registro do exame pediátrico (*continuação*)

História pessoal e social: Os pais são casados e vivem com as duas crianças em um apartamento alugado. O pai não tem um emprego fixo há 1 ano, mas tem trabalhado de modo intermitente em uma academia. A mãe trabalha como garçonete em meio-período, enquanto Eli está na creche.

A mãe teve depressão durante o primeiro ano de vida de Eli e realizou algumas sessões de terapia, mas parou porque não podia pagar por elas ou pelos medicamentos. Ela recebe apoio da mãe, que mora a 30 minutos de distância, e de muitos amigos; muitos deles servem como babás em algumas ocasiões.

Apesar do estresse familiar substancial, o pai descreve uma família amorosa e intacta. Tentam jantar juntos todas as noites, limitam o tempo de televisão, costumam ler para as duas crianças (embora Eli não fique quieto) e visitam um parque próximo regularmente para brincar.

Exposições ambientais. Os dois pais fumam, embora geralmente fora da casa.

Segurança. O pai relata que essa é uma preocupação importante: ele mal consegue desviar os olhos sem que Eli apronte alguma coisa. O pai teme que ele seja atropelado; a família está pensando em construir uma cerca no pequeno jardim. Eli fica no assento do automóvel a maior parte do tempo; os detectores de fumaça da casa funcionam bem. As armas do pai estão trancadas; os medicamentos ficam em um armário no quarto dos pais.

Revisão dos sistemas

Geral. Nenhuma doença importante.

Pele. Seca e pruriginosa. No ano passado, hidrocortisona foi prescrita para isso.

Cabeça, olhos, orelhas, nariz e garganta (COONG). Cabeça: Ausência de trauma. *Olhos:* Boa visão. *Orelhas:* Múltiplas infecções no último ano. Com frequência ignora as solicitações dos pais; não sabem dizer se isso é intencional ou se ele não ouve bem. *Nariz:* Coriza frequente; o pai tem dúvidas sobre alergias. *Boca:* Ainda não consultou um dentista. Escova os dentes com algumas vezes (uma fonte frequente de conflito).

Pescoço. Ausência de nódulos. Os linfonodos no pescoço parecem grandes.

Respiratório. Tosse frequente e chiado no pulmão. O pai não consegue identificar um gatilho; tende a desaparecer. Pode correr pela casa o dia todo sem parecer cansado.

Cardiovascular. Nenhuma doença cardíaca conhecida. Tinha um sopro quando era mais novo, mas desapareceu.

Gastrintestinal. Apetite e hábitos alimentares já descritos. Evacuações regulares. Está no processo de treinamento de toalete e usa fraldas à noite, mas não na creche.

Urinário. Jato adequado. Sem infecções urinárias prévias.

Genital. Normal.

Musculoesquelético. É "bem moleque" e nunca se cansa. Pequenos machucados e contusões ocasionalmente.

Neurológico. Anda e corre bem; parece coordenado para a idade. Ausência de rigidez, convulsões ou desmaio. O pai diz que a memória parece ser ótima, mas a atenção é inadequada.

Psiquiátrico. De modo geral, parece feliz. Chora com facilidade; alterna entre tentar ser independente e precisar de aconchego e conforto.

Exame físico

Aspecto geral: Eli é uma criança ativa e cheia de energia. Brinca com o martelo de reflexo, fingindo que é um caminhão. Parece ter um forte vínculo com o pai, olhando para ele em alguns momentos para buscar conforto. O pai parece preocupado que Eli quebre alguma coisa. Suas roupas estão limpas.

Registro do exame pediátrico (*continuação*)

Sinais vitais. Altura: 90 cm (90º percentil). Peso: 16 kg (> 95º percentil). IMC: 19,8 (> 95º percentil). Circunferência craniana: 50 cm (75º percentil). PA: 108/58. Frequência cardíaca: 90 bpm e regular. Frequência respiratória: 30/minuto; varia com a atividade. Temperatura (orelha): 37,5°C. Obviamente sem dor.

Pele. Normal, exceto por equimoses nas superfícies anteriores das pernas e áreas de pele seca na superfície externa dos cotovelos.

COONG. Cabeça: Normocefálico, sem lesões. *Olhos*: Exame difícil porque a criança não fica parada. Simétricos, com movimentos extraoculares normais. Pupilas de 4 a 5 mm e simetricamente reativas à luz. Discos ópticos de difícil visualização; nenhuma hemorragia foi observada. *Orelhas*: Orelha externa normal; ausência de anormalidades externas. Meatos acústicos externos e membranas timpânicas (MT) normais. *Nariz*: Narinas normais; septo na linha média. *Boca*: Vários dentes escuros (superfície interna dos incisivos superiores). Uma cavidade evidente no incisivo superior direito. Língua normal. Aspecto de "calçada de paralelepípedos" (*cobblestone*) na região posterior da faringe; sem exsudatos. Tonsilas grandes, mas com distância adequada (1,5 cm) entre si. Ausência de olheiras alérgicas.

Pescoço. Flexível, traqueia na linha média, tireoide não palpável.

Linfonodos. Linfonodos cervicais anteriores bilaterais, facilmente palpáveis (1,5 a 2 cm), firmes, móveis. Linfonodos pequenos (0,5 cm) bilaterais no canal inguinal. Todos os linfonodos são móveis e não dolorosos.

Pulmões. Boa expansão. Ausência de taquipneia ou dispneia. Congestão audível, mas parece ter origem nas vias respiratórias superiores (mais alta perto da boca, simétrica). Ausência de roncos, estertores ou sibilos. Campos limpos à ausculta.

Cardiovascular. PIM no 4º ou 5º espaço intercostal e linha medioesternal. B_1 e B_2 normais. Ausência de sopros ou bulhas cardíacas anormais. Pulsos femorais normais; pulsos dorsais do pé palpáveis bilateralmente. Enchimento capilar rápido.

Mamas. Normais, com alguma gordura abaixo nos dois lados.

Abdome. Protuberante, mas mole; sem massas ou dor. Fígado estendendo-se 2 cm abaixo do rebordo costal direito (RCD) e não doloroso. Baço e rins não palpáveis. Sons intestinais presentes.

Genitália. Pênis circuncidado, Tanner I; ausência de pelos pubianos, lesões ou secreções. Testículos na bolsa escrotal, palpação difícil devido a reflexo cremastérico ativo. Escroto normal nos dois lados.

Musculoesquelético. Amplitude de movimento normal nos membros superiores e inferiores e em todas as articulações. Coluna ereta. Marcha normal.

Neurológico. Estado mental: Criança feliz, cooperativa, ativa. *Desenvolvimento*: Motor grosseiro – salta e arremessa objetos. Motor fino – imita linha vertical. Linguagem – não combina palavras, apenas palavras isoladas, três a quatro observadas durante o exame. Pessoal-social – lava o rosto, escova os dentes e veste a camisa. Global – normal, exceto pela linguagem, que parece atrasada. *Nervos cranianos*: Intacto, embora vários sejam difíceis de estimular. *Cerebelar*: Marcha normal; com equilíbrio. *Reflexos tendinosos profundos (RTPs)*: Normais e simétricos durante todo o exame, com descida dos dedos dos pés. *Sensorial*: Postergado.

PROMOÇÃO E ORIENTAÇÃO DA SAÚDE: EVIDÊNCIAS E RECOMENDAÇÕES

Crianças de 1 a 4 anos

Os cronogramas de periodicidade da AAP e Bright Futures para crianças incluem consultas de supervisão da saúde aos 12, 15, 18 e 24 meses, seguidas por consultas anuais quando a criança tiver 3 e 4 anos de idade.[30,34] Uma consulta adicional aos 30 meses também é recomendada para avaliar o desenvolvimento da criança.

Durante essas consultas de supervisão da saúde, os médicos abordam preocupações e dúvidas dos pais, avaliam o crescimento e o desenvolvimento da criança, realizam um exame físico abrangente e fornecem orientação antecipatória sobre hábitos e comportamentos saudáveis, competência social dos cuidadores, relacionamentos familiares e interações na comunidade. Essa é uma idade crítica para prevenção de obesidade infantil, já que *muitas crianças iniciam sua trajetória para a obesidade após os 2 anos de idade*.

Também é importante avaliar o desenvolvimento da criança. Instrumentos de rastreamento do desenvolvimento padronizados são recomendados para medir as diferentes dimensões do desenvolvimento de uma criança porque muitas vezes os médicos não conseguem identificar problemas na história geral e no exame.[62] Do mesmo modo, é importante diferenciar comportamentos normais (mas possivelmente problemáticos) da infância de comportamentos anormais ou problemas de saúde mental.

O Boxe 25.47 demonstra os principais componentes de uma consulta de supervisão da saúde para uma criança de 3 anos de idade, com foco na promoção da saúde. Você não precisa esperar uma consulta de supervisão da saúde para abordar muitas dessas questões de promoção da saúde; elas podem ser abordadas durante outros tipos de consulta, mesmo quando a criança apresentar uma doença leve.

Boxe 25.47 Componentes de uma consulta de supervisão da saúde para uma criança de 3 anos de idade

Conversas com os pais

- Preocupações dos pais[18]
- Aconselhamento
- Cuidados com a criança, escola, social
- Principais áreas de tópicos: desenvolvimento, nutrição, segurança, saúde oral, relacionamentos familiares, comunidade

Avaliação do desenvolvimento

- Avaliação dos marcos do desenvolvimento: desenvolvimento motor grosseiro e fino, pessoal-social, linguagem e cognitivo; usar um instrumento de rastreamento do desenvolvimento validado

Exame físico

- Exame cuidadoso, incluindo parâmetros do crescimento com os percentis para a idade

Testes de rastreamento

- Visão (teste formal a partir dos 3 anos de idade), audição (teste formal a partir dos 4 anos), hematócrito e chumbo (no caso de alto risco), rastreamento de fatores de risco sociais

> **Boxe 25.47 Componentes de uma consulta de supervisão da saúde para uma criança de 3 anos de idade (*continuação*)**
>
> **Imunizações**
> - Ver cronograma atualizado da AAP
>
> **Orientação antecipatória**
>
> Hábitos e comportamentos saudáveis
> - Prevenção de ferimentos e doenças
> - Assentos para automóvel, venenos, exposição a tabaco, supervisão
> - Nutrição e exercício
> - Avaliação de obesidade; refeições e lanches saudáveis
> - Saúde oral
> - Escovação dos dentes; dentista
>
> Interação pais-criança
> - Leitura e momentos de diversão, brincadeiras orientadas para a criança, limitação do tempo de tela
>
> Relacionamentos familiares
> - Atividades, babás
>
> Interação na comunidade
> - Creche, recursos

Crianças de 5 a 10 anos

Os cronogramas de periodicidade da AAP e Bright Futures para crianças recomendam consultas de supervisão da saúde anuais durante esse período.[18]

Como nas idades anteriores, essas consultas representam oportunidades para avaliar a saúde física, mental e do desenvolvimento da criança, assim como a relação pais-criança, os relacionamentos da criança com os colegas e o desempenho acadêmico (Figura 25.92).

Mais uma vez, a promoção da saúde deve ser incorporada a todas as interações com as crianças e famílias. Crianças mais velhas gostam de conversar diretamente com o examinador. Além de conversar sobre a saúde, segurança, desenvolvimento e orientação antecipatória com os pais, inclua a criança nessas conversas usando uma linguagem e conceitos apropriados para a idade. Discuta a experiência da criança e suas percepções da escola, interações com colegas e outras atividades cognitivas e sociais.

Enfoque os hábitos saudáveis como uma boa nutrição, exercício, leitura, atividades estimulantes, higiene do sono saudável, tempo de tela e segurança. Aproximadamente 20% das crianças apresentam algum tipo de condição crônica física, do desenvolvimento ou mental.[63] Essas crianças devem ser avaliadas com mais frequência para monitoramento, controle de doenças e cuidados preventivos (Figura 25.93). Alguns comportamentos estabelecidos nessa idade podem provocar ou exacerbar condições crônicas como obesidade ou transtornos alimentares. A promoção da saúde é fundamental para otimizar hábitos saudáveis e minimizar aqueles não saudáveis. Ajudar as famílias e as crianças com doenças crônicas a lidar com esses distúrbios de um modo mais eficiente é uma parte essencial da promoção da saúde.

Para todas as crianças, a promoção da saúde envolve a avaliação e a promoção da saúde da família em geral.

Os componentes específicos da consulta de supervisão da saúde para crianças mais velhas são os mesmos aplicados a crianças mais novas. Enfatize o desempenho acadêmico e as experiências, assim como esportes e atividades apropriados e seguros e relacionamentos saudáveis com os colegas.

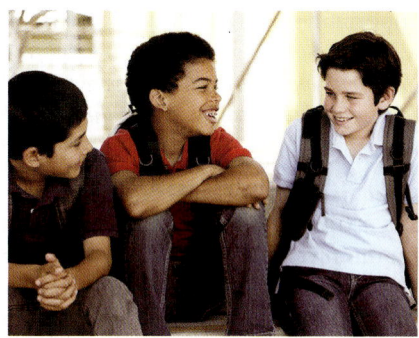

Figura 25.92 Conforme as crianças se desenvolvem, a saúde mental e os relacionamentos com colegas tornam-se cada vez mais importantes.

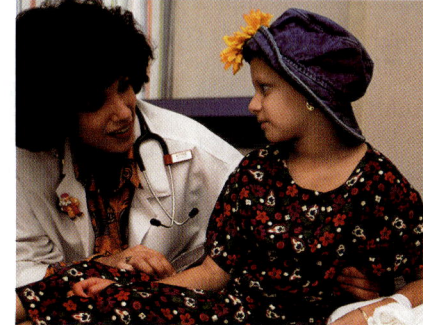

Figura 25.93 A conexão com crianças portadoras de condições crônicas pode afetar as evoluções de um modo positivo.

ADOLESCENTES: ANAMNESE

A chave para o sucesso no exame de adolescentes é um *ambiente confortável e confidencial*. Isso deixa o exame mais descontraído e informativo.

Considere o desenvolvimento cognitivo e social do adolescente ao tomar decisões relativas a questões de privacidade, envolvimento dos pais e confidencialidade (Figura 25.94).

Em geral, os adolescentes respondem de modo positivo a qualquer pessoa que demonstre um interesse genuíno neles. Mostre esse interesse já no início e então mantenha a conexão para conseguir uma comunicação eficiente. Os adolescentes têm maior probabilidade de se abrirem quando a entrevista é focada neles, e não em seus problemas.

Em contraste com a maioria das outras entrevistas, *comece com questões específicas* para desenvolver a confiança e um bom relacionamento e inicie uma conversa. Talvez você precise falar mais que o normal no início. Mantenha uma conversa informal sobre amigos, escola, passatempos e família. Usar o silêncio como tentativa de fazer os adolescentes falarem ou fazerem perguntas diretas sobre seus sentimentos em geral não é uma boa ideia.

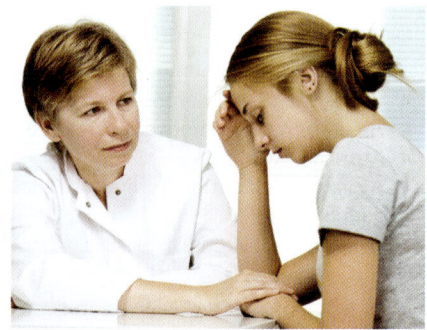

Figura 25.94 É essencial desenvolver a confiança ao lidar com um paciente adolescente.

É particularmente importante usar resumos e declarações de transição e explicar o que será feito durante o exame físico. O exame físico também pode ser uma oportunidade de envolver os jovens. *Depois de estabelecer uma boa relação, volte a questões mais abertas*. Nesse ponto, não se esqueça de perguntar que preocupações ou dúvidas o adolescente tem.

Uma vez que os adolescentes muitas vezes relutam em fazer as perguntas mais importantes para eles (que algumas vezes envolvem tópicos sensíveis), pergunte se o adolescente gostaria de conversar sobre mais alguma coisa. Uma frase útil é *"fale sobre outras dúvidas que você tiver"*. Outra técnica utiliza a frase: *"outros jovens da sua idade muitas vezes têm dúvidas sobre…"*

O comportamento dos adolescentes está relacionado a seu estágio de desenvolvimento e não necessariamente à idade cronológica ou ao amadurecimento físico. Sua aparência pode enganar você e dar a impressão de que estão funcionando em um nível mais orientado para o futuro e realista. Isso ocorre em especial naqueles que "desabrocham" cedo e parecem mais velhos que sua idade. O inverso também pode ser verdade, especialmente em adolescentes com puberdade tardia ou doença crônica.

Questões de *confidencialidade* são importantes na adolescência. Explique aos pais e aos adolescentes que o melhor cuidado de saúde possibilita que os adolescentes tenham algum grau de independência e confidencialidade. Pode ser interessante o médico começar a pedir que os pais deixem a sala durante parte da entrevista quando a criança tiver 11 a 12 anos de idade. Isso prepara tanto os pais quanto os adolescentes para consultas futuras em que o paciente passará algum tempo sozinho com o médico.

Antes que os pais saiam, obtenha a anamnese relevante, como alguns elementos da história patológica pregressa, e esclareça primeiro quais são os interesses dos pais em relação à consulta. Os adolescentes precisam saber que você manterá em sigilo tudo o que for discutido.[f]

Contudo, nunca estabeleça uma confidencialidade ilimitada. Sempre afirme de modo explícito que você pode precisar agir com base em informações que

---

[f]N.R.T.: O Código de Ética Médica contempla esse atendimento no art. 74: "É vedado ao médico revelar sigilo profissional relacionado a paciente criança ou adolescente, desde que estes tenham capacidade de discernimento, inclusive a seus pais ou representantes legais, salvo quando a não revelação possa acarretar dano ao paciente." Ver https://portal.cfm.org.br/images/PDF/cem2019.pdf.

levantem uma preocupação com a segurança: *"Não vou contar a seus pais nada do que conversarmos, exceto se você me der permissão ou se eu estiver preocupado com sua segurança. Por exemplo, se você falar sobre machucar a si mesmo ou outra pessoa e eu achar que há um risco de real de isso acontecer, vou precisar conversar com outras pessoas para ajudar você"*. Familiarize-se com a legislação relevante sobre confidencialidade, cuidados reprodutivos e direitos dos adolescentes.

Uma meta importante é ajudar os adolescentes a conversar com os pais sobre suas preocupações ou dúvidas. Encoraje os adolescentes a discutir assuntos sensíveis com os pais e ofereça-se para estar presente ou ajudar. Embora os jovens possam acreditar que seus pais *"os rejeitariam se soubessem"*, você pode conseguir promover um diálogo mais aberto. Em algumas ocasiões, você encontrará um pai ou mãe muito rígido e punitivo. É importante avaliar o ponto de vista dos pais com cuidado antes de uma discussão subsequente e obter o consentimento explícito do jovem.

Avaliação HEEADSSS

Uma história psicossocial adequada de um adolescente oferece a possibilidade de contextualizar sua vida. Uma vez que a maioria dos adolescentes tem problemas clínicos mínimos, a maior parte de seus problemas médicos tem origem em comportamentos de risco. A avaliação HEADSS é um bom guia.[64] Recentemente, a avaliação HEADSS foi expandida para HEEADSSS (ou HE_2ADS_3) com o objetivo de incluir questões sobre a alimentação e a segurança.[65] O acrônimo, derivado da língua inglesa, significa Ambiente doméstico (*Home environment*), Educação e emprego (*Education and employment*), Alimentação (*Eating*), Atividades relacionadas a colegas (*peer-related Activities*), Substâncias psicoativas (*Drugs*), Sexualidade (*Sexuality*), Suicídio/depressão (*Suicide/depression*) e Segurança (*Safety*) relacionada a ferimentos e violência.[64-66] A ferramenta é análoga à "revisão de sistemas" e é muito útil para avaliar o bem-estar físico, emocional e social dos adolescentes (Boxe 25.48).[66] As informações obtidas podem ser usadas para fornecer o suporte para seu paciente.

Boxe 25.48 Avaliação HEEADSSS	
Categoria	**Exemplos de tópicos de perguntas**
Ambiente doméstico (*Home environment*)	Quem mora com você? Há quanto tempo você mora nesse lugar? Tem seu próprio quarto? Como são os relacionamentos na família? Mudou ou fugiu de casa recentemente?
Educação e emprego (*Education and employment*)	Desempenho escolar/notas – alguma mudança recente? Suspensão, expulsão, abandono? Aula favorita/menos favorita? Segurança na escola?
Alimentação (*Eating*)	De que gosta ou não gosta no próprio corpo? Alguma alteração recente no peso ou apetite? Preocupações com o peso? Preocupação em ter o que comer?
Atividades (*Activities*)	Com colegas e família? Igreja, clubes, atividades esportivas? Videogames? História pregressa de prisões, comportamento errático, crime?
Substâncias psicoativas (*Drugs*) e álcool	Uso de tabaco, cigarro eletrônico, álcool ou substâncias psicoativas por colegas, pelo adolescente, por familiares?
Sexualidade (*Sexuality*)	Orientação? Já namorou? Já beijou alguém? Grau e tipos de experiência e atos sexuais? Número de parceiros? Infecções sexualmente transmissíveis, contracepção, gravidez/aborto?

(continua)

Boxe 25.48 Avaliação HEEADSSS (*continuação*)	
Categoria	**Exemplos de tópicos de perguntas**
Suicídio (*Suicide*), depressão e comportamentos autolesivos	Já pensou em machucar a sim mesmo ou outras pessoas? Perdeu o interesse em coisas que realmente costumava apreciar?
Segurança (*Safety*) em relação a ferimentos e violência	História de acidentes, abuso físico ou sexual ou intimidação (*bullying*)? Preocupações com atividades on-line? Violência em casa, na escola ou na vizinhança? Acesso a armas de fogo? Uso de cinto de segurança? Já andou em um veículo conduzido por alguém que estivesse sob o efeito de álcool ou substâncias psicoativas? Algum tipo de violência na escola? Onde você mora? Já foi alvo de zombaria ou *bullying*? Já sentiu a necessidade de se proteger?

Fonte: Reproduzido, com autorização, de SLACK Incorporated, de Smith GL, McGuinness TM. *J Psychosoc Nurs Ment Health Serv*. 2017;55(5):24–27; permissão concedida por meio do Copyright Clearance Center, Inc.

MONITORAMENTO DO DESENVOLVIMENTO: 11 A 20 ANOS

A adolescência pode ser dividida em três estágios: inicial, intermediária e tardia. As técnicas de entrevista e exame variam muito, dependendo do nível de desenvolvimento físico, cognitivo e social-emocional do adolescente.

Desenvolvimento físico

A adolescência é o período de transição da infância à idade adulta. A transformação física geralmente ocorre ao longo de um período de anos, começando em uma idade média de 10 anos nas meninas e 11 anos nos meninos. Em média, as meninas terminam o desenvolvimento puberal com um estirão de crescimento por volta dos 14 anos e os meninos por volta dos 16 anos. A idade de início e a duração da puberdade variam muito, embora os estágios sigam a mesma sequência em todos os adolescentes. Os adolescentes na fase inicial se preocupam com essas mudanças físicas.

Desenvolvimento cognitivo

Embora menos óbvias, as alterações cognitivas durante a adolescência são tão dramáticas quanto das mudanças físicas. A maioria dos adolescentes progride do pensamento operacional concreto para o formal, adquirindo a capacidade de raciocínio lógico e abstrato e de considerar as implicações futuras de suas ações atuais (Figura 25.95).

Embora a entrevista e o exame lembrem os realizados em adultos, tenha em mente a grande variabilidade no desenvolvimento cognitivo de adolescentes e sua capacidade muitas vezes errática e ainda limitada de enxergar além de soluções simples. O pensamento moral torna-se sofisticado e o adolescente passa muito tempo debatendo problemas. As evidências recentes mostram que o desenvolvimento do encéfalo (em especial no córtex pré-frontal direito) provavelmente continua após os vinte anos.

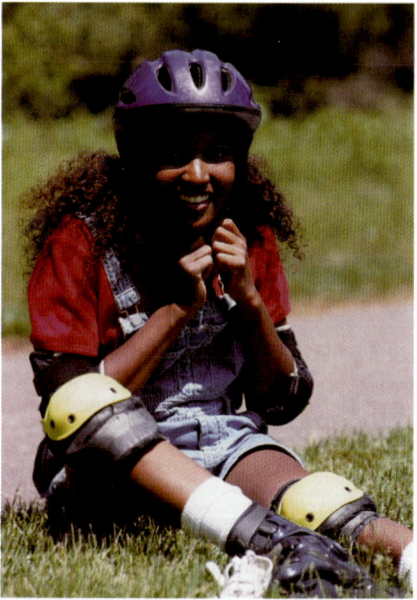

Figura 25.95 As rápidas mudanças físicas durante a adolescência fornecem oportunidades maravilhosas para novas atividades.

Desenvolvimento social e emocional

A adolescência é um período tumultuado, marcado pela transição de influências dominadas pela família para maior autonomia e influência de colegas (Figura 25.96).

A luta pela identidade, independência e, em algum momento, intimidade pode causar estresse, problemas de saúde e comportamentos de alto risco. Essa luta também oferece uma importante oportunidade para promoção da saúde.

O Boxe 25.49 demonstra tarefas ou realizações do desenvolvimento comuns na adolescência, características típicas que podem ser observadas durante a história e abordagens úteis para os cuidados de saúde. Observe que pode haver uma grande variação nas idades nas quais os adolescentes passam por esses estágios.

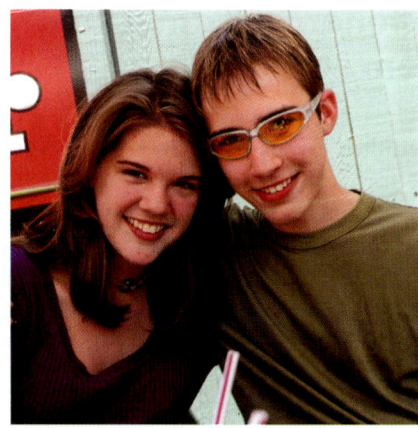

Figura 25.96 Na adolescência, os colegas passam a ter mais influência que a família.

Boxe 25.49 Tarefas do desenvolvimento na adolescência

Tarefa	Característica	Abordagens para cuidados de saúde
Adolescência inicial (10 a 14 anos de idade)		
Físico	Puberdade (F: 10 a 14; M: 11 a 16)	Confidencialidade; privacidade
Cognitivo	Operacional concreto	Ênfase a curto prazo
Identidade social	Sou normal? Colegas cada vez mais importantes	Tranquilização e atitude positiva
Independência	Ambivalência (família, *self*, colegas)	Apoio à crescente autonomia
Adolescência intermediária (15 a 16 anos de idade)		
Físico	Meninas mais confortáveis, meninos às vezes desajeitados	Apoio se houver variação em relação ao normal
Cognitivo	Transição; muitas ideias, com frequência pensamentos com alta carga emocional	Resolução de problemas; tomada de decisão, maior responsabilidade
Identidade social	Quem sou eu? Muita introspecção; temas globais, sexualidade	Aceitação sem julgamento
Independência	Teste de limites; comportamentos experimentais; namoro	Constância; definição dos limites
Adolescência tardia (17 a 20 anos de idade)		
Físico	Aparência adulta	Mínimas, exceto se houver doença crônica
Cognitivo	Operacional formal (muitos, mas nem todos)	Abordar como um adulto
Identidade social	Papel em relação aos outros; sexualidade; futuro	Encorajamento da identidade para permitir o crescimento; segurança e tomada de decisões saudáveis
Independência	Separação da família; rumo à independência real	Suporte, orientação antecipatória

Gênero e formação da identidade sexual em adolescentes

Uma discussão sobre sexualidade e gênero pode ser difícil para adolescentes e adultos jovens e muitos têm dificuldades para lidar com suas atrações sexuais e formação de identidade. Os médicos devem criar um ambiente acolhedor, que ofereça suporte, seja confidencial e livre de julgamentos para que os adolescentes falem sobre sua identidade sexual emergente e suas preocupações com atividades ou sentimentos sexuais. Em 2017, a pesquisa nacional de comportamento de risco de jovens (National Youth Risk Behavior Survey) do CDC constatou que, entre 118.803 alunos do ensino médio, 2,4% dos jovens se identificaram como homossexuais masculinos/femininos, 8% como bissexuais e 4,2% não tinham certeza sobre sua orientação sexual. A pesquisa também constatou que 1,8% dos jovens se identificaram como transgêneros.[67] Do mesmo modo, em 2016, uma pesquisa com 80.929 estudantes de Minnesota no 9º e 11º graus (a Minnesota Student Survey) revelou que 2,7% dos estudantes rotulavam sua identidade de gênero como transgênero ou não conformidade de gênero.[68]

As pesquisas mostram que jovens homossexuais, bissexuais, transgêneros e *queer* (LGBTQ) valorizam a oportunidade de discutir seu gênero e sua sexualidade com o médico, mas muitas vezes adiam a revelação de sua sexualidade até que o médico tenha construído uma relação de confiança com o paciente. Um estudo constatou que apenas 35% dos jovens LGBTQ relataram que seus médicos sabiam que eram LGBTQ.[69,70] Ao iniciar essa conversa, é importante que o médico enfatize e pratique a confidencialidade para permitir uma discussão mais aberta. O médico não tem a função de informar os pais ou os guardiões sobre a identidade sexual ou de gênero de um adolescente, pois fazer isso pode expor o jovem a situações prejudiciais.[71]

É importante entender que ser LGBTQ não é anormal e não constitui um fator de risco inerente para comportamentos de alto risco ou resultados de saúde adversos. Muitos jovens LGBTQ sofrem discriminação e são afetados de modo negativo pela presença do estigma causado por homofobia, transfobia e heterossexismo. Isso pode prejudicar a autoimagem emergente de um jovem LGBTQ, produzindo sofrimento psicológico e um aumento dos comportamentos de alto risco. Ostracismo, *bullying* e rejeição dos pais ainda são comuns e podem levar ao abuso físico e emocional e à possibilidade de uma vida sem teto. Com frequência isso está associado a disparidades sanitárias e pode promover resultados de saúde desfavoráveis nas áreas de saúde mental e risco de suicídio, abuso de substâncias psicoativas e ISTs.[67] Os médicos devem estar cientes dessas disparidades e pesquisar adequadamente sinais de *bullying*, depressão e suicídio, além de ajudar os adolescentes a identificar fatores protetores e pontos fortes e desenvolver seus talentos já existentes.[18] Estudos mostram que, com o suporte e a orientação necessários, jovens LGBTQ demonstram boa resiliência e são capazes de se tornarem adultos com identidades sexuais e de gênero associada a pouco ou nenhum aumento dos comportamentos de alto risco em comparação a seus colegas.[72]

EXAME FÍSICO: ABORDAGEM GERAL

A sequência e o conteúdo do exame físico de adolescentes são semelhantes aos empregados em adultos. Entretanto, tenha em mente as questões específicas da adolescência, como puberdade, crescimento, desenvolvimento, relacionamentos com a família e colegas, sexualidade, tomada de decisões saudáveis e comportamentos de alto risco.

Como ocorre na infância intermediária, o pudor é um aspecto importante. O paciente deve permanecer vestido até o exame começar (Figura 25.97). Deixe a sala enquanto o paciente veste um avental. Nem todos os adolescentes estão dispostos a usar um avental, por isso é importante descobrir o corpo conforme o exame progride para respeitar o pudor do paciente. A maioria dos adolescentes acima de 13 anos prefere ser examinada sem os pais presentes na sala, mas isso depende do nível de desenvolvimento do paciente, da familiaridade com o examinador, da relação com os pais e da cultura. Pergunte aos adolescentes mais jovens e seus pais quais são suas preferências. Na verdade, é mais seguro ter um acompanhante na sala, independentemente do gênero do paciente, ao examinar as mamas ou a genitália. É melhor discutir a questão do acompanhante com os pacientes/pais e registrar a decisão compartilhada no prontuário clínico; alguns estados norte-americanos e muitas organizações.[73]

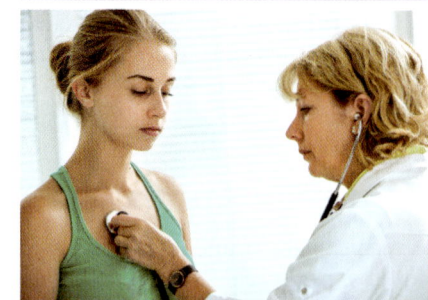

EXEMPLOS DE ANORMALIDADES

Figura 25.97 Alguns adolescentes pedem para continuar vestindo suas roupas.

TÉCNICAS DE EXAME

Crescimento somático: altura e peso

Os adolescentes devem usar aventais ao serem pesados ou retirar os sapatos e vestimentas pesadas. Isso é particularmente importante para adolescentes que estejam sendo avaliados por problemas de baixo peso. Idealmente, as medidas seriadas de peso (e altura) devem usar a mesma escala.

Obesidade e transtornos alimentares (*anorexia* e *bulimia*) são problemas de saúde pública importantes que requerem avaliações regulares do peso, monitoramento de complicações e promoção de opções saudáveis e autoconceito.

Sinais vitais

Avaliações contínuas da pressão arterial são importantes em adolescentes.[63] A frequência cardíaca média entre 10 e 14 anos de idade corresponde a 85 bpm, com uma variação de 55 a 115 bpm considerada normal. A frequência cardíaca média em adolescentes de 15 anos ou mais varia de 60 a 100 bpm. Os percentis para pressão arterial foram apresentados nas páginas anteriores.

As causas de hipertensão arterial sistêmica persistente nesse grupo etário incluem *hipertensão primária, doença do parênquima renal* e *uso de medicamentos ou Substâncias psicoativas.*

Pele

Examine a pele do adolescente com cuidado. Muitos adolescentes têm preocupação com várias lesões cutâneas, como acne, depressões, manchas, verrugas e nevos. Preste atenção em particular à face e ao dorso ao pesquisar acne no exame de adolescentes. Estrias tornaram-se mais comuns com a epidemia de obesidade.

Muitos adolescentes passam um tempo considerável ao sol e em salões de bronzeamento artificial. É possível detectar essa situação durante uma anamnese abrangente ou com a percepção de sinais de bronzeamento durante o exame físico. Essa é uma boa oportunidade para aconselhar os adolescentes sobre os perigos da exposição excessiva à radiação ultravioleta, necessidade de filtro solar e os riscos do bronzeamento artificial.

Aconselhar os adolescentes mais velhos a começar a realizar um autoexame regular da pele, como mostrado neste capítulo.

A *acne do adolescente*, uma condição dermatológica comum, tende a exibir resolução no futuro, mas muitas vezes o tratamento adequado oferece benefícios. Tende a começar durante a puberdade intermediária a tardia.

Ver Tabela 25.3, *Verrugas, lesões semelhantes a verrugas e outras lesões elevadas.* As "pintas" ou nevos benignos podem aparecer durante a adolescência.

Cabeça, olhos, orelhas, nariz, boca e pescoço

O exame dessas partes do corpo em geral é igual ao de adultos. Os métodos usados para examinar os olhos, incluindo os testes de acuidade visual, são os mesmos de adultos. Erros de refração tornam-se mais comuns e é importante testar a acuidade visual monocular em intervalos regulares, como durante a consulta de supervisão da saúde anual.

A facilidade e as técnicas para exame das orelhas e teste da audição são seme-lhantes aos métodos usados para adultos. Não há anormalidades ou variações do normal das orelhas, boca, garganta ou pescoço que sejam específicas para esse grupo etário.

Tórax e pulmões

A técnica para exame dos pulmões em adolescentes é igual à técnica usada para adultos.

Mamas

As mudanças físicas nas mamas de uma menina são um dos primeiros sinais de puberdade. Como é o caso da maioria das alterações do desenvolvimento, ocorre uma progressão sistemática. Em geral, durante um período de 4 anos, as mamas progridem por cinco estágios, chamados estágios de Tanner ou *estágios de classificação da maturidade sexual de Tanner*, mostrados no Boxe 25.50. Os brotos mamários do estágio pré-adolescente aumentam, alterando o contorno das mamas e das aréolas. A cor da aréola também escurece. Esses estágios são acompanhados pelo desenvolvimento de pelos pubianos e outras características sexuais secundárias. A menarca em geral ocorre quando a menina está no estágio

Boxe 25.50 Classificação de maturidade sexual em meninas: mamas

Estágio 1

Pré-adolescente: apenas elevação do mamilo

Estágio 2

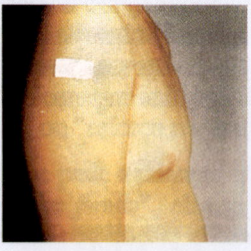

Estágio 3

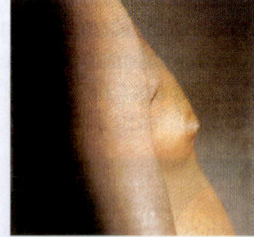

Estágio de broto mamário: elevação da mama e do mamilo como uma pequena saliência; aumento do diâ-metro areolar

Aumento subsequente da elevação da mama e aréola, sem separação de seus contornos

Estágio 4

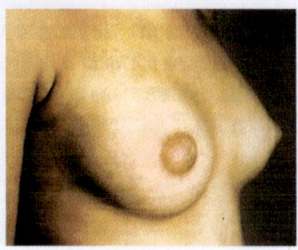

Estágio 5

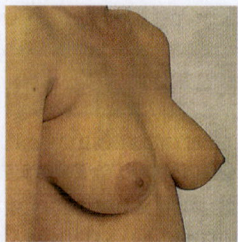

Projeção da aréola e do mamilo for-mando uma saliência secundária aci-ma do nível da mama

Estágio maduro: projeção apenas do mamilo; a aréola recua para o contorno geral da mama (embora, em algumas mulheres normais, a aré-ola persista como uma saliência secundária)

Fonte: Fotografias reproduzidas com permissão de American Academy of Pediatrics, de Bourdony CJ *et al.* Assessment of Sexual Maturity Stages in Girls. Elk Grove Village: American Academy of Pediatrics, 1995; permissão concedida por meio de Copyright Clearance Center, Inc.

mamário 3 ou 4. Nesse momento, ela já passou pelo estirão de crescimento (ver Boxe 25.50).

Durante muitos anos, a variação normal para o início do desenvolvimento das mamas e pelos pubianos correspondeu a 8 a 13 anos de idade (média: 11 anos), com um início mais precoce considerado anormal.[7–76] Alguns estudos sugerem que *o ponto de corte inferior para idade deve chegar a 7 anos para meninas caucasianas e 6 anos para meninas afro-americanas e hispánicas*. O desenvolvimento mamário varia por idade, raça e etnia.[74,76] As mamas se desenvolvem com velocidades diferentes em aproximadamente 10% das meninas, resultando em assimetria do tamanho ou do estágio de Tanner. A tranquilização de que isso geralmente exibe resolução é útil para a paciente.

As diretrizes relativas à utilidade de exames clínicos das mamas por um médico estão mudando e a American Cancer Society já não recomenda exames clínicos das mamas em mulheres de qualquer idade para rastreamento do câncer de mama.[77] Contudo, as organizações profissionais constantemente recomendam que as pacientes do sexo feminino recebam instruções para o autoexame. É vantajoso iniciar esse processo com as meninas adolescentes. No caso de um exame clínico das mamas, um acompanhante (um dos pais ou enfermeira) deve auxiliar os médicos do sexo masculino ou dos dois sexos.

As mamas nos meninos consistem em mamilos e aréolas pequenos. Durante a puberdade, cerca de um terço dos meninos desenvolve um broto mamário de 2 cm ou mais de diâmetro, geralmente em uma única mama. Meninos obesos podem desenvolver um tecido mamário substancial.

Uma assimetria das mamas é comum em adolescentes, em particular quando estão entre os estágios 2 e 4 de Tanner. Quase sempre essa condição é benigna.

Muitos meninos adolescentes desenvolvem *ginecomastia* (aumento das mamas) em um ou nos dois lados. Embora a condição costume ser discreta, pode ser constrangedora. A resolução em geral ocorre em alguns anos.

Massas ou nódulos nas mamas de meninas adolescentes devem ser examinados com cuidado. Geralmente são *fibroadenomas benignos* ou cistos; etiologias menos prováveis incluem abscessos ou lipomas. O carcinoma mamário é extremamente raro na adolescência e quase sempre ocorre em famílias com uma forte história da doença.[78]

Coração

A técnica e a sequência do exame são as mesmas empregadas para adultos. Sopros continuam a ser uma questão para avaliação cardiovascular.

O *sopro por fluxo pulmonar* benigno é um sopro de suave, não rude, de grau I–II/VI com as características temporais de um sopro de ejeção, começando após a primeira bulha e terminando antes da segunda bulha, mas sem a qualidade crescente-decrescente acentuada de um sopro de ejeção orgânico (Boxe 25.51). Se auscultar esse sopro, avalie se a bulha de fechamento da valva pulmonar tem intensidade normal e se a divisão da segunda bulha cardíaca é eliminada durante a expiração. Um adolescente com um sopro de ejeção pulmonar benigno exibirá intensidade normal e divisão normal de B_2.

Um sopro por fluxo pulmonar acompanhado por uma divisão fixa da segunda bulha cardíaca sugere uma sobrecarga de volume cardíaco à direita, como no *defeito do septo interatrial*.

Boxe 25.51 Localização e características dos sopros cardíacos benignos em adolescentes

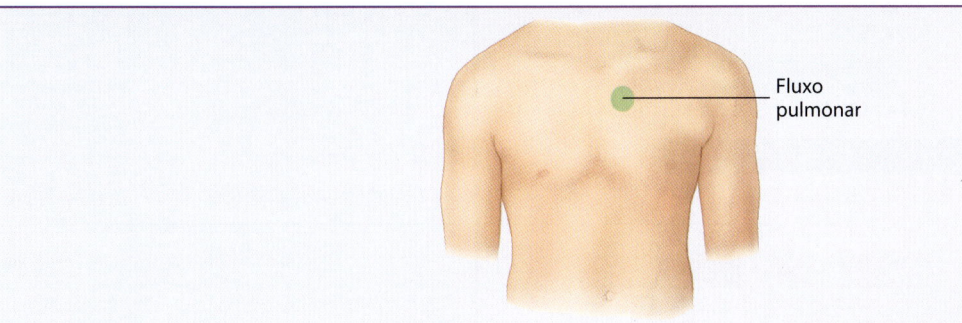

Idade típica	Nome	Características	Descrição e localização
Segunda infância, adolescência ou mais tarde	*Sopro por fluxo pulmonar*	B_1 —— B_2	Graus I–II/VI, suave, não rude Característica temporal de ejeção Borda esternal superior à esquerda P_2 normal

O sopro por fluxo pulmonar também pode ser auscultado quando existe sobrecarga de volume de qualquer causa, como anemia crônica e após exercícios. Pode persistir até a idade adulta.

Abdome

As técnicas de exame abdominal são as mesmas empregadas para adultos. O tamanho do fígado se aproxima do tamanho adulto conforme o adolescente avança pela puberdade e está relacionado à altura global do adolescente. Embora não existam dados sobre a utilidade das diferentes técnicas para avaliação do tamanho do fígado, é provável que as evidências dos estudos em adultos sejam aplicáveis, em particular em adolescentes mais velhos. Palpe o fígado. Se não for palpável, uma hepatomegalia é muito improvável. Se você conseguir palpar a margem inferior, use uma percussão leve para determinar a extensão do fígado.

Genitália masculina

O exame genital de um menino adolescente é realizado como o exame de um homem adulto. Lembre-se do constrangimento que muitos meninos sentem durante essa parte do exame. Alterações anatômicas importantes da genitália masculina acompanham a puberdade e ajudam a definir seu progresso. O primeiro sinal confiável de puberdade (Figura 25.98), que começa entre 9 e 13,5 anos de idade, é um aumento do tamanho dos testículos. Em seguida, surgem os pelos pubianos, junto com um aumento progressivo do pênis. A mudança completa da anatomia pré-adolescente para adulta exige cerca de 3 anos, com uma variação de 1,8 a 5 anos.

Um axioma do desenvolvimento é que as alterações puberais seguem uma sequência bem estabelecida. A variação de idade para início e fim é ampla, mas a sequência para cada menino é a mesma (ver Figura 25.98). Essa progressão é útil ao orientar adolescentes ansiosos sobre a maturação atual e futura e a ampla variação da normalidade para a puberdade.

EXEMPLOS DE ANORMALIDADES

Uma hepatomegalia em adolescentes pode ser causada por infecções como *hepatite* ou *mononucleose infecciosa, doença intestinal inflamatória* ou *tumores.*

Esplenomegalia em um adolescente que tenha apresentado dor de garganta e febre pode ser um sinal de *mononucleose infecciosa.*

Há suspeita de *puberdade tardia* em meninos que não apresentem sinais de desenvolvimento puberal até os 14 anos de idade.

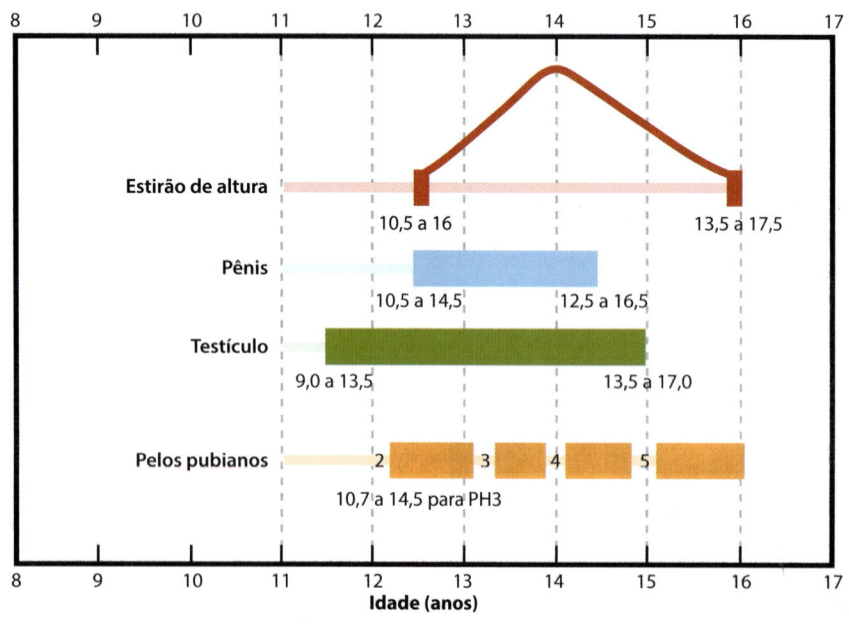

Os números abaixo das barras indicam as faixas etárias nas quais as alterações ocorrem.

Figura 25.98 Alterações puberais em adolescentes do sexo masculino.

Ao examinar um adolescente do sexo masculino, avalie a *classificação de maturidade sexual*. Os cinco estágios do desenvolvimento sexual, descritos pela primeira vez por Tanner, estão descritos e ilustrados no Boxe 25.52. Estes envolvem alterações no pênis, testículos e escroto. Em cerca de 80% dos homens, os pelos pubianos espalham-se para cima até o abdome em um padrão triangular que aponta na direção do umbigo; essa fase só estará completa após os 20 anos.

EXEMPLOS DE ANORMALIDADES

A causa mais comum de puberdade tardia no sexo masculino é um *atraso constitucional*, com frequência uma condição familiar envolvendo um retardo da maturação óssea e física, mas níveis hormonais normais.

Embora uma ejaculação noturna ou diurna tenda a começar por volta da classe de maturidade sexual 3, um achado de secreção peniana na história ou no exame físico pode indicar uma *infecção sexualmente transmissível*.

Além do atraso constitucional, causas menos comuns de puberdade tardia em meninos incluem *hipogonadismo primário* ou *secundário*, assim como uma deficiência congênita de GnRH.[79]

Boxe 25.52 Classificação da maturidade sexual em meninos

Ao classificar a maturidade sexual em meninos, observar cada uma das três características separadamente porque elas podem se desenvolver em velocidades diferentes. Registrar duas classificações separadas: pelos pubianos e genitais. Se os estágios forem diferentes para o pênis e os testículos, calcular a média dos dois para obter um único número de classificação genital. Essas fotografias demonstram o desenvolvimento puberal em um rapaz não circuncidado.

		Pelos pubianos	Pênis	Testículos e escroto
Estágio 1		Pré-adolescente – ausência de pelos pubianos, com exceção de pelo corporal fino (penugem) semelhante ao do abdome	Pré-adolescente – mesmo tamanho e proporções da infância	Pré-adolescente – mesmo tamanho e proporções da infância
Estágio 2		Crescimento esparso de pelos longos, macios, discretamente pigmentados, retos ou levemente encaracolados, principalmente na base do pênis	Aumento discreto ou ausente	Testículos maiores; escroto maior, um tanto avermelhado e com alteração da textura
Estágio 3		Pelos mais escuros, mais grosseiros, encaracolados, com distribuição esparsa sobre a sínfise púbica	Maior, especialmente o comprimento	Aumento ainda maior
Estágio 4		Pelos grosseiros e encaracolados, como em adultos; área coberta maior que no estágio 3, mas não tão grande quanto em adultos e não incluindo as coxas	Aumento ainda maior do comprimento e da largura, com desenvolvimento da glande	Aumento ainda maior; pele escrotal escurecida
Estágio 5		Padrão adulto em termos de quantidade e qualidade, distribuído para as superfícies mediais das coxas, mas não sobre o abdome	Tamanho e formato de adultos	Tamanho e formato de adultos

Fonte: Fotografias reproduzidas de Wales JKH, Wit JM. *Pediatric Endocrinology and Growth.* 2nd ed. W.B. Saunders; 2003. Copyright © 2003 Elsevier. Com permissão.

Observe o pênis para pesquisar úlceras ou secreção como faria em um homem adulto.

Em meninos não circuncidados, o prepúcio deve ser retraído com facilidade na adolescência. Essa também é uma oportunidade para discutir a higiene normal. Discutir o exame testicular em rapazes mais velhos por volta dos 18 anos de idade.

Genitália feminina

O exame externo da genitália feminina em adolescentes é realizado do mesmo modo que nas crianças em idade escolar. Se um exame pélvico for clinicamente necessário, a técnica é a mesma empregada para uma mulher adulta. É importante observar que as indicações para realização de exames pélvicos em adolescentes agora são muito mais rigorosas. Ao realizar um exame pélvico, é necessária uma explicação completa das etapas do exame, assim como uma demonstração dos instrumentos e uma abordagem gentil e tranquilizadora, porque as adolescentes em geral ficam bastante ansiosas. Um acompanhante (um dos pais ou uma enfermeira) deve estar presente.

O primeiro exame pélvico de uma adolescente deve ser realizado por um profissional de saúde experiente. Um exame pélvico de rotina não é recomendado para adolescentes.

Os sinais de início da puberdade em uma menina são espessamento e redundância do hímen secundários a estrogênios, alargamento dos quadris e início do estirão de crescimento, embora seja difícil detectar essas alterações.

O primeiro sinal facilmente detectável de puberdade costuma ser o aparecimento dos brotos mamários, embora algumas vezes os pelos pubianos apareçam antes. A idade média de aparecimento dos pelos pubianos vem diminuindo nos últimos anos e o consenso atual é que o aparecimento de pelos pubianos já aos 7 anos de idade pode ser normal, em particular em meninas de pele escura que desenvolvem as características sexuais secundárias em uma idade mais precoce.

Atribua uma classificação da maturidade sexual a cada jovem do sexo feminino, independentemente da idade cronológica. A avaliação da maturidade sexual em meninas é baseada no crescimento dos pelos pubianos e no desenvolvimento das mamas.[75] A classificação da maturidade sexual pelo crescimento de pelos pubianos é mostrada no Boxe 25.53. Oriente as meninas sobre essa sequência e o estágio atual.

Embora exista uma grande variação na idade de início e fim da puberdade em meninas, os estágios ocorrem em uma sequência previsível, mostrada na Figura 25.99.

Reto e ânus

O exame do reto e ânus é o mesmo de adultos. Um exame retal de rotina não é recomendado para adolescentes, a não ser que exista uma preocupação específica.

Um corrimento vaginal em uma jovem adolescente deve ser tratado como em adultos. As causas incluem *leucorreia fisiológica*, infecções sexualmente transmissíveis decorrentes de atividade sexual consensual ou abuso sexual, vaginose bacteriana, corpo estranho e irritantes externos.

O desenvolvimento puberal antes da faixa etária normal pode indicar uma *puberdade precoce*, que tem várias causas endócrinas e do sistema nervoso central. A *adrenarca prematura* geralmente é benigna, mas em algumas ocasiões pode estar associada à síndrome do ovário policístico, resistência à insulina e síndrome metabólica.

Ver a avaliação do desenvolvimento das mamas, descrita neste capítulo.

A *puberdade tardia* (ausência de desenvolvimento das mamas ou dos pelos pubianos aos 12 anos de idade) em geral é causada por secreção inadequada de gonadotrofinas pela hipófise anterior devido a um defeito da produção hipotalâmica de GnRH. A causa comum é a *anorexia nervosa*.

A puberdade tardia em uma menina adolescente abaixo do terceiro percentil de altura pode ser o resultado de *síndrome de Turner* ou *doença crônica*. As duas causas mais comuns de atraso do desenvolvimento sexual em meninas adolescentes extremamente magras são *anorexia nervosa* e *doença crônica*.

Boxe 25.53 Classificação da maturidade sexual em meninas: pelos pubianos

Estágio 1

Pré-adolescente – ausência de pelos pubianos, com exceção de pelo corporal fino (penugem) semelhante ao do abdome

Estágio 2

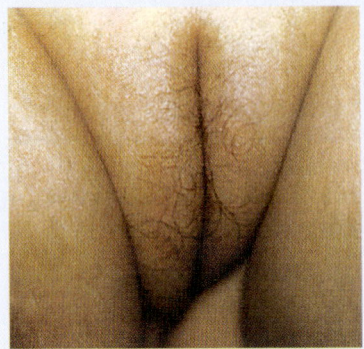

Crescimento esparso de pelos longos, macios, discretamente pigmentados, retos ou apenas levemente encaracolados, principalmente ao longo dos lábios

Estágio 3

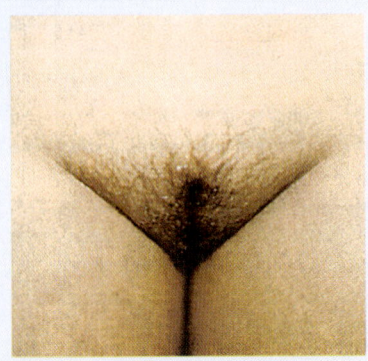

Pelos mais escuros, mais grosseiros, encaracolados, com distribuição esparsa sobre a sínfise púbica

Estágio 4

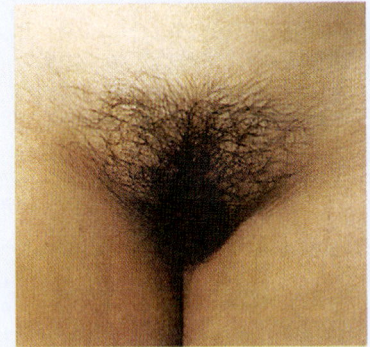

Pelos grosseiros e encaracolados, como em adultos; área coberta maior que no estágio 3, mas não tão grande quanto em adultos e não incluindo as coxas

Estágio 5

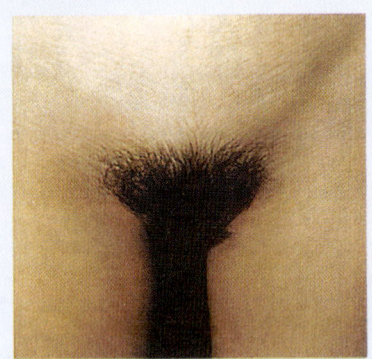

Padrão adulto em termos de quantidade e qualidade, distribuído para as superfícies mediais das coxas, mas não sobre o abdome

Fonte: Fotografias reproduzidas com permissão of American Academy of Pediatrics, de Bourdony CJ *et al.* Assessment of Sexual Maturity Stages in Girls. Elk Grove Village: American Academy of Pediatrics, 1995; permissão concedida por meio de Copyright Clearance Center, Inc.

A *amenorreia* na adolescência pode ser primária (ausência de menarca aos 16 anos de idade) ou secundária (cessação da menstruação em uma adolescente que já tenha menstruado previamente). Embora a amenorreia primária em geral tenha causas anatômicas ou genéticas, a amenorreia secundária pode ser decorrente de várias etiologias como *estresse*, *excesso de exercícios* e *transtornos alimentares*.

Sistema musculoesquelético

As avaliações de escoliose e o rastreamento para participação em esportes ainda são componentes comuns do exame em adolescentes. Outros segmentos do exame musculoesquelético são iguais aos de adultos.

Avaliação de escoliose. Primeiro, examine o paciente em pé para determinar assimetria dos ombros, escápulas e quadris. Em seguida, faça a criança curvar o corpo para a frente com os joelhos retos e a cabeça pendente entre os braços estendidos (*teste de Adams*). Então, avalie qualquer assimetria no posicionamento.

A escoliose em uma criança nova é incomum e anormal; uma escoliose leve ocorre em 2 a 4% dos adolescentes. A escoliose é visível como uma elevação assimétrica na região torácica (como mostra a Figura 25.100), na região lombar ou em ambas.

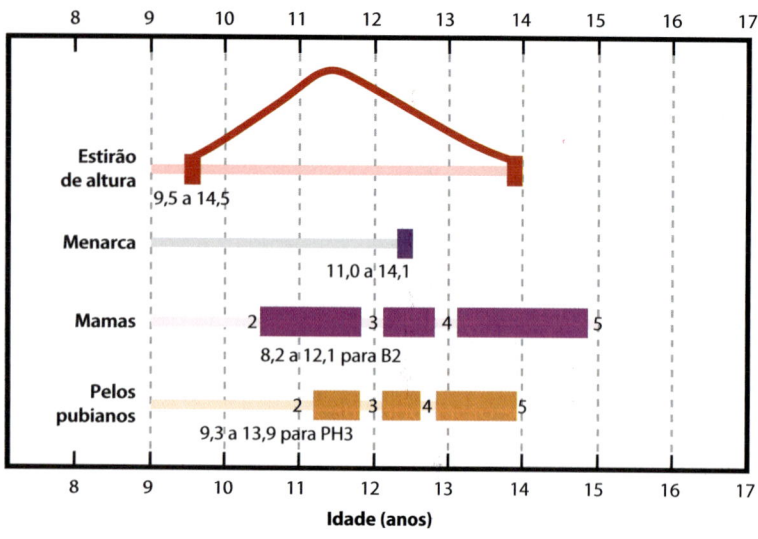

Os números abaixo das barras indicam as faixas etárias nas quais as alterações ocorrem.

Figura 25.99 Alterações puberais em adolescentes do sexo feminino.

Se você detectar uma escoliose, use um *escoliômetro* para determinar o grau de escoliose. Peça que o adolescente se incline para frente outra vez, como já descrito. Coloque o escoliômetro sobre a coluna vertebral no ponto de proeminência máxima, garantindo que a coluna vertebral esteja paralela ao solo naquele ponto, como ilustrado na Figura 25.100. Se necessário, mova o escoliômetro para cima e para baixo sobre a coluna vertebral para encontrar o ponto de proeminência máxima. Um ângulo maior que 7° no escoliômetro é um motivo de preocupação e costuma ser usado como limiar para encaminhamento a um especialista. É importante observar que a sensibilidade e a especificidade do teste de Adams e do escoliômetro variam muito de acordo com a habilidade e a experiência do examinador.

Também é possível usar um *fio de prumo*, uma linha com um peso fixado, para avaliar a simetria do dorso (Figura 25.101). Coloque o topo do fio de prumo em C7 e faça a criança ficar em pé, com a postura ereta. O fio de prumo deve se estender até a fenda interglútea (não mostrada).

O restante do exame musculoesquelético é semelhante ao de adultos, exceto pelo exame de rastreamento anterior à participação em atividades esportivas, descrito a seguir.

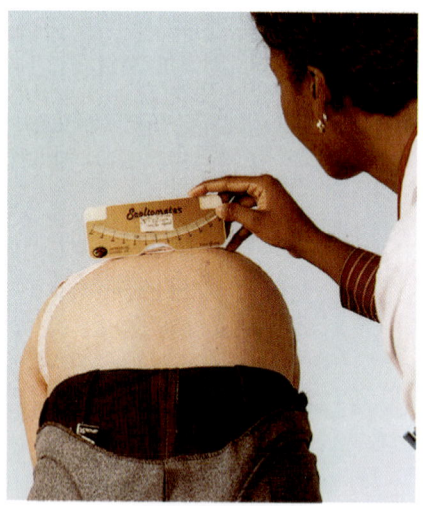

Figura 25.100 Mensuração e registro da escoliose usando um escoliômetro.

Vários tipos de *escoliose* podem estar presentes na infância. A *escoliose idiopática* (75% dos casos), observada principalmente em meninas, costuma ser detectada no início da adolescência. Como observado na adolescente da Figura 25.100, o hemitórax direito em geral é mais proeminente. Outras causas incluem condições neuromusculares e congênitas.

A escoliose é mais comum em crianças e adolescentes com anormalidades neurológicas ou musculoesqueléticas.

Uma *escoliose aparente*, incluindo um teste do fio de prumo anormal, pode ser causada por uma *discrepância no comprimento das pernas*.

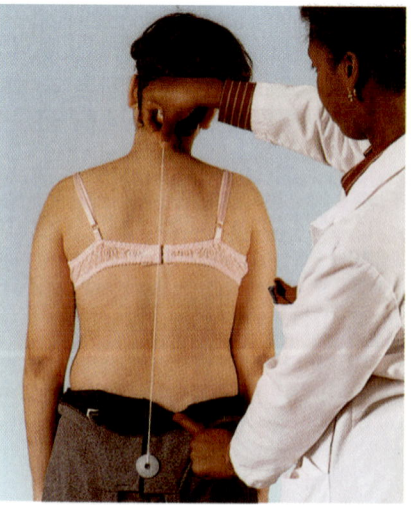

Figura 25.101 Mensuração da escoliose usando um fio de prumo.

Avaliação física antes da participação em esportes. Milhões de crianças e adolescentes participam de esportes organizados e muitas vezes necessitam de "liberação médica". Inicie a avaliação com uma história médica completa, com foco em fatores de risco cardiovascular, cirurgias prévias, lesões anteriores, outros problemas médicos e uma história familiar.

Na verdade, uma história completa é a parte mais sensível e específica da avaliação para detecção de fatores de risco ou anormalidades que possam impedir a participação em atividades esportivas. Com frequência, a avaliação física anterior à participação é um dos poucos momentos em que um adolescente saudável consultará um profissional médico; por isso, é importante incluir algumas questões de rastreamento e orientação antecipatória (ver a discussão em *Promoção e orientação da saúde*). Por fim, realize um exame físico geral, com atenção especial ao coração e pulmões e rastreamento visual e auditivo. Inclua um exame musculoesquelético focalizado e minucioso, para pesquisar fraqueza, limitação da amplitude do movimento e evidências de lesões anteriores.

Durante o exame físico anterior à participação em atividades esportivas, avalie com atenção sopros cardíacos e sibilos pulmonares. Além disso, se o adolescente tiver sofrido ferimentos na cabeça ou uma concussão,[80] realize um exame neurológico focalizado e cuidadoso.[81,82]

Um exame musculoesquelético de rastreamento anterior à participação em atividades esportivas de 2 minutos, mostrado no Boxe 25.54, é recomendado por alguns especialistas.[81,82]

Sistema nervoso

O exame neurológico em adolescentes e adultos é o mesmo. Avaliar o desenvolvimento do adolescente de acordo com os marcos específicos para a idade descritos neste capítulo.

Fatores de risco importantes para morte súbita cardiovascular durante a prática de esportes incluem episódios de tontura ou palpitações, síncope prévia (em particular quando associada ao exercício) ou história familiar de morte súbita ou miocardiopatia em parentes jovens ou de meia-idade.

Boxe 25.54 Exame musculoesquelético de rastreamento para prática de esportes

Posição e instruções para o paciente

Etapa 1: Ficar em pé, com a postura ereta, voltado para frente. Observar qualquer assimetria ou edema nas articulações.

Etapa 2: Mover o pescoço em todas as direções. Observar qualquer perda da amplitude de movimento.

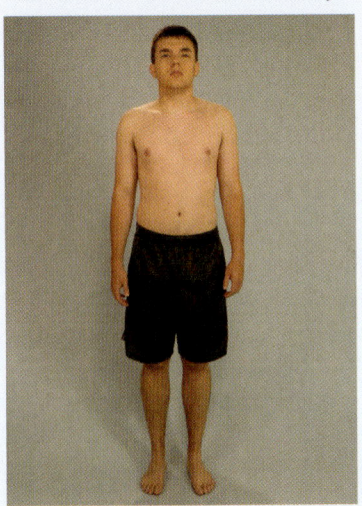
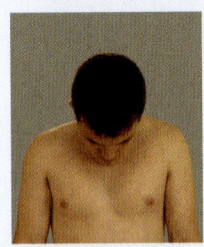
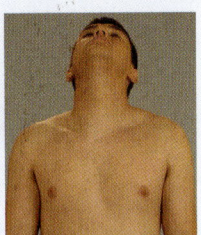
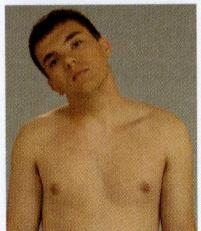
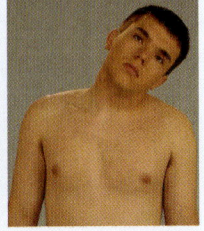

(continua)

Boxe 25.54 Exame musculoesquelético de rastreamento para prática de esportes (*continuação*)

Posição e instruções para o paciente

Etapa 3: Elevar os ombros contra uma resistência. Observar qualquer fraqueza do ombro, pescoço ou músculo trapézio.

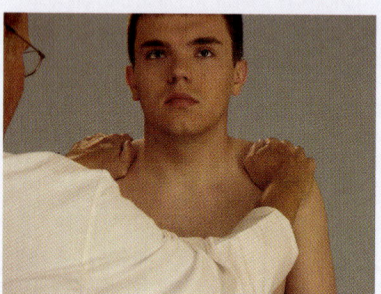

Etapa 5: Manter os braços abertos lateralmente com os cotovelos flexionados em 90°; levantar e abaixar os braços. Observar qualquer perda de rotação externa e lesão da articulação glenoumeral.

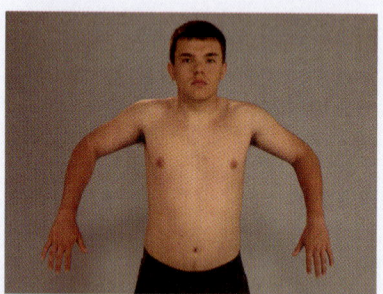

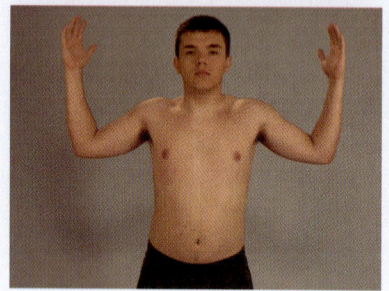

Etapa 4: Manter os braços estendidos lateralmente contra uma resistência e levantar os braços ativamente acima da cabeça. Observar qualquer perda de força no músculo deltoide.

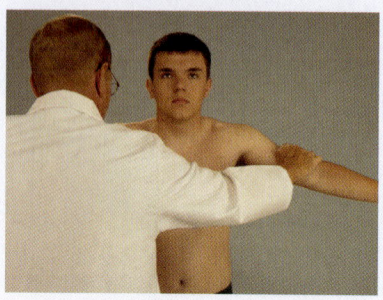

Etapa 6: Manter os braços abertos, completamente dobrados, e estender os cotovelos (deve ser capaz de tocar o ombro com facilidade). Observar qualquer redução da amplitude do movimento do cotovelo.

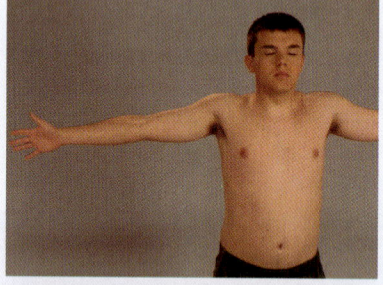

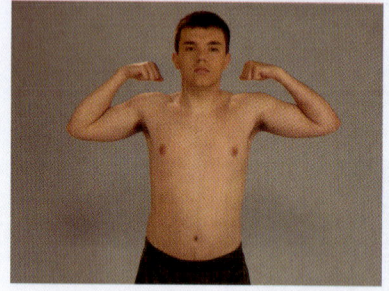

(*continua*)

Boxe 25.54 Exame musculoesquelético de rastreamento para prática de esportes (*continuação*)

Posição e instruções para o paciente

Etapa 7: Manter os braços para baixo, flexionar os cotovelos em 90° e efetuar uma pronação e supinação dos antebraços. Observar qualquer redução da amplitude do movimento decorrente de uma lesão prévia no antebraço, cotovelo ou punho.

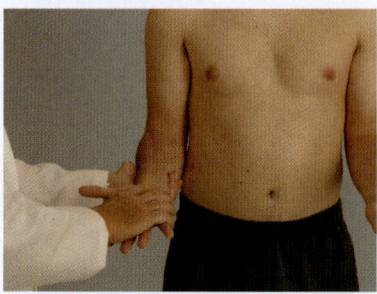

Etapa 8: Fechar o punho com firmeza e então abrir os dedos. Pesquisar uma protrusão das articulações metacarpofalângicas, redução da amplitude do movimento dos dedos decorrente de torção ou fratura prévia.

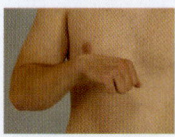

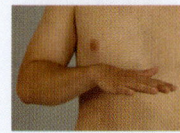

Etapa 9: Agachar e dar quatro passos à frente. Observar se há incapacidade de flexionar os joelhos por completo e dificuldade de ficar em pé em decorrência de lesão prévia no joelho ou tornozelo.

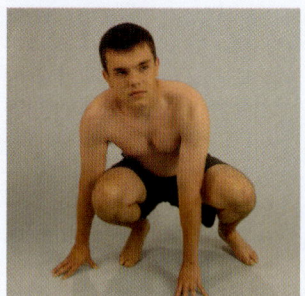

Etapa 10: Ficar em posição ortostática, com os braços ao lado do corpo, de costas para o examinador. Verificar se os ombros, as escápulas e os quadris estão alinhados. Observar assimetrias decorrentes de escoliose, discrepância no comprimento dos membros inferiores ou fraqueza causada por lesão anterior.

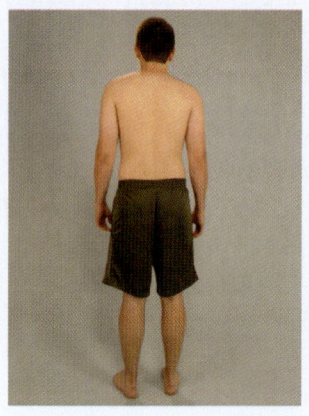

(*continua*)

Boxe 25.54 Exame musculoesquelético de rastreamento para prática de esportes (*continuação*)

Posição e instruções para o paciente

Etapa 11: Inclinar o corpo para frente com os joelhos retos e tocar os dedos dos pés. Observar se há assimetria decorrente de escoliose e torção do dorso decorrente de lombalgia.

Etapa 12: Ficar em pé apoiado nos calcanhares e depois apoiar nos dedos dos pés. Observar se há atrofia dos músculos das panturrilhas decorrente de lesão prévia do tornozelo ou do tendão do calcâneo.

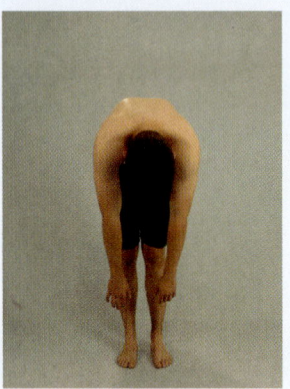

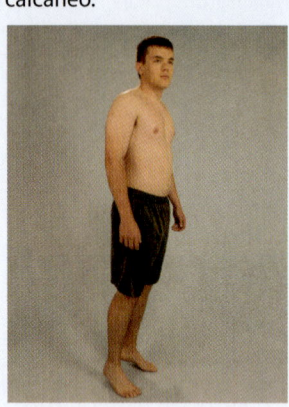

REGISTRO DOS ACHADOS

O formato do prontuário clínico é o mesmo para crianças e adultos. Embora a sequência do exame físico possa variar, transcreva seus achados clínicos na mesma ordem do prontuário manuscrito tradicional ou em formato eletrônico.

No início você pode usar sentenças para descrever seus achados; mais tarde usará frases. O estilo mostrado aqui contém frases apropriadas para a maioria dos registros. Ao ler esse registro, você notará alguns achados típicos. Tente testar seus conhecimentos. Veja se consegue interpretar esses achados. Você também perceberá as modificações necessárias para acomodar os relatos dos pais da criança, em vez da própria criança.

O registro da história e exame físico de adolescentes reflete o empregado para adultos ou criança mais novas. Lembre-se de incluir os principais elementos da avaliação HEEADSSS na seção de história do registro.

PROMOÇÃO E ORIENTAÇÃO DA SAÚDE: EVIDÊNCIAS E RECOMENDAÇÕES

A AAP recomenda consultas de supervisão da saúde anuais para adolescentes.[18] Não se esqueça de incluir a promoção da saúde em todas as consultas de saúde com jovens. Adolescentes com problemas crônicos ou comportamentos de alto risco podem precisar de consultas adicionais para promoção da saúde e orientação antecipatória.

A maioria das doenças crônicas de adultos tem antecedentes na infância ou na adolescência. Por exemplo, obesidade, doença cardiovascular, dependência (de substâncias psicoativas, tabaco ou álcool) e depressão são influenciadas por experiências na infância e adolescência e por comportamentos estabelecidos durante a adolescência. Por exemplo, a maioria dos adultos obesos era obesa já na adolescência ou apresentava indicadores anormais, como um IMC elevado. Como um segundo exemplo, quase todos os adultos dependentes de tabaco iniciaram o hábito de tabagismo antes dos 18 anos. Portanto, a major componente importante da promoção da saúde em adolescentes inclui discussões sobre comportamentos ou hábitos saudáveis (Figura 25.102). A promoção da saúde efetiva pode ajudar os pacientes a desenvolver hábitos e estilos de vida saudáveis e evitar vários problemas de saúde crônicos.

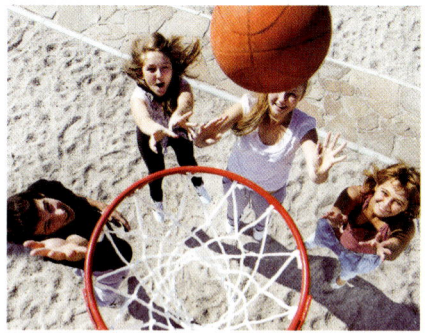

Figura 25.102 Pergunte a respeito e encoraje os adolescentes a participar de atividades saudáveis.

Uma vez que alguns tópicos de promoção da saúde envolvem aspectos confidenciais, como saúde mental, dependência química, comportamento sexual e transtornos alimentares, converse com os adolescentes (em particular os mais velhos) com privacidade durante a parte da consulta que envolve a supervisão de saúde. Questionários de rastreamento podem ser respondidos pelo próprio paciente antes da consulta para facilitar uma avaliação abrangente dos comportamentos de risco dos jovens. Essa abordagem economiza tempo para que você possa abordar melhor os comportamentos de risco específicos que o adolescente confirme durante a consulta. O programa Bright Futures da AAP tem diretrizes para serviços preventivos voltados a adolescentes (Boxe 25.55).[18]

Boxe 25.55 Componentes de uma consulta de supervisão da saúde para adolescentes de 11 a 18 anos de idade

Discussões com os pais
- Abordar as preocupações dos pais
- Aconselhar sobre supervisão, encorajamento progressivo da tomada de decisões responsável
- Perguntar sobre escola, atividades, interações sociais
- Avaliar os comportamentos e hábitos do jovem, saúde mental

Discussões com o adolescente
- *Social e emocional*: saúde mental, amigos, família, identidade de gênero
- *Desenvolvimento físico*: puberdade, autoconceito
- *Comportamentos e hábitos*: nutrição, exercícios, tempo de tela na televisão ou computador, substâncias psicoativas, álcool, tabaco, cigarros eletrônicos, sono
- *Relacionamentos e sexualidade*: namoro, atividade sexual, orientação sexual, sexo forçado
- *Funcionamento familiar*: relações com os pais e irmãos
- *Desempenho acadêmico*: atividades, pontos fortes, metas

Exame físico
- Realizar um exame cuidadoso; observar parâmetros do crescimento, classificações de maturidade sexual

Testes de rastreamento
- Visão e audição, pressão arterial; considerar hematócrito (em meninas); avaliar a saúde emocional e fatores de risco (usando um instrumento validado)

Imunizações
- Ver cronograma da AAP

Orientação antecipatória – adolescente
- *Promover hábitos e comportamentos saudáveis*:
  - Prevenção de ferimentos e doenças
    - Cintos de segurança, direção em estado de embriaguez, capacetes, sol, armas
  - Nutrição
    - Refeições/lanches saudáveis, prevenção da obesidade
  - Saúde oral: dentista, escovação dos dentes
    - Atividade física e tempo de tela
- *Sexualidade*:
  - Confidencialidade, comportamentos sexuais, sexo seguro, contracepção, se necessária
- *Comportamentos de alto risco*:
  - Estratégias de prevenção
  - Interação entre os pais e o adolescente, interações com colegas
  - Comunicação, regras
- *Realização social*:
  - Atividades, escola, futuro
  - Interação com a comunidade
  - Recursos, envolvimento

Orientação antecipatória – pais
- Interações positivas, suporte, segurança, estabelecimento de limites, valores familiares, modelagem de comportamentos, maior responsabilidade

TABELA 25.1 Anormalidades do ritmo cardíaco e da pressão arterial

Taquicardia supraventricular

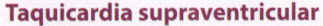

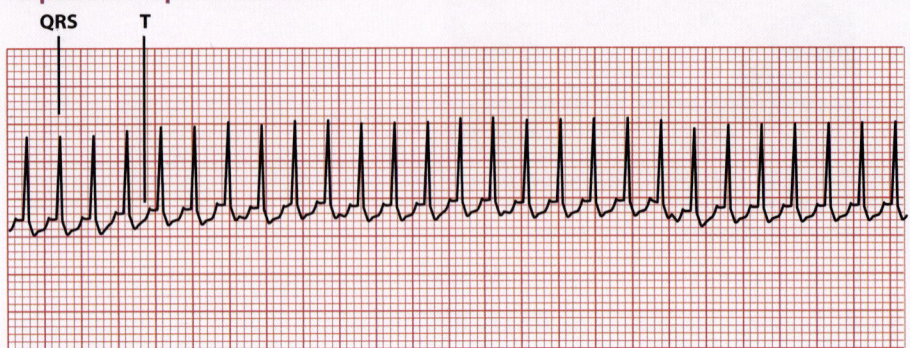

A taquicardia supraventricular paroxística (TSVP) é a arritmia mais comum em crianças. Alguns lactentes com TSV têm bom aspecto ou exibem palidez moderada com taquipneia, mas apresentam uma frequência cardíaca de ≥ 220 bpm. Outras são visivelmente doentes, em colapso cardiovascular. As ondas P exibem uma morfologia diferente ou não são observadas.

A TSV em lactentes em geral é mantida, exigindo tratamento clínico para conversão a uma velocidade e ritmo normais. Em crianças mais velhas, é mais provável que ela seja realmente paroxística, com episódios de duração e frequência variáveis.

Hipertensão arterial sistêmica na infância – um exemplo típico

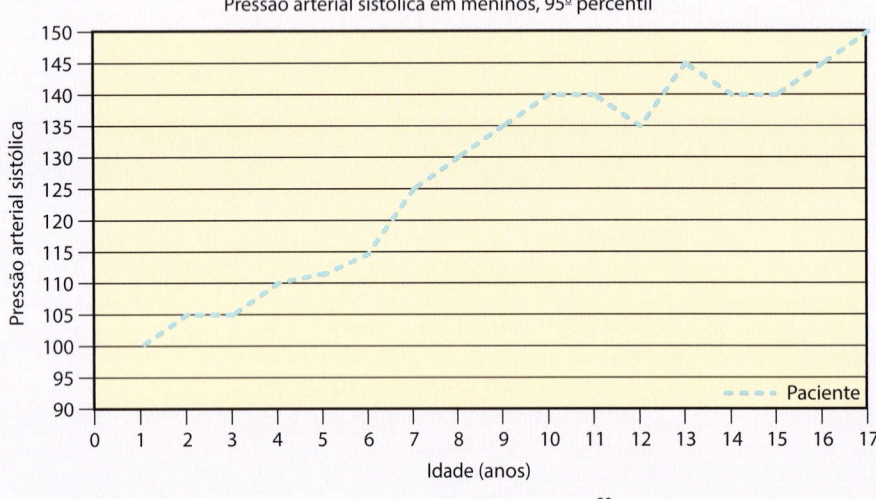

A hipertensão arterial sistêmica pode começar na infância.[30] Embora elevação da pressão arterial em crianças pequenas tenha, mais provavelmente, causas renais, cardíacas ou endócrinas, crianças maiores e adolescentes com hipertensão têm mais provavelmente hipertensão primária ou essencial.

Essa criança desenvolveu hipertensão arterial sistêmica e ela "persistiu" até a vida adulta. As crianças tendem a permanecer no mesmo percentil de pressão arterial enquanto crescem. Essa persistência da pressão arterial continua na idade adulta, reforçando o conceito de que a hipertensão essencial em adultos muitas vezes começa na infância.

As consequências da hipertensão arterial sistêmica não tratada podem ser graves e incluem sequelas cardíacas, renais e visuais.

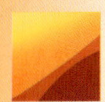

TABELA 25.2 Erupções cutâneas e achados dermatológicos comuns em recém-nascidos e lactentes

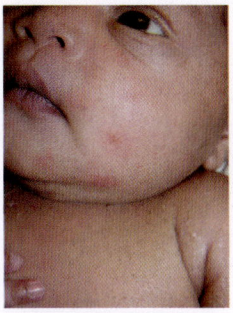

Eritema tóxico
Essas pústulas amarelas ou brancas comuns são circundadas por uma base vermelha.

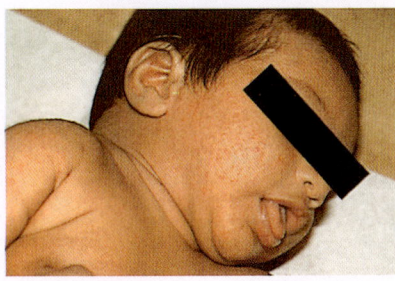

Acne neonatal
Pústulas e pápulas vermelhas são mais proeminentes nas bochechas e no nariz de alguns recém-nascidos normais.

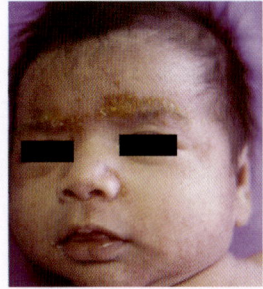

Seborreia
A erupção descamativa, de cor vermelho-salmão, com frequência envolve a face, o pescoço, a axila, a área da fralda e atrás das orelhas.

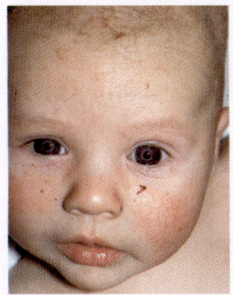

Dermatite atópica (eczema)
Eritema, descamação, pele seca e prurido intenso caracterizam essa condição.

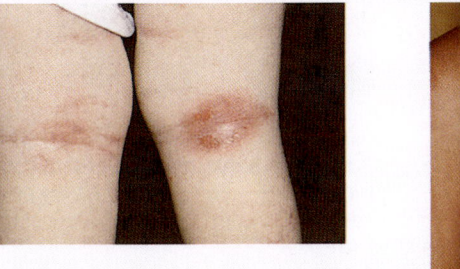

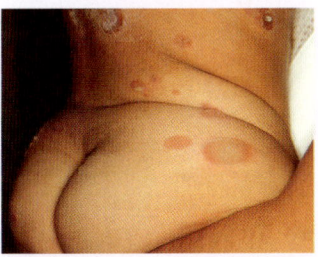

Neurofibromatose
Os aspectos característicos incluem mais de 5 manchas café com leite e efélides axilares. Achados mais tardios incluem neurofibromas e nódulos de Lisch[g] (não mostrados).

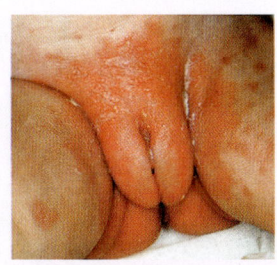

Dermatite da fralda por Candida
Essa erupção cutânea vermelha viva envolve as pregas intertriginosas, com pequenas "lesões satélites" ao longo das bordas.

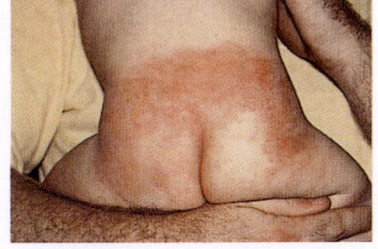

Dermatite da fralda por contato
Essa erupção cutânea irritativa é secundária a diarreia ou irritação e é observada em áreas de contato (no caso, as áreas que encostam na fralda).

Impetigo
Essa infecção é causada por bactérias e pode ter um aspecto bolhoso ou crostoso e amarelado, com algum pus.

Fonte das fotografias: *Eritema tóxico* – White AJ. *The Washington Manual of Pediatrics*, 2nd ed. Wolters Kluwer; 2017, Fig. 15-1; *Seborreia* – Salimpour RR et al. *Photographic Atlas of Pediatric Disorders and Diagnosis*. Wolters Kluwer; 2014, Fig. 5-8a; *Dermatite atópica* – *Lippincott's Nursing Advisor* 2011. Wolters Kluwer; 2011, Fig. 48-1; e Goodheart HP, Gonzalez M. *Goodheart's Photoguide of Common Skin Disorders*, 2nd ed. Wolters Kluwer; 2003, Fig. 2-11.
[g]N.R.T.: Os nódulos de Lisch são hamartomas melanocíticos que se projetam da superfície da íris e têm coloração amarela ou marrom.

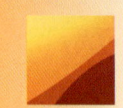

TABELA 25.3 Verrugas, lesões verruciformes e outras lesões elevadas

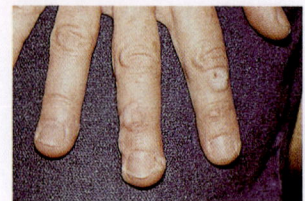

Verruga vulgar
Verrugas secas e ásperas nas mãos

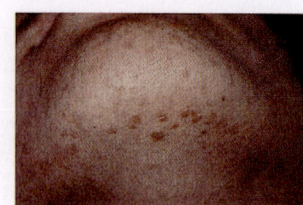

Verruga plana
Verrugas pequenas e planas

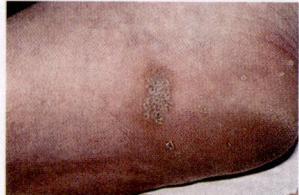

Verrugas plantares
Verrugas dolorosas nos pés

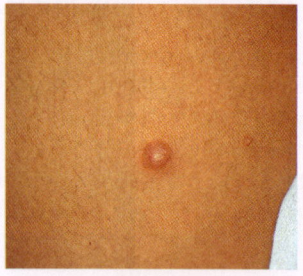

Molusco contagioso
Lesões cupuliformes, pulposas, com umbilicação central.

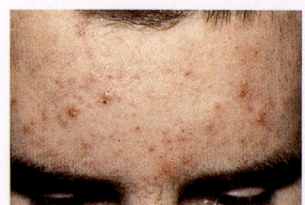

Acne adolescente
A acne em adolescentes envolve comedões abertos (cravos pretos) e comedões fechados (cravos brancos), mostrados à esquerda, e pústulas inflamadas (direita).

Fonte das fotografias: *Molusco contagioso* – Fleisher GR *et al. Atlas of Pediatric Emergency Medicine*. Lippincott Williams & Wilkins; 2004, Fig. 6-25.

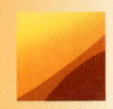

TABELA 25.4 Lesões cutâneas comuns durante a infância

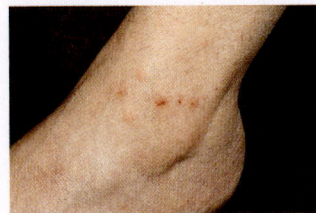

Picadas de insetos
Pápulas distintas, vermelhas, intensamente pruriginosas caracterizam essas lesões.

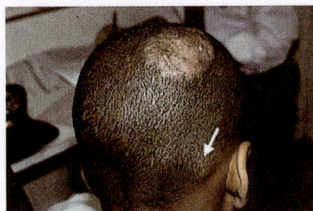

Tinha da cabeça
Descamação, formação de crostas e perda de cabelo são observadas no couro cabeludo, junto com uma placa dolorosa (quérion) e linfonodo occipital (*seta*).

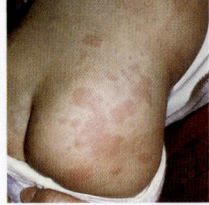

Urticária
Essa reação de sensibilidade alérgica e pruriginosa muda de forma com rapidez.

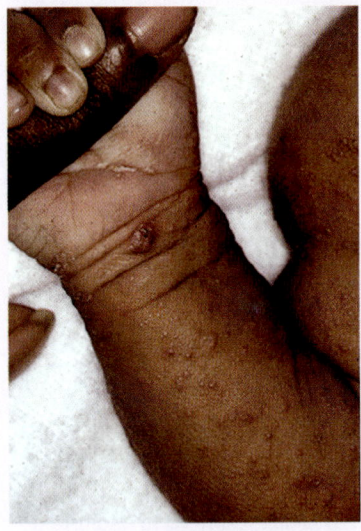

Escabiose
Pápulas e vesículas intensamente pruriginosas, às vezes com trajetos subcutâneos, mais frequente nas extremidades.

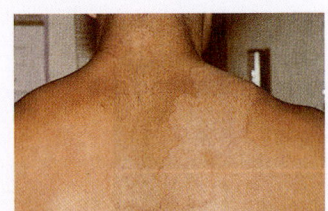

Tinha do corpo
Essa lesão anular tem uma área mais clara central e pápulas ao longo da borda.

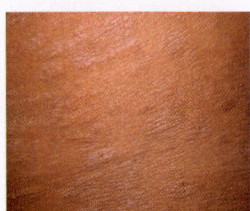

Pitiríase rósea
Lesões ovais no tronco, em crianças mais velhas, com frequência em um padrão de árvore de Natal, às vezes com uma lesão precursora (denominada medalhão ou placa mãe).

Fonte das fotos de *picadas, tinha da cabeça e tinha do corpo* – Goodheart HP, Gonzalez ME. *Goodheart's Photoguide to Common Pediatric and Adult Skin Disorders*. 4th ed. Wolters Kluwer; 2016, Figs. 9-11, 18-8 e 29-2; *Urticária* – Chung EK et al. *Visual Diagnosis and Treatment in Pediatrics*. 3rd ed. Wolters Kluwer; 2015, Fig. 64-1; *Escabiose* – Cortesia de Ronald W. Cotliar, MD; *Pitiríase rósea* – Fleisher GR et al. *Atlas of Pediatric Emergency Medicine*. Lippincott Williams & Wilkins; 2004, Fig. 6-23b.

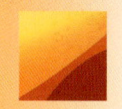

TABELA 25.5 Anormalidades da cabeça

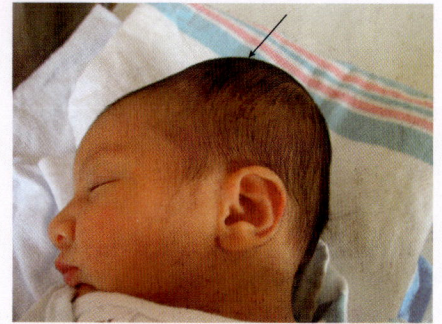

Céfalo-hematoma

Embora não existam por ocasião do nascimento, os céfalo-hematomas aparecem nas primeiras 24 h de vida como o resultado de hemorragia subperiosteal que envolve a lâmina externa de um dos ossos cranianos. A tumefação, indicada pela *seta*, não ultrapassa uma sutura, embora algumas vezes seja bilateral após um parto difícil. A tumefação é mole no início, mas desenvolve uma margem óssea elevada após alguns dias, devido aos depósitos de cálcio na margem do periósteo. Tende a regredir após algumas semanas.

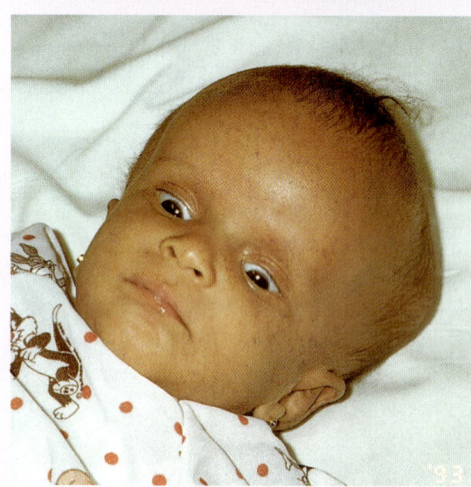

Hidrocefalia

Na hidrocefalia, a fontanela anterior é protrusa e os olhos estão desviados para baixo, revelando a porção superior das escleras e criando o *sinal do sol poente*, mostrado à esquerda.

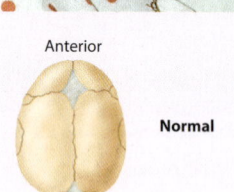

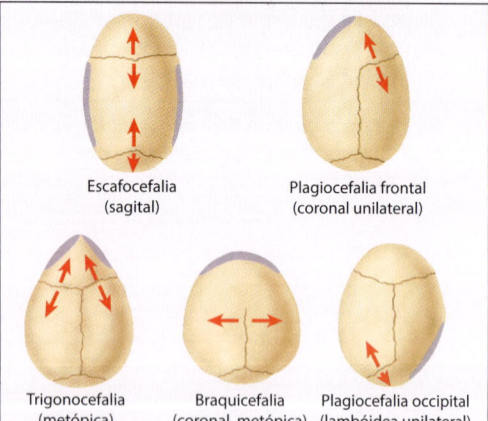

Craniossinostose

A craniossinostose é uma condição na qual ocorre fechamento prematuro de uma ou mais suturas do crânio. Isso resulta em crescimento e formato anormais do crânio porque haverá crescimento nas suturas que não foram afetadas, mas não nas afetadas.

As figuras demonstram diferentes formatos de crânio associados aos vários tipos de craniossinostose. A linha de sutura fechada prematuramente é indicada pela ausência de uma linha de sutura em cada figura. A escafocefalia e a plagiocefalia frontal são as formas mais comuns de craniossinostose. As áreas *sombreadas em azul* mostram as áreas de achatamento máximo. As *setas vermelhas* mostram o sentido do crescimento contínuo através das suturas, que é normal.

Fonte das fotografias: *Céfalo-hematoma* – Chung EK *et al. Visual Diagnosis and Treatment in Pediatrics*. 3rd ed. Wolters Kluwer; 2015, Fig. 2-6; *Hidrocefalia* – Fleisher GR *et al. Atlas of Pediatric Emergency Medicine*. Lippincott Williams & Wilkins; 2004, Fig. 14.4.

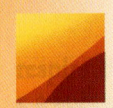

TABELA 25.6 Fácies diagnósticas em lactentes e crianças

Síndrome alcoólica fetal

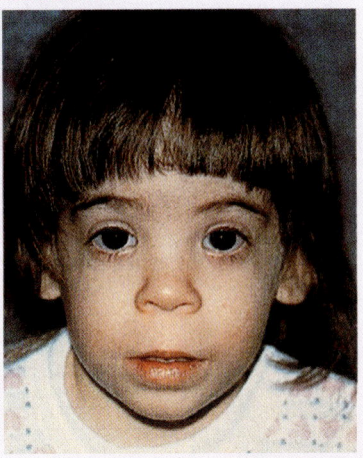

Filhos de mulheres com alcoolismo crônico correm maior risco de deficiência do crescimento, microcefalia e déficit intelectual. As características faciais incluem fissuras palpebrais curtas, filtro (o sulco vertical na linha média do lábio superior) largo e achatado e lábios finos.

Hipotireoidismo congênito

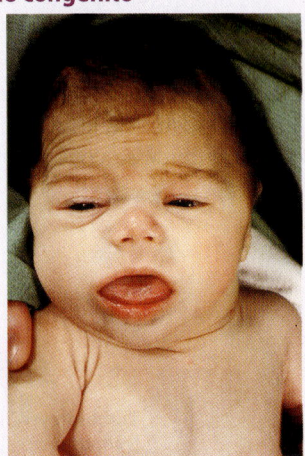

A criança com hipotireoidismo congênito apresenta traços faciais grosseiros, uma linha de implantação do cabelo baixa, sobrancelhas escassas e aumento da língua. As características associadas incluem um choro rouco, hérnia umbilical, extremidades secas e frias, mixedema, pele marmorata e incapacidade intelectual. Uma vez que a maioria dos lactentes com hipotireoidismo congênito não exibe estigmas físicos, os EUA e muitas outras nações testam todos os recém-nascidos para pesquisar hipotireoidismo congênito.

Sífilis congênita

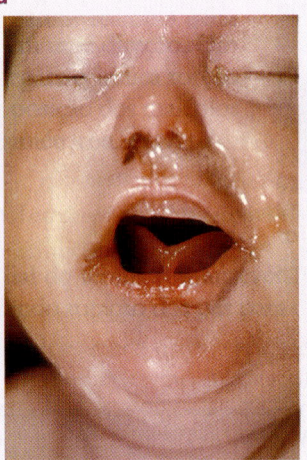

A infecção intrauterina pelo *Treponema pallidum* geralmente ocorre após a 16ª semana de gestação e afeta virtualmente todos os órgãos fetais. Se não for tratada, a taxa de mortalidade é bastante elevada. Os sinais de doença aparecem nos sobreviventes no primeiro mês de vida. Os estigmas faciais em geral incluem protuberância dos ossos frontais e depressão da ponte nasal (*nariz em sela*), ambas decorrentes de periostite, rinite resultante de lesões exsudativas da mucosa nasal (*coriza sifilítica*) e erupção cutânea circumoral. Uma inflamação mucocutânea e fissuras da boca e lábios (*rágades*), não mostradas aqui, também podem ocorrer como estigmas da sífilis congênita, assim como craniotabes, periostite tibial (*tíbia em sabre*) e displasia dental (*dentes de Hutchinson*).

Paralisia do nervo facial

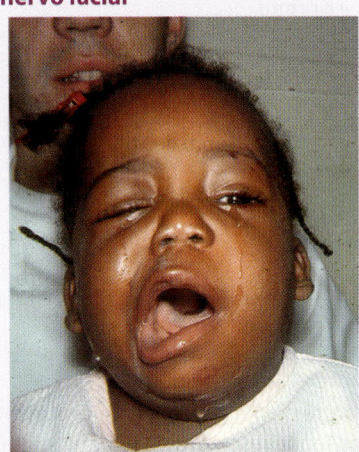

A paralisia periférica (neurônio motor inferior) do nervo facial pode ser causada por (1) uma lesão do nervo decorrente de pressão durante o trabalho de parto e o parto propriamente dito, (2) inflamação do ramo do nervo para a orelha média durante episódios de otite média aguda ou crônica; (3) causas desconhecidas (paralisia de Bell). O sulco nasolabial no lado afetado à esquerda está apagado e o olho não fecha. Isso é acentuado durante o choro, como ilustrado aqui. Recuperação completa ocorre na maioria das crianças.

(*continua*)

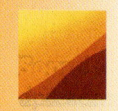

TABELA 25.6 Fácies diagnósticas em lactentes e crianças (*continuação*)

Síndrome de Down

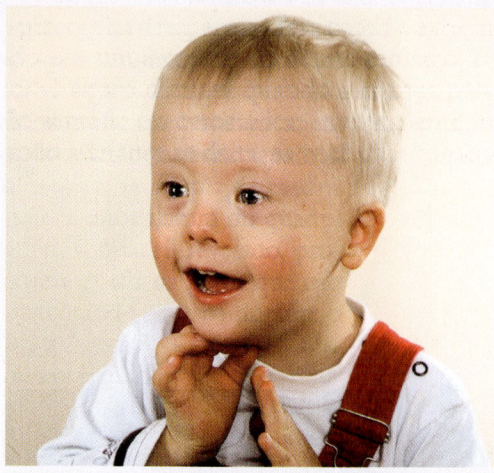

A criança com síndrome de Down (trissomia 21) geralmente tem cabeça redonda e pequena, ponte nasal achatada, fissuras palpebrais oblíquas, pregas epicantais proeminentes, orelhas pequenas, de implantação baixa, em forma de concha e língua relativamente grande. As características associadas incluem hipotonia generalizada, linhas palmares transversais, encurtamento e curvatura dos dedos mínimos (*clinodactilia*), manchas de Brushfield e comprometimento cognitivo leve a moderado.

Rinite alérgica perene

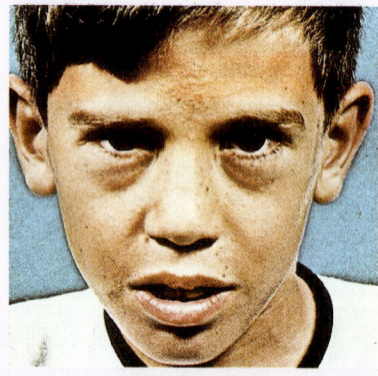

A criança que sofre de rinite alérgica perene mantém a boca aberta (não consegue respirar pelo nariz) e edema e alteração da cor dos sulcos orbitopalpebrais inferiores ("olheiras alérgicas"). Com frequência essas crianças empurram o nariz para cima e para trás com a mão ("saudação alérgica") e fazem caretas (enrugam o nariz e a boca) para aliviar o prurido e a obstrução nasal.

Traumatismo não acidental

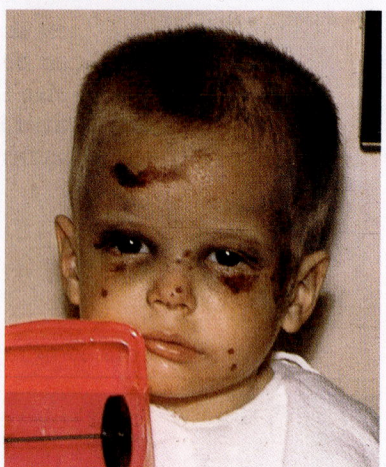

Uma criança que sofreu maus-tratos físicos pode apresentar *equimoses antigas e recentes* na cabeça e na face. Outros estigmas incluem equimoses em áreas em geral não acometidas por ferimentos (axila e virilha) em vez das proeminências ósseas; evidências radiográficas de fraturas do crânio, costelas e ossos longos em vários estágios de consolidação e lesões cutâneas morfologicamente semelhantes aos implementos usados para infligir o traumatismo (mãos, fivela de cinto, cintos, corda, cabide ou cigarro aceso).

Hipertireoidismo

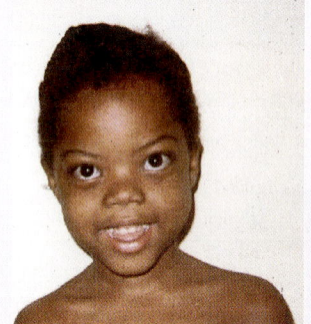 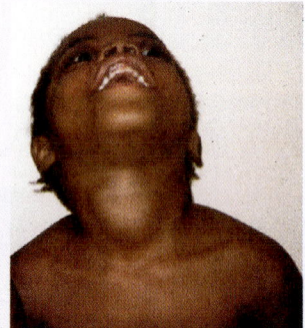

A tireotoxicose (*doença de Graves*) ocorre em aproximadamente 2 a cada 1.000 crianças abaixo dos 10 anos de idade. As crianças afetadas exibem taquicardia, hipermetabolismo e crescimento linear acelerado. As características faciais mostradas nesta menina de 6 anos de idade são os olhos "esbugalhados" (não é uma exoftalmia verdadeira, que é rara em crianças) e aumento da glândula tireoide (*bócio*).

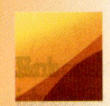

TABELA 25.7 Anormalidades dos olhos, das orelhas e da boca

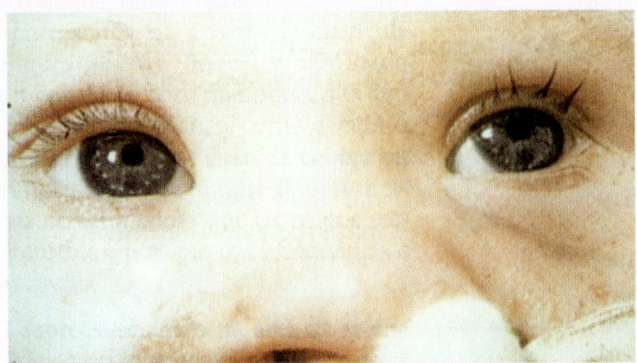

Manchas de Brushfield
Essas manchas pontilhadas anormais na íris sugerem síndrome de Down.

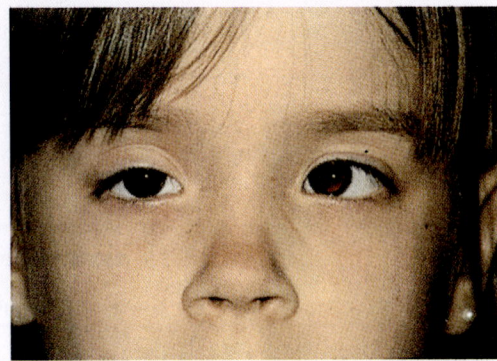

Estrabismo
O estrabismo, ou desalinhamento dos olhos, pode comprometer a visão. A esotropia, mostrada aqui, consiste em um desvio interno.

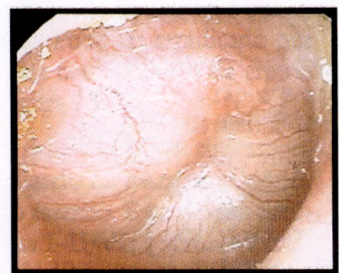

A

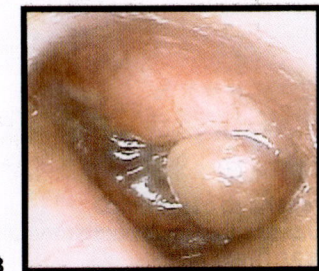

B

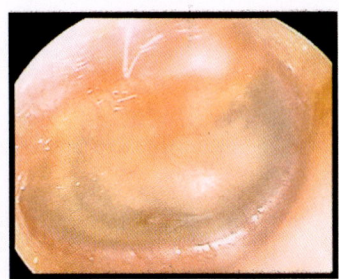

C

Otite média
A otite média é uma das condições mais comuns em crianças pequenas. O espectro da otite média é mostrado aqui. **A:** Otite média aguda típica com membrana timpânica vermelha, distorcida e protuberante em uma criança altamente sintomática. **B:** Otite média aguda com formação de bolhas e líquido visível por trás da membrana timpânica. **C:** Otite média com derrame, mostrando um líquido amarelado por trás de uma membrana timpânica retraída e espessa. Muitas vezes já não é possível visualizar os pontos de referência normais como o reflexo luminoso e o cabo do martelo.

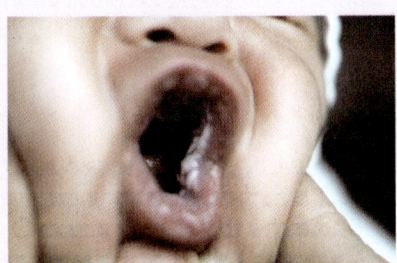

Candidíase oral ("sapinho")
Essa infecção é comum em lactentes. As placas brancas não podem ser removidas.

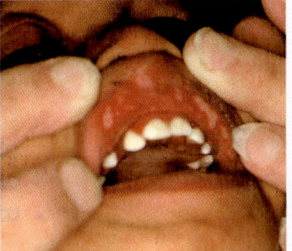

Estomatite herpética
As ulcerações dolorosas na mucosa oral são cercadas por eritema.

Fonte das fotografias: *Otite média* – Cortesia de Alejandro Hoberman, Children's Hospital of Pittsburgh, University of Pittsburgh; *Sapinho* – Salimpour RR *et al. Photographic Atlas of Pediatric Disorders and Diagnosis.* Wolters Kluwer; 2014, UNImage13C; *Estomatite herpética* – Fleisher GR *et al. Atlas of Pediatric Emergency Medicine.* Lippincott Williams & Wilkins; 2004, Fig. 11-7b.

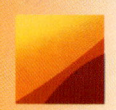

TABELA 25.8 Anormalidades do choro em recém-lactentes/lactentes (se persistentes)

Tipo	Possível anormalidade
Estridente ou agudo	Aumento da pressão intracraniana. Também em um recém-nascido de mulher dependente de narcóticos.
Rouco	Tetania hipocalcêmica, hipotireoidismo congênito ou fraqueza unilateral da prega vocal.
Estridor inspiratório e expiratório contínuo	Obstrução das vias respiratórias superiores decorrente de várias lesões (p. ex., pólipo ou hemangioma), uma laringe relativamente pequena (*estridor laríngeo infantil*), retardo no desenvolvimento da cartilagem nos anéis da traqueia (*traqueomalacia*) ou paralisia bilateral da prega vocal.
Ausência de choro	Doença grave ou membrana glótica.

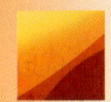

TABELA 25.9 Anormalidades dos dentes, da faringe e do pescoço

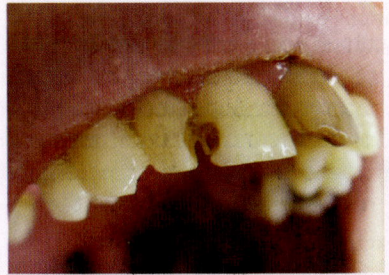

Cáries dentárias (cáries da primeira infância, ou CPI)

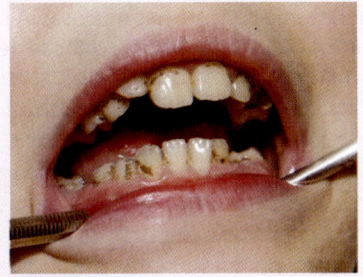

Cáries da primeira infância graves

Cáries dentárias

As cáries dentárias são um importante problema de saúde global e pediátrica. Manchas brancas nos dentes refletem, com frequência, cáries iniciais. As fotografias à esquerda mostram diferentes características das cáries.

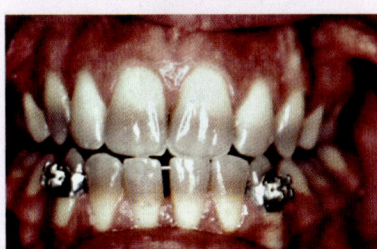

Manchas dentárias

Manchas nos dentes de crianças podem ter várias causas, incluindo manchas intrínsecas como as produzidas por tetraciclina (à esquerda) ou manchas extrínsecas como as resultantes de má higiene oral (lesões cariadas mostradas nas figuras anteriores). As manchas extrínsecas podem ser removidas.

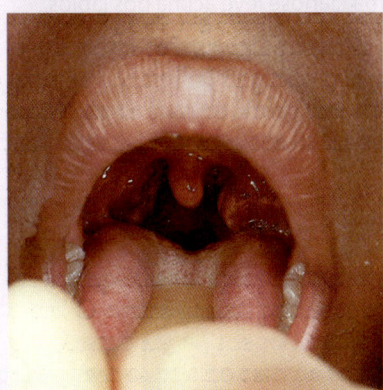

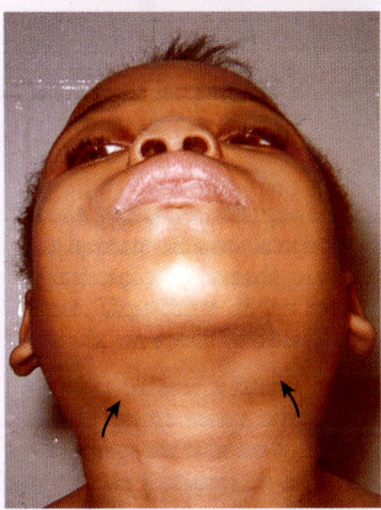

Faringite estreptocócica

Essa infecção comum da infância tem uma apresentação clássica de eritema na região posterior da faringe e petéquias no palato. Um exsudato de odor fétido também costuma ser observado.

Linfadenopatia

Linfonodos cervicais aumentados e dolorosos à palpação são comuns em crianças. As causas mais prováveis são infecções virais e bacterianas. O aumento dos linfonodos pode ser bilateral, como mostrado na figura à esquerda.

Fonte das fotografias: *Cáries dentárias* – De Sherman S *et al. Atlas of Clinical Emergency Medicine*. Wolters Kluwer; 2016, Fig. 5-6; *Manchas dentárias* – Usada com permissão de Shutterstock. Por Maliutina Anna.

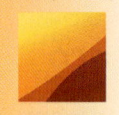

TABELA 25.10 Cianose em crianças

É importante reconhecer a cianose. O melhor local para exame consiste nas mucosas. A cianose exibe cor de "framboesa", enquanto as mucosas normais devem ter cor de "morango". Tente identificar a cianose nessas fotografias antes de ler as legendas.

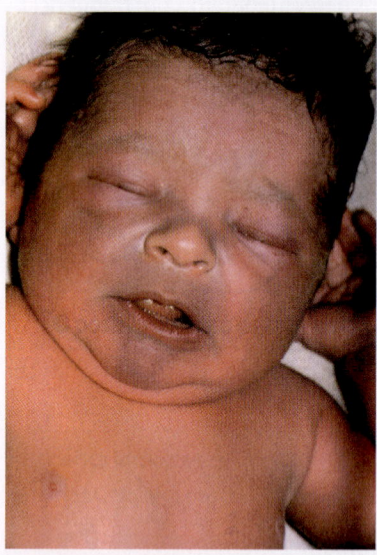

Cianose generalizada
Este lactente tem retorno venoso pulmonar anômalo total e um nível de saturação de oxigênio de 80%.

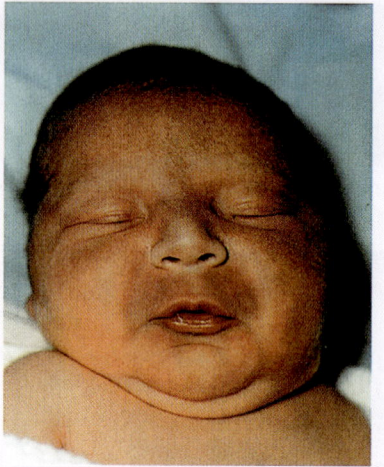

Cianose perioral
Este lactente apresenta uma cianose leve acima dos lábios, mas as mucosas permanecem rosadas.

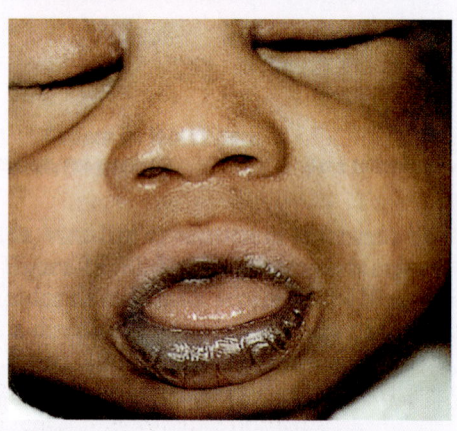

Lábios azulados, dando a impressão de cianose
O depósito normal de pigmentos na borda vermelha do lábio dá a eles um tom azulado, mas as mucosas são rosadas.

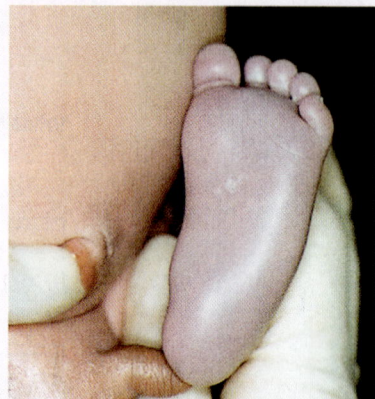

Acrocianose
Aparece com frequência nos pés e nas mãos dos recém-nascidos, pouco após o parto. Este recém-nascido tem 32 semanas de idade gestacional. A acrocianose não reflete doença cardíaca.

Fonte das fotografias (com exceção da *Cianose generalizada*): Fletcher M. *Physical Diagnosis in Neonatology*. Lippincott-Raven; 1998.

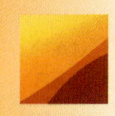
TABELA 25.11 Sopros cardíacos congênitos

Alguns sopros cardíacos refletem doença cardíaca subjacente. Se você entender suas causas fisiológicas, poderá identificá-los e distingui-los com mais facilidade dos sopros cardíacos inocentes. As lesões obstrutivas ocorrem quando o sangue flui através de valvas de tamanho pequeno ou vasos estreitados. Uma vez que esse problema não depende da queda da resistência vascular pulmonar (RVP) após o parto, esses sopros são audíveis ao nascimento. Os defeitos com *shunts* da esquerda para a direita, por outro lado, dependem da queda da RVP que ocorre logo após o nascimento. *Shunts* de alta pressão como defeito do septo interventricular (comunicação interventricular [CIV]), persistência do canal arterial (PCA) e persistência do tronco arterial podem não ser auscultados até 1 semana ou mais após o nascimento; o sopro torna-se mais alto conforme a resistência vascular periférica diminui. *Shunts* da esquerda para a direita de baixa pressão, como defeitos do septo interatrial (comunicação interatrial [CIA]), podem não ser auscultados até 1 ano de idade ou mais. Muitas crianças com cardiopatias congênitas apresentam combinações de defeitos ou variações de anormalidades, por isso os achados ao exame cardíaco podem não seguir esses padrões clássicos. Esta tabela mostra uma seleção limitada dos sopros mais comuns, começando com os sopros que aparecem no período neonatal.

Defeito congênito e mecanismo	Características do sopro	Achados associados
Estenose da valva pulmonar Em geral, um anel valvar normal com fusão de alguns ou da maioria das válvulas da valva pulmonar, limitando o fluxo através da valva. *Leve* 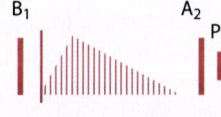 *Grave* 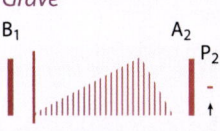	*Localização.* Parte alta da borda esternal esquerda. *Irradiação.* Com graus leves de estenose, o sopro pode ser auscultado sobre o trajeto das artérias pulmonares nos campos pulmonares. *Intensidade.* A intensidade e a duração aumentam conforme o grau de obstrução aumenta. *Características.* Ejeção, com pico mais tarde na sístole quando a obstrução aumenta.	Em geral, um clique de ejeção protossistólico proeminente. O componente pulmonar da segunda bulha na base (P_2) torna-se tardio e hipofonético, desaparecendo quando a obstrução aumenta. A inspiração acentua o sopro; enquanto a expiração acentua o clique. O crescimento geralmente é normal. Recém-nascidos com estenose grave podem ser cianóticos devido a *shunt* atrial da direita para a esquerda e desenvolvimento rápido de insuficiência cardíaca quando o canal arterial se fecha.
Estenose da valva aórtica Em geral uma valva bicúspide com obstrução progressiva, mas pode ocorrer como resultado de uma valva displásica ou lesão decorrente de febre reumática ou doença degenerativa. 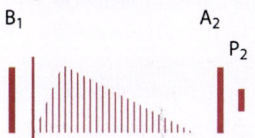	*Localização.* Região medioesternal, parte superior da borda esternal direita. *Irradiação.* Para as artérias carótidas e incisura supraesternal; também pode ser um frêmito. *Intensidade.* Varia, mais alto com uma obstrução cada vez mais grave. *Características.* Sopro de ejeção, muitas vezes rude, sistólico.	Pode haver um clique de ejeção associado. A intensidade do ruído do fechamento aórtico pode estar aumentada. Pode haver um sopro diastólico de regurgitação da valva aórtica (não mostrado no diagrama). Recém-nascidos com estenose grave podem apresentar pulsos fracos ou ausentes e insuficiência cardíaca grave. Pode não ser audível até a idade adulta, apesar da anormalidade congênita da valva.

(continua)

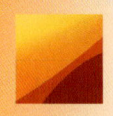

TABELA 25.11 Sopros cardíacos congênitos (continuação)

Defeito congênito e mecanismo	Características do sopro	Achados associados

Tetralogia de Fallot

Defeito complexo, com comunicação interventricular (CIV), obstrução do fluxo de saída infundibular e geralmente valvular no ventrículo direito, má rotação da aorta e *shunt* da direita para a esquerda no nível do septo interventricular.

Com estenose pulmonar

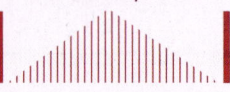

Com atresia pulmonar

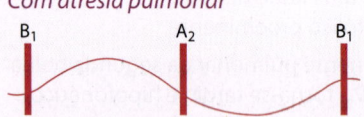

Geral. Cianose variável, que aumenta com a atividade.

Localização. Partes média a superior da borda esternal esquerda. Se houver atresia pulmonar, sopro contínuo do fluxo do canal arterial na parte alta da borda esternal esquerda ou no dorso.

Irradiação. Pouca, para a parte alta da borda esternal esquerda, algumas vezes para os campos pulmonares.

Intensidade. Geralmente graus III–IV.

Características. Sopro de ejeção sistólico.

Pulsos normais.

O ruído do fechamento pulmonar geralmente não é auscultado. Podem ocorrer crises hipercianóticas abruptas, com aumento súbito da cianose, falta de ar intensa, alteração do nível de consciência.

Ausência de ganho de peso, com cianose persistente e cada vez mais intensa.

Persistência de cianose a longo prazo, acompanhada por baqueteamento dos dedos das mãos e dos pés.

A hipoxemia persistente provoca policitemia, que acentua a cianose.

Transposição das grandes artérias

Um defeito grave com ausência de rotação dos grandes vasos, fazendo com que a aorta tenha origem no ventrículo direito e a artéria pulmonar no ventrículo esquerdo.

Geral. Cianose generalizada intensa.

Localização. Nenhum sopro característico. Se presente, pode refletir um defeito associado, como comunicação interventricular (CIV).

Irradiação e características. Dependem das anormalidades associadas.

B_2 única e hiperfonética produzida pela válvula anterior da valva aórtica.

Com frequência, desenvolvimento rápido de insuficiência cardíaca.

Associação frequente com os defeitos descritos à esquerda.

Defeito do septo interventricular (comunicação interventricular)

A passagem do sangue do ventrículo esquerdo com alta pressão através de um defeito no septo para o ventrículo direito de menor pressão cria turbulência, em geral durante toda a sístole.

Pequeno a moderado

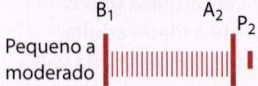

Localização. Parte inferior da borda esternal esquerda.

Irradiação. Pouca.

Intensidade. Variável, determinada apenas em parte pela magnitude do *shunt*. *Shunts* pequenos com um alto gradiente de pressão podem apresentar sopros muito altos. Defeitos grandes com resistência vascular pulmonar elevada podem não apresentar um sopro.

Graus II–IV/VI, com frêmito se grau IV/VI ou maior.

Características. Pansistólico, geralmente rude, pode obscurecer B_1 e B_2 se for alto o bastante.

Nos grandes *shunts*, pode haver um supro mesodiastólico de timbre grave pela estenose mitral relativa no ápice.

Quando a pressão na artéria pulmonar aumenta, o componente pulmonar da segunda bulha (P_2) na base aumenta de intensidade. Quando a pressão na artéria pulmonar se iguala à pressão aórtica, pode não haver sopro e P_2 será hiperfonético.

Em *shunts* de baixo volume, o crescimento é normal.

Em *shunts* maiores, pode ocorrer insuficiência cardíaca na 6ª a 8ª semanas de vida; ganho de peso inadequado, alimentação inadequada.

Defeitos associados são frequentes.

Defeito congênito e mecanismo	Características do sopro	Achados associados
Persistência do canal arterial (PCA)		
Fluxo contínuo da aorta para a artéria pulmonar durante todo o ciclo cardíaco quando não ocorre o fechamento do canal arterial após o nascimento. *Pequeno a moderado* 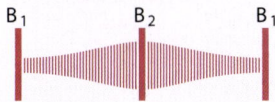	*Localização.* Parte superior da borda esternal superior e à esquerda. *Irradiação.* Algumas vezes para o dorso. *Intensidade.* Varia dependendo da magnitude do *shunt*, em geral graus II–III/VI. *Características.* Um sopro de baixa frequência, em maquinária, que é contínuo durante o ciclo cardíaco, embora em algumas ocasiões seja quase inaudível no fim da diástole, sem interrupções pelas bulhas cardíacas, mais alto na sístole.	Aumento da amplitude dos pulsos arteriais. Percebido ao nascimento em prematuros que apresentam aumento da amplitude dos pulsos arteriais, precórdio hiperdinâmico e um sopro atípico. Percebido mais tarde em recém-nascidos a termo, quando a resistência vascular pulmonar diminui. Pode haver o desenvolvimento de insuficiência cardíaca em 4 a 6 semanas se o *shunt* for grande. Ganho de peso inadequado, relacionado à magnitude do *shunt*. A hipertensão pulmonar afeta o sopro, como descrito anteriormente.
Defeito do septo interatrial (comunicação interatrial)		
shunt da esquerda para a direita através de uma abertura no septo interatrial, possível em vários níveis.	*Localização.* Parte superior da borda esternal esquerda. *Irradiação.* Para o dorso. *Intensidade.* Variável, geralmente graus II–III/VI. *Características.* Ejeção, mas sem a qualidade rude.	Desdobramento amplo da segunda bulha em todas as fases da respiração, intensidade normal. Em geral não é auscultado até depois de 1 ano de idade. Diminuição gradual do ganho de peso quando o *shunt* aumenta. Diminuição da tolerância aos esforços, sutil, não dramática. Insuficiência cardíaca é rara.

TABELA 25.12 Sinais físicos de abuso sexual

Indícios possíveis

1. Dilatação acentuada e imediata do ânus na posição genupeitoral, sem constipação intestinal, fezes na ampola retal ou transtornos neurológicos
2. Sulco ou fenda himenal que se estende por > 50% da borda inferior do hímen (confirmado na posição genupeitoral)
3. Condiloma acuminado em uma criança acima de 3 anos de idade
4. Contusões, abrasões, lacerações ou marcas de mordida nos lábios do pudendo ou tecido peri-himenal
5. Herpes na região anogenital após o período neonatal
6. Corrimento vaginal purulento ou fétido em uma menina nova (obter culturas e examinar todas as secreções por microscopia a procura de evidências de uma infecção sexualmente transmissível)

Indícios fortes

1. Lacerações, equimoses e cicatrizes recentes no hímen ou na fúrcula posterior
2. Ausência de tecido himenal na posição de 3 h a 9 h (confirmada em várias posições).
3. Transecções himenais cicatrizadas, especialmente na posição entre 3 e 9 h (fenda completa)
4. Lacerações perianais que se estendem até o esfíncter externo

Uma criança com sinais físicos preocupantes tem de ser avaliada por um especialista em abuso sexual para se obter uma anamnese completa e exame para abuso sexual.

Qualquer sinal físico deve ser avaliado à luz da história integral, outras partes do exame físico e dados laboratoriais.

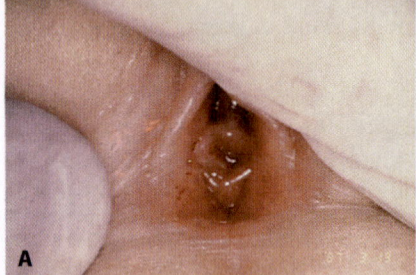

Hemorragia aguda e equimoses nos tecidos (10 meses de vida)

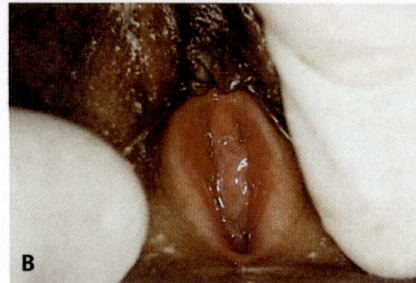

Eritema e abrasões superficiais nos lábios menores do pudendo (5 anos de idade)

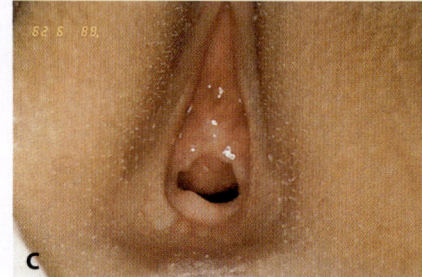

Interrupção da membrana himenal cicatrizada na posição de 9 h (4 anos de idade)

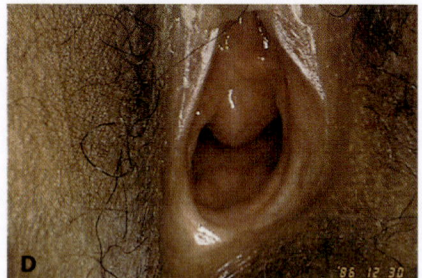

Anel posterior estreitado, em continuidade com o assoalho da vagina (12 anos de idade)

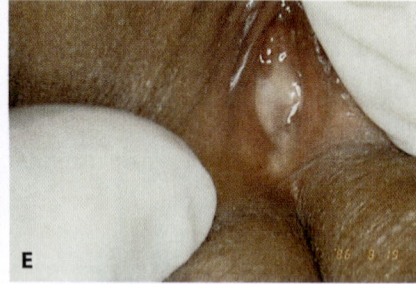

Corrimento vaginal copioso e eritema (9 anos de idade)

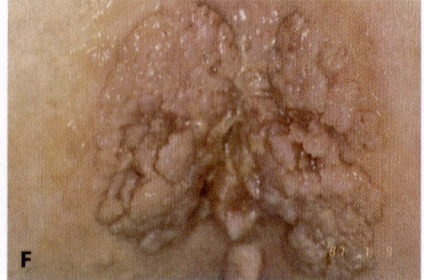

Condilomas extensos ao redor do ânus (2 anos de idade)

Fonte: Reece R, Ludwig S, eds. *Child Abuse Medical Diagnosis and Management*. 2nd ed. Lippincott Williams & Wilkins; 2001.

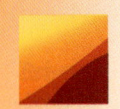

TABELA 25.13 Anormalidades comuns no sistema geniturinário masculino

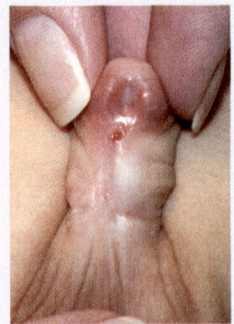

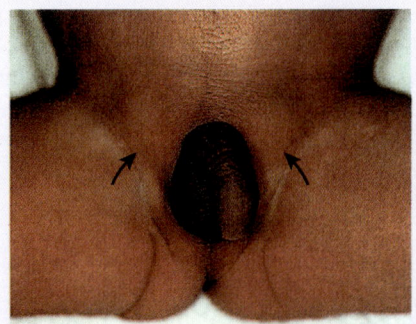

Hipospadia

Hipospadia é a anormalidade congênita do pênis mais comum. O meato uretral apresenta uma abertura anormal na superfície ventral do pênis. Uma forma é mostrada acima; as formas mais graves envolvem aberturas na porção inferior do corpo do pênis ou no escroto.

Criptorquidia

Você deve diferenciar os testículos criptorquídicos, mostrados acima (com os testículos nos canais inguinais – *ver as setas*), de testículos muito retráteis em decorrência de reflexo cremastérico ativo.

Fontes das fotografias: *Hipospadia* – Cortesia de Warren Snodgrass, MD, Hypospadias Specialty Center; *Criptorquidia* – Fletcher M. *Physical Diagnosis in Neonatology*. Lippincott-Raven; 1998.

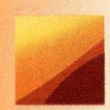

TABELA 25.14 Achados musculoesqueléticos comuns em crianças pequenas

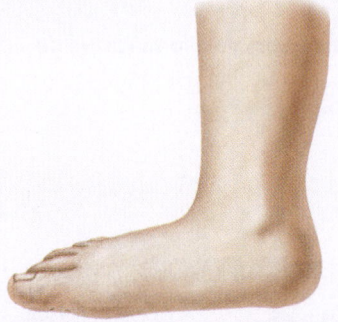

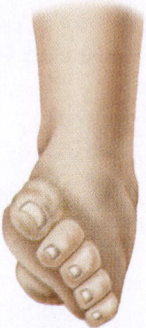

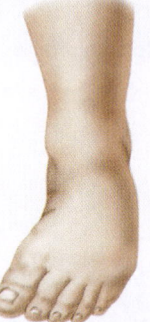

Pé chato ou *pé plano*, decorrente da frouxidão das estruturas de tecidos moles do pé

Inversão do pé (*varo*)

Metatarso aduto em uma criança. O antepé está aduzido e não invertido.

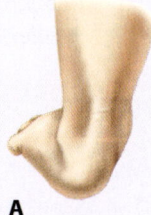

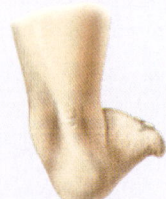

A

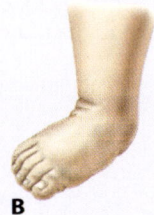

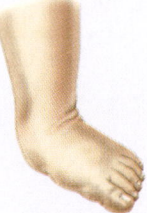

B

Pronação em uma criança com 1 a 3 anos de idade. **A:** Quando visto por trás, o retropé está evertido. **B:** Quando visto pela frente, o antepé está evertido e abduzido.

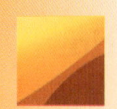

TABELA 25.15 Poder da prevenção: doenças prevenidas por vacinas

Esta tabela mostra fotografias de crianças com doenças que podem ser prevenidas por vacinas. As vacinas infantis foram consideradas a intervenção clínica isolada mais importante do mundo em termos de influência na saúde pública. Graças às vacinações, esperamos que você nunca encontre muitas dessas condições, mas você deve ser capaz de identificá-las. Tente identificar as doenças antes de ler as descrições.

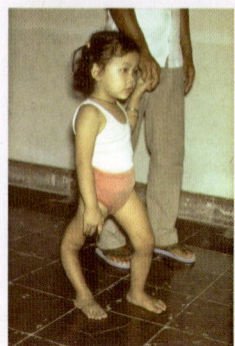

Poliomielite
A deformação na perna desta criança é causada pela poliomielite.

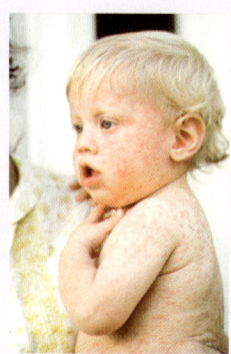

Sarampo
Erupção cutânea característica do sarampo em uma criança que também apresenta coriza, conjuntivites, febre e essa erupção difusa.

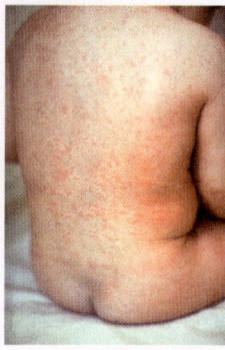

Rubéola
Erupção cutânea da rubéola no dorso de uma criança.

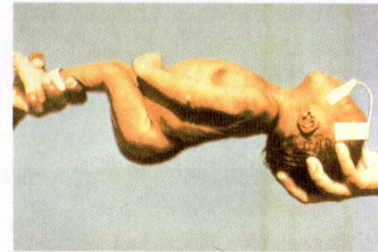

Tétano
Rigidez em recém-nascido com tétano neonatal.

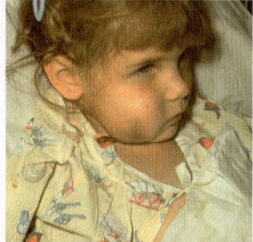

***Haemophilus influenzae* tipo B**
Celulite bucal decorrente dessa doença bacteriana invasiva.

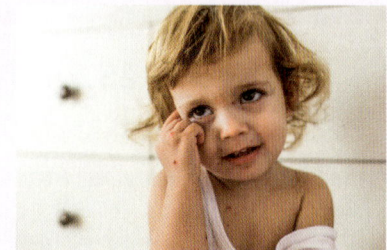

Varicela
Um lactente com uma forma grave de varicela.

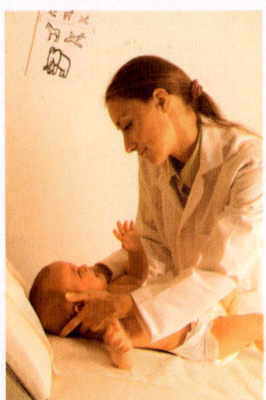

Meningite
Rigidez da nuca

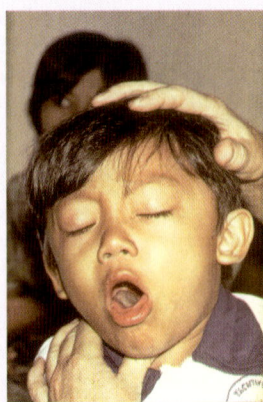

Coqueluche
Tosse paroxística com "guincho" no fim.

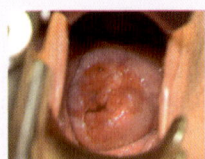

Câncer do colo do útero
Em grande parte, prevenido pela imunização com a vacina contra o papilomavírus humano.

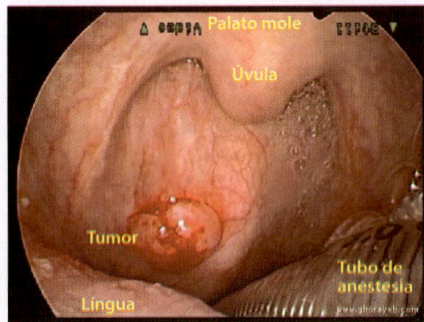

Sequelas do papilomavírus humano: câncer de orofaringe.

Fontes das fotografias: Poliomielite – Cortesia da Organização Mundial da Saúde; *Haemophilus influenzae* – Cortesia de Children's Immunization Project, St. Paul, Minnesota; *Tétano* – Cortesia de Centers for Disease Control and Prevention. *Coqueluche* – Cortesia de Centers for Disease Control and Prevention; *Varicela* – Tagher G, Knapp L. *Pediatric Nursing*. Wolters Kluwer; 2020, Fig. 29-8; *Câncer do colo do útero* – Berek J. *Berek & Novak's Gynecology*. 16th ed. Wolters Kluwer; 2020, Fig. 38-1; *Câncer de orofaringe* – De http://www.ghorayeb.com/OropharyngealCarcinoma.html. Reproduzida, com autorização, de Bechara Y. Ghorayeb, MD.

REFERÊNCIAS BIBLIOGRÁFICAS

1. Carey WB. *Developmental-behavioral Pediatrics*. 4th ed. Philadelphia, PA: Saunders/Elsevier; 2009.

2. Levine MD, Carey WB, Crocker AC. *Developmental-behavioral Pediatrics*. 3rd ed. Philadelphia, PA: Saunders; 1999.

3. Voigt RG, Macias MM, Myers SM, et al; American Academy of Pediatrics. Section on developmental and behavioral pediatrics. *Developmental and Behavioral Pediatrics*. 2nd ed. Itasca, IL: American Academy of Pediatrics; 2018.

4. Dixon SD, Stein MT. *Encounters with Children: Pediatric Behavior and Development*. 4th ed. Philadelphia, PA: Mosby Elsevier; 2006.

5. Squires J, Nickel RE, Eisert D. Early detection of developmental problems: strategies for monitoring young children in the practice setting. *J Dev Behav Pediatr*. 1996;17(6):420–427.

6. Gilbride KE. Developmental testing. *Pediatr Rev*. 1995;16(9):338–345.

7. Rydz D, Shevell MI, Majnemer A, et al. Developmental screening. *J Child Neurol*. 2005;20(1):4–21.

8. First LR, Palfrey JS. The infant or young child with developmental delay. *N Engl J Med*. 1994;330(7):478–483.

9. Wolraich M. *Disorders of Development and Learning*. 3rd ed. Hamilton, Ontario: BC Decker Inc.; 2003.

10. Council on Children With Disabilities, Section on Developmental Behavioral Pediatric, Bright Futures Steering Committee, Medical Home Initiatives for Children With Special Needs Project Advisory Committee. Identifying infants and young children with developmental disorders in the medical home: an algorithm for developmental surveillance and screening. *Pediatrics*. 2006;118(1):405–420.

11. Bricker DD, Squires J, Mounts L, et al. *Ages & Stages Questionnaires: A Parent-completed, Child-monitoring System*. 2nd ed. Baltimore, MD: Paul H. Brookes; 1999.

12. Coplan J, Gleason JR. Test-retest and interobserver reliability of the Early Language Milestone Scale, second edition. *J Pediatr Health Care*. 1993;7(5):212–219.

13. Robins DL, Fein D, Barton ML, et al. The modified checklist for autism in toddlers: an initial study investigating the early detection of autism and pervasive developmental disorders. *J Autism Dev Disord*. 2001;31(2):131–144.

14. Glascoe FP. *Collaborating with Parents: Using Parents' Evaluation of Developmental Status to Detect and Address Developmental and Behavioral Problems*. Nashville, TN: Ellsworth & Vandermeer; 1998.

15. Perrin EC, Sheldrick C, Visco Z, et al. The Survey of Well-being of Young Children (SWYC) user's manual. *SWYC User's Man*. 2016:1–157.

16. Sheldrick RC, Merchant S, Perrin EC. Identification of developmental-behavioral problems in primary care: a systematic review. *Pediatrics*. 2011;128(2):356–363.

17. Newacheck PW, Strickland B, Shonkoff JP, et al. An epidemiologic profile of children with special health care needs. *Pediatrics*. 1998;102(1 Pt 1):117–123.

18. Hagan JF, Shaw JS, Duncan PM. *Bright Futures: Guidelines for Health Supervision of Infants, Children, and Adolescents*. 4th ed. Elk Grove Village, IL: Bright Futures/American Academy of Pediatrics; 2017.

19. Pediatrics AAo. Bright Futures. https://brightfutures.aap.org/Pages/default.aspx. Accessed April 11, 2019.

20. Services USDoHaH. U.S. Preventive Services Task Force (USPSTF). Available at http://www.ahrq.gov/professionals/clinicians-providers/guidelines-recommendations/guide. Published 2014. Accessed April 11, 2019.

21. Pediatrics AAo. Immunization. Available at http://www2.aap.org/immunization/izschedule.html. Published February 2019. Accessed April 11, 2019.

22. Prevention CfDCa. Immunization schedules. Available at https://www.cdc.gov/vaccines/schedules/hcp/imz/child-adolescent.html. Published 2014. Accessed April 11, 2019.

23. Johnson CP, Blasco PA. Infant growth and development. *Pediatr Rev*. 1997;18(7):224–242.

24. Colson ER, Dworkin PH. Toddler development. *Pediatr Rev*. 1997;18(8):255–259.

25. Coplan J. Normal speech and language development: an overview. *Pediatr Rev*. 1995;16(3):91–100.

26. Brazelton TB. Working with families. Opportunities for early intervention. *Pediatr Clin North Am*. 1995;42(1):1–9.

27. Grummer-Strawn LM, Reinold C, Krebs NF; Centers for Disease Control and Prevention (CDC). Use of World Health Organization and CDC growth charts for children aged 0–59 months in the United States. *MMWR Recomm Rep*. 2010;59(RR-9):1–15.

28. Wright CM, Williams AF, Elliman D, et al. Using the new UK-WHO growth charts. *BMJ*. 2010;340:c1140.

29. Flynn JT, Kaelber DC, Baker-Smith CM, et al. Clinical practice guideline for screening and management of high blood pressure in children and adolescents. *Pediatrics*. 2017;140(3):e20171904.

30. Fleming S, Thompson M, Stevens R, et al. Normal ranges of heart rate and respiratory rate in children from birth to 18 years of age: a systematic review of observational studies. *Lancet*. 2011;377(9770):1011–1018.

31. Herzog LW, Coyne LJ. What is fever? Normal temperature in infants less than 3 months old. *Clin Pediatr (Phila)*. 1993;32(3):142–146.

32. Fleming S, Gill P, Jones C, et al. The diagnostic value of capillary refill time for detecting serious illness in children: a systematic review and meta-analysis. *PLoS One*. 2015;10(9):e0138155.

33. Pindrik J, Ye X, Ji BG, et al. Anterior fontanelle closure and size in full-term children based on head computed tomography. *Clin Pediatr (Phila)*. 2014;53(12):1149–1157.

34. Fong CT. Clinical diagnosis of genetic diseases. *Pediatr Ann*. 1993;22(5):277–281.

35. Hyvarinen L, Walthes R, Jacob N, et al. Current understanding of what infants see. *Curr Ophthalmol Rep*. 2014;2(4):142–149.

36. Lees MH. Cyanosis of the newborn infant. Recognition and clinical evaluation. *J Pediatr*. 1970;77(3):484–498.

37. Callahan CW Jr, Alpert B. Simultaneous percussion auscultation technique for the determination of liver span. *Arch Pediatr Adolesc Med*. 1994;148(8):873–875.

38. Frank JE, Jacobe KM. Evaluation and management of heart murmurs in children. *Am Fam Physician*. 2011;84(7):793–800.

39. Reiff MI, Osborn LM. Clinical estimation of liver size in newborn infants. *Pediatrics*. 1983;71(1):46–48.

40. Burger BJ, Burger JD, Bos CF, et al. Neonatal screening and staggered early treatment for congenital dislocation or dysplasia of the hip. *Lancet*. 1990;336(8730):1549–1553.

41. Clinical practice guideline: early detection of developmental dysplasia of the hip. Committee on Quality Improvement, Subcommittee on Developmental Dysplasia of the Hip. American Academy of Pediatrics. *Pediatrics*. 2000; 105(4 Pt 1):896–905.

42. American Academy of Pediatrics Task Force on Circumcision. Circumcision policy statement. *Pediatrics*. 2012; 130(3):585–586.

43. Scherl SA. Common lower extremity problems in children. *Pediatr Rev*. 2004;25(2):52–62.

44. Zafeiriou DI. Primitive reflexes and postural reactions in the neurodevelopmental examination. *Pediatr Neurol*. 2004;31(1):1–8.

45. Luiz DM, Foxcroft CD, Stewart R. The construct validity of the Griffiths scales of mental development. *Child Care Health Dev*. 2001;27(1):73–83.

46. Aylward GP. Developmental screening and assessment: what are we thinking? *J Dev Behav Pediatr*. 2009;30(2):169–173.

47. Shamis DJ. Collecting the "facts": vision assessment techniques: pearls and pitfalls. *American Orthoptic Journal*. 1996;46(1):7–13.

48. Blomgren K, Pitkaranta A. Current challenges in diagnosis of acute otitis media. *Int J Pediatr Otorhinolaryngol*. 2005; 69(3):295–299.

49. Coker TR, Chan LS, Newberry SJ, et al. Diagnosis, microbial epidemiology, and antibiotic treatment of acute otitis media in children: a systematic review. *JAMA*. 2010; 304(19):2161–2169.

50. Rothman R, Owens T, Simel DL. Does this child have acute otitis media? *JAMA*. 2003;290(12):1633–1640.

51. Pirozzo S, Papinczak T, Glasziou P. Whispered voice test for screening for hearing impairment in adults and children: systematic review. *BMJ*. 2003;327(7421):967.

52. American Academy of Pediatrics, Subcommittee on Management of Sinusitis and Committee on Quality Improvement. Clinical practice guideline: management of sinusitis. *Pediatrics*. 2001;108(3):798–808.

53. Wolf AMD, Wender RC, Etzioni RB, et al. American Cancer Society guideline for the early detection of prostate cancer: update 2010. *CA Cancer J Clin*. 2010;60:70–98.

54. Wald ER, Applegate KE, Bordley C, et al. Clinical practice guideline for the diagnosis and management of acute bacterial sinusitis in children aged 1 to 18 years. *Pediatrics*. 2013; 132(1):e262–e280.

55. Tinanoff N, Reisine S. Update on early childhood caries since the Surgeon General's Report. *Acad Pediatr*. 2009;9(6):396–403.

56. Assimakopoulos D, Patrikakos G, Fotika C, et al. Benign migratory glossitis or geographic tongue: an enigmatic oral lesion. *Am J Med*. 2002;113(9):751–755.

57. Ebell MH, Smith MA, Barry HC, et al. The rational clinical examination. Does this patient have strep throat? *JAMA*. 2000;284(22):2912–2918.

58. Akinbami LJ, Moorman JE, Liu X. Asthma prevalence, health care use, and mortality: United States, 2005–2009. *Natl Health Stat Report*. 2011(32):1–14.

59. Ashcraft KW. Consultation with the specialist: acute abdominal pain. *Pediatr Rev*. 2000;21(11):363–367.

60. Euser S, Alink LR, Stoltenborgh M, et al. A gloomy picture: a meta-analysis of randomized controlled trials reveals disappointing effectiveness of programs aiming at preventing child maltreatment. *BMC Public Health*. 2015;15: 1068.

61. Bruce RW Jr. Torsional and angular deformities. *Pediatr Clin North Am*. 1996;43(4):867–881.

62. Ogden CL, Carroll MD, Kit BK, et al. Prevalence of obesity and trends in body mass index among US children and adolescents, 1999–2010. *JAMA*. 2012;307(5):483–490.

63. Ingelfinger JR. The child or adolescent with elevated blood pressure. *N Engl J Med*. 2014;371(11):1075.

64. Goldenring JM, Cohen E. Getting into adolescent heads. *Contemporary Pediatrics*. 1988;5(7):75–90.

65. Goldenring JM, Rosen DS. Getting into adolescent heads: An essential update. *Contemporary Pediatrics*. 2004;21: 64–92.

66. Smith GL, McGuinness TM. Adolescent Psychosocial Assessment: The HEEADSSS. *J Psychosoc Nurs Ment Health Serv*. 2017;55(5):24–27.

67. Kann L, McManus T, Harris WA, et al. Youth risk behavior surveillance—United States, 2017. *MMWR Surveill Summ*. 2018;67(8):1–114.

68. Rider GN, McMorris BJ, Gower AL, et al. Health and care utilization of transgender and gender nonconforming youth: a population-based study. *Pediatrics*. 2018;141(3): e20171683.

69. Hoffman ND, Freeman K, Swann S. Healthcare preferences of lesbian, gay, bisexual, transgender and questioning youth. *J Adolesc Health*. 2009;45(3):222–229.

70. Meckler GD, Elliott MN, Kanouse DE, et al. Nondisclosure of sexual orientation to a physician among a sample of gay, lesbian, and bisexual youth. *Arch Pediatr Adolesc Med*. 2006;160(12):1248–1254.

71. Arreola S, Neilands T, Pollack L, et al. Childhood sexual experiences and adult health sequelae among gay and bisexual men: defining childhood sexual abuse. *J Sex Res*. 2008;45(3):246–252.

72. Spigarelli MG. Adolescent sexual orientation. *Adolesc Med State Art Rev*. 2007;18(3):508–518, vii.

73. Committee on Practice and Ambulatory Medicine. Use of chaperones during the physical examination of the pediatric patient. *Pediatrics*. 2011;127(5):991–993.

74. Biro FM, Galvez MP, Greenspan LC, et al. Pubertal assessment method and baseline characteristics in a mixed longitudinal study of girls. *Pediatrics*. 2010;126(3):e583–e590.

75. Herman-Giddens ME, Slora EJ, Wasserman RC, et al. Secondary sexual characteristics and menses in young girls seen in office practice: a study from the Pediatric Research in Office Settings network. *Pediatrics*. 1997;99(4):505–512.

76. Biro FM, Greenspan LC, Galvez MP, et al. Onset of breast development in a longitudinal cohort. *Pediatrics*. 2013; 132(6):1019–1027.

77. Oeffinger KC, Fontham ET, Etzioni R, et al. Breast cancer screening for women at average risk: 2015 guideline update from the American Cancer Society. *JAMA*. 2015;314(15): 1599–1614.

78. ACOG Committee on Adolescent Health Care. ACOG committee opinion no. 350, November 2006: breast concerns in the adolescent. *Obstet Gynecol*. 2006;108(5):1329–1336.

79. Herman-Giddens ME, Steffes J, Harris D, et al. Secondary sexual characteristics in boys: data from the pediatric research in office settings network. *Pediatrics*. 2012;130(5):e1058–e1068.

80. McCrory P, Meeuwisse WH, Aubry M, et al. Consensus statement on concussion in sport–the 4th International Conference on Concussion in Sport held in Zurich, November 2012. *PM R*. 2013;5(4):255–279.

81. Metzl JD. Preparticipation examination of the adolescent athlete: part 1. *Pediatr Rev*. 2001;22(6):199–204.

82. Metzl JD. Preparticipation examination of the adolescent athlete: part 2. *Pediatr Rev*. 2001;22(7):227–239.

Gestantes

ANATOMIA E FISIOLOGIA

Alterações hormonais fisiológicas

Diversas alterações fisiológicas ocorrem durante uma gravidez normal, muitas delas mediadas por alterações endocrinológicas. Essas variações hormonais complexas, embora normais, da gravidez resultam em alterações visíveis na anatomia (Figura 26.1). A taxa metabólica basal aumenta 15 a 20% durante a gravidez, aumentando as demandas energéticas diárias em um valor estimado de 85, 285 e 475 kcal/dia no primeiro, no segundo e no terceiro trimestres, respectivamente.[1]

- O *estrogênio* promove o crescimento endometrial que sustenta o embrião em sua fase inicial. Ele parece estimular um aumento acentuado da hipófise (de até 135%) e um aumento da produção de prolactina pela adeno-hipófise, preparando o tecido mamário para a lactação.[1] O estrogênio também contribui para o estado de hipercoagulabilidade que produz um risco quatro a cinco vezes maior de eventos tromboembólicos em gestantes, principalmente no sistema venoso[2]

- Os níveis de *progesterona* aumentam durante toda a gravidez, provocando aumento do volume corrente e da ventilação alveolar por minuto, embora a frequência respiratória permaneça constante; alcalose respiratória e dispneia subjetiva são os resultados dessas mudanças.[3] A diminuição da motilidade gastrintestinal causada pela progesterona contribui para a ocorrência de refluxo gastresofágico, constipação intestinal e doenças biliares na gravidez (como colelitíase e colestase). A progesterona relaxa o tônus nos ureteres e na bexiga, causando hidronefrose (mais no ureter direito do que no esquerdo) e maior risco de bacteriúria[1]

- A *gonadotrofina coriônica humana (hCG)* tem cinco subtipos de variantes. Dois são cruciais para manutenção da gravidez. Um é produzido pelo corpo lúteo no início da gravidez para estabilizar o endométrio e prevenir a perda do embrião em seu estágio inicial. O outro é produzido pela placenta durante toda a gestação, favorecendo a síntese de progesterona. Os testes de gravidez séricos e urinários pesquisam basicamente as duas variantes de hCG relacionadas à gravidez; as outras três isoformas são produzidas por diferentes tipos de câncer e pela hipófise[4]

- O *hormônio de crescimento placentário* influencia o crescimento fetal e o desenvolvimento de pré-eclâmpsia.[1] O *lactogênio placentário humano* (relacionado à família do hormônio de crescimento placentário) e outros hormônios contribuem para a resistência à insulina durante

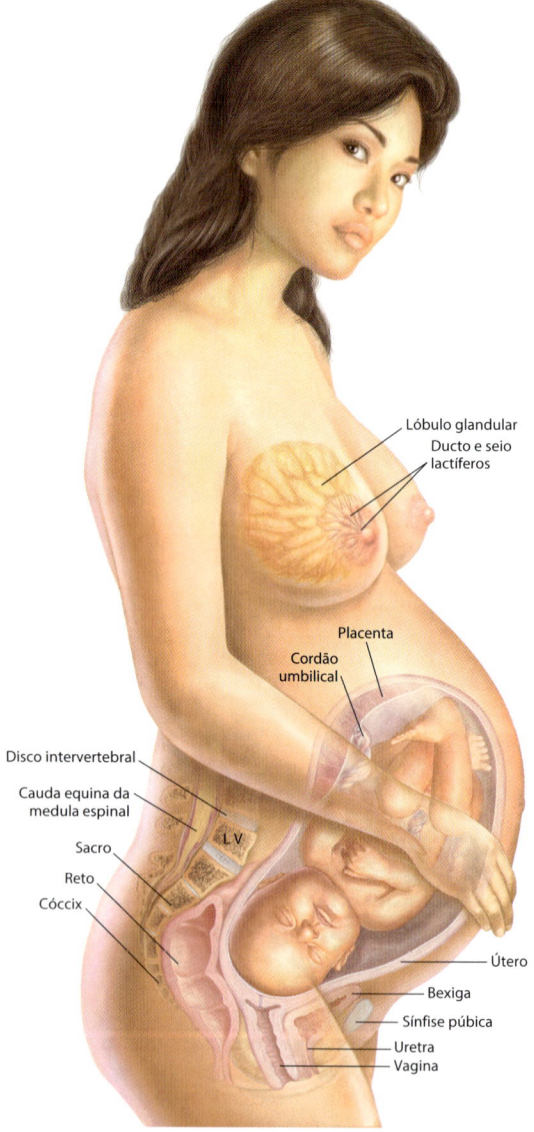

Lóbulo glandular
Ducto e seio lactíferos

Placenta

Cordão umbilical

Disco intervertebral

Cauda equina da medula espinal

L V

Sacro

Reto

Cóccix

Útero

Bexiga

Sínfise púbica

Uretra

Vagina

Figura 26.1 Gestante com alterações mamárias e uterinas. A relação anatômica do útero contendo um feto próximo ao terno com as estruturas próximas também é mostrada.

a gravidez e o desenvolvimento de diabetes melito gestacional (DMG), que acarreta um risco vitalício de progressão para diabetes melito do tipo 2 (DM2) de até 60%.[5-7]

■ As alterações da *função tireoidiana* incluem um aumento da *globulina ligadora de tiroxina* decorrente da elevação dos níveis de estrogênio e estimulação cruzada dos receptores do *hormônio tireoestimulante (TSH)* por beta-hCG. Isso provoca um discreto aumento, geralmente na faixa normal, das concentrações séricas de T3 e T4 livres, enquanto as concentrações séricas de TSH diminuem de modo coerente. Esse "aparente hipertireoidismo" transitório deve ser considerado fisiológico.[8] A gravidez normal é considerada um estado a eutireóideo em todos os trimestres

■ A *relaxina* é secretada pelo corpo lúteo e pela placenta e está envolvida na remodelagem do tecido conjuntivo do sistema genital para facilitar o parto, aumento da hemodinâmica renal e aumento da osmolaridade sérica. Apesar de seu nome, a relaxina não promove frouxidão articular periférica durante a gravidez

■ A *eritropoetina* aumenta durante a gravidez, causando o aumento da massa eritrocitária. O volume plasmático aumenta em maior grau, causando hemodiluição relativa e anemia fisiológica, que pode proteger contra a perda sanguínea durante o parto.

Alterações anatômicas

As alterações nas mamas, no abdome e no sistema urogenital são os sinais mais visíveis de gravidez. Vários sistemas de órgãos são afetados na gravidez, com alterações importantes em relação à fisiologia do estado não gravídico (ver Tabela 26.1, *Alterações fisiológicas na gravidez normal*). Reveja também a anatomia e a fisiologia desses sistemas orgânicos no Capítulo 18, *Mamas e Axilas*; Capítulo 19, *Abdome*; e Capítulo 21, *Genitália Feminina*.

Abdome externo. Quando a pele sobre o abdome se distende para acomodar o feto, podem surgir *estrias gravídicas* violáceas ou "estrias por distensão" e a **linha negra**, uma linha vertical na pele com pigmentação castanho-escura na linha média (Figura 26.2). Conforme a tensão na parede abdominal aumenta com a progressão da gravidez, os músculos retos do abdome podem se separar na linha média, a chamada *diástase dos músculos retos*. Se a diástase for significativa, especialmente em mulheres multíparas, apenas uma camada de pele, fáscia e peritônio recobre a parede anterior do útero, e partes do feto podem ser palpáveis através dessa lacuna muscular.

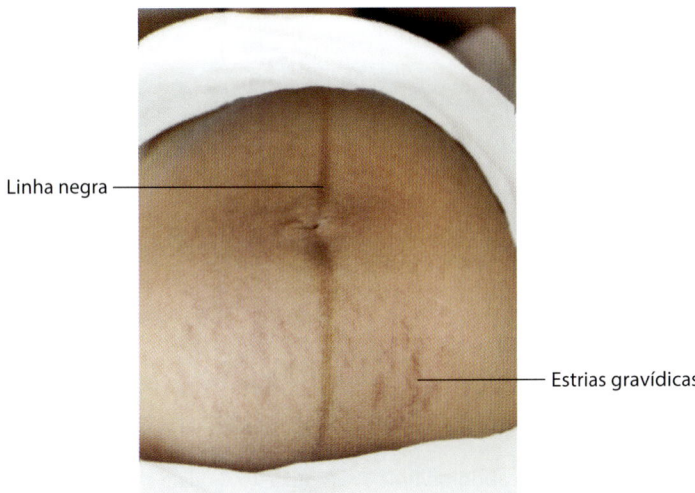

Linha negra

Estrias gravídicas

Figura 26.2 Estrias gravídicas ou "estrias por distensão" e linha negra no abdome.

Útero. Hipertrofia das células musculares, aumentos dos tecidos fibrosos e elásticos e o desenvolvimento de vasos sanguíneos e linfáticos contribuem para o crescimento do útero. O peso do útero aumenta de aproximadamente 70 g na concepção para quase 1.100 g no parto, quando ele acomoda de 5 a 20 L de líquido.[1] No primeiro trimestre, o útero está confinado à pelve e tem a forma de uma pera invertida; pode reter sua posição de *anteversão* (inclinado para frente), *retroversão* (inclinado para trás) ou *retroflexão* (dobrado para trás). No segundo trimestre (12 a 14 semanas), o útero gravídico torna-se palpável externamente quando se expande para um formato globular além da margem pélvica. Além disso, nesse período, o feto em crescimento empurra o útero para uma posição de anteversão que invade o espaço normalmente ocupado pela bexiga, estimulando micções frequentes. Os intestinos são deslocados lateral e superiormente. Também há discreta dextrorrotação uterina para acomodar as estruturas do retossigmoide no lado esquerdo da pelve.

Os padrões de crescimento do útero gravídico são mostrados na Figura 26.3, que demonstra a correlação entre a idade gestacional e a altura do fundo do útero medida. Representações de cortes sagitais do abdome gravídico em cada trimestre são apresentadas nas Figuras 26.4 a 26.6.

Vagina. A maior vascularidade em toda a pelve confere uma coloração azulada à vagina e ao colo do útero, conhecida como **sinal de Chadwick**. As paredes vaginais exibem rugosidades profundas causadas pela mucosa mais espessa, afrouxamento do tecido conjuntivo e hipertrofia das células musculares lisas. As secreções vaginais normais podem se tornar espessas, brancas e mais profusas, uma

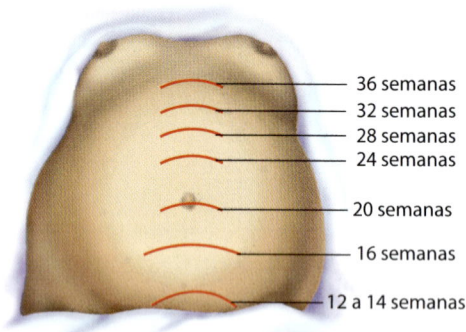

Figura 26.3 Altura do fundo do útero por semanas de gravidez.

36 semanas
32 semanas
28 semanas
24 semanas
20 semanas
16 semanas
12 a 14 semanas

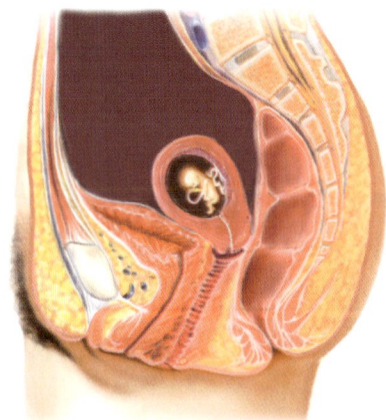

Figura 26.4 Vista sagital do abdome gravídico durante o primeiro trimestre (1 a 12 semanas).

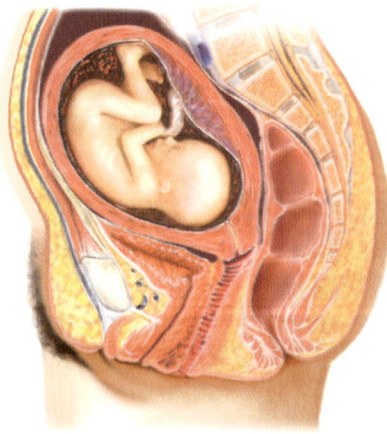

Figura 26.5 Vista sagital do abdome gravídico durante o segundo trimestre (13 a 26 semanas).

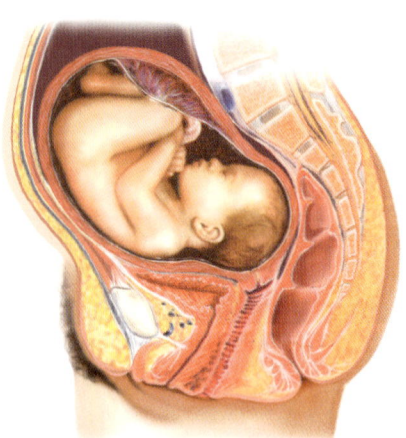

Figura 26.6 Vista sagital do abdome gravídico durante o terceiro trimestre (27 a 40 semanas).

condição conhecida como **leucorreia da gravidez**. O aumento dos depósitos de glicogênio no epitélio vaginal propicia a proliferação de *Lactobacillus acidophilus*, que reduz o pH vaginal. Essa acidificação protege contra algumas infecções vaginais, mas, ao mesmo tempo, o aumento do glicogênio contribui para maiores taxas de candidíase vaginal.

Colo do útero. Aproximadamente 1 mês após a concepção, o colo do útero amolece e se torna azulado ou cianótico, refletindo o aumento da vascularidade, edema e hiperplasia glandular por todo o colo do útero.[1] O *sinal de Hegar* consiste no amolecimento palpável do istmo do útero, a porção do útero que se estreita em direção ao colo, ilustrado na Figura 26.7. Essa remodelagem cervical envolve uma reorganização do tecido conjuntivo cervical com diminuição da concentração de colágeno, viabilizando a **dilatação do colo do útero** durante o parto. Secre-

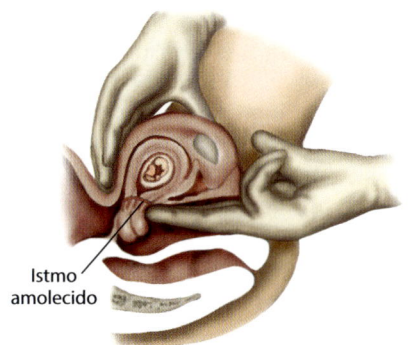

Istmo amolecido

Figura 26.7 Sinal de Hegar, amolecimento palpável do istmo do colo do útero.

ções cervicais copiosas preenchem o canal cervical logo após a concepção, com um tampão mucoso persistente que protege o ambiente uterino de patógenos externos e é expelido como sinal sanguinolento no início do trabalho de parto.

Anexos. No início da gravidez, o corpo lúteo, que consiste no folículo ovariano que liberou seu óvulo, pode ser proeminente o bastante para ser sentido no ovário afetado como um pequeno nódulo; ele desaparece até a metade da gravidez, quando a placenta assume o suporte hormonal da gestação em desenvolvimento.

Mamas. As mamas sofrem aumento moderado devido à estimulação hormonal, que causa um aumento da vascularidade e hiperplasia glandular (Figura 26.8). No fim do primeiro trimestre, as mamas tornam-se mais nodulares. Os mamilos ficam maiores e mais eréteis, com aréolas mais escuras e glândulas de Montgomery mais pronunciadas. O padrão venoso na superfície das mamas torna-se visivelmente mais proeminente conforme a gravidez progride. No segundo e no terceiro trimestres, algumas mulheres secretam *colostro*, um precursor do leite, espesso, amarelado e rico em nutrientes. A maior sensibilidade das mamas pode torná-las mais dolorosas durante o exame.

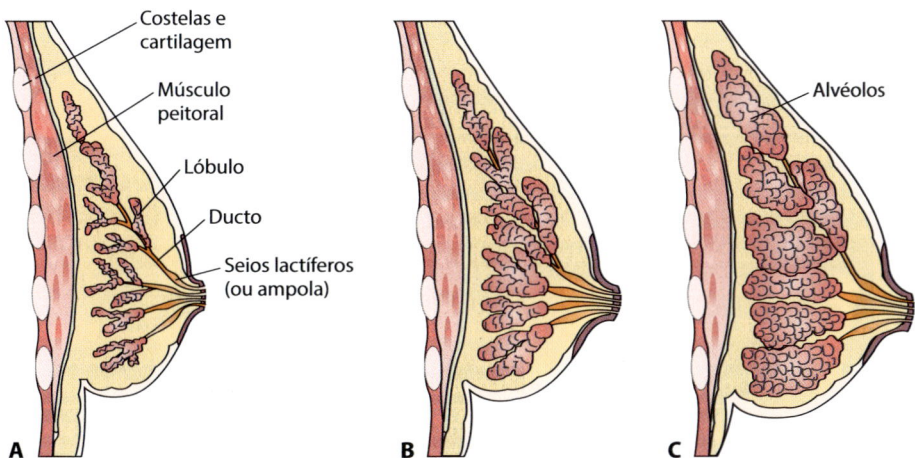

Costelas e cartilagem

Músculo peitoral

Lóbulo

Ducto

Seios lactíferos (ou ampola)

Alvéolos

A   B   C

Figura 26.8 Comparação entre a mama adulta não gravídica, não lactante **(A)**, a mama gravídica **(B)** e mama lactante **(C)**. Em C, observe o maior tamanho da mama em geral, assim como de seus ductos e lóbulos. (De Evans RJ *et al. Canadian Maternity, Newborn & Women's Health Nursing*. 2nd ed. Wolters Kluwer; 2015, Fig. 21.3.)

ANAMNESE: ABORDAGEM GERAL

As consultas pré-natais representam uma oportunidade de envolver a gestante adulta nos cuidados médicos de rotina e otimizar os desfechos obstétricos para a mãe e o feto. Em geral, a consulta pré-natal deve revisar os sintomas que preocupem a gestante, avaliar o bem-estar materno e fetal e fornecer orientação antecipatória para as próximas semanas gestacionais antes da consulta seguinte. Embora muitas gestantes compareçam à consulta com um parente ou o parceiro, o examinador também deve se lembrar de entrevistar a paciente com privacidade, porque alguns componentes da anamnese e do rastreamento de saúde podem ser desconhecidos para outras pessoas que estejam presentes na sala para dar apoio à paciente. Esse é particularmente o caso com a história obstétrica pregressa, atitudes em relação à gravidez, uso de substâncias psicoativas, infecções sexualmente transmissíveis e violência doméstica. Durante a consulta inicial, a anamnese é coletada enquanto a paciente ainda está vestida.

Componentes da consulta pré-natal inicial

- Confirmação da gravidez
- Determinação da idade gestacional e data prevista para o parto
- Sintomas da gravidez
- Preocupações e atitudes em relação à gravidez
- História da doença atual e história patológica pregressa
- História obstétrica pregressa
- Fatores de risco para saúde materna e fetal
- História familiar da gestante e do pai da criança
- Planos para triagem/rastreamento genético e pesquisa de aneuploidia
- Planos para amamentação
- Planos para contracepção pós-parto

História pré-natal inicial

Os cuidados pré-natais enfocam a otimização da saúde e minimização do risco para a mãe e o feto.

As metas da consulta pré-natal inicial são definir o estado de saúde da mãe e do feto, confirmar a gravidez e estimar a idade gestacional, elaborar um plano para continuação dos cuidados e orientar a mãe em relação a suas expectativas e preocupações. O melhor momento para as consultas pré-natais iniciais é o começo da gravidez, mas elas podem ocorrer mais tarde durante a gestação; adapte a anamnese ao ponto do ciclo gestacional em que a mãe se encontrar. Nas consultas subsequentes, você deve avaliar qualquer alteração no estado de saúde da mãe e do feto que tenha ocorrido no intervalo, analisar achados específicos no exame físico relacionados à gravidez e realizar aconselhamento e triagens preventivas específicas.

Confirmação da gravidez. Pergunte sobre a confirmação da gravidez: a paciente realizou algum teste de gravidez urinário confirmatório, e quando? Quando foi a data da última menstruação (DUM)? Foi realizada ultrassonografia para estabelecer as datas? Explique que testes séricos de gravidez raramente são necessários para confirmar uma gestação.

Determinação da idade gestacional e da data prevista para o parto. É melhor determinar a data acurada já no início da gravidez, pois ela contribui para o manejo apropriado da gravidez (Boxe 26.1). As datas estabelecem uma estrutura temporal para tranquilizar a paciente quanto ao progresso normal, estabelecer a paternidade, definir o momento dos testes de rastreamento, acompanhar o crescimento fetal e rastrear de modo efetivo um parto pré-termo ou pós-termo.

Boxe 26.1 Determinação da idade gestacional e data prevista para o parto

- **Idade gestacional.** Para estabelecer a idade gestacional, conte o número de semanas e dias transcorridos desde o primeiro dia da DUM. Se a data real da concepção for conhecida (como ocorre na fertilização *in vitro*), a idade da concepção, que corresponde a 2 semanas a menos que a idade menstrual, pode ser usada para calcular a idade menstrual (ou seja, usando a DUM corrigida ou ajustada) e estabelecer a data. A contagem da idade menstrual a partir da DUM, embora seja biologicamente diferente da data da concepção, constitui o método padrão para cálculo da idade fetal, resultando em uma duração média da gravidez de 40 semanas
- **Data prevista para o parto (DPP).** A DPP corresponde a 40 semanas após o primeiro dia da DUM. Usando *a regra de Naegele*, a DPP pode ser estimada usando a DUM, somando 7 dias, subtraindo 3 meses e somando 1 ano. Por exemplo:
  - DUM = 26 de novembro de 2020
  - + 7 dias = 2 de dezembro de 2020
  - – 3 meses = 2 de setembro de 2020
  - + 1 ano = 2 de setembro de 2021 = DPP
- **Recursos para cálculo.** Discos gestacionais e calculadoras on-line costumam ser usados para calcular a DPP. Contudo, a qualidade e a exatidão dos discos gestacionais variam muito. As calculadoras *on-line* podem ser mais confiáveis, mas sua exatidão deve ser verificada antes do uso de rotina
- **Limitações da determinação das datas na gravidez.** A lembrança da DUM pela paciente é muito variável. Mesmo quando a data está correta, a DUM pode ser afetada por contraceptivos hormonais, irregularidades menstruais ou variações da ovulação que provocam durações atípicas do ciclo. A determinação da data pela DUM deve ser comparada a marcadores do exame físico, como a altura do fundo do útero, e qualquer discrepância importante deve ser esclarecida em uma avaliação ultrassonográfica. Na prática clínica, a determinação da data pela ultrassonografia é bastante difundida, independentemente da certeza da DUM, embora essa abordagem não seja endossada no momento por diretrizes nacionais nos EUA

Sintomas de gravidez. A paciente deixou de menstruar, apresenta maior sensibilidade nas mamas, náuseas ou vômitos, fadiga ou polaciúria? Uma lista de sintomas normais e preocupantes é apresentada no Boxe 26.2.

Boxe 26.2 Preocupações comuns durante a gravidez e sua explicação

Preocupações comuns	Trimestre	Explicação
Dor abdominal (inferior)	Segundo	O crescimento rápido no segundo trimestre causa tensão e estiramento dos ligamentos redondos que sustentam o útero, causando dor aguda ou em cólica com a movimentação ou mudança de posição.
Estrias abdominais	Segundo ou terceiro	A distensão da pele e a ruptura do colágeno na derme contribuem para a formação de linhas finas, geralmente róseas, ou estrias gravídicas. Estas podem persistir ou desaparecer com o tempo após o parto.
Amenorreia (ausência de menstruação)	Todos	Os altos níveis de estrogênio, progesterona e hCG aumentam a espessura do endométrio e impedem a menstruação, causando a ausência do ciclo menstrual, que muitas vezes é o primeiro sinal perceptível de gravidez.
Dor nas costas	Todos	O relaxamento dos ligamentos pélvicos induzido pelos hormônios contribui para as dores musculoesqueléticas. A lordose necessária para equilibrar o útero gravídico contribui para a distensão da região lombar. O aumento das mamas pode contribuir para dor na região superior do dorso.
Sensibilidade/ formigamento das mamas	Primeiro	Os hormônios da gravidez estimulam o crescimento do tecido mamário, provocando aumento do volume e possível dor, sensibilidade e formigamento. O aumento do fluxo sanguíneo torna as veias delicadas mais visíveis abaixo da pele.
Constipação intestinal	Todos	A constipação intestinal é o resultado do trânsito gastrintestinal mais lento em decorrência de alterações hormonais, desidratação causada por náuseas e vômitos e suplementação de ferro nas vitaminas pré-natais.
Contrações	Terceiro	Contrações uterinas irregulares e imprevisíveis (contrações de *Braxton Hicks*) raramente estão associadas ao trabalho de parto. Contrações que se tornem regulares ou dolorosas devem ser avaliadas para determinar se consistem em início do trabalho de parto.
Edema	Terceiro	Diminuição do retorno venoso, obstrução do fluxo linfático e redução da pressão coloidosmótica do plasma provocam, com frequência, edema dos membros inferiores. Contudo, edema substancial e súbito e hipertensão arterial sistêmica são indícios de pré-eclâmpsia.

(continua)

Boxe 26.2 Preocupações comuns durante a gravidez e sua explicação (*continuação*)

Preocupações comuns	Trimestre	Explicação
Fadiga	Primeiro/terceiro	A fadiga está relacionada à rápida mudança das demandas energéticas, efeitos sedativos da progesterona, alterações da mecânica corporal resultantes do útero gravídico e transtorno do sono. Muitas mulheres relatam maior energia e bem-estar durante o segundo trimestre.
Pirose	Todos	A progesterona relaxa o esfíncter esofágico inferior, possibilitando o refluxo do conteúdo gástrico para o esôfago. O útero gravídico também exerce pressão física sobre o estômago com o aumento da idade gestacional, contribuindo para os sintomas de refluxo.[1]
Hemorroidas	Todos	Hemorroidas podem ser causadas por constipação intestinal, diminuição do retorno venoso decorrente da pressão crescente na pelve, compressão por partes fetais e alteração do nível de atividade física durante a gravidez.
Perda do tampão mucoso	Terceiro	A eliminação do tampão mucoso é comum durante o trabalho de parto, mas pode ocorrer antes do início das contrações. Desde que não haja contrações regulares, sangramento ou extravasamento de líquido amniótico, é improvável que a perda do tampão mucoso estimule o início do trabalho de parto.
Náuseas e/ou vômitos	Primeiro	Isso é pouco compreendido, mas parece refletir as alterações hormonais, o peristaltismo gastrintestinal mais lento, alterações do olfato e paladar e fatores socioculturais. Até 75% das mulheres sentem náuseas na gravidez.[9] A hiperemese gravídica consiste em vômito com perda de peso de > 5% em relação ao peso pré-gravidez.
Polaciúria	Todos	Aumentos do volume sanguíneo e da taxa de filtração renal resultam em maior produção de urina, enquanto a pressão do útero gravídico reduz o espaço potencial da bexiga urinária. Disúria ou dor suprapúbica devem ser investigadas para descartar uma infecção urinária.
Corrimento vaginal	Todos	Corrimento branco-leitoso e assintomático, leucorreia, é causado por aumento das secreções dos epitélios vaginal e cervical em decorrência de congestão vascular e alterações hormonais. Qualquer corrimento de odor fétido ou pruriginoso deve ser investigado.

Preocupações e atitudes em relação à gravidez. Pergunte como a paciente se sente em relação à gravidez. Está entusiasmada, preocupada ou assustada? A gravidez foi planejada e desejada? Se não, ela planeja levar a gravidez a termo, abortar ou considerar a adoção? Há envolvimento do parceiro, do pai biológico do feto ou outra rede de suporte familiar? Ao pesquisar os pontos de vista da gestante, utilize questões abertas e seja flexível, sem fazer julgamentos. Respeite as diversas estruturas familiares, como o suporte familiar estendido, mãe solteira ou uma gravidez concebida por doação de esperma, com ou sem um parceiro de qualquer gênero. Apoie as escolhas da paciente quando surgirem confissões inesperadas, como uma gravidez resultante de um ato sexual coercitivo ou o desejo de encerrar a gravidez.[a]

História da doença atual e história patológica pregressa. Explore quaisquer condições clínicas anteriores ou atuais. Preste atenção em particular a condições que afetem a gravidez, como cirurgias abdominais, hipertensão arterial sistêmica, diabetes melito, distúrbios cardíacos, incluindo cirurgia na infância para cardiopatia congênita, asma, distúrbios autoimunes, estados de hipercoagulabilidade decorrentes de anticoagulante lúpico ou anticorpos anticardiolipina, transtornos mentais como depressão pós-parto, infecção pelo vírus da imunodeficiência humana (HIV), infecções sexualmente transmissíveis (ISTs) e esfregaços de Papanicolaou anormais.

---

[a]N.R.T.: Lembrar que no Brasil não existe "aborto legal". O aborto é considerado crime. O que a legislação prevê são três escusas absolutórias. Ou seja, três situações em que não existe punição para quem pratica o aborto. São elas: gestação decorrente de estupro, risco de vida para a mãe e anencefalia do feto. Ver também Código de Ética Médica, 2019, Capítulo III, artigo 15.

História obstétrica pregressa. Quantas gestações a paciente já teve? Em quantas houve partos a termo, partos pré-termo, abortos espontâneos e provocados e quantas produziram nativivos? Os partos pré-termo foram espontâneos ou iatrogênicos? Houve complicações de diabetes melito, hipertensão arterial, pré-eclâmpsia, restrição do crescimento intrauterino (RCIU) ou trabalho de parto pré-termo em alguma das gestações anteriores? Os partos ocorreram por via vaginal, parto assistido (por vácuo-extrator ou fórceps) ou cesariana? Houve complicações durante o trabalho de parto e o parto propriamente dito, como macrossomia fetal, sofrimento fetal ou intervenções de emergência? Algum parto prévio foi complicado por distocia de ombro ou hemorragia pós-parto?

A nomenclatura para os desfechos de uma gravidez foi elaborada e aprimorada ao longo do tempo. Geralmente faz parte de qualquer comunicação oral ou escrita relacionada à história reprodutiva de uma mulher. *O número de gestações* (*"gesta"*) refere-se ao número de vezes que uma mulher engravidou e *paridade* é o número de vezes que ela deu à luz um feto de idade viável (≥ 24 semanas de gestação), independentemente de ser um nativivo ou natimorto. Por exemplo, uma mulher descrita como "gesta 2, para 2" (G2 P2) teve duas gestações e dois partos após 24 semanas, e uma mulher descrita como "gesta 2, para 0" (G2 P0) teve duas gestações, das quais nenhuma sobreviveu até a idade gestacional de 24 semanas.[10]

A paridade é adicionalmente dividida em *partos a termo*, *partos pré-termo*, *abortos* (abortos espontâneos e provocados) e *nativivos*. Uma mulher com dois abortos espontâneos antes de 20 semanas de gestação, três nativivos nascidos no termo e uma gravidez atual seria referida como "G6 P3023". Um erro comum consiste em designar uma gestação múltipla, por exemplo, gemelar, com uma contagem de dois no número de gestações ou paridade. Na prática, cada gravidez recebe apenas uma contagem em qualquer categoria, independentemente do número de fetos, exceto para *nativivos*, quando todos são contados. Portanto, para uma primeira gravidez com gêmeos nascidos no termo, a designação correta seria G1 P1002.

Fatores de risco para a saúde materna e fetal. A mãe usa tabaco, álcool ou substâncias psicoativas? E quanto a medicamentos prescritos, de venda livre ou fitoterápicos? Houve exposição a algum produto tóxico no trabalho, em casa ou em outros ambientes? Sua nutrição é adequada ou ela corre o risco de obesidade? A gestante conta com uma rede de suporte social adequada e uma fonte de renda? Existem fontes incomuns de estresse em casa ou no trabalho? Há alguma história de abuso físico ou violência doméstica perpetrada pelo parceiro?

História familiar. Pergunte sobre a história genética e familiar da paciente e de seu parceiro e/ou pai. Quais são as origens étnicas da paciente e do pai? Há história familiar de doenças genéticas como anemia falciforme, fibrose cística ou distrofia muscular, entre outras? Alguma criança da família apresentou defeito congênito?

Planos para teste genético e pesquisa de aneuploidia. Deve-se oferecer a todas as gestantes uma pesquisa de aneuploidia e testes genéticos diagnósticos para descartar aneuploidias cromossômicas comuns, como trissomias do 21, do 18 e do 13 e anormalidades dos cromossomos sexuais.[11,12] Além disso, o rastreamento de portadores para alguns distúrbios autossômicos recessivos, como a doença de Tay-Sachs, atrofia muscular espinal (AME), fibrose cística (FC) e síndrome do X frágil, é recomendada para triagem direcionada, além da eletroforese de hemoglobina para pesquisa de hemoglobinopatias.[12,13] Alguns centros oferecem Rastreamento de portadores ampliada, que deve ser discutido e oferecido à paciente, se disponível.

Planos para amamentação. O aleitamento materno protege o lactente contra várias condições infecciosas e não infecciosas e exerce um efeito protetor sobre a mãe contra o câncer de mama e outras condições.[14–16] A orientação durante a gravidez e o encorajamento do médico aumenta a taxa e a duração subsequente da amamentação materna.

Planos para contracepção pós-parto. Inicie essa discussão cedo, pois a contracepção pós-parto reduz o risco de gravidez indesejada e intervalos mais curtos entre as gestações, que estão ligados a aumentos dos resultados adversos da gestação.[17,18] Os planos para contracepção dependerão das preferências da paciente, da anamnese e da decisão relativa à amamentação.

Conclusão da consulta inicial. Ao concluir a consulta, reafirme seu compromisso com a saúde da gestante e suas preocupações durante a gravidez. Reveja seus achados, converse sobre quaisquer exames ou análises necessárias e pergunte se ela tem mais perguntas. Reforce a necessidade de cuidados pré-natais regulares e agende as próximas consultas. Registre seus achados no prontuário de pré-natal.

Consultas pré-natais subsequentes

Embora o número ideal de consultas pré-natais não tenha sido adequadamente estabelecido, as consultas obstétricas tradicionalmente seguem um cronograma definido: mensais até 28 semanas de gestação, em seguida quinzenais até 36 semanas e então semanais até o parto.[19] Atualize e documente a anamnese em cada consulta, em particular os movimentos fetais sentidos pela paciente, contrações, extravasamento de líquido amniótico e sangramento vaginal. Os achados do exame físico em cada consulta devem incluir os sinais vitais (especialmente a pressão arterial e o peso), a altura do fundo do útero, verificação da frequência cardíaca fetal (FCF) e determinação da posição e atividade fetal, como descrito em *Técnicas de exame*, a seguir. Em cada consulta, a urina deve ser testada para verificação de infecção, glicose e proteína.

EXAME FÍSICO: ABORDAGEM GERAL

Como na anamnese, o exame físico em gestantes é basicamente focado e baseado em problemas. A exceção é a primeira consulta pré-natal, quando é necessário um exame físico completo, incluindo o exame das mamas e pélvico da gestante. As pacientes podem resistir a qualquer parte desse exame. Esta relutância pode ter origem em circunstâncias pessoais (p. ex., violência sexual) ou limitações culturais, que devem ser exploradas e compreendidas.

Por causa das alterações fisiológicas da gravidez e à natureza sensível do exame, deve-se priorizar o conforto e a privacidade da paciente, considerando suas sensibilidades individuais e culturais. Se o parceiro ou filhos estiverem presentes, pergunte se ela deseja que permaneçam durante o exame físico. Se ela nunca tiver realizado um exame pélvico, leve o tempo necessário para explicar o que está envolvido e peça sua cooperação em cada etapa. As preocupações com o pudor devem ser equilibradas com a necessidade de um exame completo.

Para facilitar o exame das mamas e do abdome, peça que a paciente vista um avental com uma abertura na frente. Garanta que o equipamento e a mesa de exames acomodem gestantes obesas. Além disso, esse pode ser o momento oportuno para pedir que a paciente esvazie a bexiga antes de começar, especialmente antes do exame pélvico.

TÉCNICAS DE EXAME

Principais componentes do exame de gestantes

- Avaliar a saúde geral, o estado emocional, o estado nutricional e a coordenação neuromuscular
- Medir a altura e o peso. Calcular o IMC
- Aferir a pressão arterial em todas as consultas
- Inspecionar a cabeça e o pescoço (alterações de pele ou edema facial, condição e distribuição dos fios de cabelo, palidez conjuntival, congestão nasal ou epistaxe, saúde dos dentes e gengivas, massas ou nódulos tireoidianos)
- Inspecionar, percutir e auscultar o tórax e os pulmões
- Palpar a localização do ponto de impulso apical
- Auscultar o coração (desdobramento de B_1, sopros, zumbido venoso ou sopro mamário).
- Inspecionar o abdome (estrias, cicatrizes, tamanho, formato e contornos)
- Palpar o abdome (massas, movimento fetal, contratilidade uterina e altura do fundo do útero)
- Auscultar os batimentos cardíacos fetais (localização, frequência e ritmo)
- Inspecionar a genitália externa (varicosidades labiais, cistocele, retocele, lesões, úlceras, dor e cistos nas glândulas de Bartholin e de Skene)
- Inspecionar a genitália interna, realizando os exames especular e bimanual
  - *Exame especular*: Inspecionar o colo do útero (cor, formato, fechamento do óstio) e as paredes vaginais (cor, relaxamento, rugosidade e secreções). Realizar um esfregaço de Papanicolaou, se indicado
  - *Exame bimanual*: Palpar o colo do útero (comprimento, óstio), o útero (forma, consistência e posição), anexos (massas, dor), força do assoalho pélvico
- Inspecionar o ânus (massas ou hemorroidas)
- Examinar as extremidades (varicosidades, edema) e estimular os reflexos (hiper-reflexia)
- Realizar as manobras de Leopold (se indicadas)

Posicionamento

No início da gravidez, a paciente pode ser examinada no decúbito dorsal. Nos trimestres posteriores, a paciente deve adotar uma posição semissentada com os joelhos dobrados (Figura 26.9) ou em uma posição de decúbito discretamente inclinada para a esquerda. Essa posição é mais confortável e reduz o peso do útero gravídico sobre a aorta descendente e a veia cava inferior. A gestante deve evitar o decúbito dorsal por longos períodos. A maior parte do exame (com exceção do exame pélvico) deve ser realizada na posição sentada ou em decúbito lateral esquerdo.

Durante o exame, incentive a paciente a sentar com as costas retas se ela sentir tontura; garanta que ela não precise se apressar se precisar ficar em pé. Complete seu exame de modo relativamente rápido.

A compressão interfere no retorno venoso dos vasos dos membros inferiores e da pelve, fazendo a paciente sentir tontura e desmaiar, o que também é conhecido como *hipotensão do decúbito dorsal*.

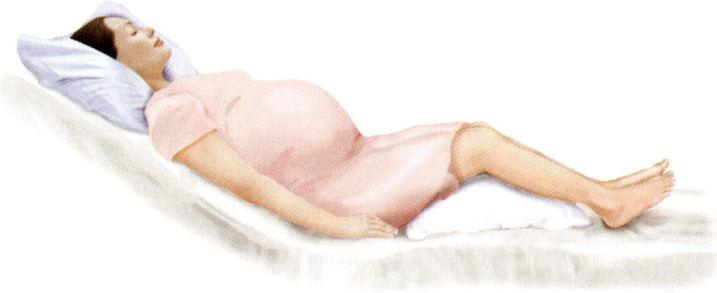

Figura 26.9 Posição semissentada da gestante para exame.

Equipamento de exame

Faça com que o toque e o movimento de suas mãos sejam confortáveis ao examinar a gestante. Aqueça as mãos e use uma palpação firme, mas gentil, em vez de pressão abrupta ou compressão. Quando possível, mantenhas os dedos da mão estendidos e unidos em um contato contínuo e delicado com a pele na superfície abdominal. As superfícies palmares das pontas dos dedos são as mais sensíveis.

Antes de começar o exame, prepare o equipamento apresentado no Boxe 26.3.

Inspeção geral

Avalie a saúde geral, o estado emocional, o estado nutricional e a coordenação neuromuscular da paciente enquanto ela entra na sala e caminha até a mesa de exame.

Altura, peso e sinais vitais

Afira a altura e o peso. Calcule o índice de massa corporal (IMC) na primeira consulta pré-natal com tabelas padrão, usando 19 a 25 como normal.

Perda ponderal decorrente de náuseas e vômitos que exceda 5% do peso pré-gravidez é considerada excessiva, representando *hiperemese gravídica*, e pode resultar em desfechos adversos na gestação.

Meça a pressão arterial em cada consulta. Os parâmetros de pressão arterial na gravidez seguem as recomendações do Eighth Joint National Committee (JNC8).[20] As aferições basais pré-gestacionais são importantes para determinar a faixa usual da paciente. No segundo trimestre, a pressão arterial normalmente diminui até valores abaixo do estado não gravídico. Os distúrbios hipertensivos afetam 5 a 10% de todas as gestações e podem afetar praticamente todos os sistemas orgânicos, por isso todas as elevações da pressão arterial devem ser monitoradas com atenção.[21]

A *hipertensão gestacional* corresponde a pressão arterial sistólica (PAS) > 140 mmHg ou pressão arterial diastólica (PAD) > 90 mmHg documentada pela primeira vez após 20 semanas, sem proteinúria ou outra evidência de pré-eclâmpsia, que desaparece até 12 semanas após o parto.

Afira a frequência respiratória, que deve permanecer normal durante toda a gravidez.

Dispneia acompanhada por aumento da frequência respiratória, tosse, crepitação ou angústia respiratória sugere infecção, asma, embolia pulmonar ou miocardiopatia periparto.

Boxe 26.3   Equipamento para o exame de gestantes

- *Espéculo ginecológico e lubrificação*: Devido ao relaxamento da parede vaginal durante a gravidez, pode ser necessário um espéculo maior que o usual em pacientes multíparas
- *Materiais para coleta de amostras*: Devido à maior vascularidade das estruturas da vagina e do colo do útero, a escova endocervical pode causar sangramento que interfere nas amostras de esfregaço de Papanicolaou, por isso o dispositivo de "pincel" é preferível durante a gravidez. Use pinceladas adicionais, quando necessário, para a pesquisa de ISTs, estreptococos do grupo B e preparações a fresco
- *Fita métrica*: uma fita métrica de plástico ou papel é usada para avaliar o tamanho do útero após 20 semanas de gestação
- *Monitor Doppler fetal e gel*: Doppler é um dispositivo portátil que é aplicado externamente ao abdome gravídico para avaliar os batimentos cardíacos fetais após 10 semanas de gestação

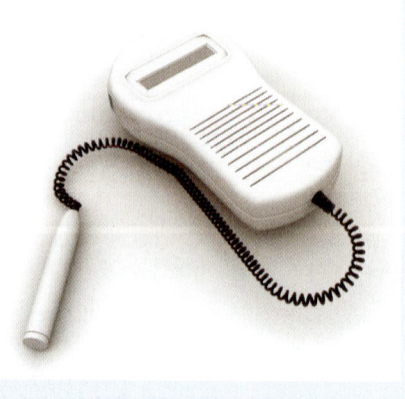

Monitor Doppler portátil

A hipertensão arterial sistêmica pode ser tanto um diagnóstico independente quanto um marcador de pré-eclâmpsia (Boxe 26.4). A pré-eclâmpsia aumenta o risco de doença cardiovascular em oito a nove vezes em mulheres com pré-eclâmpsia que dão à luz antes da 34ª semana de gestação.[20]

Boxe 26.4   Definição de pré-eclâmpsia

PAS ≥ 140 mmHg ou PAD ≥ 90 mmHg após 20 semanas em duas ocasiões com pelo menos 4 horas de intervalo, em uma mulher com PA previamente normal, ou PA ≥ 160/110 mmHg confirmada dentro de minutos *e* proteinúria ≥ 300 mg/24 horas, razão proteína/creatinina ≥ 0,3 ou em fita reagente 1+

OU

Hipertensão arterial de início recente sem proteinúria e qualquer um dos seguintes achados: trombocitopenia (plaquetas < 100.000/µℓ), comprometimento da função hepática (níveis de transaminases hepáticas superiores ao dobro do normal), insuficiência renal recente (creatinina > 1,1 mg/dℓ ou duplicada na ausência de doença renal), edema pulmonar ou sintomas cerebrais ou visuais de início recente.[20]

Hipertensão arterial crônica corresponde a PAS > 140 mmHg ou PAD > 90 mmHg anterior a gravidez ou diagnosticada nas primeiras 20 semanas de gestação. A hipertensão crônica afeta quase 2% dos partos nos EUA.[21]

Cabeça e pescoço

De frente para a paciente sentada, inspecione a cabeça e o pescoço, com atenção particular às seguintes características:

Face. Áreas castanhas irregulares na testa, nas bochechas, no nariz e na mandíbula são conhecidas como *cloasma* ou **melasma**, a "máscara da gravidez", um achado dermatológico normal durante a gravidez.

Um edema facial após 20 semanas de gestação levanta a suspeita de pré-eclâmpsia e deve ser investigada.

Cabelo. O cabelo pode ficar seco, oleoso ou escasso durante a gravidez; hirsutismo leve na face, no abdome e nos membros também é comum.

Áreas localizadas de alopecia não devem ser atribuídas a gravidez (embora a perda de cabelo pós-parto seja comum).

Olhos. Avalie as conjuntivas e a esclera à procura de palidez e icterícia.

Uma anemia pode causar palidez das conjuntivas.

Nariz. Inspecione as mucosas e o septo. Congestão nasal e sangramentos nasais são mais comuns durante a gravidez devido à congestão vascular decorrente do aumento do volume sanguíneo circulante.

Erosões e perfurações do septo nasal podem representar o uso de cocaína intranasal.

Boca. Examine os dentes e as gengivas. Hipertrofia gengival com sangramento é comum durante a gravidez.

Problemas dentários estão associados a desfechos desfavoráveis da gravidez; portanto, providencie encaminhamentos odontológicos imediatos em caso de dor ou infecções dos dentes ou das gengivas.

Tireoide. Aumento simétrico modesto, causado por hiperplasia glandular e aumento da vascularidade, é normal à inspeção e à palpação.[1]

Aumento da tireoide, bócio e nódulos são anormais e exigem investigação.

Tórax e pulmões

Inspecione o tórax para avaliar os contornos e os padrões respiratórios. Efetue a percussão para observar a elevação diafragmática que pode ser detectada já no primeiro trimestre. Ausculte para verificar a existência de sons respiratórios normais, sem sibilos, estertores ou roncos.

Coração

Palpe o impulso apical, que está desviado para cima e para a esquerda, na direção do quarto espaço intercostal pelo crescimento do útero.

Ver também Capítulo 16, *Sistema Cardiovascular*.

Ausculte o coração. Procure um *zumbido venoso (venous hum)* ou um *sopro mamário* contínuo (*mammary souffle*), encontrado com frequência na gravidez em decorrência do aumento do fluxo sanguíneo pela vasculatura das mamas. O sopro mamário costuma ser auscultado no fim da gravidez ou durante a lactação, é mais forte no segundo ou terceiro espaço intercostal na borda esternal bilateralmente e tipicamente é sistólico e diastólico, embora apenas o componente sistólico possa ser audível. Pode haver desdobramento amplo de

Avalie dispneia e sinais de insuficiência cardíaca para detectar uma possível miocardiopatia periparto, em particular nos últimos estágios da gravidez.

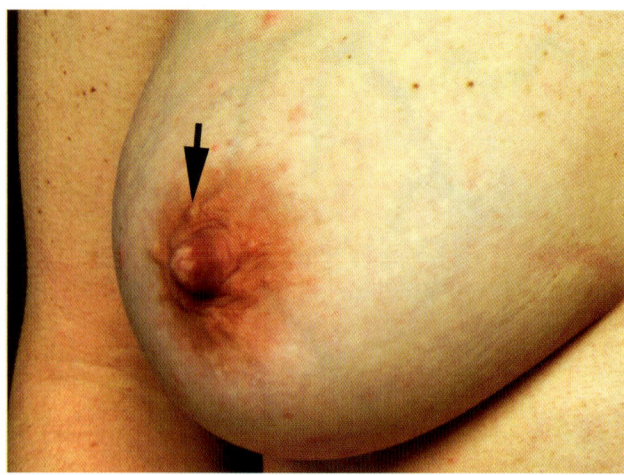

Figura 26.10 Hipertrofia das glândulas sebáceas areolares (glândulas de Montgomery). Pode ser observada em até 36% das gestantes e tipicamente regride após o parto. (De Kroumpouzos G. *Text Atlas of Obstetric Dermatology*. Wolters Kluwer; 2014, Fig. 7-1.)

B$_1$ devido ao maior volume sanguíneo circulante, e 90% das pacientes apresentam um sopro sistólico audível.

Ausculte para pesquisar outros sopros.

Sopros podem indicar anemia, mas também podem estar relacionados ao aumento fisiológico do volume de sangue circulante. Um sopro diastólico na gravidez nunca é normal e deve ser investigado com mais atenção.

Mamas

O exame das mamas é semelhante ao realizado em pacientes não gestantes, mas com algumas diferenças dignas de nota.

Ver também Capítulo 18, *Mamas e Axilas*.

Inspecione a simetria e a cor das mamas e dos mamilos. As alterações normais incluem um padrão venoso pronunciado, mamilos e aréolas mais escuros e glândulas de Montgomery proeminentes, que tipicamente regridem após o parto (Figura 26.10).

Mamilos invertidos exigem atenção no momento do parto se houver planos para amamentação.

Palpe a procura de massas e linfonodos axilares. As mamas normais podem estar doloridas e nodulares durante a gravidez.

Pode ser difícil isolar massas patológicas, mas elas justificam atenção imediata. Dor à palpação focal intensa com eritema na mastite exige tratamento imediato.

Comprima cada mamilo entre seu polegar e o dedo indicador; pode ocorrer expressão de colostro dos mamilos nos trimestres mais tardios. Assegure à paciente que isso é normal e que ela também pode apresentar uma "*descida de leite*", extravasamento espontâneo leve muitas vezes acompanhado por uma sensação de cãibra na mama durante um banho quente ou um orgasmo no terceiro trimestre.

Secreção sanguinolenta ou purulenta não deve ser atribuída à gravidez.

Abdome

Para o exame abdominal, ajude a paciente a passar para uma posição semissentada com os joelhos flexionados (ver Figura 26.9).

Inspecione o abdome, avaliando estrias, cicatrizes, tamanho, forma e contorno. *Estrias* violáceas e uma *linha negra* são normais na gravidez (ver Figura 26.2).

As cicatrizes de cesariana no abdome podem não corresponder à orientação da cicatriz no útero, o que é importante ao avaliar se o parto vaginal é apropriado após cesariana.

Palpe o abdome para examinar:

- *Órgãos e massas*. A massa do útero gravídico é esperada

- *Movimento fetal*. Em geral, o examinador consegue sentir os movimentos externamente após 24 semanas de gestação; a mãe geralmente consegue senti-los por volta de 18 a 24 semanas. A sensação materna do movimento fetal tradicionalmente é conhecida como "**chute**"

- *Contratilidade uterina*. Contrações uterinas irregulares ocorrem a partir de 12 semanas e podem ser desencadeadas pela palpação externa durante o terceiro trimestre. Durante as contrações, o examinador percebe o abdome tenso ou firme, obscurecendo a palpação das partes fetais; após a contração, os dedos sentem o relaxamento da musculatura uterina à palpação

- *Meça a altura do fundo do útero* se a idade gestacional for > 20 semanas, quando o fundo deve atingir o umbigo. Com uma fita métrica de plástico ou papel, localize a sínfise púbica e coloque a extremidade da fita métrica que marca "zero" em um ponto em que você consiga sentir o osso com firmeza (Figura 26.11). Em seguida, estenda a fita métrica até a parte mais alta do fundo uterino e registre a medida em centímetros. Embora sujeita a erro entre a 16ª e a 36ª semana, a medida da **altura do fundo do útero** em centímetros deve ser aproximadamente igual ao número de semanas de gestação. Essa técnica muito usada pode deixar de detectar recém-nascidos pequenos para a idade gestacional[22–24]

- *Ausculte os batimentos cardíacos fetais*. O monitor fetal Doppler é o instrumento padrão para aferir os **batimentos cardíacos fetais**, que normalmente já são audíveis com 10 a 12 semanas de gestação. A detecção dos batimentos cardíacos fetais pode ser um pouco adiada em pacientes obesas

- *Localização*. Da 10ª a 18ª semana de gestação, os batimentos cardíacos fetais estão localizados ao longo da linha média na parte inferior do abdome. Após esse período, os batimentos cardíacos fetais são mais bem auscultados no dorso ou no tórax e dependem da posição fetal; as manobras de Leopold podem ajudar a identificar a posição (ver *Técnicas especiais*)

- *Frequência*. A *FCF* varia entre 110 e 160 batimentos por minuto (bpm). Uma frequência cardíaca de 60 a 90 bpm geralmente é materna, mas uma FCF adequada deve ser confirmada

- *Ritmo*. A FCF deve variar de 10 a 15 bpm de um segundo para outro, especialmente mais adiante na gravidez. Após 32 a 34 semanas, a FCF deve ser mais variável e aumentar com a atividade fetal. Pode ser difícil avaliar essa sutileza com um Doppler, mas ela pode ser rastreada com um monitor da FCF se houver dúvidas.

Se o movimento fetal não for sentido após 24 semanas, considere a possibilidade de erro de cálculo da idade gestacional, morte fetal, morbidade fetal grave ou pseudociese. Confirme a saúde fetal e a idade gestacional por meio de ultrassonografia.

Antes de 37 semanas, contrações uterinas regulares associadas ou não a dor e sangramento são anormais, sugerindo trabalho de parto pré-termo

Se a altura do fundo do útero for *4 cm maior* que o esperado, considere gestação múltipla, um feto grande, maior volume de líquido amniótico ou um liomioma uterino. Se a altura do fundo do útero for *4 cm menor* que o esperado, considere volume diminuído do líquido amniótico, aborto retido, retardo de crescimento intrauterino ou anomalia fetal. Essas condições devem ser investigadas por ultrassonografia.

Batimentos cardíacos fetais inaudíveis podem indicar menos semanas de gestação que o esperado, óbito fetal, pseudociese ou erro do observador; a impossibilidade de localizar a FCF sempre deve ser investigada por ultrassonografia formal.

Após 24 semanas, a ausculta de mais de um batimento cardíaco fetal em diferentes locais, com frequências variáveis, sugere gestação múltipla.

Reduções mantidas da FCF, ou *"desacelerações"*, têm um amplo diagnóstico diferencial, mas sempre justificam investigação, no mínimo por monitoramento formal da FCF.

É difícil discernir a variabilidade dos batimentos com um Doppler portátil, por isso esse achado justifica um monitoramento formal da FCF.

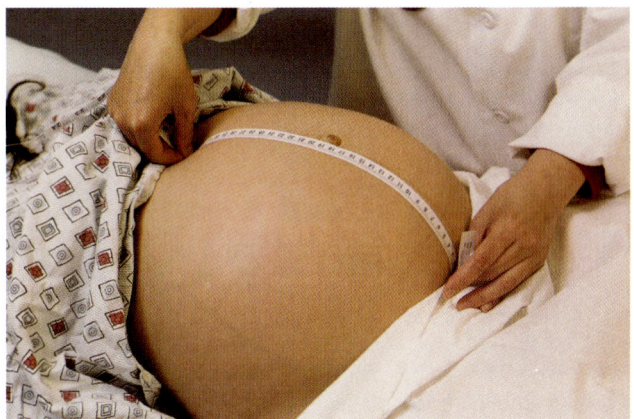

Figura 26.11 Mensuração da altura do fundo do útero, da sínfise púbica até a parte mais alta do fundo do útero usando uma fita métrica.

Genitália

Nessa parte do exame, a paciente precisa ficar em decúbito dorsal com os pés apoiados em estribos. Reúna o equipamento necessário com antecedência e reduza ao máximo o tempo de permanência da paciente nessa posição para evitar tontura e hipotensão decorrentes da compressão dos grandes vasos abdominais pelo útero.

Genitália externa. Inspecione a genitália externa. Relaxamento do introito vaginal e aumento dos lábios e do clitóris são alterações normais da gravidez. Em multíparas, cicatrizes de lacerações perineais ou episiotomia podem estar presentes.

Pesquise varicosidades labiais, cistocele, retocele e quaisquer lesões ou feridas.

As varicosidades labiais que surgem durante a gravidez podem se tornar tortuosas e dolorosas. Cistoceles e retoceles podem ser pronunciadas devido ao relaxamento muscular na gravidez. Lesões e feridas podem ocorrer na infecção por HSV.

Ver também Capítulo 21, *Genitália Feminina.*

Palpe as glândulas de Bartholin e Skene a procura de dor e cistos.

Genitália interna. Prepare os exames especular e bimanual.

Exame especular. O relaxamento das estruturas perineais e vulvares durante a gravidez pode minimizar, mas não eliminar, o desconforto do exame especular. A maior vascularidade das estruturas vaginais e cervicais promove a friabilidade; portanto, introduza e abra o espéculo com delicadeza para prevenir traumatismo dos tecidos e sangramento. Durante o terceiro trimestre, realize esse exame apenas quando necessário, porque a descida das partes fetais para a pelve pode tornar o exame muito desconfortável.

- *Inspecione a cor, o formato e o fechamento do colo do útero*. Tipicamente, o óstio externo no colo do útero de uma nulípara aparece como um ponto circular e, no colo do útero de uma mulher que já deu à luz, parece mais com um arco ou uma "fenda". O colo do útero de uma mulher multípara também tem um aspecto irregular devido a lacerações cicatrizadas dos partos anteriores (Figura 26.12). A porção interna do colo do útero sofre uma discreta eversão durante a gravidez, chamada *ectrópio*, e aparece como uma área glandular friável de cor rosa escuro ou vermelha no interior do óstio

Colo do útero rosado sugere um estado não gravídico. Erosão, eritema, secreção ou irritação cervical sugere cervicite e justifica investigação para ISTs.

- *Realize um esfregaço de Papanicolaou*, se indicado, e colha outras amostras vaginais como culturas para ISTs, amostras para preparações a fresco ou *swabs* para estreptococos do grupo B, quando apropriado

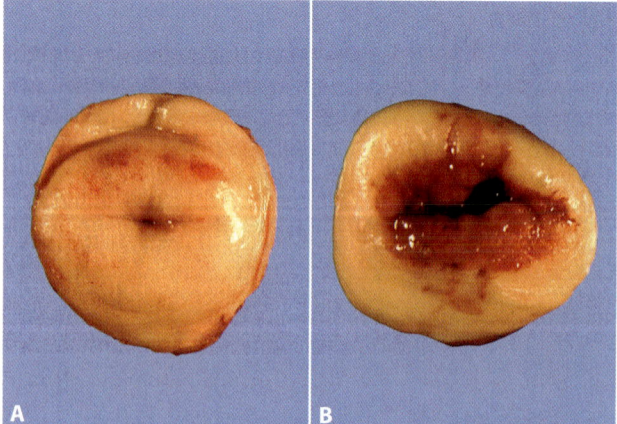

Figura 26.12 Tipicamente, o óstio externo do colo do útero de uma nulípara tem o aspecto de um ponto circular **(A)** e, no colo do útero de uma multípara, o óstio é maior, mais semelhante a uma fenda e aberto **(B)**. (De Reichert RA. *Diagnostic Gynecologic and Obstetric Pathology.* Wolters Kluwer; 2012, Fig. 3-1.)

■ *Inspecione as paredes vaginais* enquanto retira o espéculo. Verifique a cor, o relaxamento, as rugas e se existe corrimento. Os achados normais incluem cor azulada, rugas profundas e maior volume de um corrimento branco leitoso, ou *leucorreia*.

Investigue corrimentos vaginais anormais para detectar possível infecção por *Candida* ou vaginose bacteriana, que podem afetar o desfecho da gravidez.

Exame bimanual. A realização do exame bimanual costuma ser mais fácil durante a gravidez em virtude do relaxamento do assoalho pélvico. Evitando as estruturas uretrais sensíveis, introduza dois dedos lubrificados no introito, com a superfície palmar voltada para baixo, com uma discreta pressão inferior na direção do períneo. Mantendo uma pressão para baixo no períneo, gire os dedos delicadamente, deixando a superfície palmar para cima.

Colo do útero. Por causa do amolecimento durante a gravidez, ou *sinal de Hegar* (ver Figura 26.7), pode ser difícil identificar o colo do útero. Se houver cistos de Naboth ou lacerações cicatrizadas de partos anteriores, o colo do útero pode parecer irregular.

■ *Avalie o comprimento do colo do útero.* Palpe a superfície lateral da extremidade cervical do fórnice lateral. Antes de 34 a 36 semanas de gestação, o colo do útero deve manter seu comprimento inicial de 3 cm ou mais

■ *Palpe o óstio do colo do útero.* Isso pode ser mais fácil se a paciente aproximar seus calcanhares das nádegas o máximo possível, uma manobra que encurta a vagina, e colocar os punhos fechados sob as nádegas de modo a inclinar a pelve para cima, o que facilita a palpação do colo do útero em localização posterior. O *óstio externo* pode estar aberto possibilitando a inserção da ponta de um dedo em mulheres multíparas. O *óstio interno*, a passagem estreita entre o canal endocervical e a cavidade uterina, deve permanecer fechado até o fim da gravidez, independentemente da paridade. O óstio interno pode ser palpável apenas quando abordado por trás ou ultrapassando as partes fetais

A abertura ou encurtamento do colo do útero (**apagamento do colo do útero**) antes de 37 semanas indica trabalho de parto pré-termo.

■ Como no exame especular, nos estágios finais da gravidez, examine o colo do útero apenas quando necessário porque a palpação é muito desconfortável. Avise as pacientes que isso pode causar cólicas e pressão.

Útero. Com os dedos inseridos em cada lado do colo do útero e a outra mão sobre o abdome da paciente, use os dedos internos para elevar delicadamente o útero na direção da mão posicionada no abdome. Capture a porção do fundo do útero entre as duas mãos e avalie o tamanho do órgão, tendo em mente os contornos do útero gravídico nos vários intervalos gestacionais, ilustrados na Figura 26.3. Durante a palpação, avalie a forma, a consistência e a posição.

Um útero de formato irregular sugere liomiomas uterinos, ou fibroides, ou um útero bicorno, que apresenta duas cavidades distintas separadas por um septo.

Anexos. Palpe os anexos à direita e à esquerda. O corpo lúteo pode ser palpável como um pequeno nódulo no ovário afetado durante as primeiras semanas após a concepção. Após o primeiro trimestre, torna-se difícil palpar as massas anexais.

Assoalho pélvico. Avalie o assoalho pélvico enquanto estiver retirando os dedos inseridos no exame.

Dor à palpação ou massas nos anexos no início da gestação exigem avaliação por ultrassonografia para descartar gravidez ectópica. A doença inflamatória pélvica aguda é rara na gravidez, em especial após o primeiro trimestre, porque os anexos ficam vedados pelo útero gravídico e pelo tampão mucoso.

Ânus, reto e septo retovaginal

Verifique se há hemorroidas externas à *inspeção*. Se houver, observe seu tamanho, localização e qualquer evidência de trombose.

Hemorroidas com frequência ficam ingurgitadas no fim da gravidez; podem causar dor, sangramento ou trombose.

O exame retal não faz parte do padrão nos cuidados pré-natais, exceto se houver sintomas como sangramento ou massas retais ou condições que comprometam o septo retovaginal. O exame retal pode ajudar a avaliar o tamanho de um útero em retroversão ou retroflexão, mas a ultrassonografia transvaginal fornece informações de qualidade superior.

Extremidades

Peça que a paciente volte à posição sentada ou de decúbito lateral. Inspecione os membros inferiores a procura de veias varicosas.

Palpe os membros inferiores, a procura de edema pré-tibial, maleolar e podálico. Embora existam várias escalas baseadas na extensão do edema ou no tempo necessário para o retorno da pele após compressão, é mais prudente descrever e registrar sua observação como faria para qualquer achado de um exame dermatológico. Edema fisiológico é comum na gravidez avançada, em períodos de clima quente e em mulheres que ficam em pé por longos períodos de tempo em decorrência de diminuição do retorno venoso dos membros inferiores.

Estimule os *reflexos tendinosos profundos patelar* e *aquileu*.

Veias varicosas podem surgir ou piorar durante a gravidez.

Edema unilateral significativo associado a dor na panturrilha exige investigação imediata de TVP. Edema das mãos ou face após 20 semanas de gestação é inespecífico para pré-eclâmpsia, mas deve ser investigado.[25,26]

Hiper-reflexia pode indicar irritabilidade cortical decorrente de pré-eclâmpsia, mas a exatidão clínica é variável.

TÉCNICAS ESPECIAIS

Manobras de Leopold

As **manobras de Leopold** são usadas para determinar a posição fetal no abdome materno a partir do segundo trimestre; a exatidão é maior após 36 semanas de gestação (Figura 26.13).[27] Embora menos acurados para avaliação do crescimento fetal,[28] esses achados no exame físico ajudam a determinar o grau de preparação para o parto vaginal ao avaliar:

- Polos fetais superior e inferior, ou seja, as porções proximal e distal do feto

- O lado materno onde o dorso fetal está localizado

- Descida da parte de apresentação para a pelve materna

Desvios comuns incluem a apresentação pélvica (quando outras partes além da cabeça, como as nádegas ou os pés, estão presentes na pelve materna) e ausência de encaixe da parte de apresentação na pelve materna no termo. Se descobertas antes do termo, as apresentações pélvicas algumas vezes podem ser corrigidas por manobras de rotação.

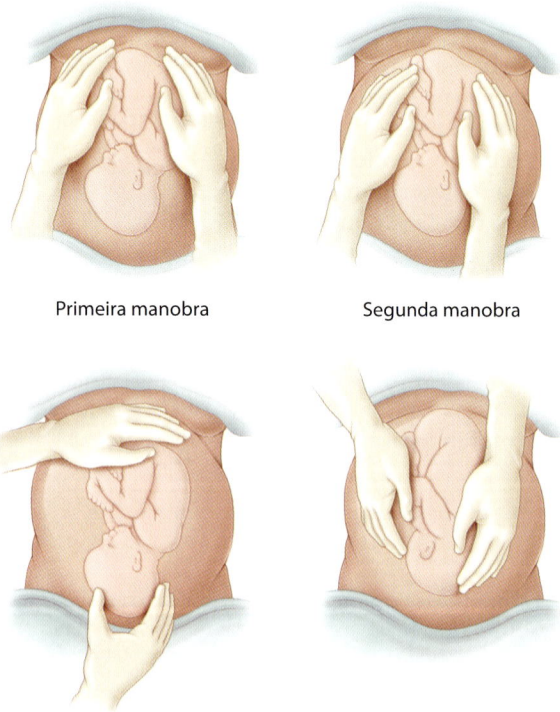

Primeira manobra   Segunda manobra

Terceira manobra   Quarta manobra

Figura 26.13 Manobras de Leopold para determinar a posição fetal após 36 semanas de gestação. (De Casanova R. *Beckmann and Ling's Obstetrics and Gynecology*. 8th ed. Wolters Kluwer; 2019, Fig. 9-7.)

■ Extensão da flexão da cabeça fetal

■ Tamanho e peso estimados do feto (uma habilidade avançada que não será abordada aqui).

É importante observar que todos os achados não são realmente diagnósticos, portanto, uma ultrassonografia pode ser necessária para determinar a posição fetal de modo conclusivo.

Primeira manobra (polo fetal superior). Fique ao lado da gestante, de frente para a sua cabeça. Palpe com delicadeza a parte mais alta do útero gravídico, com as pontas dos dedos unidas, para determinar qual parte fetal está localizada no fundo do útero, que é o "polo fetal superior" (Figura 26.14).

As nádegas do feto geralmente estão no polo fetal superior; à palpação, são firmes, mas irregulares, e menos globosas que a cabeça. A cabeça fetal é firme, redonda e lisa. Em algumas ocasiões, nenhuma parte é palpada com facilidade no fundo do útero como quando o feto está em uma posição transversal.

Segunda manobra (laterais do abdome materno). Coloque uma mão em cada lado do abdome da gestante, capturando o corpo do feto entre elas (Figura 26.15). Estabilize o útero com uma das mãos e palpe o feto com a outra, procurando o dorso em um lado e as extremidades no outro.

Na 32ª semana de gestação, o dorso do feto tem uma superfície lisa e firme, do comprimento da mão do examinador ou mais longo. Os braços e as pernas do feto parecem saliências irregulares. O feto pode chutar se estiver acordado e ativo.

Terceira manobra (polo fetal inferior e descida para a pelve). Coloque as superfícies palmares das pontas dos dedos sobre o polo fetal, logo acima da sínfise púbica (Figura 26.16). Palpe a parte de apresentação fetal, avaliando a textura e a firmeza para distinguir a cabeça das nádegas. Avalie a descida, ou o encaixe, da parte de apresentação na pelve materna.

Mais uma vez, a cabeça fetal parece muito firme e globosa; as nádegas são firmes, mas irregulares, e menos globosas que a cabeça. Em uma apresentação de vértice ou cefálica, a cabeça fetal é a parte apresentada. Se a parte mais distal do polo fetal inferior não puder ser palpada, em geral ela estará encaixada na pelve. Se você conseguir deprimir os tecidos sobre a bexiga materna sem tocar o feto, a parte apresentada estará proximal em relação a seus dedos.

Quarta manobra (flexão da cabeça fetal). Essa manobra avalia a flexão ou a extensão da cabeça fetal, supondo que a apresentação é cefálica na pelve. De

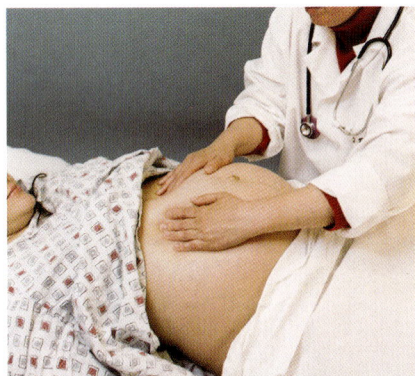

Figura 26.14 Primeira manobra de Leopold: determinação do conteúdo do fundo do útero. (De Weber JR, Kelley JH. *Health Assessment in Nursing*. 6th ed. Wolters Kluwer; 2018, Fig. 29-13.)

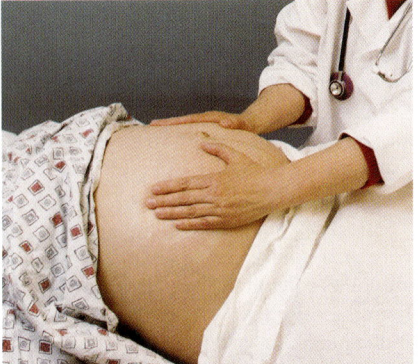

Figura 26.15 Segunda manobra de Leopold: avaliação do dorso e extremidades do feto. (De Weber JR, Kelley JH. *Health Assessment in Nursing*. 6th ed. Wolters Kluwer; 2018, Fig. 29-14.)

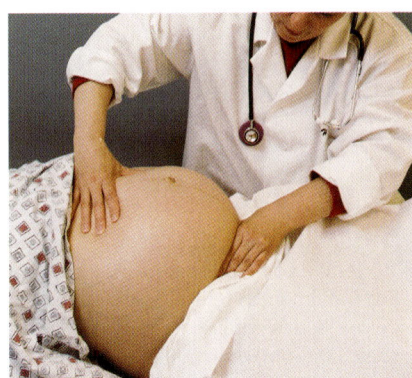

Figura 26.16 Terceira manobra de Leopold: palpação da parte de apresentação acima da sínfise púbica. (De Weber JR, Kelley JH. *Health Assessment in Nursing*. 6th ed. Wolters Kluwer; 2018, Fig. 29-15.)

frente para os pés da gestante, com suas mãos posicionadas em cada lado do útero gravídico, identifique as superfícies frontal e dorsal do feto (Figura 26.17). Usando uma mão de cada vez, deslize os dedos para baixo em cada lado do corpo fetal até atingir a "proeminência cefálica", ou seja, onde estiver a projeção da sobrancelha ou do occipício fetal.

Se a proeminência cefálica se projetar ao longo da linha do dorso fetal, a cabeça está estendida. Se a proeminência cefálica se projetar ao longo da linha da superfície anterior do feto, a cabeça está flexionada.

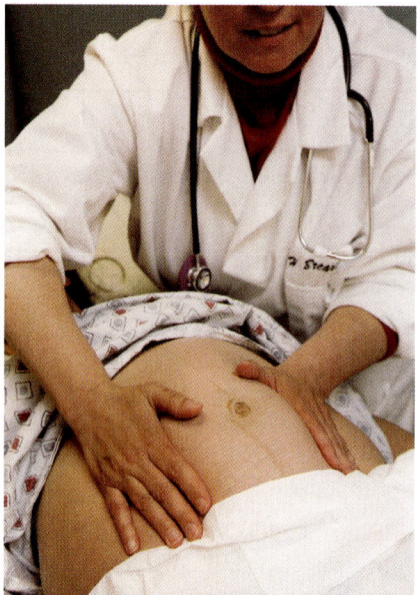

Figura 26.17 Quarta manobra de Leopold: determinação da direção e do grau de flexão da cabeça. (De Weber JR, Kelley JH. *Health Assessment in Nursing*. 6th ed. Wolters Kluwer; 2018, Fig. 29-16.)

REGISTRO DOS ACHADOS

Tipicamente, o registro para uma gestante segue uma ordem padrão: idade, Gs e Ps, semanas de gestação, método de determinação da idade gestacional (ultrassonografia *versus* DUM), seguidos por queixa principal, principais complicações da gravidez e, então, dados importantes da anamnese e do exame físico. Dois exemplos de registro são apresentados a seguir.

Ver a nomenclatura das evoluções da gravidez, neste capítulo.

Registro dos achados no exame físico de gestantes

"32 anos de idade, G3 P1102, com 18 semanas de gestação por DUM, comparece para estabelecer os cuidados pré-natais. Gravidez complicada por intervalo curto entre gestações, parto pré-termo iatrogênico prévio por pré-eclâmpsia e cesariana anterior. A paciente ainda não percebe movimentos fetais; nega contrações, sangramento vaginal e extravasamento de líquido. Ao exame externo, uma cicatriz transversal baixa de cesariana é evidente; o fundo do útero é palpável logo acima do umbigo. Ao exame interno, o colo do útero está aberto à ponta de um dedo no óstio externo, mas fechado no óstio interno; o colo do útero mede 3 cm de comprimento; o útero está aumentado até um tamanho compatível com uma gestação de 18 semanas. O exame especular revela leucorreia com sinal de Chadwick positivo. A FCF por Doppler está entre 140 e 145 bpm."

Esses achados descrevem o exame de uma gestante saudável com 18 semanas de gestação.

OU

"21 anos de idade, G1 P0, com 33 semanas de gestação por ultrassonografia realizada 19ª semana de idade gestacional, comparece com uma queixa principal de diminuição dos movimentos fetais. Gravidez complicada por raras consultas pré-natais e situação de rua. A paciente relata movimento fetal mínimo nas últimas 24 horas; nega contrações, sangramento vaginal ou extravasamento de líquido. Ao exame externo, é observado um abdome gravídico não doloroso, sem cicatrizes; o fundo do útero mede 32 cm; o feto está em apresentação cefálica, mas não está encaixado na pelve de acordo com as manobras de Leopold. Ao exame interno, o colo do útero está fechado, longo e alto; o exame especular revela um corrimento fino e cinzento com células indicadoras na preparação a fresco. FCF por Doppler entre 155 e 160 bpm."

Esses achados descrevem o exame de uma apresentação mais complexa, de uma gestante com 33 semanas de gestação.

PROMOÇÃO E ORIENTAÇÃO DA SAÚDE: EVIDÊNCIAS E RECOMENDAÇÕES

Tópicos importantes para promoção e orientação da saúde

- Nutrição
- Ganho de peso
- Exercício e atividade física
- Uso de substâncias químicas, incluindo tabaco, álcool e drogas ilícitas
- Rastreamento de violência doméstica do parceiro
- Rastreamento de depressão perinatal
- Imunizações
- Rastreamento laboratorial pré-natal
- Testes genéticos e rastreamento de aneuploidia
- Suplementação pré-natal
- Gravidez não desejada

Nutrição

Avalie o estado nutricional da gestante durante a primeira consulta pré-natal. Investigar nutrição inadequada, assim como obesidade.

- *Obtenha uma história dietética.* O que a gestante costuma comer em cada refeição? Com que frequência ela come? Sente náuseas que limitam a alimentação? A gestante tem história pregressa de condições que afetem a ingestão de alimentos, como diabetes melito, transtornos alimentares ou cirurgia bariátrica no passado?

- *Examine o IMC e os achados laboratoriais.* Meça a altura e peso e, em seguida, calcule o IMC; observe que, mais tarde na gravidez, o IMC reflete o útero gravídico. O hematócrito é examinado para detectar anemia, que pode refletir deficiência nutricional, condições clínicas subjacentes ou a hemodiluição esperada na gravidez mais avançada

- *Oriente as gestantes sobre os alimentos que devem evitar.* As gestantes são especialmente vulneráveis à listeriose. Para ajudar prevenir a listeriose, o American College of Obstetricians and Gynecologists (ACOG)[29] encoraja as gestantes a evitar:

  - Leite não pasteurizado e alimentos preparados com leite não pasteurizado

  - Frutos do mar, ovos e carnes crus ou mal passados

  - Patês refrigerados, pastas de carne e salmão defumado

  - Salsichas, fiambre e frios, exceto quando servidos quentes e fervidos

- *Em relação a peixes e frutos do mar*, alguns nutrientes como ácidos graxos ômega-3 e desidroepiandrosterona (DHEA) podem otimizar o desenvolvimento encefálico do feto. Para gestantes e lactantes, o ACOG recomenda duas a três porções por semana de peixes e frutos do mar selecionados. A ingesta deve incluir 230 a 340 gramas por semana de peixes com baixo teor de mercúrio como salmão, camarão, escamudo, atum (em lata, *light*), tilápia, bagre e bacalhau. O consumo de atum-branco deve ser limitado a 170 gramas por semana. As gestantes devem evitar peixes com maior teor de mercúrio, como peixe-paleta, tubarão, peixe-espada e cavala.[30,31]

Defina um plano nutricional. Examine as metas de ganho de peso personalizadas para o IMC da gestante. As recomendações relativas ao ganho de peso estão incorporadas no Pregnancy Weight Gain Calculator and Super Tracker no site de fácil utilização ChooseMyPlate.gov website (http://www.choosemyplate.gov/pregnancy-weightgain-calculator). Essa calculadora exibe a ingestão diária recomendada de cada um dos cinco grupos alimentares para cada trimestre.[32] Os cálculos dessas porções são baseados na altura da gestante, no peso pré-gravidez, na data prevista para o parto e nos níveis de exercícios semanais. Refeições pequenas e frequentes podem ajudar em casos de náuseas leves. Considere uma abordagem em equipe, envolvendo nutricionistas ou especialistas em saúde comportamental em casos complexos, como diabetes melito gestacional (DMG) ou transtornos alimentares.

Ganho de peso

O ganho ponderal deve ser monitorado com atenção durante a gravidez, uma vez que desfechos desfavoráveis no parto estão associados tanto ao ganho de peso excessivo quanto ao ganho inadequado. Idealmente, as mulheres devem iniciar a gravidez com um IMC o mais próximo da faixa normal possível. Mulheres com um IMC normal devem ganhar de 11 a 16 kg durante a gravidez. Em 2013, o ACOG confirmou as recomendações para ganho de peso revisadas de 2009 do National Institute of Medicine (Boxe 26.5).[33,34]

Pesar as gestantes em cada consulta e insira os resultados em um gráfico para facilitar a revisão e a discussão com as pacientes.

Exercício e atividade física[b]

A atividade física durante a gravidez tem vários benefícios psicológicos e reduz o risco de ganho de peso gestacional excessivo, DMG, pré-eclâmpsia, parto pré-termo, veias varicosas e trombose venosa profunda (TVP).[35] Ela pode reduzir a duração do trabalho de parto e as complicações durante o parto. Por outro lado, o excesso de atividade está associado a baixo peso ao nascimento; portanto, a orientação das gestantes sobre as diretrizes recomendadas é importante, especialmente porque evidências sugerem que os níveis de atividade física em gestantes nos EUA são relativamente baixos.[36]

O ACOG recomenda que as gestantes pratiquem ≥ 30 minutos de exercícios moderados na maioria dos dias da semana, exceto se houver contraindicações.[37]

Mulheres que iniciem a prática de exercícios físicos durante a gravidez devem ter cautela e considerar programas elaborados especificamente para gestantes. Exercícios realizados na água podem ajudar a aliviar temporariamente as dores

---

Boxe 26.5 Recomendações para ganho total e velocidade de ganho de peso durante a gravidez, por IMC pré-gravidez, 2009[34]

IMC pré–gravidez[a]	Ganho total de peso (variação em quilogramas)	Velocidade de ganho de peso no segundo e no terceiro trimestre (gramas/semana)	Variação média
Baixo peso, ou < 18,5	12,7 a 18,0	454	454 a 590
Peso normal, ou 18,5 a 24,9	11,3 a 15,9	454	363 a 454
Sobrepeso, ou 25,0 a 29,9	6,8 a 11,3	272	226 a 317
Obesidade, ou > 30,0	5,0 a 9,0	226	181 a 272

[a]Para calcular o IMC, acesse Calculate Your Body Mass Index, National Heart, Lung, and Blood Institute, em http://www.nhlbi.nih.gov/health/educational/lose_wt/IMC/bmicalc.htm.

---

[b]N.R.T.: Ver Posicionamento sobre Exercícios Físicos na Gestação e no Pós-Parto – 2021 da Sociedade Brasileira de Cardiologia em https://abccardiol.org/wp-content/uploads/articles_xml/0066-782X-abc-20210408/0066-782X-abc-20210408.x44344.pdf.

musculoesqueléticas, mas a imersão em água quente deve ser evitada. Após o primeiro trimestre, as mulheres devem evitar exercícios físicos no decúbito dorsal, que comprime a veia cava inferior e pode causar tontura e diminuição do fluxo sanguíneo placentário. Por causa do deslocamento do centro de gravidade no terceiro trimestre, desaconselhe exercícios que causem perda do equilíbrio. Esportes de contato ou atividade que acarretem um risco de traumatismo abdominal estão contraindicados durante toda a gravidez. As gestantes também devem evitar aquecimento excessivo, desidratação e qualquer esforço que cause fadiga ou desconforto.

Uso de substâncias, incluindo tabaco, álcool etílico e substâncias psicoativas

As mulheres devem se abster de qualquer abuso de substâncias durante a gravidez. Realize um rastreamento universal, que pode revelar questões sutis e abordar esses tópicos de um modo neutro e construtivo. Encarceramento, confrontação e criminalização do abuso de substâncias psicoativas comprovadamente pioram os desfechos da gravidez para as mulheres e seus filhos.

Tabaco. O tabagismo aumenta o risco de aborto espontâneo, morte fetal e anomalias digitais fetais. A meta é o abandono, mas qualquer diminuição do uso já é favorável. O tabagismo está implicado em 13 a 19% de todos os recém-nascidos de baixo peso e muitos outros desfechos desfavoráveis da gestação, incluindo o dobro do risco de placenta prévia, descolamento de placenta e trabalho de parto pré-termo.[38,39]

Álcool etílico. Não foi estabelecida uma dose segura de álcool. O ACOG recomenda com veemência que as mulheres se abstenham durante toda a gravidez.[40] Para promover a abstinência, utilize os numerosos recursos do ACOG e do CDC,[41] aconselhamento profissional, tratamento hospitalar e Alcoólicos Anônimos. A síndrome alcoólica fetal, a sequela da exposição ao álcool etílico durante o desenvolvimento fetal sobre o neurodesenvolvimento, é a principal causa de incapacidade mental prevenível nos EUA.

Substâncias psicoativas. Substâncias psicoativas têm efeitos prejudiciais significativos sobre o desenvolvimento fetal; gestantes drogaditas devem ser encaminhadas imediatamente para tratamento, e deve-se investigar infecções pelo HIV e HCV.

Abuso de medicamentos prescritos. Pergunte sobre o uso incomum de narcóticos, estimulantes, benzodiazepínicos e outros medicamentos prescritos que costumam ser alvos de abuso.

Fitoterápicos e suplementos não regulamentados. Suplementos fitoterápicos durante a gravidez podem prejudicar o feto em desenvolvimento. Suplementos ou vitaminas não regulamentados, especialmente se formulados fora dos EUA, podem conter chumbo ou outras toxinas. Reveja e discuta a ingestão de quaisquer suplementos e considere uma análise toxicológica gestacional para determinar a extensão da exposição fetal, em particular ao chumbo.[42]

Rastreamento de violência doméstica do parceiro

A gravidez é um momento de maior risco de violência doméstica perpetrada pelo parceiro. Os padrões de abuso preexistentes podem se intensificar de um abuso verbal para físico ou de maus-tratos físicos leves a graves. Até uma em cada cinco mulheres sofre alguma forma de maus-tratos durante a gravidez, o que está associado a adiamento dos cuidados pré-natais, baixo peso ao nascimento ou até mesmo a morte da mãe e do feto.[43]

Boxe 26.6 Abordagem de rastreamento do ACOG para violência doméstica do parceiro[45]

Declaração estruturada inicial

"Como a violência é muito comum na vida de muitas mulheres, e considerando que existe a ajuda disponível para mulheres que são vítimas de maus-tratos, agora pergunto a todas as pacientes sobre violência doméstica."

Questões de rastreamento

- "No último ano – ou desde que você engravidou – quantas vezes você foi espancada, estapeada, chutada ou fisicamente ferida por alguém?"
- "Você está em um relacionamento com uma pessoa que a ameace ou agrida fisicamente?"
- "Alguém já forçou você a realizar atividades sexuais que a deixassem desconfortável?"

O ACOG recomenda um rastreamento universal de violência doméstica para todas as mulheres, sem considerar a condição socioeconômica, incluindo gestantes na primeira consulta pré-natal e pelo menos uma vez a cada trimestre.[43] Para uma abordagem direta e imparcial, o ACOG recomenda uma declaração estruturada e as questões simples apresentadas no Boxe 26.6.

Observe os indícios não verbais de maus-tratos, como mudanças das consultas de última hora frequentes, comportamento estranho durante as consultas, parceiros que se recusam a deixar a paciente sozinha durante a consulta e equimoses ou outros ferimentos. Podem ser necessárias várias consultas até que a paciente admita ser vítima de maus-tratos devido a temores sobre a própria segurança e represálias.

Quando a paciente admitir o abuso, pergunte qual seria o melhor modo de ajudá-la. Ela pode estabelecer limites em relação a quanta informação deseja compartilhar. Aceite suas decisões sobre a maneira de lidar com sua situação de modo seguro, com a ressalva de que, se houver o envolvimento de crianças, você pode ser obrigado a relatar comportamentos nocivos às autoridades. Mantenha uma lista atualizada de abrigos, centros de aconselhamento, números de atendimento e outros locais de encaminhamento de confiança (Boxe 26.7). Planeje as consultas futuras em intervalos mais frequentes. Por fim, realize o exame físico mais minucioso que a paciente permitir e documente todas as lesões e um diagrama corporal.

Rastreamento de depressão perinatal

Em 2015, 10,5% das gestantes relataram um diagnóstico pré-natal de depressão e 11,5% relataram depressão pós-parto.[44] O ACOG recomenda que os médicos avaliem as mulheres no mínimo uma vez durante o período perinatal para pesquisar sintomas de depressão e ansiedade usando uma ferramenta padronizada e validada.[45] Além disso, a United States Preventive Services Task Force (USPSTF) recomenda que os médicos forneçam o atendimento ou encaminhem gestantes e puérperas com maior risco de depressão perinatal para intervenções de aconselhamento (recomendação B).[42] As ferramentas para rastreamento de depressão geralmente usadas para gestantes ou puérperas incluem a Edinburgh Postnatal Depression Scale (EPDS)[46,47] ou o Patient Health Questionnaire-9 (PHQ-9).[48]

Boxe 26.7 Linhas de atendimento nacionais para violência doméstica

Site: https://www.gov.br/pt-br/servicos/denunciar-e-buscar-ajuda-a-vitimas-de-violencia-contra-mulheres

Ligar 180 "Central de Atendimento à Mulher – Ligue 180", "Lei Maria da Penha".

EXEMPLOS DE ANORMALIDADES
Ver também Capítulo 9, *Cognição, Comportamento e Estado Mental.*

A *Edinburgh Postnatal Depression Scale (EPDS)* consiste em 10 itens autorrelatados e demora menos de 5 minutos para ser respondida, foi traduzida para 50 idiomas diferentes, exige um baixo nível de leitura e conta com um sistema de pontuação fácil. A EPDS inclui sintomas de ansiedade, que representam um aspecto proeminente dos transtornos do humor perinatais, e exclui sintomas constitucionais de depressão, como alterações nos padrões de sono, que são comuns na gravidez e no período puerperal. A EPDS tem sensibilidade e especificidade relativamente elevadas. Estudos sobre o rastreamento de depressão periparto e pós-parto mostraram uma redução nas taxas de depressão quando o rastreamento é realizado, com a maioria das mulheres encaminhadas para tratamento por terapia comportamental cognitiva (TCC).[45,49] O *Patient Health Questionnaire 9 (PHQ-9)* é um questionário breve de nove itens, que enfoca os nove critérios diagnósticos para transtornos depressivos do *Manual Diagnóstico e Estatístico de Transtornos Mentais*, 4ª edição (DSM-IV). Essa é uma das ferramentas mais validadas em saúde mental e pode ser valiosa para auxiliar os médicos no diagnóstico de depressão e no monitoramento da resposta ao tratamento.[45]

Imunizações

Por causa do aumento persistente nos casos de coqueluche nos EUA, o Centers for Disease Control and Prevention (CDC) Advisory Committee on Immunization Practices e o ACOG recomendam que a vacina Tdap seja administrada durante cada gravidez, idealmente entre a 27ª e a 36ª semana de gestação, independentemente do histórico de imunização anterior.[50] Cuidadores que tenham contato direto com o recém-nascido/lactente também devem receber a Tdap. *A vacinação com vírus influenza inativado* está indicada em qualquer trimestre durante a temporada de gripe.[51] As seguintes vacinas são seguras durante a gravidez: pneumocócica, meningocócica e hepatite B. As vacinas de hepatite A, polissacarídica e conjugada meningocócica e polissacarídica pneumocócica podem ser administradas, se houver indicação.[52] As seguintes vacinas não são seguras durante a gravidez: sarampo/caxumba/rubéola, antigripal com vírus influenza vivo atenuado, poliomielite, herpes-zóster e varicela. Todas as mulheres devem colher sangue para avaliação dos títulos de rubéola durante a gravidez e devem ser imunizadas após o parto se for constatado que não estão imunizadas.

Rastreamento laboratorial pré-natal

Os exames laboratoriais de rotina são recomendados no início da gravidez para identificar possíveis condições que possam afetar a saúde da mãe ou o desfecho da gravidez.[53]

Rastreamento de incompatibilidade Rh(D). A determinação do tipo sanguíneo ABO e do fator Rh(D) é recomendada para todas as gestantes. O tipo ABO pode ser importante no caso de necessidade de uma transfusão urgente no fim da gravidez ou durante o parto. Também pode ser importante comunicar ao pediatra se houver risco de incompatibilidade ABO entre a mãe e o recém-nascido. O tipo Rh(D) é recomendado devido ao risco de desenvolvimento de isoimunização em mulheres Rh-negativas. A isoimunização para Rh(D) aumenta o risco de anemia fetal, hidropisia fetal e morte fetal.

Tipagem sanguínea e prova cruzada devem ser solicitadas na primeira consulta pré-natal. Se o rastreamento de anticorpos for positivo, o anticorpo deve ser identificado e um título, obtido. O rastreamento de Rh(D) é, tipicamente, realizado na primeira consulta pré-natal, na 28ª semana e no momento do parto. Mulheres Rh-negativas devem receber imunoglobulina anti-D na 28ª semana de gestação e novamente nos 3 dias posteriores ao parto para prevenir a aloimunização (se o recém-nascido for Rh-positivo).[54,55]

Rastreamento de sífilis. As taxas de infecção sifilítica estão aumentando nos EUA, mais que o dobro das taxas em mulheres de idade entre 2013 e 2017.[56] A sífilis congênita ocorre quando o *Treponema pallidum*, uma espiroqueta, infecta o feto no útero. Aproximadamente 1 milhão de gestações no mundo todo são afetadas a cada ano pela sífilis congênita.[57] Um rastreamento universal é recomendado pelo ACOG [58] e pelo CDC,[59] uma vez que a identificação da infecção e o tratamento apropriado em geral previnem desfechos adversos para a mãe e o recém-nascido. Devido ao risco de óbito fetal da infecção sifilítica na gravidez, qualquer mulher que der à luz um natimorto deve ser testada para sífilis.[55]

O ACOG recomenda um teste não treponêmico, como VDRL (do inglês *venereal disease research laboratory*) ou o teste de reagina plasmática rápida (RPR, do inglês *rapid plasma reagin*). Um VDRL ou RPR reagente deve ser seguido por um teste treponêmico, como o anticorpo antitreponêmico fluorescente adsorvido (FTA-ABS, do inglês *fluorescent treponemal antibody absorption*), para confirmar o diagnóstico de sífilis, uma vez que um rastreamento falso-positivo é relativamente comum na gravidez. Todas as gestantes devem ser avaliadas na consulta pré-natal inicial. Mulheres com alto risco de infecção (prostituição, uso de substâncias psicoativas, múltiplos parceiros sexuais ou diagnóstico de IST durante a gravidez) devem ser reavaliadas na 28ª semana de idade gestacional e novamente no momento do parto.

Rastreamento de bacteriúria. O ACOG e a Infectious Diseases Society of America recomendam o envio de uma amostra de urina na primeira consulta pré-natal para rastreamento de bacteriúria assintomática em todas as gestantes.[60] Pacientes de alto risco incluem aquelas com história de infecção urinária, anomalias do sistema urinário, diabetes melito, hemoglobina S ou trabalho de parto pré-termo na gravidez atual.

Uma cultura de urina colhida com técnica asséptica deve ser enviada como um exame de rastreamento no início da gravidez. Pacientes com um resultado positivo da cultura de urina de rastreamento devem ser tratados com antibióticos por 3 a 7 dias. Para pacientes de baixo risco, a repetição do exame não costuma ser recomendada se a primeira cultura de urina for negativa. Pacientes de alto risco podem ser reavaliadas posteriormente durante a gestação, embora o ACOG não especifique um prazo ideal para um novo rastreamento. Um teste de cura deve ser enviado para pacientes que tenham recebido tratamento para bacteriúria assintomática no início da gravidez, tipicamente 1 semana após o término da antibioticoterapia.

Rastreamento de hepatite B. A determinação do estado de imunidade contra hepatite B é importante para identificar mulheres em risco de infecção pelo vírus da hepatite B (HBV) na gravidez. Pacientes que não apresentarem imunidade contra HBV devem ser vacinadas durante a gravidez.[61] Pacientes que apresentarem evidências de infecção por HBV na gravidez devem ser aconselhadas sobre os riscos para a saúde materna, incluindo disfunção hepática, cirrose e carcinoma hepatocelular. O risco de transmissão da mãe para a criança pode chegar a 90% quando uma imunização ativa ou passiva não for utilizada.[62] Pacientes com infecção ativa por HBV na gravidez são elegíveis para tratamento com o objetivo de diminuir a carga viral e, subsequentemente, reduzir a probabilidade de transmissão intrauterina da mãe para a criança. Pacientes positivas para infecção por hepatite B na gravidez devem ser identificadas pela equipe pediátrica para que o recém-nascido seja tratado com vacinação contra hepatite B e globulina imune para hepatite B (HBIG) para prevenir a transmissão vertical.

O antígeno de superfície do vírus da hepatite B (HBsAg) deve ser pesquisado em todas as gestantes na primeira consulta pré-natal, mesmo que tenham sido previamente vacinadas ou testadas. Mulheres com resultados positivos no Rastreamento devem realizar outros exames para o antígeno "e" de hepatite B (HBeAg), anticorpo contra o antígeno "e" hepatite B (anti-HBe), DNA do

HBV e níveis de aminotransferases, que podem orientar a conduta subsequente e o tratamento na gravidez. Pacientes de alto risco (múltiplos parceiros sexuais, tratamento de IST na gravidez, uso de substâncias psicoativas injetáveis ou contato sexual ou doméstico com portador crônico de HBV) devem ser testadas novamente por ocasião do parto.

Rastreamento de infecção pelo HIV. O rastreamento do vírus da imunodeficiência humana (HIV) é recomendado pelo CDC porque o HIV representa um problema de saúde sério que pode ser diagnosticado com facilidade e tratado, e o custo do rastreamento é baixo. O rastreamento universal para gestantes é mais efetivo que o baseado no risco para detectar infecção pelo HIV materna em casos não suspeitos e prevenir a transmissão vertical. Algumas populações devem ser identificadas, incluindo usuárias de substâncias psicoativas injetáveis, mulheres que trocam sexo por dinheiro ou drogas, mulheres com ISTs diagnosticadas na gravidez, aquelas com múltiplos parceiros sexuais, algumas populações com alta prevalência de infecção pelo HIV ou uma mulher com um parceiro infectado pelo HIV. A terapia antirretroviral (ART) reduziu de modo considerável a taxa de transmissão perinatal, com taxas de transmissão da mãe para a criança < 2% atualmente com a combinação de rastreamento universal e administração profilática de ART.[63] Por causa do risco de transmissão materna de infecção pelo HIV não tratada na gravidez, o ACOG, a USPSTF (recomendação A), o CDC e o Department of Health & Human Services recomendam que todas as mulheres sejam testadas para HIV na gravidez, independentemente da realização de rastreamento em gestações anteriores.

O teste de anticorpos contra HIV deve ser realizado usando um imunoensaio de quarta geração para HIV-1/HIV-2, quando permitidos pelos regulamentos locais e estaduais (p. ex., alguns estados norte-americanos exigem o consentimento verbal para testes de HIV). Se o rastreamento for positivo, um teste confirmatório é realizado usando um imunoensaio com diferenciação de anticorpos contra HIV-1/HIV-2, além de um nível plasmático de RNA de HIV.[64] O rastreamento de HIV deve ser realizado na consulta pré-natal inicial e a recusa do teste de HIV pela paciente deve ser registrada no prontuário médico (ou seja, uma abordagem de "autoexclusão"). Populações de alto risco devem ser reavaliadas no terceiro trimestre, idealmente antes de 36 semanas de gestação, de acordo com as diretrizes do ACOG. Para mulheres que não tenham sido testadas durante a gravidez, um teste rápido de HIV é recomendado durante a internação para o parto.

Rastreamento de deficiência de ferro. A deficiência de ferro é a segunda causa mais comum de anemia na gravidez, afetando até 50% das gestantes no mundo todo.[65] O maior metabolismo do ferro, associado ao aumento da produção de eritrócitos e ao crescimento fetoplacentário, pode provocar o agravamento de deficiência de ferro na gravidez. A deficiência de ferro é caracterizada por anemia microcítica, que pode ter consequências sérias na gravidez, como restrição do crescimento fetal, parto prematuro e baixo peso ao nascimento. Deficiência de ferro materna reduz os depósitos de ferro no feto.[66] Foi demonstrado que a deficiência de ferro perinatal, em particular no terceiro trimestre, afeta a neurogênese, o desenvolvimento e a mielinização fetal.[67]

O ACOG recomenda o rastreamento de anemia em todas as gestantes durante a gravidez, embora a USPSTF declare que as evidências não são suficientes (declaração I) para o rastreamento de gestantes que não apresentem sintomas de anemia ferropriva.[68,69] Idealmente, a deficiência de ferro deve ser identificada e tratada antes do terceiro trimestre, proporcionando um longo período para repor os depósitos de ferro e diminuir o risco de deficiência de ferro neonatal.

Deve-se realizar um hemograma completo, que também inclui o volume corpuscular médio (VCM). Em pacientes com anemia (hemoglobina < 11 g/dℓ ou hematócrito < 33%) e baixo VCM, estudos do ferro devem ser realizados para investigar deficiência de ferro. Tipicamente, o rastreamento é realizado em adultas não gestantes pelos níveis séricos de ferritina (com valores < 30 ng/mℓ confirmando um diagnóstico de deficiência de ferro). Contudo, em gestantes e mulheres que apresentem condições clínicas crônicas ou níveis limítrofes de ferritina, estudos completos do ferro podem ser necessários. Esses exames adicionais incluem ferro sérico, capacidade de ligação do ferro total (TIBC) e saturação de transferrina. Em pacientes com anemia microcítica sem evidências de deficiência de ferro, uma eletroforese de hemoglobina deve ser realizada para descartar doença falciforme ou talassemia. O ACOG recomenda a realização de um hemograma completo na consulta pré-natal inicial. A repetição da pesquisa de anemia pode ser considerada entre 24 e 28 semanas, com avaliação e tratamento subsequentes com base nos resultados e em diretrizes padronizadas.

Rastreamento de diabetes melito gestacional. O DMG consiste em tolerância à glicose anormal no contexto da gravidez, que é mediada por hormônios diabetogênicos secretados pela placenta. O DMG afeta 6 a 7% das gestações nos EUA, com taxas crescentes nos últimos tempos.[70] O DMG está associado a riscos maternos, incluindo parto por incisão cesariana, pré-eclâmpsia, hemorragia pós-parto e laceração perineal de maior gravidade. Os riscos fetais e neonatais do DMG incluem crescimento fetal excessivo, polidrâmnio, natimorto, distocia de ombro, tocotraumatismo, internação em UTI neonatal, hipoglicemia neonatal e hiperbilirrubinemia neonatal. Por causa da morbidade importante associada ao comprometimento da tolerância à glicose na gravidez e DMG, o ACOG recomenda o rastreamento de diabetes melito para todas as gestantes,[71] uma vez que foi demonstrado que o diagnóstico e o tratamento melhoram os desfechos maternais e fetais.

O teste de rastreamento mais comum realizado nos EUA consiste em um rastreamento de duas etapas. Um teste de tolerância oral a 50 g de glicose (TTOG) é administrado e a glicose venosa é verificada 1 hora após a carga de glicose, com limites de 130 a 140 mg/dℓ usados para rastreamento em várias instituições. Pacientes com rastreamento positiva com 50 g são submetidas em seguida a um TTOG diagnóstico de 3 horas com 100 g. As pacientes são diagnosticadas com DMG quando dois ou mais valores são anormais no TTOG de 3 horas. O rastreamento de DMG é recomendado para todas as gestantes entre 24 e 28 semanas de gestação. O ACOG recomenda o rastreamento precoce em mulheres com sobrepeso/obesidade (IMC > 25) com um ou mais fatores de risco adicionais, incluindo etnia de alto risco, DMG em uma gestação anterior, hipertensão arterial, hipercolesterolemia ou parentes de primeiro grau diabéticos.[71]

Testagem genética e rastreamento de aneuploidia

O ACOG recomenda que testes para rastreamento e diagnóstico de aneuploidia (com amostragem de vilo coriônico ou amniocentese) sejam oferecidos a todas as gestantes, independentemente da idade materna.[10,11] Se indicados, solicite outros exames relacionados a fatores de risco maternos, como rastreamento para doença de Tay-Sachs ou outros distúrbios genéticos.

Suplementação pré-natal

Multivitamínicos e suplementação de minerais. Os suplementos pré-natais diários de vitaminas e minerais devem incluir 600 UI de vitamina D e pelo menos 1.000 mg de cálcio.[29] Se não houver nas vitaminas pré-natais, recomende a ingestão diária de 150 a 290 µg de iodo por gestantes e lactantes, uma vez que a deficiência de iodo é disseminada.[72] As mulheres devem ser avisadas de que doses excessivas de vitaminas lipossolúveis, como as vitaminas A, D, E e K, podem causar toxicidade.

Suplementação de ácido fólico. A deficiência de folato na gravidez tem uma associação bem documentada com defeitos do tubo neural (DTNs), e muitos estudos mostraram que a suplementação de ácido fólico reduz o risco de DTNs recorrentes.[73] As necessidades de folato aumentam de 50 para 400 µg por dia na gravidez.[68] O ácido fólico é obtido em fontes dietéticas como vegetais de folhas verdes, leguminosas e carne. A fortificação de alimentos constitui uma fonte adicional nos EUA, embora o ácido fólico suplementado possa não ser suficiente para prevenir DTNs.[74]

O ACOG recomenda que todas as mulheres que pretendam engravidar recebam uma suplementação de 400 µg de ácido fólico além de uma dieta rica em folato,[73] o que também é apoiado pela USPSTF (recomendação de grau A).[75] Em mulheres com alto risco de DTN, como aquelas afetadas em uma gravidez anterior, é recomendada a suplementação de 4 mg (4.000 µg). A suplementação deve ser iniciada 3 meses antes da concepção e mantida durante o primeiro trimestre.

Suplementação de ferro. As necessidades de ferro aumentam substancialmente durante a gravidez, e doses cada vez maiores de ferro são necessárias com o progresso da gestação para sustentar a massa eritrocitária materna, a produção fetal de eritrócitos e o crescimento fetoplacentário. Cumulativamente, são necessários 500 mg de ferro para promover a produção eritrocitária materna, e uma quantidade adicional de 300 a 350 mg é necessária para o crescimento fetoplacentário. Embora os estudos não tenham demonstrado um benefício direto para a saúde materna e fetal/neonatal,[76] existem riscos documentados da deficiência de ferro na gravidez (ver *Rastreamento de deficiência de ferro*).

O CDC recomenda que a suplementação oral de 30 mg/dia de ferro seja iniciada na primeira consulta pré-natal, que corresponde à dose típica disponível nas vitaminas pré-natais que contêm ferro. Além disso, as mulheres devem ser encorajadas a ingerir alimentos ricos em ferro. Pacientes com anemia devem aumentar a suplementação oral de ferro para 60 a 120 mg/dia. Em pacientes com anemia ferropriva profunda, ausência de resposta à suplementação oral ou idade gestacional avançada, pode ser necessária a suplementação intravenosa de ferro.

Gravidez não desejada

Quase metade das gestações nos EUA não são desejadas (2,8 milhões entre 6,1 milhões de gestações).[77] Se uma mulher não desejava engravidar no momento em que a gravidez ocorreu, mas pretendia engravidar em algum momento no futuro, a gravidez é considerada *não planejada* (27% das gestações). Se a mulher não desejava engravidar naquele momento ou no futuro, a gravidez é considerada *não desejada* (18% das gestações). Entre as gestações em adolescentes de 15 a 19 anos e com idade inferior a 15 anos, a porcentagem de gestações não desejadas dispara para mais de 80 e 98%, respectivamente.

Embora o CDC indique que as taxas de gravidez na adolescência estão diminuindo de modo estável nos EUA, elas ainda são substancialmente maiores que em outras nações industrializadas[78] e exibem disparidades raciais/étnicas e geográficas notáveis. Em 2015, as taxas de partos em adolescentes negras não hispânicas, hispânicas e nativas indígenas americanas/nativas do Alasca ainda eram 1,5 a duas vezes maiores que a taxa observada em adolescentes caucasianas não hispânicas.

É importante aconselhar meninas e mulheres sobre a cronologia da ovulação no ciclo menstrual e como planejar ou prevenir uma gravidez. Conheça as várias opções de contracepção e sua efetividade, apresentadas no Boxe 26.8.[79]

As *taxas de falha* são mais baixas para o implante subdérmico, DIU, esterilização feminina e vasectomia, com menos de 0,8% ao ano (< 1 gravidez/100 mulheres/ano), e mais altas para preservativos masculinos e femininos, retirada, esponja em

Boxe 26.8 Tipos de métodos contraceptivos[79]

Métodos	Tipos de contracepção
Natural	Percepção da fertilidade/abstinência periódica, retirada, lactação
Barreira	Preservativo masculino, preservativo feminino, diafragma, capuz cervical, esponja
Implantável	Dispositivo intrauterino (DIU), implante subdérmico de levonorgestrel
Farmacológico/hormonal	Espermicidas, contraceptivos orais (estrogênio e progesterona; apenas progestina), injeções e adesivos de estrogênio/progesterona, anel vaginal contraceptivo hormonal, contracepção de emergência
Cirúrgico (permanente)	Laqueadura tubária, esterilização transcervical, vasectomia

mulheres que já deram à luz, métodos para percepção da fertilidade e espermicidas, com mais de 18% ao ano (ou ≥ 18 gestações/100 mulheres/anos). As taxas de falha para contraceptivos injetáveis ou orais, adesivos, anel vaginal e diafragma variam de 6 a 12% ao ano (ou 6 a 12 gestações/100 mulheres/anos).

Leve o tempo que precisar para entender as preocupações e preferências da paciente ou do casal e respeite essas preferências sempre que possível. O uso contínuo de um método preferido é superior a um método mais efetivo que seja abandonado. Para adolescentes, um ambiente confidencial facilita a discussão de tópicos que possam parecer particulares e difíceis de explorar.

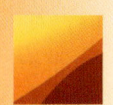

TABELA 26.1 Alterações anatômicas e fisiológicas na gravidez normal[1]

Sistema de órgãos	Órgão de interesse	Alteração na gravidez normal	Relevância clínica
Sinais vitais	Frequência cardíaca	↑ (Progride durante toda a gestação)	
	Pressão arterial	↓ (Nadir no segundo trimestre)	
	Frequência respiratória	← →	
	Saturação de oxigênio	← →	
Pele	Pele	Aumento do fluxo sanguíneo cutâneo	Dissipação do excesso de calor decorrente do aumento do metabolismo.
		Hiperpigmentação	
		Aranhas vasculares e eritema palmar	Importância clínica incerta, provavelmente relacionados a hiperestrogenemia.
	Pelos e cabelo	Espessamento do cabelo	
		Hirsutismo	Significado clínico incerto.
			Hirsutismo intenso com sinais de virilização deve ser investigado.
Respiratório	Pulmões	↑ Consumo de oxigênio em 20%	Desvia CO_2 da circulação fetal para a materna.
		↓ pCO_2 arterial	
		↑ Ventilação	A gasometria arterial demonstra alcalose respiratória.
		↓ VPT VR, CRF	
		↑ VC, ventilação minuto	Auxilia na remoção de CO_2.
		↓ Resistência vascular pulmonar	
		← → Complacência pulmonar	
	Diafragma	Elevação do diafragma em 4 cm	A elevação do diafragma e o aumento da ventilação minuto contribuem para a sensação de dispneia na gravidez.
Cardiovascular	Coração	↑ Débito cardíaco em até 50%	Relacionado a aumento do pulso e do volume sistólico.
			Aumento adicional de quase 20% em gestações multifetais.
		Deslocamento do coração para a esquerda e para cima	Aparecimento de cardiomegalia em exames de imagem.
		Desdobramento exagerado de B_1	Sopros sistólicos são comuns, em até 90% das gestantes.
		Função hiperdinâmica do VE	

(continua)

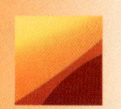
Sistema de órgãos	Órgão de interesse	Alteração na gravidez normal	Relevância clínica
	Vasculatura periférica	↓ Resistência vascular periférica	↑ Aumento do *pool* venoso e hipotensão postural.
		↓ PA (diastólica > sistólica)	
		↓ Fluxo venoso nos membros inferiores devido à compressão pelo útero gravídico.	↑ Aumento de edema postural e veias varicosas.
			Predispõe à trombose.
Gastrintestinal	Estômago	↓ Esvaziamento gástrico	Contribui para náuseas, refluxo ácido.
		↓ Tônus do esfíncter esofágico	
	Intestino, grosso e delgado	Deslocamento superior e lateral	Apendicite pode ter uma apresentação atípica.
		↓ Motilidade	Contribui para hemorroidas, constipação intestinal.
	Árvore hepatobiliar	← → Tamanho do fígado	
		↑ Fluxo sanguíneo hepático	
		↓ Concentração sérica de albumina	
		↓ Motilidade da vesícula biliar	↑ Estase biliar e incidência de cálculos biliares de colesterol, colicistite.
			↑ Risco de colestase
Hematológico	Plasma	↑ Volume circulante em 40 a 45%	Suprimento de nutrientes para o feto/placenta, proteção contra o comprometimento do retorno venoso.
	Sangue	↑ Produção e volume eritrocitários	Proteção contra a perda sanguínea durante o parto.
		↑ Contagem de reticulócitos	Significado clínico incerto – relacionado à hemodiluição e ↑ consumo.
		↑ Metabolismo do ferro	Provoca anemia ferropriva, alotriofagia (pica).
		↓ Hemoglobina e hematócrito	
		↑ Leucocitose	
		↓ Plaquetas	Maior risco de epistaxe, congestão nasal.
		↑ Marcadores inflamatórios (PCR, VHS)	Marcadores de inflamação não confiáveis.

Sistema de órgãos	Órgão de interesse	Alteração na gravidez normal	Relevância clínica
	Coagulação	↑ Fatores de coagulação (exceto os fatores XI e XIII)	
		↑ Fibrinogênio	Mantém o equilíbrio entre coagulação e fibrinólise – estado geral de hipercoagulabilidade
		↓ Proteína C e proteína S total	
		↑ Fibrinólise e ↑ dímero D	O dímero D é um marcador não confiável de risco trombótico.
Urinário	Bexiga	Hiperplasia do músculo e tecido conjuntivo da bexiga	Polaciúria e incontinência
		Elevação do trígono	
		↑ Pressão vesical	
	Ureteres	Deslocamento lateral e compressão	Contribui para hidronefrose, mais comum à direita.
		↑ Dilatação e relaxamento	
	Rins	↑ Sistema renina-angiotensina-al-dosterona	Mantém a PA no primeiro trimestre. Não ocorre hipertensão arterial na gravidez normal devido à refratariedade à angiotensina II conforme a gravidez progride.
			Contribui para polaciúria.
		↑ Tamanho dos rins	
		↑ TFG e fluxo plasmático	
		↓ Creatinina sérica	Cr > 0,9 mg/dℓ deve ser avaliada.
		↑ Depuração (clearance) de creatinina em 30%	
Musculoesquelético	Coluna vertebral	Lordose lombar	Desvia o centro de gravidade para acomodar o útero gravídico. Contribui para dor lombar.
		Relaxamento das articulações pélvicas – sínfise púbica, articulações sacroilíaca e sacrococcígea	Uma separação da sínfise púbica > 1 cm pode causar dor intensa e distúrbio da marcha.

PCR: proteína C reativa; VHS: velocidade de hemossedimentação; TEV: tromboembolismo venoso; VE: ventrículo esquerdo; PA: pressão arterial; VPT: volume pulmonar total; VR: volume residual; CRF: capacidade residual funcional; VC: volume corrente; CO_2: dióxido de carbono; TFG: taxa de filtração glomerular.

REFERÊNCIAS BIBLIOGRÁFICAS

1. Cunningham FG, Leveno KL, Bloom SL, et al., eds. Chapter 2: Maternal anatomy, Chapter 4: Maternal physiology. In: *Williams Obstetrics*. 25th ed. New York: McGraw-Hill, Medical Publishers Division; 2018.

2. American College of Obstetricians and Gynecologists. ACOG Practice Bulletin No. 196 Summary: Thromboembolism in Pregnancy. *Obstet Gynecol*. 2018;132(1):243–248.

3. McCormack MC, Wise RA. Respiratory physiology in pregnancy. *Respir Med*. 2009;1:1. Available at http://www.libreriauniverso.it/pdf/9781934115121.pdf. Accessed November 9, 2018.

4. Nwabuobi C, Arlier S, Schatz F, et al. hCG: biological functions and clinical applications. *Int J Mol Sci*. 2017;18: E2037.

5. Noctor E, Dunne FP. Type 2 diabetes after gestational diabetes: The influence of changing diagnostic criteria. *World J Diabetes*. 2015;6:234–244.

6. Kim C, Newton KM, Knopp RH. Gestational diabetes and the incidence of type II diabetes: a systematic review. *Diabetes Care*. 2002;25:1862–1888.

7. American Diabetes Association. 13. Management of diabetes in pregnancy: standards of medical care in diabetes—2018. *Diabetes Care*. 2018;41(Suppl 1):S137–S143.

8. Patton PE, Samuels MH, Trinidad R, et al. Controversies in the management of hypothyroidism during pregnancy. *Obstet Gynecol Surv*. 2014;69:346–358.

9. American College of Obstetricians and Gynecologists. ACOG Practice Bulletin No. 189. Nausea and vomiting of pregnancy. *Obstet Gynecol*. 2018;131:e15–e30.

10. Creinin MD, Simhan HN. Can we communicate gravidity and parity better? *Obstet Gynecol*. 2009;113(3):709–711.

11. American College of Obstetricians and Gynecologists. Practice bulletin No. 162: prenatal diagnostic testing for genetic disorders. *Obstet Gynecol*. 2016;127:e108–e122.

12. American College of Obstetricians and Gynecologists. Practice Bulletin No. 163: Screening for Fetal Aneuploidy. *Obstet Gynecol*. 2016;127:e123–e137.

13. American College of Obstetricians and Gynecologists. Frequently asked questions—FAQ179. Carrier screening, April 2017. Available at https://www.acog.org/Patients/FAQs/Carrier-Screening. Accessed November 9, 2018.

14. Lord SJ, Bernstein L, Johnson KA, et al. Breast cancer risk and hormone receptor status in older women by parity, age of first birth, and breastfeeding: a case-control study. *Cancer Epidemiol Biomarkers Prev*. 2008;17:1723–1730.

15. Ursin G, Bernstein L, Lord SJ, et al. Reproductive factors and subtypes of breast cancer defined by hormone receptor and histology. *Br J Cancer*. 2005;93:364–371.

16. U.S. Preventive Services Task Force. Final Recommendation Statement: Breastfeeding: Primary Care Interventions. October 2016. Available at https://www.uspreventiveservicestaskforce.org/Page/Document/RecommendationStatementFinal/breastfeeding-primary-care-interventions. Accessed November 9, 2018.

17. DeFranco EA, Ehrlich S, Muglia LJ. Influence of interpregnancy interval on birth timing. *BJOG*. 2014;121;1633–1640.

18. Thiel de Bocanegra H, Chang R, Howell M, et al. Interpregnancy intervals: impact of postpartum contraceptive effectiveness and coverage. *Am J Obstet Gynecol*. 2014;210; 311.e1–311.e8.

19. American College of Obstetricians and Gynecologists, American Academy of Pediatrics. *Guidelines for Perinatal Care*. 8th ed. Available at http://www.acog.org/About-ACOG/ACOG-Departments/Breastfeeding/ACOG-Clinical-Guidelines. Accessed November 9, 2018.

20. American College of Obstetricians and Gynecologists; Task Force on Hypertension in Pregnancy. Hypertension in pregnancy. Report of the American College of Obstetricians and Gynecologists' Task Force on Hypertension in Pregnancy. *Obstet Gynecol*. 2013;122:1122–1131.

21. Cunningham FG, Leveno KL, Bloom SL, et al., eds. Chapter 40: Hypertensive disorders, Chapter 50: Chronic hypertension. In: *Williams Obstetrics*. 25th ed. New York: McGraw-Hill, Medical Publishers Division; 2018.

22. Pay AS, Wiik J, Backe B, et al. Symphysis-fundus height measurement to predict small-for-gestational-age status at birth: a systematic review. *BMC Pregnancy Childbirth*. 2015;15:22.

23. White LJ, Lee SJ, Stepniewska K, et al. Estimation of gestational age from fundal height: a solution for resource-poor settings. *J R Soc Interface*. 2012;9:503–510.

24. Robert Peter J, Ho JJ, Valliapan J, et al. Symphysial fundal height (SFH) measurement in pregnancy for detecting abnormal fetal growth. *Cochrane Database Syst Rev*. 2015;(9): CD008136.

25. Powe CE, Levine RJ, Karumanchi SA. Preeclampsia, a disease of the maternal endothelium: the role of antiangiogenic factors and implications for later cardiovascular disease. *Circulation*. 2011;123:2856–2869.

26. Chen CW, Jaffe IZ, Karumanchi SA. Pre-eclampsia and cardiovascular disease. *Cardiovasc Res*. 2014;101:579–586.

27. Kirkham C, Harris S, Grzybowski S. Evidence-based prenatal care: part I. General prenatal care and counseling issues. *Am Fam Physician*. 2005;71:1307–1316.

28. Goetzinger KR, Odibo AO, Shanks AL, et al. Clinical accuracy of estimated fetal weight in term pregnancies in a teaching hospital. *J Matern Fetal Neonatal Med*. 2014;27: 89–93.

29. American College of Obstetricians and Gynecologists. Frequently asked questions—FAQ001. Nutrition during pregnancy. February 2018. Available at http://www.acog.org/Patients/FAQs/Nutrition-During-Pregnancy. Accessed November 9, 2018.

30. American College of Obstetricians and Gynecologists. ACOG Practice Advisory: Update on seafood consumption during pregnancy. 2017. Available at http://www.acog.org/About-ACOG/News-Room/Practice-Advisories/ACOG-Practice-Advisory-Seafood-Consumption-During-Pregnancy. Accessed November 9, 2018.

31. U.S. Food and Drug Administration. Eating fish: what pregnant women and parents should know. Updated November 29, 2017. Available at https://www.fda.gov/Food/ResourcesForYou/Consumers/ucm393070.htm. Accessed November 9, 2018.

32. U.S. Department of Agriculture. Pregnancy Weight Gain Calculator. ChooseMyPlate.gov. Available at http://www.choosemyplate.gov/pregnancy-weight-gain-calculator. Accessed November 9, 2018.

33. American College of Obstetricians and Gynecologists. ACOG Committee Opinion No. 548. Weight gain during pregnancy. *Obstet Gynecol*. 2013;121:210–212.

34. Rasmussen KM, Yaktine AL, eds., and Institute of Medicine. *Committee to Reexamine IOM Pregnancy Weight Guidelines. Weight Gain During Pregnancy: Re-Examining The Guidelines.* Washington, DC: National Academies Press; 2009. Available at http://www.ncbi.nlm.nih.gov/books/NBK32813/. Accessed April 30, 2018.

35. Evenson KR, Barakat R, Brown WJ, et al. Guidelines for physical activity during pregnancy: comparisons from around the world. *Am J Lifestyle Med.* 2014;8:102–121.

36. Evenson KR, Wen F. National trends in self-reported physical activity and sedentary behaviors among pregnant women: NHANES 1999–2006. *Prev Med.* 2010;50:123–128.

37. American College of Obstetricians and Gynecologists. ACOG Committee Opinion No. 650: Physical Activity and Exercise During Pregnancy and the Postpartum Period. *Obstet Gynecol.* 2015;126:e135–e142.

38. Cunningham FG, Leveno KL, Bloom SL, et al., eds. Chapter 9: Prenatal care. In: *Williams Obstetrics.* 25th ed. New York: McGraw-Hill, Medical Publishers Division; 2018.

39. American College of Obstetricians and Gynecologists. Smoking cessation during pregnancy. Committee Opinion No. 721. *Obstet Gynecol.* 2017;130:e200–e204.

40. American College of Obstetricians and Gynecologists. Committee opinion no. 496: At-risk drinking and alcohol dependence: obstetric and gynecologic implications. *Obstet Gynecol.* 2011;118:383–388.

41. Centers for Disease Control and Prevention. Alcohol Use in Pregnancy. Available at https://www.cdc.gov/ncbddd/fasd/documents/fasd_alcoholuse.pdf. Accessed November 18, 2018.

42. Centers for Disease Control and Prevention. Guidelines For The Identification And Management Of Lead Exposure In Pregnant And Lactating Women. Available at: https://www.cdc.gov/nceh/lead/publications/leadandpregnancy2010.pdf. Accessed November 18, 2019.

43. US Preventive Services Task Force, Curry SJ, Krist AH. Interventions to prevent perinatal depression: US Preventive Services Task Force recommendation statement. *JAMA.* 2019;321(6):580–587.

44. Centers for Disease Control and Prevention. Prevalence of Selected Maternal and Child Health Indicators* for all PRAMS sites, Pregnancy Risk Assessment Monitoring System (PRAMS), 2012–2015. Available at https://www.cdc.gov/prams/prams-data/mch-indicators.html. Accessed November 18, 2018.

45. American College of Obstetricians and Gynecologists. ACOG Committee Opinion No. 757. Screening for perinatal depression. *Obstet Gynecol.* 2018;132:e208–e212.

46. Cox JL, Holden JM, Sagovsky R. Detection of postnatal depression. Development of the 10-item Edinburgh Postnatal Depression Scale. *Br J Psychiatry.* 1987;150:782–786.

47. O'Connor E, Rossom RC, Henninger M, et al. *Screening for Depression in Adults: An Updated Systematic Evidence Review for the U.S. Preventive Services Task Force. Evidence Synthesis No. 128. AHRQ Publication No. 14-05208-EF-1.* Rockville, MD: Agency for Healthcare Research and Quality; 2016.

48. Kroenke K, Spitzer RL, Williams JB. The PHQ-9: validity of a brief depression severity measure. *J Gen Intern Med.* 2001;16:606–613.

49. U.S. Preventive Services Task Force. Final Recommendation Statement: Depression in Adults: Screening. January 2016. Available at https://www.uspreventiveservicestaskforce.org/Page/Document/RecommendationStatementFinal/depression-in-adults-screening1#citation32. Accessed November 5, 2018.

50. American College of Obstetricians and Gynecologists. Committee opinion No. 718: update on immunization and pregnancy: tetanus, diphtheria, and pertussis vaccination. *Obstet Gynecol.* 2017;130:e153–e157.

51. American College of Obstetricians and Gynecologists. ACOG Committee Opinion No. 732: Influenza Vaccination During Pregnancy. *Obstet Gynecol.* 2018;131:e109–e114.

52. Centers for Disease Control and Prevention. Maternal Vaccination. September 2016. Available at https://www.cdc.gov/vaccines/pregnancy/downloads/immunizations-preg-chart.pdf. Accessed April 30, 2018.

53. American College of Obstetricians and Gynecologists. ACOG Practice Bulletin No. 192. Management of alloimmunization during pregnancy. *Obstet Gynecol.* 2018;131:e82–e90.

54. American College of Obstetricians and Gynecologists. Practice Bulletin No. 181. Prevention of Rh D alloimmunization. *Obstet Gynecol.* 2017;130:e57–e70.

55. American Academy of Pediatrics and the American College of Obstetricians and Gynecologists. Guidelines for Perinatal Care, Eighth Edition. September 2017. Guidelines on antenatal care. Available at https://www.acog.org/Clinical-Guidance-and-Publications/Guidelines-for-Perinatal-Care. Accessed November 5, 2018.

56. Centers for Disease Control and Prevention. Sexually Transmitted Disease Surveillance 2017. STDs in Women and Infants. Updated July 24, 2018. Available at https://www.cdc.gov/std/stats17/womenandinf.htm. Accessed November 6, 2018.

57. Walker DG, Walker GJ. Prevention of congenital syphilis—time for action. *Bull World Health Organ.* 2004;82:401.

58. Clinical Practice: Syphilis Resurgence Reminds Us of the Importance of STD Screening and Treatment during Prenatal Care. Available at https://www.acog.org/About-ACOG/ACOG-Departments/ACOG-Rounds/May-2017/Syphilis-Resurgence. Accessed November 18, 2018.

59. Centers for Disease Control and Prevention. Syphilis During Pregnancy. Available at https://www.cdc.gov/std/tg2015/syphilis-pregnancy.htm. Accessed November 6, 2018.

60. Nicolle LE, Bradley S, Colgan R, et al. Infectious Diseases Society of America guidelines for the diagnosis and treatment of asymptomatic bacteriuria in adults. *Clin Infect Dis.* 2005;40:643–654.

61. Terrault NA, Lok ASF, McMahon BJ, et al. Update on prevention, diagnosis, and treatment of chronic hepatitis B: AASLD 2018 hepatitis B guidance. *Hepatology.* 2018;67:1560–1599.

62. Stevens CE, Beasley RP, Tsui J, et al. Vertical transmission of hepatitis B antigen in Taiwan. *N Engl J Med.* 1975;292:771–774.

63. Panel on Treatment of Pregnant Women with HIV Infection and Prevention of Perinatal Transmission. Recommendations for Use of Antiretroviral Drugs in Transmission in the United States. Available at http://aidsinfo.nih.gov/contentfiles/lvguidelines/ PerinatalGL.pdf. Accessed November 6, 2018.

64. Centers for Disease Control and Prevention (CDC). Laboratory Testing for the Diagnosis of HIV Infection: Updated Recommendations. https://www.cdc.gov/mmwr/preview/mmwrhtml/rr5514a1.htm. Accessed November 6, 2018.

65. McLean E, Cogswell M, Egli I, et al. Worldwide prevalence of anaemia, WHO vitamin and mineral nutrition information system, 1993–2005. *Public Health Nutr*. 2009;12:444–454.

66. Rao R, Georgieff MK. Iron in fetal and neonatal nutrition. *Semin Fetal Neonatal Med*. 2007;12:54–63.

67. Radlowski EC, Johnson RW. Perinatal iron deficiency and neurocognitive development. *Front Hum Neurosci*. 2013;7:585.

68. American College of Obstetricians and Gynecologists. ACOG Practice Bulletin No. 95. Anemia in pregnancy. *Obstet Gynecol*. 2008;112:201–207.

69. Siu AL, U.S. Preventive Services Task Force. Screening for iron deficiency anemia and iron supplementation in pregnant women to improve maternal health and birth outcomes: U.S. Preventive Services Task Force recommendation statement. *Ann Intern Med*. 2015;163:529–536.

70. Ferrara A. Increasing prevalence of gestational diabetes mellitus: a public health perspective. *Diabetes Care*. 2007;30 Suppl 2:S141–S146.

71. American College of Obstetricians and Gynecologists. ACOG Practice Bulletin No. 190: Gestational Diabetes Mellitus. *Obstet Gynecol*. 2018;131:e49–e64.

72. American Academy of Pediatrics. Pregnant and breastfeeding women may be deficient in iodine; AAP recommends supplements. May 26, 2014. Available at https://www.aap.org/en-us/about-the-aap/aap-press-room/Pages/Pregnant-and-Breastfeeding-Women-May-Be-.aspx. Accessed November 9, 2018.

73. American College of Obstetricians and Gynecologists. ACOG Practice Bulletin No. 187. Neural tube defects. *Obstet Gynecol*. 2017;130:e279–e290.

74. Tinker SC, Cogswell ME, Devine O, et al. Folic acid intake among U.S. women aged 15–44 years, National Health and Nutrition Examination Survey, 2003–2006. *Am J Prev Med*. 2010;38:534–542.

75. Bibbins-Domingo K, Grossman DC, et al. Folic Acid supplementation for the prevention of neural tube defects: US Preventive Services Task Force recommendation statement. *JAMA*. 2017;317:183–189.

76. Peña-Rosas JP, De-Regil LM, Garcia-Casal MN, et al. Daily oral iron supplementation during pregnancy. *Cochrane Database Syst Rev*. 2015;(7):CD004736.

77. Guttmacher Institute. Unintended Pregnancy in the United States. Available at https://www.guttmacher.org/fact-sheet/unintended-pregnancy-united-states. Accessed November 18, 2018.

78. Centers for Disease Control and Prevention. Reproductive health. Teen pregnancy—About teen pregnancy. Updated May 19, 2015. Available at http://www.cdc.gov/teenpregnancy/about/index.htm. See also Unintended pregnancy prevention. Available at http://www.cdc.gov/reproductive-health/UnintendedPregnancy/index.htm. Accessed November 8, 2018.

79. Centers for Disease Control and Prevention. Reproductive health. Contraception. Updated April 22, 2015. Available at http://www.cdc.gov/reproductivehealth/Unintended-Pregnancy/Contraception.htm. Accessed November 8, 2018.

Adultos mais Velhos

A Organização Mundial da Saúde (OMS) reconhece o envelhecimento da população em muitos países do mundo como um dos maiores desafios do século XXI. Estima-se que, até 2050, o número de pessoas com idade superior a 60 anos no mundo todo ultrapasse 2 bilhões.[1] Os adultos mais velhos nos EUA atualmente totalizam mais de 46 milhões de pessoas, e espera-se que esse número chegue a 98 milhões até 2060, quase 24% da população total. Na verdade, o grupo etário com crescimento mais rápido nos EUA é o mais idoso (> 85 anos) que, de acordo com as projeções, chegará a 20 milhões de pessoas em 2060.[2,3] Nos EUA, a expectativa de vida ao nascimento corresponde atualmente a 81 anos para mulheres e 76 anos para homens.[1,2] Em vários países da Ásia e Europa, a expectativa de vida média ultrapassa os 80 anos, sobretudo a das mulheres. Portanto, o *"imperativo demográfico"* das sociedades no mundo todo é maximizar não apenas a expectativa de vida, mas também a "expectativa de vida saudável", para que os idosos possam manter sua função integral pelo máximo de tempo possível, desfrutando de vidas ricas e ativas em casa e nas comunidades (Figura 27.1).

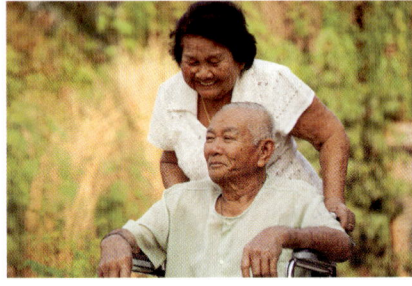

Figura 27.1 Ao maximizar a expectativa de vida saudável, os adultos mais velhos conseguem desfrutar vidas ricas e ativas. (Usada com permissão de Shutterstock. Por WitthayaP.)

Embora as abordagens estatísticas agrupem o envelhecimento por décadas, este raramente é cronológico, medido pelo tempo em anos, mas engloba a complexa interação entre saúde e doença. Estudos mostram que o envelhecimento *saudável* ou *"bem-sucedido"* não é estritamente clínico, mas depende de variáveis como cognição e saúde mental positivas, atividade física e redes sociais.[4] Portanto, a promoção do envelhecimento saudável leva a metas interativas nos cuidados clínicos – "um paciente informado e ativo interagindo com uma equipe preparada e proativa, produzindo encontros satisfatórios de alta qualidade e melhores desfechos" e um conjunto distinto de atitudes e habilidades clínicas.[5–7] Essa abordagem individualiza a tomada de decisão e permite que os pacientes expressem suas preferências sobre "quais estados de saúde são importantes para eles e sua prioridade relativa" (Boxe 27.1).[8,9]

Este capítulo utiliza o termo "adultos mais velhos" para pessoas de 65 anos ou mais, em vez de termos como "sênior", "velho" ou "idoso".[10] As mudanças de preferências da sociedade em relação a expressões e termos são muito frequentes, muito rápidas e muito arbitrárias para permitir recomendações definitivas sobre sua utilização.[11] Descubra que termo seu paciente mais velho prefere.

EXEMPLOS DE ANORMALIDADES

ANATOMIA E FISIOLOGIA

O *envelhecimento primário* reflete as alterações das reservas fisiológicas ao longo do tempo, que são independentes das alterações decorrentes de doença. Contudo, essas alterações podem levar ao desenvolvimento de múltiplos comprometimentos, declínio da capacidade funcional global e morbidade e mortalidade associadas.[13] Essas alterações importantes da fisiologia tendem a exercer seu maior impacto durante períodos de estresse, como exposição a oscilações de

Ver Tabela 27.1, *Alterações associadas à idade no envelhecimento.*

> **Boxe 27.1 Pontos cruciais nos cuidados dos adultos mais velhos na atenção primária[12]**
>
> - É crucial reconhecer as síndromes geriátricas, condições multifatoriais que ocorrem primariamente em adultos mais velhos na atenção primária
> - As síndromes geriátricas mais importantes na atenção primária são quedas, incontinência urinária, fragilidade e comprometimento cognitivo
> - Os elementos da atenção primária ideal em geriatria incluem avaliação do estado funcional, revisão frequente da medicação, avaliação cuidadosa dos benefícios e desvantagens de qualquer novo exame ou tratamento e avaliação frequente das metas dos cuidados e prognóstico
> - Sistemas de atendimento inovadores – seja cuidados abrangentes, avaliações de orientação ou cuidados de nível hospitalar para condições agudas no domicílio – conseguem melhorar a atenção primária geriátrica. Fatores de alto valor nos sistemas de cuidados geriátricos incluem a garantia de acesso aos cuidados 24 horas por dia, todos os dias da semana, a utilização de uma abordagem de equipe para realizar a reconciliação da medicação geriátrica e avaliações geriátricas abrangentes e a integração dos cuidados paliativos ao plano de tratamento

temperatura, desidratação ou até mesmo choque. Por exemplo, a diminuição da vasoconstrição cutânea e da produção de suor compromete as respostas ao calor, diminuições da sede retardam a recuperação de uma desidratação e as quedas fisiológicas do débito cardíaco máximo, do enchimento do ventrículo esquerdo e da frequência cardíaca máxima comprometem a resposta ao choque.

Sinais vitais

Pressão arterial. A pressão arterial sistólica (PAS) tende a aumentar com o envelhecimento, especialmente na Europa e em muitos países com populações de origem europeia substanciais nas Américas.[14] A aorta e as grandes artérias enrijecem e tornam-se ateroscleróticas. Quando a aorta se torna menos distensível, um determinado volume sistólico causa maior elevação da PAS. A pressão arterial diastólica (PAD) deixa de aumentar aproximadamente na sexta década de vida.

Frequência e ritmo cardíacos. Em adultos mais velhos, a frequência cardíaca em repouso permanece inalterada, mas ocorrem declínios nas células marca-passo do nó sinoatrial e da frequência cardíaca máxima, que afetam a resposta a exercícios e ao estresse fisiológico.[15] Adultos mais velhos têm maior probabilidade de apresentar anormalidades do ritmo cardíaco como ectopia atrial ou ventricular.

Frequência respiratória e temperatura. A frequência respiratória e a temperatura permanecem inalteradas, mas as alterações na regulação da temperatura resultam em suscetibilidade à hipotermia.

Pele, unhas, pelos e cabelo

Com a idade, a pele se torna enrugada, flácida e perde o turgor. A derme é menos vascularizada, fazendo com que a pele mais delgada pareça mais pálida e mais opaca. A pele nos dorsos das mãos e dos antebraços parece fina, frágil, frouxa e transparente. Pode haver placas ou máculas arroxeadas, conhecidas como **púrpura actínica**, que desaparecem com o tempo. Essas manchas e placas são originadas do extravasamento de sangue por capilares com pouca sustentação, que se espalha na derme (Figura 27.2).

Com a maior elevação da PAS, com frequência ocorre hipertensão sistólica com alargamento da pressão diferencial (ou pressão de pulso, PP).

No outro extremo, muitos adultos mais velhos *desenvolvem hipotensão ortostática (postural)* – queda súbita da pressão arterial ao adotar a posição ortostática.

Ver Capítulo 16, Sistema Cardiovascular, Tabela 16.3, *Síncope e distúrbios semelhantes.*

Alterações assintomáticas do ritmo em geral são benignas. Contudo, algumas alterações do ritmo causam *síncope,* que é uma perda da consciência temporária.

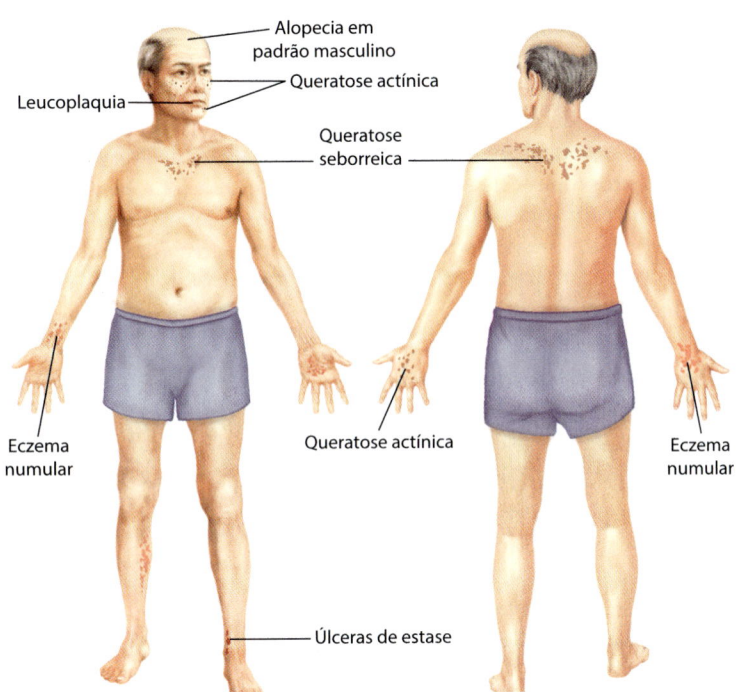

Figura 27.2 Alterações da pele e do cabelo em idosos.

As unhas perdem o brilho com a idade e podem ficar amareladas e espessas, especialmente nos dedos dos pés. Os cabelos e pelos sofrem uma série de mudanças. O cabelo perde a pigmentação, mudando para uma cor cinza. A perda de cabelo é determinada pela genética. Já aos 20 anos de idade, a linha de implantação do cabelo de um homem pode começar a retroceder nas têmporas e mais tarde no vértice. Nas mulheres, a perda de cabelo segue um padrão semelhante, mas menos intenso. Nos dois sexos, a quantidade de cabelo diminui em um padrão generalizado e o diâmetro de cada fio torna-se menor. Também ocorre perda normal dos pelos em outras partes do corpo – tronco, região pubiana, axilas e membros. Mulheres acima de 55 anos podem desenvolver pelos faciais grosseiros no queixo e no lábio superior.

Muitas dessas alterações são mais comuns em pacientes de pele mais clara e não se aplicam a pacientes com tons de pele mais escuros. Por exemplo, homens nativos americanos têm relativamente poucos pelos faciais e corporais em comparação com homens de pele mais clara e devem ser avaliados de acordo com suas próprias normas.

Ver Capítulo 10, *Pele, Cabelos, Pelos e Unhas*, Tabela 10.4, *Lesões ásperas: queratoses actínicas, carcinoma espinocelular e suas mimetizações*, e Tabela 10.8, *Perda de cabelos*.

Olhos

Os olhos, as orelhas e a boca exibem mais alterações visíveis do envelhecimento. A gordura que envolve e protege os olhos na órbita óssea pode sofrer atrofia, dando a impressão de recuo dos globos oculares. A pele das pálpebras fica enrugada e pode pender em pregas flácidas. A gordura pode empurrar a fáscia das pálpebras para a frente, criando saliências delicadas, especialmente nas pálpebras inferiores e no terço interno das superiores. Por causa da redução das secreções lacrimais, pacientes mais velhos podem se queixar de xeroftalmia. As córneas perdem um pouco de seu brilho.

As pupilas ficam menores, dificultando o exame do fundo do olho. As pupilas também podem se tornar discretamente irregulares, mas devem continuar a responder à luz e demonstrar o reflexo de acomodação (ver Figura 12.18).

A acuidade visual permanece relativamente constante entre 20 e 50 anos de idade. Há diminuição gradual até aproximadamente 70 anos, e depois é mais rápida. Mesmo assim, a maioria dos adultos mais velhos mantém visão boa a adequada (20/20 a 20/70, medida por tabelas padrão). A visão de perto, porém, começa a ficar borrada para virtualmente todas as pessoas. A partir da infância, o cristalino perde sua elasticidade gradualmente, com perda progressiva da acomodação e da capacidade de focalizar objetos próximos. A **presbiopia** resultante, em geral, torna-se perceptível durante a quinta década de vida. O espessamento e o amarelecimento do cristalino prejudicam a passagem da luz para a retina, exigindo mais iluminação para leitura e trabalhos manuais finos.

O envelhecimento aumenta o risco de desenvolvimento de catarata, glaucoma e degeneração macular.

A catarata afeta 10% dos pacientes na sétima década de vida e mais de 30% na nona década de vida.

Como o cristalino continua a se expandir com o envelhecimento, ele pode empurrar a íris para frente, estreitando o ângulo entre a íris e a córnea e aumentando o risco de glaucoma de ângulo estreito.

Ver Capítulo 12, *Olhos*, Tabela 12.3, *Variações e anormalidades das pálpebras*, e Tabela 12.5, *Opacidades da córnea e do cristalino*.

Orelhas

A acuidade auditiva geralmente diminui com a idade. As perdas iniciais, que ocorrem em adultos jovens, envolvem de modo primário os sons agudos além da faixa da fala humana e têm relativamente pouca importância funcional. Aos poucos, a perda auditiva se estende para sons nas faixas média e mais grave. A perda auditiva associada ao envelhecimento, conhecida como **presbiacusia**, torna-se cada vez mais evidente, em geral após os 50 anos de idade.

Nariz, boca, dentes e linfonodos

Com o envelhecimento, ocorre diminuição das secreções salivares e perda do paladar; medicamentos e várias doenças podem exacerbar essas alterações. A diminuição do olfato e uma maior sensibilidade à percepção de sabores amargos e salgados também afetam o paladar. Os dentes podem exibir desgaste, abrasão ou cair como resultado de cáries dentárias ou doença periodontal. Em pacientes edêntulos, a porção inferior da face parece pequena e afundada, com rugas acentuadas que se irradiam da boca. As cristas ósseas das mandíbulas, que antes circundavam os alvéolos dentários, sofrem reabsorção gradual, especialmente na mandíbula inferior. Com o envelhecimento, os linfonodos cervicais tornam-se menos palpáveis. Em contraste, é mais fácil palpar as glândulas submandibulares.

A oclusão protrusa da boca pode provocar a maceração da pele nos cantos, ou *queilite angular*.

Ver Capítulo 14, *Garganta e Cavidade Oral*.

Tórax e pulmões

Quando as pessoas envelhecem, perdem capacidade pulmonar durante o exercício.[16] A parede torácica torna-se mais rígida, e sua movimentação é mais difícil, os músculos respiratórios enfraquecem e os pulmões perdem parte de seu recuo elástico. A massa pulmonar e a área superficial para trocas gasosas diminuem, e o volume residual cresce conforme os alvéolos aumentam. Um aumento nos volumes de fechamento das vias respiratórias menores predispõe à atelectasia e ao risco de pneumonia. A força do diafragma é reduzida. A velocidade de expiração com o esforço máximo diminui de modo gradual e a tosse torna-se menos efetiva. Ocorre diminuição da pO_2 arterial, mas a saturação de O_2 normalmente permanece acima de 90%.

As alterações esqueléticas podem acentuar a curvatura dorsal da coluna torácica.

Um colapso vertebral osteoporótico produz *cifose*, que aumenta o diâmetro anteroposterior do tórax. Contudo, o "tórax em barril" resultante tem pouco efeito sobre a função.

Sistema cardiovascular

Ocorrem diversas alterações envolvendo os vasos do pescoço, débito cardíaco, bulhas cardíacas e sopros.

Reveja os efeitos do envelhecimento sobre a pressão arterial e a frequência cardíaca, descritos no Capítulo 16.

Vasos do pescoço. O alongamento e a tortuosidade da aorta e seus ramos algumas vezes causam curvatura ou arqueamento da artéria carótida na região cervical baixa, em particular à direita. A massa pulsátil resultante, que ocorre principalmente em mulheres hipertensas, pode ser confundida com um aneurisma da carótida – uma dilatação real da artéria. A tortuosidade da aorta algumas vezes eleva a pressão na veia jugular, no lado esquerdo do pescoço, comprometendo sua drenagem no tórax.

Em adultos mais velhos, sopros sistólicos auscultados nas porções média ou superior das artérias carótidas indicam estenose decorrente de uma placa aterosclerótica. Ruídos cervicais em pessoas mais jovens geralmente são inocentes.

Ver a discussão sobre sopros carotídeos no Capítulo 16, *Sistema Cardiovascular*.

Débito cardíaco. A contração miocárdica é menos sensível à estimulação por catecolaminas beta-adrenérgicas. Ocorre queda modesta da frequência cardíaca de repouso, mas há queda significativa da frequência cardíaca máxima durante o exercício. Apesar da diminuição da frequência cardíaca, o volume sistólico aumenta e, desse modo, o débito cardíaco é mantido. Disfunção diastólica tem origem na diminuição do enchimento diastólico inicial e maior dependência da contração atrial. Ocorre aumento da rigidez do miocárdio, mais notável no ventrículo esquerdo, que também sofre hipertrofia.

O risco de insuficiência cardíaca aumenta com a perda da contração atrial e início de fibrilação atrial decorrente do menor enchimento ventricular.

Bulhas cardíacas adicionais – B₃ e B₄. Quando uma pessoa envelhece, a diminuição da complacência ventricular e o comprometimento do enchimento ventricular produzem uma *quarta bulha cardíaca*, com frequência auscultada em idosos saudáveis em outros aspectos. Por outro lado, a ausculta de uma *terceira bulha cardíaca* sugere fortemente insuficiência cardíaca causada por sobrecarga de volume no ventrículo esquerdo em condições como insuficiência cardíaca e valvopatia cardíaca (p. ex., regurgitação mitral).

B₄ raramente é auscultada em adultos jovens, exceto em atletas bem condicionados.

Uma B₃ fisiológica costuma ser auscultada em crianças e pode persistir tardiamente até os 40 anos de idade, em especial em mulheres.

Ver Capítulo 16, *Sistema Cardiovascular*, Tabela 16.9, *Bulhas cardíacas adicionais na diástole*.

Sopros cardíacos. Adultos de meia-idade e mais velhos muitas vezes apresentam um *sopro aórtico sistólico*. Esse sopro é detectado em cerca de um terço das pessoas de 60 anos ou mais e em mais da metade daquelas que chegam aos 85 anos.[17] Com o envelhecimento, alterações fibróticas espessam as bases das válvulas (ou folhetos) aórticas. Ocorre calcificação em seguida, que provoca vibrações audíveis. A turbulência produzida pelo fluxo sanguíneo em uma aorta dilatada pode intensificar ainda mais esse sopro. Na maioria dos adultos mais velhos, o processo de fibrose e calcificação, conhecido como *esclerose aórtica*, não impede o fluxo sanguíneo.

As válvulas (ou folhetos) da valva aórtica podem ficar calcificadas e imóveis, resultando em *estenose aórtica* e obstrução do fluxo de saída. A diferenciação clínica entre esclerose aórtica e estenose aórtica é difícil. Ambas acarretam maior risco de morbidade e mortalidade cardiovasculares.[17]

Ver Capítulo 16, *Sistema Cardiovascular*, Tabela 16.10, *Sopros mediossistólicos*.

Alterações semelhantes afetam a valva mitral, mas, em geral, cerca de uma década depois da valva aórtica. A calcificação do anel da valva atrioventricular esquerda (mitral) impede o fechamento normal da valva durante a sístole, causando o sopro sistólico da *regurgitação mitral*.

Essa alteração da configuração da valva mitral pode se tornar patológica quando a sobrecarga de volume aumenta no ventrículo esquerdo.

Sistema vascular periférico

As artérias periféricas tendem a ficar mais longas, tortuosas, mais endurecidas à palpação e menos resilientes. Ocorrem aumento da rigidez arterial e diminuição da função endotelial.[16]

Embora os distúrbios arteriais e venosos, em especial a aterosclerose, sejam mais comuns em adultos mais velhos, eles não representam as alterações normais do envelhecimento. A perda das pulsações arteriais não é típica e exige investigação cuidadosa.

Dor abdominal ou dor nas costas em adultos mais velhos levanta uma preocupação importante com possível aneurisma da aorta abdominal, especialmente em homens fumantes acima de 65 anos de idade.

Raramente, após os 50 anos de idade, mas especialmente após os 70 anos, as artérias temporais podem desenvolver arterite de células gigantes, ou temporal, que provoca perda da visão em 15% dos pacientes, além de cefaleia e claudicação mandibular.

Mamas e axilas

A mama normal de uma mulher adulta é macia, mas pode ser granular, nodular ou grumosa. Essa textura heterogênea representa a nodularidade fisiológica, palpável em algumas partes ou em toda a mama. Com o envelhecimento, a mamas femininas tendem a ficar menores, mais flácidas e mais pendulares, conforme o tecido glandular sofre atrofia e é substituído por gordura. Os ductos ao redor do mamilo podem se tornar mais palpáveis, como cordões firmes. Os pelos axilares diminuem. Os homens podem desenvolver ginecomastia ou aumento da plenitude mamária em decorrência de obesidade e alterações hormonais.

Abdome

Durante a meia-idade e depois, os músculos abdominais tendem a enfraquecer, a atividade da lipoproteína lipase diminui e pode haver acúmulo de gordura na região inferior do abdome e perto dos quadris, mesmo quando o peso estiver estável. Essas alterações com frequência tornam o abdome mais flácido e protruso que os pacientes podem interpretar como líquido ou evidência de doença.

A alteração da distribuição de gordura abdominal aumenta o risco de doença cardiovascular.

O envelhecimento pode mascarar as manifestações de uma doença abdominal aguda. A dor pode ser menos intensa, a febre muitas vezes é menos pronunciada, e os sinais de inflamação peritoneal, como defesa e sensibilidade de rebote, podem estar diminuídos ou até mesmo ausentes.

Ver a discussão sobre dor abdominal aguda no Capítulo 19, *Abdome*.

Sistema geniturinário masculino e feminino; próstata

Quando os homens envelhecem, o interesse sexual parece permanecer intacto, embora a frequência de relações sexuais pareça declinar após os 75 anos de idade. Várias alterações fisiológicas acompanham a diminuição dos níveis de testosterona.[16] As ereções tornam-se mais dependentes da estimulação tátil e menos responsivas a estímulos eróticos. O tamanho do pênis diminui e os testículos estão em uma posição mais baixa no escroto. Os pelos pubianos podem diminuir e adquirir uma cor cinza.

Doenças de evolução arrastada, mais que o envelhecimento, promovem diminuição do tamanho testicular.

A **disfunção erétil (DE)**, ou a incapacidade de manter uma ereção, afeta aproximadamente 50% dos homens mais velhos. As causas vasculares são as mais comuns, decorrentes de doença arterial oclusiva aterosclerótica e extravasamento venoso nos corpos cavernosos.

Doença crônicas como diabetes melito, hipertensão, dislipidemia e tabagismo, assim como efeitos colaterais de medicamentos, contribuem para a prevalência de disfunção erétil.

Nas mulheres, a função ovariana em geral começa a declinar durante a quinta década de vida; em média, os períodos menstruais terminam entre 45 e 52 anos de idade. Quando a estimulação estrogênica diminui, muitas mulheres apresentam ondas de calor, às vezes por até 5 anos. Os sinais/sintomas variam de rubor, sudorese e palpitações a calafrios e ansiedade. Transtornos do sono e alterações do humor são comuns. As mulheres podem relatar ressecamento vaginal, incontinência urinária de urgência ou dispareunia. Ocorrem várias alterações vulvovaginais: os pelos pubianos tornam-se escassos e cinzentos, os lábios e o clitóris diminuem de tamanho. A vagina fica mais estreita e mais curta e a mucosa vaginal torna-se fina, pálida e seca, com perda da lubrificação. O tamanho do útero e dos ovários diminui. Dentro de 10 anos após a menopausa, os ovários em geral já não são palpáveis. Os ligamentos suspensores dos anexos, útero e bexiga também podem relaxar. A sexualidade e o interesse sexual em geral permanecem inalterados, especialmente quando as mulheres não são perturbadas com questões com parceiros, perda do parceiro, ou estresse incomum na vida ou no trabalho.[18]

As alterações do sistema urinário relacionadas à idade incluem diminuição da inervação e da contratilidade do músculo detrusor, além de redução da capacidade vesical, da taxa de fluxo urinário e da capacidade de inibir a micção.

A prevalência de incontinência urinária aumenta com a idade devido a essas alterações relacionadas à idade. Até 55% das mulheres moradoras em comunidades de idade ≥ 65 anos e 30% dos homens relatam incontinência urinária, aumentando para 70% dos residentes em unidades de longa permanência.[19]

Nos homens, ocorre proliferação dependente de androgênios do tecido epitelial e estromal da próstata, conhecida como *hiperplasia prostática benigna (HPB)*, que começa na terceira década de vida, continua até a sétima década e então parece atingir um platô.

Apenas metade dos homens apresenta aumento clinicamente significativo da próstata e apenas metade destes relata sintomas como hesitação urinária, gotejamento e esvaziamento incompleto. Muitas vezes esses sintomas podem ser rastreados até outras causas, como doença concomitante, uso de medicamentos e anormalidades do sistema urinário inferior.[20]

Sistema musculoesquelético

Tanto homens quanto mulheres perdem massa óssea cortical e trabecular durante toda a vida adulta; os homens mais lentamente e as mulheres com maior rapidez após a menopausa.

Essas alterações aumentam o risco de fraturas.

A reabsorção de cálcio dos ossos, e não da dieta, aumenta com o envelhecimento quando os níveis de paratormônio (PTH) aumentam. Perdas sutis da altura começam logo após a maturidade; um encurtamento significativo é óbvio na idade avançada. A maior parte da perda de altura ocorre no tronco e reflete o adelgaçamento dos discos intervertebrais, que provoca *cifose* e aumento do diâmetro anteroposterior do tórax (Figura 27.3). A maior flexão nos joelhos e quadris também contribui para estatura mais baixa. Essas alterações fazem com que os membros de uma pessoa idosa pareçam longos em relação ao tronco.

A cifose pode ser agravada e ainda mais pronunciada pelo encurtamento ou até mesmo o colapso dos corpos vertebrais em decorrência da osteoporose.

Com o envelhecimento, há um declínio de 30 a 50% da massa muscular em relação ao peso corporal em homens e mulheres, e os ligamentos perdem parte de sua resistência tênsil. *Sarcopenia* é a perda de massa corporal magra e força que ocorre com o envelhecimento.[21] As causas de perda muscular são multifatoriais, incluindo alterações inflamatórias e endócrinas, assim como sedentarismo.

Evidências substanciais mostram que o treinamento de força em adultos mais velhos consegue retardar ou reverter esse processo.

A amplitude do movimento diminui, em parte devido à osteoartrite.

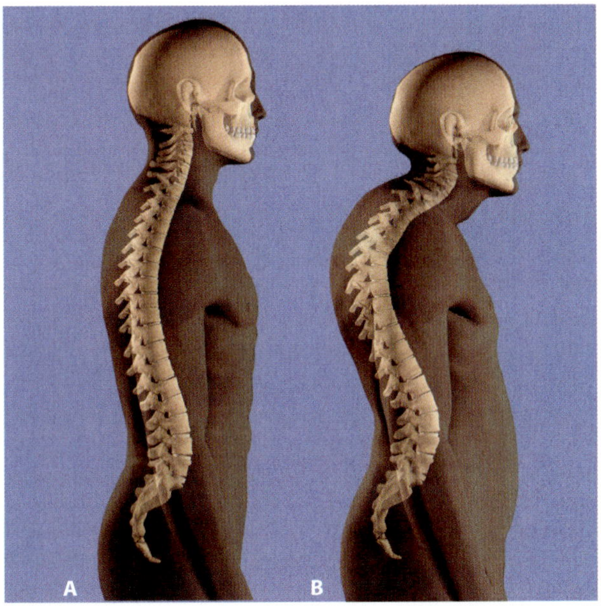

Figura 27.3 Alterações na coluna vertebral promovidas pelo envelhecimento. **A.** Coluna vertebral normal. **B.** Cifose. (Fonte: LifeART, copyright da imagem (c) 2019 Lippincott Williams & Wilkins. Todos os direitos reservados.)

Sistema nervoso

O envelhecimento afeta todos os aspectos do sistema nervoso, do estado mental à função motora e sensorial e os reflexos. O volume encefálico, as células corticais do encéfalo e as redes de conexão regional intrínseca diminuem, e foram identificadas alterações microanatômicas e bioquímicas.[22] Entretanto, a maioria dos adultos mais velhos mantém sua autoestima e apresenta uma boa adaptação às mudanças de suas capacidades e circunstâncias.

Estado mental. Embora os adultos mais velhos em geral apresentem bom desempenho em exames do estado mental, podem exibir comprometimentos selecionados, especialmente na idade avançada. Muitas pessoas mais velhas queixam-se de problemas de memória. Geralmente, isso é decorrente do *"esquecimento benigno da senescência"*, que pode ocorrer em qualquer idade. Esse fenômeno comum costuma se manifestar como uma dificuldade para lembrar os nomes de pessoas ou objetos ou detalhes de eventos específicos.

A identificação do esquecimento benigno da senescência pode afastar os temores da doença de Alzheimer.

Os adultos mais velhos também recuperam e processam os dados com maior lentidão e demoram mais para aprender novas informações. Suas respostas motoras podem ser mais lentas e sua capacidade de realizar tarefas complexas pode diminuir. O diagnóstico pode ser difícil porque transtornos do humor e alterações cognitivas podem alterar a capacidade do paciente de reconhecer ou relatar seus sintomas. É importante reconhecer essas condições rapidamente para adiar um declínio funcional. Os pacientes mais velhos também são mais suscetíveis ao *delirium*, um estado temporário de confusão e falta de atenção que pode ser o primeiro indício de uma infecção, problemas com medicamentos ou comprometimento cognitivo subjacente.

Tente distinguir essas alterações relacionadas à idade de manifestações dos transtornos mentais que são prevalentes em adultos mais velhos, como depressão e demência.

Ver Capítulo 9, *Cognição, Comportamento e Estado Mental, Exame do estado mental*, e Tabela 9.3, *Distúrbios neurocognitivos: delirium e demência.*

Humor. Os adultos mais velhos vivenciam a morte de entes queridos e amigos, aposentadoria de um emprego valorizado, diminuição da renda e, com frequência, isolamento social crescente, além das alterações fisiológicas e diminuição da capacidade física. A inclusão do impacto desses eventos de vida significativos na avaliação do humor e do afeto e a abordagem dessas questões podem melhorar a qualidade de vida do paciente.

Ver Capítulo 9, *Cognição, Comportamento e Estado Mental, Rastreamento de depressão.*

Sistema motor. As alterações do sistema motor são comuns. Os adultos mais velhos exibem menor velocidade e agilidade para movimentação e reação, e há diminuição do volume dos músculos esqueléticos. As mãos de um paciente mais velho muitas vezes parecem magras e ossudas devido à atrofia dos músculos interósseos, que causa concavidades ou sulcos. A atrofia muscular tende a aparecer primeiro entre o polegar e a mão (primeiro e segundo ossos metacarpais) e em seguida afeta os outros ossos metacarpais. Também pode nivelar as eminências tenar e hipotenar nas palmas das mãos. Os músculos dos braços e das pernas podem exibir sinais de atrofia, exagerando o tamanho aparente das articulações adjacentes. A força muscular, apesar de diminuída, é relativamente preservada.

Em algumas ocasiões, os adultos mais velhos desenvolvem tremor essencial benigno na cabeça, mandíbula, lábios ou mãos. Esses tremores benignos são mais rápidos, desaparecem com o repouso e sem rigidez muscular.

Tremores benignos podem ser confundidos com parkinsonismo. Os tremores parkinsonianos são um pouco mais lentos, persistem em repouso e estão associados a rigidez muscular.

Ver Capítulo 24, *Sistema Nervoso*, Tabela 24.4, *Tremores e movimentos involuntários.*

Propriocepção e percepção vibratória; reflexos. O envelhecimento também pode afetar a percepção vibratória, a propriocepção e os reflexos. Com frequência, os adultos mais velhos perdem parte ou toda a percepção vibratória nos pés e tornozelos (mas não nos dedos das mãos ou sobre as canelas). Com menor frequência, a propriocepção diminui ou desaparece. O reflexo do vômito (reflexo faríngeo) pode estar diminuído ou ausente. Os reflexos abdominais podem diminuir ou desaparecer. O reflexo aquileu pode estar simetricamente diminuído

Se houver achados neurológicos anormais associados, ou se a atrofia e as alterações do reflexo forem assimétricas, procure outra explicação além do envelhecimento.

ou ausente, mesmo com o uso de um reforço. Com menos frequência, o reflexo patelar é afetado de um modo semelhante. Em parte pelas alterações musculoesqueléticas nos pés, as respostas plantares tornam-se menos óbvias e mais difíceis de interpretar.

ANAMNESE: ABORDAGEM GERAL

Ao entrevistar adultos mais velhos, você deve modificar sua abordagem usual para realização da anamnese. Haverá a necessidade de técnicas de entrevista aprimoradas, com ênfase especial em determinados tópicos que não costumam ser enfatizados ou discutidos com adultos mais jovens. Como é o caso para todos os pacientes, sua atitude deve transmitir respeito, paciência e consciência cultural. Não se esqueça de perguntar aos pacientes mais velhos suas preferências em relação às formas de tratamento.

Ver Capítulo 1, Abordagem à Consulta Clínica.

Comunicação efetiva com adultos mais velhos

Em primeiro lugar, adapte o ambiente do consultório, hospital ou casa de repouso para deixar seu paciente à vontade. Lembre-se das alterações fisiológicas na regulação da temperatura e certifique-se de que o ambiente não esteja nem muito quente nem muito frio. Uma iluminação forte ajuda a compensar as alterações das proteínas do cristalino e possibilita que o paciente mais velho veja suas expressões faciais e gestos com mais clareza. Os adultos mais velhos precisam de 30% mais de luz para uma visão equivalente e uma iluminação até cinco vezes mais clara em áreas para leitura e execução de tarefas.[23] Contudo, garanta que as fontes luminosas não produzam reflexos ofuscantes, especialmente em superfícies muito polidas. Se possível, crie alterações graduais dos níveis de iluminação quando se chega de um ambiente externo. Sente diretamente a frente do paciente, no mesmo nível dos olhos (Figura 27.4). Evite o uso de dispositivos eletrônicos pessoais e minimize o tempo em que sua atenção é desviada do paciente para pesquisa ou documentação no prontuário eletrônico. Pacientes com fraqueza do quadríceps podem se beneficiar de cadeiras com um assento mais alto e um banco largo com corrimão para subir na mesa de exame.

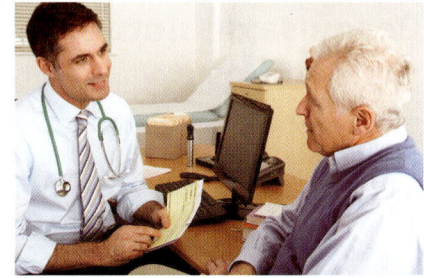

Figura 27.4 Condução da anamnese totalmente de frente para o paciente e no mesmo nível dos olhos.

Mais de 50% dos adultos mais velhos apresentam déficits auditivos, especialmente para os tons de frequência mais alta (presbiacusia), por isso escolha uma sala tranquila, onde não haja distrações ou ruídos. Reduza o uso do sistema de avisos ao público o máximo possível. Diminua o volume ou desligue qualquer ruído ambiente de fundo, como um rádio ou televisão, antes de iniciar a conversa. Se apropriado, considere o uso de um amplificador auditivo, que consiste em um pequeno microfone portátil com um alto-falante que amplifica sua voz e é conectado a um dispositivo auricular inserido pelo paciente. Fale em um tom de voz grave e garanta que o paciente esteja usando óculos, aparelhos auditivos e dentaduras para ajudar na comunicação (Boxe 27.2).

Configuração do conteúdo e ritmo da consulta

Com adultos mais velhos, reformule o formato tradicional da consulta. Muitas vezes, os adultos mais velhos medem suas vidas em termos dos "anos que restam" em vez dos "anos vividos". Podem falar sobre lembranças do passado e experiências anteriores. Ao ouvir esses relatos de vida, você obterá dados importantes para entendê-los e apoiá-los enquanto recapitulam sentimentos dolorosos ou recapturam alegrias e realizações. Ao mesmo tempo, é importante equilibrar a necessidade de avaliar problemas complexos com a resistência física do paciente e possível fadiga.

Boxe 27.2 Sugestões para uma comunicação efetiva com adultos mais velhos

- Proporcione um ambiente bem iluminado, moderadamente aquecido, com ruído mínimo, cadeiras com braços e acesso à mesa de exame
- Fique de frente para o paciente e fale em tons graves; garanta que o paciente esteja usando óculos, aparelhos auditivos e dentaduras, se necessário
- Ajuste o ritmo e o conteúdo da entrevista ao nível de energia do paciente; considere a possibilidade de realizar duas consultas para as avaliações iniciais
- Reserve algum tempo para questões abertas e rememoração; inclua os familiares e cuidadores quando indicado, especialmente se o paciente apresentar um comprometimento cognitivo
- Utilize instrumentos de rastreamento, o prontuário clínico e relatórios de outras áreas da saúde
- Forneça instruções por escrito e certifique-se de que estejam escritas em letras grandes e de fácil leitura
- Sempre entregue ao paciente uma lista atualizada da medicação, que inclua o nome do medicamento, as instruções posológicas e porque o medicamento está sendo prescrito

Para ampliar seu tempo de escuta do paciente, mas prevenir a exaustão, faça amplo uso de ferramentas de rastreamento breves e bem validadas,[24] informações de visitas domiciliares e do prontuário e relatos de familiares, cuidadores e profissionais da saúde de outras áreas. Considere a possibilidade de dividir a avaliação inicial em duas consultas. Duas ou mais consultas mais curtas podem ser mais produtivas ao permitir mais tempo para responder às perguntas, uma vez que as explicações podem ser lentas e demoradas.

Ver Boxe 27.6, Avaliação geriátrica em 10 minutos.

Pesquisa de sintomas em adultos mais velhos

A anamnese exige um médico sagaz: os pacientes podem acidental ou intencionalmente deixar de relatar sintomas, a apresentação de doenças agudas pode ser diferente da observada em pacientes mais jovens, sintomas comuns podem mascarar uma síndrome geriátrica ou os pacientes podem apresentar um comprometimento cognitivo. Use sentenças simples com estímulos para obter as informações necessárias. Para pacientes com comprometimentos cognitivos graves, confirme os principais sintomas com familiares ou cuidadores na presença do paciente e com seu consentimento. Para evitar suposições inválidas, explore como os pacientes mais velhos percebem a si mesmos e suas situações. Preste atenção a suas prioridades e habilidades de tolerância. Esses dados fortalecem suas parcerias com os pacientes e as famílias enquanto você desenvolve os planos de cuidados e tratamento.

Subnotificação. Os adultos mais velhos tendem a classificar sua saúde geral de modo mais positivo que os adultos mais jovens, mesmo quando afetados por doença e incapacidade. Alguns são relutantes em relatar seus sintomas. Alguns sentem medo ou vergonha; outros tentam evitar as despesas clínicas ou os desconfortos do diagnóstico e tratamento. Outros ainda ignoram seus sintomas, pensando que fazem parte do envelhecimento, ou podem simplesmente se esquecer deles. Para minimizar os atrasos no diagnóstico e tratamento, faça perguntas diretas, use ferramentas de rastreamento geriátricas adequadamente validadas e consulte os familiares e cuidadores.

Apresentações atípicas das doenças. As doenças agudas se manifestam de modos diferentes nos adultos mais velhos. Pacientes mais velhos com infecções têm menor probabilidade de apresentar febre. Pacientes mais velhos durante um infarto agudo do miocárdio (IAM) têm menor probabilidade de relatar dor torácica e muitas vezes podem relatar sintomas atípicos de infarto do miocárdio, como dispneia, palpitações, síncope e confusão.[25] Um terço dos adultos mais velhos com hipertireoidismo manifestam fadiga, perda de peso e taquicardia, em vez dos aspectos clássicos de intolerância ao calor, sudorese e hiper-reflexia.[26] Até 35% apresentam fibrilação atrial de início recente.

Em adultos mais velhos, a prevalência de hipertireoidismo corresponde a 0,5 a 4% e a prevalência de hipotireoidismo é de cerca de 10% em homens e 16% em mulheres.[26]

O hipertireoidismo aumenta o risco de osteoporose e, em mulheres afetadas, o risco de fraturas do colo do fêmur e de vértebras aumenta três vezes.

Síndromes geriátricas. O manejo de um número crescente de condições inter-relacionadas exige o reconhecimento de grupos de sintomas de diferentes *síndromes geriátricas*. A **síndrome geriátrica** é "uma condição multifatorial que envolve a interação entre estressores identificáveis específicos da situação e fatores de risco subjacentes relacionados à idade, produzindo danos em múltiplos sistemas orgânicos", como mostra a Figura 27.5.[12] Essas síndromes têm uma forte ligação com o declínio funcional. Os exemplos incluem *comprometimento funcional*, *fragilidade*, *delirium*, *depressão*, *comprometimento cognitivo*, *quedas* e *incontinência urinária*.

Os especialistas afirmam que "a avaliação do estado funcional, fragilidade e outras síndromes geriátricas, com a abordagem simultânea dos processos mórbidos individuais, está no âmago da abordagem geriátrica na atenção primária". É especialmente importante reconhecer essas síndromes porque os sintomas podem se agrupar em padrões não familiares para o paciente.[27]

Essas síndromes são encontradas em mais da metade dos adultos acima de 65 anos, em contraste com a pesquisa convencional de um "diagnóstico unificado isolado" em pacientes mais jovens.[28]

Abordagem das dimensões culturais do envelhecimento

Conforme a população de idosos aumenta, ela também se torna mais diversa, refletindo as mudanças demográficas na população dos EUA como um todo nas últimas décadas (Boxe 27.3). Conhecimentos e habilidades referentes às dimensões culturais do envelhecimento constituem a base para a melhoria dos cuidados de saúde para um número rapidamente progressivo de adultos mais velhos de origens étnicas diversas. Na verdade, o imperativo demográfico para adultos mais velhos pode ser chamado de *imperativo etnogeriátrico* "porque, segundo as projeções, por volta da metade do século XXI, mais de um a cada três norte-americanos será originário de uma das quatro populações designadas como 'minorias'".[29]

A mudança demográfica do envelhecimento dá apenas uma ideia de como os adultos mais velhos de diferentes etnias vivenciam o sofrimento, a doença e as decisões relativas a seus cuidados de saúde. Os atributos culturais e socioeconômicos afetam a epidemiologia da doença e da saúde mental, o processo de aculturação nas famílias, as preocupações individuais com o envelhecimento, as escolhas sobre os profissionais de saúde e quando pesquisar sintomas, a possibilidade de um diagnóstico errôneo e disparidades nos resultados de saúde.[30] A cultura

As populações idosas de minorias raciais/étnicas apresentam piores desfechos de saúde em doença cardiovascular, diabetes melito, câncer, asma e infecção pelo vírus da imunodeficiência humana/síndrome da imunodeficiência adquirida, assim como menores expectativas de vida.[31]

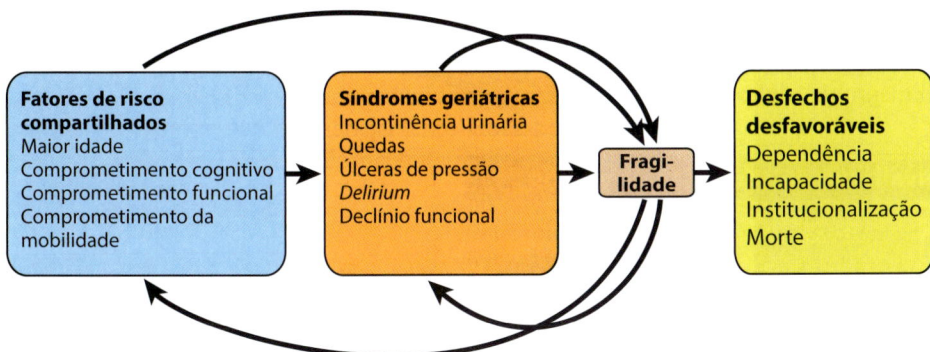

Figura 27.5 Interação entre síndromes geriátricas e fatores de risco relacionados à idade para produzir resultados desfavoráveis.

Boxe 27.3 Diversidade geriátrica – projeções para 2060[2]

- Em 2014, brancos não hispânicos, negros e asiáticos representavam 78, 9 e 4% da população mais velha nos EUA, respectivamente. Hispânicos (independentemente da origem) correspondiam a 8% da população mais velha
- As projeções indicam que, até 2060, a composição da população mais velha será de 55% de brancos não hispânicos, 12% de negros não hispânicos e 9% de asiáticos não hispânicos. Os hispânicos representarão 22% da população mais velha em 2060
- Embora a população mais velha tenda a aumentar em todos os grupos étnicos e raciais, é projetado que a população hispânica mais velha cresça com maior rapidez, de 3,6 milhões em 2014 para 21,5 milhões em 2060. Espera-se que essa população seja maior que a população de negros não hispânicos mais velha em 2060
- Também é projetado um rápido crescimento da população de asiáticos não hispânicos. Em 2014, quase 2 milhões de asiáticos não hispânicos idosos viviam nos EUA; em 2060, é projetado que essa população corresponda a cerca de 8,5 milhões

molda as crenças que envolvem todo o espectro do envelhecimento: trabalho e aposentadoria, percepção de saúde e doença, utilidade dos medicamentos, uso de substitutos dos cuidados de saúde e preferências sobre a morte, para citar apenas algumas. Melhorar a competência nos cuidados de populações idosas de origens diversas é uma etapa crítica para melhorar os desfechos de saúde.

Os especialistas recomendam que se deixe os pacientes estabelecerem sua identidade cultural explorando quatro áreas centrais durante a entrevista:

- A identidade cultural do indivíduo

- Explicações culturais da doença do indivíduo

- Fatores culturais relacionados ao ambiente psicossocial e níveis de funcionamento

- Elementos culturais na relação médico-paciente.

Aprenda a transmitir respeito a adultos mais velhos por meio de comunicação não verbal culturalmente específica. O contato ocular direto ou cumprimentar apertando as mãos, por exemplo, podem não ser culturalmente apropriados. Identifique as experiências de vida essenciais do país de origem ou a história migratória que afetem a perspectiva e a psique do paciente. Pergunte sobre a tomada de decisão em família, conselheiros espirituais e curandeiros e práticas tradicionais. Os valores culturais afetam as decisões sobre o fim da vida de um modo particular.

Adultos mais velhos, a família e até mesmo um grupo comunitário estendido podem tomar decisão com ou pelo paciente mais velho. Essa tomada de decisão grupal é bastante diferente do foco sobre a autonomia individual e consentimento livre e esclarecido praticado no contexto de cuidados de saúde contemporâneos. A percepção do estresse da migração e aculturação, o uso eficiente de intérpretes médicos, o recrutamento de "copilotos do paciente" na família e na comunidade e o acesso a ferramentas de avaliação culturalmente validadas ajudam a proporcionar empatia no atendimento de adultos mais velhos.

Ver Tabela 27.2, Entrevista de adultos mais velhos: otimização do cuidado culturalmente apropriado.

Ver Capítulo 1, Abordagem à Consulta Clínica, Demonstrando humildade cultural – um paradigma em transformação.

Ver Capítulo 2, Entrevista, Comunicação e Habilidades Interpessoais, em relação ao trabalho com intérpretes médicos.

Áreas de interesse especiais na avaliação de adultos mais velhos

- Comprometimentos funcionais nas atividades da vida diária e atividades instrumentais da vida diária
- Manejo da medicação
- Tabagismo
- Etilismo
- Nutrição

> **Áreas de interesse especiais na avaliação de adultos mais velhos**
> (*continuação*)
>
> Outras áreas de interesse em adultos mais velhos são abordadas com mais detalhes nas seguintes seções:
> - Dor aguda e persistente (Capítulo 8, *Avaliação Geral, Sinais Vitais e Dor*)
> - Comprometimento cognitivo (Capítulo 9, *Cognição, Comportamento e Estado Mental*)
> - Incontinência urinária (Capítulo 19, *Abdome*)
> - Quedas (Capítulo 23, *Sistema Musculoesquelético*)

Os sintomas em adultos mais velhos podem ter muitos significados e interconexões, como observado nas síndromes geriátricas. Aborde essas áreas com muita meticulosidade e sensibilidade, sempre com a meta de ajudar seus pacientes mais velhos a manter um nível ideal de funcionamento e bem-estar.

Ver Boxe 27.6, *Avaliação geriátrica em 10 minutos*.

Comprometimentos funcionais nas atividades da vida diária e atividades instrumentais da vida diária

As atividades diárias dos adultos mais velhos, especialmente aqueles com doenças crônicas, fornecem uma linha de base importante para as avaliações futuras. Primeiro, pergunte como o paciente desempenha as **atividades da vida diária (AVDs)**, que consistem em seis habilidades básicas de autocuidados – tomar banho, vestir-se, uso de toalete, transferência, continência e alimentação. Em seguida, passe para as funções de nível superior, as **atividades instrumentais da vida diária (AIVDs)** – usar o telefone, fazer compras, preparar as refeições, cuidar da casa, lavar roupa, transporte, tomar a medicação e lidar com dinheiro.

O paciente consegue realizar essas atividades de modo independente, precisa de ajuda ou depende totalmente de outras pessoas?

Comece com questões abertas como "Conte como é um dia típico" ou "Conte como foi seu dia ontem". Então investigue mais detalhes… "Você levanta às 8 h? Como é levantar da cama? O que você faz em seguida?" Pergunte se houve alguma mudança nos níveis de atividade, quem está disponível para ajudar e o que os ajudantes ou cuidadores realmente fazem. Lembre-se de que avaliar a segurança do paciente é uma prioridade clínica.

Reveja as AVDs e AIVDs no Capítulo 3, *História de Saúde*.

Manejo da medicação

A magnitude dos eventos adversos de medicamentos que provocam hospitalização e evoluções desfavoráveis para os pacientes destaca a importância de uma história medicamentosa completa (Boxe 27.4). Adultos acima de 65 anos de idade recebem aproximadamente 30% de todas as prescrições.[32,33] Quase 40% usam cinco ou mais medicamentos prescritos por dia. Os adultos mais velhos apresentam mais de 50% de todos os eventos adversos de medicamentos relatados que casem internação hospitalar, refletindo as alterações farmacodinâmicas na distribuição, metabolismo e eliminação dos medicamentos que promovem um maior risco. Os medicamentos constituem o fator de risco modificável mais comum associado a quedas.

Examine as estratégias para evitar a **polifarmácia**.[33,34] Mantenha o número de medicamentos prescritos ao mínimo possível e, em relação à posologia, "comece com dose baixa e continue devagar". Aprenda as interações medicamentosas e consulte os *Critérios de Beers da AGS de 2019*, amplamente usados por profissionais de saúde, educadores e criadores de políticas. Além de uma lista de

> **Boxe 27.4 Como melhorar a segurança dos medicamentos em adultos mais velhos[37]**
>
> ■ Obtenha uma *história medicamentosa* completa, incluindo nome, dose, frequência e a *opinião do paciente* sobre o motivo de uso de cada medicamento. Peça que o paciente traga todos os frascos e cartelas de medicamentos prescritos e de venda livre para elaborar uma lista de medicação acurada
> ■ Realize uma *reconciliação da medicação* em cada consulta, em especial após transições dos cuidados
> ■ Explore todos os componentes da *polifarmácia* – uma causa importante de morbidade – incluindo prescrição insuficiente, uso concomitante de múltiplos medicamentos, subutilização, uso inadequado e não aderência
> ■ Pergunte especificamente sobre medicamentos de venda livre, vitaminas e suplementos nutricionais e medicamentos que alterem o humor como opioides, benzodiazepínicos e substâncias recreativas[38]
> ■ Avalie o potencial de interações medicamentosas

medicamentos perigosos para adultos mais velhos, esses novos critérios agora incluem listas de medicamentos selecionados que devem ser evitados ou ter sua dose ajustada de acordo com a função renal do indivíduo e interações medicamentosas selecionadas que apresentam associações documentadas com danos em adultos mais velhos.[35,36]

Tabagismo

O *tabagismo* é nocivo em todas as idades. Em cada consulta, aconselhe os fumantes, aproximadamente 9,5% dos adultos mais velhos, a abandonar o hábito.[39] O compromisso de deixar de fumar pode levar tempo, mas é essencial para reduzir o risco de doença cardíaca, doença pulmonar, malignidade e perda das funções diárias.

Etilismo

Os limites recomendados de ingestão de álcool etílico são menores para adultos acima de 65 anos em decorrência de alterações fisiológicas que alteram o metabolismo do álcool etílico, comorbidades frequentes e risco de interações medicamentosas. Os adultos mais velhos não devem consumir mais que 2 doses em um determinado dia ou 7 doses por semana.[40] Mais de 40% dos adultos com mais de 65 anos de idade bebem álcool, cerca de 4,5% apresentam uma ingestão episódica intensa e 2 a 4% podem ter problemas de abuso ou dependência.[41,42] Mais de 14% dos adultos mais velhos ultrapassam os limites recomendados.[43] Quando o estado de saúde é levado em conta, mais de 53% exibem consumo de álcool prejudicial ou perigoso. Segundo relatos, de 10 a 15% dos pacientes mais velhos nas unidades de atenção primária e até 38% dos adultos mais velhos hospitalizados têm problemas com a bebida.[44] Apesar da alta prevalência de problemas relacionados ao álcool, as taxas de detecção e tratamento são baixas. O rastreamento de uso nocivo de álcool em todos os adultos mais velhos é especialmente importante devido às interações adversas com a maioria dos medicamentos e à exacerbação de comorbidades, incluindo cirrose, hemorragia digestiva ou doença de refluxo gastresofágico, gota, hipertensão arterial, diabetes melito, insônia, distúrbios da marcha e depressão em até 30% dos pacientes mais velhos.[42]

Observe os indícios de consumo excessivo de álcool (Boxe 27.5), em particular em pacientes com luto ou perdas recentes, dor, incapacidade ou depressão ou uma história familiar de transtornos relacionados ao álcool.

Ver Capítulo 3, *Anamnese*, sobre a abordagem para pesquisa de informações relacionadas aos hábitos de tabagismo e alcoolismo.

Boxe 27.5 Indícios de transtornos relacionados ao uso de álcool em adultos mais velhos[42]

- Perda de memória, comprometimento cognitivo
- Depressão, ansiedade
- Negligência da higiene e aparência pessoal
- Pouco apetite, déficits nutricionais
- Transtornos do sono
- Hipertensão refratária ao tratamento
- Problemas no controle glicêmico
- Convulsões refratárias ao tratamento
- Comprometimento do equilíbrio e da marcha, incluindo quedas
- Gastrite e esofagite recorrentes
- Dificuldade no manejo posológico de varfarina
- Uso de outras substâncias que possam provocar dependência, como sedativos ou analgésicos opioides, drogas ilícitas, nicotina

---

Nutrição

A obtenção de uma história dietética e o uso de ferramentas para rastreamento nutricional muitas vezes revelam déficits nutricionais. A prevalência de desnutrição aumenta com a idade, afetando até 10% dos residentes de casas de repouso e até 50% dos pacientes mais velhos no momento de uma alta hospitalar.[45] Dados recentes sugerem que apenas 30 a 40% cumprem as diretrizes recomendadas para ingestão diária de frutas e vegetais.[46] Adultos mais velhos com doenças crônicas são particularmente vulneráveis, em especial aqueles com problemas na dentição, distúrbios orais ou gastrintestinais, depressão ou outras doenças psiquiátricas e esquemas medicamentosos que afetem o apetite e as secreções orais.

Ver Capítulo 6, Manutenção da Saúde e Rastreamento, Rastreamento nutricional.

TÓPICOS ESPECIAIS EM CUIDADOS DE ADULTOS MAIS VELHOS

Fragilidade

A **fragilidade** é uma síndrome geriátrica multifatorial caracterizada por uma ausência relacionada à idade da capacidade de adaptação fisiológica que ocorre, mesmo na ausência de uma doença identificável. A fragilidade tipicamente indica perda de massa muscular, diminuição do nível de energia e intolerância ao exercício e diminuição da reserva fisiológica, com maior vulnerabilidade a estressores fisiológicos. Os estudos em geral utilizam uma de duas definições. A definição mais estrita é baseada apenas em condições físicas, como perda de peso, exaustão, fraqueza, alentecimento motor e baixo nível de atividade física; a definição mais ampla também inclui humor, cognição e incontinência. A prevalência geral de fragilidade em adultos que vivem na comunidade corresponde a cerca de 10%, mas os relatos de prevalência variam de 4 a 59% dependendo da definição e dos índices de mensuração empregados.[47–49]

Diretivas antecipadas de vontade e cuidado paliativo

Muitos pacientes mais velhos têm interesse em discutir as decisões sobre o fim da vida e gostariam que os profissionais de saúde iniciassem essas conversas *antes* do início de uma doença grave.[50] O *planejamento antecipado dos cuidados* envolve várias tarefas: fornecer informações, esclarecer as preferências do

Ver também Capítulo 2, Entrevista, Comunicação e Habilidades Interpessoais, Paciente com alteração da cognição e Morte e o paciente moribundo.

paciente e identificar a pessoa que tomará decisões no lugar do paciente. Você pode começar essa conversa estabelecendo uma conexão entre essas decisões e uma doença atual ou experiências com parentes ou amigos. Pergunte ao paciente sobre instruções de "não reanimar", especificando as medidas de suporte à vida "se o coração ou os pulmões deixarem de funcionar". Encoraje também o paciente a designar por escrito um responsável legal pelas decisões de saúde ou um procurador legal com essas atribuições, "alguém que possa tomar decisões que reflitam seu desejo quando você não puder fazer isso ou em casos de emergência".

Quase metade dos adultos mais velhos hospitalizados precisa de um representante legal para tomada de decisão nas 48 horas seguintes a internação. Os tópicos comuns incluem cuidados de sustentação da vida, cirurgias e procedimentos e planejamento de alta.[51] As conversas sobre as escolhas relativas aos cuidados e à vida ajudam os pacientes e seus familiares a se preparar com antecedência e sinceridade para uma morte pacífica. Tente iniciar essas discussões durante as consultas ambulatoriais, e não no ambiente estressante de um pronto-socorro ou de uma unidade de terapia intensiva.

Os especialistas observam que as *diretivas antecipadas de vontade* podem ser mais flexíveis, dependendo da situação. Essas diretivas "variam de declarações gerais de valores a ordens específicas como não reanimar, não intubar, não hospitalizar, não fornecer hidratação ou nutrição artificial ou não administrar antibióticos. Diferentes situações, incluindo os diferentes estágios de saúde e doença, exigem tipos diferentes de decisões antecipadas e, desse modo, requerem conversas diferentes e treinamentos diferentes para a condução dessas discussões".[52] Além disso, pacientes capazes sempre devem ser consultados sobre as opções atuais porque suas decisões suplantam quaisquer instruções por escrito anteriores.

Para pacientes com doenças avançadas ou em estágios terminais, inclua a revisão das orientações antecipadas em um plano geral para *cuidados paliativos*. Os **cuidados paliativos** englobam o alívio da dor e do sofrimento e a promoção da qualidade de vida ótima em todas as fases do tratamento, incluindo intervenções curativas e reabilitação (Figura 27.6). Suas metas são "considerar o bem-estar físico, mental, espiritual e social dos pacientes e suas famílias para manter a esperança e ao mesmo tempo garantir a dignidade do paciente e respeitar sua autonomia", tanto para pacientes com doenças graves quanto pacientes que estejam considerando a permanência em uma casa de repouso no fim da vida.[53] Para aliviar a angústia do paciente e da família, use habilidades de comunicação eficientes: estabeleça um contato ocular adequado, faça perguntas abertas, responda à ansiedade, depressão ou mudanças no afeto do paciente, mostre empatia e não deixe de consultar os cuidadores.

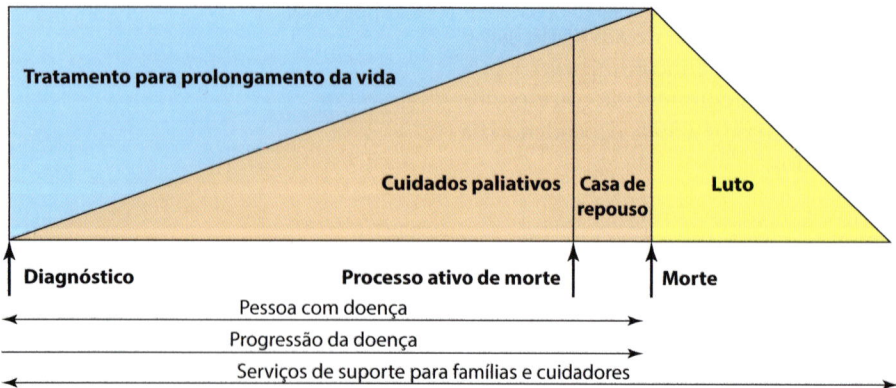

Figura 27.6 Local dos cuidados paliativos durante a evolução da doença. (De Burggraf V *et al. Healthy Aging: Principles and Clinical Practice for Clinicians.* Wolters Kluwer; 2015, Fig. 29.1.)

EXAME FÍSICO: ABORDAGEM GERAL

Como observado nas seções anteriores, a avaliação dos adultos mais velhos conta com vários aspectos específicos em comparação ao formato rotineiro para anamnese. Devido a sua importância para a saúde de adultos mais velhos, o exame físico tem um foco nítido na avaliação funcional. Portanto, a seção *Técnicas de exame* começa com a avaliação funcional. Na sequência estão os componentes do exame "da cabeça aos pés", individualizado para adultos mais velhos.

TÉCNICAS DE EXAME

Avaliação do estado funcional

Todas as consultas representam oportunidades para promover a independência e o nível de funcionamento ideal do paciente. Embora as metas específicas dos cuidados variem de um paciente para outro, a preservação do estado funcional do paciente tem importância primária. O *estado funcional* é a capacidade de realizar tarefas e cumprir com os papéis sociais associados à vida diária ao longo de uma grande variação de complexidade. O estabelecimento do estado funcional fornece uma medida de base para intervenções que otimizem o nível de funcionamento do paciente e para a identificação de síndromes geriátricas que possam ser tratadas ou adiadas.

Sua avaliação do estado funcional começa quando o paciente entra na sala. A 10-Minute Geriatric Screener (Avaliação geriátrica em 10 minutos) é uma de várias ferramentas de avaliação baseadas no desempenho validadas e de rápida aplicação (Boxe 27.6). Ela é breve, apresenta uma elevada concordância interavaliador e pode ser usada com facilidade pela equipe do consultório.[54] A ferramenta abrange três áreas importantes: função cognitiva, psicossocial e física. Inclui visão, audição e questões sobre incontinência urinária, uma fonte muitas vezes oculta de isolamento social e sofrimento.

Boxe 27.6 10-Minute Geriatric Screener (Avaliação geriátrica em 10 minutos)[54]

Problema	Medida de rastreamento	Rastreamento positivo
Visão	Duas partes: Pergunte: "Você tem dificuldade para dirigir, assistir televisão, ler ou realizar qualquer uma de suas atividades diárias por causa de sua visão?" Em caso positivo: Teste cada olho com uma tabela de Snellen enquanto o paciente usa lentes corretivas (se aplicável).	Sim à questão e incapacidade de leitura > 20/40 na tabela de Snellen.
Audição	Use um audioscópio ajustado em 40 dB. Teste a audição usando 1.000 e 2.000 Hz.	Incapacidade de ouvir 1.000 ou 2.000 Hz nas duas orelhas ou uma dessas frequências em uma orelha.
Mobilidades das pernas – Teste "Get Up and Go (TUG)" cronometrado	Cronometrar a ação do paciente após solicitar: "Levante da cadeira. Caminhe rapidamente por 10 metros, vire, volte até a cadeira e sente-se."	Incapacidade de realizar a tarefa em 10 s.

(continua)

Boxe 27.6 10-Minute Geriatric Screener (Avaliação geriátrica em 10 minutos)[54] (continuação)

Problema	Medida de rastreamento	Rastreamento positivo
Incontinência urinária	Duas partes: Pergunte: "No último ano, você não conseguiu segurar a urina e molhou suas roupas?" Em caso positivo, pergunte: "Você já perdeu controle da urina em 6 datas separadas?"	Sim nas duas questões.
Nutrição/perda de peso	Duas partes: Pergunte: "Você perdeu 4,5 kg nos últimos 6 meses sem tentar emagrecer?" Pesar o paciente.	Sim à questão ou peso < 45 kg
Memória	Rememoração de três itens.	Incapaz de lembrar todos os três itens após 1 min.
Depressão	Pergunte: "Você se sente triste ou deprimido com frequência?"	Sim à questão
Incapacidade física	Seis questões: Você consegue… "Realizar atividades cansativas como caminhar em passos rápidos ou andar de bicicleta?" "Realizar trabalho pesado em casa, como lavar as janelas, as paredes ou os pisos?" "Sair para comprar mantimentos ou roupas?" "Ir andando até lugares próximos?" "Tomar banho, seja de esponja, de banheira ou de chuveiro?" "Vestir-se, por exemplo, vestir uma camisa, abotoar e puxar um zíper ou calçar os sapatos?"	Não a qualquer uma das questões

Para identificar as causas de uma incontinência transitória, o mnemônico DIAPPERS pode ser útil:

- **D**elirium
- **I**nfecção (p. ex., infecção urinária)
- Uretrite ou vaginite atrófica (do inglês **A**trophic urethritis or vaginitis)
- Fármacos/substâncias químicas (do inglês **P**harmaceuticals) (p. ex., diuréticos, anticolinérgicos, bloqueadores do canal de cálcio, opioides, sedativos, álcool etílico)
- Transtornos psicológicos (do inglês **P**sychological disorders) (p. ex., depressão)
- Débito urinário excessivo (do inglês **E**xcessive urine output) (p. ex., insuficiência cardíaca, diabetes melito não controlado)
- **R**estrição da mobilidade (p. ex., fratura do colo do fêmur, barreiras ambientais, contenções)
- Impactação fecal (do inglês **S**tool impaction).[55,56]

Avaliação geral

Quando o paciente entra na sala, como ele ou ela caminha até a cadeira? Passa para mesa de exame? Há alterações na postura ou movimentos involuntários? Observe a higiene e as vestimentas do paciente. Avalie o estado de saúde aparente do paciente, o grau de vitalidade, o humor e o afeto. Enquanto conversa com o paciente, decida se há necessidade de rastreamento de alterações cognitivas.

Desnutrição, desempenho motor lento, perda de massa muscular ou fraqueza sugerem fragilidade.

Cifose ou anormalidade da marcha podem comprometer o equilíbrio e aumentar o risco de quedas.

Afeto embotado ou empobrecido é observado na depressão, na doença de Parkinson e na doença de Alzheimer.

Sinais vitais

Aferir a pressão arterial usando as técnicas recomendadas, verificando qualquer elevação da PAS e *alargamento da pressão diferencial*, definida como PAS menos PAD. Com o envelhecimento, a PAS e a resistência vascular periférica aumentam, enquanto a PAD cai. Para adultos ≥ 60 anos de idade, o Eighth Joint National Committee (JNC8) recomenda metas de pressão arterial ≤ 150/90 mmHg, mas observa que, se o tratamento induzir PAS < 140 e for "bem tolerado sem causar efeitos adversos à saúde ou à qualidade de vida, o tratamento não precisa ser ajustado".[57]

Hipertensão sistólica isolada (PAS ≥ 140 mmHg com PAD < 90 mmHg) após os 50 anos de idade e pressão diferencial ≥ 60 aumentam o risco de AVC, insuficiência renal e doença cardíaca.[62]

Contudo, no grupo etário "mais idoso", de indivíduos de 80 anos ou mais, outros especialistas citam estudos que demonstraram que metas de pressão arterial de 140 a < 150/70 a 80 parecem ser ideais para reduções notáveis de AVC, eventos cardiovasculares e taxa de mortalidade de todas as causas.[58–61]

Pesquise *hipotensão ortostática* ou *postural*, definida como queda da PAS ≥ 20 mmHg ou da PAD ≥ 10 mmHg nos 3 minutos após o paciente ficar em pé. Aferir a pressão arterial e a frequência cardíaca em duas posições: em decúbito dorsal, após o paciente permanecer em repouso por até 10 minutos, e então 3 minutos após ficar em pé.

A *hipotensão ortostática* ocorre em 20% dos adultos mais velhos e até 50% dos residentes frágeis em casas de repouso, especialmente quando se levantam pela manhã. Os sintomas incluem tontura, fraqueza, instabilidade, borramento visual e, em 20 a 30% dos pacientes, síncope. As causas incluem medicamentos, transtorno do sistema nervoso autônomo, diabetes melito, repouso prolongado no leito, depleção de volume, amiloidose, estado pós-prandial e distúrbios cardiovasculares.[63–66]

Meça a frequência cardíaca, frequência respiratória e temperatura. A frequência cardíaca apical geralmente possibilita melhor detecção de arritmias que o pulso radial em pacientes mais velhos. Use termômetros de boa exatidão para baixas temperaturas. Analise a saturação de oxigênio usando um oxímetro de pulso.

Uma frequência respiratória ≥ 25 incursões por minuto sugere infecção das vias respiratórias inferiores, insuficiência cardíaca e exacerbação de doença pulmonar obstrutiva crônica.

Hipotermia é mais comum em pacientes mais velhos.

O peso e a altura são especialmente importantes em adultos mais velhos e são necessários para o cálculo do IMC. O peso também é uma medida clínica fundamental para pacientes com insuficiência cardíaca e doença renal crônica. O peso deve ser medido em todas as consultas, de preferência após a remoção dos calçados.

Baixo peso corporal é um indicador essencial de má nutrição, observada na depressão, alcoolismo, comprometimento cognitivo, malignidade, insuficiência crônica de órgãos (cardíaca, renal, pulmonar), uso de medicamentos, isolamento social, dentição inadequada e pobreza. Um aumento rápido diário do peso ocorre na sobrecarga hídrica.

Pele, pelos, cabelo e unhas

Observe as alterações fisiológicas do envelhecimento, como adelgaçamento, perda de tecido elástico e do turgor e formação de rugas. A pele pode estar ressecada, descamativa, áspera e muitas vezes pruriginosa (*asteatose*), com um trama de fissuras rasas que criam um mosaico de pequenos polígonos, especialmente nas pernas.

Observe qualquer área irregular de alteração da cor. Verifique as superfícies extensoras das mãos e antebraços, procurando áreas brancas despigmentadas, ou *pseudocicatrizes*, e máculas ou áreas bem demarcadas de cor violácea, a *púrpura actínica*, que podem desaparecer após várias semanas (Figura 27.7).

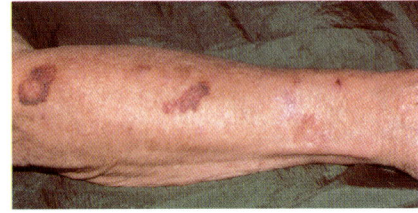

Figura 27.7 Púrpura actínica no antebraço.

Procure alterações causadas pela exposição ao sol. Algumas áreas da pele podem parecer desgastadas pelo clima, espessas, amareladas, com sulcos profundos; pode haver *lentigos actínicos*, ou "manchas hepáticas", e *queratoses actínicas*, pápulas achatadas superficiais cobertas por uma escama seca (Figura 27.8).

Diferencie essas lesões de um carcinoma basocelular, um nódulo translúcido que se espalha e deixa um centro deprimido com uma borda elevada firme, e um carcinoma espinocelular, uma lesão firme de aspecto avermelhado que em geral surge em uma área exposta ao sol. Uma lesão elevada, escura e assimétrica com bordas irregulares pode ser um melanoma.

Ver Capítulo 10, *Pele, Cabelo e Unhas*, Tabelas 10.4, 10.5 e 10.6, avaliação de lesões ásperas, róseas e marrons e carcinomas relacionados.

Procure as lesões benignas do envelhecimento, a saber, *comedões*, ou cravos, nas bochechas ou ao redor dos olhos, *hemangiomas senis (hemangiomas rubi)*, que muitas vezes aparecem no início da vida adulta, e *queratoses seborreicas*, lesões elevadas e amareladas de aspecto gorduroso e aveludado ou verrucoso.

Lesões vesiculares ocorrendo em uma distribuição de dermátomos levantam a suspeita de herpes-zóster decorrente da reativação do vírus varicela-zóster latente nos gânglios das raízes dorsais. O risco aumenta com a idade e com o comprometimento da imunidade celular.[67,68]

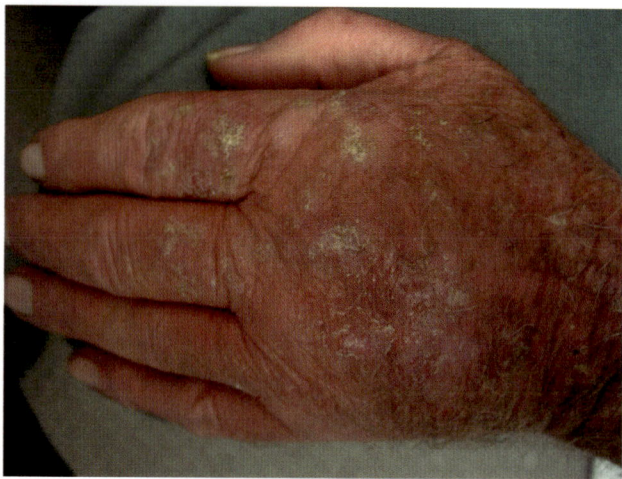

Figura 27.8 Queratoses actínicas no dorso da mão. (Imagem fornecida por Stedman's.)

Em pacientes mais velhos confinados ao leito, em especial aqueles emagrecidos ou com comprometimentos neurológicos, inspecionar a pele procurando lesões ou ulcerações nas regiões sacral e perianal, região lombar, calcanhares e cotovelos, onde as úlceras de pressão costumam ocorrer.

As úlceras de pressão têm origem na obliteração do fluxo sanguíneo arteriolar e capilar para a pele ou em forças de cisalhamento que ocorrem durante a movimentação nos lençóis ou quanto o paciente é levantado para a posição ereta de modo incorreto.

Ver Capítulo 10, *Pele, Cabelo e Unhas*, Tabela 10.13, *Lesões por pressão*.

Examine o cabelo e o couro cabeludo. Observe a distribuição, a textura e a quantidade dos cabelos. Avalie também a cor ou espessamento das unhas.

A *alopecia*, ou perda de cabelos, pode ser difusa, irregular ou total. Perda de cabelos no padrões masculino e feminino é normal com o envelhecimento.

Olhos

Inspecione as pálpebras, a órbita óssea e os olhos. Os olhos podem parecer retraídos em decorrência da atrofia de gordura nos tecidos circundantes. Observe a presença de *ptose senil* causada pelo enfraquecimento do músculo levantador da pálpebra superior, relaxamento da pele e aumento do peso da pálpebra superior. Verifique os cílios nas pálpebras inferiores para verificar se estão dirigidos na direção do olho (**entrópio**). Isso provoca atrito dos cílios e da pele da pálpebra contra a córnea e a conjuntiva, causando irritação. Descreva também qualquer flacidez e inclinação da pálpebra inferior e dos cílios para fora (**ectrópio**), o que pode provocar lacrimejamento excessivo, formação de crostas na pálpebra, secreção mucosa e irritação do olho.[69,70] Observe se há amarelecimento da esclera e *arco senil*, um anel esbranquiçado benigno ao redor do limbo.

Ver Capítulo 12, *Olhos*, Tabela 12.3, *Variações e anormalidades das pálpebras*, e Tabela 12.5, *Opacidades da córnea e do cristalino*.

Teste a acuidade visual mais bem corrigida em cada olho, usando uma tabela de Snellen de bolso ou montada na parede. Pesquisar *presbiopia*, a perda da visão de perto decorrente de diminuição da elasticidade do cristalino relacionada ao envelhecimento.

Um em cada três adultos apresenta alguma forma de perda da visão aos 65 anos de idade.[71]

Teste a constrição pupilar à luz, a resposta direta e consensual e durante a resposta de proximidade. Em seguida, oscile o feixe luminoso várias vezes entre os olhos direito e esquerdo. Teste as seis direções do olhar. Com exceção de um possível comprometimento do olhar para cima, os movimentos extraoculares devem permanecer intactos.

Se a pupila dilatar quando a luz oscilar de um olho para outro, existe defeito pupilar aferente relativo, levantando a suspeita de doença do nervo óptico. Consulte um oftalmologista.

Usando o oftalmoscópio, examine com atenção o cristalino e o fundo do olho.

A prevalência de catarata, glaucoma e degeneração macular aumenta com o envelhecimento.

Usando o feixe do oftalmoscópio, pesquise um reflexo vermelho a uma distância de 30 a 60 cm. Com a lente do oftalmoscópio ajustada em +10 dioptrias,

Ver Capítulo 12, *Olhos*, Tabela 12.5, *Opacidades da córnea e do cristalino*.

inspecione cada cristalino próximo ao olho para detectar opacidades. Não confie apenas na lanterna porque o cristalino pode parecer transparente superficialmente.

Em adultos mais velhos, o fundo do olho perde o brilho e os reflexos luminosos da juventude e as artérias parecem mais estreitas, mais pálidas, mais retas e menos brilhantes. Avalie a razão escavação fisiológica/disco óptico, em geral de 1:2 ou menos.

Uma doença microvascular da retina está associada a alterações microvasculares cerebrais e comprometimento cognitivo.[72,73]

Um aumento da razão escavação fisiológica/disco óptico sugere glaucoma de ângulo aberto primário (GAAP), causado por neuropatia óptica irreversível, que provoca perda da visão periférica e central e cegueira (Figura 27.9). A prevalência do GAAP é quatro a cinco vezes maior em adultos com ascendência africana e latina. Pessoas de ascendência asiática têm maior propensão a desenvolver glaucoma de ângulo fechado e glaucoma com pressão normal.[74,75]

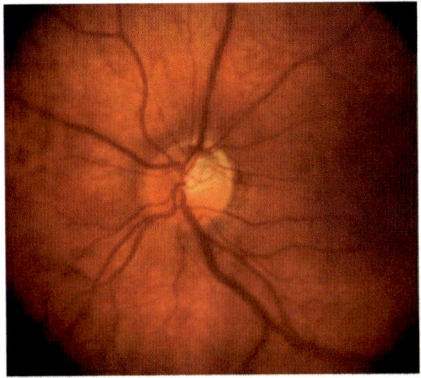

Figura 27.9 Fundo de olho com aumento da razão escavação fisiológica/disco óptico decorrente de glaucoma.

Inspecione o fundo do olho a procura de corpúsculos coloides, que causam alterações da pigmentação, chamadas *drusas*. As drusas podem ser duras e ter limites definidos ou podem ser moles e confluentes com a alteração da pigmentação.

A degeneração macular causa comprometimento da visão central e cegueira (Figura 27.10).[76] Os tipos incluem atrófica seca (mais comum e menos grave) e a exsudativa úmida, ou neovascular. Ver Tabela 12.12, *Manchas de cor clara no fundo do olho.*

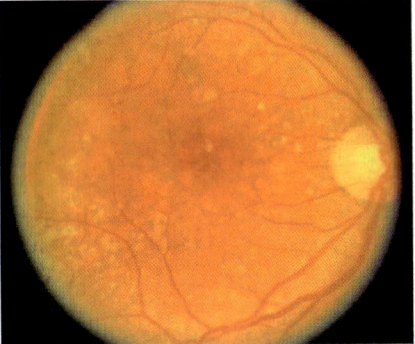

Figura 27.10 Fundo do olho com degeneração macular relacionada à idade. Observe as "drusas" de localização central.

Orelhas

Teste a audição ocluindo uma das orelhas e usando a técnica da voz sussurrada ou um **audioscópio**. Não se esqueça de inspecionar o meato acústico externo a procura de cerume, porque sua remoção pode melhorar a audição rapidamente. Um método de rastreamento efetivo consiste em perguntar se há alguma perda auditiva. Prossiga para a audiometria em pacientes que responderem sim; verifique a acuidade com a voz sussurrada na aqueles que responderem não.[77]

Ver Capítulo 13, *Orelhas e Nariz*, para técnicas de teste da audição.

Boca e dentes

Examine a cavidade oral para verificar o odor, o aspecto da mucosa gengival, cáries, mobilidade dos dentes e adequação da saliva. Inspecione com atenção para detectar lesões em qualquer superfície mucosa. Peça que o paciente remova a dentadura para que você possa verificar se há feridas gengivais causadas pela dentadura.

Halitose indica higiene oral inadequada, periodontite e cáries. A gengivite acompanha a doença periodontal. Placa dentária e cavitação podem causar cáries. No caso de aumento da mobilidade dos dentes como consequência de abscessos ou cárie avançada, considere a remoção para prevenir a aspiração. Diminuição da salivação é causada por efeitos de medicamentos, radiação, síndrome de Sjögren ou desidratação. Tumores orais podem causar lesões, geralmente nas margens laterais da língua e assoalho da boca.[78,79]

Pescoço

Continue com o exame usual da glândula tireoide e dos linfonodos.

Em adultos mais velhos, as causas comuns de hipertireoidismo são doença de Graves e bócio multinodular tóxico. As causas de hipotireoidismo incluem tireoidite autoimune, seguida por medicamentos, radioterapia no pescoço, tireoidectomia ou ablação por iodo radioativo.[26]

Tórax e pulmões

Realize o exame usual, observando sinais sutis de alterações da função pulmonar.

Aumento do diâmetro anteroposterior, respiração com os lábios franzidos e dispneia ao falar ou ao mínimo esforço sugerem doença pulmonar obstrutiva crônica.[80]

Sistema cardiovascular

Reveja seus achados na aferição da pressão arterial e da frequência cardíaca.

Hipertensão arterial sistólica isolada e alargamento da pressão diferencial constituem fatores de risco cardíaco, incentivando a pesquisa de hipertrofia ventricular esquerda (HVE).

Comece com a inspeção da pressão venosa jugular. Palpe a artéria carótida e ausculte os sopros carotídeos.

Uma aorta aterosclerótica tortuosa pode aumentar a pressão nas veias jugulares à esquerda ao prejudicar o esvaziamento no átrio direito. Uma aorta tortuosa também pode causar arqueamento da artéria carótida na parte baixa do pescoço, principalmente em mulheres hipertensas, que pode ser confundido com um aneurisma da artéria carótida.

Sopros carotídeos podem ocorrer na estenose aórtica. O achado de sopros decorrentes de estenose da artéria carótida aumenta o risco de AVC ipsilateral.

Avalie o ponto de impulso máximo (PIM) e, em seguida, ausculte B_1 e B_2. Procure também os sons adicionais de B_3 e B_4.

Um PIM mantido ocorre na HVE; um PIM difuso e B_3 indicam dilatação do ventrículo esquerdo decorrente de insuficiência cardíaca ou miocardiopatia.[80] B_4 com frequência acompanha a hipertensão arterial sistêmica.

Começando no segundo espaço intercostal à direita, pesquise sopros cardíacos em todos os focos de ausculta. Descreva as características temporais, a forma, a localização da intensidade máxima, a irradiação, a intensidade, o tom e a qualidade de cada sopro detectado.

Um sopro sistólico em crescendo-decrescendo no segundo espaço intercostal direito sugere esclerose aórtica ou estenose aórtica, observadas, respectivamente, em até 40% e em 2 a 3% dos adultos mais velhos que vivem na comunidade. Ambas estão associadas a maior risco de doença cardiovascular e morte.[81,82]

Um sopro holossistólico rude no ápice, com irradiação para a axila, sugere regurgitação mitral, o sopro mais comum em adultos mais velhos.

Mamas e axilas

Palpe as mamas com cuidado para detectar nódulos ou massas. Inclua a palpação do processo axilar da mama (ou cauda de Spence) que se estende até a axila. Examine as axilas a procura de linfadenopatia. Observe qualquer lesão descamativa, vesicular ou ulcerada no mamilo ou próximo a ele.

Qualquer nódulo ou massas em mulheres mais velhas e, mais raramente, homens mais velhos, exige investigação adicional de um possível câncer de mama.

Sistema vascular periférico

Palpe com atenção os pulsos arteriais braquial, radial, femoral, poplíteo e podálico. Confirme achados de diminuição ou ausência de pulsos com um índice tornozelo-braquial (ITB).

Uma diminuição ou ausência de pulsos arteriais ocorre na doença arterial periférica (DAP) com um ITB < 0,9. O ITB tem sensibilidade de 70% e especificidade de 90%. Em pacientes com DAP, 30 a 60% não relatam sintomas nos membros inferires.[83]

Ver Capítulo 17, *Sistema Vascular Periférico, Índice tornozelo-braquial.*

Abdome

Inspecione o abdome a procura de massas ou pulsações visíveis. Tente auscultar sopros sobre a aorta e as artérias renais e femorais. Palpe à esquerda e à direita da linha mediana para detectar as pulsações aórticas. Tente avaliar a largura da aorta pressionando mais profundamente em cada uma de suas margens laterais.

Sopros abdominais levantam a suspeita de doença vascular aterosclerótica.

Alargamento da aorta ≥ 3 cm e uma massa pulsátil ocorrem no aneurisma da aorta abdominal, especialmente em homens fumantes mais velhos.

Genitália feminina e exame pélvico

Leve o tempo que for necessário para explicar seus planos de exame e proporcione o posicionamento cuidadoso da paciente.[84] Você pode precisar da ajuda e um assistente para transferir uma mulher mais velha para a mesa de exame, e então para a posição de litotomia. A elevação da cabeceira da mesa pode deixá-la mais confortável. Se a paciente tiver artrite ou deformidades da coluna vertebral que impossibilite a flexão dos quadris ou dos joelhos, um assistente pode levantar e apoiar os membros inferiores dela com delicadeza ou ajudá-la a adotar o decúbito lateral esquerdo.

Inspecione a vulva a procura de alterações relacionadas à menopausa, como adelgaçamento da pele, perda de pelos pubianos e menor distensibilidade do introito. Identifique quaisquer massas labiais.

Tumefações azuladas podem representar varicosidades. Uma protuberância na parede anterior da vagina abaixo da uretra pode ser uma uretrocele ou um divertículo uretral.

As massas benignas incluem condilomas, fibromas, liomiomas e cistos sebáceos. Ver Capítulo 21, *Genitália Feminina*, Tabela 21.2, *Abaulamentos e tumefações da vulva, vagina e uretra.*

Verificar se existe eritema vulvar à inspeção.

Eritema com lesões satélites resulta de infecção por *Candida*; eritema com ulceração ou um centro necrótico levanta a suspeita de carcinoma vulvar. Lesões avermelhadas multifocais com placas descamativas brancas ocorrem na doença de Paget extramamária, uma forma de adenocarcinoma intraepitelial.

Inspecione a uretra procurando por carúnculas ou prolapso de tecido eritematoso carnoso da mucosa no meato uretral. Observe qualquer aumento do clitóris.

Um aumento do clitóris pode acompanhar tumores produtores de androgênios e uso de cremes contendo androgênios.

Afaste os lábios do pudendo, realize uma pressão para baixo no introito para relaxar os músculos levantadores e, com delicadeza, introduza o espéculo após umedecê-lo com água morna ou um lubrificante hidrossolúvel. Se encontrar atrofia vaginal significativa, introito muito aberto ou uma estenose do introito decorrente da perda de estrogênio, será necessário mudar o tamanho do espéculo.

As placas atróficas brancas, finas e irregulares do líquen escleroso são mais comuns após a menopausa e podem ser pré-cancerosas.[85]

Inspecione as paredes vaginais, que podem estar atróficas, e o colo do útero. Observe qualquer muco cervical fino ou corrimento vaginal ou cervical.

Muco cervical estimulado por estrogênio com cristalização é observado durante o uso da terapia de reposição hormonal, hiperplasia do endométrio e tumores produtores de estrogênios.

O corrimento pode acompanhar vaginite ou cervicite. Ver Capítulo 21, *Genitália Feminina*, Tabela 21.3, *Corrimento vaginal.*

Se indicado, use uma escova endocervical (ou, com menos frequência, uma espátula de madeira) para obter células endocervicais para um esfregaço de Papanicolaou. Considere o uso de um *swab* às cegas se a vagina atrófica for muito pequena.

Após a remoção do espéculo, peça que a paciente faça força para baixo, para detectar prolapso uterino ou cistocele, uretrocele ou retocele.

Ver Capítulo 21, *Genitália Feminina*, Tabela 21.7, *Posições do útero*, e Tabela 21.8, *Anormalidades do útero*.

Realize o exame bimanual. Verifique se a mobilização do colo do útero é dolorosa e se existe massa uterina ou anexal.

A mobilidade do colo do útero é limitada por inflamação, malignidade ou aderência cirúrgica.

Fibroides uterinos, ou liomiomas, expansivos podem ser normais ou um liomiossarcoma maligno; massas ou aumento dos ovários são observados no câncer do ovário.

Realize o exame retovaginal, se indicado. Avalie irregularidades do útero e anexos pela parede anterior do reto e pesquise massas retais. Troque as luvas após o exame bimanual para que não haja sangue em suas luvas ao obter a amostra de fezes.

Um útero aumentado, fixo ou irregular pode apresentar aderências ou conter uma malignidade. Massas retais são encontradas no câncer colorretal.

Genitália masculina e próstata

Examine o pênis, retraindo o prepúcio, se existente. Examine o escroto, os testículos e o epidídimo.

Os achados incluem esmegma, câncer do pênis e hidrocele escrotal.

Prossiga com o exame retal. Avalie o tônus do reto. Verificar se existe massa ou nodularidade retal à palpação ou massas na próstata. Os lobos anterior e central da próstata são inacessíveis à palpação, o que limita a capacidade de detectar aumento da próstata ou malignidade.

A perda do tônus retal pode provocar incontinência fecal. Massas retais sugerem câncer colorretal.

Descarte câncer de próstata se houver nódulos ou massas presentes. Ver Capítulo 22, *Ânus, Reto e Próstata*, para uma discussão sobre o rastreamento do câncer de próstata.

Sistema musculoesquelético

Sua avaliação desse sistema começou com o teste da mobilidade do membro inferior durante a avaliação geriátrica em 10 minutos (ver Boxe 27.6) no início da consulta. A mobilidade dos membros inferiores é avaliada como rotina pelo teste *"Get up and Go" cronometrado* para marcha e equilíbrio, ou TUG, um excelente instrumento para rastreamento do risco de quedas (Boxe 27.7).

Ver Capítulo 23, *Padrões de dor articular e periarticular". Sistema Musculoesquelético*; ver Tabela 23.1.

Boxe 27.7 Teste "Get Up and Go" cronometrado[86,87]

Realizado com o paciente calçando seus sapatos regulares, usando dispositivos de assistência usuais, se necessários, e voltando a sentar em uma cadeira sem braços. Após orientar o paciente sobre o que fazer, ao dizer a palavra "Já", o paciente deve:

1. Levantar de uma cadeira sem braços.
2. Andar por 3 metros (em linha reta).
3. Virar.
4. Andar de volta até a cadeira.
5. Sentar outra vez.

Cronometre a segunda tentativa. Observe a estabilidade postural, marcha escarvante, comprimento da passada e o balanço dos braços.

Pontuação:

- Normal: completa a tarefa em < 10 segundos
- Anormal: completa a tarefa em > 20 segundos

Se o paciente apresentar deformidades articulares, déficits da mobilidade, dor ao movimento ou demora na realização do teste *"Get up and go"*, realize um exame mais minucioso das articulações individuais e um exame neurológico mais abrangente.

Sistema nervoso

Do mesmo modo que no exame musculoesquelético, sua avaliação começou com a 10-Minute Geriatric Screener (ver Boxe 27.6). Avalie com cuidado a memória e o afeto.

Preste muita atenção à marcha e ao equilíbrio, em particular ao equilíbrio quando o paciente está em pé, caminhada cronometrada de 3 metros, características dos passos como largura, ritmo e comprimento da passada e rotação cuidadosa. Quando forem detectadas anormalidades da marcha, conduza um exame neurológico mais detalhado.[88,89]

Verificar se apresenta *T*remor, *R*igidez, *A*cinesia e Instabilidade *P*ostural, ou TRAP.

EXEMPLOS DE ANORMALIDADES

Procure alterações articulares degenerativas na osteoartrite e na inflamação articular decorrente de artrite reumatoide ou gota.

Baixas pontuações estão correlacionadas a boa independência funcional; altas pontuações estão correlacionadas a pouca independência funcional e maior risco de quedas.

No Capítulo 9, *Cognição, Comportamento e Estado Mental*, veja como distinguir *delirium* de depressão e demência: Ver Tabela 9.3, *Distúrbios neurocognitivos: delirium e demência*, Tabela 9.7, *Rastreamento de demência: o Mini-Cog*, e Tabela 9.8, *Rastreamento de demência:* Montreal Cognitive Assessment *(MoCA)*.

Anormalidades da marcha e do equilíbrio, em especial alargamento da base de sustentação, alentecimento e alongamento do passo e dificuldade para virar, estão correlacionadas ao risco de quedas.[90,91]

Esses são vários aspectos comuns da doença de Parkinson.[92] O tremor na doença de Parkinson tem baixa frequência, ocorre em repouso, em "rolar de pílula" e é agravado pelo estresse e inibido durante o sono ou o movimento.

Pesquise também bradicinesia, o sinal clínico mais característico, e micrografia, marcha cambaleante com fenômeno de "congelamento" e dificuldade para levantar de uma cadeira.

REGISTRO DOS ACHADOS

Observe que no início você pode usar sentenças para descrever seus achados; mais tarde, você será mais conciso. O estilo a seguir contém frases apropriadas para a maioria dos registros. Durante a leitura desse exame físico, você perceberá alguns achados típicos. Tente testar seus conhecimentos. Veja se consegue interpretar esses achados no contexto de tudo o que aprendeu sobre o exame de adultos mais velhos.

Registro dos achados no exame físico de adultos mais velhos

O sr. J é um adulto mais velho que parece saudável, mas sobrepeso, com volume e tônus muscular adequados. Está alerta e interativo, com boa rememoração de sua história de vida. Veio à consulta com o filho.

Sinais vitais: PA 145/88 mmHg no braço direito, em decúbito dorsal; 154/94 mmHg no braço esquerdo, em decúbito dorsal. Frequência cardíaca (FC) de 98 e regular. Frequência respiratória (FR): 18/minuto. Temperatura (oral): 37°C. Altura (sem sapatos): 1,78 m. Peso (vestido): 88,5 kg. IMC: 28.

Avaliação geriátrica em 10 minutos:
Visão: O paciente relata dificuldade de leitura. Acuidade visual de 20/60 nos dois olhos, na tabela de Snellen.

Audição: Não consegue ouvir a voz sussurrada em nenhuma orelha. Não consegue ouvir 1.000 ou 2.000 Hz com o audioscópio em nenhuma orelha.

Mobilidade dos membros inferiores: Consegue andar por 3 metros com rapidez, virar, voltar à cadeira e sentar em 9 segundos.

(continua)

É necessária avaliação subsequente para uso de óculos e um possível aparelho auditivo.

Registro dos achados no exame físico de adultos mais velhos (*continuação*)

Incontinência urinária: Extravasamento de urina em 20 dias separados.

Nutrição: Perdeu 7 kg nos últimos 6 meses sem tentar emagrecer.

Memória: Consegue lembrar três itens após 1 minuto.

Depressão: Não se sente triste ou deprimido com frequência.

Incapacidade física: Consegue andar com rapidez, mas não consegue andar de bicicleta. Consegue realizar trabalhos moderados, mas não pesados, no domicílio. Consegue sair para fazer compras de mantimentos ou roupas. Consegue caminhar até lugares próximos. Toma banho todos os dias sem dificuldade. Consegue se vestir, inclusive abotoar as roupas, puxar um zíper e calçar sapatos.

Exame físico:

Pele. Morna e úmida. Unhas sem baqueteamento ou cianose. Cabelo mais escasso no topo da cabeça. *Cabeça, olhos, orelhas, nariz, garganta*. Couro cabeludo sem lesões. Crânio normal, sem traumatismos. Conjuntiva rosa, esclera turva. Pupilas de 2 mm, com constrição até 1 mm, redondas, regulares, igualmente reativas à luz e à acomodação. Movimentos extraoculares intactos. Disco óptico de margens nítidas, sem hemorragias ou exsudatos. Leve estenose arteriolar. Membranas timpânicas com bom cone de luz. Weber na linha média. Condução aérea ≥ condução óssea. Mucosa nasal rosada. Seios paranasais indolores à percussão. Mucosa oral rosada. Dentição razoável. Cáries presentes. Língua na linha mediana, discreta vermelhidão. Faringe sem exsudatos.

Pescoço. Flexível. Traqueia na linha mediana. Lobos da tireoide discretamente aumentados, sem nódulos.

Linfonodos. Ausência de linfonodos cervicais, axilares, epitrocleares ou inguinais.

Tórax e pulmões. Tórax simétrico. Observação de cifose. Pulmões ressonantes com boa expansão. Murmúrio vesicular normal. Diafragma desce 4 cm bilateralmente.

Cardiovascular. Pulso venoso jugular 6 cm acima do átrio esquerdo. Batimentos carotídeos rápidos, sem sopros. PIM localizado no quinto espaço intercostal, 9 cm lateralmente à linha esternal média. Sopro holossistólico rude II/VI no ápice, com irradiação para a axila. Nenhum outro sopro. Ausência de B_3, B_4 fraca observada.

Abdome. Plano, com ruídos intestinais ativos. Flácido, indolor à palpação. Ausência de massas ou hepatoesplenomegalia. Extensão do fígado por 7 cm na linha hemiclavicular direita, bordas lisas e palpáveis no rebordo costal direito. Punho-percussão lombar negativa

Geniturinário. Paciente circuncidado. Ausência de lesões penianas. Testículos localizados no escroto bilateralmente, lisos, sem massas ou dor.

Retal. Tônus adequado no esfíncter retal. Ampola do reto sem massas. Fezes de cor marrom, negativas para sangue oculto.

Extremidades. Quentes e sem edema. Panturrilhas indolores à compressão.

Vascular periférico. Pulsos 2+ e simétricos.

Musculoesquelético. Leves alterações degenerativas nos joelhos, com atrofia do músculo quadríceps femoral. Crepitação nos dois joelhos. Boa amplitude do movimento em todas as articulações.

Neurológico. Orientado em relação a pessoa, tempo e espaço. Montreal Cognitive Assessment (MoCA): pontuação de 29. Nervos cranianos II–XII intactos. Motor: diminuição do volume do músculo quadríceps femoral. Tônus intacto. Força 4/5 em todo o corpo. Movimentos rápidos alternados e teste dedo-nariz intactos. Marcha com base alargada. Sensibilidade dolorosa, sensibilidade epicrítica, propriocepção e percepção vibratória conservadas. Romberg negativo. Reflexos 2+ e simétricos, com resposta plantar para baixo.

É necessária uma avaliação subsequente de incontinência, incluindo a avaliação "DIAPPERS", exame da próstata e volume residual pós-miccional (exige exame de imagem ou cateterismo vesical).

Avaliar e monitorar a perda de peso. É necessário rastreamento nutricional.

Considerar um esquema de exercícios físicos com treinamento de força.

PROMOÇÃO E ORIENTAÇÃO DA SAÚDE: EVIDÊNCIAS E RECOMENDAÇÕES

Tópicos importantes para promoção e orientação da saúde em adultos mais velhos

- Quando realizar um rastreamento
- Rastreamento de comprometimentos visuais e auditivos
- Exercício e atividade física
- Segurança doméstica e prevenção de quedas
- Imunizações
- Rastreamento de câncer
- Detecção dos "Três Ds": *delirium*, demência e depressão
- Maus-tratos e abusos de idosos

Quando realizar um rastreamento

Conforme mais adultos vivem até 80 anos ou mais, as decisões referentes ao rastreamento tornam-se mais complexas e a base de evidências para as decisões de rastreamento torna-se mais limitada.[93,94] A população mais velha é fisiologicamente heterogênea, muitos desses indivíduos apresentam várias doenças crônicas e em muitos a incapacidade é tardia ou ausente. Além disso, o nível de funcionamento no "envelhecimento bem-sucedido" nem sempre é paralelo ao número de patologias crônicas, e existem lacunas regionais substanciais na disponibilidade e uso dos serviços preventivos.[95] Embora exista um consenso relativo sobre as recomendações de imunização e prevenção de quedas, o rastreamento de doenças específicas ainda é mais controverso. Em geral, as decisões individualizadas sobre o rastreamento devem ser baseadas na saúde e no estado funcional de cada adulto mais velho, incluindo a presença de comorbidades, e não apenas na idade.[96,97] Essa abordagem está ilustrada na Figura 27.11. O eixo vertical mostra a distribuição do estado de saúde na população de 65 anos de idade ou mais, e as barras horizontais mostram a variação da importância de medidas específicas.

A American Geriatrics Society recomenda uma abordagem de cinco etapas para as decisões relativas ao rastreamento:[98]

1. Avaliar as preferências do paciente.
2. Interpretar as evidências disponíveis.
3. Estimar o prognóstico.
4. Considerar a viabilidade do tratamento.
5. Otimizar os tratamentos e os planos de cuidados.

Se a expectativa de vida for curta, priorize o tratamento que ofereça benefícios ao paciente no tempo restante. Considere a opção de evitar o rastreamento se isso puder sobrecarregar adultos mais velhos que apresentem múltiplos distúrbios clínicos, expectativa de vida reduzida ou demência. Testes que ajudem a determinar o prognóstico e o planejamento ainda podem ser justificados, mesmo que o paciente não deseje realizar o tratamento.

Rastreamento de comprometimentos visual e auditivo

Entre adultos de 65 a 69 anos, 1% apresenta um comprometimento visual, aumentando para 17% após os 80 anos de idade. Cerca de um terço dos adultos

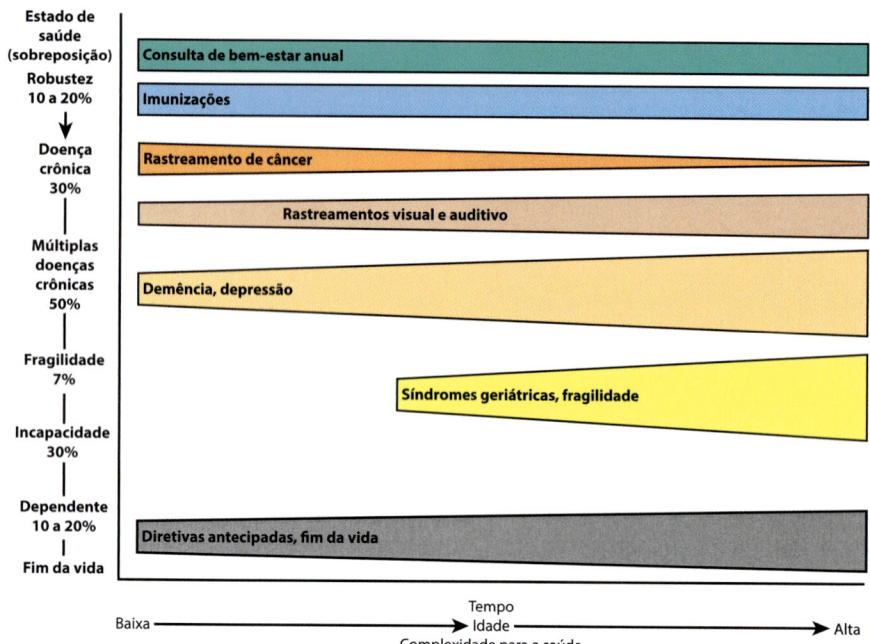

Figura 27.11 Adultos mais velhos: papel relativo do rastreamento e serviços preventivos de acordo com a capacidade funcional.[94]

com mais de 65 anos tem perda auditiva, aumentando para 80% no grupo etário acima de 80 anos. De acordo com a U.S. Census Bureau's American Community Survey, um total de 7% dos adultos de 65 anos de idade ou mais relatou incapacidade decorrente de comprometimento visual e 15% de perda auditiva.[99]

Embora a U.S. Preventive Services Task Force (USPSTF) tenha citado evidências insuficientes (declaração I) para justificar o rastreamento de perda auditiva[100] ou de comprometimento da acuidade visual em adultos mais velhos,[101] os geriatras recomendam o rastreamento *visual* e *auditivo*, porque são modalidades sensoriais fundamentais para a vida diária. São itens centrais na *Avaliação geriátrica em 10 minutos*.

- Teste a visão de modo objetivo usando uma tabela visual

- Pergunte ao paciente se ele acredita que tem comprometimento da audição. Se o paciente responder de modo positivo ou duvidoso, deve ser encaminhado para audiometria. Se o paciente responder que não, realize o teste do sussurro e testes mais formais, se indicados.

Ver Capítulo 12, *Olhos*, para o rastreamento de comprometimento da acuidade visual em adultos mais velhos e rastreamento para glaucoma.

Ver Capítulo 13, *Orelhas e Nariz*, for rastreamento de perda auditiva em adultos mais velhos.

Exercício e atividade física

O exercício é um dos modos mais efetivos de promover envelhecimento saudável. Uma vasta literatura documenta os muitos benefícios da atividade física em adultos mais velhos, mesmo naqueles que são frágeis.[93,102–105] Estes incluem a "diminuição da taxa de mortalidade por todas as causas, redução do risco de limitação funcional e limitação de papel, quedas, hipertensão arterial, diabetes melito, câncer colorretal e câncer de mama e melhora da função cognitiva, funcionamento físico... qualidade de vida... velocidade da marcha, equilíbrio e desempenho das atividades da vida diária", assim como a preservação da cognição.[93] As recomendações enfatizam uma combinação de exercício aeróbico com treinamento de resistência gradual nos principais grupos musculares para aumentar a força (Boxe 27.8). Os muitos benefícios dos planos individualizados de exercício supervisionado em geral superam os riscos de dor articular, quedas e eventos cardíacos.

Ver Capítulo 6, *Manutenção da Saúde e Rastreamento, Atividade física e exercício*.

Boxe 27.8 Recomendações de exercícios do CDC para adultos mais velhos[106]

Os adultos precisam de, no mínimo:

■ 2 horas e 30 minutos (150 minutos) de atividade aeróbica de intensidade (p. ex., caminhada rápida) por semana **e**
■ atividades para fortalecimento muscular em dois ou mais dias da semana que trabalhem todos os principais grupos musculares (pernas, quadris, dorso, abdome, tórax, ombros e braços)

OU

■ 1 hora e 15 minutos (75 minutos) de atividade aeróbica de intensidade vigorosa (ou seja, *jogging* ou corrida) por semana **e**
■ atividades para fortalecimento muscular em dois ou mais dias da semana que trabalhem todos os principais grupos musculares (pernas, quadris, dorso, abdome, tórax, ombros e braços)

OU

■ uma combinação equivalente de atividade aeróbica de intensidade moderada e vigorosa **e**
■ atividades para fortalecimento muscular em dois ou mais dias da semana que trabalhem todos os principais grupos musculares (pernas, quadris, dorso, abdome, tórax, ombros e braços)

Segurança doméstica e prevenção de quedas

Aproximadamente 30% dos adultos de 65 anos ou mais sofrem quedas a cada ano, com um custo clínico direto de 50 bilhões de dólares.[107] Muitos sofrem fraturas do colo do fêmur e traumatismo cranioencefálico (TCE) que afetam a função diária e a independência. Visitas a prontos-socorros e mortes têm maior probabilidade de envolver equipamentos de jardinagem, escadas e bancos, itens de uso pessoal como secadores de cabelo e roupas inflamáveis, além de ferimentos no banheiro e durante a prática de esportes. Incentive os adultos mais velhos a adotar medidas corretivas quanto a iluminação inadequada, cadeiras em alturas inconvenientes, superfícies escorregadias ou irregulares e riscos ambientais (Boxe 27.9).

Ver Capítulo 23, *Sistema Musculoesquelético*, para uma discussão mais detalhada sobre a avaliação de risco multifatorial e prevenção de quedas.

Boxe 27.9 Dicas de segurança doméstica para adultos mais velhos[108]

■ Instalar iluminação clara e cortinas ou persianas leves
■ Instalar corrimãos e luzes em todas as escadas. As passagens e os corredores devem ser sempre bem iluminados
■ Remover itens que possam fazer o indivíduo tropeçar, como papéis, livros, roupas e sapatos nas escadas e corredores
■ Remover ou fixar capachos e outros tapetes com fita adesiva de dupla face
■ Usar sapatos dentro e fora de casa. Evitar andar descalço ou usar chinelos
■ Guardar os medicamentos com segurança
■ Manter os itens usados com frequência em armários que possam ser alcançados com facilidade, sem necessidade de banco ou escada
■ Instalar barras de apoio e tapetes não derrapantes ou adesivos de segurança nas banheiras e chuveiros
■ Consertar tomadas e fios elétricos defeituosos
■ Instalar alarmes de fumaça e ter um plano de fuga no caso de incêndio
■ Manter armas de fogo em local seguro
■ Ter um dispositivo ou sistema de alerta clínico que ligue para um número de emergência, como os bombeiros, ou contatos de emergência

Imunizações

Várias vacinas são recomendadas como rotina para adultos mais velhos nos EUA (Boxe 27.10). Para as recomendações mais atuais, consulte as diretrizes e as contraindicações atualizadas anualmente e fornecidas pelo CDC em http://www.cdc.gov/vaccines.[109,110]

Rastreamento de câncer

As recomendações para rastreamento de câncer em adultos mais velhos ainda são controversas. Em 2015, a American Geriatrics Society declarou: "Não se deve recomendar o rastreamento de câncer de mama, colorretal, de próstata ou pulmão sem considerar a expectativa de vida e os riscos dos exames, do sobrediagnóstico e do tratamento excessivo".[112] A *tomada de decisão individualizada*, com base nos princípios descritos anteriormente em "Quando realizar um rastreamento", deve ser preconizada, uma vez que "as diretrizes tornam-se menos robustas e baseadas em evidências conforme os indivíduos envelhecem e/ou apresentam declínio do estado de saúde e incapacidades".[94]

As recomendações da USPSTF que enfocam pontos de corte etários claros estão resumidas no Boxe 27.11.

EXEMPLOS DE ANORMALIDADES

Ver Capítulo 6, *Manutenção da Saúde e Rastreamento, Diretrizes de imunização para adultos.*

Boxe 27.10 Imunizações em adultos mais velhos, 2018[a111]

- Vacina contra gripe (influenza): uma vacina de alta dose anual
- Vacinação contra tétano, difteria e coqueluche (*pertussis* acelular) (Tdap): administrar 1 dose a adultos mais velhos que não tenham recebido no passado uma dose da vacina de toxoide tetânico, toxoide diftérico reduzido e *pertussis* acelular (Tdap) quando adulto ou criança
- *Toxoides tetânico e diftérico (Td):* uma dose de reforço de Td a cada 10 anos
- *Vacinação contra varicela:* administrar 2 doses a adultos mais velhos sem evidências de imunidade a varicela com 4 a 8 semanas de intervalo
- *Vacinação contra herpes-zóster:* administrar 2 doses da vacina recombinante contra zóster (RZV) com 2 a 6 meses de intervalo a adultos ≥ 50 anos, independentemente de episódios pregressos de herpes-zóster ou do recebimento de vacinas vivas contra zóster (ZVL)
- *Vacinação pneumocócica:* administrar a adultos mais velhos imunocompetentes 1 dose de *vacina pneumocócica conjugada 13-valente* (VPC13) aos 65 anos de idade ou mais, seguida por 1 dose da *vacina de polissacarídeo pneumocócico 23-valente* (VPP23) no mínimo 1 ano após VPC13. Quando uma dose de VPP23 é administrada em uma pessoas com 65 anos idade ou mais, nenhuma dose adicional de VPP23 deve ser administrada

---

[a]N.R.T.: Ver recomendação de vacinação da Sociedade Brasileira de Imunização para 2021/2022 em https://sbim.org.br/images/calendarios/calend-sbim-idoso.pdf.

Boxe 27.11 Recomendações para rastreamento em adultos mais velhos: U.S. Preventive Services Task Force[113-118]

- **Câncer de mama (2016):** A USPSTF recomenda mamografia a cada 2 anos para mulheres de 50 a 74 anos de idade (grau B) e cita evidências insuficientes para rastreamento em mulheres ≥ 75 anos (declaração I)
- **Câncer do colo do útero (2018):** A USPSTF *desaconselha* o rastreamento de rotina em mulheres acima de 65 anos se tiverem realizado um rastreamento adequado recente com esfregaços de Papanicolaou normais e não apresentarem um alto risco de câncer do colo do útero, baseado em evidências razoáveis (grau D)
- **Câncer colorretal (2016):** A USPSTF recomenda o rastreamento em adultos de 50 a 75 anos de idade (grau A). Em sua nova recomendação, a USPSTF destacou as

Boxe 27.11 Recomendações para rastreamento em adultos mais velhos: U.S. Preventive Services Task Force[113-118] (*continuação*)

evidências de redução da taxa de mortalidade, em vez de enfatizar os métodos de rastreamento específicos, uma vez que não existem estudos comparativos que demonstrem maior efetividade de uma estratégia em relação às outras. As estratégias disponíveis e os intervalos de rastreamento incluem colonoscopia a cada 10 anos, colonografia por TC a cada 5 anos, teste imunoquímico fecal anual, pesquisa de sangue oculto nas fezes (PSOF) de alta sensibilidade anual, teste de DNA fecal a cada 1 ou 3 anos ou retossigmoidoscopia flexível a cada 5 anos. Recomenda que o rastreamento de rotina em adultos de 76 a 85 anos de idade seja individualizado, considerando a saúde geral do paciente e a história pregressa de rastreamentos devido a certeza moderada de que o benefício final é pequeno (grau C)

- **Câncer de próstata (2018):**[b] Recomenda que as decisões relativas aos testes de antígeno prostático específico em homens de 55 a 69 anos de idade sejam individualizadas, levando em conta os valores e as preferências dos pacientes na decisão devido a uma certeza moderada de que o benefício final é pequeno (grau C). Antes de optar pelo rastreamento, os homens devem discutir os possíveis danos e benefícios do rastreamento com seus médicos. A USPSTF *desaconselha* o rastreamento baseado no PSA para câncer de próstata em homens de 70 anos ou mais devido a evidências de que os danos esperados são maiores que os benefícios previstos
- **Câncer de pulmão (2013):** Para adultos de 55 a 80 anos de idade com história de tabagismo de 30 maços-ano, e para aqueles que fumam atualmente ou deixaram de fumar nos últimos 15 anos, recomenda o rastreamento anual com tomografia computadorizada de baixa dose (grau B). O rastreamento deve ser *descontinuado* quando uma pessoa completar 15 anos sem fumar ou desenvolver um distúrbio de saúde que limite de modo considerável a expectativa de vida ou a capacidade ou disposição de realizar procedimentos diagnósticos invasivos ou tratamento curativo
- **Câncer de pele (2016):** Afirma que as evidências são insuficientes para equilibrar os danos e benefícios de um exame dermatológico no corpo inteiro por um médico (declaração I)

---

[b]N.R.T.: Não há evidências científicas de que o rastreamento do câncer de próstata traga mais benefícios do que riscos. Portanto, o INCA não recomenda a realização de exames de rotina com essa finalidade. Caso os homens busquem ativamente o rastreamento desse tipo de tumor, o Instituto recomenda que eles sejam esclarecidos sobre os riscos envolvidos e sobre a possível ausência de benefícios desses exames feitos como rotina.

Estruturas mais complexas publicadas recentemente incluem a "consideração de informações quantitativas, como o risco de morte por câncer e a probabilidade de desfechos benéficos e adversos do rastreamento, assim como fatores qualitativos, como os valores e preferências individuais dos pacientes".[119] O American College of Physicians desenvolveu estratégias de rastreamento de alto e baixo valores que levam em conta os benefícios para a saúde, a frequência do rastreamento e os custos e danos (Boxe 27.12).[120]

Boxe 27.12 Rastreamento de baixo valor para cinco tipos de câncer em adultos > 65 anos[120]

Tipo de câncer	Estratégia de rastreamento	Baixo valor (não recomendada)
Mama	Qualquer rastreamento	Mulheres adultas ≥ 75 anos ou mulheres adultas ≥ 65 anos que não estejam em boas condições de saúde, com expectativa de vida < 10 anos
Colo do útero	Qualquer rastreamento	Mulheres adultas > 65 anos com resultados negativos em um rastreamento recente anterior.

Ver discussões mais detalhadas sobre o rastreamento de câncer de pele no Capítulo 10, *Pele, Pelos/cabelo e Unhas*; câncer de mama; no Capítulo 18, *Mamas e Axilas*, câncer colorretal; no Capítulo 19, *Abdome*; câncer do colo do útero; Capítulo 21, *Genitália Feminina*; câncer de próstata no Capítulo 22, *Ânus, Reto e Próstata*.

(continua)

Boxe 27.12 Rastreamento de baixo valor para cinco tipos de câncer em adultos > 65 anos[120] (continuação)

Tipo de câncer	Estratégia de rastreamento	Baixo valor (não recomendada)
Colorretal	Qualquer rastreamento	Adultos > 75 anos ou adultos ≥ 65 anos que não estejam em boas condições de saúde, com expectativa de vida < 10 anos.
	Colonoscopia	Adultos com 65 a 74 anos com resultados normais no exame do cólon (ou seja, sem pólipos adenomatosos) nos últimos 10 anos ou resultados normais na retossigmoidoscopia flexível nos últimos 5 anos.
Próstata	Teste de PSA	Homens adultos com 65 a 69 anos que não tenham participado de uma discussão informada e não tenham expressado preferência clara pelo teste após a discussão. Homens adultos > 69 anos ou homens adultos com 65 a 69 anos que não estejam em boas condições de saúde, com expectativa de vida < 10 anos.

Detecção dos "três Ds": *delirium*, demência e depressão

Delirium e demência são condições cada vez mais comuns na prática clínica e podem se manifestar com achados sutis. Lembre-se deles ao avaliar a cognição e o estado mental. Pode ser difícil diferenciar depressão, comprometimento cognitivo e alteração da consciência.

Delirium. *Delirium* é um estado confusional agudo caracterizado por início súbito, evolução flutuante, falta de atenção e, às vezes, alterações da consciência. No momento de uma internação hospitalar, aproximadamente 11 a 25% dos pacientes mais velhos apresentam *delirium* e outros 29 a 31% dos pacientes mais velhos internados sem *delirium* desenvolvem *delirium* mais tarde.[121] O risco de desenvolvimento de *delirium* depende de condições predisponentes que aumentam a suscetibilidade e de fatores precipitantes imediatos. O Confusion Assessment Method (CAM) é recomendado para o rastreamento de pacientes de risco. É importante observar que o comprometimento cognitivo é o fator de vulnerabilidade para o desenvolvimento de *delirium* observado com mais constância.

Para abordar o *delirium* no contexto clínico e prevenir desfechos desfavoráveis para o paciente, o National Institutes of Health (NIH) publicou diretrizes para prevenção de *delirium* que enfatizam intervenções em múltiplos componentes por equipes interdisciplinares, direcionadas para os principais precipitantes clínicos.[122]

Ver Capítulo 9, *Cognição, Comportamento e Estado Mental*, para uma discussão sobre o Confusion Assessment Method (CAM).

Demência. A demência é caracterizada por declínios na memória e capacidade cognitiva que interferem nas atividades da vida diária (AVDs).[123] No DSM-5, *delirium* e demência fazem parte da nova categoria de *transtornos neurocognitivos*. Um das metas dessa reclassificação é reduzir o estigma associado à demência. Os tipos mais comuns são a doença de Alzheimer (que afeta 5 milhões de pessoas acima de 65 anos nos EUA), a demência por corpúsculos de Lewy e a demência frontotemporal.[123] O diagnóstico de uma demência exige a exclusão de *delirium* e depressão. Também é difícil separar as alterações da cognição relacionadas à idade de um *transtorno neurocognitivo leve* (também chamado de *comprometimento cognitivo leve* ou *demência prodrômica*). Menos de 2% dos pacientes com demência exibem causas possivelmente reversíveis, como hipotireoidismo, efeitos colaterais de medicamentos, hidrocefalia de pressão normal ou depressão maior.

Uma metanálise identificou fatores de risco potencialmente modificáveis para o desenvolvimento da doença de Alzheimer, incluindo inatividade física, depressão, tabagismo, hipertensão arterial na meia-idade, obesidade na meia-idade, inatividade cognitiva ou baixa escolaridade e diabetes melito.[124] Contudo, uma análise do NIH em 2011 concluiu que "no momento, não há evidências de qualidade científica sequer moderada para confirmar a associação de qualquer fator modificável… com uma redução do risco de doença de Alzheimer".[125]

Ao identificar alterações cognitivas, várias etapas são úteis para planejar os cuidados do paciente (Boxe 27.13).

Apenas o prazo para a renovação da Carteira Nacional de Habilitação é que muda quando se completa 65 anos. Ele deixa de ocorrer a cada 5 anos, passando a ser exigido de três em 3 anos.

Depressão. A *depressão* afeta 5 a 7% dos adultos mais velhos que vivem na comunidade e aproximadamente 10% dos homens mais velhos e 18% das mulheres mais velhas, mas muitas vezes deixa de ser diagnosticada e tratada ou recebe tratamento insuficiente.[130] A prevalência aumenta em indivíduos com múltiplas comorbidades e hospitalizações. Homens deprimidos acima de 65 anos de idade correm risco aumentado de suicídio e precisam de avaliação particularmente cuidadosa. Tratamento efetivo para adultos mais velhos reduz a morbidade e prolonga a vida, e inclui exercícios físicos, terapia de apoio e de grupo e medicação.[131] O rastreamento da população adulta em geral é recomendado pela

EXEMPLOS DE ANORMALIDADES

Ver Capítulo 9, *Cognição, Comportamento e Estado Mental, Espectro de declínio cognitivo.*

Ver Tabela 9.4, *Distúrbios neurocognitivos: delirium e demência,* Tabela 9.7, *Rastreamento de demência: o Mini-Cog,* e Tabela 9.8, *Rastreamento de demência: a* Montreal Cognitive Assessment *(MoCA).*

Ver Capítulo 2, *Entrevista, Comunicação e Habilidades Interpessoais, Pacientes com alterações da cognição.*

Ver Capítulo 9, *Cognição, Comportamento e Estado Mental, Rastreamento de depressão.*

Boxe 27.13 Cuidados para pacientes com alteração da cognição

- **Informações colaterais:** obter informações colaterais junto a familiares e cuidadores
- **Testes neuropsicológicos:** considerar testes neuropsicológicos formais
- **Fatores contribuintes:** investigar fatores contribuintes como medicamentos, anormalidades metabólicas, depressão, *delirium*, abuso de substâncias psicoativas e outras condições clínicas e psiquiátricas, incluindo risco vascular decorrente de diabetes melito e hipertensão arterial
- **Cuidadores:** orientar as famílias sobre os desafios para os cuidadores. O site do National Institute on Aging: https://www.nia.nih.gov/health/topics/caregiver-health/é especialmente útil em relação a "fornecimento de cuidados para pessoas com doença de Alzheimer".[126] Reveja as medidas de segurança doméstica
- **Motoristas com demência:**ᶜ Conheça as leis relativas ao relato de *motoristas com demência* em seu estado. Consulte os parâmetros práticos baseados em evidências para motoristas com demência da American Academy of Neurology, atualizados em 2010, e as diretrizes de diversas organizações profissionais, inclusive a American Medical Association. Observe, porém, que as evidências quantitativas subjacentes que relacionam a avaliação com a segurança no trânsito são limitadas.[127] Uma revisão Cochrane em 2013 detalhou as desvantagens da desqualificação de motoristas comprometidos, que pode provocar depressão e isolamento social se a desqualificação for prematura.[128,129] A revisão conclui que, para motoristas com demência, não há evidências adequadas de que uma avaliação neuropsicológica ou prática (no trânsito) mantenha a mobilidade e melhore a segurança. Os autores defendem mais pesquisas para desenvolver ferramentas de avaliação "que possam identificar de modo confiável os motoristas com demência inseguros em um ambiente ambulatorial" e determinar quais alterações do funcionamento forneceriam um limiar para desqualificação, já que não há um único teste validado disponível
- **Diretivas antecipadas de vontade:** Incentive a discussão entre o paciente e a família sobre a indicação de um responsável legal pelos assuntos de saúde e a preparação de uma procuração legal, procuração específica para cuidados de saúde e diretivas antecipadas de vontade enquanto o paciente ainda puder contribuir para a tomada de decisão ativa

---

ᶜN.R.T.: De acordo com o Código de Trânsito Brasileiro, não existe uma idade limítrofe para deixar de dirigir.

USPSTF (grau B)[132] e deve ser implementado com sistemas estabelecidos adequados para garantir o diagnóstico acurado, o tratamento efetivo e um acompanhamento apropriado. Os instrumentos para rastreamento de depressão usados com mais frequência incluem o Patient Health Questionnaire (PHQ) e a Geriatric Depression Scale em adultos mais velhos.

Maus-tratos e abuso de idosos

Deve ser realizado rastreamento de adultos mais velhos vulneráveis para detectar possíveis *maus-tratos de idosos*, que incluem abuso, negligência, exploração e abandono. A prevalência varia de 5 a 10%, dependendo da população estudada, e é ainda maior nos adultos mais velhos com depressão e demência.[133,134] Muitos casos deixam de ser detectados porque o paciente tem medo de represálias, não pode relatar o abuso devido a incapacidade física ou cognitiva ou não está disposto a expor o abusador, que em 90% dos casos é um membro da família. A **autonegligência**, ou "o comportamento de um adulto mais velho que ameace sua própria saúde e segurança", também é uma preocupação nacional crescente e representa mais de 50% dos encaminhamentos para serviços de proteção a adultos.

Em sua revisão de 2018, a USPSTF não encontrou ferramentas de rastreamento válidas e confiáveis no ambiente de atenção primária para identificar o abuso de adultos mais velhos ou vulneráveis sem sinais e sintomas de abuso reconhecidos e, portanto, citou evidências insuficientes para recomendar o rastreamento (declaração I).[135] Como consequência, uma anamnese cuidadosa e um alto índice de suspeita são importantes.

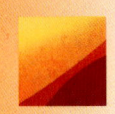

TABELA 27.1 Alterações anatômicas e fisiológicas normais selecionadas no envelhecimento e desfechos mórbidos relacionados[135]

Alterações normais da anatomia e fisiologia	Manifestações clínicas e evoluções mórbidas
Cardiovasculares	
<ul><li>Aumento da espessura da parede do ventrículo esquerdo, envolvendo hipertrofia de miócitos e aumento da deposição de colágeno secundário ao menor metabolismo dessas células[1,2]</li><li>Espessamento do miocárdio combinado com depósitos de lipofuscina, infiltração gordurosa e fibrose[2]</li><li>Dilatação do átrio esquerdo[3]</li><li>Perda de aproximadamente 10% das células marca-passo a cada década[4]</li><li>Aumento de fibrose, hipertrofia de miócitos e deposição de cálcio[5]</li><li>Aumento da dilatação, elasticidade e rigidez das paredes arteriais, com diminuição da sensibilidade a agentes mediados por receptores[6–8]</li><li>Aumento da resistência periférica e diminuição da complacência arterial central[6–8]</li></ul>	1. Diminuição do enchimento cardíaco diastólico inicial, aumento da pressão de enchimento cardíaco e menor limiar para dispneia. 2. Rigidez do ventrículo esquerdo e, como consequência, uma quarta bulha cardíaca (B4). 3. Fibrilação atrial isolada. 4. Parada sinusal ou síndrome taquicardia-bradicardia (taqui-bradi). 5. Prolongamento dos intervalos PR e QRS e bloqueio de ramo direito (BRD). 6. Aterosclerose. 7. Hipertensão arterial sistólica. 8. AVC.
Respiratórias	
<ul><li>Diminuição do número e da elasticidade das fibras elásticas do parênquima, a última causada em parte pela diminuição dos níveis de colágeno[1,2,4]</li><li>Ação ciliar menos efetiva[3]</li><li>Menor complacência e maior rigidez da parede torácica[3]</li><li>Maior fraqueza dos músculos respiratórios e diafragma, o último em cerca de 25%[3,5,7]</li><li>Diminuição do volume expiratório forçado e da capacidade vital forçada (30% aos 80 anos)[6,7]</li><li>Aumento do volume residual em aproximadamente 20 mℓ/ano[6,7]</li></ul>	1. Perda gradual da elasticidade dos pulmões. 2. Menor tamanho das vias respiratórias, com colapso das vias respiratórias em zonas pulmonares mais baixas. 3. Maior suscetibilidade a infecções respiratórias. 4. Diminuição da respiração tranquila (independente de esforço). 5. Diminuição da respiração forçada (dependente de esforço). 6. Diminuição da PaO_2 devida a incompatibilidade ventilação-perfusão (PaO_2 aceitável = 100 – [0,32 × idade]). 7. Diminuição da reserva pulmonar e da tolerância ao exercício.
Gastrintestinais	
<ul><li>Aumento de varicosidades na língua[1]</li><li>Diminuição da produção de saliva[1]</li><li>Aumento das contrações não peristálticas espontâneas do esôfago[2]</li><li>Diminuição da produção de ácido gástrico[3,4]</li><li>Diminuição da eliminação de ácido gástrico[5]</li><li>Retardo do esvaziamento gástrico após uma refeição gordurosa, prolongando a distensão gástrica[6]</li><li>Diminuição do tecido linfoide associado ao intestino[7]</li><li>Atrofia da mucosa do intestino grosso[8]</li><li>Diminuição da resistência tênsil da musculatura lisa colônica[8]</li><li>Diminuição da efetividade das contrações colônicas e da sensibilidade da parede do reto[9]</li><li>Diminuição da absorção de cálcio[10]</li><li>Ateromas nos grandes vasos intestinais[11]</li><li>Diminuição do tamanho e do fluxo sanguíneo do fígado[12]</li><li>Diminuição da massa e das reservas enzimáticas do pâncreas[13]</li><li>Hiperplasia do ducto pancreático[13]</li><li>Aumento da formação de cistos pancreáticos, deposição de gorduras e deposição de grânulos de lipofuscina nas células acinares[13]</li></ul>	1. Aumento de infecções orais e doença gengival. 2. Disfagia. 3. Gastrite atrófica (em adultos > 70 anos, a incidência de gastrite atrófica corresponde a 16%). 4. Diminuição da absorção de vitamina B_{12} e ferro 5. Doença de refluxo gastresofágico. 6. Aumento da saciedade induzida por refeições. 7. Comprometimento da resposta a lesões da mucosa gástrica, consequentemente aumentando o risco de úlceras gástricas e duodenais. 8. Aumento de diverticulose. 9. Constipação intestinal frequente. 10. Perda óssea. 11. Isquemia intestinal crônica. 12. Comprometimento da depuração (*clearance*) de medicamentos que exigem metabolismo de fase I. 13. Diminuição da secreção de insulina e aumento da resistência à insulina.

(continua)

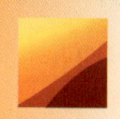

TABELA 27.1 Alterações anatômicas e fisiológicas normais selecionadas no envelhecimento e desfechos mórbidos relacionados[135] *(continuação)*

Alterações normais da anatomia e fisiologia	Manifestações clínicas e desfechos mórbidos

Urinárias

- Diminuição do número e do comprimento dos túbulos renais funcionais[1]
- Aumento de divertículos tubulares e da espessura da lâmina basal[1]
- Alteração do padrão vascular, alterações ateroscleróticas, alteração do fluxo arteriolar-glomerular e lesões isquêmicas focais[2]
- Diminuição da depuração (*clearance*) de creatinina e da taxa de filtração glomerular [TFG], a última em aproximadamente 10 mℓ/década[3]
- Diminuição da capacidade de concentração e diluição dos rins[4]
- Diminuição da renina e aldosterona sérica de cerca de 30 a 50%[4]
- Diminuição da ativação da vitamina D[5]

1. Comprometimento da permeabilidade e diminuição da capacidade de reabsorção de glicose.
2. Diminuição do fluxo sanguíneo renal, com perda seletiva da vasculatura cortical.
3. Diminuição da eliminação de medicamentos e toxinas (por causa da diminuição da eliminação renal de medicamentos em pacientes mais velhos, os médicos devem administrar medicamentos com cautela nesses pacientes. Quando também há comprometimento da depuração (*clearance*) hepática de medicamentos que exijam um metabolismo de fase I, esses medicamentos devem ser administrados com excepcional cautela).
4. Anormalidades hidreletrolíticas agravando a depleção de volume e a desidratação e provocando hiperpotassemia e diminuição da excreção e da conservação de sódio e potássio.
5. Deficiência de vitamina D.

Imunológicas/hematológicas

- Declínio médio da função, incluindo necessidade de mais estímulos e tempo para ativação[1]
- Diminuição da função dos linfócitos T[1]
- Diminuição dos linfócitos T *naive* e aumento dos linfócitos T de memória[2]
- Diminuição gradual da função dos linfócitos B[3]
- Diminuição da resposta de linfócitos B *naive* a novos antígenos[2]
- Atrofia do timo[4–6]
- Perda da capacidade de autorrenovação das células-tronco hematopoéticas[7]
- Diminuição da velocidade de eritropoese e incorporação de ferro aos eritrócitos[8]

1. Diminuição das respostas primárias e secundárias à infecção.
2. Redução da capacidade do organismo de montar uma resposta imunológica contra novos patógenos.
3. Produção de anticorpos anormais.
4. Diminuição da produção e função de linfócitos T.
5. Diminuição da proliferação de células exterminadoras naturais (*natural killer*).
6. Diminuição da produção de citocinas necessárias para a maturação de linfócitos B.
7. Sistema imune disfuncional.
8. Discreta diminuição dos valores médios de hemoglobina e hematócrito.

Órgãos dos sentidos

Visão
- Perda de gordura periorbital[1–3]
- Flacidez das pálpebras[1–3]
- Espessamento e amarelecimento do cristalino combinado a acúmulos de infiltrados lipídicos (arco senil)[4]
- Aumento da fibrose da íris[5]
- Aumento do tamanho e da rigidez do cristalino devido à constante formação de células epiteliais centrais na frente do cristalino[6]
- Aumento progressivo das camadas anulares do cristalino[7]
- Compressão dos componentes centrais, que se tornam duros e opacos[7]
- Diminuição do lacrimejamento

Audição
- Espessamento da membrana timpânica e perda de sua elasticidade, assim como da eficiência de sua articulação ossicular[9]
- Diminuição da elasticidade e da eficiência da articulação ossicular[10]
- Déficit progressivo do processamento central[11,12]

Olfato e sede
- Diminuição da detecção de odores em aproximadamente 50%[13]
- Diminuição do estímulo da sede[14]
- Comprometimento do controle da sede por endorfinas[14]

1. Olhos encovados.
2. Entrópio e ectrópio senil.
3. Maior vulnerabilidade a conjuntivite.
4. Diminuição da transparência da córnea.
5. Diminuição da acomodação e demora da adaptação ao escuro (conforme a adaptação ao escuro diminui com a idade, a manutenção do reconhecimento de objetos pela pessoa em luz difusa exige o dobro da iluminação a cada 13 anos).
6. Presbiopia.
7. Aumento da velocidade de formação de catarata.
8. Síndrome do olho seco.
9. Surdez condutiva afetando sons de baixa frequência.
10. Perda auditiva neurossensorial de sons de alta frequência.
11. Dificuldade para discriminar a fonte do som.
12. Comprometimento da discriminação do alvo do som.
13. Redução da capacidade de apreciar os alimentos e diminuição do apetite.
14. Desidratação.

Alterações normais da anatomia e fisiologia	Manifestações clínicas e desfechos mórbidos
Dermatológicas	

Dermatológicas

- Diminuição da elasticidade da pele[1]
- Diminuição da função de barreira[2]
- Reposição celular mais lenta[3]
- Reparo de DNA não efetivo[4]
- Alteração da proteção mecânica e diminuição da percepção sensorial[5]
- Diminuição das respostas imunes e inflamatórias[6]
- Diminuição da sudorese e da efetividade da termorregulação[7]
- Diminuição da produção de vitamina D[8]
- Perda de melanócitos na base dos folículos pilosos[9]
- Diminuição da velocidade de crescimento linear das unhas[10]

1. Pele flácida.
2. Pele seca.
3. Pele áspera, com demora da cicatrização.
4. Aumento da taxa de fotocarcinogênese.
5. Maior suscetibilidade a lesões.
6. Infecções crônicas de baixo grau e comprometimento da cicatrização de feridas, com feridas persistentes e cicatrizes fracas.
7. Tendência à hipertermia e maior vulnerabilidade ao frio e calor.
8. Osteomalacia.
9. Cabelos grisalhos.
10. Unhas mais espessas, foscas e quebradiças, opacas e amarelas, com desenvolvimento de cristas longitudinais.

Sistema nervoso

Sistema nervoso central[1-3]

- Diminuição do peso do encéfalo e fluxo sanguíneo cerebral em cerca de 20%[1-3]
- Diminuição do número e funcionamento das células nervosas[1-3]
- Menor volume de líquido e maior rigidez das membranas celulares nos neurônios encefálicos[1-3]
- Irregularidade na estrutura das membranas internas[1-3]
- Acúmulo de lipofuscina e emaranhados neurofibrilares[1-3]
- Diminuição da capacidade de ramificação neuronal em axônios e dendritos[4]

Sistema nervoso periférico

- Alterações relacionadas à idade na função motora somática[5]
- Potenciais de ação e propagação mais lentos da contração de células musculares[6,7]
- Redução da força máxima da contração muscular, com relaxamento mais lento[7]

1. Após os 70 anos de idade, diminuição gradual do vocabulário, com aumento dos erros semânticos e prosódia anormal.
2. Maior esquecimento em áreas não críticas, que não afeta o funcionamento nem compromete a rememoração de lembranças importantes.
3. Após os 80 anos de idade, processamento central mais lento, que prolonga o tempo para concluir as tarefas.
4. Diminuição do controle motor fino.
5. Diminuição das células que podem ser estimuladas e diminuição da força de contração muscular máxima.
6. Prolongamento do tempo necessário para chegada dos impulsos, contração das células musculares e início dos movimentos.
7. Diminuição da força muscular máxima durante a execução de movimentos rápidos.

Musculoesqueléticas

Músculos

- Diminuição das fibras musculares (principalmente do tipo II – contração rápida)[1]
- Substituição do tecido muscular perdido por tecido fibroso rígido[2]

Ossos

- Diminuição da absorção de vitamina D, que diminui os osteoblastos[3]
- Diminuição da formação e da modelagem ósseas por osteoblastos e osteoclastos, comprometendo a microarquitetura óssea[3-6]

Articulações

- Diminuição da espessura da cartilagem articular, mas não da cartilagem não articular[8]
- Colágeno mais rígido, resultando em disrupção da matriz cartilaginosa[7]

1. Diminuição da massa muscular (sarcopenia), produzindo massa corporal magra.
2. Aspecto magro e ósseo nas mãos.
3. Fragilidade óssea.
4. Maior suscetibilidade a fratura, com cicatrização mais lenta.
5. Osteoporose.
6. Cifose dorsal.
7. Menor capacidade de lidar com estresse mecânico.
8. Degeneração da articulação, incluindo inflamação, dor, rigidez e deformidade.
9. Diminuição geral e limitação do movimento.
10. Diminuição do balanço dos braços e da estabilidade da marcha.

(continua)

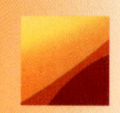

TABELA 27.1 Alterações anatômicas e fisiológicas normais selecionadas no envelhecimento e desfechos mórbidos relacionados[135] *(continuação)*

Alterações normais da anatomia e fisiologia	Manifestações clínicas e desfechos mórbidos
Endócrinas	
Hipófise	1. Diminuição do tamanho de várias estruturas.
■ Alterações mínimas, mas, em média, diminuição do padrão de secreção pulsátil, incluindo a secreção pulsátil noturna de prolactina[1,2]	2. Diminuição da razão massa corporal magra/gordura.
	3. Insônia.
Glândula pineal	4. Déficit nas defesas contra radicais livres.
■ Diminuição do ritmo diurno da melatonina[3,4]	5. Aumento das taxas de hipotireoidismo e hipertireoidismo.
Glândula tireoide	6. Deficiência de vitamina D.
■ Atrofia, com aumento de fibrose e formação de nódulos[5]	7. Hipotensão ortostática.
■ Diminuição da produção de T4 nos indivíduos muito idosos (se o envelhecimento for normal, a concentração sanguínea de tiroxina permanece inalterada, mesmo que a produção de T4 diminua)[5]	8. Masculinização de mulheres após a menopausa.
	9. Diminuição da função imunológica, aumentando o risco de infecção e câncer.
Glândulas paratireoides	10. Alterações de pele, cabelos, músculos e ossos e diminuição da gordura corporal, apesar do aumento de leptina.
■ Em mulheres acima de 40 anos de idade, aumento do PTH e diminuição do metabolismo, com diminuição associada dos níveis de 1,25-(OH)-vitamina D e alterações da homeostase mineral óssea[6]	11. Alterações cutâneas, aumento de LDL e diminuição dos minerais ósseos.
	12. Diminuição da gordura corporal.
Glândulas suprarrenais	
■ Diminuição moderada da secreção de aldosterona[7]	
■ Após a menopausa, aumento da secreção de androgênios[8]	
Timo	
■ Diminuição da função imunológica[9]	
Gônadas masculinas	
■ Grande diminuição de estrogênios e progesterona[11]	
■ Após os 70 anos de idade, diminuição de leptina[12]	

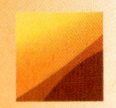

TABELA 27.2 Entrevista de adultos mais velhos: otimizando o cuidado culturalmente apropriado[136,137]

Dimensão cultural	Entrevista
Identidade cultural do indivíduo	De onde você e sua família vêm?
	Qual é sua ascendência?
	Há diferenças culturais entre você e seus pais ou outros entes queridos?
	Você sente uma forte conexão com algum grupo de pessoas? Em caso positivo, quem?
	Que tipo de alimentos você come?
	Que feriados você comemora?
	Que idiomas você fala?
	Com quem você fala esses idiomas?
	Que idiomas você gostaria de usar ao falar comigo?
	Que tipos de atividades você gosta?
	Quais são suas fontes de notícias e entretenimento?
	Isso mudou com o tempo?
Explicações culturais da doença do indivíduo	Você ou alguma outra pessoa tem um nome para o problema que está apresentando agora?
	Em sua opinião, por que isso está acontecendo com você?
	O que pode tornar isso melhor ou pior?
	Quando isso começou e quando você acha que vai melhorar?
	Alguém que você conheça já teve esse problema?
	Que atividades esse problema impediu você de fazer, que seriam esperadas por você, sua família ou seus amigos?
	Quem mais você procurou para receber ajuda com esse problema?
	Devo conversar com alguém de sua confiança para ajudar com esse problema?
Fatores culturais relacionados ao ambiente psicológico e níveis de funcionamento	Quem mora com você?
	Como essas pessoas podem ajudar com seu problema?
	Quem mais pode ajudar?
	Está acontecendo alguma coisa que torne o problema melhor ou pior?
	Como esse problema afetou sua vida?
	Ele está impedindo que você trabalhe?
	Ou impede seus movimentos, cuidados pessoais, alimentação ou sono?
	As pessoas próximas entendem como você se sente?
Elementos culturais da relação médico-paciente	Você acredita que seus amigos ou parentes ficariam incomodados se você me falasse sobre o problema?
	O que posso fazer para que você se sinta mais à vontade?
	Com que frequência podemos nos encontrar?
	Você tem algum desejo ou preocupação sobre o tratamento?
	O que você pensa sobre os medicamentos?
	Posso falar sobre suas respostas com alguém de sua confiança?

REFERÊNCIAS BIBLIOGRÁFICAS

1. World Health Organization. *World report on ageing and health*. Geneva, Switzerland; 2015. Available at www.who.org. Accessed November 10, 2018.

2. Older Americans 2016: Key Indicators of Well-Being. Available at https://agingstats.gov/docs/LatestReport/Older-Americans-2016-Key-Indicators-of-WellBeing.pdf. Accessed November 9, 2018.

3. Centers for Disease Control and Prevention, U.S. Department of Health and Human Services. Health, United States, 2013. DHHS Publication No. 2014–1232, 2013. Available at http://www.cdc.gov/nchs/data/hus/hus13.pdf#018. Accessed November 10, 2018.

4. Sabia S, Singh-Manoux A, Hagger-Johnson G, et al. Influence of individual and combined healthy behaviours on successful aging. *CMAJ*. 2012;184:1985–1992.

5. Davy C, Bleasel J, Liu H, et al. Effectiveness of chronic care models: opportunities for improving healthcare practice and health outcomes: a systematic review. *BMC Health Serv Res*. 2015;15:194.

6. Partnership for Health in Aging Workgroup on Interdisciplinary Team Training in Geriatrics. Position statement on interdisciplinary team training in geriatrics: an essential component of quality health care for older adults. *J Am Geriatr Soc*. 2014;62:961–965.

7. Bodenheimer T, Wagner EH, Grumbach K. Improving primary care for patients with chronic illness. *JAMA*. 2002;288:1775–1779.

8. Institute of Medicine. *Crossing The Quality Chasm: A New Health System For The 21st Century*. Washington, DC: National Academy Press; 2011.

9. Reuben DB, Tinetti ME. Goal-oriented patient care—an alternative health outcome paradigm. *N Engl J Med*. 2012;366:777–779.

10. Quinlan N, O'Neill D. "Older" or "elderly"—are medical journals sensitive to the wishes of older people? *J Am Geriatr Soc*. 2008;56(10):1983–1984.

11. Cozma, Raluca. Media Takes: on Aging. International Longevity Center—USA. 2009. Available at http://www.ilc-alliance.org/images/uploads/publication-pdfs/Media_Takes_On_Aging.pdf. Accessed November 10, 2018.

12. Carlson C, Merel SE, Yukawa M. Geriatric syndromes and geriatric assessment for the generalist. *Med Clin North Am*. 2015;99:263–279.

13. Frontera WR. Physiologic changes of the musculoskeletal system with aging: a brief review. *Phys Med Rehabil Clin N Am*. 2017;28(4):705–711.

14. Smith WCS. Hypertension in the elderly: an opportunity to improve health. *Proc R Coll Physicians Edinb*. 1999;29:211–213.

15. Kane EL, Ouslander JG, Abrass IB, et al. Chapter 3: Evaluating the geriatric patient. In: *Essentials of Clinical Geriatrics*. 7th ed. New York: McGraw-Hill Medical; 2013.

16. Morley JE, Tolsen DT. Chapter 3: The physiology of aging. In: Vellas BJ, Pathy MS, Sinclair A, et al., eds. *Pathy's Principles and Practice of Geriatric Medicine*. 5th ed. Oxford: John Wiley & Sons, Inc.; 2012:33.

17. Otto CM, Lind BK, Kitzman DW, et al. Association of aortic-valve sclerosis with cardiovascular mortality and morbidity in the elderly. *N Engl J Med*. 1999;341(3):142–147.

18. Morley JE, Tolsen DT. Chapter 9: Sexuality and aging. In: Vellas BJ, Pathy MS, Sinclair A, et al., eds. *Pathy's Principles and Practice of Geriatric Medicine*. 5th ed. Oxford: John Wiley & Sons, Inc.; 2012:93.

19. Gorina Y, Schappert S, Bercovitz A, et al. Prevalence of incontinence among older Americans. National Center for Health Statistics. *Vital Health Stat*. 2014;(36):1–33. Available at http://www.cdc.gov/nchs/data/series/sr_03/sr03_036.pdf. Accessed November 10, 2018.

20. Hollingsworth JM, Wilt TJ. Lower urinary tract symptoms in men. *BMJ*. 2014;349:g4474.

21. Evans WJ. Sarcopenia should reflect the contribution of age-associated changes in skeletal muscle to risk of morbidity and mortality in elderly people. *J Am Med Dir Assoc*. 2015;16:546–547.

22. Demonet JF, Celsis P. Chapter 5: Aging of the brain. In: Vellas BJ, ed. *Pathy's Principles and Practice of Geriatric Medicine*. 5th ed. John Wiley & Sons, Inc.; 2012:49.

23. O'Keefe J. Creating a Senior Friendly Physical Environment in our Hospitals. The Regional Geriatric Assessment Program of Ottawa. Available at http://www.rgpeo.com. Accessed October 28, 2018.

24. Rosen SL, Reuben DB. Geriatric assessment tools. *Mt Sinai J Med*. 2011;78:489–497.

25. Bhatia LC, Naik RH. Clinical profile of acute myocardial infarction in elderly patients. *Cardiovasc Dis Res*. 2013;4:107–111.

26. Papaleontiou M, Haymart MR. Approach to and treatment of thyroid disorders in the elderly. *Med Clin North Am*. 2012;96:297–310.

27. Koroukian SM, Warner DF, Owusu C, et al. Multimorbidity redefined: prospective health outcomes and the cumulative effect of co-occurring conditions. *Prev Chronic Dis*. 2015;12:E55.

28. Strandberg TE, Pitkälä KH, Tilvis RS, et al. Geriatric syndromes—vascular disorders? *Ann Med*. 2013;45:265–273.

29. Yeo G. How will the U.S. healthcare system meet the challenge of the ethnogeriatric imperative? *J Am Geriatr Soc*. 2009;57:1278–1285.

30. Jackson CS, Gracia JN. Addressing health and health-care disparities: the role of a diverse workforce and the social determinants of health. *Public Health Rep*. 2014;129:57–61.

31. Ng JH, Bierman AS, Elliott MN, et al. Beyond black and white: race/ethnicity and health status among older adults. *Am J Manag Care*. 2014;20:239–248.

32. Centers for Disease Control and Prevention, U.S. Department of Health and Human Services. Percent of U.S. adults 55 and over with chronic conditions. 2009. Available at http://www.cdc.gov/nchs/health_policy/adult_chronic_conditions.htm. Accessed November 8, 2018.

33. Wooten JM. Rules for improving pharmacotherapy in older adult patients: part 1 (rules 1–5). *South Med J*. 2015;108:97–104.

34. Wooten JM. Rules for improving pharmacotherapy in older adult patients: part 2 (rules 6–10). *South Med J*. 2015;108:145–150.

35. American Geriatrics Society 2015 Beers Criteria Update Expert Panel. American Geriatrics Society 2015 updated beers criteria for potentially inappropriate medication use in older adults. *J Am Geriatr Soc*. 2015;63(11):2227–2246.

36. By the 2019 American Geriatrics Society Beers Criteria® Update Expert Panel. American Geriatrics Society 2019 Updated AGS Beers Criteria® for Potentially Inappropriate Medication Use in Older Adults. *J Am Geriatr Soc*. 2019;67(4):674–694.

37. Redmond P, Grimes TC, McDonnell R, et al. Impact of medication reconciliation for improving transitions of care. *Cochrane Database Syst Rev*. 2018;8:CD010791.

38. Wang YP, Andrade LH. Epidemiology of alcohol and drug use in the elderly. *Curr Opin Psychiatry*. 2013;26:343–348.

39. Centers for Disease Control and Prevention. Cigarette Smoking—United States, 2006–2008 and 2009–2010, Table 1. Prevalence of current smoking among persons aged 12–17 years, by selected characteristics—National Survey on Drug Use and Health, United States, 2006–2010, in CDC Health Disparities and Inequalities Report—United States, 2013. *MMWR Suppl*. 62(3):82. Available at http://www.cdc.gov/mmwr/pdf/other/su6203.pdf. Accessed October 28, 2018.

40. National Institute on Aging. Older Adults and Alcohol. Available at https://order.nia.nih.gov/sites/default/files/2018-01/older-adults-and-alcohol.pdf. Accessed October 28, 2018.

41. Esser MB, Hedden SL, Kanny D, et al. Prevalence of alcohol dependence among US adult drinkers, 2009–2011. *Prev Chronic Dis*. 2014;11:E206.

42. American Geriatrics Society. Alcohol use disorders in older adults. AGS clinical practice guidelines screening recommendation. *Ann Long Term Care*. 2006;14. Available at http://www.annalsoflongtermcare.com/article/5143. Accessed November 10, 2018.

43. Wilson SR, Knowles SB, Huang Q, et al. The prevalence of harmful and hazardous alcohol consumption in older U.S. adults: data from the 2005–2008 National Health and Nutrition Examination Survey (NHANES). *J Gen Intern Med*. 2014;29:312–319.

44. Bommersbach TJ, Lapid MI, Rummans TA, et al. Geriatric alcohol use disorder: a review for primary care physicians. *Mayo Clin Proc*. 2015;90:659–666.

45. Morley JE. Undernutrition in older adults. *Fam Pract*. 2012;29(Suppl 1):i89–i93.

46. National Center for Chronic Disease Prevention and Health Promotion. *Centers for Disease Control and Prevention. Table 1, The national report card on healthy aging. How healthy are older adults in the United States*. Atlanta: Centers for Disease Control and Prevention, U.S. Department of Health and Human Services; 2013: 15. Available at http://www.cdc.gov/aging/pdf/state-aging-health-in-america-2013.pdf. Accessed November 10, 2018.

47. Collard RM, Boter H, Schoevers RA, et al. Prevalence of frailty in community-dwelling older persons: a systematic review. *J Am Geriatri Soc*. 2012;60;1487–1492.

48. Song X, Mitnitski A, Rockwood K. Prevalence and 10-year outcomes of frailty in older adults in relation to deficit accumulation. *J Am Geriatr Soc*. 2010;58:681–687.

49. Clegg A, Rogers L, Young J. Diagnostic test accuracy of simple instruments for identifying frailty in community-dwelling older people: a systematic review. *Age Ageing*. 2015;44:148–152.

50. O'Sullivan R, Mailo K, Angeles R, et al. Advance directives: survey of primary care patients. *Can Fam Physician*. 2015;61:353–356.

51. Torke AM, Sachs GA, Helft PR, et al. Scope and outcomes of surrogate decision making among hospitalized older adults. *JAMA Intern Med*. 2014;174:370–377.

52. Billings JA. The need for safeguards in advance care planning. *J Gen Intern Med*. 2012;27:595–600.

53. Swetz KM, Kamal AH. In the clinic. Palliative care. *Ann Intern Med*. 2012;156:ITC2–1.

54. Moore AA, Siu AL. Screening for common problems in ambulatory elderly: clinical confirmation of a screening instrument. *Am J Med*. 1996;100:438–443.

55. Resnick NM, Yalla SV. Management of urinary incontinence in the elderly. *NEJM*. 1985;313:800–805.

56. Abrams P, Andersson KE, Apostolidis A, et al. 6th International Consultation on Incontinence. Recommendations of the International Scientific Committee: Evaluation and Treatment of Urinary Incontinence, Pelvic Organ Prolapse and Faecal Incontinence. *Neurourol Urodyn*. 2018;37(7):2271–2272.

57. Gillespie LD, Robertson MC, Gillespie WJ, et al. Interventions for preventing falls in older people living in the community. *Cochrane Database Syst Rev*. 2012;9:CD007146.

58. James PA, Oparil S, Carter BL, et al. 2014 Evidence-based guidelines for the management of high blood pressure in adults: report from the panel members appointed to the eighth joint national committee (JNC8). *JAMA*. 2014;311:507–520.

59. Krakoff LR, Gillespie RL, Ferdinand KC, et al. 2014 hypertension recommendations from the eighth joint national committee panel members raise concerns for elderly black and female populations. *J Am Coll Cardiol*. 2014;64: 394–402.

60. Benetos A, Rossignol P, Cherubini A, et al. Polypharmacy in the aging patient: management of hypertension in octogenarians. *JAMA*. 2015;314:170–180.

61. Bangalore S, Gong Y, Cooper-DeHoff RM, et al. 2014 Eighth Joint National Committee panel recommendation for blood pressure targets revisited: results from the INVEST study. *J Am Coll Cardiol*. 2014;64:784–793.

62. Weber MA, Bakris GL, Hester A, et al. Systolic blood pressure and cardiovascular outcomes during treatment of hypertension. *Am J Med*. 2013;126:501–508.

63. Kitzman DW, Taffet G. Kitzman DW, et al. Chapter 74: Effects of aging on cardiovascular structure and function. In: Halter JB, Ouslander JG, Tinetti MF., et al., eds. *Hazzard's Geriatric Medicine and Gerontology*. 6th ed. New York: McGraw-Hill; 2009.

64. Freeman R, Wieling W, Axelrod FB, et al. Consensus statement on the definition of orthostatic hypotension, neutrally mediated syncope and the postural tachycardia syndrome. *Clin Auton Res*. 2011;21:69–72.

65. Vijayan J, Sharma VK. Neurogenic orthostatic hypotension—management update and role of droxidopa. *Ther Clin Risk Manag*. 2015;8:915–923.

66. Sathyapalan T, Aye MM, Atkin SL. Postural hypotension. *BMJ*. 2011;342:d3128.

67. Lal H, Cunningham AL, Godeaux O, et al. Efficacy of an adjuvant herpes zoster subunit vaccine in older adults. *N Engl J Med*. 2015;372:2087–2096.

68. Wilson JF. In the clinic. Herpes zoster. *Ann Intern Med*. 2011;154:ITC31–15; quiz ITC316.

69. Perlmuter LC, Sarda G, Casavant V, et al. A review of the etiology, associated comorbidities, and treatment of orthostatic hypotension. *Am J Ther*. 2013;20:279–291.

70. National Eye Institute. Eyelid Disorders-Entropion and Ectropion. Available at https://nei.nih.gov/faqs/eyelid-disorders-entropion-and-ectropion. Accessed November 8, 2018.

71. Addis VM, DeVore HK, Summerfield ME. Acute visual changes in the elderly. *Clin Geriatr Med*. 2013;29:165–180.

72. Borooah S, Dhillon A, Dhillon B. Gradual loss of vision in adults. *BMJ*. 2015;350:h2093.

73. Liew G, Baker ML, Wong TY, et al. Differing associations of white matter lesions and lacunar infarction with retinal microvascular signs. *Int J Stroke*. 2014;9:921–925.

74. Wang JJ, Baker ML, Hand PJ, et al. Transient ischemic attack and acute ischemic stroke: associations with retinal microvascular signs. *Stroke*. 2011;42:404–408.

75. Vajaranant TS, Wu S, Torres M, et al. The changing face of primary open-angle glaucoma in the United States: demographic and geographic changes from 2011 to 2050. *Am J Ophthalmol*. 2012;154:303–314.e3.

76. Ratnapriya R, Chew EY. Age-related macular degeneration—clinical review and genetics update. *Clin Genet*. 2013;84:160–166.

77. Bagai A, Thavendiranathan P, Detsky AS. Does this patient have hearing impairment? *JAMA*. 2006;295:416–428.

78. Friedman PK, Kaufman LB, Karpas SL. Oral health disparity in older adults: dental decay and tooth loss. *Dent Clin North Am*. 2014;58:757–770.

79. Yellowitz JA, Schneiderman MT. Elder's oral health crisis. *J Evid Based Dent Pract*. 2014;14(Suppl):191–200.

80. Gibson PG, McDonald VM, Marks GB. Asthma in older adults. *Lancet*. 2010;376:803–813.

81. Coffey S, Cox B, Williams MJ. The prevalence, incidence, progression, and risks of aortic valve sclerosis: a systematic review and meta-analysis. *J Am Coll Cardil*. 2014;63:2852–2861.

82. Manning MJ. Asymptomatic aortic stenosis in the elderly: a clinical review. *JAMA*. 2013;310:1490–1497.

83. McDermott MM. Lower extremity manifestations of peripheral artery disease: the pathophysiologic and functional implications of leg ischemia. *Circ Res*. 2015;116;1540–1550.

84. Miller KL, Baraldi CA. Geriatric gynecology: promoting health and avoiding harm. *Am J Obstet Gynecol*. 2012;207:355–367.

85. Zendell K, Edwards L. Lichen sclerosus with vaginal involvement: report of 2 cases and review of the literature. *JAMA Dermatol*. 2013;149:1199–1202.

86. Mathias S, Nayak USL, Isaacs B. Balance in elderly patient: the "get up and go" test. *Arch Phys Med Rehabil*. 1986;67:387–389.

87. Podsiadlo D, Richardson S. The timed "up and go": a test of basic functional mobility for frail elderly persons. *J Am Geriatr Soc*. 1991;39:142–148.

88. Jankovic J. Gait disorders. *Neurol Clin*. 2015;33:249–268.

89. Lam R. Office management of gait disorders in the elderly. *Can Fam Physician*. 2011;57:765–770.

90. Panel on Prevention of Falls in Older Persons, American Geriatrics Society and British Geriatrics Society. Summary of the updated American Geriatrics Society/British Geriatrics Society clinical practice guideline for prevention of falls in older persons, 2010. *J Am Geriatr Soc*. 2011;59:148–157.

91. Moyer VA; U.S. Preventive Services Task Force. Prevention of falls in community-dwelling older adults: U.S. Preventive Services Task Force recommendation statement. *Ann Intern Med*. 2012;157:197–204.

92. Frank C, Pari G, Rossiter JP. Approach to diagnosis of Parkinson disease. *Can Fam Physician*. 2006;52:862–868.

93. Gestuvo MK. Health maintenance in older adults: combining evidence and individual preferences. *Mt Sinai J Med*. 2012;79:560–578.

94. Nicholas JA, Hall WJ. Screening and preventive services for older adults. *Mt Sinai J Med*. 2011;78:498–508.

95. Centers for Disease Control and Prevention. *Administration on Aging, Agency for Healthcare Research and Quality, Centers for Medicare and Medicaid Services. Enhancing Use of Clinical Preventive Services Among Older Adults*. Washington, DC: AARP; 2011. Available at http://www.cdc.gov/aging/pdf/Clinical_Preventive_Services_Closing_the_Gap_Report.pdf. Accessed November 10, 2018.

96. Eckstrom K, Feeny DH, Walter LC, et al. Individualizing cancer screening in older adults: a narrative review and framework for future research. *J Gen Intern Med*. 2013;28:292–298.

97. Leipzig RM, Whitlock EP, Wolff TA, et al. Reconsidering the approach to prevention recommendations for older adults. *Ann Intern Med*. 2010;153:809–814.

98. American Geriatrics Society Expert Panel on the Care of Older Adults with Multimorbidity. Patient-centered care for older adults with multiple chronic conditions: a stepwise approach from the American Geriatrics Society: American Geriatrics Society Expert Panel on the Care of Older Adults with Multimorbidity. *J Am Geriatr Soc*. 2012;60:1957–1968.

99. Administration on Aging. A profile of older Americans: 2017. Available at https://acl.gov/sites/default/files/Aging%20and%20Disability%20in%20America/2017OlderAmericansProfile.pdf. Accessed November 10, 2018.

100. Moyer VA; U.S. Preventive Services Task Force. Screening for hearing loss in older adults: U.S. Preventive Services Task Force recommendation statement. *Ann Intern Med*. 2012;157:655–661.

101. U.S. Preventive Services Task Force. Draft Recommendation Statement Impaired Visual Acuity in Older Adults: Screening. 2015. Available at http://www.uspreventiveservicestaskforce.org/Page/Document/draft-recommendation-statement161/impaired-visual-acuity-in-older-adults-screening. Accessed November 10, 2018.

102. Hötting K, Röder B. Beneficial effects of physical exercise on neuroplasticity and cognition. *Neurosci Biobehav Rev*. 2013;37(9 Pt B):2243–2257.

103. Buchman AS, Boyle PA, Yu L, et al. Total daily physical activity and the risk of AD and cognitive decline in older adults. *Neurology*. 2012;78:1323–1329.

104. Lee L, Heckman G, Mohar FJ. Frailty: Identifying elderly patients at high risk of poor outcomes. *Can Fam Physician*. 2015;61:227–231.

105. Chou CH, Hwang CL, Wu YT. Effect of exercise on physical function, daily living activities, and quality of life in the frail older adults: a meta-analysis. *Arch Phys Med Rehabil*. 2012;93:237–244.

106. Centers for Disease Control and Prevention. How much physical activity do older adults need? Physical activity is essential to healthy aging. Updated June 4, 2015. Available at http://www.cdc.gov/physicalactivity/basics/older_adults/index.htm. Accessed November 10, 2018.

107. Bergen G, Stevens M., Burns E. Falls and fall injuries among adults aged ≥65 years—United States, 2014. *MMWR Morb Mortal Wkly Rep*. 2016;65:993–998.

108. Health in Aging. Home Safety Tips for Older Adults: Tools and Tips. Updated September 23, 2013. Available at http://www.healthinaging.org/resources/resource:home-safety-tips-for-older-adults/. Accessed November 8, 2018.

109. Centers for Disease Control and Prevention. Vaccine information statements. Available at http://www.cdc.gov/vaccines/hcp/vis/. Accessed November 10, 2018.

110. Kim DK, Bridges CB, Harriman KH. Advisory Committee on Immunization Practices recommended immunization

schedule for adults aged 19 years or older: United States, 2015. *Ann Intern Med*. 2015;162:214.

111. Advisory Committee on Immunization Practices (ACIP). Recommended Immunization Schedule for Adults Aged 19 Years or Older, United States 2018. Available at https://www.cdc.gov/vaccines/schedules/hcp/adult.html. Accessed November 10, 2018.

112. American Geriatrics Society. Ten things physicians and patients should question—Choosing wisely, American Board of Internal Medicine, 2015. Available at http://www.choosingwisely.org/societies/american-geriatrics-society/. Accessed October 28, 2018.

113. U.S. Preventive Services Task Force. Recommendations for Breast Cancer: Screening. Available at https://www.uspreventiveservicestaskforce.org/Page/Document/RecommendationStatementFinal/breast-cancer-screening1. Accessed November 10, 2018.

114. U.S. Preventive Services Task Force. Recommendations for Cervical Cancer: Screening. Available at https://www.uspreventiveservicestaskforce.org/Page/Document/UpdateSummaryFinal/cervical-cancer-screening2. Accessed November 10, 2018.

115. U.S. Preventive Services Task Force. Recommendations for Colorectal Cancer: Screening. Available at https://www.uspreventiveservicestaskforce.org/Page/Document/UpdateSummaryFinal/colorectal-cancer-screening2. Accessed November 10, 2018.

116. U.S. Preventive Services Task Force. Recommendations for Prostate Cancer: Screening. Available at https://www.uspreventiveservicestaskforce.org/Page/Document/UpdateSummaryFinal/prostate-cancer-screening1. Accessed November 10, 2018.

117. U.S. Preventive Services Task Force. Recommendations for Lung Cancer: Screening. Available at https://www.uspreventiveservicestaskforce.org/Page/Document/UpdateSummaryFinal/lung-cancer-screening. Accessed November 10, 2018.

118. U.S. Preventive Services Task Force. Recommendations for Skin Cancer: Screening. Available at https://www.uspreventiveservicestaskforce.org/Page/Document/UpdateSummaryFinal/skin-cancer-screening2. Accessed November 10, 2018.

119. Walter LC, Covinsky KE. Cancer screening in elderly patients—a framework for individualized decision making. *JAMA*. 2011;285:2750–2756.

120. Wilt TJ, Harris RP, Qaseem A. Screening for cancer: advice for high value care from the American college of physicians. *Ann Intern Med*. 2015;162:718–725.

121. Vasilevskis EE, Han JH, Hughes CG, et al. "Epidemiology and risk factors for delirium across hospital settings" Best practice & research. *Clinical Anaesthesiology*. 2012; 26(3):277–287.

122. O'Mahony R, Murthy L, Akunne A, et al.; Guideline Development Group. Synopsis of the National Institute for Health and Clinical Excellence guideline for prevention of delirium. *Ann Intern Med*. 2011;154:746–751.

123. Centers for Disease Control and Prevention. What is dementia? Available at https://www.cdc.gov/aging/dementia/. Accessed January 23, 2020.

124. Barnes DE, Yaffe K. The projected effect of risk factor reduction on Alzheimer's disease prevalence. *Lancet Neurol*. 2011;10:819–828.

125. Daviglus ML, Bell CC, Berrettini W, et al. National Institutes of Health State-of-the-Science Conference statement: preventing Alzheimer disease and cognitive decline. *Ann Intern Med*. 2010;153:176–181.

126. National Institute on Aging. Alzheimer's Caregiving. Available at https://www.nia.nih.gov/health/alzheimers/caregiving. Accessed on November 8, 2018.

127. Rizzo M. Impaired driving from medical conditions: a 70-year-old man trying to decide if he should continue driving. *JAMA*. 2011;305:1018–1026.

128. Iverson DJ, Gronseth GS, Reger MA, et al. Practice Parameter update: evaluation and management of driving risk in dementia. Report of the Quality Standards Subcommittee of the American Academy of Neurology. *Neurology*. 2010;74:1316–1324.

129. Martin AJ, Marottoli R, O'Neill D. Driving assessment for maintaining mobility and safety in drivers with dementia. *Cochrane Database Syst Rev*. 2013;8:CD006222.

130. Park M, Unützer J. Geriatric depression in primary care. *Psych Clin North Am*. 2011;34:469–487, ix–x.

131. Arean PA, Niu G. Choosing treatment for depression in older adults and evaluating response. *Clin Geriatr Med*. 2014;30:535–551.

132. Siu AL, Bibbins-Domingo K, Grossman DC, et al; U.S. Preventive Services Task Force (USPSTF). Screening for depression in adults US Preventive Services Task Force recommendation statement. *JAMA*. 2016;315(4): 380–387.

133. Wang XM, Brisbin S, Loo T, et al. Elder abuse: an approach to identification, assessment and intervention. *CMAJ*. 2015;187:575–581.

134. Acierno R, Hernandez MA, Amstadter AB, et al. Prevalence and correlates of emotional, physical, sexual, and financial abuse and potential neglect in the United States: The National Elder Mistreatment Study. *Am J Public Health*. 2010;100:292–297.

135. U.S. Preventive Services Task Force, Curry SJ, Krist AH, et al. Screening for intimate partner violence, elder abuse, and abuse of vulnerable adults US Preventive Services Task Force final recommendation statement. *JAMA*. 2018;320(16):1678–1687.

136. Rughwani N. Normal anatomic and physiologic changes with aging and related disease outcomes: a refresher. *Mt Sinai J Med*. 2011;78(4):509–514.

137. Aggarwal NK. Reassessing cultural evaluations in geriatrics: insights from cultural psychiatry. *J Am Geriatr Soc*. 2010;58(11):2191–2196.

Índice Alfabético

A

Abdome, 109, 499, 534, 551
- adolescência, 910
- adultos mais velhos, 980, 997
- crianças em idade escolar/pré-escolares, 887
- doloroso, 586
- gestantes, 952
- recém-nascidos/lactentes, 852
Abdução, 694
Abordagem
- à consulta clínica, 2
- centrada
- - no médico/profissional de saúde, 2
- - no paciente, 2
- das dimensões culturais do envelhecimento, 985
Abrasão dentária com entalhe, 380
Abscesso
- na polpa digital, 726
- peritonsilar, 882
- pulmonar, 412
- tubo-ovariano, 614
Abuso
- de idosos e de adultos vulneráveis, 144
- de medicamentos prescritos, 961
- físico e sexual, 80
- sexual, crianças em idade escolar/ pré-escolares, 890
Acetilcolina, 204, 206
Achados
- cutâneos em recém-nascidos, 835
- linguais ou sublinguais, 381, 382
- na faringe, no palato e na mucosa oral, 376
- nas gengivas e nos dentes, 379
- torácicos, 384
Acidente vascular cerebral, 783
- tipos de, 798
Acne
- adolescente, 922
- cística grave, 284
- com depressões e cicatrizes, 284
- do adolescente, 907
- leve, 284
- moderada, 284
- neonatal, 921
- vulgar, 284
Acrocianose, 834, 835, 930
Acromegalia, 303
Acuidade visual, 315
- crianças em idade escolar/pré-escolares, 876
Adaptação do exame físico, 110
Aderências labiais, 890
Adolescência, 7, 815, 904
Adução, 694
Adultos
- lésbicas, gays, bissexuais e transgêneros, 9
- mais velhos, 7, 975

Afasia, 214, 790
- de Broca, 215, 790
- de Wernicke, 215, 790
Aferição da pressão
- arterial, 186
- - na posição ortostática, 191
- braquial, 503
- no tornozelo, 504
Afonia, 790
Afta, 382
Agentes
- anabólicos, 713
- antirreabsortivos, 713
Álcool etílico, 148, 149, 961
Alergias, 77
Aleximitia, 215
Alopecia
- areata, 278
- cicatricial, 278
Alterações
- anatômicas e fisiológicas na gravidez normal, 969
- ao longo da vida, 436
- da função intestinal, 544
- do ritmo intestinal, 639
- hormonais fisiológicas, 940
- ungueais, 243
- vasomotoras, 833
- visuais, 312
Altura, 184
- adolescência, 907
- crianças em idade escolar/pré-escolares, 871
- do fundo do útero, 953
- gestantes, 950
Alucinações, 218
Amamentação, 948
Amenorreia, 613, 945
Amígdala, 226
Amplitude do movimento, 659, 660, 666
- da articulação
- - do cotovelo, 672
- - do punho, 677
- - do quadril, 693
- - do tornozelo e do pé, 707
- da coluna vertebral
- - cervical, 686
- - toracolombossacral, 687
Anamnese, 67, 164, 179
- abrangente, 68
- abrangente de adultos, 69
- focada ou orientada por problemas, 68
- tipos de, 68
Anel
- anorretal, 637
- de Kayser-Fleischer, 335
- fibroso, 682
- inguinal
- - profundo, 593
- - superficial, 593

Aneurisma da aorta abdominal, 506
Anexos, 610
- gestantes, 943, 955
Angina do peito, 414, 415
Angioedema, 374
Angioma cereja, 275
Ângulo
- costovertebral, 536
- de Louis, 384
- do esterno, 384
Anisocoria, 336, 750
- simples, 319
Anisometropia, 875
Anorexia, 543
Anormalidades
- da cabeça, 924
- da frequência e do ritmo da respiração, 416
- da marcha e da postura, 791
- da membrana timpânica, 361, 362
- da próstata, 649
- do ânus, da pele circundante e do reto, 647
- do choro em recém-lactentes/lactentes, 928
- do colo do útero, 632
- do disco óptico, 339
- do pênis e do escroto, 603
- do pulso arterial e das ondas pressóricas, 474
- do ritmo cardíaco e da pressão arterial, 920
- do testículo, 604
- do útero, 634
- dos dedos dos pés e das plantas dos pés, 728
- dos lábios, 374
- dos pés, 727
- pupilares, 336
Ansiedade, 208, 217, 414, 415
- com hiperventilação, 410
Antélice, 344
Antígeno prostático específico, 645
Ânus, 637
- adolescência, 912
- crianças em idade escolar/pré-escolares, 892
- gestantes, 955
- recém-nascidos/lactentes, 855
Aorta, 425, 426, 560
- abdominal, 536
Apagamento, 340
- do colo do útero, 955
Apêndice vermiforme, 536
Apendicite, 562
- aguda, 569, 587
Ápice
- cardíaco, 426
- da próstata, 638
Apneia obstrutiva do sono, 406, 785
Apresentação(ões)
- atípicas das doenças, 984
- oral, 131
Aranha vascular, 275

Arco
- corneano, 335
- senil, 994
Área
- da artéria pulmonar, 450
- do fluxo de saída aórtico, 451
- ventricular direita, 450
Arritmias, 470
- simultâneas, 192
- sinusal, 469
Artéria(s)
- braquial, 490
- carótida, 291, 299, 444
- da retina, 340
- - na hipertensão, 340
- dorsal do pé, 491
- femoral, 491, 593
- mesentérica
- - inferior, 491
- - superior, 491
- poplítea, 491
- pulmonar, 425, 426
- radial, 490
- tibial posterior, 491
- ulnar, 490
Arterite de células gigantes, 796
Articulação(ões), 651
- acromioclavicular, 662, 668
- cartilagíneas, 652
- condilar(es), 652
- - sinovial, 659
- de palavras, 214
- do cotovelo, 671
- do joelho, 696
- do ombro, 661
- do punho e das mãos, 673
- do quadril, 688
- do tornozelo e do pé, 704
- em gínglimo, 652
- escapulotorácica, 661
- esferoidais, 652
- esternoclavicular, 662
- fibrosas, 652
- glenoumeral, 661
- patelofemoral, 696
- radiocarpal, 674
- sinoviais, 651
- temporomandibular, 659
- tibiofemorais, 696, 699
Artralgia, 653
Artrite
- acromioclavicular, 722
- do cotovelo, 723
- gotosa, 715
- gotosa aguda, 727
- nas mãos, 724
- reumatoide, 715
- - aguda, 724
- - crônica, 724
Árvore traqueobrônquica, 389
Ascite, 561
Asma, 408, 412, 422
- na infância, 884
Assoalho
- da boca, 370
- pélvico, 611
- - gestantes, 955
Asteatose, 993
Asterixe, 776

Ataxia, 739
- cerebelar, 791
- sensorial, 791
Atelectasia, 421
Atendimento
- de emergência, 91
- domiciliar, 92
Atetose, 803
Atividade(s)
- da vida diária, 92, 987
- física, 146, 147
- - adultos mais velhos, 1002
- - gestantes, 960
- instrumentais da vida diária, 92, 987
Atordoamento, 744
Atrição dentária, 380
Atrito, 585
- pleural, 401, 420
Atrofia, 754
- óptica, 339
- tenar, 725
Audioscópio, 995
Aumento
- da glândula parótida, 303
- e função da tireoide, 304
Aurícula, 344, 351
Ausculta, 106, 399
Autoconsciência, 18, 19
Autoexame
- da pele, 253
- testicular, 599
Autonegligência, 1008
Autorreflexão, 15
Avaliação, 115
- abrangente, 68, 69
- ao nascimento, 827
- clínica da função pulmonar, 404
- crítica das evidências clínicas, 172
- da dor aguda e dor crônica, 196
- da intensidade da dor, 197
- da perfusão arterial da mão, 504
- da saúde, 1
- de crianças
- - mais novas, 870
- - mais velhas, 871
- de doença arterial periférica, 503
- de dor articular, 654
- de escoliose, 913
- de evidências clínicas, 163
- de hérnias
- - inguinais, 598
- - ventrais, 563
- de risco de suicídio, 222
- de uma possível
- - apendicite, 562
- - ascite, 561
- - colecistite aguda, 563
- de uretrite, 624
- do desempenho de um tratamento ou
    intervenção de prevenção, 173
- do estado funcional, 991
- do paciente
- - acamado, 254
- - comatoso, 776
- do risco de fratura, 712
- dos exames complementares, 164
- dos nervos cranianos em um paciente
    comatoso, 778
- e plano, 125

- física antes da participação em esportes, 915
- focada, 68, 69
- geral, adultos mais velhos, 992
- HEEADSSS, 903
- inicial da respiração e do tórax, 394
- neurológica do paciente comatoso, 777
Axilas, 108, 515, 517, 524, 980, 996

B

Baço, 556, 888
Bainha femoral, 593
Balanite, 596
Baqueteamento digital, 280
Barlow test, 856
Base da próstata, 638
Batimentos cardíacos fetais, 953
Bexiga urinária, 537, 560
Bilirrubina, 241
Blefarite, 334
Boca, 365
- adolescência, 907
- adultos mais velhos, 978, 995
- crianças em idade escolar/pré-escolares, 880
- recém-nascidos/lactentes, 842
Bócio, 295
- multinodular, 304
Bolha, 246, 264
Bolsa(s), 652
- anserina, 698, 700
- do iliopsoas, 690
- do olécrano, 671
- do psoas, 690, 692
- iliopectínea, 690
- infrapatelar, 698
- isquiática, 690
- isquioglútea, 692
- pré-patelar, 698, 700
- subacromial, 663, 665
- trocantérica, 690, 692
Braços, 498
Bradicinesia, 739
Bradipneia, 416
Broncofonia, 401
Bronquiectasia, 412
Brônquios, 389
Bronquite
- aguda, 412
- crônica, 408, 412, 421
Bulhas cardíacas, 453, 848
- adicionais, 979
Bursite, 655
- do olécrano, 723

C

Cabeça(s), 107, 289
- adolescência, 907
- crianças em idade escolar/pré-escolares, 875
- do recém-nascido, 835
- dos metatarsais, 704
- gestantes, 951
Cabelo, 295
- adultos mais velhos, 976, 993
Cadeia cervical profunda, 296
Calafrios, 180
Calázio, 334
Cálcio, 712
Calosidade, 728

Câmara(s)
- anterior, 308
- cardíacas, 427
- de bronzeamento, 257
- posterior, 308
- postrema, 308
Campos visuais, 308, 316, 876
Canal(is)
- da raiz do dente, 365
- de Schlemm, 308
- femoral, 593
- inguinal, 592, 593
Câncer
- colorretal, 566
- de mama
- - em mulheres, 527
- - masculino, 530
- de pele, 257
- de próstata, 644a, 649
- de tireoide, 301
- do colo do útero, 625, 937
- do ovário, 627, 635
- do pulmão, 405, 413
- do reto, 648
- gástrico, 569
- oral e faríngeo, 373
- pancreático, 571
- testicular, 601
Cancro
- da sífilis primária, 375
- sifilítico, 628
Cancroide, 602
Candidíase, 381
- no palato, 377
- oral, 927
Capacidade, 22
- de aprendizagem de novos conceitos, 219
- de cálculo, 220
- de decisão, 21
- decisória, 22
Capacitação do paciente, 42
Cápsula articular, 651, 690
Capsulite adesiva, 722
Característica(s)
- definidoras, 120
- discriminante, 120
Carcinoma(s)
- assoalho da boca, 382
- basocelular, 269, 270, 360
- - nodular, 269
- - superficial, 269
- - ulcerado, 270
- da vulva, 628
- do colo do útero, 632
- do lábio, 375
- do pênis, 603
- espinocelular, 268, 270
- - in situ, 269
- pancreático, 283
Cáries dentárias, 881, 929
Caroços ou massas na mama, 519
Caroteno, 241
Cartilagem articular, 651
Cartões de Allen, 315
Carúncula uretral, 629
Catarata, 313, 335
- nuclear, 335
- periférica, 335

Cavidade(s)
- abdominal, 535
- e mucosa nasais, 355
- oral, 365
- pélvica, 537
- pulpar, 365
- sinovial, 651
Cefaleia(s), 742, 743
- decorrente de sinusite, 794
- decorrentes de distúrbios oculares, 794
- pós-concussão, 796
- primárias, 792
- secundárias, 794
Céfalo-hematoma, 924
Cegueira, 332
Células pilosas, 345
Celulite aguda, 510
Cerebelo, 227
Cérebro, 204
Cerume, 344
Cervicalgia, 718
- mecânica, 718
Cervicite mucopurulenta, 632
Choose MyPlate, 147
Cianose, 394, 834
- central, 834
- em crianças, 930
- generalizada, 930
- perioral, 930
Ciatalgia, 719
Cicatriz corneana, 335
Cifoescoliose torácica, 417
Cintura escapular, 661
Circulação, 427, 777
- linfática, 593, 612
Circunferência(s)
- craniana, 831, 838, 872
- de braço grandes, 187
- do braço muito pequena, 187
- torácica, 386
Circunstancialidade, 216
Cisgênero, 79
Cisto(s)
- cutâneo, 360
- de inclusão epidérmica, 267
- epidermoide, 628
- ovarianos, 635
- pilar ou triquilemal, 267
- pilonidal, 647
- sinovial, 725
Cistocele, 629
Cistouretrocele, 629
Classificação da maturidade sexual
- em meninos, 911
- em meninas, 908
Cliques sistólicos, 478
Clônus, 771
- calcâneo, 860
- - não sustentado, 860
Coagulação intravascular disseminada, 282
Coarctação da aorta, 887
Cognição, 204, 218
Colecistite aguda, 563, 569, 587
Cólica
- biliar, 569
- ureteral, 549
Colo do útero, 610
- gestantes, 943
Colobomas, 840

Cólon sigmoide, 637
Coluna vertebral, 680
- recém-nascidos/lactentes, 855
Coma, 213, 776, 777
- metabólico e estrutural, 809
Compartimento articular
- lateral, 700
- medial, 699
- patelofemoral, 700
Competência, 22
Comportamento, 204, 213
- de gravação, 221
- motor, 214
Compreensão
- das palavras, 215
- de leitura, 215
- do paciente, 13
- dos vieses, 173
Comprometimento(s)
- cognitivo leve, 223
- funcionais nas atividades da vida diária e atividades instrumentais da vida diária, 987
- visual, 328
Compulsões, 217
Comunicação, 37
- das evidências clínicas aos pacientes, 175
- efetiva com adultos mais velhos, 983
- interatrial, 933
- interprofissional, 50
- interventricular, 932
- não verbal, 45
- - apropriada, 44
- respeitosa, 18, 19
- verbal apropriada, 42
Condições multissistêmicas, 118
Côndilo lateral do fêmur, 700
Condrodermatite da hélice, 360
Condução
- aérea, 346
- óssea, 346
Cone luminoso, 344
Confusion Assessment Method (CAM), 224
Congestão nasal, 350
Conjuntiva, 318
- bulbar, 306
- palpebral, 307
Conjuntivite, 330
Consentimento informado, 21
Constipação intestinal, 545, 945
Consulta(s)
- clínica, 1
- pré-natais, 944, 948
Consumo
- de substâncias psicoativas, 81
- não saudável de álcool etílico, 148, 149
Contracepção pós-parto, 948
Contrações, 945
- atriais ou nodais prematuras, 469
- prematuras ventriculares, 469
Contratilidade
- miocárdica, 43
- uterina, 953
Contratransferência, 124
Contratura de Dupuytren, 725
Controle da função motora, 739
Convergência, 322
Convulsões, 746
- focais, 800

- generalizadas, 801
- não epilépticas, 801
Coordenação, 761, 894
Coqueluche, 937
Cor da pele e lesões óbvias, 183
Coração, 425, 446
- adolescência, 909
- como bomba, 43
- crianças em idade escolar/pré-escolares, 885
- gestantes, 951
- recém-nascidos/lactentes, 847
Cordão umbilical, 852
Coreia, 803
Coriorretinite cicatrizada, 342
Córnea, 306, 319
Corno (chifre) cutâneo, 268, 728
Coroa, 365
Corpo(s)
- adiposo
- - de Hoffa, 698
- - infrapatelar, 698
- cavernosos, 591
- do pênis, 591, 854
- mamilares, 227
Corrimento vaginal, 615, 630, 946
Córtex
- auditivo primário, 226
- cerebral, 787
- cingulado, 226
- visual, 309
Costas, 108
Couro cabeludo, 295
Crânio, 296
Craniossinostose, 924
Crepitação, 658, 847
Crescimento somático, 830, 871, 907
Crianças, 815
- em idade escolar, 7, 864
Criptorquidia, 604, 889, 935
Cristalino, 319
Cronologia, 73
- do sopro, 454
- dos sintomas, 118
Crunch mediastinal, 420
Cruzamentos arteriovenosos, 340
- patológico, 340
Cuidados
- paliativos, 990
- pessoais, 214
- preventivos, 135
- - em populações especiais, 159
Cutícula, 241
Cutis marmorata, 834

D

Danos solares, 285
Débito cardíaco, 979
Declaração
- de abertura, 72
- resumida, 116, 124
Declínio cognitivo relacionado à idade, 223
Decúbito
- dorsal, 191
- lateral esquerdo, 449
Dedo
- em gatilho, 725
- em martelo, 728

- plexímetro, 397
- plexor, 397
Defeito(s)
- do campo visual, 332
- do septo
- - interatrial, 933
- - interventricular, 932
- homônimo do quadrante superior esquerdo, 332
Déficits sensoriais, 764
Deformidade(s)
- consequente a tique nervoso, 280
- das mãos, 725
- do tórax, 417
Deglutição dolorosa, 544
Delirium, 224, 229, 1006
Demência, 211, 222, 229, 1006
- frontotemporal, 224
- vascular, 224
Densidade óssea, 711
Dentes, 365, 370
- adultos mais velhos, 978, 995
- crianças em idade escolar/pré-escolares, 881
- de Hutchinson na sífilis congênita, 380
- recém-nascidos/lactentes, 843
Dentina, 365
Depressão, 221, 1007
- perinatal, 962
Depressões
- lineares transversais, 281
- ungueais, 281
Dermatite
- atópica (eczema), 921
- da fralda por *Candida*, 921
- da fralda por contato, 921
- seborreica, 268
Dermatofibroma, 267
Dermatomiosite, 282
Dermátomos, 740, 766
Dermatoscopia, 248
Dermoscópio, 248
Derrame
- pericárdico, 848
- pleural, 422
- seroso, 352, 362
Desconforto, 540
- na mama, 519
- na região abdominal
- - alta
- - - agudo, 540
- - - crônico, 541
- - - e pirose, 540
- - baixa, 542
Descrição
- das lesões da pele, 243
- de limitação do movimento articular, 708
Desdobramento das bulhas cardíacas, 431
Desenvolvimento
- cognitivo
- - adolescência, 904
- - e da linguagem
- - - primeira infância, 867
- - - recém-nascidos, 823
- - - segunda infância, 869
- físico
- - adolescência, 904
- - primeira infância, 867
- - recém-nascidos, 822
- - segunda infância, 869

- infantil, 816
- - cognitivo, 817
- - da linguagem, 817
- - físico, 817
- - social e emocional, 817
- motor
- - fino, 818
- - grosseiro, 818
- sexual masculino, 593
- social e emocional
- - adolescência, 905
- - primeira infância, 867
- - recém-nascidos, 824
- - segunda infância, 869
Desequilíbrio, 359
Desmaio, 439, 745
- por transtorno conversivo, 472
Desnutrição, 181
Desoxi-hemoglobina, 241
Despersonalização, 217
Desrealização, 217
Determinação
- da altura do paciente, 185
- da idade gestacional e data prevista para o parto, 944, 945
- do escopo do exame físico, 98
- do peso do paciente, 185
Determinantes sociais da saúde, 15, 16
Dextrocardia, 426
Diabetes melito, 142, 282, 465, 784
Diafragma, 389
Diagnóstico
- diferencial, 72, 115, 164
- presuntivo, 116, 122
Diarreia, 544, 574
- aguda, 545, 574
- crônica, 545, 574
- medicamentosa, 574
- osmótica, 576
- persistente, 545
- secretora, 576
Diástase
- dos músculos retos, 941
- dos retos, 583
Diástole, 427
Dieta
- e nutrição, 785
- saudável, 146
Dificuldade para deglutir, 544
Difteria, 376
Dilatação do colo do útero, 943
Dilema ético clínico, 23
Diplopia
- horizontal, 314
- vertical, 314
Diretivas antecipadas de vontade, 48, 990
- e cuidado paliativo, 989
Diretrizes, 136
- de imunização para adultos, 154
- de orientação para adultos, 145
- de rastreamento e orientação para adultos, 141, 148
Disartria, 214, 790
Discinesias orofaciais, 802
Disco(s)
- do nervo óptico, 308
- intervertebrais, 682
- óptico, 308, 323
Discromia de arlequim, 834

Disdiadococinesia, 761
Disfagia, 544
- esofágica, 573
- orofaríngea, 573
Disfonia, 214
Disfunção
- erétil, 980
- tireoidiana, 300
Dislipidemias, 282, 465, 784
Dismenorreia, 613
Dismetria, 762
Disparidades
- de saúde na doença cardiovascular, 462
- dos sistemas de saúde na dor, 198
- no cuidado da saúde, 15
Dispepsia, 541, 569
- funcional, ou não ulcerosa, 541
Dispneia, 391, 408, 410, 438
- paroxística noturna, 438, 439
Dissecção da aorta, 414, 415
Distonia, 803
Distúrbios
- cardiovasculares, 470
- da haste capilar, 279
- do desenvolvimento, 337
- do tônus muscular, 808
- dos nervos cranianos, 337
- dos sistemas nervosos central e
    periférico, 787
- musculoesqueléticos, 717
- vasculares periféricos dolorosos, 508
Disúria, 547
Diversidade geriátrica, 986
Diverticulite aguda, 571, 587
Dobras laterais das unhas, 241
Documentação
- da HDA, 72, 73
- do atendimento clínico, 26
- dos dados clínicos no prontuário
    eletrônico, 28
Doença(s), 2
- arterial periférica, 495, 496, 503, 508
- - nos membros inferiores, 506
- articular degenerativa, 715, 724
- cardiovascular
- - desafios na prevenção de, 460
- - em mulheres, 462
- clínicas da vida adulta, 77
- da artéria carótida, 785
- da infância, 75
- de Addison, 282
- de adultos, 76
- de Alzheimer, 223
- de Buerger, 510
- de Chagas, 282
- de corpúsculos de Lewy, 224
- de Crohn, 282
- de Cushing, 282
- de Kawasaki, 283
- de Ménière, 359
- de Paget da mama, 521
- de Paget do mamilo, 532
- de Parkinson, 303
- de Peyronie, 603
- de refluxo gastresofágico, 414, 415, 569
- de von Recklinghausen, 283
- falciforme, 785
- hepática, 283
- inflamatória pélvica, 635

- mental, 207
- psiquiátrica, 207
- pulmonar obstrutiva crônica
    (DPOC), 408, 422
- renal crônica, 282, 784
- vascular cerebral, 783
- venosa periférica, 496
Dolicocefalia, 838
Dopamina, 204
Dopaminérgicos, 205
Dor, 179, 181, 658, 764
- à defecação, 639
- à palpação
- - de origem parietal, 586
- - de origem visceral, 586
- - decorrente de doença torácica e pélvica, 586
- - na inflamação peritoneal, 587
- - no cotovelo, 723
- abdominal, 168, 539, 543, 569, 570,
    572, 945
- - crônica ou recorrente, 888
- aguda, 196
- - na região abdominal alta, 540
- - na região abdominal baixa, 542
- articular, 653
- cervical, 656
- ciática, 656
- crônica, 196
- - na região abdominal alta, 541
- - na região abdominal baixa, 543
- de garganta, 368
- e secreção na orelha, 349
- lombar, 656
- lombar decorrente de doença sistêmica
    subjacente, 657
- na língua, 368
- na mama, 519
- na parede torácica, costocondrite, 414, 415
- na região abdominal
- - alta e pirose, 540
- - baixa, 542
- nas costas, 945
- - noturna, não aliviada pelo repouso, 720
- neuropática, 197
- no abdome, flanco ou dorso, 496
- no flanco, 549
- nociceptiva, 197
- nos braços e pernas, 495
- nos ombros, 721
- ocular, 314
- pélvica, 614
- - aguda, 614
- - crônica, 615
- pleurítica, 414, 415
- radicular lombar, 719
- referida, 540
- - com origem abdominal ou pélvica, 720
- somática ou parietal, 540
- suprapúbica, 547
- tipos de, 196
- torácica, 392, 414, 437
- visceral, 539
Dormência, 745
Drusas, 342
Ducto(s)
- de Stensen, 367
- de Wharton, 366
- deferente, 592
- ejaculatório, 592

- lacrimonasal, 307, 347
- linfático direito, 493
- parotídeo, 367
- torácico, 493

E

Ecolalia, 216
Ectocérvice, 609
Ectrópio, 333, 610, 994
Edema, 439, 494, 658
- com cacifo, 494
- depressível, 507
- difuso, 675
- escrotal, 594
- gengival, 368
- gestantes, 945
- nos braços e pernas, 495
- periférico, 436, 507
- pulmonar, 436
Efeito(s)
- colateral, 77
- de enquadramento, 123
- Framing, 175
Eflúvio
- anágeno, 277
- telógeno, 254, 277
Egofonia, 401
Eixo vertical, 384
Elastose solar, 285
Eletrocardiograma, 43
Embolia pulmonar, 413
- aguda, 410
- maciça, 472
Empatia, 40
Encéfalo, 732
Encurtamento da perna, 893
Endocardite infecciosa, 282
Endolinfa, 345
Endometriose, 615
Enfermidade, 2
Entrevista, 37
- habilitada, 38
- motivacional, 50, 61, 140
Entrópio, 333, 994
Envelhecimento primário, 975
Epicondilite, 723
Epiderme, 240
Epididimite aguda, 605
Epidídimo, 592
Epiglotite aguda, 883
Episclerite, 314, 334
Epistaxe, 350
Epitálamo, 227
Epitélio
- colunar, 610
- escamoso, 610
Epúlide da gravidez, 379
Equilíbrio, 346
- hídrico anormal, 494
Equimoses, 246, 276
Equipamento, 248
- necessário para o exame físico, 99
Eritema
- nodoso, 510
- tóxico, 836, 921
Eritroplaquia, 370
Eritropoetina, 941
Erosão dentária, 380

Erro(s)
- cognitivo, 123
- de diagnóstico clínico, 123
- de refração, 794
- de representação, 124
Erupções, 243
- cutâneas
- - benignas comuns, 836
- - e achados dermatológicos comuns em recém-nascidos e lactentes, 921
Escabiose, 923
Escala
- de Apgar, 827
- de edema depressível, 503
Escama queratótica, 268
Escavação
- fisiológica, 338
- glaucomatosa, 339
- retouterina, 610
Esclera, 306, 318
Esclerose aórtica, 979
Escoliose, 913
Escova
- cervical, 621
- endocervical, 621
Escroto, 596, 854
Escuta ativa ou atenta, 38
Esfigmomanômetros, 186, 434
- aneroides, 187
- de mercúrio, 187
- digitais, 187
- manuais, 187
Esfíncter interno da uretra, 537
Esfregaços de Papanicolaou, 620
Esmegma, 591
Esotropia, 840
Espaço
- infrapatelar, 698
- pleural, 389
Espasmo esofágico difuso, 414, 415
Espasticidade, 756, 808
Especificidade, 165, 166
Espectro do declínio cognitivo, 223
Espermatocele e cisto do epidídimo, 605
Espiritualidade, 20, 83
Estabilizadores da cintura escapular, 661
- dinâmicos, 661
- estáticos, 661
Estado
- de saúde aparente, 182
- evidente de desconforto ou angústia, 182
- mental, 109, 204, 221
- - adultos mais velhos, 982
- - recém-nascidos/lactentes, 858
Estalido de abertura, 479
Estenose(s)
- aórtica e miocardiopatia hipertrófica, 470
- da artéria carótida assintomática, 785
- da valva
- - aórtica, 931
- - pulmonar, 931
- do canal vertebral lombar, 720
- mitral, 413
Estereognosia, 765
Estereopsia, 309
Estertores, 400, 419
- finos, 419
- grossos/bolhosos, 419
Estetoscópio para o exame cardíaco, 451

Estomatite herpética, 927
Estrabismo, 320, 875, 927
- convergente alternante intermitente, 840
- divergente alternante intermitente, 840
Estrias
- abdominais, 945
- gravídicas, 941
Estridor, 420
Estrogênio, 940
Estrutura(s)
- articulares, 653
- corticais, 226
- do sistema nervoso central, 226
- e sequência da consulta clínica, 3
- extra-articulares, 653
- geral e sequência da consulta clínica, 4
- subcorticais, 226
Estupor, 777
Ética médica, 21, 22
Etilismo, 80, 988
Eventos do ciclo cardíaco, 427
Eversão da pálpebra superior para pesquisa de corpo estranho, 326
Exame(s)
- abdominal, 550
- abrangente, 98
- adicionais, 110
- anorretal e de próstata, 640
- bimanual, 955
- cardiovascular, 440
- clínico racional, 97
- complementares, 97, 164
- da(s) articulação(ões)
- - do cotovelo, 671
- - do joelho, 698
- - do ombro, 663
- - do punho e da mão, 675
- - do quadril, 690
- - do tornozelo e do pé, 705
- - regionais, 659
- da boca e da faringe, 369
- da coluna vertebral, 682
- da genitália
- - feminina, 617
- - masculina, 595
- das mamas e axilas, 520
- das orelhas com um otoscópio, 351
- de cabeça
- - e pescoço, 295
- - olhos, orelhas, nariz e orofaringe, 300
- de gestantes, 949, 950
- de pele
- - de corpo inteiro, 249
- - integrados, 252
- de rastreamento, 169
- de regiões do corpo, 179
- do abdome, 549
- do disco óptico e da retina, 324
- do estado mental, 213
- do paciente com queda de cabelo, 254
- do sistema
- - nervoso, 748
- - vascular periférico, 497
- especular gestantes, 954
- físico, 13, 97, 106, 164, 181
- - abrangente para adultos, 98
- - de adultos mais velhos, 999
- - lesões cutâneas, 248
- - na era da tecnologia, 97

- - saúde mental, 212
- - focado, 98
- - genital e retal
- - - em homens, 110
- - - em mulheres, 110
- - oftalmológico, 314
- - oftalmoscópico, 322
- - - recém-nascidos/lactentes, 841
- - otoscópico
- - - crianças em idade escolar/pré-escolares, 877
- - - recém-nascidos/lactentes, 842
- - pediátrico, 897
- - - adolescentes, 902
- - - crianças de 1 a 4 anos, 900
- - - crianças de 5 a 10 anos, 901
- - pélvico, 997
- - pós-mastectomia ou reconstrução mamária, 526
- - recém-nascidos/lactentes, 827
Excursão
- diafragmática, 398
- pulmonar, 396
Exercício(s)
- adultos mais velhos, 1002
- gestantes, 960
Exoftalmia, 326
Exotropia, 840
Expansão torácica, 396, 402
Exploração da perspectiva do paciente (F-I-F-E), 12
Exposição fetal a dietilestilbestrol, 632
Expressão
- de gênero, 79
- facial, 183, 214
Exsudatos
- algodonosos, 342
- duros, 342
- moles, 342

F

Face, 296
- anterior do tórax e pulmões, 108
- posterior do tórax e pulmões, 108
Fácies
- diagnósticas em lactentes e crianças, 925
- selecionadas, 303
Fadiga, 179, 946
Falta de ar, 438
Faringe, 366, 371
- crianças em idade escolar/pré-escolares, 880, 881
- recém-nascidos/lactentes, 842
Faringite, 368, 376
- estreptocócica, 882, 929
Fasciculações, 664
Fascículo atrioventricular, 43
Fatores de risco cardiovascular, 464
Febre, 180, 194, 832
- maculosa das montanhas rochosas, 283
Feixe de His, 43
Fenômeno
- de gel, 655
- de Raynaud, 508
Ferimento da córnea, 331
Ferramenta espiritual FICA, 84
Fezes
- avermelhadas, 578
- com sangue vivo, 578
- enegrecidas, 578

Fibras
- nervosas meduladas, 338
- zonulares, 307
Fibrilação atrial, 469, 784
Fígado, 554
Filme lacrimal, 307
Fimose, 596
Fissuras, 387
- anais, 640, 648
Fístula anorretal, 648
Fitoterápicos e suplementos não
   regulamentados, 961
Flacidez, 808
Flebite superficial, 508
Fluência, 214
Flutter atrial com BAV variável, 469
Fobias, 217
Fontanelas, 838
Força, 894
- de preensão manual, 679
- muscular, 756, 757
Formação da placa aterosclerótica, 490
Fórnice, 307
Fossa poplítea, 700
Fóvea, 308
Fração de ejeção, 43
Fragilidade, 989
Fraqueza, 179, 744
Frêmito(s), 445, 448, 848
- toracovocal, 402
- - simétrico, 396
Frênulo
- da língua, 366
- do lábio, 365
Frequência(s)
- cardíaca, 193, 440, 468
- - adultos mais velhos, 976
- naturais, 170
- respiratória, 193
- - adultos mais velhos, 976
- - crianças em idade escolar/pré-escolares, 874
- - recém-nascidos/lactentes, 832
Frouxidão ligamentar, 659
Função(ões)
- cerebelar, 895
- cognitivas, 218
- - superiores, 219
- motora e tônus recém-nascidos/lactentes, 858
- sensorial recém-nascidos/lactentes, 859
Fundo
- de saco de Douglas, 610
- do olho, 308
Fundoscopia, 322
Funículo espermático, 592
Furúnculo, 265

G

Galactorreia, 524
Galope aparente, 849
Gangrena, 496
Ganho
- de peso, gestantes, 960
- ponderal, 180
Garganta, 107
Gases, 584
Generabilidade, 175
Gênero
- e formação da identidade sexual em
   adolescentes, 906

- não binário/*queer*, 79
Gengiva, 365, 370
Gengivite
- marginal, 379
- ulcerativa necrosante aguda, 379
Genitália
- feminina, 608
- - adolescência, 912
- - adultos mais velhos, 997
- - crianças em idade escolar/pré-escolares, 889
- - externa gestantes, 954
- - interna, gestantes, 954
- - recém-nascidos/lactentes, 854
- masculina, 591
- - adolescência, 910
- - adultos mais velhos, 998
- - crianças em idade escolar/pré-escolares, 889
- - recém-nascidos/lactentes, 853
Geração de hipóteses, 118
Gestantes, 940
Ginecomastia, 518
Glande do pênis, 591, 853
Glândula(s)
- de Bartholin, 609
- de Meibomio, 307
- de Montgomery, 516
- de Skene, 609
- lacrimal, 307
- parauretrais, 609
- parótida, 291
- pilossebáceas, 241
- pineal, 227
- salivares sublinguais, 366
- submandibular, 291, 366
- sudoríparas, 241
- - apócrinas, 242
- - écrinas, 242
- tarsais, 307
- tireoide, 291, 298
Glaucoma
- agudo, 794
- de ângulo
- - aberto primário, 329
- - fechado agudo, 331
Globulina ligadora de tiroxina, 941
Glossite atrófica, 381
Gonadotrofina coriônica humana, 940
Gonococcemia, 282
Gota
- aguda, 715
- tofácea crônica, 715, 724
Gotejamento pós-nasal, 412
Grafestesia, 766
Grandes
- lábios, 608
- vasos, 291, 425
Granuloma piogênico, 379
Grânulos de Fordyce, 377
Gravidez, 584
- ectópica, 614, 635
- não desejada, 967
Grupo
- axioumeral, 663
- - de linfonodos auriculares posteriores, 293
- - de linfonodos cervicais posteriores, 294
- - de linfonodos cervicais superficiais
      anteriores, 294
- - de linfonodos de cadeia cervical
      profunda, 294

- - de linfonodos occipitais, 294
- - de linfonodos pré-auriculares, 293
- - de linfonodos submandibulares, 293
- - de linfonodos submentuais, 293
- - de linfonodos supraclaviculares, 294
- - de linfonodos tonsilares
      (jugulodigástrico), 294
- - escapuloumeral, 662

H

Habênula, 227
Habilidade(s)
- clínica, 1
- de construção, 220
- interpessoais, 37
Haemophilus influenzae tipo B, 936
Halitose, 368, 995
Hálux valgo, 727
Hélice, 344
Hemagiomas rubi, 267, 275
Hematêmese, 350, 543
Hematoquezia, 578
Hematúria, 548
Hemianopsia
- bitemporal, 332
- homônima esquerda, 332
Hemiparesia, 756
- espástica, 791
Hemiplegia, 756, 807
Hemocromatose, 282
Hemoptise, 350, 392, 412
Hemorragia(s)
- pré-retiniana, 341
- retinianas
- - profundas, 341
- - superficiais, 341
- subaracnóidea, 794
- subconjuntival, 314, 330
Hemorroidas, 946
- externas, 647
- internas, 647
Hepatite
- A, 564
- B, 565
- C, 565
- infecciosa, 547
- viral, 564
Hepatomegalia, 588
Hérnia(s)
- da região inguinal, 623
- epigástrica, 583
- escrotal, 603
- incisional, 583
- inguinais, 598
- - diretas, 592, 598
- - indiretas, 592, 598
- umbilical, 583, 852
- ventrais, 563
Herpes simples, 374
- genital, 602, 628
Heurística de disponibilidade, 123
Hiato auscultatório, 189
Hidrocefalia, 924
Hidrocele, 599, 603
Hifema, 313
Higiene pessoal, 214
Higienização das mãos, 104, 249
Hiperemese gravídica, 950

Hipermetropia, 312
Hiperpirexia, 194
Hiperplasia
- gengival, 379
- prostática benigna, 649
- sebácea, 269
Hiperpneia, 416
Hipersensibilidade, 658
Hipertensão, 784
- arterial, 464
- - sistêmica, 199
- - sistêmica na infância, 920
- clínica isolada, 191
- do jaleco branco, 191
- gestacional, 950
- mascarada, 192
- primária (essencial), 464
- secundária, 465
Hipertireoidismo, 282, 302, 926
Hiperventilação, 416
Hipocampo, 226
Hipocapnia decorrente de hiperventilação, 472
Hipoglicemia, 472
Hipoplasia mandibular, 839
Hipospadia, 596, 853, 935
Hipotálamo, 227
Hipotensão, 191
- ortostática, 191, 470, 993
Hipotermia, 194
Hipótese diagnóstica, 120
Hipotireoidismo, 282, 302
- congênito, 925
Hipotonia, 808
História
- da doença atual, 71, 946
- do paciente, 11
- familiar, 77, 466, 947
- obstétrica pregressa, 947
- patológica pregressa, 75, 946
- pré-natal inicial, 944
- sexual, 81
- social, 77, 84, 85
HIV, 152
Homem transgênero, 79
Hordéolo, 334
Hormônio(s)
- de crescimento placentário, 940
- foliculoestimulante, 593
- liberador de gonadotrofina, 593
- luteinizante, 593
- tireoestimulante, 941
Humildade cultural, 18, 20
Humor, 215, 982
- aquoso, 308
- deprimido, 209
- vítreo, 308

I

Icterícia, 546, 834, 835
Ictus cordis, 848
Idade, 117
- gestacional e peso ao nascimento, 827
Identidade de gênero, 78, 79
Iluminação, 99, 248
Ilusões, 218
Impetigo, 921

Impulso
- apical, 449
- ventricular, 475
- - direito, 475
- - esquerdo, 475
Imunidade de rebanho, 141
Imunizações, 141
- adultos, 154
- - mais velhos, 1004
- gestantes, 963
Inatividade física, 784
Inchaço, 439
Incontinência urinária, 548, 581
- de estresse, 581
- de urgência, 581
- funcional, 582
- por transbordamento, 582
- secundária a medicamentos, 582
Índice
- de massa corporal para a idade, 872
- tornozelo-braquial, 503
Indícios de abuso físico e sexual, 80
Indigestão, 543
Infarto agudo do miocárdio, 414, 415, 470
Infecção(ões)
- da bainha tendínea, do espaço palmar e dos dedos das mãos, 726
- da córnea, 331
- da glândula de Bartholin, 629
- por *Chlamydia*, gonorreia e sífilis, 151
- sexualmente transmissíveis, 152, 594
- - da genitália masculina, 602
Inflamação, 655
- crônica, 412
Informação(ões), 219
- básicas e contexto, 13
- que explorem a perspectiva biomédica, 13
Inibidor do ligante do receptor ativador de NFKB (RANKL), 714
Iniciar a consulta, 4
Insight, 217
Inspeção, 106, 395
- da coluna vertebral, 684
- geral, 182
Insuficiência arterial, 513
- crônica, 512
- cardíaca esquerda, 408, 421
- ovariana prematura, 614
- venosa crônica, 507, 508, 512, 513
- ventricular esquerda, 413
Interesses ocultos, 866
Intérprete médico, 46
Íris, 306, 319
Irite aguda, 331
Isquemia mesentérica, 571

J

Jato urinário fraco, 640
Joelho
- valgo, 698
- varo, 698
Junção
- anorretal, 637
- escamocolunar, 610

L

Lábios, 369
- azulados, 930

Labirintite aguda, 359
Laceração do manguito rotador, 721
Lacrimejamento, 314
Lactantes, 7, 821, 826
Lactogênio placentário humano, 940
Lâmina
- parietal, 592
- ungueal, 241
- visceral, 592
Laringite, 412
Leito ungueal, 241
Lentigos
- actínicos, 993
- solares, 267, 272, 285
Lesão(ões), 242
- ásperas, 268
- cutâneas
- - configuração, 247
- - cor, 247
- - distribuição, 247
- - número, 247
- - primárias, 261
- - tamanho, 247
- - textura, 247
- da vulva, 628
- elevadas, 262
- em chicote/distensão cervical, 718
- escrotais ou testiculares, 594
- marrons, 271, 274
- oculares relacionadas à luz UV, 329
- planas, 261
- por pressão, 254, 286
- preenchidas por líquido, 264
- primária, 244
- purpúricas, 275, 276
- vasculares, 275
Letargia, 213, 777
Leucemia/linfoma, 283
Leucoplaquia, 370, 378, 382
- pilosa oral, 381
Leucorreia da gravidez, 943
Ligamento, 653
- colateral
- - lateral, 697
- - medial, 697
- cruzado
- - anterior, 697
- - posterior, 697
- de Cooper, 516
- inguinal, 593
Limbo, 307
Linfadenopatia, 494a, 929
Linfangite aguda, 510
Linfedema, 494, 507
Linfogranuloma venéreo, 283
Linfonodo(s), 292, 493, 978
- auriculares posteriores, 296
- cervicais, 296
- cervicais anteriores superficiais, 296
- cervicais posteriores, 296
- de Rotter, 518
- de Virchow, 296
- occipitais, 296
- pré-auriculares, 296
- submandibulares, 296
- submentuais, 296
- supraclaviculares, 296
- tonsilares, 296

Língua, 366, 370
- crianças em idade escolar/pré-escolares, 882
- fissurada, 381
- geográfica, 381, 882
- lisa, 381
- pilosa negra, 381
- recém-nascidos/lactentes, 843
Linguagem, 214
- compreensível, 43
- não estigmatizante, 43
Linha(s)
- anocutânea, 637
- axilar
- - anterior, 386
- - média, 387
- - posterior, 387
- de Beau, 281
- denteada, 638
- escapular, 387
- média, 291
- medioclavicular, 386, 449
- medioesternal, 386, 449
- negra, 941
- pectinada, 638
- vertebral, 387
Lipoma, 267, 583
Líquido
- ascítico, 584
- seminal, 592
- sinovial, 651
Lobo(s), 387
- frontal, 226
- parietal, 226
- temporal, 226
Lóbulo da orelha, 344
Lombalgia, 710 719
- mecânica, 719
Lúnula, 241
Lúpus eritematoso sistêmico, 283
Luxação anterior do úmero, 722

M

Mácula, 244, 261, 308
Mamas, 108, 515
- adolescência, 908
- adultos mais velhos, 980, 996
- feminina, 515, 520
- gestantes, 943, 952
- masculina, 518, 526
- recém-nascidos/lactentes, 852
Mamilos supranumerários, 516
Manchas, 244, 262
- café com leite, 837
- de Brushfield, 840, 927
- de cor clara no fundo do olho, 342
- de Koplik, 378
- dentárias, 929
- e estrias vermelhas no fundo do olho, 341
- mongólica, 834
- salmão, 836
Manguito rotador, 668
Manobra
- de acentuação da cefaleia, 774
- de elevação da perna estendida, 166
- - assintomática, 166
- de Leopold, 956
- de Valsalva, 458, 622

- especiais, 659, 667
- - para exame do joelho, 701
Manutenção da saúde, 135
Marca(s)
- de nascença benignas, 836
- vascular, 835
Marcha, 763
- anserina, 691
- crianças em idade escolar/pré-escolares, 894
- de Trendelenburg, 691
- em tesoura, 791
- escarvante, 791
- parkinsoniana, 791
Martelo, 344
Massa(s)
- abdominal, 888
- anexiais, 635
- escrotal indolor, 889
- mamárias comuns, 531
- na parede abdominal, 563
- no pescoço, 294
- subcutânea/cisto, 266
- tireoidiana, 295
Masseter, 660
Mastalgia, 519
Mastodínia, 519
Maus-tratos e abuso de idosos, 1008
Meato(s)
- acústico, 351
- - externo, 344
- nasais, 347
Mediastino, 425
Medicação, 987
Medicamentos, 77
Medição da altura e do peso corporal, 184
Medula espinal, 204, 733, 788
Melanina, 241
Melanocitose dérmica congênita, 834, 837
Melanoma, 257, 273
- acral, 273
- amelanótico, 271
- com áreas preto-azuladas, 274
- *in situ*, 272
Melanoníquia, 280
Melanose pustulosa neonatal transitória, 836
Melasma, 951
Melena, 578
Membrana
- sinovial, 651
- timpânica, 344, 351, 361
Membros inferiores, 109
Memória, 211, 219
- recente, 219
- remota, 219
Menarca, 612, 613
Meningite, 794, 937
Meningococcemia, 283
Menisco
- lateral, 697
- medial, 697, 699
Menometrorragia, 614
Menopausa, 613, 614
- e terapia de reposição hormonal, 626
Menorragia, 614
Menstruação, 612
Mensuração
- da densidade óssea, 711
- do comprimento dos membros inferiores, 708

Método
- ABCDE, 259
- ABCDE-EFC, 253
- de reensino, 14
- preferido de tratamento dos pacientes, 6
Metrorragia, 614
Mialgia, 653
Microaneurismas, 341
Micrognatia, 839
Micrognatismo, 839
Midríase, 319
- bilateral, 810
- unilateral, 810
Mielopatia cervical, 718
Milia, 836
Miliária rubra, 836
Mini-mental State Examination, 224
Minute 10-minute Geriatric Screener (avaliação geriátrica em 10 minutos), 991
Miocardiopatia hipertrófica obstrutiva, 458
Mioclonia, 742
Miomas do útero, 634
Miopia, 312
Miose, 319
Miringite bolhosa, 351, 362
Mittelschmerz, 614
Mixedema, 303
Modelo HDA, 93
Modelo transteórico para mudança comportamental, 140
Modificação da entrevista clínica em vários ambientes clínicos, 90
Molusco contagioso, 922
Momento diagnóstico, 123
Monitoramento
- ambulatorial da pressão arterial, 192
- do desenvolvimento, 816, 822
- residencial da pressão arterial, 192
Monte do púbis, 608
Movimento(s)
- de ponto a ponto, 762
- extraoculares, 311
- fetal, 953
- involuntários, 746, 754, 802
- oculares dos lactentes, 840
Mucosa(s)
- alveolar, 365
- bucal, 367
- labial, 365
- nasal, 355
- oral, 369
Mulher transgênero, 79
Multivitamínicos e suplementação de minerais, 966
Murmúrios
- broncovesiculares, 400
- brônquicos, 400
- vesiculares, 399
Músculo(s)
- bíceps braquial e tríceps braquial, 663
- da mastigação, 660
- de Müller, 307
- detrusor, 537
- do compartimento
- - lateral, 704
- - medial, 704
- escalenos, 389
- esfíncter
- - externo da uretra, 537

- - externo do ânus, 637
- - interno do ânus, 637
- extraoculares, 311, 320
- infraespinal e redondo menor, 662
- isquiotibiais, 697
- latíssimo do dorso, 682
- levantador da pálpebra superior, 307
- orbital, 307
- pterigóideos, 660
- quadríceps femoral, 697
- supraespinal, 662
- temporais, 660
- trapézio, 682

N

Nariz, 107, 344, 346
- adolescência, 907
- adultos mais velhos, 978
- crianças em idade escolar/pré-escolares, 880
- recém-nascidos/lactentes, 842
Nascimento, 815
Náuseas e vômitos, 543, 946
Neologismos, 216
Neovascularização, 341
Nervo(s)
- abducente, 311
- craniano(s), 109, 735, 736, 750
- - I - olfatório, 750
- - II - óptico, 750
- - II e III - óptico e oculomotor, 750
- - III, IV e VI - oculomotor, troclear e abducente, 751
- - IX e X - glossofaríngeo e vago, 753
- - V - trigêmeo, 751
- - VII - facial, 752
- - VIII - vestibulococlear, 753
- - XI - acessório, 753
- - XII - hipoglosso, 753
- - crianças em idade escolar/pré-escolares, 895
- - recém-nascidos/lactentes, 859
- intercostobraquial, 517
- mediano, 674
- oculomotor, 307, 311
- óptico, 309
- periféricos, 737
- torácico longo, 517
- toracodorsal, 517
- troclear, 311
- vestibulococlear, 345
Neuralgia(s)
- cranianas, 794
- do trigêmeo, 796
Neurite vestibular, 359
Neurocircuito de transtornos mentais, 228
Neurofibromatose, 921
- do tipo 1, 283
Neuroma
- de Morton, 727
- do acústico, 359
Neuropatia periférica diabética, 785
Nevo
- acral, 273
- azul, 274
- displásico, 272
- intradérmicos ou acrocórdons, 271
- melanocítico benigno, 267
Nistagmo, 320, 751, 804
Nível de consciência, 182, 213, 777

Nó
- atrioventricular, 43
- sinoatrial, 43
Noctúria, 548, 579
Nódulo(s), 245, 265, 295
- auriculares ou periauriculares, 360
- de Bouchard, 675 677, 724
- de Heberden, 675, 724
- e tumefações oculares e perioculares, 334
- reumatoides, 360, 723
Nomograma de Fagan, 169
Norepinefrina, 204, 205
Núcleo(s)
- *accumbens*, 226
- basilar de Meynert, 206, 226
- da base, 227
- da rafe, 205
- pulposo, 682
- septais mediais, 206
Nutrição
- adultos mais velhos, 989
- gestantes, 959

O

Obesidade, 466
Obnubilação, 213, 777
Obsessões, 217
Obstrução
- do ducto lacrimonasal, 326
- intestinal aguda, 571
- lobar parcial, 421
- mecânica, 577
Oclusão arterial
- aguda, 508
- transitória, 459
Odinofagia, 544
Odores do corpo e da respiração, 183
Oftalmoscópio, 322
Olhar
- conjugado, 875
- não conjugado, 320, 337
Olhos, 107, 306, 839
- adolescência, 907
- adultos mais velhos, 977s, 994
- crianças em idade escolar/pré-escolares, 875
Ombro congelado, 722
Ondas A em canhão, 435
Onicocriptose, 728
Onicólise, 280
Onicomicose, 281
Opacidades da córnea e do cristalino, 335
Órbita, 306
Orelhas, 107, 344
- adolescência, 907
- adultos mais velhos, 978, 995
- crianças em idade escolar/pré-escolares, 876
- externa, 344
- interna, 345
- média, 344
- recém-nascidos/lactentes, 842
Orientação, 218
- comportamental, 140
- sexual, 78, 79
Orofaringe, 365
Orquite aguda, 604
Ortopneia, 436, 438, 439
Osteoartrite, 715, 724
Osteoporose, 710, 711

Óstio
- do colo do útero, 632
- externo, 610
Otite média, 927
- aguda, 878
- - com derrame purulento, 362
Otoscopia pneumática, 878
Ovários, 610
Oxi-hemoglobina, 241

P

Paciente(s)
- acamado, 110
- cadeirante, 111
- cegos ou com baixa acuidade visual, 8
- com baixa escolaridade, 57
- com baixo letramento em saúde, 57
- com comprometimento da acuidade visual, 56
- com deficiência
- - auditiva, 8
- - física e sensorial, 8
- com dor, 112
- com enfermidade em estágio terminal ou no final da vida, 58
- com estado alterado ou cognição, 53
- com instabilidade emocional, 53
- com inteligência limitada, 56
- com narrativa confusa, 52
- com perda auditiva, 55
- com precauções especiais, 112
- com proficiência limitada no idioma, 58
- com próstata, 641
- com sintomas clinicamente inexplicados, 212
- comatoso, 776
- conquistador, 54
- discriminatório, 54
- em ambientes clínicos computadorizados, 58
- falador, 52
- irritado ou agressivo, 54
- não cooperativo, 57
- obeso, 111
- que usam cadeiras de rodas, 9
- sem próstata, 643
- silencioso, 52
- sobrecarregado por problemas pessoais, 57
- surdos, 9
Padrão(ões)
- de ausculta, 452
- de dor articular e periarticular, 715
- de joelho valgo, 893
- de perda auditiva, 363
- em escada, 399
Palato
- duro, 370
- mole, 366
Palpação, 106, 395
- de B1, B2, B3 e B4, 448
- do escroto e dos testículos, 889
Pálpebras, 318
Palpitações, 438
Pancreatite
- aguda, 569, 587
- crônica, 571
- hemorrágica, 283
Papilas, 366
Papiledema, 324, 339
Pápula, 244, 262, 263
- fibrosa, 270

Paradoxo toracoabdominal, 846
Parafimose, 596
Paralisia
- do nervo
- - facial, 925
- - oculomotor, 336
- facial, 806
Paraplegia, 756
Paratonia, 808
Parceria(s), 41
- colaborativas, 18, 19
Parede torácica, 432
Parestesia, 745
Paroníquia, 280
Pé plano, 727
Pectorilóquia, 401
- afônica, 401
Pele, 107, 240, 296
- adolescência, 907
- adultos mais velhos, 976, 993
- crianças em idade escolar/pré-escolares, 875
- em casca de laranja, 521
- recém-nascidos/lactentes, 833
Pelos, 241, 976, 993
Pênis, 595
Pensamento, 216
- abstrato, 220
Pequenos lábios, 608
Percepção
- de profundidade tridimensional, 309
- vibratória, 982
Percussão, 106, 396
Perda
- auditiva, 348
- condutiva, 363
- de peso, 145, 146, 180
- do tampão mucoso, 946
- generalizada ou difusa de cabelo, 277
- sensorineural, 348, 363
Perfuração da membrana timpânica, 361
Perfusão arterial da mão, 504
Perguntas
- abertas, 38
- dirigidas, 39
- objetivas, 38
Pericardite, 414, 415
Perilinfa, 345
Perimenopausa, 614
Peritonite, 540
Pernas, 499
Pérolas de Epstein, 843
Persistência do canal arterial, 933
Pescoço, 108, 289, 291
- adolescência, 907
- adultos mais velhos, 996
- crianças em idade escolar/pré-escolares, 883
- gestantes, 951
- recém-nascidos/lactentes, 843
Peso, 184, 784
- adolescência, 907
- corporal, 830
- crianças em idade escolar/pré-escolares, 872
- gestantes, 950
- não saudável, 142
Pesquisa
- de sintomas em adultos mais velhos, 984
- geral, 106, 179
Petéquias, 246, 276, 378
Picadas de insetos, 923
Pigmentação, 834

Pinguécula, 334
Pioderma gangrenoso, 283
Pirexia, 194
Pirose, 541, 946
Pistas emocionais do paciente, 12
Pitiríase rósea, 923
Placa, 245
- aterosclerótica, 490
- mucosa sifilítica, 382
- palpebral, 836
Planejamento antecipado dos cuidados, 989
Plano, 115
- para teste genético e pesquisa de
  aneuploidia, 947
Pleura(s), 389
- parietal, 389
- visceral, 389
Pleurisia aguda, 586
Plexos linfáticos, 493
Pneumonia(s), 408, 884
- bacterianas, 412
- lobar, 421
- por *Mycoplasma* e vírus, 412
Pneumotórax, 422
- espontâneo, 410
Poiquilodermia, 285
Polaciúria, 579, 946
Polifarmácia, 987
Polimialgia reumática, 715
Poliomielite, 936
Pólipos
- nasais, 356
- retais, 648
Poliúria, 548, 580
Ponto(s)
- cego, 308
- de Fordyce, 377
- de impulso máximo, 426, 449, 848
- lacrimais, 307
Pontuação kappa, 171
Populações especiais, 815
Porfiria cutânea tardia, 283
Pós-operatório, 111
Posição(ões)
- de tripé, 885
- do útero, 633
- e alinhamento dos olhos, 317
- e movimento ocular, 778
- ortostática e agachamento, 458
Posicionamento e cobertura do paciente, 101
Postura, 214
- corporais anormais, 807
- marcha e atividade motora, 183
Prateleira retal, 648
Pré-eclâmpsia, 951
Pré-síncope, 359, 745
Precauções padrão
- e MRSA, 104
- e universais, 104
Preconceito, 17, 19
- explícito, 17
- implícito, 17
- institucionais, 17
Preensão manual isométrica, 459
Prepúcio, 591, 853
Presbiacusia, 978
Presbiopia, 312, 978
Pressão
- arterial, 186, 434, 440
- - adultos mais velhos, 976

- - crianças em idade escolar/pré-escolares, 873
- - e sódio na dieta, 200
- - nos membros, 887
- - recém-nascidos/lactentes, 831
- braquial, 503
- capilar venosa, 494
- de pulso, 434
- diferencial, 434
- no tornozelo, 504
- osmótica capilar, 494
- sanguínea, 186
- venosa
- - jugular, 435, 441, 442
- - e volemia, 443
Prevalência da doença, 166
Prevenção
- de doença vascular cerebral, 783
- de quedas, 714, 1003
- do câncer de pele, 257
Primeira
- bulha cardíaca, 476
- infância (1 a 4 anos), 867
Privacidade e o conforto do paciente, 101
Probabilidade
- pós-teste da doença, 168
- pré-teste da doença, 168
Problemas de memória, 211
Processamento duplo, 115
Processo
- de pensamento, 216
- de raciocínio clínico, 116
- xifoide do esterno, 536
Progesterona, 940
Prolapso
- da mucosa uretral, 629
- retal, 647
- uterino, 634
Promoção
- de alterações do estilo de vida e modificação
  dos fatores de risco, 468
- e orientação da saúde, 199
Prontuário, 5
- eletrônico, 28
Propriocepção, 765, 982
Proptose, 321, 326
Prosencéfalo basilar, 226
Próstata, 637
- adultos mais velhos, 980, 998
- normal, 649
Prostatite, 649
Protetor solar, 258
Protocolo SPIKES, 49
Protrusão(ões)
- localizadas na parede abdominal, 583
- ocular, 326
Protuberância, 294
Prurido, 243, 615
Pterígio, 335
Ptose, 333, 751
- senil, 994
Puberdade precoce, 889
Pulmões, 384, 387
- adolescência, 908
- adultos mais velhos, 978, 996
- crianças em idade escolar/pré-escolares, 884
- gestantes, 951
- recém-nascidos/lactentes, 844
Pulsações, 435
- arteriais carotídeas, 443

- carotídeas, 443
- jugulares internas, 443
Pulso(s), 193
- alternante, 445, 474
- arteriais, 434, 490
- - periféricos, 501
- bigeminado, 474
- bisfério, 474
- crianças em idade escolar/pré-escolares, 874
- dorsal do pé, 501
- femoral, 501
- grande e cheio, 474
- no abdome, 491
- nos braços e nas mãos, 490
- nos membros inferiores, 491
- paradoxal, 445, 474
- pequeno (*parvus*), 498
- - e fraco, 474
- poplíteo, 501
- recém-nascidos/lactentes, 831
- tardo (*tardus*), 498
- tibial posterior, 501
Pupila(s), 306, 319
- de Adie, 336
- de Argyll Robertson, 336
- desiguais, 336
- em pacientes comatosos, 810
- fixas na posição média, 810
- iguais e um olho cego, 336
- pequenas
- - e irregulares, 336
- - e puntiformes, 810
- tônica, 336
Púrpura, 246, 276
- actínica, 285, 976
Pústula, 245, 265

Q

Quadrante
- inferior esquerdo, 536
- superior
- - direito, 536
- - esquerdo, 536
Quadriplegia, 756
Quarta bulha cardíaca, 849
Queda de cabelo, 243, 254, 277
- focal, 278
Queilite
- actínica, 374
- angular, 374
Queixa(s)
- gastrintestinais, 538
- principal, 70
Queloides, 267, 360
Queratose
- actínica, 268, 269
- seborreica, 267, 268, 273
- - inflamada, 272
Questionamento orientado, 38
Questionário FICA, 84
Quiasma óptico, 332
Quociente de desenvolvimento, 818

R

Raciocínio clínico, 115
- documentação, 124
Racismo, 17

Radiação
- óptica, 309
- ultravioleta, 257
Radiculopatia
- cervical, 718
- lombossacral, 775
Raiz ungueal, 241
Ramificações arteriais, 490
Raspagem cervical, 621
Rastreamento, 135, 138
- de aneurisma da aorta abdominal, 506
- de bacteriúria, 964
- de câncer, 1004
- - de pele, 258
- - de tireoide, 301
- de comprometimentos visual e auditivo, 1001
- de deficiência de ferro, 965
- de demência
- - Mini-Cog, 234
- - *Montreal Cognitive Assessment* (ACMO), 131, 235
- de depressão, 221
- - *Geriatric Depression Scale* (versão resumida), 231
- - Patient Health Questionnaire (phq-9), 232
- - perinatal, 962
- de diabetes melito gestacional, 966
- de disfunção tireoidiana, 300
- de doença arterial periférica nos membros inferiores, 506
- de fatores de risco cardiovascular, 462
- de hepatite B, 964
- de hipertensão arterial sistêmica, 199
- de incompatibilidade Rh(d), 963
- de infecção pelo HIV, 965
- de neuropatia periférica diabética, 785
- de perda auditiva, 358
- de peso não saudável e diabetes melito, 142
- de sífilis, 964
- de transtornos
- - neurocognitivos, 222
- - por uso de substâncias psicoativas, incluindo o uso indevido de álcool etílico e substâncias ilícitas e prescritas, 143, 225
- de violência doméstica do parceiro, 961
- e orientação para ISTS, 151
- laboratorial pré-natal, 963
- para estenose da artéria carótida assintomática, 785
- para melanoma, 259
- para VPI, violência doméstica, abuso de idosos e de adultos vulneráveis, 144
Reação(ões)
- à luz, 309, 319
- de proximidade, 309, 320
- medicamentosa adversa, 77
- pupilares, 309
Rebote de analgésicos, 794
Recém-nascidos, 7, 821, 824
Recesso suprapatelar, 700
Rechaço patelar (para derrames maiores), 703
Recomendações de diretrizes, 136
Rede
- cerebral padrão, 228
- de atenção, 228
- de recompensa, 228
- de relevância, 228
- do medo, 228
- executiva, 228

Reflexo, 110
- abdominais, 772
- anal (anocutâneo), 773, 860
- aquileu (tornozelo), 771
- bicipital, 768
- braquiorradial, 770
- corneano, 779
- de apoio positivo, 862
- de encurvamento do tronco, 862
- de estimulação cutânea ou superficial, 772
- de estiramento muscular, 740, 741, 766
- de Landau, 862
- de Moro, 861
- de piscamento acústico, 841
- de posicionamento e marcha, 862
- de preensão
- - palmar, 861
- - plantar, 861
- do paraquedas, 862
- do quadríceps (patelar), 770
- do sobressalto, 861
- do tronco encefálico, 777
- do vômito, 780
- dos olhos de boneca, 840
- espinais, 740
- fundamental, 861
- hiperativos, 769
- hipoativos ou ausentes, 769
- luminoso pupilar, 778
- monossinápticos, 740
- oculocefálico, 779
- oculovestibular com estimulação calórica, 779
- polissinápticos, 740
- primitivos, 861
- tendinosos profundos, 740, 859, 895
- tônico cervical assimétrico, 861
- tricipital, 769
Refluxo gastresofágico, 412
Região
- anterior do tórax, 402
- epigástrica ou subxifoide, 450
- inguinal, 592
- posterior do tórax, 395
Registro
- clínico abrangente, 29
- do exame de pele, pelos/cabelo e unhas, 256
- do levantamento geral e sinais vitais, 198
- dos achados, 88, 112, 198
Regurgitação mitral, 979
Relacionamento(s)
- abusivos, 79
- inicial, 5
Relaxina, 941
Religião, 20
Reprodutibilidade, 171
Resistência vascular sistêmica, 490
Respiração(ões), 389, 777
- atáxica, 416
- de Biot, 416
- de Cheyne-Stokes, 416
- lenta, 416
- obstrutiva, 416
- paradoxal, 846
- rápida
- - e profunda, 416
- - e superficial, 416
- suspirosa, 416
Resposta(s)
- de Babinski positiva, 773, 860

- empáticas, 40
- gradativa, 39
- plantar (trato corticospinal), 773
Resumo, 41
Retardo palpebral, 320
Retináculo dos músculos flexores, 674
Reto, 637
- adolescência, 912
- crianças em idade escolar/pré-escolares, 892
- gestantes, 955
- recém-nascidos/lactentes, 855
Retocele, 629
Retração, 395
- gengival, 380
- palpebral e exoftalmia, 333
- torácica, 845
Retroflexão do útero, 633
Retroversão do útero, 633
Revisão de sistemas, 84, 86
Rigidez, 655, 756, 808
- da nuca, 774, 883
- de decorticação, 807
- de descerebração, 807
- dorsal crônica, 720
Rima das pálpebras, 306
Rinite alérgica perene, 926
Rinorreia, 350
Rins, 536, 559
Ritmo(s), 193
- cardíaco, 468
- - adultos mais velhos, 976
- - recém-nascidos/lactentes, 848
- de galope verdadeiro, 849
- irregulares, 469
- respiratório, 193
Roncos, 393, 419, 847
Rotação
- externa e interna, 694
- geral do ombro, 668
Rouquidão, 368
Rubéola, 936
Rubor, 658
Rugas, 285
Ruídos
- abdominais, 585
- adventícios, 400, 401
- intestinais, 585
- pulmonares adventícios, 420
- respiratórios, 846

S

Saciedade precoce, 544
Saco lacrimal, 307
Salpingite aguda, 586
Sangramento
- anormal, 614
- nas gengivas, 368
- pós-menopausa, 613, 614
- uterino anormal, 613, 614
Sarampo, 936
Sarcoidose, 283
Sarcoma de Kaposi na AIDS, 377
Sarcopenia, 981
Saúde
- cardiovascular ideal, 461
- de lésbicas, gays, bissexuais e transgêneros, 9
- mental, 76
- oral, 372
Scripts de doenças, 118, 120-122, 125

Seborreia, 921
Secreção(ões)
- mamilar, 519
- penianas e dor, 594
Segunda
- bulha cardíaca, 477
- infância (5 a 10 anos), 868
Seio(s)
- paranasais, 346, 347, 356
- - crianças em idade escolar/pré-escolares, 880
- - recém-nascidos/lactentes, 842
- venoso da esclera, 308
Sensação(ões), 894
- de desmaio, 745
- discriminativas, 765
Sensibilidade, 165 166
- anormal ou ausente, 745
- ao contraste, 317
- formigamento das mamas, 945
- térmica, 752
Septo
- nasal, 356
- retovaginal, 955
Serotonina, 204, 205
Sexo designado, 79
Sibilos, 391, 419, 847
Sífilis
- congênita, 925
- primária, 602
- secundária, 628
Simetria
- craniana, 838
- facial, 839
Sinal(is)
- da gaveta
- - anterior, 702
- - posterior, 702
- de angústia respiratória, 394
- de Brudzinski, 774, 883
- de Chadwick, 942
- de Chvostek, 839
- de compressão
- - de Hawkins, 669
- - de Neer, 669
- de danos solares, 285
- de Giordano, 536
- de Hegar, 943
- de irritação meníngea, 773
- de Kernig, 774, 883
- de McBurney, 562
- de Murphy, 563
- de retração, 532
- de Rovsing, 562
- de Tinel, 680
- de Trendelenburg, 894
- do abaulamento (para derrames
    pequenos), 703
- do balão (para derrames maiores), 703
- físicos de abuso sexual em crianças, 934
- visíveis de câncer de mama, 532
- vitais, 107, 179, 186
- - adolescência, 907
- - adultos mais velhos, 976, 992
- - crianças em idade escolar/pré-escolares, 873
- - gestantes, 950
- - recém-nascidos/lactentes, 831
- vulvovaginais, 615
Síncope, 439, 470, 745
- miccional, 470

- por tosse, 470
- vasodepressora, 470
- vasovagal, 470
Síndrome(s)
- alcoólica fetal, 925
- compartimental, 510
- coronária aguda, 121
- CREST, 282
- da imunodeficiência adquirida, 282
- de Cushing, 303
- de Down, 926
- de extravasamento capilar, 507
- de fibromialgia, 715
- de hiperventilação, 416
- de Horner, 336
- de Osler-Weber-Rendu, 375
- de Peutz-Jeghers, 375
- disabsortiva, 576
- do cólon ou do intestino irritável, 577
- do impacto, 721
- do túnel do carpo, 679
- geriátricas, 985
- metabólica, 466
- nefrótica, 303
- pré-menstrual, 613
Sintomas
- ausentes, 74
- de acompanhamento, 74
- de gravidez, 945
- somáticos, 230
- urinários, 547
Sistema(s)
- 1, 115
- 2, 116
- arterial, 489
- cardiovascular, 108, 425
- - adultos mais velhos, 978, 996
- cerebelar, 739
- de condução, 43
- dos núcleos da base, 739
- geniturinário masculino e feminino, 980
- hipotético-codificador, 116
- intuitivo, 115
- lacrimal, 318
- límbico, 228
- linfático, 493
- motor, 109, 754
- - adultos mais velhos, 982
- musculoesquelético, 108, 109, 651
- - adolescência, 913
- - adultos mais velhos, 981, 998
- - crianças em idade escolar/pré-escolares, 892
- - recém-nascidos/lactentes, 855
- nervoso, 109, 732
- - adolescência, 915
- - adultos mais velhos, 982, 999
- - central, 732
- - crianças em idade escolar/pré-escolares, 894
- - periférico, 735
- - recém-nascidos/lactentes, 858
- revisado de estadiamento de lesão por
    pressão, 255
- sensorial, 110, 763
- vascular periférico, 109, 489, 851, 979, 997
- venoso, 492
Sístole, 427
Sobrancelhas, 317
Sódio, 200
Soletração para trás, 219

Sonolência diurna, 393
Sonoridade, 216
Sons
- auscultatórios, 453
- cardíacos adicionais na diástole, 479
- cardíacos adicionais na sístole, 478
- cardiovasculares com componentes sistólicos e diastólicos, 484
- da transmissão da voz, 401
- de Korotkoff, 190
- de transmissão da voz, 401
- expiratórios vesiculares, 399
- pulmonares, 399
- respiratórios, 399, 403
- respiratórios brônquicos, 399
- respiratórios e vocais, 418
- traqueais, 400
Sopro(s)
- aórtico sistólico, 979
- arteriais, 585
- benignos, 886
- cardíacos, 431, 453, 979
- - congênitos, 931
- - recém-nascidos/lactentes, 850
- carotídeo, 444, 887
- contínuos, 456
- de ejeção protossistólicos, 478
- diastólicos, 456, 483
- em crescendo, 456
- em crescendo-decrescendo, 456
- em decrescendo, 456
- em platô, 456
- hepático, 585
- mamário contínuo, 951
- mesodiastólico, 456
- mesossistólico, 455, 480
- pansistólico (holossistólico), 455, 482
- por fluxo pulmonar, 887, 909
- protodiastólico, 456
- sistólicos, 455
- telediastólico (pré-sistólico), 456
- telessistólico, 455
Subescapular, 662
Subnotificação, 984
Substância(s)
- cinzenta subcortical, 788
- psicoativas, 81, 961
Sudorese noturna, 180
Suicídio, 222
Sulco(s), 266
- gengival, 365
Superfície do nariz, 355
Suplementação
- de ácido fólico, 967
- de ferro, 967
- pré-natal, 966
Suprimento nervoso autônomo para os olhos, 311
Suturas, 837

T

Tabaco, 150, 961
Tabagismo, 81, 150, 466, 784
- adultos mais velhos, 988
Tabela de Snellen, 315
Taquicardia supraventricular, 920
Tarsos, 307
Tato leve, 765

Tecido adiposo, 584
Técnica(s)
- cardinais de exame, 105, 106
- de entrevista qualificadas, 38
- de exame, 181
- de questionamento orientado, 39
- SBAR (Situation-Background-Assessment-Recommendation), 62
Telangiectasia(s), 275
- hemorrágica hereditária, 375
Temperatura, 194, 764
- adultos mais velhos, 976
- axilares, 194
- crianças em idade escolar/pré-escolares, 874
- da artéria temporal, 195
- da membrana timpânica, 194, 195
- oral, 194
- recém-nascidos/lactentes, 832
- retal, 195
Tempo
- de enchimento capilar, 833
- expiratório forçado, 404
Tendão do músculo bíceps braquial, 665
Tendinite, 655
- bicipital, 722
- calcificada, 721
- do manguito rotador, 721
Tendões, 653
Tenossinovite, 655
- aguda, 726
- - e envolvimento do espaço tenar, 726
Terapia de reposição hormonal, 626
Terceira bulha cardíaca, 849
Terçol, 334
Termo de consentimento livre e esclarecido (TCLE), 45
Termômetro
- de vidro, 194
- eletrônico, 194
Testagem genética e rastreamento de aneuploidia, 966
Teste(s)
- auditivo, 879
- calcanhar-canela, 762
- da acuidade auditiva, 353
- da "lata vazia", 670
- da luz oscilante, 327
- da voz sussurrada para acuidade auditiva, 354
- de adução cruzada, 668
- de Allen, 504
- de Barlow, 856
- de coçar de Apley, 668
- de Cozen, 673
- de diapasão, 353
- de distensão da virilha, 695
- de Finkelstein, 679
- de força, 669
- de integridade
- - da articulação
- - - do tornozelo (tibiotalar), 706
- - - metatarsofalângicas, 707
- - - talocalcânea (subtalar), 707
- - - talocrural, 707
- - - transversa do tarso, 707
- - do tendão do calcâneo, 708
- de Kendall, 695
- de Lachman, 702
- de McMmurray, 701

- de Ortolani, 856
- de Patrick, 695
- de perda auditiva condutiva *versus* sensorineural, 353
- de puxão, 254
- de resistência à rotação externa, 670
- de Rinne, 354, 363
- de Romberg, 763
- de Spurling, 688
- de tenossinovite, 679
- de tração do cabelo, 254
- de Weber, 354, 363
- dedo-nariz, 762
- do arco doloroso, 668
- do cruzamento, 668
- do desvio pronador, 756
- do estresse em abdução (ou valgo), 701
- do estresse em adução (ou varo), 702
- do rangido patelar, 700
- estático de movimentação do dedo, 316
- "*get up and go*" cronometrado, 998
- lateralização, 354
- para afasia, 215
- para deformidade em flexão do quadril, 695
- para derrames na articulação do joelho, 703
- para neuropatia por compressão do nervo, 679
Testículos, 592
- pequenos, 604
Tétano, 936
Tetralogia de Fallot, 932
Timpanosclerose, 361
Tinha
- da cabeça, 923
- do corpo, 923
- do couro cabeludo, 278
Tinido, 349
Tiques, 803
Tofos, 360
Tomada de decisão compartilhada, 14
Tonsilas, 882
- grandes normais, 376
Tonsilite, 368
- exsudativa, 376
Tontura, 349, 359, 744
Tônus muscular, 755
Tópicos
- difíceis, 46
- sensíveis, 45
Tórax, 384
- adolescência, 908
- adultos mais velhos, 978, 996
- carinado, 417
- crianças em idade escolar/pré-escolares, 884
- em barril, 395
- em tonel (em barril), 417
- escavado, 417
- gestantes, 951
- instável traumático, 417
- recém-nascidos/lactentes, 844
Torção
- do testículo, 597, 605
- ovariana, 614
Torcicolo congênito, 844
Toro(s)
- mandibulares, 382
- palatino, 377
Torpor, 213
Tosse, 391, 412

Toxicidade de medicamentos ou drogas, 359
Trago, 344
Trajeto fistuloso, 647
Transgênero (trans), 79
Transposição das grandes artérias, 932
Transtorno(s)
- conversivo, 230
- convulsivos, 800
- da fala, 790
- de ansiedade, 230
- de déficit de atenção-hiperatividade, 895
- de pânico, 415
- de somatização, 230
- delirante, 217
- dismórfico corporal, 230
- dissociativo, 230
- do pânico, 414
- do sono, 393
- factício, 230
- mental, 207, 226
- neurocognitivo, 222, 229
- - leve, 211
- por uso de substâncias psicoativas, 143
Traqueia, 297, 389
Trato
- corticospinal (piramidal), 739
- óptico, 309
Traumatismo não acidental, 926
Tremor(es), 746, 802
- adejante, 776
- de repouso, 802
- intencionais, 802
- posturais, 802
Triagem de glaucoma, 329
Triângulo cervical
- anterior, 291
- posterior, 291
Tripanossomíase americana, 282
Trocanter maior do fêmur, 690
Trocas líquidas transcapilares, 494
Tromboangiite obliterante, 510
Tromboembolismo venoso, 496
Trombose venosa
- profunda, 508
- superficial, 508
Tronco
- celíaco, 491
- encefálico, 787
Tuba uterina, 610
Tubérculo maior, 665
Tuberculose
- latente, 406
- pulmonar, 412
Túbulos seminíferos, 593
Tumefação(ões)
- das mãos, 725
- no cotovelo, 723
Tumor, 584
- encefálico, 794
- gravídico, 379
- testicular, 604
Túnel do carpo, 674
Túnica
- adventícia, 489
- albugínea, 592
- conjuntiva, 306
- - da pálpebra, 307
- - do bulbo do olho, 306
- dartos, 592
- íntima, 489

- média, 489
- vaginal, 592

U

Úlcera(s), 246
- aftosa, 368, 382
- comuns dos tornozelos e pés, 513
- corneanas, 314
- neuropática, 513, 728
- péptica, 569
Umbigo da membrana timpânica, 344
Unha(s), 241
- adultos mais velhos, 976, 993
- de Terry, 281
- encravada, 728
Unidades
- de longa permanência para idosos, 91
- de terapia intensiva, 91
Uretrite, 624
Urticária, 246, 923
Uso
- de álcool, 785
- de substâncias psicoativas, 225
- indevido de álcool etílico e substâncias ilícitas e prescritas, 225
Útero, 609
- gestantes, 942, 955
Úvula, 366

V

Vacina, 936
- antigripal, 154
- contra hepatite
- - A, 158
- - B, 158
- contra herpes-zóster, 157
- contra o papilomavírus humano, 157
- contra tétano, difteria e coqueluche, 157
- contra varicela, 156
- pneumocócica, 155
Vagina, 609
- gestantes, 942
Valor(es), 19
- preditivo(s), 166
- - negativo, 166
- - positivo, 166
Valvas, 427
- atrioventriculares, 427
- semilunares, 427
Válvulas de Houston, 638
Variações
- e anormalidades das pálpebras, 333
- na superfície do colo do útero, 631
- normais do disco óptico, 338
Varicela, 936
Varicocele, 599
- do funículo espermático, 605
Varredura, 84
Vasculite(s)
- de vasos de calibre médio, 283
- leucocitoclástica, 283
Vasos do pescoço, 979
Veia(s)
- cava, 492
- - superior e inferior, 425, 426
- femoral, 593
- jugular, 299
- - externa, 291

- - interna, 291
- perfurantes ou comunicantes, 492
- periféricas, 503
- porta, 492
- safena
- - magna, 492
- - parva, 492
- varicosas, 382
Ventrículo
- direito, 425
- esquerdo, 426
Vênulas pós-capilares, 283
Vergão, 246, 266
Vermelhidão, 314
Verruga(s), 268
- anais, 640
- genitais, 602
- plana, 922
- plantar, 728, 922
- venérea, 628
- vulgar, 922
Vértebras cervicais e lombares, 681
Vertigem, 349, 359
- central, 359
- periférica, 359
- posicional benigna, 359
Vesícula, 246, 264
- seminal, 592
Vestíbulo, 345
Vestuário, 183, 214
Vias
- auditivas, 346
- motoras, 737
- respiratórias, 777
- sensoriais, 738
- visuais, 309
Viés
- de ancoragem, 123
- de antecipação diagnóstica, 139
- de atrito, 173
- de confirmação, 123
- de desempenho, 173
- de detecção, 173
- de seleção, 139, 173
- de tempo de duração, 139
Vigília, 776
Violência
- doméstica de idosos e de adultos vulneráveis, 144
- - por parceiro íntimo, 144
- doméstica do parceiro, 961
Visão
- colorida, 317
- dupla, 314
Vitamina D, 712
Vítrea, 308
Volume
- muscular, 754
- sistólico, 43
Vulva, 608

X

Xantelasma, 334
Xerose superficial, 268
Xerostomia, 544

Z

Zumbido venoso, 585, 951

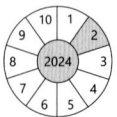